W0279057

Allgemeine und spezielle Kranken
3. Auflage

Allgemeine und spezielle Krankenpflege

Ein Lehr- und Lernbuch

Von Schwester Liliane Juchli

Didaktische Mitwirkung A. Vogel

3., überarbeitete und erweiterte Auflage

485 Abbildungen, 176 Schemata, 25 Tabellen

Georg Thieme Verlag Stuttgart 1979

Juchli, Liliane, Schulleiterin u. Lehrerin für Krankenpflege
Schule für allgemeine Krankenpflege
St. Claraspital Lukas-Legrand-Straße 4, CH-4058 Basel

Vogel, Alfred, Prof. Dr. phil.
Forschungs- und Lehrbereich Erziehungswissenschaft
(Schulpädagogik und Allgemeine Didaktik) an der
Pädagogischen Hochschule Freiburg/Br.

CIP-Kurztitelaufnahme der Deutschen Bibliothek

Juchli, Liliane:
Allgemeine und spezielle Krankenpflege : e. Lehr- u. Lernbuch / von Liliane Juchli.
Didakt. Mitw. A. Vogel. – 3., überarb. u. erw. Aufl. – Stuttgart : Thieme, 1979.
ISBN 3-13-500003-6

1. Auflage 1973
2. Auflage 1976

Satz: W. Tutte, Druckerei GmbH, Salzweg-Passau (Monophoto 400/31)
Druck: Druckhaus Dörr, Inh. Adam Götz, Ludwigsburg

ISBN 3-13-500003-6

Vorwort zur 3. Auflage

Nach einem 2. Nachdruck zur 2. Auflage von »Allgemeine und spezielle Krankenpflege« liegt nun die 3. Auflage vor. Zahlreiche Kommentare und eine Vielzahl kritischer Anregungen sind mir von einem großen Leserkreis zugekommen. Sie fanden, wie auch die Ergebnisse einer Umfrage an den schweizerischen Krankenpflegeschulen, nach Möglichkeit Berücksichtigung.

Manche Wünsche konnten nicht erfüllt werden, da der Umfang des Buches keine wesentliche Erweiterung zuläßt.

Der Schwerpunkt bei der Bearbeitung der 3. Auflage lag vor allem in der Überprüfung und Anpassung des Inhaltes an Aktualität.

Ich danke allen Kolleginnen und Kollegen, die mich dabei unterstützten.

Mein Dank richtet sich auch an die Mitarbeiter des Georg Thieme Verlages für die gute Zusammenarbeit.

Basel, im Januar 1979 *Sr. Liliane Juchli*

Vorwort zur 2. Auflage

In der zweiten Auflage des vorliegenden Buches konnten die meisten der zahlreich eingegangenen Anregungen und Ergänzungsvorschläge berücksichtigt werden. Ich möchte all jenen herzlich danken, die sich der Mühe unterzogen haben, das Buch kritisch zu sichten und zu überprüfen.

Auf vielseitigen Wunsch wurden einige Kapitel neu aufgenommen: die Aufgaben der Nachtwache, Umgang mit Medikamenten, spezielle Maßnahmen auf der Infektionsabteilung u. a. m. Dem Vorschlag, die Spezialgebiete Augen-, Nasen-, Ohren-, Hals- und Hautkrankheiten in diesem Lehrbuch zu berücksichtigen, mußten wir uns aus den verschiedensten Gründen verschließen, nicht zuletzt deshalb, weil bereits gute und ausführliche Sachbücher über diese Gebiete vorhanden sind. U. a. sei auf die im GEORG THIEME VERLAG erschienenen flexiblen Taschenbücher hingewiesen.

Die umfassende Neubearbeitung der Kapitel *Onkologie* und *Erkrankungen des Blut- und Lymphsystems* verdanke ich dem großen Einsatz und der aufgeschlossenen Mitarbeit von PD. Dr. *H. J. Senn*, Chefarzt der Medizinischen Klinik C, Kantonsspital St. Gallen, und seinem Oberarzt Dr. *W. F. Jungi.*

Mein Dank richtet sich auch an alle im Vorwort der 1. Auflage erwähnten Personen, die sich die Mühe gemacht haben, die einzelnen Kapitel nochmals auf Richtigkeit und Aktualität zu überprüfen. Ich danke auch meinen Kolleginnen und Mitschwestern der Schwesternschule Theodosianum, insbesondere meinen Mitarbeiterinnen der 1. Auflage: Sr. *Beda Högger*, Sr. *Elisabeth Müggler* und Sr. *Mariehelen Vrecer*, deren Rat und Unterstützung ich in großem Maß erfahren habe, desgleichen Herrn Prof. Dr. *A. Vogel* für seine didaktische Mitwirkung.

Während der Zeit meiner Mitarbeit an der Kaderschule für Krankenpflege des Schweizerischen Roten Kreuzes Zürich hatte ich im letzten Jahr Gelegenheit, über Situation und Probleme der Krankenpflege nachzudenken. Angeregt dazu wurde ich durch Diskussionen mit meinen Kolleginnen der Kaderschule sowie den angehenden Oberschwestern und Lehrerinnen und Lehrern für Krankenpflege. Mein größter Dank gilt dabei *Ruth Quenzer*, Fachlehrerin für Pädagogik und Didaktik in Krankenpflege (Master of Education), die mich immer wieder dazu angeregt hat, noch stärker auf die Auseinandersetzung mit Fragen der Zusammenhänge von Krankenpflege und Erwachsenenbildung und der Anwendung moderner pädagogischer Grundsätze in der Krankenpflegeausbildung einzugehen. Sie war es auch, die mich immer wieder ermuntert und unterstützt hat, bei der großen Arbeit, die die Umstrukturierung des Buches mit sich brachte, durchzuhalten.

Viele, die sich an den bisherigen Aufbau des Buches gewöhnt hatten und auch erfolgreich damit gearbeitet haben, werden nach den *Gründen der Umstrukturierung* fragen. Ich will versuchen, darauf eine Antwort zu geben.

Je mehr ich über Krankenpflege nachgedacht, gelesen und diskutiert habe, desto mehr bin ich mir bewußt geworden, daß Krankenpflege mehr ist als nur angewandtes Wissen und Können; denn im Mittelpunkt pflegerischen Tuns steht nicht ein Objekt, sondern *eine Person, ein kranker Mensch.* Wenn wir von dieser Tatsache ausgehen, dann ist Krankenpflege vor allem *ein zwischenmenschlicher Bezug*, ein Prozeß, durch den allein die Ausübung der Pflege – im Sinne eines dem Patienten voll angemessenen und hilfreichen Dienstes – überhaupt erst möglich wird. Deshalb kommt dem *Wissen um die Grundbedürfnisse des Menschen*, um die individuellen Bedürfnisse des kranken Menschen im besonderen, eine zentrale Bedeutung zu. Eine Pflegeperson, deren Anliegen eine möglichst optimale Pflege ist, wird sich immer wieder neu die Frage stellen müssen (bzw. den Patienten »fragen«), wo die individuellen Bedürfnisse des einzelnen Kranken und damit die für ihn aktuellen Pflegeprobleme liegen.

Diese Überlegungen haben mich bewogen, im I. Kapitel des Buches einige Anregungen zur Diskussion über das weite Gebiet der Krankenpflege zu geben. Das II. Kapitel, das sich vorwiegend mit der Grundpflege befaßt, ist nach den fundamental-menschlichen Bedürfnissen aufgebaut, wie sie *Virginia Henderson* in den »Grundregeln der Krankenpflege« beschrieben hat. Dabei war es unumgänglich, einige Aspekte der Behandlungspflege (Sauerstoffverabreichung, Desinfektion, Sterilisation u.a.) schon in dieses Kapitel zu integrieren. Sie sind jeweils mit einem »B« (= Behandlungspflege) gekennzeichnet. Daneben konnten Aspekte der Krankenpflege, die bisher meist nur am Rand – wenn überhaupt – behandelt wurden, wie Bekleidung der Patienten, Sicherheit und Schutz vor Schäden, Kommunikation u.a., in das Buch aufgenommen werden. Das III. Kapitel befaßt sich kurz, aber doch wesentlich ausführlicher, als in der ersten Auflage geschehen, mit den speziellen Bedürfnissen des kranken Menschen in den verschiedenen Lebensaltern und Lebensphasen. Die Kapitel IV und V, die die Behandlungspflege (diagnostische und therapeutische Maßnahmen und Pflege von Patienten mit bestimmten Organerkrankungen) behandeln, haben vom Stoff her gesehen wenig Änderungen erfahren. Neu aufgenommen wurde u.a. die Pflege des Patienten mit Epilepsie. Die Intensivpflege (Kapitel VI) wurde insofern umstrukturiert, als in den ersten Teilkapiteln die allgemein-intensivpflegerischen Maßnahmen, unabhängig von bestimmten Erkrankungen, behandelt werden. Anschließend sind einige Kapitel der Pflege von Patienten, die häufig auf der IP anzutreffen sind, gewidmet. Neu sind u.a. die Teilkapitel: Vergiftungen, Rhythmusstörungen, apallisches Syndrom u.a.m.

Parallel zu den gegenständlich-inhaltlichen Bereichen wurden auch die konzeptionelle und didaktisch-methodische Dimension erneut überprüft und weitergeführt. Im einzelnen sind folgende Punkte für den Lehrenden und Lernenden bedeutsam:

1. Ein Lehr- und Lernbuch, wie das vorliegende, kann Unterricht nicht ersetzen, es kann vielmehr nur dazu beitragen, *Lernprozesse auszulösen und zu fördern*. Dies schließt ein, daß alle Informationen zum großen Teil – wie bisher – auf der Ebene der möglichst sicheren Wissensvermittlung gegeben werden, die durch operational (überprüfbar) definierte Lernziele eingeleitet und durch Lernkontrolle (Erfolgsmessung, Testfragen) abgeschlossen werden.

2. Daraus folgt, daß dieses Wissen in erster Linie auf der *kognitiven Ebene* (Wissensebene) aufbereitet, angeboten und erlernt wird. Deshalb sind auch die *Lernziele* im wesentlichen als kognitive Lernziele beschrieben, wobei mit großer Sorgfalt darauf geachtet wurde, daß sie tatsächlich überprüfbar sind. So gilt, daß das Buch nur solche Lernziele anbieten kann und darf, die durch seinen Inhalt eingelöst werden können; darin liegt der Grad seiner Ehrlichkeit, aber auch das Maß des Leistbaren!

3. Es ist versucht worden, nach Möglichkeit auch die *affektive oder emotionale Dimension* (Gefühls- bzw. Gemütsbereich) des Lernens zu erfassen, die in ganz besonderem Maß den Krankenpflegeunterricht bereichert und wirksam machen kann. Aus diesem Grunde wurde versucht, jedem Kapitel, das eine geschlossene Einheit bzw. eine Sequenz bildet, ein *Sequenzziel* (Intention = Lehrabsicht) voranzustellen. Der Vorteil liegt einerseits darin, daß dadurch ein signifikantes Lernen eher möglich ist. Es handelt sich dabei um ein Lehren und Lernen, das – neben Erwerb von Wissen – vor allem Erfahrungen auswertet, Selbständigkeit fördert und der Kreativität (dem schöpferischen Denken), der Spontaneität und dem eigenständigen verantwortlichen Denken mehr Raum ermöglicht. Ein weiterer Vorteil liegt darin, daß Lehrende und Lernende in Auswahl und Gewichtung des Stoffes freier und flexibler sind. Sie werden eher dazu angeregt, von beobachtbaren Situationen (Beispielen, exemplarischen Fällen) ausgehend, das Ganze zu sehen, ohne von den Teillernzielen eingeengt zu werden. So wird es eher möglich, daß nicht eine Sache im Mittelpunkt des Lernens steht, sondern der kranke Mensch als Persönlichkeit, der unserer Pflege bedarf. Allerdings wäre es falsch, würde man darin einen Gegensatz zwischen Wissen einerseits und Dienst am kranken Menschen andererseits sehen. Beides ist wichtig und muß sich gegenseitig verstärken und ergänzen. Erst dadurch wird der Dienst am kranken Menschen umfassend.

4. Eine weitere Hilfe, Kreativität und selbständiges, ganzheitliches Denken zu fördern, bieten die *Prinzipien*, die jeweils am Anfang der einzelnen Kapitel stehen. Exemplarisches Lehren wird

ergänzt durch Formen des prinzipiellen Lehrens und Lernens. Die Lernenden werden angehalten und befähigt, nicht in erster Linie zu denken, *wie* etwas gemacht wird, sondern *warum* es geschieht. Sie lernen »von Grund auf« denken (Prinzip = vom Ursprung her), lernen Folgerungen (= Frage nach dem Warum) und Forderungen (= Frage nach dem Was-tun) ableiten und gelangen so zur Methode (= Frage nach dem Wie).

Wenn die Lernenden, unterstützt durch ihre Lehrer, diese Denkart üben, solche Einstellungen und Haltungen aufbauen, so daß ihnen dies im Verlaufe ihrer Ausbildung zur selbstverständlichen Grundhaltung wird, werden sie zunehmend unabhängig von einer hausspezifischen Methode und von Beschreibung in Lehrbüchern. Sie wissen grundsätzlich.

- warum etwas gemacht wird und was diese Maßnahme für den Patienten als Person und Organismus bedeutet;
- sie sind auch fähig, in einer unbekannten Umgebung, mit ungewohntem Material eine Handlung korrekt und der jeweiligen Situation angemessen auszuführen.

Sie werden von Modifikationen von Untersuchungen oder von einer postoperativen Maßnahme nicht mehr irritiert oder verunsichert, weil sie im Grunde verstehen können, daß sich dabei das Prinzip nicht geändert hat. Deshalb brauchen sie der neuen Situation nicht fremd, unerfahren und hilflos gegenüberzustehen. *Prinzipielles Denken hilft ihnen, in jeder Situation den richtigen Transfer (= Übertragung auf eine neue Situation) zu leisten*, d.h. sie können das einmal Gelernte bei jeder Gegebenheit sinnvoll anwenden und sich damit auch in einer neuen Situation zurechtfinden.

Wenn das Buch in diesem Sinne – noch stärker als bisher – mehr sein kann als ein Nachschlagewerk oder eine Stoffsammlung, wenn es mithelfen kann, daß Lehrende und Lernende gemeinsam immer wieder darüber nachdenken, was Krankenpflege ist und sein soll, dann wäre das Ziel dieses Buches erfüllt. Eine »Theorie der Pflege« oder eine »Didaktik der Krankenpflege« kann es allerdings nicht ersetzen.

Von der Schwester / dem Pfleger der Gegenwart und Zukunft wird mehr verlangt als das bloße Beherrschen auswendiggelernter Fakten, die morgen vielleicht schon überholt sind. Was sie zunehmend brauchen, ist die Fähigkeit, logisch und situationsgerecht zu denken und zu handeln, kreativ, spontan und flexibel zu sein. Es ist mir und meinen Mitarbeitern ein großes Anliegen, daß Lehrende und Lernende zu der fundamentalen Einsicht geführt werden, daß ihr Studium niemals als beendet gelten kann, sie vielmehr zu einem lebenslangen Lernen angeregt und angehalten sind, so daß sie auch noch nach ihrer Ausbildung die Dinge nicht einfach als gegeben hinnehmen, sondern diesen auf den Grund gehen.

Basel, im Winter 1975/76 *Sr. Liliane Juchli*

Vorwort zur 1. Auflage

Eine qualifizierte Krankenpflege versteht sich grundsätzlich als »umfassende« Krankenpflege. Als solche betrifft sie immer den ganzen Menschen. Deshalb steht ein Buch, das sich mit der Krankenpflege befaßt, stets unter einem hohen Anspruch: Es hat einerseits alle Bereiche der Pflege bis ins Detail präzise zu beschreiben und ihre exakte Durchführung zu ermöglichen, darf aber andererseits den Kranken als Gesamtpersönlichkeit nicht aus dem Auge verlieren. Erst in der Erfüllung dieser beiden Aufgaben verwirklicht sich die »umfassende« Krankenpflege.

Kennen und Verstehen des Krankheitsbildes ist Voraussetzung für jede pflegerische Handlung. Darum wird es in den jeweiligen Kapiteln auch immer kurz einbezogen. Die theoretischen Grundlagen sind so gehalten, daß sie sowohl der Krankenschwesternschülerin als angemessene Lernhilfe dienen, als auch der schon ausgebildeten Krankenschwester zur Orientierungshilfe werden können. Insofern wendet sich dieses Buch an alle diejenigen, denen Pflege zum Beruf wird oder geworden ist.

Das hier vorgelegte Werk ist das Ergebnis einer langjährigen Erarbeitung und Überprüfung des Stoffes, ein Gemeinschaftswerk der Lehrerinnen der Schwesternschule des Institutes Ingenbohl am Theodosianum in Zürich. Die Anfänge liegen bereits in den fünfziger Jahren, wo mit vervielfältigten Einzelskripten gearbeitet wurde. Hieraus entstand später ein »Praktikumsheft« und schließlich ein Buch, das 1969 in dritter, verbesserter und erweiterter Auflage von der Schule als Manuskript gedruckt und seit 1971 vom Georg Thieme Verlag kommissarisch betreut und vertrieben wurde. Dieses ist jetzt zu einem umfassenden Kompendium gediehen. Nach den obengenannten Kriterien versucht es, sowohl die Ansprüche nach exakter theoretischer Information als auch die Forderung nach detaillierter Einzelbeschreibung und konkreter Exaktheit der einzelnen Pflegemaßnahmen zu erfüllen. Zudem erfuhr es eine didaktische Bearbeitung, die Lernziele beschreibt, Inhalte und Informationen nach Erkenntnissen moderner Lernforschung aufbereitet und dadurch Lernprozesse optimieren helfen will.

Nach einer solchen Genese ist das Buch zunehmend mehr aus dem zunächst bewußt engen und lokalen Verwendungsraum der Schwesternschule des Institutes Ingenbohl am Theodosianum herausgewachsen und wendet sich an die Krankenschwestern des gesamten deutschen Sprachraums.

Aus dem Bemühen, umfassend zu informieren und die erforderliche Information auch didaktisch aufgearbeitet anzubieten, hat das Buch einen großen Umfang angenommen; dennoch konnten spezielle Bereiche wie die Pflege der Haut-, Augen-, Ohren-, Nasen- und Halserkrankungen nicht berücksichtigt werden. Der Leser wird dazu auf die vorliegende Spezialliteratur verwiesen.

Abgesehen von dieser Einschränkung beschreibt das vorliegende Buch den Bereich der Krankenpflege in einer Weise, wie es bisher nach Umfang und Aufbereitung unseres Erachtens noch nicht geschehen ist. In der Grobgliederung wird die Unterscheidung nach Grundpflege, Allgemeiner und Spezieller Behandlungspflege beibehalten. Neu aufgenommen wurden folgende Einzelkapitel: Allgemeine Grundlagen zur umfassenden Krankenpflege, Krankenbeobachtung, Erkrankungen der Knochen und Gelenke, Erkrankungen des Nervensystems.

Für die Gesamtdurchsicht, Korrektur- und Verbesserungsvorschläge danken wir vor allem Frau Dr. *Gertrud Siegenthaler,* Oberärztin an der Medizinischen Poliklinik am Kantonsspital Zürich.

Unser herzlicher Dank geht auch an die nachstehend genannten Personen, die uns bei der Abfassung einzelner Kapitel behilflich waren:

Herrn Dr. *H.J. Kistler*, Chefarzt, Medizinische Klinik, Spital Limmattal, Schlieren-Zürich,
Herrn PD. Dr. *H. Schwarz*, Ärztlicher Direktor, Spital Limmatttal,
Herrn Dr. *R. Lorgé*, Chefarzt, Anästhesieabteilung, Spital Limmattal,
Herrn Dr. *P. Mohr*, Chefarzt, Kreisspital, Affoltern am Albis,
Herrn Dr. *Ch. Brunner*, Oberarzt, Orthopädische Klinik, Kantonsspital St. Gallen,
Herrn Dr. *F.M. Pupato*, Chefarzt, Urologische Abteilung, Spital Limmattal,
Schwester *Rosmarie Hofmann*, Verantwortliche für Hospitalismusprophylaxe, Spital Limmattal.

Das Teilkapitel »Saugsysteme« wurde in Anlehnung an *Umfassende Krankenpflege* (Schwesternschule Theodosianum 1969) zusammengestellt von *Raymond Bandle*, Elektroingenieur, ETH, Zürich.

Der Konsultation verschiedener Abteilungshefte verdanken wir manche verarbeitete Information:
Abteilungsheft, Kantonsspital St. Gallen, medizinische Klinik; Chefarzt: *Dr. F. Reutter*,
Abteilungsheft, Kantonsspital St. Gallen, chirurgische Intensivstation; Chefarzt: *Dr. B. Horisberger*,
Abteilungsheft, Spital Limmattal, Schlieren; Chefärzte: *PD. Dr. H. Schwarz* und *Dr. H.J. Kistler*,
Abteilungsheft, Kantonsspital Zürich, Medizinische Polyklinik: Chefarzt: *Prof. Dr. W. Siegenthaler*.

Die Anatomiezeichnungen verdanken wir Frau Dr. *V. Grüter-Hartmann*, Dozentin für Anatomie, Schwesternschule Theodosianum, Spital Limmattal, sämtliche Reinzeichnungen des Buches Herrn *Dietmar Klittich*, Stuttgart. Für die Fotos stand uns Frl. *A. Hendriok*, Fotolabor, Spital Limmattal, zur Verfügung.

Dank gebührt auch Oberschwester *Beate Bundert* und den Schwestern des Allgemeinen Krankenhauses Altona, Hamburg-Othmarschen, sowie den Schwestern des Spitals Limmattal und des Kantonsspitals St. Gallen, deren Erfahrungen uns zunutze kamen.

Schlieren-Zürich und Ingenbohl
Herbst 1973

Die Verfasser

Didaktische Informationen und Arbeitsanleitungen

Das vorliegende Buch versteht sich als Lehr- und Lernbuch; es bietet sowohl umfassende Sachinformation als auch konkrete Lernhilfen für den Studierenden. So wurde

1. der Lerngegenstand didaktisch aufbereitet und umgesetzt, d.h. auf die Orientierungs-, Bezugs- und Verstehensebene des Lernenden gebracht,
2. der Lernprozeß mit Hilfe eines ausgewählten didaktischen Instrumentariums optimiert und durch eine einfache Selbstkontrolle für den Lernenden überprüfbar gemacht.

Autoren und didaktischer Bearbeiter haben sich bemüht, den Aufbau der Kapitel in der Regel wie folgt zu gestalten:

- Beschreibung von Lernzielen (LZ);
- Vorgabe eines Orientierungsrasters durch ein übersichtliches »Strukturnetz«, evtl. in Verbindung mit einer Definition des Lerngegenstandes;
- exakte und detaillierte Beschreibung des Lerngegenstandes in kleinsten Lerneinheiten;
- Lernkontrolle durch definierte Aufgaben, die mit den Lernzielen korrespondieren.

Als Grafik ergeben sich dann folgende Stufen innerhalb einer Lernsequenz:

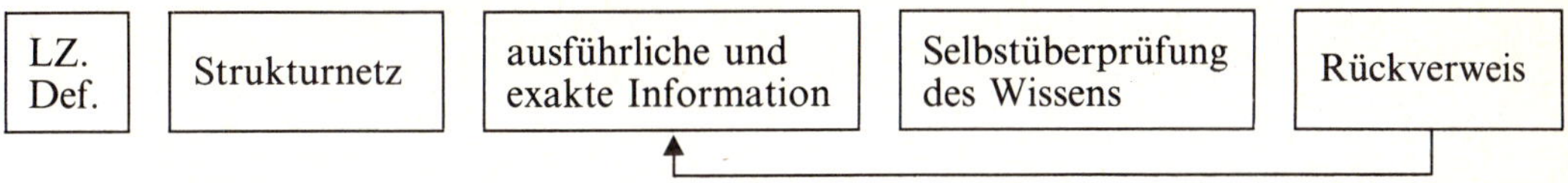

»Strukturnetze« sind zeichnerische Konstruktionen, die einen Sachverhalt aufgeschlüsselt und durchstrukturiert nach logischen Gesichtspunkten und Zuordnungen verdeutlichen und darstellen.

Parallel dazu werden sog. »Handlungsschemata« verwendet. Sie sollen, vor allem im Bereich der praktischen Übungen, den Lernenden befähigen, unübersichtliche und komplexe Handlungsabläufe oder Griffe in kleinste Einheiten zu zerlegen, um auf diese Weise eine höchste Akkuratesse in der Durchführung der (Pflege-)Maßnahmen zu erreichen.

Die Lernziele beschreiben Könnensformen, die der Lernende nach dem Studium eines Buchabschnittes erworben haben soll. Für den Lernenden ist es ratsam, sich die Strukturnetze mit den Hauptgliederungspunkten so anzueignen, daß alle Teilinformationen darauf bezogen werden können.

Die Kontrollaufgaben zur Selbstüberprüfung sind mit den entsprechenden Seitenzahlen des Haupttextes versehen, so daß der Lernende jederzeit die Möglichkeit besitzt, sich bei fehlenden Kenntnissen erneut die erforderlichen Informationen anzueignen. Wer aber bereits mit Erfolg gelernt hat, sollte den Rückverweis auf die Textstellen als Bestätigung seiner Lernleistungen und als Verstärkung seines erworbenen Wissens und Könnens betrachten.

Unter einer solchen Maßgabe hoffen Autoren und Bearbeiter zuversichtlich, durch Konzeption und Ausführung dieses Buches einen echten Beitrag zur Effektivierung des Lernprozesses allgemein und im Bereich der Krankenpflege besonders geleistet zu haben. Der Lernerfolg bei jedem Lernenden möge diese Hoffnung bestätigen. *A. Vogel*

Zusätzliche didaktische Informationen zur 2. Auflage

Siehe dazu die im Vorwort zur 2. Auflage, insbesondere Seite VI und VII, beschriebenen didaktisch-methodischen Aspekte. Die oben skizzierte Lernsequenz wurde vor allem durch ein zusätzliches Sequenzziel und durch das dem Strukturnetz folgende Prinzip erweitert.

L. Juchli

Inhaltsverzeichnis

II Grundpflege – Der kranke Mensch und seine Bedürfnisse

III Der Kranke in den verschiedenen Lebensaltern und Lebensphasen

IV Behandlungspflege, Diagnostische und therapeutische Maßnahmen

V Spezielle Behandlungspflege, Pflege bei Patienten mit bestimmten Organkrankheiten

VI Intensivpflege

I Grundaspekte der Krankenpflege

1 Ethische Grundregeln der Krankenpflege

An den Anfang dieses Buches möchte ich den ersten Abschnitt aus den *Ethischen Grundregeln für die Krankenpflege* (Originaltext englisch: Code for Nurses) stellen. Diese Grundregeln wurden erstmals beim 10. Kongreß des Weltbundes für Krankenschwestern (JCN) 1953 in Sao Paulo, Brasilien von dessen Aufsichtsrat (Grand Conseil) angenommen. Beim 13. Kongreß, im Juni 1965 in Frankfurt am Main, Bundesrepublik Deutschland, wurden sie revidiert und im Mai 1973 anläßlich des Weltkongresses in Mexico City vom JCN-Fachausschuß für Krankenpflege erneut überarbeitet und vom Rat der Ländervertreterinnen angenommen.

»*Ethische Grundregeln für die Krankenpflege*
Die Krankenschwester* hat vier grundlegende Aufgaben:
Gesundheit zu fördern
Krankheit zu verhüten
Gesundheit wiederherzustellen
Leiden zu lindern
Der Bedarf an Pflege besteht weltweit. Zur Pflege gehört die Achtung vor dem Leben, vor der Würde und den Grundrechten des Menschen. Sie wird ohne Rücksicht auf die Nationalität, die Rasse, den Glauben, die Hautfarbe, das Alter, das Geschlecht, die politische Einstellung und den sozialen Rang ausgeübt.
Die Krankenschwester übt ihre berufliche Tätigkeit zum Wohle des einzelnen, der Familie und der Gemeinschaft aus: sie koordiniert ihre Dienstleistungen mit jenen verwandter Berufsgruppen.«

* Krankenpfleger entsprechend für Krankenschwester im gesamten Wortlaut.

Wenn in diesen Grundregeln das Wort Krankenschwester gebraucht wird, obwohl immer auch ihr männlicher Berufskollege, der *Krankenpfleger* gemeint ist, geschieht dies um der Einfachheit willen. Wir wollen es mit der Bezeichnung auch in diesem Lehr- und Lernbuch so halten, d.h. wir möchten mit der Berufsbezeichnung *Schwester* immer die diplomierte Krankenschwester *und* den diplomierten Krankenpfleger ansprechen.

Aus dem oben zitierten ersten Abschnitt der *Ethischen Grundregeln für die Krankenpflege* sehen wir, daß der Krankenpflegeberuf ein vielseitiger, anspruchsvoller, aber auch ein interessanter und dankbarer Beruf ist. Wenn auch im Vordergrund die Verantwortung der Krankenschwester dem pflegebedürftigen Menschen gilt, so gilt sie doch nicht nur ihm und seiner Krankheit. Darüber geben die Grundregeln der Berufsethik in den folgenden Abschnitten Auskunft:

- Die Krankenschwester und der einzelne
- Die Krankenschwester und die Berufsausübung
- Die Krankenschwester und die Gesellschaft
- Die Krankenschwester und ihre Mitarbeiter
- Die Krankenschwester und der Beruf

Es ist für die Schwester wichtig, diese Grundregeln immer wieder zu betrachten und das, was sie aussagen, in die Pflege miteinzubeziehen. Es kann bei unserm Beruf nicht allein darum gehen, daß wir einen Kranken sachgerecht pflegen und die Verordnungen des Arztes überlegt und verantwortungsbewußt ausführen; Krankenpflege greift viel tiefer, denn sie wurzelt in den fundamentalen menschlichen Bedürfnissen. Darüber werden Sie im zweiten Kapitel dieses Buches einige grundlegende Gedanken und Überlegungen finden.
Wenn wir in diesem Buch von einzelnen beruflichen Handlungen sprechen, sei es in der Grundpflege oder in der Behandlungspflege, handelt es sich nie nur um das Wissen und Können (so notwendig diese sind). Es gibt in der Krankenpflege keine alleinstehende Pflegetechnik, es gibt keine Ausführungen am »Objekt«, denn immer steht dahinter *ein Mensch, zu dem wir in Beziehung treten.*

Die Krankenschwester hat vier grundlegende Aufgaben:
Gesundheit zu fördern, Krankheit zu verhüten, Gesundheit wiederherzustellen, Leiden zu lindern.

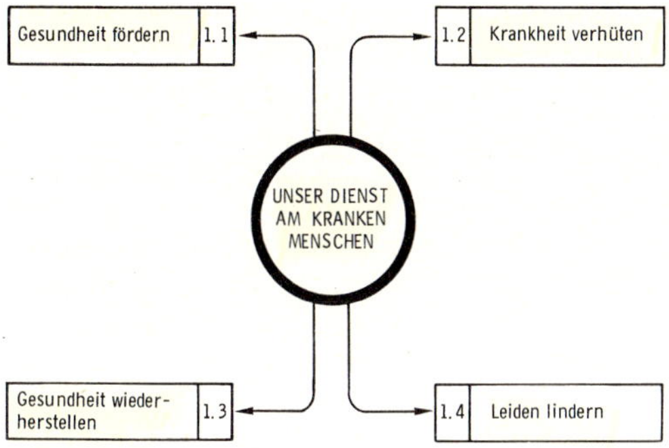

1.1 Gesundheit fördern

Bevor wir uns mit den Fragen der Gesundheitsvorsorge, -erziehung und -wiederherstellung befassen, stellen wir uns die Frage: *Was ist Gesundheit?*

Gesundheit ist dann gegeben, wenn die Entwicklung des Organismus zu seiner vollen Gestaltung führt und die Organe harmonisch funktionieren, so daß seine Erhaltung gesichert ist.

Unter Gesundheit verstehen wir einen Zustand des vollkommenen körperlichen, geistigen und sozialen Wohlbefindens. So definiert die *Weltgesundheitsorganisation* (WHO oder OMS).

M. Schär formuliert es einfacher und knapper, indem er sagt:

- Gesundheit ist optimale Anpassung an die Umwelt.

Etwas differenzierter spricht Balthasar Staehelin in *Haben und Sein,* wenn er schreibt:

- »Gesundheit ist hoffnungsvoll sein, das heißt, unbedingtes Gestimmtsein innerhalb der Bewährung und den individuellen Geschehnissen der ersten Dimension, gleichgültig, wie diese nun immer beschaffen sein mögen; Gesundheit in diesem Sinn ist also nicht abhängig von körperlicher und seelischer bester Funktionstüchtigkeit und sozialer Angepaßtheit. – Eigentlich Kranksein ist nur dort, wo die Stimmung der Not und das Verstelltsein gegen das eigene Ewige mit dabei ist, dort also, wo das Hoffnungsein schwer getroffen ist.«

Gesundheit ist ein großes Gut, ist für jeden Menschen Gabe und Aufgabe zugleich. Für die eigene Gesundheit und für die der Umwelt zu sorgen, stellt jedoch große Anforderungen an den, der sich von Berufs wegen in den Dienst der Gesundheit gestellt hat. Als zukünftige Gesundheitserzieherin und Mitarbeiterin in der Rehabilitation, das heißt der Wiedereingliederung Genesender in die menschliche Gesellschaft, hat die angehende Schwester zu lernen, zunächst auf ihre eigene Gesundheit zu achten und ihre eigene Persönlichkeit zu fördern; denn ohne Zweifel kommt der Persönlichkeitswirkung der informierenden Schwester große Bedeutung zu.

Das Tätigkeitsfeld: *Gesundheit fördern* ist vielseitig und sollte einen wichtigen Platz in der Ausbildung und zukünftigen Tätigkeit der angehenden Krankenschwester einnehmen. Daß der Gesunde lernt, für seine Gesundheit Verantwortung zu tragen, ist ebenso wichtig, wie die kleinste Hilfeleistung am Kranken, die dazu beiträgt, daß das, was noch gesund ist, gesund erhalten werden kann.

Gesundheit erhalten und Gesundheit fördern sind auch dort möglich und notwendig, wo die Krankheit und deren Behandlung scheinbar alle Aufmerksamkeit in Anspruch nehmen. Hier liegen denn auch die Möglichkeiten der Schwester, Eigeninitiative und Kreativität zu entwickeln und einzusetzen. An ihr ist es, dafür zu sorgen, daß nicht nur die therapeutischen Maßnahmen ausgeführt werden, die der Arzt verordnet und der Patient die notwendige Pflege erhält, sondern daß auch ein weiterer Schwerpunkt gesetzt wird, und das, was im Moment vielleicht sogar unwichtig und nebensächlich erscheint, Gewicht und volle Aufmerksamkeit bekommt: *Aktivierung und Gesunderhaltung aller noch funktionsfähigen Organe, Muskeln, Gelenke und der geistigen Regsamkeit.*

1.2 Krankheit verhüten

Haben wir uns oben Gedanken über die Gesundheit gemacht, ist es jetzt notwendig zu fragen: *Was ist Krankheit?*

Ich orientiere mich bei der Beantwortung dieser Frage nach E. Stern in *Lebenskonflikte als Krankheitsursachen.* Er unterscheidet dort zwei Gesichtspunkte, die mir wichtig erscheinen. Stern sagt:

»*Die naturwissenschaftliche Medizin* hat

Krankheit und Organveränderung als miteinander gleichbedeutend gesetzt. Der Krankheitsbegriff ist rein anatomisch, die Krankheit streng lokalisiert.

Die psychosomatische Medizin möchte eine möglichst objektive und umfassende Definition von dem Zustand geben, den sie als Erkrankung bezeichnet, indem sie von Erkrankungen in all den Fällen spricht, in denen

- die Selbsterhaltung des Organismus gefährdet ist
- ein Organ seine Funktion nicht erfüllen kann
- die Arbeitsfähigkeit herabgesetzt ist
- das normale Lebensgefühl gestört ist und die Unlustgefühle stärker als die Lustgefühle werden
- das Individuum nicht in der Lage ist, sich den Regeln der Gesellschaft zu unterwerfen.«

Diese letztere Erklärung des Krankheitsbegriffes würde sich optimal mit der Definition der WHO decken, wenn man statt Gesundheit von Krankheit spricht und die Formulierung negativ ausdrückt:

»Krankheit ist ein Zustand körperlicher, geistiger oder sozialer Unangepaßtheit und des mangelnden oder fehlenden Wohlbefindens.«

Krankheit zu verhüten hängt vor allem auch davon ab, was die Gesellschaft und der einzelne für die *Gesundheitsvorsorge und Gesundheitserziehung* an Verantwortung übernimmt.

Es können im Rahmen dieses Buches nur einige Aspekte der Gesundheitsvorsorge und -erziehung beleuchtet werden. Da es sich aber um eine der Hauptaufgaben der Schwester handelt, wird diese in einem eigenen Unterrichtsfach (s. z.B. Beske, Bd. I) darauf vorbereitet. Außerdem wird die angehende Schwester kaum ein Fach finden, das keinen Bezug zur Gesundheitsvorsorge oder Gesundheitserziehung hätte. Antje Grauhan schreibt zum Thema »Gesundheitserziehung in der Ausbildung der Krankenschwester«:

»In der gesamten Krankheitslehre wird das Lehrbuchschema Diagnose, Verlauf, Therapie, Rehabilitation und Prophylaxe durchgezogen. Über Diabetes wird in Physiologie, allgemeiner Pflege, innerer Medizin und Medikamentenlehre gesprochen. Suchtkrankheiten erscheinen in der Gesetzeskunde, der Medikamentenlehre, der Psychiatrie. An der Schädlichkeit von Alkohol und Nikotin wird kein Zweifel gelassen, der Krebs taucht in allen klinischen Fächern auf.

Die Fächer Ernährungslehre, Medikamentenlehre und Unfallverhütung, in den Ausbildungsvorschriften einzeln aufgeführt, sind in sich selbst Voraussetzungen zur Gesundheitserziehung. Die Krankenpflege selbst beschäftigt sich auf weite Strecken mit der Kunst, Komplikationen zu verhüten.«

Wir sehen daraus, daß die Schwester während ihrer ganzen Ausbildung mit dem Ziel der Gesundheitserziehung konfrontiert wird. Sie eignet sich Wissen an, das ihr selbst und durch sie ihrer Umgebung zur gesunden Lebensführung verhelfen soll. Das Wissen um die krankmachenden und gesunderhaltenden Faktoren wird ihr so gründlich und so deutlich vermittelt, wie es in keiner andern Berufsausbildung – außer dem Medizinstudium – der Fall ist. Infolgedessen ist die Krankenschwester neben dem Arzt die wichtigste Berufsperson, die ausreichend Bescheid weiß über die Gesundheit und über gesunde Lebensführung. Es genügt aber nicht, nur das Wissen zu haben, die Schwester muß sich darüber hinaus die Fähigkeit erwerben, an Patienten, an deren Angehörigen, sowie im Kreise der eigenen Bekannten Ratschläge zu erteilen über gesunde Ernährung, richtigen Rhythmus von Bewegung und Ruhe, angepaßte Gymnastik im Sinne von Körpertraining und Fehlhaltungsprophylaxe, richtiges Atmen, ausreichenden und erholsamen Schlaf, in Fragen der Hygiene sowie in der Pflege von Gemüts- und Geisteswerten.

Zuerst aber muß sie selbst zu einer gesunden Lebensführung gelangen, denn wer Ratschläge erteilen will, muß auch Vorbild sein. – Den Aufgaben der Gesundheitsvorsorge und Gesundheitserziehung sind keine Grenzen gesetzt. Die Schwester muß lernen, ihnen überall gerecht zu werden: in der Familie, im Freundeskreis, in Schulen, in Kursen für häusliche Krankenpflege und schließlich ganz spezifisch als Schwester, die im öffentlichen Gesundheitswesen tätig ist. Siehe dazu »Die Krankenpflege außerhalb des Krankenhauses«, Kap. 2.

In diesem Buch beschäftigen wir uns aber doch vor allem mit dem kranken Menschen im Krankenhaus. Seine Gesundheit ist auf irgendeine Art beeinträchtigt. Die Pflege und Behandlung darf sich nicht darin erschöpfen, die Beschwerden des Kranken zu lindern oder zu beheben und die Krankheit zu heilen, viel mehr muß der Kranke dazu geführt werden, zum Leben eines möglichst gesunden Menschen zurückkehren zu können. Im Gespräch und durch Vermittlung von Wissen kann die Schwester die Maßnahmen des Arztes in der Präventivmedizin (= vorbeugende Medizin) unterstützen und dadurch mithelfen, den Patienten dazu zu führen, daß er die krankmachenden und gesundheitsbeeinträchtigenden Faktoren erkennt und diese ausschließen lernt. Daher muß der Pflegeplan auch auf folgende Ziele ausgerichtet werden:

- Ausschließen aller krankmachenden Faktoren wie z.B. Alkohol- und Nikotinabusus, ungesunde und einseitige sowie ungenügende Ernährung, psychische Streßsituationen u.a.
- Fördern der gesunderhaltenden Faktoren, vor allem im Sinne der Aktivierung, indem die Schwester den Patienten dazu führt, daß er alles, was noch gesund ist, maximal gebrauchen lernt. (Siehe dazu das unter 1.1 Gesagte.)

1.3 Gesundheit wiederherstellen

In Verbindung mit der Gesundheitsvor- und -fürsorge wurde auch die bestmögliche Wiederherstellung der Gesundheit, die *Rehabilitation* zu einem wesentlichen Bestandteil der gesamten Bestrebungen im Gesundheitswesen. Die Grenzen zwischen Gesundheitsvorsorge und Rehabilitation sind besonders in der Zeit der sog. Zivilisationskrankheiten fließend geworden.

Unter Rehabilitation versteht man sowohl *Eingliederung* als auch *Wiedereingliederung* in die menschliche Gesellschaft. Gesundheitsvorsorge und Gesundheitserziehung sind letztlich nichts anderes als Maßnahmen der Eingliederung, d.h. der Anpassung an die zahlreichen gesundheitlichen Belastungen der modernen Gesellschaft. Rehabilitation beginnt infolgedessen z.B. schon bei der Verkehrserziehung, nicht erst nach einem Unfall.

Der Beginn der eigentlichen Rehabilitation nach einem Unfall ist eindeutig, d.h. sie hat sofort einzusetzen, nicht erst im Verlaufe der Behandlung. Die Schwester steht durch ihre spezifische Berufsausübung mitten in diesem Rehabilitationsprozeß. Viele alltägliche Handlungen schließen nebst dem Ziel der Prophylaxe auch jenes der Wiedereingliederung in sich. Denken Sie z.B. an die Maßnahmen der Lagerung und Mobilisation. An dieser Stelle könnte man den Begriff der *aktivierenden Pflege* einfügen, die darin besteht, daß sich unsere notwendigen Hilfeleistungen immer neu der zunehmenden Selbsttätigkeit und Selbständigkeit des Patienten anpassen mit dem Ziel, ihn so rasch wie möglich zur Unabhängigkeit von fremder Hilfe zu führen. Bei vielen Patienten, die wir im Krankenhaus zur Pflege bekommen, ist der Beginn, der Weg und das Ziel der Rehabilitation nicht so klar und eindeutig; es besteht deshalb die Gefahr, daß diese Aufgabe vernachlässigt oder übersehen wird. Wir müssen daher lernen, im Pflege- und Behandlungsplan aller unserer Patienten nicht nur die Momente der Gesundheitsvorsorge, sondern auch die der Rehabilitation zu berücksichtigen. Bei der Entlassung ist der Kranke keineswegs auch schon rehabilitiert. Bei einigen Patienten ist dies allen erkennbar, z.B. bei Gelähmten oder bei Gliedamputierten; sie werden meist in sog. Rehabilitationsstätten oder -zentren untergebracht. Bei andern Patienten, z.B. bei solchen, die zur Behandlung von Magen-, Darm-, Herz- und Kreislaufstörungen ins Krankenhaus gekommen sind, ist das Ende der Rehabilitation nur schwer zu bestimmen. Arzt, Schwester und Sozialarbeiter, Physio- und Ergotherapeuten werden in gemeinsamer Sorge um den Patienten seine jeweiligen Bedürfnisse zu erfassen suchen, damit ihm die notwendige Hilfeleistung gewährt werden kann.

Rehabilitation ist nicht eine Errungenschaft der modernen Medizin. Der Begriff wurde bereits vor mehr als 100 Jahren von dem badischen Staatsrechtler Ritter von Buß verwendet. Dieser schrieb 1844:

»Vielmehr soll der heilbare Kranke vollkommen rehabilitiert werden, er soll sich zu der Stellung wieder erheben, von welcher er herabgestiegen war, er soll das Gefühl seiner persönlichen Würde wiedergewinnen und mit ihm ein neues Leben.«

Die moderne Definition formuliert zwar anders, aber sie meint das gleiche: Rehabilitation umfaßt alle medizinischen und sozialen Maßnahmen zur Wiedereingliederung eines Erkrankten oder eines Geschädigten in das tätige Leben.

Eine ausführlich umschreibende Definition geben Weber u. Mitarb. (1964):

Rehabilitation = Eingliederung, Wiedereingliederung. Unter Rehabilitation versteht man die Gesamtheit aller medizinischen, beruflichen und sozialen Maßnahmen, welche unmittelbar der bestmöglichen Förderung der Arbeits-, Erwerbs- und Berufsfähigkeit von Menschen mit angeborener oder erworbener Behinderung dienen, oder welche für die Erhaltung dieser Fähigkeiten bei unmittelbar drohender Invalidität (= körperliche oder geistige Gesundheitsschäden) nötig sind.

Man kann demnach eine medizinische, berufliche und soziale Rehabilitation unterscheiden, die in der Praxis ineinander übergehen:

1.3.1 Medizinische Rehabilitation

Sie umfaßt alle ärztlichen oder ärztlich verordneten Maßnahmen zur Rehabilitation des Behinderten. Es betrifft im wesentlichen chirurgische und orthopädische Maßnahmen, medikamentöse Therapie, Beschäftigungstherapie, Arbeitstraining, Psychotherapie, Anwendung von Hilfsmitteln usw. sowie die dazu gehörenden diagnostischen Maßnahmen.

1.3.2 Berufliche Rehabilitation

Alle Maßnahmen, die zur unmittelbaren Vorbereitung und Durchführung der Eingliederung des Behinderten in das Berufsleben nötig sind. Es handelt sich im wesentlichen um Berufsberatung und Stellenvermittlung aufgrund der ärztlichen Beurteilung, um Berufsschulung durch Berufsfachleute, sowie um technische und finanzielle Maßnahmen zur Ermöglichung der Berufsausübung (angepaßte Werkzeuge u.a.).

1.3.3 Soziale Rehabilitation

Alle Maßnahmen zur psychischen, familiären, gesellschaftlichen und wirtschaftlichen Eingliederung des Behinderten.

Das Eingliederungsziel und der Weg dazu werden in den verschiedenen Ländern unterschiedlich gesehen:

In der Schweiz wird die Hauptanstrengung auf die berufliche Eingliederung verwendet. Folgende *Grundsätze* sind dabei richtungweisend:

- Freiwilligkeit: Es gibt in der Schweiz keinen Eingliederungszwang.
- Zusammenarbeit von Arzt und Berufsberater: Die Feststellung der Leistungsfähigkeit eines Behinderten verlangt eine sehr enge Zusammenarbeit von Arzt und Berufsberater.
- Ablehnung des Kolonienprinzipes: Die Invaliden sollen weder räumlich noch seelisch isoliert leben. Optimale Eingliederung bedeutet wenn immer möglich unter Gesunden und in der Nähe des Arbeitsplatzes wohnen zu können. Daraus erfolgt ein weiterer Grundsatz:
- Verkehrstüchtigkeit des Behinderten: Er soll seinen Arbeitsplatz möglichst selbständig erreichen können.

Dies alles verlangt vom behinderten Menschen, von seinen Angehörigen und Betreuern große Bereitschaft und Offenheit für die Konsequenzen, die oft sehr groß sein können.

Die Kosten werden von der Invalidenversicherung (IV) übernommen.

In Deutschland ist die Wiedereingliederung Aufgabe des Arbeitsamtes. Es besteht hier wie auch in den folgenden Ländern Eingliederungszwang. Die Kosten übernimmt der Staat in Zusammenarbeit mit den Sozialversicherungen.

In den angelsächsischen Ländern ist der behandelnde Arzt für die Lösung der Wiedereingliederungsprobleme verantwortlich. Der Staat trägt die Kosten.

In Finnland sind die Invalidenverbände zuständig. Finanzielle Probleme gibt es für den einzelnen keine, da das nordische Gesundheitswesen vom Staat voll unterstützt wird.

1.3.4 Aufgaben der Schwester in der eigentlichen Rehabilitation

Scheinbar liegt demnach die Aufgabe der Rehabilitation in den Händen des Arztes und je nach Ländern auch des Arbeitsamtes, der Invalidenverbände oder privater Institutionen.

Wenn wir aber den Begriff der Rehabilitation eingehender betrachten, sehen wir, daß der Anteil der Schwester und der ganzen Pflegegruppe für die Wiedereingliederung des Patienten von großer Bedeutung ist. Dabei ist es die Schwester, die die engste Mitarbeiterin des Arztes ist. Oft hat sie die ärztlich verordneten Maßnahmen auszuführen oder doch dabei behilflich zu sein. Sie ist es auch, die den Patienten während der Behandlung betreut, pflegt und selbstverständlich auch beobachtet. Es fällt ihr infolgedessen eine nicht zu unterschätzende Aufgabe in der *Ganzheitsbetrachtung des Patienten* zu, ohne die eine wirksame Wiedereingliederung unmöglich oder doch erschwert ist. Eine weitere Aufgabe der Schwester ist die *Vermittlung* zwischen Arzt und Patienten einerseits und aller an der Wiedereingliederung beteiligten Personen andererseits. Sie koordiniert die Maßnahmen der Ergotherapie, der Physiotherapie und die unmittelbaren Maßnahmen der Umschulung (Arbeitstherapie). Im Rahmen der sozialen Eingliederung ist es oft die Schwester, die die notwendige Vertrauensbasis zur Fürsorgerin oder zum Sozialarbeiter schaffen kann. Da sie während ihrer Arbeit auf der Station in Kontakt kommt mit Freunden, Angehörigen oder mit dem Arbeitgeber des Patienten, kann sie mithelfen, eine Stelle oder mehrere Stellen zu finden, an die sich der Patient wenden kann, z.B. wenn es am neuen Arbeitsplatz oder überhaupt im Alltag Schwierigkeiten gibt, die er allein vielleicht nicht zu meistern vermag. Die Schwester ist somit *aktive Mitarbeiterin* in der Rehabilitation während des Krankenhausaufenthaltes. Durch ihre Stellung vermag sie zudem die *Nachbetreuung* positiv zu beeinflussen.

1.3.5 Rehabilitationsstätten

Es mußte ein langer Weg zurückgelegt werden von den ersten »Spitälern für elende und arme Sieche« und den ersten »Waisenhäusern für Jugendliche und arme Krüppel« bis zu den heutigen modernen Stätten der Rehabilitation. Als Wendepunkt zur modernen Rehabilitation wird allgemein der Erste Weltkrieg angesehen, als man mit den ersten beruflichen Wiedereingliederungsmaßnahmen begann und die »Krüppelfürsorge« anfing, im Sinne der »Last und Bürde« der Vergangenheit anzugehören. Später kam durch die Erklärung der Menschenrechte der Vereinten Nationen (Art. 25) die Sorge für die soziale Sicherheit dazu. – Die ersten Rehabilitationsstätten, damals »Spezialanstalten« genannt, wurden bereits zu Beginn des 19. Jahrhunderts (z.B.: Blindeninstitut Zürich 1810) gegründet. Auch wenn die Bezeichnung *Rehabilitationsstätte oder Rehabilitationszentrum* erst neueren Datums ist, leisteten diese ersten Institutionen doch schon eigentliche Eingliederungsarbeit.

Die Aufgaben der modernen Rehabilitation sind mannigfaltig. Ihr Schwergewicht liegt einerseits auf der *medizinischen* Rehabilitation, einschließlich aller physikalischen Maßnahmen, wie Heilgymnastik, Übungsbehandlung und Beschäftigungstherapie, andererseits auf der *beruflichen* Wiedereingliederung in einer speziellen Umschulungswerkstätte, die der Berufsberatung, dem Arbeitstraining und der eigentlichen Berufsschulung bzw. -umschulung dient. Nicht alle Eingliederungsstätten erfüllen diese Doppelfunktion; einzelne dienen nur der medizinischen, andere der beruflichen Wiedereingliederung.

Eingliederungsstätten:

In der Schweiz:

- Eingliederungsstätte *Milchsuppe* in Basel (sozial-medizinische Abteilung des Kantonsspitals). Sie steht den Behinderten aller Arten offen und dient der ärztlichen und beruflichen Wiedereingliederung.
- Eingliederungsstätte *Appisberg* Männedorf/Zürich. Sie nimmt körperlich Behinderte auf und dient vorwiegend der beruflichen Eingliederung durch ärztlich kontrolliertes Arbeitstraining, Heilgymnastik, Prothesentraining u.a.
- Eingliederungsstätte *Brunau* Zürich. Sie dient vor allem der Schulung körperlich Behinderter sowie Taubstummer.

u.a.

In Deutschland:

- Unfallkrankenhaus *Bergmannsheil* I und II in Bochum und Gelsenkirchen-Buer. Sie dienen der Behandlung Frischverletzter, auch Querschnittsgelähmter aus dem Bergbau und der Industrie. Das Schwergewicht liegt auf der physikalischen Therapie, der Übungsbehandlung, der Beschäftigungstherapie und der orthopädischen Werkstätte.
- *Friederikenstift* Hannover mit Spezialabteilung für Querschnittsgelähmte.
- Institut für Physiotherapie und Rehabilitation des Staatsbades *Salzuflen,* Bad Salzuflen.

u.a.

In Österreich:
- Rehabilitationszentrum *Tobelbad* Graz. Es dient der Wiedereingliederung körperlich Behinderter.
  u.a.

Zusammenfassend möchten wir nochmals betonen, daß die Aufgabe der Schwester im Dienst an der Gesundheit mannigfaltig ist, und daß sie den Rahmen der Berufsbezeichnung *Krankenschwester* eigentlich sprengt. Man ist deshalb heute immer mehr geneigt, von *Gesundheitsschwester* zu sprechen, obwohl die Schwester den Schon-Kranken, oft sogar den Schwer-Kranken auf die Station bekommt, den sie zu pflegen und zu betreuen hat. Das Ziel ihres Tuns und Wirkens liegt aber immer darin, den Kranken zur bestmöglichen Gesundheit zu führen. Virginia Henderson drückt es in ihrer Schrift *Grundregeln der Krankenpflege* so aus:

»Den einzelnen – ob gesund oder krank – bei der Durchführung jener Handlungen zu unterstützen, die zur Gesundheit oder zur Wiederherstellung (oder zu einem friedlichen Tod) beitragen, die er selbst ausführen würde, wenn er über die erforderliche Kraft, den Willen und das Wissen verfügte. Ebenso gehört es zu ihren Aufgaben, dem Kranken zu helfen, seine Unabhängigkeit so rasch als möglich wieder zu erlangen.«

1.4 Leiden lindern, Leben erhalten

Lange bevor man daran dachte, die *Gesundheit zu fördern,* hat sich die Menschheit mit der Möglichkeit, *Leiden zu lindern* befaßt. Die Kenntnisse und Maßnahmen der Prävention in medizinischer und pflegerischer Hinsicht sind neueren Datums. Von der Zeit, da Pflege und Behandlung fast ausschließlich darauf ausgerichtet waren, bestehende Leiden zu lindern, geben uns ältere, mit Schäden und Deformationen behaftete Patienten Zeugnis, deren Grunderkrankung Jahre oder Jahrzehnte zurückliegt. Die gleiche Krankheit kann dank den heutigen umfassenden Möglichkeiten ohne bleibende Behinderung behandelt werden. Die leidenlindernde Medizin hat sich gewaltig verändert, nachdem sie sich die Errungenschaften der Naturwissenschaften und der Technik zunutze gemacht hat. Trotzdem darf nicht übersehen werden, daß auch heute das *Leiden lindern* im Gesamtkonzept der Krankenpflege und -behandlung eine nicht unbedeutende Rolle spielt. Insbesondere wird es dort aktuell und vordergründig, wo eine Vorsorge verpaßt wurde oder unmöglich geworden ist, so daß ein Fortschreiten der Krankheit nicht aufzuhalten ist. *Leiden lindern wird dann zur einzigen Hilfe am Patienten,* was für ihn und die Schwester eine große psychische Beanspruchung bedeuten kann. (Siehe dazu auch das, was im Kapitel »Schmerz« S. 240ff. gesagt wird).

Die Bestrebungen gehen heute dahin, die leidenlindernde Behandlung wenn immer möglich mit der *lebenerhaltenden* zu verbinden. Im modernen Krankenhaus liegt das Hauptgewicht oft auf dem *Leben erhalten,* da die Möglichkeiten der Medizin enorm gewachsen sind.

Dadurch sind neue Fragen entstanden wie z.B.: »Wo verläuft die Grenze jenes Menschlichen, das zu erhalten der Eid des Hippokrates vom Arzt verlangt? Wo verläuft die Grenze zwischen Leben und Tod? Ist der Arzt verpflichtet, das ihm anvertraute Leben mit allen Mitteln zu erhalten?« H. Thielicke befaßt sich in einem eigenen Buch *(Wer darf leben?)* mit diesen Fragen.

Doch nicht nur der Arzt, *auch die Krankenschwester* muß sich in der Ära der Organtransplantationen, der Reanimation und der wissenschaftlichen Forschung mit diesen Fragen befassen, ohne daß sie immer eine befriedigende Antwort finden kann.

Thielicke sagt dazu: »Weil damit die Frage nach der menschlichen Existenz selbst angerührt ist, überragen Probleme dieser Art die Kompetenz der medizinischen Fakultät. Sie rufen nach dem Dialog aller, denen die menschliche Existenz als Thema des Denkens, Forschens und Handelns anvertraut ist. Das ›humanum‹ ist, wenn ich ein bekanntes Wort abwandeln darf, zu ernst, als daß man es nur den Medizinern überlassen dürfte. Deshalb darf sich weder ein Philosoph noch ein Theologe der an ihn gestellten Frage entziehen.«

Es gibt sehr komplexe Fragen, die den Themenkreis *Leiden lindern, Leben erhalten* berühren. Oft sind es Probleme, denen die Schwester hilflos gegenübersteht. Es können aber auch Fragen sein, die ihr ganzes Menschsein anrufen. Wir werden mit Fragen über *Lebensanfang und Lebensende,* über *»Lebenswertes und -unwertes Leben«* in einer Flut von Presseartikeln, Rundfunksendungen und öffentlichen Vorträgen manchmal fast überschwemmt. Dazu einen letzten Satz aus den *Ethischen Grundregeln für die Krankenpflege:*

»Zur Pflege gehört die Achtung vor dem Leben, vor der Würde und den Grundrechten des Menschen.«

Weiterführende Literatur

Beske, F.: Lehrbuch für Krankenschwestern und Krankenpfleger, Bd. I u. II; 3. Aufl. Thieme, Stuttgart 1974

Bialonski, H. u. Mitarb.: Rehabilitation, Schriftenreihe der medizinischen pharmazeutischen Studiengesellschaft e.V. 2/3. Umschau, Frankfurt/Main 1965

Biener, K.: Wirksamkeit der Gesundheitserziehung, Schriftenreihe Medizinische und pädagogische Jugendkunde 8. Karger, Basel 1970

Bundesausschuß für gesundheitliche Volksbelehrung, Gesundheit. Arbeit. Produktivität. Bad Godesberg 1969

Epiktet: Handbüchlein der Ethik. Reclam, Stuttgart 1958

Grauhan, A.: zit. nach Seidler, E.: Geschichte der Pflege des kranken Menschen, 2. Aufl. Kohlhammer, Stuttgart 1970

Genewein, C.M., P. Sporken: Menschlich pflegen, Grundzüge einer Berufsethik für Pflegebrufe. Patmos, Düsseldorf 1975

Härig, B.: Heilender Dienst, Ethische Probleme der modernen Medizin, Grunewald, Mainz 1972

Henderson, V.: Grundregeln der Krankenpflege. Deutscher Berufsverband für Krankenpflege, Frankfurt

Hettinger, T.: Fit sein – fit bleiben, Isometrisches Muskeltraining für den Alltag, 6. Aufl. Thieme, Stuttgart 1977

JCN, Weltbund für Krankenschwestern und Krankenpfleger: Ethische Grundregeln für die Krankenpflege. Deutscher Bundesverband für Krankenpflege, Frankfurt 1973

Neue Helvetische Gesellschaft, Jahrbuch: Gesundheitspolitik heute, 42. Jg. 1971

Pro Juventute: Gesundheitserziehung in der Schule. Orell Füssli, Zürich 1964

Saxer, A.: Die soziale Sicherheit in der Schweiz, 3. Aufl. Haupt, Bern 1970

Schär, M.: Leitfaden der Sozial- und Präventivmedizin. Huber, Bern 1968

Schröder, E.: Kompendium der Gesundheitsfürsorge. Thieme, Stuttgart 1959

Schweiz. Arbeitsgemeinschaft für Invalide: Hilfsmittel für das tägliche Leben und den Haushalt, Zürich o.J.

Sporken, P.: Darf die Medizin was sie kann? Probleme der medizinischen Ethik. Patmos, Düsseldorf 1971

Staehelin, B.: Haben und Sein, ein medizinpsychologischer Vorschlag. Editio Academica, Zürich 1969

Stern, E.: Lebenskonflikte als Krankheitsursachen. Kindler, München 1968

Thielicke, H.: Wer darf leben? Ethische Probleme der modernen Medizin. Goldmann, München 1970

Weber, G., K. Oppikofer, W. Belart: Rehabilitationsaufgaben des Arztes. Huber, Bern 1964

2 Krankenpflege außerhalb des Krankenhauses – Gesundheitspflege

Mit der Gesundheit im Sinne von Gesunderhaltung und Wiederherstellung haben wir uns schon im vorangehenden Kapitel befaßt. *Die Sorge für die Gesundheit obliegt grundsätzlich allen Menschen.* Sie ist nicht ein Spezialauftrag an die im Krankenhaus tätigen Personen. Das gleiche gilt für die Krankenpflege. Wir dürfen daraus nicht einen Beruf machen, der nur auf das Spital zugeschnitten ist. Gesundheits- und Krankenpflege sind überall und zu jedem Zeitpunkt wichtig und möglich:

- Der Mensch soll gesund bleiben. Dazu dienen Maßnahmen der Gesundheitserziehung und der Vorsorge in Schule, Familie und Gemeinde.
- Wird der Mensch krank, muß er u.U. das Krankenhaus aufsuchen. Er wird behandelt und gepflegt und verläßt das Spital wieder. Seine Gesundung ist damit aber nicht abgeschlossen.
- Jetzt geht die Rehabilitation weiter (im engen und im weiten Sinn), und es setzt wieder die Prävention ein, jetzt im Sinne von Verhütung vor Rückfällen *und* Gesunderhalten des Gesunden.

So schließt sich der Kreis. Die Krankenpflege, vor allem die Krankenpflege im Spital ist nur ein kleiner Teil der gesamten Gesundheitspflege. Wenn in diesem Buch vor allem das Pflegepersonal im Krankenhaus angesprochen wird (weil die meisten im Gesundheitsdienst tätigen Personen dort arbeiten), möchten wir doch versuchen, ihren Dienst im Lichte des Gesamt-Gesundheitswesens zu betrachten. Dazu soll das folgende Kapitel helfen.

Sequenzziel

Dieses Kapitel vermittelt Ihnen einige grundlegende Informationen über die Krankenpflege außerhalb des Krankenhauses. Sie lernen, die im Gesundheitswesen gebräuchlichsten Begriffe kennen und sehen an einigen Beispielen, wie der Aufgabenbereich einer Gesundheitsschwester aussieht. Sie finden Literaturhinweise, damit Sie sich selbst in diesem Fachgebiet weiterbilden können.

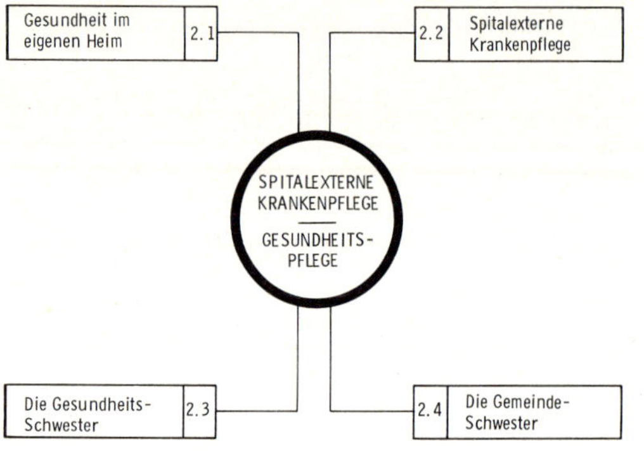

2.1 Gesundheit im eigenen Heim

Der Weltgesundheitstag vom 7. April 1973 stand unter dem Motto: *Gesundheit fängt zu Hause an.*

Dazu ein Auszug aus der Botschaft des Generaldirektors der Weltgesundheitsorganisation (WHO), Dr. M.G. Candau: »Seit ihrer Gründung im Jahre 1948 sah die Weltgesundheitsorganisation den Schwerpunkt ihrer Arbeit in der Bekämpfung der Volkskrankheiten. An diesem Weltgesundheitstag, dem 25. Geburtstag der WHO, sollten wir uns jedoch mit unserer eigenen, ganz persönlichen Gesundheit im Rahmen unserer eigenen Familie beschäftigen...

Unzählige Möglichkeiten gibt es, unser Heim gesünder zu machen. Lassen Sie mich einige Beispiele nennen: besseres Wissen und tiefere Einsicht in die Fragen der Gesundheit, Anleitung der Kinder, um gesund und voller Selbstvertrauen aufzuwachsen, bessere Vorsorge gegen Unfälle im Haus; und bessere Hilfe für unsere Alten, um ihnen einen glücklichen Lebensabend zu bescheren...

Auf vielen Gebieten braucht die Familie die Hilfe der Gemeinschaft..., aber es kann auch jeder für sich und von sich aus dazu beitragen, diese Welt, in der wir leben, gesünder zu machen – unsere Gesundheit fängt zu Hause an.«

Daß die *Gesundheit im eigenen Heim* und deren Unterstützung und Förderung sehr wichtig ist, haben die Rotkreuzgesellschaften (Roter Halbmond, Roter Löwe und Sonne) schon sehr früh erkannt und haben Kurse nach dem Grundsatz »Hilfe zur Selbsthilfe« aufgebaut. Ziel dieser Kurse, deren Unterrichtsprogramm von den nationalen Gesellschaften vieler Länder aufgegriffen und erfolgreich durchgeführt wird, ist:

»Leiden zu lindern, Krankheit vorzubeugen, Gesundheit zu erhalten.«

Ich entnehme dem Unterrichtsprogramm den Hinweis über den Zweck der Kurse:

»Die Kurse
- geben Hinweise zu gesunder Lebensführung, sie werten dabei die neuesten Erkenntnisse der Wissenschaft aus und leisten einen wichtigen Beitrag im Rahmen der öffentlichen Gesundheitserziehung;
- unterweisen, wie man sich die Gesundheit erhalten und unter Beachtung persönlicher und allgemeiner Hygiene vor Infektionen schützen kann;
- lehren bei Krankheit oder Unfall in der Familie ›das Richtige‹ zu tun und vermitteln damit ein Gefühl der Sicherheit; darüber hinaus werden die Teilnehmerinnen auch den Problemen, die Geburt und körperliche, geistige und seelische Entwicklung eines Kindes mit sich bringen, wohlvorbereitet gegenüberstehen;
- unterweisen in der Kunst »alt zu werden und gesund zu bleiben«;
- geben Leicht- und Chronischkranken sowie alten Menschen die Möglichkeit, in ihrer gewohnten Umgebung gepflegt zu werden und tragen so zur Entlastung der Krankenhäuser und u.U. zu Ersparnissen bei;
- bieten Menschen aller Altersklassen die Gelegenheit Neues zu lernen;
- lenken die Aufmerksamkeit der Jugend auf die Krankenpflege und führen sie nicht selten dem Pflegeberuf zu.«

Angebotene Kurse der Liga der Rotkreuzgesellschaften sind:
- Krankenpflege zu Hause
- Pflege von Mutter und Kind
- Pflege des gesunden Säuglings
- Pflege des Kleinkindes
- Pflege von Betagten und Chronischkranken
- Unfallverhütung und Erste Hilfe bei Unfällen
- Gesundes Leben
- Grundbegriffe in praktischer Hygiene und Erster Hilfe

Die Kurslehrerinnen sind Krankenschwestern, die sich durch eine zusätzliche Ausbildung auf diese Aufgabe vorbereiten. *Verheiratete Krankenschwestern,* die wegen ihrer Familie nicht mehr in einem Krankenhaus arbeiten können, aber doch noch teilzeitlich in der Gesundheitspflege tätig sein möchten, finden hier ein dankbares Aufgabengebiet.

2.2 Die spitalexterne Krankenpflege

Die moderne Medizin und die Entwicklung der Technik haben dem Patienten, vor allem dem Schwer- und Akutkranken, größere Chancen gebracht. Viele Menschen, die früher keine Überlebenschance hatten, können von ihrer Krankheit genesen, viele Menschen überleben und werden älter. Das bedeutet, daß wir in der heutigen Gesellschaft mehr chronischkranke, behinderte und betagte Menschen haben; Menschen die Hilfe brauchen, die zur bestmöglichen Selbständigkeit und zur neuen Sinnerfüllung ihres Lebens geführt werden müssen. Die Gesundheit ist ein Gut geworden, woran heute mehr Menschen viel länger teilhaben. Es ist deshalb auch begreiflich, daß das wachsende Gesundheitssystem der Öffentlichkeit und dem einzelnen finanzielle Anforderungen stellt, die in absehbarer Zeit nicht mehr tragbar sein können. Man spricht von einer enormen Kostenentwicklung – oft sogar von einer Kostenexplosion.

Eine Möglichkeit, die Spitalkosten zu senken, liegt darin, daß die Krankenbetreuung außerhalb des Krankenhauses verbessert wird. In diesem Zusammenhang haben sich neue Begriffe gebildet, wie:

Spitalexterne Krankenpflege, Extramurale Krankenpflege, Gesundheitsequipe, Sozialstation, Gesundheitszentrum. Man will damit einen Unterschied deutlich machen, um die heutige zukunftsausgerichtete Aufgabenstellung im Gesundheitsdienst außerhalb des Krankenhauses von der althergebrachten,

traditionellen Aufgabe der Gemeindeschwester abzugrenzen.
Die Bestrebungen gehen heute dahin, daß die Krankenschwester und ihre Helfer nicht nur Kranke in ihrer Häuslichkeit pflegen, wie dies bisher durch die Gemeindeschwester praktiziert wurde. Das Aufgabengebiet wird weiter gefaßt. Die Gesundheitsschwester arbeitet in einem sozialmedizinischen Team oder in einer Sozialstation, deren Aufgabe es ist, Kranken-, Alten-, Haus- und Familienpflege zu vermitteln und in der vorbeugenden Gesundheitspflege, in der Gesundheitserziehung, sowie in der Rehabilitation Hilfe anzubieten.
Es gibt ganz verschiedene Aspekte, die dem *Konzept eines sozialmedizinischen Teams* zugrunde liegen können. E. Stussi z.B. definiert in ihrem Referat anläßlich des JCN-Kongresses in Mexiko 1973 folgendermaßen: »Wendet man die Prinzipien der modernen Mengenlehre auf die Gesundheitsequipe an, so kann man sagen, daß sie ein Gemeinsames ist, das unterschiedliche Elemente zu einem ganzen zusammenschließt. Dieses Gemeinsame teilt sich in zwei Untergruppen:

- Die erste besteht aus den Berufen, die sich mit der Gesundheitsfürsorge beschäftigen.
- Die zweite besteht aus den Personen, die auf irgendeine Weise auf die erste Gruppe angewiesen sind.

Die eine könnte man mit ›Angebot an Gesundheit‹, die andere mit ›Nachfrage nach Gesundheit‹ bezeichnen.«
In einzelnen Ländern, z.B. in den nordischen und angelsächsischen, hat sich dieses System schon vor vielen Jahren mit Erfolg durchgesetzt. In andern Ländern, wie in der Schweiz, in Deutschland und Österreich sind erst Ansätze da, Ansätze, die aber vielversprechend sind und sich stets weiterentwickeln.

In der Schweiz
können diplomierte Krankenschwestern in einer sechs Monate dauernden Zusatzausbildung sich das Rüstzeug für die Mitarbeit in der *öffentlichen Gesundheitspflege* aneignen. Ihr Einsatz im eigentlichen sozialmedizinischen Dienst ist aber erst in einzelnen Regionen möglich. Die Einsicht und die Bestrebungen, solche Gesundheitsequipen oder Pflegegruppen ins Leben zu rufen, werden aber immer größer. (Siehe dazu auch unter 2.3: Aufgaben der Gesundheitsschwester.)

In Deutschland
ist es vor allem der *Caritasverband*, der wegweisend ist für eine Neuordnung der Gemeindekrankenpflege. Aus dem Bedürfnis heraus, die Versorgung der Bevölkerung mit ambulanten gesundheits- und sozialpflegerischen Diensten zu verbessern, wurden die *Sozialstationen* geschaffen. Ich entnehme die Definition einer Sozialstation der *Denkschrift des Deutschen Caritasverbandes zur Neuordnung der ambulanten gesundheits- und sozialpflegerischen Dienste, 1974:*

»Eine Sozialstation (Zentrale für ambulante Pflegedienste) bietet der Bevölkerung eines Gebietes ambulante gesundheits- und sozialpflegerische Dienste an, insbesondere Altenpflege, Familienpflege, Dorfhilfe und Krankenpflege. Dies kann entsprechend den örtlichen Verhältnissen geschehen durch verbindlich/institutionell geregelte Kooperation zwischen Diensten mit je eigener Trägerschaft oder durch Integration der Dienste unter einer gemeinsamen Trägerschaft und Gesamtleitung oder durch Mischformen.«

Die Gruppe wird von einer (einem) dafür geeigneten Krankenschwester (Pfleger), möglichst mit Zusatzausbildung, geleitet. Der Gruppe zugeordnet werden Altenpfleger(-innen), Familienpflegerinnen, Dorfhelferinnen, Hauspflegehelferinnen. Großes Gewicht wird auch auf die Zusammenarbeit mit Ärzten aus Praxis und Krankenhäusern, mit dem Sozial-, Gesundheits- und Jugendamt sowie mit andern Beratungsstellen gelegt. Untenstehendes Schema zeigt den Aufbau und die derzeitigen Möglichkeiten einer solchen Sozialstation:

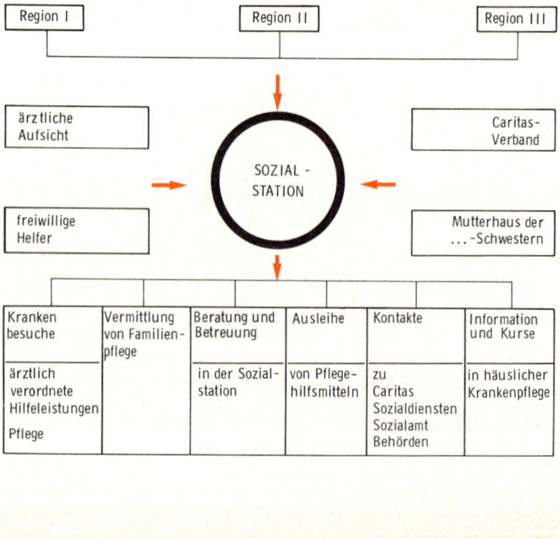

Die Zusatzausbildung holt sich die Schwester in einem Jahreskurs, dem folgende Lernziele zugrunde liegen:

»Fachschwestern und Fachpfleger in der Gemeindekrankenpflege sollen so qualifiziert werden,
- daß sie die Kranken im häuslichen Bereich optimal versorgen können;
- daß sie die Gesundheitserziehung in den Gemeinden aktiv mittragen und die Maßnahmen der Gesundheitsvorsorge unterstützen können;
- daß sie durch »Kurse in Hauskrankenpflege« freiwillige Helfer für die Gemeinde gewinnen und sie zur Pflege des Langzeitkranken befähigen;
- daß sie die umweltbedingten Probleme der Menschen und ihre vielfältigen Ansprüche auf Sozialhilfe erkennen, sachgerecht einordnen und an deren Lösung mitarbeiten können.«

Die Zusatzausbildung für die Gemeindekrankenpflege wurde in den letzten Jahren, auf Grund tiefgreifender gesellschaftlicher Veränderungen notwendig:
»Eine zunehmende Verlagerung der Bevölkerungspyramide zugunsten älterer und alter Menschen läßt die Zahl der Pflegefälle und Langzeitkranken, die nicht stationärer Krankenhausbehandlung bedürfen, zunehmen. Die wachsende Anonymität des Lebens in städtischen und vorstädtischen Räumen und der moderne Rhythmus des Arbeitslebens hat zu stärkerem Ausfall in der familiären und häuslichen Krankenpflege geführt und einen zuweilen bedrohlichen Rückgang in der Nachbarschaftshilfe herkömmlicher Art mit sich gebracht. Die zunehmende Erwerbstätigkeit der Frau, die Entwicklung zur Kern-Familie und die auch im ländlichen Raum immer stärker werdende berufliche Mobilität haben zu einem Rückgang bisher vorhandener häuslicher Krankenpflege in erheblichem Maße beigetragen und neue Not entstehen lassen. Hier und dort wird zudem das Netz der niedergelassenen praktischen Ärzte weitmaschiger, ohne daß sofort Abhilfe geschaffen werden kann.
Immer deutlicher wird auch die Entlastungsfunktion der Gemeindekrankenpflege für die stationäre Behandlung in Krankenhäusern sowie für die geschlossene Altenhilfe gesehen. Die spezielle Weiterbildung von Fachschwestern/Fachpflegern für die Gemeindekrankenpflege gewinnt unter diesen Vorzeichen besondere gesellschaftliche Bedeutung.
Die Schwester (dasselbe gilt für den Pfleger) in der Gemeindekrankenpflege muß die gesellschaftlichen Zusammenhänge verstehen, in denen ihre Patienten leben, um sich entsprechend auf sie einstellen zu können. Von ihr sollen Impulse ausgehen, die häuslich-familiäre Krankenpflege und die Nachbarschaftshilfe neu zu planen und zu verlebendigen. Die medizinisch-pflegerischen Anforderungen an die Gemeindekrankenpflege sind vielseitiger und vielschichtiger; sie gehen über die oft enger gefaßten und spezialisierten Qualifikationen der Pflegekräfte im Krankenhaus hinaus. Die Gemeindekrankenpflege muß heute auch Probleme, die aus gesellschaftlicher Vereinsamung oder zivilisatorischen Fehlhaltungen erwachsen, wahrnehmen können. Sie muß informiert sein über die bestehenden Einrichtungen der öffentlichen Sozialhilfe und der freien Wohlfahrtsverbände, über die bestehende soziale Gesetzgebung und die Möglichkeit der sozialen Hilfen; sie muß in Methoden praktischer Gemeindekrankenpflege und Gesundheitserziehung bis hin zu den Formen moderner Kommunikation und der Teamarbeit eingeführt werden.
So soll eine Berufsgruppe herangebildet werden, die in der Lage ist, den vielfältigen, verantwortungsvollen Anforderungen moderner Krankenpflege in den Gemeinden in einer komplexer werdenden Gesellschaft zu entsprechen.«

(aus: Seminar für Gemeindekrankenpflege, spezielle Weiterbildung für den Einsatz in Sozialstationen)

2.3 Die Gesundheitsschwester

Langsam werden wir auch im deutschen Sprachraum mit dem Wort *Gesundheitsschwester* etwas vertrauter. Den Begriff haben wir – wie viele andere – übernommen. Ursprünglich stammt er aus dem Norden, vom norwegischen »Helsesøster« und vom finnischen »Terveyssior«. Beide Worte können auf Deutsch nur mit Gesundheitsschwester übersetzt werden. Dazu kommt, daß gerade diese beiden Staaten auf dem Gebiet der Gesundheitspflege sehr fortschrittlich sind. Andere Vorbilder finden wir auch in den angelsächsischen Ländern. Schon seit längerer Zeit gibt es aber auch in der französischen Schweiz diese Berufsbezeichnung, sie wird »infirmière de la santé publique« genannt. Eine eigentliche Ausbildung wird dort schon seit über 50 Jahren angeboten im Gegensatz zur deutschen Schweiz, wo die Zusatzausbildung zur Gesundheitsschwester erst seit 1969 möglich ist.

Die Aufgaben der Gesundheitsschwester sind vielseitig. Sie ist befähigt:
- Gesunde und Kranke in bezug auf die Erhaltung der Gesundheit und die Verhütung von Krankheiten zu beraten;
- bei der Gesundheitserziehung einzelner, in der Familie oder in Gruppen mitzuwirken;
- mitzuhelfen bei der Früherfassung von krankhaften Zuständen, indem sie ihre Beobachtungen an die zuständigen Instanzen weiterleitet;
- Kranke außerhalb des Spitals pflegerisch zu betreuen und bei deren Wiedereingliederung mitzuhelfen;
- mit den Angehörigen der im Dienste der Gesundheit stehenden Berufe und mit Instanzen, die sich mit der Gesundheit befassen, zusammenzuarbeiten.

Das folgende, sehr vereinfachte Schema, gibt eine Übersicht über den *Aufgabenkreis der Gesundheitsschwester* (s. Strukturnetz, rechte Spalte oben).

Wo immer die Gesundheitsschwester arbeitet, wird sie das Schwergewicht ihrer Tätigkeit auf *gesundheitserzieherische Aufgaben* und *präventive Maßnahmen* legen.
Daß sie eine Schlüsselstellung einnimmt, läßt sich am Beispiel einer in der Gemeinde tätigen Gesundheitsschwester aufzeigen.

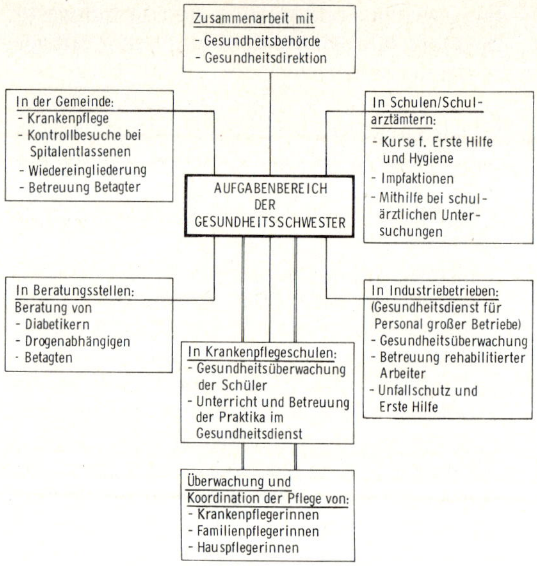

Die *Gesundheitsschwester in der Gemeinde* hat u.a. die Aufgabe, Kranke zu pflegen. Sie setzt sich dafür ein, dem kranken oder dem nur noch »bedingt« gesunden Menschen, z.B. nach dem Spitalaustritt, auf dem Weg zur Anpassung an seine Umwelt beizustehen. Gemeinsam mit ihm und seinen Angehörigen versucht sie, die für ihn erreichbaren Möglichkeiten zu erkennen. Sie unterstützt ihn, unter Berücksichtigung seiner persönlichen Situation, in diesem Prozeß der Anpassung. Bei der Betreuung von Chronischkranken und Betagten verfolgt sie das Ziel, die ihnen verbleibenden Kräfte zu fördern, um eine größtmögliche Selbständigkeit zu erhalten. Das Ziel der sogenannten rehabilitativen Pflege und Betreuung ist jedoch nicht nur das Mobilisieren und Ausschöpfen von Kraftreserven; es geht auch darum, alle dem betagten, behinderten oder chronischkranken Menschen verbleibenden Möglichkeiten der Aktivität sowohl in körperlicher als auch in seelisch-geistiger und sozialer Hinsicht für eine sinnvolle Lebensgestaltung zu nutzen. Mit andern Worten, es geht nicht nur um das Erhalten von Funktionen, sondern auch von Lebensinhalten.
Die Gesundheitsschwester sieht sich in dieser umfassenden Aufgabe als Mitarbeiterin im Kreise all jener Berufstätigen, die sich für die Gesundheit und das Wohlbefinden des Menschen jeglicher Lebensalter einsetzen. In vorderster Linie steht die enge Zusammenarbeit mit dem Arzt und den andern Mitgliedern

des sozialmedizinischen Teams, z.B. mit der Physiotherapeutin, der Ergotherapeutin, der Diätassistentin (denken wir nur an den Diabetiker), der Sozialarbeiterin oder dem Seelsorger. Nicht weniger wichtig ist die Zusammenarbeit mit der Hauspflegerin, der Haushilfe für Betagte und Chronischkranke und allen Arten von Laienhelfern.

Die Gesundheitsschwester hat im besonderen die Aufgabe der Koordination der in Frage kommenden Hilfsmöglichkeiten beim kranken oder betagten Menschen, den sie betreut. Man darf wohl sagen, sie steht ihm am nächsten, denn sie ist mit seinem häuslichen Milieu vertraut; sie begegnet ihm in den verschiedensten Situationen seines Alltags, und oft begleitet sie einen Menschen durch Jahre hindurch. Das Vertrauensverhältnis beschränkt sich nicht nur auf den Betreuten selbst, sondern besteht auch zu seiner Familie, der Nachbarschaft und dehnt sich oft auf weite Kreise des örtlichen Tätigkeitsbereiches aus.

Diese Vertrauensgrundlage bei Gesunden und Kranken ermöglicht es, Lücken der Koordination zu schließen. Der Kontakt nicht nur mit den Kranken, sondern auch mit den Gesunden bietet der Gesundheitsschwester die Möglichkeit, ihre Aufgabe bei der Früherfassung von krankhaften Zuständen oder von sozialen Problemen zu erfüllen und die Verbindung zu den Instanzen herzustellen, die gezielte Prävention oder Hilfe leisten.

2.4 Die Gemeindeschwester

Vielerorts ist der oben beschriebene Einsatz der Krankenschwester als Gesundheitsschwester oder als Leiterin einer eigentlichen Pflegegruppe (Sozialstation, Gesundheitsequipe) noch nicht zu verwirklichen. Die Gründe können ganz verschiedener Natur sein. Es ist aber daran zu denken, daß eine Gemeindeschwester, die Haushaltarbeiten übernehmen muß, nicht ihrer Ausbildung entsprechend eingesetzt ist. Es wird dadurch Zeit und Kraft blockiert, die dem entzogen wird, wofür die Krankenschwester ausgebildet wird oder werden muß: *»Leiden lindern, Krankheit vorbeugen, Gesundheit erhalten.«* Es sind die beiden letzten Aspekte, die im traditionellen Einsatz meistens vernachlässigt werden. Die Gemeindepflege kann aber immer mehr verbessert werden, wenn

- Weiterbildung gewährleistet und unterstützt wird,
- genügend und zeitgemäßes Krankenmobiliar vorhanden ist,
- die Zusammenarbeit zwischen Arzt und Krankenhaus verbessert wird,
- eine regionale Planung angestrebt wird und die Gemeindeschwestern zusammenarbeiten,
- die Gesellschaft für die Probleme der Gesundheits- und Krankenpflege motiviert werden kann.

(Die Unterlagen zu »Die Gesundheitsschwester in der Schweiz« wurden freundlicherweise von Renée Spreyermann, Leiterin der Schule für Gesundheitsschwestern, Lindenhof, Bern zur Verfügung gestellt.)

Weiterführende Literatur

Biner, K.: Wirksamkeit der Gesundheitserziehung. Karger, Basel 1970

Bündelung ambulanter gesundheits- und sozialpflegerischer Dienste in zentralen Stationen

Bundesausschuß für gesundheitliche Volksbelehrung e.V.: Gesundheit, Arbeit und Produktivität, Weltgesundheitstag 1969

Bundesvereinigung für Gesundheitserziehung: Gesundheit fängt zu Hause an. Bonn-Bad Godesberg 1973 (Weltgesundheitstag 1973)

Deutscher Caritasverband: Unser Standpunkt. Denkschriften, zur Neuordnung der ambulanten gesundheits- und sozialpflegerischen Dienste, 1974

Freemann, R.B.: Nursing social. Les éditions HRW LTEE, Montreal 1973

Fürst, E., L. Wolff: Fundamentals of nursing, 4. Aufl. Lippincot, Philadelphia 1969

Gedicke, K.: Sozialhygiene, Sozialmedizin, Präventive Medizin, Öffentliches Gesundheitswesen, Gesundheitshilfe; Bd. 1–2. Luchterhand, Neuwied 1972

Gerlach, K.: Sozialpolitische Überlegungen zur Gesundheitsvorsorge in der BRD. Das öffentliche Gesundheitswesen 35 (1973) 1,8–14

Heipertz, W.: Sportmedizin. Thieme, Stuttgart 1968.

Helvetische Gesellschaft: Gesundheitspolitik heute, 1971

Jacobson, V.: Sozialarbeit im Team. Von – und Philippe Monello. Aus dem Französischen. Luzern, München: Rex 1972

Kaganas, G.: Die häusliche Pflege des Rheumakranken, Schweiz. Rheumaliga, 1965

Nachrichtendienst des Deutschen Vereins, Nr. 4, 1973

Rotes Kreuz, Liga der Rotkreuzgesellschaften, Genf: Gesundheit im eigenen Heim, Büro für Pflegewesen, Bern

Rotes Kreuz, schweizerisches: Krankenpflege zu Hause. Notizen zum Ausbildungskurs, 1973

Schaefer, H., M. Blohmke: Sozialmedizin, 2. Aufl. Thieme, Stuttgart 1978

Schaer, M.: Leitfaden der Sozial- und Präventivmedizin, 2. Aufl. Huber, Bern 1968

Vogel, A., G. Wodraschke: Hauskrankenpflege, Anleitung und Hilfe für Gruppenarbeit und Selbststudium, 2. Aufl. Thieme, Stuttgart 1976

3 Krankenpflege im Krankenhaus

Sequenzziel

In diesem Kapitel werden Sie mit einer Reihe von Begriffen und Fakten konfrontiert. Das Ziel ist nicht, daß Sie diese auswendig lernen, sondern, daß Sie sich damit auseinandersetzen und beginnen, sich eine eigene Meinung über die Krankenpflege und das, was sie von der Schwester fordert, zu bilden. Sie erfahren, daß es keine gute Krankenpflege gibt, wenn nicht der Patient mit seinen eigenen Nöten und Bedürfnissen im Zentrum Ihrer Bemühungen steht, und Sie zu ihm und zu seiner Welt, aus der er kommt, eine echte zwischenmenschliche Beziehung schaffen können. Das Wissen, das Sie sich in diesem Kapitel aneignen, soll sich bei Ihrem praktischen Einsatz am Kranken verlebendigen.

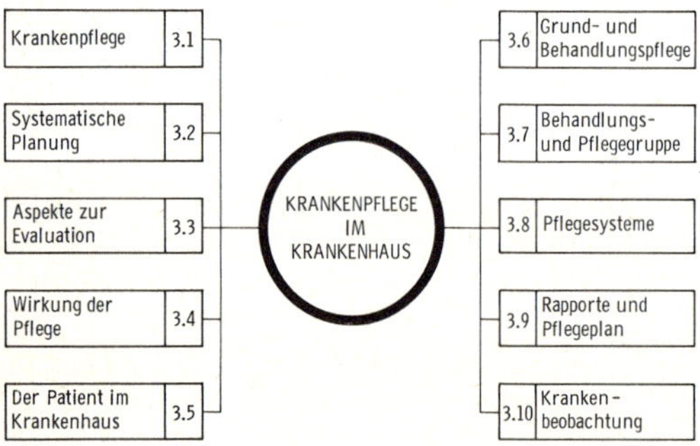

Die Autoren Fürst und Wolff nennen in »Fundamentals of Nursing« drei grundlegende Ebenen, die die Krankenpflegetätigkeit bestimmen: »There are three principles that can guide the nurse in giving care to any person...«. (Drei Prinzipien sind es, die wegweisend sind, den einzelnen Patienten zu pflegen):

Vom *Prinzip* leiten wir die *Folgerungen* (= Frage nach dem Warum), die *Forderungen* (= Frage nach dem Was tun) und schließlich die *Methode* (Frage nach dem Wie) ab.

Prinzip → Folgerung → Forderung → Methode

Krankenpflegeprinzipien

1. *Prinzip auf den Menschen als Person bezogen*
Jede Person ist ein Individuum und ein Glied der Gesellschaft mit Rechten und Privilegien, die respektiert werden müssen, ungeachtet der Herkunft, Rasse und des sozioökonomischen Status. Jeder Mensch hat seine persönlichen Ängste und Nöte, die, wenn er in Gefahr ist, überbetont sind.

2. *Prinzip auf den Menschen als Organismus bezogen*
Der menschliche Körper ist angewiesen auf den Unterhalt der physiologischen Abläufe, wenn er normal funktionieren soll.

3. *Prinzip auf den Menschen und seine Umwelt bezogen*
Angepaßte Vorkehrungen helfen physiologische, chemische oder biologische Faktoren in der Umwelt, die Krankheiten oder Verletzungen verursachen, zu vermindern oder auszuschalten.

(*Fürst* u. *Wolff* in: Fundamentals of Nursing, Kap. 4.)

Es gibt keine Tätigkeit und keine Situation in der Krankenpflege, in der nicht eines, zwei oder gar alle drei dieser Prinzipien zur Anwendung kommen. Wichtig dabei ist nur, daß die Schwester lernt, die Prinzipien in einer konkreten Situation anzuwenden. Dies verlangt von ihr Übung im Denken; entspricht dieses Ableiten vom Prinzip doch einem vielleicht neuen und zu Beginn ungewohnten Denkprozeß, der mehr Anforderung stellt, als das Anwenden von fertig formulierten Rezepten. Der Gewinn aber, den die Schwester dabei erzielt – und der letztlich dem Patienten zugute kommt – liegt darin, *daß sie weiß und versteht, was sie tut, daß sie Beziehungen und Zusammenhänge entdecken kann und daraus Schlüsse für ihr Handeln zieht; daß sie nicht auf vorgegebene Rezepte (Methoden, Gebrauchsanweisungen) angewiesen ist; daß sie das Gelernte in den verschiedensten Situationen und mit ganz unterschiedlichem Material ausführen kann; kurz: daß sie das einmal Gelernte in der Praxis – dort wo sie gerade steht – umsetzen (transferieren) und sinnvoll anwenden kann.*

3.1 Krankenpflege

Unter diesem Titel möchte ich verschiedene Krankenschwestern und Ärzte zu Worte kommen lassen, denn es scheint mir doch zu einfach, wenn nicht sogar falsch, wenn man folgende Definition gelten lassen möchte: »Der Begriff Krankenpflege ist der Sammelbegriff für Grundpflege und Behandlungspflege = umfassende Pflege.« Da möchte ich mich der Definition der bekannten amerikanischen Autorin Joyce Travelbee (Interpersonal Aspects of Nursing) schon eher anschließen. Sie sagt:

»Krankenpflege ist ein zwischenmenschlicher Beziehungsprozeß, bei dem die Krankenschwester einem Menschen, einer Familie oder der Öffentlichkeit hilft, Krankheit und Leiden zu verhüten, oder aber hilft, Erfahrungen mit Krankheit und Leiden zu verarbeiten und wenn nötig darin einen Sinn zu finden.«

Joyce Travelbee lebt und wirkt in unserer Zeit. Sie ist aber nicht die erste Frau, die *Krankenpflege* definiert hat. Im ältesten »Krankenpflegelehrbuch« unseres Ordens (ein Büchlein von 100 Seiten), das in der hauseigenen Druckerei des Mutterhauses Ingenbohl (Schweiz) gedruckt und an die im Krankendienst stehenden Schwestern abgegeben wurde, steht z.B.: ▼

Das, was die *gute Krankenpflege* umfaßt (der kranke Mensch und seine Bedürfnisse) und das, worauf sie aufbaut (Grundsätze, bzw. Prinzipien), sind demzufolge nichts Neues. Neu sind hingegen viele Begriffe, die sich um das Wort »Krankenpflege« gebildet haben. So z.B. das oben zitierte Wort *umfassende Pflege*, daneben gibt es noch viele andere: *therapeutische Pflege, ganzheitliche Pflege, individuelle Pflege, patientorientierte Pflege, Krankenpflege als eingenständige Funktion der Schwester* usw. Bei dieser Fülle von Begriffen, die alles oder nichts aussagen, sind wir denn auch geneigt, von *Schlagworten* zu sprechen. Ist das Schlagwort ein Wort, das einen Begriff »schlagartig«, »schlagkräftig«, also kurz und bündig, prägnant und überzeugend umschreibt? Im Lexikon fehlt das Wort, wir finden dort keine Auskunft. Ich wende mich daher an einen Juristen (Dr. jur. M. Heß, Zürich) und stelle seine Definition, die er anläßlich eines Vortrages an einer Vorlesungsreihe über das Krankenhauswesen in Zürich, 1973, geprägt hat:

»Ist das Schlagwort ein Wort, das echte Begriffe verdrängt, das wirklicher Forschung und ernsthafter Auseinandersetzung diametral entgegen steht, ein Wort also, das, wie die Schlagzeile, etwas wesentliches in verkürzter und simplifizierender Weise wiedergibt, um ein Wort auch, dem der Tiefgang fehlen dürfte?... Da aber liegt eine Gefahr: Wir bleiben auch in unserer Gedankenwelt an der Oberfläche; das Schlagwort erschwert uns den Tiefgang; es entlastet uns von der Pflicht, einen Gegenstand mit allen Konsequenzen, einen Begriff in seiner ganzen Tragweite zu erfassen und zu überblicken...
Es ist klar, daß das Schlagwort in all jenen Berufen, in denen der mitmenschliche Kontakt von zentraler Bedeutung ist, eine ganz besondere Gefahr darstellt. Diese Feststel-

»**Krankenpflege** ist Darreichung all der Hülfe, Erleichterungen und Dienstleistungen, deren der kranke Mensch bedarf, Vollziehung und Bewahrung der Vorschriften, welche der Arzt für die Heilung verordnet und zweckmäßige Befriedigung aller Bedürfnisse, welche zur Genesung beitragen können.
Der Unterricht in der Krankenpflege umfaßt daher eine ziemlich mannigfaltige Reihe von Gegenständen. Am nützlichsten wird er sein, wenn er theoretisch und praktisch zugleich ist, d.h. wenn die Erklärung und Aneignung der *Grundsätze* einer verständigen Krankenpflege mit der Anwendung derselben am Krankenbette unter Anleitung eines Arztes und einer geübten Pflegerin verbunden ist.«

(Krankenpflege, Institut Ingenbohl 1861)

lung gilt ebensosehr für den Arzt wie für das Pflegepersonal.«

Die ganze Problematik können wir an den folgenden Beispielen zu ermessen versuchen:

Krankenpflege – umfassende Pflege

»Der Begriff ›umfassende Pflege‹ ist ein Superlativ, ein Maximum und deshalb wohl ein Leitbild, ein Wegweiser, der einem helfen soll, möglichst alle Faktoren zu berücksichtigen. Umfassende Pflege in diesem Sinn hundertprozentig zu realisieren, wäre wohl ein unrealistisches Vorhaben. Das hohe Leitbild soll uns aber nicht davon abhalten, uns immer und überall um die Verwirklichung zu bemühen. Das Umfassende an unserem Begriff stellt gleichsam einen Kreis dar, in dessen Mitte der Kranke steht... Wenn wir mit unserer Pflege diesem Kranken Sicherheit und Geborgenheit vermitteln wollen, müssen alle an der Pflege Beteiligten... immer von neuem versuchen, miteinander über die im Alltag auftauchenden Schwierigkeiten zu sprechen... Viele Probleme, welche die umfassende Pflege beeinflussen, lassen sich nur dann richtig lösen, wenn der Mensch mit seinen echten Bedürfnissen im Mittelpunkt steht.«

(H. Isenschmid, Der Kranke in seiner Umwelt. Gedanken zur umfassenden Pflege. ZfK, Nr. 2, Februar 1971)

Krankenpflege – patientorientierte Pflege

»Die Betonung liegt hier auf patientorientiert. Der Patient orientiert uns, er ist die beste Informationsquelle... Der Anfang der patientorientierten Pflege geschieht dort, wo eine Schwester oder ein Pfleger erkennt, daß jeder Mensch zuerst einmal von sich selber ausgeht in allem Tun und Handeln, in allen Begegnungen mit kranken und gesunden Mitmenschen... Wir müssen die eigenen Reaktionen genau klären, denn sie spiegeln sich im Verhalten des Kranken und beeinflussen sehr stark sein Befinden.«

(Margrit Hui, Die patientorientierte Pflege. ZfK, Nr. 7, Juli 1973)

Krankenpflege – Pflege mit therapeutischem Wert

In Toronto wurden durch eine Krankenschwester mit einem Spezialauftrag Kriterien ausgearbeitet, um die Qualität der Pflege bewerten zu können und die Pflege, wenn nötig, verbessern zu helfen. In diesen Richtlinien lesen wir unter anderm:

- »Wir wollen eine Umgebung schaffen, die die Individualität jedes einzelnen Patienten anerkennt und akzeptiert.
- Wir wollen jeden Patienten entsprechend seinen individuellen Bedürfnissen pflegen, in einer ihm Sicherheit bietenden, therapeutischen, d.h. heilenden und gesundheitsfördernden Umgebung, im Einklang mit der ärztlichen Behandlung.«

(Unter Pflege mit therapeutischem Wert versteht man also nicht die Behandlung, sondern die Grundpflege, verstanden als Befriedigung der Grundbedürfnisse des Patienten).

»Als Hilfe zu einer therapeutisch immer wirksameren Pflege wird die ›Problemerkennen-Problemlösen-Methode‹ (problem solving method) empfohlen. Diese Methode besteht, je nach Autor, in fünf bis sieben Schritten: das Problem erkennen, weitere Informationen darüber einholen, überlegen, welche Bedeutung die Informationen und die Beobachtungen in bezug auf diesen Patienten haben, einen Pflegeplan aufstellen, die Pflege ausführen, Beobachten der Reaktionen des Patienten auf die ausgeführte Pflege, Anpassen der Pflege an die neue Situation... Diese Art von Pflege muß auf jeden Patienten individuell abgestimmt sein und muß seine durch die Umwelt geprägten Begriffe von Gesundheit und Krankheit berücksichtigen. Was bedeutet dies für uns?«

(Hanni Spahn, Pflege mit therapeutischem Wert. ZfK, Nr. 1, Januar 1970)

Krankenpflege – ganzheitliche Pflege

»Um dem Patienten wirklich behilflich sein zu können, wollen wir eine Beziehung zu ihm schaffen, die uns erlaubt, seine Bedürfnisse zu erkennen. Dies ist nur möglich in einer Begegnung von Mensch zu Mensch, in der der Patient ganz konkret, so wie er ist, akzeptiert und ernst genommen wird, in der mit Ruhe und Verständnis auf seine Fragen eingegangen wird, in der er wirklich Sympathie spüren kann. Die Schwester braucht dazu nicht nur Einfühlungsvermögen, menschliche Wärme und fachliches Wissen; sie muß auch richtig und einfühlend fragen können und mit zusätzlichen Fragen ständig überprüfen, ob sie richtig versteht, was der Patient mitteilt... Krankenpflege aus der Ganzheitssicht zu sehen, das heißt den Menschen zu sehen, der bestrebt ist, gesund zu bleiben, gesund zu werden oder ruhig zu sterben.«

(Elisabeth Schwyter, Die Aufgaben der Krankenschwester. Referat auf der Schulkonferenz der AKP-Schulen, 1970)

Krankenpflege – eigenständiger Beruf mit sozialem Auftrag

»... *Wenn wir Krankenpflege nicht* nur als einen medizinischen Hilfsberuf, sondern als einen *eigenständigen Beruf mit einem sozialen Auftrag* verstehen, hat die Krankenschwester die Aufgabe, das physische wie auch das psychische Wohlbefinden des Kranken anzustreben. Das erfordert aber, daß die Krankenschwester nicht mehr von sich aus entscheidet, was der Patient an Pflege benötigt, sondern daß sie gemeinsam mit dem Kranken, eventuell sogar mit seiner Familie, die Pflege plant. Um so weit zu kommen, müßte die Krankenschwester auf den Patienten hören, ihm zuhören können. Sie muß in der Lage sein, mit dem Kranken ein gutes Gespräch zu führen und so eine zwischenmenschliche Beziehung herzustellen, die dem Patienten ermöglicht, seine verborgenen Bedürfnisse direkt oder indirekt zu offenbaren. Sie sollte ein Milieu schaffen können, in welchem der einzelne wie seine Familie bereit werden, mit der Schwester die nächsten Schritte zur Förderung der Gesundheit, zur Verhütung von Krankheit und das Vorgehen in der Pflege zu planen.«

(Ruth Quenzer, Förderung von Patientorientiertem Verhalten in der Krankenpflegeausbildung. Krankenpflege, Nr. 5, Juni 1973)

Diese Beispiele könnten beliebig vermehrt werden. Wenn wir die oben angeführten Zitate ernstlich überdenken, begreifen wir eines: *Krankenpflege ist ein anspruchsvoller Beruf. Er verlangt gut fundierte Berufskenntnisse, wie auch die Fähigkeit, zu dem uns anvertrauten Menschen eine echte Beziehung herzustellen und ein Klima zu schaffen, in dem sich der Kranke wohl und sicher fühlt.* In jedem der obgenannten Zitate finden wir diese Anforderung. Jedes der erwähnten »Schlagworte« beinhaltet eine tiefe Weisheit, aber diese wird uns nur dann offenbar, wenn wir ernstlich darüber nachdenken. Bleibt das Schlagwort an der Oberfläche, ist es der Feind jedes ernsthaften Denkprozesses. Es verriegelt uns sogar den Zugang zu den wesentlichen Erkenntnissen, den Zugang zur Wahrheit. »Das Schlagwort« (ich zitiere nochmals M. Hess) »wiegt uns verräterisch in Sicherheit, wo Unsicherheit uns alarmieren und zwingen könnte, unser Wissen zu vertiefen und zu bereichern.« Das Schlagwort könnte somit zum Feind dessen werden, was es eigentlich aussagen will: *»Die Pflege ist nur dann gut, wenn zwischen der Pflegeperson und den ihr anvertrauten Menschen eine echte zwischenmenschliche Beziehung besteht.«* (Siehe Definition nach Joyce Travelbee S. 17.)

3.2 Systematische Planung der Krankenpflege

3.2.1 Das WHO-Programm für Krankenpflege

»Das Regionalbüro der Weltgesundheitsorganisation (WHO) hat 1976 in Zusammenarbeit mit Krankenschwestern und nationalen Gesundheitsdiensten ein Programm aufgestellt mit dem Ziel, allen Ländern in der europäischen Region Hilfe zu bieten für:

- die Entwicklung und Verbesserung pflegerischer Dienste;
- den Ausbau der Berufsausbildung, der permanenten Weiterbildung und der Kaderschulung für das Personal der Pflegeberufe;
- die Organisation und Leitung von Pflegediensten und für die Definition der personellen und materiellen Voraussetzungen für eine optimale Pflege.

3.2.2 Krankenpflege und Problemlösungsprozeß

Wenn wir Krankenpflege als Problemlösungsprozeß sehen, wird jede Phase des Regelkreises

- die Phase der Informationssammlung,
- die Phase der Zielsetzung und der Pflegeplanung,
- die Phase der Durchführung und der Pflegeberichte und
- die Phase der Auswertung

genügend Struktur und darum auch Möglichkeiten in sich schließen, konkrete Kriterien für eine Bewertung aufzustellen. Das würde aber bedingen, daß in jedem Lande die Pflegeplanung gefördert werden müßte.

3.2.3 Der Krankenpflegeprozeß

In der deutschsprachigen Schweiz kennen wir den Krankenpflegeprozeß eher unter dem Namen »Pflegeplanung«.
Viele Krankenschwestern haben in ihre Arbeit das Konzept der Pflegeplanung auf eigene Art und Weise aufgenommen. Eine gute Krankenschwester ist bemüht, herauszufinden, was der Patient an Pflege braucht. Sie wird feststellen, wo er pflegerische Unterstützung, Hilfe oder sogar Ersatz seiner Funktionen benötigt, aber auch, wo er noch selber Kräfte zur Verfügung hat, die vermehrt eingesetzt werden könnten oder auf jeden Fall erhalten werden müssen.
Diese Informationen ermöglichen ihr das Aufstellen von Pflegezielen und eine Pflegeplanung. Die Ausführung der Pflege, die dabei gemachten Beobachtungen und die eigentlichen Auswirkungen der Pflege auf den Patienten zeigen, ob die erwünschten Ziele erreicht wurden. Je nachdem müssen die Ziele neu formuliert, die Pflegeplanung anders ausgerichtet oder neu angepaßt werden.

Was ist daran so neu?
Das Konzept der Pflegeplanung bringt eine Beschreibung der Aufgabenbereiche der Krankenschwester oder zumindest eine Beschreibung dessen, was sie tun sollte. Die Pflegeplanung beruht auf der Annahme, daß wir Krankenschwestern die Bedürfnisse des Patienten erkennen, daß wir anhand dieser Bedürfnisse die Pflege planen und auch durchführen. Sie schließt in sich, daß die Auswertung der Pflege regelmäßig und sorgfältig durchgeführt wird.
Aber all das haben gute Krankenschwestern eh und je gemacht!
Und doch besteht ein Unterschied zwischen dem, was wir immer gemacht haben, und der heutigen Auffassung von Pflegeplanung.

Pflegeplanung im Sinne des Krankenpflegeprozesses beruht auf der Überzeugung, daß Pflege nicht nur medizinische Behandlung oder Ausführung von ärztlichen Verordnungen ist, sondern daß die Schwester dabei einen eigenständigen Beitrag leistet, der in sich auch einen therapeutischen Wert hat.

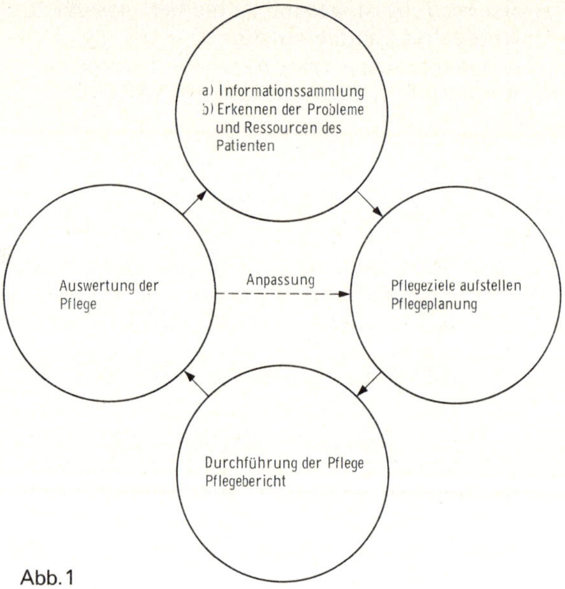

Abb. 1

Pflege wird als Entwicklungsprozeß angesehen, der für jeden Patienten anders verläuft und bei dem jeder Patient individuell begleitet werden muß. Das heißt, daß die Individualität jedes Patienten respektiert und die Pflege soweit wie möglich an seine persönliche Situation angepaßt werden soll.
Krankenpflege bzw. Pflegeplanung kann somit als dynamischer Vorgang, als Problemlösungsprozeß verstanden werden. Man kann diesen Prozeß in vier (manchmal auch in fünf) Stufen darstellen (Abb. 1).
Wie im kybernetischen Regelkreis wird jede Phase von allen andern Phasen beeinflußt und auch reguliert. Das heißt, die Pflegeziele und eine Pflegeplanung können erst aufgestellt werden, wenn die Schwester alle nötigen Informationen vom Patienten hat; die Durchführung der Pflege basiert auf den Pflegezielen und dem Pflegeplan und berücksichtigt die aus den Informationen gewonnene Situation des Patienten. Stellen wir bei der Auswertung der Pflege fest, daß die Ziele nicht erreicht wurden, heißt das, daß wir evtl. nicht genügend über den Patienten wußten, daß die Ziele vielleicht zu hoch oder die Pflegeplanung nicht angepaßt war oder daß in der Durchführung der Pflege etwas nicht stimmte. Jede Phase kann Rückmeldungen für die andern Phasen geben; jede Phase kann aber auch in sich selbst ausgewertet werden. Auswerten kann man aber nicht aus dem Gedächtnis,

sondern nur etwas, das *nachgelesen* werden kann oder das *beobachtbar* ist. Ebenso kann eine Sache nur sinnvoll ausgewertet werden, wenn sie einen *systematischen Aufbau* hat.
In den folgenden Punkten zeigt sich der Unterschied zwischen der herkömmlichen Pflegeplanung und der Pflegeplanung als Krankenpflegeprozeß:
- Die Sammlung von Informationen wird systematisch durchgeführt, und die gewonnenen Informationen werden schriftlich festgehalten.
- Pflegeziele werden formuliert und aufgeschrieben, und die Pflegeplanung orientiert sich an diesen Zielen.
- Die Pflegeplanung wird immer wieder neu, je nach den Veränderungen beim Patienten, aufgestellt und schriftlich festgehalten.
- Die bei der Durchführung der Pflege gemachten Beobachtungen werden notiert und beeinflussen ihrerseits die nächste Pflegeplanung.
- Die Auswertung der Pflege hat zwei Bestandteile: Beobachtung der Ausführung der Pflege und Beobachtung der Auswirkungen, die die Pflege auf den Patienten hat.

Vorbilder: Virginia Henderson, Nancy Rooper, Myra Levine.
Dieses Vorgehen verlangt aber eine Systematik, die nur möglich ist, wenn unsern Gedanken eine Struktur zugrunde liegt. Die Grundregeln der Krankenpflege von Virginia Henderson sind uns bekannt. Die vierzehn Aspekte der Grundbedürfnisse geben bereits eine gewisse Struktur, wonach Informationen eingeteilt und die Pflege geplant werden kann. Nun gibt es aber noch andere gedankliche Modelle der Krankenpflege. Für Virginia Henderson besteht die eigenständige Pflege in der Erfüllung der Grundbedürfnisse des kranken Menschen. Nancy Rooper zum Beispiel versucht in ihrem Modell die Bedürfnisse des Patienten aufgrund der Tätigkeiten des täglichen Lebens zu erfassen.

Myra Levine sieht die Funktion der Krankenschwester etwas anders. Für sie heißt Pflege: dem Menschen beistehen bei seiner Anpassung im Leben. Sie geht von der Auffassung aus, daß das Leben ein ständiges Suchen um die Erhaltung eines bestimmten Gleichgewichtes ist. Das heißt, daß das Überleben des Menschen abhängig ist von seiner Fähigkeit, seinen Energiehaushalt, die stützenden Funktionen, die Integrität der Person aufrechtzuerhalten und die sozialen Beziehungen in einem für ihn gesunden Rahmen zu halten.
Die Strukturierung nach Myra Levine fordert uns Schwestern im besondern auf, die noch erhaltenen Kräfte, die der Patient zur Verfügung hat, bewußt aufzudecken und in die Pflege miteinzubeziehen. Es hat sich in Gesprächen gezeigt, daß Ärzte es für möglich halten, auch ihren Aufgabenbereich nach dieser Struktur zu gliedern. In Spitälern, in denen heute schon eine Pflegeplanung nach dem Krankenpflegeprozeß durchgeführt wird, hat sich die Zusammenarbeit aller am Wohl des Patienten Interessierten deutlich verbessert. Anhand von Pflegezielen und einer systematischen Pflegeplanung kann bewußter gepflegt werden, und durch die Pflegeberichte, die allen zugänglich sind, ist die Information über die momentane Situation des Patienten eindeutiger.
Jede Theorie der Krankenpflege bietet eine etwas andere Struktur an. Die Projekte der WHO wollen prüfen, welche Modelle sich für die Strukturierung der Pflegeplanung am besten eignen und von welchen sich die brauchbarsten Kriterien für eine Bewertung der Pflege ableiten lassen. Ebenso erhofft man sich von den geplanten Untersuchungen Angaben über die Grundlagen, nämlich das notwendige Wissen, Können und die Werthaltungen, die eine Krankenschwester besitzen muß, wenn sie wirksam pflegen will. Auch Methoden und Instrumente zur Auswertung der Pflege sollen bei diesen Programmen geprüft und eventuell verbessert werden.
Schematisch könnte der Krankenpflegeprozeß auch wie folgt aussehen (Abb. 2).
Bis jetzt haben wir weder eine einheitliche Auffassung von Pflege noch genügend Erfahrung mit den bestehenden Methoden zur Erfassung der Pflegebedürfnisse. Wir haben auch keine Aufstellung von den notwendigen Grundlagen, die für eine wirksame Ausführung der Pflege unbedingt nötig sind. Wir suchen seit Jahren nach Methoden und Instrumenten zur Beurteilung der Pflege.
Das Projekt der WHO hat zum Ziel, wissenschaftlich erprobte Vorschläge für Instrumente und Methoden zu entwickeln, die eine Überprüfung des ganzen Pflegegeschehens ermöglichen und die damit letztlich helfen, die Pflegequalität zu verbessern.»

(Auszug aus Ruth Quenzer: Systematische Planung der Pflege. ZfK, Nr. 2, Febr. 1978)

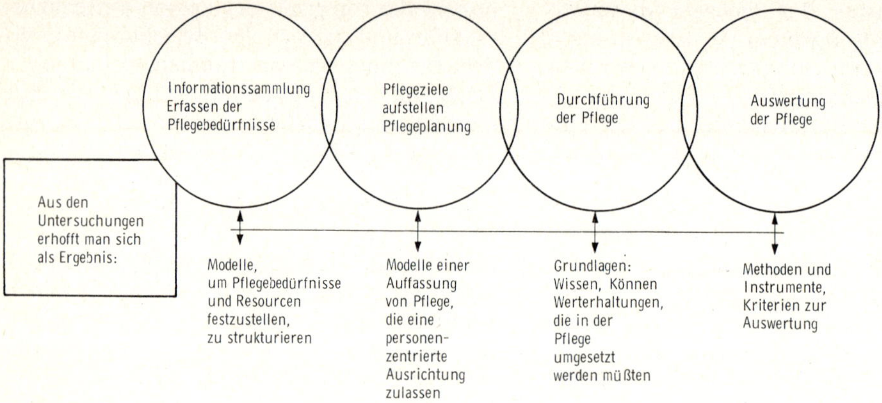

Abb. 2

3.3 Einige Aspekte zur Evaluation der Pflege

Wie schon erwähnt, hat die Evaluation der Pflege zwei Bestandteile:
- die Beobachtung der Ausführung der Pflege,
- die Auswirkungen, die die Pflege auf den Patienten hat.

Zur Beobachtung der Pflege könnten die bekannten Kriterien: Wohlbefinden, Wirksamkeit, Sicherheit und Wirtschaftlichkeit herangezogen werden. Wenn wir sie etwas auffächern, finden wir darin überprüfbare Elemente. Im folgenden einige Aspekte:

3.3.1 Wohlbefinden des Patienten

- Die körperlichen, seelisch-geistigen und gesellschaftlichen Bedürfnisse des Patienten kennen, diese in der Pflege berücksichtigen und dementsprechend handeln.
- Eine Atmosphäre schaffen, in der der Patient Fragen stellen und Probleme äußern kann.
- Für eine positive Zusammenarbeit innerhalb des Teams mitverantwortlich sein.
- Den Patienten individuell informieren vor, während und nach den Verrichtungen.
- Die Mithilfe des Patienten fördern, so daß er später seine Grundbedürfnisse und die spezielle Pflege und Therapie selber übernehmen kann.
- Den Patienten womöglich in die Pflegeplanung integrieren.
- Dem Patienten seine Kontakte zu den Angehörigen ermöglichen und aufrechterhalten oder diese Aufgabe selber übernehmen.
- Die Behandlungs- und Grundpflege angepaßt ausüben.
- Die Beobachtungen, sowie Wünsche des Patienten mündlich und/oder schriftlich weiterleiten.

3.3.2 Sicherheit der Pflege

- Dem Patienten Sicherheit bieten in psychischen und physischen Belangen.
- Unsicherheitsfaktoren in psychischen und physischen Belangen ausschließen.
- Bedürfnisse und Veränderungen erkennen und den Beobachtungen entsprechend handeln.
- Dem Patienten korrekte, fehlerfreie Grund- und Behandlungspflege zukommen lassen.
- Komplikationen vermeiden (prophylaktische Maßnahmen) und bei auftretenden Komplikationen die entsprechenden Maßnahmen ergreifen.
- In Notsituationen sofort richtig handeln.
- Bei eigener Unsicherheit die notwendigen Informationen bzw. Instruktionen einholen.

3.3.3 Wirksamkeit der Pflege

- Die Prinzipien der Krankenpflege kennen und die Pflege ableiten und begründen.

- Dem Patienten korrekte, fehlerfreie Grund- und Behandlungspflege zukommen lassen (z.B. Injektion subkutan statt i.m. oder umgekehrt, Salbe auftragen statt einmassieren).
- Eine umfassende individuelle Pflegeplanung unterstützen und fördern.

3.3.4 Wirtschaftlichkeit der Pflege

- Mit Material, Kraft und Zeit angepaßt umgehen.
- Das Material gezielt wählen, sorgfältig damit umgehen und nach Gebrauch entsprechend pflegen und aufbewahren.
- Den Materialersatz gewährleisten.
- Die Prinzipien der korrekten Körperhaltung (Rückenprophylaxe) kennen und anwenden.
- Hilfsmittel gezielt einsetzen.
- Die Arbeit sinnvoll planen.
- Den Zeitaufwand für die einzelne Arbeit anpassen.
- Überlegt arbeiten und unnütze Arbeitswege vermeiden.

3.4 Die Evaluation der Pflege bzw. der Wirkung der gegebenen Pflege auf den Patienten

Sie kann in Stufen aufgezeigt werden:

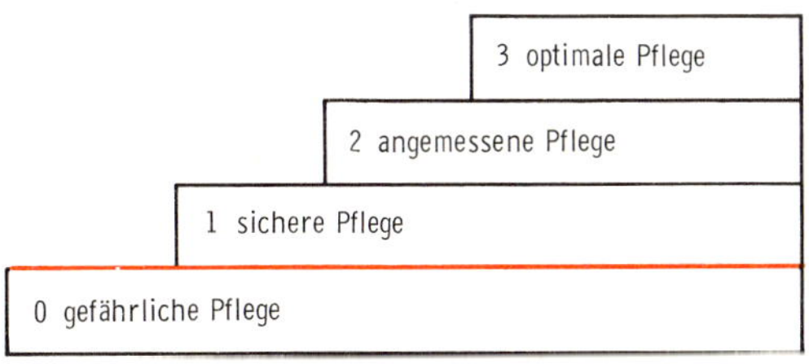

In der umseitigen Tabelle einige Merkmale zu den verschiedenen Stufen der Pflegequalität.

3.5 Der kranke Mensch im Krankenhaus

3.5.1 Die Aufnahme in das Krankenhaus

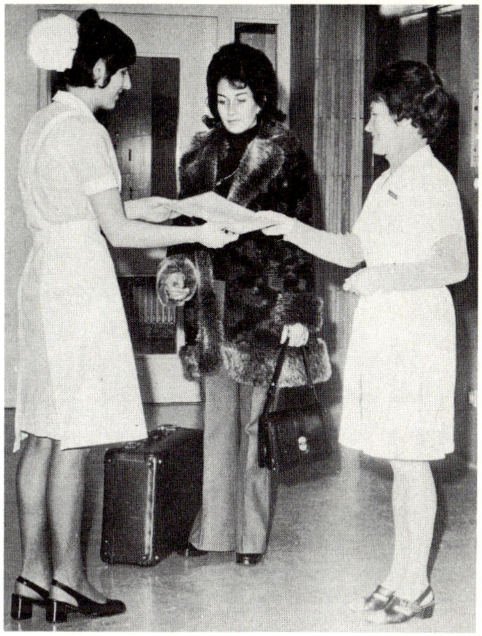

Abb.3 Der Patient kommt ins Krankenhaus – die ersten Eindrücke prägen sich ein

Der Kranke befindet sich bei der Hospitalisation in einer zwiespältigen Situation. Einerseits *wünscht* und *schätzt* er den Spitaleintritt, weil ihm dadurch bessere diagnostische und therapeutische Maßnahmen geboten werden können, anderseits wird er aus einer ihm vertrauten Umgebung herausgerissen und in ein ihm fremdes Milieu versetzt. Wie der Kranke auf seine neue Umwelt reagiert, hängt von zahlreichen Faktoren ab. Ich greife einen Begriff aus der Soziologie heraus: *das Rollenverhalten.*

Man spricht heute viel von der *Rolle,* die ein Mensch in einer bestimmten Situation übernimmt, d.h. sein Verhalten wird von den Erwartungen der ihn umgebenden Menschen bestimmt. Auch die Krankheit wird als Rolle bezeichnet. Da sich aber nicht die Krankheit zur Pflege ins Krankenhaus begibt, sondern der *kranke Mensch,* wird von ihm erwartet, daß er sich auch *als Patient* verhält. Er muß die Eintrittsformalitäten über sich ergehen lassen (Abb. 3); er kann sich sein Zimmer, seine Mitpatienten, seine Krankenschwester

Merkmale verschiedener Stufen der Pflegequalität

Bereich / Stufe	Stufe 3 **Optimale Pflege** Miteinbeziehung des Patienten	Stufe 2 **Angemessene Pflege** dem Patienten angepaßt	Stufe 1 **Sichere Pflege (minimal)** Routineversorgung	Stufe 0 **Gefährliche Pflege** Patient erleidet Schaden
Grundpflege	Patient ist aktiviert, trägt Mitverantwortung an seiner Rehabilitation. Er und seine Angehörigen erhalten sinnvolle Gesundheitserziehung.	Patient erfährt Berücksichtigung seiner individuellen Bedürfnisse.	Patient ist mit dem Nötigsten versorgt. Er erleidet keinen Schaden.	Patient erleidet physische Schäden (Dekubiti, Kontrakturen, Unfälle, usw.). Sein Äußeres ist ungepflegt.
Behandlungspflege therapeutische Pflege	Patient kennt Sinn und Zweck der Behandlung, ist damit einverstanden, kooperiert, kann die Behandlung später selbst weiterführen (oder seine Angehörigen).	Patient ist über die Behandlung informiert, ist während und nach der Behandlung adäquat unterstützt und überwacht (patientenbezogene Behandlungspflege).	Patient erhält korrekte, jedoch spitalbezogene Behandlungspflege. Er erleidet keinen Schaden.	Patient erhält fehlerhafte Behandlungspflege und erleidet (vermeidbare) Komplikationen.
Eingehen auf psychische und soziale Bedürfnisse	Patient ist so in die Pflege miteinbezogen, daß er eine angepaßte Lebensweise lernt und Lebenshilfe über die Spitalentlassung hinaus erfährt (bzw. seelsorgerliche Sterbehilfe).	Patient erfährt ein Klima, in dem er seine Bedürfnisse ausdrükken kann und sich verstanden und akzeptiert fühlt. Er kann Kontakte nach außen aufrechterhalten.	Patient muß sich in allem den Spitalregeln anpassen. Er bekommt keine Hilfe in der Auseinandersetzung mit Fragen über Leben und Tod.	Patient erleidet psychische Schäden (Angst, Streß, Regression, Isolation).
Kommunikation	Patient erfährt gezielte Beratung, die ihm weiterhilft (therapeutische Beziehung).	Patient erfährt eine echte zwischenmenschliche Beziehung, in der Gespräche und Meinungsaustausch möglich sind.	Patient erfährt stereotype spitalbezogene Kommunikation.	Patient ist nicht informiert. Er kann seine Meinungen nicht anbringen.
Pflegeplanung und Informationsübermittlung	Patient (inkl. Angehörige) werden in die Pflegeplanung miteinbezogen. Die interdisziplinäre Zusammenarbeit ist spitalintern und -extern gewährleistet.	Es ist ein individueller Pflegeplan vorhanden, der nach Bedarf modifiziert wird. Es finden regelmäßige Gespräche im Pflegeteam statt.	Sichere Übergaberapporte sind gewährleistet.	Das Rapportwesen ist mangelhaft.

und Pflegerinnen nicht aussuchen. Er bekommt u.U. ein auf der Rückseite offenes Pflegehemd, welches sicher sehr praktisch ist, aber vom Patienten als befremdend, unangenehm, ja entwürdigend empfunden wird. Er muß seine persönlichen Sachen in einen Schrank räumen oder sich einräumen lassen. Er muß ins Bett. Er wird zur Untersuchung oder Behandlung gebracht und dies nach eventuell unangenehmen oder gar schmerzhaften Vorbereitungen. Er muß sich in einen Rollstuhl setzen oder auf einen Liegewagen legen usw. Er wird ganz allgemein in einen Zustand der Abhängigkeit und der Hilflosigkeit gebracht. Diese Maßnahmen können zwar notwendig sein, und sie dienen dem Wohl des Kranken einerseits und dem reibungslosen Ablauf der Krankenhausorganisation andererseits; aber, denken die Schwestern und alle in der Pflege tätigen Personen auch je daran, was diese Dinge für den Kranken, besonders für den aus dem aktiven Leben kommenden Kranken, bedeuten?

Umgekehrt erwartet auch der Patient ein bestimmtes Verhalten von seiner Umwelt. Auch der bis dahin selbständige Mensch erwartet als Kranker, daß man sich um ihn kümmert, daß man Rücksicht nimmt; er erwartet Hilfsbereitschaft, Verständnis und Geborgenheit.

Immer fühlt sich der Kranke unsicher – im besonderen Maß derjenige, der plötzlich, ohne daß er sich darauf einstellen und vorbereiten konnte, aus seinem gewohnten Milieu ins Krankenhaus versetzt wird. Er muß sich von seinen Angehörigen trennen und befindet sich plötzlich in einer fremden Welt. Er fühlt sich darin verloren und beängstigt, vor allem deshalb, weil die ihn umgebenden Menschen, insbesondere die Pflegepersonen, die mit der Krankenhausatmosphäre vertraut sind, gleichsam in ihr wohnen, von ihm Dinge verlangen, die für ihn gar nicht so selbstverständlich sind. So kommt es, daß einfache und an sich selbstverständliche Dinge ihm schwierig erscheinen, Kleinigkeiten werden gewichtig und bedeutungsvoll. Der Patient hat sich seine Aufnahme ins Krankenhaus vielleicht ganz anders vorgestellt, und je nach seiner Persönlichkeit, dem Milieu, aus dem er kommt, der Art seiner Krankheit und dem Schweregrad der Beeinträchtigung seiner Gesundheit kann er nun ganz verschieden reagieren. Er kann z.B. seine Unsicherheit dadurch verbergen, daß er sich auf sich selber zurückzieht und unfähig wird, Kontakte mit seiner neuen Umwelt aufzunehmen. Er kann sich aber auch »fallen lassen« und sich so geben, wie sich seiner Meinung nach der »richtige Kranke« geben muß: hilflos, bemitleidenswert, unselbständig. Ein anderer Patient zeigt sich, sofern er die Kraft dazu hat, heldenhaft und selbstsicher. Die Reaktionen sind so mannigfaltig als wir Patienten zur Pflege bekommen. Es ist dabei wichtig, daß die Schwester weiß und daran denkt, daß dieses »erste Gesicht« des Patienten meist nicht sein eigentliches ist. Sie muß wissen, daß die Art, wie der kranke Mensch den ersten Kontakt mit dem Krankenhaus erlebt, und wie er sich verhält, weitgehend von seiner Umgebung – insbesondere auch von ihr selbst – abhängig ist. Er ist übermäßig sensibel in bezug auf jedes Wort, das ihm gesagt oder nicht gesagt wird, er wägt den Ton ab, in dem die Worte gesprochen werden, er fühlt sich von einer Schwester, die ihn in Eile und so nebenbei empfängt, persönlich angegriffen. Abweisendes, gleichgültiges oder von Zeitnot geprägtes Verhalten bekommt für ihn einschneidende Bedeutung. Umgekehrt gilt das aber auch für das geringste Zeichen freundlicher Bereitschaft und für die Erfahrung, als Mensch und nicht als Sache oder Krankheit (»der Blinddarm« in Nummer 107 u.a.) angesprochen zu werden. Es kann sein, daß sich aus dem ersten Kontakt mit dem Krankenhaus der »angenehme« oder »unangenehme« Patient entwickelt.

3.5.2 Der Krankenhausaufenthalt

Was oben andeutungsweise für die Aufnahme des Kranken auf der Station gesagt wurde, gilt natürlich im weiteren Sinn für die ganze Zeit seines Krankenhausaufenthaltes.

Die Unterrichtsfächer Psychologie und Soziologie, in denen die Schwester lernt, sich mit diesen weniger gut faßbaren Momenten in der Krankenpflege auseinanderzusetzen, wollen mithelfen, daß sie für eine umfassende Pflege fähig wird, deren Anliegen darin besteht, dem Kranken als Ganzheit und als Persönlichkeit zu begegnen.

Im Geleitwort von H. Sutter zu Remschmidt *(Psychologie für das Krankenpflegepersonal)* lesen wir: »Die Heilkunde kann ihren zentralen Auftrag, dem kranken Menschen optimale Hilfe zu leisten, heute nicht mehr erfüllen, ohne spezielle Kenntnisse der im medizinischen Bereich Tätigen über die seelische Situation des Kranken, die psychischen Ursachen und Auswirkungen über die Eigenart der Beziehungen zwischen Patient und Helfendem, die besonderen pflegerischen und therapeutischen Bedürfnisse der kranken Kinder, der psychisch Kranken oder der alten Menschen.«

Die speziellen Bedürfnisse des kranken Kindes, des Jugendlichen, des Erwachsenen und des Betagten werden in einem späteren Kapitel dieses Buches kurz, ohne Anspruch auf Vollständigkeit, erläutert.

Die Pflege des psychisch kranken Menschen scheint mir ein so komplexes Gebiet zu sein, daß in diesem Lehrbuch bewußt auf unvollständige und daher evtl. irreführende Angaben verzichtet wird. Für ein grundlegendes Studium finden Sie am Schluß des obgenannten Kapitels spezifisch ausgerichtete Literatur.

Wir haben uns die Fragen nach Gesundheit und Krankheit gestellt, und wir wissen nun, daß die Antwort darauf eine ganz verschiedene sein kann. Wir wissen, daß der Krankheitsbegriff, wie derjenige der Gesundheit »von biologischen, psychologischen und sozialen Faktoren abhängig ist und mit den Veränderungen wissenschaftlicher und gesellschaftlicher Bedingungen auch entsprechenden Wandlungen unterliegt« (Remschmidt).

Was dabei immer Gültigkeit hat, egal ob das Krankheitsgeschehen primär durch körperliche Funktionsstörungen, Störungen des psychischen Gleichgewichts oder als Folge einer sozialen Fehlanpassung hervorgerufen wurde, ist das *Erleben des Patienten.* Es steht im Mittelpunkt und wird als »Reaktionsmöglichkeit des erlebenden Individuums in hilfloser Lage« bezeichnet, wenn auch der erlebnisorientierte Krankheitsbegriff bei den sog. psychosomatischen Störungen eine weit größere Bedeutung hat als dies z.B. bei einem Patienten, der für eine einfache Operation ins Krankenhaus kommt, der Fall ist; gilt doch grundsätzlich, daß für *jeden Patienten jede Krankheit* ein Erlebnis ist, mit dem er sich auseinandersetzen muß.

W. Schraml faßt in seinem Buch *Psychologie im Krankenhaus* seine Ausführungen über die »Krankheit als Erlebnis« folgendermaßen zusammen:

»Es sollte aufgewiesen werden, daß jede Krankheit, jeder Unfall und jeder Krankenhausaufenthalt für den betroffenen Menschen ein Erlebnis ist. Eine Erkrankung wird vom Patienten völlig verschieden erlebt, je nachdem, ob es sich um eine akute mit Aussicht auf völlige Ausheilung, eine akute mit der Möglichkeit weiterbestehender Folgen, eine chronische oder gar eine lebensbedrohliche Störung handelt. Aber auch ein und dieselbe Erkrankung mit derselben medizinischen Diagnose und Prognose erlebt jeder Mensch verschieden, je nach Geschlecht, Alter, wirtschaftlichen, sozialen und beruflichen Lebensumständen, kurzum der gesamten Lebensgeschichte und der jeweils vorwaltenden Lebenssituation. So war es der Zweck dieses Kapitels, Verständnis dafür zu wekken, daß jeder Mensch jede Krankheit anders erlebt und sich dementsprechend auch anders verhält. Somit wird man dann auch manche Eigenheiten des Patienten leichter verstehen und ertragen können.«

Mit andern Worten: Jeder Patient kommt mit verschiedenen Voraussetzungen, Ängsten und Bedürfnissen ins Krankenhaus. Jeder Patient reagiert anders auf die Belastungsfaktoren, die auf ihn zukommen. Das folgende Schema nach K. Engelhardt faßt diese Belastungsfaktoren, auf die der Kranke im negativen Sinn reagiert, zusammen (s. Strukturnetz, nächste Seite oben).

Richtig verstandene Pflege will dem Kranken helfen, seinen Bedürfnissen gerecht zu werden, seine Ängste zu verbalisieren und zu akzeptieren und dadurch abzubauen. An uns liegt es auch weitgehend, die Belastungsfaktoren möglichst auszuschließen oder diese dem Patienten erträglich zu machen. Dies ist aber nur dann möglich, wenn die Schwester nebst gut fundiertem fachlichem Wissen und Können jene anderen Fähigkeiten zu entwikkeln lernt, die da sind: Bereitschaft, Offenheit, Freundlichkeit, Taktgefühl, Urteilsvermögen, und wenn sie fähig wird, diese in alle ihre Handlungen der Grund- und Behandlungspflege einzubauen.

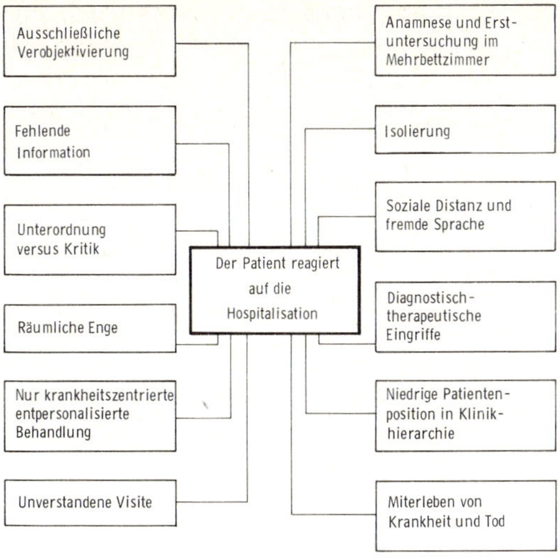

3.6 Grundpflege und Behandlungspflege

Die Definition *»Krankenpflege ist ein zwischenmenschlicher Beziehungsprozeß, bei dem die Krankenschwester einem Menschen... hilft, Krankheit und Leiden zu verhüten oder aber hilft, Erfahrungen mit Krankheit und Leiden zu verarbeiten...«*, gilt auch dann, wenn wir Krankenpflege auf zwei verschiedenen Ebenen betrachten und von *Grundpflege* und *Behandlungspflege* sprechen. Die beiden Begriffe sind heute üblich, und die Schwester soll deren Bereiche kennen.

3.6.1 Die Grundpflege

Die Grundpflege umfaßt den eigenständigen Bereich der Krankenschwester und Pflegerin, d.h. es handelt sich dabei um jene Tätigkeiten, die die Pflegeperson aufgrund ihrer Ausbildung, ihres Berufs- und Verantwortungsbewußtseins selbständig ausführt. *Sie ist dabei nicht auf die Verordnung oder Anweisung eines Arztes angewiesen.* Im wesentlichen gehört zur Grundpflege das Betten und Lagern des Patienten, die Körperpflege und die Prophylaxen, die einfache Mobilisation, die Verabreichung der Nahrung, die Beobachtung des Kranken sowie Hilfeleistungen im Sinne der seelischen (psychischen) Unterstützung und Ermutigung, wie das Schaffen einer Atmosphäre der Geborgenheit und das Vermitteln von Sicherheit.

3.6.2 Die Behandlungspflege

Die Behandlungspflege umfaßt all jene Handlungen, die die Schwester selbständig oder in Zusammenarbeit mit dem Arzt oder Spezialisten, aber *immer auf seine Verordnung hin* ausführt. Es handelt sich dabei um diagnostische und therapeutische Maßnahmen, die ganz der Schwester überlassen sind (Injektionen, Infusionen, Verbandwechsel) oder bei deren Vorbereitung, Ausführung und Nachbehandlung sie selbständig oder unterstützend mithilft (Punktionen, Biopsien, Röntgenuntersuchungen, Teilnahme an der Arztvisite (Abb. 4) u.a.

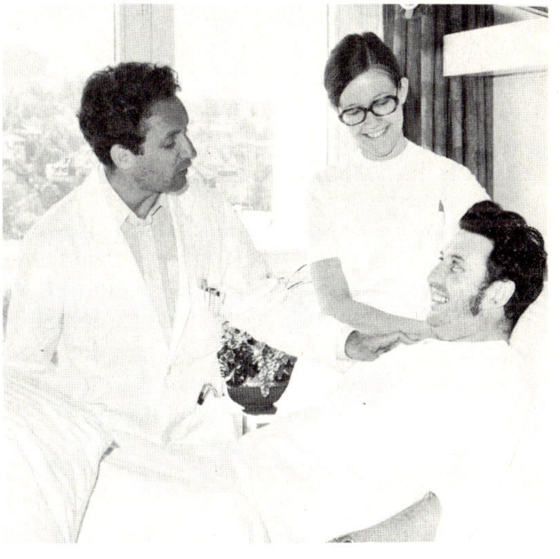

Abb. 4 Arztvisite

3.6.3 Aufwand und Erfolg von Grund- und Behandlungspflege

Der Aufwand in der Grundpflege steigt mit dem allgemeinen Lebensstandard und den modernen Erkenntnissen der Hygiene und der Psychologie. In einem gut geführten

Krankenhaus ist eine umfassende Grundpflege ein Anliegen, das ernst genommen wird. Der Aufwand ist vor allem ein zeitlicher (hygienische Maßnahmen, Gesprächsführung u.a.) und somit auch ein personeller und dementsprechend ein materieller.
Der Erfolg einer guten Grundpflege ist ein zweifacher:
1. In welchem Zustand der Patient auch ist, kann das für ihn bestmögliche Wohlbefinden erreicht werden. Dieses schafft für den Arzt die Voraussetzungen, daß der Kranke erfolgreich diagnostiziert und behandelt werden kann.
2. Komplikationen und dadurch längerer Krankenhausaufenthalt können vermieden werden.
Der Aufwand in der Behandlungspflege steigt mit der Entwicklung der modernen Medizin und der Technik. Mit dem Aufwand steigen auch die Kosten materieller und personeller Art.
Der Erfolg ist offensichtlich. Der Kranke profitiert von neuen Erkenntnissen, neuen Medikamenten, neuen Apparaten u.a. Gesundheit kann wiederhergestellt, Krankheit aufgehalten, das Sterben verzögert oder erleichtert werden.
Im Alltag eines Akutkrankenhauses gehen *Grund- und Behandlungspflege* oft ineinander über. Die Schwester muß fähig werden, die Verordnungen des Arztes (= Behandlungspflege) in Verbindung mit jenem großen Sektor ihrer Aufgaben und Pflichten, die von außen, auch vom Arzt her, nicht immer beachtet und unterstützt werden (= Grundpflege), selbständig und den jeweiligen Bedürfnissen des Kranken entsprechend auszuführen. Außerdem wird von ihr verlangt, daß sie auch in Notfallsituationen schnell, folgerichtig und durchgreifend handelt, ohne daß sie dabei den Überblick verliert. Immer geht es darum, daß der Patient eine bestmögliche Pflege bekommt und daß der vom Arzt aufgestellte Behandlungsplan exakt durchgeführt wird mit dem Ziel, den Patienten der Gesundheit zuzuführen. In diese Aufgabe teilen sich verschiedene Personen; man spricht vom *medizinischen Team.*

3.6.4 Das medizinische Team

Das Charakteristische eines Teams liegt darin, daß die Teammitglieder nicht nebeneinander, nicht nur miteinander, sondern füreinander arbeiten und ein Erfolg als Erfolg des ganzen Teams betrachtet wird.

Zum medizinischen Team gehören im engeren Rahmen: der Arzt, die Schwester, die Lernschwester, die Pflegerin und das an der Pflege beteiligte Hilfspersonal. In einem weiteren Kreis sind alle andern an der Durchführung der Diagnostik, Therapie, Prophylaxe und Rehabilitation beteiligten Personen, die man auch Gruppe der Spezialisten nennt: das Labor- und Röntgenpersonal, die medizinisch-technischen Assistentinnen, die Krankengymnastinnen, die Beschäftigungs- oder Ergotherapeuten, die Diätassistentinnen, die Krankenfürsorgerinnen, der Seelsorger.

Alle letztgenannten Personen arbeiten in Räumen, die von der Station getrennt sind, d.h. sie greifen von außen in den Stationsbetrieb ein. Sie arbeiten auf Weisung des Arztes, die durch die Schwester an sie weitergeleitet wird. Oft ist ein Patient in verschiedenen Spezialabteilungen angemeldet; es ist Aufgabe der Schwester, die Übersicht zu bewahren, um Überschneidungen zu vermeiden. Dazu braucht sie Fähigkeiten, die über die für die eigentliche Pflege erforderlichen hinausgehen: Organisationstalent, Koordinationsfähigkeit, Teamgeist (= Führungsqualitäten).

Wir fassen nun die Voraussetzungen zusammen, die zur Bewältigung eines solch differenzierten Aufgabenbereichs gestellt werden:

- Begabung für den Kontakt und die Betreuung des kranken Menschen,
- gründliche Sachkenntnisse und die Fähigkeit, diese in einer angepaßten Grund- und Behandlungspflege anzuwenden,
- Beobachtungsfähigkeit und Sinn für Zusammenhänge,
- ausreichende körperliche Belastbarkeit und geistige Gesundheit,
- psychologische und soziologische Grundkenntnisse,
- Organisationstalent,
- Teamgeist, d.h. die Fähigkeit zur Zusammenarbeit,
- pädagogisches Geschick zum Anleiten und Überwachen der ihr anvertrauten und unterstellten Personen u.a.,
- Bereitschaft zur steten Weiterbildung.

3.7 Behandlungs- und Pflegegruppe

Die im inneren Kreis (Abb. 5) angeführten Personengruppen bilden das eigentliche Behandlungs- und Pflegeteam einer Station.

- *Ärzte:* Sie sind für die *Diagnostik und die Therapie* in erster Linie verantwortlich. Je nach Rangordnung (Chefarzt, Oberarzt, Assistenzarzt, Unterassistent) arbeiten sie selbständig oder unter Anleitung und Kontrolle des Vorgesetzten.
- *Krankenschwestern/Krankenpfleger:* Sie sind die wichtigste Gruppe im Sektor *Pflegedienst*. Sie sind für die Aufstellung und Anpassung des Pflegeplanes und für die Grund- und Behandlungspflege ihrer Patienten verantwortlich. Einen großen Teil der Behandlungspflege führen sie selbst aus. Die Handlungen der Grundpflege können sie teilweise delegieren, bleiben aber an den Hilfeleistungen körperlicher und seelischer Art beteiligt. Sie übernehmen auch die Arbeitsverteilung innerhalb der Pflegegruppe sowie die Anleitung und Überwachung des Lern- und Hilfspersonals.
- In diesem Zusammenhang scheint es mir wichtig, speziell auf den Beruf des *Krankenpflegers* hinzuweisen. Es gab zwar eine Zeit, da der Krankenpflegeberuf in erster Linie ein Frauenberuf war. Aus dieser Zeit stammt auch die Berufsbezeichnung »Krankenschwester«, und es ist daher nicht erstaunlich, daß man diese Bezeichnung der Einfachheit halber auch heute noch gebraucht, obwohl dabei immer auch der männliche Berufskollege angesprochen sein will. (Man spricht ja auch von der Berufskategorie der Schlosser, der Schreiner u.a., obwohl auch weibliche Angehörige dieser Berufe damit gemeint sind.) Wie die Gleichberechtigung der Frau in vielen sog. »Männerberufen« heute anerkannt ist, ist es auch die Gleichberechtigung des Mannes im Pflegeberuf. Die Aufstiegsmöglichkeiten sind für den Krankenpfleger oft sogar besser als für seine Kolleginnen, da er meist länger im Beruf und am gleichen Arbeitsplatz bleibt. In der modernen, differenzierten Krankenpflege bietet sich heute ein breites Tätigkeitsfeld an, und es gibt viele Aufgaben, die den »männlichen« Fähigkeiten und Begabungen entsprechen. Als vollwertiger Partner der Krankenschwester und des Arztes hilft er mit, daß sich das Krankenhaus den Bedürfnissen des Patienten besser anpassen kann.

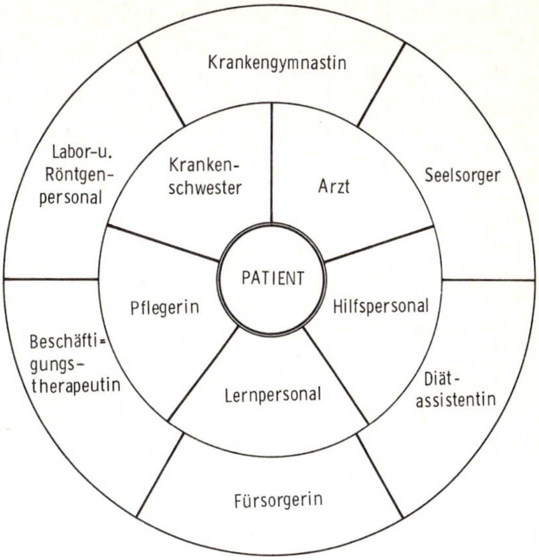

Abb. 5 Der Beziehungskreis des Patienten

- *Pflegerinnen/Pfleger:* Ihre Ausbildung ist kürzer als die des diplomierten Pflegepersonals. Das Hauptgewicht wird auf die Befähigung der angehenden Pflegerinnen und Pfleger zur Selbständigkeit in der Grundpflege gelegt. Sie tragen in diesem Bereich für die von ihnen ausgeführten Tätigkeiten volle Verantwortung. Die Kompetenzbreite in der selbständigen Ausführung der Behandlungspflege ist von Land zu Land etwas verschieden. Wichtig ist, daß die Angehörigen dieser Berufsgruppe selbst und die für die Gesamtpflege verantwortliche Schwester den Kompetenzbereich klar kennen und einhalten.
- *Lernpersonal:* Auf vielen Stationen sind Schülerinnen (und Schüler) der Schwestern-, Pfleger- und Pflegerinnenschule an der Pflege der Patienten aktiv beteiligt. Ihr Einsatz wird vom jeweiligen Ausbildungsstand und dem Lernziel bestimmt.
- *Pflegehilfspersonal:* Je nach Land und Krankenhaus werden Spitalgehilfinnen, Krankenpflegehelferinnen, Schwesternhilfen usw. dazu gerechnet. Diese haben entweder eine kurze Ausbildung genossen, oder sie sind angelernt worden. Sie werden zu ausgewählten Hilfeleistungen am Krankenbett unter Anweisung, Anleitung und

Kontrolle herangezogen. Ihr selbständiger Arbeitsbereich liegt in der Sauberhaltung des Krankenzimmers, der Nebenräume, in der Blumenpflege (Abb. 6). Die Arbeitsverteilung und Zusammenarbeit auf einer Station ergeben sich aus der *Art des Pflegesystems* und aus der *Zusammensetzung der Pflegegruppe.*

Zur Struktur des Krankenpflegepersonals möchte ich noch eine Ergänzung aus dem 5. OMS-Rapport (Bericht der Expertengruppe für Krankenpflege der Weltgesundheitsorganisation; OMS = Organisation Mondiale de la Santé) anfügen: »Die Expertengruppe ist überzeugt von der Wichtigkeit, die einer rationellen Struktur für den Einsatz des Krankenpflegepersonals in jedem Lande zukommt...

Die Aufgaben, die den Krankenpflegediensten übertragen werden, könnten eingeteilt werden entsprechend dem Grad ihrer Vielfältigkeit oder den Ansprüchen, die sie an die Initiative stellen... Eine Struktur mit folgenden drei Kategorien könnte sich als zweckmäßig erweisen:

1. Die Krankenschwestern. Sie brauchen eine breite Allgemeinbildung und eine Berufsausbildung, die von vertieften Kenntnissen in den Gebieten der Natur- und Sozialwissenschaften ausgeht... Sie sollen sich fähig erweisen, die heikelste Pflege zu übernehmen, sei es im Krankenhaus oder außerhalb, sollen sich ein Urteil bilden und Entscheidungen fällen können, die sie auf wissenschaftliche und klinische Grundsätze (Prinzipien) abstützen, sowie auf die besonderen Bedingungen der Behandlung; in einem Wort, *das berufliche Niveau dieser Kategorie ist das höchste.*

2. Das Krankenpflegepersonal, das fähig ist zur Ausübung einer allgemeinen Krankenpflege einfacherer Art, die zugleich technisches Können und die Fähigkeit zum Umgang mit Menschen verlangt. Das Personal dieser Kategorie muß präventive-, kurative- und Rehabilitationspflege ausüben können unter Berücksichtigung der seelischen und sozialen Bedürfnisse jedes Patienten.

3. Das Krankenpflegepersonal, das mit der Ausführung bestimmter Aufgaben betraut ist, die viel weniger Unterscheidungsvermögen verlangen. Dieses Personal muß gut mit den Patienten umzugehen verstehen und unter Aufsicht diejenigen Arbeiten verrichten können, für welche es ausgebildet ist.«

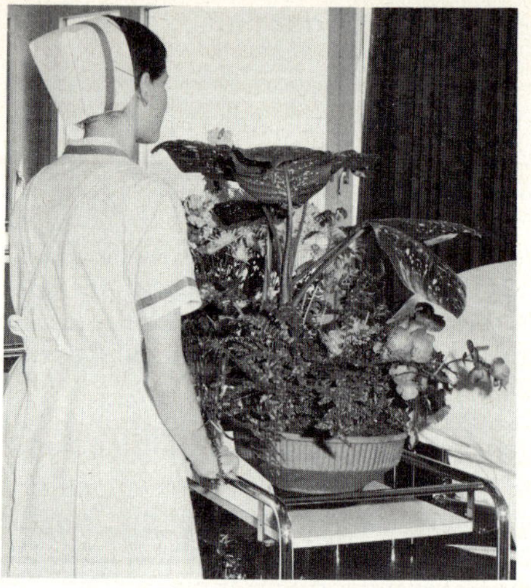

Abb. 6 Die Umgebung des Patienten – die Schwesternhelferin besorgt seine Blumen

3.8 Pflegesysteme

Wir unterscheiden:

- *Das Individualpflegesystem* (Individualpflege)
  Dabei handelt es sich um das althergebrachte, traditionelle System, wo die Schwester, vielleicht mit einer Helferin zusammen, für eine mehr oder weniger große Anzahl Patienten in letzter Verantwortung sorgt. Dieses System wird aber in einer Zeit, da die Größe und der technische Ausbau des modernen Krankenhauses einerseits mehr Hilfspersonal, andererseits verschiedenste Spezialisten erfordert, immer mehr unmöglich gemacht.
- *Das funktionelle Pflegesystem* (Funktionspflege)
  Dabei werden die Tätigkeiten auf der Station nach Funktionen unterteilt: Eine Pflegeperson übernimmt z.B. die Körperpflege bei allen Patienten, eine andere verteilt Medikamente und verabreicht Injektionen, wieder eine andere sorgt für das Essen. Die letzte Verantwortung liegt bei einer Stationsschwester, die die Arbeiten verteilt und koordiniert. Bei diesem System besteht die große Gefahr, daß der Patient nicht weiß, wer eigentlich für ihn und seine Bedürfnisse zuständig ist. Er fühlt

sich in die Rolle eines Arbeitsobjektes hineingedrängt.

- *Das Zimmerpflegesystem*
  Hier wird die Station so unterteilt, daß eine Schwester, meist zusammen mit einer, evtl. mehreren Helferinnen, für die Patienten in 1–4 Zimmern im Sinne der Grund- und Behandlungspflege sorgt. Sie trägt aber nicht die letzte Verantwortung, da eine Stationsschwester in leitender Funktion der ganzen Station vorsteht. Dieses System ist für den Patienten sehr angenehm, da er jederzeit weiß, an wen er sich wenden muß. Es ist auch für das Pflegepersonal befriedigend, da ihnen bestimmte Patienten zugeteilt werden, für die sie zuständig sind und für deren Pflege sie zu sorgen haben.
- *Das Gruppenpflegesystem* (Gruppenpflege)
  Hier werden 15–20 Patienten von einer sog. Pflegegruppe betreut. Diese Pflegegruppe setzt sich, je nach Art der Station, aus verschieden qualifizierten Pflegepersonen zusammen: aus diplomierten Krankenschwestern, wobei eine die Funktion der Gruppenleiterin inne hat; aus ausgebildeten Pflegerinnen; aus Lernschwestern und Pflegeschülerinnen in verschiedenem Ausbildungsstand und aus Hilfspersonal. Die Aufgaben der Grund- und Behandlungspflege werden dem Kompetenzbereich der einzelnen Pflegepersonen entsprechend verteilt. Für die Koordination und richtige Arbeitsverteilung ist die Gruppenschwester verantwortlich.

Jedes Pflegesystem hat Vor- und Nachteile. Die Wahl ist von den baulichen und personellen Gegebenheiten im jeweiligen Krankenhaus abhängig.

3.9 Rapporte und Pflegeplan (Pflegeberichte)

3.9.1 Rapporte

Sobald mehr als eine Person an der Pflege eines oder mehrerer Patienten beteiligt ist, wird der *Rapport* zum absolut notwendigen Bestandteil der umfassenden Pflege. Je nach den Umständen (Schichtwechsel, Nachtwache usw.) wird dieser Rapport 2- bis 4mal täglich für alle an der Pflege beteiligten Personen abgehalten. Wenn immer möglich, nimmt auch der Arzt am Hauptrapport des Tages teil (Abb. 7).

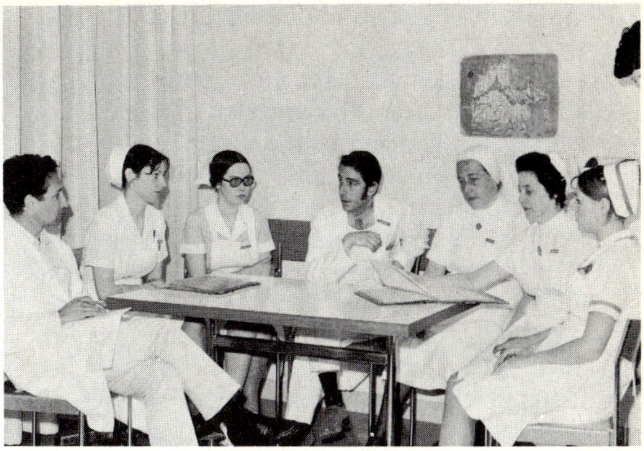

Abb. 7 Der Gruppenrapport – ein Mittel, dem Patienten bestmögliche Hilfe zu bieten

3.9.2 Pflegeplan

Grundlage für den Rapport ist der *Behandlungs- und Pflegeplan.* Jede wirkungsvolle Krankenpflege muß planmäßig durchgeführt werden. Wir gehen mit Virginia Henderson einig, wenn sie sagt: »Ein festgelegter Plan zwingt jene, die ihn aufstellen, sich über die Bedürfnisse des Patienten Gedanken zu machen, vor allem dann, wenn sich dessen Lebensweise nicht in die Routine des Krankenhauses einfügt. Ein schriftlicher Plan zeigt allen Krankenpflegepersonen, welche Richtlinien zu befolgen sind.«

Die Grundlage des Pflegeplanes beruht auf der Überzeugung,

- daß Pflege mehr ist als nur medizinische Behandlung oder nur Ausführung von ärztlichen Verordnungen,
- daß in der Pflege ein eigenständiger Beitrag der Schwester geschieht, der einen therapeutischen Wert hat,
- daß Pflege ein Entwicklungsprozeß ist, der für jeden Patienten anders verläuft und individuell geplant werden muß,
- daß die Individualität jedes Patienten respektiert und die Pflege soweit als möglich an seine Bedürfnisse angepaßt werden soll.

Ein sinnvoller Pflegeplan enthält das *Pflegeziel* und die *Maßnahmen,* die zu treffen sind, um dieses Ziel zu erreichen. Meist muß das Pflegeziel in ein *Fernziel* (z.B. optimale Rehabilitation unter Miteinbeziehen der Angehörigen in die Pflege) und in *Nah- oder Teilziele* (z.B. zu Beginn: absolute Ruhigstellung, Verhüten von Komplikationen; später: Aktivierung im Sinne von...) unterteilt werden. *Die Maßnahmen* werden vom Teilziel abgeleitet und so formuliert, daß jede an der Pflege beteiligte Person genau weiß, was zu tun ist in bezug auf die Hygiene, die Mobilisation, die Ausscheidungen, den Schlaf, die Sicherheitsmaßnahmen, die psychischen Bedürfnisse, die Rehabilitation usw. (z.B. täglich Ganzwaschung, 2- bis 3stündlich Mundpflege u.a.).

Wichtig ist, daß der Pflegeplan all das enthält, was für die Pflege und das Eingehen auf die besonderen Bedürfnisse des Patienten von Bedeutung ist. Die Maßnahmen sollen möglichst wirklichkeitsnah formuliert werden, es sollen auch Vorschläge, wie man am besten vorgeht, oder Tips, die bisher erfolgreich waren, festgehalten werden.

Modifizierung des Pflegeplans: Es ist sinnlos, einen Pflegeplan aufzustellen, der nicht immer neu der Situation und der Änderung des Zustandes des Patienten angepaßt wird. Darüber gibt der *laufend nachgeführte Pflegebericht* Auskunft, d.h. es wird der Ist-Zustand festgehalten: momentaner Zustand des Patienten, Reaktionen, Fortschritte, Schwierigkeiten, Komplikationen usw.

Das Kardexsystem (siehe auch S. 321) ist für das Arbeiten mit dem Pflegeplan eine ideale Hilfe. Tägliche Überprüfung vor und nach der Visite ist notwendig.

In der Rubrik *Verodnungen* oder Therapie und Untersuchungen werden die Verordnungen des Arztes laufend eingetragen; ausgeführte Verrichtungen sind abzuhaken.

Die Rubrik *Pflegeplan* enthält, wie oben erwähnt, das Fernziel (ausgerichtet auf die Krankenhausentlassung) und die Teilziele. Die Maßnahmen entsprechen den momentanen Bedürfnissen des Patienten (z.B. 17. November: Patient muß Bettruhe einhalten, seine Körperpflege ist ganz zu übernehmen. Er ist ängstlich und braucht Aufmunterung. Sozialarbeiterin aufbieten wegen Krankenkassenangelegenheiten).

Beim Gruppenrapport werden Beobachtungen am Patienten und neue Verordnungen des Arztes besprochen. Dadurch werden die Pflege- und Behandlungsziele täglich auf ihre Richtigkeit geprüft. Es werden Erfahrungen ausgetauscht und gemeinsam Mittel und Wege zur optimal angepaßten Pflege gesucht. Neue Erkenntnisse und Erfahrungen werden eingetragen, wodurch die Rubrik »Pflegeplan« je neu gestaltet wird (z.B. 20. November: Patient soll zur Mitarbeit an der Körperpflege angehalten werden. Er braucht weiterhin Aufmunterung; muß zur bestmöglichen Aktivität geführt werden, eventuell, nach nochmaliger Rücksprache mit dem Arzt, Ergotherapeutin miteinbeziehen).

Neu zur Pflegegruppe hinzukommende Mitarbeiter können sich anhand des Pflegeplanes und des Pflegeberichtes ein Bild machen über den bisherigen *Verlauf* und den Ist-Zustand des Patienten, sowie über das Ziel (evtl. Teilziele), das erreicht werden muß. Ihr Einsatz am Patienten kann so gezielter erfolgen, und dem Patienten wird eine möglichst gleich gerichtete Pflege zuteil.

Ein weiterer Vorteil besteht darin, daß schon frühzeitig an die *Entlassung aus dem Krankenhaus* gedacht wird und notwendige Maßnahmen (z.B. Treppensteigen lernen) früh genug geplant und geübt werden. Auch eine evtl. notwendige Nachbetreuung wird rechtzeitig geplant und entsprechende Schritte werden in der Rubrik »Maßnahmen« vermerkt (siehe auch Pflegeprozeß S. 19ff. und 465).

3.10 Beobachtung – Krankenbeobachtung

Beobachten bedeutet *Wahrnehmen*. Wahrnehmen kann der Mensch auf verschiedene Arten, so sagt Martin Buber:

»*Der Beobachter* ist ganz darauf gespannt, den Beobachteten sich einzuprägen, ihn zu ›notieren‹. Er sucht ihn ab, zeichnet ihn auf. Und zwar ist er beflissen, so viele, ›Züge‹ als möglich aufzuzeichnen. Er lauert den Zügen auf, daß ihm keiner entgeht...

Der Betrachter ist nicht gespannt. Er nimmt die Haltung ein, die ihm den Gegenstand frei zu sehen gibt, und erwartet unbefangen, was sich ihm darbieten wird. Nur zu Anfang darf bei ihm Absicht walten, alles andere ist unwillkürlich...

Dem Betrachter und dem Beobachter ist das gemeinsam, daß sie *eine Einstellung* haben, eben den Wunsch, den vor unsern Augen lebenden Menschen wahrzunehmen.«

(Martin Buber: Zwiesprache in »Das dialogische Prinzip«)

3.10.1 Beobachtung

Beobachtung bedeutet demnach das *bewußte Wahrnehmen* der Umwelt durch unsere Sinnesorgane. Methodisch durchgeführt und ausgewertet, ist die Beobachtung die Grundlage jeder Erfahrungswissenschaft. Dabei steht der visuelle Anteil der Wahrnehmungen meist im Vordergrund.
Beobachten ist eine aktive, geistige Tätigkeit, bei der festgehalten wird, ob sich eine *Veränderung* am zu beobachtenden Objekt vollzieht. Der zweite Schritt ist, daß wir die *beobachtete Veränderung einer Wertung unterziehen,* indem wir sie vergleichen mit vorausgegangenen Beobachtungen und Erfahrungen. Damit wir Veränderungen feststellen können, müssen wir zuerst den *Grundzustand* des zu beobachtenden Objektes kennen.
Es gibt Menschen mit einer ausgesprochenen Beobachtungsgabe. Gutes Beobachten ist eine Fähigkeit, die zum Wesen eines Menschen gehören kann, man kann sie sich aber auch *aneignen.* Eine gute Beobachtungsgabe setzt voraus:
- Wachsein für die Umwelt,
- Interesse für das, was um uns vorgeht,
- Aufmerksamkeit und Konzentrationsfähigkeit,
- Unterscheidungsvermögen zwischen Wesentlichem und Unwesentlichem,
- Wille, Erfahrungen zu sammeln und sie auszuwerten.

Es gehört zur Selbsterziehung des Menschen, sich ganz bewußt in guter Beobachtung zu *üben.* Wir brauchen sie jeden Tag von neuem, um uns in unserer Umgebung zurechtzufinden und um die zwischenmenschlichen Beziehungen pflegen zu können.

3.10.2 Krankenbeobachtung

Eine besondere Art der Beobachtung ist die Krankenbeobachtung. Wir verstehen darunter die uns möglichen systematischen Wahrnehmungen an einem kranken Menschen, die seinen *körperlichen und seelischen Zustand* im Augenblick und auf die Dauer erkennen lassen. Wenn wir bei dem allgemeinen Begriff der Beobachtung schon von der Möglichkeit einer Begabung gesprochen haben, so kann sich das in ganz besonderem Maße auf die Krankenbeobachtung beziehen. Man könnte sogar von einer Begnadung sprechen, wenn die Schwester mit Sicherheit das Erlernte in Verbindung mit der Praxis und einer immer größer werdenden Menschenkenntnis zu einem Gesamtbild des ihr anvertrauten Kranken zusammenfügt.
Krankenbeobachtung ist eine *Kunst.* Um eine Kunst ausüben zu können, bedarf es einer Begabung. Begabung zur Krankenbeobachtung schließt in sich: *Begabt sein für die Liebe zum kranken Menschen.*
Die Krankenbeobachtung ist weder aus dem Berufsleben des Arztes noch aus dem der Schwester wegzudenken. Als Gesamtbegriff ist sie mit der Heilkunde und der Krankenpflege verbunden. Der Arzt sieht den einzelnen Patienten nur wenige Minuten täglich (Visite) und ist auf die Beobachtungsgabe und Kenntnisse der Schwester bzw. der ganzen Pflegegruppe angewiesen. (Was von der Schwester gesagt wird, gilt im wesentlichen für alle an der Pflege beteiligten Personen.)
Krankenbeobachtung ist nicht eine Handlung für sich allein, sie muß vielmehr in den gesamten *Pflegeplan* eingebaut und mit ihm verbunden werden, d.h. wir müssen lernen, all jene Momente zu nützen, um mit Hilfe unserer Sinne den Patienten zu beobachten und *objektive Krankheitszeichen* (z.B. Husten, Hautveränderungen u.a.) wie auch *subjektive Zeichen* (= Beschwerden, die ein Kranker spürt und äußert) wahrzunehmen, zu werten, zu melden und zu protokollieren (= Pflegebericht).

3.10.2.1 Mittel zur Krankenbeobachtung

Im Vordergrund stehen die Beobachtungen mit den Sinnesorganen.
Durch das Auge können Farb-, Haut- und Formveränderungen sowie Schwellungen, Schrumpfungen, Verschiebungen usw. festgestellt werden.
Das Ohr nimmt Atemgeräusche, Schmerzäußerungen, Stimmveränderungen, Geräusche im Abdomen, Geräusche der Apparaturen usw. wahr.
Das Tastorgan der Hand spielt eine große Rolle. Es zeigt uns Temperaturveränderungen, Verhärtungen, Rauhigkeiten der Haut, Schwellungen, Verschiebungen sowie die Qualität, den Rhythmus und die Frequenz des Pulses an.
Die Nase macht uns auf gewisse Zersetzungsprodukte, Ausdünstung, Gerüche von Ausscheidungen aufmerksam.

Beim Geschmacksorgan erinnern wir uns an das historische Beispiel der Urinschmecker.

3.10.2.2 Gelegenheiten zur Krankenbeobachtung und die Anforderungen an die Schwester

Die Gelegenheiten erstrecken sich grundsätzlich über den ganzen Tag, da Krankenpflege ohne Krankenbeobachtung nicht denkbar ist. Bestimmte Verrichtungen sind besonders günstige Gelegenheiten zur Krankenbeobachtung, z.B. während der Körperpflege, beim Betten, beim Verbandwechsel, im Gespräch mit dem Patienten, beim Ausführen von Verordnungen usw.

Die Anforderungen, die dabei an die Schwester gestellt werden, sind recht groß. Sie braucht ein gutes Maß *Einfühlungsvermögen* und eine gesunde *Kombinationsgabe,* um sich aus dem Mosaik der Einzelbeobachtungen ein Gesamtbild machen zu können.

Zur guten Krankenbeobachtung braucht die Schwester *Zeit* und eigene *innere Ruhe.* Sie muß in einem gewissen Sinn *ganz für den Patienten da* sein, während der Zeit, da sie auf der Station anwesend ist.

Das ist heute in der unruhigen Zeit nicht einfach. Erschwerend ist dabei auch die immer größer werdende Zahl der Kranken, die zum Teil nur wenige Tage im Krankenhaus bleiben. Das bedeutet ein *immer neues Einstellen auf immer neue Menschen.* Trotzdem müssen wir uns darüber im klaren sein, daß für jeden einzelnen Patienten seine eigene Krankheit ein so starkes inneres Erleben sein kann oder aber auch Ausdruck besonderer psychischer Schwierigkeiten, daß er nicht allein damit fertig wird. Vielleicht bedarf dieser Patient unserer unauffälligen Führung und Hilfe. Das ist eine der schönsten Aufgaben der Schwester, die aus der echten Krankenbeobachtung auf sie zukommt. Gerade hier unterscheidet sich die engagierte von der routinemäßig arbeitenden Schwester, wobei letztere handwerklich zwar Ausgezeichnetes leisten kann, aber dem Patienten als krankem Menschen nicht ganz gerecht wird.

Eine gute Krankenbeobachtung setzt *theoretisches Wissen, praktisches Können* und *Erfahrung* voraus. Es geht dabei nie um eine Diagnosestellung, das wird immer die Aufgabe des Arztes bleiben. Es geht auch nicht um tiefenpsychologische Erkenntnisse oder deren Anwendung. Als Krankenschwester sollten wir eine Mittelstellung einnehmen, d.h. dem Kranken *Schwester (Bruder)* im wahrsten Sinne des Wortes und dem Arzt eine *tüchtige Mitarbeiterin* sein. Eine erfahrene Krankenschwester erfaßt wohl unwillkürlich und intuitiv in vielen Fällen schon sehr bald das Krankheitsbild, stellt sich darauf ein und kann auf diese Weise rasch mitdenkenderweise behilflich sein. Sie kann manche drohende Komplikation durch frühzeitiges Erkennen von Veränderungen (Aussehen, Verhaltensweisen des Patienten usw.) vermeiden oder abschwächen.

Neben den rein körperlichen Wahrnehmungen sind alle diejenigen sehr wichtig, die irgendwelche Hinweise auf psychische Schwierigkeiten oder Abwegigkeiten geben. Die Beobachtung der gestörten Leib-Seele-Einheit will gelernt sein. Man soll sehr behutsam an diese Aufgabe herangehen. Die Schwester muß sich in der Beurteilung eines Kranken vor zu *großer Subjektivität* hüten. Menschenkenntnis, die durch Erfahrung und Reife wächst, kann ihr dabei eine große Hilfe sein.

3.10.2.3 Erziehung zur Krankenbeobachtung

Die Erziehung zur Krankenbeobachtung hat die vorhin genannten Grundlagen zu bilden und zu fördern.

Krankenbeobachtung kann man nicht lernen wie eine rein technische Verrichtung, etwa das Anlegen eines Verbandes. Wir müssen mit Augen und Ohren, mit allen unsern Sinnen auf den Patienten eingehen und uns mit ihm befassen. Mit dem Gesehenen und Gehörten müssen wir uns auseinandersetzen. Das bedingt geistiges Wachsein, logisches Denken und Erarbeiten von klaren Begriffen.

Die Erziehung zur Krankenbeobachtung ist nicht nur eine fachliche, sondern ebensosehr eine ethische Angelegenheit, etwas, das den Menschen in seiner Ganzheit angeht.

Krankenbeobachtung kann nie Routinearbeit sein, da die Situation, die Eigenart des Patienten und seine Reaktionen immer wieder anders sind. Um diese richtig zu erfassen und interpretieren zu können ist fundamentales Wissen über mögliche Symptome und Reaktionen Voraussetzung.

Alles Wissen nützt aber wenig, wenn das Interesse für den Patienten nicht aufgebracht und die Arbeit stumpf und ohne innere Anteilnahme verrichtet wird.

3.10.2.4 Technik und Krankenbeobachtung

Die Technik hat sich auch der Krankenpflege und der Krankenbeobachtung angenommen. Ingenieure haben Apparate erfunden, an die Dutzende von Patienten angeschlossen werden können. Diese registrieren z.B. alle dreißig Sekunden automatisch Puls, Blutdruck, Atmung und Körpertemperatur. Die Resultate werden vom Apparat selbst auf Lochkarten eingetragen. Es können für jeden Patienten Normalwerte eingeeicht werden. Werden diese Werte unter- oder überschritten, ertönt ein Alarmsignal.

Mit der Einführung dieser Apparate wird Grundsätzliches in der Krankenpflege berührt: Werden wir im zukünftigen Krankenhaus hinter Apparaten sitzen und Manipulationen am Steuerpult ausführen? Brauchen wir in Zukunft überhaupt noch eine Krankenbeobachtung, die durch das Pflegepersonal ausgeführt wird? Führen die elektronischen Apparate nicht schneller und sicherer diese Beobachtungen aus?

Besinnen wir uns auf *das*, was uns von diesen unterscheidet: Es gibt Anzeichen, die durch diese Apparate nicht gemessen und registriert werden können. Der »Normalwert« der Persönlichkeit des Patienten kann nicht in Zahlen festgehalten werden. Somit können auch Veränderungen an der Persönlichkeit nicht mit Meßapparaten registriert werden. In der Krankenbeobachtung geht es immer über meßbare Werte hinaus, da wir den Patienten in seiner Ganzheit als einmaliges Individuum erfassen wollen. Es scheint öfters ein rein subjektives Gefühl zu sein, wenn uns *ein Patient nicht gefällt* oder wenn wir denken, es gehe ihm besser. Objektiv ist keine Veranlassung da, eine Besserung oder eine Verschlechterung des Zustandes zu erwägen. Alle meßbaren Werte sind unverändert geblieben. Und doch gibt uns das »Gefühl« in vielen Fällen recht. Wir kennen die Gefahr der subjektiven Beobachtung. Aber dieses subjektive Beobachten ist ein wesentlicher Bestandteil der Krankenbeobachtung. Wir brauchen beides:

> Eine reale, objektive Beurteilung der meßbaren und ersichtlichen Beobachtungen und das Wissen darum, daß damit nicht alles erfaßt wird.

Worauf beruhen diese subjektiven Gefühle? Sie sind nur teilweise subjektiv, denn sie sind verursacht durch kaum wahrnehmbare Veränderungen im Verhalten des Patienten: Eine Änderung im Gesichtsausdruck, eine andere Stimmlage, eine veränderte Reaktion auf unsere Verrichtungen. Registrieren wir diese Veränderungen – vielleicht nicht einmal bewußt – spüren wir, daß »etwas vorgeht«.

Wir wissen, daß eine Wechselbeziehung zwischen der Psyche und dem Körper besteht. Darum sind Veränderungen in der Persönlichkeit des Patienten die feinsten Instrumente, die uns für die Krankenbeobachtung zur Verfügung stehen. Das Umgehen mit diesen Instrumenten stellt aber größere Anforderungen an uns als das Ablesen einer Skala an einem technischen Apparat.

Krankenbeobachtung umfaßt die ganze Summe der körperlichen und seelischen Äußerungen des Menschen.

Diese Äußerungen zu werten, sie miteinander in Beziehung zu bringen, ist eine Aufgabe, die uns auch in Zukunft die besten elektronischen Apparate nicht abnehmen werden. Je mehr Apparate in einem Krankenzimmer stehen, desto wichtiger wird die menschliche Beziehung zwischen Patient und Pflegenden.

Nur die Beobachtung des ganzen Menschen, die Summe von vielen Einzelbeobachtungen ergeben ein klares und brauchbares Bild vom Patienten und von seinem Zustand. Oft ist ein Symptom augenfällig – wir beobachten es fast zwangsläufig. Nun ist es aber wichtig, dieses Symptom einordnen zu können und auch die noch versteckten Zeichen zu sehen und deuten zu können.

Voraussetzung dazu ist, daß wir lernen, *Einzelheiten, Details* klar zu beobachten. Dazu helfen uns die Teilkapitel über einzelne Beobachtungen am Patienten in diesem Buch. Im folgenden eine Übersicht:

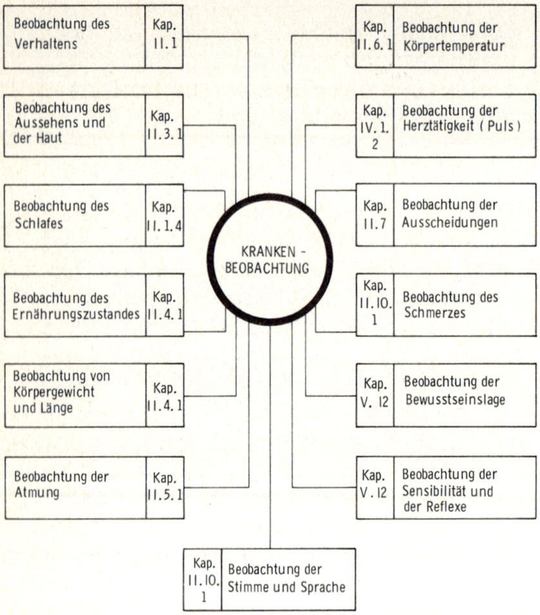

Weiterführende Literatur

Balint, M.: Der Arzt, sein Patient und die Krankheit. Klett, Stuttgart 1970

Barnes, E.: Menschliche Konflikte im Krankenhaus. Kohlhammer, Stuttgart 1963

Buber, M.: Das dialogische Prinzip. Schneider, Heidelberg 1973

Engelhardt, K.: Der Patient in seiner Krankheit. Thieme, Stuttgart 1971

Engelhardt, K., A. Wirth, L. Kindermann: Kranke im Krankenhaus. Enke, Stuttgart 1973

Fürst, E., L. Wolff: Fundamentals of Nursing, 4. Aufl. Lippin. Cott, Philadelphia 1969

Genewein, C.M., P. Sporken: Menschlich pflegen. Patmos, Düsseldorf 1975

Görres, A.: Der Kranke – Ärgernis der Leistungsgesellschaft. Patmos, Düsseldorf 1971

Hardi, I.: Psychologie am Krankenbett. Urban & Schwarzenberg, München 1968

Henderson, V.: Grundregeln der Krankenpflege. Deutscher Berufsverband für Krankenpflege, Frankfurt

Hoffmann-La Roche: Ihr Einsatz mehr als pflegen, Grenzach 1971

Jores, A.: Der Mensch und seine Krankheit, 3. Aufl. Klett, Stuttgart 1962

Kenneth, R.M.: Arbeitsfeld: Krankenhaus. Vandenhoeck & Ruprecht, Göttingen 1974

Krankenhauswesen: Krankenhausprobleme der Gegenwart, Band 1, 5, 7, 8. Huber, Bern 1967–1974

Little, D., D. Carnevaly: Nursing Care Planing. Lippincott, Philadelphia 1969

Locher, H.: Der Pflegedienst im Krankenhaus. Huber, Bern 1973

Mitscherlich, A.: Krankheit als Konflikt, Studien psychosomatischer Medizin. Suhrkamp, Frankfurt 1969

Mitscherlich, A., T. Brocher, O. Mering, K. Horn: Der Kranke in der modernen Gesellschaft. Kiepenheuer & Witsch, Köln 1969

OMS-Rapport 5 (Struktur des Krankenpflegepersonals). Serie der technischen Berichte, Nr. 347. Expertengruppe für Krankenpflege, WHO

Österreichischer Krankenpflegeverband: Die Überwachung des Patienten als Aufgabe der Krankenschwester, 2. Aufl. Urban & Schwarzenberg, München 1974

Pinding, M.: Krankenpflege in unserer Gesellschaft, Aspekte aus Praxis und Forschung. Enke, Stuttgart 1972

Remschmidt, H.: Psychologie für Krankenpflegeberufe. 2. Aufl., Thieme, Stuttgart 1977

Rüther, B.: Die Krankenschwester, Vorträge und Aufsätze zur Schwesternfrage. Lambertus, Freiburg/Br. 1955

Schönstein, L.: Krankenbeobachtung, Leitfaden für Krankenpflegeschüler, 2. Aufl. Berufsverband für Krankenpflege, e.V. Frankfurt/Main 1974

Schraml, W.: Psychologie im Krankenhaus, ein Leitfaden für Schwestern, Pfleger und verwandte Berufe. Huber, Bern 1970

Staehelin, B.: Die Welt als Du, Betrachtungen aus der Medizinpsychologie. Editio Academica, Zürich 1969

Swertz, P.: Grundbegriffe der Soziologie für Krankenpflegekräfte. Lambertus, Freiburg/Br. 1970

Travelbee, J.: Interpersonal Aspects of Nursing. Davis, Philadelphia 1971

Wunderli, J.: Das Geheimnis der Krankheit, Krankheit als Schicksal und Chance. ABC-Verlag, Zürich 1967

II Grundpflege
Der kranke Mensch und seine Bedürfnisse

Grundpflege – Behandlungspflege

In den folgenden Kapiteln der Grundpflege und der Behandlungspflege werden u.a. alle wichtigen pflegerischen und technischen Maßnahmen besprochen, die die Schwester beherrschen muß. Bezugnehmend auf S. 27 sei hier nochmals kurz definiert:

Grundpflege	*Behandlungspflege*
Eigenständiger Bereich der Schwester und Pflegerin:	Dem Arzt unterstellt:
Alle Tätigkeiten, die die Pflegeperson aufgrund ihrer Ausbildung, ihres Berufsbewußtseins und ihres Verantwortungsbewußtseins ausführt.	Alle Tätigkeiten, die die Schwester unter Anweisung, auf Verordnung oder zuhanden des Arztes ausführt.

Grundsätzlich sind bei *jeder* Verrichtung der Grund- und Behandlungspflege, auch wenn es im Verlauf des Lehrbuches nicht mehr speziell erwähnt wird, *die Prinzipien der Krankenpflege* zu beachten.

1. *Prinzip auf den Menschen als Person bezogen*
   Der Patient kann sich bei vielen Handlungen (vor allem der Behandlungspflege) bedroht und unsicher fühlen. Dann hat er Angst oder er fürchtet sich vor Schmerzen.
2. *Prinzip auf den Organismus bezogen*
   Der Organismus des kranken Menschen ist geschwächt. Jede Manipulation am, und noch mehr jeder Eingriff in den Körper (Injektionen, Infusionen, Punktionen u.a.) bedeuten Infektionsgefahr, verursachen evtl. Schmerzen; Komplikationen können auftreten.
3. *Prinzip auf den Menschen und die Umwelt bezogen*
   Bei unsachgemäßem Umgehen mit infiziertem und unsauberem Material, das vom Patienten wegtransportiert wird, besteht eine Gefahr für die Umwelt.

Folgerung und Forderung:

Vor der Verrichtung
- Material vorbereiten, vollständig und sinngemäß anordnen. (zu Prinzip 2)
- Orientieren des Patienten über die vorzunehmende Maßnahme, wobei daran zu denken ist, daß die Information dem Patienten individuell angepaßt sein muß. (zu Prinzip 1)
- Patient und Bett in die richtige Lage bringen. Auch wenn eine eventuelle Lagerung nicht immer dem Wohlbefinden des Patienten entspricht, ist seiner bestmöglichen Bequemlichkeit Rechnung zu tragen. (zu Prinzip 1 u. 2)
- Die Hände sind vor jeder Verrichtung zu waschen, evtl. sind keimarme Einweghandschuhe (oder sterile) zu tragen. (zu Prinzip 2)

Nach der Verrichtung
- Sich nach dem Wohlbefinden des Patienten erkundigen. Jede Handlung am Krankenbett ist für den Patienten ein Erlebnis. Er soll Gelegenheit bekommen, sich darüber zu äußern. (zu Prinzip 1)
- Patient und Bett wiederum in die richtige Lage bringen. (zu Prinzip 1 u. 2)
- Hände waschen, evtl. desinfizieren. (zu Prinzip 2 u. 3)
- Gebrauchtes Material aufräumen, in Desinfektionslösung einlegen, Absprayen mit Desinfektionsmittel oder in Sack für Wegwerfmaterial legen. (zu Prinzip 2 u. 3)
- Auffälligkeiten sind sofort der Stations- oder Gruppenschwester zu melden, die den Arzt darüber orientieren wird. (zu Prinzip 1 u. 2)

Fundamentale menschliche Bedürfnisse

Wenn man von den Bedürfnissen des kranken Menschen spricht, muß man von den sog. fundamentalen Bedürfnissen des Menschen überhaupt, ob gesund oder krank, ausgehen. Es handelt sich dabei um das menschliche Bedürfnis nach *Sicherheit*, nach *Anerkennung* und Liebe und schließlich nach *Entfaltung*. Dazu kommt, wie C.G. Jung es ausdrückt, das urmenschliche Sehnen nach dem Absoluten, dem Göttlichen, dem Menschen innewohnenden »Gottesbild«.

1 Die Grundbedürfnisse des Menschen

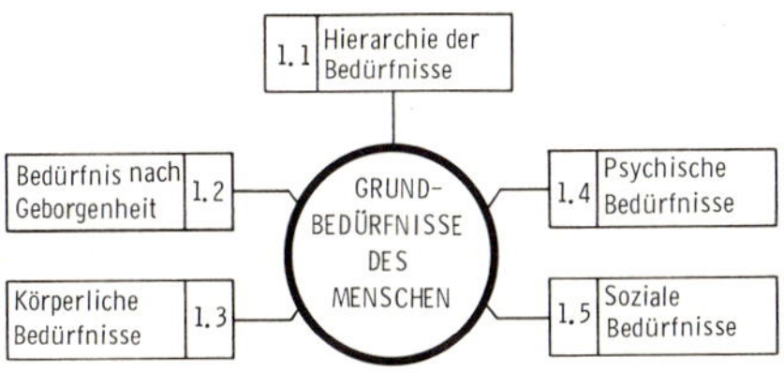

1.1 Hierarchie der Bedürfnisse

Der Begriff »Grundbedürfnisse« (basic need) hat A. Maslow in *Motivation and Personality* definiert und hierarchisch dargestellt (Abb. 1). In einem späteren Werk *Psychologie des Seins* nimmt er darauf Bezug und sagt, daß bei Nichterfüllung dieser Grundbedürfnisse sog. Defizitmerkmale auftreten. Wörtlich schreibt er: »Es handelt sich um ein *grundlegendes Bedürfnis,* wenn

1. Fehlen Krankheit hervorruft,
2. Vorhandensein Krankheit vermeidet,
3. Wiederherstellung Krankheit heilt,
4. es in gewissen (sehr komplexen) und freigewählten Situationen von der deprivierten Person anderen Befriedigungen vorgezogen wird,
5. es inaktiv, auf niederer Ebene oder funktionell abwesend in der gesunden Person vorgefunden wird...

Soweit es den Motivationsstatus betrifft, haben gesunde Menschen ihre Grundbedürfnisse nach Sicherheit, Geborgenheit, Liebe, Achtung und Selbstbewußtsein ausreichend befriedigt, so daß sie primär von Tendenzen zur Selbstverwirklichung motiviert werden.«
Und der kranke Mensch? Je nach Schweregrad und Art der Krankheit werden die niedersten, rein physischen Bedürfnisse im Vordergrund stehen, die sich aber meist mit den psychischen vermischen. Bei Besserung des Zustandes werden auch die geistigen wieder

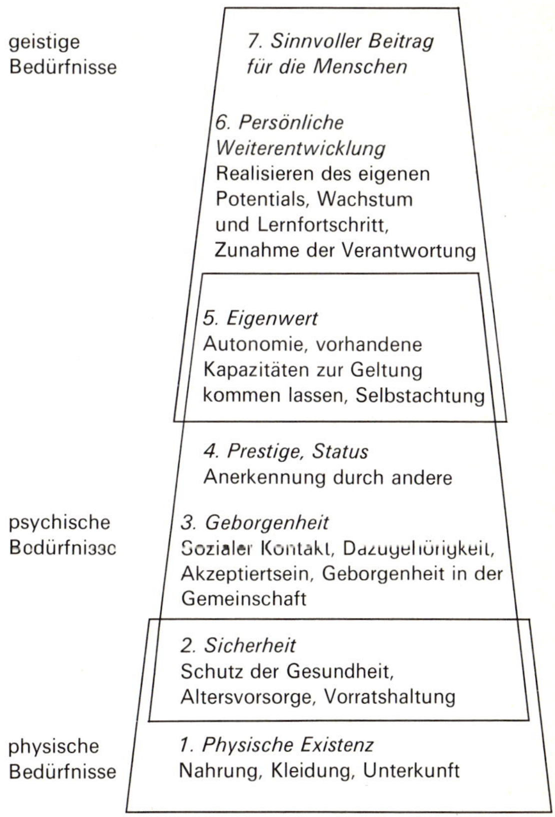

Abb. 1 *Hierarchie der Bedürfnisse* (nach A. Maslow in *Motivation and Personality,* 1954)

an Bedeutung zunehmen. Es ist wichtig, daß die Schwester nicht nur die Grundbedürfnisse kennt, sondern auch um deren Hierarchie weiß. Dazu scheint mir die schematische Aufstellung von A. Maslow sehr gut geeignet, zeigt sie doch klar, daß die Befriedigung der Bedürfnisse auf irgendeiner Entwicklungsstufe die unabdingbare Voraussetzung ist für die Entwicklung der Bedürfnisse auf der nächsthöheren Stufe, und daß die physischen, psychischen und geistigen Bedürfnisse ineinander greifen.
Virginia Henderson greift das Wissen um diese Grundbedürfnisse auf und sagt in den Grundregeln für Krankenpflege:
»Vielleicht ist es jedem klar, daß die Krankenpflege in den fundamentalen menschlichen Bedürfnissen wurzelt. Ob die Person, der man hilft, gesund oder krank ist, immer sollte die Schwester das unerläßliche menschliche Bedürfnis nach Nahrung, Unterkunft, Kleidung, nach Liebe und Anerkennung, nach einem Gefühl des Gebrauchtwerdens und des gegenseitigen Aufeinanderangewiesenseins im Auge behalten. Es muß zugegeben werden, daß dies eine Übervereinfachung ist. Diese von Sozialwissenschaftlern und Philosophen identifizierten und akzeptierten elementaren Bedürfnisse sind wiederholt zusammengebrochen; jede Kulturstufe drückt sie anders aus und jeder einzelne auf eigene Weise.«
In der Krankenpflege spricht man recht oft von körperlichen, seelischen und sozialen Bedürfnissen, und man ist versucht, die Aufgabe der Krankenschwester in eine dreifache aufzulösen: in die *pflegerische* Aufgabe, die der körperlichen Hilfsbedürftigkeit gerecht werden will, in die *pädagogische* Aufgabe im Sinne der Ermutigung, wobei liebende Fürsorge und kluge Entschiedenheit miteinander vereinigt werden müssen, und schließlich in die *seelsorgliche* Aufgabe, die von großer Bedeutung ist, da gerade der kranke Mensch nach einem Halt im Glauben an eine höhere Macht sucht und für viele die Krankheit zu einer Zeit religiöser Besinnung wird.
Doch ebensowenig wie die Bedürfnisse des Menschen im allgemeinen, und die der kranken Menschen im besondern, exakt auseinandergehalten werden können, lassen sich die drei erwähnten Aufgaben trennen. Sie fließen zu einem Ganzen zusammen und müssen immer in ihrer Ganzheit und gegenseitigen Abhängigkeit gesehen werden.

1.2 Geborgenheit

Der Kranke, der unserer Pflege anvertraut wird, braucht in erster Linie Geborgenheit. Geborgenheit ist ein Bedürfnis, das in der Hierarchie nach Maslow weder zuunterst noch zuoberst steht, das aber die physischen und psychischen Bedürfnisse verbindet und für den Menschen von großer Bedeutung ist. Der Patient bringt seine Angst vor dem Unbekannten mit und sucht einen Ort, wo seine Hoffnung auf Sicherheit bestätigt wird. Er braucht Hilfe: körperliche, manchmal auch seelische und soziale. Deshalb muß er eine Atmosphäre vorfinden, in der er sich wohl fühlt und eine große, nicht etwa gleichgültige Selbstverständlichkeit des Helfens. Er sollte jener Freundlichkeit begegnen, die ihm Freiheit und zugleich unaufdringliche, aber echte Geborgenheit gibt. Das ist das Fundament, das jede andere, sei es körperliche, seelische oder soziale Hilfe tragen kann (Abb. 2).

Zum Begriff *Geborgenheit* finden wir im Duden folgenden Hinweis: Geborgen stammt von bergen, im Sinne von Sicherheit bringen, hüten, bewahren.

P. Tournier spricht in seinem Buch *Geborgenheit-Sehnsucht des Menschen* »von einem *Ort,* der dem Menschen Halt gibt, worin er verwurzelt, wo er beheimatet ist«. Er braucht darum für die gleiche Aussage auch Worte wie: *»Heimat, Zugehörigkeit, Verwurzelung«*.
Geborgenheit bedeutet somit rein *verstandesmäßig* erfaßt: Sicherheit, Schutz, Wohlbefinden, Ruhe, Frieden. Der Begriff Geborgenheit hat aber auch einen ausgesprochen *gefühlsmäßigen* Inhalt, der an die Erlebnisfähigkeit der menschlichen Person gebunden ist. Die Geborgenheit ist von zwei Faktoren abhängig, einem äußeren und einem inneren:

- *Äußere Faktoren der Geborgenheit*
  Darunter verstehen wir die baulichen Verhältnisse und Einrichtungen eines Krankenhauses, die Wohnlichkeit eines Zimmers, die Farben der Wände und Fußböden, die Vorhänge, den Wandschmuck u.a.m.
  Die Garten- und Parkanlagen in der direkten Umgebung des Krankenhauses werden heute meistens in ihrer Wichtigkeit als Erholungszone erkannt. Unsere modernen Krankenhäuser sind vielfach technisch auf dem höchsten Stand, vielleicht da und dort

zu perfektionistisch gebaut und eingerichtet; geben sie aber dadurch auch das Gefühl der Geborgenheit, der Wärme?
Von großer Wichtigkeit ist zudem die Verbindung des Patienten mit der Außenwelt, welche durch die Massenmedien (Radio, Fernsehen, Telefon, Zeitungen usw.) ihre Verwirklichung findet.

– *Innere Faktoren der Geborgenheit*
  Die Geborgenheit ist an die Erlebnisfähigkeit des Menschen gebunden. Ein Mensch, der nichts mehr empfinden kann, fühlt sich auch nicht geborgen. Ein Patient im Koma z.B. kann nicht empfinden, da er mit seiner Umwelt den Kontakt verloren hat.
  Der Kranke braucht Freundlichkeit, echtes Wohlwollen und Zuneigung, was aber nicht mit Sentimentalität verwechselt werden darf. Die Krankenschwester versagt in ihrer Aufgabe dem Kranken gegenüber, wenn sie nur die praktische Seite ihrer Pflichten ausführt und die psychischen Anliegen des Patienten nicht berücksichtigt. Schließlich können akute oder chronische Schmerzen, seien sie körperlichen oder seelischen Ursprungs, eine Störung der Geborgenheit zur Folge haben.
  Sicher ist, daß für das Gefühl der Geborgenheit beim Kranken die inneren personenbezogenen Faktoren wichtiger sind als die äußeren.
  Nach dieser »Personbezogenheit« verlangt er besonders dann, wenn er z.B. vor einer Operation, einer Untersuchung steht, oder wenn er eine Diagnose oder Prognose zu verarbeiten sucht. Der Mensch braucht dabei die Stunden der Stille und des Alleinseins; aber oft ist das Verlangen nach einem befreienden Gespräch – eben *nach Halt* – viel größer. Diese oft stumme Bitte spüren und darauf richtig antworten, verlangt sehr viel Einfühlungsvermögen, auch Übung von der pflegenden Schwester (siehe dazu, was im Kapitel: *Kommunikation und Interaktion* S. 250ff. gesagt wird).
  »Der vollkommene Halt, nach dem wir alle suchen, ist ein treues, nicht aufhörendes Gegenwärtigsein, das aber taktvoll, feinfühlend sein, unsere (und des Patienten) Freiheit und sogar unsere Schwachheit respektieren soll, ein immer waches, stets zum Handeln bereites Gegenwärtigsein, das uns aber nicht drängt. Das alles finden wir letztlich in Gott» (P. Tournier).

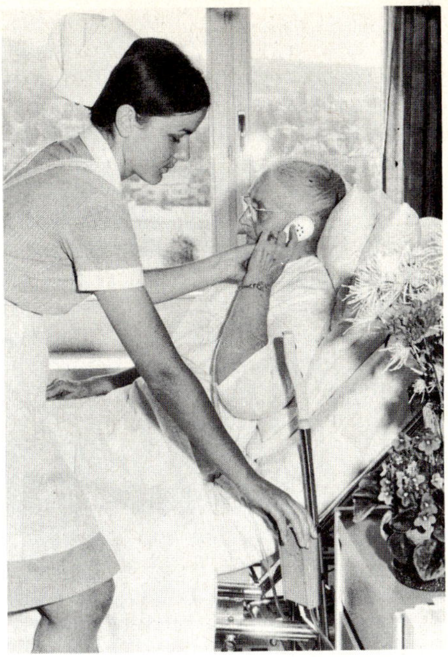

Abb. 2 Unsere Hilfeleistung am Kranken – wichtig ist nicht nur was wir tun, sondern auch wie wir es tun

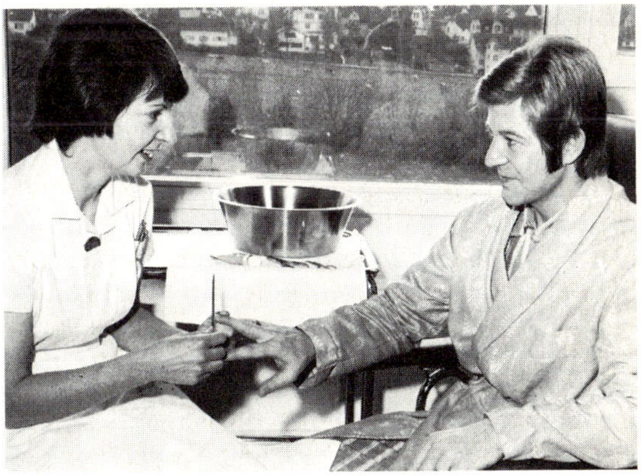

Abb. 3 Zwischenmenschliche Beziehung – ein wichtiger Teil der Pflegeverrichtung

1.3 Körperliche Bedürfnisse (Abb. 3)

Die pflegerische Hilfeleistung sollte immer im richtigen Verhältnis zu den Bedürfnissen des Patienten stehen. Ein »Zuviel« ist ebenso falsch wie ein »Zuwenig«. Zu den Voraussetzungen für eine echte Betreuung gehört demzufolge nicht nur, daß die Schwester manuelles Geschick besitzt und die Tätigkeiten der Grundpflege beherrscht, sondern auch, daß sie abzuwägen versteht, in welchem Maß der einzelne Patient ihrer Hilfe bedarf. Dabei sind die rein körperlichen Bedürfnisse meist leicht zu erkennen: Der Patient, der nur zur Untersuchung ins Krankenhaus kommt, ist selbständig und stellt in pflegerischer Beziehung keine Anforderungen an die Schwester. Der Patient, der sich einer Operation unterziehen muß, ist nur vorübergehend durch einige Stunden oder Tage auf ihre Hilfe und Unterstützung angewiesen. Der Schwerkranke oder Behinderte ist oft über sehr lange Zeit, der Bewußtlose völlig von ihr abhängig.

Nicht immer deckt sich das subjektive Bedürfnis des Patienten mit den objektiven Notwendigkeiten. Immer gibt es Kranke, die mehr Hilfeleistung für sich in Anspruch nehmen wollen, als dies nach Ansicht der pflegenden Schwester notwendig oder im Sinne einer aktivierenden Pflege gerechtfertigt ist. Auf der andern Seite gibt es solche Patienten, die zwar noch schwach, gefährdet und ungeschickt sind, denen es aber schwer fällt, Hilfe anzunehmen und die deshalb rasch wieder aktiv sein wollen, was jedoch z.B. bei einem Patienten mit Herzinfarkt nachteilige Folgen haben kann.

Es gehört zur Kunst des Pflegens, zu wissen, welches Maß an Hilfeleistung für den jeweiligen Patienten gut und richtig ist. Eine weitere Kunst ist es – und diese wird meist erst nach längerer Erfahrung beherrscht – die Hilfeleistungen, auch die einfachsten und unscheinbarsten, *beseelt* auszuführen. In den Handlungen der Grundpflege vollzieht sich sehr stark der zwischenmenschliche Kontakt zwischen Pflegeperson und Patient; hier kann der Kranke im Sinne der Gesundheitserziehung und Rehabilitation beeinflußt werden, hier wird der fruchtbare Boden für die psychische und seelsorgliche Hilfeleistung geschaffen. Von der Sorgfalt, der Selbstverständlichkeit und der Bereitschaft, mit der diese Pflege ausgeführt wird, hängt es ab, ob der Kranke sich geborgen weiß und zur Schwester Vertrauen faßt. »Die Grundpflege bietet die beste Gelegenheit, dem Kranken zuzuhören, sich mit ihm und seiner Familie zu identifizieren, um seine Bedürfnisse zu erfüllen; und daß sie eine helfende persönliche Beziehung ermöglicht, ohne die eine wirkungsvolle Krankenpflege undurchführbar ist« (Virginia Henderson). Heute besteht die Gefahr, daß sich die Krankenschwester durch den Einsatz von Pflegerinnen und Hilfspersonal in der Pflegegruppe immer mehr vom Krankenbett und den Aufgaben der Grundpflege entfernt. Wenn sie die Grundpflege ganz den Helferinnen überläßt, verliert sie den Kontakt zum Patienten und wird eine ihrer wichtigsten Aufgaben – die Bedürfnisse des Patienten richtig zu erkennen und seinen Gemütszustand zu beeinflussen – nur noch schwer erfüllen können. Eine gute Schwester berücksichtigt diese Gefahr bei der Aufstellung des Pflegeplanes und bei der Arbeitsverteilung.

1.4 Seelische Bedürfnisse

Die seelischen Bedürfnisse des Patienten sind nicht so leicht faßbar und definierbar wie die körperlichen. Und doch ist es von außerordentlich großer Bedeutung, daß die Schwester diese erspürt und dem Patienten die entsprechende Hilfe leisten kann. Voraussetzung ist die Fähigkeit – die über lange Zeit eingeübt werden muß – den einzelnen Kranken zu verstehen, seine Sprache zu sprechen, ihm auf gleicher Ebene gegenüberzustehen. Die Aufgabe ist nicht einfach; wir können hier nur einige Hinweise geben:

Ist die Beziehung des Patienten zur Schwester wirklich geworden, so sucht *sein persönliches Leid* bei ihr Heimat. Der Patient spürt die Selbstlosigkeit und Offenheit der Schwester rasch. Der Herzkranke will von ihr klug gespendete Beruhigung, der Karzinomkranke sucht Sicherheit und taktvolle Wahrheit. Wo eine verstümmelnde Operation vorgenommen wird oder eine entsprechende Krankheit vorliegt, helfen wir dem Kranken, das Selbstvertrauen und Selbstbewußtsein als vollwertiger Mensch wiederzugewinnen. Wir lassen ihn immer einen Hoffenden sein auf Wiedereingliederung und Aktivität. Selbst dort, wo keine Lebenshoffnung mehr besteht, tragen wir mit in der Hoffnung auf Vollendung.

Oft stehen wir dem Leiden des Kranken machtlos gegenüber, ohne anders helfen zu können, als daß wir einfach für ihn da sind. In diesem Mit-ihm-Fühlen findet sich der Kranke geborgen, und wir können ihm zum glaubhaften Zeugen der Hoffnung werden. Der Mensch, der unser persönlich bedarf, verlangt nach Hilfe, aber vor allem nach einem »Du«. Solange ein Patient in unserer Umgebung sagen muß: »Ich habe keinen Menschen« (Joh. 5,7), sind wir keine wahren Krankenschwestern und keine ehrlichen Christen. Wir müssen mit dem eins werden, was mit dem Patienten unter dem Einfluß der Krankheit geschieht: mit seiner Bedrängnis, mit seiner Ausweglosigkeit, mit dem Dunkel, das über ihn als unentrinnbare Situation hereinbricht, aber auch mit den Freuden seiner Heilerfolge.

Jedem Kranken, der zu uns kommt, ist eine *Pause* auferlegt. Während wir selber im Existenzkampf stehen, treten wir in Beziehung zu Menschen, die sich aus der nach Position und Prestige messenden Welt zurückziehen mußten. Weil nun viele Äußerlichkeiten entfallen, wandeln sich die menschlichen Bedürfnisse. Es entsteht zum Patienten eine ganz andere Art von Beziehung und Nähe als zu Kolleginnen, Untergebenen und Vorgesetzten. Das eigentlich Menschliche tritt oft erst dann zutage, wenn dem Menschen das Gewohnte durch eine Wendung des Schicksals genommen wird. Dann zeigt er Symptome, die ihn quälen, hemmen, die ihm unangenehm sind, weil er Persönlichstes nicht mehr vor der Umwelt verbergen kann. Die Symptome verraten ihn, sie zeigen, was mit ihm nicht in Ordnung ist. Dies anzunehmen, fällt den meisten Menschen schwer.

Es ist eine Gabe, kranke Menschen nicht nur mit umfassender Technik, sondern ganzheitlich zu pflegen, das heißt, sie in dem oben genannten inneren Geschehen zu begleiten. Wir müssen Verhaltensformen im Umgang mit diesen wesentlichen Fragen des Kranken finden. Gespräche am Krankenbett sind eine besondere Kunst, die uns nicht von vornherein zur Verfügung steht, die aber geübt und gelernt werden kann. Es sind nur jene Schwestern dafür geeignet, die über eine persönliche geistige Weite, über einige psychologische Kenntnisse und Intuition verfügen.

Die Schwester muß sich mit dem Kranken auf die gleiche Stufe stellen. Nur dann fällt die verletzende Überheblichkeit der »Gesunden« gegenüber den Kranken weg. Leicht entstehen in unseren Krankenhäusern zwei Klassen: die Gesunden, die am Krankenbett Verrichtungen ausführen und eilig weitergehen, die zugleich das Wissen und die Macht haben – und die Kranken, die diesen anderen ausgeliefert sind. Die Hilfeleistung für seelische Bedürfnisse geht nebenbei und wird rasch erledigt. In dem Maße, in dem der einzelne kranke Mensch zum »Fall« geworden ist, geht die richtige Haltung ihm gegenüber verloren. Es ist aber nicht nur der Kranke, dem auf diese Weise Wesentliches zur persönlichen Selbstfindung und Läuterung in der Krankheit vorenthalten wird. Einfühlende Haltung würde auch die Schwester bereichern.

Der schon oben zitierte P. Tournier hat in diesem Zusammenhang einen Begriff geprägt, der sich nur sehr schwer auf deutsch wiedergeben läßt: *Médecine de la personne.* Die *Médecine de la personne* betrachtet den Menschen in seiner Gesamtsituation, d.h. in seiner Beziehung zur Umwelt und sie versucht, ihn gerade dort, wo er jetzt ist – in seiner Krankheit – zu »akzeptieren«, ihm zu helfen, daß er sich den veränderten Umständen, wie sie Spitalaufenthalt und Krankheit mit sich bringen, anpassen kann. »Welch ein Glück«, so P. Tournier, »wenn zu den beruflichen Qualitäten die menschlichen hinzukommen, die den *›Arzt und die Pflegenden als Personen‹* ausmachen; welch ein Glück, wenn der Kranke persönlichen Kontakt mit ihnen hat, wenn er fühlt, daß seine Probleme verstanden, diese sogar erraten werden.«

Wir alle wissen, daß der Kranke seine eigene Krankheit aber auch als mächtige Triebfeder erfahren und dadurch zu seinem vollen Menschsein heranreifen kann. Das menschliche Leben verläuft nicht immer auf der gleichen Ebene. Es ist auf eine Sinnhöhe hingerichtet und beinhaltet verschiedene Schichten und Phasen des einen Lebensweges. Auf der höheren Ebene herrschen andere Sinnzusammenhänge. Würde der Mensch nie Erfahrungen leibseelischer Krisenzeiten durchleiden, so bliebe sein Leben leer.

Wir werden in einem späteren Teil des Buches, nämlich dann, wenn wir die Kapitel 10–14 der Grundregeln der Krankenpflege (Virginia Henderson) betrachten, nochmals in besonderer Weise auf die seelischen (und geistigen) Bedürfnisse des Kranken zu sprechen kommen:

»Die Schwester unterstützt den Kranken bei allen nachfolgenden Verrichtungen:

- Zum Ausdruck bringen von Empfindungen, Nöten, Furcht oder Gefühlen im Umgang mit anderen,

- Gott dienen, entsprechend dem persönlichen Glauben,
- befriedigende Beschäftigung,
- Spiel und Teilnahme an verschiedenen Unterhaltungsformen,
- Lernen, Entdecken oder Befriedigen der Wißbegier, die zu ›normaler‹ Entwicklung der Gesundheit führt.«

1.5 Soziale Bedürfnisse

Für viele Patienten ist es notwendig, daß die Bemühungen von Schwester und Arzt durch die Mitsorge einer speziell ausgebildeten Fürsorgerin unterstützt werden. Man spricht heute von *Sozialdienst* im Krankenhaus.
Die erste Krankenhausfürsorgerin wurde 1859 im Royal-Free-Hospital in London eingestellt. Drei Jahre später richtete der Bostoner Professor Richard Carbot in Amerika den ersten Sozialdienst im Krankenhaus ein. Er umreißt die Fürsorge im Krankenhaus wie folgt: »Die Patienten konnten in vielen Fällen nicht die erwartete Heilung finden, da die ärztlichen Forderungen hinsichtlich Ruhe, Erholung, Diät, Arbeitswechsel, seelische Entspannung ohne Anleitung und Führung, sowie ohne Ermutigung und wirtschaftliche Hilfe nicht ausgeführt werden konnten, und weil die Patienten auch nicht wußten, wo sie dies alles finden sollten. Es zeigte sich, daß Arzt und Patient noch eines weiteren Helfers bedurften, der die Anordnung des Arztes ergänzte, erklärte und sie an den Patienten, seine Familie und an Organisationen außerhalb des Krankenhauses weiterleitete« (zit. nach Landsberg).
Das Bild der typischen Fürsorge des 19. Jahrhunderts hat sich in unserer Zeit geändert. Damals richtete sie sich auf die Befriedigung der Grundbedürfnisse wie Einkommen, Wohnung, Nahrung und Hygiene und beschränkte sich auf die sozial schwächeren Schichten der Bevölkerung. Die Krankenhausfürsorgerin befaßt sich zwar auch heute noch mit der Vermittlung materieller Hilfeleistung, sie wird aber immer mehr auch bei seelischen und zwischenmenschlichen Problemen herangezogen. In vielen Krankenhäusern spricht man deshalb heute nicht mehr von Fürsorge, sondern von Sozialdienst. Man erfährt auch immer wieder, daß die Patienten in ihren Sorgen, Problemen und Konflikten die Hilfe einer Fürsorgerin

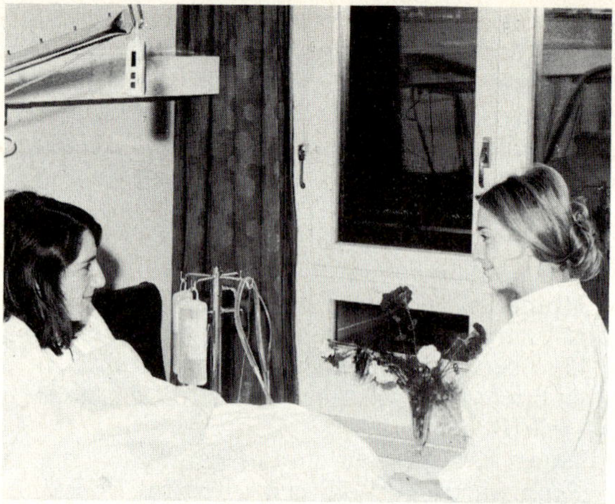

Abb. 4 Beratung und soziale Hilfe – die Krankenhausfürsorgerin im Gespräch mit dem Patienten

ablehnen, den Besuch der Sozialarbeiterin aber annehmen (Abb. 4).
Vielerorts ist es üblich, daß diese an der täglichen Arztvisite teilnimmt. An manchen Orten werden regelmäßige »Fürsorgerapporte« gehalten, oder die Sozialarbeiterin ist beim Gruppenrapport der Station anwesend. Gute Zusammenarbeit ist notwendig, wenn dem Patienten die bestmögliche Hilfe gewährt werden soll. Auch hier fallen der Schwester vor allem die Aufgaben der Vermittlung und der Schaffung einer Vertrauensbasis zu. Sie ist, da sie ja in engstem Kontakt mit dem Patienten steht, meist am besten über bestehende Konflikte orientiert, die den Heilungsverlauf hindern oder doch hemmen. Die Hilfe der modernen Sozialarbeiterin erstreckt sich über ein weit ausgedehntes Tätigkeitsfeld und umfaßt alle Schichten der Gesellschaft, denn es gibt ja keine Schicht ohne soziale Konflikte und ohne Bedürfnis nach Konfliktlösung. Nicht alle Krankenhausfürsorgerinnen haben schon die Voraussetzungen für diese Art von modernem Sozialdienst; wo sie aber vorhanden sind, wird ihr Dienst als Ergänzung zum ärztlichen und pflegerischen Handeln von allen Beteiligten als eine Notwendigkeit anerkannt und geschätzt.

Weiterführende Literatur

Engelhardt, K.: Der Patient in seiner Krankheit. Thieme, Stuttgart 1971

Henderson, V.: Grundregeln der Krankenpflege. Deutscher Berufsverband für Krankenpflege, Frankfurt

Ihr Einsatz mehr als pflegen, Handbuch für das Pflegepersonal in psychiatrischen Kliniken. Hoffmann-La Roche, Grenzach 1971

Jores, A.: Worte für Kranke. Huber, Bern 1969

Maslow, H. A.: Motivation und Persönlichkeit. Walter, Olten 1977

Maslow, H.A.: Psychologie des Seins. Kindler, München 1968

Mitscherlich, A.: Krankheit als Konflikt, Studien psychosomatischer Medizin. Suhrkamp, Frankfurt 1969

Mitscherlich, A., T. Brocher, O. Mering, K. Horn: Der Kranke in der modernen Gesellschaft. Kiepenheuer & Witsch, Köln 1969

Pinding, M.: Krankenpflege in unserer Gesellschaft, Aspekte aus Praxis und Forschung. (Sozialarbeit im Krankenhaus). Enke, Stuttgart 1972

Remschmidt, H.: Psychologie für Krankenpflegeberufe, 2. Aufl. Thieme, Stuttgart 1977

Rüther, B.: Die Krankenschwester, Vorträge und Aufsätze zur Schwesternfrage. Lambertus, Freiburg/Br. 1955

Söntgerath, A.M.: Pädagogische Probleme der Krankenpflege. Kohlhammer, Stuttgart 1972

Tournier, P.: Geborgenheit – Sehnsucht des Menschen. Herder, Freiburg 1971

Die Bedürfnisse des kranken Menschen und ihre Beziehung zur Grundpflege

»Die besondere Funktion der Schwester besteht in der Hilfeleistung für den einzelnen – ob gesund oder krank – bei der Durchführung jener Handlungen zu unterstützen, die zur Gesundheit oder zur Wiederherstellung (oder zu einem friedlichen Tod) beitragen, die er selbst ausführen würde, wenn er über die erforderliche Kraft, den Willen und das Wissen verfügte. Ebenso gehört es zu ihren Aufgaben, dem Kranken zu helfen, seine Unabhängigkeit so rasch als möglich wieder zu erlangen.

Mit anderen Worten: Die Schwester unterstützt den Patienten bei allen nachstehend aufgeführten Verrichtungen:

1. Normale Atmung
2. Angemessene Nahrungs- und Flüssigkeitsaufnahme
3. Ausscheidung mittels aller Ausscheidungsorgane
4. Bewegung und Einhaltung einer gewünschten Lage (Gehen, Sitzen, Liegen, Lagewechsel)
5. Ruhe und Schlaf
6. Auswahl passender Kleidung, An- und Ausziehen
7. Aufrechterhaltung normaler Körpertemperatur durch entsprechende Bekleidung und Anpassung an die Umgebung
8. Sauberkeit und Körperpflege, Schutz des Äußeren
9. Vermeidung von Gefahren in seiner Umgebung und einer Gefährdung anderer
10. Zum-Ausdruck-bringen von Empfindungen, Nöten, Furcht oder »Gefühlen« im Umgang mit anderen
11. Gott zu dienen, entsprechend dem persönlichen Glauben
12. Befriedigende Beschäftigungen
13. Spiel oder Teilnahme an verschiedenen Unterhaltungsformen
14. Lernen, Entdecken oder Befriedigen der Wißbegier, die zu »normaler« Entwicklung der Gesundheit führt.

Diese Unterstützung wird beeinflußt durch des Patienten Alter und Temperament, sein soziales und kulturelles Bildungsniveau oder durch besondere Syndrome wie Schock, Fieber, Infektion, Dehydration oder Depression. Ein schriftlich festgelegter, für die betreffenden Patienten entwickelter Plan sichert Einheitlichkeit und ununterbrochene Versorgung; jedoch sollte dieser gegebenenfalls stündlich, täglich oder wöchentlich jeweils den verschiedenen Bedürfnissen des Patienten angepaßt werden.«

Wir werden im folgenden das Kapitel der **Grundpflege** nach diesen 14 Punkten aufbauen. Da es nicht zu umgehen ist, daß dabei auch einige Aspekte oder Teilkapitel aus der **Behandlungspflege** miteinbezogen werden, werden diese mit einem »B« bezeichnet (**B** = Behandlungspflege). Wir werden auch die *Reihenfolge* der 14 Punkte etwas abändern, was im folgenden Strukturschema ersichtlich ist:

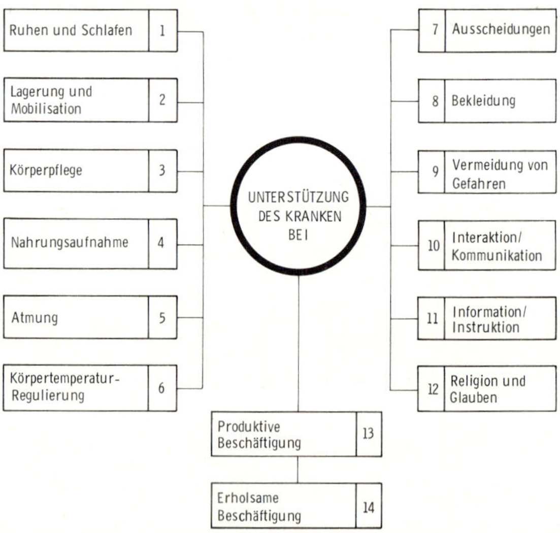

Jedem Kapitel ist ein *Prinzip* vorangestellt. Das jeweils beschriebene Prinzip hat keinen Anspruch auf Vollständigkeit und kann von Lehrer und Schüler weiter ausgebaut werden. Der Einfachheit halber wurden die wichtigsten *Folgerungen* und *Forderungen*, die sich aus dem Prinzip ergeben, zusammengefaßt und stehen unterhalb des Pfeiles (▼).

1 Ruhen und Schlafen

Sequenzziel (Intention)

Sie wissen über die Ruhe- und Schlafbedürfnisse des Menschen Bescheid und können den Patienten so beobachten, daß Sie über seine Ruhe- und Schlafgewohnheiten rapportieren können. Schlaflose und schlafgestörte Patienten unterstützen Sie nach bestem Wissen und Können in psychischer und physischer Hinsicht.
Sie kennen die Auswirkungen, die die Gestaltung des Krankenzimmers auf das Wohlbefinden und das Ruhenkönnen des Patienten hat und sind sich der Grundsätze, die bei der Wahl des Krankenbettes und des Bettinhaltes maßgebend sind, bewußt. Bei Ihrer täglichen Arbeit am Kranken wenden Sie diese Grundsätze so an, daß er sich sicher und geborgen fühlt.

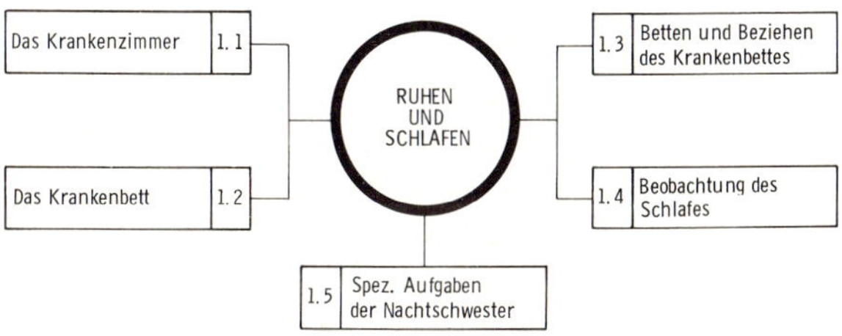

Prinzip

Schlaf und Ruhepausen sind rhythmisch wiederkehrende Erholungsvorgänge, die der Mensch benötigt. Beim Kranken ist dieser Rhythmus sehr oft gestört, was zur Beeinträchtigung des physischen und psychischen Wohlbefindens führt.

▼

- Wird das Krankenzimmer so gestaltet und das Krankenbett so hergerichtet, daß sich der Patient möglichst wohl fühlt, wird ein äußeres Milieu geschaffen, das dem Patienten zu Ruhe und Schlaf verhelfen kann.
- Das Ausschalten von Reizen wie Lärm, grelles Licht usw. und die Beruhigung des Kranken, z.B. durch ein helfendes Gespräch, sind u.a. Mittel, um das abendliche Einschlafen zu fördern.

Voraussetzung

Lesen Sie zu diesem Kapitel: *Unterstützung des Kranken beim Ruhen und Schlafen,* in Grundregeln für Krankenpflege (V. Henderson) S.31 und 32.

1.1 Das Krankenzimmer

Lernziel

In diesem Teilkapitel erhalten Sie Information über das Krankenzimmer. Sie werden befähigt:
- über die Lage und den Ausbau eines Krankenzimmers Angaben zu machen;
- aussagen zu können, wie sich die Gestaltung und Einrichtung eines Raumes auf den Patienten und sein Wohlbefinden auswirkt. (Sie können daraus Schlüsse ziehen);
- das Mobiliar und die speziellen Einrichtungen zu nennen.

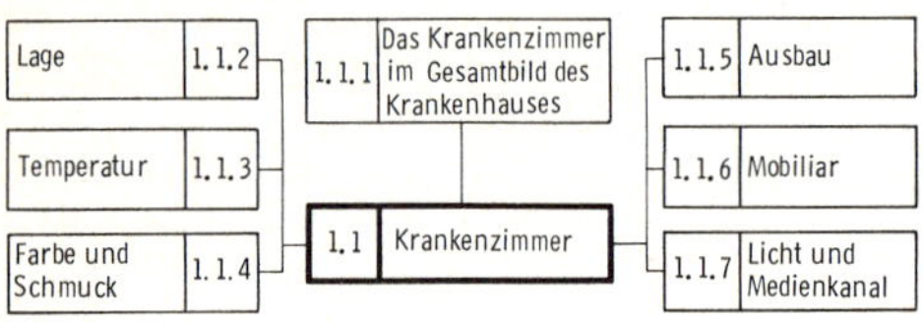

Prinzip

Die physiologisch und psychologisch richtige Gestaltung des Krankenzimmers wirkt sich auf das *Wohlbefinden der Patienten* aus und verhilft zu einer *rationelleren Arbeitsweise beim Pflegepersonal.*

▼

- Es ist naturgemäß in erster Linie Sache des Architekten, dieses Prinzip der Krankenzimmergestaltung bestmöglich zu berücksichtigen. Jede/r Verantwortliche einer Pflegeeinheit sollte jedoch die verschiedenen Auswirkungen der einzelnen Komponente, vor allem in psychologischer Hinsicht, verstehen und beurteilen können.

1.1.1 Das Krankenzimmer im Gesamtbild des Krankenhauses

Jedes Krankenhaus hat ein eigenes Gesicht, eine eigene Geschichte und eine eigene mehr oder weniger moderne Baukonzeption.

Allen gemeinsam sind folgende wichtige Abteilungen:
Der Verwaltungstrakt mit seinen verschiedenen Büros.
Der Behandlungs- oder Funktionstrakt mit
- Notfall- und Aufnahmestation,
- Röntgenabteilung,
- Operationssaal,
- medizinischen Diagnostik- und Behandlungsräumen,
- Zentralsterilisation,
- Labor und Apotheke,
- Physiotherapie, Ergotherapie.

Der Wirtschaftstrakt mit
- Küche,
- Speisesaal,
- Bettenzentrale,
- Heizzentrale, Werkstätten,
- Lagerräumen.

Der Pflegetrakt oder das Bettenhaus mit
- medizinischen Abteilungen,
- chirurgischen, aseptischen und septischen Abteilungen;

  dazu je nach Größe des Krankenhauses:
- neurochirurgische Abteilung,
- neurologische Abteilung,
- orthopädische Abteilung,
- urologische Abteilung,
- Hals-, Nasen-, Ohren-Abteilung,
- Augenabteilung,
- Kinderabteilung,
- gynäkologische Abteilung,
- Strahlenstation und nuklearmedizinische Abteilung,
- Intensivpflegestation gemischt oder Chirurgie und Medizin getrennt,
- geburtshilfliche Abteilung.

Je nach Spezialisierung hat die einzelne Pflegestation typische Einrichtungen.

Die normale Pflegestation setzt sich zusammen aus:
- Patientenzimmern gemischt als Ein- und Mehrbettzimmer,
- Ausguß und WC,
- Badezimmer,
- Aufenthaltsraum für Patienten,

- Pflegearbeitsraum, wenn möglich unterteilt in Steril-Schwestern-Arbeitsraum und
- Stationszimmer,
- Untersuchungs- und Behandlungszimmer,
- Abstell- und Geräteraum,
- Teeküche,
- Putzraum, Putzbalkon,
- Wäscheraum.

Die Anordnung dieser Räume kann ganz verschieden sein. Ideal ist, wenn die Arbeitswege möglichst kurz sind. Dies erreicht man, indem der Ausguß jeweils einer Gruppe Krankenzimmern zugeordnet ist und der Pflegearbeitsraum sowie die Teeküche zentral liegen.

Das Krankenzimmer
Es gibt kein normiertes Krankenzimmer. Dies vor allem deshalb nicht, weil Spitalbauten, die noch aus dem Mittelalter stammen, nach ganz anderen Gesichtspunkten gebaut wurden als die Krankenhäuser vor 20–30 Jahren oder gar die von heute. Auch liegen Unterschiede vor zwischen einem Krankenzimmer, das einen chronisch kranken Langzeitpatienten aufnehmen soll, und dem Krankenzimmer in einem Akutkrankenhaus oder gar auf einer Intensivpflegestation. Wird heute ein neues Krankenhaus gebaut oder ein altes renoviert, sind für die Ausstattung des Krankenzimmers die Gesichtspunkte der *Zweckmäßigkeit* und der *Erleichterung der Arbeit* maßgebend:

1.1.2 Lage des Krankenzimmers

Sie ist je nach Bautyp des Krankenhauses vorgegeben. Ideal ist die Lage gegen Süden, Süd-Ost und Süd-West. Die Krankenzimmer in dieser Lage sind hell, sonnig und dadurch auch wohnlich, was sich meist positiv für den Kranken und das Krankheitsgeschehen auswirkt.

1.1.3 Zimmertemperatur

Die Temperatur im Krankenhaus ist in konstanter und angenehmer Höhe zu halten. Beobachtungen und Versuche haben ergeben, daß im Krankenhaus eine Raumtemperatur von 18–21 °C am Tag und 15–18 °C in der Nacht als ideal zu betrachten ist. Kältere Räume verbreiten Unlust, überhitzte Räume hingegen Trägheit und Müdigkeit. Beides wirkt sich negativ auf den kranken Menschen aus.

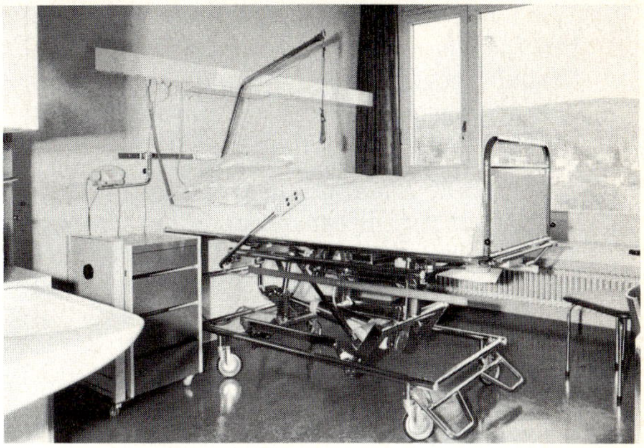

Abb. 1 Krankenzimmer

1.1.4 Farbe und Schmuck

Je mehr die Technik im Krankenzimmer Einzug hält, um so wichtiger ist es, im Innenausbau durch die Wahl der Materialien und Farben dem Raum eine eigene Atmosphäre und Behaglichkeit zu vermitteln. Ins früher nüchtern-weiße Krankenzimmer haben Holzimitationen und Farbtöne Einzug gehalten.
In diesem Zusammenhang scheint es mir wichtig, daß auch das Pflegepersonal über die *psychologischen Wirkungen* der Farben grundsätzlich Bescheid weiß. Es handelt sich dabei in erster Linie um Distanz- und Temperaturtäuschungen und um Auswirkungen auf die seelische Stimmungslage und damit auf den Menschen im allgemeinen, auf den Kranken aber im besonderen. Die folgende Tabelle (nach Grandjean) veranschaulicht diese Wirkungen:

Farbe	Distanzwirkung	Temperaturwirkung	Psychische Stimmung
Blau	entfernt	kalt	beruhigend
Grün	entfernt	sehr kalt bis neutral	sehr beruhigend
Rot	nahe	warm	sehr aufreizend und beunruhigend
Orange	sehr nahe	sehr warm	anregend
Gelb	nahe	sehr warm	anregend
Braun	sehr nahe, eingehend	neutral	anregend
Violett	sehr nahe	kalt	aggressiv, beunruhigend, entmutigend

Wir sehen daraus, daß sich bestimmte Farben für das Krankenzimmer und das Krankenhaus besser eignen als andere (ich erinnere als Beispiel an die grüne Farbe der Operationswäsche).

Der fahrbare Blumentisch, als praktische Abstellfläche für Blumen, und der Wandschmuck helfen mit, daß der Raum den kranken Menschen, aber auch den Besucher und das Pflegepersonal anspricht.

1.1.5 Ausbau

1.1.5.1 Fenster

Große Fenster ermöglichen einen vollen Lichteinfall und gewähren dem Patienten Kontakt mit der Außenwelt.
Sie sollen mit Lüftungsflügeln und evtl. oben durchgehender Luftklappe versehen sein. Die durch Fensterbelüftung meistens entstehende Zugluft wird von vielen Menschen als unangenehm empfunden. Beim kranken Menschen ist immer auch an eine zusätzliche Erkältung zu denken.
Leichtmetall-Rolläden dienen zum Abdunkeln des Krankenzimmers, sowie als Schutz vor direkter Sonnenbestrahlung.

1.1.5.2 Boden

Er soll fugenlos und möglichst zur Wand hin abgerundet sein (günstig für die Reinigung). Der Bodenbelag muß sich für die feuchte Reinigung eignen und muß desinfektionsmittelfreundlich sein.

Die Bodenfläche ist normiert:

9,6 Quadratmeter bei Mehrbettenzimmern pro Patient,
14,0 Quadratmeter bei Einzelzimmern.

Kleinere Zimmer erschweren die Arbeit für das Pflegepersonal und verursachen ein Gefühl der Enge und des Eingeschlossenseins für den Patienten.

1.1.5.3 Wände

Sie müssen abwaschbar sein, z.B. abwaschbarer Plastikbelag. Die Farbe und der Bilderschmuck spielen für das Wohlbefinden des Patienten eine große Rolle. Siehe dazu, was oben unter »Farbe und Schmuck« gesagt wurde.

1.1.5.4 Decke

Die althergebrachte Deckenbeleuchtung wird immer mehr verdrängt. An ihre Stelle ist die direkte und indirekte Beleuchtung getreten (s. Medienkanal 1.1.7). Die Decke soll nicht grellweiß, sondern leicht getönt sein (z.B. getönter Plastikbelag auf Gips).

1.1.6 Mobiliar

Für alles Mobiliar gilt, daß es abwaschbar, gut zugänglich und zweckmäßig sein muß:

Nachttisch – aus Metall in heller Farbe

1.1.6.1 Krankenbett

(siehe 1.2)

1.1.6.2 Nachttisch-Krankentisch

Der heutige gebräuchliche *Nachttisch,* mit Schubladen und Klappen versehen, dient dem Patienten besser und ist ihm auch zugänglicher als der frühere, teilweise offene Nachttisch.
Er ist meist kombiniert mit verstellbarem *Krankentisch* (Abb. 2). Der Krankentisch kann durch Hochziehen bis 120 cm über dem Boden verstellt werden, dabei wird er selbsttätig in jeder gewünschten Höhe durch Klemmvorrichtung festgehalten. Diese Fixierung kann zum Senken des Tisches mittels eines Knopfes gelöst werden. Auch Schrägstellung des Krankentisches ist möglich.

1.1.6.3 Patientenschrank

Anstelle von stabilen Tablaren ist ein fahrbares Gestell geschaffen worden, das die Kleider und Gebrauchsgegenstände des Patienten bei der Aufnahme übernimmt und das mit dem Bett disloziert werden kann. Das Verlegen von Patienten wird so wesentlich vereinfacht (Abb. 3).
Der Schrank soll ein kleines, abschließbares Fach oder eine Schublade für persönliche Effekten enthalten.

1.1.6.4 Tisch und Stühle

Die Größe des Tisches und die Anzahl der Stühle sind dem Ein- oder Mehrbettenzimmer angepaßt.

1.1.6.5 Lehnstuhl

Für den Krankenhauslehnstuhl eignet sich ein Kunststoffleder- oder Plastiküberzug am besten. Die Rückenlehne soll verstellbar sein, die Armstützen aufklappbar. Fußstützen ermöglichen die Hochlagerung der Beine. Der ideale Lehnstuhl ist fahrbar, hat aber eine gute und sichere Arretierungsvorrichtung.

1.1.6.6 Waschecke

In modernen Krankenhäusern sind spezielle Waschräume dem Krankenzimmer zugeordnet. Ist dies nicht der Fall, soll eine Waschecke vom Krankenzimmer abgetrennt werden können. Dazu dient ein von der Wand ausziehbarer Wandschirm, ein gut waschbarer Vorhang oder eine ähnliche Vorrichtung. Die Waschecke muß Platz bieten für:
- das Waschbecken mit genügend Abstellfläche,
- einen Spiegelschrank mit Platz zum Aufbewahren der täglich benötigten Pflegematerialien (Plastikhandschuhe, Einmalgebrauch-Waschlappen u.a.m.),
- ein kleines Schränkchen oder Fach für jeden Patienten zum Aufbewahren seiner persönlichen Toilettenartikel.

1.1.7 Licht- und Medienkanal

Er ist in irgendeiner Form im neueren Krankenhaus anzutreffen. Im folgenden ein Beispiel (Abb. 4).
In diesen Medienkanal eingebaut ist in ganz modernen Krankenhäusern auch die *Sprech- bzw. Gegensprechanlage*, so daß der Patient seine Wünsche gleich nennen kann. Dem Pflegepersonal werden dadurch Wege erspart.

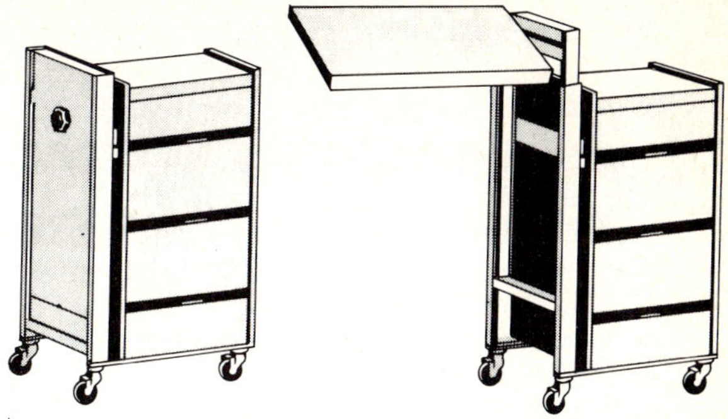

Abb. 2 Kombinierter Nacht- und Krankentisch

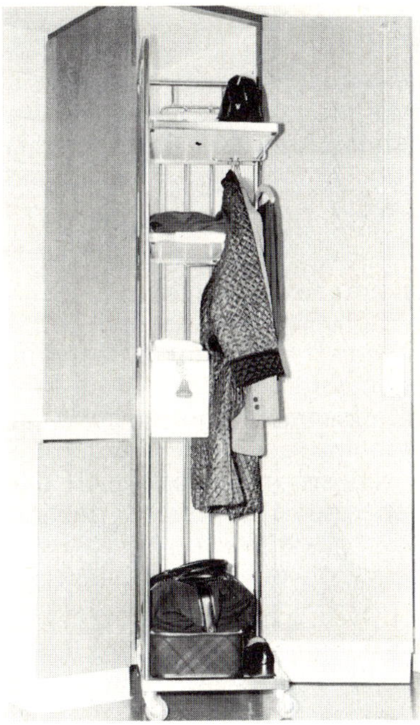

Abb. 3 Patientenschrank mit fahrbarem Gestell

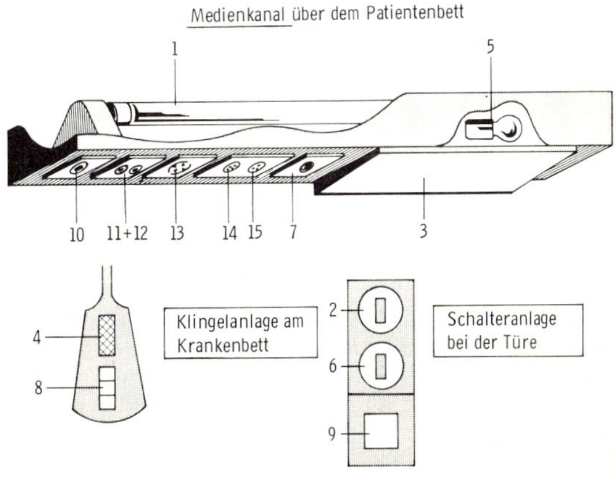

Abb. 4 Licht- und Medienkanal. Dem Licht- und Medienkanal zugeordnet sind: – die Klingelanlage am Patientenbett, – die Schalteranlage bei der Türe. 1 Neonröhre (indirekte Beleuchtung), 2 Schalter für die Bedienung der indirekten Beleuchtung, 3 Direkte Beleuchtung (ersetzt die Nachttischlampe), 4 Schalter für die direkte Beleuchtung (vom Patienten bedienbar), 5 Nachtlicht, 6 Schalter für die Nachtlichtbedienung, 7 Steckdose für die Glocke (Schwesternruf), 8 Taste für Schwesternruf (vom Patienten bedienbar), 9 Taste für Anwesenheitszeichen und Abschalten des Schwesternrufes, 10 Sauerstoffanschluß, 11 Druckluftanschluß, 12 Vakuum-Anschluß, 13 Steckdose für elektrische Geräte, z.B. Fön, sowie für das Elektrobett, 14 Telefonanschluß, 15 Radioanschluß

1.2 Das Krankenbett

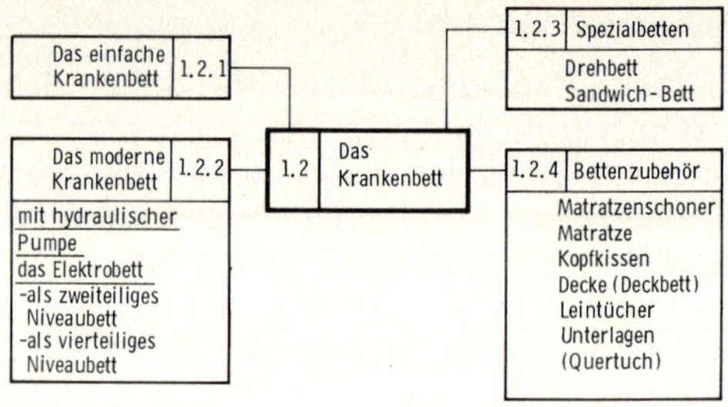

Lernziel

Nach dem Studium dieses Kapitels sollen Sie folgendes Ziel erreicht haben:
- die verschiedenen Krankenbettentypen beschreiben und deren Besonderheiten und Vorzüge erklären können;
- einige Angaben über die Spezialbetten machen können;
- das Bettenzubehör benennen und in bezug auf das Material erklären können.

Prinzip

Das Krankenbett ist der Ort, in dem sich der kranke Mensch mit mehr oder weniger eingeschränkter Bewegungsfähigkeit und Entscheidungsfreiheit aufhalten muß.

▼

Er ist darauf angewiesen daß:
- seinem physiologischen und pathophysiologischen Zustand Rechnung getragen wird,
- die Maßnahmen, die im und am Krankenbett getroffen werden, so sind, daß sie ihm (aber auch dem Pflegepersonal) Sicherheit gewährleisten.

Aus diesen Erkenntnissen ergeben sich *folgende Richtlinien für die Wahl des Krankenbettes:*
- bestmöglichen Komfort für den Patienten,
- vorgegebene Möglichkeiten für Niveau- und Lageveränderungen, wobei diese für Schwerkranke und Langzeitpatienten differenzierter sein sollen, als bei Patienten auf Stationen für mobile und leichtkranke Patienten,
- Einfache Handhabung und leichte Verschiebbarkeit,
- Ermöglichung von rationeller und rückenschonender Arbeitsweise,
- Bett und Bettenzubehör den heutigen Anforderungen der Krankenhaushygiene angepaßt.

Das Krankenbett unterscheidet sich durch vieles vom Privatbett:
- durch die Höhe der Liegefläche,
- durch die Beweglichkeit,
- durch das Material des Bettgestelles,
- durch Aufziehstange und Bettbügel,
- durch das Bettzubehör.

Die Normalmaße sind: 2 m Länge, 1 m Breite, 60 cm Höhe.

Im Bau von Krankenbetten ist ein großer Fortschritt erzielt worden. Die neueren Betten werden den Bedürfnissen des Kranken immer besser gerecht, und dem pflegenden Personal wird die Arbeit sehr erleichtert.

Wir treffen Krankenbetten in verschiedensten Ausführungen an:

1.2.1 Das einfache Krankenbett

ist noch vielerorts anzutreffen. Es entbehrt der verschiedenen Pumpenbedienungen oder Elektromotoren. Es bietet lediglich die Möglichkeit einer manuellen Keilverstellung (Kopfende).

1.2.2 Das moderne Krankenbett

Es wird folgenden Anforderungen gerecht:
- Die Konstruktion des Bettes fördert die Selbsthilfe des Patienten,
- der Patient kann bequem ein- und aussteigen,
- die Bedienung des Bettes entspricht den Grundsätzen der rückenschonenden Arbeitshaltung des Pflegepersonals,
- das Material entspricht den Anforderungen der Bettendesinfektion.

Wir unterscheiden grundsätzlich:

1.2.2.1 Das Bett mit hydraulischer Pumpe

- für Keilverstellung (Kopfhoch- und Kopftieflage, kann auch manuell bedient werden);
- für schiefe Ebene, Kopfhoch- und Kopftieflage vom Fußende des Bettes aus erschütterungssicher und geräuschlos bedienbar, Keilverstellung vom Patienten mittels seitlich angebrachtem Hebel bedienbar;
- mit zusätzlicher hydraulischer Niveauverstellung, wobei mittels Fußpumpe die Liegefläche in die gewünschte Höhe gebracht werden kann.

1.2.2.2 **Das Elektrobett** (kombiniert mit hydraulischer Pumpe)

- *als zweiteiliges Niveaubett:*
  Mit einem leicht zu bedienenden Schalter kann der Patient selbst oder das Pflegepersonal die Höhe der Liegefläche und jede Sitzlage so einstellen, wie es im Moment gewünscht wird oder zweckdienlich ist. Die Verstellung der ganzen Liegefläche (schiefe Ebene) wird mittels hydraulischer Pumpe bewerkstelligt.
- *als drei- oder vierteiliges Niveaubett:*
  Der Unterschied zum obigen Bett besteht darin, daß noch eine Beweglichkeit in der Kniegegend besteht = Knieknick, im Sinne einer Knie- und Beinstütze oder umgekehrt zur extremen Bein-Tieflagerung.

> Die Bedienung aller Krankenbetten muß gelernt werden. Man halte sich an die Anweisungen mündlicher und schriftlicher Art. Die Manipulationen müssen sorgfältig geschehen, sowohl bei hydraulischen als auch bei elektrischen Vorrichtungen, um teure Reparaturen zu vermeiden.

Die folgenden Beispiele können lediglich einen partiellen Einblick in die Vielfalt des heutigen Bettenangebots verschiedenster Firmen geben.
Wir beschränken uns auf einige Gesichtspunkte in bezug auf die Bedienung und den möglichen Komfort für Patient, Pflegepersonal und Arzt.

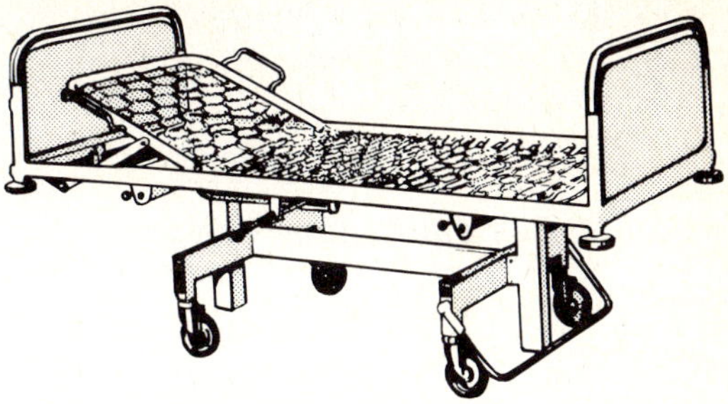

Abb. 5 Verstellbares Krankenbett

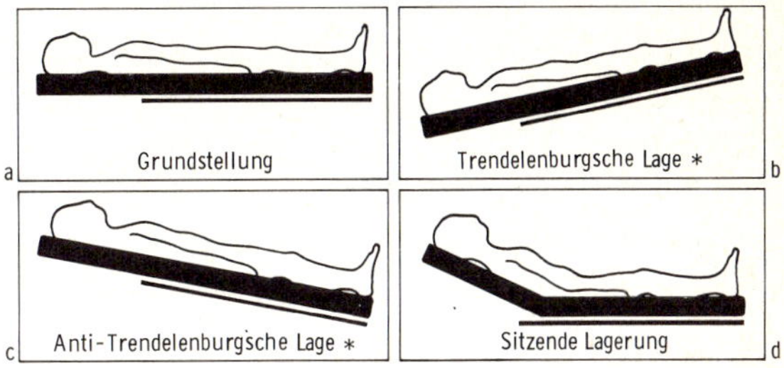

Abb. 6 Möglichkeiten für die Stellung der Lagefläche

Krankenbett (Abb. 5) mit einfachen Möglichkeiten der Lageveränderung (Abb. 6)
Niveauverstellbarkeit evtl. möglich von 53–80 cm,
steuerbar durch:
- Gasdruckfeder,
- Hydraulik,
- manuelle Betätigung.

Krankenbett mit vermehrten Möglichkeiten der Lageveränderung (Abb. 7 und Abb. 8) je nachdem, ob das Bett 2-, 3-, oder 4teilig ist. Niveauverstellbarkeit immer möglich, steuerbar durch:
- Hydraulik } Elektrobett (Abb. 9)
- Elektrizität }

1.2.3 Spezialbetten

Als Beispiel erwähnen wir

1.2.3.1 **Das Drehbett** (Stryker-Circoectric-Bett, Abb. 10)

Es handelt sich dabei um ein ideales Mehrzweckbett, das durch Druck auf einen elektrischen Knopf in jede gewünschte Lage gebracht werden kann. Dadurch wird dem Pflegepersonal das Umbetten von schwerkranken Patienten erleichtert. Anwendung vor allem bei:

- Patienten mit Verbrennungen,
- Querschnittsgelähmten,
- Gefäßoperierten,
- Invaliden.

1.2.3.2 Das Sandwich-Bett (Stryker-Wedge-Turning-Frame, Abb. 11a–d)

Es besteht aus zwei speziellen Matratzen (Liegefläche) und einer Drehvorrichtung. Anwendung findet es vor allem bei Patienten mit Verbrennungen.

1.2.4 Bettenzubehör

1.2.4.1 Die Matratze

Die Schaumstoffmatratze (Abb. 12, s. S. 50)

Schaumstoffmatratzen (Polyäther) haben einen großen Fortschritt in der Fabrikation erfahren und finden deshalb immer mehr Verwendung am Krankenbett. Sie sind in verschiedenen Qualitäten im Handel. Am besten eignet sich die Matratze mit Schaumstoffkern und Drilchfassung. Sie wird mit einem speziellen Plastiküberzug geschützt. Vorteile:

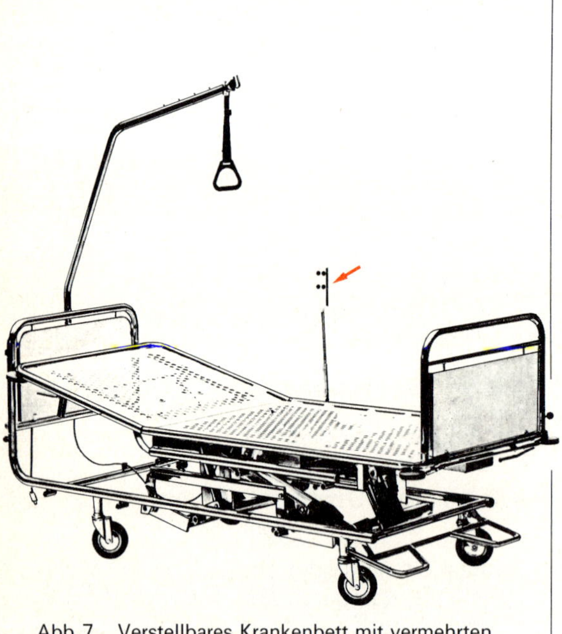

Abb. 7 Verstellbares Krankenbett mit vermehrten Möglichkeiten der Lageveränderung:
Mit einem leichten Druck auf die Schalter des Kästchens ← läßt sich jede Stellung von der Ruhe-Lage aus dirigieren

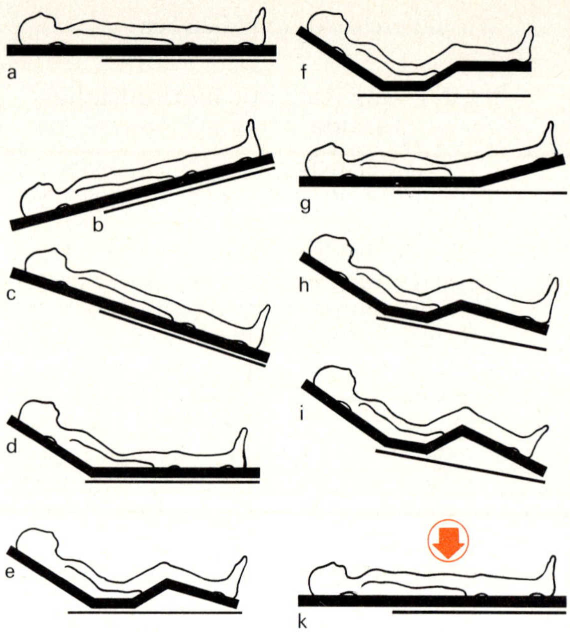

Abb. 8 Möglichkeiten für die Stellung der Liegefläche (aus: Prospekt zum Bigla-Krankenbett).

a) Grundstellung mit der Möglichkeit der Niveauverstellung nach oben und unten.
b) Trendelenburgsche Lage*
   1. Niveau in Mittelstellung,
   2. mit Handkurbel Liegefläche hochstellbar.
c) Anti-Trendelenburgsche Lage*
   1. Niveau in Mittelstellung,
   2. mit Handkurbel Liegefläche tiefstellen.
d) Sitzende Lagerung. Knieautomatik ausgeschaltet.
e) Sitzende Lagerung, Kopfteil gekuppelt mit Knieautomatik.
f) Sitzende Lagerung mit Unterschenkel-Hochlagerung
   1. Kopfteil gekuppelt mit Knieautomatik plus,
   2. Kniestützposition und Handverstellung des Fußteils.
g) Beinhochlagerung bei flachem Kopfteil
   1. Knieautomatik ausschalten
   2. Fußteil von Hand hochstellen.
h) Beintieflagerung sitzend
   1. Niveau in Mittelstellung,
   2. Knieautomatik eingeschaltet,
   3. Anti-Trendelenburgsche Lage.
i) Beckentieflagerung
   1. Niveau in Mittelstellung,
   2. Kopf- und Knieautomatik gekuppelt,
   3. zweite Knie-Stützposition,
   4. Anti-Trendelenburgsche Lage.
k) Herzmassage. Kopfteil und Niveau mit beiden Motoren in die Tieflage fahren

* Beachten Sie die Erklärung zur Trendelenburgschen Lagerung S. 69f.

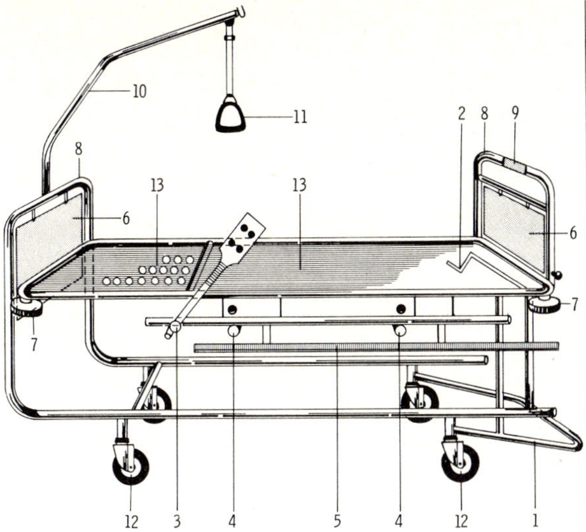

Abb. 9 Elektrohydraulikbett
1 Fußpedal zum Blockieren und Fahren, 2 Kurbel zur Bedienung der schiefen Ebene, 3 Öffnung zur Montierung des Handschalt- oder Kommandogerätes (montiertes Kommandogerät), 4 Ösen zur Befestigung von Bettrahmen, 5 Fixierstange zur Anbringung verschiedener Geräte (Infusionsstange, Extensionsgeräte usw.), 6 Fuß- und Kopfbretter (herausnehmbar), 7 Puffer zur Schonung des Bettes, 8 obere und untere Bettstange, 9 Halter zum Anbringen des Patientennamens, 10 Aufzugstange, 11 Bettbügel, 12 Bettrollen, 13 Lochblech

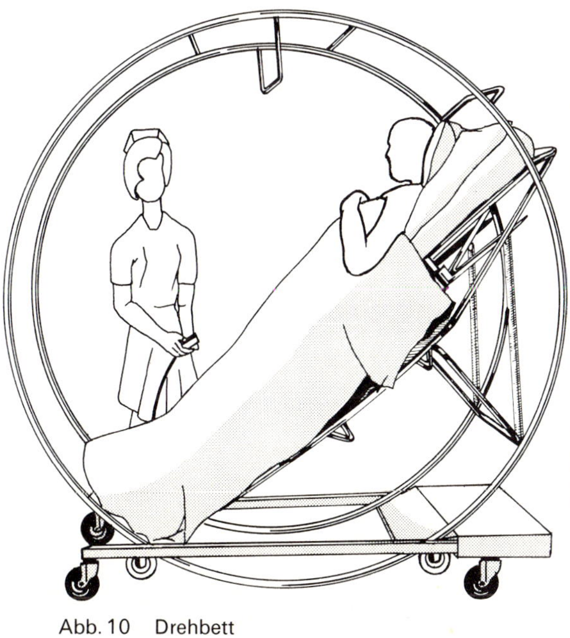

Abb. 10 Drehbett

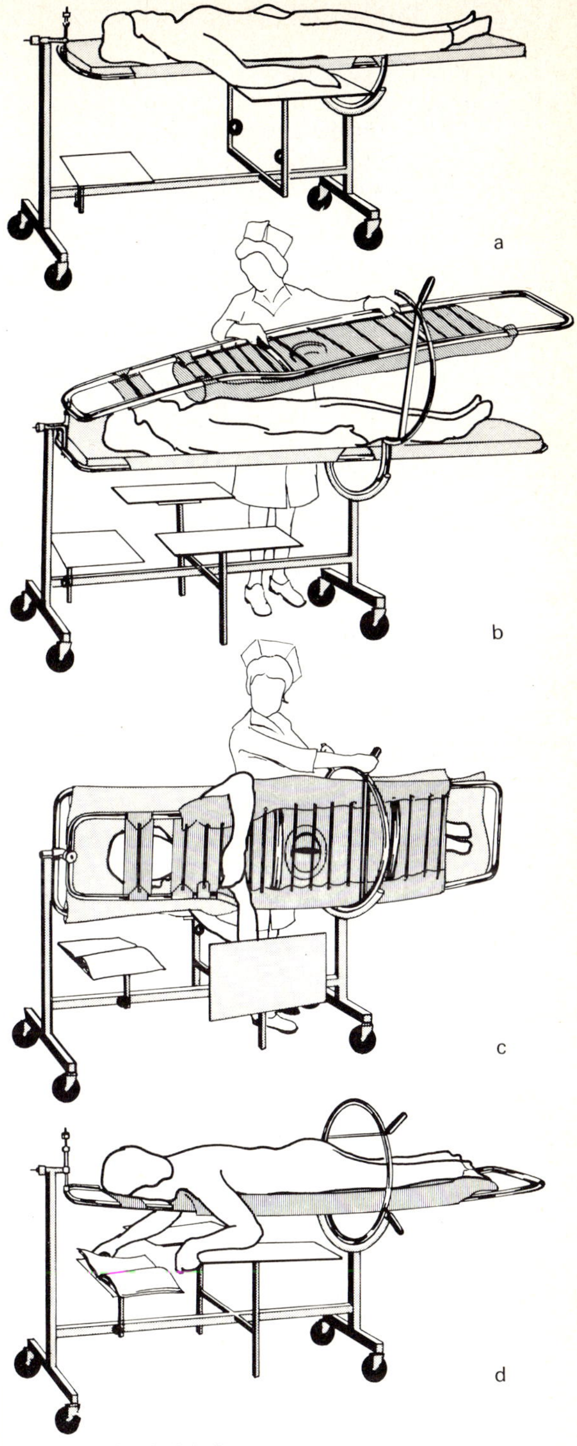

Abb. 11 Sandwich-Bett.
a) Ausgangslage: Patient liegt auf dem Rücken,
b) Das Bett wird zum Drehen vorbereitet, die neue Liegefläche wird befestigt,
c) Drehen des Patienten,
d) Neue Lage des Patienten (Bauchlage), die vorherige Liegefläche ist entfernt worden

- geringes Gewicht,
- ideale Elastizität,
- günstig für die Desinfektion,
- annehmbare Preislage.

Federkernmatratzen sind in verschiedenen Ausführungen und den entsprechenden Preislagen im Handel. Sie können z.B. aus den aus Abb. 13 ersichtlichen Schichten bestehen.

Im Krankenhaus sind sie zusätzlich mit einem Plastiküberzug zu schützen.

Vorteile: – lange Lebensdauer,
– Formbeständigkeit,
– mehrteilig (2- bis 3teilig).

Nachteile: – großes Gewicht,
– hohe Instandhaltungskosten,
– hohe Preislage.

1.2.4.2 Kopfkissen

- *Schaumgummikopfkissen* sind gut desinfizierbar und angenehm für den Patienten.
- *Federkopfkissen* sind desinfizierbar; die Federn sind leicht verschiebbar, das Kissen paßt sich der Liegegewohnheit des Patienten an.

Ein kleines, sogenanntes *Ohrenkissen,* das der Patient zusätzlich bekommt, wird von den meisten als angenehm empfunden.

Bei Schwerkranken sollen die Kopfkissen geschützt werden durch

- Plastikbezug unter dem Baumwollbezug,
- Sintillon über dem Baumwollbezug. Sintillon = gummierter Frotteestoff. Er ist kochbar, erträgt aber keine trockene Hitze (nicht mangen!)

1.2.4.3 Decke (Deckbett)

Als Decke über dem Leintuch kommen einzeln oder als Kombination in Frage:

- *die Leinenhäkeldecke* (kochbar),
- *die Antirheumadecke,*
- *die Steppdecke o. Flachdecke* (Flachduvet).
- *die Ballondecke* (Ballonduvet).

Steppdecke und Ballondecke sind mit Federn oder Flaum von Gänsen oder Enten gefüllt (= Füllgut). Bei der Flachdecke ist dank den Abheftern eine gleichmäßige Verteilung des Füllgutes möglich. Bei der Ballondecke, die keine Abhefter hat, rutschen die Federn (oder der Flaum) hin und her. Die Verteilung ist ungleichmäßig. Aus diesem Grund wird die Ballondecke immer mehr durch die Flachdecke verdrängt.

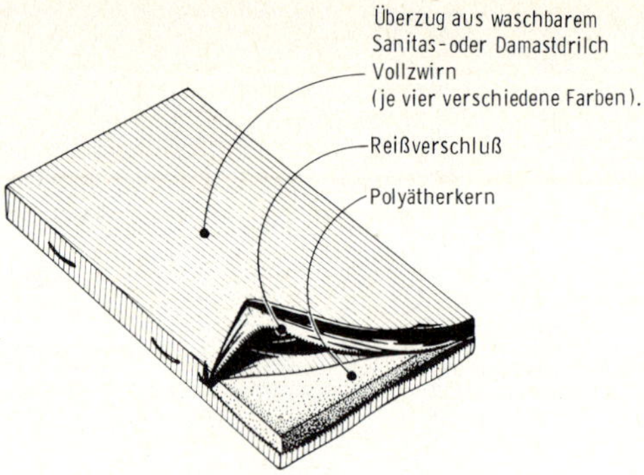

Abb. 12 Schaumstoffmatratze

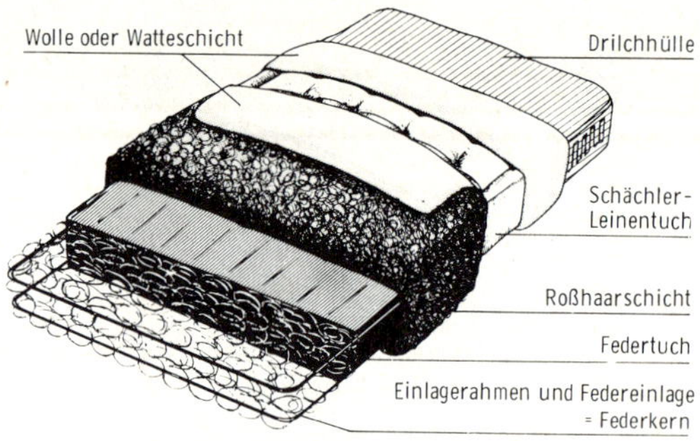

Abb. 13 Federkernmatratze

1.2.4.4 Leintücher – Bettücher

Sie bestehen nicht aus Leinwand, sondern aus Baumwollstoff. Er ist in jeder Beziehung vorteilhaft. Genügend große Bettücher erleichtern das Betten. Wir unterscheiden:

- das Oberleintuch, – das Unterleintuch.

In bezug auf das Wäschestück besteht in den meisten Krankenhäusern kein Unterschied. Ein moderneres Leintuch ist das sog. »Immerstraff«, dessen eingenähte Ecken über die Matratze gezogen werden können. Dadurch bleibt das Bettuch straff, was für den Patienten und die Pflegenden eine Erleichterung bedeutet.

1.2.4.5 Die Unterlage (Quertuch)

Sie wird über das Unterleintuch bzw. über die Zebatex-(evtl. Gummi-)Unterlage gespannt.

Die Zebatex-Unterlage ersetzt die *Gummiunterlage* und besteht aus imprägniertem Baumwollgewebe, das die Feuchtigkeit aufnimmt, sie aber nicht durchläßt. Wie die übrige Bettwäsche, kann die Zebatex-Unterlage in die Wäscherei gegeben werden (absolut kochbar); sogar bei 140 °C (sterilisierbar).

1.2.4.6 Die Bettstange

Sie besteht aus Chromstahl und wird am Kopfteil des Bettes montiert und ist mit wenig Aufwand abnehmbar. Der Griff der Bettstange (s. Abb. 7) kann beliebig verändert werden. Muß der Patient seine Beweglichkeit üben, können verschiedene Haltegriffe angebracht werden (z. B. Trapez).

1.2.4.7 Infusionsflaschenhalterung

Es handelt sich um eine Chromstange, die zwecks Flaschenhalter an der Bettstange angesteckt oder an der Seite des Bettrahmens festgeschraubt werden kann.

1.2.4.8 Der Bettrahmen (s. 2.2.1.3)

1.3 Das Betten und Beziehen des Patientenbettes

Lernziel

Das Lernziel dieses Teilkapitels erreichen Sie nur durch Üben der beschriebenen Verrichtungen am Bett. Sie sollen nach dem Studium nicht nur erklären können, sondern bei Mitvollzug auch bereits Übung haben in bezug auf:
- die Vorbereitungen für das Betten;
- das Betten und Beziehen des leeren Bettes;
- das Betten des bettlägerigen Patienten in verschiedenen Varianten je nach Situation.

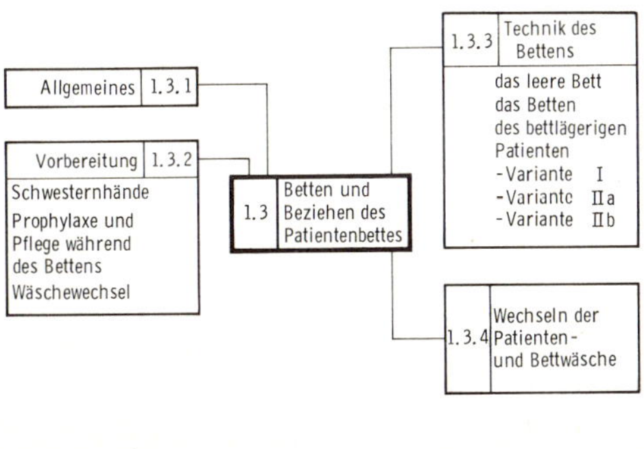

Prinzip

Der bettlägerige Patient ist in seiner Abhängigkeit in ganz besonderem Maße vom Wissen und Können sowie vom Einfühlungsvermögen und der Verhaltensweise der Schwester abhängig.

▼

Das bedeutet für die Pflegenden, daß sie
- das Vorgehen beim Betten dem Krankheitszustand und der Situation des Patienten anpassen,
- auf seine Bedürfnisse und nach Möglichkeit auch auf seine Wünsche eingehen,
- die Regeln der Hospitalismusprophylaxe beachten,
- rückenschonende und rationelle Arbeitsweise anwenden.

1.3.1 Allgemeines

Wenn das Betten einmal gelernt ist, wird es zur Routine. Es ist darum wichtig, daß man sich schon bei der einfachen Handlung »Betten oder Beziehen eines leeren Bettes« gewisse Handgriffe aneignet und nach zielgerichteten Überlegungen vorgeht:

- Rückenschonende Arbeitsweise
- möglichst wenig Schritte tun
- gute Zusammenarbeit mit der Hilfe
- Aufwirbeln von Staub vermeiden
- Gebrauchtwäsche direkt in den Abwurfsack (Wäschesack) geben

In jedem Krankenhaus versucht man, diesen Anforderungen zu entsprechen. Die Betten werden darum im Prinzip überall ähnlich gemacht. Abweichungen ergeben sich schon aus dem vorhandenen Bettzubehör und Wäschematerial. Daneben gibt es von Station zu Station Abweichungen in Einzelheiten, die an sich geringfügig sind, in der Summe aber die gute Zusammenarbeit behindern. Eine *Vereinheitlichung der Pflegetechnik* erweist sich daher beim Betten als sehr sinnvoll. So hat sich z. B. in der Schweiz das System des

»Einheitsbettes« schon seit vielen Jahren bewährt. Es ist dabei nicht nur jeder Handgriff sinnvoll durchdacht, sondern es wurde auch Rücksicht genommen auf eine rückenschonende Arbeitshaltung. Im folgenden beschränken wir uns auf diese Methode.

1.3.2 Vorbereitung

1.3.2.1 Schwesternhände

Grundsätzlich tritt die Schwester immer *mit frisch gewaschenen Händen an ein Krankenbett.* (Verhütung der Keimverschleppung, siehe dazu: Pflegeprinzipien S. 38.) Dies gilt auch für die einfache Handlung des Bettens. Sind in einem Mehrbettenzimmer nur leere Betten zu machen, genügt es, wenn mindestens beim Betreten *und* vor dem Verlassen des Zimmers die Hände gewaschen werden. (Diese Regel gilt aber nur, wenn kein Patient eine septische Wunde oder eine Krankheit hat, die verschleppt werden könnte.)
Sind bettlägerige Patienten zu betten, werden die Hände nach jedem Bett gewaschen.

1.3.2.2 Prophylaxe und Pflege während des Bettens

Bei bettlägerigen Patienten werden bestimmte Prophylaxen, bes. die Dekubitusprophylaxe (s. Prophylaxen S. 78ff.), sowie das Waschen von Rücken und Gesäß vorteilhaft mit dem Betten verbunden. Die benötigten Gegenstände werden vorher bereitgestellt. Eine Handlung, die oft beim Betten ausgeführt wird, ist das Einreiben des Rükkens des Patienten (Vorgehen siehe: Abb. 14).

1.3.2.3 Wäschewechsel

Mit dem Betten wird der *Wäschewechsel nach Bedarf* verbunden. Wir brauchen:

1. den Wäschewagen mit genügend frischer Wäsche (Leintücher, Unterlagen, Kissen- und Deckenbezüge, Patientenhemden u.a.),
2. den Wäschewagen für die Schmutz- bzw. Gebrauchtwäsche. Darunter versteht man ein fahrbares Gestell mit eingehängten Abwurfsäcken, möglichst 2–3, damit die Wäsche sofort sortiert werden kann. Für die Säcke sind verschiedene Farben zu wählen, z.B.:

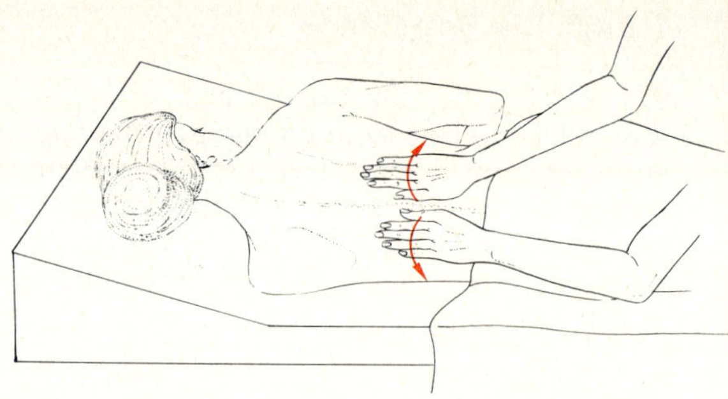

Abb. 14 Einreiben des Rückens. Diese Skizze zeigt eine Möglichkeit der Lage des Patienten und der Schwesternhände. Das Einreiben erfolgt von der Wirbelsäule aus nach beiden Seiten

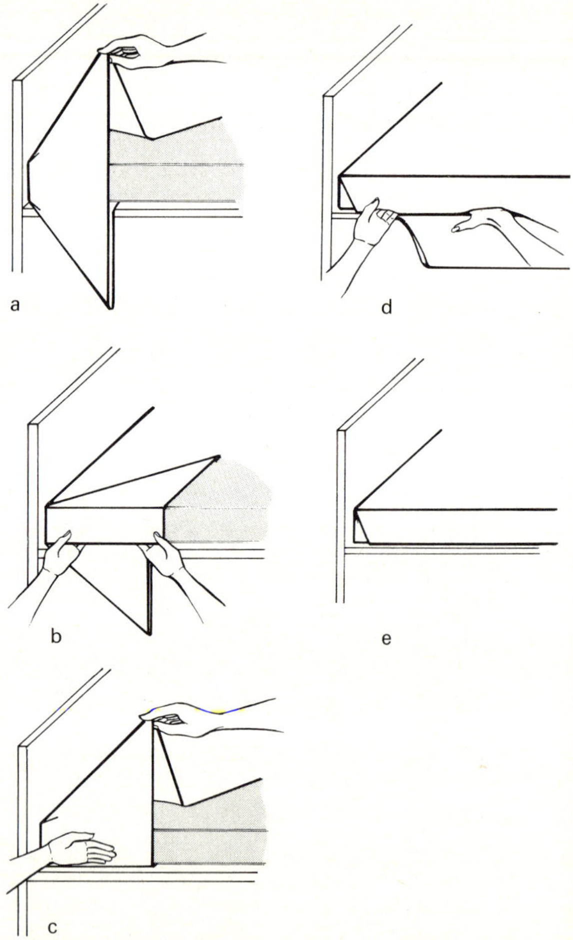

Abb. 15 Einschlagen des Leintuchs an den Ecken: a) Hochheben des Leintuchs in der Diagonalen zur Matratze, b) Haltung der beiden Hände beim Einschieben des Leintuchs, c) Haltung der Hände beim Hinunterlegen der oberen Leintuchecke, d) Einschieben des Leintuchs, e) fertig eingeschlagene Ecke

- grauer Sack für gewöhnliche Bett- und Patientenwäsche,
- blauer Sack für Patientenwäsche und kleinere Wäschestücke,
- roter Sack für Naßwäsche, worunter man Wäsche versteht, die mit Blut, Urin, Stuhl oder Erbrochenem verunreinigt ist (größere Rückstände sind in die Topfspülmaschine zu entleeren!),
- schwarzer Sack (evtl. mit dem Vermerk »septisch« für infizierte [septische] Patienten- und Bettwäsche).

1.3.3 Die Technik des Bettens

1.3.3.1 Das leere Bett

- Zwei Stühle (dem Bett zugekehrt) ans Fußende stellen,
- Bettbügel aufhängen, Nachttisch wegschieben,
- Kopfende des Bettes flachstellen (Niveau auf angepaßte Höhe),
- Decke von oben nach unten in die Hälfte falten und auf die Stühle legen (Patientenseite [d.h. die auf dem Patient direkt aufliegende Seite] nach innen falten → Verhütung der Keimverschleppung),
- obere Bettücher unter die Kissen strecken,
- Kissen (wenn zwei, diese miteinander) fassen und umgekehrt auf die Decke legen,
- alle Bettücher ringsherum lösen (von unten nach oben gehend),
- oberes Bettuch dritteln und ablegen (bei zusätzlicher Häkel- oder anderer Baumwolldecke gleich vorgehen),
- Stoffunterlage wenig gegen sich ziehen und in die Hälfte falten (gebrauchte Seite nach innen), ablegen – oder wenn nötig in den Wäschesack geben,
- mit der Zebatex-Unterlage in gleicher Weise verfahren,
- Unterleintuch dritteln, leicht »ausschütteln« und damit zum Kopfteil des Bettes zurückkehren,
- Unterleintuch möglichst weit unter die Matratze einschieben. Die Ecken in zwei Griffen einschlagen (Abb. 15 a–c),
- Unterleintuch am Fußende des Bettes fixieren, dann in der Mitte strecken,
- Zebatex-Unterlage fixieren,
- Stoffunterlage darüber (Bruchkante nach unten),
- oberes Leintuch auf das Bett legen (mit einem zweiten, oberen Bettuch würde man gleich verfahren), oben einen zweifachen Umschlag legen,
- Oberleintuch (bzw. obere Bettücher) am Fußende des Bettes fixieren, Falte für die Füße vorsehen (wenn nötig korrigieren, sobald der Patient im Bett ist),
- Kissen einzeln leicht mit »Luft füllen« und plazieren,
- Decke auf das Bett legen.

1.3.3.2 Das Betten des bettlägerigen Patienten

Je nach Behinderung bzw. Bewegungsfähigkeit des Patienten, wähle man die für Patient und Pflegepersonal ideale Art und Weise des Bettens.

> Die zwei wichtigsten Varianten sind:
> 1. Der Patient kann sich auf die Seite drehen.
> 2. Der Patient kann sich hochheben.

Immer gilt, daß der Patient so lange wie möglich in der ihm angenehmsten Lage belassen werden soll (d.h. Kopfende spät verändern, Kissen spät wegnehmen). Diese Lage so rasch als möglich wiederherstellen.

Vorgehen
- Den Patienten über das Vorhaben orientieren,
- zwei Stühle (dem Bett zugekehrt) ans Fußende stellen,
- Bettbügel aufhängen (wenn der Patient diesen nicht gebrauchen kann), Nachttisch wegstellen,
- Decke von oben nach unten in die Hälfte falten und auf die Stühle legen (wie beim leeren Bett),
- alle Bettücher ringsherum lösen (von unten nach oben gehend),
- Decktuch auf den Patienten legen,
- oberes Bettuch (bzw. Bettücher) dritteln und auf die Decke legen (oder wenn nötig in den Wäschewagen geben),
- Kopfende des Bettes möglichst flachstellen,
- Kissen, außer dem Ohrenkissen, wegnehmen und umgekehrt ablegen.

Das weitere Vorgehen ist bei Variante 1 und 2 verschieden.

Variante 1: Der Patient kann sich auf die Seite drehen

- Den Patienten auf die Seite drehen, Kopf mit Ohrenkissen stützen,
- Stoff- und Zebatex-Unterlage einzeln raffen und so weit wie möglich zum Patienten schieben,
- Unterleintuch strecken und fixieren (oben, unten, Mitte)
  oder
  durch ein *frisches* ersetzen (Abb. 16a),
- Zebatex-Unterlage darüber strecken und fixieren,
- *frische* Unterlage einstecken und gerafft an den Patienten heranschieben,
- den Patienten auf die andere Seite drehen, auf gute Lagerung des Kopfes achten,
- gebrauchte Unterlage (und Unterleintuch) wegnehmen (Abb. 16b) und in den Wäschewagen geben,
- Unterleintuch und Unterlagen einzeln strecken und fixieren,
- Patient kann sich wieder auf den Rücken drehen.

Variante 2a: Der Patient kann sich hochheben ohne Unterleintuchwechsel

- Stoff- und Zebatex-Unterlage von einer Seite nahe an den Patienten heranschieben,
- Unterleintuch vom Kopfende her strecken und fixieren,
- Zebatex-Unterlage strecken und einschieben,
- frische Unterlage einstecken und an den Patienten heranschieben,
- Patient hebt sich hoch: gebrauchte und frische Unterlage werden durchgezogen,
- gebrauchte Bettwäsche in den Wäschewagen geben,
- Unterleintuch und Unterlage von der anderen Seite einzeln strecken und fixieren.

Das *Beendigen des Bettens* bleibt sich gleich, ob Variante 1 oder 2 gewählt wurde:

- Den Patienten in die gewünschte Lage bringen,
- die Kissen einbetten, Kopfende in die richtige Position bringen,
- oberes Bettuch (bzw. Bettücher) auf den Patienten legen und oben einen zweifachen Umschlag legen, gleichzeitig etwas hinaufziehen,
- am Fußende des Bettes fixieren, Falte für die Füße machen,
- Decke auf das Bett legen,

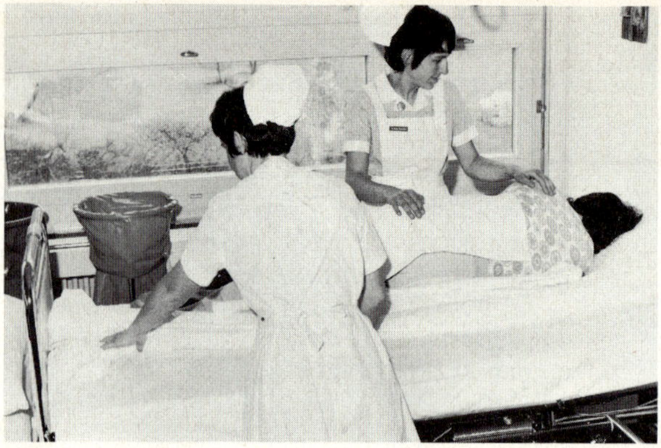

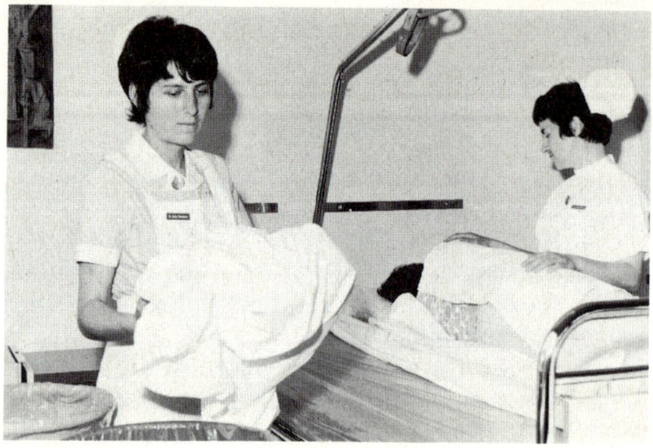

Abb. 16 a u. b Unterleintuchwechsel, seitlich

Beachte

Das Vorgehen beim Betten hängt vom Zustand des Patienten ab. Man kann die Methode beliebig variieren oder kombinieren, z. B.:

- Patient von einem Bettrand zum anderen turnen lassen,
- Gebrauch des Patientenhebers (s. S. 101 ff.) u. a.

Das Waschen von Rücken und Gesäß sowie die Dekubitusprophylaxe lassen sich am leichtesten und gründlichsten ausführen, wenn der Patient auf der Seite liegt. Angepaßte Gymnastik und Bewegungsübungen werden vorteilhaft mit dem Betten kombiniert. Der Patient soll so viel wie möglich mithelfen (aktiviert werden). Das Krankenbett wird mindestens 2× täglich gerichtet (bei Schwerkranken 3×). Am Nachmittag genügt es aber meist, wenn die Bettücher gestreckt werden und bei bettlägerigen Patienten eine frische Stoffunterlage eingespannt wird.

- zweiten Umschlag oben zurückschlagen, evtl. zu lange Bettücher an der Fußfalte ausgleichen.

Variante 2b: Der Patient kann sich hochheben mit Unterleintuchwechsel

- Die Vorarbeiten bleiben sich gleich,
- beim »abgedeckten« Patienten (Decktuch auf den Patienten legen) werden die Enden der Unterlagen über den Rumpf des Patienten gelegt,
- das Leintuch wird am Kopfende gelöst und bis dicht an den sitzenden Patienten geschoben,
- das frische Leintuch am Kopfende fixieren, so weit wie möglich gerafft an den Patienten heranschieben (Abb. 17a),
- der Patient hebt sich hoch o. wird gehoben, mit der fußwärts gelegenen Hand zieht man beide Leintücher unter dem Patienten durch nach unten (Abb. 17b),
- das gebrauchte Leintuch in den Wäschewagen geben, das frische fixieren.
- Zebatex-Unterlage einstecken.

Muß auch die Stoffunterlage durch eine frische ersetzt werden, wählt man zweckmäßigerweise zum Wäschewechsel von vornherein die Variante 2a, da der Patient sich nun ein zweites Mal hochheben muß. (Nach Einstekken der frischen Unterlage diese mit der gebrauchten unter dem Patienten durchziehen und auf der anderen Seite fixieren.)

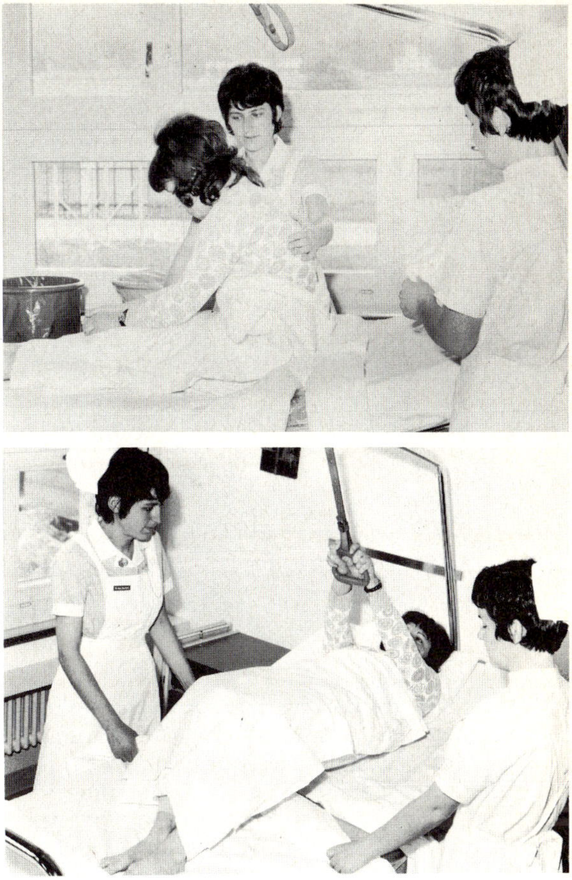

Abb. 17a u. b Unterleintuchwechsel von oben

1.3.4 Wechseln der Patienten- und Bettwäsche

- Selbständige Patienten werden angehalten, ihr eigenes Nachthemd oder den Pyjama regelmäßig zu wechseln; wo Krankenhaushemden obligatorisch sind, bekommen sie möglichst alle 1–2 Tage ein frisches Hemd.
- Die Bettwäsche wird nach Bedarf gewechselt. Sind die Kranken nur nachts im Bett, genügt es u.U., wenn wöchentlich ein Wechsel vorgenommen wird.
- Bettlägerige Patienten bekommen täglich ein frisches Nachthemd. Der Hemdenwechsel soll mit der täglichen Körperpflege verbunden werden. Auch bei schwerbehinderten Patienten ist der Hemdwechsel heute kein Problem mehr, da für sie nur noch das praktische, sog. offene Krankenhaushemd in Frage kommt.
- Bei allen bettlägerigen Patienten wird die Stoffunterlage täglich, evtl. sogar 2–3×, gewechselt. Das Einbetten von Moltexunterlagen erlaubt es, die Stoffunterlage über 12 bis 24 Stunden zu belassen (Wechseln der Einweg-Moltexunterlage nach Bedarf). Die Leintücher werden nach Bedarf gewechselt, wenn nötig täglich.
- Die »Kleinwäsche« (Toilettentücher, Servietten, Decktücher u.a.) sowie die Kissenbezüge können evtl. routinemäßig 1–2× wöchentlich gewechselt werden. Sauberkeit darf dabei nie auf Kosten der Routine zu kurz kommen.

Der ganze Komplex der Wäschefrage eines Krankenhauses ist vom Wäschereisystem abhängig. In neuerer Zeit kommt man eher von der eigenen Wäscherei ab und schließt sich einer *Zentralwäscherei* an. Der große, mühsame Aufwand an Wäschereipersonal fällt

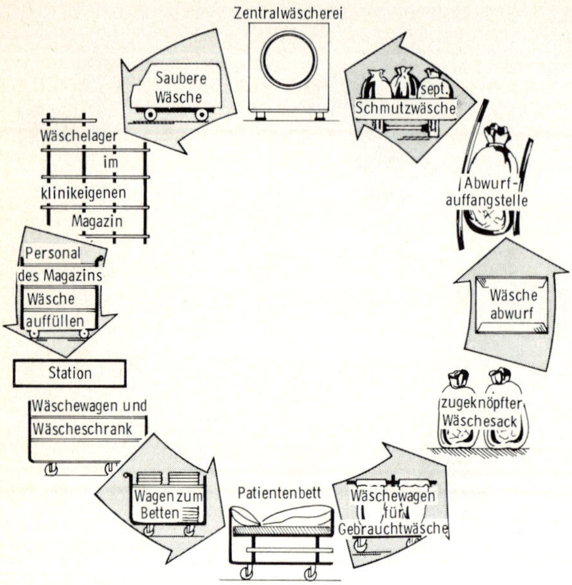

Abb. 18 Kreislauf der Bett- und Patientenwäsche

weg. Die Anpassung an notwendige Vorschriften und Normierungen und das Aufgeben von hausinternen Einzelwünschen ist daher unerläßlich. Die erste Anpassung beginnt bereits beim Ankauf, nämlich bei der Stoffqualität und den Maßen der Wäschestücke. Das Sortieren und Verpacken, das Abholen und Bringen (Transport) richtet sich nach den Forderungen des Wäschereisystems. Das folgende Schema (Abb. 18) veranschaulicht den »Kreislauf der Bett- und Patientenwäsche« von der Zentralwäscherei ans Krankenbett (saubere Wäsche) und vom Krankenbett zur Zentralwäscherei (gebrauchte Wäsche).

1.4 Beobachtung des Schlafes

Lernziel

Das Studium dieses Teilkapitels befähigt Sie

- über Schlafbedürfnisse und evtl. auftretende Schlafstörungen des Menschen Auskunft zu geben;
- Schlafstörungen vermeiden zu helfen und die wichtigsten Maßnahmen für eine erholsame Nachtruhe aufzählen zu können.

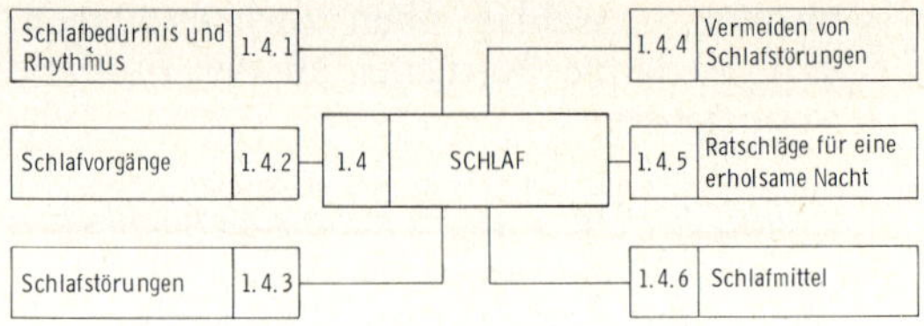

Prinzip

Der Schlaf ist ein aktiver Vorgang (so gut wie das Wachsein), der von den im Zwischenhirn gelegenen Zentren gesteuert wird. Die meisten seelischen und körperlichen Funktionen sind dabei herabgesetzt: der Stoffwechsel ist weniger aktiv, der Muskeltonus erniedrigt, Puls und Atmung sind verlangsamt, die Atemzüge sind vertieft, die Funktion der Drüsen reduziert. Der Nervus vagus herrscht vor, und das bedeutet für den Körper Energieaufnahme.

▼

- Jeder Mensch braucht Schlaf um leistungsfähig zu bleiben,
- dem kranken Menschen müssen wir helfen, jene Bedingungen zu schaffen, die den Schlaf und das Schlafenkönnen unterstützen.

1.4.1 Schlafbedürfnis und Schlafrhythmus

Bei Ermüdung hat der Mensch normalerweise das *Bedürfnis* nach Schlaf. Im Schlaf können wir ausruhen, uns erholen und dabei seelisch, geistig und körperlich neue Kräfte sammeln. Das Schlafbedürfnis ist von Mensch zu Mensch und je nach Alter verschieden. Das Neugeborene schläft fast 24 Stunden nur mit kurzen Unterbrechungen. Je älter das Kind wird, desto weniger Schlaf benötigt es.

Erstes Lebensjahr:	18 bis 20 Stunden,
Schuljahre:	10 bis 12 Stunden,
Erwachsene:	körperlich arbeitende 8 Stunden geistig arbeitende 6 bis 8 Stunden,
im Alter:	bis 6 Stunden od. mehr.

Genügender und regelmäßiger Schlaf ist entscheidend für unser körperliches und seelisches Wohlbefinden.
Der Schlafrhythmus ist individuell verschieden. Es gibt sog. »Morgenmenschen«, die abends früh einschlafen und am Morgen sehr früh wach, unternehmungslustig und aktiv sind. Daneben gibt es die »Abendmenschen«, sie arbeiten oder unterhalten sich bis spät in die Nacht hinein, gehen spät zu Bett und sind am Morgen kaum wach zu kriegen. Sie stehen ungern früh auf und sind meist erst nach einigen Stunden des Wachseins voll leistungsfähig.

1.4.2 Schlafvorgänge

Untersuchungen mittels Elektroenzephalogramm (EEG) haben erwiesen, daß beim Menschen mindestens zwei sich gegenseitig ablösende physiologische Grundverhaltensweisen während des Schlafes als gesichert gelten.

- *Der langsame, leichte Schlaf,* der durch Abnahme des Muskeltonus und Absinken der Vitalzeichen gekennzeichnet ist.
- *Der schnelle, tiefe Schlaf:* Die Vitalzeichen steigen zu Beginn dieser Tiefschlafphase wieder in einem gewissen Maße an und sind während deren Dauer sporadischen Schwankungen unterworfen. Das charakteristische Kennzeichen dieses Stadiums sind die auftretenden, durch geschlossene Lider sichtbaren raschen Augenbewegungen. Man nimmt an, daß der Mensch während dieser Zeit träumt, und daß die Augenbewegungen dem Bildgeschehen des Traumes entsprechen.

Diese beiden Schlafphasen wechseln vier- bis fünfmal pro Nacht. Das Einschlafen selber ist ein allmählicher Vorgang. Es gibt keine scharfen Trennungen zwischen Wachen, Dösen und Schlafen. Sobald wir schläfrig werden, verlieren wir die Kontrolle über die Gedanken.

1.4.3 Schlafstörungen

Schlafstörungen sind weitverbreitet. Eine eigentliche Schlaflosigkeit im Sinne des Wortes aber gibt es nicht.
Schlafstörungen sind nie eine Krankheit, sondern nur ein Symptom. Wir unterscheiden Schlafstörungen in bezug auf Zeit und Ursache.

Nach der Zeit

Einschlafstörungen
Sie sind meistens emotionell bedingt, z.B. durch Angst.

Durchschlafstörungen
Man spricht auch von »zerhacktem« Schlaf. Es ist eine Störung, die vor allem depressive Menschen befällt.

Frühes Erwachen
Es ist eine charakteristische Schlafstörung bei alten Menschen. Sie ist gekennzeichnet durch die Unmöglichkeit, den vorzeitig unterbrochenen Schlaf wieder aufzunehmen.

Nach der Ursache

Psychogene Schlafstörungen
- nach akuten seelischen Erschütterungen,
- nach längeren psychischen Belastungen (erschöpfungsbedingt),
- bei neurotischen, seelischen Fehlentwicklungen.

Organische Schlafstörungen
bei Erkrankungen oder traumatischen Veränderungen des Gehirns.

Symptomatische Schlafstörungen
bei körperlichen, vor allem schmerzhaften Erkrankungen.

Toxische Schlafstörungen
z.B. nach Einnahme von Weckaminen oder zu hohen Dosen Koffein (starker Bohnenkaffee).

1.4.4 Vermeiden von Schlafstörungen

Man soll von vornherein jene Faktoren ausschließen, die einen an sich guten Schlaf mutwillig stören. So sind z.B. zu helle Schlafräume oder offene Fenster an lärmigen Straßen schlafstörend. Klagt ein Patient über Schlafstörungen, sollten wir versuchen, die Ursache herauszufinden und zu beheben, bevor wir zu Schlaf- oder Beruhigungsmitteln greifen. Am häufigsten handelt es sich dabei um psychogene Faktoren. Sich in diesem Fall Zeit zu nehmen, dem Patienten zuzuhören, seine Probleme und Sorgen zu verstehen und dieses Verstehen auch verbal auszudrücken, kann oft viel wirksamer sein als alle Sedativa.

1.4.5 Ratschläge für eine erholsame Nachtruhe

- Der Schlafraum sollte so eingerichtet sein, daß er das Gefühl der Behaglichkeit und Geborgenheit verbreitet. Er soll gut gelüftet und auch im Winter nur mäßig geheizt sein.
- Das Bett muß in Ordnung sein. Dem Patienten richten wir gegen Abend nochmals die Kissen und ziehen die Bettücher glatt.
- Eine feste Matratze, leichtes aber warmes Bettzeug zum Zudecken sind Voraussetzungen für einen ungestörten Schlaf (ein Berg von Kissen und Decken ist jedoch überflüssig).
- Die Abendmahlzeit soll nicht zu reichlich sein, die Flüssigkeitszufuhr knapp bemessen. Bei vielen Menschen verhindern koffeinhaltige Getränke wie Kaffee und schwarzer Tee das Einschlafen. Man sollte diese daher schon am Nachmittag meiden.
- Bewegung und frische Luft fördern den Nachtschlaf. Wenn möglich, soll ein kleiner Abendspaziergang gemacht werden.
- Aufregende Unterhaltung, Auseinandersetzung, aufreizende Lektüre oder Fernsehprogramme in den Abendstunden können das Einschlafen erschweren.
- Psychische Spannungen, die Unfähigkeit »abzuschalten«, d.h. sich vor dem Einschlafen nicht von Ängsten, Befürchtungen und Alltagssorgen distanzieren zu können, gehören zu den schlafraubendsten Störfaktoren. Hier hilft vielleicht ein beruhigendes Gespräch oder eine ablenkende Beschäftigung.
- Oft ist es auch die Angst, d.h. die ängstliche Erwartung, daß man auch in der folgenden Nacht nicht schlafen könne, die zu einem Circulus vitiosus führt. Derartig Schlafgestörte sind den ganzen Tag über müde. Sobald es aber Zeit wird, zu Bett zu gehen, erfaßt sie die Angst vor der nächsten schlaflosen Nacht. Das Einschlafen wird durch ihre Unruhe und Erregung erst recht verhindert. Diesen Menschen versuchen wir zu erklären, daß es ebenso wichtig und erholsam ist, ruhig und entspannt im Bett zu liegen. Hier könnte auch autogenes Training hilfreich sein.

1.4.6 Schlafmittel

Der Arzt kann Schlafmittel verordnen. Die Beobachtung der Patienten durch die Schwester ist dabei sehr wichtig, nur dann kann der Arzt das Schlafmittel richtig dosieren und dem Patienten die kleinstmögliche, aber wirksame Dosierung verordnen. Einfache Sedativa sind narkotisch wirkenden Substanzen vorzuziehen.
Wenn wir dem Patienten das notwendige Schlafmittel verabreichen, soll er für die Nachtruhe vorbereitet sein, d.h.:
- er soll Urin gelöst haben,
- er soll bequem gebettet sein usw.

Nach der Einnahme des Schlafmittels muß im Zimmer Ruhe herrschen. Die eigentlichen Schlafmittel werden unterteilt in

1. Einschlafmittel: z.B. Mogadon mit einer Wirkungsdauer von zwei Stunden,
2. Einschlaf- und Durchschlafmittel: Doriden, Somnocodal mit einer Wirkungsdauer von sechs bis acht Stunden,
3. Durchschlafmittel: z.B. Medomin.

Besonders bei Durchschlafmitteln ist darauf zu achten, ob der Patient die Schlafmittel auch »ausschläft«, oder ob er bis spät in den Vormittag hinein schläfrig oder gar benommen ist.
Ein Schlafmittelschlaf ist immer noch besser als eine durch die Empfindung der Schlaflosigkeit qualvoll verbrachte Nacht. Anderseits müssen wir für uns selbst und für unsere Patienten wissen, daß ein guter Schlaf schon einiger Selbstzucht wert ist. Man spricht heute auch hier viel von autogenem Training.
Ein ausgeruhter Mensch ist gesünder, froher und leistungsfähiger als der übermüdete und abgespannte.
Und was die Schönheit betrifft: Die körperliche und seelische Erholung, die der Schlaf verleiht, teilt sich der Haltung, dem Aussehen und den Bewegungen mit!

1.5 Spezielle Aufgaben der Nachtwache

In diesem Kapitel wollen wir nur einige Aspekte der Aufgaben einer Nachtschwester betrachten. Es soll daher kein eigentliches Lernziel vorausgestellt werden.

Im heutigen Krankenhausbetrieb – vor allem im Akutkrankenhaus – hat die Pflegeequipe der Nachtwache im allgemeinen die gleichen Aufgaben zu erfüllen, wie ihre Kolleginnen und Kollegen des Tagdienstes. Viele Maßnahmen der *Behandlungspflege* können in der Nacht nicht unterbrochen werden, auch müssen die *Grundbedürfnisse* des Menschen nachts ebenso berücksichtigt werden wie tagsüber, weshalb die Pflege »rund um die Uhr« geht. Von großer Bedeutung ist die *Beobachtungsfähigkeit und Flexibilität* der Nachtschwester, ist sie doch oft allein für eine größere Gruppe von Patienten verantwortlich.
Im folgenden einige spezifische Aufgaben der Nachtwache:

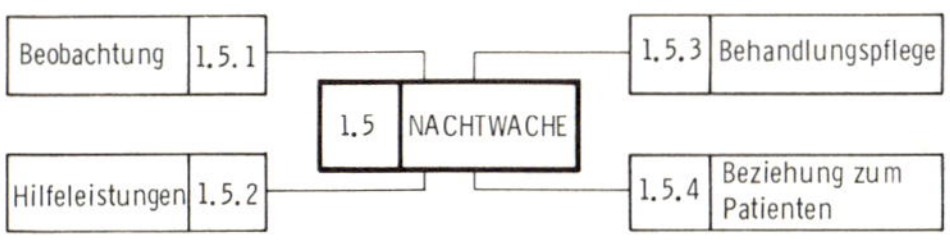

1.5.1 Beobachtung

Eine der Hauptaufgaben der Krankenschwester, die im Nachtdienst tätig ist, ist die Beobachtung der Patienten. Von ihrer *guten Beobachtung* und der Fähigkeit *Schlüsse zu ziehen* und folgerichtig handeln zu können, hängt weitgehend die *Sicherheit des Patienten* ab.

Beobachtung des Schlafverhaltens der Patienten
Es ist vor allem Aufgabe der Nachtschwester, das Schlafverhalten der Kranken zu beobachten, zu protokollieren und darüber zu berichten. Für den Arzt kann es von großer Bedeutung sein zu wissen, wie und wie lange der Patient geschlafen hat, ob er nur periodisch schläft und wie lange die einzelnen Schlafperioden dauern. Bekommt der Patient Schlafmittel, ist es sehr wichtig zu wissen, wann der Patient einschläft und ob er beim Erwachen ausgeruht und erholt oder müde und abgespannt ist.

Allgemeine Beobachtung
Die Beobachtung des Kranken ist immer wichtig, in der Nacht ist diese Aufgabe oft erschwert durch gedämpftes und unnatürliches Licht. Die Schwester darf nichts übersehen und sich nicht täuschen lassen. Veränderungen der Atmung, vermehrte Unruhe u.a. können alarmierende Zeichen sein.
Es ist wichtig, das Krankheitsbild des Patienten und den bisherigen Verlauf desselben gut zu kennen, um wahrscheinliche Komplikationen frühzeitig zu erfassen, und evtl. zu verhüten. Komplikationen, Verschlechterung des Allgemeinzustandes oder gar der Tod eines Patienten können zu jeder Tag- und Nachtzeit eintreten. Trotzdem ist es wichtig, daß die Nachtschwester weiß, daß gewisse Komplikationen (wie z.B. Asthma bronchiale, Asthma cardiale, Lungenödem) vor allem nachts oder in den frühen Morgenstunden auftreten. Aus diesem Grund gibt es auch *keine Regel,* wann und wie oft die Schwester bei den ihr anvertrauten Patienten »hereinschauen« soll. Bei einem Patienten mit einer Oberschenkelfraktur, der meist gut schläft, kann eine einmalige Kontrolle genügen, bei einem andern, z.B. bei einem Patienten mit Herzinsuffizienz (Nachlassen der Herzkraft), gibt es einfach keine gültige Regel. Die Schwester muß *entscheiden* können, wie oft sie zu diesem Patienten gehen muß.
Einfacher ist die Entscheidung bei Patienten, bei denen der Arzt regelmäßige, z.B. 1- bis 2stündliche Kontrollen der Vitalzeichen (Puls, Blutdruck, evtl. Atmung) verordnet hat. Wichtig ist, daß die Zeiten genau eingehalten werden und sich die Beobachtung nicht nur auf das richtet, was verordnet ist, sondern auf den ganzen Menschen.

1.5.2 Hilfeleistungen der Nachtschwester

Viele Hilfeleistungen und Pflegeverrichtungen sind die gleichen, wie sie auch tagsüber verrichtet werden müssen. Wir wollen diese darum nicht gesondert betrachten. Im folgenden einige Beispiele:
- Ein Patient, der schwitzt, ist angewiesen auf Erfrischung, auf ein sauberes, evtl. angewärmtes Hemd und auf eine frische Unterlage (evtl. Bettwäsche).
- Der bettlägerige Patient braucht auch nachts bei der Blasen- oder Darmentleerung Hilfe und hat Anrecht auf Sauberkeit.
- Der Langzeitpatient, der dekubitusgefährdet ist, muß auch nachts umgelagert werden.

Die Beispiele ließen sich beliebig vermehren.

1.5.3 Behandlungspflege

Verordnungen des Arztes sind auch von der Nachtschwester exakt, pünktlich und zuverlässig auszuführen. Auf einer Akutstation sind die Anforderungen in dieser Beziehung viel größer als auf einer Station mit Chronischkranken. Die Behandlungspflege (Verabreichen von Injektionen, Infusionen u.a.) kann in der Nacht erschwert sein (z.B. wegen der Schläfrigkeit des Patienten) und erfordert von der Schwester Geduld und Ausdauer.

1.5.4 Beziehung zum Patienten

Wir werden in einem späteren Kapitel (Kommunikation und Interaktion) über die zwischenmenschlichen Beziehungen sprechen. Alles, was dort gesagt wird, gilt auch für die Nachtwache im Umgang mit ihren Patienten. Zusätzlich ist daran zu denken, daß kranke Menschen sich nachts vermehrt einsam, isoliert und traurig fühlen. Oft sind es nächtliche Stunden, in denen der Kranke nicht einschlafen kann, und in ihm die Bereitschaft, der Wunsch oder ein starkes Verlangen nach einem Gespräch wächst.

Die Anforderungen an die Schwester, die Nachtwache hält, sind groß. Trotzdem sollte sie noch offen sein für den Menschen: hellhörig sein, wenn er sich mitteilen möchte; sich um ihn kümmern, wenn er in irgendeiner Weise zeigt, daß er die Gegenwart eines andern und Hilfe braucht; ihm Verständnis entgegenbringen, wenn er traurig oder trostlos ist; ihm antworten, wenn er Fragen stellt.

Das Tun der Nachtschwester kann routinemäßiges Arbeiten nach Verordnung sein, es kann aber Pflege sein mit hohem therapeutischem Wert, Dienst am einzelnen in der Bemühung um die Wiedererlangung der Gesundheit (oder Vorbereitung auf einen friedlichen Tod).

Testfragen

- Beschreiben Sie ein Krankenzimmer und begründen Sie Ihre Angaben (S. 49)
- Nennen Sie die Anforderungen, die Sie an das Mobiliar eines Krankenzimmers, insbesondere an ein Krankenbett stellen (S. 50f.)
- Nennen Sie zwei Spezialbetten (S. 55f.)
- Zählen Sie die Gesichtspunkte auf, die Sie beim Betten und Beziehen eines Krankenbettes beachten und sagen Sie, wovon Sie diese ableiten (S. 57)
- Erklären Sie die Begriffe: Schlafbedürfnis, Schlafrhythmus und Schlafstörungen und geben Sie jeweils 1–2 Beispiele (S. 62f.)
- Nennen Sie mindestens 3 Aufgaben der Nachtwache und zeigen Sie an einem konkreten Beispiel, wie Sie diese verstehen (S. 65f.)

Weiterführende Literatur

Finke, J., W. Schulte: Schlafstörungen, Ursache und Behandlung. Thieme, Stuttgart 1970

Österreichischer Krankenpflegeverband: Die Überwachung des Patienten als Aufgabe der Krankenschwester, 2. Aufl. Urban & Schwarzenberg, München 1974

Prospekte verschiedener Firmen: Krankenbett, Bettzubehör, Krankenmobiliar

Roche, Wissenschaftlicher Dienst: Aspekte des Schlafes. Hoffmann-La Roche, Basel 1969

Rheault, M.C.: Le nursing, Aspects fondamentaux des Soins. Editions du Renouveau Pédagogique, Montréal 1973

Schönstein, L.: Krankenbeobachtung: Der Schlaf, 2. Aufl. Deutscher Berufsverband für Krankenpflege e.V., Frankfurt/Main 1972

2 Lagerung und Mobilisation

Sequenzziel (Intention)
Sie wissen um die Wichtigkeit eines gut funktionierenden Körpermechanismus und können Schäden, wie Kontrakturen, Deformationen und Druckstellen verhüten. Sie lernen sich eine bestmögliche Arbeitshaltung anzueignen, die Sie vor Haltungsschäden schützt.
Dieses Kapitel vermittelt Ihnen einige Methoden, die Ihnen helfen, den Patienten beim Liegen, Lagewechsel, Sitzen und Gehen zu unterstützen. Dazu dienen Ihnen verschiedene Hilfsmittel, wovon wir Ihnen einige vorstellen, mit dem Ziel, daß Sie Anregungen erhalten und Ihre eigene Initiative entwickeln lernen, damit sich Ihre Patienten wohlfühlen und vor zusätzlichen Schäden bewahrt bleiben.

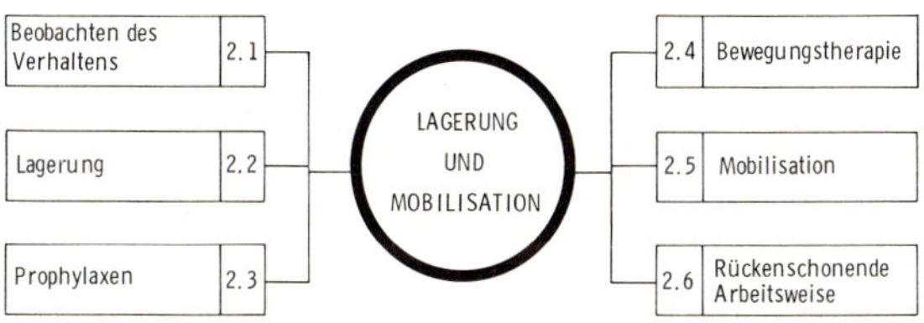

Prinzip

Immobilität oder falsche Lagerungen, unkorrekte Bewegungen oder Haltungen führen zu Schäden an Knochen, Gelenken, Muskeln, der Haut und andern Organen.

▼

Es liegt somit im Aufgabenkreis der Schwester
- Haltung und Verhalten des Patienten zu beobachten und wenn nötig und möglich zu korrigieren;
- die Patientenlagerung so vorzunehmen, daß die physiologischen und pathophysiologischen Gegebenheiten berücksichtigt werden, um möglichst jede Schädigung auszuschließen;
- den Patienten – in Zusammenarbeit mit den Physiotherapeuten – bei der Durchführung von Bewegungsübungen, beim Aufstehen und Gehen zu unterstützen. Sie wendet dabei all jene Hilfsmittel an, die ihrem eigenen Körpermechanismus Schutz und Unterstützung bieten.

Voraussetzung

Lesen Sie: *Unterstützung des Patienten beim Gehen, Sitzen, Liegen und Lagewechsel* in Grundregeln der Krankenpflege (V. Henderson) S. 29–31.

2.1 Beobachtung des Verhaltens

Lernziel

Dieses Kapitel gibt Ihnen die Grundlagen dafür, daß Sie
- die Lage, die der Patient im Bett einnimmt, beurteilen und darüber Auskunft geben können;
- über die normale Beweglichkeit und Bewegungsstörungen Angaben machen und diese anhand bestimmter Beispiele erklären können;
- die Körperhaltung beurteilen und darüber berichten können.

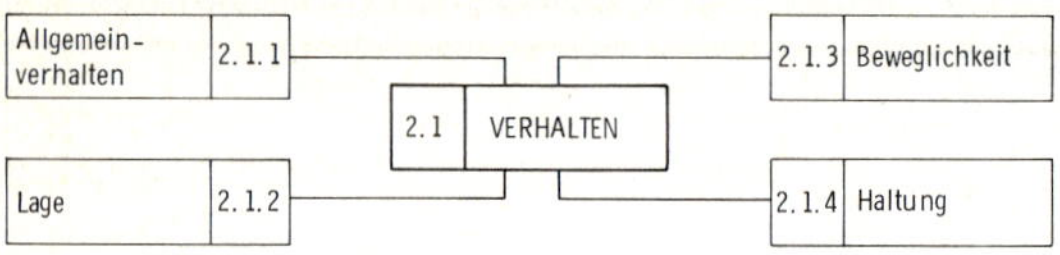

Prinzip

Verhalten ist ebensosehr Ausdruck innerer (seelisch-geistiger) Empfindungen wie Ausdruck von körperlichem Unbehagen (Schmerz, Bewegungseinschränkung u.a.) oder Wohlbefinden.

▼

- Die geübte Beobachtung des Verhaltens eines Menschen, besonders des kranken Menschen, gibt uns wichtige Hinweise auf sein körperliches, psychisches und soziales Wohlbefinden.

2.1.1 Allgemeinverhalten

Bevor wir uns im folgenden der Beobachtung von Einzelheiten hinsichtlich Verhalten zuwenden, müssen wir uns bewußt werden, daß nur die *Beobachtung des Menschen als Gesamtheit* Sinn und Wert hat. Das beginnt bei der Beobachtung der Anteilnahme des Kranken an seiner Umgebung und setzt sich fort bis zur kleinsten Veränderung, z.B. seiner Gestik. Bevor wir aber mit geübtem Blick den ganzen Menschen erfassen können, müssen wir lernen, auf kleine Einzelheiten zu achten. Erst allmählich werden wir fähig, den Menschen in seiner Ganzheit zu sehen und die Einzelveränderungen richtig zu deuten.

2.1.2 Lage

Die Lage, die der Kranke im Bett einnimmt, ist sehr aufschlußreich und gestattet ein wertvolles Urteil über den Krankheitszustand. Für den Gesunden oder Leichtkranken ist ein mehr oder weniger häufiger Wechsel der Lage charakteristisch. Bei zunehmender Schwäche oder bei Kollaps läßt der Muskeltonus nach; der Kranke liegt in schlaffer Rückenlage zusammengesunken im Bett. Wir können somit zwischen einer *aktiven* und einer *passiven* Lage unterscheiden.
- *Die aktive Lage* ist eigentlich nur dem Gesunden oder Leichtkranken möglich. In diesem Fall verändert der Mensch seine Lage selbständig – ohne Hilfe und Unterstützung – und ist bei dieser Lageveränderung ganz (oder doch fast) unbehindert. Er kann sich drehen, kann aufsitzen, kann sich bewegen.
- *Die passive Lage* ist typisch für bewußtlose oder gelähmte Patienten. Sie sind nicht mehr in der Lage, selber zu bestimmen, wie sie liegen wollen, vor allem können sie selber nichts oder nur sehr wenig daran ändern: *Wie wir sie betten, so bleiben sie liegen.* Bei nichtbewußtlosen Patienten kann dies eine große psychische Belastung bedeuten, vor allem dann, wenn beim Betten nicht größte Sorgfalt angewendet und ihre Bedürfnisse nicht berücksichtigt werden. Daneben besteht bei allen Patienten, die passiv liegen, große Pneumonie-, Kontrakturen- und Dekubitusgefahr. Neben den regelmäßigen Lageveränderungen sind noch zusätzliche Maßnahmen zu treffen (siehe unter 2.3 dieses Kapitels).
- *Von Zwangslage* spricht man, wenn der Patient eine Lage einnimmt, um z.B. Schmerzen zu verringern; er schont sich selbst, darum spricht man auch von *Schonlage*.
  Einige Beispiele:
  Kranke mit Atemnot bevorzugen eine sitzende Stellung, um besser Luft zu bekommen. Kranke mit Affektionen im Bereich des Thorax (Rippen, z.B. Rippenfraktur; Rippenfell, z.B. Entzündung = Pleuritis; Lungen, z.B. Lungenentzündung = Pneumonie) legen sich auf die kranke Seite, um

diese ruhig zu stellen und besser atmen zu können.
Kranke mit Knochen- oder Gelenkverletzungen halten die betroffene Extremität in sog. Mittelstellung, d.h. leicht gebeugt, um die Schmerzen etwas zu erleichtern. Kranke mit Bauchbeschwerden (Bauchkrämpfe, Blinddarmentzündung (= Appendizitis) u.a. ziehen die Beine an, dadurch wird die Bauchdecke entspannt, und die Schmerzen sind erträglicher. Kranke mit Hirnhautentzündung (= Meningitis) zeigen das Bild der Nackensteifigkeit; der Hals ist überstreckt.

2.1.3 Beweglichkeit

Die natürlichen Bewegungsabläufe (Gehen, Laufen, Springen usw.) werden durch das Zusammenspiel verschiedener Faktoren ermöglicht: Von großer Wichtigkeit ist die *Muskeltätigkeit,* die durch das Nervensystem gesteuert wird. Für das *Gleichgewicht* und die *Bewegungsregelung* ist das *Labyrinth* (Teil des Innenohres) verantwortlich. Aber auch die Tastorgane und das Auge sind dabei mitbeteiligt.

- *Normale Beweglichkeit:* Die Bewegungen geschehen mühelos und können willkürlich gesteuert und koordiniert werden.
- *Herabgesetzte Beweglichkeit:* Hier sind meist die *Gelenke* erkrankt (Versteifungen, Entzündungen, Verletzungen usw.). Auch die *Muskeln* können Ursache für erschwerte oder eingeschränkte Beweglichkeit sein. Wir kennen alle den »Muskelkater« nach anstrengenden Wanderungen. Langes Krankenlager mit Immobilität führt zu Muskelschwund (= Muskelatrophie) und Schwäche, was die Bewegung erschwert.
- *Lähmungen* können unvollständig (= Paresen) sein, in diesem Fall ist eine schwache Bewegung noch möglich. Absolute Bewegungseinschränkung liegt bei der Paralyse (= vollständige Lähmung) vor. Über Lähmungen informiert Sie das Kapitel: *Nervensystem* S. 748.

Wir wollen noch zwei spezielle Aspekte der Beweglichkeit betrachten: *den Gang* und *die Gestik.*

- *Der Gang:* Gang und Körperhaltung hängen zusammen, denn Nachlässigkeit, Müdigkeit oder Krankheit verändern nicht nur die Haltung, sondern auch den Gang. Beim gesunden Menschen ist er ausgeglichen, beim jungen Menschen leichtfüßiger und elastischer als beim alten. Gangstörungen äußern sich als unsicheres, ruckartiges, schleppendes oder auch steifes Sichvorwärtsbewegen. Es ist wichtig, daß die Schwester den Gang eines Patienten nicht nur beobachten, sondern auch beschreiben kann. Sie muß sich deshalb einen Wortschatz aneignen, der ihr das *Beschreiben* erleichtert. Der Gang eines Menschen kann sein: elastisch, kraftvoll, kraftlos, schlürfend, trippelnd, unsicher, steif, schwankend, hinkend, ungelenk usw. – Krankheiten, die zu Gangstörungen führen, sind vor allem Erkrankungen des Nervensystems und des Skelettsystems.
- *Die Gestik* hängt nicht nur mit der *Beweglichkeit* zusammen. Sehr oft ist sie auch Ausdruck des seelisch-geistigen Geschehens und drückt Freude oder Trauer aus. Oft sagt sie uns mehr als Worte – oder sie sagt uns das, was uns der Kranke verbal nicht mitteilen kann oder will (= averbale Mitteilung). Diese zu deuten verlangt große Menschenkenntnis und Übung und darf nur mit Vorsicht interpretiert werden, damit keine falschen Schlüsse gezogen werden. Versuchen wir deshalb, *das* zu berichten, was wir *beobachten* und nicht das, was wir dahinter *vermuten oder davon ableiten.* Die Gestik ist z.B.: lebhaft, harmonisch, unharmonisch, hastig, leblos, steif usw.

2.1.4 Haltung

Beim gesunden Menschen sollte die Körperhaltung gerade, aufrecht, locker und harmonisch sein. Oft ist sie es nicht. Der Mensch wirkt gebückt, müde, ohne Elastizität. Hängende Schultern und gebeugter Rücken bei jungen Menschen können Ausdruck von Bequemlichkeit und Nachlässigkeit, aber auch von psychischer Belastung (Kummer, Angst) oder gar das Symptom einer Krankheit sein.

- *Stehen: Der gesunde Mensch* hält den Körper aufrecht, den Kopf erhoben, die Schultern leicht abduziert und das Abdomen flach und entspannt. Die Arme sind im Ellbogengelenk leicht gebeugt, die Handgelenke gestreckt und die Finger leicht gebeugt. Die Beine sind im Kniegelenk leicht gebeugt, die Fußspitzen zeigen gerade nach vorn. *Der kranke Mensch* kann vielleicht nicht aufrecht stehen, oder er kann sich nicht über längere Zeit aufrecht halten. Seine Haltung kann steif, unharmonisch oder unsicher sein.

- *Sitzen: Der gesunde Mensch* sitzt mit aufrechtem Oberkörper und erhobenem Kopf. Die Schultern sind leicht nach vorn geneigt, die Arme und Hände in Ruhestellung. Die Oberschenkel sind (im Hüftgelenk) im rechten Winkel zum Körper gebeugt, ebenso die Knie. Der Unterschenkel ist locker, die Füße werden auf dem Boden oder auf einem Schemel abgestützt. *Der kranke Mensch* kann oft nicht aufrecht sitzen, er sinkt zusammen. Steife Gelenke erschweren das Sitzen oder machen es unmöglich. Auch hier kann die Haltung steif, unharmonisch oder gespannt sein.
- *Liegen: Der gesunde Mensch* liegt entspannt und nimmt die ihm eigene Stellung, in der er sich wohl fühlt, ein. Er wechselt die Lage und wird abwechselnd auf dem Rücken, in rechter oder linker Seitenlage oder sogar auf dem Bauch liegen. *Der kranke Mensch* braucht Unterstützung und Hilfsmittel zur bequemen Lagerung. Wir achten darauf, daß er entspannt liegt, eine gute Atmung möglich ist, Kontrakturen und andere Schädigungen vermieden werden (siehe auch Prophylaxen S. 78 ff. und Hilfsmittel zur Lagerung S. 71 ff.).

2.2 Lagerung der Kranken

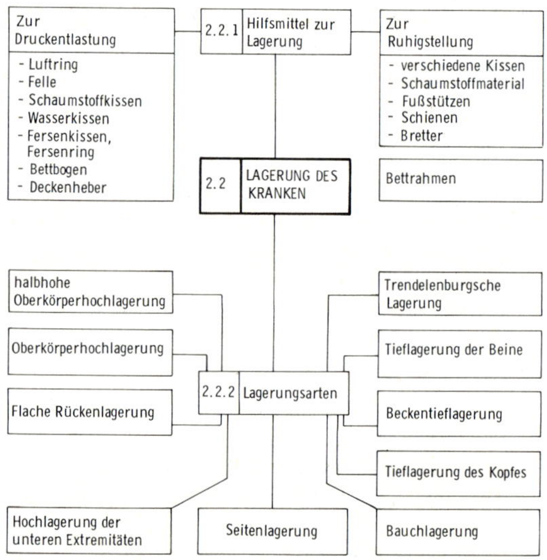

Lernziel

Das Studium dieses Kapitels gibt Ihnen Anregungen, die beschriebenen Lagerungen zu üben und mit dem Lagerungsmaterial umzugehen. Sie können:

- die Hilfsmittel zur Lagerung und deren Anwendung benennen und zwar: a) zur Druckentlastung, b) zur Ruhigstellung;
- Angaben machen über allgemein gültige, d.h. grundsätzliche Punkte zur Lagerung und können davon mindestens 4 Lagerungsarten ableiten;
- an einem Beispiel eine typische Lagerungsart erklären und Auskunft geben über Zweck und Anwendung der notwendigen Hilfsmittel. Sie können Ihre Aussagen begründen.

Prinzip

Die physiologische Lagerung ist die sog. Mittelstellung, die dem Organismus am besten entspricht und den Menschen am wenigsten belastet.

▼

Immer ist dabei auch den pathophysiologischen Veränderungen Rechnung zu tragen (z.B. Oberkörperhochlagerung bei Atemnot, Kopftieflage bei Schock). Daraus ergeben sich Abweichungen von vorgegebenen Schemata, die von der Schwester rasch erfaßt werden müssen. Folgende Richtlinien haben aber immer Gültigkeit:

- Es soll so wenig Lagerungsmaterial wie möglich gebraucht werden.
- Das Lagerungsmaterial soll so kurzfristig wie möglich im Bett belassen werden.
- Hohllagerung ist der Weichlagerung vorzuziehen.
- Flachlagerung ist immer idealer als Oberkörper-Hochlagerung, da letztere die Wirbelsäule belastet.

2.2.1 Hilfsmittel zur Lagerung

2.2.1.1 Zur Druckentlastung

Luftringe (Abb. 1)
Luftringe haben auch heute noch ihre Berechtigung bei Patienten mit Operationswunden, Abszessen und andern Erkrankungen im Bereich des Anus oder des Genitalbereichs.
Sie bestehen aus Gummi und können aufgeblasen werden. Die Luftringe dürfen nicht zu prall und nicht zu wenig gefüllt sein, wenn sie ihren Zweck erfüllen sollen. Um ein Maß für den richtigen Füllungsgrad zu haben, legt man den Gummiring auf eine feste Unterlage und drückt mit beiden Vorderarmen auf den Ring. Dabei soll man die Unterlage eben noch berühren können. Der Luftring wird in eine quadratisch zusammengelegte Unterlage geschoben. Das Ventil soll auf die Seite oder zwischen die Beine des Patienten zu liegen kommen.

Felle

Echte Schaffelle haben im Vergleich zu den synthetischen Fellen Vorteile. Im Krankenhaus wird man oft zu den synthetischen Fellen greifen müssen, da sie billiger und leichter waschbar sind.
Das echte Schaffell bietet eine optimale Dekubitusprophylaxe durch
- Druckausgleich (kein Verfilzen, gute Verteilung der Wollfasern);
- Feuchtigkeitsabsorption (die natürlichen Wollfasern haben die Eigenschaft, aufzunehmen und wieder abzugeben);
- Temperaturausgleich (Schaffell wirkt in starkem Maß wärmeausgleichend);
- Luftzufuhr (das Fett bildet ein klimatisches Luftpolster);
- Verträglichkeit (weil das Fell ein natürlich und organisch gewachsenes Produkt ist).

Synthetische Felle haben aber nebst der Preislage auch ihre Vorteile. Sie bestehen aus Kunstfasern und verfilzen deshalb nicht. Sie sind hygienisch, weil sie in der Waschmaschine gewaschen werden können.
Das dichte, luftdurchlässige Fell macht das Liegen angenehm, verteilt das Körpergewicht gleichmäßig und verhindert Druckstellen. Durch die gewährleistete Luftzirkulation entsteht keine Wärmestauung, dadurch können unangenehme Wärmeeinwirkungen und darauffolgende Hautreizungen vermieden werden. Damit eine gute Luftzirkulation gewährleistet ist, sollte der Patient direkt auf dem Fell liegen.
Felle gelten heute als bestes Mittel zur Dekubitusprophylaxe.
Sie verdrängen die weniger günstigen Schaumstoffkissen immer mehr. Bei jedem ganz-bettlägerigen Patienten sollten Felle eingebettet werden.

Schaumstoffkissen
Sie sind in verschiedener Ausführung und Qualität anzutreffen und bedeuten ein brauchbares Lagerungsmittel zur Druckentlastung.
Sie müssen, in einen weichen Plastikbezug eingeschlagen, unter der Stoffunterlage eingebettet werden.
Die gelochte Seite bettwärts einbetten, der Patient fühlt sich so wohler auf dem Schaumstoffkissen.
Bei hohen Schaumgummikissen ist die Höhendifferenz zu den Kopfkissen auszugleichen.
Nachteile der Schaumstoffkissen wirken sich auf den Patienten aus. Er schwitzt vermehrt und der Plastiküberzug hat bald viele Falten, die ihrerseits wieder einen Dekubitus fördern.

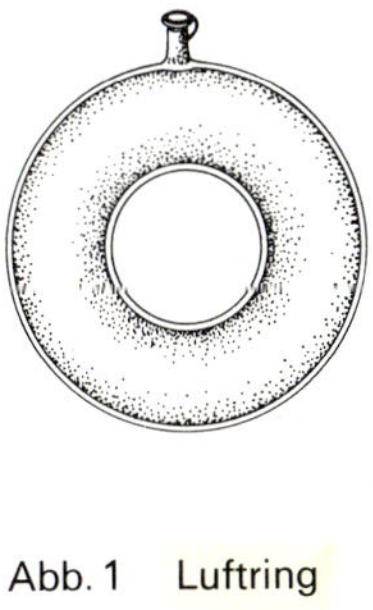
Abb. 1 Luftring

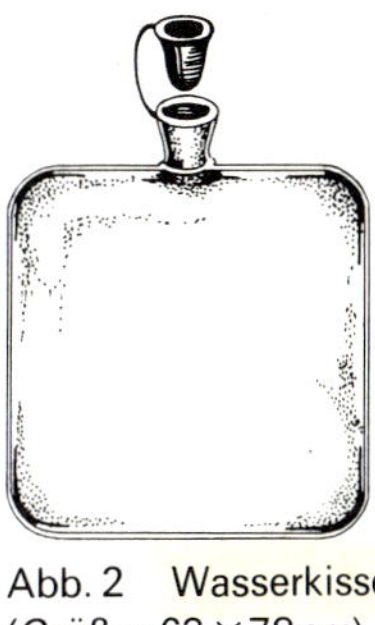
Abb. 2 Wasserkissen (Größe: 63 × 78 cm)

Wasserkissen (Abb. 2)
Sie sind sinnvoll zur frühzeitigen Dekubitusprophylaxe für Druckausgleich anzuwenden.
Als nachteilig wird oft das Auffüllen und

Einbetten des Wasserkissens empfunden. Liegt es aber einmal im Bett, macht es keine besondere Arbeit mehr und hat darum bei Langzeitpatienten auch heute noch seine Berechtigung. Der Kranke fühlt sich darauf meist wohl. Das Wasserkissen besteht aus Gummi, braucht daher keinen zusätzlichen Schutz, ist aber sauber zu halten (Kontrolle und evtl. Reinigung bzw. Desinfektion mit dem Betten verbinden). Es wird direkt unter der Stoffunterlage eingebettet (evtl. zusätzlich Zebatex-Unterlage verwenden, das Wasserkissen wird dadurch besser geschützt, ohne daß diese weiche Unterlage die therapeutische Wirkung beeinträchtigt).

Zum Füllen brauchen wir auf einem Wagen gerichtet:

- das Wasserkissen (Abb. 2),
- eine Stoffunterlage (auf der das Kissen liegt und worauf es ins Bett transportiert wird),
- einen Stock,
- einen Krug und Trichter oder spezielle Schlauchverbindung.

Einfüllen

- Man läßt warmes Wasser (37–39 °C) in das auf einem Wagen liegende Kissen einfließen.
- Ist das Kissen etwa zur Hälfte gefüllt, rollt man den Stock von unten her zur Öffnung hin. (Damit stößt man die enthaltene Luft heraus; Achtung Wasserspritzer!)
- Erst wenn der Schraubenverschluß geschlossen ist, soll der Stock entfernt werden.
- Die Prüfung für die richtige Füllung erfolgt wie beim Luftring.

Bei Nichtbenützung: Aufbewahren wie Luftring: desinfizieren, trocknen, mit Luft füllen.

Die Spaltmatratze (nach Plümer)

Es handelt sich dabei um verschiebbare Matratzenelemente, die ein Hohllagern der gefährdeten oder bereits defekten Hautstelle ermöglicht. Beim Beziehen der Matratze ist darauf zu achten, daß das Leintuch nur in der Breite und nicht in der Länge gespannt wird. Es muß locker in den Spalt hineingelegt werden, so daß der ganze Spalt damit ausgekleidet ist und nicht überbrückt wird.

Abb. 3 Spaltmatratze. Die Spalten können nach Bedarf verschoben werden.

Die gefährdete Stelle wird über dem Matratzenspalt gelagert, damit ihre Versorgung über die Gefäßleitungen (Blut, Lymphe, Nerven) von den Seiten her ohne Druckbelastung erfolgt. Der Spalt *darf auf keinen Fall breiter als 10 cm* sein, also ein kleines Auflagesegment. Wenn der Patient *gleichzeitig ein Sitzbein- und Kreuzbeindruckgeschwür* hat, soll immer das Sitzbein über dem Spalt gelagert werden. Durch die leichte Senkung der Sitzpartie im Spalt wird die Hautfalte unterhalb des Kreuzbeins geglättet und das Kreuzbein etwas gelüftet, so daß Sitzbein- und Kreuzbeinwunde *gleichzeitig entlastet* sind.

Für den gelähmten Patienten ist es vorteilhaft, nachts die Sitzpartie über einem Spalt zu lagern, um das Gewebe von der Sitzdruckbelastung am Tage zu regenerieren. Der Patient kann *bis zu 8 Std.* auf dem Spalt liegen, ohne in eine *andere Lage gebracht* zu werden.

Antidekubitusmatratze = Wechseldruck-Auflegematratze (Abb. 4)

Durch diese Spezialmatratze wird ein automatischer, kontinuierlicher Wechsel aller Druckzonen erreicht, denen der bettlägerige Körper ausgesetzt ist. Jede Körperzone wird im Laufe von 24 Stunden jeweils 12 Stunden lang von jeglichem Druck befreit. Die Druckveränderung erfolgt allmählich und geräuschlos und wird vom Patienten nicht wahrgenommen.

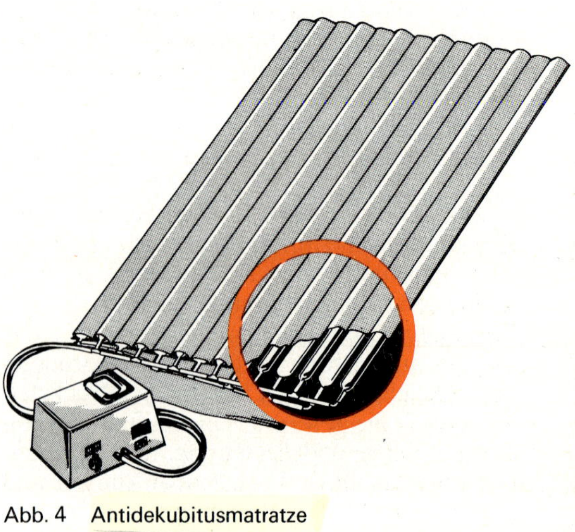

Abb. 4 Antidekubitusmatratze

In die Matratze sind 2 Systeme von je 10 Luftkammern in Längsrichtung angeordnet.
Das einzelne Luftsystem faßt jede 2. Luftkammer zusammen:
Luftsystem 1 = Kammer 2, 4, 6, 8, 10,
Luftsystem 2 = Kammer 1, 3, 5, 7, 9.
Jedes der beiden Systeme hat einen eigenen Schlauchanschluß am Fußende der Auflegematratze. Diese werden an ein Spezialaggregat (Stromlieferung) angeschlossen. Die Luftkammern füllen sich innerhalb von 10 Minuten mit Luft.

Beachte

- Der Patient soll nicht ins Bett gelegt werden, bevor die Matratze richtig arbeitet.
- Dicke Tücher oder Gummiunterlagen sollen nicht auf die Antidekubitusmatratze gelegt werden. Es genügt ein einfaches Leintuch (gespannte Gummiunterlagen oder zu straff angezogene Tücher verhindern, wie auch beim Wasserkissen, die therapeutische Wirkung).
- Vorsicht mit Nadeln, Kanülen und andern spitzen Gegenständen! (Beschädigung der Matratze).
- Reinigung der Matratze mit Wasser, Seife und einem Desinfektionsmittel.

Fersenkissen, Fersenringe
Die Kissen sind meist zu hart, weshalb eine Hohllagerung anzustreben ist. Der Nachteil der Fersenringe (Schaumstoff) ist ihre Verschiebbarkeit. Sie eignen sich daher nur für immobile Patienten. Neu und sehr ideal sind die Posey-Fersenschützer mit Ventilation (Abb. 5).

Zur Entlastung von oben, um den Druck durch die Bett-Tücher aufzuheben, kommen verschiedene Modelle von *Drahtbügeln* und *Bettbogen* oder seitlich montierbare *»Bettgabeln«* zur Anwendung. Sie dienen als *Deckenheber* (Abb. 6). Nach der Benützung ist eine gründliche Desinfektion und Reinigung notwendig.

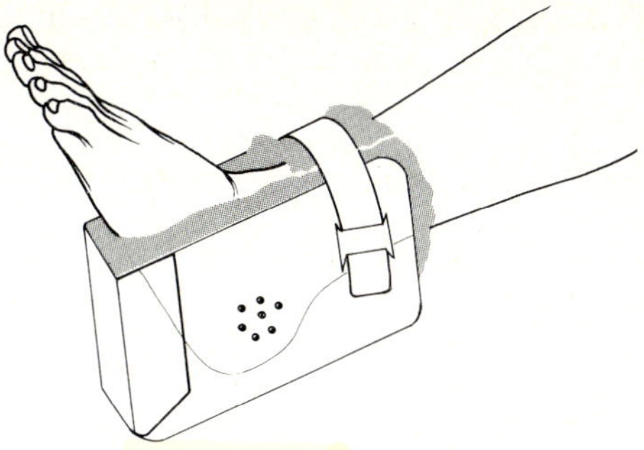

Abb. 5 Fersenschützer. Dieser waschbare »Posey«-Fersenschützer mit Ventilation besteht aus Chemiefaser-Lammfell. Der hohe Flor »trägt« die Ferse und verhindert dadurch Druckstellen. Zwei seitliche Ventilationsöffnungen sorgen für vermehrte Luftzirkulation. Der Patient ist in seinen Bewegungen nicht eingeengt. Er kann die Füße im Bett frei bewegen. Der Fersenschützer wird mit einem Velcro-Klettenverschluß am Fuß festgehalten

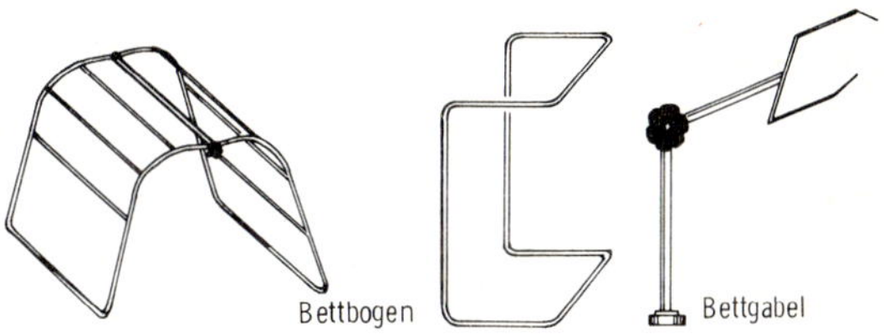

Abb. 6 Bettbogen und -gabel (Deckenheber)

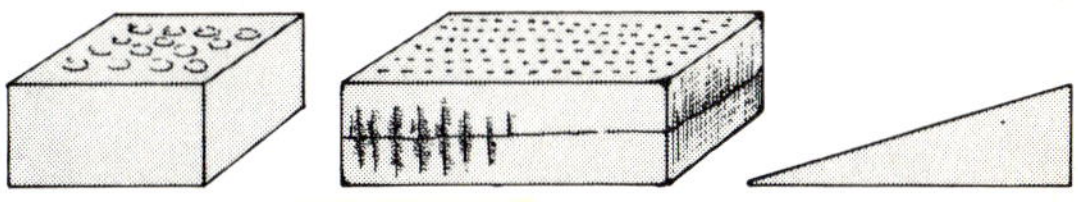

Abb. 7 Schaumstoffkissen

2.2.1.2 Zur Ruhigstellung

Verschiedene Kissen

- *Spreukissen* sind mit Dreschabfällen des Getreides gefüllt. Sie eignen sich des gröberen Inhaltes wegen besser zur Hochlagerung und Hohllagerung als zur Weichlagerung.
- *Hirsekissen* enthalten das Mahlprodukt von Hirsekörnern, welches feiner ist als Spreu. Es schmiegt sich dem entsprechenden Körperteil an und ist deshalb zur Weichlagerung geeignet.

- *Roßhaarkissen* stellen ein solides, halbweiches, in der Form bleibendes Lagerungsmaterial dar, z.B. die flachen Roßhaarkissen als Lendenkissen oder die Nacken- bzw. Schlummerrollen zur angenehmen Nacken- und Kopfstütze.
- *Sandsäcke* werden gebraucht zur Ruhigstellung der Extremitäten, z.B. bei Frakturen oder zur Verhütung und Korrektur einer Fehlstellung. Kleine Sandsäcke werden auf Punktions- und Operationsstellen gelegt zur Blut- und Schmerzstillung oder prophylaktisch zur Kompression.
- *Schaumstoffmaterial* jeglicher Form (viereckig, rechteckig, keilförmig usw.) (Abb. 7) ist ein ideales Lagerungsmittel. Es kommt häufig als Fuß- und Beinstütze zur Anwendung. Der Überzug muß den hygienischen Anforderungen angepaßt sein (abwaschbar, desinfizierbar und strapazierbar).

Als Fußstützen kommen außer der schon besprochenen Schaumstoffeinlage in Frage:
- Holzkistchen,
- Holzbrettchen,
- verstellbare Spezialfußstützen (z.B. Abb. 8),
- aufgestellte Spreusäcke u.a.

Alle diese Hilfsmittel dienen neben der Ruhigstellung auch der *Spitzfußprophylaxe.*

Schienen dienen der absoluten Ruhigstellung bei Frakturen, akuter Venenentzündung u.a. Die wichtigsten Schienen sind:
- Kramer-Schiene (9a)
- Volkmann-Schiene (9b)
- Braun-Schiene (9c)
- Schaumstoffschiene (nach Keel) (9d)

Das Brett unter der Matratze; idealer zu handhaben, aber von gleicher Wirkung, ist die zusammenrollbare Lattenkonstruktion (Abb. 10). Beides kommt bei Patienten mit Rückenleiden oder nach Rückenoperationen zur Anwendung und wird unter die Matratze eingebettet.
Bei den eingebetteten Materialien am Fußende des Bettes muß unbedingt darauf geachtet werden, daß genügend Spielraum für die Füße vorhanden ist. Sind die Füße direkt an die Fußstütze angelegt, zieht der Patient (vor allem der Hemiplegie-Patient) das Bein reflexartig zurück und es kann zu Kontrakturen kommen.

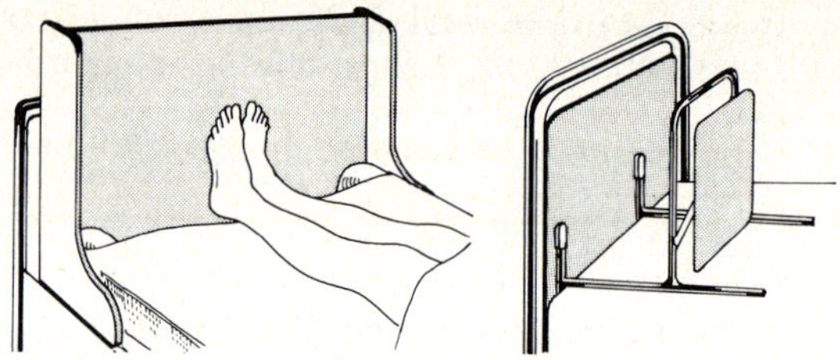
Abb. 8 Fußstützen

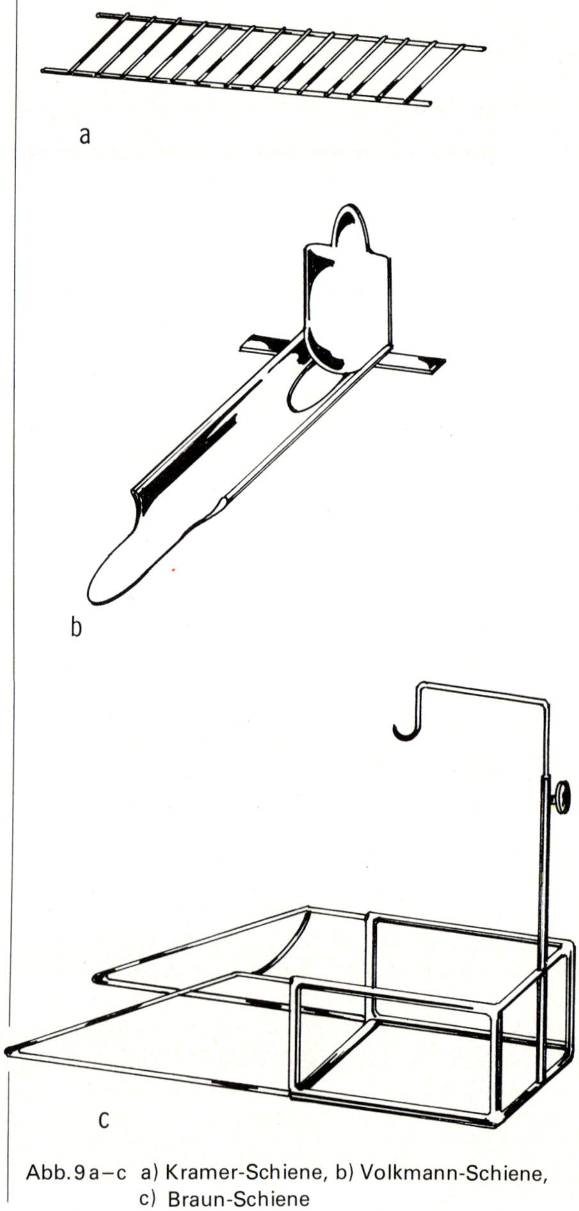

Abb. 9a–c a) Kramer-Schiene, b) Volkmann-Schiene, c) Braun-Schiene

2.2.1.3 Der Bettrahmen

Bettrahmen sollen früh genug angebracht werden. Erforderlich sind sie bei unruhigen und benommenen Patienten. Das Einverständnis und Verständnis des Patienten kann dafür nicht immer erwartet werden. Andererseits bekommt der Patient oft das Gefühl der Sicherheit.
Das Montieren der Bettrahmen ist von der Bettenkonstruktion abhängig. Mit einigem Handgeschick wird dies jeder Schwester möglich sein.

> Niemals darf ein Patient wegen unserer Vergeßlichkeit oder Gleichgültigkeit aus dem Bett fallen!

2.2.2 Lagerungsarten (Abb. 11)

Ein wesentlicher Teil jedes Behandlungsplanes stellt die richtige Lagerung des Kranken dar. Falsche Lagerung führt zu zusätzlichen Komplikationen, auch fühlt sich der Patient dabei nicht wohl. Die erforderliche Lagerung des Patienten entspricht nicht immer seinen Wünschen. Wir wollen uns aber bemühen, ihm ein möglichst hohes Wohlbefinden zu verschaffen und zugleich auch den Zweck verfolgen, der durch die einzelne Lagerung erzielt wird. Fachgerechtes Lagern von Patienten ist eine Gabe, aber auch eine Fähigkeit, die gelernt und entwickelt werden muß. In besonderem Maß ist der Hilflose und der Schwerkranke auf unsere sorgfältige Hand und das geübte Auge angewiesen, vor allem dann, wenn es sich um eine langfristige Pflege handelt.

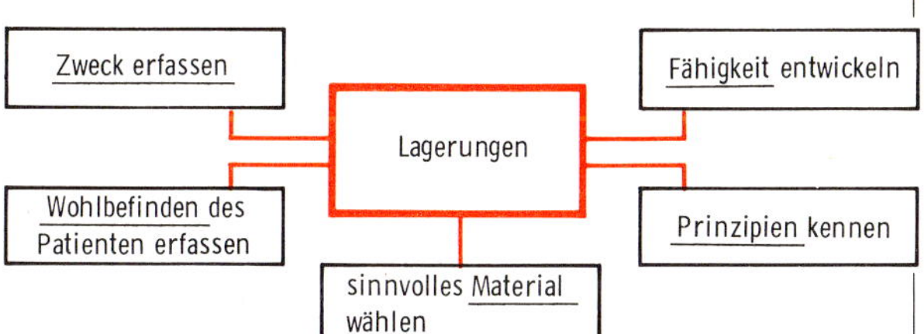

a) Halbhohe Oberkörperhochlagerung
Zweck:
- Fördert das Wohlbefinden des Patienten,
- hilft mit zur Erhaltung der Bewegungsfähigkeit,
- erleichtert die gute Atmung.

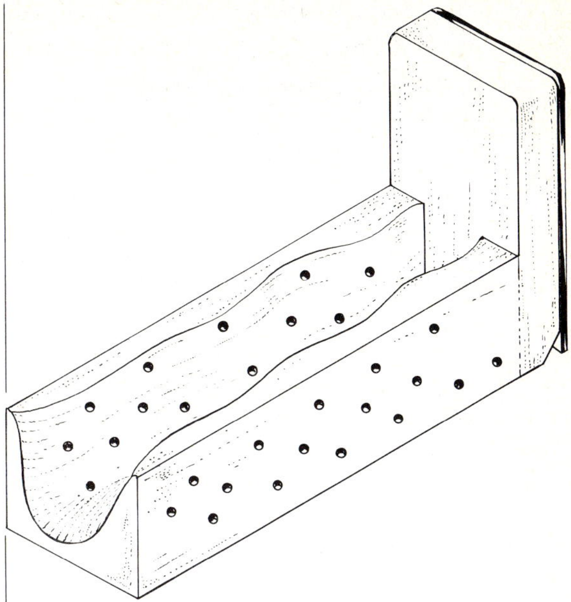

d

Abb. 9 d) Schaumstoffschiene nach Keel

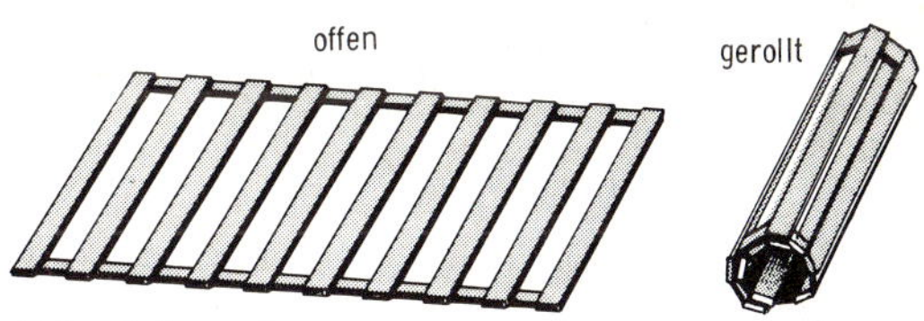

Abb. 10 Lattenbrett

Material:
- Fell, Schaumstoffkissen usw.,
- Spreukissen (Knie und Fersen nach Bedarf),
- Lendenkissen,
- Fußstütze.

b) Oberkörperhochlagerung
Zweck:
- Erleichterung beim Essen,
- Vergrößerung der Bewegungsfreiheit,
- Erleichterung der Atmung; indem durch die zweckmäßige Lagerung der Arme der Schultergürtel gehoben wird, kommt es zur Erweiterung des Brustkorbes → freiere Atmung.

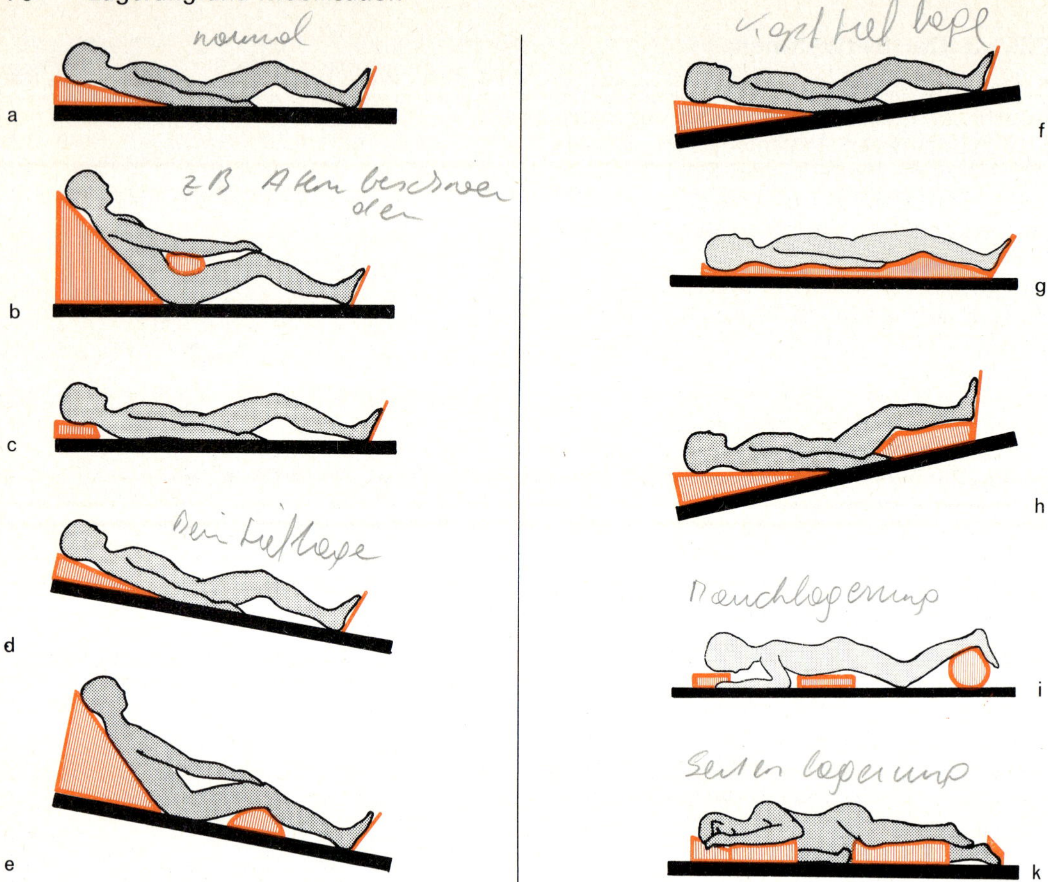

Abb. 11 a–k Lagerungsarten (s. Text)

Material:
- Schaumstoffkissen oder Fell,
- Knierolle nach Bedarf
- Spreukissen für die Fersen,
- Fußstütze,
- 2–3 Hirsekissen für die Arme.

Patient in die richtige Höhe bringen, d.h. Knickung des Kopfendes und des Gesäßes sollen übereinstimmen.

c) Flache Rückenlagerung

Zweck:
- Ruhigstellung und Entlastung der Wirbelsäule und des Beckens,
- Erfolgssicherung nach Operationen im Bereich der Wirbelsäule und des Beckens.

Material:
- Brett unter die Matratze,
- Ohrenkissen,
- evtl. Spreukissen,
- Fußstütze.

d) Tieflagerung der Beine (schiefe Ebene)

Zweck:
- Förderung der arteriellen Durchblutung.

Anwendung:
- bei Patienten mit arteriellen Durchblutungsstörungen an den unteren Extremitäten.

Material:
- evtl. Hirsekissen unter Oberschenkel und Knie,
- Spreukissen zur Fersenhohllagerung, auch darf das kranke Bein nicht am Bettende anstoßen,
- Fußstütze nur für das gesunde Bein,
- Bettbogen (Deckenheber).

e) Beckentieflagerung (Douglas-Lagerung)

tiefste Falte der Bauchhöhle = Douglas-Raum

Zweck:
- Abfließenlassen von entzündlicher Flüssigkeit in den Douglas-Raum.

Anwendung bei Patienten mit:
- perforiertem Blinddarm,
- Peritonitis (Entzündung des Bauchfells),
- Douglas-Abszeß.

Material:
- Schaumstoffkissen oder Fell,
- Kniekissen (große Knierolle),
- Fußstütze.

f) Tieflagerung des Kopfes

Zweck:
- Förderung der venösen Durchblutung,
- Autotransfusion – Selbsttransfusion → bessere Durchblutung der lebenswichtigen Zentren.

Anwendung:
- bei Patienten im Schock,
- in Ohnmacht,
- mit Blutverlust,
- nach Gefäßoperationen.

Material:
- Kniestütze, wenn nötig
- Fußstütze als Deckenheber,
- evtl. nur Ohrenkissen belassen.

g) Trendelenburgsche Lagerung

Es handelt sich dabei um eine besondere Art der obengenannten Lagerung (f).
Erhöht ist das *Becken*, wodurch eine Tieflagerung des Kopfes und der unteren Extremitäten (bei ebenem Niveau des Bettes) erreicht wird.

Anwendung:
- bei Patienten nach Beckenoperationen.

Material:
- Kissen zur Beckenhochlagerung,
- Ohrenkissen,
- Fußstütze.

h) Hochlagerung der unteren Extremitäten

Zweck:
- Förderung der venösen Durchblutung,
- Verhinderung und Reduktion von Ödemen.

Anwendung:
bei Patienten mit:
- Thrombophlebitis (Venenentzündung bei vorhandenem Thrombus),
- Ulcus cruris (Unterschenkelgeschwür),
- Ödemen (Schwellung durch Wasseransammlung im Gewebe),
- Hämatomen (Bluterguß),
- Osteosynthese (operative Knochenvereinigung),
- Varizektomie (Operation von Krampfadern = Varizen).

Material:
- Kniestütze,
- Fußstütze,
- evtl. Lagerungskissen für die Beine,
- Bettbogen (Deckenheber).

i) Bauchlagerung

Zweck:
- Dekubitusprophylaxe,
- Entlastung der Wirbelsäule,
- Korrektur von Kontrakturen,
- Schonung von Operationswunden im Bereich des Gesäßes.

Anwendung bei Patienten mit:
- Dekubiti,
- Verbrennungen,
- Rückenoperationen, Beinamputationen,

Beachte (bei der Seitenlagerung)

- Das untere Bein liegt in Streckstellung leicht nach hinten, das obere Bein darüber in Beugestellung nach vorn (auf Lagerungskissen). Durch das Aufliegen des Knies ist das Fallen nach vorn und nach hinten verhindert.
- Auf Druckstellen ist zu achten (Ohrmuschel, Beckenkamm, Ellbogen usw.).
- Eine gute und freie Atmung muß gewährleistet sein.
- Die Lagerung der Arme ist individuell verschieden.
- Spreukissen als Rückenstütze verhindern das Zurückgleiten in die Rückenlage.

Möglichkeiten der Armlagerung:
- Unten liegender Arm nach oben unter den Kopf oder im Winkel legen. Oben liegender Arm: Ellbogen leicht nach hinten ziehen, Hand auf den Körper oder auf ein Kissen legen.
- Unten liegende Schulter etwas nach vorne, Unterarm leicht erhöht auf Spreukissen lagern, Ellbogen des oben liegenden Armes leicht zurückziehen.

Die spezielle Lagerung des Hemiplegikers wird in einem späteren Kapitel »Störungen des Nervensystems« bzw. bei der Pflege des Apoplexiepatienten besprochen.

- Querschnittsläsionen,
- bei Säuglingen und Kleinkindern.

Material:
- Ohrenkissen,
- Spreu- und Hirsekissen unter die Beine,
- zwischen Rippenbogen und Beckenkamm ein Hirse- oder Spreukissen (Roßhaarkissen).

k) Seitenlagerung

Zweck:
- Entlastung einzelner Körperregionen, besonders bei regelmäßiger Umlagerung,
- Pneumonieprophylaxe durch verbesserte Atmung.

Anwendung:
- bei gelähmten und bewußtlosen Patienten,
- als Dekubitusprophylaxe und -therapie,
- als Entlastungslagerung bei schwerkranken Patienten.

Material:
- 4–5 Spreukissen,
- Schaumstoffkissen oder Fell,
- Fußstütze.

2.3 Prophylaxen

Lernziel

Die Lernenden können
- erklären, was das Wort Prophylaxe in der Krankenpflege bedeutet;
- über die Bedeutung der prophylaktischen Maßnahmen Angaben machen und diese begründen;
- Auskunft geben über die Gefahren, die beim bettlägerigen Patienten auftreten können;
- für die Dekubitus-, die Kontrakturen- und die Thromboseprophylaxe je mindestens drei Maßnahmen aufzählen und diese einer bestimmten Personengruppe zuordnen.

Definition:
Prophylaxe = Vorbeugung.
Im medizinischen Sinn handelt es sich um das Verhüten von Störungen oder Krankheiten, um vorbeugende Maßnahmen.

> **Prinzip**
>
> Ist die Beweglichkeit eingeschränkt, werden physiologische Körperfunktionen gestört. Es können u.a. Schädigungen an den Gelenken und der Haut auftreten. Im verlangsamten Blutstrom besteht die Gefahr der Gerinnselbildung.
>
> ▼
>
> Die physiologischen Abläufe müssen im Sinne einer prophylaktischen Pflege unterstützt und gefördert werden.

Wir beschränken uns im folgenden Kapitel auf die Prophylaxen, die bei der *Pflege* des kranken Menschen von Bedeutung sind.
Man vergesse dabei nicht, daß alle in der *Grundpflege* besprochenen Maßnahmen zugleich auch prophylaktische Maßnahmen sind:
- die Art und Weise des Empfangs des Kranken im Krankenhaus,
- die Körperpflege, besonders die Zahn-, Mund-, Nasenpflege usw.,
- die Mobilisation, insbesondere die Frühmobilisation und die Art und Weise, wie ein Patient mobilisiert wird,
- schließlich auch die angepaßte Ernährung des Kranken.

Die Krankenbeobachtung dient der Prophylaxe! Gute Beobachtung hilft zur Früherkennung von Komplikationen und somit zur Verhinderung oder doch Verminderung zusätzlicher Störungen und Krankheiten.
Die Behandlungspflege umfaßt immer auch prophylaktische Maßnahmen:
- Verhütung der Keimverschleppung durch Sauberkeit, gründliches Händewaschen, absolut aseptisches Arbeiten,
- richtiges Umgehen mit dem Material, um Verletzungen oder zusätzliche Schmerzen zu verhüten usw.

Unter dem Titel *Lagerung und Mobilisation,* den wir aus dem Gesichtspunkt der Unterstützung des Patienten beim *Gehen, Sitzen, Liegen und Lagewechsel* betrachten, werden wir von den im Strukturnetz aufgeführten Prophylaxen nur die rotumrandeten behandeln. Die Soor- und Parotitisprophylaxe können Sie im Kapitel *Körperpflege* S. 124ff. und die Pneumonieprophylaxe bei der *Atmung* S. 157ff. nachlesen.

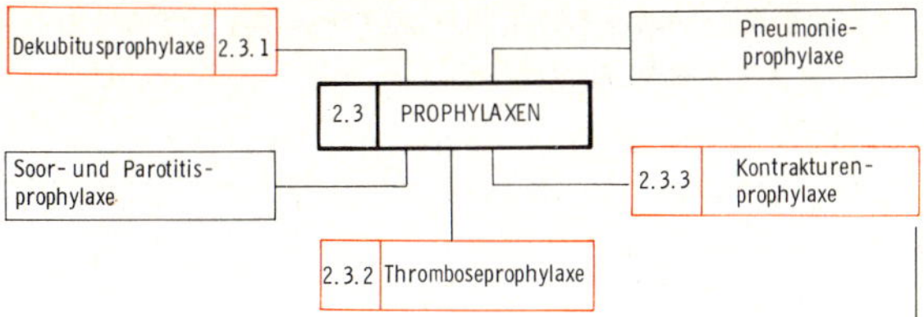

Die prophylaktischen Bemühungen und Maßnahmen sind nicht so sinnfällig wahrnehmbar wie z.B. das Heilen einer Wunde, das Abnehmen eines hartnäckigen Hustens oder das Verschwinden der Beschwerden bei einer Beinthrombose. Alle *vorbeugenden* Anstrengungen sind aber weit wertvoller für den Patienten und die Schwester. Sie liegen vielfach im Bereich der Selbstverantwortung der Schwester und stellen an sie Ansprüche der Initiative und der selbstlosen Ausdauer. Wir werden im folgenden einige grundsätzliche Maßnahmen zur gezielten Prophylaxe besprechen. Ein Patentrezept zum Erfolg gibt es nicht. Von Fall zu Fall muß in der Pflegegruppe das geeignete Vorgehen besprochen werden. Es wird ein Pflegeplan aufgestellt, der aber so flexibel sein muß, daß er immer neu dem Zustand und den Bedürfnissen des Kranken angepaßt werden kann. Die Maßnahmen zur Prophylaxe kann man grundsätzlich lernen. Aber erst die Übung und die Erfahrung geben die notwendige Sicherheit und Umsicht. Eine Schwester oder Pflegerin mit langjähriger Erfahrung ist die beste Lehrmeisterin. Sie hat durch eigene Initiative, Beobachtung und Versuche (vielleicht auch mißglückte) herausgefunden, was der einzelne Patient braucht. Bei ihr lernen wir kleine aber wertvolle Tips, die in keinem Lehrbuch stehen.

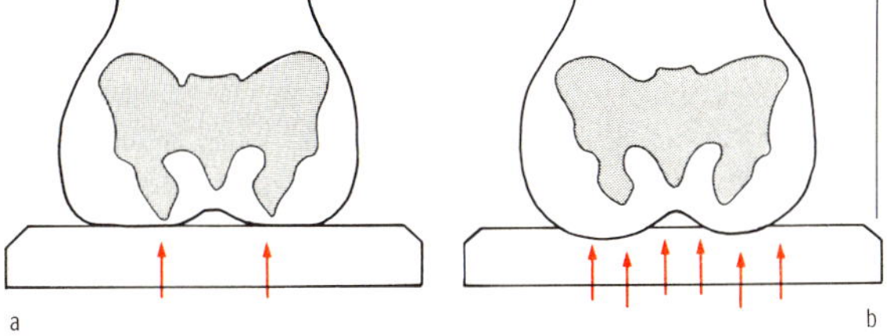

Abb. 12 a) Feste Oberfläche – der Druck konzentriert sich auf das Sitzbein
b) Bessere Druckverteilung durch verschiedene Antidekubitus-Lagerungsmaterialien

Darum der Grundsatz:
Schauen – hören – überlegen – fragen – und selber ausprobieren.
Prophylaxe lernt man, indem man sie ausführt.

2.3.1 Dekubitusprophylaxe

Das Auftreten von Dekubiti ist ein bedeutender Verzögerungsfaktor für die Genesung und erweist sich als sehr kostspielig in bezug auf die medizinische und pflegerische Betreuung. Dies läßt sich auf wirkungsvolle Weise durch medizinische Erkenntnis und angemessene Vorkehrungen vermeiden. 75 % der Fälle von Dekubiti treten am Kreuzbein, am großen Trochanter und an Sitzbeinvorsprüngen auf. Es handelt sich dabei um Knochenvorsprünge, bei welchen liegende und sitzende Patienten dem größten Gewebedruck ausgesetzt sind, sofern man nicht besonders darauf achtet, die Gewichtsverteilung auszugleichen und dadurch den Druck an diesen Stellen zu vermindern (Abb. 12).
Von alters her ist die Verhütung von Druckwunden (Druckgeschwüren, Wundliegen) eines der Hauptanliegen der guten Krankenpflege. Auch heute bleibt dem Erfindungsgeist der Schwester ein weites Feld an Möglichkeiten offen.

2.3.1.1 Ursachen zur Entstehung von Druckgeschwüren

Die Ernährung der Haut und des Unterhautzellgewebes ist abhängig von der *Blutversorgung*, vom *Nervensystem*, vom *äußeren Milieu* und vom *Ernährungszustand* des betreffenden Menschen.

Normale Ernährung der Haut
Die meisten Zellen im menschlichen Körper sind an den Blutkreislauf direkt angeschlossen. Ausnahmen: Knorpel, Hornhaut des Auges, Epidermis. Letztere bezieht ihre Nahrung aus den tieferen Hautschichten, welche sehr reichlich mit Blut versorgt sind.
Das Nervensystem hilft sowohl mit seinem vegetativen als auch mit dem willkürlichen Anteil, die Blutversorgung zu sichern – vegetative Gefäßnerven. (Empfindung von Druck, Nässe, Schmerz, Temperatur, kleine

Korrekturbewegungen und Gewichtsverlagerungen).
Die Haut besitzt durch Hornhaut und Säuremantel Schutzeinrichtungen gegen mechanische, chemische und infektiöse Schädigung.
Der Ernährungszustand ist gesichert bei genügendem Bluteiweißgehalt und ausreichender Vitaminversorgung.

Die Störungen des Hautstoffwechsels
Kreislaufstörungen: Arteriosklerose, Embolien, Blutungen, Minderdurchblutung bei Schockzuständen und Kälte, Verbrennungen, venöse Zirkulationsstörungen und Ödeme vermindern die Blutversorgung und erhöhen die Dekubitusgefahr.

Neurologische Störungen: sowohl motorische als auch sensible Ausfälle bei Apoplexie, Querschnittsläsion, Tumor, Bewußtlosigkeit u.a. führen zum Ausfall der willkürlichen und unwillkürlichen Entlastungsbewegungen und dadurch zu Druckstellen.

Störungen des äußeren Milieus: Feuchtigkeit, Kälte, Fäulnis und Gärung, Alkalität, Bakterien und Druckwirkungen haben eine schädigende Wirkung auf die Haut.

Ernährungsstörungen: Eiweißmangel schädigt die Widerstandskraft der Zelle. Vitamin-C-Mangel erhöht die Infektionsgefahr und hemmt die Heilungstendenz. Vitamin-A-Mangel stört die normalen Erneuerungsvorgänge der Oberhaut.

2.3.1.2 Gefährdete Personengruppen

- Bewußtlose und gelähmte Patienten, die sich nicht selber bewegen können,
- Patienten mit eingeschränkter Bewegungsfreiheit, verursacht durch Schmerzen oder einengende Verbände (Gipsverband),
- kachektische, d.h. stark abgemagerte Patienten (= schlechter Ernährungszustand),
- adipöse (dickleibige) Patienten,
- hochfiebernde, stark schwitzende oder inkontinente Patienten,
- Kranke mit Durchblutungsstörungen (Gefäß-Herz-Erkrankungen und Anämien [Blutarmut]).

2.3.1.3 Erkennung von Druckgeschwüren

Schon kleinste Anzeichen einer Druckschädigung müssen beachtet werden, da eine sofortige Druckentlastung die Entstehung eines Dekubitus verhindern kann.
Einen ersten Hinweis gibt eine *Rötung der Haut,* die nicht unmittelbar nach Lagewechsel wieder verschwindet. Werden nun keine intensiven prophylaktischen Maßnahmen unternommen, kommt es zu *Blasenbildung* oder *Hautabschürfung,* schließlich zu Gewebszerfall und Entstehung von *Geschwüren* oder zu *Schwarzfärbung* der Haut, sog. Nekrosen, die auf einen Gewebszerfall in der Tiefe hinweisen. Die Hautoberfläche kann dabei längere Zeit intakt bleiben.

2.3.1.4 Vorbeugende Maßnahmen

Das Ziel der Dekubitusprophylaxe besteht darin, den gesunden Hautstoffwechsel zu fördern und vorhandenen Störungen entgegenzuwirken oder deren Auswirkungen möglichst zu vermeiden.

Durchblutung fördern
Eine gute Durchblutung fördert die Ernährung der Haut. Sie kann durch örtliche und allgemeine Maßnahmen erzielt werden. Die üblichste Art ist die Massage mit zweckmäßigen Einreibemitteln, z.B. Wacholdergeist, fettende Salbe. Die abwechselnde Wärme- und Kältebehandlung durch warmes und kaltes Fönen führt ebenfalls zum Ziel der besseren Durchblutung. Ein kurzer Kältereiz mit Eiswürfeln hat den gleichen Effekt.
Eine allgemeine Zirkulationsförderung wird durch anregende Bäder (z.B. Supernaturan-, Kohlensäurebäder u.a.) hervorgerufen.

Druckentlastung
Sie wird erreicht durch häufiges Umlagern, Weichlagern durch Felle, Wasserkissen, Schaumstoffkissen, Luftring, Antidekubitusmatratze usw. Die ideale Entlastung stellt die Hohllagerung dar mit Hilfe von Luftring, Fersenring, Lagerungskissen u.a. (s. auch S. 71).

Hautschutz
Der beste Hautschutz ist die Normalisierung des »äußeren Milieus«:

- Behandlung einer bestehenden Inkontinenz,
- absolute Reinlichkeit,
- angepaßte Hautpflege.

Eine tadellose Körperpflege ist die Voraussetzung aller Bemühungen. Die Hautpflege und die Wahl des Mittels ist abhängig von der Beschaffenheit der Haut. Sie ist bei den meisten Patienten eher trocken als fettig. Dementsprechend werden ölende und fettende Substanzen angewendet, z.B. Rizinusöl, Eutrasalbe, Bepanthensalbe und die verschiedenen synthetischen Emulsionen.
Heute sind auch verschiedene Hautsprays im Handel. Sie haben die Fähigkeit, Wasser abzustoßen und Luft durchzulassen; manche Präparate enthalten einen medikamentösen Zusatz.
Ein altbewährtes und einfaches Mittel ist die Kernseife. Das Pudern hält die Haut trocken. Das häufige Wechseln der Unterlage ist ein wesentlicher Faktor. Weiche und nahtlose Unterlagen sind vorzuziehen. Große Erleichterung verschaffen die »Moltex«-Krankenunterlagen. Sie saugen schnell große Flüssigkeitsmengen auf, sind formbeständig, krümeln nicht, und der Patient hat stets ein trockenes Lager.

Angepaßte Ernährung
Den Ernährungsstörungen, die oft Ursache eines Dekubitus sind, ist durch eine eiweiß- und vitaminreiche Kost vorzubeugen. Auch eine ausreichende Flüssigkeitszufuhr ist wichtig. Als Zwischenmahlzeiten eignen sich Eiweiß-Cocktail, Bouillon mit Ei, weiches Ei usw. Eine Vitaminbereicherung erzielt man durch Früchte, Fruchtsäfte, Gemüse.

Zusammenfassung

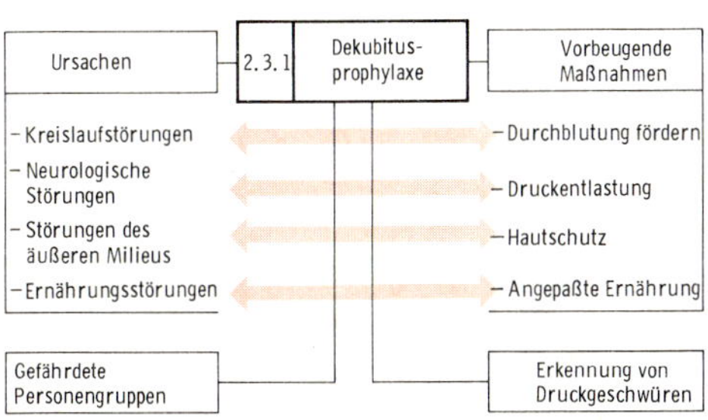

> **Beachte**
>
> *Die Behandlung* bestehender Druckgeschwüre richtet sich nach deren Ausmaß und Heilungstendenz.
> Im Prinzip gilt:
> - Der Patient soll nicht auf der Wunde liegen.
> - Die Reinigung und Wundversorgung geschieht nach den Grundsätzen, die im Kapitel Verbandwechsel S. 324 ff. besprochen werden.

2.3.2 Thromboseprophylaxe

Von einer Thrombose spricht man, wenn in einem Gefäß ein Thrombus (= Blutgerinnsel) festsitzt. Am meisten befallen sind die unteren Extremitäten. Näheres darüber s. S. 545 f.).

2.3.2.1 Ursachen der Thrombose

Verlangsamte Blutströmung, verursacht durch lange Bettruhe, Immobilität, Krampfadern, verminderte Herzkraft.
Veränderung der Gefäßwände durch Entzündungen (Phlebitis), Verengung durch Sklerose, Schädigung durch Verletzungen oder nach Operationen.
Beschleunigung der Blutgerinnung durch Bluteindickung, Erkrankungen des Blutes.

2.3.2.2 Gefährdete Personengruppen

- Bewußtlose, Gelähmte sowie Schwerkranke, die sich wenig oder kaum bewegen können,
- Patienten mit Venenwandschwäche, Erweiterung, und Schlängelung der Venen = Krampfadern,
- Patienten nach Operationen, Frauen im Wochenbett,
- Herzpatienten, besonders Patienten mit Herzinsuffizienz,
- Patienten mit Gefäßerkrankungen oder Blutgerinnungsstörungen.

2.3.2.3 Erkennung von beginnenden Thrombosen

Schon leichte *Schmerzen* im Bereich der Venen (z.B. Wadengegend) müssen rechtzeitig

erfaßt werden. Der Fußsohlenschmerz (Schmerz bei Druck auf die Fußsohle) ist ebenfalls ein Frühsymptom.
Später kommt es zu *Rötung und Schwellung* der betreffenden Extremität, sowie zu *Temperatur- und Pulsanstieg*.

2.3.2.4 Vorbeugende Maßnahmen

Das Ziel der Thromboseprophylaxe besteht in der Verhinderung einer Thrombusbildung in einer Vene. Alle Bestrebungen gehen darauf aus, den venösen Blutrückfluß zu fördern. Der Patient muß zur Mithilfe bei den prophylaktischen Bemühungen gewonnen werden. Vielfach bereiten ihm die verschiedenen Verrichtungen eine willkommene Abwechslung.

Unspezifische Maßnahmen

Die Frühmobilisation aktiviert die Blutzirkulation.

Das Einwickeln der Beine ist angezeigt
- nach langem Krankenlager,
- nach Operationen,
- bei Patienten mit Varizen.

Das Anlegen einer elastischen Binde wirkt einer Erschlaffung der Venenwände entgegen, der Blutrückfluß ist gefördert. Zudem ist bei richtiger Technik das Fußgewölbe gestützt. Bei falscher Technik wird das Fußgewölbe statt gestützt, herabgezogen.

Vorgehen:
- Die helfende Schwester hält das Bein am besten vom unteren Bettende aus.
- Man beginne am inneren Fußrand oder am inneren Fußknöchel.
- Je nach Arzt und Krankenhaus muß der ganze Fuß, inkl. Zehen, eingewickelt werden (oder die Zehenspitzen dürfen frei bleiben). Die Ferse soll immer mit eingebunden werden.
- Das Fußgelenk ca. zweimal umfahren (mehrere Schichten erschweren das Tragen von Pantoffeln oder Schuhen).
- Soweit wie möglich in Schraubentouren wadenwärts; nimmt das Ausmaß der Waden zu, Achtertouren ausführen.
- Den Verschluß nach außen richten, mit Klammern fixieren.

Der Gummistrumpf
Er wird vielerorts dem Einwickeln der Beine vorgezogen. Im Krankenhaus wird heute oft der gewobene, mit Gummifäden durchzogene Strumpf (= gerades Stück »Tubigrip«) angewendet. Die Handhabung ist einfacher und zeitsparender als das Einwickeln der Beine mit Binden.

Die entstauende Lagerung
Die Erhöhung des Fußendes des Bettes ist eine bekannte prophylaktische Maßnahme. Je nach Gefährdung des Patienten wird die Beinhochlagerung intensiviert, so daß die Beine auf Herzhöhe zu liegen kommen. Die Abknickungswinkel in der Kniekehle und in der Leistenbeuge sollen möglichst stumpf sein. Die Waden sollen frei liegen.

Der Sohlendruck
Er ist für den Venenrückstrom der Beine wichtig. Da er beim Bettlägerigen ausfällt, wird er durch eine Fußstütze ermöglicht.

Massage-, Bewegungs- und Spannungsübungen
Die einfache Fuß-Bein-Massage wirkt nicht nur angenehm, sondern auch entstauend. Patienten mit Operationen im Bereiche des Abdomens und Beckens bedürfen dieser einfachen Massagegriffe an den Beinen. Man beginnt mit Ausstreichungen rumpfnah, dann peripher. Eine Hand fährt kontinuierlich mit leichtem Druck und gleichmäßigem Tempo. Klassische Drückungen und Knetungen fallen in den Bereich der Physiotherapeutin.
Maßnahmen wie
- isotonische Bewegungsübungen
- isometrische Spannungsübungen sind auf S. 86f. nachzulesen.

Spezifische Maßnahmen

Die gerinnungshemmende Behandlung mit *Antikoagulantien* ist vorwiegend eine prophylaktische Maßnahme.
Heparine
Das sind körpereigene Wirkstoffe, die das Thrombin binden und somit die Umwandlung von Fibrinogen zu Fibrin verhindern. Liquemin kann nur parenteral verabreicht werden. Ampullen zur intravenösen und intramuskulären Injektion müssen genauestens unterschieden werden. Die Wirkung tritt so-

fort ein, sie kann durch die Bestimmung der Thrombin- oder der Gerinnungszeit kontrolliert werden.
Heparin- und Hirudoidsalbe werden lokal angewendet, z.B. zur Phlebitisverhütung am Arm bei eingelegtem Venenkatheter. Der Wirkstoff dieser Salben wird aus tierischen Organen gewonnen.
Der Gegenspieler der Heparine ist das Protaminsulfat.
Kumarine
z.B. Marcoumar, Sintrom. Sie werden oral verabreicht und sind Vitamin-K-Antagonisten. Sie verhindern die Prothrombinbildung, wodurch der Prothrombinspiegel im Serum sinkt. Die optimale Breite zur Prophylaxe liegt zwischen 15 und 30%. Kumarine erreichen nach zwei bis drei Tagen das Wirkungsoptimum. Die Bestimmung der Prothrombinzeit nach Quick ist unerläßlich.
Heparine und orale Antikoagulantien werden zur Einleitung einer Behandlung häufig kombiniert verabreicht.
Näheres darüber s. S. 538ff.
Die Überwachung des Patienten mit Antikoagulantienverabreichung ist von großer Bedeutung. Blutungen im Bereich des Harnsystems, des Darmes oder der Mundschleimhaut sind frühzeitig zu erfassen. Intramuskuläre Injektionen sind bei antikoagulierten Patienten zu unterlassen. Orale Antikoagulantien müssen täglich zur gleichen Zeit verabreicht werden, der Patient schluckt sie sogleich im Beisein der Schwester.
Um Irrtümer in jeder Beziehung auszuschalten, halte man sich an ein speziell angelegtes Schema.

Zusammenfassung

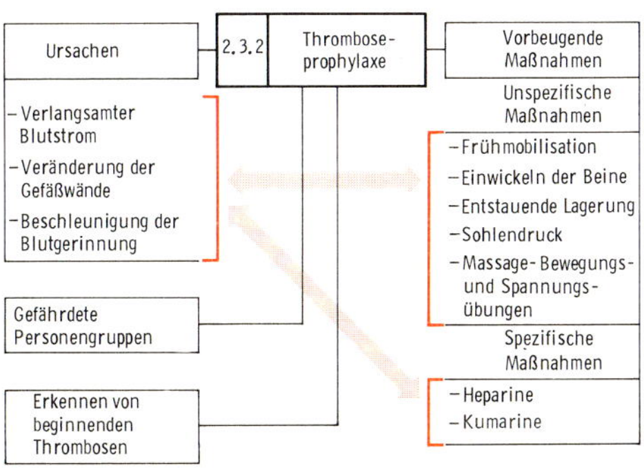

2.3.3 Kontrakturenprophylaxe

Unter Kontraktur eines Gelenkes versteht man eine fehlerhafte Stellung. Sie ist die Folge von Inaktivität der Gelenke, Bänder, Kapseln und Muskeln. »Was rastet, das rostet!«
Wird der Bewegungsapparat nicht trainiert, schrumpfen die Bänder und Kapseln, und die Muskeln verkürzen sich und atrophieren. Es betrifft besonders die Beuger, da diese an sich schon stärker sind. Typisch sind Fehlstellungen des Hand- und Ellbogengelenkes, es können aber auch andere Gelenke betroffen werden.

Eine besondere Form ist der sog. *Spitzfuß*. Er tritt immer dann auf, wenn bei Patienten, die über längere Zeit bettlägerig sind, keine Fußstütze eingebettet wird (siehe auch S. 74f.).

2.3.3.1 Ursachen

- Falsche Lagerung. Die Gelenke versteifen meist in Schonstellung, d.h. in einer Entspannungslage, die zur Gebrauchseinschränkung führt.
- Lange Ruhigstellung in Gips- oder Streckverbänden.
- Fehlendes Wechselspiel der Muskeln bei Ausfall der Nervenimpulse z.B. durch Störungen im Nervensystem.

2.3.3.2 Gefährdete Personen

- Patienten mit entzündlichen Gelenkerkrankungen, z.B. Polyarthritis oder Patienten mit degenerativen Gelenkerkrankungen (Arthrosen).
- Patienten mit Nervenlähmungen: Poliomyelitis, Hemiplegie, Paraplegie.
- Patienten mit Verletzungen oder Verbrennungen in Gelenknähe. Jede Narbe hat Schrumpfungstendenz. Über einem Gelenk hat der Narbenzug evtl. eine Kontraktur zur Folge.

2.3.3.3 Erkennung der Kontraktur

Es besteht eine Zwangshaltung eines oder mehrerer Gelenke, die vom Patienten nicht aufgegeben werden kann. Bewegungen sind schmerzhaft.

2.3.3.4 Vorbeugende Maßnahmen

Das Ziel der Kontrakturenprophylaxe ist die Erhaltung der funktionell richtigen Gelenkstellung sowie des harmonischen Bewegungsablaufes.

Richtige Lagerung
in physiologischer Mittelstellung mit Hilfe von Kissen, Sandsäcken oder Schienen. Siehe dazu, was im Kapitel *Lagerungen* gesagt wurde (S. 70ff.).

Mobilisation
sofort nach Abklingen einer akuten Krankheitsphase, indem mit passiven und aktiven Bewegungsübungen begonnen wird.

Bewegungsübungen
Grundsätzlich gehört die spezifische Bewegungstherapie in den Aufgabenbereich der *Physiotherapeuten.* Die Schwester bemühe sich um eine gute Zusammenarbeit und unterstütze deren Bemühungen. Eine einfache Maßnahme, die vom Pflegepersonal anläßlich des Bettens von Gelähmten oder andern bewegungsbehinderten Patienten übernommen werden kann und soll, sind die *Flexions- und Extensionsübungen, alle jene Bewegungen, die sich aus den Freiheitsgraden der Gelenke ergeben.* Es sind dies:
- Flexion und Extension,
- Abduktion und Adduktion,
- Supination und Pronation,
- Heben und Senken,
- Rotation,
- Spreizen.

Siehe dazu Abb. 13 und 14.

Passive Form
- sofort, d.h. sobald der Patient bettlägerig wird, damit beginnen,
- täglich zweimal jedes Gelenk bewegen,
- auf das Schultergelenk ein besonderes Augenmerk haben,
- Arm und Bein immer mit beiden Händen halten,
- das nächstliegende Gelenk muß fixiert werden,
- langsame und große Bewegungen ausführen,

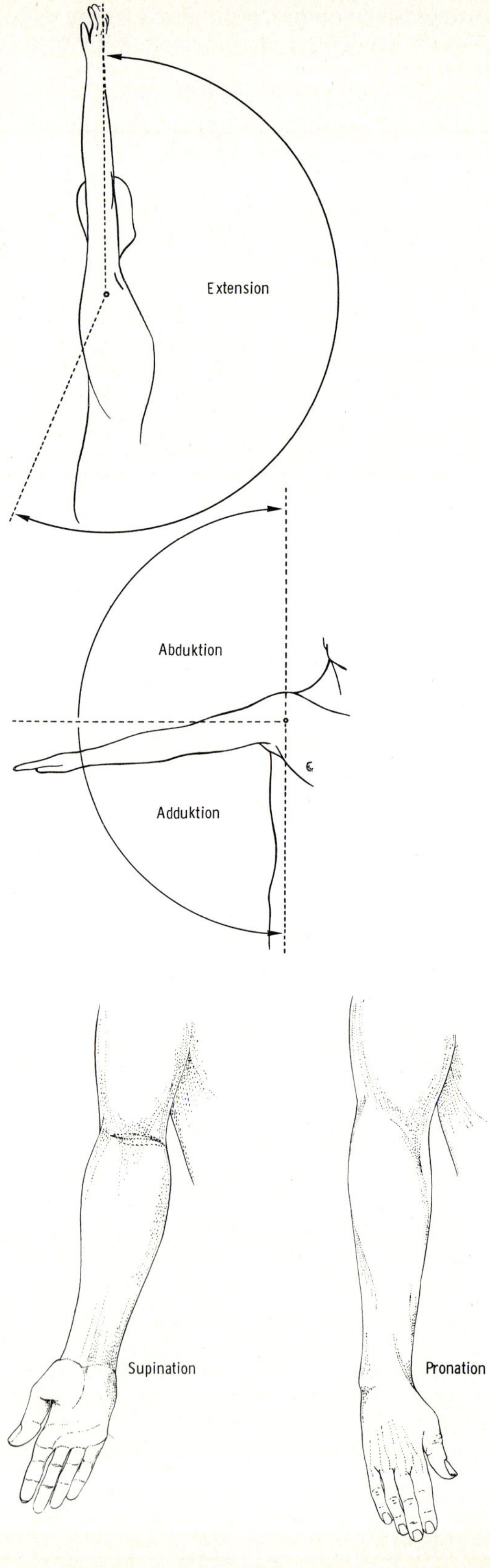

Abb. 13 Grundbewegungen der oberen Extremitäten

- die Strecker mehr trainieren als die Beuger,
- sobald als möglich den Patienten aktiv mitwirken lassen.

Assistive Form
d.h. die Schwester assistiert, hilft mit, der Patient ist der Ausführende. Die Übungen bleiben sich gleich wie oben.

Aktive Form
d.h. der Patient arbeitet selbsttätig, mit unserer Anleitung.

Resistive Form
d.h. es werden die gleichen Übungen vorgenommen, nur muß der Patient einen von uns gesetzten Widerstand überwinden.
Wichtig ist auch hier, daß die Strecker trainiert werden, nicht die Beuger.
Das Training der gesunden Seite wirkt sich vorteilhaft auf die kranke Extremität aus.

Zusammenfassung

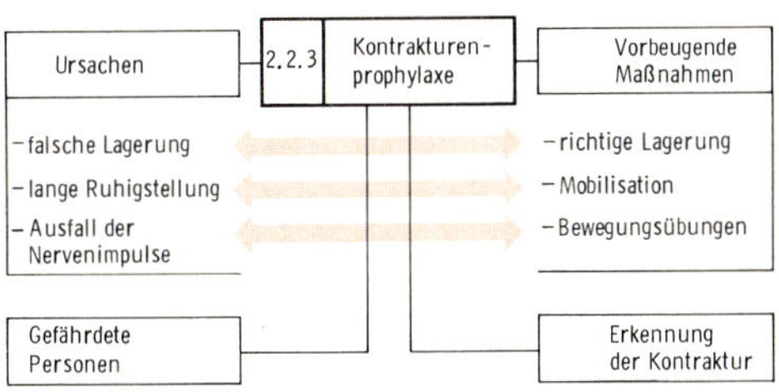

2.4 Bewegungstherapie – Krankengymnastik

Lernziel
Dieses Kapitel vermittelt Ihnen die theoretischen Grundlagen zu den wichtigsten Übungen der Bewegungstherapie. Sie können:
- über den Zweck der isometrischen und isotonischen Bewegungsübungen Auskunft geben und wissen, wo Sie Informationen für die praktische Durchführung eines Übungsprogramms finden;
- einige grundsätzliche Angaben über die passiven und aktiven Bewegungsübungen machen und an konkreten Beispielen aufzeigen, wo Sie diese Übungen anwenden können.

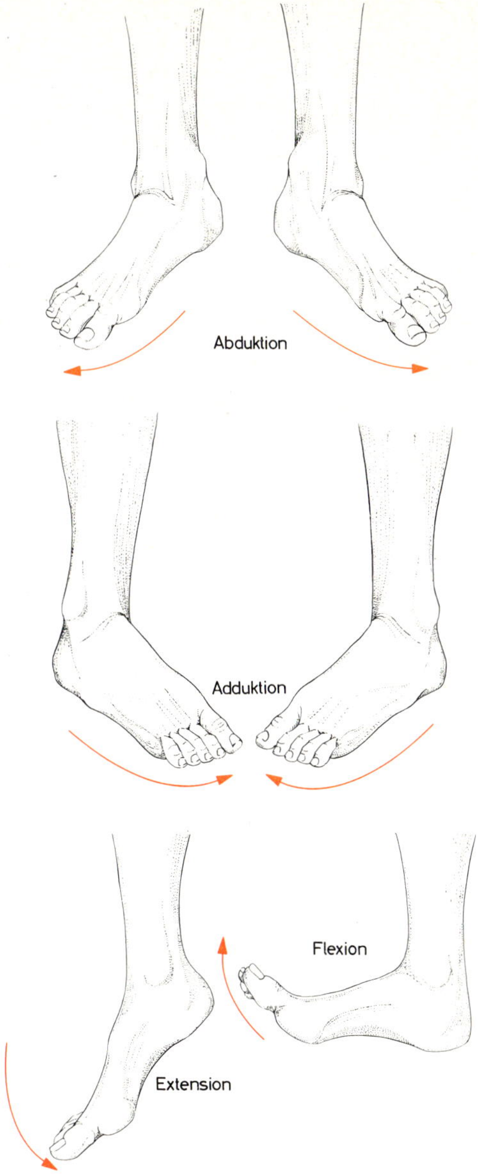

Abb. 14 Grundbewegungen der unteren Extremitäten

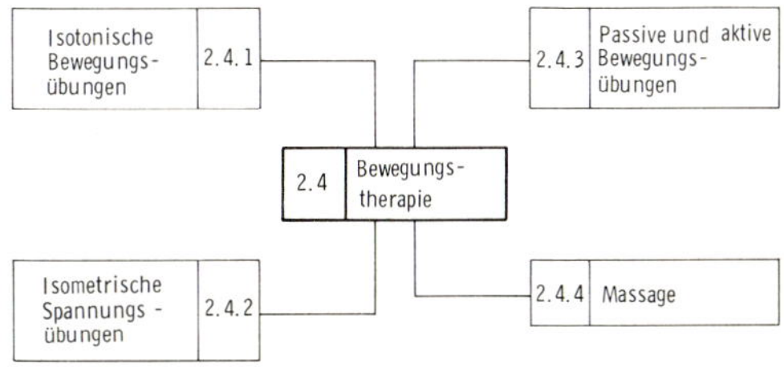

Prinzip

Alle Bewegungen, ob passiv oder aktiv, beeinflussen das Stoffwechselgeschehen. Die Krankengymnastik wirkt sich demzufolge nicht nur auf den Bewegungsapparat aus, sondern auf den gesamten Stoffwechsel.

▼

- Es kann die passive und die aktive Funktion des Bewegungsapparates für die Therapie genutzt werden.
- Die Übungen dürfen nicht willkürlich gewählt werden. Ausschlaggebend ist das Krankheitsbild des Patienten und das Ziel, das erreicht werden soll.
- Grundsätzlich gehört die Bewegungstherapie in den Aufgabenbereich der Physiotherapeuten. Die Schwester unterstützt deren Bemühungen.

2.4.1 Isotonische Bewegungsübungen

Die isotonische Muskelanspannung ist dynamische Arbeit = Bewegung. Es wird also Arbeit im physikalischen Sinne geleistet.
Bei der Anspannung ändert der Muskel seine Lage, er verkürzt sich und wird dicker. Der Muskelbauch drückt auf die Venenwand, was einer Venenmassage gleichkommt. Durch die Gelenkbewegung kommt noch die Druck-Sog-Wirkung auf die großen Venen hinzu. So bewirken isotonische Bewegungsübungen, bei denen Muskelanspannung und -erschlaffung rhythmisch abwechseln (z.B. Radfahren), daß in der Erschlaffungsphase frisches Blut in den Muskel einströmt und das mit Abfallprodukten beladene Blut aus dem Muskel ausströmen kann. Isotonische Muskelanspannung in Reinform gibt es praktisch nicht, denn sie ist immer mit der isometrischen Muskelspannung (siehe unten) verknüpft. Wenn wir das an einem Beispiel betrachten, ist es so: Beim Hochheben des Armes erfolgt zunächst eine isometrische Muskelanspannung, bis die aufgewendete Anspannung (= statische Anspannung) dem Gewicht des Armes entspricht. Erst jetzt, d.h. bei weiterer Anspannung des Muskels, setzt die isotonische Anspannungsform ein: Der Arm wird bewegt.

Isotonische Übungen

können *passive Maßnahmen* sein (durch Bewegung bei völlig entspannter Muskulatur durch den Helfer) oder *aktive Maßnahmen* gegen Widerstand (manuell oder mittels Apparate) oder in physiologischem Milieu (Aktivierung der Muskelgruppen bei normalem äußerem Milieu).

2.4.2 Isometrische Spannungsübungen

Die isometrische Muskelanspannung ist statische Haltearbeit = Fixation. Es wird also keine Arbeit im physikalischen Sinne geleistet, sondern lediglich Spannung entwickelt. Bei der isometrischen Spannungsübung ändert der Muskel seine Spannung, aber die Lage bleibt dieselbe. Es wird eine höchstmögliche Anspannung der peripheren Muskelgruppen erzielt. Nach kurzem Wirkenlassen der maximalen Spannung erfolgt die Entspannung der Muskelgruppe.

Diese Übungen haben einen intensiven Reiz auf den Muskelstoffwechsel und eignen sich besonders zur Mobilisierung der Muskelkraft nach längerer, durch die Krankheit bedingte Inaktivität, ohne Lungen und Herz zu belasten. Dies ist immer dann von großem Vorteil, wenn Bewegung angezeigt ist, um einem Muskelschwund vorzubeugen, aber eine absolute Schonung von Herz und Kreislauf notwendig ist (Patient mit Herzinfarkt, Lungenembolie u.a.).

Isometrische Übungen

Wichtig ist, daß der Kranke gut angeleitet wird und die Regeln, die Prof. Dr. med. Th. Hettinger in seinem Buch *Fit sein – fit bleiben, isometrisches Muskeltraining für den Alltag* erwähnt, beachtet werden. Ich möchte diese Regeln hier anführen und für die Übungen auf das Büchlein verweisen, das in Wort und Bild reichliche Informationen und eigentliche Programme entwickelt. Ein weiteres Trainingsprogramm finden Sie in *Hauskrankenpflege* von A. Vogel und G. Wodraschke (siehe auch weiterführende Literatur am Schluß dieses Kapitels).

Grundregeln für isometrische Übungen

1. Die einzelnen Muskelgruppen müssen gegen den jeweiligen Widerstand maximal angespannt und diese Anspannung etwa für 2–3 Sekunden aufrecht erhalten werden.
2. Die Muskulatur soll nie ruckartig angespannt werden. Bei der Anspannung der Kraft jedoch zügig steigern.
3. Bei der Muskelspannung darf keine Bewegung ausgeführt werden. Der Widerstand muß daher so groß sein, daß eine Bewegung verhindert wird.
4. Während der einzelnen Übungen keine Preßatmung durchführen. Den notwendigen Trainingsreiz für die einzelnen Muskelgruppen erhält man auch, wenn man während der Übungen ganz normal atmet.
5. Nach jeder Übung eine kurze Pause von einigen Sekunden einlegen. Die einzelne Übung bringt kaum eine Belastung des Kreislaufes. Durch mehrere Übungen, die hintereinander ohne Pause durchgeführt werden, kann es naturgemäß, vor allem bei Personen mit nicht völlig intaktem Kreislauf, zu einer stärkeren Beeinflussung des Kreislaufes kommen. Herzkranke müssen daher längere Pausen zwischen die einzelnen Übungen legen und möglichst keine Übungen ausführen, bei denen gleichzeitig größere Muskelmassen aktiviert werden.
6. Man sollte nicht mehr als etwa 15 Übungen während einer Übungsperiode durchführen. Das ist einschließlich der Pausen ein Zeitaufwand von etwa 2 Minuten.

2.4.3 Passive und aktive Bewegungsübungen

Passive Bewegungsübungen
Sie werden zur Mobilisation von Gelenken bei längerer Inaktivität (z.B. Fixierung durch Schienen oder Extensionen, bei Gelähmten, Bewußtlosen u.a.) angewandt. *Dehnübungen* verhindern Beugekontrakturen. *Intensivere Übungen* dienen der Tonisierung und Stabilisierung des Kreislaufs. *»Schüttelungen«* bewirken Lockerung des Bindegewebes und Entspannung.

Aktive Bewegungsübungen
Leichte Form
Hier spricht man auch von *Kreislauftraining* oder *Stoffwechselgymnastik*. Die Stoffwechselgymnastik fördert den venösen Rückfluß, dadurch wird auch der arterielle Zufluß angeregt. Sie ist daher bei Patienten sinnvoll, wo Zirkulation und Stoffwechsel angeregt werden müssen, z.B. bei kreislauflabilen Patienten, bei Bettlägerigen und Rekonvaleszenten.

Stoffwechselgymnastikübungen sind z.B.:
- Ellbogen auf die Matratze aufstellen, Fäuste öffnen und schließen (Daumen nach innen halten),
- Ellbogen aufstützen, Hände kreisen,
- Arme und Hände strecken, Ellbogen beugen und Fäuste schließen,
- Beine hochhalten und strecken, beugen im Kniegelenk, Radfahren.

Einfache Gymnastikübungen
Einfache Maßnahmen sind Flexions- und Extensionsübungen. Die Belastung kann durch das Einsetzen von Hilfsmitteln (Hanteln, Druck- und Zuggeräte) intensiviert und gesteuert werden. Später kommen Übungen, bei denen mehrere Bewegungsabläufe zusammenwirken, in Frage. Immer muß die Bewegungstherapie auf den einzelnen Patienten, seine Möglichkeiten und seine Bedürfnisse abgestimmt werden (siehe dazu auch Bewegungsübungen beim Apoplexiepatienten S. 764).

Spezielle Gymnastikübungen
gehören in den Aufgabenkreis der Physiotherapeuten, z.B. Schwangerschaftsturnen, Wochenbettgymnastik, Innervationsgymnastik, Haltungsgymnastik, Unterwasserübungen u.a.

2.4.4 Massage

Die Massage ist eine der ältesten Behandlungsweisen. Ihre Erfolge können einwandfrei an Haut, Bindegewebe und Muskulatur nachgewiesen werden; über die Wirkung weiß man wenig. Sicher ist, daß die Haut und das darunterliegende Bindegewebe sowie die gesamte Muskulatur physiologischerweise auf Druck- und Dehnungsreize eingestellt sind. Diese Reize therapeutisch anzuwenden und in Intensität, Lokalisation und Dauer für eine gezielte Behandlung einzusetzen, ist eigentlich das medizinische Behandlungsprinzip der Massage.

Die wichtigsten Massageformen sind:
- *Ausstreichungen*
  sie wirken auf den venösen und den lymphatischen Rückstrom,
- *Knetungen*
  sind hyperämisierend (erwärmend) und fördern die Durchblutung,
- *Lockerungs- und Schwingungsgriffe*
  sie wirken auf den Tonus,
- *Zirkelungen und Vibrationen*
  beeinflussen den lokalen Muskelstoffwechsel.

Man spricht auch von:
- Entspannungsmassage zur Schmerzlinderung und Entspannung,
- Bindegewebsmassage zur Beeinflussung des vegetativen Nervensystems bei Dysfunktion,
- Entstauungsmassage zur Förderung des venösen Rückflusses bei Patienten mit langer Bettruhe und Immobilität.

Die Massage gehört ausschließlich in den Aufgabenbereich der Physiotherapeuten, und sollte immer mit einer aktiven Bewegungstherapie verbunden werden.

Beachte
Bewegung und Haltung sind so gut, wie die Muskulatur es erlaubt. Das beste Korsett ist ein Muskelkorsett.

2.5 Mobilisation

Lernziel

In diesem Kapitel befassen wir uns mit den einfachen Möglichkeiten der Krankenmobilisation. Nach dem Studium dieses Kapitels können Sie
- Angaben machen über die Maßnahmen, die Sie treffen, wenn der Patient für kürzere bzw. längere Zeit an den Bettrand gesetzt wird, und wenn er das erste Mal das Bett verlassen darf. Sie können Ihre Angaben begründen;
- erklären wie die Liegeflächen vorbereitet werden, wenn ein Patient von einem Lager zum andern umgebettet werden muß;
- die Punkte aufzählen, die Sie beim Transportieren eines Patienten mittels Fahrzeug beachten;
- die Gehhilfen für den Kranken aufzählen und erklären.

Definition:
mobilisieren = in Bewegung setzen.
Bei der Mobilisation eines Kranken ist es der Arzt, der bestimmt, wann, wie, wieweit und für welche Zeitdauer ein Patient mobilisiert wird.
Unter *Frühmobilisation* versteht man das baldmögliche Aufstehen, z.B. nach Operationen (noch am gleichen Tag).

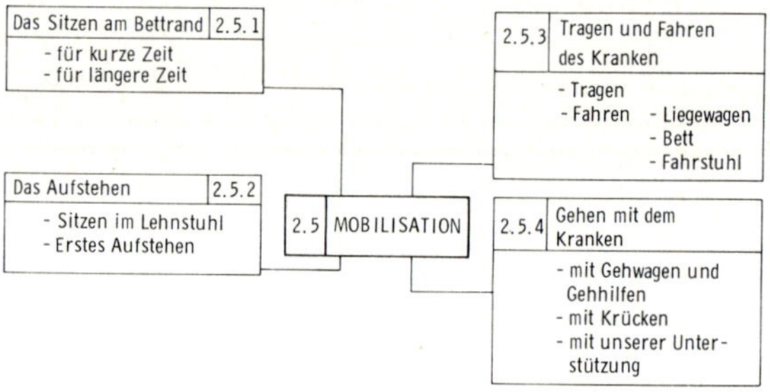

Prinzip

Die Mobilisation kann für den Kranken nach einer schweren Krankheit, für Betagte, Behinderte oder für Frischoperierte eine physische und psychische Belastung bedeuten und mit Gefahren (z.B. Kollaps) verbunden sein.

▼

- Ausmaß, Zeitpunkt und Dauer der Mobilisation richten sich nach dem Krankheitsbild, dem Zustand des Patienten und der speziellen Verordnung des Arztes.
- Die Sicherheit des Patienten ist durch angepaßte Hilfeleistung und Überwachung zu gewährleisten, ohne dadurch eine gesunde Selbsthilfe auszuschließen.
- Bekleidung, Schuhwerk und eventuelle Mobilisationshilfen sind dem Patienten, seiner Bewegungseinschränkung, sowie der Art und Dauer der vorgesehenen Mobilisation anzupassen.

Allgemeines zur Mobilisation
Darf ein Patient zum ersten Mal aufstehen oder an den Bettrand sitzen, z.B. nach einer Operation oder einer schweren Krankheit, muß die Schwester dabei sein, d.h. sie darf diese Aufgabe nicht an Hilfspersonen delegieren.
Sie hat die *Übersicht, die Leitung* und *die Verantwortung* für eine gute, konsequente Durchführung, bei der sie den Kranken anleitet, was er tun soll und ihn ermuntert, daß er nicht zu ängstlich und verkrampft die ersten Schritte probiert.
Dem ersten Aufstehen geht meistens das Sitzen am Bettrand voraus. Das Befinden des Kranken an dieser ersten Station gibt Gelegenheit, abzuwägen, ob und wieweit ein weiteres Vorgehen gewagt werden kann.

2.5.1 Das Sitzen am Bettrand

2.5.1.1 Der Patient setzt sich für kurze Zeit an den Bettrand

Vorbereitung
Die Schwester entscheidet nach Puls- und Blutdruckkontrolle am sitzenden Patienten, ob er an den Bettrand gesetzt werden darf.
- Orientierung und Ermunterung des Patienten.
- Beine einwickeln mit elastischen Binden oder Anziehen von Gummistrümpfen.
- Handelt es sich um einen frisch operierten Patienten (im Bereich des Rumpfes), so braucht man zusätzlich die elastische »Tubigrip-Binde« mit Klettenverschluß oder eine breite Idealbinde.

Drehen und Aufsetzen Enbloc
Die Unterstützung durch das Pflegepersonal ist dem Kräftevermögen des Patienten anzupassen.
- Die Hilfsperson steht auf der Seite, zu der der Patient gedreht werden soll.
- Rückenlage des Patienten bei flachgestelltem Kopfteil des Bettes.
- Beide Beine werden, eines nach dem andern, angestellt.
- Schultern und Beine rollen *zugleich* auf die Seite, wobei der Arm in die Bewegungsrichtung mitgenommen wird (Abb. 15a).
- Füße werden mit 90 Grad gebeugten Knien vor die Bettkante gebracht.

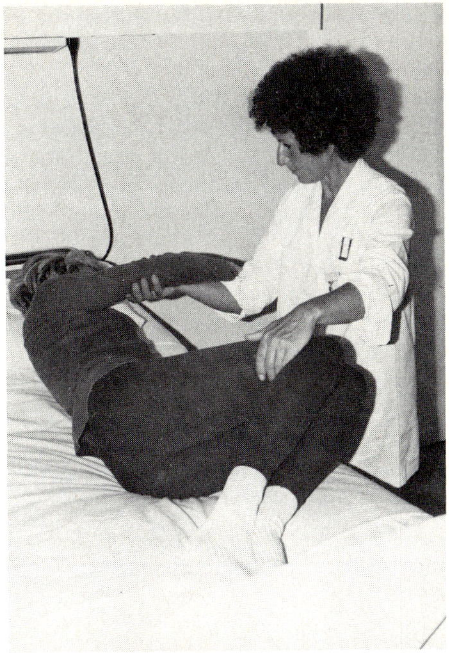
a

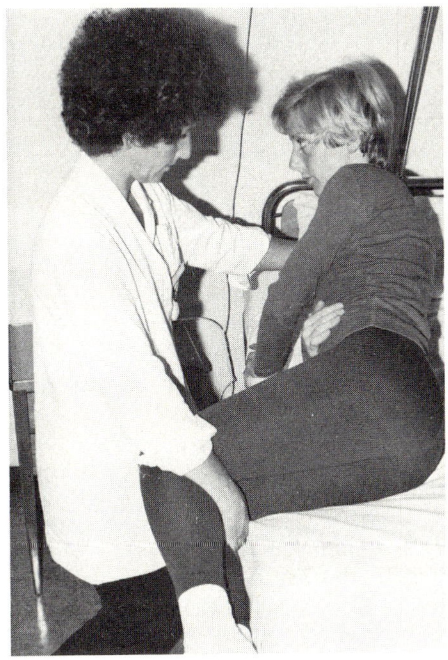
b

Abb. 15a u. b Hinausdrehen aus dem Bett

- Abstoßen des Patienten mit unterem Ellbogen und oberer Hand zum Sitz an den Bettrand (Abb. 15b).
- Die Hilfsperson unterstützt die Bewegung in den Kniekehlen und unter der Schulter.
- Richtiges Bewegen in Mithilfe des Patienten erübrigt einen Bettbügel.
- Wir fordern den Patienten auf, seine Füße zu bewegen.
- *Bei frischoperierten Patienten* geschehe dieser Transfer (Umlagern) über die operierte Seite, wobei der Patient selber die Wunde mit seinen Händen fixiert.

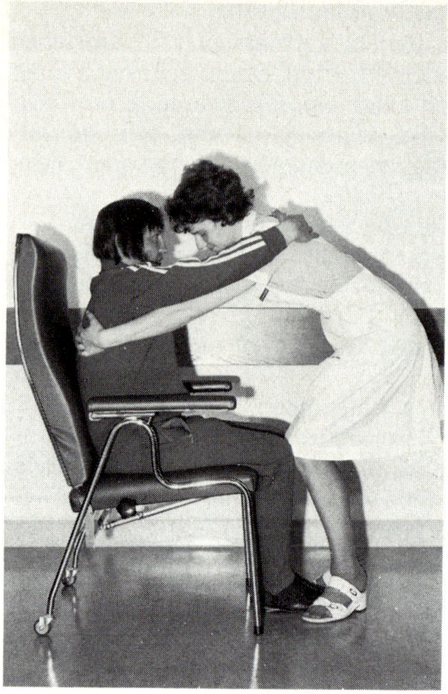

Abb. 16a Anheben von vorn

2.5.1.2 Der Patient sitzt für längere Zeit am Bettrand

Es kommt in Frage für Patienten mit erschwerter Atmung und Herzleiden sowie für Betagte.

Vorbereitung (wie oben)
Dazu zusätzlich bereitstellen:
- geeignetes Decktuch (Badetuch, Molton u.a.),
- Lagerungskissen,
- Krankentisch,
- Pantoffeln und Strümpfe oder Socken.

Aufsetzen (wie oben)
Dazu:
- Decktuch so auf den Bettrand legen, daß die Beine damit eingeschlagen und vor Kälte geschützt werden können.
- Niveau des Bettes wenn möglich nach unten verstellen, so daß der Patient seine Füße am Boden aufstützen kann (sonst Schemel bereitstellen).
- Seitlich Lagerungskissen hinlegen (nach Bedarf).
- Krankentisch verschieben, damit sich der Kranke aufstützen kann.
- Die gewünschten Gegenstände in Griffnähe geben (Lesestoff, Brille u.a.).
- Glocke in Griffnähe befestigen.

2.5.2 Das Aufstehen

Beim Aufstehen ist noch viel mehr als beim Sitzen am Bettrand auf den Zustand des Patienten und auf evtl. auftretende Veränderungen zu achten.

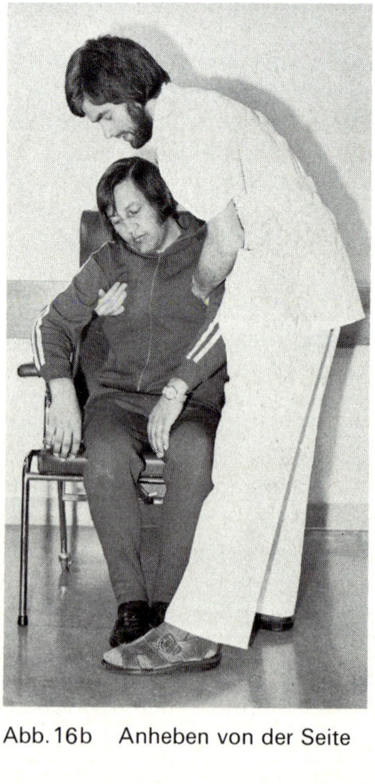

Abb. 16b Anheben von der Seite

2.5.2.1 Der Patient sitzt im Lehnstuhl

Vorbereitung (bleibt sich gleich)
Dazu:
- Lehnstuhl in geeignete Stellung bringen.
- Strümpfe und Hosen oder Schlüpfer, Pantoffeln und Morgenrock dem am Bettrand sitzenden Patienten anziehen.
- Patienten, die für längere Zeit im Lehnstuhl sitzen können, sollen mit einfachen Hauskleidern bekleidet werden.

Sitzen im Lehnstuhl
- Patient zum Lehnstuhl begleiten und so hineinsetzen, daß er sich wohl fühlt, die Atmung frei ist und ihm möglichst viel Bewegungsraum geboten ist.
- Auf seine Wünsche eingehen, oder wenn nötig sein Interesse für eine angepaßte Beschäftigung wecken.
- Krankentisch mit den gewünschten Gegenständen in bequemer Höhe und Reichweite hinstellen.
- Glocke in gut erreichbarer Nähe anheften.
- Die Dauer des Aufenthaltes außer Bett und die Häufigkeit der Kontrolle (Blick ins Krankenzimmer) richtet sich nach dem Zustand des Patienten.
- Beim Aufstehen vom Lehnstuhl und Zurückgleiten ins Bett behilflich sein.
- Die Pflegeperson steht in Auffangstellung, d.h. Fersen auseinander, gebeugte Knie zusammen, um den Patienten mit ihren Knien abzustützen (Abb. 16a).

Abb. 16b zeigt das Anheben des Patienten von der Seite. (Beachten Sie die Fußstellung des Pflegers.)

2.5.2.2 Das erste Aufstehen

Vorbereitung (bleibt sich gleich)
Aufstehen
- Aufsetzen wie oben.
- Nach dem Anziehen der Pantoffeln macht der Kranke unter angemessener Anleitung und Hilfe die ersten Schritte. Unterdessen werden die Bettücher gestreckt, die Unterlage wird erneuert. Der Patient wird dabei gut beobachtet.

Mit einem Kollaps ist vor allem beim Mobilisieren von Frischoperierten zu rechnen.

Beachte
- Beim ersten Aufstehen Bett nicht ausbetten, so daß der Kranke nach Notwendigkeit sofort ins Bett zurückgelegt werden kann.
- Kollabiert ein Patient, ist Ruhe zu bewahren. Der Kranke wird, wenn er nicht mehr ins Bett zurückgebracht werden kann, auf den Boden gelegt. Meist erholt er sich sehr rasch.
- Muß der Patient vom Boden aufgenommen werden, ist die Anwendung des *Rautek-Griffes* am erfolgreichsten (Abb. 17). Für schwere Patienten ist die Hilfe von Pflegern anzufordern oder der Patientenheber zu gebrauchen.
- Zwischenfälle, auch kleine, sind dem Arzt zu melden.

Das Einsteigen (Zurückkehren ins Bett) geschieht wie oben in umgekehrter Reihenfolge. Es ist darauf zu achten, daß der Patient sich unterhalb des flachgestellten Kopfteiles auf den Bettrand setzt.

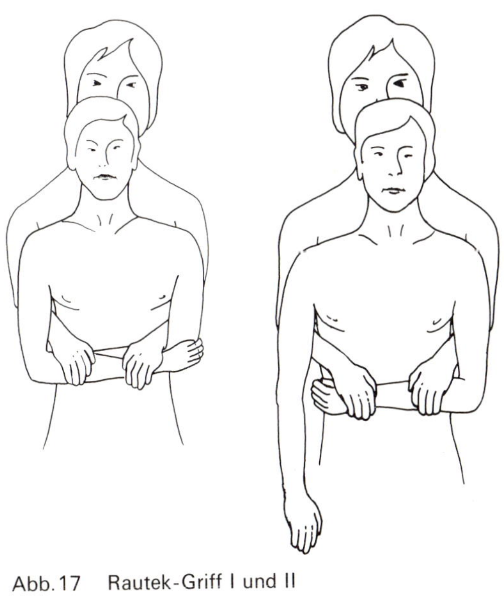

Abb. 17 Rautek-Griff I und II

2.5.3 Tragen und Fahren

2.5.3.1 Das Tragen des Kranken

Das Tragen von Patienten ist möglichst zu vermeiden. Es sollte nur noch im Ausnahmefall, z.B. Umlagern eines Patienten von einem Krankenlager ins andere in Frage kommen. Alle im Kapitel »rückenschonende Arbeitsweise« S. 96ff. besprochenen Richtlinien sind zu beachten.
Die beiden Lager müssen vorbereitet sein, bevor man beginnt. (Bei leichten Patienten genügen zwei, bei schweren sind drei Träger zu organisieren, s. dazu auch Abb. 19.) Zum Umlagern eignen sich folgende Stellungen der Liegeflächen (Abb. 18):

Beachte

- Den Patienten von der Bettmitte an den Bettrand heben.
- Ihn leicht an sich nehmen (Hohlkreuzstellung vermeiden).
- Den Patienten so sorgfältig wie möglich anheben und ablegen.

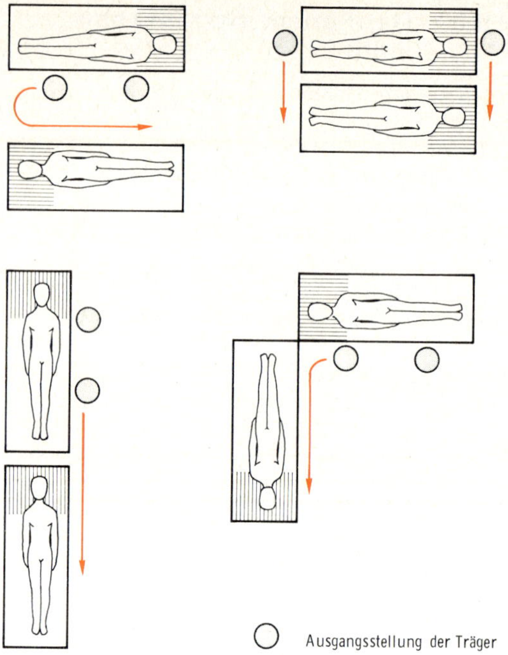

Abb. 18 Stellung der Betten beim Umbetten von Patienten

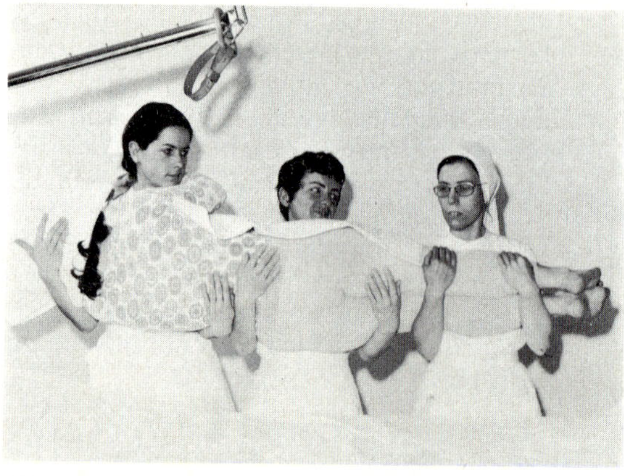

Abb. 19 Patientin wird zu dritt aus dem Bett gehoben

2.5.3.2 Das Fahren mit dem Kranken

Liegewagen (auch Umbettwagen Abb. 20)
In vielen Krankenhäusern ist für bettlägerige Patienten für den Transport von der Station in die entsprechenden Behandlungs- oder Untersuchungsräume wie Operationssaal, Röntgen, Physiotherapie u.a. prinzipiell der Umbettwagen zu benützen.

Bett
Transporte im Bett sind aus Gründen der Hospitalismusbekämpfung möglichst zu vermeiden. Sie sind aber in vielen Fällen nicht zu umgehen, z.B.:
- wenn Drainagen, Extensionen u.a. ein Umbetten unmöglich machen,
- wenn Patienten bewußtlos sind oder beatmet werden,
- wenn der Zustand des Kranken ein Umbetten nicht erlaubt, z.B. bei Patienten mit Herzinfarkt.

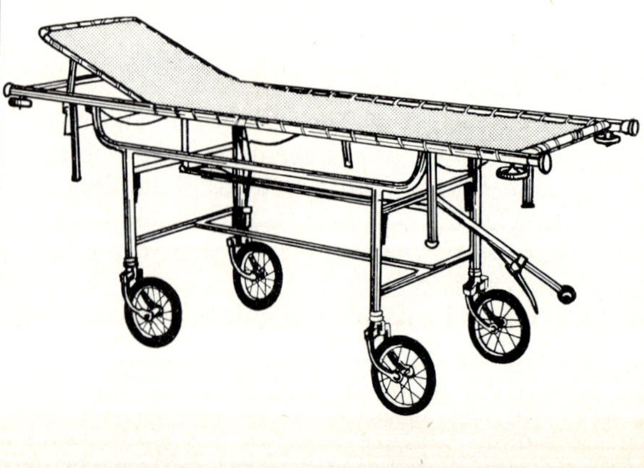

Abb. 20 Liegewagen (Fahrbahre mit Fahrgestell) ▶

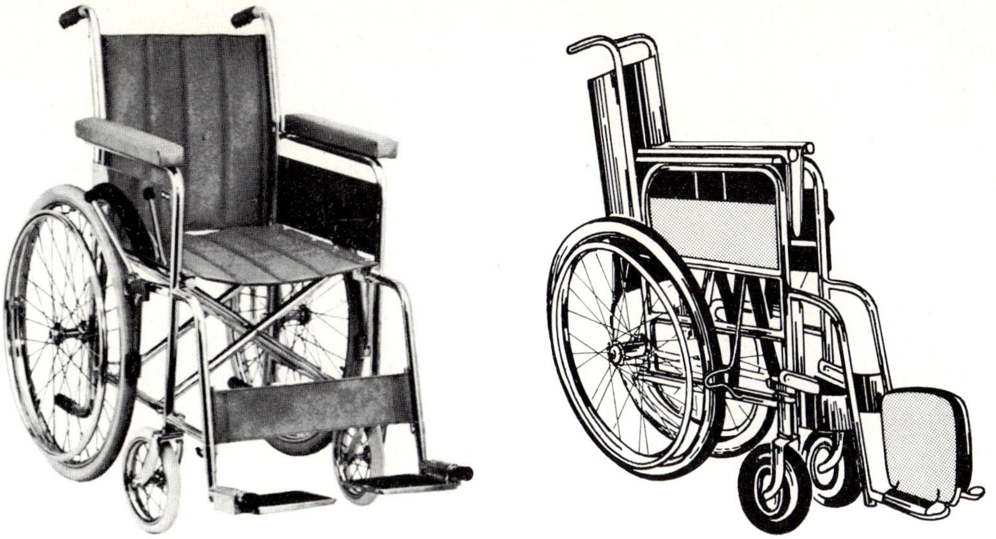

Abb. 21 Fahrstuhl (Rollstuhl), rechts: zusammengeklappt

Fahrstuhl, Sitzwagen (Abb. 21)
Der Sitzwagen ist ein häufig gebrauchtes Fortbewegungsmittel für den Patienten.
Er wird gebraucht:
- bei allen gehbehinderten Patienten,
- bei Gelähmten (Paraplegie, Hemiplegie),
- bei Patienten nach orthopädischen Operationen,
- bei geschwächten Patienten, für die das Gehen noch zu anstrengend ist.

Beachte

Ob der Patient im Liegewagen, im Bett oder im Fahrstuhl transportiert wird, immer sind folgende Punkte zu berücksichtigen:
- Angepaßte Lagerung und Bekleidung des Patienten,
- Fahrzeuge so handhaben, daß der Kranke den Weg übersehen kann, also in Blickrichtung des Patienten fahren,
- um Ecken, durch Türen und über Schwellen vorsichtig fahren, um dem Patienten unnötige Erschütterungen zu ersparen,
- zwei Begleitpersonen sind dann nötig, wenn der Patient besonders überwacht werden muß.

2.5.4 Das Gehen mit dem Kranken

2.5.4.1 Mittels Gehwagen und Gehhilfe

Eulenburg (Abb. 22)
Dieser Gehwagen eignet sich vor allem für ältere und unbeholfene Patienten. Er muß mehr als Hilfe und Unterstützung und weniger als Therapiemittel eingestuft werden.
- *Anpassen des Eulenburg*
  Patient gerade stellen,
  Schulter locker hängen lassen,
  Achselpolster 2fingerbreit unter der Axilla fixieren,
  Polster ganz an Oberkörper anlegen.
- *Das Gehen am Eulenburg*
  Körpergewicht auf Arme und Beine abstützen,
  Becken gerade halten.
  Gutes Schuhwerk tragen.

Gehmeister (Abb. 23a)
Das Besondere dieser Gehhilfe liegt in der Form. Der Patient steht *im* Gehgestell, daher größere Sicherheit. Er eignet sich für erste Gehversuche nach Unfall und Operation oder als Hilfe bei geriatrischen Erkrankungen vor allem dann, wenn der Patient noch zu unsicher oder zu ängstlich ist für das Gehen an Stöcken. *Mit Dringlichkeit soll aber darauf geachtet werden, daß diese Gehhilfen*

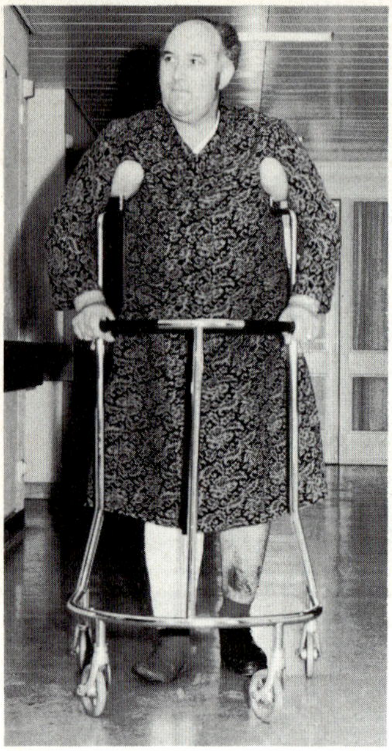

Abb. 22 Gehen am »Eulenburg«

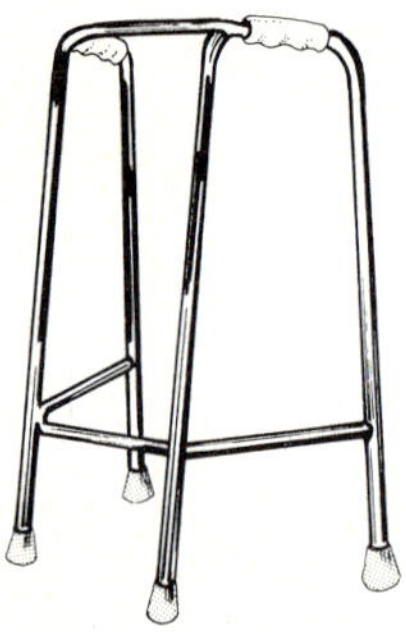

Abb. 23a
Der Gehmeister

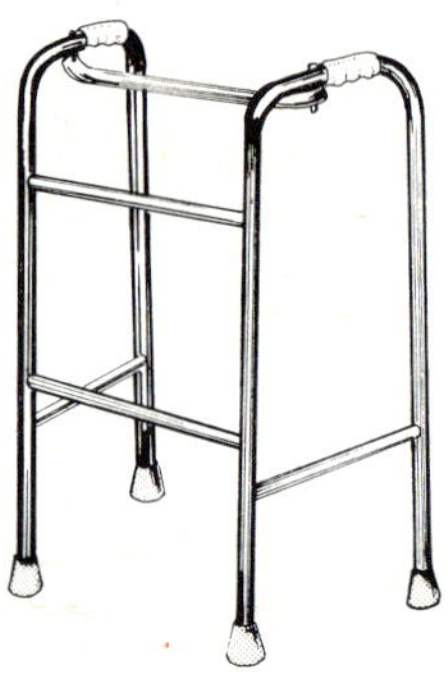

Abb. 23b
Reciprocal-Gehhilfe

nur bei unbedingter Erfordernis gebraucht werden. Die anatomisch geformten Handgriffe und vier gleitsichere Gummikapseln an den Füßen geben dem Patienten Sicherheit.

Reciprocal-Gehhilfe (Abb. 23b)
Dieses Modell ist wohl die vielseitigste Gehhilfe. Der Patient kann sich während der Gehbewegung ständig stützen. Eigens für dieses Gerät entwickelte Drehgelenke ermöglichen das wechselseitige Vorwärtsschieben zuerst der einen, dann der anderen Seite. Die Handgriffe sind anatomisch geformt, die Gummikapseln gleitsicher.

2.5.4.2 Mittels Krücken

- *Anpassen der Krücken* (auch Amerikanerstöcke genannt) (Abb. 24)
  Vor Gebrauch ist der Gummipfropf zu kontrollieren auf: Abnützung, Nässe, Staubablagerungen. Abgenützte Pfropfen müssen ausgewechselt, nasse und staubige gereinigt werden.
- *Das Gehen mit den Krücken*
  Die Armstützen richtig angepaßt, sollen knapp unter die Ellbogen des Kranken reichen.
  Seine Körperhaltung ist leicht nach vorn geneigt.
  Gute Instruktion ist notwendig (Abb. 25).
  Wir beschränken uns hier auf die Grundsätze für den Dreipunkt- und Vierpunktgang:

a) *Zweipunktgang* wird angewendet, wenn das kranke Bein absolut *unbelastet* sein muß:
○○ 1. *beide Stöcke* nach vorn,
● 2. krankes **Bein** nach vorn, unbelastet,
3. Schritt mit dem gesunden Bein.

b) *Dreipunktgang = partielle Belastung:*
○○ 1. *beide Stöcke* nach vorn,
● 2. krankes **Bein** nach vorn, abrollen **Sohlenkontakt** ohne Belastung,
3. Schritt mit dem gesunden Bein.

> Immer beide Stöcke miteinander gebrauchen, nicht zu weit nach vorn und nicht zu weit auseinander.

c) *Vierpunktgang* kommt später, bei vermehrter Belastbarkeit, in Frage *(volle Belastung):*
●○ 1. linkes **Bein** und rechter *Stock,*
○● 2. rechtes **Bein** und linker *Stock.*

> Ist ein Patient noch nicht fähig, ganz auf die Stöcke zu verzichten, ist es ratsamer, ihn beide (Vierpunktgang) gebrauchen zu lassen. Die Benützung *nur eines Stockes* führt zu einseitiger Körperhaltung. Der Patient soll versuchen, von den Stöcken unabhängig zu werden.

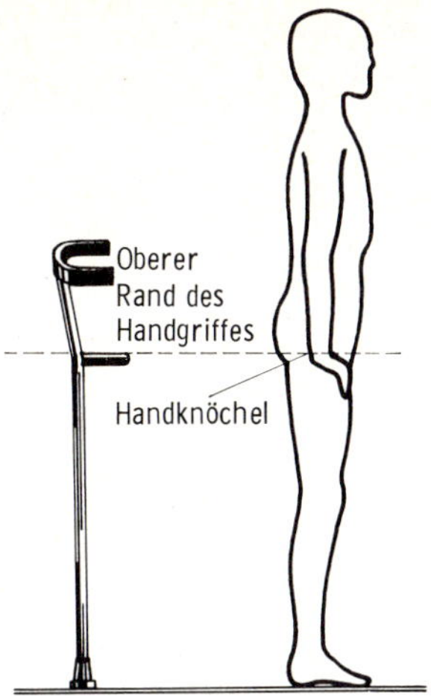

Abb. 24 Grundsätze zum Gebrauch der Amerikanerstöcke.

Zum Anpassen

- Stock neben den Fuß des Patienten stellen
- Arm hängen lassen
- Handgriff einstellen: Handgriff des Stockes auf gleiche Höhe wie die Handknöchel des Patienten
- Unterarmstütze: 3- bis 4fingerbreit unter den Ellbogen

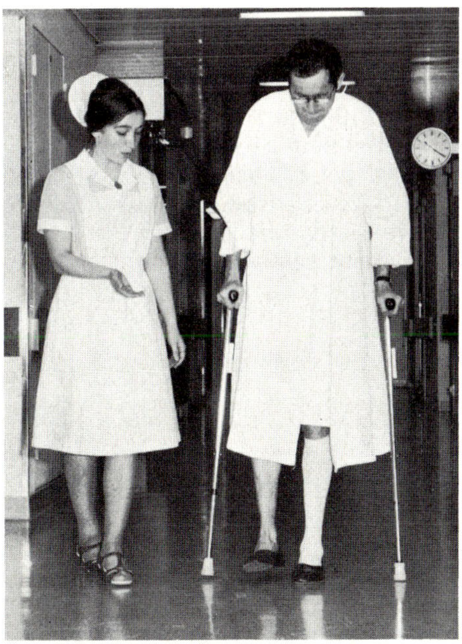

Abb. 25 Gehen mit Krücken

2.5.4.3 Mit unserer Unterstützung Führen des Kranken

Das Gehen hinter dem Patienten

Man gewährt dem Kranken Hilfe durch Stützen am Brustkorb und unter den Armen (Abb. 26).

Diese Unterstützung soll aber nur bei Patienten angewendet werden, deren Kreislaufverhältnisse stabil sind und bei solchen, die nur eine leichte Unterstützung brauchen.

Gefahren:

- Patient und Hilfe können stolpern.
- Der Patient kann nicht gehalten werden, wenn er in die Knie einknickt, nach vorne kippt oder kollabiert.

Das Gehen vor dem Patienten

Die Hilfemöglichkeit ist aus Abb. 27 zu ersehen.

Nachteil für die führende Person: Sie muß rückwärts gehen, weshalb diese Unterstützung sich nur für ganz kurze Strecken eignet (z.B. vom Bett zum Lehnstuhl).

Gefahren:

- Weder der Patient noch die Hilfe können den Weg überblicken, weshalb die Unfallgefahr groß ist.

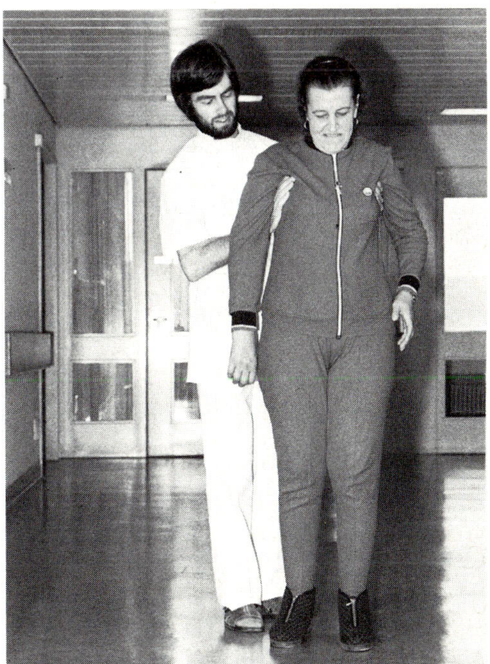

Abb. 26 Gehen hinter dem Patienten

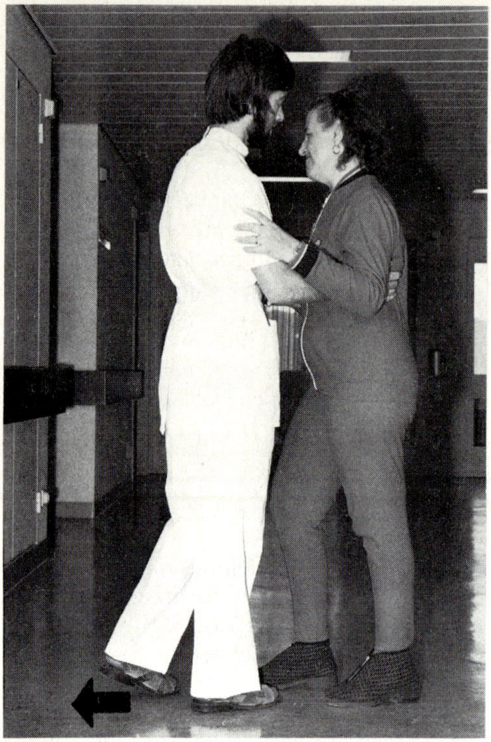

Abb. 27 Gehen vor dem Patienten

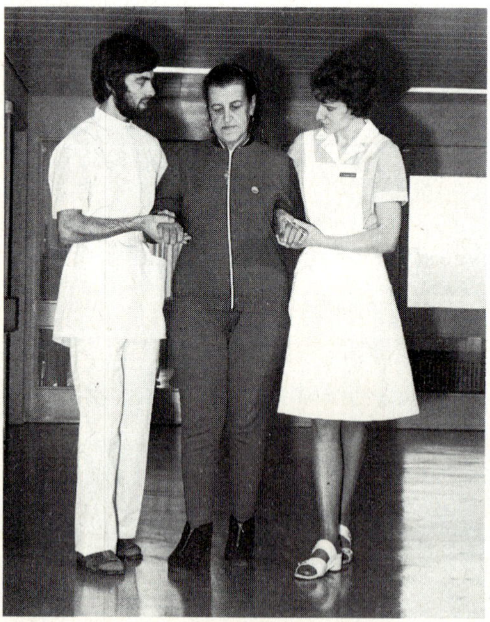

Abb. 28 Gehen neben dem Patienten

Das Gehen neben dem Patienten
Je nach Zustand des Kranken, sind eine oder zwei Personen notwendig. Das Führen zu zweit (Abb. 28) kommt bei Schwerbehinderten in Frage, solange Gehhilfen wie der Eulenburg oder Krücken noch verfrüht sind. Die Art der Stütze richtet sich nach den Beschwerden des Patienten, seiner Größe und jener der Schwester.

2.6 Rückenschonende Arbeitsweise und Arbeitshaltung

Lernziel

Da Sie nicht nur für die Sicherheit des Kranken Verantwortung tragen, sondern auch für Ihre eigene Gesundheit und Leistungsfähigkeit besorgt sein müssen, gilt dieses Kapitel in erster Linie Ihrem persönlichen Interesse. Es führt Sie dazu, daß Sie Auskunft geben können und sich durch Übung ein Können darüber aneignen:
- wie man durch richtiges Heben und Tragen sowie durch richtige Arbeitshaltung sicher arbeitet;

Sie können
- die Grundregeln für richtiges, rückenschonendes Arbeiten aufzählen;
- die sich daraus ergebenden Gesetze klar formulieren;
- einige Übungen, die der Ausgleichsgymnastik dienen, demonstrieren;
- Auskunft geben, bei welchen Arbeiten auf der Krankenstation diese Gesetze angewendet werden müssen;
- den Patientenheber erklären und die Möglichkeiten seiner Anwendung aufzählen.

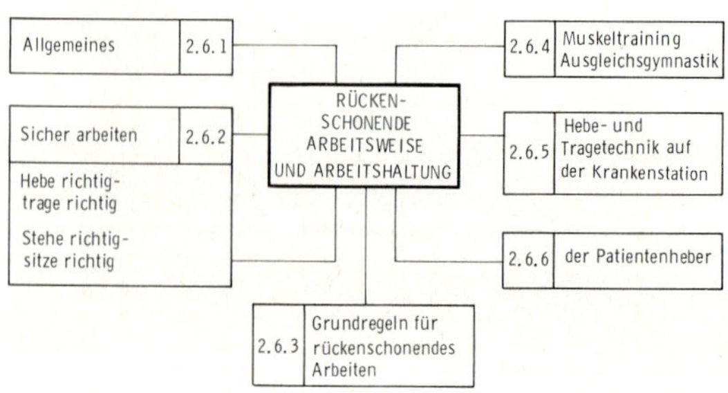

Prinzip

Zur Gesunderhaltung des Organismus muß der Mensch seinen physiologischen Gesetzmäßigkeiten gehorchen. Die Forderungen sind unterschiedlich und verlangen z.B. in bezug auf richtige Arbeitstechnik: maximale Wirkung – minimaler Aufwand.

▼

- Diesem Prinzip entspricht das Bedürfnis des Menschen, seine Arbeit so einfach und mühelos als möglich, ohne Ermüdungserscheinungen und ohne Schmerzen zu bewältigen.
- Er kann diesem Bedürfnis nur dann entsprechen, wenn er um die physiologischen Gesetze seines Organismus weiß und sie befolgt.
- *Ein* solches Gesetz verlangt vom Menschen die rückenschonende Arbeitsweise und Arbeitshaltung.

2.6.1 Allgemeines

Rückenschäden sind bei den Krankenschwestern zur Berufskrankheit geworden. Es ist darum wichtig, daß wir uns um die rückenschonenden Methoden bemühen, weil wir trotz mannigfacher Hilfsmittel nicht darum herum kommen, Patienten zu tragen, zu stützen, und wir dadurch unsere Wirbelsäule durch Biegen und Drehen beanspruchen.
Hexenschuß und Ischias sind bis vor drei Jahrzehnten als entzündlich-rheumatisch bedingte Krankheiten angesehen worden. Heute weiß man, daß diese Leiden häufig durch sog. Bandscheibenvorfälle an der Wirbelsäule verursacht werden. Dies, weil die Wirbelsäule wegen ihrer Bauweise und ihrer Altersveränderung zum Heben und Tragen von Lasten nur bedingt geeignet ist.

Bandscheibenschäden
Von wesentlicher Bedeutung für das Auftreten von Bandscheibenschäden ist das frühe Einsetzen von Alterserscheinungen an der Wirbelsäule bzw. an den Bandscheiben. Die Blutgefäße bilden sich zurück, und die Ernährung beschränkt sich auf einen geringen Flüssigkeitsaustausch. Mit fortschreitendem Alter nimmt der Wassergehalt der Bandscheiben ab und der Gehalt an Schlackenstoffen zu.
Das biologische Gesetz, daß Übung stärkt, gilt nur für den muskulären Anteil der Wirbelsäule. Die Anpassungsfähigkeit der knorpeligen Bandscheiben ist nur gering, ihr Regenerationsvermögen ist klein. Mechanische Schäden durch starke Pressung, Schläge und Zerrung heilen unter Hinterlassung von Narben, welche die Gewebsstruktur schädigen. Im ungünstigen Fall – bei falscher Beanspruchung der Wirbelsäule – können die Bandscheiben reißen, und der Gallertkern tritt *gegen das Rückenmark* oder seitlich (Zwischenwirbelloch) aus und drückt auf die Nerven (Abb. 29).
95 % aller Bandscheibenschäden entfallen auf die untersten drei Lendenabschnitte, den Ort der größten Belastung.
Die Häufigkeit der Rückenbeschwerden und Rückenleiden kann nur durch Übung in der richtigen Arbeitshaltung und dem richtigen Heben von Lasten sowie durch Einsatz von mechanischen Hilfsmitteln herabgesetzt werden. Darüber orientieren uns die Merkblätter »Sicher arbeiten«, herausgegeben von der Schweizerischen Unfallversicherungsanstalt Luzern.

2.6.2 Sicher arbeiten

- Hebe richtig – schone deinen Rücken,
- trage richtig – vermeide ermüdende Haltearbeit der Muskeln,
- stehe richtig – vermeide unnatürliche Arbeitshaltung,
- sitze richtig – vermeide Verkrampfung und Ermüdung.

2.6.2.1 Hebe richtig – trage richtig (Heben und Tragen)

Falsches und richtiges Heben medizinisch gesehen (Abb. 30a u. b).

2.6.2.2 Stehe richtig – sitze richtig (Arbeitshaltung)

Falsche und richtige Arbeitshaltung medizinisch gesehen (Abb. 31a u. b):

2.6.3 Grundregeln für richtiges rückenschonendes Arbeiten

Wir haben gesehen, daß der am meisten beanspruchte und daher auch am stärksten ge-

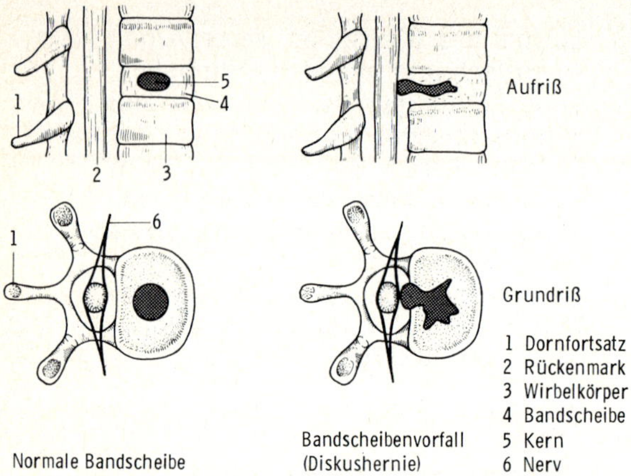

Abb. 29 Anatomie der Bandscheibe (Die Vorlagen und Texte der Abb. 1–5 wurden uns freundlicherweise von der Schweizerischen Unfallversicherungsanstalt, Luzern, zur Verfügung gestellt)

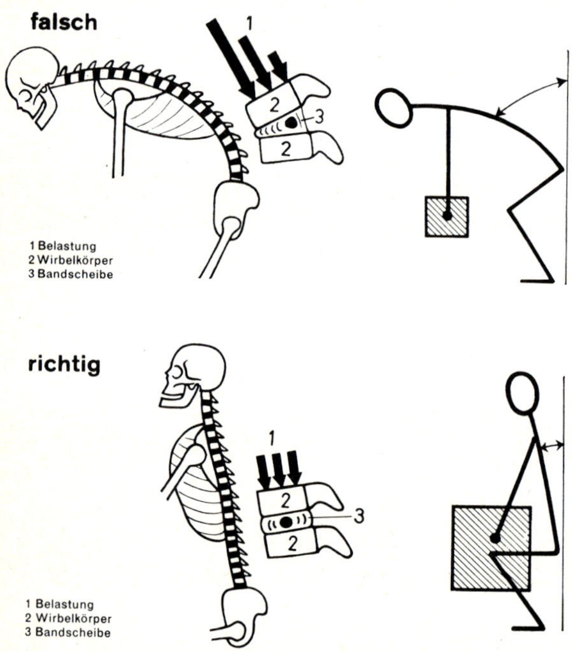

Abb. 30a Beim Heben mit *gebeugtem* Rücken werden die knorpeligen Bandscheiben keilartig verformt und an den Kanten überbelastet, was zu Rückenleiden führen kann. – Je stärker der Oberkörper nach vorn geneigt wird, um so größer ist die Belastung der Rückenmuskeln und der Bandscheiben. Mit vorgeneigtem Rumpf besteht schon bei leichten Lasten Gefahr

Abb. 30b Beim Heben mit *flachem* Rücken neigt sich der Rumpf im Hüftgelenk; die Bandscheiben werden nicht verformt, sie werden gleichmäßig und nur gering belastet. – Mit aufgerichtetem Oberkörper können schwere Lasten gefahrlos gehoben werden

fährdete Teil des Bewegungsapparates die Wirbelsäule ist.

Unsere Aufgabe ist es daher, diese sinnvoll zu entlasten. Folgende Grundregeln müssen so lange bewußt beachtet werden, bis sie in unserer Arbeitstechnik zur Gewohnheit werden:

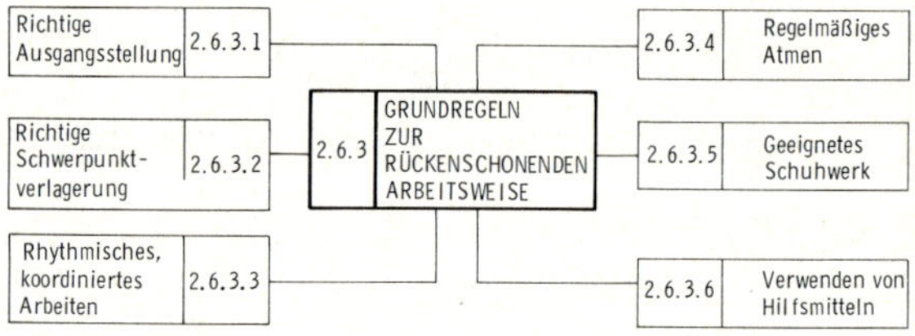

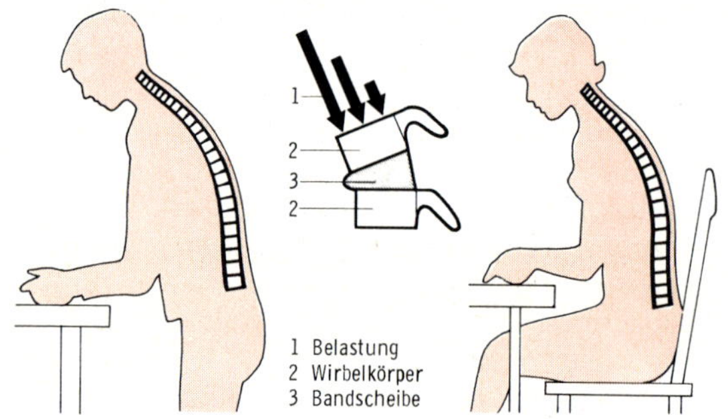

Abb. 31a Beim Stehen und Sitzen in gebeugter Haltung ermüden die Rückenmuskeln. Die knorpeligen Bandscheiben werden keilartig verformt und ungünstig belastet. Die Atmung und die Tätigkeit der Verdauungsorgane werden beeinträchtigt

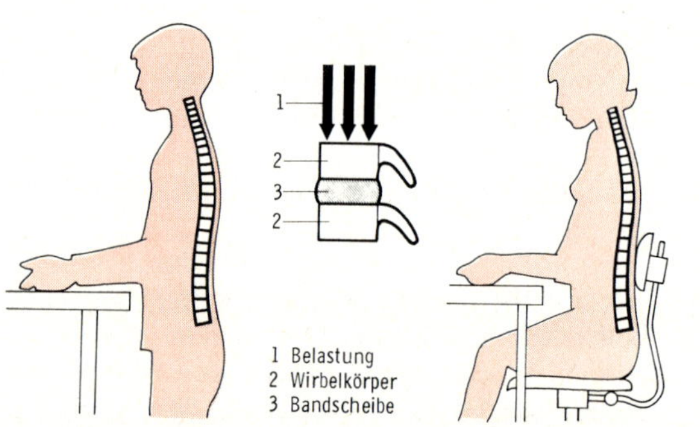

Abb. 31b Beim richtigen Stehen und Sitzen in natürlicher, aufrechter Haltung ist die Ermüdung der Rückenmuskeln nur gering. Die Bandscheiben werden nicht verformt und günstig belastet. Die Atmung ist frei. Die Tätigkeit der Verdauungsorgane erfolgt ungestört

2.6.3.1 Richtige Ausgangsstellung

- Grätschstellung, Schrittstellung,
- Fußspitzen nach vorne (nicht nach außen),
- ganze Fußsohle am Boden.

Durch die richtige Schritt- und Grätschstellung wird die Unterstützungsfläche größer, dadurch sind Gleichgewicht und Standfestigkeit verbessert (= stabiler Stand, eingeübte Stabilisierungshaltung).

2.6.3.2 Richtige Schwerpunktverlagerung

Sie wird durch die richtige Ausgangsstellung ermöglicht.

Sie wird praktisch erreicht:
- durch wechselnde Belastung der Beine (Spielbein-Standbein),
- durch Mitschwingen des Rumpfes und durch federndes Nachgeben in Hüft-, Knie- und Fußgelenken.

Heben einer Last
Abschätzen der Last, richtig zufassen und die Last von den Beinen her durch langsames Strecken der Fuß, Knie- und Hüftgelenke hochheben.
Die stabile Bein-Rumpf-Haltung erlaubt ein freies Bewegen des Schultergürtels.
Die Last so körpernah wie möglich hochheben.
Schwere Gegenstände müssen zu zweit hochgehoben werden.

Seitliches Verschieben einer Last
Stabiler Stand (s. 2.6.3.1).
Gewichtsverlagerung zur entsprechenden Seite, wobei Beine, Becken und Rumpf die Stabilität übernehmen und die Arme lediglich die Last mitzunehmen haben.

2.6.3.3 Rhythmisches und koordiniertes Arbeiten

Sind zwei oder mehrere Personen gleichzeitig mit einer Arbeit beschäftigt, so ist rhythmisches und koordiniertes Arbeiten unerläßlich.

- Patient und Hilfspersonal voraus gut instruieren,
- gegenseitige Abstimmung der Kräfte und Bewegungen,
- einheitlich befolgtes Kommando.

2.6.3.4 Regelmäßiges Atmen

- Regelmäßige Atmung mit ruhigem Ein- und Ausatmen beim Tragen von Lasten über längere Strecken.
- Angehaltene Atmung bei kurzem und schwerem Anheben. Vorher muß natürlich gut eingeatmet werden. Die Last wird während der Ausatmung abgesetzt.

2.6.3.5 Geeignetes Schuhwerk

Es muß dem Fuß angepaßt sein und guten und sicheren Halt geben. Schuhe, die nicht wenigstens Fersenriemen aufweisen, sind ungeeignet, weil die Stabilität des Fußes gefährdet ist, besonders bei Schwerpunktverlagerung nach der Seite (Abrutschen der Ferse und Verdrehen des Fußes).

2.6.3.6 Verwenden von Hilfsmitteln

Die Möglichkeiten sind heute vielfältig:
- Fahrbare Gestelle für Wäschesäcke, Abfallsäcke usw.,
- Räder an Nachttischen, Krankentischen, Lehnstühlen,
- Mehrzweckwagen, der anstelle des Tablettes, alle für eine Pflegeverrichtung notwendigen Gegenstände aufnimmt,
- Patientenheber u.a.

Aus den oben genannten sechs Grundregeln ergeben sich folgende *12 Gesetze* (illustriert in Abb. 32):

1. Standfläche vergrößern durch Schritt- oder Grätschstellung.
2. Gerader Rücken (kein Katzenbuckel) und steiler Oberkörper.
3. Knie- und Hüftgelenk betätigen, evtl. Hockstellung einnehmen.
4. Anspannen der Bauch- und Rückenmuskulatur.
5. Last nahe an den Körper nehmen, d.h. Schwerpunkt der Last möglichst senkrecht über den Füßen.
6. Last gleichmäßig verteilen (links und rechts).

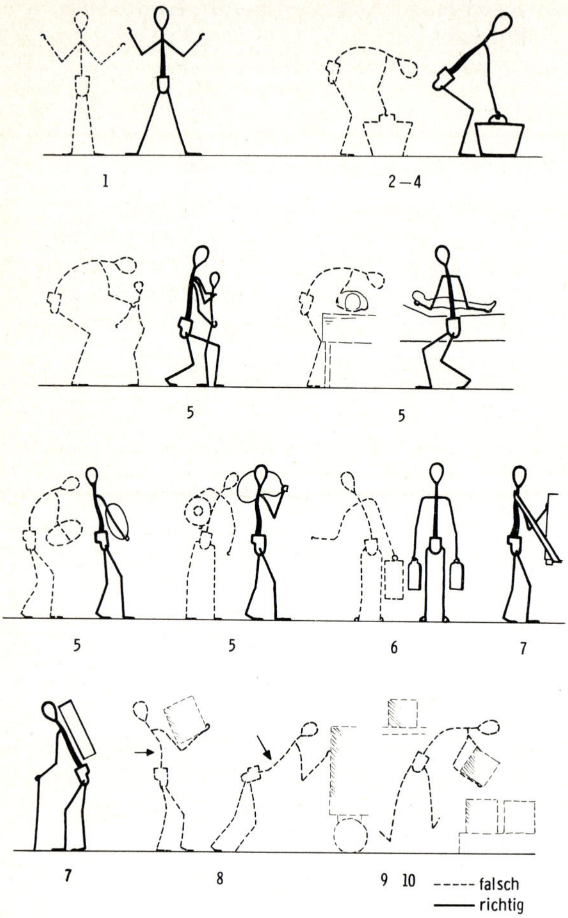

Abb. 32 Gesetze richtigen Hebens und Tragens

7. Bei jeder Muskelarbeit den Körper abstützen (die freie Hand dazu gebrauchen).
8. Die gefährliche Hohlkreuzhaltung vermeiden.
9. Das Verdrehen der Wirbelsäule unterlassen (das Heben und Abstellen darf nicht gleichzeitig mit einer Rumpfdrehung verbunden sein).
10. Man stehe immer frontal zur Last.
11. Unmißverständliche Kommandos geben.
12. Muskeltraining (Abb. 33).

2.6.4 Muskeltraining – Ausgleichsgymnastik

Man gewöhne sich an, täglich 10–15 Minuten Zeit für eine gezielte Gymnastik zu reservieren (Abb. 33a–c).

- Beweglichkeitsübungen für die Wirbelsäule (a, b),
- Kräftigungsübungen für die Bauchmuskulatur (c).

2.6.5 Hebe- und Tragetechnik auf der Krankenstation

Das theoretische Wissen über die rückenschonende Arbeitsweise ist in der Praxis am Krankenbett anzuwenden beim:
- Stützen und Drehen von Patienten,
- Aufsetzen von Patienten im Bett,
- Patienten an den Bettrand setzen,
- Patienten aufnehmen und beim Einsteigen ins Bett behilflich sein,
- Patienten im Bett hinaufheben, »hinaufrutschen«,
- Umbetten und Tragen von Patienten,
- Patienten vom Boden aufheben,
- Arbeiten jeder Art am Krankenbett und auf der Pflegestation.

> Beachte besonders die *Körperhaltung* der Schwester bei den Fotos des ersten und zweiten Kapitels.

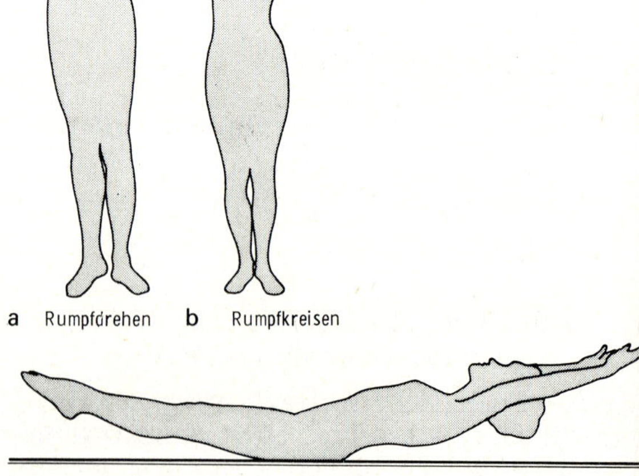

Abb. 33 Tägliche Ausgleichsgymnastik:
a u. b Beweglichkeitsübungen für die Wirbelsäule.
c Kräftigungsübung für die Bauchmuskulatur

2.6.6 Der Gebrauch des Patientenhebers

2.6.6.1 Der Patientenheber

Der Patientenheber birgt vielerlei Möglichkeiten und schafft für Patient und Schwester große Erleichterungen. Die Vorteile zeigen sich aber erst, wenn die Schwester mit der Bedienung vertraut ist und im Umgang einige Erfahrungen gesammelt hat.
Vielen Patienten erspart der Patientenheber ein mühsames, vielleicht schmerzvolles Betten. Die Modelle der Krankenheber sind zahlreich, ebenso zahlreich sind deren Bezeichnungen: **Lifter, Airlift, Portolift, Ambulift** u.a. Die Konstruktion der verschiedenen Modelle weicht in Einzelheiten voneinander ab, das Wesentliche bleibt sich aber gleich. Trotzdem lohnt es sich, die Vor- und Nachteile der verschiedenen Modelle gegeneinander abzuwägen, um sich ein eigenes Urteil bilden zu können, dies vor allem dann, wenn die Schwester bei der Anschaffung neuer Geräte mitberaten kann. Die verschiedenen Firmen geben gratis Prospekte ab, die in Wort und Bild reichlich Informationen liefern.
Im folgenden stellen wir zwei verschiedene Modelle vor. Sie können für alle andern als Beispiel dienen, da die Handhabung grundsätzlich gleich bleibt:

Patientenheber mit Spreizbügel (Abb. 34)
Beim sitzenden Patienten
- Das Markieren gewisser Kettenglieder ist sehr vorteilhaft, obwohl bei jedem Patienten die günstigste Lage herausgefunden werden muß. Ein Beispiel ist die Bezeichnung des **oberen** und **unteren** 5. Gliedes. In Abb. 34b mit roten Pfeilen bezeichnet.
- Der Kopfgurt ist für den Patienten angenehm, für kurze Zeit kann er auch entbehrt werden.
- Der untere Rand der Sitzgurte liegt knapp oberhalb der Kniekehle.

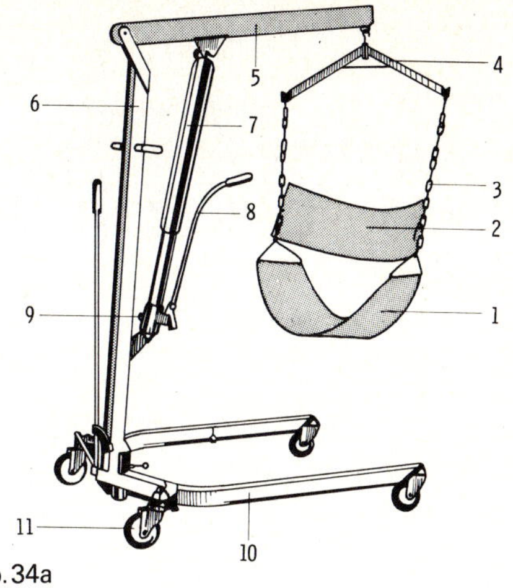

Abb. 34a

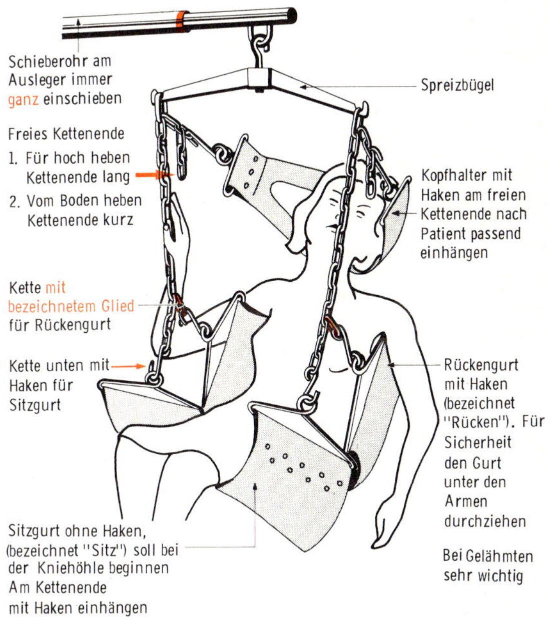

Abb. 34b

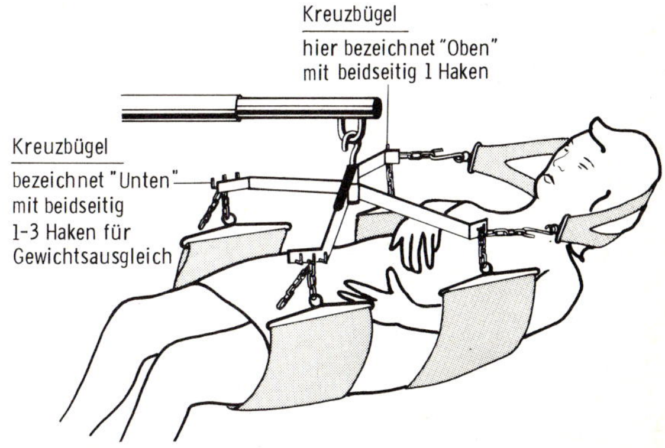

Abb. 34c

Abb. 34a Anteile des Patientenhebers
1 Sitzgurt, 2 Rückengurt, 3 Ketten, 4 Spreizbügel, 5 Hebearm, 6 Mast, 7 hydraulische Pumpe, 8 Pumpenhebel, 9 Ablaßventil, 10 Fahrrahmen, 11 Lenkräder

Abb. 34b Patientenheber mit Spreizbügel
Abb. 34c Patientenheber mit Kreuzbügel

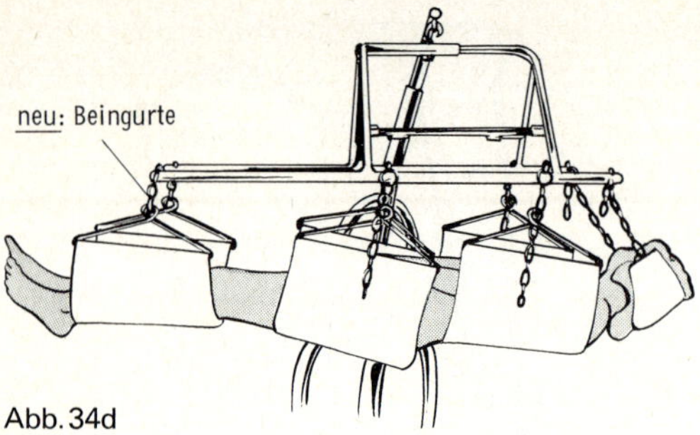

Abb. 34d

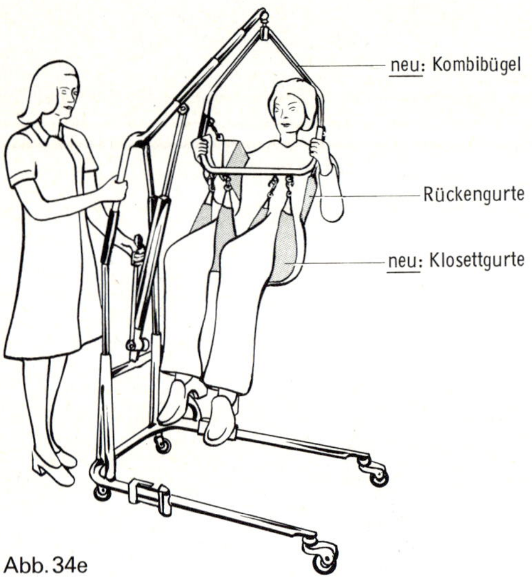

Abb. 34e

Beim liegenden Patienten
- Am besten wird das Glied in der Kettenmitte am Spreizbügel eingehängt.
- Die Fixierung des Rückengurtes ergibt sich aus der Größe des Patienten, ebenfalls das Einhängen der Kopfgurte.
- Der Sitzgurt kommt unter Oberschenkel/Gesäß zu liegen (weiter oben als in sitzender Stellung).
- Das Anheben durch die beiden Gurte muß gleichzeitig erfolgen.

Patientenheber mit Kreuzbügel (Abb. 34c)
Der Kreuzbügel eignet sich besonders für Patienten, die nur liegend gebettet werden können, z.B. orthopädische Patienten.
- *Beide Liegegurte* sind genau gleich und mit kurzen Kettenenden einzuhängen (im 2. oder 3. Glied).
- Der *Kreuzbügel* ist für den Nichtgebrauch umlegbar, darf aber *nur geöffnet verwendet* werden!

2.6.6.2 Allgemein gültige Regeln beim Gebrauch des Patientenhebers

- Den Patienten orientieren über unsere Absicht und die Vorzüge des Patientenhebers.
- Bis der Patient damit vertraut ist, ihm jede Handlung erklären.
- Eine der beiden Ausführenden muß den Patientenheber bedienen können.

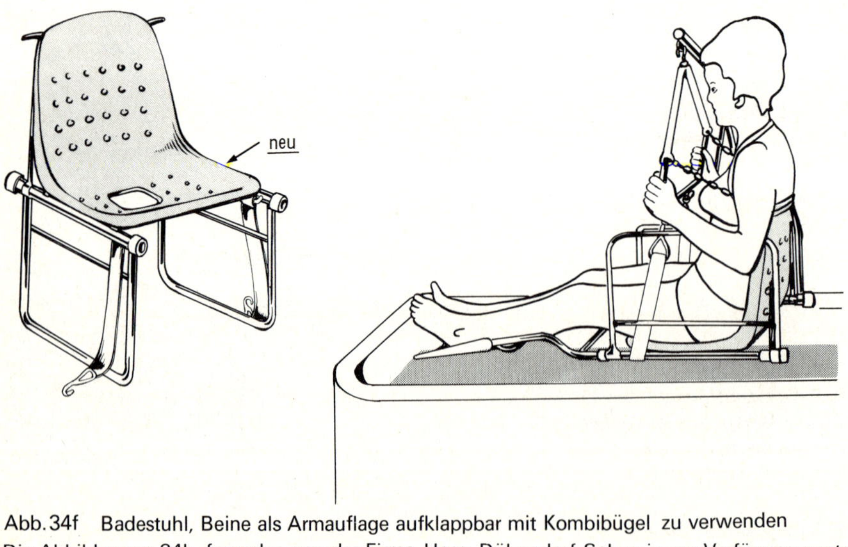

Abb. 34f Badestuhl, Beine als Armauflage aufklappbar mit Kombibügel zu verwenden
Die Abbildungen 34b–f wurden von der Firma Hess, Dübendorf, Schweiz, zur Verfügung gestellt.

- Je nach Absicht Vorbereitungen treffen.
- Standfläche vergrößern, d.h. Fahrrahmen einrasten, bis es knackst.
  Eingebaute Badewannen lassen keinen Platz für die Fahrrahmen, letztere müssen somit nach auswärts gerichtet werden.
- Hebearm bedienen (rot auf rot).
- Den Patienten mit Decktuch decken, obere Bettücher entfernen.
  Kopfgurt mit Ohrenkissen benützen.
  Kettenglied so einhängen, daß ein Knacksen nicht möglich ist (Kettenglied muß frei liegen).
- Die Ketten beidseitig auf der gleichen Höhe einhängen.
- Langsames Anheben; richtige Lage und einwandfreie Fixation kontrollieren.
- Den Patienten von unten her in die Unterlage schlagen (Gesäß).
- Gesteuertes Plazieren des Patienten (Bettmitte, genügend weit oben, bei Seitenlagerung an den Bettrand).
- Gurte entfernen, Sitzgurt von unten und Rückengurt von oben her.
- Fahrrahmen und Hebearm verkürzen.
- Gurte desinfizieren und reinigen.

2.6.6.3 Möglichkeiten der Anwendung

Zum Betten

a) Für Patienten, die eine *Seitenlage nicht einnehmen können* oder dürfen. Zur Plazierung des Sitzgurtes werden die Beine hochgehalten. Für den Rückengurt wird der Patient eventuell zu zweit ein wenig aufgesetzt. Das Gesäß wird möglichst frei belassen zur anschließenden Pflege.

b) Für Patienten, die eine *Seitenlage einnehmen können,* aber schwerfällig und/oder schwerkrank sind. In Seitenlage erfolgt das Waschen von Rücken und Gesäß sowie die Hautpflege und die Dekubitus- und Pneumonieprophylaxe. Nun legt man den Sitzgurt in Höhe Kniekehle-Oberschenkel, den Rückengurt mit dem oberen Rand auf Höhe der Axilla. Nach Drehung des Patienten auf die andere Seite können die Gurte ausgeglichen werden.

Zur speziellen Haarpflege (s. Körperpflege S. 120).

Den Patienten auf dem Patientenheber in die Badewanne bringen

Gebrechlichen, schweren, gelähmten und spastischen Patienten kann auf einfache Art und Weise ein Bad gewährt werden (s. Körperpflege S. 129).

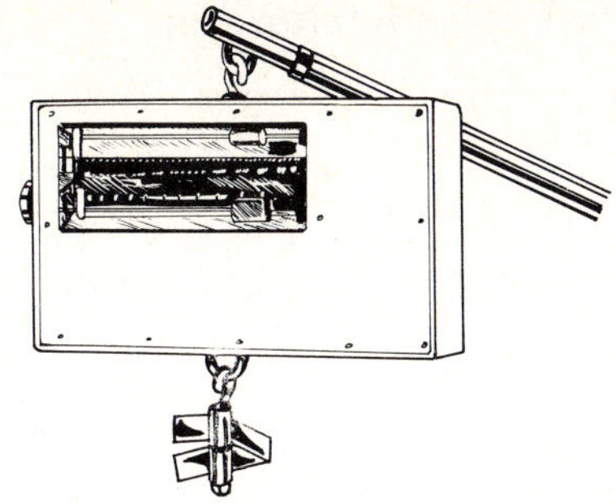

Abb. 35 Hängewaage

Es sind alle Vorbereitungen für das Bad und das Bett zu treffen. Das weitere Vorgehen ist von den räumlichen Verhältnissen abhängig. Auf jeden Fall muß der Patient bequem liegen oder sitzen und darf keiner Kälteeinwirkung ausgesetzt sein.

Den Patienten auf dem Patientenheber in den Sessel setzen

Patienten, die unsere Kräfte beim Aufnehmen überfordern, ist durch den Patientenheber eine Möglichkeit zur Mobilisation gegeben. Bleibt der Patient nur kurze Zeit im Sessel, können die Gurte belassen werden.

Den Patienten vom Boden ins Bett bringen

Mit den meisten Patientenhebern ist diese Maßnahme möglich. Unter Umständen kann das die einzige Lösung in dieser Situation bedeuten. Für den Sitzgurt wird die ganze Länge der Kette gebraucht. Für das Einhängen des Rückengurtes muß der Patient, der zwischen dem Fahrrahmen des Patientenhebers liegt, in sitzende Stellung gebracht werden.

Den Patienten auf dem Patientenheber wiegen

Die Waage wird am Hebearm aufgehängt, unten ist ein Haken für den Bügel angebracht (Abb. 35).

Um das Nettogewicht des Patienten zu ermitteln, wird die Waage bei Belastung mit Bügel, Ketten und Gurte auf den Nullpunkt eingestellt. Nachher kann der Patient plaziert, gewogen und gebettet werden.

Weiterführende Literatur

Cooper, H.: Bewegungstraining. Fischer, Frankfurt/Main 1970

Eklundh, M.: Achte auf deinen Rücken. Pflaum, München o.J.

Evangelischer Diakonieverein: Sicheres Arbeiten durch richtig angewandte Hebe- und Tragetechnik auf der Krankenstation. Sonderdruck aus: Die Diakonieschwester, 1966, Nr. 5, Ev. Diakonieverein e.V. Berlin 37, Glockenstr. 8

Gillmann, H.: Physikalische Therapie. Grundlagen und Wirkungsweisen, 4. Aufl. Thieme, Stuttgart 1975

Hettinger, T.: Fit sein – fit bleiben, isometrisches Muskeltraining für den Alltag, 6. Aufl. Thieme, Stuttgart 1977

Kucera, M.: Krankengymnastische Übungen. Fischer, Stuttgart 1973

Österreichischer Krankenpflegeverband e.V.: Die Überwachung des Patienten als Aufgabe der Krankenschwester. Urban & Schwarzenberg, München 1974 (S. 15ff.: Lage, Beweglichkeit, Haltung)

Prospekte verschiedener Firmen: Rehabilitationshilfen (Fahrstühle, Gehhilfen u.a.), Lagerungshilfen, Patientenheber u.a.

Schröter, G.: Die Berufsschäden des Stütz- und Bewegungssystems, Barth, Leipzig 1958

Schweiz. Unfallversicherungsanstalt (SUVA): Blätter für Arbeitssicherheit, Lastentransport von Hand, Nr. 41, 1961, SUVA, Luzern

Schweiz. Unfallversicherungsanstalt: Sicher arbeiten. Merkblätter zur Verhütung von Unfällen und Berufskrankheiten, SUVA, Luzern

Vogel, A., G. Wodraschke: Hauskrankenpflege, 2. Aufl. Thieme, Stuttgart 1976 (S. 150ff.: Isometrische Übungen für Langzeitkranke)

Testfragen

- Nennen Sie ein Prinzip, das bei Lagerung und Mobilisation von Patienten von Bedeutung ist und leiten Sie die Folgerung und Forderung an die Schwester ab (S. 67).
- Nennen Sie 4 typische Zwangs- oder Schonlagen von Patienten (S. 68 f.).
- Nennen Sie je 5 Eigenschaften, die Sie beim Gang und bei der Gestik von kranken Menschen beobachten können (S. 69).
- Zählen Sie die Richtlinien auf, die bei allen Lagerungen Gültigkeit haben (S. 75).
- Stellen Sie 6 Hilfsmittel zur Druckentlastung und 6 zur Ruhigstellung vor (S. 71 ff.).
- Zählen Sie 8 Lagerungsarten auf und erklären Sie diese an einem konkreten Beispiel (S. 75 ff.).
- Nennen Sie die Gefahren, die bei Bewegungseinschränkung für den Patienten bestehen und formulieren Sie grundsätzliche Maßnahmen, die diesen entgegenwirken (S. 78 f.).
- Nennen Sie einige Personengruppen, die durch ihre Erkrankung zu Dekubiti neigen und begründen Sie diese (S. 80).
- Erklären Sie die Maßnahmen, die Sie bei der Dekubitusprophylaxe als sinnvoll betrachten und nennen Sie das Ziel, das Sie dadurch erreichen wollen (S. 80 f.).
- Nennen Sie die unspezifischen Maßnahmen für die Thromboseprophylaxe und erklären Sie eine davon ausführlich (S. 82).
- Beschreiben Sie das Ziel der Kontrakturenprophylaxe und geben Sie an, womit Sie dieses Ziel erreichen wollen (S. 83 ff.).
- Erklären Sie den Unterschied zwischen isotonischen und isometrischen Bewegungen (S. 86 f.).
- Geben Sie Literatur an, wo Sie Programme für isometrische Übungen finden (S. 86).
- Nennen Sie das Behandlungsprinzip der Massage (S. 87).
- Nennen Sie die Grundsätze, die bei der Mobilisation zu beachten sind (S. 88).
- Zeichnen Sie 3 Möglichkeiten auf, wie Sie die Krankenlager stellen können, um einen Kranken umzubetten (S. 92).
- Wählen Sie das günstigste Transportmittel für einen Patienten a) mit vielen Drainagen, b) der gelähmt ist, c) der eine Unterschenkelfraktur (Gips) hat. Begründen Sie Ihre Wahl (S. 92 f.).
- Erklären Sie das Anpassen der »Amerikanerstöcke« (S. 95).
- Wählen Sie 2 Gehhilfen aus und erklären Sie deren Vorteile (S. 93 f.).
- Nennen Sie die Grundregeln für richtiges rückenschonendes Arbeiten (6 Angaben) (S. 97 f.).
- Zählen Sie die 12 Gesetze auf, die sich aus diesen Regeln ableiten lassen (S. 99 f.).
- Nennen Sie 6 pflegetechnische Handlungen, bei denen Sie die richtige Hebe- und Tragetechnik anwenden können (S. 100).
- Zeichnen Sie schematisch einen Patientenheber und bezeichnen Sie die wichtigen Punkte (S. 101).
- Nennen Sie 2 Ihnen bekannte Modelle und erwähnen Sie je eine Besonderheit (S. 101 f.).

3 Körperpflege

Sequenzziel (Intention)

Das Hauptziel dieses Lernschrittes liegt darin, daß Sie Ihre Patienten bei der Körperpflege gut beobachten und Veränderungen erfassen, um bei Ihrer Pflege angemessen handeln zu können. Da es keine qualifizierte Krankenpflege gibt, die nur das Äußere des Patienten berücksichtigt, sollen Sie besonders bei diesen Pflegeverrichtungen die Routine meiden und nach den ersten Übungen (bei denen Sie die manuelle Geschicklichkeit geübt haben) großes Gewicht auf eine echte zwischenmenschliche Beziehung zu Ihren Patienten legen. Das Ziel dieses Kapitels erreichen Sie nur durch Übung, weshalb das Studium mit Übungen im Schulzimmer und am Krankenbett verbunden sein muß.

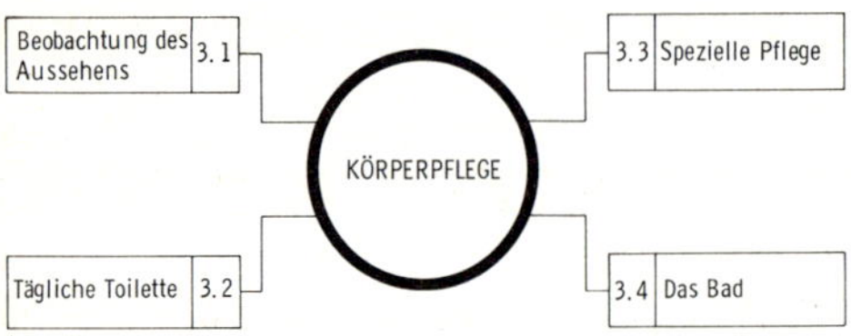

Prinzip

Die Körperpflege ist ein Grundbedürfnis des *Menschen,* dessen Ausmaß bei den einzelnen Patienten sehr unterschiedlich ist.
Der *Organismus* ist angewiesen auf die Schutzfunktion der Haut, die bei normalen Verhältnissen und gesunder Beschaffenheit sehr großen und verschiedenartigen Beanspruchungen entsprechen kann.

▼

Die Körperpflege unserer Patienten ist nicht in erster Linie eine manuelle Tätigkeit und die Auswirkung unserer technischen Geschicklichkeit, sie umfaßt viel mehr, nämlich
- daß die bei der Körperpflege des Patienten verbrachte Zeit Gelegenheit bietet, ihn zu beobachten, ihm zuzuhören, ihn im Sinne der Gesundheitserziehung zu beeinflussen, kurz
- die Zeit, die wir für die Körperpflege unserer Patienten einsetzen, ermöglicht in ganz besonderem Ausmaß einen zwischenmenschlichen Beziehungsprozeß, der dem Patienten echte Hilfe sein kann;
- daß wir die Haut gut beobachten und ihr entsprechend ihrer Beschaffenheit die notwendige Unterstützung im Sinn von prophylaktischer oder therapeutischer Pflege zukommen lassen.

Voraussetzung
Lesen Sie: *Unterstützung des Patienten bei Sauberhaltung, Körperpflege und Schutz des Äußern* in Grundregeln der Krankenpflege (V. Henderson), S. 34–38.

3.1 Beobachtung des Aussehens

Lernziel

Nach dem Studium dieses ersten Teilkapitels, das sich mit dem Äußeren des Menschen befaßt, können Sie:

- über den Gesichtsausdruck und auftretende Veränderungen Auskunft geben;
- Beobachtungen, die Sie an Haut und Hautanhangsorganen machen können, formulieren und präzise beschreiben.

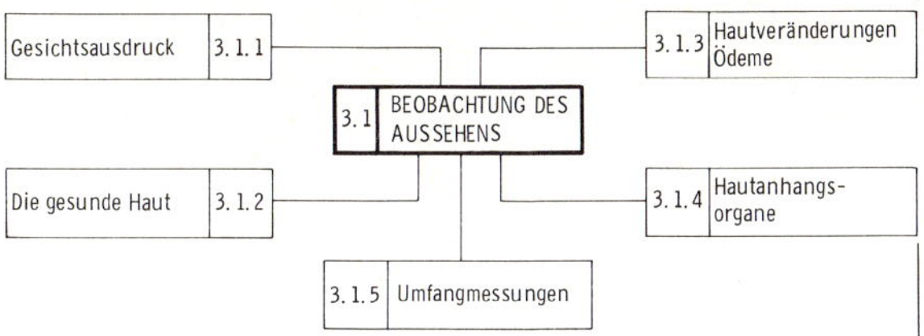

Prinzip

Ausdruck und Aussehen eines Patienten geben Auskunft über sein körperliches, seelisches und geistiges Wohlbefinden, sie sind Reaktionen auf innere und äußere Ereignisse.

▼

Beobachtungen am Äußeren eines Menschen, besonders eines kranken Menschen, dürfen nicht als Einzelbeobachtung gedeutet werden. Sie sollen helfen, den Menschen in seiner Ganzheit – den Menschen mit seiner Krankheit – besser zu verstehen.

3.1.1 Gesichtsausdruck

Lebhaftes Mienenspiel und lebendige Gesichtszüge sind Ausdruck eines gesunden Menschen. Psychisches und physisches Kranksein prägen sich rasch in die Gesichtszüge ein. Das Gesicht wird zum Spiegelbild der Wesensveränderungen und der (vielleicht noch versteckten) Krankheit. Das Gesicht kann auf vielerlei Art Schmerz und Kranksein widerspiegeln, es kann schmerzverzerrt sein oder den Ausdruck eines stillen Duldens annehmen. Angst, Unsicherheit, Verstörtheit und Hoffnungslosigkeit werden einem guten Beobachter rasch auffallen.

Die Intensität des Gesichtsausdrucks ist abhängig vom *Alter* eines Menschen. Je reifer ein Mensch ist, um so ausgeprägter sind seine Gesichtszüge. Auch *Haut- und Unterhautzellgewebe* haben einen Einfluß: Je fettärmer ein Gesicht, um so klarer kommen dessen Form und Ausdruck zum Vorschein.
Erfahrungen und das, was der Mensch damit »gemacht« hat, prägen sein Gesicht.
Mimik darf nicht mit *Ausdruck* verwechselt werden:

- *Ausdruck* ist etwas statisches, etwas, das immer da ist, ohne daß es starr ist, es prägt den Menschen,
- *Mimik* ist ein vorübergehender Ausdruck der momentanen Empfindungen und kommt durch das Zusammenspiel der mimischen Muskulatur zustande.

Bestimmte Krankheiten führen zu typischen Gesichts- und Ausdrucksveränderungen:

- *schmerzerfüllter Ausdruck* bei langdauernden, sehr schweren Erkrankungen,
- *verbitterter Ausdruck* bei unbewältigtem, seelischem oder körperlichem Leid,
- *verkrampfter Ausdruck* bei seelischen Krankheiten, z.B. bei Neurosen, oder als verschlossener, abweisender Gesichtsausdruck bei depressiven Menschen,
- *verfallenes Aussehen = Facies hippocratia* oder *Facies abdominalis* bei Patienten mit Erkrankungen des Abdomens (z.B. Peritonitis = Bauchfellentzündung). Der Patient hat ein spitzes Gesicht mit eingefallenen Wangen, dunklen Rändern unter den Augen und trockenen Lippen. Sein Blick ist ängstlich oder verstört,
- *unbewegliches, starres Aussehen = Masken- oder Salbengesicht.* Die Haut ist fettig und glänzend, es handelt sich meist um Patienten mit Parkinson-Syndrom (siehe S. 748 f.),
- *verzerrtes Gesicht* z.B. *Facies tetanica* bei Tetanuserkrankten. Der Ausdruck ist grinsend, verursacht durch den Krampf der Kaumuskulatur.

Die Augen
sind mitbeteiligt am Ausdruck des Patienten und können uns über körperliche und psychische Geschehen Auskunft geben. Das Auge ist ein sehr sensibles Organ und reagiert rasch auf lokale und allgemeine Krankheitserscheinungen. Die Augen können auffallend glänzen, gelegentlich auch matt wirken. Nervosität, Angst und Unsicherheit widerspiegeln sich im Auge des Menschen. Bestimmte

Krankheiten rufen Augensymptome hervor, so z.B. die Hyperthyreose (siehe S.669) mit den Glotzaugen (Exophthalmus), die Multiple Sklerose mit dem Nystagmus (= Hin- und Herbewegen der Augäpfel); ferner führt Bilirubinanstieg im Blut zu gelben Skleren usw. Über die *Pupillen* und *Pupillenveränderungen* werden Sie im Kapitel Nervensystem orientiert (siehe S.747).

3.1.2 Die gesunde Haut

Der Zustand der Haut ist für Menschen von großer Bedeutung. Oft hängt das *allgemeine Wohlbefinden* in hohem Grade davon ab. Eine ungepflegte oder erkrankte Haut verursacht körperliches Mißbehagen und ist oft der Grund dafür, daß der Mensch von seiner Umwelt gemieden wird.
Menschen mit glatter, reiner, schöner Haut und gepflegtem Äußeren wirken anziehend und sympathisch.
Menschen mit Hautaffektionen (Schuppen, Warzen, Krusten u.a.), vor allem dann, wenn diese im Gesicht auftreten, beeinträchtigen den äußeren Eindruck; der Mensch scheint (oder ist) ungepflegt und wirkt daher abstoßend auf die Mitmenschen.
Patienten mit Hauterkrankungen spüren, wie sie auf andere wirken und leiden darunter. Sie reagieren sensibel, sind scheu und ziehen sich zurück. Sie brauchen daher neben der körperlichen ein großes Maß an psychischer Unterstützung.
Die Haut des Gesunden ist gut durchblutet. Sie ist geschmeidig, trocken, elastisch und intakt.
Bei älteren Menschen nimmt der Spannungszustand der Haut ab, sie wird daher runzelig und faltig.
Die Farbe der Haut ist abhängig von der Durchblutung, der Lage der Kapillargefäße und der Hautdicke. Sie ist daher mehr oder weniger *rosig*. Die Pigmentierung ist nach Rassen und Erdzonen verschieden. *Bräunung* tritt bei Sonnenbestrahlung auf.

3.1.3 Hautveränderung – Farbe und Spannung

3.1.3.1 Farbveränderungen

Blässe
Abnorme Blässe der Haut und Schleimhäute tritt bei Blutarmut (= Anämie) auf. Sind nur einzelne Extremitäten blaß, ist dies auf eine Mangeldurchblutung oder fehlende Durchblutung (z.B. durch Embolie) zurückzuführen. Plötzlich auftretende Blässe (verbunden mit raschem Puls, Schweißausbruch und Schwächegefühl) ist Zeichen eines drohenden Kreislaufversagens (Kollaps, Schock, Blutung). Bei chronischem Blutverlust tritt die Blässe langsam auf. Die Blässe des Patienten mit bösartigem Tumor ist meist mit einem *gelblich-grauen Kolorit* gemischt.

Gelbfärbung (ikterisch, subikterisch)
Sie tritt auf bei Lebererkrankungen (Hepatitis), bei Verschluß der Gallenwege (Verschlußikterus) und bei Blutkrankheiten (hämolytischer Ikterus).

Blaufärbung (Zyanose)
Eine blau- oder blaurote Färbung tritt bei Sauerstoffmangel des Blutes auf (Herz- und Lungenkrankheiten). Sie ist zuerst an den Nägeln und Lippen zu erkennen.

Rötung
Eine gleichmäßige Rötung kann bei Erhitzung und Erregung durchaus normal sein, ist aber auch bei hohem Fieber und bei Hochdruck (Hypertonie) anzutreffen. *Rote Flekken* sind oft Zeichen einer Infektionskrankheit, *flächenhafte Rötung* an einzelnen Körperstellen tritt auf bei Verbrühungen, Verbrennungen oder als allergische Reaktion auf Medikamente u.a. *Punktförmige Rötung* (sog. Petechien) sind Zeichen kleinster Blutaustritte innerhalb der Haut, die bei Gerinnungsstörungen auftreten.

Pigmentveränderung
Wir beobachten sog. *Pigmentflecken* (= umschriebene hellbraun bis schwarz gefärbte Hautbezirke), *bronzefarbene Haut* als Hyperpigmentierung bei Morbus Addison (Erkrankung der Nebennieren). Bei Pigmentmangel mit sehr heller Haut und fast weißen Haaren spricht man von *Albinismus*.

3.1.3.2 Spannungszustand der Haut

Verminderte Spannung (Schrumpfung)
Neben der schon erwähnten altersbedingten Falten- und Runzelbildung wird sie verursacht durch Schwund der Fettpolster und Austrocknung der Haut nach Flüssigkeitsverlust, z.B. Kachexie und Exsikkose oder

durch unstillbares Erbrechen oder Durchfälle (siehe auch Beobachtung des Ernährungszustandes S. 136f.).

Erhöhte Spannung (Dehnung)
kann durch unter der Haut liegenden Tumor, Hämatom oder entzündliche Schwellung entstehen.
Eine häufig anzutreffende Dehnung der Haut ist durch vermehrte Wasseransammlung in den Gewebsspalten (= Ödeme) verursacht.

Ödeme
Man versteht darunter eine Wasseransammlung im subkutanen Bindegewebe, die auf nicht entzündlicher Basis beruht. Der Volksmund spricht von »Wassersucht«.

Arten von Ödemen nach Ursache
Häufig sind verschiedene Ursachen für die Entstehung von Ödemen verantwortlich. Prinzipiell unterscheiden wir folgende Arten:

- *Ödeme durch Erhöhung des hydrostatischen Druckes, infolge Stauung*
  Normalerweise ist der Druck im Gefäßsystem und im Interstitium gleichmäßig. Bei Stauung infolge
  Thrombophlebitis,
  Venenkompression im kleinen Becken,
  Leberstauung durch Einflußstörung ins rechte Herz,
  Rechtsherzinsuffizienz,
  Pfortaderstauung durch Einflußstörung in die Leber,
  überwiegt der Druck hinter dem Hindernis, und Flüssigkeit tritt aus den Kapillaren ins Gewebe über.
  Charakteristisch ist die Abhängigkeit von der Körperlage:
  Beinödeme (Knöchelödeme) beim stehenden und
  Sakralödeme beim liegenden Patienten.
  Die Therapie besteht im Angehen des Grundübels und in der Verabreichung von Diuretika (= harntreibende Medikamente).
- *Ödeme als Folge eines erniedrigten, onkotischen Druckes*
  Der onkotische Druck wird durch die Eiweißmoleküle bestimmt. Normalerweise ist der Eiweißgehalt in Gefäßsystem und Interstitium abgestimmt, d.h. die Konzentration des Eiweißes ist in den Blutgefäßen wesentlich höher als im Gewebe.
  Bei Erniedrigung der Serumeiweißwerte tritt Flüssigkeit aus dem Blut ins Gewebe über.
  Ursachen hierfür sind:
  Eiweißverlust durch die Nieren bei Nierenkrankheiten,
  Eiweißmangel durch ungenügende Synthese bei Leberkrankheiten,
  Eiweißmangel bei Hunger oder falscher Ernährung (Hungerödem),
  gestörter Eiweißstoffwechsel, z.B. bei chronischem Alkoholismus.
  Charakteristisch ist, daß diese Ödeme weniger lagebedingt sind. Sie sind vorwiegend als Gesichts- und Lidödeme vorhanden, später auch als Beinödeme.
  Die Therapie besteht in der Behandlung der Grundkrankheit und im Eiweißersatz.
- *Ödeme als Folge einer Störung des Elektrolytstoffwechsels*
  Normalerweise erfolgt unter Mitwirkung des Aldosterons der Nebennierenrinde und des Adiuretins der Hypophyse in den Tubuli der Nieren die Regulation der Wasser- und Salzausscheidung. Bei ungenügender Nierendurchblutung oder Störung im Hormonhaushalt wird Kochsalz und damit auch Wasser retiniert. Die dadurch auftretenden Ödeme treten unabhängig von der Körperlage auf, z.B.
  bei Herzinsuffizienz mit gleichzeitiger schlechter Nierendurchblutung,
  bei gestörter Aldosteronausscheidung.
  Die Therapie besteht in der Verabreichung von Diuretika, Flüssigkeitseinschränkung und evtl. salzarmer Kost.
- *Ödeme als Folge einer Kapillarwandschädigung*
  Bakterientoxine, allergische Reaktionen u.a. bewirken eine Erhöhung der Durchlässigkeit der Kapillarwände (= Permeabilitätssteigerung). Die Ödeme treten entweder am Ort der Schädigung auf – wir kennen die Ödembildung bei Insektenstich – oder generalisiert, z.B. bei allergischer Reaktion auf bestimmte Medikamente.
  Die Therapie richtet sich nach der Ursache.
- *Ödeme durch gestörten Lymphabfluß*
  Lymphödeme treten auf infolge Lymphstauung. Sie kann vorübergehend sein (z.B. nach Operationen im Bereich der Lymphgefäße. Als typisches Beispiel gilt die Totalexstirpation der axillaren Lymphknoten bei Mammaoperation). Daneben kennen wir die ausgeprägte, schwere Form

bei der Elephantiasis, die mit einem harten, schmerzlosen Ödem eines oder beider Beine, meist mit bläulicher Hautverfärbung, einhergeht.
- *Durch verminderte Schilddrüsentätigkeit bedingtes Ödem = Myxödem*
  Im Gegensatz zu den übrigen Ödemformen bleibt beim Myxödem nach Eindrükken mit dem Finger im allgemeinen keine Delle zurück. Die abhängigen Körperstellen werden bevorzugt, in ausgeprägten Fällen ist aber das subkutane Gewebe im ganzen Körper betroffen.
- *Durch hormonelle Einflüsse bedingte Ödeme*
  Z.B. in Abhängigkeit vom Menstruationszyklus. Es wird beobachtet, daß einige Tage vor der Menstruation eine NaCl- und Wasserretention erfolgt. Man vermutet einen Hyperaldosteronismus. Die Ödeme treten im Gesicht, vor allem an den Augenlidern auf.
- *Ödeme, welche nur in der heißen Jahreszeit auftreten*
  Es handelt sich um die harmloseste Form von Ödemen = *Hitzeödeme*. Sie sind die Folge einer hitzebedingten Gefäßerweiterung. Lokalisation: tiefliegende Körperpartien, Füße und Beine sowie herabhängende Hände.

Arten von Ödemen nach erkranktem Organsystem
- *das kardiale Ödem* (siehe S. 501)
- *das renale Ödem* (siehe S. 685)
- *das hepatogene Ödem* (siehe S. 624)
- *das Hirnödem* (siehe S. 834f.).

3.1.4 Hautanhangsorgane

3.1.4.1 Nägel

Die Nägel bedecken als gewölbte Hornplatten die Finger- und Zehenkuppen, sie bilden sich durch fortschreitende Verhornung im Nagelfalz (= Matrix) und haben Schutz- und Tastfunktion. Die rötliche Färbung ist auf das gut durchblutete darunterliegende Gewebe zurückzuführen. Die Nägel sind unempfindlich, schützen aber sehr schmerzempfindliches Gewebe. Schlag auf den Nagel, Quetschung der Fingerkuppen oder Entzündungen in diesem Bereich sind sehr schmerzhaft.

Nagelveränderungen
- *Brüchigkeit* ist bei Erkrankungen der Schilddrüse, der Nebenschilddrüse und ganz allgemein bei Stoffwechselstörungen zu beobachten. Es kann auch eine Folge von Mangelernährung sein (Kalziummangel, Eisenmangel).
- *Nagelformveränderungen* sind selten. Wir kennen: *Uhrglasnägel* (= gewölbte Nägel) meist in Verbindung mit Trommelschlegelfinger. Sie treten bei Sauerstoffmangel (Herz- und Lungenerkrankungen) auf.
  Quer- und Längsrinnen in der Oberfläche entstehen bei Pilzbefall oder Ekzem der Nägel (= Weißnagel). *Eingewachsene Nägel,* meist an der Großzehe, sind sehr schmerzhaft und führen leicht zu Entzündungen. Sie entstehen durch falsches Schneiden der Nägel oder Schuhdruck.
- *Nagelfarbveränderungen* können hervorgerufen werden durch: *mangelnde Durchblutung* (Zyanose); das darunterliegende Gewebe schimmert weiß oder bläulich durch. *Hämatome* unter dem Nagel (verursacht durch Quetschung) sind als blauschwarze Flecken sichtbar. *Nikotin* verfärbt die Nägel (und die Finger, mit denen die Zigarette gehalten wird) bräunlich. *Vergiftungen* (Arsen und Thallium) führen zu quer über den Nagel ziehenden weißen Streifen. (Unregelmäßige weiße Streifen und Flekken sind auch beim Gesunden anzutreffen. Sie sind völlig harmlos und entstehen durch Eindringen von Luft in die Hornlamellen.)

3.1.4.2 Haare

Die Haare sind biegsame, meist pigmentierte Hornfäden. Wir unterscheiden *Langhaare* = Kopf-, Bart-, Achsel- und Schamhaare. *Borstenhaare* = Wimpern und Augenbrauen, *Wollhaare* = übrige Körperbehaarung.

Veränderungen an den Haaren
- *Haarausfall* ist im Alter, vor allem bei den Männern, physiologisch.
  Krankhafter Haarausfall ist oft eine Begleiterscheinung bei Zytostatikabehandlung und bei Röntgenbestrahlung.
- *Störungen des Haarwuchses* sind meist eine Folge von Hormonstörungen, wenn nicht eine Fehlanlage vorliegt.

Lufteinschlüsse zwischen den Zellen lassen das Haar grau oder weiß erscheinen.

3.1.5 Umfangmessungen

Diese werden nicht routinemäßig vorgenommen. Situationen, bei denen Umfangmaße notwendig sein können, sind z.B. Krankheiten, die zu einer Dehnung der Haut geführt haben. So werden Messungen bei Tumorbildung, bei Ödemen oder bei Erkrankungen mit Exsudatbildung verordnet, z.B. bei:
entzündlichen Ergüssen in Gelenken (Gelenkumfang),
Leberkrankheiten und Aszites (Bauchumfang),
Bein- und Beckenthrombosen (Beinumfang),
posttraumatisch, zum Erfassen einer zunehmenden, inneren Blutung (Bauchumfang),
Halsdrüsenschwellung (Halsumfang).

Ausführung der Umfangbestimmung
- Es muß immer am gleichen Ort gemessen werden, Bezeichnung mit Fettstift (= Dermograph).
- Der Patient soll sich bei jeder Messung in gleicher Lage befinden.
- Das Resultat wird aufgeschrieben, u.U. unmittelbar gemeldet (vor allem bei Veränderungen).
- Bei Messungen innerhalb kurzer Zeitabstände Zentimeterband liegen lassen.

3.2 Tägliche Toilette

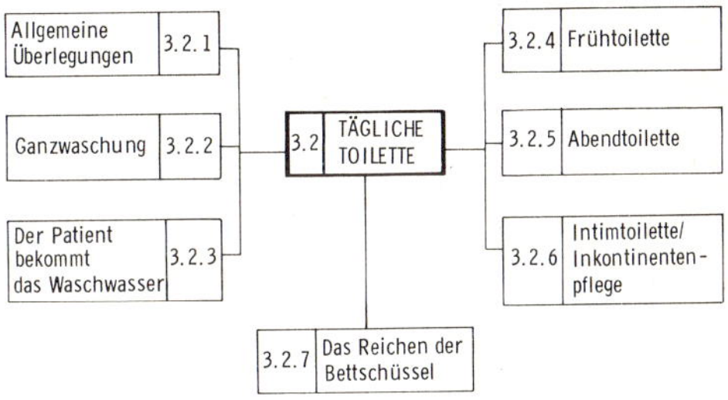

Lernziel

Nach dem Studium dieses Kapitels können Sie
- Auskunft geben über die Hilfe, die Sie dem Kranken, je nach seiner Situation, bei der täglichen Körperpflege leisten können;
- über den Ablauf einer Ganzwaschung systematische Angaben machen;
- die Maßnahmen für die Ausführung einer gründlichen Intimtoilette nennen und begründen.

Prinzip

Die tägliche Toilette ist im Tagesablauf des Patienten psychologisch und physiologisch von großer Bedeutung. Sie kann für ihn zur Hilfe zur Selbständigkeit oder zur Unterstützung in seinem Wunsch nach falscher Abhängigkeit werden. Sie kann einen gesundheitserzieherischen Wert oder schädigende Auswirkungen haben.

▼

Für die Pflegenden bedeutet dies, daß sie
- die Situation des Patienten berücksichtigen und die pflegerische Hilfeleistung anpassen,
- seine Selbsttätigkeit fördern,
- die gesundheitsbeeinträchtigenden Faktoren (wie Zugluft durch offene Fenster, Keimverschleppung durch mangelnde Hygiene) ausschließen,
- Aussehen, Zustand der Haut und Äußerungen des Patienten beobachten und die notwendigen Schlüsse ziehen,
- Temperatur des Wassers, Zusätze und Hautpflegemittel jedem Patienten individuell anpassen,
- seine Intimsphäre respektieren und sein Selbstwertgefühl stärken.

3.2.1 Allgemeine Überlegungen

Die entsprechenden Wäschestücke zur Körperpflege werden fast überall durch das Krankenhaus zur Verfügung gestellt. Es ist von Vorteil, wenn die Waschlappen und das Handtuch für die obere Körperpartie (Grenze: Taille) sich auffällig von demjenigen für die untere Körperpartie unterscheiden (letztere bezeichnen wir im folgenden als »intime Waschlappen« und »intimes Tüchlein«). Diese Trennung sollte auch durch zwei (in Größe oder Material verschiedene) Waschbecken eingehalten werden können. Ob das Waschbecken für den einen Patienten reserviert wird oder ob es nach gründlicher Reinigung jedem zugeteilt wird, ist von Klinik zu Klinik verschieden. Als Zusatz eignen sich verschiedene Badezusätze, vor allem *Stellisept* (= antibakterielles und desodorierendes Hautwaschmittel) oder *Esemptan* (=flüssige, gut riechende und schonende Seife).

Das Bedürfnis zur Körperpflege ist bei den einzelnen Patienten sehr unterschiedlich. Es wird immer Patienten geben, die unter dem Maß der Körperpflege im Spital leiden, weil sie in verschiedenen Beziehungen eingeschränkt ist. Auf diese Patienten ist nach Möglichkeit Rücksicht zu nehmen durch Erfüllen ihrer Wünsche, durch Takt und Einfühlungsvermögen, durch das Verständnis, daß es nicht unbedingt angenehm ist, sich bei der Körperpflege helfen lassen zu müssen. Zugespitzt ist die Lage dann, wenn fast täglich eine andere Schwester, Lernschwester oder Pflegerin die Körperpflege übernimmt. Die Bestrebungen sollten dahin gehen, persönliche Rücksichten wichtiger zu nehmen als die Ansprüche der Krankenhausorganisation.

Anderen Patienten ist eine Körperpflege im üblichen Rahmen zu viel und zu beschwerlich. Da hilft oft ein konsequentes und zielbewußtes Vorgehen.

Immer mehr sollten die Bestrebungen dahin gehen, daß dem Patienten, der mobil oder teilweise mobil ist, ein tägliches Bad oder eine *Dusche* ermöglicht wird. Außerordentlich ideal sind speziell eingerichtete Duschräume, in die der Patient auch im Sitzwagen gefahren werden kann. *Die tägliche Körperpflege unter der Dusche* braucht wenig Zeit, ist angenehm und weniger anstrengend für den Patienten und erfrischt ihn weit mehr als eine Ganzwaschung im Bett.

In Krankenhäusern, die neu gebaut werden, sollte auf diese Bedürfnisse Rücksicht genommen werden. Vom Pflegepersonal bedarf es zusätzlich der Fähigkeit und Bereitschaft zum Umdenken und Sich-Lösen von der Tradition, daß die Körperpflege im Bett oder/und im Krankenzimmer vorgenommen werden muß.

(Bezug für Stellisept: Bacillol AG, Hamburg; für die Schweiz: Pharmacolor AG, Basel. Bezug für Esemptan: Schulke & Mayr GmbH, Hamburg; für die Schweiz: Pharmacolor AG, Basel).

> Wo Wasch- und Duschräume vorhanden sind, ermöglichen wir dem Patienten, wenn immer dies sein Zustand erlaubt, eine tägliche Körperpflege *außerhalb* des Krankenzimmers.

3.2.2 Ganzwaschung

Die Situation des Patienten

Ist ein Patient nicht fähig, seine Körperpflege selber zu besorgen, ist eine Ganzwaschung durch die Schwester oder die Pflegerin angezeigt, z.B. bei:
Frischoperierten,
Schwerkranken und Bewußtlosen,
körperlich oder geistig Behinderten.

Vorbereitungen

Es werden alle Maßnahmen zum Schutz des Patienten und zum Selbstschutz der Schwester (Handschuhe und Schutzkittel bei Infektionsgefahr) getroffen.
Den Patienten soweit möglich orientieren und informieren.
Für eine angepaßte Zimmertemperatur sorgen (Fenster schließen).
Gegenstände richten. Die ideale Abstellfläche ist der Krankentisch.
Den Patienten vor den Blicken anderer schützen.

Ausführung

Es ist für den Patienten und die ausführende Person ideal, wenn in bezug auf das Vorgehen bzw. die Reihenfolge der Ganzwaschung ein bestimmtes Schema eingehalten wird. Im folgenden ist ein jahrelang bewährtes angeführt. Über Einzelheiten pflegerischer Verrichtungen, die mit der Ganzwaschung nach Bedarf und Zustand des Kranken kombiniert werden können, werden Sie im Verlauf des Kapitels unter »spezieller Pflege« orientiert. Es betrifft dies z.B. die Hand- und Nagelpflege, Fußpflege, Haarpflege usw.

Vorgehen (Abb. 1)
- Obere Bettücher bis zur Taille zurückschlagen.
- Hemd lösen, den Patienten aus den Ärmeln schlüpfen lassen und das Hemd auf der Brust liegen lassen.
- Das Handtuch (in der Diagonale gefaltet) darüberlegen.
- Gesicht waschen und trocknen (1).
- Hemd bis zur Taille einrollen, Handtuch auf die Brust legen.
- Hals, Brust und Achselhöhlen waschen und trocknen (2).
- Frisches Hemd auf die gewaschene Partie und das Tüchlein unter den zu waschenden Arm legen.
- Jeden Arm einzeln waschen und trocknen (3, 4).
- Handbad (5) ermöglichen (Abb. 2a u. b, siehe auch Handbad S. 117f.).
- Den Patienten in das Hemd schlüpfen lassen.
- Zum Waschen des Rückens Patient aufsetzen, bei Schwerkranken wird der Rücken anläßlich des Bettens gewaschen.
- Decktuch über den Patienten ausbreiten und obere Bettücher hinunterdritteln.
- Intimes Tüchlein unter das zu waschende Bein legen. (Abb. 3a).
- Jedes Bein, an Zehen und Fuß beginnend, einzeln waschen und gut trocknen (6, 7) oder Fußbad vornehmen (Abb. 3b, siehe auch Fußbad S. 118).
- Beine mit den Bettüchern zudecken.
- »Intimes Tüchlein« auf die Genitalgegend legen.
- Hemd nach innen bis unter die Brust rollen.
- Bauch waschen und trocknen (darauf achten, daß die Intimsphäre des Patienten geschützt bleibt!) (8).

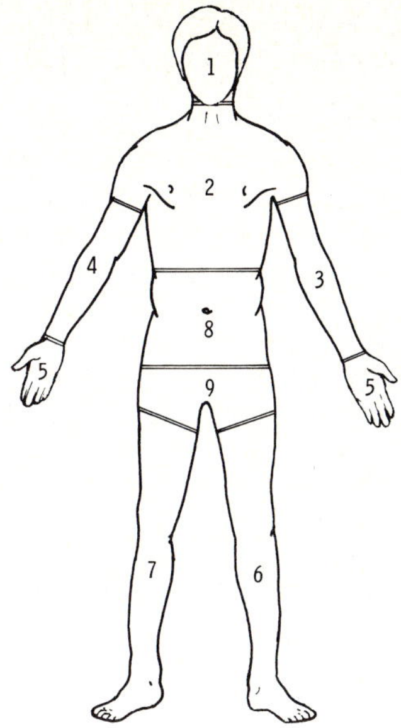

Abb. 1 Vorgehen bei der Ganzwaschung

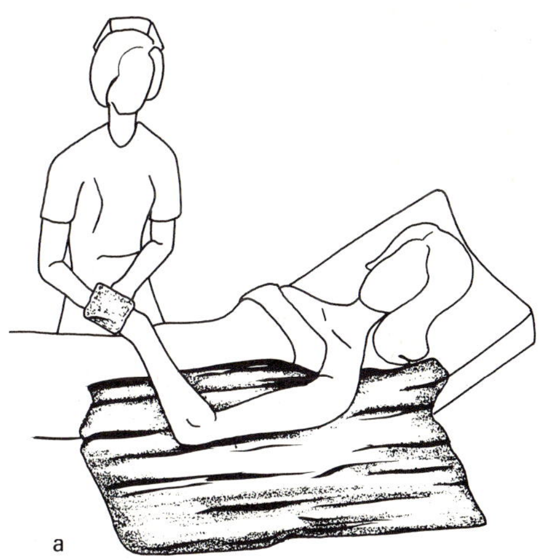

a

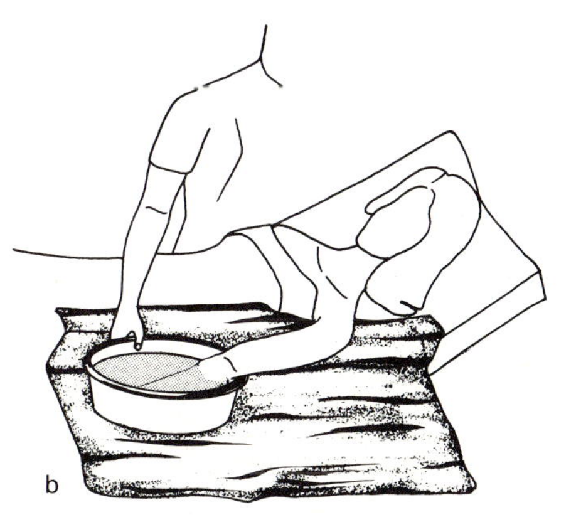

b

Abb. 2 Handpflege ▶
a) Tüchlein unter den zu waschenden Arm legen
b) Waschbecken auf das Tüchlein stellen und dem Patienten ein Handbad ermöglichen

- Intimwaschung, soweit dies von vorne möglich ist, vornehmen (Näheres s. S. 115f.) (9).
- Hemd und Bettücher in Ordnung bringen.

Für die restliche Körperpflege (Rücken und Gesäß) belassen wir die notwendigen Gegenstände in Griffnähe. Bei Schwerkranken wird diese beim Drehen während des Bettens ausgeführt. Dabei werden auch die Maßnahmen zur speziellen Hautpflege angewendet (Näheres darüber ist unter Prophylaxen S. 81 nachzulesen).

Besondere Merkpunkte

- Lagerungskissen vor dem Waschen entfernen; Kopfkissen können, sofern sie nicht störend wirken, belassen werden.
- Sich nach den persönlichen Wünschen des Patienten erkundigen, z.B. Wasserzusatz, Wassertemperatur, Seife für das Gesicht.
- Augen vom äußern zum innern Augenwinkel waschen.
- Waschlappen nicht zu naß und nicht zu trocken gebrauchen.
- In langen Zügen waschen.
- Intensität des Reibens und Frottierens nach Wunsch des Patienten richten.
- Zum Waschen der Körperfalten, wie Brust-, Leisten- und Bauchfalten, die entsprechenden Körperpartien mittels Tüchlein wegschieben.
- Körperfalten genügend trocknen und nur wenig pudern, Puder mit dem Tüchlein verteilen.
- Wo in Körperfalten Haut auf Haut zu liegen kommt, wenn nötig eine Kompresse dazwischen legen (z.B. bei Adipösen).
- Beim Waschen der Achselhöhlen müssen die Arme nach oben gelegt oder gehalten werden.
- Während des Waschens Veränderungen der Haut beachten.
- Die Brustwarzen und Warzenhöfe sind bei der Frau besonders zu beachten und zu pflegen.
- Spröde Haut des Gesichtes, der Hände und der Füße mit entsprechender Salbe einfetten.
- Die Nagelpflege auf einen ruhigen Moment des Tages sparen.
- Zwischen den Zehen gut reinigen und trocknen. Ein Fußbad ist, wenn möglich, dem gewöhnlichen Waschen der Füße vorzuziehen.

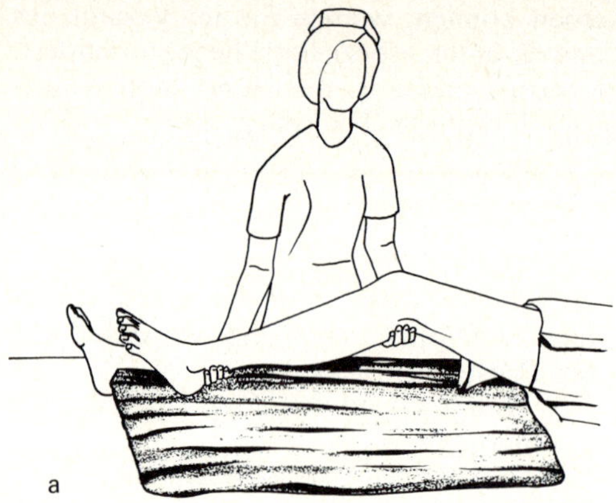

a

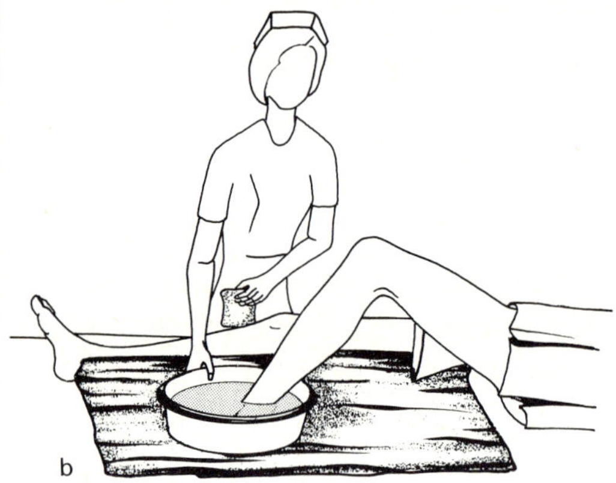

b

Abb. 3 Fußpflege
a) Tüchlein unter das zu waschende Bein legen
b) Waschbecken auf das Tüchlein stellen und dem Patienten ein Fußbad ermöglichen

Beachte

Die Hilfeleistungen sollen jedem Patienten individuell angepaßt werden. Die Selbsttätigkeit soll dabei so weit als möglich gefördert werden. Teilverrichtungen, die der Patient allmählich selber übernehmen kann, werden ihm überlassen, z.B. das Waschen des Gesichts oder der Hände. Dies stärkt sein Selbstwertgefühl und spornt ihn zu weiteren Fortschritten an.

3.2.3 Der Patient bekommt das Waschwasser ans Bett

Die Situation des Kranken
Patienten, die aus irgendeinem Grund nicht aufstehen dürfen, aber fähig sind, ihre Körperpflege weitgehend selbständig auszuführen, bekommen das Waschwasser ans Bett. Es ist eine dringende Notwendigkeit, dem Bedürfnis des Patienten zur morgendlichen Erfrischung *vor dem Frühstück* entgegenzukommen.

Vorbereitungen
- Alle notwendigen und vom Patienten gewünschten Toilettenartikel so auf dem Krankentisch hinordnen, daß er sie gut ergreifen kann.
- Der Patient wird, soweit sein Zustand dies erlaubt, in sitzende Stellung gebracht.
- Wir sorgen dafür, daß auch ein frisches Hemd in Reichweite zu liegen kommt.

Ausführung
- Unsere Aufgabe ist es, den Kranken über den Gebrauch der entsprechenden Gegenstände (Tüchlein, Becken) zu instruieren.
- Die Art und Weise der Körperpflege ist dem Ermessen des Kranken zu überlassen. Durch Stichproben überzeugen wir uns von der ausreichenden Pflege.
- Dem Patienten ist genügend Zeit einzuräumen.
- Kann sich der Patient nicht ganz waschen, übernimmt die Schwester diesen Anteil (z.B. Waschen der Beine, Waschen des Rückens; letzteres wird am besten mit dem Betten verbunden).

3.2.4 Die Frühtoilette

Eine kurze Frühtoilette ist bei all jenen Patienten notwendig, bei denen die eigentliche Körperpflege aus organisatorischen Gründen nicht am frühen Morgen ausgeführt wird, z.B.:
- wenn die Ganzwaschung zu einer arbeitsgünstigeren Zeit des Tages vorgenommen wird,
- wenn der Patient im Verlauf des Vormittags mit Hilfe der Schwester aufstehen darf und diese Mobilisation mit der Körperpflege am Waschbecken (Lavabo) verbunden werden kann.

Die Frühtoilette umfaßt eine kurze Erfrischung im Sinne von:
- Waschen von Gesicht und Händen,
- Mundspülen und Zähnebürsten.

Bei Patienten, die diese Verrichtungen nicht selber ausführen können, ist die Schwester dafür verantwortlich, daß ein Mitglied der Pflegegruppe diese kleine aber wichtige Hilfeleistung besorgt.

3.2.5 Die Abendtoilette

Die Abendtoilette ist *allen* Patienten zu ermöglichen, da ein erfrischter Körper eine wesentliche Voraussetzung für eine gute Nachtruhe ist.
- Mobile Patienten können diese am Waschbecken vor dem Zurückkehren ins Bett selber vornehmen.
- Behinderte Patienten werden ans Waschbecken geführt oder geschoben, bevor wir ihnen ins Bett zurückhelfen.
- Bettlägerige Patienten, die selbständig sind, bekommen das Waschwasser.
- Schwerkranke, die ganz auf unsere Hilfe angewiesen sind, brauchen, je nach Zustand, eine mehr oder weniger umfassende Abendtoilette (teilweise kann sie mit dem Nachmittags-Betten verbunden werden). Das Minimum umfaßt das Waschen von Gesicht und Händen sowie eine angepaßte Mund- und Zahnpflege.

3.2.6 Intime Toilette

3.2.6.1 Intime Toilette im Rahmen der Ganzwaschung

- Die gründliche Reinigung der Intimgegend ist erforderlich, um Geruchbildungen zu vermeiden, Entzündungen vorzubeugen und um den Patienten zu einem guten Allgemeinbefinden zu verhelfen.
  Die Schwester muß je nach Zustand des Patienten den Anteil ihrer Hilfeleistung ermessen können.
- Nach Möglichkeit soll der Kranke die Intimtoilette selber besorgen.
- Spezielles Becken und Einwegmaterial zum Waschen und Trocknen ist für die Intimtoilette angezeigt.
- Bei Patienten mit vermehrtem Ausfluß, mit Ekzem, bei Durchfall und bei Inkontinenz sind Einweghandschuhe zu tragen.

3.2.6.2 Intimtoilette bei Frauen

Die Frau ist wegen ihrer kurzen Harnröhre vermehrt zu Blasen- und Harnwegsinfektionen disponiert. Daran ist bei der Intimtoilette zu denken.

- Absolute Hygiene: spezielles Becken, frisches Wasser, sauberes, wenn möglich Einwegmaterial zum Waschen und Trocknen.
- Waschen und Trocknen immer von der Symphyse her zum Anus. Gutes Trocknen ist sehr wichtig.
- Bei Tendenz zur Rötung oder gar Hautdefekten (besonders bei adipösen Frauen, die stark schwitzen) kann das Trocknen mit dem Fön gute Dienste leisten. Evtl. müssen Gaze- oder Leinenstreifen in die Leiste gelegt werden, damit nicht Haut auf Haut zu liegen kommt.
- Bepinseln der geröteten oder geschürften Haut, z.B. mit Mercurochromlösung (desinfiziert und gerbt die Haut), und anschließendes Fönen, hat sich als günstig erwiesen.
- Nach der Blasenentleerung ist eine vereinfachte Intimtoilette mittels Einwegwaschlappen, der trocken oder halbnaß gebraucht werden kann, in der Regel genügend.

3.2.6.3 Intimtoilette bei Männern

Bei schwerkranken und unbeholfenen Patienten wird in erster Linie der Pfleger die Intimtoilette ausführen. Aber auch die Schwester wird immer wieder in die Lage kommen, auch bei Männern die Intimtoilette zu übernehmen.

- Einweghandschuhe sind immer zu tragen.
- Penis und Skrotum sind auf evtl. Veränderungen zu beobachten (vermehrte Sekretion, Schwellungen, Ekzeme).
- Die Hautfalten sind zu waschen und zu trocknen (evtl. Fön benutzen).
- Beim Waschen des Penis ist die Vorhaut zurückzuschieben. Man vergesse aber nicht, diese nach der Reinigung wieder nach vorne zu schieben.
- Bei starker Sekretion und Borkenbildung (z.B. bei Dauerkatheterträgern) kann ein mildes Desinfektionsmittel mittels Watteträger zur gründlichen Reinigung der Harnröhrenöffnung angewendet werden.
- Bei Ekzem üben Kamillosanwaschungen oder -bäder eine heilende Wirkung aus (gut trocknen!).
- Bei beginnendem oder vorhandenem Skrotumödem muß an die Hochlagerung gedacht werden (z.B. mittels Rolle mit reißnaßfestem Zellstoff).

3.2.6.4 Intimtoilette bei Inkontinenz

Inkontinenz = Unvermögen, willkürlich Harn oder Stuhl zurückzuhalten. Die Pflege dieser Patienten verlangt von den Pflegenden, daß sie

- die Persönlichkeit des inkontinenten Patienten achten und ihm mit Takt und Einfühlungsvermögen begegnen,
- für guten und ausreichenden Bettschutz, gründliche und schonende Körperpflege sowie Dekubitusprophylaxe besorgt sind,
- Blasen- und Darmtraining des Patienten nach Möglichkeit fördern,
- das Einwegmaterial, das für solche Patienten besonders günstig ist, kennen und richtig anwenden: Moltex-Krankenunterlage, reißfester Zellstoff, Windeleinlagen wie Bimbo-Wegwerfwindel, Baby-Tela u.a.,
- die besonderen Hautschutz- und Reinigungsmittel kennen, z.B.
  Heydogen Spray oder *Riker Silikon Spray* sind wasserabstoßend, antiseptisch und heilend und dringen gut in die Haut ein = Hautschutz.

(Bezug für Heydogen Spray: Heyden, München;
für die Schweiz: Aldepha AG, Zürich.
Bezug für Riker Silikon Spray: Riker-Laboratories, Loughborough, England;
für die Schweiz: Pharmaceutica, Zürich).

Sanitas-Pflegeschaum zur schonenden Pflege bei starker »Stuhlverschmutzung«. Der Schaum wird auf die beschmutzte Hautpartie gesprüht (wenige Sekunden wirken lassen), dann kann der rasch brechende Schaum, der die Schmutzpartikel umschließt, z.B. mittels Einwegwaschlappen, weggewischt werden. Die so gereinigte Hautstelle bleibt weich, die Geruchskorrigierung durch den Schaum macht die Säuberung für Kranke und Pflegende physisch und psychisch erträglicher.

(Bezug: Themca Chemische Union GmbH, Nürnberg;
für die Schweiz: Camelia Werk AG, St. Gallen).

3.2.7 Das Reichen der Bettschüssel und intime Toilette nach der Darmentleerung

Bei stark schwitzenden oder adipösen Patienten ist es angezeigt, den Bettschüsselrand vorher einzupudern. Dies erleichtert das Einschieben und anschließend die Wegnahme der Bettschüssel und schützt die Haut.

- Das Reichen der Bettschüssel richtet sich nach dem Zustand des Patienten. Wenn er mithelfen kann, zieht er die Beine an und hebt sich am Bettbügel hoch.
- Behinderte und Adipöse drehen sich auf die Seite. Die Bettschüssel wird eingeschoben, und der Patient dreht sich darauf zurück.
- Die richtige Lage kontrollieren. Bei Männern wird zusätzlich die Urinflasche eingelegt.
- Den Patienten in sitzende Stellung bringen (Glocke in Reichweite).
- Wenn immer möglich, lassen wir den Kranken allein, er fühlt sich dann weniger gehemmt.
- Nach der Darmentleerung richten wir das Intimbecken mit warmem Wasser und einem Zusatz (z. B. Esemptan), Wegwerfreinigungsmaterial und Plastikhandschuhe (evtl. auch Abfallsack).
- Den Patienten vor Zuschauern schützen.
- Eine Ecke der oberen Bettücher umschlagen, die Urinflasche bei Männern entfernen.
  Nun wird die Bettschüssel festgehalten und der Patient zur Seite gedreht.
- Die Grob- und Feinreinigung geschieht mittels Wegwerfmaterial.
- Den Patienten wieder in die richtige Lage bringen und die Ausscheidung kontrollieren.

Beachte

- Jeder Patient hat seine eigene Bettschüssel.
- Bettschüssel immer auf der gesunden Seite einschieben.
- Die Reinigung geschehe von vorn nach hinten, um eine Keimverschleppung vom Anus in die Harnröhre zu verhüten.
- Dauerkatheter bei der Darmentleerung immer öffnen.
- Bettschüsseln dürfen nie auf den Boden gestellt werden.
- Das Intimbecken kann zugleich zum Decken der Bettschüssel dienen (schon während der Reinigung bis zur Topfspülmaschine).

3.3 Spezielle Pflege

Lernziel

Das im folgenden Kapitel Gelernte hilft Ihnen, dem Patienten eine gründliche Pflege der Hände, der Füße, der Haare, der Ohren, der Augen, des Mundes, der Zähne und des Gesichts zu ermöglichen. Sie haben das Lernziel erreicht, wenn Sie darüber im Sinne von klarer Instruktion an den Patienten oder an eine Pflegehilfe Auskunft geben können.

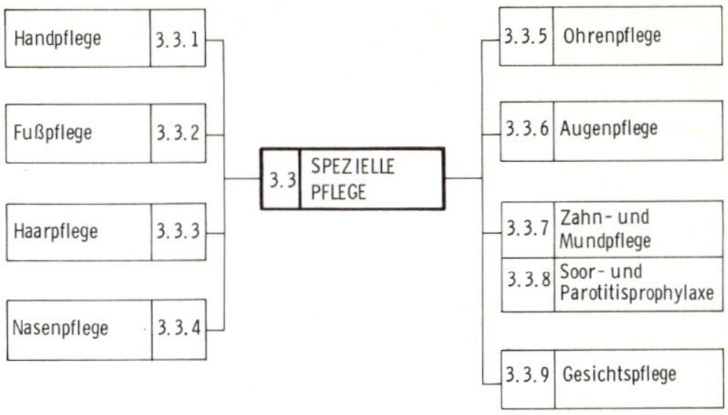

Prinzip

Haut und Schleimhaut an den obengenannten Körperteilen sind empfindlicher und/oder differenzierter als diejenigen am übrigen Körper.

▼

Eine spezielle, gründliche und angepaßte Pflege ist daher erforderlich und verlangt von den Pflegenden besondere Aufmerksamkeit und Einfühlungsvermögen.

3.3.1 Handpflege

3.3.1.1 Das Handbad im Rahmen der Ganzwaschung

Der bettlägerige Patient braucht eine gründliche Handpflege, da seine Hände immer Bakterienträger sind, zudem fördern saubere Hände sein Wohlbefinden.
Bei Patienten mit gelähmten oder deformierten Händen kann zusätzlich eine bessere Bewegung der Finger erreicht werden.
Diesen Tatsachen tragen wir Rechnung, indem wir innerhalb der Ganzwaschung (oder wenn dies aus zeitlichen Gründen nicht mög-

lich ist, mindestens einmal im Verlauf des Tages) dem Patienten ein Handbad ermöglichen.
- Je nach Zustand des Patienten können beide Hände gleichzeitig (oder nacheinander) im Waschbecken gereinigt und erfrischt werden.
- Für das Waschen der Hände im Handbad benutzen wir am besten nicht den Waschlappen des Patienten, sondern unsere eigenen, eingeseiften Hände. Patienten, die sich selber helfen können, geben wir die Seife in die Hände.
- Das Waschbecken wird auf dem Patiententüchlein am Bettrand plaziert.
- Nach dem Waschen achte man auf ein gründliches Trocknen, besonders zwischen den Fingern.
- Das Einreiben oder Einreibenlassen (durch den Patienten selber) einer Handcreme nach dem Waschen ist bei allen bettlägerigen Patienten anzustreben.
- Die Finger und Hände bei Gelähmten und Bewußtlosen werden gut kontrolliert. Druckstellen, z.B. zwischen den Fingern, sind durch entsprechende Polsterung zu vermeiden.

3.3.1.2 Nagelpflege

»Die Fingernägel sind das Aushängeschild für die Qualität der Körperpflege.«
- Aus hygienischen Gründen sollen sie kurz und sauber gehalten werden.
- Die Nagelpflege soll, wenn immer möglich, nach dem Handbad vorgenommen werden, da bei weicher Haut die Reinigung und das Schneiden der Nägel leichter geht.
- Zum Schneiden der Nägel lege man das Handtuch (wenn möglich Einmalgebrauchmaterial) unter die Patientenhände.
- Die Fingernägel werden *kurz* und *rund* geschnitten.

3.3.2 Fußpflege

3.3.2.1 Fußbad

Das Fußbad übertrifft das gewöhnliche Waschen der Füße und bedeutet für den Patienten immer eine Wohltat.

Bei mobilen *und* bettlägerigen Patienten sollte es möglichst oft verabreicht werden (Möglichkeiten siehe Abb. 4).
- Dem Wasser ist ein Zusatz beizugeben, z.B. Fichtenbalsam. Er fördert den reinigenden und wohltuenden Effekt.
- Das Waschen der Zehen und Fußsohle erfordert eine sorgfältige und doch energische Hand.
- Besonderes Gewicht ist auf das Waschen und Trocknen zwischen den Zehen zu legen, dadurch können wunde Stellen oder Geruchsbildung vermieden werden.

3.3.2.2 Spezielle Fußpflege

Sie umfaßt die Sorge um eine geschmeidige Haut und die Maßnahmen zur Entfernung von Hautkrusten und Hornhaut.
- Als fettende Salbe dient eine einfache Creme (Vaseline, Eutra u.a.).
- Füße mit starker Hornhaut reibe man abends mit Salizylsalbe 3–10% ein (Füße einwickeln). Am folgenden Tag soll ein Fußbad gegeben werden.

Die Behandlung von Hühneraugen und extremer Hornhautbildung gehört in den Aufgabenkreis der Spezialistin (Fußpflegerin).

3.3.2.3 Nagelpflege

Es ist sorgfältig darauf zu achten, daß die Haut beim Nägelschneiden nicht verletzt wird. Passiert dennoch ein Mißgeschick, ist die Verletzung sofort zu desinfizieren und zu verbinden. Wundinfektionen sind besonders bei Patienten mit Durchblutungsstörungen und bei Zuckerkranken sehr gefürchtet.

Zehennägel werden *gerade* geschnitten. Vorteilhaft geschieht dies nach dem Fußbad oder Reinigungsbad.

3.3.3 Haarpflege

3.3.3.1 Tägliche Haarpflege

Sie beschränkt sich auf das Bürsten und Kämmen der Haare. Unter den Kopf oder über die Schultern wird ein Handtuch gelegt.

Ist das Haar lang, wird der Kopf auf die Seite gedreht und das Haar erst auf der einen, dann auf der anderen Seite gekämmt. Bei Schwerkranken wird hierfür die jeweilige Seitenlage während des Bettens ausgenützt.

Bettlägerigen Patientinnen werden lange Haare nicht aufgesteckt, da Kämme und Nadeln Druckstellen verursachen können. Die Haare werden gescheitelt und seitlich zusammengebunden oder zu Zöpfen geflochten. Dem individuellen Geschmack der Patientin, evtl. der Angehörigen, sollte dabei nach Möglichkeit Rechnung getragen werden.

3.3.3.2 Spezielle Haarpflege

Wir verstehen darunter das *Waschen der Haare*. Patienten, die selbständig sind, biete man Gelegenheit, das Haar selbst zu waschen. Bei mobilen, aber behinderten Patienten suche man die beste Lösung in bezug auf Position und biete ihnen die entsprechende Hilfeleistung. Bei bettlägerigen und behinderten Patienten sollten mindestens alle 14 Tage die Haare gewaschen werden. Kann die Haarwaschung nicht mit dem wöchentlichen Bad kombiniert werden, bieten sich folgende Möglichkeiten:

Haarwaschung mit spezieller Lagerung (Abb. 5)

- Patient rutscht wenig nach unten, Knie in Beugestellung.
- Einbetten von Kniestütze, Schrägkissen und Bettschutz.
- Das Haarwaschbecken sollte nicht höher als der obere Rand des Schrägkissens sein.

Haarwaschung mit dem Patientenheber (Abb. 6)

- Der Kopf wird über das Haarwaschbecken schwebend gehalten.
- Das Haarwaschbecken kann am Kopfende des Bettes oder auf dem Nachttisch (Schutztuch) plaziert werden.
  (Näheres über den Gebrauch des Patientenhebers S. 101 ff.)

Haarwaschung mit Spezialhaarwaschvorrichtung (Abb. 7)

Vorbereitung zur Haarwaschung

- Das Waschen der Haare soll wenn möglich mit dem Einverständnis des Patienten geschehen.
- Man überlege gut, welche Variante man anwenden will und richte die dafür notwendigen Gegenstände voraus.

Ausführung der Haarwaschung

- Mit den Fingerkuppen alle Stellen des Haarbodens behandeln.
- Die Augen des Patienten vor Eindringen von Seifenschaum schützen.
- Die Temperatur des Wassers kontrollieren und dem Wohlbefinden des Patienten anpassen.
- Beim Reiben ist auf die Beschaffenheit der Kopfhaut Rücksicht zu nehmen, der Patient soll es nicht als unangenehm empfin-

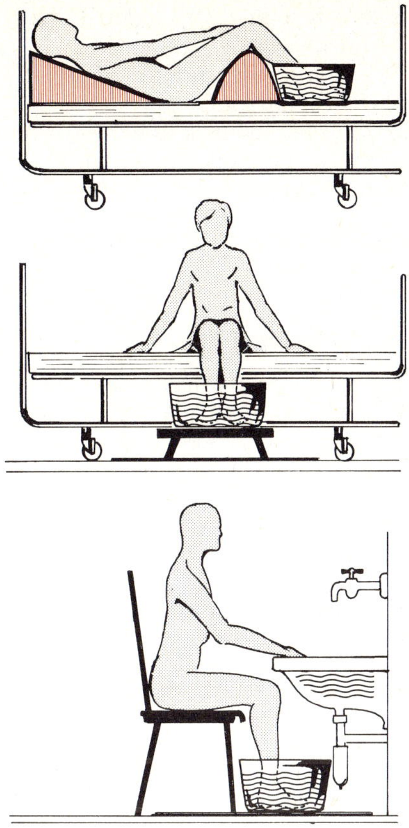

Abb. 4 Die verschiedenen Positionen des Patienten:
Im Bett
- Kniestütze
- Bettschutztuch am Fußende
- Fußbadbecken

Am Bettrand
- Schemel oder Stuhl mit Schutztuch; bei tiefem Bettniveau ein Bodenschutz
- evtl. Eßtisch zum Aufstützen der Arme
- Fußbadbecken

Am Waschbecken (Lavabo)
- ein Bodenschutz
- Fußbadbecken
- gleichzeitig weitere Körperpflege

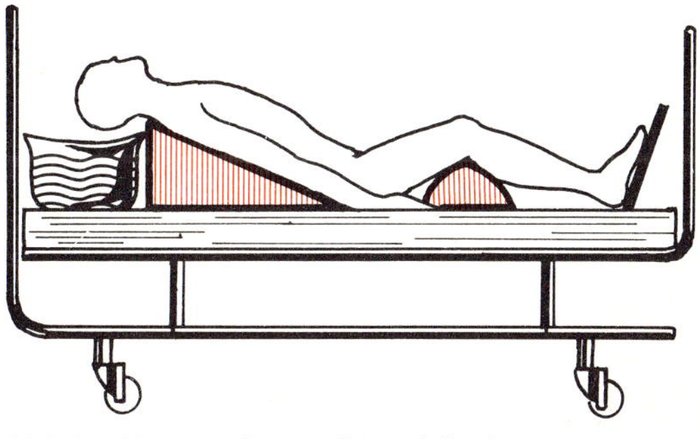

Abb. 5 Haarwaschung mit spezieller Lagerung

den. Leichte Knetungen mit den Fingerkuppen ist dem Reiben vorzuziehen.
- Spülen bis keine Rückstände von Shampoo mehr vorhanden sind.
- Die Haare ausdrücken, mit einem Frotteetuch bedecken, dann fönen (nicht im Badezimmer, das einen evtl. nassen Steinboden hat).
- Die feuchten Haare gut durchkämmen, dann fertig fönen.

3.3.4 Nasenpflege

Fällt bei Patienten die natürliche Reinigung der Nasenschleimhaut weg, muß die spezielle Nasenpflege angewendet werden, z.B.:
- bei Frischoperierten,
- bei Langzeitpatienten,
- bei Gelähmten, Bewußtlosen oder sonstwie Behinderten;
- Patienten, bei denen eine Nasensonde eingelegt ist, neigen insbesondere zu Borkenbildung.

Gegenstände für die Nasenpflege (Abb. 8)
- Physiologische Kochsalzlösung
- Watteträger
- hautfreundliches Heftpflaster (bei Sondenträgern)
- Vaseline
- Tupfer
- Benzin
- Abfallsack (am Nachttisch befestigt).

Ausführung bei Patienten ohne Nasensonde
- Nasenöffnungen mit feuchten (physiologische Kochsalzlösung) und trockenen Watteträgern reinigen.
- Mittels Watteträger etwas Vaseline einführen.

Ausführung bei Patienten mit Nasensonde (siehe Patient mit Nährsonde S. 146ff.)
- Heftpflaster lösen (wenn nötig mit Benzin).
- Heftpflasterrückstände auf Nase oder Stirn und Sonde entfernen.
- Sonde wenig zurückziehen – reinigen.
- Reinigung der Nasenöffnung wie oben.
- Sonde neu fixieren (Möglichkeiten s. Abb. 9).

3.3.5 Ohrenpflege

Sie ist bei Patienten, die über längere Zeit nicht selber dazu imstande sind, notwendig. Wir verstehen darunter das Sauberhalten der

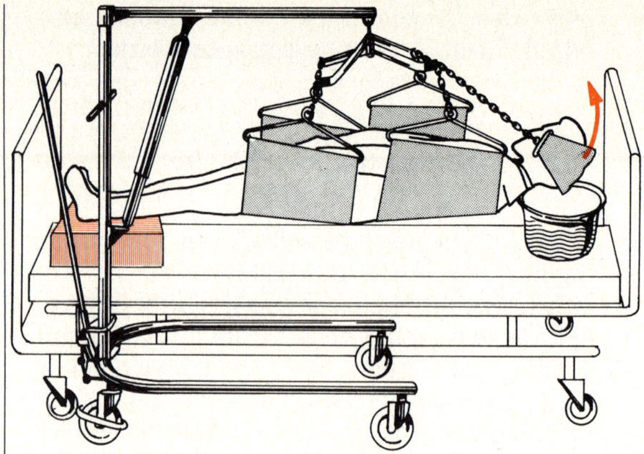

Abb. 6 Haarwaschung mit dem Patientenheber

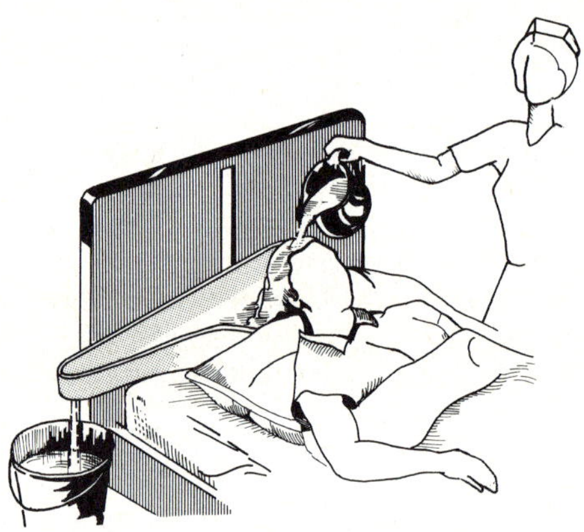

Abb. 7 Haarwaschung mit Spezialhaarwaschvorrichtung
Die Wanne aus Kunststoff hat einen verbreiterten Auflagerand, um den Hinterkopf des Patienten abzustützen. Damit wird gleichzeitig verhindert, daß Wasser ins Bett fließen kann. – Der Ablaßschlauch befindet sich auf der Seite, außerhalb des Bettes

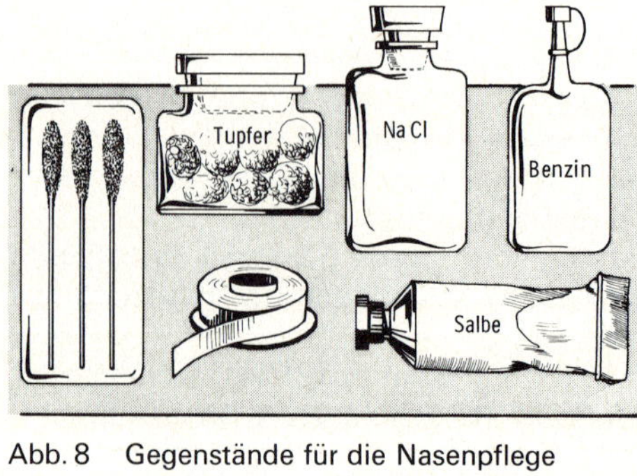

Abb. 8 Gegenstände für die Nasenpflege

Ohrmuschel und des *äußeren* Gehörganges. Durch leichten Zug an der Ohrmuschel nach hinten oben wird der Zugang erleichtert. Durch die regelmäßige, sorgfältige Ausführung mittels Watteträger können Anschoppungen von Sekret vermieden werden.

3.3.6 Augenpflege

Die spezielle Augenpflege ist angezeigt:
- bei Patienten, bei denen das Waschen der Augenwinkel im Rahmen der Ganzwaschung nicht genügt,
- bei Patienten mit seltenem oder fehlendem Lidschlag (ihnen fehlt die natürliche Reinigung),
- bei Patienten mit übermäßiger Sekretion (führt zu Verklebung der Augen).

Das Vorgehen ist sehr einfach:
- Mittels Tupfer und sauberem Wasser (besser steriles Aqua destillata) werden die Augen vom äußeren zum inneren Augenwinkel ausgewischt.
- Ist die Befeuchtung der Augen ungenügend, leistet eine Augensalbe gute Dienste (z.B. Irgamid-Augensalbe).

Nach Arztverordnung spezielle Augentropfen verwenden (es können auch künstliche Tränen verursacht werden → bes. bei ausgetrockneten Augen).

3.3.6.1 Spezielle Maßnahmen bei Patienten mit Augenprothesen

Wenn immer möglich, besorgen die Patienten das Herausnehmen der Prothese, das Reinigen der Augenhöhle und das Wiedereinsetzen selber.
Bei schwerkranken Prothesenträgern und auf der Augenabteilung muß der Schwester das Vorgehen bekannt sein.

Beide folgenden Grundsätze sind vertretbar:
1. Tägliches Reinigen der Prothese und der Augenhöhle.
2. Reinigung nach Bedarf. In diesem Fall ist aber zu bedenken, daß bei zu häufiger Manipulation das Unterlid von seiner Anschmiegsamkeit an die Prothese einbüßen kann.

Die Reinigung erfolgt mit Wasser, physiologischer Kochsalz- oder mit Kamillenlösung.

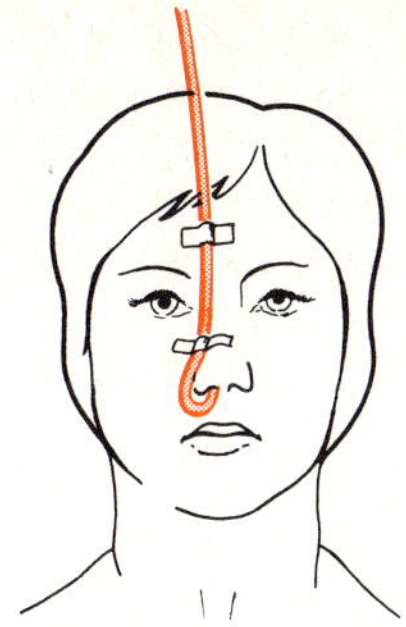

Abb. 9a Fixation der Sonde

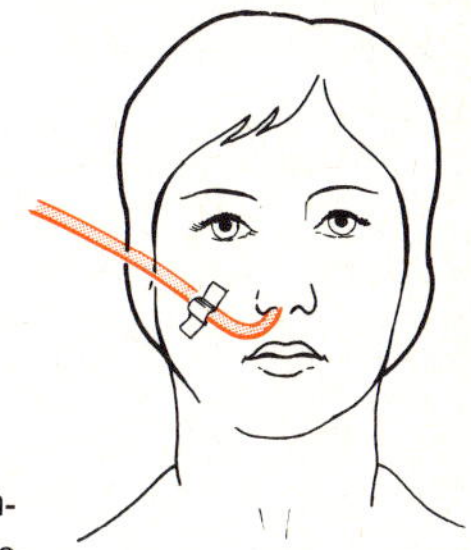

Abb. 9b Diese Fixation behindert die Kau- und mimische Muskulatur. Bei der Wahl der Methode muß daher gut auf die Situation des Patienten Rücksicht genommen werden.

Vorgehen beim Herausnehmen und Einsetzen der Augenprothese
- Den Patienten nach oben schauen lassen.
- Unterlid nach unten ziehen.
- Mit Glasstäbchen oder Fingernägeln unter den Prothesenrand greifen, die Prothese festhalten und herausziehen.
- Prothese und Augenhöhle reinigen.
- Prothese wieder einsetzen, indem man den Patienten nach unten schauen läßt und das Oberlid nach oben zieht.

Beachte
- Die Prothese ist nur eine dünne, gewölbte Schale, die beim Herunterfallen zerbricht.
- Das Herausnehmen und Einsetzen durch den Patienten geschehe über einer weichen Unterlage, z.B. über dem Bett.
- Das Herausnehmen und Einsetzen durch die Schwester soll beim liegenden Patienten vorgenommen werden.

3.3.6.2 Spezielle Maßnahmen bei Patienten mit Kontaktlinsen

Wenn immer möglich, soll der Patient das Einsetzen und Herausnehmen der Kontaktlinsen selber besorgen. Er hat dafür spezielle Instruktionen und Übung. Ist er dazu nicht mehr in der Lage (z.B. Notfallpatienten, Apoplexiepatienten u.a.), wird die Schwester daran denken müssen, daß die Kontaktlinsen aus den Augen genommen werden. Mit dem Wiedereinsetzen soll erst begonnen werden, wenn dies der Patient selber tun kann. Unterdessen muß er sich evtl. mit einer Brille behelfen.

Herausnehmen der Kontaktlinsen:
Trägt der Patient sein Spezialetui bei sich, können die Kontaktlinsen mit dem kleinen Sauger entfernt werden. Ohne Sauger kann man mit der linken Hand Ober- und Unterlid spreizen, mit Glasstäbchen oder feuchter Tupferecke die Kontaktlinse von der Hornhaut weg manipulieren. Auf die Kontaktlinse wird ein Tropfen Spezialdesinfektionslösung gegeben und die Linse, zwischen Daumen und Zeigefinger gehalten, ca. ½ Minute eingerieben, dann mit Wasser abgespült.
Die gereinigten Kontaktlinsen werden in das Etui gelegt. Die beiden Fächer enthalten ebenfalls etwas Desinfektionslösung und sind mit »rechts« und »links« beschriftet. Die Linsen sollten nie trocken aufbewahrt werden. Sie sind sehr kratzempfindlich und müssen daher sorgfältig gehandhabt werden.

Beachte

Augenlinsen sollen nicht übersehen werden. Wenn sie ungepflegt über längere Zeit im Auge belassen werden, können sie zu Reizungen und Entzündungen am Auge führen.

3.3.7 Zahn- und Mundpflege

Die gewöhnliche Zahn- und Mundpflege umfaßt jene Maßnahmen, die der Gesunde 3–4× täglich selber ausführt:
- das Bürsten der Zähne mit Bürste und Zahnpasta,
- das Spülen des Mundes.

Das Pflegepersonal erfüllt eine wichtige Aufgabe der Gesundheitserziehung, wenn es auch Kranke, die daheim kaum die Zähne reinigen, zu einer regelmäßigen Mundtoilette anleitet.

3.3.7.1 Zahnhygiene

- Erstrebenswert ist das Zähneputzen nach jeder Mahlzeit. Auch bei Bettlägerigen sollte dazu die notwendige Zeit aufgewendet werden können.
- Systematik der Zahnreinigung:
  1. Kauflächen: mit dem Bürsten am hintersten Zahn beginnen, mit kleinen Bewegungen nach vorn bis zum Eckzahn; oben rechts nach vorn, dann oben links nach vorn. Gleiches Verfahren mit der unteren Kaufläche (10–15 Sekunden).
  2. Außenfläche: Wieder mit dem hintersten Zahn beginnen, zuerst von rechts nach vorn, dann von links (kleine Bewegungen machen), auch Zahnfleisch bürsten, obere und untere Zahnreihe (je 20–30 Sekunden bürsten.
  3. Innenfläche: An der Hinterfläche des hintersten Zahnes beginnen. Kleine Bewegungen, Reihenfolge wie oben (15–25 Sekunden).
- Beim Spülen soll Wasser durch die Zähne hindurchgepreßt werden.
- Auf persönliche Wünsche (Temperatur des Wassers, Zugabe von Mundwasser) soll Rücksicht genommen werden.
- Ist das Zähnebürsten durch die Schwester zu übernehmen, erkundige sie sich beim Patienten nach der Intensität des Bürstens.

Gegenstände zur Mund- und Zahnpflege:
- Zahnglas
- Zahnbürste
- Zahnpasta
- Mundwasser
- Schale
- Tela-Taschentücher.

3.3.7.2 Zahnhygiene bei Patienten mit Zahnprothesen

Oft hat der Patient, vor allem der jugendliche Prothesenträger, Hemmungen zu überwinden. Takt und Einfühlungsvermögen erleichtern ihm die Situation.
- Selbständige Patienten sollen ihre Prothese selber pflegen. Wir richten eine *undurchsichtige Prothesenschale mit Deckel und Namen des Patienten.*
- Bei behinderten Patienten übernimmt das Pflegepersonal mit der Mundpflege auch die Prothesenpflege.

Zu den oben genannten Gegenständen ist zusätzlich die Prothesenschale zu richten und zu beschriften.

Prothesenpflege
- Die Prothese wird nach jeder Mahlzeit, zumindest abends, mit Zahnbürste und Zahnpasta gründlich gereinigt.

- Spezialreinigung mit dem Prothesenreinigungsmittel (z.B. Kukident) wird individuell nach dem Wunsch des Patienten vorgenommen. (Man lasse sich vom Patienten gut instruieren oder beachte die Gebrauchsanweisung auf der Packung.)
- Trägt der Patient die Prothese auch nachts (zum Vorbeugen von Kieferveränderungen) gebe man sie ihm nach dem Reinigen, in frischem Wasser liegend, zurück. Die Gewohnheiten des Patienten sind zu berücksichtigen.
- Bei Schwerkranken läßt man die Prothese nach dem Reinigen über Nacht in der Prothesenschale liegen. Am Morgen gießt man das abgestandene Wasser weg und gibt frisches Wasser dazu. Der Patient soll die Prothese vor dem Frühstück, nach dem Mundspülen, zurückbekommen.

> **Beachte**
>
> Eine Prothese ist ein Wertgegenstand. Geht sie verloren (z.B. bei Bewußtlosen) oder zerbricht sie, ist die Pflegeperson dafür verantwortlich.
> Vorsichtshalber bürste man die Prothesen über einem Wasserspiegel im Waschbecken, damit sie, sollte man sie fallen lassen, nicht zerbricht.

3.3.7.3 Mundhygiene bei Patienten, bei denen das Zähneputzen erschwert oder unmöglich ist (Kieferchirurgie, Gingivitis = Schleimhautentzündung)

- Abtupfen der Schleimhaut und der Zähne mit 1- bis 2%igem Wasserstoffsuperoxyd. Auch verborkte Zähne (z.B. Blutrückstände bei Unfallpatienten) können so gereinigt werden.
- Ausspritzen der Zahnzwischenräume mit dem *Carbatom-Spray* (darf bei akuten Entzündungen nicht verwendet werden).
  Man bezeichnet den Carbatomspray als *Kohlensäure-Munddusche,* die die Zahnärzte seit vielen Jahren verwenden.

Wirkung

- Entfernung aller Speisereste durch das tiefe Eindringen des kohlensäurehaltigen Carbatomstrahls,

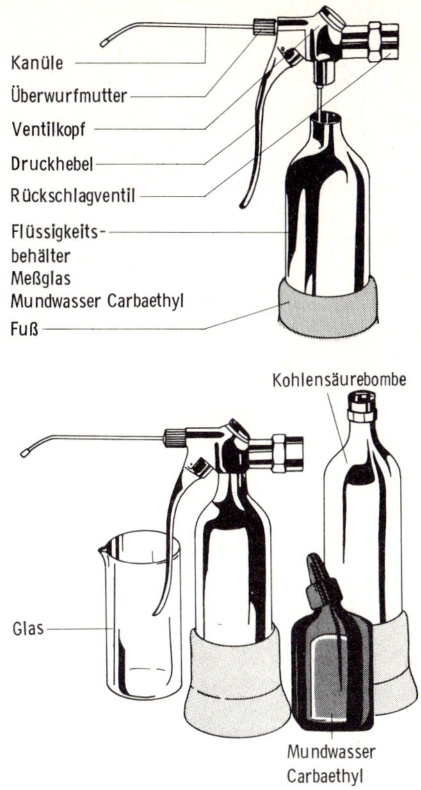

Abb. 10 Carbatom-Spray. a) Bestandteile, b) zusätzliche Gegenstände

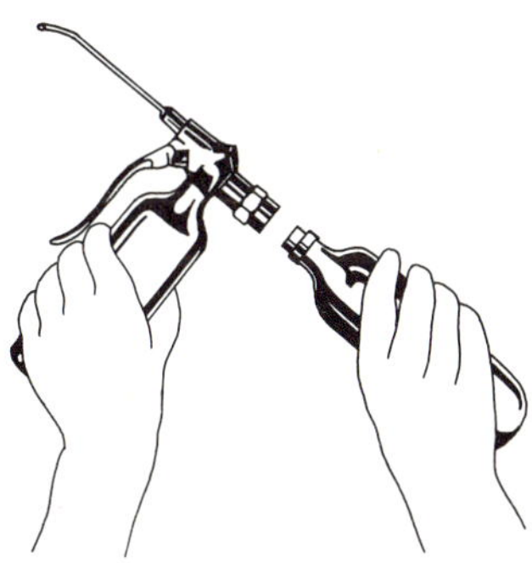

Abb. 11 Carbatom Spray: Anschrauben der Kohlensäurekapsel, 5 Sekunden warten und wieder abschrauben

- Massage und dadurch Festigung des Zahnfleisches,
- Hemmung der Zahnsteinbildung.

Zum Carbatomspray sind verschiedene Kanülen erhältlich, damit jeder Patient seine eigene hat.

Bestandteile und zusätzliche Gegenstände siehe Abb. 10a u. 10b.

Bedienungsvorschrift zu Carbatom I

1. Füllen des Meßglases bis zum Strich (90 ml) mit warmem Wasser von etwa 50 °C und Beigabe von etwa 5 Tropfen Carbaethyl.
2. Abschrauben des Flüssigkeitsbehälters, einfüllen der abgemessenen Menge Wasser und Flüssigkeitsbehälter wieder an den Ventilkopf anschrauben.
3. Anschrauben der Kohlensäurekapsel an das Rückschlagventil in *Schräglage* (Abb. 11).
4. Wenn Widerstand spürbar wird, etwa ½ Drehung weiterdrehen, bis Geräusch hörbar wird, welches das Eindringen der Kohlensäure in den Flüssigkeitsbehälter anzeigt.
5. Fünf Sekunden warten und Kohlensäurekapsel wieder abschrauben.
6. Durch Druck auf den Hebel tritt der starke, kohlensäurehaltige Spray aus. Je feiner der Druck, desto milder der Spray.

Beachte:
Durch Lockerung und Wiederanziehen der Überwurfmutter kann die Kanüle in jede beliebige Stellung gebracht werden (siehe Bezeichnung der Anteile in Abb. 10).

- Achten Sie darauf, daß Sie immer die ganze Flüssigkeit aufbrauchen. Übriggebliebene Flüssigkeit darf nicht aufgewärmt werden.
- Der Carbatom-Apparat sollte nie unter Druck belassen werden.
- Bei Verstopfung der Kanüle verwenden Sie den beiliegenden Draht zum Durchstoßen.
- *Kohlensäurekapsel* vor Hitze schützen. Die Schräglage beim Auffüllen ist deshalb notwendig, weil nur dann die Kohlensäure gasförmig in den Apparat eindringt. Wird die Schräglage nicht beachtet, verflüssigt sich das Gas und schädigt die Dichtung.
- Vor jeder Nachfüllung ist der Flüssigkeitsbehälter zu entleeren.
- *Technische Daten:* Die oben erwähnten Bedienungsvorschriften gelten für das Modell Carbatom I (Kohlensäureflasche reicht für ca. 18 Behandlungen). Nachfüllen der Flaschen ist in Apotheken (krankenhauseigene Apotheke!), Drogerien und Sanitätsgeschäften möglich.
  Daneben ist das Modell Carbatom II im Handel. Hier reicht die Kohlensäureflasche (sog. Heimsyphon) nur für je eine Behandlung (nach einmaligem Gebrauch wegwerfen). (Auszug aus Fricar-Lieferprogramm, Prospekt zu Carbatom-Kohlensäure-Mundddusche).

Vorgehen

Ist der Patient bewußtlos, tracheotomiert oder kieferverletzt, so bedient eine Schwester den Carbatomspray, die andere ist stets bereit zum Absaugen, damit eine Aspiration der Flüssigkeit vermieden wird. Die Schwester führt die Kanüle vorsichtig in den Mund ein und übt einen Druck auf den Hebel aus, damit der Kohlensäurestrahl frei wird. Im weiteren werden auch hier die in der speziellen Mundpflege besprochenen Prinzipien angewendet. Zähne und Mund müssen nach der Carbatombehandlung absolut sauber sein. Es ist ratsam, Patienten, die bei Bewußtsein sind, vor der Anwendung genau zu orientieren, da sie sonst erschrecken könnten.

3.3.8 Soor- und Parotitisprophylaxe

Unter diesem Titel besprechen wir die prophylaktischen Maßnahmen gegen *alle* Veränderungen und Erkrankungen der Mundschleimhaut sowie der Entzündung der Ohrspeicheldrüse.

3.3.8.1 Ursachen zur Entstehung von Veränderungen und Erkrankungen im Bereich der Mundhöhle

Bei gestörter Abwehrkraft des Körpers und nachlässiger Mundpflege treten entzündliche und geschwürige Erkrankungen der Mundschleimhaut auf:

- *Die Stomatitis* (= Mundschleimhautentzündung), oft als Begleitsymptom schwerer, fieberhafter Erkrankungen.
- *Der Soor* (= Infektion durch den Soorpilz), dieser ist in der Außenwelt sehr verbreitet. Schwächliche Kinder und Schwerkranke sind gefährdet, weil ihnen die normale Widerstandskraft fehlt.
- *Mundaphthen* (= Schleimhautdefekte). Sie werden besonders durch Ernährungsstörungen im Sinn von Eiweiß- und Vitaminmangel hervorgerufen.
- *Rhagaden* (= kleine, schmerzhafte Schrunden) an Mund und Nasenwinkel; sie treten auf bei Vitamin- und Eisenmangelzuständen.
- *Herpes labialis* (= Fieberbläschen) ist ein Begleitsymptom bei hohem Fieber, ebenso
- *trockene und aufgesprungene Lippen.*

Fehlt die regelmäßige Kautätigkeit und damit der Speichelfluß, können Bakterien in die Ohrspeicheldrüse eindringen, es resultiert die

- *Parotitis* (= Entzündung der Ohrspeicheldrüse).

3.3.8.2 Gefährdete Personengruppen

- Patienten mit hohem Fieber,
- Trockenheit der Mundschleimhaut bei Patienten, die durch den Mund atmen,
- Patienten mit Nahrungskarenz (mit Infusionsbehandlung oder Sondenernährung),

- benommene oder bewußtlose Patienten,
- Patienten nach größeren Operationen,
- Betagte und Patienten mit reduziertem Allgemein- und Ernährungszustand.

3.3.8.3 Erkennung der Mundkrankheiten

Schon kleinste Veränderungen der Mundschleimhaut und der Zunge, wie Trockenheit und Rötung, sind Alarmzeichen. Eine gezielte und intensive Mundpflege muß sofort einsetzen. Andernfalls kommt es rasch zu den oben erwähnten Erkrankungen.
Wir erkennen sie durch folgende Krankheitszeichen:

- *Stomatitis:* Die Schleimhäute sind gerötet und angeschwollen. Der Patient klagt über brennende Schmerzen, Trockengefühl, unangenehmen Geschmack im Mund. Wir stellen Mundgeruch fest.
- *Soorpilzbefall* zeigt sich als festhaftender, grauweiß fleckiger Belag.
- *Mundaphthen* erkennen wir als kleine rundlich-ovale Erosionen, die einzeln oder gehäuft auftreten (an Zunge, Zahnfleisch, Gaumen- und Wangenschleimhaut). Der Patient klagt über heftige Schmerzen und verweigert die Nahrung.
- *Herpes labialis* zeigen sich zuerst als rötliche Flecken auf den Lippen, leichte Erhebungen, die bald in schmerzhafte Bläschen übergehen.
- *Parotitis.* Sie ist gekennzeichnet durch die charakteristische Schwellung der vor dem Ohr liegenden Drüse. Der Patient klagt über starke Schmerzen. Im schweren Fall tritt sogar eine Kieferklemme auf (Unterkiefer ist blockiert).

3.3.8.4 Prophylaktische Maßnahmen

Das Ziel der prophylaktischen Maßnahmen, im Sinne einer gründlichen und gezielten Mundpflege dient:

- *der Erhaltung*
  einer sauberen, feuchten und intakten Mundschleimhaut,
  einer belagfreien Zunge,
  eines sekret- und borkenfreien Rachens,
  von geschmeidigen und defektfreien Lippen,
  der Kautätigkeit, um eine Parotitis zu verhüten.
- *Dem Wohlbefinden* des Kranken und einer beschwerdefreien Nahrungsaufnahme.

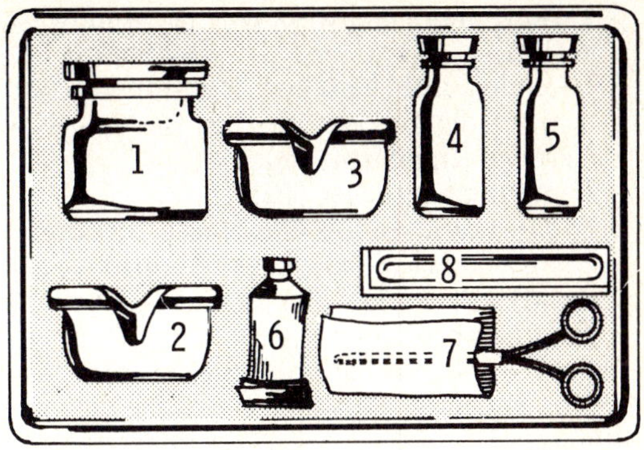

Abb. 12 Mundpflegetablett (s. Text)

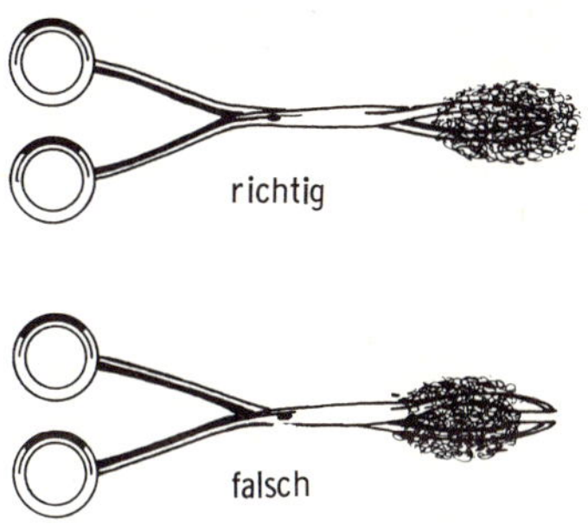

Abb. 13 Péan und eingeklemmter Tupfer

Spülungen. Als Spülflüssigkeiten kommen in Frage: Kamillosanlösung, Salbeitee, Salzwasser, verdünnte Myrrhentinktur, Mundwasser mit Zugabe von einigen Tropfen Bepanthenlösung u.a.
Anregen der Kautätigkeit. Kauen lassen von Kaugummi, Fruchtgummi oder Dörrfrüchten.
Auswischen der Mundhöhle mittels Tupferträger (Péan und Tupfer) und einer geeigneten Lösung (z.B. Hextril, Merfen-Glycerin, Bepanthenlösung 5%, Becozym-Sirup).

Zu diesem Zweck wird das *Mundpflegetablett* gerichtet (Abb. 12).

Gegenstände:

- Péan geschützt (z.B. eingeschlagen in Tela-Taschentuch [7]),
- Tupfer in gedecktem Becher (1),
- Wegwerfschälchen für die verdünnten Lösungen (2, 3),
- gezielt gewählte Lösungen zum Auswischen der Mundschleimhaut (4),

- Lösung zum Nachwischen z.B. Mundwasser (5),
- fettende Salbe: Vaseline, Bepanthen-Salbe u.a. für die Lippen (ideal ist der spezielle Vaseline-Lippenstift [6]),
- Papiertaschentücher (Tela),
- Abfallsack (evtl. am Nachttisch befestigt),
- Zungenspatel (8) (Holzspatel einzeln verpackt),
- evtl. Taschenlampe.

Das Mundpflegetablett mit allen Gebrauchsgegenständen ist täglich zu erneuern, die verdünnten Lösungen frisch zusammenzustellen.

Ausführung
- Tupfer so in den Péan einklemmen, daß das Ende des Instrumentes ringsherum gepolstert ist (Abb. 13).
- Befeuchten des Tupfers mit der gewünschten Lösung.
- Sorgfältiges und gründliches Auswischen der Mundhöhle (der Zunge, unter der Zunge, der Wangeninnenflächen und Wangentaschen) sowie des harten und weichen Gaumens.
- Wiederholung bis zur bestmöglichen Säuberung.
- Durch Nachwischen mit Mundwasser erreicht man für den Patienten eine Geschmacksverbesserung und Erfrischung.
- Evtl. Kontrolle auf Sauberkeit mittels Taschenlampe.

Bei einer *stark borkigen Zunge* führt das beschriebene Auswischen nicht immer zum Ziel. In diesem Fall stehen folgende Möglichkeiten zur Verfügung:

Beachte

- Die Durchführung der prophylaktischen Maßnahmen erfolge *vor* der Einnahme der Mahlzeiten.
- Die Schwester lasse sich nicht vom Widerstand des Patienten abhalten, eher beanspruche sie die Hilfe einer zweiten Pflegeperson. Man kann durch Zungendruck mittels Spatel eine freie Sicht in die ganze Mundhöhle bekommen. Eine gründliche Mundpflege dieser Art wird meistens mit dem Absaugen des Mundes, der Nase und des Rachens kombiniert.

- Reinigung mit Wasserstoffsuperoxyd 1%,
- Behandeln der Zunge mit einem Würfelzucker oder einer Zitronenscheibe.

Beide Maßnahmen lösen Borken und Beläge durch chemisch-mechanische Reizwirkung auf.

3.3.8.5 Therapeutische Maßnahmen

Sind lokale Munderkrankungen aufgetreten, ordnet der Arzt die Therapie an. Die erfahrene Schwester wird aber in der Wahl des geeigneten Mittels beraten und damit eine baldmögliche Heilung im positiven Sinn beeinflussen.

Bewährt haben sich u.a.:
- bei Stomatitis und Gingivitis: Bepinseln mit Pyralvex oder Abgabe von Lutschtabletten (z.B. Merfen),
- bei Soor: Gentiana-violett 2%ig,
- bei Mundaphthen: Betupfen der Aphthen mit Myrrhentinktur, Aphtol, Rosenhonig,
- bei Rhagaden: lokale und allgemeine Behandlung mit Vitaminen, bes. Vitamin B,
- bei Fieberbläschen: Himapasta (sie sollte aber besser prophylaktisch angewendet werden). Sind Fieberbläschen schon aufgetreten, führt das Auftragen von Himapasta zu unangenehmen, brennenden Schmerzen.
- zur Behandlung von stark schmerzhaften Stellen: Dynexan (Paste) auftragen; hat leicht anästhesierende Wirkung.

Beachte

Die Durchführung der therapeutischen Maßnahmen erfolgt von Vorteil *nach* der Einnahme der Mahlzeiten.

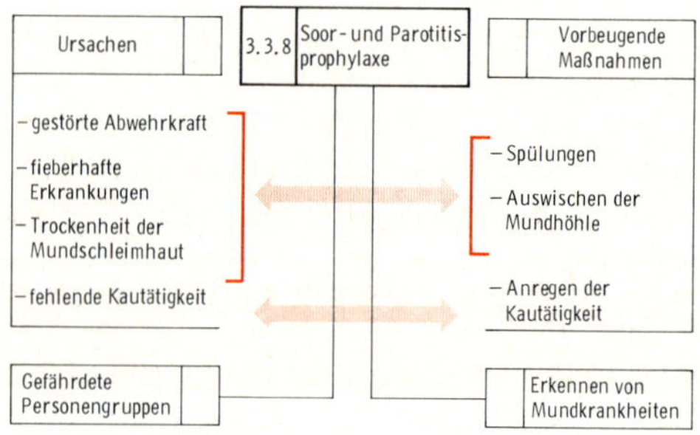

3.3.9 Spezielle Pflege des Gesichts

3.3.9.1 Bei Frauen

- *Trockene Gesichtshaut* ist mit einer möglichst neutralen, fettenden Creme zu behandeln. Hat die Patientin ihre eigene Gesichtscreme mitgebracht, ist diese zu benützen. Evtl. können Angehörige zu Rate gezogen werden, meist bringen sie gern zusätzlich notwendige Toilettenartikel mit.
- *Akne* ist auf verstopfte Poren bei zu fettiger Haut zurückzuführen. Sie tritt bei Behandlung mit bestimmten Medikamenten auf. Auch in diesem Fall soll die notwendige Lotion oder Creme besorgt und der Patientin auf die Haut aufgetragen werden.
- *Gesichtshaare* wirken unangenehm. Kann sich die Patientin nicht mehr selber pflegen, erkundige man sich nach ihrer bisherigen Methode der Haarentfernung.
  Auf keinen Fall beginne das Pflegepersonal mit Rasieren. Es gibt heute spezielle Salben und Lösungen, die von den Angehörigen besorgt werden können (Gebrauchsanweisung beachten!).

3.3.9.2 Bei Männern

Die tägliche Rasur ist durch den elektrischen Rasierapparat sehr erleichtert. Für Patienten, die keinen solchen besitzen, stehen auf der Station (vor allem in geriatrischen Abteilungen) allgemeine Rasierapparate zur Verfügung. Sie müssen nach jedem Gebrauch gründlich desinfiziert und gereinigt werden. Für Bartträger muß u.U. der Friseur bestellt werden. Regelmäßiges Schneiden ist notwendig, damit die Sauberkeit möglichst gewährleistet ist.

3.4 Das Bad

Lernziel

Dieses letzte Teilkapitel führt Sie dazu, daß Sie
- die nötigen Maßnahmen zur Vorbereitung und Durchführung eines Erfrischungsbades aufzählen können;
- die Badehilfen nennen können;
- über die Wirkungen eines Heilbades durch a) Einwirkung von Temperatur (physikalisch) und b) Zusätze (chemisch) einige grundsätzliche Angaben machen können.

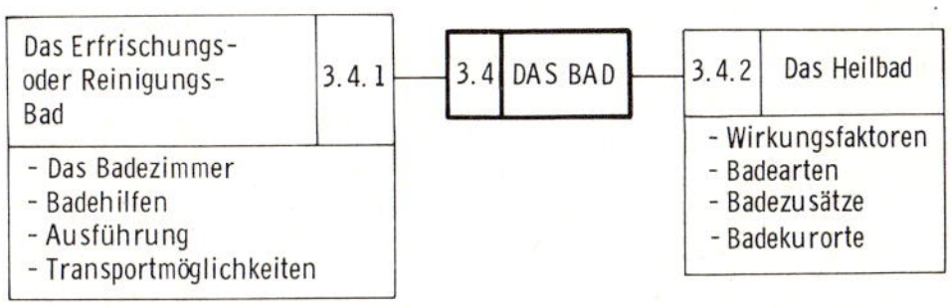

Prinzip

Wasser hat neben der erfrischenden und reinigenden Wirkung auch Heilkraft.

▼

Wir brauchen das Wasser für unsere tägliche Körperhygiene. In der Ausnutzung der verschiedenen Temperaturen und Aggregatzuständen wird Wasser auch zu prophylaktischen und therapeutischen Zwecken genützt.

3.4.1 Das Erfrischungs- und Reinigungsbad

3.4.1.1 Badezimmer (Abb. 14)

Das moderne Badezimmer enthält:
- eine gut zugängliche Badewanne mit Hilfsmitteln,

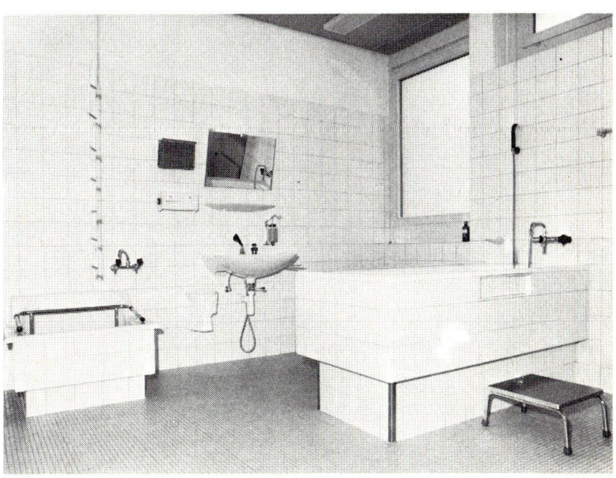

Abb. 14 Das Badezimmer und seine Einrichtung

- eine Sitzbadewanne,
- verschiedene Haltevorrichtungen und Schemel,
- Signalanlage,
- Haarwascheinrichtung,
- Schränke für Badezusätze, Badetücher usw.

3.4.1.2 Badehilfen und Vorbereitung für das Bad

Patienten, die aufstehen dürfen und Bettlägerige, deren Zustand es erlaubt, erhalten mindestens ein wöchentliches Bad. Gebadet werden ferner Patienten, die auf eine Operation vorbereitet werden oder die das Krankenhaus verlassen. Das erste Baden nach einer schweren Krankheit geschieht nur mit Erlaubnis des Arztes. Seine Einwilligung ist auch bei allen Zweifelsfällen einzuholen.

3.4.1.3 Vorbereitungen

- Für die meisten Patienten bedeutet das Baden eine erwünschte Wohltat.
- Skeptische Patienten sollen mit Takt und Einfühlungsvermögen dafür gewonnen werden.
- Behinderte Patienten müssen oft von der Möglichkeit (vorhandene Badehilfen auch für sie) überzeugt werden.
- Je nach Zustand des Patienten, d.h. je nach den Hilfsmitteln, die angewendet werden, richten sich die Vorbereitungen im Badezimmer.
  Abb. 15a u. b zeigen die heute zur Verfügung stehenden Badehilfen.
- Richten der persönlichen Toilettenartikel des Patienten, frisches Hemd, Badetuch, sowie der Gegenstände zur Nagelpflege.
- Die Temperatur des Badezimmers darf nicht zu kühl sein (Fenster frühzeitig schließen).
- Ein Badezusatz wirkt erfrischend und hebt das Wohlbefinden des Patienten.
- Die Badewanne wird ca. zur Hälfte mit Wasser gefüllt. Man achte darauf, daß die Temperatur dem Zustand und den Gewohnheiten des Patienten entspricht.

3.4.1.4 Allgemeines zur Ausführung

- Selbständigen Patienten richte man das Bad. Man mache sie darauf aufmerksam, daß sie die Türe nicht abschließen (Schild »Besetzt« an die Türe hängen). Auch weise man sie auf die Signalanlage hin.
  Die Wassertemperatur richtet sich nach den Wünschen des Patienten: 35–37°C.

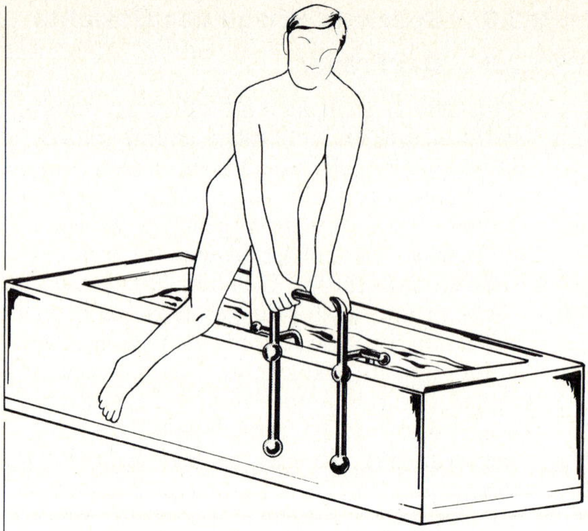

Abb. 15a *Badegriff:* Eine ideale Hilfe für alle, die nur mit Mühe ins Bad steigen können. Der solide Griff kann mühelos am Wannenrand befestigt werden

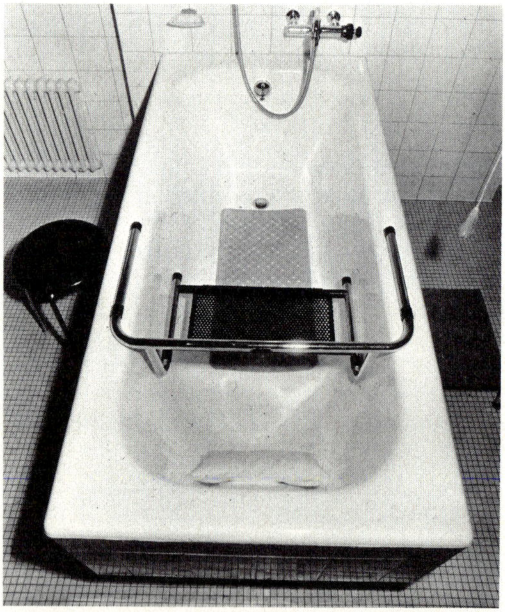

Abb. 15b *Badehilfen:* Badewannensitz mit Haltevorrichtung, Gummimatte, Gummikopfkissen, verschiedene Badezusätze, Schemel, Hocker

- Das Ausmaß unserer Hilfeleistung (z.B. das Waschen des Rückens) ist individuell verschieden.
- Wird anschließend eine Haarwaschung vorgenommen, vergewissere man sich, daß der Patient nicht friert.
- Nur Gesunde, z.B. Patienten: die zu einer einfachen Untersuchung ins Krankenhaus kommen, dürfen beim Baden allein gelassen werden. Alle anderen Patienten sind häufig zu kontrollieren oder dürfen überhaupt nicht verlassen werden.
- Bei Auffälligkeiten in bezug auf das Befinden des Patienten ist das Bad sofort zu beendigen.

3.4.1.5 Transport in und von der Badewanne

Um auch Patienten mit schwerer Behinderung ein Bad zu ermöglichen, bedarf es von seiten des Pflegepersonals der Initiative und Phantasie. Man sucht *die* Lösung, die weder den Patienten noch das Pflegepersonal überfordern. Dazu einige Beispiele:

Einsteigen vom seitlichen Rand der Badewanne

- Die Schwester hebt die Beine des sitzenden Patienten über den seitlichen Rand der Badewanne (Abb. 16a).
- Der auf dem Rand sitzende Patient gleitet sodann mit eigener oder unserer Hilfe ins Wasser (Abb. 16b).
- Beim Hinaussteigen geht man umgekehrt vor:
  vom Wasser auf den Rand der Badewanne → auf den Hocker → Beine über den Rand.

Einsteigen beim hinteren Rand der Badewanne

- Die Beine des Patienten über den hinteren Rand der Badewanne heben (Abb. 17a).
- Der auf dem Rand sitzende Patient gleitet sodann allein oder mit unserer Hilfe in die Badewanne (Abb. 17b).

Einsteigen am seitlichen Rand unter Anwendung des Rautek-Griffes

- Anheben (Abb. 18a). Rautek-Griff s. S. 91.
- Über den Rand ins Wasser gleiten lassen (Abb. 18b).

Ins Bad mittels Patientenheber (Abb. 19a u. b) Der Patient kann in sitzender oder liegender Stellung ins Bad gehoben werden (Ketten während des Badens eingehängt lassen!). Näheres über den Gebrauch des Patientenhebers s. S. 101 f.).

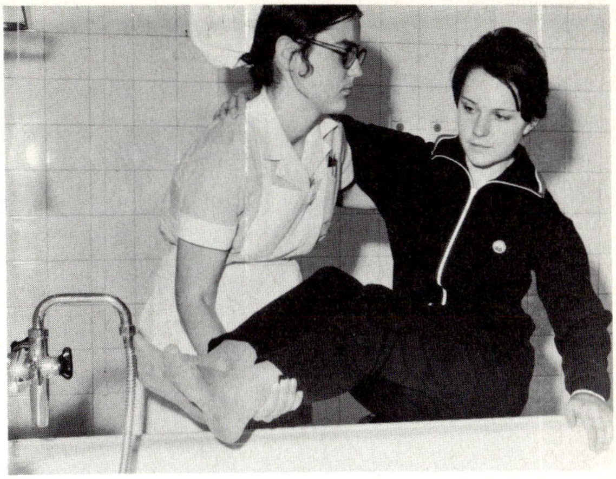

Abb. 16a

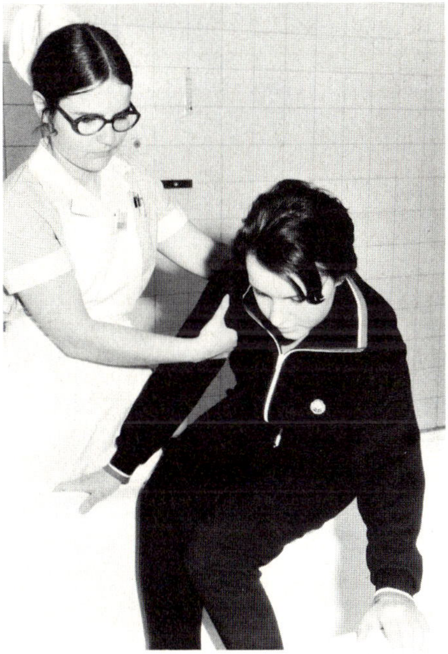

Abb. 16b

3.4.2 Das Heilbad (Behandlung durch Wasser)

Die Heilkraft des Wassers war schon den Ärzten des Altertums bekannt. Trotz ihrer langen Geschichte und der unbestreitbaren Erfolge durch Hydrotherapie (Behandlung durch Wasser) wurde erst in unserer Zeit die Forschung über Wirkung und Wirkungsfaktoren der Wasserbehandlung eingeleitet. Nach Winternitz versteht man unter Hydro-

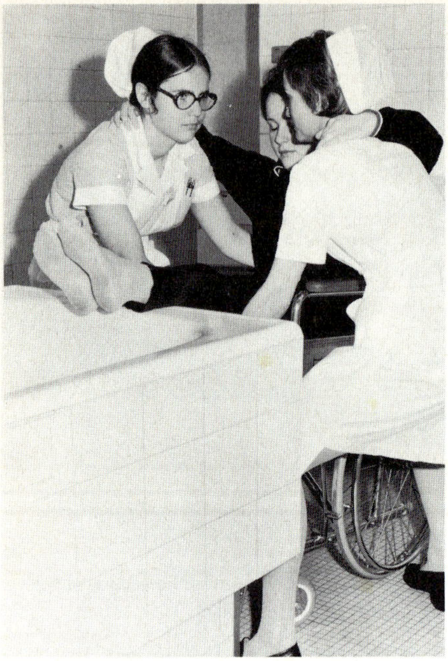
Abb. 17a

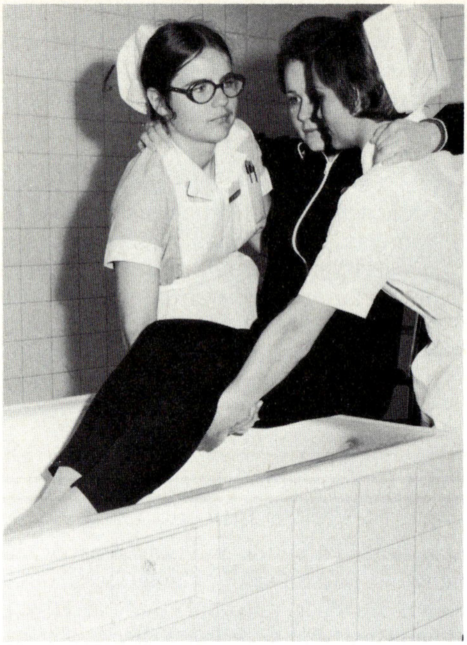
Abb. 17b

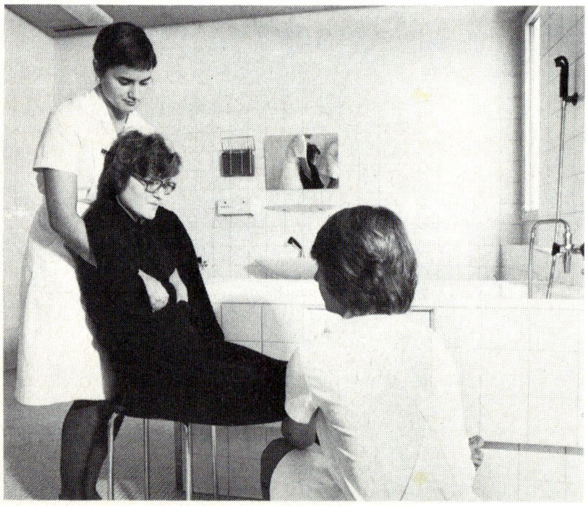
Abb. 18a

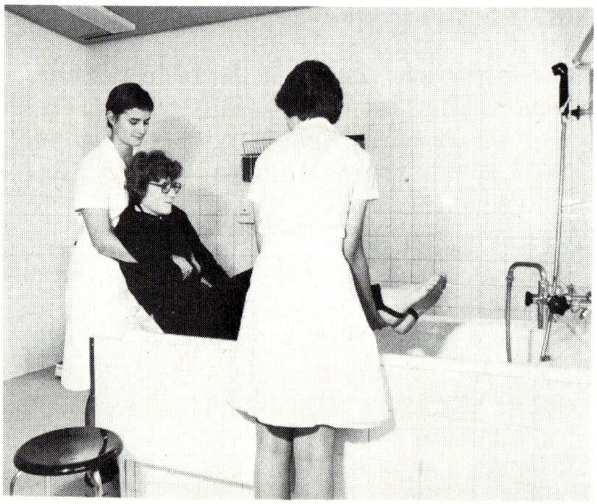
Abb. 18b

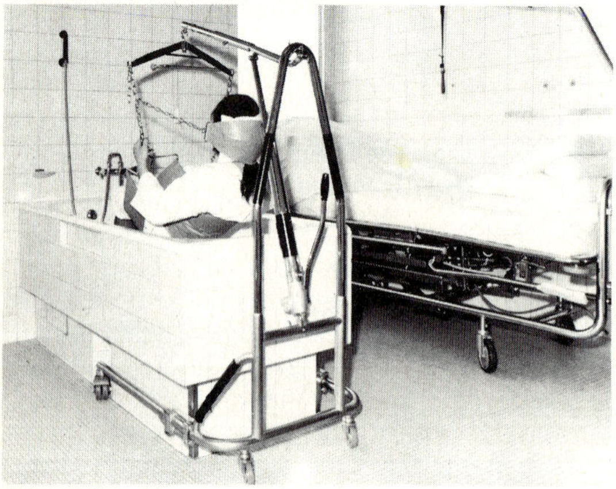
Abb. 19a

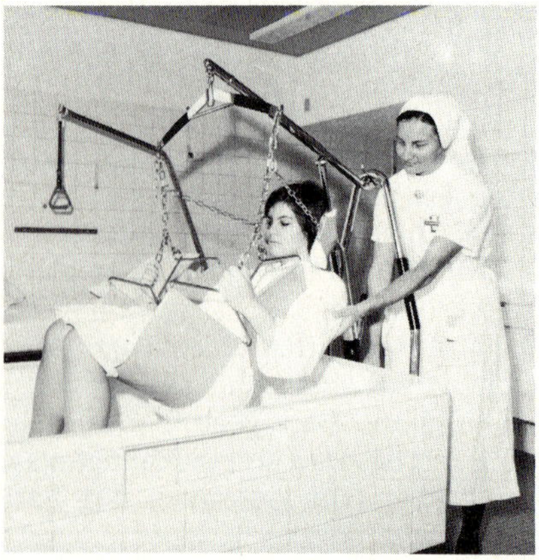
Abb. 19b

therapie die »methodische Anwendung des Wassers in seinen verschiedenen Temperaturen und Aggregatzuständen zu prophylaktischen und therapeutischen Zwecken«.

3.4.2.1 Wirkungsfaktoren

Physikalische Faktoren und ihre Wirkungen

- *Die Temperatur* wirkt auf viele Funktionen des menschlichen Organismus und beeinflußt insbesondere die Wärmeregulation und das Gefäßvolumen. Eine allgemeine Erwärmung des Körpers führt zu Entspannung der Muskulatur und dadurch zur Schmerzverminderung.
  Ein Bad von 34 Grad Celsius empfindet der Kranke meist als angenehm, der Kreislauf wird nur wenig belastet. Es ist daher angezeigt bei herzleidenden Patienten.
  Das kühle Bad (34–35° Celsius) verursacht durch die Verengung der Blutgefäße ein Ansteigen des Blutdruckes und eine Anregung der Blutzirkulation, es ist daher für herzkranke Patienten eine zu große Belastung.
  Das heiße Bad (über 38 Grad Celsius) führt zu einer Wärmestauung im Körper, die für einen Kranken gefährlich werden kann. Atmungs- und Pulskontrolle.
  In bestimmten Fällen wird die Temperatur des Bades vom Arzt verordnet.
- *Der hydrostatische Druck* umgibt den im Wasser befindlichen Körper gleichmäßig von allen Seiten und wirkt sich vorwiegend auf Atmung und Kreislauf aus.
- Die sog. *Auftriebskraft des Wassers* reduziert das Gewicht des Körpers auf ein Minimum (jeder in Flüssigkeit eingetauchte Körper verliert von seinem Gewicht soviel, wie die von ihm verdrängte Flüssigkeit wiegt), lockert die gespannten Muskeln und erleichtert Bewegungen. (Zur Bewegung von Armen und Beinen benötigt man unter Wasser nur $^{1}/_{10}$ jener Kraft, die man außerhalb des Wassers anwenden müßte.) Der Patient mit gelähmten oder versteiften Gliedern bewegt sich deshalb im Wasser leichter.

Chemische Faktoren und ihre Wirkungen

Sie spielen vor allem in der Bädertherapie eine Rolle durch den Gehalt des Wassers an chemischen Substanzen in gelöster Form (bei den natürlichen Heilbädern) oder aber durch geeignete Zusätze, die dem Badewasser zugegeben werden.

Sie wirken auf den Körper durch
- Erhöhung des Hautreizes bei Badezusatz,
- Resorption chemischer Substanzen durch die Haut,
- Inhalation (ätherischer Öle),
- chemische Veränderung des Hautstoffwechsels,
- Beeinflussung des Hauttonus,
- Veränderung der Oberflächenspannung des Wassers.

3.4.2.2 Badearten

Das Vollbad wird als Reinigungs- oder medikamentöses Bad verabreicht. Die Wanne wird ganz gefüllt, so daß der Patient bis zum Hals im Wasser ist. Ein Vollbad bedeutet immer eine Belastung; wenn nötig soll die Schwester dabei bleiben (Pulskontrolle).

Das Halbbad eignet sich besonders für Herzkranke. Beklemmungsgefühle, Atemnot und Herzklopfen können weitgehend vermieden werden. Wegen der Erkältungsgefahr soll der Kranke nicht zulange im Wasser gelassen werden.

Das Sitzbad wird verordnet nach Hämorrhoiden- und Analfisteloperationen, bei Hautausschlägen im Bereich der Genitalien usw.

Es stehen besonders gebaute Wannen zur Verfügung. Oberkörper, Beine und Füße müssen bekleidet bleiben. Die Wanne wird soweit gefüllt, daß später noch Wasser nachgegossen werden kann. Das Becken und der obere Teil der Oberschenkel des Patienten sollen sich im Wasser befinden. Temperatur des Bades: 38 Grad Celsius (38 °C), eine Dauer von 15–20 Minuten ist üblich.

Das Armbad wird verordnet bei Abszessen, septischen Wunden und vor Venenpunktionen. Bei granulierenden Wunden darf das Wasser nicht zu heiß sein.

Die Armbadewanne wird so gefüllt, daß später noch heißes Wasser nachgefüllt werden kann.

Das Handbad kommt meist als Bewegungstherapie zur Anwendung, bei Versteifungen und Sehnenverkürzungen (Meersalzzugabe). Eine weitere Indikation besteht bei Panaritien der Finger.

Das Fußbad wird verabreicht bei Durchblutungsstörungen, septischen Wunden, Hautausschlägen. Die Beine des Kranken sollen bis zur Hälfte der Unterschenkel ins Wasser getaucht werden können.

Zum wechselwarmen Fußbad braucht man zwei Gefäße. Das eine wird mit Wasser zu 40 °C, das andere mit solchem zu 20 °C halbgefüllt. Der Kranke taucht beide Beine zuerst zwei Minuten ins heiße, anschließend 20 Sekunden ins kalte Wasser. Dieser Wechsel wird, je nach Verordnung, wiederholt und mit kaltem Wasser abgeschlossen.

Das Bewegungs- oder Gehbad wird angewendet zur Nachbehandlung von Frakturen und Wirbelsäulenverletzungen, von Ischiassymptomen, nach Amputationen und bei Lähmungserscheinungen. Es werden gute Erfolge erzielt, wenn gleichzeitig die Unterwasserstrahlmassage angewandt wird.

Ziel ist die Kräftigung und Mobilisation des Patienten.

Die Dusche wirkt zirkulationsfördernd und nervenberuhigend.

Zur Anwendung kommt heute fast nur noch die *Wechseldusche,* wo der heiße Strahl mit dem kalten abwechselt.

Sie ist bei schlechter Durchblutung und Varizenbildung indiziert.

3.4.2.3 Badezusätze

Das Kohlensäurebad wirkt gefäßerweiternd auf das Kapillarsystem der Haut und erzeugt ein Wärmegefühl. Da Gas ein schlechterer Wärmeleiter als Wasser ist, werden diese Bäder weniger kalt empfunden. Die Kohlensäurebläschen verursachen ein angenehmes prikkelndes Gefühl auf der Haut.

Angewendet werden Kohlensäurebäder zur Herz- und Kreislaufstimulation. Die Kohlensäure kann als Gas ins Bad geleitet oder als Brausetablette ins Wasser gegeben werden. Die Temperatur des Bades beträgt 32–34 °C und die Dauer des Bades 15–20 Minuten. Nach dem Bad sollte der Patient eingepackt liegen bleiben können.

Das Solebad erzeugt intensivere Wärmewirkung.

Angewendet werden Solebäder bei Patienten mit rheumatischen Beschwerden und entzündlichen Veränderungen der Gelenke.

Sole kann in Form von Meersalz, Kochsalz, Mutterlaugensalz dem Bad zugefügt werden. Die Konzentration und Dauer einer Solebadekur wird vom Arzt bestimmt. Da Solebäder sehr ermüdend sind für den Patienten, muß er nachher einige Stunden ruhen.

Das Schwefelbad regt den Stoffwechsel an und wirkt bakterientötend. Die Anwendung von Schwefelbädern ist angezeigt bei Patienten mit rheumatischen Erkrankungen und degenerativen Knochenerkrankungen. Als Badezusätze, die die Badewanne nicht angreifen, sind z.B. Schwefelbad »Klopfer«, Thiorubrol, Soufrol im Handel.

Der Patient soll nach dem Bad ruhen können.

Kräuterbäder

Das Heublumenbad wirkt entzündungswidrig, krampflösend und schmerzstillend. Angewendet wird es bei Patienten mit rheumatischen Erkrankungen und Gelenkerkrankungen. Ein Heublumenbad kann vom Arzt auch als aufsteigendes Bad (von 35–40 °C) verordnet werden.

Heublumen können als natürlicher Absud oder in Form von Heublumenextrakt Silvapin oder Wolo-Balsam dem Wasser beigefügt werden.

Das Kamillenbad hat eine entzündungshemmende und desinfizierende Wirkung. Anwendung findet es bei Patienten mit Hauterkrankungen, Fisteln, schlecht heilenden Wunden und rheumatischen Beschwerden.

Ein Kamillenbad kann mit Kamillenblüten, Kamillosanlösung oder Wolo-Kamillenbalsam zubereitet werden.

3.4.2.4 Heilbäder und Badekurorte

Bei der Wahl des Badekurortes spielt nicht nur die Zusammensetzung der Heilquelle eine wichtige Rolle, sondern auch das Klima und die Umgebung, die in den Behandlungsplan eingebaut werden.

Wir können folgende Heilquellen unterscheiden:

- *Erdige Quellen,* die Kalzium- und Magnesiumkarbonat enthalten:
  Bad Leuk und Weißenburg (Schweiz),
  Bad Wildungen (Deutschland);
- *alkalische Quellen,* die Natrium- und Kaliumkarbonat enthalten:
  Ems und Heustrich (Schweiz),
  Bad Dürkheim (Deutschland);
- *salzige Quellen,* die Natriumchlorid enthalten. Bei einem Gehalt von mehr als 15g pro Liter werden sie als Solequellen bezeichnet:
  Rheinfelden, Möhlin (Schweiz),
  Salsomaggiore (Italien);

- *Bitterquellen,* die Magnesiumsulfat (Bittersalz) und Natriumsulfat (Glaubersalz) enthalten:
  Bad Schuls-Tarasp (Schweiz), Bad Mergentheim (Deutschland);
- *Schwefelquellen:*
  Die stärksten finden wir in Bad Schinznach und Baden (Schweiz).

Weiterführende Literatur

Bamm, P.: Ex ovo. Droemer Knaur, München 1971 (Das Schicksalsleder – die Haut, S. 13–19)

Faller, A.: Der Körper des Menschen, 6. Aufl. Thieme, Stuttgart 1974 (S. 332ff.: Sinnesorgane)

Gillmann, H.: Physikalische Therapie, 4. Aufl. Thieme, Stuttgart 1975 (S. 176ff.: Brunnen, Quellen, Badekurorte)

Müller, Th.: Hygiene des Alltags. Reinhardt, Basel, o. J.

Österreichischer Krankenpflegeverband e.V.: Die Überwachung des Patienten als Aufgabe der Krankenschwester. Urban & Schwarzenberg, München 1974

Pokorni, R.: Über das Wesen des Ausdrucks; Ausdruck im menschlichen Gang, Taschenbuchreihe Nr. 02122. Kindler, München 1975

Prospekte für Einwegkrankenunterlagen, Windeleinlagen, Hautschutz- und Reinigungsmittel, Kohlensäuremunddusche u.a., versch. Firmen

Rheault, M.C.: Le nursing, aspects fondamentaux des soins. Editions du Renouveau Pédagogique, Montréal 1973

Schönstein, Lotte: Krankenbeobachtung, 2. Aufl. Deutscher Berufsverband für Krankenpflege e.V., Frankfurt am Main 1974

Schweiz. Verkehrszentrale: Das Bäderbuch der Schweiz, 1972

Thomsen, W.: Pflege Deine Füße! Ratgeber zur Pflege und Gesunderhaltung der Füße, 3. Aufl. Thieme, Stuttgart 1972

Weiterführende Literatur bei Erkrankungen von Haut, Hals, Nase, Ohren, Mundhöhle und Augen

Brehm, G.: Haut- und Geschlechtskrankheiten, Lehrbuch für das Krankenpflegepersonal, 2. Aufl. Thieme, Stuttgart 1976

Brückner, R.: Ärztlicher Rat für Augenkranke. Thieme, Stuttgart 1973

Fleischer, K.: Hals-, Nasen-, Ohren-Heilkunde für das Krankenpflegepersonal, 2. Aufl., Thieme, Stuttgart 1976

Hollwich, F., B. Verbeck: Augenheilkunde für das Krankenpflegepersonal. Thieme, Stuttgart 1974

Sauerwein, E.P.: Kariologie mit kurzgefaßter Histologie und Histopathologie des Zahnes. Thieme, Stuttgart 1974

Veirs, E.R.: Ärztlicher Ratgeber bei grünem Star. Thieme, Stuttgart 1972

Zöllner, F.: Hals- Nasen- Ohren-Heilkunde, ein kurzgefaßtes Lehrbuch, 3. Aufl. Thieme, Stuttgart 1973

Testfragen

- Die Körperpflege ist ein ______________ des Menschen, dessen Ausmaß bei den einzelnen ______________ ist (S. 106).
- Bei der täglichen Toilette berücksichtigen Sie folgende 6 Faktoren (S. 111):
  1. ______________
  2. ______________
  3. ______________
  4. ______________
  5. ______________
  6. ______________
- Begründen Sie
  a) die Morgentoilette (S. 115) ______________
  b) die Abendtoilette (S. 115) ______________
- Nennen und begründen Sie die Vorteile
  a) des Handbades (S. 117f.). ______________
  b) des Fußbades (S. 118) ______________
- Hilfsmittel zur Kopfwaschung im Bett sind (S. 119):
  1. ______________
  2. ______________
  3. ______________

- Was schlagen Sie zur Mundpflege vor bei Patienten mit
  1. Blinddarmoperation am 1. Tag: ____________________
  2. Kieferfraktur nach Unfall: ____________________
  3. Mundaphten: ____________________
  4. Fieberbläschen: ____________________
  5. Stomatitis: ____________________
  6. Soorpilzinfektion: ____________________
  7. Hirnschlag und Halbseitenlähmung: ____________________ (S. 122 ff.)
- Nennen Sie Patienten, die eine spezielle Augenpflege brauchen (S. 121):
  1. ____________________
  2. ____________________
  3. ____________________
- Bei der systematischen Zahnreinigung ist zuerst die ____________ zu bürsten, dann die ____________ und zuletzt die ____________ (S. 122).
- Die Wirkung des Wassers ist ____________, ____________ und ____________ (S. 127).
- Nennen Sie 4 Badehilfen für die Badewanne (S. 128):
  1. ____________________
  2. ____________________
  3. ____________________
  4. ____________________
- Wirkungsfaktoren für das Heilbad können ____________ und ____________ sein (S. 131).
- Die Dusche wirkt ____________ und ____________ (S. 132), das Sitzbad eignet sich bei Patienten mit ____________, ____________ und ____________ (S. 131).
- Was schlagen Sie als Badezusatz vor bei Patienten
  1. mit Gelenkerkrankungen ____________________
  2. mit schlecht heilenden Wunden ____________________
  3. mit rheumatischen Erkrankungen ____________________
  4. die eine Herz-Kreislauf-Stimulation brauchen ____________________ (S. 132)
- Nennen Sie je einen Ort, wo folgende Quellen zu finden sind:
  1. erdige Quellen ____________________
  2. alkalische Quellen ____________________
  3. salzige Quellen ____________________
  4. Bitterquellen ____________________
  5. Schwefelquellen ____________________ (S. 132).

4 Nahrungs- und Flüssigkeitsaufnahme

Sequenzziel (Intention)

Vor dem Studium dieses Kapitels sollten Sie sich im Fach *Ernährungslehre* das notwendige Grundwissen über die Nähr- und Aufbaustoffe angeeignet haben. Das Ziel *dieser Sequenz* liegt darin, daß Sie fähig werden, die für den einzelnen Patienten erforderliche Kost – in Zusammenarbeit mit dem Arzt und der Diätassistentin – zusammenzustellen; dafür zu sorgen, daß er sein Essen ohne Hast und in einer sauberen und angenehmen Umgebung einnehmen kann; daß Sie schwerkranke und körperlich hilflose Patienten unterstützen und Behinderte in ihrer Selbsttätigkeit fördern können.
Als ausgebildete Schwester müssen Sie auch in der Lage sein, Patienten, die künstlich ernährt werden, eine Nährsonde einzulegen, die Sondenkost vorzubereiten und zu verabreichen. Dabei sollen Sie wissen und berücksichtigen, daß solche Patienten oftmals sensibel reagieren und deshalb von Ihnen mitfühlendes Verständnis und Ermutigung erwarten.

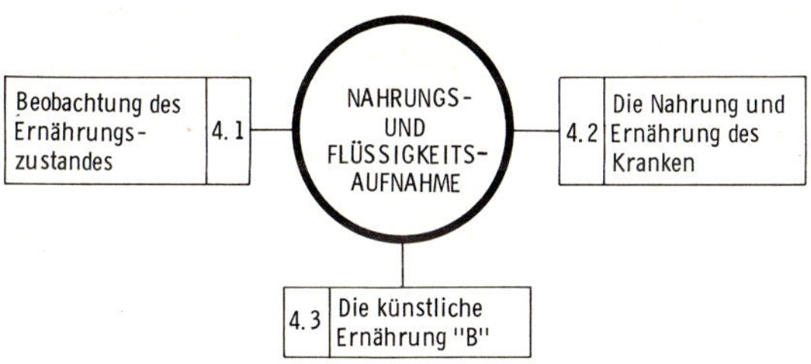

Prinzip

Die Einnahme der richtigen Nährstoffe in der richtigen Form und im richtigen Maß befriedigt ein Grundbedürfnis des Menschen, hilft mit zur Gesundung des Kranken und ist ein wichtiger Teil des Behandlungsplanes.

▼

Wie die andern Grundbedürfnisse des kranken Menschen, muß auch die Nahrungsaufnahme in vielen Fällen von den Pflegenden unterstützt werden. Es ist deshalb wichtig, daß Sie
– die Grundsätze für eine gesunde Ernährung kennen und diese mit den Bedürfnissen des Patienten in bezug auf Nahrungs- und Flüssigkeitszufuhr in Verbindung bringen können.

Voraussetzung

Lesen Sie: *Unterstützung des Patienten beim Essen und Trinken* in Grundregeln der Krankenpflege (V. Henderson), S. 24–27.

4.1 Beobachtung des Ernährungszustandes

Lernziel

Dieses Kapitel befaßt sich mit dem Ernährungszustand des Patienten. Als Lernergebnis können Sie
- Angaben machen über den Ernährungszustand des Patienten und die dabei gebräuchlichen Fremdwörter erklären;
- Begriffe wie Appetit, Appetitlosigkeit, Hunger und Durst erklären und über deren Auswirkungen referieren;
- exakt angeben, wie Sie bei der Gewicht- und Längenmessung vorgehen und erklären, welche Bedeutung diese für den Patienten haben.

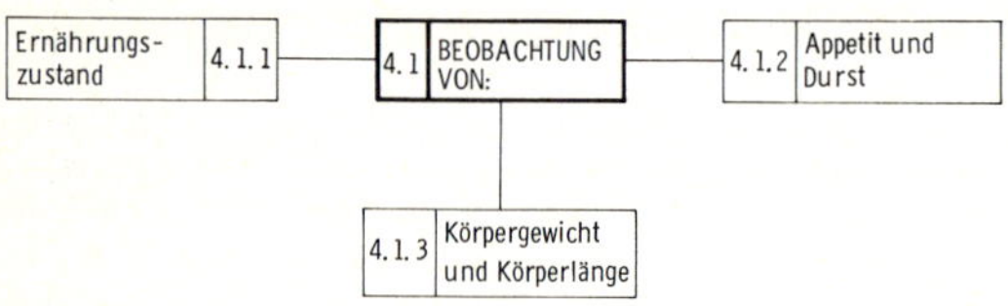

Prinzip

Bei der Beurteilung des Ernährungszustandes von kranken Menschen sind 5 Faktoren ausschlaggebend:
- Geschlecht und Alter,
- Körpergewicht, Körperlänge, Körperbau,
- Art und Schwere der Erkrankung,
- Dauer der Erkrankung,
- Art der Behandlung.

▼

Der einzelne Kranke muß individuell beobachtet werden, damit seine ihm eigenen Ernährungsbedürfnisse erfaßt und berücksichtigt werden können.

4.1.1 Ernährungszustand

- *Der gute Ernährungszustand* (EZ)
entspricht dem Alter und der Körpergröße eines Menschen, d.h. das Gewicht ist in normalen Grenzen. Die subkutanen Fettpolster sind gleichmäßig verteilt, die Haut ist elastisch; abgehobene Hautfalten glätten sich sofort.
- *Der herabgesetzte oder reduzierte Ernährungszustand*
zeigt sich an dem ungenügend vorhandenen subkutanen Fettpolster. Der Patient ist mager, meist müde, matt und wenig leistungsfähig. Das Gewicht ist zu tief. *Von Kachexie* spricht man erst bei hochgradiger Abmagerung, bei der die Fettpolster ganz fehlen. Wir treffen Kachexie an bei Unterernährung über lange Zeit, bei »zehrenden« Krankheiten, wie Tuberkulose und Karzinomen, und bei der Anorexia mentalis oder nervosa (= psychisch bedingte Nahrungsverweigerung bei jungen Mädchen).
- *Die Adipositas* oder Fettleibigkeit
ist gekennzeichnet durch eine übergroße Menge an Fettgewebe, das im Körper gleichmäßig oder ungleichmäßig verteilt ist. Der Organismus ist übermäßig belastet, und es können organische Störungen auftreten am *Herz-Kreislauf-System:* Es ist überbelastet und auf die Dauer dieser Mehrbelastung nicht gewachsen, ohne Schaden zu nehmen. Die Folge ist: frühzeitige Herzschwäche (= Herzinsuffizienz), Bluthochdruck (= Hypertonie) und Neigung zu Venenentzündung.
Verdauungssystem: Die Störung zeigt sich meist als Verstopfung.
Stoffwechselstörungen: Adipöse neigen vermehrt zu Zuckerkrankheit (Diabetes mellitus).
Die Haut wird besonders in den Hautfalten (= Reibungsflächen) vermehrten Reizen ausgesetzt. Es können Entzündungen auftreten. Die Haut schwitzt vermehrt.
Die Ursachen sind exogener oder endogener Natur: *Exogen:* erhöhte Nahrungsaufnahme, Fehlernährung! *endogen:* bei Störungen von bestimmten innersekretorischen Drüsen.

4.1.2 Beobachtung von Appetit und Durst

- *Appetit*
kann als *Eßlust* (Hunger als Drang oder Trieb zur Nahrungsaufnahme) erklärt werden. Die Eßlust ist nicht immer gleich groß und ist abhängig vom Alter, der Außentemperatur, der Arbeit und der Bewegung. Einen Einfluß auf den Appetit haben auch

Geruch, Geschmack und Aussehen der Speisen.

- *Vermehrten Appetit*
hat der junge Mensch in den Entwicklungsjahren; im Winter ist der Appetit allgemein größer als im Sommer; vermehrte Bewegung (Sport) und körperliche Arbeit steigern den Appetit.
Bei kranken Menschen, die an Appetitlosigkeit leiden, kann die Eßlust gefördert werden durch schön hergerichtete Speisen, saubere Umgebung, Berücksichtigung der Eßgewohnheiten, kleine geschmackvolle Mahlzeiten, bequeme Lagerung, frisch gelüftetes Zimmer usw.
- *Appetitlosigkeit* (= Inappetenz)
Sie ist eine Begleiterscheinung bei vielen Krankheiten organischer oder psychischer Natur. Sie tritt *psychogen* auf bei Aufregung, Angst, seelischen Konflikten oder als Anorexie (siehe Ernährungszustand). *Organisch* bedingt ist sie bei Magen-Darm-Störungen, bei Fieber, bei Patienten, die bestimmte Medikamente (z.B. Digitalispräparate) einnehmen müssen und bei Bestrahlungspatienten.
Bei bestehender Appetitlosigkeit nützt Zwang zur Nahrungsaufnahme meist nichts. Wirkungsvoller ist die Weckung der Freude am Essen (siehe dazu die oben erwähnten Maßnahmen). Immer ist auch daran zu denken, daß Affektionen im Bereich des Mundes (Rhagaden, Soor u.a.) sowie schlechte oder fehlende Zähne Ursache der Appetitlosigkeit sein können. Hier hilft nur das Beheben der Ursache.
- *Hunger*
führt zu einer Leere im Magen, die sich unangenehm bemerkbar macht und schließlich zu Schmerzen im Oberbauch führt.
Heißhunger (= Akorie, Hyperoxerie) ist meist ein Begleitsymptom bei bestimmten Krankheiten, z.B. bei Diabetes mellitus, bei Hyperthyreose (Überfunktion der Schilddrüse) u.a. Typisch ist der Heißhunger in der Rekonvaleszenz. Besondere *Eßgelüste* können während der Schwangerschaft auftreten; übermäßige Lust nach Süßigkeiten haben oft Menschen mit seelischen Konflikten. Es kommt dann zum sog. »Kummerspeck«.
- *Durst*
ist in der Norm der Regler für die Wasseraufnahme. Der *Wasserbedarf* des Organismus wird beeinflußt durch die Außentemperatur, die Luftfeuchtigkeit, die Arbeitsleistung und die Art der aufgenommenen Kost (Salze!). *Vermehrter Wasserbedarf* besteht bei bestimmten Krankheiten, die mit Wasserverlust einhergehen: Fieber, Durchfall, Erbrechen.
Zur Austrocknung (Dehydration) kommt es, wenn der Mensch nicht genügend Flüssigkeit aufnimmt. Die Haut wird schlaff, fühlt sich rauh an und kann in Falten abgehoben werden. Die Schleimhäute sind trocken und schließlich können Bewußtseinstrübungen auftreten, die von Unruhe oder Apathie begleitet sind. Gewichtsverlust und Schwäche sind weitere Zeichen. Anschaulich beschrieben werden die *Symptome des Durstes* z.B. von Antoine de St. Exupéry in *Wind, Sand und Sterne* S. 119–166.

4.1.3 Körpergewicht und Körperlänge

Körperlänge und Gewicht des Menschen sollten einander die Waage halten. Das Idealgewicht wird verschieden berechnet. Eine heute gültige Regel ist die folgende Berechnung:

Beispiel:
Körperlänge in cm – 100 – 15%
Körperlänge 175 cm – 100 = 75
–15% = <u>*11,25*</u> = 63,75

Man unterscheidet auch starken von mittlerem oder feinem Knochenbau, der das Normalgewicht bestimmt.
Vom Normalgewicht ausgehend sprechen wir von *Untergewichtigkeit* oder *Übergewichtigkeit* (siehe 4.1.1). Beim Eintritt ins Krankenhaus werden möglichst bald die Länge und das Gewicht bestimmt. In den meisten Kliniken kontrolliert man das Gewicht regelmäßig, z.B. wöchentlich, morgens, nüchtern.

Längenmessung
Wir benützen dazu einen an der Wand befestigten Maßstab. Der Kranke stellt sich barfuß auf eine Papierserviette. Wir bitten ihn, gerade zu stehen und den Rücken fest an die Wand zu drücken. Am Maßstab ist im rechten Winkel ein verschiebbarer Schenkel angebracht, den wir so weit nach unten führen, bis er dem Kopf des Patienten fest aufliegt. Tritt der Kranke vom Maßstab weg, kann die Länge bequem abgelesen werden.

Gewichtsbestimmung
Zum Wiegen stehen verschiedene Waagen zur Verfügung. Im Krankenhaus üblich sind: die Standwaage, die fahrbare Sitzwaage und die Bettwaage.

> *Bedingungen zur genauen Gewichtskontrolle* des Patienten sind:
> – immer zur gleichen Zeit
> – auf der gleichen Waage
> – mit der gleichen Kleidung.

Wichtige Punkte im Umgang mit der Steh- und Sitzwaage:
- Die Waage muß arretiert sein, die Gewichte auf Null.
- Sitz- oder Stehfläche werden mit Papierserviette geschützt.
- Patient wird zum Gut-nach-hinten-sitzen oder zum Ruhig-stehen aufgefordert.
- Die Waage bleibt arretiert, bis der Patient richtig sitzt oder steht.
- Gewicht einstellen; wenn der Ausschlag des beweglichen Balkens nach oben und unten gleich groß ist, Gewicht ablesen, *sofort notieren.*
- Gewichte auf Null stellen, Waage arretieren (desinfizieren und reinigen).

Zur kontinuierlichen Überwachung des Patientengewichts stehen heute auch *elektronische Bettwaagen* zur Verfügung. Sie bestehen aus einem fahrbaren Bettuntergestell mit eingebautem Kraftaufnehmer und Anzeigegerät. Die Betten können bequem aufgefahren werden, und die Waage kann mit dem aufgefahrenen Bett blockiert und manövriert werden. Das Gewicht des Patienten wird vom Anzeigegerät kontinuierlich angezeigt. Auch bei dieser Waage ist es wichtig, daß vor dem Auffahren des Bettes die Absolutanzeige auf Null gestellt ist. *Eine andere Art von Bettwaage* haben wir beim Patientenheber S. 103f. bereits kennengelernt.

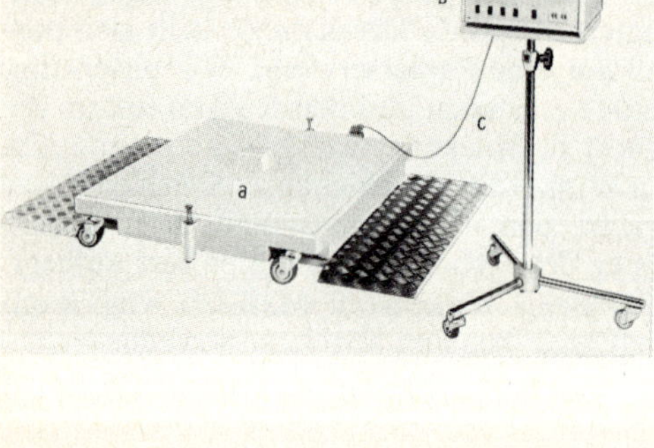

4.2 Die Nahrung und Ernährung des Kranken

Lernziel

Dieses Kapitel gibt Ihnen über die Nahrung und die Ernährung des Patienten einige wichtige Hinweise. Sie können nach dem Studium
- die 10 Leitsätze für Krankenhausernährung und die wichtigsten Kostarten genau aufzählen;
- zur Speisenverteilung unter Berücksichtigung der Situation an Ihrer Klinik exakte Angaben machen;
- die Aufgaben der Schwester in bezug auf die Ernährung des Kranken formulieren;
- über die wichtigsten Getränkearten und die Teesorten und über deren Zubereitung und Anwendung konkrete Aussagen machen.

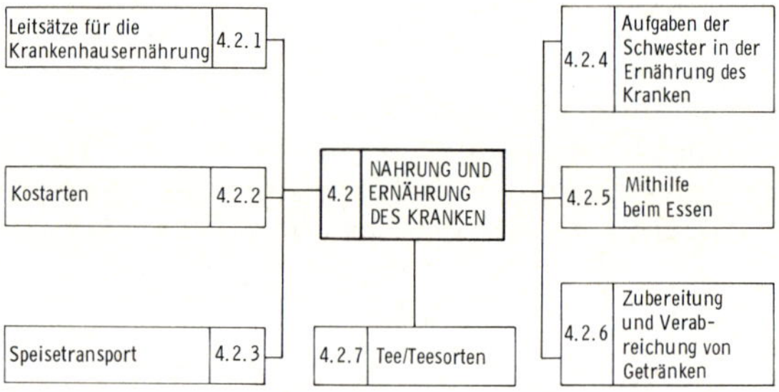

Prinzip

Menschen, denen das Wissen, der Wille oder die Fähigkeit zur selbständigen, gesunden Ernährung fehlt, werden in ihrem Ernährungszustand beeinträchtigt. Sie erkranken, oder wenn sie schon erkrankt sind, können sie nicht gesunden.

▼

Diese Menschen brauchen die Hilfe und Unterstützung der Umwelt. Der Patient, vor allem der Schwerkranke, ist vom Wissen und Können und vom Verständnis der Pflegenden abhängig. Er ist auf deren Hilfeleistung angewiesen.

◀ Abb. 1 Elektronische Bettenwaage. a) fahrbares Bettuntergestell mit eingebautem Kraftaufnehmer, b) Anzeigegerät, c) Verbindungskabel

4.2.1 Leitsätze für die Krankenhausernährung

Die Krankenhausernährung soll eine möglichst vollwertige und abwechslungsreiche, dem jeweiligen Kranken angepaßte Ernährung sein.
Wir übernehmen im folgenden die 10 Leitsätze für die Krankenhausernährung von der Deutschen Gesellschaft für Ernährung e.V. Frankfurt a. Main.

1. Die allgemeine Ernährung im Krankenhaus soll auch außerhalb der eigentlichen Diät eine besondere Aufgabe erfüllen, da bei fast allen Krankheiten die Ernährung den Krankheitsverlauf mitbestimmt.
   Die Krankenhausernährung stellt – abweichend von den meisten Formen der Großverpflegung – eine Vollverpflegung dar, die im allgemeinen nicht durch eigenes Zutun der Kranken ergänzt werden soll.
2. Die Vollwertigkeit der Ernährung ist für die Kranken in ganz besonderem Maß zu fordern. Der notwendige Gehalt an unentbehrlichen Nährstoffen und Energieträgern wird am besten durch eine wohlausgewogene, gemischte Kost aus pflanzlichen und tierischen Nahrungsmitteln erreicht. Schonender Umgang mit den Nahrungsmitteln bei der Vorbereitung und Zubereitung schützt vor Wertverlust. Die Speisen müssen in kürzester Frist in geeigneten Gefäßen transportiert und verteilt werden.
3. Bei der Berechnung der Kalorienzufuhr muß berücksichtigt werden, daß viele Kranke und Rekonvaleszenten einen Mehrbedarf haben. Andererseits müssen Überernährung und unerwünschter Fettansatz unbedingt vermieden werden. Der Tagesbedarf unterliegt großen Schwankungen und ist im Durchschnitt mit 2000 bis 2500 Kalorien anzusetzen.
4. Der Eiweißbedarf liegt bei vielen Kranken höher als bei der sonst üblichen Norm von 1 g pro kg Körpergewicht und Tag. Er muß durch die Krankenhausernährung unbedingt gedeckt werden. Die biologisch wertvollen und preiswerten Eiweißträger Milch, Quark und Seefische sollen ausgiebig verwendet werden, zumal sie für die Bedürfnisse der Krankenkost küchentechnisch gut verwendbar und meistens gut verträglich sind.
5. Der erhöhte Vitaminbedarf vieler Kranker muß bei der Krankenhausernährung besonders berücksichtigt werden. Vollkornerzeugnisse, frisches Obst und Gemüse, Milch, Butter, Käse, Qualitätsmargarine und Öl gehören deshalb in den Speiseplan. Bei der Zubereitung müssen Obst und Gemüse, insbesondere Kartoffeln, durch geeignete küchentechnische Maßnahmen (Dämpfen und Dünsten statt Kochen) vor hohen Vitaminverlusten weitgehend geschützt werden.
6. Der Mineralstoffbedarf wird durch regelmäßige Verabreichung von Vollkornerzeugnissen, Milch und Molkereiprodukten, frischem Obst und Gemüse gedeckt.
7. Ballaststoffe sind auch für Kranke unentbehrlich. Sie müssen nur in geeigneter Form ausgewählt werden. Während Hülsenfrüchte und Grobgemüse in der Regel ungeeignet sind, können viele Vollkornbrotarten, leicht verdauliches Obst und Gemüse verwendet werden. Grützen und Getreidefrischbreie eignen sich gut für die Krankenkost. Die richtige Auswahl dieser Nahrungsbestandteile macht die mitunter allzu leichtfertig gehandhabte Verwendung von Abführmitteln häufig überflüssig.
8. Auch die Krankenkost muß munden. Sie soll sich an die landesübliche Hausmannskost anlehnen, ohne deren Fehler zu übernehmen. Die Aromatstoffe haben wichtige physiologische und psychologische Wirkungen. Sie können nicht durch Einheitswürzen ersetzt werden, sondern müssen durch geeignete küchentechnische Maßnahmen erhalten oder durch Verwendung von Gewürzen und Küchenkräutern entwickelt werden.
9. Die Verwendung von Konserven ist für die Krankenhausküche nicht zu umgehen. Sie erspart Arbeitsgänge und Abfälle. Es kommt jedoch nur hochwertige Ware in Frage, bei deren Herstellung nährstofferhaltende Verfahren berücksichtigt worden sind. Das Tiefkühlverfahren ist besonders werterhaltend.
10. Unnötige chemische Zusätze zu den Nahrungsmitteln sind in der Krankenhausküche auch bei der Zubereitung zu vermeiden.

4.2.2 Kostarten

4.2.2.1 Vollkost – Normalkost

Wir verstehen darunter eine gemischte Kost, die den Energiebedarf deckt, ausreichend

Aufbaustoffe, Vitamine und Mineralstoffe enthält.

4.2.2.2 Leichte Kost - Schonkost

Schwer verdauliche Nahrungsmittel werden weggelassen, z.B. blähende Gemüse (Kohlsorten), ebenso alles Gebackene und Gebratene. Gewürze kommen nur sehr sparsam zur Anwendung, auch wird, wo immer möglich, die feinere Form des Nahrungsmittels gewählt, z.B. Kalbfleisch statt Rindfleisch.

4.2.2.3 Breiige Kost

Breiige Nahrungsmittel sind für das »Auge« sehr eintönig; sie sind daher nicht geeignet, einen schlechten Appetit zu verbessern. Man denke vor allem daran, wenn leichte und feine Kost den Dienst auch erfüllen kann. Breiige Kost kann notwendig sein bei Patienten mit Tumoren in der Umgebung der Speiseröhre, nach Mandeloperation, bei Kieferfrakturen usw.

4.2.2.4 Diät

Unter Diät verstehen wir eine dem Krankheitszustand angepaßte Ernährungsweise zur Schonung des Verdauungs- oder Stoffwechselapparates und zur Förderung der Heilung. Es kann sich also um eine *Schonkost* oder *Heilkost* handeln (= therapeutische Kost).
Bei schwierigen Diäten ist unbedingt die positive Einstellung und Mitarbeit des Kranken zu gewinnen. Will die Schwester dem Kranken helfen, an den Wert der Diät für seine Heilung zu glauben, muß sie selbst eine positive Einstellung dazu haben, sonst überzeugt sie nicht.
Näheres Wissen über Nährstoffe, Ernährung des gesunden Menschen, Ernährung (Diät) bei verschiedenen Erkrankungen können Sie sich mit Hilfe der weiterführenden Literatur und in den Fächern *Ernährungslehre* und *Diätetik* aneignen.

4.2.3 Der Speisetransport

Er ist abhängig vom Speiseverteilsystem. Die neuzeitliche Art ist die Tablett-Speisenverteilung. Wissenswertes darüber entnehmen wir dem Prospekt, der uns freundlicherweise von der Firma Berndorfer, Metallwerke Luzern »Caldomet« zur Verfügung gestellt wurde.

- »Vom Tablett-Dispenser gelangen die Tabletts auf das Transportband oder auf den Anrichtetisch. Eine Patientenkarte begleitet das Tablett. Dabei sorgt der Magnetkartenhalter für eine tadellose Fixierung – ein unscheinbares, aber wichtiges Detail! Die Karte gibt Auskunft über Namen und Station des Patienten, über Menge und Zusammensetzung der Speisen. Mit einem Blick können sich die am Band tätigen Personen orientieren, denn die verschiedenfarbigen Symbole (Reiter, Punkte, Zahlen, Buchstaben) sind eindeutig und unverwechselbar; sie sind unabhängig von Sprachkenntnissen verständlich. Die Symbole entsprechen einem einheitlichen europäischen Code.
- Sobald das gedeckte Tablett die beheizten Speisenausgabewagen und die Korbdispenser für Kaltspeisen erreicht hat, beginnt das Ausschöpfen und Anrichten (Abb. 2). Bis 600 Mahlzeiten und mehr können pro Stunde ausgeteilt werden – und doch erhält jeder Patient sein individuelles Essen unter Berücksichtigung jeder Kostform (Abb. 3). Am Bandende wird jedes Tablett anhand der Karte kontrolliert, mit speziell konstruierten Deckeln werden die warmen Speisen zugedeckt. Ein unbeheizter Transportwagen fährt die Mahlzeiten zur Verteilung auf die Stationen.«

Vorteile:
- Der Patient erhält – selbst bei langen Transportwegen – ein heißes, appetitliches, individuell angepaßtes Essen.
- Durch die Verlagerung der Speisenverteilung in die Küche wird das Personal auf den Krankenstationen entlastet. Lärm und Küchengeschmack werden vermieden.
- Die mit der unverwechselbaren Patientenkarte versehenen Tabletts sind rasch ausgeteilt.
- Es gibt viel weniger Speisereste, weil der Patient das richtige Essen in der richtigen Menge erhält. Dadurch kann der Nahrungsmittelaufwand erfahrungsgemäß um 10 bis 15% reduziert werden.
- Die zentrale Speisenverteil- und Geschirrspülanlage braucht im gesamten weniger Platz, geringere Investitionen und weniger Personal, ist also in jeder Beziehung vorteilhafter.

In Krankenhäusern, die kein Tablett-Speiseverteilungs-System haben, kommt das Pa-

tientenessen in gewärmten Wagen auf die Station. Das Essen muß dort geschöpft werden. In diesem Fall achte die verantwortliche Schwester besonders darauf, daß:
- das Essenverteilen rasch vor sich geht, damit der Kranke nicht laue oder kalte Speisen bekommt,
- die Teller appetitlich aussehen,
- richtig geschöpft wird, d.h. keine Diät verwechselt wird.

4.2.4 Aufgaben der Schwester in der Ernährung des Kranken

- Die Schwester soll in der Lage sein, unter Umständen die erforderliche Ernährung des Kranken zusammenzustellen. Sie soll Bescheid wissen über Auswahl und Vorbereitung der Nahrung (Ernährungslehre!), damit sie Kranke und deren Angehörige beraten kann, z.B. für die Diätzusammenstellung, Ernährung des alten Menschen usw.
- Da die Schwester mehr mit dem Kranken zusammenkommt als der Arzt oder die Diätassistentin, hat sie die beste Gelegenheit, herauszufinden, was der Kranke gerne ißt und trinkt. Sie kann seine gesunden Gewohnheiten unterstützen und dadurch auch in der Gesundheitserziehung der Bevölkerung mitwirken.
- Gute Zusammenarbeit mit der Küche, besonders mit der Diätassistentin, sollte selbstverständlich sein.
- Die Schwester achte darauf, daß alle Voraussetzungen geschaffen werden, damit der Kranke das Essen so angenehm wie möglich empfindet. Für ihn spielen das Essen und die Essenszeiten eine wichtige Rolle, da diese oft die einzigen Unterbrechungen seines eintönigen Krankenhaustages sind. *Das Zimmer* soll gut gelüftet und aufgeräumt sein. Die Schwester setzt alles daran, daß Arztvisiten und Besuche nicht zur Essenszeit stattfinden; dasselbe gilt selbstverständlich auch für das Ausführen von Pflegeverrichtungen und Verordnungen. *Der Patient* soll sich körperlich wohl fühlen. Vor dem Frühstück bekommt er Gelegenheit, mindestens Gesicht und Hände zu waschen, die Zähne zu putzen und den Mund zu spülen. Der Kranke wird in eine möglichst bequeme Lage gebracht: der Bettlägerige wird gut aufgesetzt (Abb. 4); Patienten, die aufstehen dürfen, setzt man

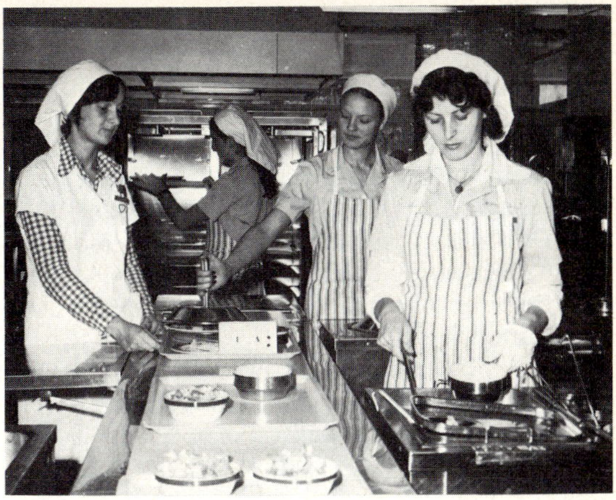

Abb. 2 Speisenverteilung am Band

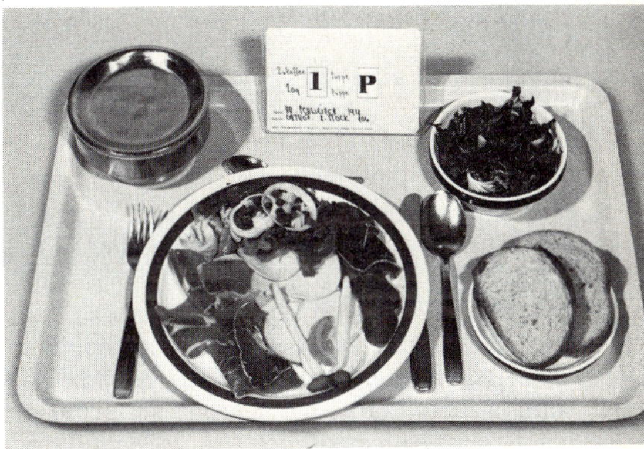

Abb. 3 Tablett mit Karte

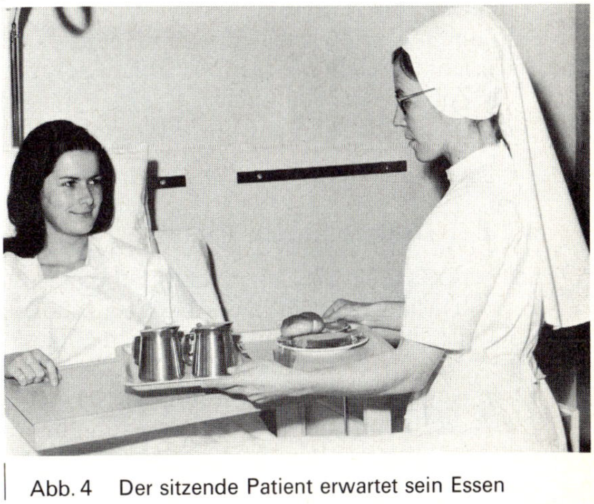

Abb. 4 Der sitzende Patient erwartet sein Essen

in einen bequemen Stuhl oder an den allgemeinen Tisch. Das Teilhaben an der Gemeinschaft wirkt auf den Appetit anregend.
Die Lagerung des Kranken besorge man, wenn immer möglich, vor Beginn des Essenausteilens.
Daß alle am Servieren beteiligten Personen eine saubere Schürze tragen und die Hände frisch gewaschen haben, sollte selbstverständlich sein.

- Die Schwester trägt die Verantwortung, daß jeder Patient die richtige Kostform und die ihm angepaßte Portion erhält. Sie vergewissere sich, ob und was der Kranke gegessen hat. Von ihrer Beobachtung und Berichterstattung hängt es ab, ob der Arzt notwendige medizinische Verordnungen vornimmt oder abändert:
  appetitanregende Medikamente,
  Änderung oder Absetzen gewisser Medikamente,
  Diätwechsel,
  Übergang auf Sondenkost oder parenterale Ernährung (auch umgekehrt).
- Für Widerwillen gegen bestimmte Speisen (z.B. Fisch) soll die Schwester Verständnis aufbringen, wenn möglich bestelle sie frühzeitig etwas Gleichwertiges.
- Extrawünsche sollen klug abgewogen werden; ein konsequentes »Nein« bei »Stets-Unzufriedenen« kann ebenso angezeigt sein, wie das Erfüllen eines evtl. sogar ausgefallenen Wunsches eines Schwerkranken oder gar Sterbenden.

Nach Beendigung der Mahlzeit

- Den Patienten in bequeme Lage bringen (Kissen aufschütteln).
- Wenn angezeigt, ihn seine Hände und das Gesicht waschen lassen, Gelegenheit geben für Zahn- und Mundpflege.
- Zimmer lüften und aufräumen.

4.2.5 Mithilfe beim Essen

Schwerkranke oder körperlich behinderte Patienten sind oft nicht in der Lage, selbständig zu essen. Die Nahrung muß ihnen eingegeben werden.
Essen eingeben setzt viel Einfühlungsvermögen, Verständnis und Beobachtungsfähigkeit voraus. Die Schwester überlege daher gut, *an wen* sie diese Arbeit delegiert.

- Der Kranke soll spüren, daß man ihm das Essen gerne eingibt, und daß man sich dazu auch Zeit nimmt; er neigt sonst dazu, das Essen nur herunterzuschlingen, um es rasch hinter sich zu haben, oder er ißt weniger als er braucht und wünscht.
  Wenn möglich sitzen wir zum Esseneingeben. Der Kranke hat dann weniger das Gefühl, sich beeilen zu müssen. Er wird ermuntert, sich zum richtigen Kauen und Schlucken Zeit zu lassen; auch soll er seine Wünsche äußern können (Gemisch oder Einzelgericht).
- Das Tablett mit den Speisen ist so hinzustellen, daß sowohl der Kranke wie auch die eingebende Person es überblicken kann.
- Der Kranke wird ermuntert, so rasch wie möglich seine Selbständigkeit wieder zu erlangen. Wir geben ihm immer wieder Gelegenheit zum Üben. Es ist dabei wichtig, daß wir sein Selbstwertgefühl stärken, indem wir auch kleinste Fortschritte anerkennen. Mit wachsendem Selbstvertrauen des Patienten wächst auch die Selbsthilfe.

Diese Erziehung zur Selbständigkeit ist am besten gewährleistet, wenn der Kranke das Essen jeden Tag durch die gleiche Person bekommt, die das Interesse für den Kranken, gepaart mit Phantasie und Initiative für die Anregung und Unterstützung der Selbsthilfe aufbringt.
Bei zunehmender Selbständigkeit werden unsere Hilfeleistungen kleiner, z.B.

- Unterstützen der schwachen Körperpartien durch Kissen,
- richtiges Geschirr wählen und so hinstellen, daß der Kranke gut dazu gelangen kann,
- Anbringen von speziellen Klebflächen, sog. »non-slip-plastic« auf dem Tablett, die ein Verrutschen des Eßgeschirrs verhindern,
- Speisen zerkleinern;
- Patienten, die in flacher Rückenlage essen müssen, kann man den Teller (Fleisch zerschnitten) auf die Brust stellen.

4.2.6 Die wichtigsten Getränke – Zubereitung und Verabreichung

4.2.6.1 Zubereitung einiger Getränke

Fruchtsäfte
Sie können pur oder verdünnt verabreicht

werden. Nach Wunsch können sie durch Zugabe von Zucker gesüßt werden. Fruchtsäfte dürfen nicht zu lange vor Verabreichung zubereitet werden, da durch das Stehenlassen Vitamine verloren gehen.
Mineralwasser mit und ohne Kohlensäure
Mineralwasser mit Kohlensäure ist das übliche Getränk. Es ist bei Frischoperierten nicht erlaubt, da die Kohlensäure Blähungen verursacht. In diesem Fall kommen die kohlensäurefreien Getränke in Frage, z.B.: Vichywasser.
Ovomaltine
nicht mit kochender Milch übergießen, da durch die große Hitze wertvolle Stoffe verloren gehen. Ovomaltine hat großen Nährwert, hat aber den Nachteil, daß sie im Munde »schleimt« und darum von den Patienten mit Defekten an der Mund- oder Halsschleimhaut nicht gern genommen wird. Das Getränk ist auch für appetitlose Kranke nicht geeignet.
Bouillon
ist in Einzeldosen oder in Büchsen erhältlich. Die Zubereitung ist einfach: mit kochendem Wasser überschütten.
Bouillon wird geschätzt nach Schweißausbrüchen, sie wirkt durststillend und ersetzt auch den Salzverlust.
Bouillon mit Ei hat größeren Nährwert und wird von Schwerkranken gern genommen.
Eiweiß-Cocktail
ist für Patienten mit großem Eiweißbedarf als Zwischenmahlzeit angezeigt. Beispiel einer Zusammensetzung: 1 Ei, ½ Joghurt, 1 Weichkäse oder Quark, Fruchtsaft: dies entspricht 16 g Eiweiß (Tagesbedarf: 1 g pro kg Körpergewicht).

4.2.6.2 Verabreichung der Getränke

Je nach Zustand des Kranken kommen in Frage:
- gewöhnliche *Tasse* oder *Glas,*
- *Schnabeltasse,* die aber so bald wie möglich durch eine normale Tasse ersetzt werden muß,
- die Hilfe von *Trinkröhrchen* (Glas, Stroh, Plastik). Die Röhrchen sind sauber zu halten, die wegwerfbaren sind den Glasröhrchen vorzuziehen.
  Trinkröhrchen können zum gewöhnlichen Glas, zur Tasse oder zur kleinen Flasche benützt werden.

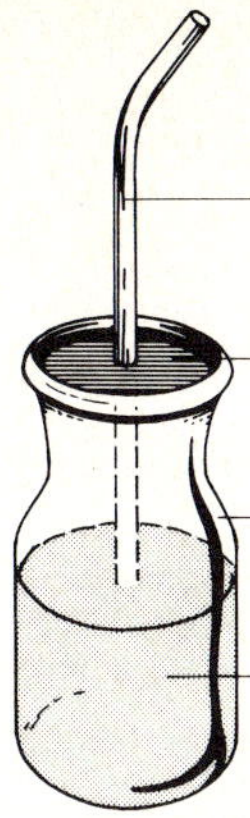

Abb. 5 Flaschenglas

Günstig sind die speziellen *»Flaschengläser«* (Abb. 5). Nach dem Einfüllen (Fassungsvermögen 300 ml) werden sie mit einem Kartondeckel verschlossen und das Trinkröhrchen hineingestoßen. Das Ausschütten von Flüssigkeit ist praktisch unmöglich, die Gläser sind leicht in der Handhabung und werden von den Patienten gerne gebraucht (im Gegensatz zu den Schnabeltassen!).
- Um ein Getränk warm zu halten, eignet sich die *Thermosflasche.* Man achte aber auch hier auf peinliche Sauberkeit, besonders an den Gewinden. Unansehnliche Korkzapfen können durch neue ersetzt werden. Kochendes Wasser soll nicht direkt in die Thermosflasche eingefüllt werden, da die innere Fassung gesprengt werden kann.

4.2.6.3 Tee (Tab. 1)

Die älteste Anwendungsform von Heilkräutern ist der Tee. Selbst in der modernen Medizin wird er nicht nur als Durstlöscher, sondern auch als Arznei benützt. Es wird sich kaum darum handeln, Krankheiten mit Tee allein heilen zu wollen, doch können gewisse Heilungsvorgänge damit unterstützt oder gewisse Leiden gemildert werden.
Die Heilkräuter können Mineralstoffe, organische Säuren, Schleim, Gerbstoffe, ätherische Öle und weitere chemische Stoffe (Alkaloide und Glycoside) enthalten, die für die spezifische Wirkung verantwortlich sind.

Tabelle 1 Teesorten

Arten	Anwendung	Zubereitung	Wirkstoffe
Schwarztee	stimulierend	übergießen, nicht kochen	
Bärentraube	diuretisch wirkender Tee, desinfiziert die Harnwege, als Blasentee bekannt	übergießen, ziehen lassen, *nicht kochen,* wird bitter	
Fenchel	regt die Darmperistaltik an, leicht diuretisch, hustenlösend	kalt aufsetzen und zum Sieden bringen	ätherische Öle
Hagebutten	hauptsächlich als gutschmeckendes Getränk (heute gebrauchsfertig, als Einmalportion zum Übergießen erhältlich)	kalt aufsetzen und kochen (gilt für die gedörrten Früchte)	Vitamin C und Zitronensäure, Zucker
Kamille	krampflösende Wirkung (besonders Magen-Darm-Krämpfe), auch äußere Anwendung mit leicht desinfizierender Wirkung	anbrühen	ätherische Öle
Lindenblüten	fiebersenkende Wirkung, durstlöschend	anbrühen	ätherische Öle
Pfefferminz	anregend auf die Gallensekretion, beruhigend, krampflösend	anbrühen	ätherische Öle
Salbei	entzündungswidrig, besonders zum Spülen und Gurgeln der Mund- und Rachenhöhle	aufsetzen, zum Sieden bringen	ätherische Öle
Wermut	anregend auf die Verdauungssäfte, appetitanregend (in großen Dosen ein Gift!)	Wermutblätter im Sieb übergießen, löffelweise zu sich nehmen	Bitterstoffe ätherische Öle
Sennesblätter Sennesschoten	als Abführtee nicht kochen	am Morgen kalt ansetzen, am Abend kalt oder warm trinken, nicht kochen!	harzähnlicher Stoff

Organische Säuren wie Apfelsäure, Zitronensäure usw. wirken leicht abführend.
Schleim hat die Fähigkeit, aufzuquellen; er kann deshalb abführend wirken. Zugleich hat er eine einhüllende und schützende Wirkung auf die Schleimhäute des Verdauungstraktes.
Gerbstoffe besitzen die Fähigkeit, Eiweißstoffe auszufällen. Sie wirken abdichtend auf die Schleimhäute, dadurch bakterienwidrig, weil die Bakterien in den gegerbten Zellen schlechte Nährböden finden.
Ätherische Öle sind leicht flüchtig, besonders zusammen mit Wasserdämpfen. Sie sind Hauptursache des Geruches der Pflanzen. Ihre Wirksamkeit richtet sich auf das Nervensystem, auf die Absonderung der Verdauungssäfte und auf die Schleimhäute der Atemwege.
Verwendung finden die verschiedensten Teile der Pflanze: Blätter, Blüten, Samen, Wurzeln, Rinden. Die Zubereitung des Tees hängt vom verwendeten Pflanzenteil ab.
Wir unterscheiden zwischen Aufguß und Abkochen.

Der Aufguß
Die Pflanzenteile werden mit kochendem Wasser übergossen (angebrüht) und 5–10 Minuten zugedeckt stehen gelassen.
Oder:
Mit kaltem Wasser aufsetzen und zum Sieden bringen, dann sofort vom Feuer nehmen und 5–10 Minuten ziehen lassen.

Das Abkochen
Die Pflanzenteile werden mit kaltem Wasser aufgesetzt, zum Sieden gebracht und 10 Minuten gekocht. Oft läßt man sie nach dem Abkochen noch ziehen.
Allgemein gilt die Regel, daß von weichen und riechenden Pflanzenteilen Aufgüsse gemacht werden. Dies gilt auch für Teile, die einen hohen Gehalt an Schleimstoffen aufweisen. Für diese ist es sogar besser, wenn man sie einige Stunden in kaltem Wasser ziehen läßt. Harte und nichtriechende Pflanzenteile werden gekocht.

4.3 Die künstliche Ernährung des Kranken »B«

Lernziel

In bezug auf die künstliche Ernährung durch die Sonde sollen Sie
- die Gegenstände zum Einlegen einer Nährsonde aufzählen können;
- exakt angeben können, wie Sie beim Einführen einer Nährsonde vorgehen;
- über die Sondenkost und deren Verabreichung Angaben machen können;
- alle prophylaktischen Maßnahmen, die bei eingelegter Nährsonde von Bedeutung sind, nennen und begründen können.

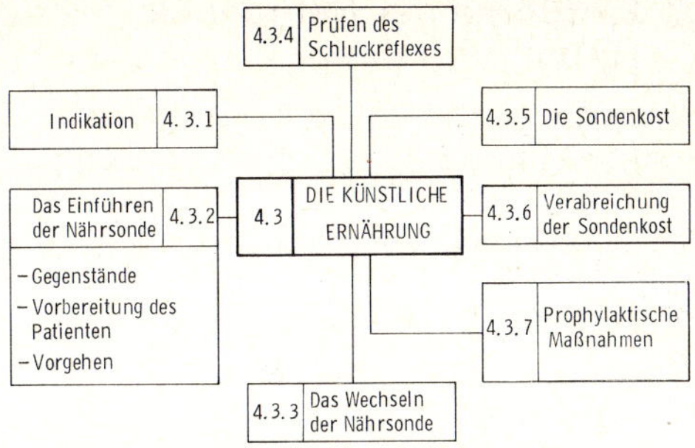

Die künstliche Ernährung erfolgt *extra-oral* mittels Nährsonde oder Dauerinfusion und kommt bei all jenen Patienten zur Anwendung, die aus irgend einem Grund nicht fähig oder willens sind zur oralen, d.h. natürlichen Nahrungsaufnahme.

Prinzip

Durch das Umgehen des natürlichen Weges der Nahrungsaufnahme entstehen für den Patienten u.U. Gefahren und Komplikationen. Er kann sich als Mensch invalid oder entwürdigt vorkommen.

▼

- Die künstliche Ernährung muß immer vom Arzt verordnet werden.
- Er entscheidet auch über die Art, die für den betreffenden Patienten in Frage kommt, z.B.:
  Parenterale Ernährung durch Dauertropfinfusion (siehe S. 364 ff.).
  Ernährung des Kranken durch eine sog. Witzel-Fistel = operatives Einlegen eines Gummischlauches direkt in den Magen, bei inoperablem Tumor im Bereich der Speiseröhre (siehe S. 594).
  Einlegen einer Nährsonde durch die Nase (Abb. 5) in den Magen und Ernährung des Kranken mittels Sondenkost.
- Die Schwester führt die entsprechenden Verordnungen aus, beobachtet den Patienten auf evtl. Komplikationen und weiß, welche prophylaktischen Maßnahmen angewendet werden können.
- Sie ist sich vor allem bei nichtbewußtlosen Patienten bewußt, daß diese Ernährungsform für ihn eine unnatürliche ist, daß er evtl. darunter leidet, daß er ihren Maßnahmen gegenüber ängstlich oder skeptisch sein kann und in ganz besonderem Maß ihr Einfühlungsvermögen und Verständnis braucht.

4.3.1 Indikation zur Sondenernährung

Durch die Sonde müssen folgende Patienten ernährt werden:
- Patienten, die infolge schlechten Allgemeinzustandes peroral keine oder zu wenig Nahrung zu sich nehmen können.
- Patienten, deren Schluckakt gestört ist, z.B. Patienten mit Apoplexie.
- Patienten mit mechanischer Schluckbehinderung durch Verletzungen, Verlegung durch Tumore usw.
- Bewußtlose werden in den ersten Tagen parenteral (also mittels Infusion) ernährt. Bleibt die Bewußtlosigkeit bestehen, wird nach Ablauf von 5–7 Tagen meist eine Nährsonde eingelegt.

4.3.2 Einführen der Nährsonde (Ernährungssonde)

Wir brauchen dazu folgende Gegenstände
- Plastiknährsonde mit Verschlußkappe (Abb. 6),
- anästhesierende Salbe (Nupercain),
- Prothesenschale, Trinkglas mit Wasser,
- Mundschale, Papiertaschentücher, Bettschutz,
- Heftpflaster, Schere,
- 20-ml-Spritze und Stethoskop,
- Péan-Klemme, wenn die Sonde keinen Verschluß hat.

Vorbereitung des Patienten
- Patienten, die nicht bewußtlos sind, über die Notwendigkeit aufklären und das Vorgehen erläutern,
- den Patienten die Nase schneuzen lassen, evtl. Zahnprothesen entfernen,
- den Patienten in sitzende Stellung bringen,
- Bett schützen, Schale und Papiertaschentücher in die Nähe geben.

Vorgehen
- Nährsonde mit Wasser befeuchten oder mit einer anästhesierenden Salbe gleitfähig machen,
- die Sonde durch eine Nasenöffnung sorgfältig bis in den Rachen einführen, (Abb. 7)
- den Patienten zum Schlucken auffordern (wenn der Patient schlucken kann, geben wir ihm schluckweise Tee, die Sonde gelangt so leichter in den Magen); während des Schluckaktes die Sonde magenwärts schieben,

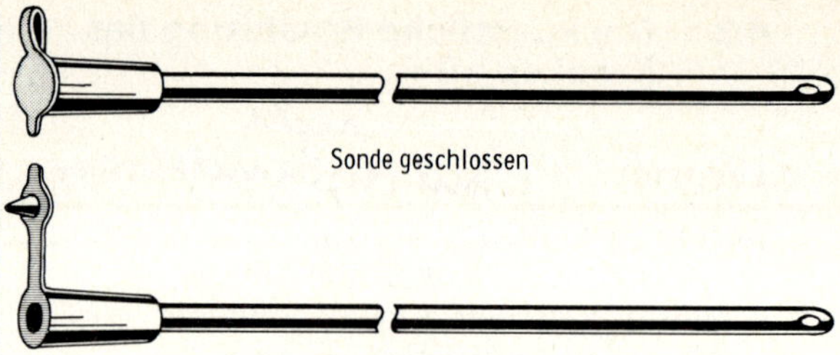

Abb. 6 Ernährungssonde mit Plastikansatz und Verschlußdeckel, passend für Rekord- und Luer-Ansatz, zylindrisch

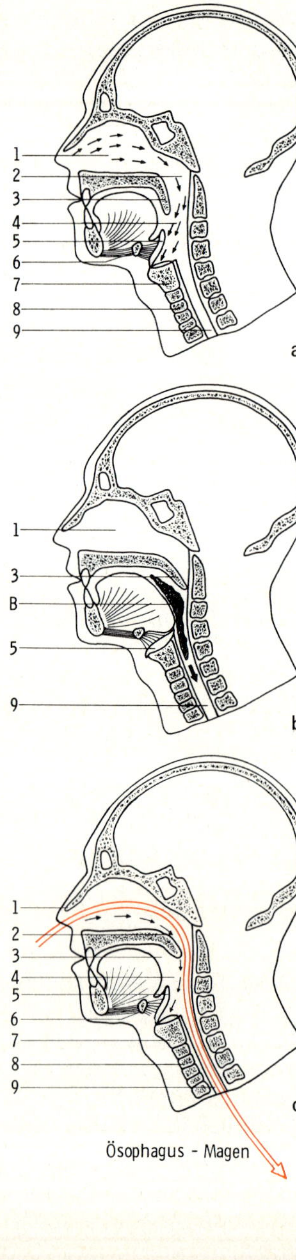

Abb. 7 Mundhöhle und Nasen-Rachen-Raum. a) *bei der Einatmung:* Die Pfeile kennzeichnen den Weg der Luft bei der Einatmung. Der Atemweg führt durch die Nasenhöhle (1), den Nasen-Rachen-Raum = Epipharynx (2) sowie die beiden unteren Stockwerke des Schlundrohres = Meso- und Hypopharynx (4) zum Kehlkopf (7) bzw. in die Luftröhre = Trachea (8). Der Kehldeckel = Epiglottis (5) ist hochgehoben. b) *beim Schluckakt:* Beim Schlucken legt sich der weiche Gaumen mit Zäpfchen (3) gegen die hintere Rachenwand und verschließt den Nasen-Rachen-Raum. Der Kehldeckel (5) legt sich gleichzeitig über den Eingang zum Kehlkopf bzw. zur Luftröhre. Der Bissen B wird durch den Druck der Zunge in den Rachen befördert und gleitet zur Speiseröhre (9) abwärts. c) *bei eingelegter Nährsonde*

- bei auftretendem Hustenreiz muß die Sonde zurückgezogen werden (sie könnte in die Luftröhre gelangt sein),
- bei ca. 45–55 cm die Lage kontrollieren, die Sonde muß den tiefsten Punkt des Magens erreichen (Faustregel: 45–55 cm + Länge von Nasengrund – Ohrläppchen, Schwertfortsatz).
  Möglichkeiten dazu:
  5–8 ml Luft durch die Sonde geben, durch das in der Magengegend aufgelegte Stethoskop (2 Fingerbreit unterhalb des linken Rippenbogens) hört man ein deutliches Geräusch.
  Aspiration von Magensaft, mittels Spritze (sicher aspirierter Magensaft reagiert auf blaues Lackmuspapier mit einer Rotfärbung).
  Kontrolle in Mund und Rachen, damit eine aufgerollte Sonde nicht übersehen wird.
- *Flüssigkeit darf erst dann durch die Sonde gegeben werden, wenn man ganz sicher ist, daß sie im Magen liegt* (Aspirationsgefahr → Pneumonie).
- Nun wird die Sonde fixiert.

Das Einführen der Nährsonde bei Bewußtlosen oder Benommenen erfordert oft sehr viel Geduld. Die Mithilfe des Patienten beim Schlucken der Sonde fällt weg. Halbsitzende Stellung des Patienten erleichtert der Sonde den richtigen Weg. Da der Hustenreiz wegfällt, ist das Beobachten des Aussehens während des Einlegens der Nährsonde doppelt wichtig.
Zeichen, daß die Sonde den Weg *durch die Trachea* genommen hat, sind:
- das Ausströmen von Luft (bei jedem Atemzug) durch die Sonde,
- auftretende Blaufärbung des Gesichts (Zyanose).

Im Prinzip ist das Einlegen einer Nährsonde bei Bewußtlosen Sache des Arztes. Bei Langzeitpatienten wird er es aber oft der Schwester delegieren.

4.3.3 Wechseln der Nährsonde

Die eingelegte Nährsonde soll nach Bedarf gewechselt werden. Bestehen keine besonderen Vorschriften, soll sie mindestens alle 8–14 Tage ausgewechselt werden.

Das regelmäßige Wechseln der Nährsonde hilft mit bei der Prophylaxe von:
- Dekubiti an den Nasenflügeln, da die Sonde abwechselnd durch die linke und rechte Nasenöffnung eingeführt werden kann,
- Reizerscheinungen an der Magenschleimhaut (in seltenen Fällen: Auftreten eines Reizulkus) durch das Sich-Fixieren der Sonde an einer bestimmten Stelle.

Die Notwendigkeit des Wechselns zeigt sich aber auch:
- bei schlechtem Abfluß der Sondenkost,
- bei Heraufrutschen der Sonde,
- bei Unansehnlichkeit der Nährsonde,
- wenn der Kranke sie selber herausgezogen hat.

4.3.4 Prüfen des Schluckreflexes

Mit der Besserung des Allgemeinzustandes wird auch der Mund-Rachen-Raum seine Funktion allmählich wieder aufnehmen.
Es liegt in unserem Verantwortungsbereich, daß wir den Schluckreflex regelmäßig prüfen. Wir beobachten, wie der Patient seinen Speichel schluckt. Wenn er das kann, versuchen wir mit geringen Mengen halbflüssiger Nahrung (z.B. Creme, Joghurt) die Kau- und Schluckbewegungen auszulösen.

4.3.5 Sondenkost

Die Sondenkost ersetzt oder ergänzt die normale Nahrung während kürzerer oder längerer Zeit. Wenn keine Verdauungs- oder Stoffwechselerkrankung vorliegt, richtet sich die Zusammensetzung nach den Grundsätzen der optimalen Ernährung. Der Flüssigkeitszufuhr muß besondere Aufmerksamkeit geschenkt werden, dies gilt insbesondere bei erhöhter Körpertemperatur, da der Durst bei vielen Patienten, die durch die Sonde ernährt werden, als Regulator fehlt.
Sondenkost kann selber hergestellt oder als fertiges Fabrikat gekauft werden. Fertigpräparate sind, in Wasser aufgelöst, sofort verabreichungsfertig und enthalten alle Nahrungskomponenten in ausgewogenen Proportionen: Eiweiß, Fette, Kohlenhydrate, essentielle Aminosäuren, Vitamine und Mineralsalze. Solche Fertigprodukte sind z.B.: *Nutro-Drip, Naga-Sonda* oder *Humana.*

Wir stellen an die Sondenkost folgende Anforderungen:
- Sie muß in bezug auf die Nahrungskomponente ausgewogen sein,
- sie muß frisch sein,
- sie darf nicht zu dickflüssig sein,
- sie muß die richtige Temperatur haben (Auflösen in Wasser von höchstens 40°; Verabreichen bei ca. 30°),
- sie muß in bezug auf Kalorien und Flüssigkeitsmenge den ärztlichen Verordnungen entsprechen.

- *Naga-Sonda* (Nago AG. Olten)
  Die Sondennahrung ist in Dosen zu 900 g = 4140 Kalorien oder in Beuteln zu 109 g = 500 Kalorien erhältlich. Wie oben schon erwähnt, bekommt der Patient am 1. Tag noch nicht die volle Kalorienzahl, da sich der Organismus durch die allmähliche Steigerung an die Kostform gewöhnen soll.
  Die vom Arzt verordnete Tagesmenge verteilt man auf 4–5 Portionen.
  Zubereitung wie *Nutro-Drip*.

- *Humana-Aufbauvollkost* (Humana, Milchwerke, Herford / Westfalen)
  Sie kann – je nach Bedarf – mit einem Energiegehalt von 1,0 bis 1,6 Kalorien / ml fertiger Sondennahrung zubereitet werden und ist in der Geschmacksrichtung süß und pikant erhältlich.
  Das kalorisch erforderliche Quantum *Humana*-Aufbauvollkostpulver wird mit der entsprechenden Flüssigkeitsmenge am besten bei 40 °C mit dem Schneebesen aufgelöst. Besser eignet sich auch hier der Gebrauch des Mixers.
  Ernährungsplan bei einem Tagesbedarf von 2275 Kalorien = 500 g *Humana*-Aufbauvollkostpulver:

  Anzahl der Mahlzeiten: nach Arztverordnung, meist fünf.
  Pro Mahlzeit: 100 g *Humana*-Aufbauvollkostpulver, aufgelöst in 250 ml Wasser (= Nahrungsmenge ca. 330 ml);
  Energiegehalt: 455 Kalorien (= ca. 1,4 Kalorien / ml).
  Zugabe von Tee nach Flüssigkeitsbedarf.

  Näheres über Zusammensetzung und Zubereitung der Sondennahrung kann aus den verschiedenen Prospekten, die den Beuteln oder Dosen beiliegen, ersehen werden.
- Im Einzelfall kann die Sondennahrung auch selber zusammengesetzt werden. Dafür im folgenden ein Beispiel:

Sondenkost 1400 Kalorien	Eiweiß g	Fett g	Kohlenhydrat g
3 Eier	21	18	
1½ Bananen (150 g)	1		23
50 g Rahm	1	15	1
300 g Milch	10	10	15
100 g Orangensaft	1		9
1 Gala- oder Gervaiskäse	4	10	2
50 g Hafer (2 dl Schleim)	7	3	34
60 g Zucker			60
150 g Joghurt	5	4	6
Eiweißpräparat für 20 g Eiweiß	20		
Total	70 g	60 g	150 g
dazu: Flüssigkeit nach Bedarf			

4.3.6 Verabreichung der Sondenkost

a) *Durch die 50–100 ml-Spritze, bzw. deren Spritzenzylinder*
- Die Sondenkost in Kännchen auf einem Tablett zum Patienten bringen (und 1 Glas Tee oder Wasser zum Nachspülen).
- Den Patienten nach Möglichkeit orientieren.
- Mundpflege ausführen (wenn angezeigt).
- Serviette als Kissenschutz legen.
- Richtige Lage der Sonde kontrollieren.
- Sonde mit Péan abklemmen oder von Hand abknicken, Spritzenzylinder ansetzen.
- Spritzenzylinder füllen (Abb. 8a), Sonde öffnen und die Flüssigkeit einfließen lassen (Abb. 8b).
- Nachfüllen, solange noch ein Rest vorhanden ist; Luftzutritt muß vermieden werden (Blähung des Magens!).
- Abklemmen oder Verschluß bzw. Stöpsel aufsetzen, solange die Sonde noch gefüllt ist.
- Nachspülen mit Wasser oder verdünntem, ungezuckertem Tee.
- Sonde verschließen.

b) *Durch das Infusionssystem*
Die vorbereitete Sondenkost in eine Infusionsflasche geben und von erhöhter Lage

aus über ein Verbindungsstück (Infusionsschlauch) in die Sonde einfließen lassen. Die Tagesmenge kann man auf 4–5 Portionen verteilen (Sonde jeweils abklemmen) oder kontinuierlich über 24 Stunden einfließen lassen. Diese Art ist anzuwenden, wenn dem Patienten nur tropfenweise Nahrung zugeführt werden darf.

Beachte

- Sondenkost nicht direkt, sondern im Wasserbad von ca. 40 °C aufwärmen; Temperaturen von mehr als 50 °C führen zur Eiweißdenaturierung und zur Ausflockung des Präparates.
- Temperatur der Sondenkost vor Verabreichung prüfen (Tropfen über den Handrücken). Verabreichungstemperatur: ca. 30 °C.
- Den Patienten in sitzende Lage bringen (Zurücklaufen der Sondenkost und Aspiration verhüten) und Lage der Sonde kontrollieren.
- Möglichst jeden Luftzutritt durch die Sonde vermeiden (abklemmen oder abknicken und früh genug nachschütten).
- Kontrolle des widerstandslosen oder behinderten Ablaufes.
- Sonde spülen wegen Verstopfung derselben, Bakterienwachstum oder Unansehnlichkeit.
- Bei Zugabe von Medikamenten diese sehr fein vermahlen (Mörser gebrauchen, Abb. 9) zwecks Verhütung einer Verstopfung der Sonde.

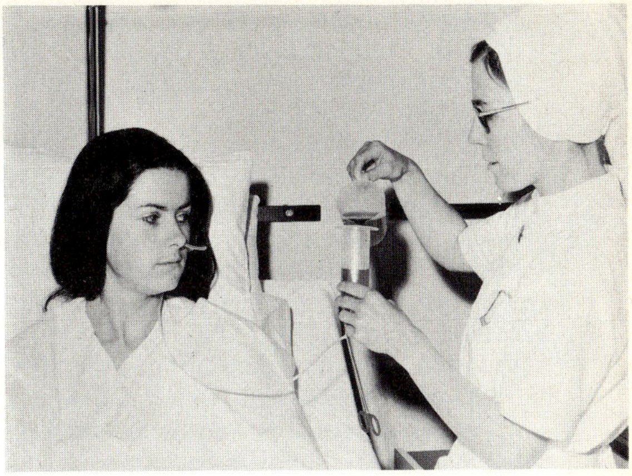

Abb. 8a Verabreichung von Sondenkost: Einfüllen bei abgeklemmter Sonde

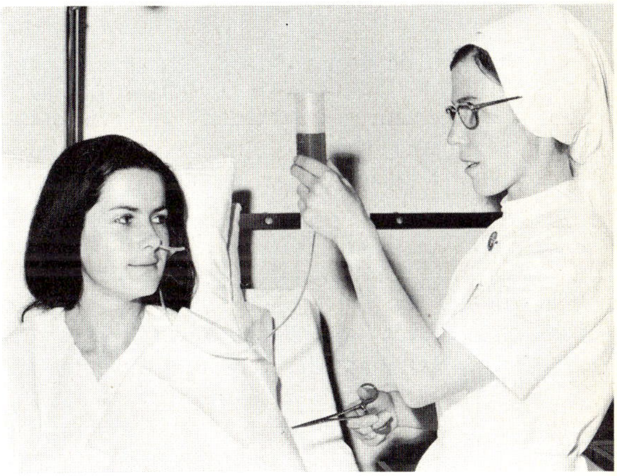

Abb. 8b Einfließenlassen der Sondenkost

4.3.7 Prophylaktische Maßnahmen bei eingelegter Nährsonde

a) Die Nährsonde muß so befestigt werden, daß kein *Nasenflügeldekubitus* entstehen kann. Die spezielle Nasenpflege wurde S. 120 besprochen.

b) Jegliche Möglichkeit zur *Aspiration* muß vermieden werden:
- durch absolut sichere Kontrolle der richtigen Lage.
- Hustenreiz beim Einführen nicht übersehen: die Sonde muß sofort zurückgezogen werden.

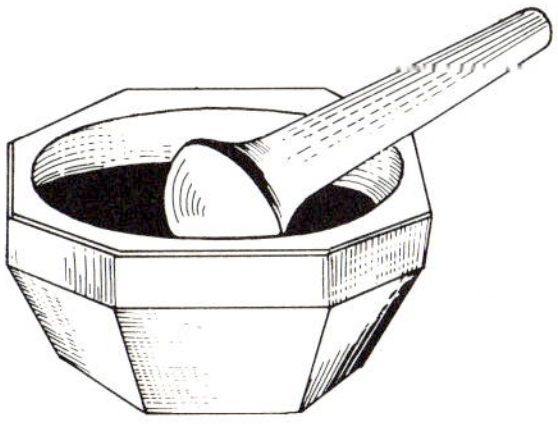

Abb. 9 Mörser

- Hustenreiz beim Verabreichen der Sondenkost kann ein Zeichen dafür sein, daß die Sonde nicht mehr richtig liegt. Sofortige Kontrolle ist nötig.
- Zum Einführen der Sonde und zum Verabreichen der Sondenkost wird der Kranke in sitzende Stellung gebracht. Zurückfließende Flüssigkeit kann über die Speiseröhre in die Luftröhre gelangen.

c) *Durchfälle* müssen frühzeitig bemerkt und behandelt werden:

- Zusammensetzung der Sondenkost ändern, z.B. Weglassen von Fruchtsäften, dafür schwarzen Tee verabreichen, Arobon zugeben (Opiumtropfen nur nach spezieller, ärztlicher Verordnung).
- Evtl. ist eine Angewöhnung notwendig, d.h. mit kleineren Mengen beginnen, z.B. anfangs nur 1/3 der Tagesdosis, dann 2/3 bis 3. oder 4. Tag.
- Wechseln der Art der Sondenkost, z.B. von Naga-Sonda zur selber zusammengesetzten Kost.
- Ist eine Sondenkost dauernd größeren Temperaturunterschieden ausgesetzt (Transport Küche – Abteilung, vom und in den Kühlschrank), kann sie ebenfalls Durchfälle erzeugen. In diesem Fall muß auf eine direkt vor dem Verabreichen zubereitete Sondenkost übergegangen werden.
- Die Sonde kann zu tief liegen.
- Man achte auf die richtige Konzentration der Sondenkost. Zu konzentrierte Lösungen bedingen eine zu lange Verweildauer im Magen und führen zu Verdauungsstörungen.
- Günstig ist das Nachspülen mit schwarzem Tee.

d) *Retentionserscheinungen* sind: Völlegefühl, Brechreiz und Erbrechen. Eine Überfüllung des Magens ergibt sich z.B. bei einer falschen Konzentration infolge zu großer Flüssigkeitsmengen.

e) *Beläge auf Zunge und Gaumen* lassen sich durch eine intensive, konsequente und gründliche Mundpflege verhüten. Evtl. noch vorhandene Kautätigkeit fördern: Fruchtgummi, Kaugummi oder Trockenobst kauen lassen!

Weiterführende Literatur

Fleisch, A.: Ernähren wir uns richtig? Thieme, Stuttgart 1961

Holtmeier, H. J.: Diät bei Übergewicht und gesunde Ernährung, 6. Aufl. Thieme, Stuttgart 1975

Hotzel, D.: Kleine Ernährungslehre. Burgbücherei, Schneider, Eßlingen 1972

Kaspar, H.: Krankenernährung, Grundbegriffe der Ernährungsphysiologie und Diätetik. Urban & Schwarzenberg, München 1973

Luban-Plozza, B.: Psychologische Aspekte unserer Ernährung, Heft 22. Schweiz. Vereinigung für Ernährung, Bern 1973

Prospekte und Broschüren versch. Firmen zu Sondenkost und Nährsonden

Ryser, M.: Gut essen – gesund essen, 4. Aufl. Zentralstelle für Unterrichtsmaterial, Bülach/Schweiz 1969

St-Exupéry, A.: Wind, Sand und Sterne. Rauch, München 1951 (S. 119–166: Durst)

Welsch, A.: Krankenernährung, Ein Leitfaden, 3. Aufl. Thieme, Stuttgart 1975

Testfragen

Kreuzen Sie jeweils die richtige Antwort an:

– Ein Zeichen von gutem Ernährungszustand ist, wenn (S. 136):
  - ☐ die Haut in Falten abgehoben werden kann
  - ☐ das Gesicht leicht gerötet und glänzend ist
  - ☒ die subkutanen Fettpolster gleichmäßig verteilt sind

– Welches der folgenden Fremdworte ist bei einem Karzinom-Patienten am ehesten zu brauchen (erklären Sie das Fremdwort) (S. 136)?
  - ☐ Anorexie
  - ☐ Kachexie
  - ☐ Hyperoxerie
  - ☐ Akorie

– Bei Appetitlosigkeit eines Patienten, der an Gewicht zunehmen muß, ist es richtig, wenn Sie (S. 137):
  - ☐ den Patienten zum Essen zwingen
  - ☐ für ein gut gelüftetes Zimmer und kleine Mahlzeiten besorgt sind
  - ☐ ihm jeden Tag sein Lieblingsgericht bestellen
  - ☐ ihm Literatur besorgen, wo er sich über die Notwendigkeit einer gesunden Ernährung informieren kann

– Das Essen spielt für den Patienten eine wichtige Rolle, weil (S. 141):
  - ☐ er dabei lernt, welche Kost die gesündeste Kost ist
  - ☐ er sich dabei mit seinem Bettnachbarn am besten unterhalten kann
  - ☐ für viele die Essenszeit die einzige Unterbrechung eines eintönigen Krankenhaustages ist bei alten Leuten
  - ☐ er dabei die Grundsätze für die Krankenhausnahrung kennen lernt

– Eine wichtige Aufgabe der Schwester in der Ernährung des Kranken ist, daß sie (S. 141):
  - ☐ seine Diät selbständig umstellen und anpassen kann
  - ☐ mit der Diätassistentin regelmäßig über das Verhalten des Patienten spricht
  - ☐ seine gesunden Eßgewohnheiten unterstützt

– Wenn Sie dem Kranken das Essen eingeben müssen, ist es wichtig, daß (S. 142):
  - ☐ Sie gut gelaunt sind und ihm lustige Anekdoten erzählen
  - ☐ der Patient spürt, daß Sie Zeit haben
  - ☐ niemand sonst im Zimmer ist, weil der Kranke dies als unangenehm empfinden würde
  - ☐ der Patient im voraus ein appetitanregendes Medikament bekommt

– Bärentraubentee wirkt (S. 144):
  - ☐ als Abführtee
  - ☐ krampflösend
  - ☐ anregend auf die Gallensekretion
  - ☐ diuretisch

– Sie haben Ihrem Patienten soeben die Nährsonde eingeführt (S. 146f.):
  - ☐ Sie verabreichen sofort 50 ml Tee
  - ☐ Sie kontrollieren die richtige Lage der Nährsonde durch Aspirieren von Magensaft
  - ☐ Sie geben versuchsweise einige ml Wasser durch die Sonde und beobachten, ob sich Hustenreiz einstellt
  - ☐ Sie setzen die Membran des Stethoskopes auf die Gegend des rechten Oberbauches und erwarten ein gurgelndes Geräusch, erzeugt durch Verabfolgung von wenig ml Luft durch die Nährsonde

– Das Verabreichen der Sondenkost (S. 148):
  - ☐ geschieht in flacher Rückenlage des Patienten (Kopf auf die Seite)
  - ☐ ist nach einem für alle Patienten gleichbleibenden Tagesplan durchzuführen
  - ☐ geschieht mittels Spritzenzylinder oder Trichter, kann auch mittels Infusionssystem tropfenweise erfolgen
  - ☐ Sie sind in Zeitnot und beauftragen damit einen Besucher des Patienten

5 Atmung

Sequenzziel (Intention)

Über die normale Atmung Bescheid zu wissen, ist Voraussetzung dafür, daß Sie Ihre Patienten beobachten und ihnen die notwendige Hilfe in der Unterstützung der Atmung zukommen lassen können. Sie kennen die wichtigsten Atemstörungen und sind fähig, die Atmung in jeder Situation zu beurteilen, Störungen zu melden und bei den prophylaktischen und therapeutischen Maßnahmen mitzuhelfen. Sie sind sich Ihrer Aufgabe in der Gesundheitsförderung bewußt und kennen Mittel und Wege, um den Patienten zur aktiven Mitarbeit bei den atemunterstützenden Maßnahmen zu motivieren. Patienten mit Atemstörungen und Atemnot helfen und unterstützen Sie nach bestem Können in psychischen und physischen Belangen.

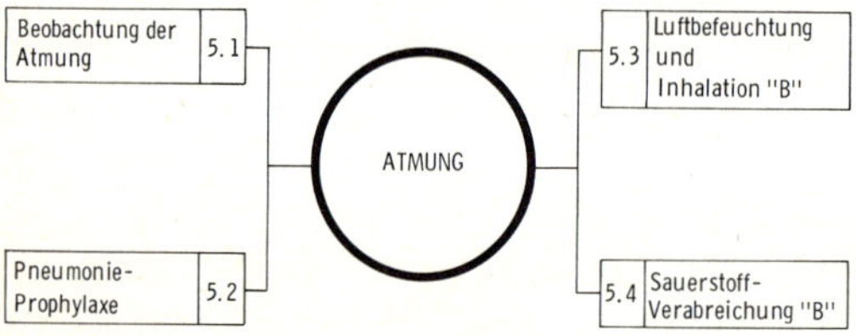

Prinzip

Die Atmung ist ein lebenswichtiger Vorgang. Störungen können zu physischen und psychischen Belastungen des Patienten, ja zu lebensbedrohlichen Zuständen führen.

▼

Die Sicherheit des Patienten hängt weitgehend von der gewissenhaften Beobachtung der Atmung, dem genauen Protokollieren und Rapportieren, dem situationsgerechten Handeln und der korrekten Handhabung der verschiedenen atemunterstützenden Maßnahmen ab.

Voraussetzung

Lesen Sie *Unterstützung des Patienten bei der Atmung* in Grundregeln für Krankenpflege (V. Henderson), S. 23–24.

5.1 Beobachtung der Atmung

Lernziel

Nach dem Studium dieses Kapitels können Sie
- die Kennzeichen der normalen Atmung und die normale Atemfrequenz beim Säugling, beim Kleinkind und beim Erwachsenen nennen;
- über Atemrhythmus, Atemtiefe und Atemgeräusche Auskunft geben, die pathologischen Atemtypen zeichnen und deren Ursache erklären;
- den Begriff Atemnot erklären und über das subjektive Empfinden von Patienten mit Atemnot Auskunft geben;
- konkrete Angaben machen über das »Wie« der Atmungsbeobachtung und des Zählens der Atemzüge;
- die Möglichkeiten zur atemerleichternden Lagerung beschreiben und erklären, welche Hilfe diese für den Patienten bedeuten kann.

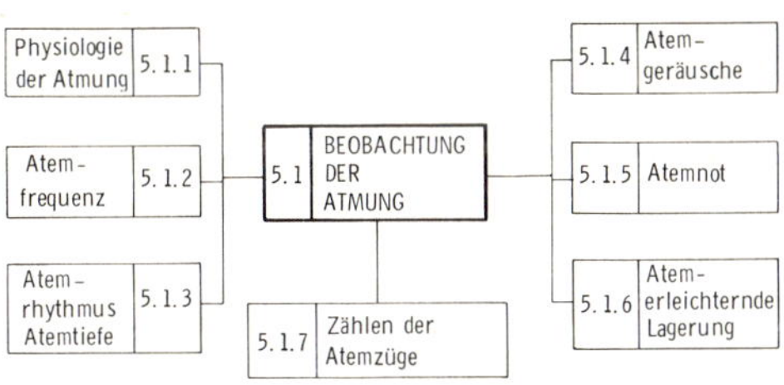

Prinzip

Atemstörungen bedeuten für den Patienten körperliche Anstrengung und Beschwerden. Er reagiert darauf psychisch meist mit Angst.

▼

Bei Patienten mit Lungen- und Herzkrankheiten, bei Patienten nach Operationen (Narkose), schweren Unfällen und bei hirngeschädigten Patienten sind Atemstörungen nicht selten. Sie brauchen deshalb eine besonders sorgfältige Überwachung und das Gefühl der Sicherheit, daß die Schwester immer erreichbar ist.

5.1.1 Physiologie der Atmung

Die Atmung dient der Versorgung des Körpers mit Sauerstoff (O_2) und dem Abtransport der Kohlensäure (CO_2). Atmung bedeutet infolgedessen *Gasaustausch.*

Beachte

Im allgemeinen Sprachgebrauch macht man *keinen* Unterschied zwischen Kohlendyoxid und Kohlensäure. Grundsätzlich wäre zu sagen, daß das Kohlendyoxid der chemischen Formel CO_2, die Kohlensäure derjenigen von H_2CO_3 entspricht.

Wird Atmung als Gasaustausch definiert, muß zwischen *innerer* und *äußerer* Atmung unterschieden werden. Mit der *äußeren Atmung* bezeichnet man die Vorgänge in den Lungen: Sauerstoffaufnahme und Kohlensäureabgabe. Der Austausch erfolgt in den Alveolen (= Lungenbläschen), zwischen der Außenluft und dem Blut. Die *innere Atmung* umfaßt die Sauerstoffaufnahme aus dem Blut in die Zellen und die Abgabe von Kohlensäure aus diesen in das Blut, also der Austausch zwischen Blut und Gewebszellen und schließlich die Oxydationsvorgänge im Zellstoffwechsel.

Unsere Beobachtung erfaßt die äußere Atmung:
die Einatmung (= Inspiration) und die Ausatmung (= Exspiration).
Atemmechanik
Sie besteht in Muskelkontraktionen der Zwischenrippenmuskeln, des Zwerchfells und der Bauchmuskulatur. Bei ruhiger Atmung mit überwiegender Inanspruchnahme des Brustkorbes spricht man von *Brust- oder Kostalatmung,* wird das Zwerchfell vorwiegend gebraucht, von *Zwerchfell-, Bauch- oder Abdominalatmung* = Atemtypus. Früher nahm man an, daß die Unterschiede des Atemtypus geschlechtsspezifisch seien und es galt folgende Regel:
- *Bauch- oder Abdominalatmung*
  Sie ist beim Säugling und beim Mann charakteristisch, indem vorwiegend die Zwerchfell- und Bauchmuskulatur betätigt wird.

- *Brust- oder Kostalatmung*
  Bei der Frau ist sie vordergründig durch hauptsächliche Betätigung der Rippenheber und Rippensenker.

Diese Unterscheidung hat aber keine generelle Gültigkeit; Beobachtungen haben gezeigt, daß bei beiden Geschlechtern die kostale Atmung (Einschränkung der Zwerchfellatmung) bei einengender Kleidung und bei Körperarbeit im Vordergrund steht.

Die normale Atmung (Eupnoe)
geschieht bei geschlossenem Mund durch die Nase. Sie ist ruhig, geräuschlos, regelmäßig und erfolgt ohne Anstrengung.

5.1.2 Atemfrequenz

Unter Atemfrequenz versteht man die Anzahl der Atemzüge in der Minute.

- *Normale Atemfrequenz*
  Beim Säugling 40–44
  Beim Kleinkind 25–30
  Beim Erwachsenen 16–20
  } Atemzüge pro Minute
- *Beschleunigte Atmung* (Tachypnoe)
  Sie kann physiologisch oder pathologisch bedingt sein:
  Physiologisch tritt eine Beschleunigung der Atmung vorwiegend bei Anstrengung und Aufregung auf.
  Pathologisch bedingt ist sie z.B. bei fiebernden Patienten (= Erhöhung des gesamten Stoffwechsels), bei starkem Blutverlust (= Verminderung des Hämoglobins → Kompensationsmechanismus), bei Einschränkung der Atemfläche z.B. bei Pneumonie (hier ist vor allem bei Säuglingen und Kleinkindern das *Nasenflügelatmen* zu beobachten: Die Nasenflügel werden bei jedem Atemzug mitbewegt, sie blähen sich zur Erweiterung der Atemfläche auf). Bei Herzkranken ist die beschleunigte Atmung durch die Störung im Gasaustausch verursacht.
  Die Hyperventilation ist eine besondere Form beschleunigter Atmung, besonders der Ausatmung. Dabei wird zuviel Kohlendioxid abgeatmet. Es entstehen Krampfzustände. Nervöse und labile Menschen können sehr rasch solche Krampfzeichen (Pfötchenstellung der Finger) aufweisen. Die Krämpfe hören sofort auf, wenn wieder normal geatmet wird. Eine eintretende Bewußtlosigkeit ist meist harmlos, da das Gehirn genügend mit O_2 versorgt wird.
  Hilfemöglichkeiten: Plastiksack vor den Mund halten, nach Arztverordnung kommt Valium intravenös in Frage.
- *Verlangsamte Atmung* (Bradypnoe)
  Physiologisch ist sie im Schlaf, in der Ruhe und bei Ermüdung.
  Pathologisch bedingte Verlangsamung kann bei Gehirnerkrankungen (siehe auch Biotsche Atmung) und bei Vergiftungen oder Stoffwechselstörungen (z.B. Kußmaulsche Atmung) auftreten.
- *Zählen der Atemzüge:* siehe unter 5.1.7 dieses Kapitels.

5.1.3 Atemrhythmus und Atemtiefe

- *Normalerweise* ist die Atmung regelmäßig (in bezug auf Rhythmus und Tiefe).
- *Oberflächliche und beschleunigte Atmung* kann als *Schonatmung* auftreten, z.B. bei Schmerzen im Bereich des Thorax (Rippenbrüche, Pleuritis, Pneumonie). Eine *asymmetrische* Atmung beobachtet man bei einseitigen Erkrankungen oder nach Lungenoperation.
- *Vertiefte Atmung*. Sie ist meist auch langsam (siehe Kußmaulsche Atmung). Nach Einnahme von Schlafmitteln ist ebenfalls eine vertiefte Atmung zu beobachten.
- *Typische Abweichungen von der Norm* sind bei den folgenden drei Atemrhythmen zu beobachten (Abb. 1):

Cheyne-Stokessche Atmung
Sie ist charakterisiert durch den Beginn mit kleinen flachen Atemzügen, die allmählich immer mehr in tiefere, oft keuchende Atemzüge übergehen. Langsam schwellen sie wieder ab und verflachen, bis eine Atempause eintritt. Es handelt sich um eine geringere Erregbarkeit des Atemzentrums, die durch funktionelle oder organische Schädigungen, wie chronischer Sauerstoffmangel oder Erweichungsherde und Azidose, verursacht wird. So ist diese Form der Atmung vielfach bei Erkrankungen des Gehirns, Vergiftungszuständen (Urämie), Herzleiden usw. zu beobachten und als drohendes Vorzeichen des nahen Todes anzusehen. Das An- und Abschwellen erklärt sich dadurch, daß zunächst bei geringer Atmung der Kohlendioxydgehalt des Blutes ansteigt und das Atemzentrum reizt. Durch die darauffolgenden, stärker werdenden Atemzüge wird CO_2 abventi-

liert, der Blutdioxydspiegel sinkt damit, das gedämpfte Atemzentrum spricht nicht mehr an, die Atmung wird verkleinert. Gelegentlich tritt sie auch bei Gesunden im Schlaf auf. Auch bei Tieren im Winterschlaf wird sie beobachtet.
Dieser Atemtypus wurde nach zwei Ärzten benannt: **John Cheyne** (1777–1836) aus Dublin und **William Stokes,** englischer Arzt (1804–1878).

Biotsche Atmung
Bei dieser Atmung wird eine Gruppe gleichgroßer Atemzüge periodisch von einem Atemstillstand unterbrochen. Sie läßt sich vor allem pathogenetisch von der Cheyne-Stokesschen Atmung unterscheiden. Bei der Biotschen Atmung erfolgt die Steuerung der Atmungserregung durch den Sauerstoffmangel. Ist die Sauerstoffspannung im Blut durch einige Atemzüge normalisiert, so kommt es zur Atempause, bis erneuter Sauerstoffmangel das Atemzentrum anregt. Das Atemzentrum ist bei der Biotschen Atmung im Gegensatz zur Cheyne-Stokesschen Atmung durch reines Kohlendioxyd nicht oder nur kaum erregbar. Wir sehen diese Atmung vor allem bei erhöhtem Hirndruck, Hirntumor oder Meningitis.
Dieser Atemtypus wurde von dem Arzt, **Camille Biot** aus Lyon 1878 beschrieben.

Kußmaulsche Atmung
Sie ist durch eine besonders tiefe, aber regelmäßige Atmung charakterisiert. Die Atemfrequenz ist anfangs verringert, die Atemzüge aber sind tief und später beschleunigt. Der Patient ist meist schläfrig, somnolent oder bewußtlos. Wir finden diesen Atmungstypus bei schweren Stoffwechselerkrankungen, die mit Azidose einhergehen, z.B. im Coma diabeticum. Die Übersäuerung des Blutes wird teilweise durch die Ausatmung verringert. Ein typischer, obstartiger Azetongeruch der Ausatmungsluft ist zu erkennen.
Diese Form der Atmung wurde nach dem deutschen Internisten **Adolf Kußmaul** (1822–1902) benannt.

5.1.4 Atemgeräusche

Atemgeräusche, die bei Schwellungen der Nasenschleimhaut und bei Entzündungen im Rachen auftreten, wie auch Schleimansammlungen in den Luftwegen behindern die Nasenatmung, wodurch die Atmung trotz zusätzlicher Mundatmung erschwert wird. Atemgeräusche können keuchend, schnappend, schnarchend, röchelnd und pfeifend sein.

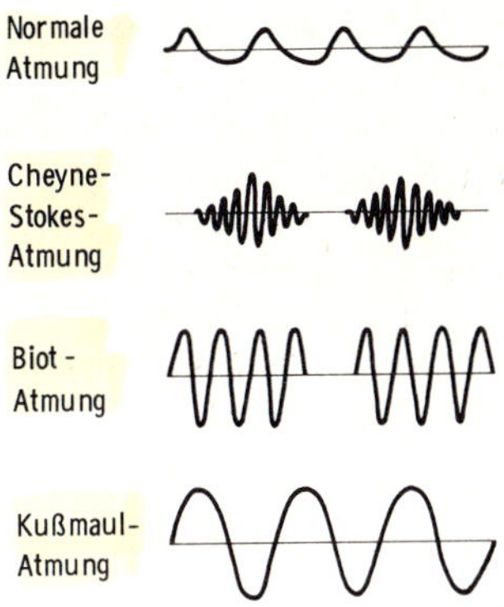

Abb. 1 Verschiedene Atemrhythmen

- *Der Stridor,*
  der sich durch ein pfeifendes Atemgeräusch äußert, tritt bei Verengung der Luftwege auf. Man unterscheidet den *inspiratorischen Stridor* (= Pfeifen bei der Einatmung, weil diese erschwert ist) und den *exspiratorischen Stridor* (= Pfeifen bei der erschwerten Ausatmung). Siehe dazu auch unter 5.1.5: Atemnot.
- *Der Singultus* (Schluckauf)
  Der Schluckauf ist bei Erkrankungen des Bauchraumes (z.B. bei Peritonitis und paralytischem Ileus) sowie nach Bauchoperationen zu beobachten, d.h. immer dann, wenn es zur Hochdrängung des Zwerchfelles infolge Reiz des Zwerchfellnervs (Phrenicusreiz) kommt. Kurze, unregelmäßige willkürlich nicht beherrschbare Zwerchfellkontraktionen, führen zu einem ruckartigen Einströmen von Luft in die Luftwege. Das Einströmen der Luft verursacht an den Stimmbändern ein lautes Geräusch: Singultus oder Schluckauf.

5.1.5 Atemnot

Atemnot (= Dyspnoe) ist eine subjektive Empfindung des Patienten. Ein bewußtloser Mensch hat trotz schwerer Atemstörungen keine Atemnot.

Der dyspnoeische Patient leidet unter erschwerter Atmung, Lufthunger, Kurzatmigkeit und Beklemmungsgefühl.
Wir unterscheiden:
Die inspiratorische Dyspnoe
Die Erschwerung der Inspiration geht meistens mit einer Vertiefung der Atemzüge und einer Verlangsamung der Atmung einher. Bei ausgeprägten Formen hört man ein langgezogenes, ziehendes, mühsames Atemgeräusch = *Stridor.* Die Atemhilfsmuskulatur ist angespannt. Der Kranke sitzt mit aufgestützten Armen und fixiertem Schultergürtel aufrecht und ringt nach Luft. Diese inspiratorische Atemnot kommt zustande bei Verlegungen und Verengungen des Kehlkopfes und der oberen Luftwege.

Die exspiratorische Dyspnoe
Sie findet sich hauptsächlich bei Krankheiten der Lungen mit Veränderung der Elastizität (Lungenblähung). Auch der Patient mit Asthma bronchiale weist eine typische Art exspiratorischer Dyspnoe auf. Bei der Ausatmung ist die Atmung erschwert und die Ausatmungszeit verlängert. Das Asthma bronchiale beruht auf einem Krampf der Bronchialmuskulatur, hervorgerufen durch eine Überempfindlichkeit auf normale Umwelteinflüsse (Blüten-, Mehlstaub, Nebel, Ruß usw.).
Die äußeren Zeichen des asthmatischen Anfalles bestehen in laut hörbaren, pfeifenden Geräuschen, welche beim Durchtritt durch die verengten kleinen Bronchien zustande kommen. Die Verengung kann in der Einatmungsphase durch die stärkeren inspiratorischen Muskeln noch überwunden werden.

Die gemischte in- und expiratorische Dyspnoe
Sie ist bei Herzkranken anzutreffen. Bei einer Herzinsuffizienz tritt eine Verlangsamung des Blutstromes auf, die sich auch im Lungenkreislauf auswirkt. Durch den verlangsamten Blutstrom wird zuwenig O_2 aufgenommen und das CO_2 verlangsamt abgegeben. Das Blut wird reicher an CO_2, wodurch das Atemzentrum gereizt wird. Daraus resultiert eine beschleunigte und vertiefte Atmung. Im schweren Stadium tritt eine Lungenstauung ein mit den Zeichen des Asthma cardiale und des Lungenödems. Bei der kardial bedingten Dyspnoe, z.B. bei Herzinsuffizienz, unterscheidet man folgende Stadien:

- *Die Arbeitsdyspnoe:* Sie tritt auf bei Anstrengung und verschwindet in Ruhe.
- *Die Ruhedyspnoe:* Sie ist auch im Ruhezustand vorhanden.
- *Die Orthopnoe:* Höchste Atemnot, die nur in aufrechter Haltung (ortho = gerade) und nur unter Inanspruchnahme der Atemhilfsmuskulatur einigermaßen kompensiert werden kann.

Die Begriffe *Hypoxie* (= relativer Sauerstoffmangel im Gewebe), *Anoxie* (= völliger Sauerstoffmangel im Gewebe) und *Apnoe* (= Atemstillstand) werden im Kapitel Intensivpflege weiter erläutert.
Patienten mit Atemnot brauchen eine intensive psychische und physische Betreuung. Engegefühl, Beklemmung, evtl. Schmerzen bei der Atmung und Angst sind die häufigsten *Begleiterscheinungen* der Atemnot. Auch dann, wenn der Patient sich über seine Beschwerden und Ängste nicht äußert, können wir diese bei guter Beobachtung in seinem Gesichtsausdruck und seinen Augen wahrnehmen.
Hilfeleistung geschieht durch die Versicherung an den Patienten, daß immer jemand erreichbar ist, daß er spürt, daß seine Not ernst genommen wird, daß er neben der medizinischen Hilfe auch menschliches Mitsein in Anspruch nehmen darf, daß wir ihn in einer möglichst adäquaten Lagerung unterstützen (5.1.6).

5.1.6 Atemerleichternde Lagerung

- Der Kranke nimmt *rechte Seitenlage* ein; unter die Flanken wird ein gerolltes, unter den Kopf ein kleines Kissen gelegt. Dadurch sind Brustkorb und Kopf unterlegt, die Schultern liegen locker im Zwischenraum. Der Patient kann besser durchatmen und aushusten.
- *Sitzende Stellung mit Hochlagerung der Arme* (seitlich des Bettes z.B. auf Krankentischchen). Günstig bei akuter, schwerer Atemnot.
- Oben beschriebene *Seitenlagerung mit gleichzeitiger Hochlagerung des Armes* bewirkt, daß auch der Schultergürtel locker liegt, auch diese Lagerung wirkt bei Atemnot erleichternd.
- *Quinckesche Hängelage* siehe unter unterstützende Lagerung bei der Entleerung der Bronchien von Sekret durch Aushusten (S. 200).

5.1.7 Zählen der Atemzüge

Die Atmung kann bis zu einem gewissen Grad willkürlich beeinflußt werden. Praktisch bedeutet dies, daß der Kranke nicht merken sollte, wenn die Schwester die Atmung beobachtet. Am besten ist es, wenn sie die Atemzüge zählt, während sie die Hand auf die Speichenschlagader legt wie für das Pulszählen. Sie beobachtet dabei die Bewegungen des Brustkorbes oder des Abdomens. Es muß während einer Minute gezählt werden, *Inspiration und Exspiration gelten als ein Atemzug*.
Bei Bewußtlosen oder Benommenen kann die Hand auf den Brustkorb gelegt werden. Oft läßt sich die Atmung auch aufgrund von Atemgeräuschen zählen.
Die Beobachtung der Atmung umfaßt den ganzen Atemvorgang von den Nasenflügeln bis zu den Bewegungen des Thorax und Abdomens sowie die Inanspruchnahme der Atemhilfsmuskulatur des Halses.

Nach dem Zählen der Atemzüge müssen diese sofort auf dem Protokollblatt vermerkt werden. Auf den meisten Überwachungsblättern wird die Atmung unter dem Buchstaben »R« = Respiration eingetragen. Abweichungen in bezug auf Frequenz, Rhythmus und Atemtiefe sind sofort zu melden.

5.2 Pneumonieprophylaxe

Lernziel

Sie können
- mindestens vier Patientengruppen aufzählen, die pneumoniegefährdet sind und können Ihre Angaben begründen;
- erklären, was Sie mit der Pneumonieprophylaxe bewirken wollen;
- die wichtigsten Maßnahmen der Pneumonieprophylaxe aufzählen und deren Durchführung erläutern.

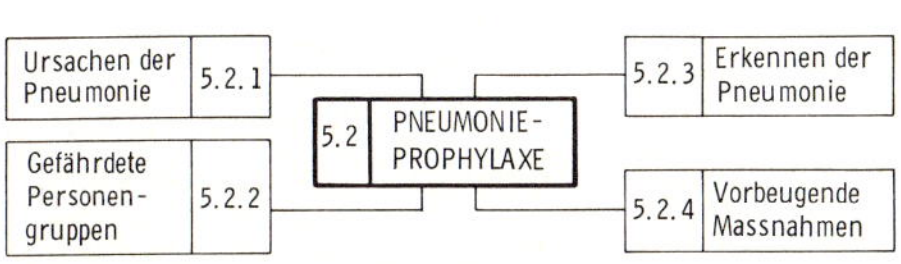

Prinzip

Immobile Patienten, Patienten nach Narkose und solche mit Erkrankungen im Bereich des Thorax und Abdomens neigen zu ungenügendem Durchatmen und Aushusten, was u.U. zur Sekretstauung und schließlich zu Pneumonie (Lungenentzündung) führen kann.

- Die Pneumonie, eine gefürchtete, zusätzliche Erkrankung (Komplikation) ist mit allen uns zur Verfügung stehenden Mitteln zu verhüten.
- Die Schwester kennt die wichtigsten Verhütungsmaßnahmen und ist fähig, diese dem Zustand und der Situation des Patienten anzupassen, und ihn selbst zur aktiven Mitarbeit zu gewinnen.

5.2.1 Ursachen der Pneumonie

- Schlechte und ungenügende Durchlüftung der Lungen z.B. bei Lungenerkrankten, bei Operierten (Schonatmung wegen Schmerzen im Operationsgebiet),
- mangelhaftes Aushusten von Sekret und Anschoppung desselben in den Atemwegen,
- ungenügende Mundpflege bei Schwerkranken; ein Mundsoor kann sekundär zu einer Pilzpneumonie führen;
- Aspiration (aspirieren = ansaugen, verschlucken) von Schleim, Erbrochenem, Nahrungsrückständen u.a. bei Bewußtlosen, Benommenen und geschwächten Patienten, oder Patienten mit Schlucklähmung (= Aspirationspneumonie).

5.2.2 Gefährdete Personengruppen

- Bewußtlose, benommene Patienten,
- Schwerkranke, Betagte und schwache Patienten,
- Frischoperierte (Narkose, Wundschmerz),
- Patienten mit Erkrankungen der Lungen und Atemwege.

5.2.3 Erkennen der Pneumonie

Eine flache, beschleunigte oder erschwerte *Atmung* ist oft Zeichen einer beginnenden Pneumonie. Das Sputum wird reichlich, schleimig bis eitrig. Dazu kommen die allgemeinen Entzündungszeichen: Temperatur- und Pulsanstieg, beeinträchtigter Allgemeinzustand.

5.2.4 Vorbeugende Maßnahmen

Das Ziel aller Bestrebungen geht dahin, eine Anschoppung von Sekret in den Atemwegen und Lungen zu verhindern.

Lagerung
- Erhöhte Lagerung erleichtert die Atmung.
- Das Umlagern verhütet die Anschoppung von Sekret in den Atemwegen.

Siehe dazu auch, was unter atemerleichternder Lagerung S. 156 gesagt wurde.

Atemgymnastik
Sie wird von der Krankengymnastin durchgeführt. Die Schwester unterstützt die Therapie, indem sie den Kranken auffordert, öfters tief durchzuatmen.
Die Schwester kann dem Patienten beim Durchatmen behilflich sein, indem sie ihm die flachen Hände auflegt:

Zur Bauchatmung: Auflegen der Hände auf den Bauch und die Hände wegatmen lassen bei der Einatmung. Beim Senken ist ein leichter Druck auszuüben.
Zur Thoraxatmung: Auflegen der Hände seitlich des Thorax und die Hände wegatmen lassen bei der Einatmung. Beim Senken einen leichten Druck ausüben.
Zur Flankenatmung: Die Hände an der Basis der Lungenflügel auflegen (Rücken) und wegatmen lassen, behilflich sein bei der Exspiration. Es ist besser, den Patienten zur gänzlichen Exspiration als zur tiefen Inspiration zu ermuntern.
Hilfsmittel zur Unterstützung und zur Anregung einer verbesserten Atmung sind:
- Ballon oder Plastikbeutel aufblasen lassen.
- Anwendung des sog. »Giebelrohres«, das sich aus 4–5 Segmenten von je 20 cm Länge zusammensetzt. Der Patient trägt eine Nasenklemme und wird angehalten, durch das Rohr zu atmen.

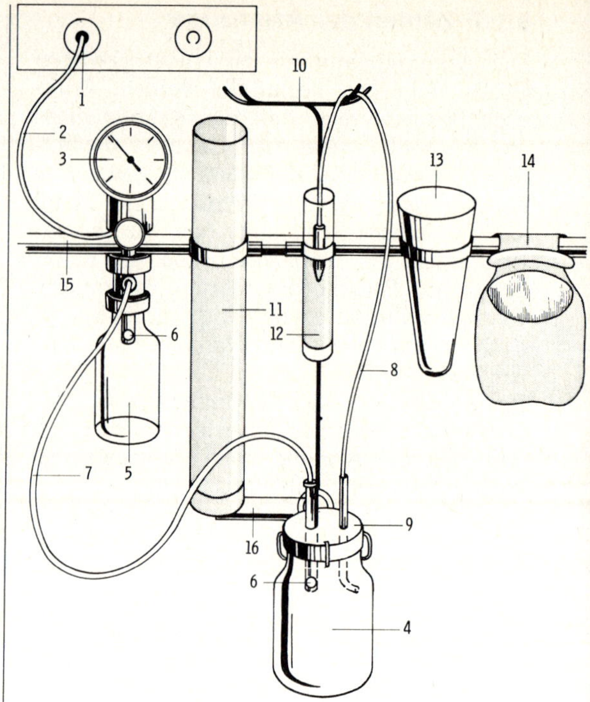

Abb. 2 Beispiel einer Absauginstallation
1 Vakuumanschluß, 2 Leitung zur Vakuumentnahme, 3 Manometer, 4 Sekretflasche mit Desinfektionslösung, 5 Überlaufflasche, 6 Sicherheitsventil (Überlauf), 7 Verbindung: Sekretflasche-Überlaufflasche, 8 Leitung zum Absaugkatheter, 9 Spezialverschluß der Sekretflasche, 10 Gestell für Absaugzubehör, 11 Behälter mit Absaugkatheter, 12 Behälter mit Desinfektionslösung zur Sterilhaltung des Verbindungsstückes, 13 Becher mit Wasser zum Spülen der Leitung, 14 Abfallsack, 15 Gleitstange, 16 kurze Gleitstange für Sekretflasche

Er wird dadurch gezwungen, die kohlensäureangereicherte Luft wieder einzuatmen, was zur Anregung des Atemzentrums führt (= Totraumatmung).
Betagte Patienten: mehrmals pro Tag 15 Atemzüge,
Frischoperierte: mehrmals pro Tag 20–30 Atemzüge.

Erzeugen einer örtlichen Hyperämie
Durchblutungsfördernd wirken Abreibungen mit alkoholischen Lösungen (Kampferspiritus, Franzbranntwein, Wacholdergeist) sowie Einreibungen mit hautreizenden Salben, z.B.: Kampfer, Transpulmin, Antibronchitissalbe, Pinimenthol u.a.

Abklopfen des Thorax
Das Abklatschen mit der Hand zur Lösung des Sekretes wird bei richtiger Ausführung von den Patienten angenehm empfunden. Es geht eher um eine Vibration als um eine Erschütterung. Eine der verschiedenen Methoden ist zu üben und zu lernen:
- mit der elastischen Kleinfingerkante,
- mit der hohlen Hand,
- mit der lockeren Faust.

Beim Abklopfen des Thorax ist zu beachten:
- Indikation zum Abklopfen von Patient zu Patient überlegen. Bei Herzkranken (besonders bei Herzinfarkt), bei Patienten mit Kopfverletzungen ist es unbedingt zu unterlassen. (Zusätzliche Erschütterung kann Krankheitsgeschehen neg. beeinflussen.)
- Nicht direkt auf der Haut (Tüchlein darüber legen); dies gilt nicht bei der Methode der lockeren Faust.
- Nierengegend und Wirbelsäule nicht beklopfen.
- Den Patienten zum Durchatmen anhalten.

Richtiges Aushusten
Dies geschieht in Oberkörper-Hochlagerung oder am Bettrand. Vor dem kurzen, kräftigen Aushusten ist eine tiefe Zwerchfellatmung nötig. Bei einer Wunde im Bereich des Abdomens oder des Thorax legt man die flachen Hände darauf. Kann dies der Patient selber besorgen, sind unsere Hände frei für das Auflegen seitlich des Thorax, wobei beim Hustenstoß ein Gegendruck ausgeübt werden kann.

Absaugen
Absaugen von Mund, Nase und Rachen wird notwendig bei Patienten, die die Sekrete nicht hinausbefördern können (zusätzliche spezielle Mundpflege ist bei diesen Patienten sehr wichtig).
Wir brauchen dazu:
- Absaugapparat oder spezielle Absaugvorrichtung (Abb. 2),
- Absaugkatheter, als Einmalgebrauchkatheter, mit endständiger Öffnung,
- Plastikhandschuhe,
- Abfallsack.

Vorgehen beim Absaugen (oral oder nasal)
- Katheterhülle aufreißen oder aufschneiden (je nach Verpackungsart).
- Anziehen des rechten Handschuhs.
- Mit der linken Hand den Katheteransatz und mit der rechten den Katheter fassen, zusammenstecken.
- Mit der linken Hand Absaugapparat in Gang bringen, Handschuh über die Hand ziehen.
- Absaugen: Der Katheter wird während des Einführens zugeklemmt und an der gewünschten Stelle geöffnet. Das eigentliche Absaugen geschieht beim zurückziehen des Katheters.

Inhalieren
Das Inhalieren mittels Ärosolapparat geschieht mit sekretlösenden Medikamenten z.B. Tacholiquin, Alevaire u.a. Es wird prophylaktisch und therapeutisch angewendet. Näheres darüber kann im folgenden Kapitel nachgelesen werden.

Beachte

Die Aspirationspneumonie kann verhütet werden durch:
- richtige Lagerung, d.h. bewußtlose Patienten in Seitenlage bringen, damit Speichel u.a. aus dem Mund fließen kann,
- Vorsicht bei der Nahrungsverabreichung bei benommenen Patienten oder Patienten mit Schluckstörungen.

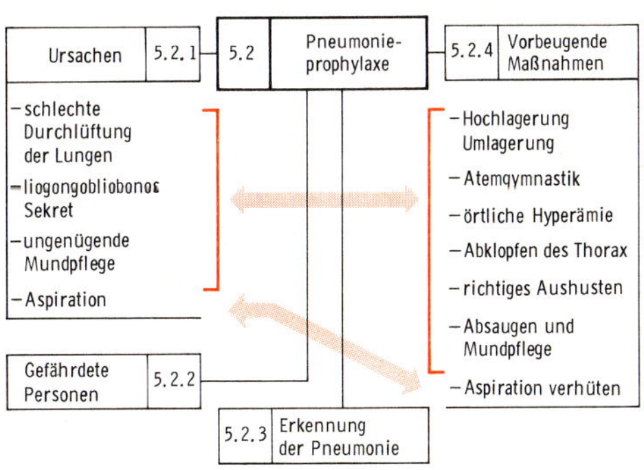

5.3 Luftbefeuchtung und Inhalationen »B«

Lernziel

Sie können die folgenden therapeutischen bzw. prophylaktischen Maßnahmen (nach entsprechender Übungszeit) selbständig ausführen und deren Zweck, eventuelle Gefahren und Nebenwirkungen erklären:
- die Befeuchtung der Zimmerluft mittels Luftbefeuchter oder Bronchitiskessel;
- die Inhalation mittels sekretlösenden Medikamenten.

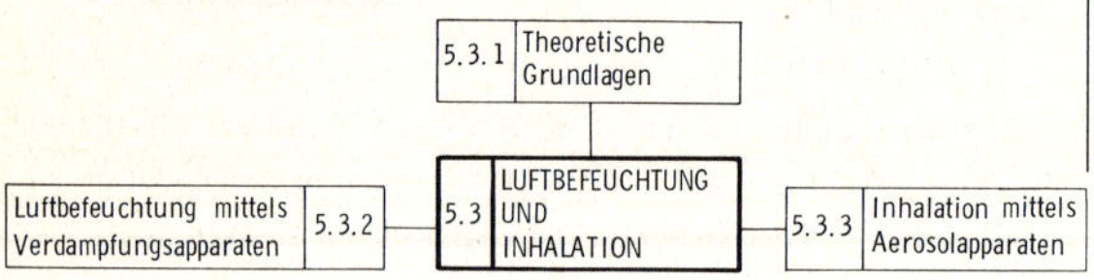

Prinzip

Operationen und Erkrankungen im Bereich der Luftwege führen zu Austrocknung der Schleimhäute und/oder zu Ansammlung von Sekret.

▼

- Die Anwendung von Verdampfungsapparaten befeuchtet die Einatmungsluft und wirkt somit einer Austrocknung der Schleimhäute entgegen.
- Die Anwendung von Aerosolapparaten hilft je nach beigegebenem Medikament, zur Sekretlösung und -aushustung oder zur lokalen Bekämpfung der Infektionserreger.

5.3.1 Theoretische Grundlagen

Unter Inhalieren verstehen wir das Einatmen
- von Wasserdampf,
- fein dispergierten Stoffen (dispergieren = zerstreuen, verbreiten; dispers: feinverteilt, zerstreut).
- zerstäubten Flüssigkeiten und
- von Gasen.

Bei der therapeutischen Anwendung von Inhalationen müssen verschiedene Faktoren berücksichtigt werden, die eine Rolle spielen:
- die verschiedene Lumenweite des sich ständig verengenden Atmungstraktes (kann durch Erkrankungen verändert sein),

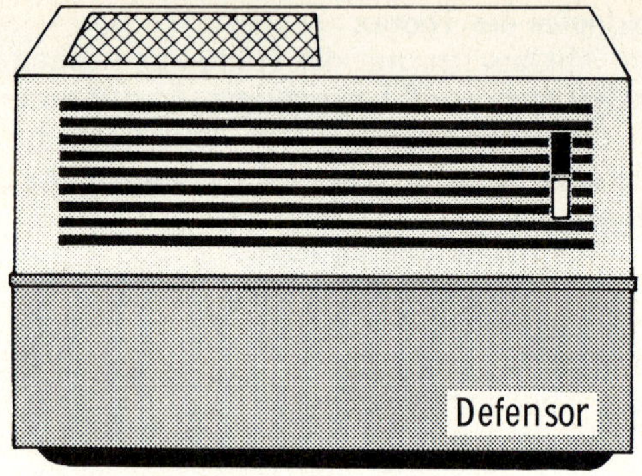

Abb. 3 Luftbefeuchter

- die Luftgeschwindigkeit in den einzelnen Abschnitten (einengende Prozesse können eine unterschiedliche Belüftung verursachen),
- die Atemfrequenz, bei schneller und flacher Atmung (ca. 30 Atemzüge/Minute) wird nur 10% des eingeatmeten Nebels nutzbar, bei tiefer Atmung etwa 50–60%,
- die Partikelgröße der eingeatmeten Tröpfchen,
  unter normalen Verhältnissen können Tröpfchengrößen von
  30 Mikron (3/100 mm) bis zu den Hauptbronchien,
  10 Mikron (1/100 mm) bis in die Bronchiolen,
  1–3 Mikron (1–3/1000 mm) bis in die Alveolen dringen.

In der Natur kommen grob- bis feindisperse Inhalate vor in: Wolken, Nebel, Dunst, Meeresbrandung, Salinen, Straßenstaub u.a.

Bei den üblichen Geräten unterscheiden wir
- Verdampfungsapparate zur Luftbefeuchtung,
- Aerosolgeräte und Sprays zur eigentlichen Inhalation.

5.3.2 Luftbefeuchtung durch Verdampfungsapparat

Bronchitiskessel:
Durch elektrisches Aufheizen wird Wasser verdampft. Dieser Dampf entweicht durch ein Dampfrohr. Die Größe der Tröpfchen beträgt über 30 Mikron und erreicht nur die oberen Atemwege.
Anwendungen findet der Bronchitiskessel bei Erkrankungen der oberen Atemwege oder zum Befeuchten der Zimmerluft.

Defensor (Abb. 3)
Der Defensor ist *ein* Modell aus der Vielzahl der *Luftbefeuchter*. Ein Defensor arbeitet nach dem Prinzip der Wasserverdunstung und dient in erster Linie der Anfeuchtung der Zimmertemperatur. Zugleich befreit er die Luft von Staub.

Beachte

Beim Gebrauch von Verdampfungsapparaten genau die beiliegenden Gebrauchsanweisungen lesen und gewissenhaft befolgen.

5.3.3 Inhalationen mittels Aerosolapparaten

Es handelt sich um Inhalationen von Medikamenten, die je nach Konstruktion des Apparates durch Preßluftdüsen oder Ultraschallvernebler in kleinste Teilchen vernebelt werden. Diese Teilchen nennt man *Aerosole*.
Die Größe der Tröpfchen beträgt unter 30 Mikron.
Charakteristisch ist ihre Schwebefähigkeit (der Nebel schlägt sich nicht nieder). Der Wirkungseffekt ist entsprechend groß, da die Aerosole bis in die Alveolen vordringen können.
Anwendung findet die Aerosolinhalation bei Erkrankungen der unteren Luftwege.
Zur ein- oder mehrmaligen Behandlung können Aerosolgeräte mit Masken oder Mundstück verwendet werden.

Vorgehen:
- Medikament in den Medikamentenbehälter geben.
- Apparat in Betrieb setzen oder Gerät mit Druckluftanlage (siehe Abb. 33 S. 442) verbinden.
- Dem Patienten Maske aufsetzen oder Mundstück in den Mund geben, Mund schließen lassen.
- Die Dauer der Verabreichung und die Überwachung des Patienten richtet sich nach der Art des Medikamentes und der Arztverordnung, oft sind hausspezifische Inhalations-Schemata einzuhalten.

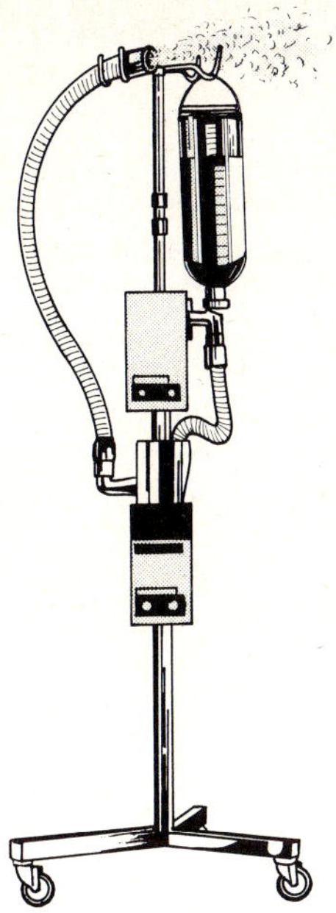

Abb. 4 DeVilbiss-Ultraschall-Kaltvernebler

- Medikamentenbehälter und Maske bzw. Mundstück nach Beendigung gut reinigen, nach Abschluß der Behandlung sterilisieren.

Für eine länger dauernde Inhalationsbehandlung eignet sich z.B. der *DeVilbiss-Ultraschall-Kaltvernebler* (Abb. 4), dessen Verneblergefäß 120 ml faßt und eine Intensitätseinstellung der Verneblung ermöglicht. Zudem kann der Apparat für den Patienten günstig montiert werden.

Beachte

Bei dieser Inhalationstherapie muß die Verordnung des Arztes beachtet werden. Das Medikament darf nicht in die Augen gelangen. Bei *speziellen* Medikamenten ist der Patient zu überwachen.

5.4 Sauerstoffverabreichung »B«

Lernziel

Sie können
- die Sauerstoffanlage mit Wandanschluß erklären und zeigen (an Zeichnung, Modell oder Anlage), daß Sie diese in Betrieb setzen können;
- aufzählen, worauf Sie bei Gebrauch von Sauerstoff-Flaschen zu achten haben;
- die Verabreichungsmöglichkeiten und das dazu notwendige Material aufzählen;
- 4 Punkte aufzählen, die bei Verabreichung von Sauerstoff von Bedeutung sind.

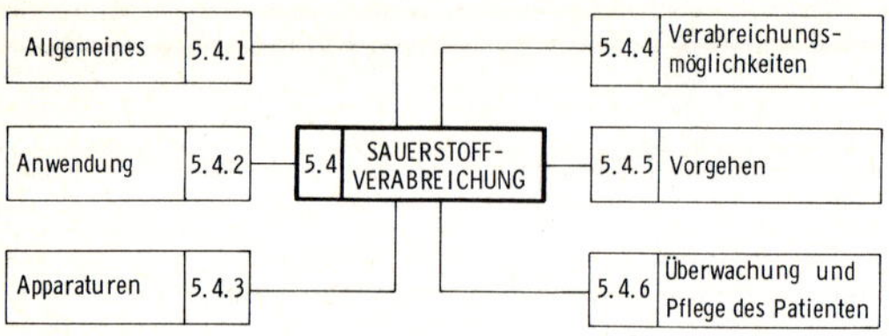

Prinzip

Der Körper reagiert auf Sauerstoffmangel mit Atemnot und Zyanose (= Sauerstoffdefizit). Bei Beseitigung der Ursache bzw. bei Sauerstoffzufuhr (Sauerstoffbeatmung) kann das bestehende Defizit im Gewebe ausgeglichen werden. Die Atmung und die Hautfarbe normalisieren sich.

▼

- Die Sauerstoffzufuhr ist eine vom Arzt verordnete Maßnahme, die dem Patienten Erleichterung verschafft.
- Patienten, die Sauerstoff erhalten, müssen auf Atmung und Aussehen kontrolliert werden.

5.4.1 Allgemeines

Sauerstoff wird in reiner Form durch Zerlegen der Luft in Sauerstoff und Stickstoff gewonnen und kommt in Stahlflaschen in den Handel. Sauerstoff ist für unsern Organismus lebensnotwendig. Das sauerstoffempfindlichste Organ ist das Hirn, die Grenze der Erträglichkeit liegt bei 3 Minuten Sauerstoffmangel, bei länger andauerndem Sauerstoffmangel können sich die Gehirnzellen nicht mehr erholen.

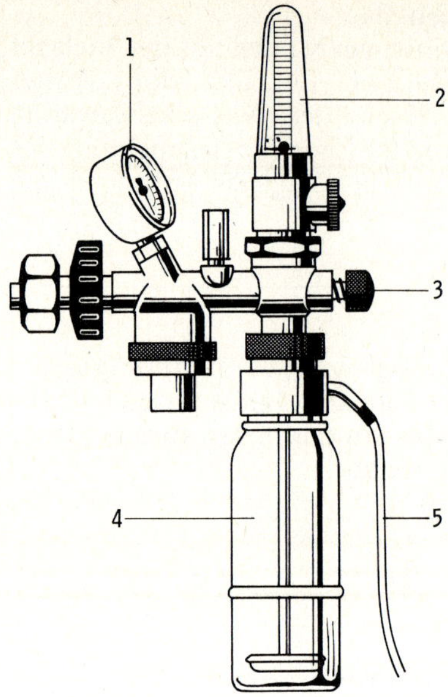

Abb. 5 Kopf der Sauerstoff-Flasche
1 Manometer und Druckminderer (Druckmesser) – bei den Wandentnahmegeräten nicht erforderlich, da der Druck in der zentralen Sauerstoffanlage herabgesetzt wird, 2 Durchfluß-Strömungsmesser mit Literskala und Schwimmer, 3 Feinregulierventil zur Einstellung der verordneten Liter Sauerstoff pro Minute, 4 Anfeuchterbehälter wird bis zur Markierung mit Aqua destillata gefüllt, 5 Verbindungsschlauch leitet den Sauerstoff zum Patienten

5.4.2 Anwendung

- Bei Patienten mit Blutmangel (Hämoglobinmangel) zur vermehrten Sättigung des vorhandenen Hämoglobins.
- Bei Patienten mit plötzlicher Atemnot (Verlegung oder Ausschaltung einzelner Lungenteile), die rasch zu einem Sauerstoffdefizit führen.

Die Sauerstoffverabreichung, die -menge und die Verabreichungsdauer müssen *vom Arzt verordnet* werden. Auch bei Notfällen hole die Schwester, wenn immer möglich, die Arztverordnung ein und handle nur in Ausnahmefällen selbständig.

Sauerstoff wird sehr oft intermittierend verabreicht. Störungen des Atemzentrums können dadurch weitgehend vermieden werden.

5.4.3 Apparaturen

- *Sauerstoff-Flasche* in fahrbarem Gestell.
  Der Sauerstoff ist in der Stahlflasche unter hohem Druck (150 atü = Atmosphärenüberdruck) gespeichert. Dieser Druck nimmt bei der Entnahme stetig ab, so daß am Manometer (Druckmesser) (Abb. 5) der Sauerstoffvorrat ständig überwacht werden kann.
  Die vom Manometer angezeigte Zahl braucht nur mit dem Rauminhalt in Litern multipliziert zu werden, um den noch vorhandenen Sauerstoff in Litern zu ermitteln.

Inhaltberechnung: Eine Stahlflasche mit 10 Liter Rauminhalt wird mit 150 Atü mit Sauerstoff gefüllt. Das ergibt einen Inhalt von 1500 Liter Sauerstoff.

Beispiel:
- Bei einem Verbrauch von 2 Liter Sauerstoff pro Minute ist die Bombe nach 12½ Stunden leer.
- Bei einem Manometerstand von 90 und einem Verbrauch von 3 Liter pro Minute reicht die Flasche 5 Stunden.

Rechnung: 90 (= Manometerstand) × 10 (= Rauminhalt): 3 (Liter/Minute) = 300 : 60 (Minuten) = 5 (Stunden).

Beim Gebrauch von Sauerstoff-Flaschen ist zu beachten:

Durch den Überdruck, der in der Bombe herrscht, besteht
- *Explosionsgefahr* bei:
  Sturz,
  Schlag,
  Erwärmung (Sonnenstrahlen, Heizkörper usw.);
- *erhöhte Feuergefahr* durch:
  elektrische Funken,
  Rauchen,
  Kerzenflamme,
  Verwendung feuergefährlicher Stoffe,
  Kontakt mit Fett (eingefettete Hände und Gewinde).
- Beim Wechseln der Sauerstoffbombe (nie im Patientenzimmer!)
  ist die Anschrift (blauweiße Etikette) genau zu kontrollieren,
  die leere Bombe mit »leer« zu beschriften,
  die Gebrauchsanweisung vorher zu lesen.
- Der Sauerstoffapparat sollte immer betriebsbereit sein.

- *Zentrale Sauerstoffanlage mit Wandanschluß*
  Diese Sauerstoffversorgung in den Krankenhäusern erleichtert dem Pflegepersonal die Verabreichung von Sauerstoff, da sie immer betriebsbereit und in der Nähe des Patientenbettes ist.

Die Zuleitung des Sauerstoffs erfolgt prinzipiell gleich wie es auf Abb. 32 und 33 (Saugsysteme S. 442) ersichtlich ist und ist in diesem Zusammenhang dort nachzulesen.

Anschluß an die Bombe, bzw. an den Wandspender

Folgende Reihenfolge erleichtert das korrekte Vorgehen:
1. Kontrolle der Bombe (Farbe und Aufschrift).
2. Schutzkappe abnehmen (Haupthahn muß geschlossen sein).
3. Ventildeckel abschrauben (Ventilöffnung von sich wegdrehen).
4. Haupthahn kurz öffnen (Entfernen von Staubpartikeln).
5. Manometer so anschließen, daß er senkrecht steht und Feinregulator schließen.
6. Wasserbehälter anschrauben (Wasserstand prüfen, evtl. mit Aqua destillata nachfüllen).

Beim Wandanschluß fallen die Punkte 1–4 weg.

5.4.4 Verabreichungsmöglichkeiten

- Sauerstoffkatheter
- Sauerstoffbrille
- Sauerstoffmaske
- Sauerstofftrichter
- Sauerstoffzelt oder Sauerstoffglocke (Anwendung siehe jeweilige Gebrauchsanweisung).

5.4.5 Vorgehen beim Verabreichen von Sauerstoff

Nase des Patienten reinigen oder reinigen lassen.

Einführen:
- Einführen und Befestigen der Sauerstoffbrille (Abb. 6)
- Einführen und Befestigen des herkömmlichen Sauerstoffkatheters (Abb. 7): abmessen (Nasenflügel bis Ohrwinkel [a]), einfüh-

ren mit leichter Drehbewegung (b), die Lage des Katheters wird mittels Taschenlampe und Spatel kontrolliert und der am Gaumen sichtbare Katheter 1 cm zurückgezogen; befestigen (c).
- Einführen des Sauerstoffkatheters mit Schaumstoffansatz (= neueres Modell), es muß nur der Schaumstoffansatz eingeführt werden (Abb. 8). Eignet sich vor allem, wenn nur kurzfristig Sauerstoff verabreicht werden muß. Der Patient kann den Katheter selber einführen. (Bei Dauer-Sauerstoffverabreichung ist er ungünstig, da er leicht herausfällt.)

Verordnete Literzahl von Sauerstoff einstellen.

Sauerstoffkatheter oder -brille mit dem Sauerstoffspender verbinden.

5.4.6 Überwachung und Pflege des Patienten bei Sauerstoffverabreichung

- der *Patient* benötigt eine gute Mund- und Nasenpflege. (Nasendekubitus-Prophylaxe).
- Sein Aussehen und die Atmung sind regelmäßig zu kontrollieren (gibt Auskunft über die Deckung des Sauertoffbedarfs).
- Die *Sonde* muß auf Durchgängigkeit geprüft werden (Abknickung oder Verlegung durch Sekret möglich).
- Die Sonde darf nicht zu tief liegen → Blähung des Magens. Ist sie zu kurz eingeführt → Austrocknung der oberen Luftwege. Liegt sie zeitlich zu lange → Reizung der Nasenschleimhaut.
- Mindestens einmal täglich eine neue Sonde einführen (bei Nasensonde evtl. Nasenöffnungen abwechselnd benützen).
- Den *Sauerstoffapparat* auf die verordnete Literzahl pro Minute kontrollieren und den Wasserbehälter bis zur Markierung mit Aqua destillata auffüllen. Inhalt der Sauerstoffbombe oder Vorrat in der Zentrale kontrollieren.

Bei *Beendigung* der Sauerstofftherapie:
- zuerst Sauerstoffzufuhr abstellen,
- Nasensonde oder Sauerstoffbrille von Zwischenansatzstück trennen,
- Heftpflaster lösen,
- Sonde oder Brille entfernen,
- Nase reinigen.

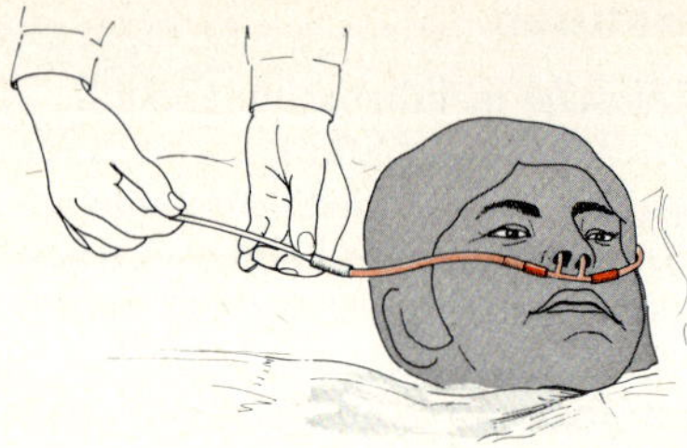

Abb. 6 Eingelegte Sauerstoffbrille mit O_2-Spender verbinden

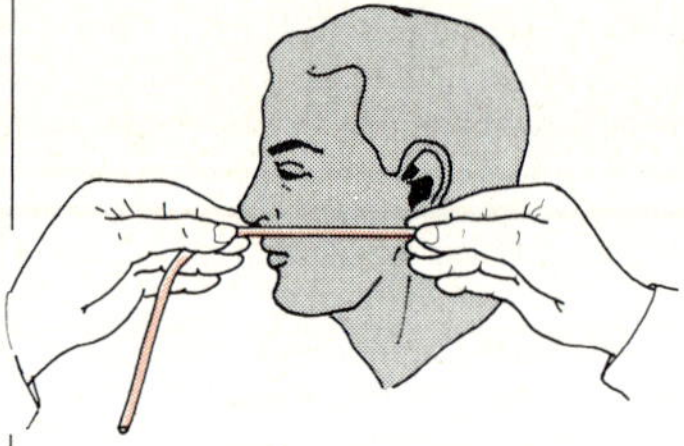

a) abmessen

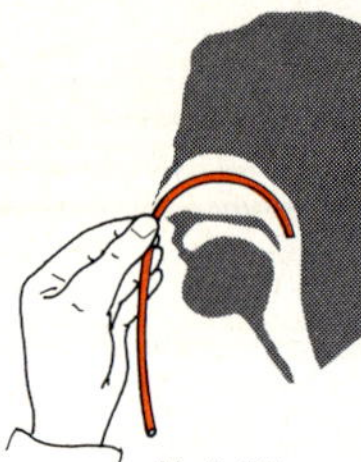

b) einführen

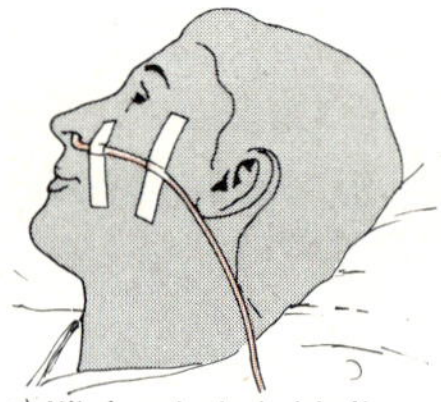

c) Mit einem Leukoplaststreifen befestigter Nasenkatheter

Abb. 7 Sauerstoffkatheter abmessen, einführen, befestigen

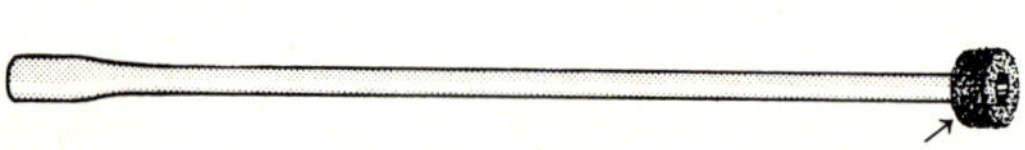

Abb. 8 Sauerstoffkatheter mit Schaumstoffansatz

- *Apparat* bzw. Spender:
  Es ist wichtig, daß folgende drei Schritte eingehalten werden:
  1. Haupthahn schließen,
  2. System entleeren,
  3. Feinregulator schließen.

Weiterführende Literatur

Faller, A.: Der Körper des Menschen, 8. Aufl. Thieme, Stuttgart 1978

Gillmann, H.: Physikalische Therapie, 4. Aufl. Thieme, Stuttgart 1975

Österreichischer Krankenpflegeverband: Die Überwachung des Patienten als Aufgabe der Krankenschwester, 2. Aufl. Urban & Schwarzenberg, München 1974

Prospekte versch. Firmen: Sauerstoffapparate, Luftbefeuchter, Aerosolapparate

Schultz, J.H.: Das autogene Training, 15. Aufl. Thieme, Stuttgart 1976

Schütz, E., K.E. Rothschuh: Bau und Funktion des menschlichen Körpers. Urban & Schwarzenberg, München 1973

Testfragen

- Nennen Sie die Kennzeichen der normalen Atmung und geben Sie die normale Atemfrequenz an
  a) beim Säugling
  b) beim Kleinkind
  c) beim Erwachsenen (S. 153 f.)
- Zählen Sie 3 verschiedene Atemtypen auf und zeichnen Sie diese (S. 154 f.).
- Erklären Sie den Begriff Atemnot und geben Sie Auskunft über die Beschwerden des Patienten (S. 155 f.).
- Zählen Sie 4 Patientengruppen auf, die pneumoniegefährdet sind und begründen Sie Ihre Angaben (S. 157).
- Nennen Sie das Ziel der Pneumonieprophylaxe (S. 158).
- Zählen Sie 6 Maßnahmen zur Pneumonieprophylaxe auf und erläutern Sie deren Durchführung (S. 158 f.).
- Nennen Sie 2 Möglichkeiten der Luftbefeuchtung und stellen Sie einen Ihnen bekannten Inhalationsapparat vor (S. 160 f.).
- Zählen Sie 5 Punkte auf, die bei Gebrauch des Aerosolapparates zu beachten sind (S. 161).
- Erklären Sie (an einer Zeichnung oder einem Modell) die Inbetriebsetzung des Wandanschlusses für Sauerstoff (S. 163).
- Zählen Sie die wichtigsten Punkte auf, die Sie beim Umgang mit Sauerstoff-Flaschen zu beachten haben (4 Angaben) (S. 163).
- Stellen Sie 4 Verabreichungsmöglichkeiten für Sauerstoff vor (S. 163).
- Nennen Sie in der richtigen Reihenfolge die Schritte, die beim Einlegen einer Nasensonde zu beachten sind (S. 163 f.).
- Erklären Sie, worauf Sie bei der Sauerstoffverabreichung achten, und begründen Sie Ihre Angaben (S. 164).

6 Regulierung der Körpertemperatur

Sequenzziel (Intention)

Sie kennen die physiologischen Grundlagen zur Regulierung der Körpertemperatur und können Temperaturabweichungen und deren Begleiterscheinungen verstehen. Sie können die Temperaturkontrolle bei Ihren Patienten zweckmäßig und korrekt vornehmen. Sie erkennen den fiebernden Patienten nicht erst, wenn Sie die Thermometerskala ablesen, da Ihnen die Begleiterscheinungen und evtl. Komplikationen bei Fieber bekannt sind. Sie können davon die Pflege und Betreuung des Fieberpatienten in der jeweiligen Situation ableiten, verstehen die Behandlungsmaßnahmen und sind fähig, Wärme- und Kälteanwendungen korrekt auszuführen. Sie wissen, daß hohes oder langandauerndes Fieber zu Zeichen der Erschöpfung führt, und Sie können fiebernde Patienten in physischen und psychischen Belangen unterstützen.

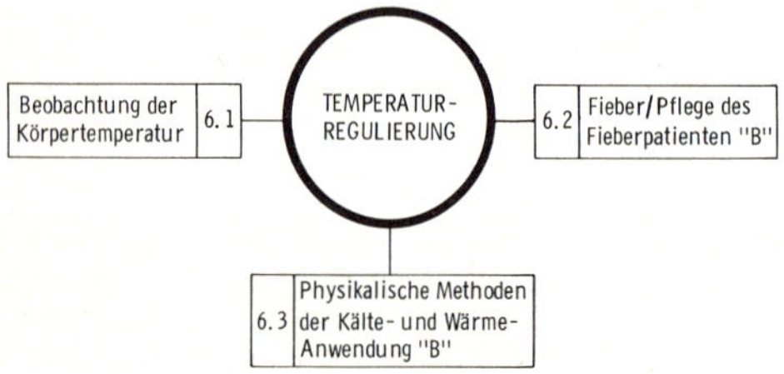

Prinzip

Wärmebildung im und Wärmeabgabe durch den Körper sind beim Gesunden so aufeinander abgestimmt, daß sich eine gleichbleibende Körperwärme ergibt. (= Temperatur- oder Wärmeregulation).

▼

- Störungen in der Wärmeregulation führen zu Erkrankung des Organismus. Dieser reagiert mit typischen Krankheitszeichen.
- Dem Patienten wird Erleichterung und Hilfe geboten, wenn:
  a) die Ursache erkannt,
  b) die symptomatischen Krankheitszeichen behoben oder verringert,
  c) seine Bemühungen um eine konstante Wärmeregulation unterstützt werden.

Voraussetzung

Lesen Sie: *Unterstützung des Patienten bei der Aufrechterhaltung normaler Körpertemperatur* in Grundregeln für Krankenpflege (V. Henderson), S. 33–34.

6.1 Beobachtung der Körpertemperatur

Lernziel

Dieses Kapitel führt Sie dazu, daß Sie
- über die physiologischen Grundlagen der Wärmeregulation einige präzise Angaben machen können;
- die normale Körpertemperatur nennen und Abweichungen von der Norm richtig benennen können;
- den Vorgang der Temperaturmessung korrekt beschreiben und die Besonderheiten bei der axillaren, der rektalen und der oralen Messung schematisch darstellen können.

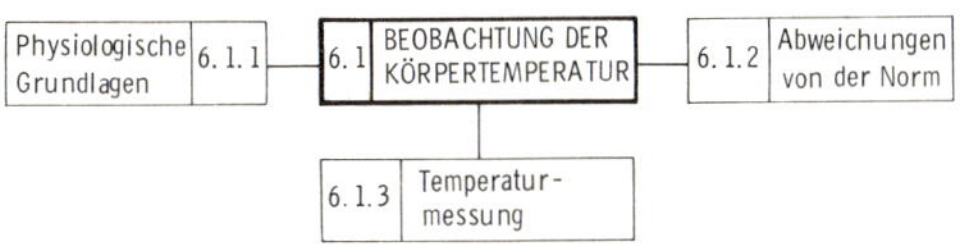

Prinzip

Der gesunde Organismus kann die normale Körpertemperatur durch Regulationsmechanismen aufrechterhalten.

▼

- Abweichungen von der Norm führen zu Störungen und müssen daher möglichst frühzeitig erfaßt werden.
- Je größer die Abweichung, um so größer ist die Reaktion des Organismus.

6.1.1 Physiologische Grundlagen

Die Haut und deren Durchblutungsregulation dient der *Wärmeregulation* des Organismus. Sie sorgt für den Wärmeausgleich, indem durch eine mehr oder weniger starke Durchblutung die *Wärmeabgabe* gesteigert oder vermindert wird. An dieser Wärmeabgabe sind ganz verschiedene Mechanismen beteiligt: die *Wärmestrahlung*, die *Wärmeleitung* und die *Wasserverdunstung* (durch Haut, Lungen und durch Schwitzen).

Wärmebildung und Wärmeabgabe sind normalerweise aufeinander abgestimmt, was zu einer *gleichbleibenden Körpertemperatur* von 36,5 °C–37,1 °C führt.

Das Zwischenhirn, d.h. Kerne von Zellgruppen, die an der Unterfläche des Zwischenhirns (unter dem Thalamus) liegen, *steuern* und *überwachen* u.a. auch den Wärmehaushalt und somit die Wärmeregulation. Die Temperatur des gesunden Menschen schwankt im Laufe des Tages nur um wenige Zehntelgrade. Das Maximum fällt in die Nachmittagsstunden, da der Organismus sich in voller Aktivität befindet. Das Minimum wird am frühen Morgen gemessen, wenn der Körper noch in völliger Ruhe ist.

6.1.2 Abweichungen von der Norm

Die Temperatur kann erniedrigt sein (= Untertemperatur) oder erhöht (= subfebrile Temperatur). Ist sie stark erhöht, spricht man von Fieber.

Untertemperatur (Hypothermie)

Die Körpertemperatur ist unter 36 °C. Untertemperatur ist vor oder nach schweren Krankheiten anzutreffen, bei Kollaps und bei bestimmten Krankheiten z.B. bei Hypothyreose.

Die künstliche Unterkühlung (Hibernation) wird zu therapeutischen Zwecken angewendet. Im Kapitel Intensivpflege finden Sie darüber nähere Angaben.

Erhöhte Temperatur (subfebrile Temperatur)

Die gemessenen Werte liegen zwischen 37 °C und 38 °C. Postoperativ treffen wir oft subfebrile Temperatur an. Die entzündlichen Krankheiten führen je nach Erreger zu Temperaturanstieg, der sich noch in diesen Grenzen bewegen kann, der aber auch oft höher ist (= Fieber). Eine typische Erkrankung, die zu subfebriler Temperatur führt, ist die Tuberkulose.

Übersicht über die Abweichungen von der Norm:

Untertemperatur	unter 36 °C
Subfebrile Temperatur	37,1 bis 37,7 °C
Leichtes Fieber	37,8 bis 38,8 °C
Mäßiges Fieber	38,6 bis 39,0 °C
Hohes Fieber	39,1 bis 39,9 °C
Sehr hohes Fieber	40,0 und mehr °C

6.1.3 Temperaturmessung

6.1.3.1 Das Thermometer

Zur Messung der Körpertemperatur können verschiedene Thermometer zur Anwendung kommen.

- *Das Maximalthermometer.* Sein Name ist auf die Tatsache zurückzuführen, daß die Quecksilbersäule an dem erreichten höchsten Punkt stehen bleibt. Es können Werte von 35 bis 42 °C gemessen werden. Das Maximalthermometer (Abb. 1) besteht aus einer *äußeren Glashülle,* einer *Skala* mit der Gradeinteilung, einer geschlossenen, luftleeren *Kapillarröhre,* die unten eine Erweiterung für das *Quecksilberdepot* hat. Oberhalb des Quecksilberdepots besitzt die Kapillarröhre eine Verengung. Beim Abkühlen des Thermometers reißt der Quecksilberfaden an dieser Stelle ab, so daß die Quecksilbersäule auf der erreichten Höhe stehen bleibt. Durch vermehrten Druck (Hinunterschlagen) kann der Quecksilberfaden wieder in den Behälter zurückgebracht werden.
- *Spezialthermometer für die orale Messung.* Seine Spitze mit dem Quecksilberdepot ist breit oder leicht kugelförmig und ist kleiner als das Maximalthermometer.
- *Die Hautthermometer* werden auf die Haut aufgelegt. Das Modell kann ganz verschieden sein. Häufig ist das runde (siehe S. 525) anzutreffen. Die Temperaturanzeige basiert auf dem elektromagnetischen Prinzip.
- *Die Gradeinteilung.* In Europa, ausgenommen England, wird vorwiegend die Gradeinteilung nach Celsius angewendet, in Amerika (und England) die nach Fahrenheit.

Celsius
(schwedischer Astronom) hat den Abstand zwischen Gefrier- und Siedepunkt des Wassers in 100 Grade eingeteilt.

Fahrenheit
(deutscher Physiker) bezeichnet den Gefrierpunkt mit 32 und den Siedepunkt mit 212. Es ergibt sich eine Differenz von 180.

Wird von Celsius auf Fahrenheit umgerechnet, muß man zuerst durch 5 dividieren, dann mit 9 multiplizieren und zuletzt 32 addieren.
Beispiel: $37\,°C = 37:5 = 7{,}4 \times 9 = 66{,}6 + 32 = 98{,}6\,°F$.

Wird von Fahrenheit auf Celsius umgerechnet, wird zuerst 32 subtrahiert, dann durch 9 dividiert und mit 5 multipliziert.
Beispiel: $105\,°F = 105-32 = 73:9 = 8{,}11 \times 5 = 40{,}5\,°C$

Benutzung des Thermometers

- Der Patient hat während des ganzen Krankenhausaufenthaltes sein eigenes Thermometer (wird im Zimmer aufbewahrt)
  oder
- Der Patient bekommt jedesmal ein frisch desinfiziertes Thermometer.
  Einlegen des benutzten Thermometers in ein Gefäß mit Desinfektionslösung.
  oder
  Thermometerschutz, z.B. Steri-Temp benutzen (= Schutzstreifen für das Thermometer zum Einmalgebrauch).
- Um die Quecksilbersäule herunterzuschlagen, faßt man das Thermometer wie einen Bleistift und schüttelt es mit kleinen, ruckartigen Stößen.

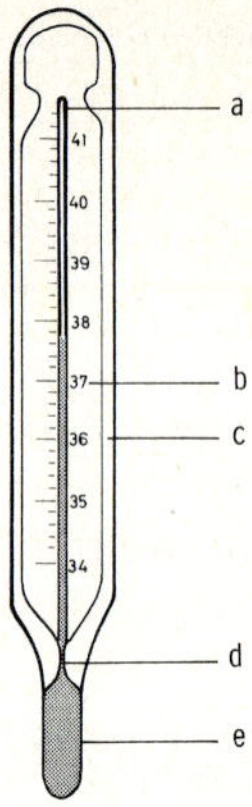

Abb. 1 Maximalthermometer (Maxima 1/10 °C) und seine Anteile: a) luftleere Kapillarröhre, b) Skala nach Celsius, c) äussere Glashülle, d) Verengung der Kapillarröhre, e) Quecksilberdepot

6.1.3.2 Technik des Messens

Wenn immer möglich, wird die Temperaturmessung am liegenden Patienten vorgenommen. Da Bewegung und Erregung die Temperatur verändern, sollte der Kranke mindestens eine halbe Stunde vor dem Messen ruhen. Aus dem gleichen Grund soll die Messung auch nicht direkt nach der Besuchszeit, nach der Arztvisite oder nach diagnostischen Maßnahmen vorgenommen werden.

Axillare Messung
Vorbedingungen

- Die Quecksilbersäule muß sich im Quecksilberdepot, d.h. unter 35 °C befinden.
- Wärmespender wie Heizkissen, Bettflaschen u.a. müssen entfernt werden.
- Die Axilla muß trocken und frei von Kleidungsstücken sein.

Während der Messung
- Der Quecksilberbehälter muß sich in der Axilla befinden.
- Der Patient soll sich ruhig verhalten (Reibung vermeiden).
- *Die Messungsdauer* beträgt sieben bis zehn Minuten.
- *Normale Höhe der Temperatur:* 36,1 bis 36,9 °C (Abb. 2a)

Vorteile
- Die axillare Messung ist die angenehmste für den Patienten.

Nachteile
Die axillare Messung weist viele Fehlerquellen auf:
- Durch die Unruhe des Patienten sind Reibungen möglich, oder das Thermometer verschiebt sich, kann gar verloren gehen.
- Der Patient kann das Resultat beeinflussen.
- Es ist eine relativ lange Messungszeit erforderlich, da die Hornschicht der Haut ein schlechter Wärmeleiter ist.

Rektale Messung
Vorbedingungen
- Um Fehlresultate auszuschließen, müssen sich die Darmentleerungen im normalen Rahmen halten.
- Der Kranke liegt in Bauch- oder Seiten-, notfalls auch in Rückenlage.
- Es kann ein gewöhnliches oder besser ein spezielles Rektalthermometer (Abb. 2b) verwendet werden. Die Schutzhülle »Steri-Temp« ist auf jeden Fall zu gebrauchen.

Während der Messung
- Das Thermometer wird vorsichtig, mit drehender Bewegung in den Darm eingeführt.
- Es ist besser, kein Fett (Vaseline) an die Thermometerspitze zu geben (dieses hat isolierende Wirkung und führt evtl. zu niederen Werten).
- Säuglinge werden auf den Rücken gelegt, die Beine nach oben gehalten.
- Bei Kindern, eventuell auch bei Erwachsenen (unbedingt bei unruhigen Patienten) hält man das Thermometer während der ganzen Messungszeit.
- *Die Messungsdauer* beträgt drei Minuten.
- *Normale Höhe der Temperatur* 36,6 bis 37,4 °C (Abb. 2b), d.h. 0,5 °C mehr als bei der axillaren Messung.

Vorteile
- Die Messungszeit ist kurz.

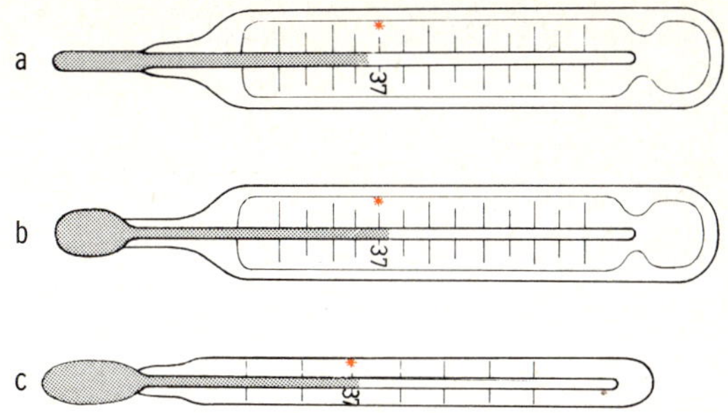

Abb. 2a Thermometer für die axillare Messung
Abb. 2b Thermometer für die rektale Messung
Abb. 2c Thermometer für die orale Messung

- Die Resultate können vom Patienten und von äußeren Einflüssen nicht beeinflußt werden.
- Entzündungsvorgänge im Darm und Abdomen können frühzeitig erfaßt werden.

Nachteile
- Diese Messungsart ist für den Patienten weniger angenehm.

Orale Messung
Diese Messungsart ist in bestimmten Ländern oder in Sanatorien üblich. Es kann das gewöhnliche oder ein kleineres Spezialthermometer verwendet werden (Abb. 2c).
Das Thermometer wird unter die Zunge des Kranken gelegt, der es mit dem Mund umschließt. Diese Art der Messung ist ungeeignet für Kinder, unruhige oder bewußtlose Patienten.
Die Messungszeit beträgt fünf Minuten
Die normale Höhe der Temperatur 36,4 bis 37,2 °C d.h. 0,3 °C mehr als bei der axillaren Messung (Abb. 2c).

Allgemeingültige Punkte
- Zum Ablesen der Temperatur hält man das Thermometer waagrecht.
- Die ermittelten Werte werden sofort aufgeschrieben, um Verwechslungen zu vermeiden.
- erhöhte Temperaturen müssen zusätzlich mündlich gemeldet werden (Stationsschwester, Arzt).
- Ideale Messungszeiten: morgens früh (z.B. 7.00 Uhr) und nachmittags, wenn möglich nicht vor 16.00 Uhr (normalerweise liegt um diese Zeit die höchste Temperatur vor).

Messungsart	Messungszeit	Normalwerte	Unterschied zur axillaren Messung	Ort der Messung
axillare Messung	7–10 Min.	36,1–36,9 °C		Achselhöhle
rektale Messung	3 Min.	36,6–37,4 °C	+0,5 °C	im Darm
orale Messung	5 Min.	36,4–37,2 °C	+0,3 °C	im Mund

6.2 Das Fieber – Pflege des Fieberkranken

Lernziel

Nach dem Studium dieses Teilkapitels können Sie

- über das Fieber, seine möglichen Ursachen und Begleiterscheinungen Aussagen machen;
- die Fiebertypen und Fieberstadien beschreiben;
- exakt angeben, wie ein Schüttelfrost verläuft und welche Maßnahmen in der jeweiligen Phase ergriffen werden müssen;
- über die Pflege und Behandlung des Fieberkranken Auskunft geben.

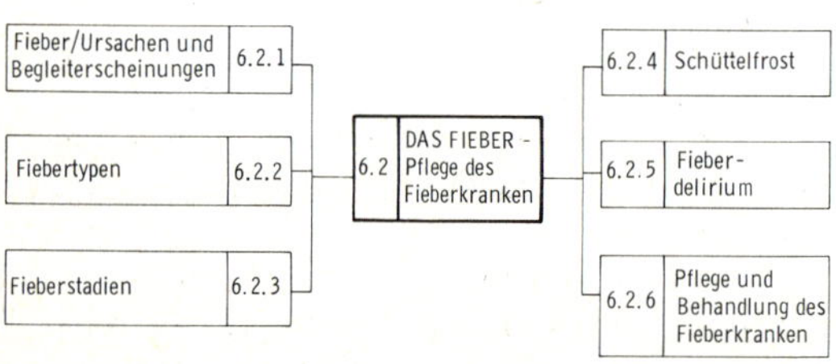

6.2.1 Fieber – Ursache und Begleiterscheinung

Fieber ist eine durch verschiedene Einflüsse gesteigerte Körpertemperatur (über 38 °C), die als Folge einer Störung der Wärmeregulation eintritt.

Die Ursache kann ganz verschieden sein:

- *Bakterielle Giftstoffe:* Toxine oder Stoffwechselprodukte von Bakterien führen zum sogenannten *bakteriellen Fieber*.
- *Körpereigene Abbauprodukte:* Zerstörte Gewebselemente führen nach Operationen oder Traumen (Wundsekrete, Blutergüsse) zum *aseptischen Fieber* oder *Resorptionsfieber*.
- *Körperfremde Eiweiße*, z. B. bei Impfungen.
- *Störung im Wärmeregulationszentrum:* Schädigungen des Gehirns, z. B. nach Unfällen mit Schädelverletzungen, führen zum *zentralen Fieber* (zentral, weil das Wärmezentrum im Zentralnervensystem liegt).
- *Störung der Wärmeabgabe:* Sehr hoher Feuchtigkeitsgehalt der Luft führt zu Stauung der Körperwärme. Die Temperatur steigt an = *Wärmestauung* oder *Hyperthermie*. In diesem Fall spricht man nicht von Fieber, sondern von *Hitzschlag*.

Prinzip

Fieber ist eine Störung der Wärmeregulation, insbesondere der Wärmebildung (im Sinne einer Steigerung), die durch verschiedene Ursachen hervorgerufen werden kann. Es treten für diesen Zustand typische Krankheitszeichen auf.

▼

- Jede Steigerung der Wärmebildung im Organismus führt zu Krankheitszeichen, die für den Patienten belastend und unangenehm sind,
- der Fieberkranke braucht daher neben den Bemühungen um die Behebung der Ursache (Therapie) auch eine symptomatische Behandlung, wovon ein beträchtlicher Anteil *pflegerische Maßnahmen* sind, die dem Wohlbefinden des Patienten dienen.

- *Flüssigkeitsmangel* kann zu einer Störung der Wärmeabgabe führen. Typisch ist das *Durstfieber,* das wir vor allem bei Säuglingen antreffen.

Begleiterscheinungen
Außer dem Wärmehaushalt sind beim Fieber meist auch andere Regulationen gestört. Gewöhnlich ist die *Pulsfrequenz* erhöht, und zwar im allgemeinen parallel zur Temperatursteigerung. Das gleiche gilt für die Atemfrequenz. Der Stoffwechsel ist verändert. Es kommt vor allem zu einem Eiweißverlust, der sich nicht allein durch die geringere Nahrungsaufnahme erklären läßt, sondern auch auf einen inneren Mehrverbrauch zurückzuführen ist. Bei hohem Fieber ist die *Haut* des Kranken *gerötet, trocken* und *heiß.* Der Patient *fröstelt* oder hat ein *starkes Hitzegefühl,* seine Augen glänzen. Er hat *Durst,* klagt über *Kopfschmerzen* und *fühlt sich krank.* Die Zunge ist *belegt und trocken.* Die *Urinausscheidung ist gering.* Der Patient leidet unter *Ruhe- und Schlaflosigkeit.*

Systematisch gesehen ergeben sich folgende Krankheitszeichen:
- *Allgemeines Krankheitsgefühl* mit Kopfschmerzen und unbestimmten Muskelschmerzen in den Extremitäten und in der Lendengegend.
- *Ruhelosigkeit* und Schlaflosigkeit.
- *Appetitlosigkeit,* verbunden mit allgemeiner Übelkeit oder Brechreiz.
- *Durstgefühl,* weil viel Flüssigkeit durch das Schwitzen verlorengeht. Auch hat der Patient eine trockene und belegte Zunge.
- *Die Haut* ist zu Beginn kühl, später wird sie heiß und trocken. Steigt das Fieber weiter an, treten *Schweißausbrüche* auf. Der Patient leidet unter *Hitzegefühl.*
- *Die Pulsfrequenz* ist meist parallel zur Temperatursteigerung erhöht; dies, weil der Stoffwechsel beschleunigt ist.
- *Die Atmung* ist bei hohem Fieber ebenfalls beschleunigt.
- *Das Frösteln* ist ein Zeichen dafür, daß die Blutgefäße der Haut sich zusammenziehen, um die Wärmeabgabe nach außen zu vermeiden. Dadurch wird die Innentemperatur gesteigert. Bei fröstelnden Patienten ist mit einem Schüttelfrost zu rechnen.
- *Die Urinausscheidung* ist gering, der Urin ist dunkel gefärbt, da er konzentriert ist (= Ausgleichsmechanismus für den Flüssigkeitsverlust durch die Haut [Schwitzen] und durch die beschleunigte Atmung).
- Der Patient hat *glänzende Augen* (Fieberaugen), evtl. *Fieberblasen* (Herpes labialis).

6.2.2 Fiebertypen

Auch bei Fieber zeigt die Temperatur Tagesschwankungen. Die Differenz zwischen der höchsten an einem Tag beobachteten Temperatur und der niedrigsten bestimmt den Fiebertypus.
Früher gaben die verschiedenen Fiebertypen Hinweise auf bestimmte Infektionskrankheiten. Heute stehen Antibiotika und Sulfonamide zur Bekämpfung von Krankheitserregern zur Verfügung. Typische Fieberkurven, wie z.B. diejenige des Typhus, des Tetanus und der Poliomyelitis sind daher praktisch verschwunden.

Wir unterscheiden:
- *Kontinuierliches Fieber* (= gleichbleibend): Die Tagesschwankungen sind gering, weniger als 1 °C. Das Fieber bewegt sich z.B. zwischen 38 und 39 °C (Abb. 3a).
- *Remittierendes Fieber* (= nachlassend): Die Temperaturen schwanken innerhalb von 24 Stunden um 1,0 bis 1,5 °C (Abb. 3b). (Die Tagesschwankungen können noch größer sein.)
- *Intermittierendes Fieber* (= zeitweilig aussetzend): Wechsel zwischen erhöhten und normalen Temperaturen. Es bestehen fieberfreie Intervalle innerhalb eines Tages oder im Verlauf von mehreren Tagen (Abb. 3c).

6.2.3 Fieberstadien

Anfangsstadium – Fieberanstieg
Der Fieberanstieg kann langsam oder rasch erfolgen. Ein langsames Ansteigen erträgt der Kranke im allgemeinen besser als einen schnellen Anstieg, der oft von Schüttelfrost (s. S. 172f.) begleitet ist.

Stadium der Entfieberung – Fieberabfall
Der Fieberabfall kann *kritisch* oder *lytisch* sein. Der lytische Fieberabfall ist für den Kranken weniger belastend als der kritische.

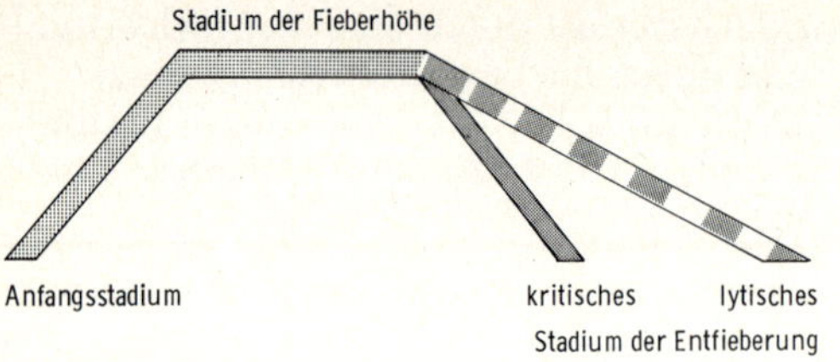

Die Lysis – langsamer Fieberabfall – belastet den Organismus deshalb nicht, weil sich dieser allmählich der sinkenden Temperatur anpassen kann.

Die Krisis kann hingegen lebensgefährlich sein. Sie ist dank der Antibiotikatherapie zur Seltenheit geworden. Gleichzeitig mit dem Fieber sinkt auch die Puls- und Atemfrequenz. Der Körper ist mit Schweiß bedeckt, die Haut gerötet.

Gefährlich ist der kritische Fieberabfall dann, wenn es zu Pulsbeschleunigung (Tachykardie) kommt. Der Patient neigt zu Kollaps. Auftreten von Blässe oder Zyanose sind meist Zeichen von Kreislaufversagen.

Die Pulskontrolle und die Kontrolle des Aussehens sind im Stadium einer kritischen Entfieberung sehr wichtig.

Stadium der Fieberhöhe

Bei länger anhaltendem und sehr hohem Fieber muß der Patient gut überwacht werden, auch braucht er eine sorgfältige Pflege. Es gilt alles, was bei der Pflege des Fieberkranken gesagt wird.

6.2.4 Schüttelfrost

Ein rascher Temperaturanstieg ist oft von einem Schüttelfrost begleitet. Schüttelfröste treten bei bestimmten Erkrankungen als charakteristische Begleiterscheinung auf, z.B. bei Sepsis, Nierenbeckenentzündung, Lungenentzündung.

Verursacht wird der Schüttelfrost durch die im Blut kreisenden Krankheitserreger oder deren Stoffwechselprodukte (Toxine). Das Wärmeregulationszentrum im Gehirn wird gereizt, wodurch ein rascher Temperaturanstieg einsetzt.

Um den Wärmeanstieg möglichst schnell zu erreichen, geht ein Befehl an die Muskulatur, sich in rascher Aufeinanderfolge zu kontrahieren (durch Muskelarbeit entsteht Wärme).

Verlauf des Schüttelfrostes (Abb. 4)

1. Phase:

Zu Beginn fröstelt der Patient. Um Wärme

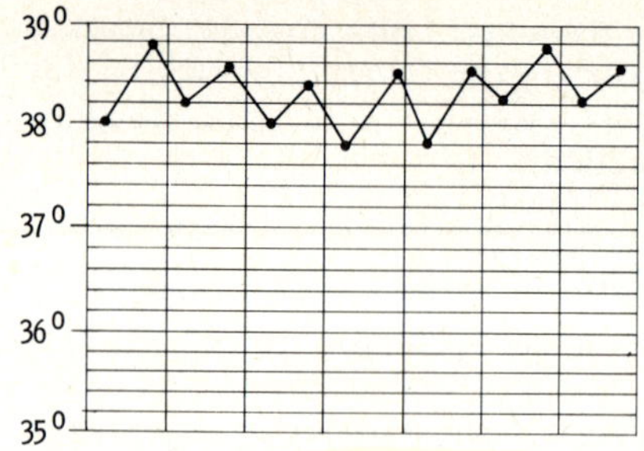

Abb. 3a Kontinuierliches Fieber

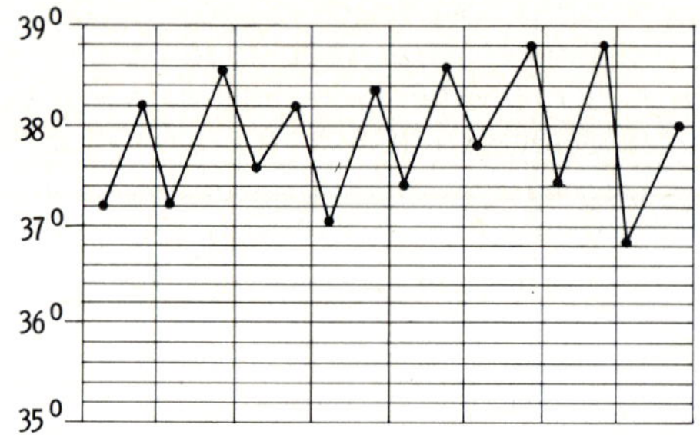

Abb. 3b Remittierendes Fieber

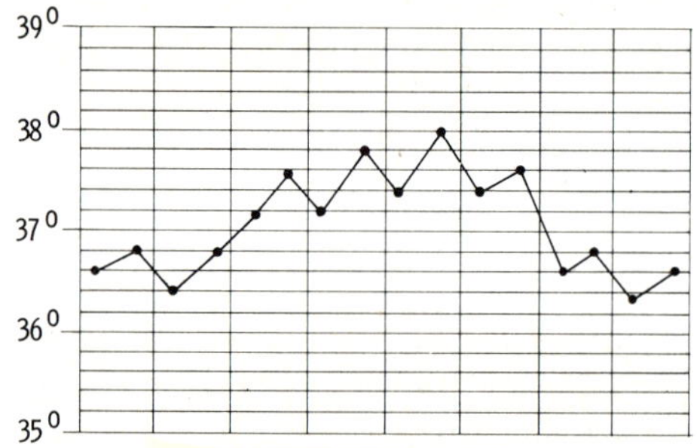

Abb. 3c Intermittierendes Fieber

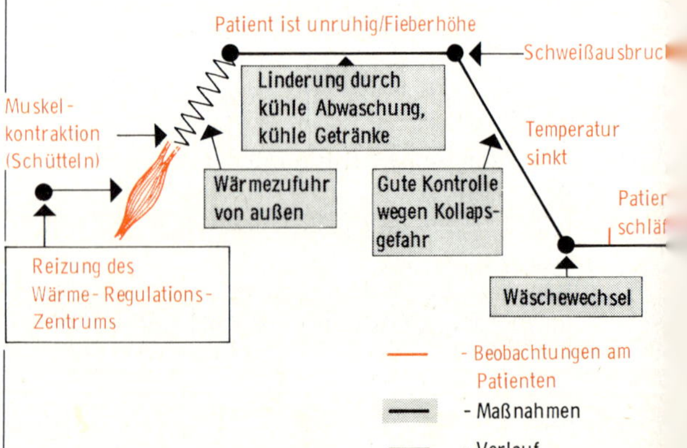

Abb. 4 Schüttelfrost

zu erzeugen, beginnen seine Muskeln unwillkürlich zu zittern. Der Kranke klappert mit den Zähnen und wird im Bett richtig geschüttelt.
In diesem Stadium ist sofort Wärme zuzuführen durch genügend Decken, Wärmeflaschen, Heizkissen, heißen Tee.
Der Arzt muß benachrichtigt werden.
Sobald der Patient nicht mehr fröstelt, wird die Temperatur gemessen; sie steigt rasch sehr hoch, die Pulsfrequenz ist beschleunigt.
2. Phase:
Die rasche Erreichung der Fieberhöhe ist für den Kranken eine große Belastung, er wird unruhig, hat Angst und braucht daher eine gute psychische Betreuung. Wir lassen ihn nicht allein, eine regelmäßige Kontrolle von Puls, Atmung und Aussehen ist notwendig.
Wir können dem Kranken Erleichterung verschaffen durch Abwaschen des Gesichtes mit kaltem Wasser und durch Verabreichen von kühlen Getränken.
3. Phase:
Nach einiger Zeit setzt die letzte Phase des Schüttelfrostes ein. Es kommt zu einem starken Schweißausbruch, die Temperatur sinkt.
In diesem Moment ist die Beobachtung des Patienten besonders wichtig, weil Kollapsgefahr besteht. Normalerweise ist der Schweiß großperlig und warm. Kalter, kleinperliger Schweiß wäre ein schlechtes Zeichen und müßte uns an ein Herz-Kreislauf-Versagen denken lassen. Der Patient wäre in diesem Fall auch blaß, der Puls tachykard und fadenförmig.
Die Wäsche darf erst gewechselt werden, nachdem die Temperatur abgefallen ist. Die Gefahr des Erkältens ist auch dann noch sehr groß, und es muß beim Wäschewechsel rasch vorgegangen werden.
Nach dem Schüttelfrost sinkt der Kranke meist in einen erquickenden Schlaf. Dieser sollte nicht gestört werden, da sich der Organismus von der großen Anstrengung erholen muß.
Schüttelfröste sind auf der Kurve speziell zu vermerken, mit Angabe der gemessenen Temperatur.

6.2.5 Fieberdelirium

Ein Delirium ist ein Verwirrungszustand, der sich in unzusammenhängendem Denken und Sprechen äußert. Halluzinationen (d.h. Erblicken eingebildeter Gegenstände) können ebenfalls auftreten. Ein Delirium, das bei hohem Fieber auftritt, nennt man *Fieberdelir*. Man nimmt an, daß es sich dabei um Verwirrungszustände handelt, die als Folge der im Blut kreisenden Giftstoffe, welche die Gehirnzentren beeinträchtigen, auftritt. Das Delirium tritt nur bei besonders schweren Infektionen und lang andauernden hohen Fieberzuständen auf.
Der Patient im Fieberdelirium muß sorgfältig überwacht werden. Er ist unruhig und versucht, aus dem Bett zu steigen. Die Schwester muß verhindern, daß der Kranke sich Schaden zufügt. Kühle Umschläge sind von beruhigender Wirkung. Der Arzt wird Beruhigungsmittel (Sedativa), z.B. Luminal, verordnen.

6.2.6 Pflege des Fieberkranken

Wenn man von der Pflege des Fieberkranken spricht, meint man damit die Pflege eines Menschen mit Fieber, ohne daß seine Primärerkrankung berücksichtigt wird. Für diese Pflege bedarf es keiner speziellen medizinischen Kenntnisse, es handelt sich in erster Linie um Maßnahmen der Grundpflege. Die obengenannten Krankheitszeichen (Begleiterscheinungen bei Fieber) bestimmen weitgehend die Pflege dieses Kranken. Es sind vor allem Patienten mit langdauerndem und/oder hohem Fieber, die eine sorgfältige und angepaßte Pflege und Betreuung brauchen.

6.2.6.1 Pflegerische Maßnahmen

Körperpflege

- Wichtig bei der Körperpflege ist die tägliche Ganzwaschung und die sorgfältige Pflege der Haut.
- Besondere Aufmerksamkeit erfordert die Mund- und Lippenpflege.
- Wenn die Patienten schwitzen, muß die Bettwäsche häufig gewechselt werden; es ist gefährlich, Patienten in feuchten Tüchern oder im feuchten Hemd liegen zu lassen (Erkältungsgefahr). Decken wir den Patienten zu stark zu, fördern wir das Schwitzen. Es ist vorteilhafter, seinen Oberkörper mit einem diagonal gefalteten Tuch (z.B. Frotteetuch) zuzudecken.

Prophylaxen

Diese sind vor allem dann von Bedeutung, wenn eine länger dauernde Bettruhe erforderlich ist oder wenn der Patient durch das Fieber geschwächt ist. Besonders gefährdet, d.h. anfällig für zusätzliche Erkrankungen (Komplikationen) sind Patienten mit septischen Fieberzuständen.

Je nach Zustand des Kranken sind die entsprechenden prophylaktischen Maßnahmen sinngemäß anzuwenden:

Dekubitusprophylaxe – wichtig bei länger dauernder Bettruhe und bei Patienten in reduziertem Ernährungs- und Allgemeinzustand (S. 79ff.).

Soor- und Parotitisprophylaxe – wichtig bei Patienten mit hohem Fieber und bei Appetitlosigkeit (S. 124ff.).

Thromboseprophylaxe – wichtig bei länger dauernder Bettruhe. Es kommen alle unspezifischen Maßnahmen, vor allem aktive und passive Bewegung in Frage (S. 81ff.).

Pneumonieprophylaxe – wichtig bei älteren Patienten sowie bei Patienten mit fieberhaften Erkrankungen der oberen Luftwege. Die anzuwendenden Maßnahmen sind sorgfältig abzuwägen (S. 157ff.).

Obstipationsprophylaxe – wichtig bei allen Fieberkranken, da diese zu Verstopfung neigen. Die Obstipation muß behandelt (oder besser: vermieden) werden. Sennesblättertee ist ein mild wirkendes Abführmittel und darf in den meisten Fällen ohne Arztverordnung verabreicht werden (S. 192).

Krankenzimmer

Das Krankenzimmer muß gut gelüftet sein, seine Temperatur soll nicht über 16–18 °C aufweisen.

Grelles Licht stört und beunruhigt den Kranken. Abdunkelung ist deshalb angezeigt. *Lärm* in und um das Krankenzimmer ist aus dem gleichen Grund zu vermeiden.

Kontrollen und Überwachung

Je nach Zustand sind in größeren oder kleineren Zeitabständen zu kontrollieren:

- Aussehen
- Temperatur
- Puls (evtl. Blutdruck)
- Atmung
- Urinausscheidung und Trinkmenge = Flüssigkeitsbilanz
- Allgemeinzustand.

Mobilisation

Selbstverständlich muß der Kranke während seines Fieberzustandes das Bett hüten. Nach Absinken der Temperatur oder bei nicht zu hohem Fieber darf der Kranke für kürzere oder längere Zeit das Bett verlassen. Das erste Aufstehen nach Fieberabfall geschieht immer unter Aufsicht der Schwester.

Psychische Unterstützung

Fiebernde Patienten fühlen sich nicht wohl. Sie brauchen unsere Aufmunterung, sei es in bezug auf das Essen und Trinken oder ganz allgemein, indem wir sie in all jenen Tätigkeiten unterstützen, die ihnen in ihrer Müdigkeit Mühe machen.

Es genügt aber nicht, wenn die Kranken nach einem heftigen Schweißausbruch trockene Bettwäsche und ein frisches Hemd bekommen. Sie brauchen zusätzlich ein mitfühlendes oder aufmunterndes Wort, da das Schwitzen eine vorübergehende Entkräftung herbeiführt, die sich auch auf die Psyche auswirkt. Einfühlung und Verständnis sind wichtige Faktoren in der Pflege dieser Patienten. Sie bewirken, daß sich der Kranke sicher und geborgen fühlt und fördern die Heilung.

Starke Sinneseindrücke (Geräusch, Licht) und psychische Erregung sind vom Kranken möglichst fern zu halten, da sie ihn sehr stark ermüden und leicht erregen.

6.2.6.2 Ernährung des Fieberkranken

Allgemeines

Eine angemessene Ernährung ist bei fieberhaften Zuständen von Bedeutung. Die Kranken haben wenig oder gar keinen Appetit, und doch muß für eine ausreichende Nahrung gesorgt werden. Dazu kommt die Notwendigkeit der reichlichen Flüssigkeitszufuhr, um die durch das Schwitzen verursachten Verluste auszugleichen.

Fett und Eiweiß werden nur schlecht ertragen, darum muß die Ernährung aus kohlenhydratreicher, flüssiger Nahrung bestehen. Zu süße Flüssigkeiten werden nicht gern genommen, günstiger sind leicht saure und salzige Getränke.

Als kräftige und anregende Nahrung gelten in der Fieberdiät Fleischsaft, Fleischbrühe, Bohnenkaffee, Tee. Durch sie kann eine allgemein anregende Wirkung erzielt und einem Erschöpfungszustand vorgebeugt werden.

Durch die Fleischbrühe wird auch der durch das Schwitzen verursachte Salzverlust annähernd ausgeglichen.
Sobald wie möglich muß die Diät erweitert werden, damit eine angemessene Ernährung aufrechterhalten werden kann. Die einzelnen Stufen sollen einander so rasch wie möglich folgen.

Stufen der Fieberdiät

flüssig:
Fruchtsäfte natur, sterilisiert und tiefgekühlt,
Fruchtsäfte mit Mineralwasser,
verschiedene Tees, wobei man mit den Sorten abwechseln soll wegen des spezifischen Geruchs und Geschmacks,
schwarzer Tee,
Milch mit Honig,
Joghurt,
Bouillon u.a.

flüssig-breiig:
Suppen (Reis-, Hafergrütze- und Gerstensuppen),
Puddings,
Fruchtcremes,
Früchtepüree und Früchtekompott,
Reis, feine Teigwaren,
Birchermüsli und ähnliches,
Zwieback, Toast u.a.

leicht-verdauliche Kost:
belegte Brötchen,
Teigwaren,
leichte Gemüse,
Kalbfleisch, Geflügel u.a.

Vollkost:
Nach Absinken des Fiebers langsam auf Vollkost übergehen.

6.2.6.3 Behandlung des Fieberkranken »B«

Ursache beheben
Der Arzt wird immer die Ursache des Fiebers zu erfassen suchen, da die Behandlung möglichst spezifisch sein muß. So sind z.B. beim *bakteriellen Fieber* Antibiotika und Sulfonamide angezeigt. Über mögliche Ursachen von Fieber wurden Sie S. 170 orientiert.

Maßnahmen zur Herabsetzung des Fiebers = symptomatische Behandlung
Physikalische Maßnahmen

- *Feuchtkühle Wickel* (z.B. als Wadenwickel) sind eine schnelle, wirksame und unschädliche Maßnahme zur Fiebersenkung.
- *Kühle Abwaschungen* wirken ähnlich. Wird dem Wasser etwas Alkohol oder Essig beigegeben, werden sie auch als angenehm empfunden. Rasches Vorgehen ist wegen Erkältungsgefahr notwendig.
- *Anfeuchten der Zimmerluft* durch einen Defensor (= Luftbefeuchter; s. S. 160f.).
- *Hibernation* (= künstliche Unterkühlung) kommt bei langandauerndem sehr hohen Fieber zur Anwendung (s. S. 809f.).

Fiebersenkende Mittel (nur wenn Arzt verordnet)
Da die spezifische Behandlung im Vordergrund steht (z.B. Bekämpfung einer Infektion mittels Antibiotika), werden *symptomatisch wirkende Medikamente* nur im Ausnahmefall, z.B. bei langandauerndem hohen Fieber, in Frage kommen. Auch diese Medikamente sollen nur auf ärztliche Verordnung verabreicht werden.
Fiebersenkende Medikamente sind z.B.:
Treupel,
Chinin,
Salizylate,
Pyramidon.
Fiebersenkende pflanzliche Mittel als Tee, die jederzeit, auch ohne Arztverordnung, verabreicht werden dürfen, sind:
Lindenblüten,
Stechpalmen.

6.3 Physikalische Methoden der Wärme- und Kälteanwendung »B«

Lernziel

Sie lernen die physikalischen Methoden kennen, die teilweise beim Fieberpatienten oder ganz allgemein zur Temperaturregulierung, sei es im Sinne von Wärmezufuhr oder Wärmeentzug, angewendet werden. Sie können
- die physiologischen Reaktionen auf Wärmezufuhr und Wärmeentzug aufzählen;
- über das Ziel der Wärme- bzw. Kälteanwendung Auskunft geben;
- die Mittel zur Wärmeanwendung aufzählen und deren Wirkung an je einem Beispiel erklären (das gleiche bei der Kälteanwendung).

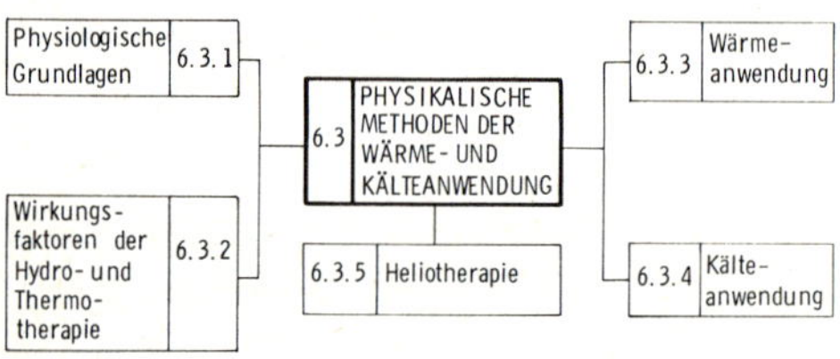

Prinzip

Berühren sich zwei verschieden temperierte Körper, so fließt Wärme vom wärmeren zum kälteren Körper = Wärmeleitung, die zum Wärmeaustausch führt.

▼

Dieses Prinzip machen wir uns zunutze:
- Bei der Wärmeanwendung wird dem Organismus allgemein oder lokal Wärme zugeführt.
- Bei der Kälteanwendung wird dem Organismus Wärme entzogen.

6.3.1 Physiologische Grundlagen

Der Organismus reagiert unterschiedlich auf die verschiedenen Temperaturreize, d.h. seine Reaktion auf *Wärmezufuhr* und *Wärmeentzug* sind unterschiedlich.
Von Bedeutung sind dabei u.a.:
- die Art des Reizes (kälter oder wärmer als die Körpertemperatur),
- die Intensität des Reizes (großer oder kleiner Unterschied zur Körpertemperatur),
- die Dauer des Reizes (kurz oder langeinwirkend),
- die Verlaufsform des Reizes (langsam oder schnell einwirkend),
- der Ort des Reizes (lokal oder die Gesamtoberfläche betreffend) und schließlich in selteneren Fällen:
- der Reizwechsel (in bezug auf Dauer, Intensität und Häufigkeit).

Das Wissen um diese unterschiedliche Reaktion wird bei der Wärme- und Kälteanwendung ausgenutzt:
Zum Wärmeentzug werden kalte Reize angewendet.
Beispiel: der kalt angelegte Wickel (der häufig erneuert wird) bei lokalen Entzündungen.
Zur Wärmezufuhr dient die Wärmequelle.
Beispiel: die Bettflasche oder der warm angelegte Wickel.

6.3.2 Wirkungsfaktoren der Hydro- und Thermotherapie

Die Maßnahmen dieser Therapieform sind wahrscheinlich so alt wie die Heilkunst. Wasser- und Wärmeanwendungen sind in den meisten alten Behandlungsplänen anzutreffen. Eine klare Abgrenzung und Auseinanderhaltung der Wirkung ist sehr schwierig, da viele Faktoren zusammenspielen.
Die Faktoren, die besonders bei der Hydrotherapie eine Wirkung haben, wurden im Zusammenhang mit dem Heilbad S. 129 f. kurz erwähnt. Zum Wannenbad, Bewegungsbad und Thermalbad müßte der Vollständigkeit wegen auch das Dampfbad, das uns z.B. unter dem Namen *»Sauna«* bekannt ist, erwähnt werden.
Die Thermotherapie beruht vorwiegend auf dem *Prinzip der Wärmeleitung, die zum Wärmeaustausch führt:* Abgabe von Wärme nach außen durch Kältereiz. Zufuhr von Wärme durch Wärmereiz. Außer bei der trockenen Wärme- oder Kältezufuhr (Bettflaschen bezw. Eisblasen) handelt es sich eigentlich immer um eine Mischung von Wasser- und Wärmeanwendung = *Hydro-Thermotherapie.*
Art und Ausmaß der Hydro-Thermotherapie hängen u.a. ab:

- von der Zeitdauer der Einwirkung und dem zeitlichen Ablauf der Reizintensität,
- von zusätzlichen mechanischen Reizen (Einreibungen, Bürstenbäder, Dusche u.a.),
- von chemischen Zusätzen (Bade- und Wickelzusätze) (siehe auch S. 132 u. 181).

Beachte

Bei allen Maßnahmen der Hydro-Thermotherapie sollte der Patient vorher gut durchwärmt sein (er darf nicht frieren). Eine Ruhezeit von ½–1 Stunde nach den therapeutischen Maßnahmen (besonders nach Bädern) sollte eingehalten werden können. (Arztverordnung!)

Im folgenden unterscheiden wir nicht mehr nach den Termini Hydrotherapie und Thermotherapie, sondern nur noch deren Wirkung in bezug auf die Temperatur: *Wärmeanwendung* und *Kälteanwendung*.

6.3.3 Wärmeanwendung

6.3.3.1 Ziel der Wärmeanwendung

- Wärme dehnt die Körper aus, d.h. Blutgefäße, Zellen und Gewebe werden weitgestellt.
- Durch die erweiterten Blutgefäße kann mehr Blut und dadurch mehr Sauerstoff und Nährstoffe zu den Zellen transportiert werden.
- Das besser ernährte Gewebe weist einen regeren Stoffwechsel auf und führt zu besserer Arbeitsleistung der Organe.
- Der regere Stoffwechsel fördert den Abtransport von Abbaustoffen, Bakterien, Bakteriengiften und eine bessere Resorption von Wundsekreten u.a.
- Die Muskulatur wird entspannt, die Schmerzen nehmen ab.

6.3.3.2 Wärmespender

Die wichtigsten Wärmespender sind:
- die Bettflasche
- das Heizkissen
- die Thermoelemente/Dampfkompressen
- warme und heiße Wickel
- Kataplasmen und Hautreizmittel.

Bettflasche

Gummibettflasche: An ihrer Stelle kommt häufig als allgemeiner Wärmespender die Stahlbettflasche und als lokaler Wärmespender (z.B. zum Warmhalten von Wickeln) das Heizkissen zur Anwendung. Die Gummibettflasche muß sorgfältig gehandhabt werden.

Beachte

- Die Gummibettflasche soll liegend gefüllt werden, damit die Luft entweichen kann und die Nahtstellen durch das Gewicht des Wassers nicht unnötig belastet werden.
- Das einzufüllende Wasser darf nicht kochend sein.
- Der Patient empfindet eine prallgefüllte Bettflasche als unangenehm.
- Die zugeschraubte, abgetrocknete Bettflasche wird zur Dichtigkeitsprobe nach unten gehalten und mit einem Schutzanzug versehen.

Die Stahlbettflasche hat eine Dauerölfüllung und ist zugelötet. Sie wird im Bettflaschenwärmeschrank in 15–20 Minuten auf ca. 80 °C aufgeheizt und speichert die Wärme für etwa 6–8 Stunden. Die erkaltete Flasche kann in den Schrank gesteckt und eine andere aufgeheizte aus dem Flaschenvorrat entnommen werden.

Beachte

Die Stahlbettflaschen brauchen einen moltonartigen Schutzanzug und müssen nach Gebrauch vor dem Wiederaufheizen desinfiziert werden.

Heizkissen

Auch Warmkissen genannt. Es besitzt einen Heizeinsatz, wo in dünnen Drahtspiralen, die mit feuerfesten Asbestfäden umwickelt sind, durch den elektrischen Strom Wärme erzeugt wird. Das Heizkissen hat einen Feuchtigkeitschutz in Form einer Plastikhülle über dem Heizeinsatz und findet deshalb auch Verwendung zum Warmhalten feuchter Umschläge. Das Heizkissen ist mit einem Regulierschalter versehen und ist durch eingebaute Thermostaten gegen Überhitzung gesichert.

Das Heizkissen kann angewendet werden:
- bei Blutergüssen zur Beschleunigung der Resorption,
- bei Magen- und Darmkrämpfen,
- bei Menstruationsbeschwerden,
- zu Warmhaltung von Wickeln und Umschlägen.

Bei unsachgerechtem Umgang mit dem Heizkissen kann dieses zur Gefahrenquelle werden. Es gelten darum folgende Gebrauchsregeln:

Beachte

Das Heizkissen
- nicht ohne Aufsicht auf höchster Wärmestufe eingeschaltet lassen,
- beim Verlassen des Patienten auf die niedrigste Wärmestufe stellen,
- bei schlafenden oder unruhigen Patienten nicht ohne Aufsicht lassen,
- nicht zusammenfalten oder knicken,
- nicht durch Einstecken von Sicherheitsnadeln beschädigen (Kontaktunterbrechung),
- nicht ohne den Feuchtigkeitsschutz verwenden,
- in gewissen Zeitabständen überprüfen lassen (auch müssen Kabel und Stecker intakt sein),
- das naß geworden ist, nicht durch Einschalten in die Strombahn trocknen.

Bewußtlose oder gelähmte Patienten dürfen keine Bettflaschen oder Heizkissen in unmittelbarer Körpernähe haben, da ihr Wärmeempfinden herabgesetzt oder aufgehoben ist.
Bei Nichtbeachten dieser Vorsichtsmaßnahmen kann es zu *Verbrennungen* kommen.

Thermoelemente / Dampfkompressen

Die S. 180 erwähnten *Thermoelemente* als Kühlelemente können statt gekühlt, erhitzt werden und dienen dann als *Wärmespender*. Daneben sind auch Elemente zur *Applikation von feuchter Wärme*, sog. *Dampfkompressen* »Steampack« (= Dampfpakete) im Handel. Die Kompresse wird in Wasser erhitzt, in ein Frottiertuch gewickelt und auf die zu behandelnde Stelle gelegt; sie gibt während 30 Minuten feuchte Wärme ab. Das »Steam-Pack« besteht aus einer GEL-Füllung, die mit einer Stoffhülle umgeben ist. Die GEL-Masse absorbiert Wasser und gibt die darin gespeicherte Wärme ganz langsam wieder ab. Das »Steam-Pack« kann in einer Pfanne oder in einem speziellen Wärmekessel (Hydrocolator) erhitzt werden. Angewendet werden die »Steam-Pack« bei Arthritis (Gelenkentzündungen), bei neuromuskulären Störungen u.a. Es sind verschiedene »Steam-Pack« nach Form und Maß im Handel.

Warme und heiße Wickel

Diese dienen in erster Linie der *Wärmezufuhr* und können trocken mit angewärmten trokkenen Tüchern (= lokales Warmluft- oder Heißluftbad) oder feucht-naß (= lokales Dampfbad) angelegt werden.

Anwendung
- *Trocken-warme Wickel:* Sie werden häufig nach thermo- und hydrotherapeutischen Maßnahmen, z.B. nach einem Thermalbad, angewendet. Der Patient wird in ein angewärmtes Tuch gewickelt und bleibt darin ca. ½ Stunde liegen = »Ruhepakkung«.
- *Feucht-warme Wickel:* Sie werden meist lokal angewendet, z.B. als Brustwickel. Dieser Wickel erzeugt eine lokale Hyperämie und wirkt schweißtreibend. Der Patient muß dabei gut beobachtet werden. Stellt sich nicht spätestens nach ½ Stunde ein deutliches Wärmegefühl ein, muß der Wickel entfernt werden. Der Patient bekommt *vorher* genügend Flüssigkeit zu trinken. *Nach* dem Wickel muß er unbedingt trocken gerieben werden und soll (evtl. in einem Trockenwickel) mindestens 2 Stunden ruhen. (Anlegen des nassen Wickels siehe S.181).
- *Feucht-heiße Umschläge:* Von Umschlägen sprechen wir, wenn die Tücher nicht zirkulär angelegt werden, z.B. bei Leber- und Magenbeschwerden. Das nasse Wickeltuch wird möglichst heiß aufgelegt, das Zwischen- und Flanelltuch darübergegeben, das Hemd hinuntergezogen und das Heizkissen (muß gegen Feuchtigkeit geschützt sein) oder eine Gummibettflasche aufgelegt. Diese Umschläge werden vom Patienten als angenehm empfunden. Sie wirken schmerzlindernd und entspannend. Die entspannende Wirkung wird postope-

rativ zum Anregen der Blasen- und Darmtätigkeit ausgenutzt.

Kataplasmen
Die Kataplasmen gehören zu den heißen, wärmezuführenden Umschlägen. Sie werden meist bei lokalisierten Entzündungen angewendet, z.B. bei Lymphknotenschwellung, Furunkel, Abszeß, Hals-, Gallenblasen- und anderen Organentzündungen.
Decongestin (oder Enelbin)
Diese Präparate bestehen aus Tonerde und enthalten Borsäure, Salizylsäure, Glyzerin, Jod, ätherische Öle (Menthol, Eukalyptus). Die Paste wird im Wasserbad erhitzt und mit einem Spatel umgerührt, damit sie überall gleichmäßig warm wird. Dann wird sie entweder direkt auf die Haut oder auf einen Lappen gestrichen (Wärmegrad gut prüfen!). Eine dicke Watteschicht und ein Flanelltuch halten das Kataplasma länger warm. Nach 12–24 Stunden soll der Umschlag entfernt werden, da er in dieser Zeit austrocknet.
Neo-Decongestin wird kalt angewendet. Gewisse darin enthaltene Substanzen dringen schon bei Körpertemperatur in die Haut ein und rufen eine Hyperämie hervor.
Fango (Parafango) ist ein mineralisches Produkt, sog. vulkanischer Schlamm. Er nimmt viel Wärme auf und gibt sie langsam ab.

Hautreizmittel
Gestoßener Senfsamen wird als Senfmehl bezeichnet und kann als intensives Hautreizmittel verwendet werden. Die starke, hyperämisierende Wirkung, die der Patient als Brennen empfindet, wird den darin enthaltenen, ätherischen Ölen zugeschrieben.

- *Senfanwendung als Auflage*
  Variante I: Man streut trockenes Senfmehl ca. ½ cm dick in die Mitte einer Gaze. Dann legt man die Gazeränder ein, so daß ein Paket entsteht, rollt dieses eng zusammen und taucht es in warmes Wasser (40–45 °C). Nach durchgehender Befeuchtung wird es auf die Haut gelegt und mit dem Zwischentuch und Flanelltuch befestigt.
  Variante II: Das Senfmehl wird mit Wasser (40–45 °C) zu einem Brei angerührt, ½–1 cm dick auf einen Lappen oder eine Gaze gestrichen, zum Paket geformt und aufgelegt. Befestigung und Abschluß wie oben.
  Die Dauer der Senfanwendung soll sich auf 5–15 Minuten beschränken. Man beginnt mit einer Belassungszeit von 3–5 Minuten und steigert bis 15 Minuten. Wenn der Arzt nicht anders verordnet, wird pro Tag nur eine Senfanwendung gemacht.
  Die Haut muß anschließend sorgfältig gewaschen, getrocknet und gepudert werden.
- *Senfpflaster*
  Dieses kann in der Apotheke bezogen werden. Es wird einige Minuten in warmes Wasser gelegt und dann auf die gewünschte Hautstelle. Das Pflaster soll ca. 10 Minuten liegen bleiben. Die Wirkung des Senfpflasters ist weniger intensiv als diejenige der oben beschriebenen Senfauflagen.

Bei Senfanwendung

- ist große Vorsicht geboten, da die Schleimhäute von Mund, Nase und Augen sehr empfindlich gegenüber verdampfenden Ölen sind.
- Der Patient muß gut orientiert und beobachtet werden, daß es nicht zu Verbrennungen mit Blasenbildung kommt.
- Patienten mit blondem oder rotblondem Haar sind empfindlicher und müssen besonders beobachtet werden. Besondere Beobachtung ist auch bei Kindern notwendig.
  Sollten trotz aller Vorsicht Brandblasen auftreten, muß der Arzt orientiert werden, er wird eine kühlende Salbe verordnen.

6.3.4 Kälteanwendung

6.3.4.1 Ziel der Kälteanwendung

Kälte zieht die Körper zusammen, Blutgefäße, Zellen und Gewebe werden engergestellt.

- Dadurch kann die Blutstillung unterstützt werden.
- Ergußbildungen nach Verstauchungen und Verrenkungen können eingedämmt werden.
- Es kommt vorübergehend zu einer anästhesierenden Wirkung. Schmerzausschaltung

Bei Kälteanwendung hat die *Zeitdauer der Einwirkung* eine große Bedeutung.

- Läßt man Kälte über längere Zeit einwir-

ken (z.B. durch regelmäßige Erneuerung der Eisblase), tritt der eigentliche Kälteeffekt ein.
- Läßt man Kälte nur kurz einwirken, so tritt anschließend eine starke Durchblutung ein. Die Hyperämie ist um so stärker, je kürzer und intensiver der Kältereiz erfolgte.
- Läßt man Kälte ohne Erneuerung über längere Zeit einwirken, bis wieder Erwärmung eintritt, erzielt man ebenfalls eine Hyperämie.

Beachte

Kälteanwendungen, die zur Blutungsprophylaxe dienen sollen, müssen regelmäßig erneuert werden, da es sonst zur gegenteiligen Wirkung kommt und eine eventuelle Nachblutung gefördert wird.

6.3.4.2 Kältespender

Die wichtigsten Kältespender sind:
- die Eisblase oder Eiskrawatte
- das Thermoelement / Kühlelement
- alkoholische Lösungen
- kühle Wickel und Umschläge.

Eisblase (Eisbeutel, Eiskrawatte)
Sie kommen in verschiedener Größe und Form zur Anwendung. Der Ort der Anwendung bestimmt die Form. *Die Wirkung* (längere Zeit einwirkende Kälte) ist ein eigentlicher Kälteeffekt, der die Blutgefäße zusammenzieht. Eisblasen dienen daher der Blutungsprophylaxe, der Blutstillung, der Ergußprophylaxe und einer leichten Anästhesie. (Arztverordnung!)
- Bei *schädelverletzten* Patienten oder nach *Kopfoperationen* wählen wir ein *kleineres Format* und hängen die leicht eingepackte Eisblase (oder das Thermoelement) mit einem Gazestreifen an der oberen Bettstange oder Aufziehstange auf. (Druckwirkung kann ausgeschaltet werden.)
- Bei *Blutungen* im Bereich des *Abdomens* kommt eine *große runde* oder *ovale Eisblase* zur Anwendung. Um einen Druck auf die empfindliche Bauchpartie auszuschließen, kann die Eisblase am Bettbogen aufgehängt werden.

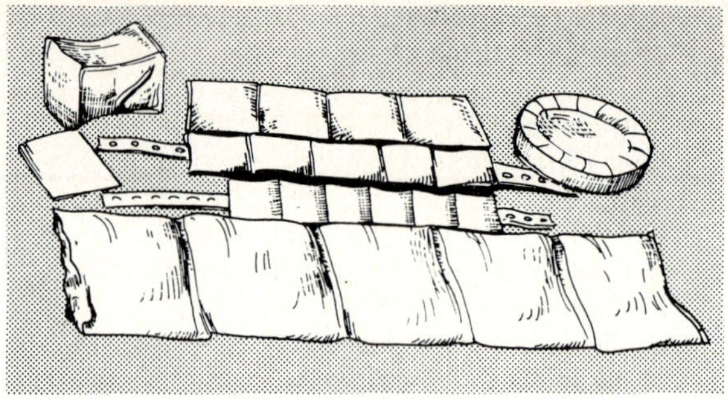

Abb. 5 Kühlelement »Frostoform«

- Die *Eiskrawatte* wird am häufigsten nach *Mandeloperationen* verwendet. Sie kann unter dem Kinn, dann an den Ohren vorbei mit dem einhüllenden Dreiecktuch auf dem Scheitel geknotet werden. Der vor der Ohrmuschel austretende Trigeminusnerv soll durch ein Wattekissen geschützt werden.
- *Zur Unterkühlung* (Hibernation) von Patienten werden Eisblasen *nur noch selten* verwendet, da heute moderne Methoden zur Verfügung stehen (s. Intensivpflege S. 809f.).

Beachte

Die Eisblasen:
- Sie sollen vorher auf Dichtigkeit (Risse im Gummi, dichter Verschluß) geprüft werden. Große Eisstücke zerkleinert man (evtl. mit einer Nadel) und schmilzt Spitzen im lauwarmen Wasser ab.
- Man paßt sie der entsprechenden Körperform an und entfernt die Luft.
- Sie werden in ein Tuch eingeschlagen.
- Entfernung und Erneuerung geschieht laut Arztverordnung.

Thermoelement / Kühlelement
Sie sind in verschiedenen Größen und in einer Vielzahl von Formen erhältlich. Der Name richtet sich nach der Firma. In Abb. 5 sind Kühlelemente, die als »Frostoform« bezeichnet werden. Im Prinzip sind alle gleich, d.h. in einem doppelten Plastiküberzug befindet sich eine Gelatineart, die im Kühlschrank gespeicherte Kälte ca. 1 Stunde zu behalten vermag. (Die gleichen Elemente könnten auch zur Wärmetherapie benützt werden,

s. S. 178.) Für die Anwendung gilt, was beim Gebrauch von Eisblasen aufgeführt wurde.

Alkoholische Lösungen
Ein Verdunstungseffekt und damit Kältereiz kann auch durch kurze Abreibungen mit alkoholischen Lösungen (Franzbranntwein, Kölnisch Wasser, Wacholdergeist u.a.) erfolgen. Da der *Kältereiz sehr kurz ist,* eignet sich diese Methode zur Anregung der peripheren Durchblutung (z.B. bei Kollaps, bei Schwerkranken)!

Kühle Wickel und Umschläge
Sie dienen dem *Wärmeentzug* und kommen vor allem bei lokalen Entzündungen (Venenentzündung) oder bei Fieber (als Wadenwickel) zur Anwendung. Bei Ischiasschmerz

Vorgehen beim Anlegen eines nassen Wickels:
Material

- Flanelltuch (in der Hauskrankenpflege evtl. auch Wolltuch),
- Baumwolltuch als Zwischentuch,
- weicher, saugfähiger Stoff als eigentliches Wickeltuch,
- Sicherheitsnadeln,
- Meßgefäße für die Herstellung der richtigen Konzentration der entsprechenden *Wickellösung,* die vom Arzt verordnet wird.
- Die gebräuchlichsten Wickellösungen sind:
  Alkohol 20–30%. Wirkt zusammenziehend, abschwellend, schmerzlindernd.
  Essigsaure Tonerde. Wirkt kühlend, zieht die Gefäße zusammen.
  Gemischte Lösung: je ⅓ Alkohol 75%, essigsaure Tonerde 3%, Wasser. Die Wirkung ist gleich wie oben, wird aber von der Haut besser ertragen.
  Aufgüsse von Heublumen, Kamillen, Eichenrinde u.a. wirken mildernd und entzündungswidrig.

Anlegen eines Wickels

- Die Tücher sollen die richtige Größe besitzen, d.h. sie müssen dem Körperteil angepaßt sein.
- Es sollen möglichst weiche und schmiegsame Tücher verwendet werden.
- Das Zwischentuch soll 2–3 cm (das nasse Tuch muß bedeckt sein; ein evtl. Wolltuch darf nicht mit der Haut in Berührung kommen) größer sein als die anderen.
- Die trocken bleibenden Wickeltücher werden fertig ineinandergerollt zum Patienten gebracht.
- Das eigentliche Wickeltuch wird in die Wickellösung getaucht und so ausgewrungen, daß es nicht mehr tropft.
- Der Wickel muß oben und unten dicht anliegen, durch Faltenlegen wird er der Körperform angepaßt.
- Der Patient muß sich im Wickel wohlfühlen, er darf nicht frieren.

Belassungsdauer und Erneuerung eines Wickels

Grundsätzlich ist immer die *Arztverordnung* maßgebend. Folgende Regeln können richtungweisend sein:
- *Zum Wärmeentzug:* 8–10 Minuten belassen und nacheinander 3- bis 4mal erneuern. Besondere Sorgfalt ist bei der akuten Venenentzündung am Platz. Die Extremität wird evtl. in eine Schiene gelegt und möglichst wenig bewegt. Hochheben der Extremität: mit flachen Händen, die unterhalb des Knies und oberhalb des Knöchels angelegt sind (ist die ganze Extremität erkrankt, sollten zwei Personen [mit je beiden Händen] hochheben).
- *Zur Wärmezufuhr:* 1–2 Stunden belassen und 1- bis 2mal täglich anlegen. Nach der Wegnahme des Wickels ist die Haut gut zu trocknen. Rasches Arbeiten ist notwendig, damit sich der Patient nicht erkältet. Anschließend soll er ruhen.

können wir durch den intensiven lokalen Wärmeentzug eine anästhesierende Wirkung erreichen.

Eine besondere Form des kalten Wickels ist die Anwendung von *Eisstückchen* in Form von Flocken oder feiner Scheibchen, die mit etwas kaltem Wasser vermischt werden. Diese Eisschicht kommt zwischen zwei nasse Frotteetücher. Der Wickel wird auf die zu behandelnde Körperregion gelegt und alle 2–3 Minuten erneuert. Die Wirkung ist vor allem anästhesierend.

Je nach Lokalisation unterscheiden wir:

- Fußwickel bei Verstauchungen,
- Beinwickel als Wadenwickel zirkulär oder als »Schienenwickel« angelegt bei Venenentzündungen,
- Lenden-Bein-Wickel (auch »Stöckliwikkel« genannt) im akuten Stadium von Ischiasschmerz und bei akuter Diskushernie (Bandscheibenvorfall).

6.3.5 Heliotherapie

Das Sonnenlicht war schon in den ältesten medizinischen Schulen als Heilfaktor bekannt. Sonnenlicht übt nicht nur eine wärmende, sondern auch eine bakterientötende Wirkung aus.

Daher wird heute die Infrarot- und Ultraviolettbestrahlung auch mit künstlichen Lichtquellen durchgeführt.

6.3.5.1 Infrarotbestrahlung

Die Infrarotbestrahlung erzeugt im Körper eine Wärmewirkung, sie fördert dadurch die Durchblutung und wirkt auf die Muskulatur entspannend.

Angewendet wird die Infrarotbestrahlung als vorbereitende Wärmetherapie für Gymnastik-, Massage- oder Extensionsbehandlung.

6.3.5.2 Ultraviolettbestrahlung

Die Ultraviolettbestrahlung wirkt bakteriozid, pigmentbildend und baut aus dem Provitamin D das Vitamin D auf.

Bei Vitamin-D-Mangel, Hautkrankheiten, in der Rekonvaleszenz und zum Ausreifen von örtlichen Entzündungen kann Ultraviolettbestrahlung vom Arzt verordnet werden.

Weiterführende Literatur

Faller, A.: Der Körper des Menschen, 8. Aufl. Thieme, Stuttgart 1978 (S. 362: Wärmehaushalt)

Gillmann, H.: Physikalische Therapie, 4. Aufl. Thieme, Stuttgart 1975

Österreicher Krankenpflegeverband. Die Überwachung des Patienten als Aufgabe der Krankenschwester. Urban & Schwarzenberg, München 1974

Prospekte verschiedener Firmen über: Thermometer – Schutzhüllen, Thermoelemente u.a.

Vogel, A., G. Wodraschke: Hauskrankenpflege, 2. Aufl. Thieme, Stuttgart 1976 (Krankenbeobachtung II, Körpertemperatur

Testfragen

- Die Haut ist an der ________ beteiligt. Die Wärmeabgabe geschieht durch ________, ________ und ________ (S. 167).
- Damit die Körpertemperatur konstant bleibt, müssen ________ und ________ aufeinander abgestimmt sein (S. 167).
- Überwachung und Steuerung geschieht im ________ (S. 167).
- Setzen Sie die richtigen Werte ein:

  Untertemperatur unter 36° °C

  Subfebrile Temperatur 37.1 - 37,7° °C

  Leichtes Fieber 37.8 - 38.0° °C

  Mäßiges Fieber ________ °C

  Hohes Fieber 39.1 - 39.9 °C

  Sehr hohes Fieber über 40° °C (S. 167).
- Anteile des Maximalthermometers sind a) ________, b) ________,

c) Kapillarröhre mit ____________ und ____________ (S. 168).

– Füllen Sie das folgende Schema aus (S. 170):

Art der Messung	Ort der Messung	Normalwerte	Unterschiede zur axillaren Messung	Messungszeit
axillare Messung	Achselhöhle		–	7–10
rektale Messung	Anus		0,5 °C	3
orale Messung	Mund		0,3 °C	5

– Ursache des bakteriellen Fiebers: ____________

Zum aseptischen oder Resorptionsfieber kommt es durch ____________

Das zentrale Fieber wird durch ____________ ausgelöst.

Ursache des Durstfiebers ist ____________, befallen werden vorwiegend ____________.

Unter Hitzschlag verstehen wir ____________ (S. 170 f.).

– Bei Fieber ist der Puls erhöht, die Atmung ist erhöht, die Haut ist trocken, gerötet und heiß. Die Augen sind glänzend. Der Patient hat mehr Durst und wenig Appetit. Der Urin ist ~~gering~~, mengenmäßig gering (S. 171).

– Nehmen Sie ein Blatt Papier und zeichnen Sie die folgenden Kurven ein:

Kontinuierliches Fieber: Temperaturschwankungen unter 1° C

Remittierendes Fieber: Temperaturschwankungen über 1° C

Intermittierendes Fieber: Temperaturschwankungen ____________ (S. 172).

– Die Fieberstadien teilen wir ein in ____________, ____________ und ____________ (S. 172).

– Der Schüttelfrost hat ____ Phasen. Nehmen Sie ein Blatt Papier und ordnen Sie die Schwerpunkte der verschiedenen Phasen:

a) was geschieht im Organismus, b) welche pflegerischen Maßnahmen sind zu treffen (S. 172 f.)?

– Schwerpunkte bei der Pflege von Fieberkranken sind, die Körperpflege, insbesondere ____________; die Prophylaxen sind wichtig, weil ____________.

Das Krankenzimmer muß ____________, seine Temperatur ____________, das Licht ____________.

Kontrolliert werden ____________, ____________, ____________, ____________, ____________ und ____________ = ____________ und ____________ (S. 173 f.).

– Die Fieberdiät hat ____ Stufen. Nehmen Sie ein Blatt Papier und stellen Sie für jede Stufe ein Tagesmenue zusammen für eine 25jährige Patientin (S. 175).
– Physikalische Maßnahmen bei Fieber sind ____________, ____________, ____________, ____________. Ein fiebersenkendes Medikament ist z. B. ____________, ein fiebersenkender Tee ____________ (S. 175).
– Wärmeentzug erreichen wir ____________
Wärmezufuhr durch ____________ (S. 176).
– Die Thermotherapie beruht auf dem Prinzip der ____________
____________ (S. 176).
– Ein Ziel der Wärmeanwendung ist z. B. ____________ (S. 177).
– Ein Ziel der Kälteanwendung ist u. a. ____________ (S. 179).
– Welche Maßnahme der Wärme- oder Kälteanwendung wählen Sie:
bei Blutungen im Abdomen ____________ (S. 180).
bei Leberbeschwerden ____________ (S. 178).
bei Venenentzündung ____________ (S. 181).
bei Arthritis ____________ (S. 178).
nach einem Thermalbad ____________ (S. 178).
zum Warmhalten eines Wickels ____________ (S. 177).
zur intensiven lokalen Hyperämie ____________ (S. 180).
als kurzen Kältereiz ____________ (S. 181).
bei Ischiasschmerz ____________ (S. 182).
bei Vitamin-D-Mangel ____________ (S. 182).

7 Ausscheidungen

Sequenzziel (Intention)

Voraussetzung für das Studium dieses Kapitels ist die Kenntnis der Anatomie und Physiologie der verschiedenen Ausscheidungsorgane.
Sie können die Ausscheidungen nach verschiedenen Gesichtspunkten beobachten und beurteilen. Sie wissen um die verschiedenen Entleerungsvorgänge und sind fähig, evtl. auftretende Schwierigkeiten, die physischer oder psychischer Natur sein können, rasch zu erfassen, richtig einzuordnen und dem Patienten angemessene Hilfe zu leisten. Sie wissen, daß die Unterstützung bei der Ausscheidung für den Kranken zwar Hilfe bedeutet, zugleich aber Gefühle des Unbehagens, der Scham, evtl. sogar der Angst auslösen. In diesem Fall sind die Patienten gehemmt und verkrampft, was wiederum die Ausscheidung erschwert. Echte Hilfeleistung kann deshalb nur dann geschehen, wenn Sie nebst fachlichem Können fähig sind, ein Klima zu schaffen, in dem sich der Kranke wohl und sicher fühlt.

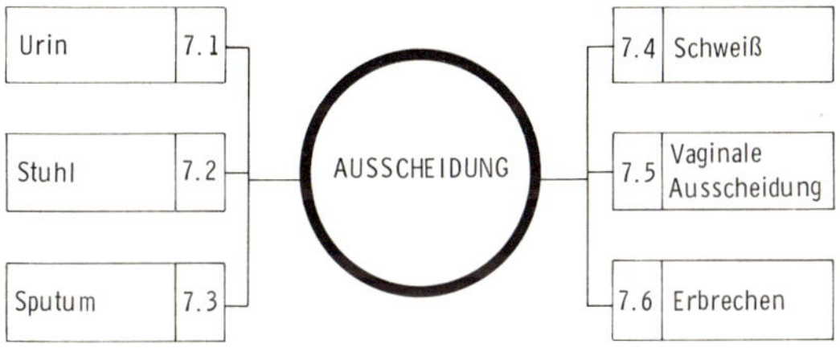

Prinzip

Der Organismus scheidet überschüssige und schädliche Stoffe, wie Abbauprodukte des Stoffwechsels, Abfallprodukte der Nahrung, Absonderungen von Schleimhäuten und überschüssige Wärme durch seine Ausscheidungsorgane aus.

▼

– Sind die Ausscheidungsorgane in ihrer Funktion gestört oder kann der Patient seinen Bedürfnissen nicht mehr selber nachkommen, ist er auf Unterstützung und Hilfeleistung pflegerischer und therapeutischer Art angewiesen.
– Unsere Hilfeleistung ist nur dann wirksam, wenn wir die Ausscheidungsfunktion und deren Unterstützung nicht getrennt vom Menschen als Person betrachten.

Voraussetzung

Lesen Sie: *Unterstützung des Patienten bei der Ausscheidung* in Grundregeln für Krankenpflege (V. Henderson), S. 27–29.

7.1 Urin

Lernziel

Das Studium dieses ersten Teilkapitels führt Sie dazu, daß Sie
- den normalen Urin beschreiben können;
- Abweichungen von der Norm in bezug auf Menge, Farbe, Durchsicht, Geruch und Beimengungen aufzählen und an einem Beispiel (z.B. Beurteilung der Tagesmenge eines Zucker- oder Nierenkranken) Ihr Wissen konkret anwenden können;
- die verschiedenen Miktionsstörungen aufzählen, je eine sinnvolle Hilfeleistung vorschlagen und diese begründen können.

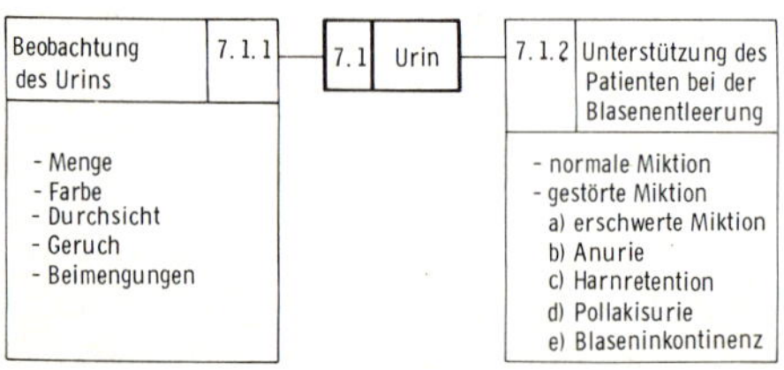

Prinzip

Die Abbauprodukte des Stoffwechsels werden zu einem großen Teil durch Nieren und Harnröhre ausgeschieden (= Urin, Harn).

▼

- Störungen der Ausscheidung im Sinne einer ungenügenden Funktion führen zu Erkrankung (Vergiftung) des Organismus.
  Störungen im Sinne einer unkontrollierten Entleerung (Inkontinenz) führen zu lokalen Reizerscheinungen.
- Die Ausscheidungsfunktion der Harnorgane muß überwacht werden, bei auftretenden Störungen muß sofortige Hilfeleistung erfolgen. Der behinderte Patient braucht in seinen Bemühungen bei der Blasenentleerung Unterstützung und Hilfe.

7.1.1 Beobachtung des Urins

7.1.1.1 Urinmenge

Der gesunde Erwachsene entleert innerhalb 24 Stunden 1200 bis 2000 ml Urin. Die Menge ist abhängig von der Flüssigkeitsaufnahme und der Flüssigkeitsabgabe über die Haut, die Lunge und den Darm.
Eine gesunde Niere scheidet bei einem großen Flüssigkeitsangebot viel und bei einem geringen wenig aus. Dies nennt man die Verdünnungs- und Konzentrationsfähigkeit der Niere.
Bei vielen Nierenkrankheiten haben die Nieren die Fähigkeit verloren, sich den wechselnden Verhältnissen anzupassen. Auf reichliche Getränkezufuhr folgt dann entweder gar keine Vermehrung und Verdünnung des Harns oder sie geschieht erst nach längerer Zeit. Vor allem aber vermag die kranke Niere nicht mehr einen konzentrierten, an Stoffwechselprodukten und Salzen reichen, sondern nur noch einen dünnen Harn zu bilden. Mit fortschreitender Niereninsuffizienz scheiden die Nieren einen annähernd dem Blutplasma isotonischen Harn mit einem spezifischen Gewicht zwischen 1008 und 1012 aus (Norm: 1015–1025). Diesen Zustand bezeichnet man als *Isosthenurie* = Starrheit der Niere. Die Beobachtung der Urinausscheidung innerhalb 24 Stunden ist wichtig bei Herz- und Nierenkranken, bei Diabetikern, bei Bewußtlosigkeit, bei Patienten im Schock und in den ersten postoperativen Tagen. *Das Messen der innerhalb 24 Stunden* ausgeschiedenen Urinmenge nennt man *Diuresebestimmung*. Mißt man gleichzeitig die Flüssigkeitszufuhr und errechnet man die Differenz zwischen Zufuhr und Ausscheidung, spricht man von *Flüssigkeitsbilanz*.
Näheres über die Sammlung, Konservierung und Messung des Urins s. S. 417 ff. Dort finden Sie auch ausführliche Angaben über die *Bestimmung des spezifischen Gewichtes* und über die einfachen *Urinuntersuchungen,* die auf der Station mittels Schnellreagenzien, Teststreifen oder Testtabletten vorgenommen werden können.
Das Messen der stündlichen Urinausscheidung geschieht bei eingelegtem Dauerkatheter mittels Uri-Meter (Urimeter). Das Uri-Meter besteht aus einem Auffangbehälter aus Kunststoff mit einem Fassungsvermögen von 250 ml. Eine Graduierung ermöglicht die exakte Messung der aufgefangenen Urinmenge.

Stündliche Messungen sind z.B. verordnet bei Patienten im Schock oder bei Verdacht, daß ein solcher eintreten kann (Herzinfarkt, akutes Abdomen, Blutungen u.a.).
Vorgehen bei der stündlichen Messung:
- Urinmenge im Gefäß ablesen und auf Überwachungblatt notieren,
- nach der Messung den Inhalt des Auffangbehälters durch einen Hahn am Boden des Uri-Meters (Abb. 1) ablassen und in einem Sammelgefäß auffangen.

Verminderung der Harnmenge = Oligurie
Eine Oligurie liegt vor, wenn weniger als 500 ml innerhalb 24 Stunden entleert werden, z.B. bei starkem Erbrechen, bei Durchfällen, bei starker Schweißabsonderung, Blutverlust, Schock, bei Fieber und bei Herz- und Nierenerkrankungen.
Versiegen der Harnmenge = Anurie
Es wird weniger als 50 ml Urin innerhalb 24 Stunden ausgeschieden. Die Ursache kann mechanischer (Verschluß der Abflußwege) oder funktioneller (z.B. Nierenversagen) Natur sein (siehe auch S. 703f.).
Vermehrung der Harnmenge = Polyurie
Die Ursache kann physiologisch sein (große Flüssigkeitsaufnahme). Krankheiten, die zu Polyurie führen, sind z.B. Diabetes mellitus, Diabetes insipidus. Auch die Ausschwemmung von Ödemen führt zu Polyurie.
Steigerung der Harnmenge in der Nacht = Nykturie
Hier ist die in der Nacht ausgeschiedene Urinmenge größer als jene des Tages. Die Nykturie ist zu erwarten bei Schrumpfniere und Herzkrankheiten.

Mehr darüber lesen Sie am Schluß dieses Kapitels bei »Miktionsstörungen«; später im Kapitel »Urinveränderungen« S. 686 und »allgemeine Krankheitszeichen bei Nierenkrankheiten« S. 685.

7.1.1.2 Urinfarbe

Normaler, frischer Morgenurin ist hellgelb, d.h. stroh- bis zitronengelb. Die Harnfarbe ändert sich je nach *Konzentration des Urins*, unter *krankhaften Bedingungen* und nach *Einnahme von gewissen Medikamenten*.
- *Heller, wäßriger Urin* ergibt sich normalerweise bei großer Urinmenge mit schwacher Konzentration.
Wird mit dem Urin Zucker oder Eiweiß ausgeschieden, ist der Urin trotz des hohen spezifischen Gewichtes hellgelb. Bei Zuckerkranken ist die große Urinmenge charakteristisch. Im Gegensatz dazu steht die geringe Menge bei Nierenkranken mit ebenfalls hellgelbem Urin (siehe unten).
- *Dunkelgelber Urin* entsteht normalerweise bei geringer Urinmenge, die bedingt ist durch Flüssigkeitsverlust durch Schwitzen, Durchfall usw. Auch durch das Stehenlassen wird der Urin dunkelgelb, weil die Chromogene, die Vorstufe der Harnfarbstoffe, oxydiert werden.
Bei Nierenkranken bleibt die geringe Urinmenge hellgelb, weil die Chromogene (Urochrom; gibt dem Urin die Farbe) nicht mehr ausgeschieden werden.
- *Bierbrauner Urin mit gelbem Schaum* deutet auf einen hohen Gehalt von Bilirubin (Gallenfarbstoffe). Dies weist auf eine Störung der Leber oder der Gallengänge hin, woraus eine Abflußbehinderung der Galle (Gallenfarbstoffe) resultiert. Die Gallenfarbstoffe werden gestaut, treten vermehrt ins Blutsystem über und werden durch die Niere ausgeschieden (s. auch unter »Ikterus« S. 623f.).

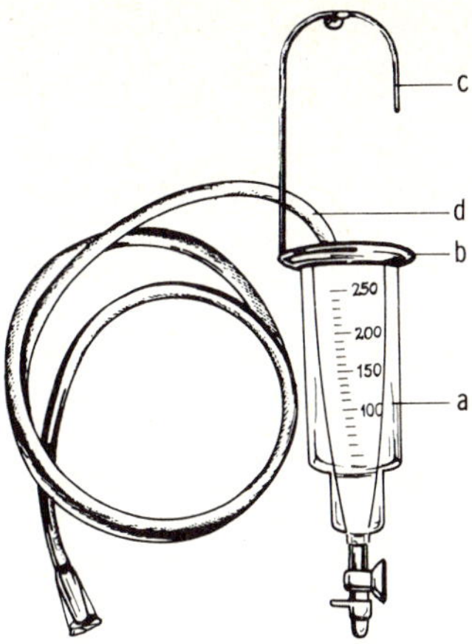

Abb. 1 Uri-Meter, bestehend aus a) Kunststoff-Auffanggefäß mit Hahn, b) Deckel zur Vermeidung von Uringeruch, c) Drahtbügel zum Aufhängen am Krankenbett, d) Kunststoffschlauch zur Verbindung zum Blasenkatheter. (Einmalgerät, das aber nach entsprechender Desinfektion und Reinigung mehrfach benutzt werden kann.)

- *Rotbrauner, fleischfarbener Urin* ist das Zeichen, daß sich Blut (Hämoglobin und Erythrozyten) im Urin befindet.
  Eine deutliche, mit bloßem Auge wahrnehmbare Rotverfärbung des Urins wird als *Makrohämaturie* bezeichnet. Durch die sog. *Dreigläserprobe* kann die Lokalisation der Blutung ermittelt werden. Man versteht darunter das Auffangen einer Miktionsmenge in drei Gläser. Je nach Vorhandensein der Rotfärbung kann man auf den Ort der Störung im Harnsystem schließen.
  Sind die Erythrozyten nur mikroskopisch (im Sediment) nachweisbar, so spricht man von einer *Mikrohämaturie*.
- *Grünlicher, bläulicher oder orangefarbener Urin*. Diese auffälligen Urinveränderungen werden durch Medikamente oder Teststoffe verursacht.
  Beispiele: Phenolrot, das in vielen Laxantien enthalten ist, gibt dem Urin eine rote Färbung. Das Harndesinfektionsmittel Uro-Gantanol verfärbt den Urin orange. Nach der Chromozystoskopie ist der Urin blaugrünlich usw.

Der Patient und alle an der Pflege beteiligten Personen müssen über solche zu erwartenden, außergewöhnlichen Farbveränderungen orientiert werden, damit sie nicht erschrekken.

7.1.1.3 Durchsicht

Beim Gesunden ist frischer Urin gewöhnlich klar und durchsichtig. Nach Erkalten kann auch ein normaler Urin eine leichte Trübung aufweisen, meist verursacht durch geringe Schleimmengen.
Die Trübung kann durch verschiedene Stoffe hervorgerufen werden:
- durch Eiweiß,
- durch Bakterien und Schleim,
- durch vermehrten Salzgehalt,
- durch Eiter.

Die Beweisführung des effektiven Stoffes, der die Trübung hervorruft, geschieht durch chemische und mikroskopische Untersuchungen.

7.1.1.4 Uringeruch

Auch der Geruch des Urins kann auf Krankheiten hinweisen. Normaler Urin riecht leicht nach Ammoniak. Er riecht übel, wenn er stark infiziert ist. Einen Geruch nach Früchten (Äpfeln) erhält er durch Azetongehalt.

7.1.1.5 Beimengungen

Damit sind die mikroskopisch kleinen Bestandteile gemeint, die das *Sediment*, den Bodensatz des Urins, ausmachen.

Beim gesunden Menschen enthält das Sediment einige Epithelien der Harnwege, einige Leukozyten und Schleimfäden, Harnsäure in Kristallform, Urate als Natrium-, Kalium- und Ammoniumsatz u.a.

Bei Erkrankungen des Harnsystems sind folgende Bestandteile zu finden:
- viele Epithelien der Nieren und der ableitenden Harnwege,
- Leukozyten,
- Erythrozyten,
- Zylinder = Ausgüsse der Harnkanälchen, bestehend aus Eiweiß mit Auflagerungen z.B. von Leukozyten (= Leukozytenzylinder), Erythrozyten (= Erythrozytenzylinder), Epithelien (= Epithelienzylinder u.a.), davon auch viele Mischformen,
- Harnkristalle sind vermehrt,
- Bakterien und andere Krankheitserreger.

7.1.2 Unterstützung des Patienten bei der Blasenentleerung

7.1.2.1 Normale Miktion

Die Blasenentleerung ist an sich ein unwillkürlicher Vorgang, der beim Säugling und beim Bewußtlosen sowie beim geistig geschädigten Menschen ohne Gehirnkontrolle abläuft. Bei ihnen wird die Blasendehnung via Nervensystem ins Rückenmark gemeldet, worauf der Blasenhohlmuskel sich zusammenzieht und der innere Schließmuskel am Blasenausgang sich öffnet.
Nach einer gewissen Lernzeit des Kleinkindes unterliegt der oben geschilderte, unbewußte Entleerungsreflex einer bewußten Gehirnkontrolle, die erst »ja« sagen muß, bevor der Reflex abläuft. Eine zusätzliche Sicherung stellt der zweite äußere Blasenschließmuskel dar. Mit seiner Hilfe kann die Blase auch gegen starken Überdruck noch willkürlich verschlossen werden.
Das *Fassungsvermögen* der Harnblase beträgt einige Liter. *Harndrang* stellt sich bei einem Gehalt von 300 bis 500 ml ein.

7.1.2.2 Gestörte Miktion

a) *Erschwertes Wasserlösen*
Es ist vor allem in der ersten postoperativen Phase anzutreffen. Ursachen können sein: eine vorübergehende postoperative Paralyse der Blase, ein Sphinkterkrampf (Sphinkter = Schließmuskel), ungewohnte Flachlagerung u.a.
Hilfeleistung
Vielfach kann die Blasentätigkeit mit einfachen Hilfsmitteln gefördert und der Sphinkterpasmus gelöst werden. Solche Unterstützungsmaßnahmen sind z.B. Reibungen im Bereich der Blase und der Oberschenkel, Wasser laufen lassen, warmes Wasser in die Bettschüssel geben u.a. (weitere Information siehe postoperative Blasenfunktion S.455 f.).

b) *Anurie – Harnversiegen*
Die Harnbildung und somit auch die Harnausscheidung bleibt aus. Die Ursache liegt in einer schweren Erkrankung der Nieren = renale Anurie. Oft hört man auch den Begriff: Verschlußanurie; dieser ist der Harnretention (siehe unten) gleichzusetzen.
Hilfeleistung
Das ursächliche Leiden muß rasch angegangen werden. Aufgabe der Schwester ist die gute Beobachtung des Patienten und die bestmögliche Unterstützung, da der Kranke sehr bald schwere Krankheitszeichen aufweist.

c) *Harnretention – Harnverhaltung*
Bei einer Harnverhaltung (Harnsperre) wird Urin gebildet, aber er kann infolge Abflußbehinderung nicht ausgeschieden werden. Ursachen für eine Abflußbehinderung sind z.B. Nieren-, Ureter- und Blasensteine, Tumoren, Mißbildungen usw. Die *Folgen* sind: *Resturin* mit chronischer Blasenentzündung durch dauernde Überbeanspruchung des Blasenmuskels. Mit zunehmendem Rückstau (maximaler Dehnung der Blase) kommt es zu teilweisem Versagen des Schließmuskels und zu Harnträufeln bei voller Blase = *Überlaufblase* (es tropft soviel Urin aus der Blase wie durch die Uretheren in sie einfließt).

Unter *Resturin* (Restharn) versteht man die Urinmenge, die nach spontaner Miktion mittels Katheter noch entnommen werden kann. Normalerweise findet man einen Resturin von 0 bis 20 ml vor. Beträgt der Resturin mehr als 100 ml (Toleranzmenge), muß das Abflußhindernis operativ behoben werden. Resturin entsteht dann, wenn die Blasenmuskulatur durch den Versuch, das Hindernis zu überwinden, bereits erschlafft ist. Die Blasenmuskulatur kann auch atonisch werden durch den übermäßigen Druck des literweise gestauten Urins. Diese Situation ist häufig postoperativ anzutreffen bei Patienten mit Spasmus des inneren Schließmuskels.

Hilfeleistung
Beheben der Ursache, gute Kontrolle und Beobachtung, Katheterismus zur Blasenentleerung siehe S.409 f.

d) *Pollakisurie*
Darunter versteht man das Wasserlösen in kleinen Zeitabständen und in kleinen Portionen. Die 24-Stunden-Menge kann dabei normal sein. Stellt sich der Harndrang (z.B. bei Zystitis) schon nach 20 bis 50 ml ein, kann sich die Häufigkeit der Miktionen auf zwanzig und mehr innerhalb 24 Stunden steigern.
Hilfeleistung
Die Entzündung kann medikamentös angegangen werden. Wärme empfindet der Patient als angenehm und unterstützt die Heilung (warme, hygienisch einwandfreie Unterwäsche, Trinken von warmem Blasentee).

e) *Blaseninkontinenz*
Darunter versteht man das Unvermögen, den Urin zurückzubehalten, sei es organisch oder durch geistige Schwäche bedingt. Die Störung liegt also in der Innervation der Schließmuskeln. Bei gelegentlichen Abgängen von Urin beim Husten, Niesen usw. handelt es sich um eine Sphinkterschwäche. Bei gewissen Krankheiten wie Apoplexie, Rückenmarksverletzungen, Multipler Sklerose usw. ist vielfach die unwillkürliche und willkürliche Steuerung der Schließmuskeln aufgehoben (= vollständiges Versagen des Blasenschließmuskels).
Hilfeleistung
Es gilt alles, was im Kapitel »Körperpflege« für die Pflege bei Inkontinenz S. 116 gesagt wurde. Meist wird ein Dauerkatheter eingelegt. Darüber wird Sie ein spezielles Kapitel informieren (siehe S.411 f.).

7.2 Stuhl

Lernziel

Nach dem Studium dieses Teilkapitels können Sie
– über die Zusammensetzung des Stuhles Auskunft geben;
– je eine konkrete Angabe machen in bezug auf Menge, Beschaffenheit, Farbe und Beimengungen, und zwar bezogen auf den gesunden und den kranken Menschen;
– Verstopfung und Durchfall definieren und Maßnahmen zur Behebung nennen;
– die Hilfeleistungen bei der Darmentleerung aufzählen und über den Einlauf und das Klistier genaue Angaben machen.

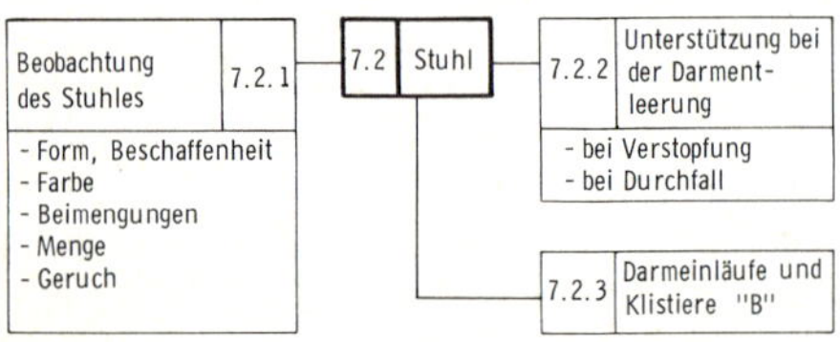

Prinzip

Eine gesunde Ernährung und eine normale Peristaltik sind Voraussetzungen für eine regelmäßige Darmentleerung (Abtransport der Abbauprodukte der Nahrung).

▼

– Ernährungsstörungen, falsche Ernährung und ungenügende Peristaltik führen zu Entleerungsschwierigkeiten,
– je nachdem kommt es zu Durchfall oder Verstopfung.

7.2.1 Beobachtung des Stuhles

7.2.1.1 Form und Beschaffenheit – Konsistenz

Stuhl (= Fäzes, Kot, Exkrement) besteht aus ca.:
75% Wasser, 7% abgeschilferten Darmepithelien, Salzen und Schleim, 8% Bakterien, 10% Abfallprodukten der Nahrung (Zellulose). Diese Zahlen machen verständlich, daß selbst im Hungerzustand Darmentleerungen erfolgen.
Normalerweise ist der Kot eine homogene Masse und geformt. Er hat eine anpassungsfähige Beschaffenheit, entsprechend dem Lumen des Darmes. Die Konsistenz hängt von der Ernährung und der Schnelligkeit der Darmpassage ab.
Abweichungen
– Breiig-wäßrige und häufige Entleerungen (Diarrhö = Durchfall) bei Erkrankungen des Dünn- und Dickdarmes.
– Knotig-harte und trockene Entleerung, die oft nur in Abständen von Tagen erfolgt (Obstipation = Stuhlverstopfung) oft bei falscher Ernährung und falscher Lebensweise.
– Bandförmig oder bleistiftförmig bei Darmeinengungen, z.B. Kolonkarzinom.
– Kleinbröckelig, kugelig (schafskotähnlich) bei Stenosen im unteren Darmabschnitt.

7.2.1.2 Farbe

Die normale Farbe des Stuhls ist durch Sterkobilin dunkelbraun. Sterkobilin entsteht im Darm aus Bilirubin (Galle).
Abweichungen
– Lehmfarbener, acholischer Stuhl kommt zustande durch mangelnde Fettverdauung infolge Fehlens der Galle bzw. des Gallenfarbstoffes. Ein Verschluß in den Gallenwegen oder entzündliche Veränderungen der Leberzellen behindern den Gallenabfluß.
– Graue, salbenartige Stühle sind zu erwarten bei Patienten mit Fettresorptionsstörungen, z.B. Sprue.
– Färbende Nahrungsbeimengungen und Medikamente:
Schwarz nach Einnahme von Kohle und eisenhaltigen Medikamenten,
Rot nach Einnahme von Randen (Rote Rüben),
Weiß nach Kontrastmittelaufnahme (Bariumbrei) zur Darstellung des Magen-Darm-Traktes (Magen-Darm-Passage).
– Schwarzer Stuhl, Pech- oder Teerstuhl bei massiven Blutungen im oberen Magen-Darm-Kanal. Bei längerem Verweilen des Blutes im Magen wird es durch die Salzsäure verändert. Es vermischt sich regelmäßig mit der Stuhlmasse und erscheint homogen als Pechstuhl.

- Normaler Stuhl mit roten Blutauflagerungen (Blutspritzer) ist zu erwarten bei Blutungen im Rektum oder blutenden Hämorrhoiden.
- »Schlecht gekochte Erbsensuppe«, so heißt der klassische Vergleich der Stühle bei Typhus.
- Reiswasser-ähnlicher Stuhl bei Cholera.

7.2.1.3 Abnorme Beimengungen

Dazu gehören z.B.:
- unverdaute Speisen, besonders bei Durchfällen,
- Schleimauflagerungen durch übermäßige Absonderungen bei entzündlich veränderten Schleimhäuten,
- Blut, mikroskopisch oder chemisch nachweisbar. Blut im Stuhl ist ein Zeichen, das nicht übersehen werden darf. Es kann sich dabei um ein Rektumkarzinom handeln.
- Eiterauflagerungen bei schweren Dickdarmentzündungen oder Durchbruch eines Abszesses in das Darmlumen,
- Parasiten und Parasiteneier:
  Oxyuren (Madenwürmer), sie sind 4–12 mm lang und erzeugen Juckreiz im Bereich des Afters.
  Askariden (Spulwürmer), sie sind 15–25 cm lang und haben regenwurmähnliches Aussehen.
  Tänien (Bandwürmer), je nach Art ist deren Länge verschieden (der Schweinebandwurm ist z.B. 2–3 m lang, der Rinderbandwurm 4–10 m). Er besteht aus Kopf und einer Kette von Gliedern. Im Stuhl sind einzelne Glieder zu sehen.

7.2.1.4 Menge

Die tägliche Stuhlmenge ist abhängig von der Nahrungsaufnahme: 125 bis 300 g/24 Stunden.
Bei Durchfällen, Pankreaserkrankungen und Resorptionsstörungen (z.B. Sprue) ist das Quantum größer.

7.2.1.5 Geruch

Der typische Geruch stammt von den Eiweißabbauprodukten. Das Mekonium der Säuglinge fällt durch den säuerlichen Geruch auf. Bei vermehrter Gärung und Fäulnis im Dickdarm ist der Geruch stechend und penetrierend.
Pechstuhl weist den typischen Geruch von verändertem Blut auf.

7.2.2 Unterstützung des Patienten bei der Darmentleerung

7.2.2.1 Normale Defäkation

Die Kotmassen werden an der Übergangsstelle zum Rektum zurückbehalten. In die Ampulle des Rektums weiterbefördert, wird dort durch Dehnung die Empfindung des Stuhldranges ausgelöst. Wird dem Stuhldrang nachgegeben, so läuft die Defäkation als Reflex ab.
Durch weitere Kolonbewegungen erfolgt die Entleerung des gesamten distalen Dickdarmes unter Erschlaffung der Afterschließmuskeln. Gesteuert wird die Defäkation durch übergeordnete Zentren in Rückenmark und Gehirn. Die Impulse gelangen über den Parasympathikus zum Kolon und zum Schließmuskel, wo sie im Sinne der Defäkation wirken. Der Sympathikus hemmt die Darmentleerung.
Die Defäkation wird durch die Bauchpresse unterstützt, die zu einer Steigerung des intraabdominellen Druckes führt.
Bis zu einem gewissen Grad kann die Darmentleerung durch Beeinflussung des äußeren Schließmuskels willkürlich angehalten werden. Eine Darmentleerung pro Tag gilt als Regel, doch sind die Stuhlgewohnheiten recht verschieden. Eine Darmentleerung alle zwei Tage oder zwei Entleerungen an einem Tag können noch als normal angesehen werden.

7.2.2.2 Defäkationsstörungen

Durchfall – Diarrhö
Durchfall nennt man den Abgang dünner, meist auch vermehrter Stühle. Normalerweise ist die Verdauung und Aufnahme der Nährstoffe bis zum Ende des Dünndarmes beendet, der flüssige Darminhalt tritt in den Dickdarm über.
Der Prozeß der Stuhleindickung im Dickdarm kann auf verschiedene Weise gestört sein.
- Angst, Spannung, Schrecken u.a. können die Dickdarmpassage auf dem Nervenweg beschleunigen, es bleibt keine Zeit zur Koteindickung, es kommt zum nervösen Durchfall (Durchfälle in der Examenangst).

- Zu rasches Durchlaufen des Darminhaltes von Magen und Dünndarm:
  Der Dehnungs- und Bewegungsreiz des Dickdarmes wird größer, und die Bakterien des Dickdarmes zersetzen die nicht vollverdauten Nahrungsreste, wobei Eiweiß fault und Kohlenhydrate gären. Fäulnis- und Gärungsprodukte reizen den Dickdarm zu beschleunigter Entleerung.
- Unzulängliche Kauleistung wirkt sich bis in den Dickdarm aus (Hast, schlechte Zähne).
- Mangel an Verdauungssäften aus Bauchspeicheldrüse und Gallenblase.
- Entzündliche Reizung der Darmschleimhaut.
- Nahrungsmittelvergiftungen u.a.

Hilfeleistung

Die Behandlung der Durchfälle besteht in der Beseitigung der Ursache und im Flüssigkeits- und Salzersatz. Gewisse Nahrungsmittel, z.B. Reis, rohe, geriebene Äpfel, Heidelbeerensaft haben eine stopfende Wirkung. Von großer Bedeutung ist die *Intimpflege,* damit schmerzhafte Reizerscheinungen vermieden werden können. Besteht auch nur der geringste Verdacht, daß die Durchfälle infektiöser Natur sind, sind alle Maßnahmen des Schutzes und der Desinfektion anzuwenden (s. S. 230f.).

Verstopfung – Obstipation

Von Verstopfung spricht man bei verzögerter Darmentleerung. Man kann auch von Verstopfung sprechen, wenn der Stuhl trotz täglicher Entleerung mengenmäßig gering, hart und trocken ist. Neben dem subjektiven Gefühl der Verstopfung spielen auch die Begleiterscheinungen eine Rolle:

- Der Bauch ist gespannt und schmerzhaft,
- oft besteht Appetitlosigkeit,
- Zungenbelag, schlechter Mundgeruch,
- Kopfschmerzen,
- Müdigkeit und Abgeschlagenheit.

So gering auch solche Beschwerden sein mögen, führen sie recht häufig zur übertriebenen Beobachtung aller Verdauungsvorgänge. Die gelungene Darmentleerung kann so zum Lebensinhalt und das Abführmittel zum angeblich unentbehrlichen, süchtig verlangten Helfer werden.

Die organisch faßbare oder sekundäre Verstopfung

Man spricht auch von begleitender Verstopfung. Sie kann auftreten bei Erkrankungen des Magen-Darm-Traktes (z.B. bei Darmverschlingungen, Darmverwachsungen und Tumoren), bei Gallenblasenleiden und bei fieberhaften Allgemeinerkrankungen.

Die organisch nicht faßbare oder primäre Verstopfung

Es ist die häufigere Form von Verstopfung. Sie beruht auf einer Fehlfunktion des Darmes. Bei der Entstehung einer solchen Verstopfung spielen verschiedene Faktoren eine Rolle.

- Einseitige Essensgewohnheiten:
  Ist die Nahrung schlackenarm, wird sie im Laufe des Dünndarmes weitgehend verdaut und im Dickdarm durch Wasserentzug zu stark eingedickt. Schließlich fehlen die mechanischen Reize für die vorwärtstreibende Muskeltätigkeit des Dickdarmes sowie für die Mastdarmdehnung als Ursache für Stuhldrang und Darmentleerung. Umgekehrt: Unverdaulich-pflanzliche Nahrungsschlacke aus Gemüse, Obst und grobgemahlenem Getreide vermehrt den Dickdarminhalt und erhält ihn verformbar.
- Falsche Entleerungsgewohnheiten:
  Normalerweise meldet sich der Stuhldrang morgens, einige Zeit nach dem Frühstück. Die morgendliche Hetze bringt es mit sich, daß dem Stuhldrang nicht nachgegeben wird. Die Folge davon ist eine Abstumpfung und schließlich, bei häufiger Wiederholung, das Ausbleiben des Magen-Dickdarm-Reflexes.

Hilfeleistung

Die beschriebene *Darmträgheit* kann durch vernünftige Neugestaltung der Essens- und Entleerungsgewohnheiten beseitigt werden. Körperliche Bewegung, schlackenreiche Kost und pünktliches Einhalten des Stuhldranges spielen eine große Rolle. Es gibt auch eine Verstopfung des *übererregten Darmes,* vor allem bei nervösen Menschen. Der Darm zieht sich bei dieser Art von Verstopfung stellenweise krampfartig zusammen. Dadurch wird die Entleerung verzögert. Der Darmabschnitt hinter dem Hindernis wird überdehnt, es kommt zum Völlegefühl und zu kolikartigen Schmerzen. Die Behandlung dieser krampfbedingten Verstopfung bedient sich krampflösender Medikamente und versucht, die vegetative Labilität auszugleichen.

Eigentliche *Laxantien* sollen nur nach Arztverordnung eingenommen werden. In seltenen Fällen wird ein *Klistier* oder ein *Einlauf* vorübergehend Erleichterung bringen.

Patient liegt auf der linken Seite

7.2.3 Darmeinläufe und Klistiere »B«

Definition:

Klistier (griech. = spülen)
Durch einen Darmeinlauf, ein Klistier oder eine Darmspülung wird eine größere oder kleinere Menge Flüssigkeit in den Darm eingeführt.

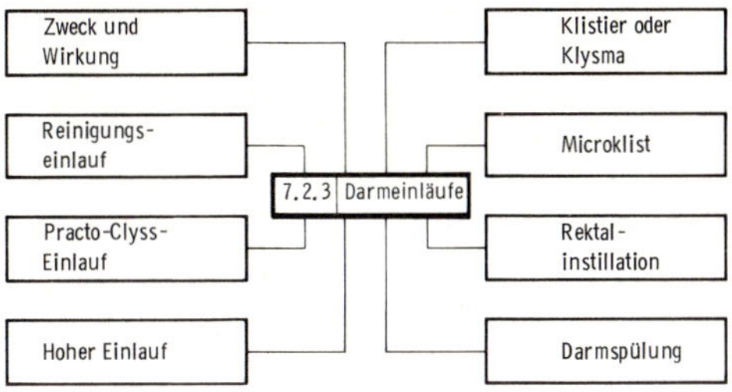

7.2.3.1 Zweck und Wirkung

Zweck

Zur Entleerung des Endabschnittes des Darmes bei
- Verstopfung,
- Vorbereitung zu Endoskopie und Röntgenuntersuchungen des kleinen Beckens,
- prä- und postoperativen Maßnahmen.

Zur Anregung der Darmtätigkeit bei Darmatonie.
Zur Verabreichung von Kontrastmitteln zur Röntgenaufnahme, seltener von Medikamenten (z.B. Narkotika bei Kindern).
Zur Spülung des unteren Darmabschnittes vor Darmoperationen, bei Vergiftungen, Darmentzündungen (= eigentliche Darmspülung).

Wirkung

Die Wirkung erstreckt sich auf die Darmschleimhaut oder/und auf die Darmtätigkeit.
Mechanisch: Das eingeführte Darmrohr übt an sich schon einen Reiz aus. Menge und Druck der einfließenden Flüssigkeit regen den Darm zur Peristaltik an. Schon die Wahl des Darmrohres soll deshalb überlegt werden: langes Darmrohr für hohen Einlauf, dünnes Darmrohr für die Darmspülung.
Chemisch: Eine chemische Reizwirkung erreichen wir durch Zusätze.
- Kernseife oder medizinische Schmierseife wird dem Wasser zugegeben bis zur bläulichen Verfärbung desselben. Schaumbildung und Klümpchen müssen vermieden werden.
- Kamillenaufguß oder Kamillenextrakt (Kamillosan) 2–5 ml je Liter Wasser.
- Kochsalzlösung wird gewöhnlich als hypertonische Lösung verwendet. Sie zieht Flüssigkeit aus der Darmschleimhaut an. Die Reizwirkung ist sehr groß. (1 Eßlöffel je Liter Wasser).
- Glyzerin wirkt stark reizend und flüssigkeitsentziehend, 20 ml je Liter Wasser.
- Olivenöl und andere Öle weichen die Stuhlmassen auf und machen sie gleitfähig.
- Clysodrast, Veripaque, X-Prep und ähnliche Stoffe wirken luftbindend und peristaltikanregend. Sie werden vielerorts vor bestimmten Röntgenuntersuchungen angewendet.

Thermisch: Auch die Temperatur der einlaufenden Flüssigkeit kann die Reizwirkung steuern. Eine Flüssigkeit von Körpertemperatur reizt weniger, durch Senkung bis 35–34 °C kann der Reiz gesteigert werden.

Beachte

Darmeinläufe werden auf ärztliche Verordnung verabreicht. Der Arzt bestimmt die Flüssigkeitsmenge und die Reizwirkung, die erzielt werden soll. Gefährlich (und darum nicht angezeigt) sind Einläufe bei Verdacht auf Erkrankungen des Abdomens, wie:
- Darmblutungen,
- Peritonitis,
- Ileus.

7.2.3.2 Reinigungseinlauf

Material (Abb. 2)
Auf Tablett oder Wagen:
- Irrigator mit Schlauch (ca. 1–1½ m) und Glaszwischenstück,
- Spülflüssigkeit, je nach Verordnung: ½–1 Liter,
- Darmrohr, Einmalgebrauchmaterial (selten: Gummidarmrohr),
- Schlauchklemme oder Péan-Klemme,
- Vaseline zum Einfetten des Darmrohres,
- Nierenschale, Schutz (z.B. Zellstoff),
- Plastikhandschuhe.

Je nach Bedarf: Bettschüssel oder Nachtstuhl und alles für die anschließende Intimtoilette.

Vorbereitung des Einlaufs

- Spülflüssigkeit bei abgeklemmtem Schlauch in den Irrigator abfüllen.
- Zusätze beigeben.
- Schlauch luftleer machen, indem man die Klemme öffnet, den Irrigator in die Höhe hält und den Schlauch senkt, bis die Flüssigkeit ausfließt.
- Das Darmrohr mit Vaseline einfetten (ca. 5–6 cm, ohne die Öffnung zu verstopfen!) und in die Schale legen

Vorbereitung des Patienten

- Den Patienten orientieren und ihn vor den Blicken der Mitpatienten schützen.
  Einlauf in Bade- oder Untersuchungszimmer vornehmen, wenn nicht möglich, den Patienten anderweitig abschirmen (transportable Trennwand, Bettvorhänge).
- Den Kranken, wenn möglich, flache, linke Seitenlagerung einnehmen lassen (die Flüssigkeit steigt so besser in den Dickdarm). Er zieht die Beine an, so daß die Bauchmuskulatur entspannt ist.
- Der Einlauf kann auch bei einem auf dem Rücken liegenden Kranken gemacht werden, seine Beine sind dann aufzustellen.
- Die Bettschüssel oder der Nachtstuhl sind in der Nähe zu halten.
- Wenn der Kranke nach Verabreichung des Einlaufs aufstehen kann, sollen seine Beine (wenn nötig) vorher eingewickelt werden. Morgenrock und Pantoffeln bereitstellen.

Einläufe sollten nicht unmittelbar nach den Mahlzeiten verabreicht werden.

Ausführung

- Darmrohr sorgfältig einführen (Handschuhe tragen!) (Abb. 3). Stößt man auf Widerstand, kann dieser durch drehende Bewegung überwunden werden. Die Schale wird so hingestellt, daß das Ende des Darmrohres in sie mündet, denn oft entweicht schon beim Einführen etwas Wind oder Stuhl.
- Schlauch mit Zwischenstück am Darmrohr anschließen, die Klemme öffnen und den Irrigator in Schulterhöhe halten (Abb. 4). Die Flüssigkeit soll langsam einfließen.
- Läuft die Flüssigkeit nicht ein, hilft meist

Gegenstände für den Einlauf:

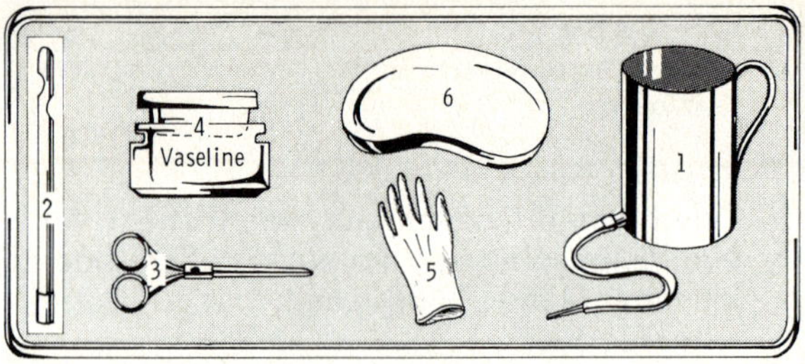

Abb. 2 Gegenstände für den Einlauf.
1 Irrigator mit Schlauch, 2 Darmrohr, 3 Klemme, 4 Vaseline, 5 Einweghandschuhe, 6 Schale

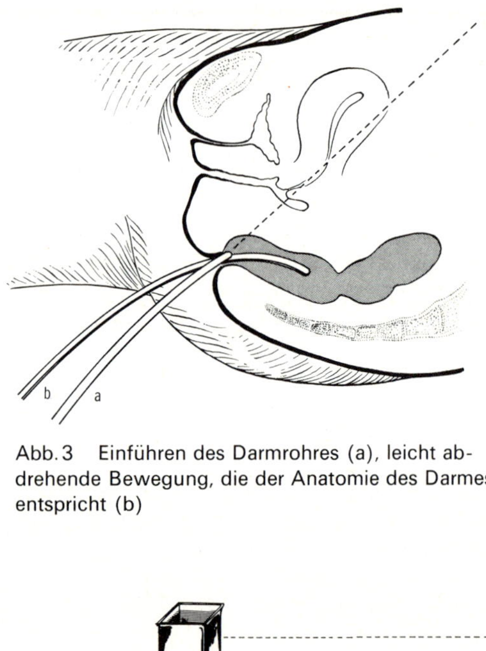

Abb. 3 Einführen des Darmrohres (a), leicht abdrehende Bewegung, die der Anatomie des Darmes entspricht (b)

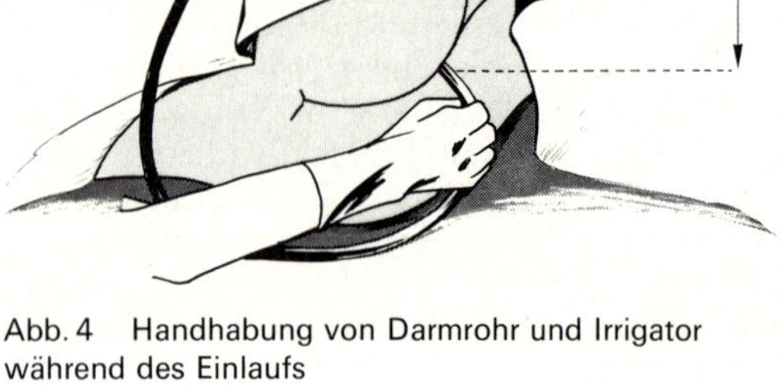

Abb. 4 Handhabung von Darmrohr und Irrigator während des Einlaufs

schon eine kleine Drehung oder ein leichtes Zurückziehen des Darmrohres, evtl. ist es verstopft. In diesem Fall müßte es herausgezogen, gespült oder durch ein anderes ersetzt werden. Bevor der Irrigator ganz leer ist, klemmt man den Schlauch wieder ab, damit kein Darminhalt zurückfließen kann. Das Darmrohr wird herausgezogen und mit den Handschuhen in die Schale gelegt.

- Der Kranke soll nun versuchen, den Einlauf einige Zeit zu halten, damit eine gute Wirkung eintreten kann. Er soll nachher den Darm, wenn möglich, in sitzender Stellung entleeren.

Beachte

Durch den Reinigungseinlauf soll ein Entleerungsreiz erzeugt und der Stuhl aufgeweicht werden. Tritt der Drang während des Einfließens auf, kann der Schlauch einen Augenblick abgeklemmt und der Kranke zu ruhigem Atmen angehalten werden. Meist verschwindet dieser Drang, und der Einlauf kann fortgesetzt werden.

Reinigung und Aufbewahrung des Materials, s. S. 189.

7.2.3.3 Practo-Clyss-Einlauf (gebrauchsfertiger Einlauf)

Material
- Plastikbehälter zu 1 Liter mit langem Schlauch und Ausflußrohr (zusammengesetztes Einmalgebrauchmaterial),
- Spülflüssigkeit im Beutel: mit Kamillenextrakt 1 %, mit Glyzerin 5 %.

Alles andere wie beim Reinigungseinlauf.

Vorbereitung des Einlaufs
- Practo-Clyss-Beutel in warmem Wasser temperieren,
- Einflußschlauch schließen (Abb. 5),
- Ende des Ausflußrohres (Darmrohr) mit Vaseline einfetten,
- Verschluß durchbrechen,
- Luft durch Öffnen und Schließen der Ausflußöffnung entweichen lassen.

Vorbereitung des Patienten und Durchführung des Einlaufs

Es gilt alles, was beim Reinigungseinlauf gesagt wurde.

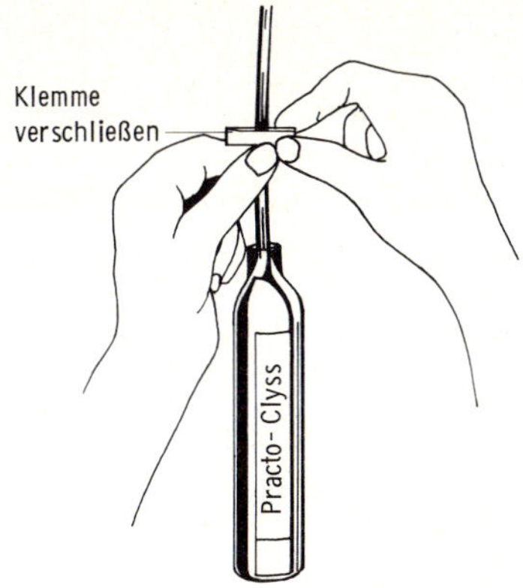

Abb. 5 Vorbereitung des Einlaufs

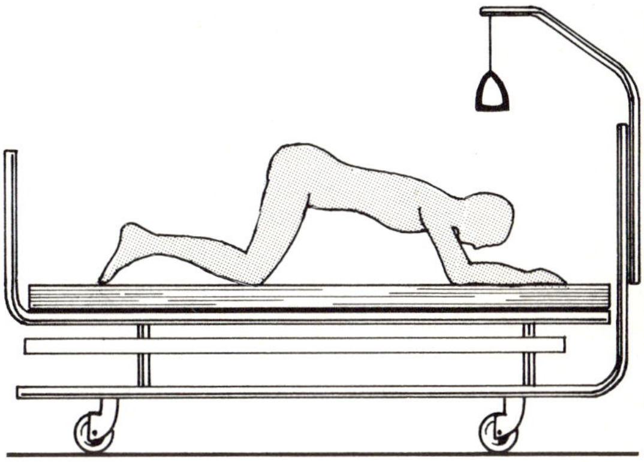

Abb. 6 Knie-Ellenbogen-Lage

Beachte

Zur Erreichung einer optimalen Wirkung soll der Patient nach Einlaufen der halben Menge Bauchlage einnehmen und sich dann auf die rechte Seite legen. (Die Flüssigkeit soll während 10–15 Minuten einfließen; den Beutel nicht zusammendrücken.) Die Retention des Einlaufs wird durch Unterlegen eines harten Kissens erleichtert.

7.2.3.4 Der hohe Einlauf

Durch den hohen Einlauf soll ein großer Darmabschnitt gereinigt werden, d.h. die Spülflüssigkeit soll möglichst hoch in den Darm hinaufgelangen.

Speziell zu beachten ist:
- Statt des gewöhnlichen *Darmrohres* ist ein längeres, dünneres zu verwenden.
- *Die Spülflüssigkeit* ist grösser: 1,5–2 Liter.
- *Lagerung: Knie-Ellenbogen-Lage* (Abb. 6).

Der Kranke kniet mit senkrecht gestellten Oberschenkeln und stützt sich auf die Unterarme. So kommt der Körper tief und das Gesäß hoch zu liegen.
Bei den modernen Betten kann das Fußende hochgestellt werden. Es wird der gleiche Effekt erzielt, ist aber für den Patienten angenehmer und verdrängt daher weitgehend die klassische Lagerung.
- *Während des Einlaufs* soll das Darmrohr langsam und vorsichtig höher eingeführt werden; die Spülflüssigkeit darf nur langsam einfließen.

7.2.3.5 Klistier

a) **Practo-Clyss-Klistier** (gebrauchsfertiges Klistier in Plastikbeutel)
Material (Abb. 7)
- Kleiner Plastikbeutel mit Rektalkanüle und Klemme, enthaltend: Natriumphosphatlösung (hypertonisch),
- Vaseline,
- Plastikhandschuhe, Nierenschale.

Ausführung
- Practo-Clyss evtl. leicht temperieren,
- Ausflußrohr (Rektalkanüle) schließen (wie beim Practo-Clyss-Einlauf),
- Ende des Ausflußrohres einfetten,
- Verschluß durchbrechen,
- Ausflußrohr 7–10 cm in den Mastdarm einführen, öffnen und Flüssigkeit durch Aufrollen des Beutels einfließen lassen,
- abklemmen und herausziehen.
- Der Patient soll dem Entleerungsdrang möglichst spät nachgeben

b) **Einmalgebrauchsklysma in gebrauchsfertiger Plastikflasche**
Material (Abb. 8)
- Plastikflasche (100–120 ml) mit Ansatzrohr und Schutzkappe, enthaltend: Natriumphosphat oder eine andere entsprechende Lösung,
- Darmrohr,
- Vaseline,
- Klemme oder Péan,
- Plastikhandschuhe, Nierenschale.

Ausführung
- Plastikbehälter aufrecht halten und Schutzkappe entfernen,
- das Ansatzrohr könnte eigentlich direkt in den Darm eingeführt werden, es ist aber viel zu hart und zu kurz. Deshalb ist es von Vorteil und für den Patienten angenehmer, wenn ein Darmrohr angesetzt wird,
- Darmrohr einfetten und einführen, Behälteransatz anstecken,
- Inhalt des Behälters unter leichtem Druck (Zusammendrücken der Plastikflasche) einspritzen,
- Darmrohr abklemmen, herausziehen.

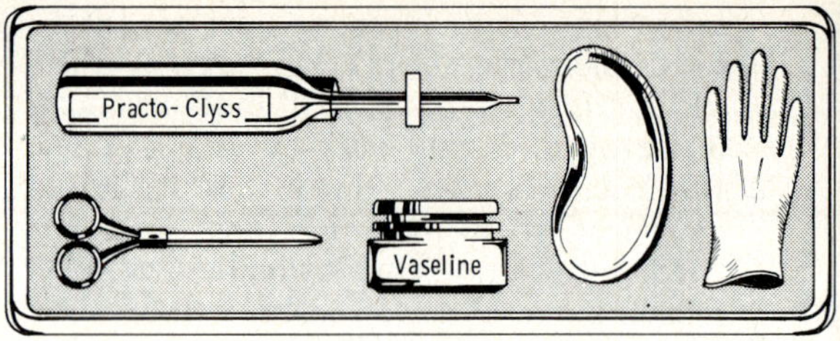

Abb. 7 Gegenstände für das Practo-Clyss-Klistier

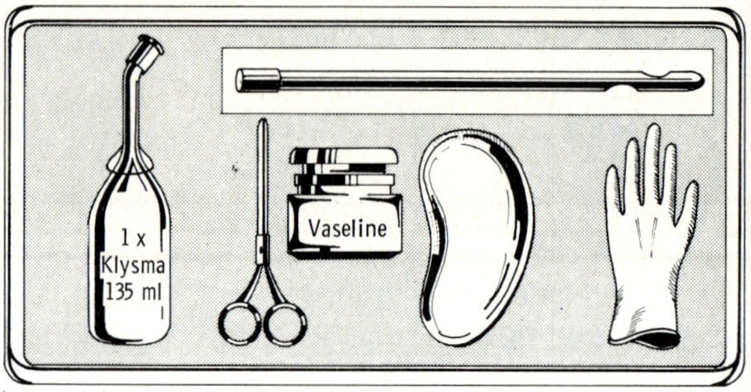

Abb. 8 Gegenstände für das Einmalgebrauchsklysma

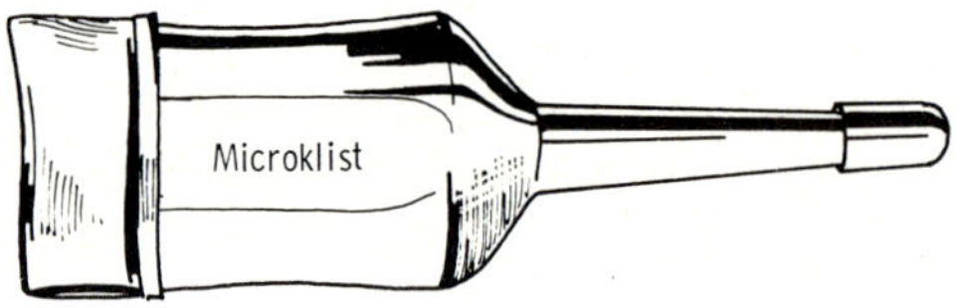

Abb. 9 Microklist-Einmalgebrauchspackung

7.2.3.6 Microklist

Plastikverpackung zum Einmalgebrauch (Abb. 9).
Das Ende des Ansatzstückes ist mit einer Gummikappe versehen, die vor Gebrauch entfernt wird (evtl. mit Vaseline einfetten).

7.2.3.7 Rektalinstillation

Das Instillationsmittel (z.B. Betnesol) ist in der gleichen Verpackung erhältlich wie das Practo-Clyss.

Es handelt sich dabei aber nicht um eine Reizlösung, sondern um eine Zusammensetzung von Medikamenten in stabilisierter Lösung. Sie kommt zur Anwendung bei Entzündungen des unteren Darmabschnittes (z.B. Colitis ulcerosa).
Die Flüssigkeit wird gehandhabt wie das Practo-Clyss, soll aber langsamer entleert werden (stilla = Tropfen = einträpfeln oder langsam einfließen lassen). Der Patient soll das Instillationsmittel, in der Regel 100 ml, so lange als möglich zurückhalten.

7.2.3.8 Darmspülung

Material (Abb. 10)
- Irrigator und Ständer oder Aufhängevorrichtung.
- Schlauch hat ein Y-Glaszwischenstück. An einer Abzweigung wird ein ca. 40 cm langer Schlauch befestigt (kann in den Eimer geleitet werden). An der anderen Abzweigung wird das Darmrohr angesetzt.
- Spülflüssigkeit nach Arztverordnung, ca. 5 Liter z.B. Kamillosan- oder Permangenatlösung.
- Langes, dünnes Darmrohr, eingefettet.
- 2 Schlauchklemmen (Péan-Klemme).
- 1 großer Eimer.
- Kanne zum Nachfüllen des Irrigators.
- Plastikhandschuhe, Schutz für Bett und Boden.

Speziell zu beachten:
- Genügend Spülflüssigkeit in der Kanne vorbereiten.
- Irrigatorschlauch mit Darmrohr und Abflußschlauch zusammensetzen, luftleer machen
- Irrigator am Ständer aufhängen.
- Auffangeimer auf den Boden stellen (Schutz!).
- *Lagerung des Patienten:* Seitenlage mit Kopftieflage oder Knie-Ellenbogen-Lage.
- Für den Patienten ist die Darmspülung sehr *unangenehm*, daran ist bei der Vorbereitung des Patienten und bei der Durchführung zu denken.

Ausführung (Abb. 11)
1 Irrigator an Ständer aufhängen.
2 Schlauch luftleer machen und abklemmen.
3 Ableitenden Schlauch in den Eimer leiten.
4 Darmrohr tief einführen.
5 Y-Stück mit Darmrohr verbinden.
6 300 ml Flüssigkeit einlaufen lassen (ableitender Schlauch ist abgeklemmt).

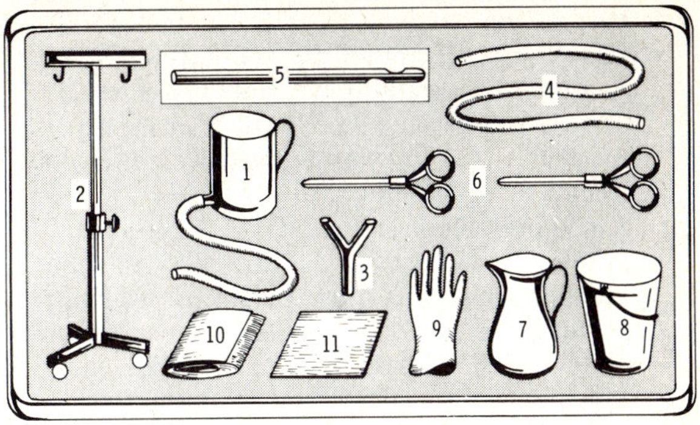

Abb. 10 Gegenstände für die Darmspülung
1 Irrigator, 2 Ständer, 3 Verbindungsstück, 4 Ableitungsschlauch, 5 Darmrohr, 6 Klemme, 7 Kanne für Spülflüssigkeit, 8 Auffangeimer, 9 Handschuhe, 10 Bettschutz, 11 Schutztuch unter den Eimer

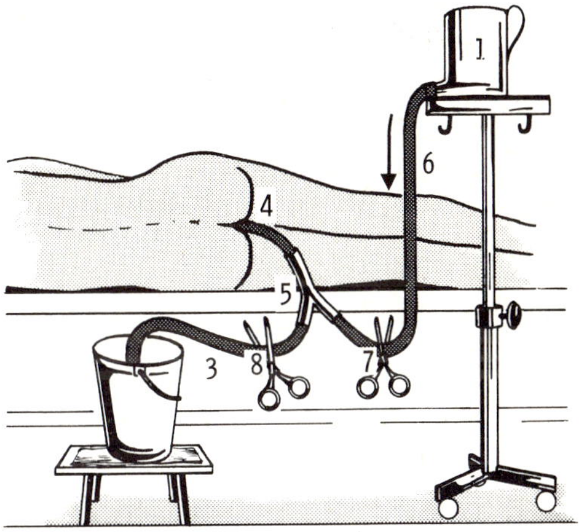

Abb. 11 Ablauf der Darmspülung (s. Text)

7 Zufluß abklemmen.
8 Abflußrohr öffnen, Spülflüssigkeit in den Eimer fließen lassen.

Wiederholen, bis die Flüssigkeit klar zurückläuft.

7.2.3.9 Spülung des Magen-Darm-Traktes mittels Magensonde

Am Tag vor einer Darmoperation wird der gesamte Magen-Darm-Trakt durch eine Spülung mittels Magensonde gereinigt. Dadurch wird die präoperative Hospitalisationszeit um ein bis zwei Tage reduziert.

Indikation
Der Arzt stellt immer die Indikation für die Spülung. Die Spülung wird bei fast allen Patienten, bei welchen eine Darmoperation vorgesehen ist, inkl. bei Patienten mit einer Kolostomie, vorgenommen.
Kontraindikation
Totale Darmstenosen, Colitis ulcerosa oder Morbus Crohn mit Perforationsgefahr, schwere Herz- oder Niereninsuffizienz (5–10% des Wassers wird resorbiert).
Material
- Alles zum Einlegen einer Magensonde (vgl. s. 430)
- Nachtstuhl und Ersatztopf,
- geschützter Schaumgummiring (mit Loch),
- Bepanthensalbe, evtl. Nupercainalsalbe,
- für ältere und reduzierte Patienten ein Liegebett,
- Morgenrock,
- Patientenglocke,
- separates Zimmer,
- Infusionsständer,
- sterile, physiologische Spülflüssigkeit, körperwarm (je nach Arztverordnung, z.B. 10–12 Liter phys. NaCl-Lösung),
- Überwachungsblatt,
- Blutdruckapparat und Stethoskop.

Dauer der Spülung
ca. 3–4 Stunden, vorteilhaft ist der Beginn der Spülung ca. 2 Stunden nach dem Mittagessen.
Ausführung
- Patient über Verlauf, Sinn und Zweck, sowie Dauer der Durchführung gut orientieren und zur Mitarbeit aktivieren;
- je nach Arztverordnung: am Vormittag Laxantien per os oder Practoclyss (zur Entleerung der Ampulle von Stuhl);
- Morgenessen: z.B. Milchkaffe und Zwieback;
- Blutentnahme: Ausgangswerte von Elektrolyte, Kreatinin, Harnstoff, Blutzucker u.a. je nach Arztverordnung;
- Gewichtskontrolle, Blutdruck und Pulskontrolle;
- Mittagessen: z.B. Bouillon, Fruchtsaft;
- 15 Min. vor Beginn der Spülung: Antiemetikum i.m. oder i.v. verabreichen, je nach Arztverordnung;
- Einlegen der Magensonde, Kontrolle der Lage und Fixation der Sonde;
- 1 Liter der körperwarmen Spülflüssigkeit langsam einlaufen lassen, während ca. 15 Min., Patient gut überwachen auf Völlegefühl, Brechreiz;
- 2. Liter perfundieren;
- Analgegend mit Bepanthen- oder Nupercainalsalbe einfetten;
- ca. 40–50 Min. nach Beginn der Spülung folgt der erste Stuhlgang;
- ältere oder reduzierte Patienten sollen bis zu diesem Zeitpunkt auf dem Liegewagen ruhen können;
- erfolgt nach 2 Litern kein Wind- oder Stuhlabgang, Arzt informieren, je nach Arztverordnung dritten Liter langsam perfundieren, evtl. Darmgeräusche abhören oder mit Patient spazieren;
- nach Stuhlgang weitere Perfusion im Spülstrahl (1 Liter pro 15 Minuten);
- Patient beobachten, bei Übelkeit Perfusion unterbrechen;
- nach ca. 10–12 Litern wird die Perfusion abgebrochen;
- Magensonde entfernen;
- Gewichtskontrolle;
- je nach Arztverordnung evtl. Blutentnahme;
- Abendessen: z.B. Bouillon, Tee, danach nüchtern lassen bis zur Operation.

Beobachtung des Stuhles
- Der erste Stuhl ist meist normal geformt;
- die weiteren Stuhlgänge sind breiig;
- die Farbe des Fäzes wird im Verlauf der Spülung immer heller und die Konsistenz wäßriger;
- am Schluß der Spülung soll nur noch gelbliche Spülflüssigkeit ausgeschieden werden;
- nach Beendigung der Darmspülung weiterhin den Stuhlabgang beobachten auf Farbe, Menge, Beimengungen (z.B. Blut).

Überwachung
- Die Überwachung des Patienten wird auf dem Überwachungsblatt festgehalten;
- Vitalzeichen werden zu Beginn, zwischendurch, bei Bedarf und zum Abschluß der Spülung gemessen;
- die Spülmenge und die Dauer der Perfusion wird schriftlich festgehalten;
- das Aussehen der Stuhlgänge wird vermerkt;
- gegen Wärmeverlust soll der Patient mit einer Decke geschützt werden.

Merkpunkte zur Spülung
- Verordnete Lösung verwenden und auf 37 °C *erwärmen;*
- vorgesehene Zeit der Perfusion einhalten, damit der Darm nicht zuviel Flüssigkeit resorbiert und keine Elektrolytstörungen auftreten;

- Antiemetikum immer *vor* Beginn der Spülung verabreichen.

Patienten mit einer Kolostomie

- Patienten mit einem *endständigen* Anus praeter:
  über den Anus praeter wird ein Koloplastsack mit Ableitung geklebt, an welchen ein dicker Plastikschlauch gehängt wird (gut mit Heftpflaster abdichten), der wiederum in einen Eimer abgeleitet wird.
  Die Menge der Spülflüssigkeit wird auf 6–8 Liter reduziert (je nach Arztverordnung).
- Patienten mit einem *doppelläufigen Anus praeter*
  Der *stillgelegte Teil des Kolon* wird entweder vom Kolostoma und/oder von rektal her gereinigt mit gewöhnlichen Einläufen.

7.2.3.10 Reinigung und Aufbereitung bzw. Vernichtung des Materials

- Einmalgebrauchmaterial gelangt in den Abfalleimer.
- Irrigator und Nierenschale, in Desinfektionslösung einlegen, reinigen und zum Sterilisieren geben.
- Evtl. Gummidarmrohre desinfizieren, reinigen und zur Dampfsterilisation geben.

7.3 Sputum

Lernziel

Sie können
- die Möglichkeiten zum Auffangen des Sputums aufzählen;
- über die Beschaffenheit, den Geruch und die mikroskopischen Beimengungen Auskunft geben;
- dem Patienten beim Aushusten von Sekret behilflich sein; dabei können Sie mindestens eine konkrete Maßnahme zur Unterstützung angehen.

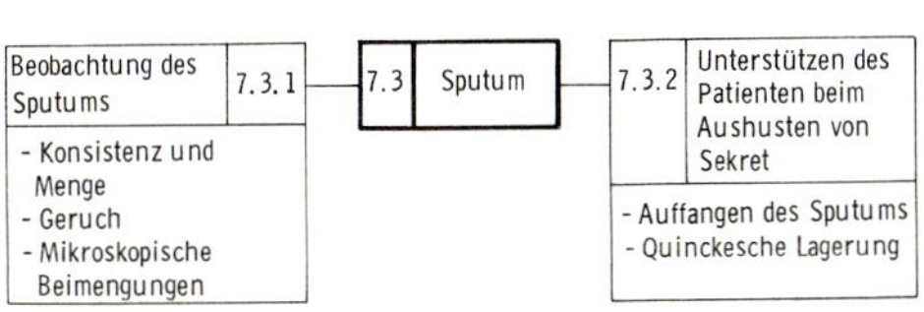

Prinzip

Sekret (Sputum), das in den Luftwegen liegen bleibt, hindert den Patienten bei der freien Atmung und bildet guten Nährboden für das Bakterienwachstum.

▼

- Der Kranke muß zum Aushusten des Sekrets angehalten werden.
- Liegen große Mengen von Sekret (Sputum) in den Luftwegen, braucht der Patient Unterstützung, um dieses vollständig aushusten zu können.
- Das Sputum muß auf pathologische Beimengungen beobachtet und eventuell untersucht werden.

7.3.1 Beobachtungen des Sputums

7.3.1.1 Konsistenz und Menge (Beschaffenheit)

Das Sekret oder der Bronchialschleim ist das normale und notwendige Absonderungsprodukt der Becherzellen der Bronchial-, Rachen- und Nasenschleimhäute.
Sputum bedeutet vermehrtes Sekret mit Beimengungen z.B. von Zellen, Blut, Eiter und Bakterien. Liegt wenig Sputum im Rachen, kann dieses durch *Räuspern* nach oben gelangen. Sekrete aus den Luftwegen werden durch *Husten* herausbefördert.
Das Sputum kann wäßrig, dünnflüssig, dickflüssig, schleimig, eiterig, blutig und zäh sein. Die Konsistenz ist abhängig von den jeweiligen Beimengungen. Je nachdem ist das Sputum eine homogene Masse, gemischt, z.B. in Schichten oder klumpig, die Menge ist unterschiedlich

- *Dünnflüssiges = seröses Sputum, hellrot, schaumig.* Es ist das typische Sputum beim Lungenödem, das durch plötzliches Herzversagen entsteht. Das Blut staut sich in der Lunge, die Blutflüssigkeit tritt aus den Kapillaren in die Alveolen über. Die Sauerstoffaufnahme und dadurch die Arterialisierung des Blutes wird ungenügend. Es tritt Husten und Atemnot auf. Schaum entsteht, weil die eingeatmete Luft sich mit der Flüssigkeit vermischt.

- *Schleimiges Sputum* ist durchscheinend und fadenziehend und kommt bei Katarrh der oberen Luftwege vor.
- *Zähes Sputum* kommt vor bei Asthma bronchiale, Bronchitis und Pneumonie. Es fließt fast nicht aus dem Glas aus.
- *Eiteriges Sputum.* Eiter und Schleim können homogen gemischt sein. Der Eiter kann auch klumpig und ballenförmig verteilt sein.
  Viel Eiter enthält das Sputum bei Lungenkaverne, Lungenabszeß und Lungengangrän.
- *Blutiges Sputum.* Frisch-rotes, schaumiges Blut wird ausgehustet bei einer Lungenblutung infolge Arrosion eines Blutgefäßes bei kavernöser Lungentuberkulose oder Lungenkarzinom. Schaumig ist es wegen der Durchsetzung mit Sauerstoff.
  Bei der Lungenembolie ist das Sputum rot und klumpig.
  Bei der Pneumonie ist das charakteristische rostbraune Sputum zu beobachten.
- *Dreischichtiges Sputum.* Es ist typisch bei Patienten mit Bronchiektasen. Im durchsichtigen Spuckgefäß ist eine deutliche Dreischichtung zu erkennen, d.h. das Sputum setzt sich – je nach Schwere – in verschiedenen Schichten ab: unten eitrig (Zelltrümmer), in der Mitte dünnflüssig, oben schaumig.
  Dieses Sputum wird morgens *»maulvoll«* ausgeworfen als Ausdruck der nächtlichen Anschoppung der sackartigen Erweiterungen der Bronchialwände. Es kann dem Patienten Erleichterung geschaffen werden durch die Quinckesche Hängelage (s. Abb. 12).

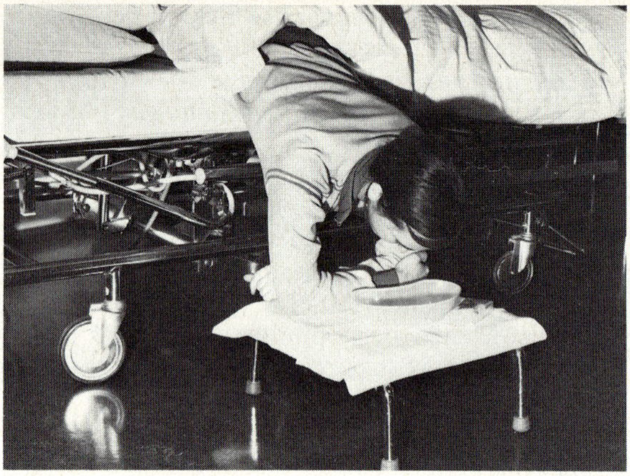

Abb. 12 (Lagerung des Patienten beim Quincken)

7.3.1.2 Der Geruch

Üblicherweise ist das Sputum geruchlos. Bei längerem Liegenbleiben mit bakterieller Zersetzung (Bronchiektasen, Abszeß) riecht es fade und süßlich.
Bei Zerfall von Lungengewebe ist das Sputum stinkend.

7.3.1.3 Mikroskopische Beimengungen

- Leukozyten bei entzündlichen Vorgängen.
- Eosinophile Leukozyten bei Asthma bronchiale.
- Lymphozyten bei Lymphogranulom und Lymphosarkom.
- Erythrozyten können das Sputum blutig färben oder erst mikroskopisch nachgewiesen werden.
- Zylinderepithelien stammen besonders aus den Bronchien.
- Plattenepithelien stammen aus der Mundhöhle und aus den Alveolen.
- Herzfehlerzellen sind Alveolarepithelien, welche gelbbraun verfärbt sind.
  Sie kommen vor bei chronischen Stauungszuständen in der Lunge.
- Elastische Fasern kommen vor bei allen zerstörenden Krankheiten in der Lunge. Ihr Vorhandensein ist ein typisches Zeichen für kavernöse Lungentuberkulose, Lungenabszeß und Lungengangrän.
- Tumorzellen-verdächtiges Sputum wird zytologisch untersucht. Oft wird zu diesem Zweck das Sputum gezielt abgesaugt (Bronchoskopie s. S. 475).
- Mikroorganismen z.B. Staphylo- und Streptokokken bei Pneumonie, Tuberkelbakterien bei Lungentuberkulose u.a.

7.3.2 Unterstützung des Patienten beim Aushusten von Sekret

7.3.2.1 Quinckesche Hängelage

Das Quincken ist immer dann notwendig, wenn der Patient liegengebliebene Sekrete nicht genügend aushusten kann. Die in Abb. 12 ersichtliche spezielle Lagerung erleichtert den Ausfluß des Sputums. Für die Quinckesche Hängelage soll Arztverordnung eingeholt werden. Meist wird das Quincken mit auswurffördernden Medikamenten (Expektorantien) unterstützt.

Ausführung:
Der Patient nimmt rechte oder linke Seitenlage ein (je nach Befund). Günstig ist die schräge Lagerung über das Bett. Der Patient bekommt ein gerolltes Kissen unter den Bauch, der Kopf ist auf einem Stuhl (mit kleinem Kissen) aufgestützt, ebenso die Arme. Auf gute Lagerung der Füße achten, die Zehen dürfen nicht aufliegen. Kopf und Arme müssen aufgestützt sein, nur so kann sich der Patient entspannen. Entspannt er sich nicht, hustet er nicht oder nur ungenügend aus.

7.3.2.2 Auffangen des Sputums

Es stehen verschiedene Auffanggefäße zur Verfügung:
- Einwegspucknapf aus Pappe,
- Auffanggefäße aus Glas oder durchsichtigem Kunststoff graduiert (z.B. wenn das Sputum gemessen oder die Schichtung geprüft wird),
- Gläser und Schalen (z.B. Petrischale) zum Auffangen des Sputums für diagnostische Zwecke.

Man wird, wenn immer möglich, Einwegmaterialien verwenden. Bei der Gewinnung des Sputums zu *diagnostischen Zwecken* sind folgende Punkte zu beachten:
- Das Auswerfen des Sputums soll morgens nüchtern, vor dem Zähneputzen geschehen.
- Es ist richtiges Sputum und nicht nur Speichel erforderlich.

Bei Kindern und älteren Patienten muß oft die Methode der *Magensaftentnahme* angewandt werden, da das Sputum vermutlich geschluckt wird. Dies ist nur sinnvoll bei Verdacht auf säurefeste Stäbchen. Das Sekret kann auch gezielt *abgesaugt* werden, z.B. anläßlich einer Bronchoskopie.

7.4 Schwitzen – Schweißsekretion

Lernziel

Als Voraussetzung für das Studium dieses Kapitels sollten Sie den Abschnitt »Schweißsekretion« Ihres Anatomie- und Physiologieunterrichts repetieren. Weiterführend lernen Sie
- Aussagen zu machen über vermehrte und verminderte sowie pathologische Schweißsekretion;
- dem Patienten bei Schweißausbruch Hilfe zu leisten und darüber zu berichten.

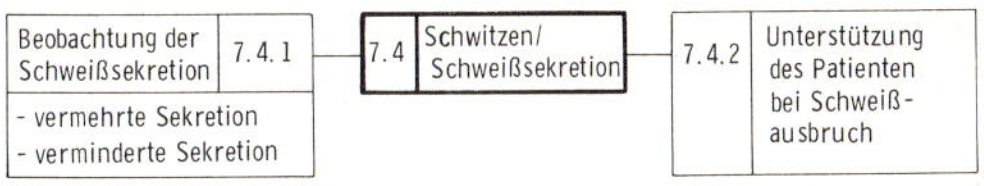

Prinzip

Die normale Schweißsekretion unterstützt durch Wärmeabgabe die Wärmeregulation des Organismus.

- Physiologisches Schwitzen unterstützt die gesunde Körperfunktion. Störungen in der Schweißabsonderung sind Zeichen eines erkrankten Organismus.
- Es ist Aufgabe der Schwester, den Kranken gut zu beobachten und die richtigen Schlüsse zu ziehen.

7.4.1 Beobachtung der Schweißsekretion

7.4.1.1 Normale Schweißsekretion

Schweiß = Sudor, Schwitzen = Transpiration, Diaphorese.
Der Schweiß ist die flüssige Absonderung der Schweißdrüsen der Haut und besteht zu 99 % aus Wasser. Das restliche Prozent setzt sich zusammen aus Kochsalz, Harnstoff, Fettsäuren und Cholesterin. Der normale Schweiß ist *warm.*
Die Schweißabsonderung ist eine vegetative Funktion, an der fast ausschließlich der Sympathikus beteiligt ist (dies erklärt den vegetativen Schweißausbruch, z.B. das Schwitzen an den Händen). Die Schweißzentren liegen im

Zwischenhirn, im verlängerten Mark, teilweise auch im Rückenmark und stehen unter dem Einfluß der Großhirnrinde.

7.4.1.2 Vermehrte Schweißsekretion

Physiologisch vermehrt ist die Sekretion bei erhöhter Außentemperatur und Muskelarbeit.
Hyperhidrosis (= vermehrte Schweißabsonderung), die nur *lokal* ist, (Fußschweiß, Achselschweiß oder der Handschweiß bei Vagotonikern) ist eine unangenehme Erscheinung und kann den betroffenen Menschen beträchtlich stören.
Allgemeine Hyperhidrosis tritt auf bei Fieber, Schwäche und Fehlregulation des Zentralnervensystems.
Bedrohlich ist der kalte, klebrige Schweiß. Er ist kleinperlig und tritt meist an Stirn und Brust auf. Vorkommen beim hypoglykämischen Schock (mit Zittern begleitet) und bei beginnendem Kreislaufversagen (Schock, Kollaps).
Nachtschweiß tritt bei Lungentuberkulose und bei geschwächtem Allgemeinzustand auf.

7.4.1.3 Verminderte Schweißsekretion (Hypohidrosis)

Gefürchtet ist das Nicht-Schwitzen an schwülen Tagen, wenn die Luft mit Wasserdampf übersättigt ist. Es besteht dann die Gefahr des *Wärmestaus* und des *Hitzschlags*.
Krankheiten, die mit verminderter Sekretion einhergehen, sind z.B. der Diabetes insipidus (Wasserverlust durch die Nieren), der Typhus (Wasserverlust durch den Darm).

7.4.2 Unterstützung des Patienten bei Schweißausbruch

Schwitzen, vor allem lang andauerndes und immer wiederkehrendes Schwitzen bedeutet für den Kranken Kräfteverlust und psychische und physische Anstrengung. Er braucht die Unterstützung der Schwester
- im Schutz vor Zugluft und Erkältung,
- im Wäschewechsel (Hemd und Bettwäsche),
- in der Erfrischung (Abwischen des Schweißes, Trocknen der Haut, Abreibungen),
- in der Nahrungs- und Flüssigkeitsaufnahme. Wichtig ist der Kochsalz- und Flüssigkeitsersatz,
- in der Körperpflege, die nebst regelmäßigen, sorgfältigen Waschungen auch die Dekubituspflege einschließt,
- in der psychischen Unterstützung, da Schwitzen zu Kräfteverlust und Energielosigkeit führt. Der Kranke braucht nebst der Unterstützung auch *Aufmunterung* zur Selbsttätigkeit (Erfrischung, Trinken, Körperpflege usw.).

7.5 Vaginale Ausscheidungen

Wir möchten dieses Teilkapitel
- Beobachtung des Ausflusses (Fluor)
- Beobachtung von Blutungen (Menstruation und Blutungsstörungen) hier ausklammern. Ausführliche Information finden Sie im Kapitel »Gynäkologie« S. 712 ff.

7.6 Erbrechen

Lernziel

Sie können nach dem Studium dieses letzten Teilkapitels
- über die Ursachen des Erbrechens, über die Zeit und Häufigkeit des Auftretens und über die möglichen Beimengungen Auskunft geben;
- formulieren, wie Sie dem Patienten, der erbricht, Hilfe zu leisten vermögen.

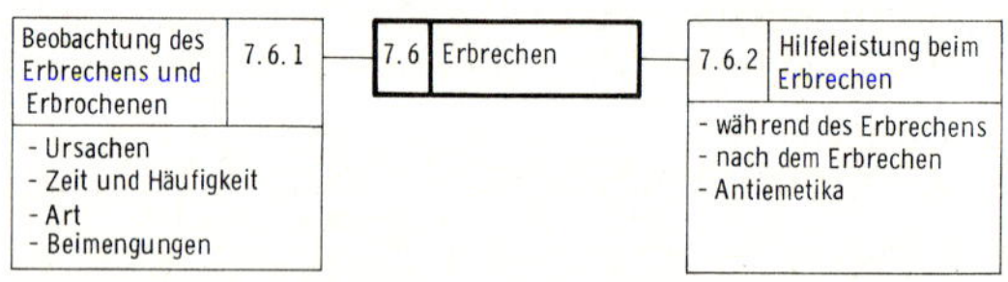

7.6.1 Beobachtung des Erbrechens

7.6.1.1 Ursachen des Erbrechens

Erbrechen (Emesis, Vomitus)
Das Erbrechen wird durch das im verlängerten Mark gelegene Brechzentrum gesteuert. In den meisten Fällen geht dem Erbrechen ein Übelkeitsgefühl mit vermehrter Speichelabsonderung und verlangsamter Atmung, so-

Prinzip

Erbrechen führt unter Mithilfe der Bauchpresse und Kontraktion der Speiseröhre und des Schlundes zur Entleerung des Mageninhaltes.

▼

- Erbrechen kann die Folge eines gesunden Schutzreflexes sein. Der Organismus entleert auf diesem Weg Speisen u.a., die er nicht erträgt (meist einmaliges Erbrechen).
- Erbrechen kann Zeichen einer Störung des Organismus sein und tritt dann meist wiederholt, in kürzeren oder längeren Abständen auf.
- Dem Patienten kann nur wirksam geholfen werden, wenn nebst der symptomatischen Hilfe auch die Ursache erfaßt werden kann.

wie ein Würgen unter unkoordinierten Atembewegungen bei erschlafftem Magentonus voraus. Tiefes Atmen kann die Brechneigung evtl. verhindern.
Das Erbrechen beginnt mit einer tiefen Einatmungsbewegung bei geschlossener Stimmritze und Abschluß des Nasen-Rachen-Raumes (Heben des weichen Gaumens). Dadurch wird die Speiseröhre stark erweitert, so daß nach Erschlaffen des Mageneinganges und des Magens selbst der Mageninhalt durch kräftige Kontraktionen des Zwerchfelles und der Bauchmuskeln durch Speiseröhre und Mundhöhle herausgeschleudert wird.
Wir kennen das *nervöse Erbrechen*, das *gastrische Erbrechen*, das *zerebrale Erbrechen*, das *postoperative Erbrechen*, das *habituelle Erbrechen* und das *Erbrechen in der Schwangerschaft*. Im Folgenden fassen wir zusammen in:

Zerebrales Erbrechen
Man versteht darunter das Erbrechen bei direkter Einwirkung im Gebiet des Reflexzentrums, z.B. bei Erhöhung des Hirndruckes durch Schädel-Gehirn-Trauma, bei Gehirnblutungen, Gehirntumoren, bei Migräne oder durch chemische Reizung (Giftstoffe): Bakteriengifte, Alkohol, Narkosemittel bzw. körpereigene Giftstoffe wie Azeton, Harnstoff usw.

Das Schwangerschaftserbrechen kommt durch hormonellen Einfluß zustande.

Peripheres Erbrechen
Man versteht darunter das Erbrechen bei indirekter Erregung des Brechzentrums.
- Erbrechen durch emotionelle Faktoren hervorgerufen, z.B. Ekel, Nervosität, Angst.
- Erbrechen durch mechanische Reizung des Rachenraumes.
- Erbrechen bei entzündlichen oder mechanischen Veränderungen des Magens (Gastritis, Pylorusstenose usw.).
- Erbrechen bei Reizung des Peritoneums (bei Appendizitis, Hernie, Darmverschluß).
- Erbrechen bei der Reise- oder Seekrankheit beruht auf einer Störung des Labyrinthes.
- Erbrechen bei Säuglingen mit entsprechender Veranlagung (habituelles Erbrechen).

7.6.1.2 Zeit und Häufigkeit des Erbrechens

- Der Patient kann nach der Nahrungsaufnahme erbrechen. Vielleicht ist dies von bestimmten Nahrungsmitteln abhängig. Der zeitliche Abstand von der Mahlzeit muß registriert werden.
- Das zerebrale Erbrechen erfolgt unabhängig von den Mahlzeiten.
- Das Erbrechen morgens nüchtern ist charakteristisch während der ersten Schwangerschaftsmonate sowie beim chronischen Alkoholabusus.
- Auch die Häufigkeit des Erbrechens muß erfaßt werden sowie die Menge; unter Umständen muß letztere gemessen werden.

7.6.1.3 Art des Erbrechens

Die Art und Weise des Erbrechens kann auf die Ursache hinweisen. Das zerebrale Erbrechen erfolgt *explosionsartig* im großen Bogen. Im Gegensatz dazu steht das *würgende* Erbrechen, das für den Patienten sehr mühsam ist. Darminhalt sowie auch Mageninhalt kann aus dem Munde *fließen* als eine Art Überlaufen bei bereits fehlendem Brechreflex, z.B. bei schwerem Ileus.

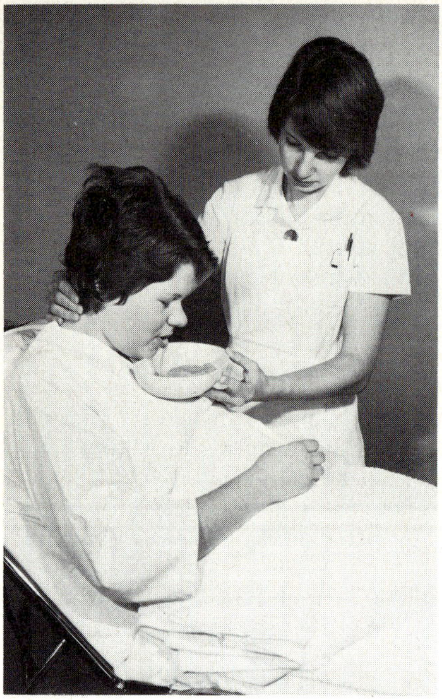

Abb. 13 Hilfeleistung beim Erbrechen

7.6.1.4 Beimengungen

Die Beschaffenheit des Erbrochenen gibt Auskunft über die Beimengungen und kann von diagnostischem Wert sein. Das Erbrochene wird evtl. aufgehoben und dem Arzt gezeigt (evtl. vorher messen).

Folgende Beimengungen können vorhanden sein:

- Vermehrt Speichel und Schleim, z.B. bei Gastritis.
- Blut bei Magen- oder Duodenalulkus oder bei Ösophagusvarizen. Das Blut ist *»kaffeesatzartig«* verändert, weil das Hämoglobin durch die Magensäure abgebaut worden ist.
  Frischrot ist das Blut nur bei massiven Blutungen aus dem Magen oder den Ösophagusvarizen.
- Galle findet sich bei langdauerndem Erbrechen. Nüchterne Patienten erbrechen nur Magensaft mit Gallenbeimengungen.
- Nahrungsreste sind meistens durch die Verdauungseinflüsse verändert. Bei längerer Stauung im Magen erfolgt eine Zersetzung des Mageninhaltes.
- *Darminhalt* wird durch einen Darmverschluß zurückgestaut. Das Erbrechen von Darminhalt bezeichnet man als »Miserere«.

7.6.2 Unterstützung des Patienten beim Erbrechen

Während des Erbrechens

Die Hilfeleistung während des Erbrechens ist eine zweifache. Einerseits soll der Patient spüren, daß die Schwester für ihn da ist, Zeit hat und auch diese unangenehme Arbeit auf eine selbstverständliche Art und Weise auf sich nimmt. Daneben soll der Patient all jene Hilfe bekommen, die sein Zustand erfordert:

- Bewußtlose müssen in flacher oder Kopftieflage auf die Seite gedreht werden, wodurch die Aspirationsgefahr ausgeschlossen werden kann.
- Nicht bewußtlosen Patienten hilft man zur Oberkörperhochlagerung. Nach Bauchoperationen übe man mit der flachen Hand einen Gegendruck auf die Wunde aus.
- Die Auffanggefäße müssen groß genug sein; Papiertaschentücher in Reichweite.

Nach dem Erbrechen

- Je nach Zustand des Patienten ist die gewöhnliche oder spezielle Mundpflege am Platz, selbstverständlich auch das Waschen des Gesichtes und der Hände.
- Der nötige Wäschewechsel wird vorsichtig vorgenommen.
- Bei Bluterbrechen ist sofort der Arzt zu benachrichtigen.
- Der Patient soll unmittelbar nach dem Erbrechen nicht zum Essen überredet werden. Ein Glas schwarzen Tees wird meistens gerne genommen.
- Nahrungs- und Flüssigkeitskarenz ist nach Bluterbrechen notwendig (Arztverordnung abwarten).

Antiemetika

Die Medikamente, die gegen das Erbrechen wirksam sind, heißen Antiemetika. Sie werden auch als Reisetabletten verwendet und üben auf den Magen-Darm-Kanal eine beruhigende Wirkung aus, indem sie die Erregbarkeit des Labyrinthes und des Brechzentrums herabsetzen. Sie dienen der Prophylaxe und Therapie postoperativer Übelkeit. Bei den meisten Antiemetika tritt eine leichte Schläfrigkeit auf.

Antiemetika sind z.B. Marzine, Nautisan, Itinerol u.a.

Weiterführende Literatur

Faller, A.: Der Körper des Menschen, 6. Aufl. Thieme, Stuttgart 1974
Hallmann, L.: Klinische Chemie und Mikroskopie, 10. Aufl. Thieme, Stuttgart 1966
Leybold, K., E. Grabener: Praxis-Laboratorium, 7. Aufl. Thieme, Stuttgart 1976
Österreichischer Krankenpflegeverband: Die Überwachung des Patienten als Aufgabe der Krankenschwester, 2. Aufl. Urban & Schwarzenberg, München 1974
Rheault, M.C.: Le nursing, aspects fondamentaux des soins. Edition du Renouveau Pédagogique, Montréal 1973
Schönstein, L.: Krankenbeobachtung, 2. Aufl. Deutscher Berufsverband für Krankenpflege e.V., Frankfurt/Main 1972
Schütz, E., E. Rothschuh: Bau und Funktion des menschlichen Körpers, 14. Aufl. Urban & Schwarzenberg, München 1973

Testfragen

Kreuzen Sie die richtige Antwort an:

– Durch die Nieren werden ausgeschieden (S. 186):
  - ☐ die Abfallprodukte der Nahrung
  - ☐ die Absonderung der Schleimhäute und der Haut
  - ☒ die Abbauprodukte des Stoffwechsels
– Welche Erklärung ist richtig? (S. 187):
  - ☐ Verminderung der Harnmenge = Oligurie
  - ☐ Vermehrung der Harnmenge = Anurie
  - ☐ Verminderung der Harnmenge = Polyurie
– *Nicht* pathologische Bestandteile im Urin sind (S. 187):
  - ☐ Zylinder
  - ☐ Chromogen
  - ☐ Erythrozyten
– Von Überlaufblase spricht man, wenn (S.189):
  - ☐ der Patient häufig kleine Mengen Urin löst
  - ☐ der Patient tropfenweise Urin verliert
  - ☐ die Blasenmuskulatur übermäßig beansprucht ist
– Der Stuhl ist lehmfarben (acholisch) (S. 190):
  - ☐ bei einseitiger Ernährung
  - ☐ nach Einnahme von Kontrastmitteln
  - ☐ bei ungenügender Fettverdauung
– Die idealste Lagerung für einen Einlauf ist (S. 194):
  - ☐ Rückenlage
  - ☐ rechte Seitenlage
  - ☐ linke Seitenlage
– Die Wirkung des Einlaufs ist (S. 193):
  - ☐ mechanisch, chemisch, toxisch
  - ☐ thermisch, mechanisch, chemisch
  - ☐ lytisch, mechanisch, chemisch
– Sie beobachten folgendes Sputum (S. 199f):
  - ☐ eitrig bei Bronchitis
  - ☐ dreischichtig bei Lungenödem
  - ☐ zäh bei Asthma bronchiale
– Die Quinckesche Hängelage verbessert das Aushusten von Sputum, weil dadurch (S. 200):
  - ☐ die Durchblutung der Bronchien gefördert wird
  - ☐ die Alveolen erweitert werden
  - ☐ dem Gesetz des geringeren Widerstandes Folge geleistet wird

- Das Fremdwort für Schwitzen ist (S. 201):
  - ☐ Hypohidrosis
  - ☐ Diaphorese
  - ☐ Sudor
- Eine der folgenden Formen ist kein peripheres Erbrechen (S. 203):
  - ☐ Erbrechen bei Emotionen
  - ☐ Erbrechen bei Migräne
  - ☐ Erbrechen bei Reisekrankheit
- Von »Miserere« spricht man (S. 204):
  - ☐ wenn sich der Patient ganz erbärmlich krank fühlt
  - ☐ wenn der Patient kein Verständnis (Erbarmen) bekommt
  - ☐ wenn der Patient Darminhalt erbricht
- Sie haben im Verlauf dieses Kapitels einige Medikamentengruppen kennengelernt. Geben Sie deren Wirkung an:

  Antiemetika: ______________________________ (S. 204)

  Laxantien: ______________________________ (S. 192)

  Expektorantien: ______________________________ (S. 200f.)

8 Bekleidung

Sequenzziel (Intention)

Das Wissen um die psychologische und physiologische Bedeutung der Bekleidung hilft Ihnen bewußter an die Bekleidung Ihrer Patienten zu denken. Sie können Überlegungen anstellen in bezug auf Art und Menge der Kleidungsstücke in den verschiedenen Situationen des Krankenhausalltages. Selbständige Patienten unterstützen Sie in deren Bemühungen um ein nettes Aussehen. Behinderten helfen Sie, daß sie sauber und gepflegt sind. Bei bettlägerigen Patienten sorgen Sie für mögliche, wenn auch kleine Abwechslungen und dulden es nicht, daß für sie *nur* das offene Spitalhemd in Frage kommt. Sie wissen, daß die Kleidung das Wohlbefinden des Patienten fördern kann und berücksichtigen bei der Pflegeplanung auch den Faktor Bekleidung, um den kranken Menschen in seinem Selbstwertgefühl zu stärken.

Lernziel

Sie können
- über die psychologische und physiologische Bedeutung der Kleidung Auskunft geben;
- angemessene Bekleidungsstücke für den bettlägerigen, den behinderten und den selbständigen Patienten aufzählen und Ihre Ansicht begründen (Sie können an konkreten Beispielen erklären: z.B. der bettlägerige Patient, der seinen 70. Geburtstag feiert, der Behinderte, der einen ganzen Nachmittag im Lehnstuhl sitzen kann, der Selbständige, der sich gern außerhalb des Krankenzimmers aufhält);
- die Hilfeleistung bei der Bekleidung von Behinderten erklären und an Beispielen zeigen, wie Sie deren Selbständigkeit fördern können.

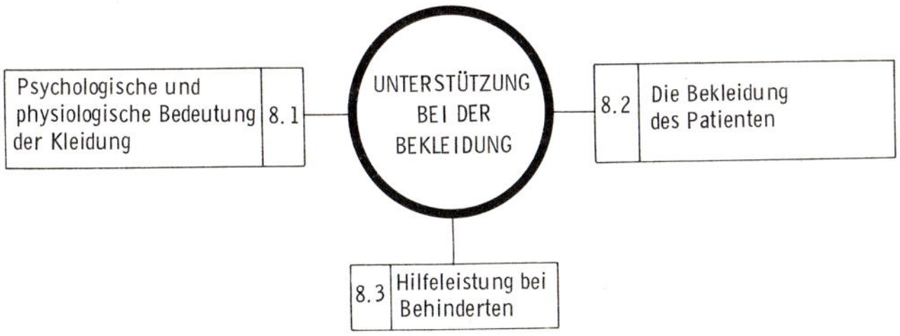

Prinzip

Sich zu kleiden ist ein physisches und psychisches Bedürfnis des Menschen. Angemessene oder unangemessene Bekleidung wirkt sich – im positiven oder negativen Sinn – auf den Menschen als Person (psychologische Faktoren) und auf den Organismus (physische Faktoren) aus.

▼

Eine unpersönliche Bekleidung kann sich negativ auf das Wohlbefinden des kranken Menschen auswirken und indirekt den Heilungsverlauf beeinträchtigen.
Das bedeutet für die Pflegenden:
- daß sie der Bekleidung ihrer Patienten Aufmerksamkeit schenken und
- daß sie sich bemühen, deren Bedürfnissen gerecht zu werden.

Voraussetzung

Lesen Sie: Henderson, V.: *Unterstützung des Patienten bei der Auswahl von Bekleidungsgegenständen sowie beim An- und Ausziehen.* In: Grundregeln für Krankenpflege (S. 32–33).

8.1 Psychologische und physiologische Bedeutung der Bekleidung

Bei der Wahl der Kleidung scheint es, daß ausschließlich der physiologische Aspekt von Bedeutung ist. Daß dem nicht so ist, zeigt uns ein kurzer Blick zurück in die Geschichte der Bekleidung.

8.1.1 Psychologische Bedeutung der Bekleidung

Wenn wir in einem Warenhaus während einiger Zeit Käufer und Käuferinnen beim Einkauf von Bekleidungsstücken beobachten, wird uns ganz deutlich klar, daß die Motive für die Wahl der Kleidung vor allem im *psychischen Bereich* liegen. Nach hygienischen Eigenschaften wird nur nebenbei gefragt, und es werden sogar Nachteile in Kauf genommen, wenn das Kleid dem psychischen Verlangen des Menschen entspricht.

Diese Tatsache läßt sich bis in den Beginn der Bekleidungsära zurückverfolgen. Forschungsergebnisse von Sozialwissenschaftlern bezeichnen das erste Kleidungsstück als *Amulett*. Sie trugen Beweise zusammen, die eindeutig aussagen, daß sich die Kleidung aus *magischen Symbolen* entwickelt hat. Nicht der Stoff oder der Pelz diente als Schutz, sondern magische Abwehrkräfte, die bestimmten Kleidungsstücken zugeschrieben wurden, sollten den Menschen schützen. Ein weiteres Motiv ist das *Schmuckbedürfnis* des Menschen, dem sich das Motiv der *künstlerischen Form* zugesellt. Die Menschen jeder Zeit, von den Anfängen der Kultur des Abendlandes bis heute, haben versucht, ihre Vorstellung von *Schönheit* in den Kleidern zum Ausdruck zu bringen. *Mode so gesehen ist das Spiegelbild einer Epoche oder eines Landes.* Fast immer besteht ein Zusammenhang zwischen Kleidung und Architektur eines Zeitalters. So ist z.B. das griechische Gewand in seinem Faltenwurf genau so edel und klar wie die Linien eines antiken Tempels. Der reich mit Bändern und anderem Zierat versehene Reifrock paßt zu den Baudenkmälern der Rokokozeit usw. Dieser kurze, bruchstückhafte Rückblick in die Geschichte der Bekleidung sagt uns, daß sich die Kleidung schon immer durch seelisch bedingte Motive beeinflussen ließ. Dies hat sich auch heute nicht geändert. Die Mode muß von daher betrachtet werden, und Modeextreme dürfen nicht einfach als »Modetorheiten« abgetan werden. Extreme in der Mode gab es schon immer, was sich geändert hat, ist der schnelle Wechsel. Früher vollzog sich der Wechsel von einer Lebensform zur andern (Höhlenbewohner → Pfahlbauer) sehr langsam, ebenso langsam vollzog sich der Kleiderwechsel. Heute geschehen Veränderungen in allen Bereichen viel rascher, was sich auch auf das Bedürfnis des Menschen nach Abwechslung und Vielfalt ausgewirkt hat.

8.1.2 Physiologische Bedeutung der Bekleidung

Die Erkenntnis des hygienischen Wertes der Kleidung ist noch jüngeren Datums. Erst unsere Zeit kennt hygienische Bekleidungsprobleme, die auf der Forschung nach zweckmäßiger Tropenkleidung, Sportkleidung und Arbeitskleidung beruhen.

Kleidung soll *Schutz* bieten gegen *Wettereinflüsse* (Hitze, Kälte, Nässe), gegen *Verletzung* und andere schädigende Einflüsse der Umwelt und schließlich gegen *Strahlung* der Sonne.

8.1.2.1 Kleidung als Schutz vor Verletzung und anderen schädigenden Einflüssen

In diese Kategorie gehören alle Schutzanzüge, die bei bestimmten Arbeiten Vorschrift sind. Im Krankenhaus sind es die Schutzkittel und Schutzmasken, die bei der Pflege von Patienten mit Infektionskrankheiten oder septischen Wunden getragen werden müssen. In der Industrie gibt es spezielle Arbeitsanzüge für die Arbeit an Maschinen. Zusätzliche Stahlhelme tragen z.B. Feuerwehrleute. Die Hauptaufgabe *der Schuhe* ist, den

Fuß zu schützen. Schuh (altindisch: *scutani* = bedeckt) ist im Deutschen dem Wort *schützen* verwandt. Der Schuh soll schützen und nicht schaden. Die Fußbekleidung dient je nach Klima, Tätigkeit des Trägers und Beschaffenheit des Bodens als Schutz gegen Verletzungen, Schlangenbiß, Nässe und Kälte. In den heißen Ländern werden vorwiegend Sandalen, in kälteren Gegenden eher Schuhe und Stiefel getragen.
Daß die Modeströmungen sich mehr nach den psychologischen denn nach den physiologischen Bedürfnissen richten, ist vor allem bei den Schuhen mit schädlichen Folgen verbunden (Spreizfuß, Hallux valgus, Hammerzehen) (s. dazu weiterführende Literatur: Schuhmode und Gesundheit).

8.1.2.2 Kleidung als Wärmeregulierung

Bei der Wahl der Kleidung sollte nicht nur die Art des Stoffes geprüft werden (Wolle, Baumwolle, Kunstfasern, Leinen, Seide), sondern auch deren *Porenvolumen,* die *Permeabilität* (= Durchlässigkeit), die *Reflexion,* die *Durchgängigkeit* für Licht, die *Benetzbarkeit* und die *Farbe.* Kleidung bietet Kälte-, Wind- und Regenschutz, aber auch Hitze- und Strahlenschutz. Sie bildet eigentlich ein *künstliches Klima* aus Temperatur und Feuchtigkeit, das den Körper schützend umgibt, falsch gehandhabt aber unmittelbaren oder dauernden Schaden zufügen kann:

- *Der Kälteschutz* durch Kleidung bei kühlem Wetter kann zu *Beeinträchtigung des Wärmehaushaltes* führen, wenn die gleiche Kleidung in zu warmem Klima getragen wird.
- *Trockene Kleider,* die gegen die Außentemperatur (gegen Kälte, Wind und Hitze) Schutz bieten, werden, wenn sie *durchnäßt* sind, zur Gefahrenquelle im Sinne einer Unterkühlung und Erkältung.
- *Nässeundurchlässige Kleidung* wird, über längere Zeit getragen, zum Hindernis der *Verdunstung* und *Wärmeabgabe.*
- *Luftdurchlässige, sehr leichte Kleidung,* die bei Temperaturen bis zu 36 °C als angenehm empfunden wird, versagt als Schutz, wenn heiße Winde mit höherer als der Körpertemperatur den Körper erwärmen.
- *Bedecken der Haut* beeinträchtigt bei andauerndem Abschließen fast aller Teile des Körpers von den Klimaeinflüssen der Außenwelt die *natürliche Reaktions- und Anpassungsfähigkeit der Haut.* Der Mensch wird überempfindlich gegen Temperaturschwankungen, Zug und Sonnenbestrahlung.

8.1.2.3 Eigenschaften der Gewebe

- *Die wichtigste Eigenschaft der Gewebe ist ihr Gehalt an Luft.* Luft ist der schlechteste Wärmeleiter, weshalb die Kleidung eine Doppelfunktion erfüllen kann: *Wärmespeicherung* bei kalter Außentemperatur = *Kälteschutz* und *Fernhalten von Hitze* bei hoher Außentemperatur = *Hitzeschutz.* *Der Luftgehalt* der verschiedenen Gewebe kann groß oder klein sein: Wolle etwa 95 %, Trikot etwa 85 %, Baumwolle und Leinen nur 50% = *Porenvolumen* der Stoffe. Abhängig ist dieses Porenvolumen auch von der Dicke des Stoffes.
- *Die Luftdurchlässigkeit* (= Permeabilität) eines Stoffes hat Einfluß auf den *Kälteschutz* und die *Ventilierbarkeit* der Kleidung. Zu geringe Durchlässigkeit erzeugt Schwitzen und ein Gefühl der Enge (die Schweißverdunstung wird verzögert).
- *Die Benetzung der Kleidung* (von außen oder durch Schwitzen) verändert die Porendurchlässigkeit sehr stark. Besonders stark werden Baumwoll- und Leinenstoffe betroffen. Sie verlieren ihren Luftgehalt (z.B. bei starkem Schwitzen) und führen bei einsetzender Verdunstung zu starkem Kältegefühl und Erkältungen. Locker gewobene Stoffe (Trikotwäsche und »Rheumawäsche«) haben den Vorteil, daß sie die Verdunstung weniger behindern, dadurch der Schweißbildung vorbeugen, und, falls sich Schweiß bildet, nicht undurchlässig werden.
- *Die Farbe der Kleidung* hat nebst dem psychologischen Effekt auch physiologische Bedeutung. Helle Stoffe *reflektieren* stärker als dunkle. Aufgrund dieser physikalischen Gesetzmäßigkeit trägt man im Winter eher dunkle und im Sommer eher helle Kleider.

8.2 Die Bekleidung des Patienten

Die Haupterfordernisse in betreff der Kleidung des Kranken sind folgende:
a) *Reinlichkeit und Trockenheit.* Man durchwärme jedesmal die Wäsche, weil beim Zusammenlegen derselben leicht Feuchtigkeit zurückbleibt (...).

b) *Zweckmäßigkeit.* Die beste Bekleidung des Kranken in- und außerhalb des Bettes ist eine *einfache, seinen Bedürfnissen entsprechende,* in Ausnahmefällen kann für das Bett eine dickere Einhüllung des oberen Körpers gut sein. Außerhalb des Bettes ist Rücksicht zu nehmen auf den jedesmaligen Zustand des Kranken und die übrigen Verhältnisse.

aus *»Die Krankenpflege«,* Institut Ingenbohl, 1861

Was in diesem kurzen Absatz vor mehr als 100 Jahren gesagt wurde, hat auch heute noch vollen Wert und volle Gültigkeit: Es geht im wesentlichen darum, *die Bedürfnisse des Patienten* zu berücksichtigen und den *äußeren Umständen* (Grad der Pflegebedürftigkeit, Ort des Aufenthalts des Patienten usw.) Rechnung zu tragen.

8.2.1 Die Bekleidung des bettlägerigen Patienten

Das offene Krankenhaushemd hat für die Pflege viele Vorteile und ist bei voll pflegebedürftigen Patienten immer am Platz. Vielerorts ist es aber Brauch, daß *alle* Patienten, unabhängig von ihrer Bewegungsfähigkeit, ein solches Hemd tragen müssen. Wir vergessen dabei, daß viele Patienten dies entwürdigend empfinden und ihr Sinn nach Schönheit und Gepflegtsein verletzt wird.

Hier ist wirklich die Frage am Platz, ob Brauch und Routine höher zu werten sind, als die Bedürfnisse des Patienten. Auch der voll pflegebedürftige Patient sollte bei bestimmten Gelegenheiten (Geburtstag, Festtage, besondere Besuche) das weiße Krankenhaushemd durch ein farbenfrohes austauschen dürfen. Sollte dies absolut unmöglich sein, bleibt der Initiative und Kreativität der Schwester immer noch ein weites Feld, den Patienten »schön zu machen«.

8.2.2 Die Bekleidung des behinderten Patienten

Behinderte und betagte Patienten können oft einen großen Teil des Tages außerhalb des Bettes, im Lehn- oder Rollstuhl verbringen. Althergebrachte Krankenhausroutine ist es, diese Patienten mit Morgenrock und Pantoffeln zu bekleiden (oft sogar ohne Schlüpfer oder Unterhosen) und dies zu allen Jahreszeiten.

Das Ankleiden des Patienten erfordert mehr Zeit und Mühe, und trotzdem sollte diese Arbeit nicht gescheut werden. Trägt der Patient seine eigenen Kleider (die Kleider der gesunden Tage), fühlt er sich wesentlich gesünder. Er kann sich auch besser bewegen, da Morgenrock und Pantoffeln zwar bequem, aber in diesem Fall nicht zweckmäßig sind. Auch hier kann für Abwechslung gesorgt werden. Wie der Gesunde nicht wochenlang die gleichen Kleider trägt, soll es auch der Kranke nicht tun müssen. Wie der Gesunde besondere Feste und Feiern durch seine Kleidung unterstreicht, soll es auch der Kranke tun können. Die Patientenschränke, besonders auf Stationen für Langzeitpatienten, sollten daher mindestens so groß sein, daß eine kleine Auswahl verschiedener Kleider Platz hat. Angehörige und Freunde können darauf angesprochen werden, daß das Mitbringen von einfachem Modeschmuck, farbigen Tüchern, Kosmetika u.a. diesen Patienten mehr bedeuten kann, als Gebäck und Blumen. Die Schwester kann die Wahl beratend beeinflussen, hilft dem Patienten beim »sich schmükken«, sorgt für Abwechslung und fördert damit sein Selbstwertgefühl und die geistige und körperliche Aktivität.

8.2.3 Die Bekleidung des selbständigen Patienten

Patienten, die z.B. für eine Untersuchung ins Krankenhaus kommen, sind mehr oder weniger selbständig. Ihre Kleidung ist nur für die Untersuchungen (inkl. Vorbereitung und evtl. Nachkontrollzeit) vorgeschrieben. Viele Patienten halten sich auch in der Zwischenzeit im Nachthemd und Morgenrock im Zimmer, Aufenthaltsraum oder im Freien auf. Sie begeben sich damit – vielleicht unbewußt – in die Rolle des Krankseins, des abhängigen Patienten. Mit Takt und Freundlichkeit kann man ihnen helfen, sich auch im Krankenhaus adrett und ansprechend zu kleiden. Ein Lob in dieser Beziehung kann Wunder wirken und unter Umständen aus nörgelnden, unzufriedenen Patienten unternehmungsfreudige, aktive Menschen machen.

8.3 Unsere Hilfeleistung bei Behinderten

Behinderte Patienten sollen möglichst einfache, auf keinen Fall enge und schwer zugängliche Kleider tragen.

8.3.1 Mobile Patienten

Sie werden zur Selbsttätigkeit beim An- und Ausziehen angehalten und vom Pflegepersonal im Sinne der aktivierenden Pflege unterstützt. Zur pflegerischen Aufgabe gehört auch die Sorge für saubere Unterwäsche und Strümpfe. Gebrauchte Wäsche wird in einem Plastiksack versorgt und in regelmäßigen Abständen den Angehörigen mitgegeben. Wir bitten sie, für frische Wäschestücke besorgt zu sein. Arbeitserleichternd und hygienisch sind Einwegtaschentücher. Auch die Oberkleider werden einer regelmäßigen Kontrolle unterzogen. Kleider behinderter Patienten bekommen schneller Flecken; sie sollten daher gut waschbar oder leicht zu reinigen sein. Auf keinen Fall lassen wir Patienten mit beschmutzten Kleidern herumsitzen. Haben sie keine Angehörigen, ist daran zu denken, eventuell in Zusammenarbeit mit der Sozialarbeiterin einen Weg für den Nachschub von frischer Wäsche zu finden. Die Spitalwäscherei ist dazu meist nicht in der Lage; auch die Krankenstation ist nicht dafür eingerichtet.

8.3.2 Bettlägerige Patienten

Sind diese gelähmt oder sonst in der Bewegungsfähigkeit eingeschränkt, bewußtlos oder schwerkrank, bekommen sie das praktische Krankenhaushemd. Dieses ist hinten offen, wodurch das Wechseln des Hemdes sehr erleichtert wird.

Vorgehen beim Hemdenwechsel

- Frisches Hemd bereitlegen, eventuelle Knöpfe öffnen.
- Gebrauchtes Hemd: eventuelle Knöpfe öffnen, Hemd über den Kopf des Patienten ziehen, Patient aus den Ärmeln schlüpfen lassen (Vorsicht und Mithilfe bei gelähmten und bewegungsgestörten Armen).
- Frisches Hemd über den Kopf ziehen, die Arme hineinschlüpfen lassen (oder hineinführen), Knöpfe schließen.
- Gebrauchtes Hemd zusammenrollen, in Wäschesack geben.
- Frisches Hemd über den Patienten ausbreiten, eventuelle Knöpfe schließen.

Sind bettlägerige Patienten kälteempfindlich oder pneumoniegefährdet, soll über deren Schultern ein diagonal gefaltetes Schultertuch (z.B. aus Flanell) gelegt werden. Wollene Bettjäckchen eignen sich aus hygienischen Gründen nicht und sollen für Fest- und Feiertage aufgespart werden.

Hemd und Schultertuch werden nach Bedarf gewechselt (im Duchschnitt 1× täglich).

Weiterführende Literatur

Fabre, M.: Geschichte der Mode, Reihe: in Wort und Bild. Rencontre, Lausanne o.J.

Gärtner, H., H. Reploch: Lehrbuch der Hygiene/Präventive Medizin, Kapitel: Bekleidung, 2. Aufl. Fischer, Stuttgart 1969

König, R.: Macht und Reiz der Mode, Betrachtungen eines Soziologen. Ex Libris, Zürich 1971

Leclère, R.: Geschichte des Kostüms. Hallwag, Stuttgart 1970

Müller, R.: Hygiene: Luft, Boden, Wasser, Nahrung, Kleidung, Körperpflege, Wohnung, Gewerbe, Eugenik, 4. Aufl. Urban & Schwarzenberg, Berlin 1949

Rodenwaldt, E., R.E. Bader: Lehrbuch der Hygiene, Kapitel: Kleidung. Springer, Berlin 1951

Schütz, T.: Die Untersuchungsmethoden der Kleidung in Gotschlichs Handbuch der hygienischen Untersuchungsmethoden. Jena 1929

Sigg, K., F. Oesch: Schuhmode und Gesundheit. Bergmann, München 1958

Spitta, O.: Hygiene der Kleidung, in: Flüggers Grundriß der Hygiene. Berlin 1940

Testfragen

Kreuzen Sie die richtige Antwort an:

– Die erste Bekleidung des Menschen war (S. 208)
  - ☐ in erster Linie Schutz für den Körper gegen Verletzung
  - ☐ Schutz vor der Sonnenbestrahlung
  - ☐ ein magisches Symbol

– Die Mode ist (S. 208)
  - ☐ das, was einfach alle mitmachen müssen
  - ☐ oft eine Ausgeburt verspielter Phantasie
  - ☐ Spiegelbild einer bestimmten Zeitepoche

– Ein psychologisches Motiv für die Bekleidung ist auch, daß sie (S. 208)
  - ☐ die finanzielle Lebenssicherung der Modeschöpfer und Produzenten sichert
  - ☐ das Schmuckbedürfnis des Menschen befriedigt
  - ☐ Schutz vor Wettereinflüssen und Verletzungen gibt

– Die physiologische Bedeutung der Bekleidung liegt (S. 208)
  - ☐ im Versuch, die Kleidung dem Stilempfinden der Zeit anzupassen
  - ☐ in der Unterstützung der Wärmeregulation und im Schutz vor schädigenden Einflüssen von außen
  - ☐ im Schutz vor Verletzung und im künstlerisch-schöpferischen Motiv

– Die wichtigsten Eigenschaften der Gewebe sind (S. 209)
  - ☐ Luftgehalt, Wärmeleitungsvermögen, Luftdurchlässigkeit, Porendurchlässigkeit
  - ☐ Luftgehalt, Nässeundurchlässigkeit, Leichtigkeit, Luftdurchlässigkeit
  - ☐ Wärmeregulationsvermögen, Luftgehalt, Luftundurchlässigkeit, Porenundurchlässigkeit

– Die Bekleidung des bettlägerigen Patienten (S. 210)
  - ☐ ist immer das offene Krankenhaushemd
  - ☐ entspricht ganz den Wünschen des Patienten
  - ☐ ist den Bedürfnissen des Patienten und der Situation angepaßt

– Die Bekleidung des Behinderten (S. 210)
  - ☐ muß ganz ihm selbst überlassen werden, da er möglichst aktiv und selbsttätig sein muß
  - ☐ verlangt von uns Initiative, Sinn für Sauberkeit und das Ermessenkönnen, wieviel Hilfe der Patient von uns braucht
  - ☐ absolute Sauberkeit, weshalb wir seine gebrauchte Wäsche regelmäßig waschen

– Die idealste Bekleidungskombination für den Patienten, der sich außer Bett aufhalten kann ist (S. 210f.)
  - ☐ Morgenrock und Pantoffeln, Papiertaschentücher
  - ☐ nettes, leicht waschbares Kleid, Unterwäsche, Strümpfe, gut sitzende Schuhe oder Pantoffeln
  - ☐ nettes Kleid über das Nachthemd, gut sitzende Pantoffeln, Modeschmuck, Papiertaschentücher

9 Vermeiden von Gefahren

Sequenzziel (Intention)

Sie wissen, daß das Krankenhaus ein Ort ist, wo bestimmte Gefahren vermehrt auftreten können. Sie kennen die wichtigsten Gefahrenmomente und wissen, wie Sie diese ausschließen oder doch auf ein Minimum reduzieren können. Sie sind fähig, den Patienten in seinem Bedürfnis nach Schutz und Sicherheit zu unterstützen und können auf Ihrer Station die Pflegequalität so beeinflußen, daß eine gute Pflege, die immer auch eine *sichere Pflege* sein muß, gewährleistet ist.

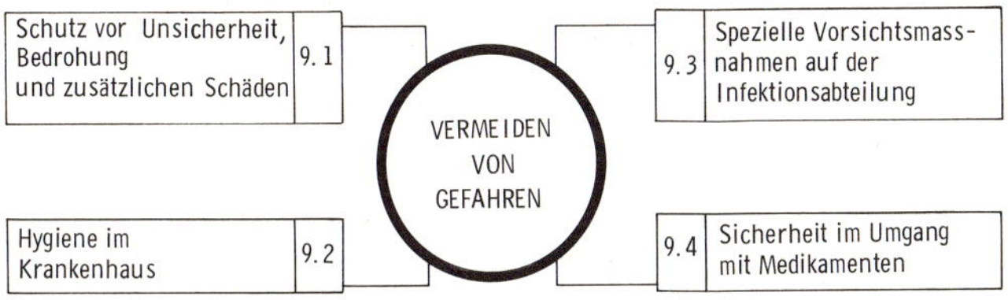

Prinzip

Sicherheit ist ein Grundbedürfnis des Menschen, das sich auf psychische, physische und soziale Belange erstreckt.

▼

Der Mensch, insbesondere der kranke Mensch, hat Anrecht auf Sicherheit. Sein Sicherheitsbedürfnis ist vielschichtig:
- Sicherheitsbedürfnis, auf den Menschen als Person bezogen, bedeutet u.a. genügend Information zu haben und in der Gewißheit zu leben, von beruflich qualifizierten Menschen betreut und in seinem So-sein respektiert zu werden.
- Sicherheitsbedürfnis, auf den Menschen als Organismus bezogen, bedeutet Schutz vor zusätzlichen Schäden wie Druckstellen, Kontrakturen, Atrophien u.a.
- Sicherheitsbedürfnis, auf den Menschen und seine Umwelt bezogen, bedeutet Ausschalten all jener Faktoren, die ihm von außen her schaden können, durch Maßnahmen wie Spitalhygiene, Strahlenschutz, Unfallverhütung usw.

Aufgabe der Schwester ist es, in Zusammenarbeit mit den andern Personen des medizinischen Teams dem Patienten ein Milieu des Schutzes, der Gefahrlosigkeit und der bestmöglichen Unbesorgtheit zu schaffen.

Voraussetzung

Lesen Sie Henderson, V.: *Unterstützung des Patienten bei der Vermeidung von Gefahren in seiner Umgebung und Gefährdung anderer Menschen durch den Patienten, z.B. Infektionen.* In: Grundregeln der Krankenpflege (S. 39–41).

9.1 Schutz vor Unsicherheit, Bedrohung und zusätzlichen Schäden

Lernziel

Sie können
- angeben, wo das Recht des Menschen auf Sicherheit verankert ist;
- Unsicherheitsfaktoren im psychischen, physischen und sozialen Bereich aufzählen und entsprechende Hilfemaßnahmen zuordnen

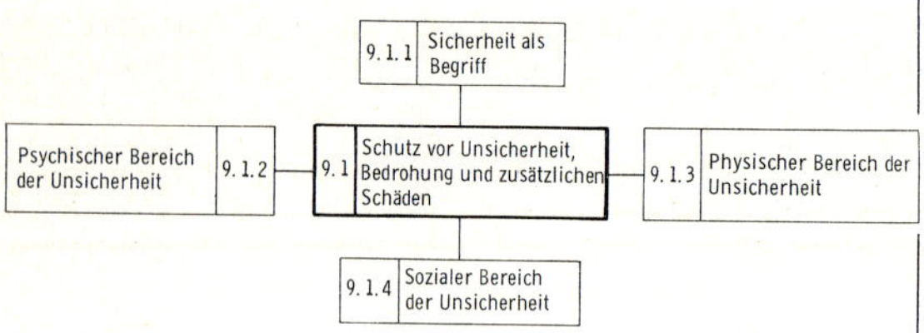

Prinzip

Sicherheit ist ein Grundbedürfnis des Menschen. Fühlt er sich unsicher, reagiert er mit Unbehagen und Angst.

▼

Das bedeutet für die Pflegenden,
- daß sie Unsicherheit schaffende Faktoren sowie Gefahren und Risiken, denen ein Patient ausgesetzt sein kann, erkennen und diese ausschalten oder auf ein Minimum reduzieren können.

9.1.1 Sicherheit als Begriff

Sicherheit ist laut Lexikon »Brockhaus« gleichzusetzen mit: Gewißheit, Gefahrlosigkeit, Schutz und Unbesorgtheit.
Der Mensch hat ein Recht auf Sicherheit. In der Hierarchie der *Grundbedürfnisse* nach Maslow (siehe S. 39) steht die Sicherheit an zweiter Stelle, d.h. direkt nach dem Grundbedürfnis nach Nahrung, Kleidung und Wohnung.
Die Erklärung der Menschenrechte der Vereinten Nationen greift das Recht des Menschen nach Sicherheit verschiedentlich auf, so z.B. in
Artikel 3: Jeder Mensch hat das Recht auf Leben, Freiheit und Sicherheit der Person.
Artikel 22: Jeder Mensch hat als Mitglied der Gesellschaft Recht auf soziale Sicherheit...
Artikel 25: Jeder Mensch hat Anspruch auf eine Lebenshaltung, die seine und seiner Familie Gesundheit und Wohlbefinden (...) gewährleistet; er hat das Recht auf Sicherheit im Falle von Arbeitslosigkeit, Krankheit, Invalidität, Alter (...).

Sicherheit im Krankenhaus
ist nur dann gewährleistet, wenn sich die Verantwortlichen und die Ausführenden immer wieder über die *Qualität der Pflege* Rechenschaft geben und gemeinsam eine möglichst gute Pflege anstreben.
Bei der *guten Pflege* werden die *psychischen, physischen* und *sozialen* Belange (Bedürfnisse) des Patienten berücksichtigt.
Seine Sicherheit ist gewährleistet durch
- Erkennen seiner Bedürfnisse
- patientorientierte Information
- angepaßte Grundpflege (aktivierende Pflege)
- korrekt und pünktlich ausgeführte Behandlungspflege
- frühzeitiges Erfassen von Komplikationen durch gute Beobachtung und zielbewußtes, adäquates Handeln
- Schaffen einer Atmosphäre der Wärme und Geborgenheit
- Zusammenarbeit aller im Dienste der Gesundheit stehenden Berufsgruppen
- Planung der Pflege und Behandlung (über das Spital hinaus) im Sinne eines Pflegeplanes, der immer neu den wechselnden Bedürfnissen des Patienten angepaßt wird

»Was die Pflegerin zur Verhütung und Entfernung schädlicher Einwirkungen auf die Gesundheit und in ihrem Verhalten zur Bewahrung dieser letzteren tun kann und soll, gehört zu den Gegenständen ihres Wissens.«
Aus: »Die Krankenpflege«, Institut Ingenbohl, 1861

9.1.2 Unsicherheitsfaktoren im psychischen Bereich

Der kranke Mensch ist oft nicht mehr in der Lage, seine Umgebung selber zu bestimmen oder zu beeinflussen.
Krankheit kann bedeuten, daß er
- seine Freiheit einbüßt oder in seiner Freiheit eingeschränkt ist
- seine gewohnte Umgebung verlassen muß
- sich im Krankenhaus isoliert und vereinsamt fühlt

- liebgewordene Gewohnheiten und Gebräuche vermißt
- Angst hat vor der Krankheit, vor der Prognose, vor Leiden und Tod
- befürchtet, daß die Diskretion verletzt wird und Unbefugte Einzelheiten über seine Person und seine Krankheit erfahren.

Es können einzelne oder mehrere dieser Faktoren im Patienten ein Gefühl von Unsicherheit und Bedrohung auslösen. Beim Kind, das an seinem (oft langen) Krankenhausaufenthalt leidet und schließlich zu physischen und seelischen Störungen neigt, spricht man von *psychischem Hospitalismus*. Je besser wir um die auslösenden Faktoren wissen, um so größer ist unsere Möglichkeit, dem Patienten in seiner Unsicherheit und Ungeborgenheit wirkliche *Hilfe zu leisten* (siehe dazu auch die Kapitel: Religion und Glauben, S. 264ff., Kommunikation und Interaktion, S. 250ff., Information und Instruktion, S. 259ff.).

9.1.3 Unsicherheitsfaktoren im physischen Bereich

Der kranke Mensch ist *pflegebedürftig,* d.h. er ist angewiesen auf unsere Pflege. Daß er gepflegt wird, heißt aber noch nicht unbedingt, daß er auch *gut* gepflegt wird. Die *Qualität* der Pflege kann sehr unterschiedlich sein. Die primitivste Anforderung an die Pflege ist die *Sicherheit* des Patienten, d.h. er bekommt eine Pflege, die ihn mit dem Nötigsten versorgt und ihn vor Schäden bewahrt. Wird auch dieses Minimum, die sichere Pflege, vernachlässigt, spricht man von *gefährlicher Pflege,* d.h. der Patient wird vernachlässigt, es treten Schäden auf, die die Gesundheit beeinträchtigen, die Genesung verzögern oder gar unmöglich machen. Der Patient erleidet zusätzlich Schmerzen, sein Spitalaufenthalt wird verlängert, und die Kosten steigen.

Schäden, die bei unsachgemäßer Pflege auftreten, können sein:
- Druckgeschwüre (Dekubiti)
- Haltungs- und Lagerungsschäden (Kontrakturen, Deformationen, Atrophien)
- Infektionen (Wundinfektionen, Infektion von Injektionsstellen, Mundsoor, Pneumonie u.a.) (s. 9.3)
- Unfälle (Fall aus dem Bett, Verbrennungen, Verbrühungen, Brände durch defekte, elektrische Kontakte usw.)
- Komplikationen, z.B. postoperative Blutung, die bei guter Kontrolle und Beobachtung des Patienten hätten vermieden werden können
- Störungen z.B. der vitalen Funktionen durch Verwechslung von Medikamenten (s. 9.4)
- verzögerte Heilung durch Vergessen oder Nichtrapportieren von verordneten Therapien
- Strahlenschäden durch Nichteinhalten der Schutzvorschriften (s. unter Strahlenschutz S. 789f.).

Unsere Aufgabe liegt in den Bestrebungen um eine Pflegequalität, die dem Patienten nicht nur *Sicherheit* und Schutz, sondern ihm und seinen Angehörigen auch Unterstützung in den Bemühungen um Gesundung und Gesunderhaltung anbietet (= *angemessene* oder im Idealfall *optimale* Pflege).

9.1.4 Unsicherheitsfaktoren im sozialen Bereich

Krankheit, die den Menschen in seinem gewohnten Leben beeinträchtigt, wird zum sozialen Problem. Der Patient kann zusätzlich von Sorgen finanzieller, beruflicher oder gesellschaftlicher Art belastet sein, z.B.:
- Kann er seiner Arbeit nicht mehr nachgehen, muß seine Tätigkeit von andern übernommen werden. Dies führt je nach dem zu Angst vor Verlust der Arbeitsstelle (Arbeitnehmer) oder zu Problemen der Geschäftsführung (Arbeitgeber)
- Krankenhausaufenthalt und längerer Arbeitsausfall führen u.U. zu finanziellen Schwierigkeiten und Sorgen
- Für die Familie kann die Erkrankung eines Mitgliedes, z.B. der Mutter, zur großen Belastung der gesamten Familie werden
- Krankheiten, die zu Invalidität führen (Lähmungen, Amputationen u.a.) erschweren dem Betroffenen die Rückkehr in die Gesellschaft, da er das Gefühl hat, andern zur Last zu fallen, minderwertig zu sein, nicht mehr am normalen Leben teilhaben zu können usw.

Unsere Hilfe kann in diesem Fall nur in Zusammenarbeit mit den Angehörigen, dem Sozialarbeiter, der Fürsorgerin oder anderer sozialer Institutionen und Einrichtungen geschehen. In erster Linie werden wir die Aufgabe der *Vermittlung* (siehe S. 257f.) zu übernehmen haben.

9.2 Hygiene im Krankenhaus

Lernziel

In diesem Kapitel werden Sie eingeführt in die Probleme der Krankenhaushygiene. Nach dem Studium können Sie
- angeben, auf welchen Wegen eine Infektion verschleppt wird;
- erklären, was wir unter Hospitalismus im allgemeinen und unter infektiösem Hospitalismus im besonderen verstehen und die Hospitalismusbekämpfungsmaßnahmen aufzählen;
- exakt angeben, was man unter Asepsis zu verstehen hat und welche Regeln zur Wahrung der Asepsis zu befolgen sind;
- aufzählen, welche Maßnahmen der Antisepsis uns zur Verfügung stehen;
- die Desinfektionsmöglichkeiten aufzählen, die wichtigsten Gruppen der chemischen Desinfektionsmittel benennen und über die praktische Anwendung der Desinfektionsverfahren Aussagen machen;
- die Sterilisationsmethoden aufzählen und im wesentlichen erklären;
- über die Aufgabe und die Einrichtung einer Zentralsterilisation Aussagen machen;
- Angaben machen über die Verpackung und den Umgang mit Sterilgut.

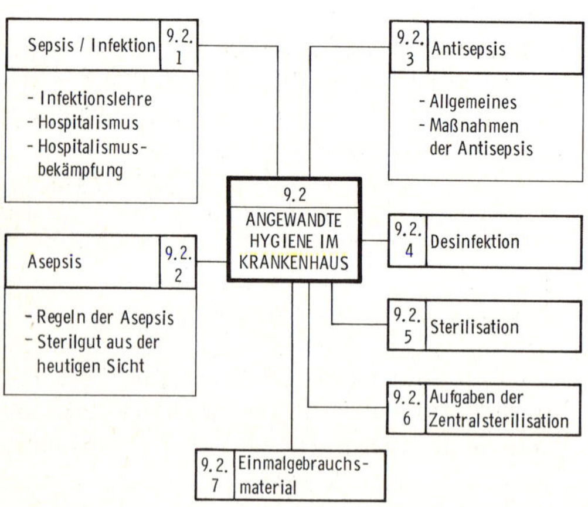

Definition:
Hygiene im Krankenhaus ist ein modernes Teilgebiet des uralten Faches Hygiene.

Prinzip

Der menschliche Körper, insbesondere der geschwächte Organismus, ist darauf angewiesen, daß seine physiologischen Abläufe nicht durch krankmachende Mikroorganismen gestört werden. Angepaßte Vorkehrungen helfen, daß biologische Ursachen (Mikroorganismen) in der Umwelt, die Krankheiten verursachen, vermindert oder ausgeschalten werden.

▼

- Diesen Prinzipien werden wir durch die Krankenhaushygiene, d.h. durch die Maßnahmen der Hospitalismusprophylaxe, gerecht. *Hygiene im Krankenhaus* darf für die moderne Schwester nicht nur ein theoretischer Begriff sein, sondern muß *Auftrag und Verantwortung* sein.
- Sie wird diese Augabe erfüllen können, wenn sie die theoretischen Grundlagen, die sie kennen muß, mit disziplinierter, praktischer Anwendung zu verbinden weiß.

Das Wort *Hygiene* stammt aus Griechenland, wo auch die Göttin Hygieia verehrt wurde. Hygiene, vom Wort *gesund* abgeleitet, bedeutet Gesundheitslehre und im modernen, erweiterten Sinn: *prophylaktische Medizin oder präventive Medizin* (krankheitsverhütende Medizin).

Hygiene im Krankenhaus umfaßt all jene Maßnahmen, die den Schutz des Patienten und der Umwelt vor unerwünschten Mikroorganismen gewährleistet.

Einleitung
Lange bevor die krankmachenden Keime überhaupt entdeckt waren, kannte man deren Folgen. Entzündungen, Eiterungen, Blutvergiftungen und dadurch Todesfälle waren in den Spitälern des Mittelalters an der Tagesordnung. Man nannte diese Erscheinung den *Hospitalbrand.*
Drei Wege führten um das Jahr 1865 dazu, dieses Bild durch die Idee der *A- und Antisep-*

sis zu verändern. Unabhängig voneinander führten in Österreich das segensreiche Wirken von Ignaz Philipp Semmelweis, in Frankreich Louis Pasteurs Forschertätigkeit und in England Joseph Listers neue Erkenntnisse zu dieser Evolution.
Die angewandte Krankenhaushygiene von heute will mit allen ihr zur Verfügung stehenden Mitteln den Kreislauf der krankmachenden Keime (pathogene Mikroorganismen), die die Sepsis oder Infektion hervorrufen, unterbrechen (Abb. 1).

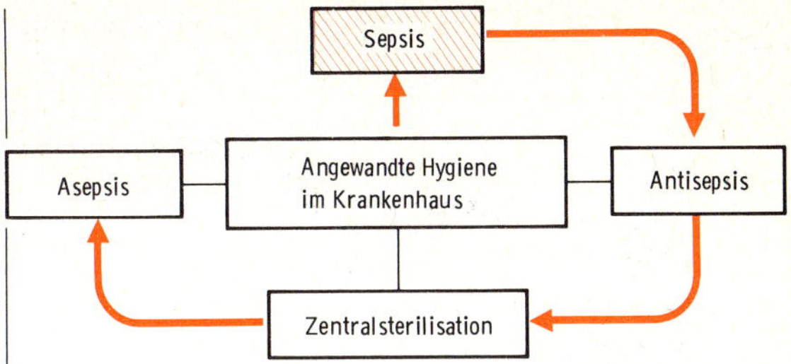

Abb. 1 Unterbrechung des Kreislaufs krankmachender Keime

9.2.1 Sepsis

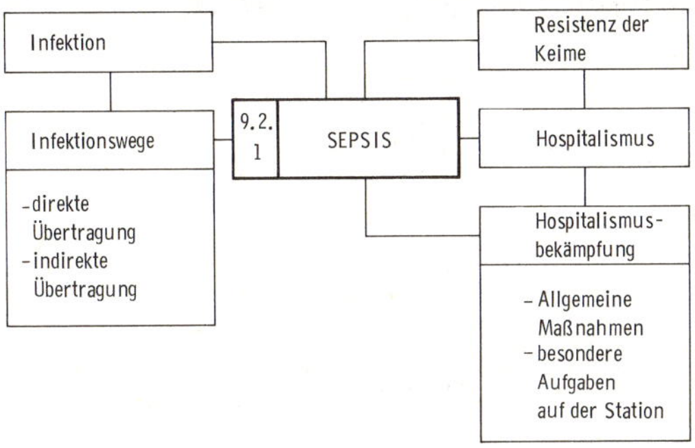

Unter Sepsis versteht man das Vorhandensein von krankmachenden (= pathogenen) Mikroorganismen (kleine Lebewesen, auch Mikroben, Keime oder Bakterien genannt) im Blut. Solche pathogene Keime sind z.B.:

gramnegative Keime, wie
- Pseudomonas,
- Aeruginosa,
- Klebsiellen,
- Serratia Marcenscens;

grampositive Keime, wie
- Staphilokokken,
- Streptokokken,
- Gasbrandbazillen.

Die Wirksamkeit dieser Keime im und um den menschlichen Körper führt zur Infektion.

9.2.1.1 Infektion

Unter Infektion (inficere = hineintun) versteht man das Eindringen von krankmachenden Keimen in den Organismus. Für das Zustandekommen der Infektion sind aber die Virulenz, die Vermehrungsfähigkeit und die Toxinbildung der Keime Voraussetzung.

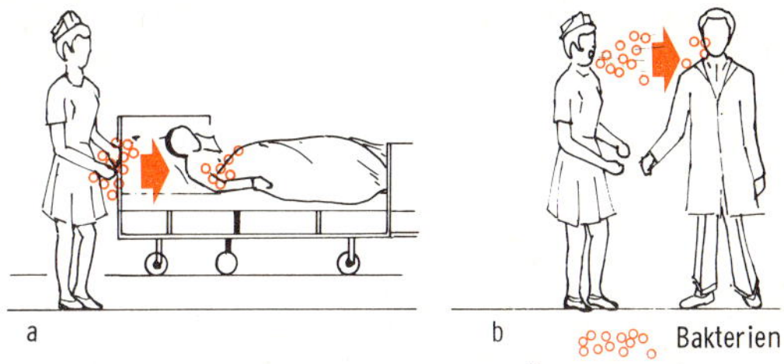

Abb. 2 a und b Infektion: Direkte Übertragung

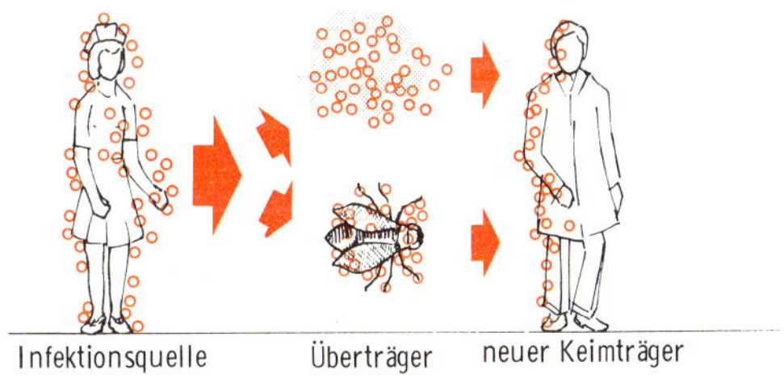

Abb. 3 Infektion: Indirekte Übertragung

9.2.1.2 Infektionswege: Eindringen und Ausbreitung der Infektion

Das Eindringen der Erreger in den Körper kann durch die Haut oder Schleimhäute erfolgen. Ihre Ausbreitung im Organismus geschieht direkt im Gewebe oder in vorgebildeten Hohlräumen (z.B. Harnleiter, Bronchien) und über die Lymph- und Blutwege.
Kreisen viele Krankheitserreger im Blut, spricht man von *Bakteriämie.* Sie ist durch ein schweres Krankheitsbild mit typischem Fieberverlauf gekennzeichnet = *Sepsis.* Blei-

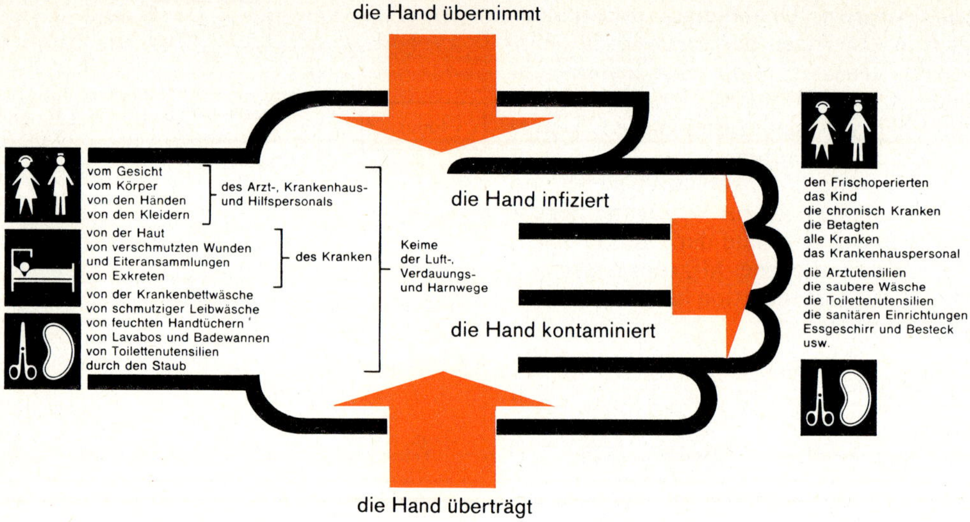

Abb. 4 Infektion: Übertragung durch die Hand (aus Forum Medici Nr. 10, Zyma AG, Nyon o. J.)

ben die Keime bei der Eintrittspforte (sie treten also nicht ins Blut über), kann es doch zur Erkrankung des Organismus kommen. Es sind dann die Bakterientoxine, die ins Blut gelangt sind = *Toxinämie.* Typische, durch Toxine hervorgerufene Erkrankungen sind z. B. Tetanus oder Diphtherie.

(Über Infektionen und Infektionskrankheiten s. Beske, Teil II)

Der Infektionsweg bezeichnet den Weg, den die Erreger zurücklegen, bis sie in den menschlichen Körper gelangen. Er kann direkt oder indirekt sein:

Direkte Übertragung

Kontakt- und Schmierinfektion: z.B. ungewaschene Hände als Keimträger (Abb. 2a)

Tröpfcheninfektion: Beim Sprechen, Husten und Niesen können kleine Speicheltröpfchen bis zu 2 m weit geschleudert werden. Mit ihnen können auch Krankheitskeime an die Umgebung abgegeben werden (z.B. Erreger von Tuberkulose, Grippe, Masern, Keuchhusten usw. Abb. 2b).

Indirekte Übertragung

Die Erreger werden durch Zwischenschaltung verschiedener Medien übertragen. Solche »Überträger« sind z. B.: medizinische Geräte wie Inhalationsgeräte, Waschbecken, Steckbecken und Urinflaschen, Nahrungsmittel, Staub. Der Weg sieht so aus: Infektionsquelle → Austrittspforte → Überträger → Eintrittspforte → neuer Keimträger (Abb. 3).

Ein im Krankenhaus wichtiger Infektionsweg, der besonders vom Pflegepersonal zu beachten ist, führt über die *Hände.* Ihnen kommt bei der Übertragung von Krankheitskeimen der Vorrang zu (Abb. 4).

Das hatte schon Semmelweis erkannt, als er (wie auch Lister) entdeckte, daß pathogene Mikroorganismen im und um den menschlichen Organismus eine Infektion und dadurch den gefürchteten »Hospitalbrand« verursachten, eine Erscheinung, die damals oft zum Tode führte.

Durch das Eingreifen von Semmelweis und Lister wurden aseptische und antiseptische Maßnahmen in mühsamer Forschungsarbeit entwickelt. Diese Maßnahmen der Hygiene, der Desinfektion und Sterilisation wurden in jener Zeit streng befolgt, und die Spitalinfektionen gingen rapid zurück.

Als 1935 die Sulfonamide und 1940 das Penizillin zur Anwendung kamen, glaubte man sich gefeit gegen jegliche pathogenen Mikroorganismen. Der Hospitalbrand verschwand, und dadurch büßte auch die Asepsis ihre Bedeutung ein. Man glaubte, ohne sie auszukommen.

Die Zeit, da alle Infektionen mit Sulfonamiden oder Penizillin behandelt werden konnten, war aber nur von kurzer Dauer. Es zeigte sich schon bald, daß neue Infektionen auftraten und andere plötzlich nicht mehr bekämpft werden konnten. Was war geschehen?

Die Keime waren resistent geworden.

9.2.1.3 Resistenz der Keime

Die Keime machen eine *Resistenzentwicklung durch,* z.B. durch Änderung der Erbanlagen, durch Stoffwechselveränderung, durch Entwicklung neuer Stoffwechselwege, durch Verdickung der Zellwand oder durch Bildung von Enzymen, die die Antibiotika zerstören. Sie und ihre Nachkommen sind die gefürchteten *Hauskeime.*

Nicht jeder Krankheitserreger besitzt die Fähigkeit, zum Hauskeim zu werden. Dazu benötigt er eine oder mehrere Eigenschaften, wie:

- Pathogenität = Eigenschaft, bzw. Fähigkeit, krankhafte Veränderungen im Organismus hervorzurufen
- Ausbreitungsfähigkeit
- Resistenz gegen physikalische und chemische Einflüsse
- Resistenz gegen Antibiotika und Chemotherapeutika
- auf der Haut und den Schleimhäuten eines Wirtes (Mensch oder Tier) zu haften und sich zu vermehren, ohne Krankheiten zu verursachen *(Keimträgertum).*

9.2.1.4 Hospitalismus

Die »Hauskeime« führen zum gefürchteten *bakteriellen* oder *infektiösen Hospitalismus,* einer Anhäufung von *Krankenhausinfektionen,* verursacht durch denselben Erreger. Hospitalismus im weiteren Sinn bezieht sich auf alle psychischen Störungen oder traumatischen Verletzungen mit Dauerschäden, die ein Patient während des Krankenhausaufenthaltes erwerben kann. Die resistenten, pathogenen Hauskeime werden durch kontaminierte Gegenstände, durch die Luft u.a. und vor allem durch das Krankenhauspersonal verbreitet. Neu eingetretenes Personal wird innerhalb weniger Tage zum Keimträger. Befallen werden vorwiegend Patienten in reduziertem Allgemeinzustand, z.B. postoperativ, und es kommt zu den uns bekannten Krankenhausinfektionen:

- Wundeiterungen
- Harnwegsinfekte
- Pneumonie (= Lungenentzündung)
- Enteritis (= Entzündung des Darmes)

Die Eintrittspforte ist oft eine Wunde, eine Drainage, ein Katheter oder der Mund-Nasen-Rachen-Raum. Im Prinzip kann jede Krankheit übertragen werden. Früher waren vor allem die hämolysierenden Streptokokken gefürchtet (Erreger des Kindbettfiebers). Heute dominieren Infektionen mit gramnegativen Keimen, z.B. durch Pseudomonas, Klebsiella, Escherichia coli.

Infektionen treten aber auch auf durch grampositive Erreger, z.B. durch den Staphilococcus aureus.

9.2.1.5 Hospitalismusbekämpfung

Dank der Forschungsarbeit der Bakteriologen sind heute Eigenschaften der Erreger, Infektionsquellen, Infektionswege (direkte und indirekte Übertragungswege) und Bekämpfungsmaßnahmen bekannt. Auf ihren Erkenntnissen baut sich die Hospitalismusprophylaxe auf.

Allgemeine Bekämpfungsmaßnahmen

Die Bekämpfung des Hospitalismus beruht auf drei Hauptmaßnahmen:

Feststellung und Überwachung der Krankenhausinfektion

In größeren Krankenhäusern wird diese Aufgabe von einer speziell ausgebildeten Schwester oder einem Krankenhaushygieniker übernommen. In ihren Aufgabenkreis fallen Überwachungs- und Beratungsmaßnahmen:

- Überwachung der Desinfektionsmaßnahmen
- regelmäßige Kontrolle des Personals und der Krankenutensilien durch Abstriche
- Auswerten und Festhalten der Ergebnisse
- Beratung und Instruktion des gesamten Krankenhauspersonals.

Verhinderung der Antibiotikaresistenz

Diese Aufgabe liegt vorwiegend in den Händen des Arztes. Er wird eine Antibiotikatherapie nur bei Notwendigkeit beginnen. Bei der Wahl und der Dosierung wird er sich von der Resistenzmöglichkeit leiten lassen. Die Schwester kläre unzufriedene Patienten auf, denn es gibt heute viele, die bei Fieber und anderen Entzündungserscheinungen beharrlich eine Penizillinspritze verlangen (unter

Penizillin versteht der Laie alle Antibiotika).

Unterbindung der Keimverbreitung durch

- Absonderung der Infektionsquellen, Isolierung der Kranken mit septischen Wunden und Infektionen
- Absonderung von besonders gefährdeten Patienten, z.B. Isolierung bei Verbrennung, bei Agranulozytose (= Fehlen der weißen Blutzellen und dadurch Fehlen der Infektabwehr), in streng aseptisches Milieu
- Behandlung der Keimträger
- Asepsis und Antisepsis
- Herabsetzung des krankenhausinternen Verkehrs
- technische Hilfsmittel: Rohrpost, Aktenlifte, Abwürfe mit Reinigungs- und Desinfektionsmöglichkeiten
- organisatorische Hilfsmittel: Hol- und Bringdienst
- Reinigung und Desinfektion alles Geh- und Fahrbaren (medizinische Geräte, Speisewagen, Transportwagen, Visitenwagen, Instrumenten- und Verbandwagen, Fahrstühle, Umbettwagen, Nachtstühle usw.) und der Schuhe des Personals
- saubere Putzgeräte und Ersetzen der Haarwischer und Staubtücher durch Einweg-Wisch- und Staubtücher
- Herabsetzung der Staubentwicklung auf der Bettenstation durch Abrüsten, Reinigung, Desinfektion und Aufrüstung des Bettes in einer *Bettenzentrale*
- *besondere Aufmerksamkeit* beim sorgfältigen *Händewaschen* und der Händedesinfektion. Unsaubere und infizierte Hände des Pflegepersonals, der Ärzte, Laborantinnen, Physiotherapeuten u.a. sind, wie wir schon gesehen haben, die größte Gefahrenquelle in einem Krankenhaus; saubere und keimarme Hände hingegen eine der wirksamsten Maßnahmen gegen den Hospitalismus. Die Hände müssen nicht nur gewaschen, sondern auch gepflegt werden. Auf feuchten, schrundigen Händen siedeln sich leicht pathogene Keime an, es ist deshalb eine *Handsalbe* zu brauchen. Beim Händewaschen achte die Schwester auf den Raum zwischen den Fingern und reinige über das Handgelenk hinaus auch den Unterarm (Abb. 5).

Einwandfreie Technik beim Händewaschen und die Verwendung von sauberen Ausrüstungsgegenständen (wenn keine Papierhandtücher zur Verfügung stehen, achte man auf peinlich saubere Handtücher) sind die wichtigsten Punkte, um das Übertragungsrisiko zu vermindern.

Besondere Aufgaben der Schwester auf der Station

Was hier für die Schwester gesagt wird, gilt selbstverständlich *für alle* an der Pflege des Patienten Beteiligten. Die Schwester trägt nicht nur die Verantwortung für sich selbst, sie hat auch, besonders als Gruppen- oder Stationsschwester, für die Disziplin auf ihrer Station zu sorgen, denn:

Die Hospitalismusbekämpfung beginnt auf der Station.

Die Pflegeeinheit *ist* die Grundlage moderner Krankenhaushygiene.

Wir müssen lernen, mit unserem geistigen Auge die »septischen Momente« auf der Krankenstation zu sehen. Denn überall gibt es pathogene Keime, überall Keimverbreitungswege und Keimreservoirs. Jeder auf der Station Tätige ist mitverantwortlich dafür, daß Gefahrenmomente erkannt und ausgeschlossen werden.

Im folgenden einige Gefahrenmomente:

- Staubentwicklung im Krankenzimmer durch unsorgfältiges Betten (Aufschütteln der Kissen, Ausschütteln und Aufwirbeln der Bettücher).
  Der Keimgehalt der Luft wird bestimmt durch die im Raum schwebenden Staubpartikel.
- Ungeschützte Frisuren oder ins Gesicht hängende Haarsträhnen. An den Haaren setzen sich die Staubpartikel fest und mit ihnen eine große Anzahl von Keimen, die vom ungeschützten Haar bei jeder Bewegung wieder frei und z.B. beim Verbandwechsel auf die frische Operationswunde verbreitet werden.
- Das Tragen von ungeputzten Schuhen (sog. »Klinikschuhen«) oder Schuhen aus schwer zu reinigendem Material wie Stoff, Wildleder, Kork, unlackiertem Holz, gelochtem Leder und Schuhen mit Verzierungen.
- Das Tragen von Armbanduhren und Schmuckringen.
- Unsachgemäßes Tragen der Berufskleider:

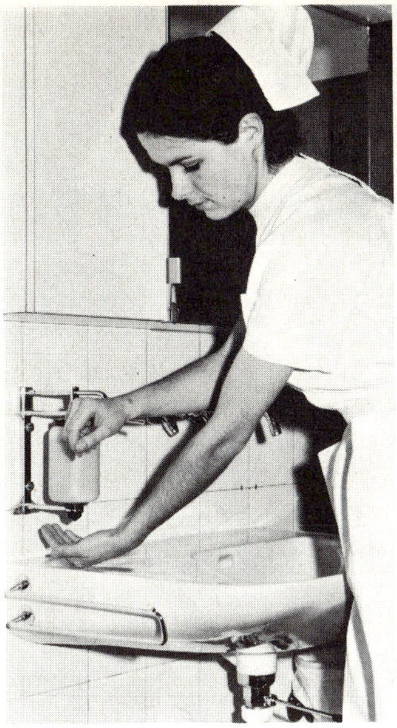

a) Hebel des Wandspenders nicht mit den Händen, sondern mit dem Arm bedienen

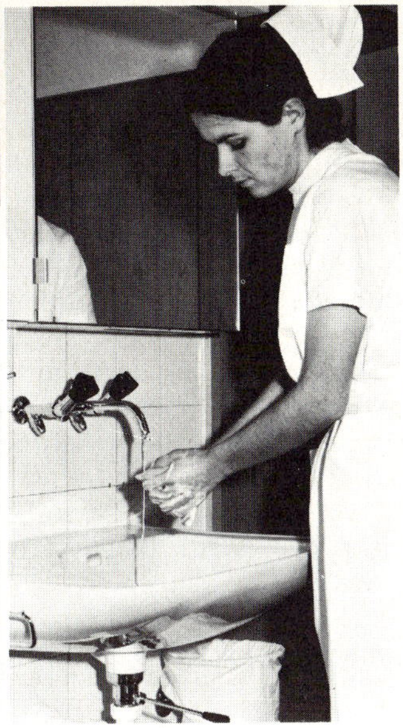

b) Hände gründlich, auch zwischen den Fingern und am Handgelenk reinigen

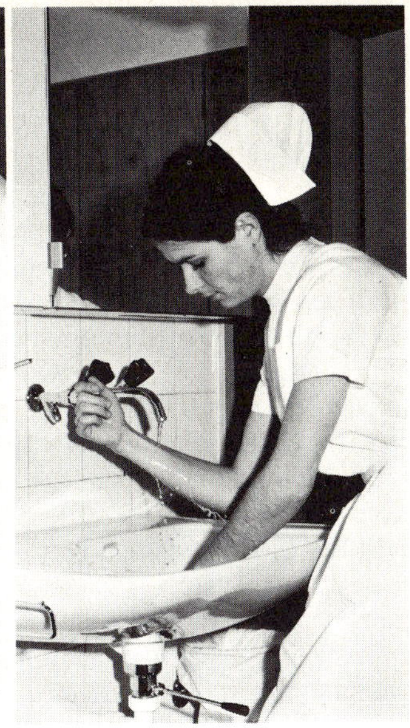

c) gutes und korrektes Abspülen (Unterarme nicht vergessen)

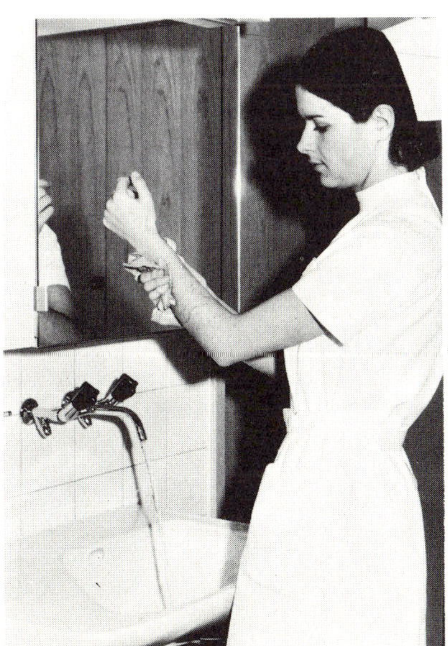

d) Hände gut trocknen; abtupfen, nicht reiben

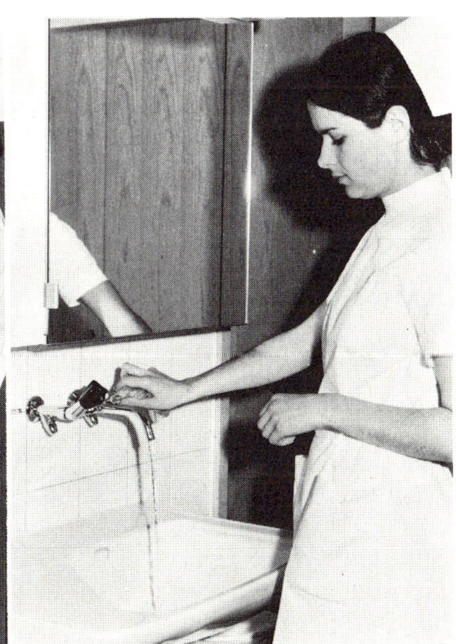

e) Wasserhahn mit dem Wegwerfhandtuch schließen

Abb. 5. Korrektes Händewaschen

Das Tragen von Trägerschürzen am Krankenbett und Schutzkittel im Isolier- und Säuglingszimmer sowie auf der Intensivpflegestation ist unerläßlich. Trägerschürzen und Schutzkittel sollen auf der Station, bzw. im oder vor dem Zimmer gelassen werden, da sie im Speiserestaurant, im Personalhaus oder gar in umliegenden Geschäften getragen, eine große Gefahr der Keimverschleppung bedeuten.

- Falscher Umgang mit »Schmutzwäsche«, indem sie herumgetragen, statt direkt in den Wäschewagen gegeben wird.
- Nicht oder mangelhaft gereinigte bzw. desinfizierte medizinische Geräte, Pflegeutensilien wie Lagerungskissen, Staubinde, Blutdruckmanschette, Rasiermesser, Nagelschere und -feile usw.
- Arbeiten mit ungeschützten Händen an Infektionsquellen, z.B. Absaugen, Verbandwechsel u.a.

Das »geistige Auge« sieht die Gefahrenmomente (Abb. 6 u. 7).

Zusammenfassung:

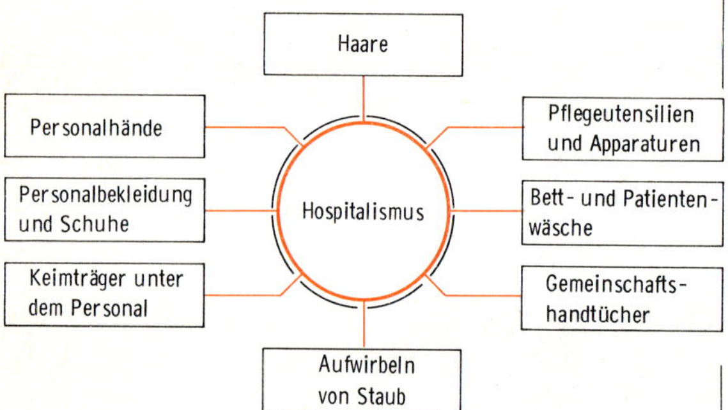

9.2.2 Asepsis

Ignaz Philipp Semmelweis (1818–1865) ist der eigentliche Begründer der Asepsis. Er erkannte, daß tödliche Gifte durch die untersuchenden Ärzte an die Wöchnerinnen herangetragen wurden. Semmelweis befahl darauf den Studenten, nach jeder Arbeit im Seziersaal sowie nach jedem Kontakt mit infizierten Patienten die Hände mit Chlorkalk zu waschen. Die Untersuchung der Wöchnerinnen wurde nur noch mit sauberen Händen vorgenommen, und die Sterblichkeit sank sprunghaft von 31% auf 1,27%.

Aseptik umfaßt all jene Maßnahmen und Bemühungen, die zur Verhütung einer Keimverschleppung und damit einer *Kontamination* eingesetzt werden.

Kontamination (lat. contaminare = berühren, beflecken) = Verunreinigung durch Krankheitskeime.

Asepsis ist der durch diese Maßnahmen erreichte Zustand der *Keimfreiheit*.

Die Maßnahmen der Asepsis haben auf medizinischen und chirurgischen Stationen gleicherweise Bedeutung.

Auf der Chirurgie ist noch der spezifische Aspekt einer Wunde besonders zu beachten. Man spricht von aseptischen Wunden, die unter aseptischer Operationstechnik in aseptischem Operationsgebiet gesetzt, vor der Berührung mit unsterilem Material verschont bleiben.

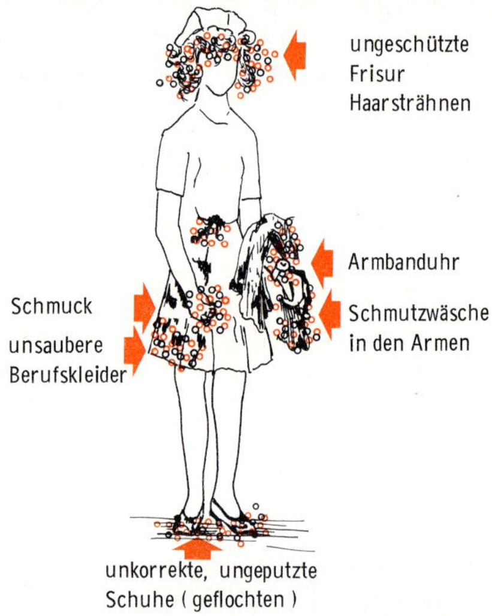

Abb. 6a Die Schwester als Keimüberträger

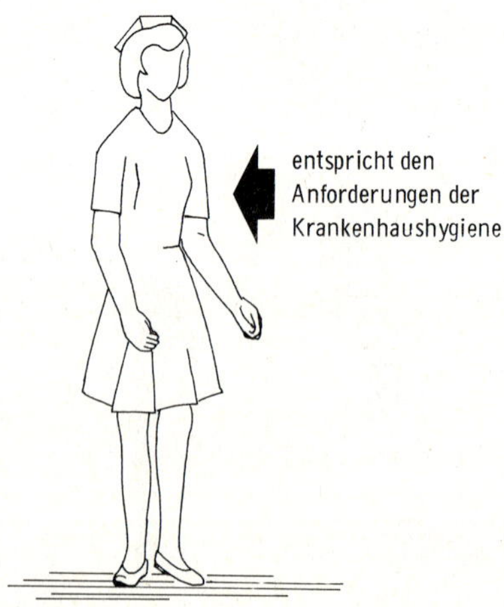

Abb. 6b Schwester ohne Keimreservoire

Charakteristisch *aseptische Wunden* sind die Operationswunden nach Strumektomie, Herniektomie sowie nach Operationen an Knochen und Gelenken.
Als *septisch* hingegen betrachtet man alle drainierten und infizierten Operationswunden wie auch Abszesse, Phlegmonen, Empyeme, sobald diese nach außen eröffnet sind. Hier müssen alle Vorsichtsmaßnahmen getroffen werden, damit keine Krankheitskeime vom septischen in den aseptischen Bereich verschleppt werden.

9.2.2.1 Regeln der Asepsis

Allgemeine Regeln
Absolut aseptisches Vorgehen ist notwendig:
- bei allen Wunden
- bei Injektionen und Punktionen
- bei Manipulationen im Bereich von Verbindungen zum Körperinnern (Blasenkatheter, Venenkatheter)
- beim Verbandwechsel, bei septischen und aseptischen Wunden (man halte sich genau an die dort besprochenen Regeln (s. S. 327ff.)
- Kassetten sind heute durch *Einmalverpackungen* verdrängt. Sind sie noch vorhanden, sollen sie so wenig und so kurzfristig wie möglich geöffnet werden. Jedes Öffnen schließt die Verunreinigung durch Luft in sich.

Keine Verschleppung körpereigener Bakterien
- Saubere und desinfizierte Hände und Unterarme
- saubere, kurzgeschnittene Fingernägel
- saubere, ordentliche Haare
- saubere Schürzen
- Mund geschlossen halten während der aseptischen Arbeiten
- nicht niesen
- evtl. Mundschutz tragen (z.B. bei Erkältung)
- steriles Material immer nur mit sterilen Faßinstrumenten oder sterilen Handschuhen berühren!

Keine Verschleppung fremder Bakterien
- Vermeiden von
  Luftbewegungen mit den Armen
  Durchzug
  Gespräch mit Patienten während aseptischer Handlungen

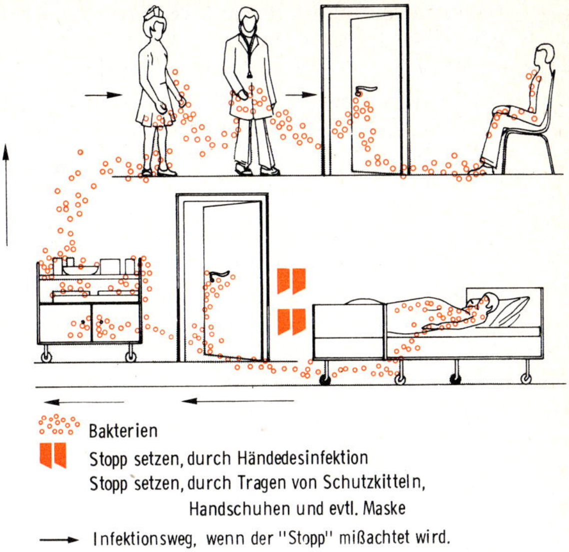
Bakterien
Stopp setzen, durch Händedesinfektion
Stopp setzen, durch Tragen von Schutzkitteln, Handschuhen und evtl. Maske
Infektionsweg, wenn der "Stopp" mißachtet wird.

Abb. 7 Keimverschleppung auf der Pflegestation

- keine Blumen und Pflanzen in der Nähe von Sterilgut
- nicht über dem sterilen Material arbeiten
- kürzesten Weg wählen
- steriles Verpackungsmaterial und Unterlage nicht feucht werden lassen
- nicht mit unbedecktem, sterilem Material zum Patienten gehen.

Zusammenfassung

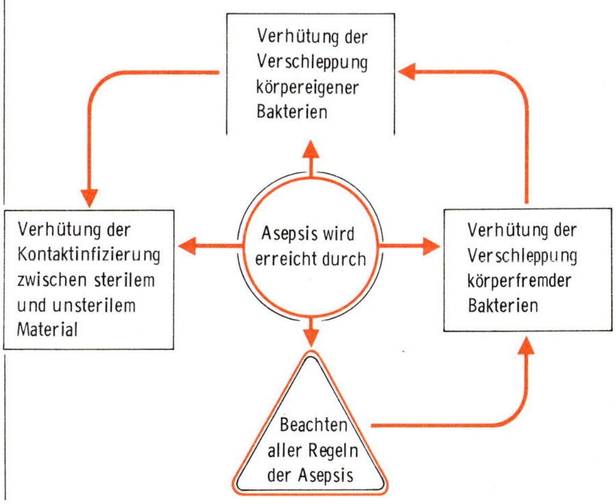

Keine Kontaktinfizierung zwischen sterilem und unsterilem Material
- Alle Ränder von Kassetten, Standgefäßen usw. sind als unsteril zu betrachten
- Deckel von sterilen Gefäßen immer umgekehrt ablegen
- nötige Distanz einhalten zu unsterilem Material
- nicht außerhalb des Blickfeldes mit sterilem Material hantieren
- abgedeckten Tischchen nicht den Rücken kehren.

Durch den Gebrauch von Einmalverpackungen (s. S. 238 ff.) wird das Anfassen von sterilem Material mit einem Faßinstrument (Pinzette, Kornzange) aus dem Standgefäß weitgehend überflüssig.
Wo es noch nicht möglich ist, das *Faßinstrument im Standgefäß auszuschalten,* sei es:
- weil noch nicht genügend Einmalgebrauchmaterial vorhanden ist oder
- weil Instrumente, Tupfer, Verbandmaterial u.a. noch nicht im vollen Umfang einzeln verpackt sind,

sind folgende Regeln zu beachten:
- Angepaßte Größe der Standgefäße und Faßinstrumente
- in ein Standgefäß nur ein Instrument stellen
- Standgefäße sind bis zur Gabelung des Faßinstrumentes mit Desinfektionslösung füllen
- Standgefäß täglich oder entsprechend der Vorschrift des verwendeten Desinfektionsmittels frisch sterilisieren
- daran denken, daß der Griff des Faßinstrumentes sowie der obere Rand des Standgefäßes nicht steril sind
- beim Herausnehmen des Faßinstrumentes darf deshalb der obere Rand des Standgefäßes nicht berührt werden
- Faßinstrumente mit der Spitze nach unten halten, über eine Schale abtropfen lassen.

9.2.3 Antisepsis

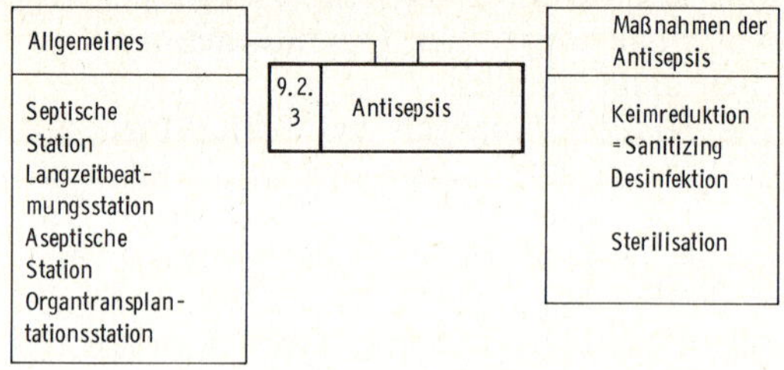

Joseph Lister (1827–1912) erkannte als erster die Bedeutung der fäulniserregenden Wirkung gewisser Mikroorganismen auf eine Wunde. Um diese zu bekämpfen und fernzuhalten, begann er mit Waschungen und Auflegen von Karbollösung. Schließlich konstruierte er einen Dampfspray und versprühte Phenollösung. Seine Bestrebungen gingen immer mehr dahin, krankmachende Keime nicht nur zu bekämpfen, sondern diese überhaupt von einer Wunde fernzuhalten. So bewegte er sich im Verlaufe von Jahren immer mehr vom antiseptischen zum aseptischen Prinzip.
Lister sagte wörtlich: »In der Wundbehandlung bedeutet Antisepsis die Vernichtung von Krankheitserregern durch chemische Mittel: Lösungen, Puder, Spray usw. Es handelt sich also nicht um eine rein vorbeugende, sondern um eine heilende Maßnahme.«
Antiseptik umfaßt die Anwendung sogenannter *Antiseptika.* Es sind dies Substanzen, die die Keime durch Wachstumshemmung (= bakteriostatisch) oder Abtötung (= bakterizide) unschädlich machen.
Antisepsis bedeutet somit (anti + sepsis) Vernichtung von Krankheitskeimen mit chemischen oder physikalischen Mitteln.

9.2.3.1 Allgemeines

Der Einsatz von *hygienischen Maßnahmen,* die sich unter den beiden Begriffen von *Desinfektion* und *Sterilisation* zusammenfassen lassen, sind auf allen Krankenhausstationen absolute Notwendigkeit (nach E. Kanz: Die Aseptik in der Chirurgie. Urban & Schwarzenberg, München 1971).

Septische Station
Diese Station enthält immer aktive Infektionsquellen. Die hygienischen Maßnahmen müssen gezielt und diszipliniert angewendet werden. Wichtig ist, daß diese Station, insbe-

sondere gegen aseptische Bereiche, streng abgegrenzt werden muß.

Langzeitbeatmungsstation (innerhalb der Intensivpflege)
Hier ist zu bedenken, daß Tracheotomierte nach einer, spätestens zwei Wochen im Bereich der Tracheotomie (eingelegte Kanüle) eine Mischflora (besonders gramnegativer Keime) aufweisen. Dieser Infektion ist auch mit Antibiotika nur schwer beizukommen; die Patienten bilden innerhalb der Intensivpflegestation eine nicht zu unterschätzende Infektionsquelle. Die Station oder der Saal sind als »septisch« zu betrachten und müssen gegen die anderen Einheiten streng abgegrenzt werden. Maßnahmen der Desinfektion sind vordringlich.

Aseptische Station
Diese ist meist nicht so aseptisch (keimfrei) wie der Name aussagt. Oft sind Keimbesiedlungen auf den verschiedenen Pflegeutensilien oder den Händen des Personals nachgewiesenermaßen sehr groß (besonders Staphylokokken). Die Erklärung dafür kann nur sein, daß die auf der septischen Station als selbstverständlich praktizierten Maßnahmen der Antiseptik hier für überflüssig gehalten werden.
Das bedeutet für uns, daß wir auf diesen Stationen die Maßnahmen der Krankenhaushygiene bewußt beachten und uns aktiv daran beteiligen müssen, damit die Station wirklich eine aseptische Station bleibt.

Organtransplantations-Pflegeeinheit
Diese Station stellt sehr hohe Ansprüche an den Einsatz hygienischer Maßnahmen.
Absolute Asepsis kann erreicht werden durch:
- konsequentes Umkleiden des Personals in einer Personenschleuse
- Personal, das die Einheit während der Arbeitszeit nicht mehr verläßt
- laufende Händedesinfektion, die schon beim Betreten des Vorraumes beginnt
- Vorschalten eines geeigneten Vorraumes im Sinne einer Geräteschleuse, ein Aufwand, der nur in sehr großen Krankenhäusern möglich und vertretbar ist.

9.2.3.2 Maßnahmen der Antisepsis

Keimreduktion (Sanitizing-Effekt)
Man versteht darunter die Reduktion der pathogenen Keime, mit gleichzeitig starker Verminderung der apathogenen Keime. Die Keimzahl wird auf eine gefahrlose Höhe reduziert.
Erreicht wird dieses Ziel durch die *regelmäßige, tägliche Anwendung* von sog. Sanitizern in Verbindung mit Reinigungsmaßnahmen:
Wirkstoffseifen, z.B. Hexachlorophenseife für die Hände
chemische und mechanische Fußbodenreinigung
Luftdesinfektion durch Ultraviolettbestrahlung oder Anwendung eines Kaltverneblers (z.B. Triäthylenglycol = TAG-Dampf)
keimreduzierende Imprägnierung der Klinikkleidung.

Desinfektion
Desinfektion ist gezielte Elimination bestimmter unerwünschter Mikroorganismen durch Eingriffe in deren Struktur oder Stoffwechsel, unabhängig von ihrem Funktionszustand, mit dem Zweck, deren Übertragung zu verhindern (Definition nach Prof. H. Reber, Basel).
Desinfektion ist möglich durch:
- chemische Desinfektionsmittel
- Formalindampf (Schlußdesinfektion)
- Kaltaerosol für Schlußdesinfektion oder Oberflächendesinfektion, z.B. Matratzen
- Kochen in Wasser
- strömenden Dampf von 100 °C (für Matratzen und Decken) (s. dazu 9.2.4).

Sterilisation
Sterilisieren heißt Vernichtung oder Beseitigung *aller* lebenden Mikroorganismen, einschließlich ihrer Dauerformen.
Durch Sterilisation wird *absolute Keimfreiheit* erzielt durch:
- gespannten Dampf von 120–134 °C im Autoklaven
- Heißluft bei 180 °C
- Gassterilisation mittels Äthylenoxydgas
- Strahlensterilisation durch Kathodenstrahlen (= Beta- und Gammastrahlen) (s. dazu 9.2.5.).

Zusammenfassung

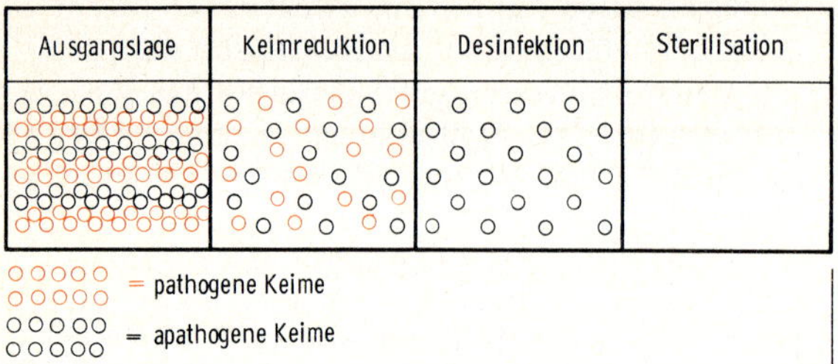

Abb. 8 Maßnahmen der Antisepsis

9.2.4 Desinfektion

Die Desinfektion kann durch *physikalische (thermische)* oder durch *chemische* Substanzen erfolgen.
Die entscheidenden Faktoren für eine wirksame Desinfektion sind dabei:
- *die Konzentration* der Desinfektionsmittel bei der chemischen Desinfektion
- *die Temperatur* bei der physikalischen oder thermischen Desinfektion
- *die Zeit* als Einwirkungszeit sowohl bei der chemischen wie auch bei der physikalischen Desinfektion.

Wenn mit chemischen Desinfektionsmitteln gearbeitet wird, ist es empfehlenswert, Handschuhe zu tragen, um Hautkontakte zu vermeiden.

> **Beachte**
> Immer zuerst desinfizieren, dann reinigen.

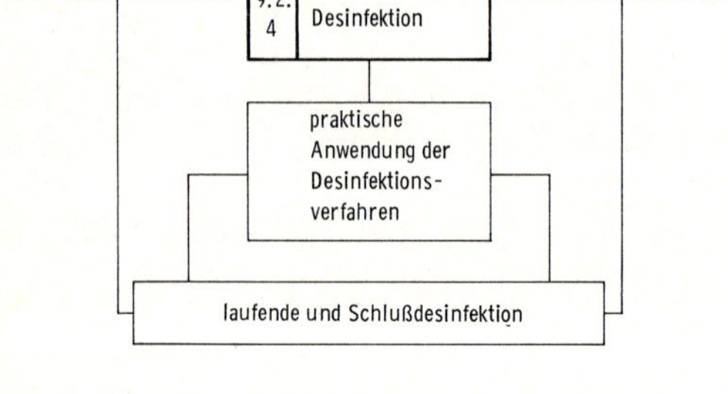

9.2.4.1 Desinfektionsverfahren

Physikalische Desinfektionsmethoden

Verbrennen
Der Wirkung nach handelt es sich dabei eigentlich um eine Sterilisation, der Aufgabe nach aber ist es immer eine Desinfektionsmaßnahme. Verbrannt werden alle Einwegmaterialien (Spritzen, Kanülen, Papierhandtücher, -waschlappen, -taschentücher, Spucknäpfe u.a.) sowie Verbandmaterial.

Abflammen
In der offenen Flamme lassen sich Keime auf glatter Oberfläche verbrennen. Abgeflammt werden zum Beispiel Reagenzgläser unmittelbar nach Wegnahme oder vor Aufsetzen des Verschlusses bei sterilen Manipulationen.

Feuchte Hitze
Es handelt sich um: feuchte Heißluft, Kochen, strömenden Dampf.

Feuchte Heißluft
Die Temperatur beträgt *100 °C* bei einer Einwirkungszeit von *15 Minuten.*
Es ist ein sehr modernes Verfahren, das große Vorteile aufweist: In einer fahrbaren Desinfektionskammer kann das zu desinfizierende Material (Matratzen, Decken u.a.) im Krankenzimmer selber aufgefüllt und desinfiziert werden.

Kochen
Am meisten angewendet wird das Auskochen in der Säuglingspflege für die Desinfektion von Milchflaschen und Saugern.
Auch Eßgeschirr und im Notfall Instrumente werden ausgekocht. Durch Zugabe eines Desinfektionsmittels ins Wasser, kann eine »Sterilisation« erreicht werden, die aber immer nur als Notbehelf angesehen werden darf. Zusatz von Soda 1–2 % wirkt sich günstig auf die Härte des Wassers aus (Instrumente werden geschont), eine Sterilisation wird dadurch aber nicht erreicht.

Strömender Dampf
Einwirkung von leicht gespanntem Dampf von 105 °C.
Anwendung vor allem in der Bettendesinfektion, da eine gute Tiefenwirkung (Eindringen in die Matratze) gewährleistet ist.

Strahlendesinfektion
Gemeint ist die Desinfektion der keimhaltigen Luft mittels Ultraviolett-(UV-)Strahlen. In Krankenhäusern werden die Luftfiltrie-

rungseinrichtungen oft durch UV-Bestrahlung ergänzt (z.B. Intensivpflegestationen).

Chemische Desinfektionsmethoden

Grundsätzliches

Bei der Desinfektion mit chemischen (antimikrobiellen) Mitteln kann das infizierte Material
- in die entsprechende Lösung eingelegt
- damit vermischt
- bestäubt (Spray)
- gewaschen werden.

Bei jeder Desinfektion mit chemischen Mitteln ist zu beachten:
- Konzentration des Desinfektionsmittels
- Dauer der Einwirkung
- Einwirkungstemperatur
- Durchdringungsfähigkeit (Tiefenwirkung).
- Die auf dem Etikett angegebenen Einwirkungszeiten und Konzentrationen sind eine reichliche Sicherheitsmarke und sollen nicht ohne besondere Verordnung überschritten werden. Wo keine Einwirkungstemperatur angegeben ist, gilt eine minimale Temperatur von +10 °C (= Temperatur des fließenden, kalten Wassers).

Ein gutes Desinfektionsmittel sollte folgenden Anforderungen genügen:
- antimikrobielle Wirksamkeit
- Haut-(und Schleimhaut)verträglichkeit
- Metall- und Textilienfreundlichkeit
- Geruchlosigkeit (in bezug auf unangenehme Gerüche)
- gute Benetzungsfähigkeit und Reinigungskraft
- Ungiftigkeit
- erschwingliche Preislage.

Im folgenden einige der wichtigsten *Desinfektionsmittel:*

Gruppen	Desinfektionsmittel	Konzentration/ Einwirkung	Anwendung	Wirkung
Säuren	*Borsäure* Borwasser Borsäurepuder	3%	Spülungen	schwach wirkend, *toxische* Nebenerscheinungen (soll nicht mehr verwendet werden)
	Essigsäure *Zitronensäure* *Weinsäure*		Umschläge, Bäder	geringe Wirkung
Laugen	*Natron-Kalilauge*	bis 1%	Spülungen, Bäder	schwache Wirkung viruzid (virentötend) in 1%iger Konzentration.
	Kalkmilch (ausgebrannter Kalk = Ätzkalk + Wasser =	verdünnt mit Wasser: 1:1 / 6 Stunden	Sputumdesinfektion	Kalkmilch muß jedesmal neu zubereitet werden, da sie durch die Kohlensäure der Luft unwirksam wird
	gelöschter Kalk) 3 Teile Wasser und 1 Teil gelöschter Kalk = Kalkmilch	1:4 / 6 Stunden 1:4 / 24 Stunden 1:20 / 6 Stunden	Stuhldesinfektion Abwassergruben Schmutzwasser	
	Soda	2–4%	zum Auskochen	keine desinfizierende Wirkung, nur Enthärten des Wassers
Oxydationsmittel	*Ozon* (O_3)	um eine gute desinfizierende Wirkung zu erreichen, müßte die Toxizitätsgrenze überschritten werden	Trinkwasserdesinfektion Raumdesinfektion mittels spezieller Geräte	die Oxydationsmittel wirken desinfizierend durch Freisetzen von Sauerstoff
	Wasserstoffsuperoxyd (H_2O_2)	3%	Spülungen (Gurgeln) Wundbehandlung	schwach antiseptisch, flüchtige Wirkung

Gruppen	Desinfektionsmittel	Konzentration/ Einwirkung	Anwendung	Wirkung
Oxydations-mittel	*Kaliumpermanganat* ($KMnO_4$)	1‰ (als violette Kristalle im Handel; die Lösung oder das Badewasser darf nur schwach rosa verfärbt sein)	Spülungen und Bäder Waschungen (z. B. Ekzeme)	schwach antiseptisch
Halogene	*Chlor*			
	Hypochlorite	2–5%	Spülungen von Schleimhäuten und Hohlorganen	gute Desinfektionskraft bei allen Präparaten dieser Gruppe
	Chlorkalk, durch Zusetzen von 5 Teilen Wasser = *Chlorkalkmilch*	5 Teile Wasser 1 Teil Chlorkalk	laufende und Schlußdesinfektion	muß jedesmal frisch zubereitet werden
	Caporit (= Chlorkalkpräparat)	2%	laufende und Schlußdesinfektion	immer anwendungsbereit
	Chloramin (enthält 80% aktives Chlor)	5% 1% 3%	Sputumdesinfektion Scheuerdesinfektion Scheuerdesinfektion bei Tbc	wirkt gut und ist billig
	Pantosept	1%	Wunddesinfektion	(teure Präparate)
	Hycolin	nach Tabelle	laufende und Schlußdesinfektion	
	Jod (J2)			sehr gute, abtötende Wirkung auf Bakterien
	Kaliumjodid als *Jodtinktur* 2,5% Jod 2,5% Kaliumjodid 95% Athanol	7%	Hautdesinfektion	Sporen, Pilze, Viren, selbstdesinfizierend Vorsicht: Allergiegefahr
	Lugolsche Lösung 2% Jod 4% Kaliumjodid		Desinfektion der Schleimhäute	keine Allergiegefahr
	Betadine-Lösung	10%	Haut- und Wunddesinfektion	keine Allergiegefahr
	Jodoform (CHJ_3)	als Puder	Wundbehandlung	nur geringe Wirkung, starker Geruch
	Brom (Br)			
	Sepso-Tinktur		Hautdesinfektion	wirkt schwächer als Jod, weniger Allergie hervorrufend
Metallsalze	*Silbersalze* ($AGNO_3$) Silbernitrat	1%/1–2 Tropfen	Prophylaktisch gegen Augengonorrhö bei Neugeborenen	nur wirksam, wenn in dunklen Flaschen aufbewahrt
	Silbermetem	1%	Blaseninstillation	schwache Wirkung Vorsicht Flecken!
	Argentum-nitricum	1–2%	Wundspülungen	
	Quecksilbersalze (HG)			
	Sublimat	1‰	in der Urologie	schwache Wirkung
	Oxycyanat	1‰	Desinfektion der Genitalien vor dem Katheterisieren	
	Phenylquecksilberborat = Merfen organische	0,1–0,01%	Hautdesinfektion und Feindesinfektion	bakteriostatisch, sehr geringe Toxizität

Gruppen	Desinfektionsmittel	Konzentration/ Einwirkung	Anwendung	Wirkung
Metallsalze	Hg-Verbindungen sind:			
	– Mercurochrom	½%	Wunddesinfektion	bakteriostatisch
	– Merfen-Tinktur	unverdünnt	Hautdesinfektion	
	– Hydro-Merfen	Verdünnung nach spezieller Tabelle	Anwendungsbereiche sind der Verdünnungstabelle zu entnehmen	
	– Sicca-Merfen		desinfizierende Decksalbe	
	– Merfen-Tabletten		Rachendesinfektion	
	– Merfen-Glycerin	2%	Mundpflege	
Alkohole	*Äthylalkohol* = Athanol sterilisiert (porenfrei)	77–80 Vol.% durch Sterilfilter filtriert	Anwendung auf trockener Haut (Hautdesinfektion)	stark bakterizid gegen Bakterien, jedoch unwirksam gegen Sporen
	Propylen- und Triäthylenglycol (TAG)	Verdampfen von 0,01 mg/l Luft Versprühen von 0,1 mg/l Luft	Luftdesinfektion (keine Oberflächendesinfektion!)	bakterizid und viruzid
Aldehyde	*Formaldehyd* (HCHO) = *Formalin*	8%/3 Stunden 1,5%/12 Stunden	Grobdesinfektion Wäschedesinfektion	Wirksamkeit wird nur erhalten bei Aufbewahren in dunklen Flaschen
		3–5%	Grobdesinfektion	tötet Bakterien, Viren, Pilze und Sporen ab
		5 g/m³/6 Stunden	Raumdesinfektion	Nachteil: es riecht stark und reizt die Schleimhäute
	Lysoform (= Seifenlösung)	unverdünnt	Grobdesinfektion	
	Glutaraldehyd – Cidex – Gibasept	 unverdünnt 2%	Instrumente und Geräte	Wirkung wie oben, aber weniger toxisch und nur schwach riechend Wirksamkeit zeitlich begrenzt
	– Buraton liquidum	Fertigpräparat in Spraydose 1 ml/m³/6 Stunden	Flächendesinfektion, Raumdesinfektion	
	– Korsolin	Verdünnung nach Tabelle	Grobdesinfektion Flächendesinfektion	
Phenole und deren Derivate	*Phenol* = Karbolsäure (schon von Lister gebraucht)		Grob- und Wäschedesinfektion	stark ätzend und giftig, deshalb sind die Handelspräparate keine reinen Phenole
	Hexachlorophen (chloriertes Diphenol)	Emulsion	Händedesinfektion im Sinne von Sanitizing	wirksam gegen grampositive Keime, jedoch nur schwach gegen gramnegative
	Kresol – Kresolseife		Scheuerdesinfektion	stark bakterizid, unwirksam gegen Gasbrandsporen
	– Lysol		Wäschedesinfektion	
	– Gevisol	½–1%	Flächendesinfektion	
	– Ivisol	2%	Instrumentendesinfektion	

Gruppen	Desinfektionsmittel	Konzentration/ Einwirkung	Anwendung	Wirkung
Detergentien = oberflächen-aktive Substanzen	*Anionische Detergentien*			
	– Seifen – Waschmittel	Fertigpräparat	Reinigung	starke Reinigungskraft, keine desinfizierende Wirkung
	Kationische Detergentien			
	– Ammonium-verbindungen	2–5%	Instrumenten-desinfektion	bilden einen dünnen Film auf der Oberfläche nur in hoher Konzentration bakterizid
	– Desogen	0,5%	Händedesinfektion	
Detergentien-oberflächen-aktive Substanzen	– Xephirol, Bradosol	0,1–0,3%	Rachendesinfektion	durch Anwesenheit von Eiweiß (Blut) werden sie gehemmt
	Amphotere Detergentien			
	– Ampholytseifen	Fertigpräparat	Reinigung	gute Waschwirkung desinfizierende Wirkung unsicher
	Nichtionische Detergentien			
	– Tween 80	Fertigpräparat	Reinigung	gute Reinigung aber keine Desinfektion

Wahl der Desinfektionsmittel

Für die Auswahl der Desinfektionsmittel und deren entsprechenden Anwendungszweck muß eine Instanz die Verantwortung übernehmen. Deutschland ist in dieser Beziehung führend. Alle chemischen Desinfektionsmittel werden nach den *Richtlinien der Deutschen Gesellschaft für Hygiene und Mikrobiologie (DGHM)* strengen Prüfungen unterzogen, aufgrund derer das Bundesgesundheitsamt *Desinfektionsmittellisten* herausgibt.

Wir verzichten auf den Abdruck der Liste in diesem Buch, da sie sehr umfangreich und anderweitig gut zugänglich ist, z.B. in Borneff, J.: Hygiene. Thieme, Stuttgart 1977.

Nicht in jedem Land gibt es eine Liste, in welcher auf ihren Effekt hin geprüfte Mittel angeführt sind. Aus diesem Grund sind die einzelnen Krankenhäuser auf die Gutachten der Prüfungsverfahren der Firmen angewiesen.

In Österreich werden diese Gutachten vom Hygieneinstitut oder der bakteriologisch-serologischen Untersuchungsanstalt erarbeitet.

In der Schweiz gibt das Eidgenössische Gesundheitsamt eine Liste über die bewilligten Desinfektionsmittel heraus.

9.2.4.2 Praktische Anwendung der wichtigsten Desinfektionsverfahren

Laufende Desinfektion

Das Wort *laufend* bringt zum Ausdruck, daß es hier darum geht, die laufend, also kontinuierlich von der Infektionsquelle (Patient) ausgeschiedenen Infektionserreger ebenso laufend, d.h. so schnell wie möglich zu vernichten (Definition nach E. Kanz).

> **Beachte**
>
> Desinfiziert werden muß grundsätzlich alles, was mit dem Patientenzimmer oder dem Patienten in Berührung gekommen ist.

Händedesinfektion

Die Händedesinfektion, die vom Personal der Pflegeabteilung verlangt wird, unterscheidet sich von derjenigen im Operationssaal. Sie wird deshalb *hygienische Händedesinfektion* genannt. Gemeint ist damit, daß die Hände möglichst keimarm gehalten werden müssen. Das erste Desinfizieren der Hände geschieht vor Arbeitsbeginn und wird im

Verlauf des Tages öfters wiederholt. Das Desinfektionsmittel ist vorteilhaft in einem gut sichtbaren Wandspender bereitzustellen. Beim Gebrauch von Spritzflaschen muß ihr Standort so gewählt werden, daß sie nicht zu übersehen sind und die Händedesinfektion nicht vergessen wird.
Im weiteren gilt alles, was im Abschnitt *Hospitalismus* S. 220f. über das Händewaschen und die Pflege der Hände gesagt wurde.

- Händedesinfektion bei Arbeitsbeginn und Arbeitsschluß
- Händedesinfektion nach Kontakt mit infiziertem Material oder Patient
- Infizierte Hände zuerst desinfizieren, dann reinigen.

Berufskleidung

Gesichtsmasken

Sie haben nur dann einen Sinn, wenn sie korrekt getragen werden. Da sie den Zweck haben, die Ein- und Ausatmungsluft zu filtrieren, müssen sie *Mund und Nase* bedecken und nach unten und oben gut abschließen.
Stoffmasken sind unhygienisch, durchlässig und sollen daher nicht mehr verwendet werden, dafür:

Masken aus *papierartigem Stoff* oder aus *Vlies* zum einmaligen Gebrauch.

Sterile Gesichtsmasken sind in gut schließenden Behältern bis zum Gebrauch aufzubewahren.
Gebrauchte Gesichtsmasken kommen sofort in den dazu bestimmten Abfallsack oder Abfalleimer.

Außer im Operationssaal und der Neugeborenenstation sollen Gesichtsmasken getragen werden
- beim Wechseln von Verbänden (septischen!)
- bei Manipulationen an Drainagen, Trachealkanülen usw.
- bei der Pflege von Patienten mit gewissen Infektionskrankheiten.

Berufskleid, Schürze, Schutzkittel

Ein täglicher Kleiderwechsel ist anzustreben. Dies gilt vor allem für die Schürze (Trägerschürze), die auf der Pflegestation über dem Berufskleid getragen wird.
Bei der Pflege infektiöser Patienten (Patienten mit Infektionskrankheiten oder septischen Wunden) soll über der Kleidung ein *Schutzkittel* getragen werden. Dabei ist zu beachten, daß dieser gut schließt und die äußere Seite nie mit dem Berufskleid in Berührung kommt.
Ist eine Abteilung von Patienten mit verschiedenartigen Infektionskrankheiten belegt, dann muß für jeden ein separater Schutzkittel vorhanden sein. Hängen diese Kittel im Krankenzimmer, dann ist darauf zu achten, daß beim Aufhängen die Außenseite nach außen kommt. Befinden sie sich vor dem Krankenzimmer, so soll die Außenseite nach innen gekehrt sein. Die bessere und heute einzig vertretbare Lösung ist, daß die Schutzkittel nach jedem Gebrauch sofort in den Wäschewagen oder Wäscheabwurf gegeben werden. Selbstverständlich werden auch Ärzte, Laborantinnen, Hilfspersonal und evtl. Besucher stets mit dem Schutzkittel bekleidet diese Zimmer betreten und sich nach dem Verlassen die Hände gründlich desinfizieren.

Desinfektion von Ausscheidungen

Wichtig ist zu wissen, welche Art von Keimen man vernichten will. Ausscheidungen von tuberkulösen Patienten z.B. dürfen nur mit einem tuberkelbakterienaktiven Desinfektionsmittel behandelt werden.
Zusätzlich ist zu bedenken, daß kein Desinfektionsmittel gewählt werden kann, das durch Eiweiß gehemmt wird, da fast alle Ausscheidungen eiweißhaltig sind (darum keine Ammoniumverbindungen).
Sputumdesinfektion: Gebrauch von Einmalgebrauchspucknäpfen, die verbrannt werden.
Stuhldesinfektion: Dem Wasser der Topfspülmaschine kann ein Desinfektionsmittel beigemischt werden.
Für Stuhl von Typhus-, Paratyphus-, Poliomyelitis-, Hepatitispatienten ist ein besonderer Desinfektionsapparat vorteilhaft = thermisches Verfahren (Topf mit Inhalt hineinstellen).
Stehen solche Apparate nicht zur Verfügung, auch keine spezielle Abwasserdesinfektionsanlage, muß der Stuhl mit der vorgeschriebe-

nen, meist vierfachen Menge eines geeigneten Desinfektionsmittels (z.B. Kalkmilch) überschüttet werden. Einwirkungszeit 6 Stunden. Geformte Stühle mittels Einmalgebrauchspatel zerkleinern, da sie sonst vom Desinfektionsmittel nicht durchdrungen werden können.
Für Tbc-haltigen Stuhl eignen sich Phenolpräparate in 5%iger Konzentration (z.B. Tb-Lysoform).
Harndesinfektion: Es gilt das gleiche Verfahren wie bei der Stuhldesinfektion.
Erbrochenes, Wundsekrete, Duodenal- und Gallensaft: Stehen Einmalgebrauchschalen (für Erbrochenes) oder Plastikbeutel (für Sekrete) zur Verfügung, können sie mit dem Inhalt verbrannt werden, dies aber nur, wenn der Inhalt gering ist.
Andernfalls gilt das gleiche Vorgehen wie bei der Stuhldesinfektion.

Desinfektion von Böden, Wänden, Mobiliar, medizinischen Geräten = Scheuer- oder Flächendesinfektion

Die Desinfektion von Flächen und Einrichtungsgegenständen wird auch *Grobdesinfektion* genannt.
Sie fällt größtenteils in den Aufgabenbereich einer speziell ausgebildeten Putzgruppe.
Das Pflegepersonal trägt aber weiterhin Verantwortung für die Desinfektion von Gegenständen, die mit dem Patienten in Berührung gekommen sind oder die von einem Patientenzimmer zum andern gebracht werden. Dazu gehören z.B.: Blutdruckapparat, Verband- und Transportwagen, Nachtstühle, Tabletts für Injektionen und Blutentnahme usw.
Heute kommt dafür die *Spraybehandlung* zur Anwendung. Die Handhabung der Spraygeräte ist einfach. Eine Desinfektion wird rasch und wirksam erreicht. Die Desinfektion erfolgt durch gezieltes Besprühen der zu desinfizierenden Fläche mittels Spraydosen, Sprühflaschen oder sog. Mistralpistolen (Stromanschluß) bzw. Druckluftpistolen (an Preßluftleitung oder Kompressor angeschlossen). Für den alltäglichen Gebrauch wird sich die handliche *Sprühflasche* am besten eignen.

Wäschedesinfektion

Diese ist für das Pflegepersonal von untergeordneter Bedeutung. Die Verantwortung dafür trägt die Wäscherei.
Wichtig ist, daß Bett- und Patientenwäsche *unmittelbar* am Krankenbett in die Transportsäcke gegeben wird. Das Herumliegenlassen oder Herumtragen von Schmutzwäsche darf vom Standpunkt der Hygiene aus nicht mehr toleriert werden. Im weiteren gilt alles, was diesbezüglich auf S. 58f. gesagt wurde.

Luftdesinfektion

Bei der Verbreitung der Krankheitskeime spielt auch die *Raumluft* eine bedeutende Rolle. In neueren Krankenhäusern ist man bestrebt, keimarme oder keimfreie Luft mit einem gewissen Überdruck in die aseptischen Räume (z.B. Operationssaal) einströmen zu lassen. Dazu ist eine *Klimaanlage* erforderlich.

Chemische Luftdesinfektion

Das wichtigste Verfahren für die chemische Luftdesinfektion ist die Verdampfung von Triäthylenglycol (TAG). Die Verdampfungstemperatur soll 125 °C nicht überschreiten. Als zweckmäßiges Gerät hat sich der *Glykolverdampfer* erwiesen.
»TAG« kann auch mittels Aerosolgerät angewendet werden (Kaltaerosol).

Physikalische Luftdesinfektion – UV-Strahlen

Wird zur Desinfektion der Raumluft die UV-Bestrahlung gewählt, braucht es spezielle Quecksilberniederdrucklampen. Es werden aber nur *die* Keime abgetötet, die sich im Strahlenkreis der UV-Lampe befinden.

Schlußdesinfektion (Abb. 9)

Bei der Schlußdesinfektion handelt es sich um jene Maßnahmen, die nach Genesung, Verlegung oder Tod des Patienten vorgenommen werden.

Erweiterte Schlußdesinfektion – Raumdesinfektion

Eine erweiterte, *gezielte* Schlußdesinfektion setzt voraus, daß die im Krankenzimmer vorhandenen Keime und deren spezifische Bekämpfungsmaßnahmen, d.h. das Wirkungsspektrum des Desinfektionsmittels bekannt sind. Ein bewährtes Mittel, das auch auf Tuberkelbakterien und die gefürchteten Spital-Staphylokokken wirkt, ist das *Formaldehyd.* Ein *infiziertes Krankenzimmer* muß mit allen darin befindlichen Gegenständen desinfiziert werden. Es sind dies Krankenzimmer, die

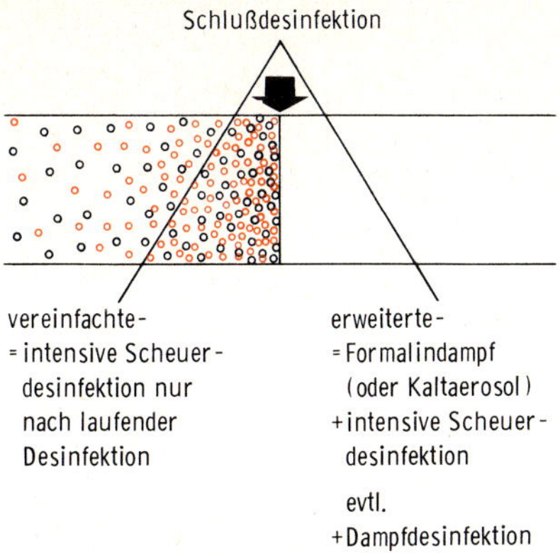

Abb. 9 Schlußdesinfektion (nach Kanz)

Patienten mit bestimmten Infektionskrankheiten, z.B. Tuberkulose, Staphylokokkeninfektionen u.a. beherbergt haben.
Die *Formaldehyd-Raumdesinfektion* kommt zur Anwendung als
- Formalinverdampfung oder
- Formalinverneblung.

Die Verdampfung geschieht mittels *Formaldehyd-Wasserdampf.* Pro Kubikmeter Rauminhalt werden 5 g Formaldehyd mittels besonderem Apparat verdampft.
Nach einer *Einwirkungszeit* von 6 Stunden werden die Formalindämpfe durch Ammoniakverdampfung (Einwirkung 1 Stunde) neutralisiert.
Die im Handel üblichen Verdampfungsgeräte arbeiten automatisch.
Die Kaltverneblung (z.B. mittels *Aerosolzentrifuge*) erfüllt denselben Zweck wie die Verdampfung. Konzentration und Einwirkungszeit des Formaldehyds bleiben sich gleich.

Vorgehen:
- Schränke und Schubladen öffnen
- Matratzen aufstellen
- Mobiliar frei, d.h. so anordnen, daß Dampf oder Nebel des Desinfektionsmittels überall zudringen kann
- Fenster und Türen gut verschließen
- Vermerk an der Türe anbringen: »Schlußdesinfektion«
- Nach Ablauf der Einwirkungszeit ist eine gründliche Scheuerdesinfektion notwendig.

Vereinfachte Schlußdesinfektion
Sie kommt immer dann zur Anwendung, wenn keine spezielle Indikation für die Formaldehyd-Schlußdesinfektion vorliegt. Sie ist die häufigere und alltägliche Form der Schlußdesinfektion.

Raumdesinfektion
- Scheuerdesinfektion als Sprühdesinfektion
- Kaltverneblung von z.B. Formalin, Aircid oder Buraton liquidum mit verkürzter Einwirkungszeit, wenn ein Patientenzimmer einen Patienten mit stark keimausscheidender Infektionsquelle (septische Wunden, Abszesse) beherbergt hat
  Rauminhalt muß bekannt sein, damit die Mittel richtig dosiert werden können (Gebrauchsanweisung beachten).

Bettendesinfektion
Es sollte eigentlich selbstverständlich sein, daß jeder neueintretende Patient nicht nur frische Bettwäsche erhält, sondern auch ein frisches, desinfiziertes Bett. Matratze, Kopfkissen und Deckbetten werden zu bedeutsamen Stätten von Keimträgern, wenn nicht eine regelmäßige Desinfektion erfolgt.
- *Stationsgebundene Bettendesinfektion*
  Spraybehandlung mit 60 %iger Formalinlösung. Dadurch wird eine Keimarmut erreicht.
  Formalin-Kaltverneblung. Für dieses Verfahren muß auf der Station ein kleiner Nebenraum vorhanden sein. Auch hier eignet sich die Aerosolzentrifuge sehr gut. Menge und Konzentration des Formalins sind von der Größe des Raumes abhängig, in der das Bett steht.
  Fahrbarer Desinfektionswagen = zweiteilige Desinfektionsanlage. Der bewegliche Teil wird beim Bett mit dem Desinfektionsgut beladen und verschlossen. Dieser Behälter wird anschließend, ohne Gefahr einer Keimverbreitung durch das Desinfektionsgut, zum zweiten Teil der Desinfektionsanlage gefahren und an diesen angeschlossen. Nun läuft die Dampfdesinfektion mit drucklosem, überhitztem Dampf automatisch gesteuert ab. In diesem Gerät kann auch die Desinfektion mit Formaldehyd-Wasserdampf erfolgen.
- *Zentrale Bettendesinfektion – Bettenzentrale*
  Diese ist eine ideale Einrichtung in der Bekämpfung des Hospitalismus.
  Voraussetzung für eine Bettenzentrale sind zwei Räume, *eine unreine und eine reine Seite,* sowie getrenntes Personal.

Für den *Transport des Bettes* in die Zentrale kann eine Keimverschleppung (während des Transportes) durch sorgfältiges Bedecken des Bettes mit einer Plastikhülle verhindert werden. Das *Abdecken* bzw. *Abrüsten* erfolgt erst in der Bettenzentrale, und zwar auf der *unreinen Seite.*
Das Bettgestell wird in der Schleuse gereinigt und mit einem Spray desinfiziert.
Der Bettinhalt (Matratze, Kissen, Deckbett, Lagerungsmaterial) wird im Autoklaven bei 150 °C und 5 Minuten Einwirkungszeit desinfiziert oder bei 75 °C und 20 Minuten Einwirkungszeit (nach den V-D-V-Verfahren (= Vakuum-Dampf-Vakuum).
Auf der *reinen Seite* werden die Betten frisch bezogen und, um sie vor Staub zu schützen, mit einer frischen Plastikhülle bedeckt. Sie werden im »Bettenbahnhof« bis zum Wiedergebrauch aufbewahrt.

Die Einwegbettwäsche (Einmaldecken aus Vlies) hat ihre Berechtigung bei Patienten mit hochseptischen Wunden, auf der Infektionsabteilung, auf der Intensivpflegestation und in besonderem Maße in Verbrennungszentren.
Die Bettwäsche kann am Krankenbett direkt in Plastiksäcke verpackt und anschließend verbrannt werden.

9.2.5 Sterilisation

Bei der Wahl der Sterilisationsmethode ist die Art des zu sterilisierenden Materials maßgebend. Das Ziel ist immer absolute Keimfreiheit unter optimaler Schonung des Sterilisationsgutes. Die wichtigsten Methoden sind:
- *Dampfsterilisation* – Einwirken von gespanntem Dampf im Autoklaven
- *Heißluftsterilisation* – Einwirken von trockener Hitze
- *Gassterilisation* – Einwirken eines Gasgemisches
- *Strahlendesinfektion*
- *Einwirken von Formaldehyd und Dampf.*

9.2.5.1 Sterilisationsverfahren

Dampfsterilisation
Bei der Dampfsterilisation handelt es sich um

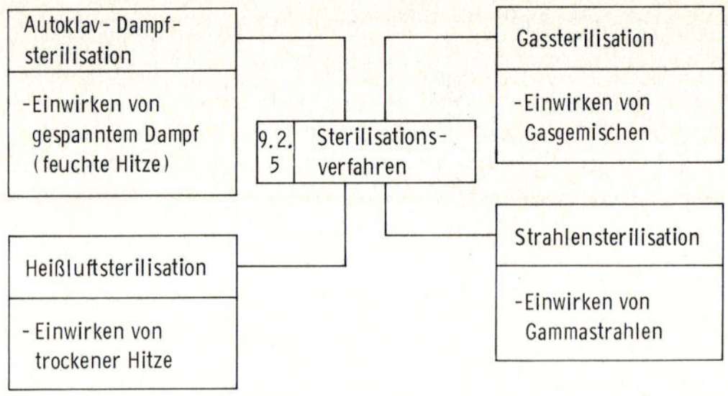

die Anwendung des gespannten, gesättigten, meist luftleeren Wasserdampfes in Apparaten, die *Autoklaven* oder Dampfsterilisatoren genannt werden.

Gespannter, gesättigter Dampf
Erhitzt man Wasser in einem geschlossenen System, entsteht Dampf, dessen Druck sich erhöht = *gespannter Dampf.* Zugleich steigt die Temperatur des Dampfes (das gleiche geschieht im Schnellkochtopf). Diese Temperaturerhöhung bewirkt Abtötung der Keime. Absolute Keimfreiheit wird aber erst erreicht, wenn dem Luft-Dampf-Gemisch die Luft entzogen wird = *gesättigter Dampf.* Es ist ein *Vakuum* entstanden.
Der Dampfsterilisator ist mit einer sog. Vorkammer umgeben, die zuerst erhitzt wird. Dadurch wird die Kondenswasserbildung im Sterilisator verhindert.
Das Nachvakuum trocknet das Sterilgut.
Es ergibt sich für die Sterilisation folgender Zeitablauf (Betriebs- oder Chargenzeit, Abb. 10):
- Anheizzeit
- Steigezeit oder Erwärmungszeit
- *Sterilisierzeit* (Ausgleichszeit / Abtötungszeit)
- Abkühlungszeit (Fallzeit und Trocknungszeit
  Rückkühlzeit und Belüftungszeit)

Im Autoklaven bestehen bestimmte Beziehungen zwischen *Druck* (1 Atmosphäre – 1 atü = 1 kg/1 cm²) und *Temperatur.*
Als sichere Sterilisationszeit gilt:

121°–124 °C, entspricht 1,1–1,3 atü während 12 Minuten
134°–136 °C, entspricht 2,0–2,1 atü während 6 Minuten

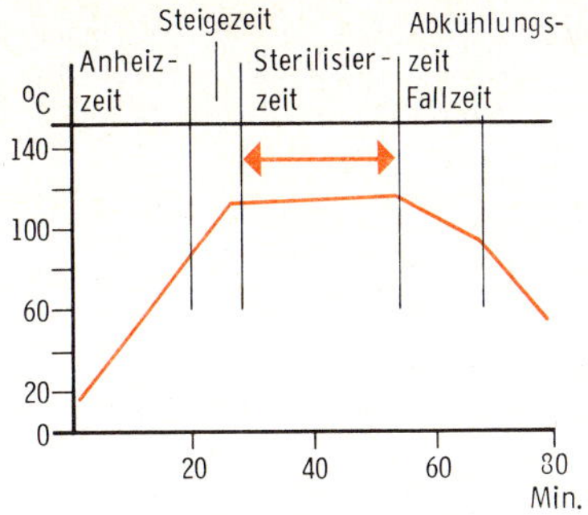

Abb. 10 Dampfsterilisation: Betriebszeit

Damit der Dampf gleichmäßig einwirken kann, darf der Autoklav nicht überfüllt werden.

- Der Autoklav ist ein Mehrzweckapparat. Es kann darin fast alles sterilisiert werden. Bei den modernen Apparaten läßt sich das Sterilisationsprogramm durch einfaches Drehen an einem Knopf einstellen, z.B. für Instrumente, für Gummi, für Wäsche und Verbandstoff oder für Lösungen.
  Der Apparat arbeitet automatisch und schaltet von der Anheizzeit über die Sterilisationszeit zur Trocknungs- und Abkühlungszeit.
- Das Sterilisationsverfahren im Autoklaven ist schonender als bei trockener Hitze.
- Dampf verteilt sich rasch und gleichmäßig und durchdringt das Material schnell.

Nachteile
Dampf eignet sich nicht zur Sterilisation von Fetten und öligen Lösungen oder pulverförmigen Materialien.

- Die Instrumente müssen in offenen Gefäßen mit daneben gestelltem Deckel, die Verbandtrommel mit geöffneten Schiebern in den Autoklaven gebracht werden. Schieber und Gefäße sind nach der Sterilisation noch im Autoklaven sorgfältig zu schließen. (Dieses Problem stellt sich aber nur für die älteren Trommeln und Kassetten, die neuen haben eine spezielle Konstruktion, die den Dampf durchlassen.)

Im Krankenhaus sind die sog. *Großraumautoklaven* anzutreffen. Diese haben ein großes Fassungsvermögen und sind in der Regel mit kleineren Autoklaven kombiniert. Sie sind vollautomatisch gesteuert; unterschiedliche Programme können nebeneinander ablaufen. Großraumautoklaven der Zentralsterilisation werden in der reinen Zone beschickt (beladen) und in der sterilen Zone entladen.

Heißluftsterilisation
Bei der Heißluftsterilisation handelt es sich um die Anwendung von erhitzter, trockener Luft in Apparaten oder Metallkästen, die *Heißluftsterilisatoren* genannt werden.
Die Luft wird mittels spezieller, mechanischer Einrichtung in Bewegung gehalten. Man spricht von *Luftumwälzung*.

- Die modernen Autoklaven sind programmiert. Es darf immer nur jenes Programm verwendet werden, welches für das zu sterilisierende Material bestimmt ist. Nur dann ist sichere Sterilisation gewährleistet.
  Die Gebrauchsanweisung und Programme sind deshalb gut zu studieren, da sie je nach Apparaturanlage verschieden sein können.
- Eine genügend lange »Abkühlungszeit« für das Sterilisationsgut muß eingehalten werden, sonst bildet sich leicht Kondenswasser (Wäschepakete werden feucht).
- Handschuhe sollen nach der Sterilisation ca. 24 Stunden »ruhen« können, damit sie die normale Gummielastizität, die bei der Sterilisation gelitten hat, zurückgewinnen.

Für die Heißluftsterilisation ergibt sich folgender Zeitablauf (Betriebs- oder Chargenzeiten; Abb. 11):

- Erwärmungszeit oder Steigezeit
- *Sterilisierzeit* – Ausgleichszeit / Abtötungszeit
- Abkühlungszeit

Sichere Sterilisation bei Luftumwälzung erreicht man bei einer Sterilisationszeit von
20 Minuten bei mindestens 200 °C

30 Minuten bei mindestens 180 °C

90 Minuten bei mindestens 160 °C

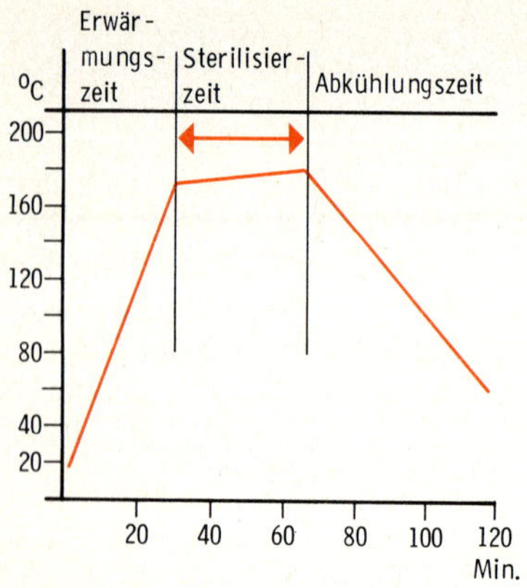

Abb. 11 Heißluftsterilisation: Betriebszeit

Der Heißluftsterilisator wird dann gebraucht, wenn bei einem Artikel der Dampf nicht durchdringen kann oder dieser durch Dampf beschädigt oder verändert würde.

In Heißluft sterilisiert werden:
- Öle, Fette und Salben
- Puder
- Glaswaren
- Instrumente, die nicht zerlegt werden können
- Messerklingen, feine Scheren u.a., die bei der Dampfsterilisation Schaden nehmen können.

Der Heißluftsterilisator muß so beschickt werden, daß die Heißluft überall ungehindert zum Sterilgut gelangen kann.

Nachteile
- Lange Sterilisationszeit
- Eignung nur für hitzebeständiges Material, also nicht für Gummi oder Kunststoff
- Ungeeignet für Wäsche, da diese zu stark austrocknet (kurze Lebensdauer)

Gassterilisation

Bei der Gassterilisation handelt es sich um eine sog. Kaltsterilisation (Sterilisation bei niederer Temperatur) mittels Gas, das in eine Kammer (= Gassterilisator) eingelassen wird. In großen Apparaten wird die Gas- und Feuchtigkeitskonzentration automatisch sichergestellt. Bei Gassterilisatoren ohne automatische Feuchtigkeitsregler (meist Tischmodelle) muß die nötige Feuchtigkeit mittels nasser Gazekompresse oder nassem Wattebausch beigefügt werden (s. jeweilige Gebrauchsanweisung).

Das verwendete Gas, z.B. *Ethylene Oxyde* (Äthylen – Oxyd = AO) wirkt keimtötend. Eine für den Krankenhausgebrauch zweckmäßige Mischung ist:

- 12% Äthylenoxyd
- 88% Freon-12 (= Kohlensäure)

> Der Sterilisationsablauf beträgt: 2½–5½ Stunden
> Temperatur: 51,5°–57,2 °C
> Feuchtigkeit: ca. 40%

Gasgemisch und Zeit können je nach Fabrikat des Sterilisators variieren. Die jeweilige Gebrauchsanweisung ist genau zu beachten. Die Gassterilisation ist eine Methode für alle hitze- und feuchtigkeitsempfindlichen Materialien:
- alle Instrumente mit Optiken: Bronchoskope, Zystoskope, Endoskope, Ophthalmoskope, Rektoskope u.a.
- Dermatome, Kauter, Klingen, Lampen u.a.
- Artikel aus Kunststoff: Spritzen, Kanülen, Katheter, Handschuhe, Inkubatoren, Teile der Herz-Lungen-Maschine und Beatmungsapparate
- elektrische Geräte und Kabel
- Haarschneideapparate, Pumpen, Motoren
- Nahtmaterial
- Geräte in Kunststoffolien eingeschweißt (die Folien dürfen dabei nicht zu dick sein, sonst dringt das Gas nicht ein. Günstig ist die Polyäthylenfolie von 0,03 mm Dicke).

Nachteile
- Teures Verfahren, vor allem dann, wenn der Sterilisator nicht ganz mit Sterilgut gefüllt ist. Je größer der leere Raum, um so mehr teures Gas fließt ein.
- Lange Sterilisationsdauer
- lange »Auslüftungszeit«
- sehr arbeitsaufwendig.

> Alles Sterilgut sollte nach der Sterilisation mindestens für 24 Stunden in einem trockenen, gut ventilierten Raum »auslüften« können, bevor es zum Wiedergebrauch gelangt. Gasrückstände haften besonders gern in Taschen und Falten. Das Gas reizt die Schleimhäute (Toxizität).

Die Strahlensterilisation
Bei der Strahlensterilisation kommen meist *Gammastrahlen* in einer speziellen Apparatur zur Anwendung. Es handelt sich dabei um die neueste und sicherste Sterilisationsmethode. Die Einrichtung ist vorläufig noch sehr teuer und kommt deshalb für den Krankenhausbetrieb nicht in Frage.
Angewendet wird die Gammabestrahlung in Industriebetrieben, die steril verpacktes Einwegmaterial herstellen.

Gammabestrahlung gewährleistet größte bakterizide Wirkung. Toxische Nebenwirkungen sind ausgeschlossen.

9.2.5.2 Überprüfung der Sterilisatoren

Auftretende Mängel in der Sterilisation müssen sofort erfaßt werden:
- *physikalisch* durch Temperaturmessungen mittels Maximalthermometer, den Klingel-Kontakt-Thermometer oder durch andere Methoden wie die schreibenden Meßgeräte u.a.
- *biologische Teste,* die monatlich durchgeführt werden müssen
- *Kontrolle durch einen Fachmann,* mindestens alle 2 Jahre und immer dann, wenn eine größere Reparatur notwendig wurde oder vom Bedienungspersonal Mängel festgestellt werden
- eine relative Überprüfung erreicht man durch die Klebebänder mit *Farbindikatoren.* Es sind dies mit einer chemischen Verbindung imprägnierte Streifen, welche bei einer bestimmten Temperatur einen Farbumschlag zeigen (s. auch Verpackung des Sterilgutes, S. 238f.).

9.2.6 Die Zentralsterilisation

9.2.6.1 Allgemeines

Zu den zentralen Versorgungsdiensten, die im modernen Krankenhaus immer mehr angestrebt werden, gehört die Zentralsterilisation, d.h. die Aufbereitungs- und Ausgabestelle für sterile Gebrauchs- und Verbrauchsgüter.

Die Vorteile einer Zentralsterilisation sind:
- bessere Ausnutzung arbeitssparender Apparate
- Einsatz von angelerntem Hilfspersonal zur Entlastung des Pflegepersonals
- Überwachung der Arbeitsvorgänge, der Apparate und der Sterilität durch »Fachperson«
- Standardisierung von Arbeitsmethoden und Verbrauchsgütern
- rationeller Einkauf von Gebrauchs- und Verbrauchsmaterial.

Um die bestmögliche Hygiene bewahren zu können, sollten die baulichen Voraussetzungen eine Unterteilung der Zentralsterilisation in drei Zonen gewährleisten, nämlich:

unreine Zone
- Reinigung des gebrauchten Instrumentariums und gebrauchter Gegenstände

reine Zone
- Verpacken von Instrumenten, Gegenständen, Verbandmaterial und Wäschepaketen

sterile Zone
- Lagerung des Sterilgutes unter optimalen Bedingungen = kleine Temperaturschwankungen und Feuchtigkeitsschwankungen, wenig Staubentwicklung, Zutritt nur für Befugte.

9.2.6.2 Wege des Instrumentariums und anderer gebrauchter Gegenstände

Der Weg vom Gebrauch über die Sterilisation bis zum Wiedergebrauch umschreibt einen Kreislauf, der von der Station über die Zentralsterilisation zurück zur Station führt:

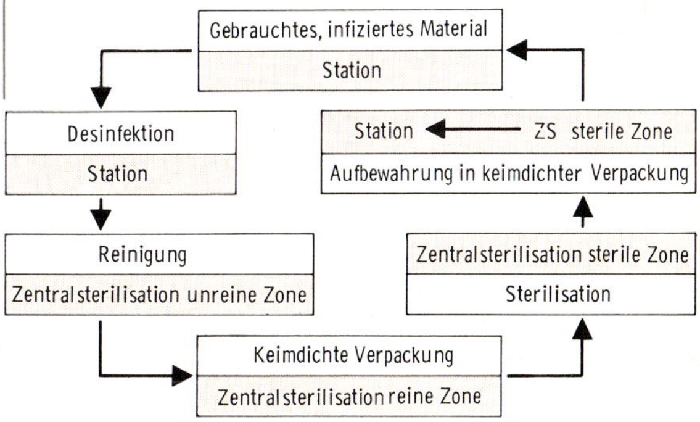

9.2.6.3 Unreine Zone

Um eine Verschleppung von pathogenen Keimen zu verhindern, müssen gebrauchte Spritzen, Kanülen, Instrumente usw. *sofort* nach Gebrauch auf der Abteilung in eine Desinfektionslösung eingelegt werden. (Das Ab- und Durchspülen unter fließendem Wasser trägt zur Keimverschleppung bei, wodurch das Krankenhauspersonal unnötig gefährdet wird und die Krankheitserreger ins Abwasser gelangen.) Durch das sofortige Einlegen wird auch das Antrocknen von eiweißhaltigem Material (Blut, Stuhl, Schleim u.a.) verhindert. Die nachfolgende *Reinigung* des Materials erfolgt in der Zentralsterilisation mittels Waschmaschinen oder speziellen Ultraschallgeräten.

Ultraschallreinigung

Es handelt sich dabei um eine heute gebräuchliche Reinigungsmethode.

Die Ultraschallwirkung ist aus der Raumfahrtindustrie übernommen. Es handelt sich um Wellen, deren Frequenz über 20 kHz (20000 Schwingungen je Sekunde), also oberhalb der menschlichen Hörgrenze liegt.

Diese Ultraschallwellen verursachen kaum sichtbare Gasbläschen, die in die kleinsten Ritzen und Poren eindringen. Diese Bläschen dehnen sich, werden größer, bewegen sich auf dem Gegenstand, auf dem sie haften und platzen schließlich. Im Augenblick des Platzens entsteht ein Vakuum an dieser Stelle, das den Schmutz aus den Poren zieht. Es handelt sich um einen ausgezeichneten Reinigungseffekt. Zudem können Arbeitskräfte gespart werden, da manuelles Reinigen sich erübrigt. Anschließendes Nachspülen des gereinigten Gutes ist aber unbedingt erforderlich, da das Wasser durch den Reinigungsvorgang beschmutzt wird.

Wo die Ultraschallreinigung bevorzugt wird, muß darauf geachtet werden, daß keine verchromten Instrumente und keine elektrischen Apparate, Diathermiekabel u.a. in das Reinigungsbad gelangen: Durch die Vakuumwirkung beim Platzen der kleinsten Bläschen werden defekte Chromschichten weiter vom Instrument abgelöst und Öl und Fett aus dem Getriebe von Apparaten herausgezogen. Diathermiekabel werden locker, und es kommt zu »Wackelkontakten«.

Injektionsspritzen und -kanülen sowie Glaswaren können mit entmineralisiertem Wasser aus einer Düse durch- und nachgespült und mittels Druckluft ausgetrocknet werden. Viel Arbeit ersparen *Trocknungsapparate* für das Instrumentarium.

9.2.6.4 Reine Zone

In der reinen Zone werden die sauberen Instrumente, Injektionsspritzen und -kanülen, Punktions- und Instrumentensets *geprüft* und *verpackt* (Abb. 12).

Verpackungsmaterial

Bei der Wahl des Verpackungsmaterials sollen folgende Punkte berücksichtigt werden:

- Durchlässigkeit für Hitze oder Dampf (je nach voraussichtlicher Sterilisationsmethode)
- Bakterienundurchlässigkeit. Zudem muß die Verpackung als Staubfilter dienen und das Ein- und Austreten von Luft verhindern
- Dauerhaftigkeit. Das Verpackungsmaterial muß den ganzen Ablauf vom Einpakken, Sterilisieren, Lagern, Verteilen bis zum Gebrauch, ohne Schaden zu nehmen, überstehen können
- Bequem im Gebrauch. Eine Verpackung ist dann gut, wenn sie leicht geöffnet und der Inhalt ohne Gefährdung der Sterilität herausgenommen werden kann

> Es resultiert:
> Es darf nicht irgendein Papier oder Stoffrest zum Verpacken von Sterilgut verwendet werden.

Die gebräuchlichsten Verpackungsmaterialien

Textilien (Musselin, Jean-Baumwolle und Segeltuch). Die Stoffe müssen vor Gebrauch auf einem eingebauten Durchleuchtungstisch (meist Tisch mit eingebauter Milchglasplatte, darunter 2–4 Glühbirnen) auf eventuelle schwache Stellen geprüft werden. Diese werden mit einem »Tuchpflaster« verklebt. – Vor Wiedergebrauch müssen die Stoffe gewaschen werden.

Papier. Das Einpackpapier darf nicht zu dick und starr sein, d.h. es muß sich dem Gegenstand anschmiegen und für die jeweilige Sterilisationsmethode geeignet sein.

Papierbeutel sollten ein Herausnehmen des Sterilgutes unter Beachtung aller aseptischen Regeln gewährleisten. Ideal sind z.B. die »Peel-back«-Beutel.

Folien (Cellophan, Polyäthylene, Polypropylene, Nylon, Polyamid). Kunststoffolien werden immer häufiger als Verpackungsmaterial bevorzugt. Dank ihrer Durchsichtigkeit ersparen sie dem Personal viel Beschriftungszeit und erleichtern die Suche nach dem gewünschten Instrument.

Vielerorts werden folgende Verpackungsmaterialien gebraucht (Abb. 13):

- Papier für Verbandstoff, Watteträger, Tupfer
- Kunststoffolien für Instrumente und Spritzen
- Stoff für Sets, z.B. Punktionsset, Endoskopieset, Operationsset usw. (doppelte Tuchlage!). Einpacktücher eignen sich zugleich als Abdecktücher für den Instrumententisch.

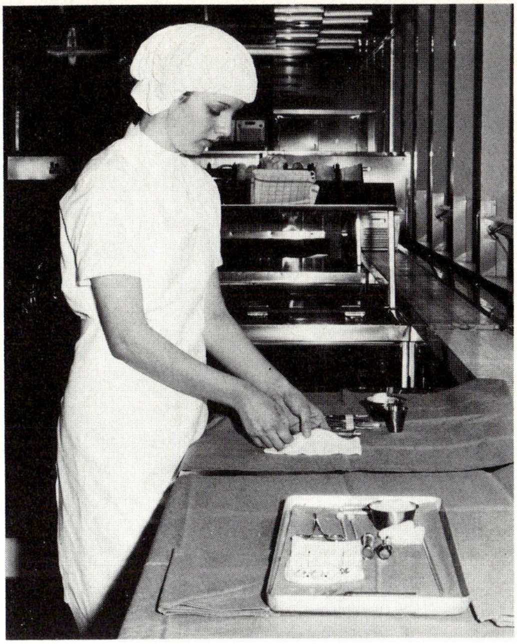

Abb. 12 Verpackung eines Sets

Verschließungsmethoden für das Verpakkungsmaterial

Sterilisationsklebeband:

- gewöhnliches für Dampfsterilisator
- mit Indikator für Dampfsterilisator
- mit Indikator für Heißluftsterilisator
- mit Indikator für Gassterilisator

Das *gewöhnliche* Klebeband hat nur dann seine Berechtigung, wenn große Flächen damit verklebt werden müssen und gleichzeitig ein Stück Indikatorklebeband angebracht wird.

Die neueren Klebebänder (Dampfsterilisator-Indikator) sind mit *Farbbezeichnung* erhältlich. Die Farben erleichtern die Kontrolle über das Sterilisationsdatum. Es ist in diesem Fall für jeden Monat ein anderes Klebeband zu benutzen (rot, grün, gelb, blau) (Abb. 14).

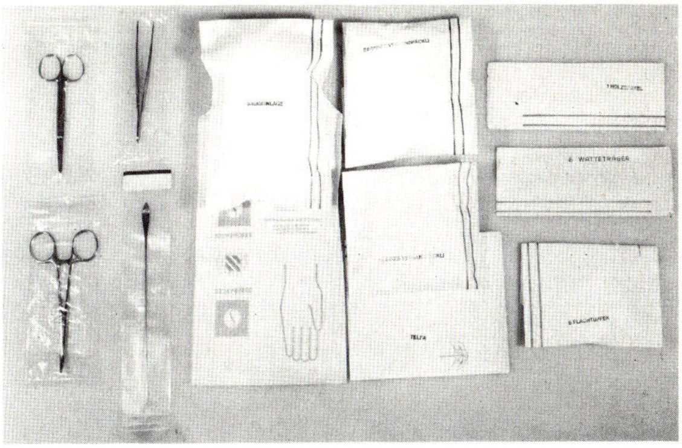

Abb. 13 Verschiedene Verpackungen

Verschweißen

Die Verschweißungsapparate eignen sich für:

- Papiersäcke (speziell präparierte)
- Kunststoffolien

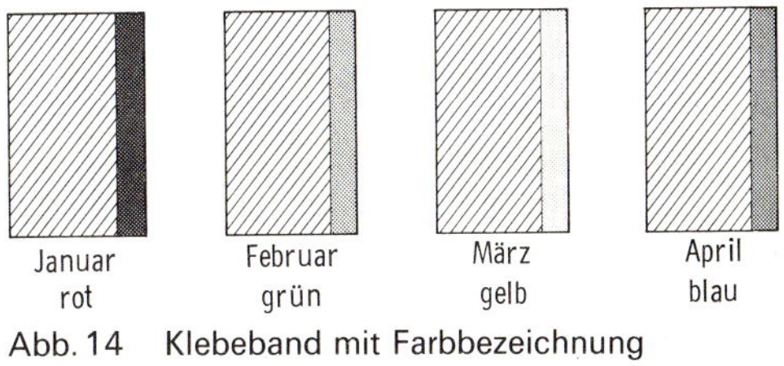

Abb. 14 Klebeband mit Farbbezeichnung

Das korrekte Verschließen eines Papier- oder Kunststoffoliensackes mit Klebeband

Variante 1: Gesicherter, steriler Verschluß, durch folgendes Vorgehen (Abb. 15):

Der Klebestreifen kann beim Öffnen des Sakkes so gelöst werden, daß der obere Rand

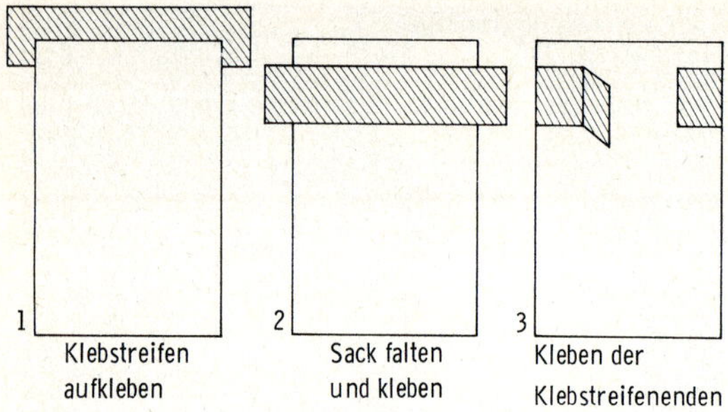

Abb. 15 Verschluß, Variante 1

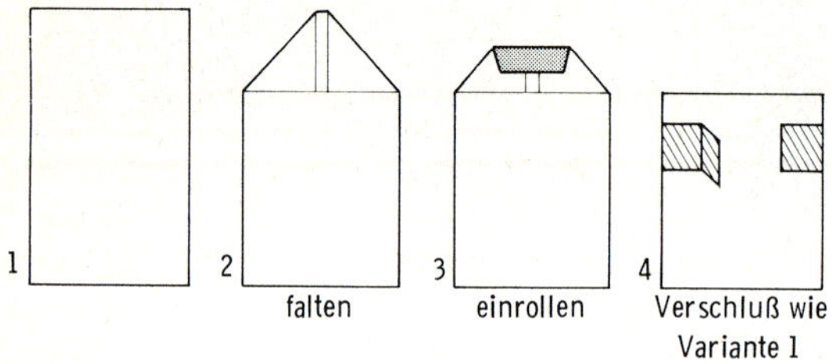

Abb. 16 Verschluß, Variante 2

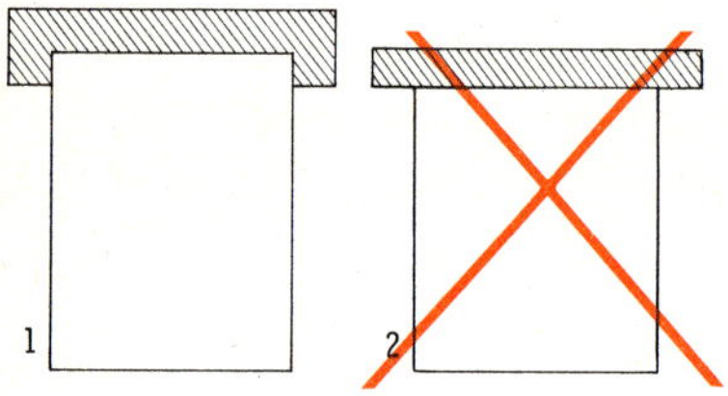

Abb. 17 Ungeeignete Verschlußart

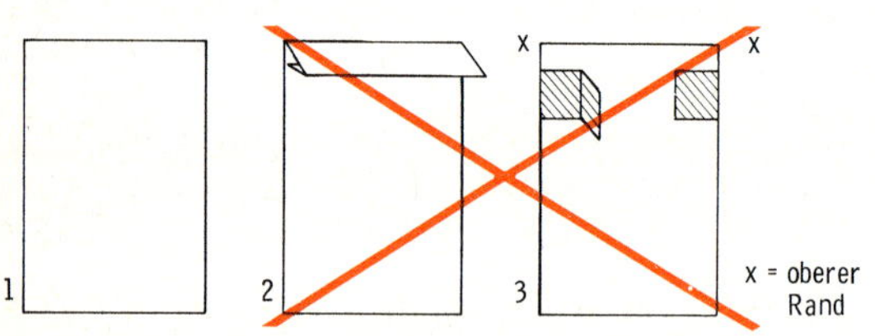

Abb. 18 Ungeeignete Verschlußart

steril bleibt. *Steriles Herausnehmen* des Sterilgutes ist gewährleistet.
Variante 2: Verbessertes Vorgehen. Durch diese Verschlußart ist die Sterilität des oberen Randes noch besser gewährleistet (Abb. 16).
Ungeeignet: Verschlußarten, wenn kein Schutz des oberen Randes (Abb. 17) oder

Beachte

Büroklammern eignen sich *nicht* zum Verschließen von Papier- oder Foliensäcken.
Durch das Vakuum werden sie gerne vom Sack gelöst, so daß das Sterilgut in halboffener Verpackung aus dem Sterilisator genommen werden muß.
Heftklammern (Postichklammern), die durch Papier oder Folien getrieben werden, eignen sich auch *nicht.* An den Durchstichstellen entstehen kleine Löcher, die zu Eintrittspforten für Bakterien werden.

kein sicherer Schutz von der Seite her, oberhalb des Klebestreifens (Abb. 18) gewährleistet ist.

Verpacken des Verbandmaterials

Verbandmaterial kann in Form von Fertigpaketen (mit verschiedenem Inhalt) gekauft werden. Je nach Kapazität der Zentralsterilisation wird dieser Methode der Vorzug gegeben oder es wird das fertig zubereitete Verbandmaterial (als Tupfer, Kompresse, Saugeinlage) gekauft und in der Zentralsterilisation verpackt. Diese zweite Methode hat folgende Vorteile:

- Die Verbandpakete können so zusammengesetzt werden, wie sie dem Klinikbetrieb entsprechen (z.B. kleine Pakete, große Pakete, Pakete mit Saugeinlage usw.; z.B. Abb. 19).
- Es können sog. *individuelle Verbandpakete* zusammengestellt werden, d.h. Pakete mit *dem* Inhalt, der für einen bestimmten Verband (z.B. Verband für Venenkatheter mit Kompresse, eingeschnittenem Tupfer, Watteträger) benötigt wird. Von Vorteil ist diese Methode, wenn riesige Verbände benötigt werden, z.B. bei großflächigen Verbrennungen oder Dekubiti. Es kann dadurch Verpackungsmaterial gespart werden, auch muß die Schwester beim Vorbereiten für den Verband nicht so viele Einzelpakete aufreißen.
- Das Verbandmaterial wird vorteilhaft, in einem Papier verpackt, in Säcken sterilisiert. Beim Gebrauch wird der Sack aufgerissen, wobei die Sterilität des Verbandmaterials auch bei ungeschicktem oder un-

sachgerechtem Vorgehen gewährleistet ist. Das Papier dient nach dem Öffnen des Pakets als sterile Fläche (s. Verbandwechsel, S. 328 u. 330, 331).

Handschuhaufbereitung
Die Handschuhaufbereitung sowie die Verpackung der großen Wäschepakete für den Operationssaal geschieht ebenfalls in der reinen Zone. Handschuhpuder und Gewebsfasern sind große Staubentwickler.
Wo es baulich möglich ist, sollte unbedingt darauf geachtet werden, daß Handschuhaufbereitung und Wäscheverpackung von der Instrumentenverpackung getrennt werden. Moderne Handschuhaufbereitungen sind aus hygienischen Gründen mit Staubsaugvorrichtungen ausgestattet.

> Von der reinen Zone aus werden auch die Autoklaven manuell oder vollautomatisch beschickt.

9.2.6.5 Sterile Zone

Nach der Sterilisation gelangt das Sterilgut in die *Sterilzone* oder das *Sterillager*. Die scharfe Trennung zwischen reiner und steriler Zone kann in Betrieben mit Durchlaufsterilisatoren automatisch gewährleistet werden, vor allem dann, wenn zwischen der reinen und sterilen Zone Trennwände eingebaut sind. Wo bauliche Voraussetzungen zu einer solchen Trennung fehlen, hängt es vom Wissen um die Wichtigkeit eines Sterillagers und von der Disziplin des Personals ab, im Sterilraum oder in der Sterilzone optimale Bedingungen zu schaffen.

Lagerung des Sterilgutes
Auf über längere Zeit gelagertem Sterilgut sammeln sich Staub und Bakterien an. Beim Öffnen der Verpackung werden Staub und Bakterien aufgewirbelt und verschmutzen die nächste Umgebung oder lagern sich auf dem nun offen daliegenden Sterilgut ab. Der Inhalt des Paketes mag noch so steril sein, seine verstaubte Verpackung ist eine Gefahrenquelle.

Faktoren, die die Sterilisationsgarantie beeinflussen
- Ungeeignetes Verpackungsmaterial und Verpackungsmethode

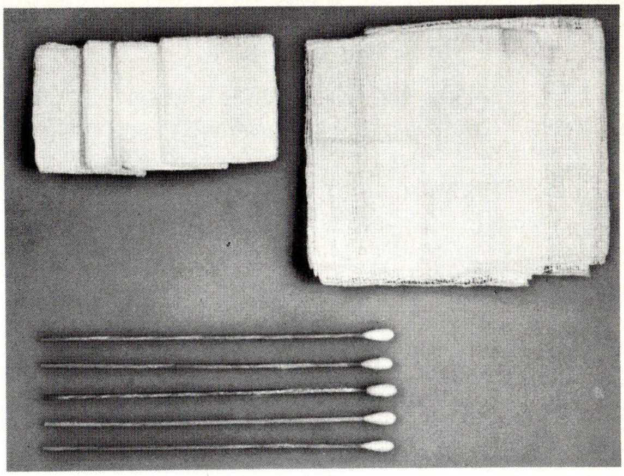

Abb. 19 Offenes Paket

- Insekten (Fliegen, Mücken u.a.)
- Eindringen von Bakterien durch das Verpackungsmaterial; es ist noch nicht erwiesen, unter welchen Bedingungen dies geschehen kann. Sicher ist, daß *atmosphärische Veränderungen* in unmittelbarer Nähe des Sterilgutes (feucht-trocken, warm-kalt) allmähliche *Veränderungen am Verpackungsmaterial* wie Austrocknen, Brüchigwerden, Auflösen der Verschweißungsstelle oder Lösen des Klebestreifens hervorrufen.

Sterilisationsgarantiezeit
Auch mit Türen verschlossene Schränke oder Lagergestelle vermögen die Sterilitätsgarantiezeit nicht über eine lange Zeitspanne zu gewährleisten; sie bieten zu wenig Schutz vor den drei obengenannten Faktoren.
Wiederholte Untersuchungen haben gezeigt, daß bis zu 30 Tagen nach der Sterilisation an einem vorschriftsgemäß behandelten sterilen Artikel bei der Herausnahme aus der Verpakkung *keine Keime* gefunden worden sind. Gestützt auf diese Teste sollte in den Krankenhäusern allgemein *30 Tage (1 Monat) Sterilisationsgarantie* für Sterilgut festgehalten werden. Für einen gut eingespielten Betrieb mit durchschnittlicher Bettenbelastung sollte es möglich sein, den *Bedarf an Sterilgut* so zu berechnen, daß nicht zuviel Material aufsterilisiert werden muß, denn Kontrolle und Aufsterilisation sind zeitraubend.

9.2.6.6 Entsorgung und Versorgung der Pflegestation

Im Rahmen der Zentralsterilisation ist ein sog. *Stationsversorgungsbetrieb* möglich. Denn die Bezeichnung *Zentralsterilisation* schließt eigentlich in sich, daß *alle* Stationen eines Krankenhauses versorgt, aber auch entsorgt werden. Der Name wird aber auch dort gebraucht, wo aus baulichen oder organisatorischen Gründen Operationstrakt und Entbindungsstation nicht angeschlossen sind. (Entsorgung = Abtransport des gebrauchten, nicht mehr infizierten Materials von der Station; Versorgung = Zufuhr des sterilen, verpackten Materials auf die Station).
»Entsorgung und Versorgung« hängen weitgehend von den baulichen Voraussetzungen ab. Eingesetzt werden z.B.:
- unreiner und reiner Waren-(Akten)lift
- Förderbänder
- Hol- und Bringdienst (Einsammeln und Verteilen mittels Transportwagen).

Die direkte Verbindung zu den Abteilungen mittels unreinen Liftes für gebrauchtes, dekontaminiertes Material in die unreine Zone und reinen Liftes für die Ausgabe des Sterilgutes aus der sterilen Zone, ist die hygienisch sicherste Entsorgungs- und Versorgungsmethode. Wo Transportwagen dafür im Einsatz sind, müssen diese zur Verringerung der Keimverschleppung nach jedem Rundgang gründlich desinfiziert und gereinigt werden.
Es ist von Vorteil, wenn das Personal der Zentralsterilisation für die Versorgung der Abteilungen mit Sterilgut verantwortlich gemacht werden kann. Andernfalls fällt dies in den Aufgabenkreis der Stationsschwester.
Dadurch wird das Sterilgut eher rotiert (altes nach vorne, neues nach hinten), und Verpakkungen mit Verfalldaten werden sofort ausgeschieden, neu verpackt und wieder sterilisiert. Auch kann das Anlegen unnötig großer Vorräte besser gesteuert werden.
Die Entsorgung und Versorgung der Ableitungen richten sich im allgemeinen nach den baulichen Voraussetzungen, den Bedürfnissen und dem Personalbestand eines Betriebes.

9.2.6.7 Einmalgebrauch- oder Einwegmaterial

Im heutigen Spitalbetrieb werden immer mehr Einmalgebrauchartikel eingesetzt. Die Gründe dazu sind:
- Hospitalismusbekämpfung
- Mangel an Arbeitskräften
- Verkürzung der Arbeitszeit.

Die wichtigsten Einmalgebrauchartikel sind:
- Einweginjektionsspritzen
- Einwegkanülen (außer Spezialkanülen)
- Einmalkatheter aller Art (Blasenkatheter, Absaugkatheter usw.)
- Infusionsbestecke
- Papierhandtücher
- Einwegwaschlappen, Papiertaschentücher
- Einweggesichtsmasken und -hauben
- Einweghandschuhe
- Einwegverbandmaterial
- Einwegbettwäsche und -abdecktücher (für septische Fälle)
- Alkoholtupfersäckchen
- Einwegnierenschalen und -spucknäpfe
- Plastikabfallsäcke und -wäschesäcke
- Einweguringläser und Blutanalyseröhrchen u.a.m.

Einkauf von sterilen Einmalgebrauchartikeln
Diese Artikel sind in den meisten Fällen durch Gammabestrahlung sterilisiert worden. Ihre Verpackung ist so gewählt, daß die Firmen eine Sterilität auf lange Sicht garantieren. *Bei falscher Lagerung oder Beschädigung übernehmen sie keine Garantie.* Bei Einkauf in großen Mengen ist der Preis heute in annehmbaren Grenzen.

9.3 Spezielle Sicherheitsmaßnahmen auf der Infektionsabteilung

Lernziel

Weiterführend an das Kapitel *Hygiene im Krankenhaus* befassen Sie sich nun mit den speziellen Maßnahmen auf einer Infektionsabteilung. Sie können
- über die bauliche Einrichtung eines Isolierkrankenzimmers bzw. einer Krankenabteilung Auskunft geben;
- die speziellen arbeitstechnischen Maßnahmen aufzählen;
- die persönlichen Schutzmaßnahmen nennen und begründen;
- die Bedürfnisse des isolierten Patienten umschreiben.

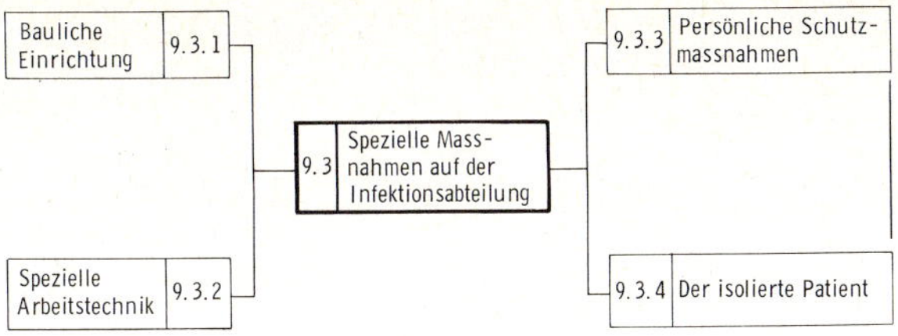

Prinzip

Die auf der Infektionsabteilung pflegende Schwester kann zur Keimträgerin von Patient zu Patient und nach außen – zum Gesunden – werden.

▼

Angepaßte Vorkehrungen, im Sinne von Schutz und Selbstschutz, helfen, die krankmachenden Faktoren für den Patienten und die Umwelt zu vermindern oder auszuschalten. Das bedeutet, daß die Pflegenden
- die Schutzmaßnahmen für den Patienten und die Umwelt kennen und korrekt anwenden können, und
- die Maßnahmen zum Selbstschutz ernst nehmen.

9.3.1 Bauliche Einrichtung

Patienten mit absonderungspflichtigen Infektionskrankheiten müssen auf *speziellen Abteilungen* oder in *geeigneten Isolierzimmern* untergebracht werden. Wenn möglich soll diese Einheit mit einem separaten Wäsche- und Kehrichtabwurf versehen sein.
Günstig ist, wenn der Abteilung spezielle Schleusen zugeordnet sind.
Die Personenschleuse
Da die größte Keimverschleppung durch Hände und Kleidung geschieht, ist es nützlich, wenn für alle Personen, die die Infektionsabteilung betreten bzw. verlassen, die Möglichkeit des Umkleidens und der Händedesinfektion (evtl. der Dusche) geboten wird.
Die Geräteschleuse
Alle Geräte und Gebrauchsgegenstände, die das Zimmer bzw. die Abteilung verlassen, müssen desinfiziert werden. Dies kann am besten in einer speziellen Geräteschleuse geschehen.
Spezielle Apparate zur Desinfektion der *Exkremente*, z.B. Topfspülmaschine, der ein Desinfektionsmittel beigegeben werden oder spezielle Desinfektionsapparate, in die der Topf samt Inhalt hineingestellt werden kann und *Abwaschmaschinen* zur Desinfektion des Eßgeschirrs gehören u.a. zur Einrichtung einer Isolierabteilung.
Zur Luftdesinfektion eignet sich vor allem die Anlage einer UV-Bestrahlung (s. auch S.232).
Stehen keine speziellen baulichen Einrichtungen zur Verfügung, muß alles, was das Krankenzimmer oder die Krankenabteilung verläßt, speziell behandelt werden:
- Wäsche in reißsicheren, undurchlässigen Plastiksäcken (ebenfalls Kehricht und Einwegmaterialien)
- Eßgeschirr nach Desinfektion und Reinigung, wenn kein Pappgeschirr zur Verfügung steht
- Abwasser in eigenes Desinfektionssystem (z.B. hauseigene Kläranlage).

9.3.2 Spezielle Arbeitstechnik

Es gelten alle Maßnahmen, die im Kapitel *Hygiene im Krankenhaus* unter dem Titel: *Maßnahmen der Antisepsis* (Sanitizing, Desinfektion, Sterilisation) S.225ff. besprochen wurden.
Im besondern gelten die Maßnahmen der *laufenden Desinfektion* = Gesamtheit aller desinfizierenden Maßnahmen (Gegenstände, Personal, Patient) während des Krankenhausaufenthaltes; s. S.230ff.: Händedesinfektion, Umgang mit der Berufswäsche (Masken, Schutzkittel) und Ausscheidungen, Scheuer- und Flächendesinfektion.
Schlußdesinfektion = Maßnahmen nach der Genesung, Verlegung oder dem Tod eines Patienten. Desinfiziert wird das Krankenzimmer mit allen darin befindlichen Gegenständen (s. S.232f.).

9.3.3 Persönliche Schutzmaßnahmen

Das auf einer Infektionsabteilung eingesetzte Personal soll in eigener Initiative für den *Selbstschutz* Verantwortung übernehmen. Einfache aber grundlegende Maßnahmen sind:
- persönliche Reinlichkeit
- den Verhältnissen angepaßte Bekleidung und Haartracht

- ausgewogene, vitaminreiche Ernährung
- genügend Schlaf
- Bewegung in der frischen Luft
- *aktive und passive Immunisierung* (s. S. 294ff.).

9.3.4 Der isolierte Patient und seine Bedürfnisse

Isolierung und Absonderung sind für den Patienten meist eine große Belastung. Zur Krankheit mit ihren Beschwerden kommt, daß der Patient in seiner Freiheit und Bewegungsmöglichkeit stark eingeschränkt ist.
Die Besucher dürfen evtl. das Krankenzimmer nicht betreten. Sie können sich nur durch ein Besucherfenster mit dem Patienten unterhalten. Sind Schleusen vorhanden, dürfen nähere Angehörige (umgekleidet, mit Schutzkittel und Maske versehen) evtl. das Zimmer betreten. Die Besuche und Besuchszeiten sind aber meist eingeschränkt. Kinder unter 12 Jahren haben gar keinen Zutritt, was z.B. für eine Mutter von tiefgreifender Bedeutung ist. Da auch das Personal nicht unnötig das Krankenzimmer betritt, fühlt sich der Patient oft sehr einsam und isoliert.
Die Schwester erkläre ihm die Maßnahmen der Isolation und versuche durch einfühlendes Verstehen ihm zur Annahme seiner Situation zu helfen.
Beschäftigung und Ablenkung sind, soweit es der Zustand des Patienten erlaubt, von großer Wichtigkeit.
Der Kontakt mit der Außenwelt soll so gut als möglich aufrechterhalten bleiben.
- Die Schwester nehme sich Zeit, mit dem Patienten über seine Familie, seinen Arbeitsplatz und über aktuelle Fragen der Wirtschaft und Politik zu diskutieren.
- Sie berate die Angehörigen über günstige *Geschenke,* die keine Probleme der Desinfektion schaffen: Zeitungen, Zeitschriften, illustrierte Unterhaltungsblätter u.a.
- Wenn immer möglich soll dem Patienten ein *Telefon* zur Verfügung gestellt werden, damit er einen Ersatz für die eingeschränkten Besuche hat.
- Moderne Isolierzimmer haben einen eigenen Radioanschluß und ein *Fernsehgerät.* Das Gerät kann auch vor dem Zimmer (spezielles Fenster) stehen. Es wird dann vom Personal auf Wunsch des Patienten bedient.

9.4 Sicherheit im Umgang mit Medikamenten

Lernziel

Dieses Teilkapitel ist *keine* Einführung in die Medikamentenlehre. Am Schluß des Kapitels finden Sie entsprechende weiterführende Literatur.
Ziel dieses Kapitels ist, daß Sie
- über die Aufbewahrung und Verabreichung der Medikamente klare Aussagen machen können;
- angeben können, worauf Sie den Patienten, der Medikamente bekommt, beobachten.

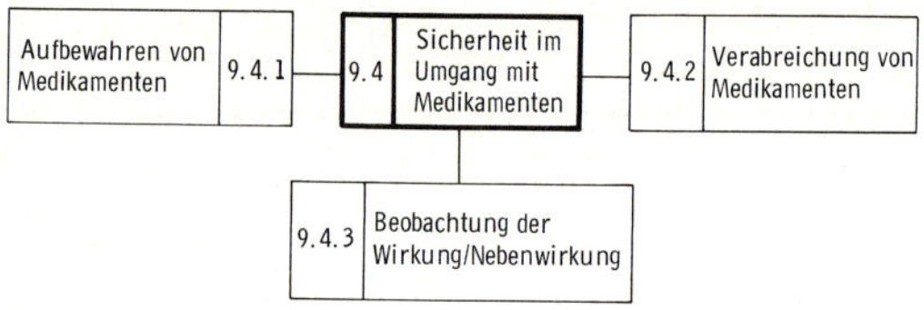

Prinzip

Medikamente sind nur dann Heilmittel, wenn sie genau nach Vorschrift verabreicht werden. Überdosierung oder Verwechslungen können für den Patienten zu schwerwiegenden Folgen führen.

▼

Pflegepersonen, die Medikamente verabreichen, müssen
- um deren Wirkung und Nebenwirkungen wissen (Medikamentenlehre),
- sich genau an die Vorschriften des Arztes halten,
- alle Sicherheitsmaßnahmen beim Verabreichen von Medikamenten kennen und exakt einhalten.

9.4.1 Aufbewahren von Medikamenten

Für die Aufbewahrung von Medikamenten in Apotheken bestehen differenzierte Vorschriften. Die Schwester verwaltet auf der Krankenstation eine »Apotheke im Kleinformat«. Es ist deshalb wichtig, daß auch sie die wichtigsten Regeln für die Aufbewahrung von Medikamenten kennt:

Oberstes Gebot ist dabei: *Sauberkeit, Ordnung* und *Übersichtlichkeit.*

- *Der Schlüssel* darf nicht stecken bleiben. Dies gilt in ganz besonderm Ausmaß für den Schlüssel, der den Schrank für die Medikamente, die unter dem Betäubungs- und Suchtmittelgesetz stehen, abschließt.
- *Für sich selbst nehme die Schwester nie Medikamente* (Schmerzmittel, Schlafmittel, Beruhigungsmittel) aus dem Schrank. Sollte sie im Ausnahmefall etwas benötigen, wende sie sich an die zuständige Oberschwester.
- *Lichtschutz:* Viele Medikamente sind lichtempfindlich. Sie werden in dunklen Gefässen (braun gefärbtes Glas) aufbewahrt. Auch Ampullen sollen in lichtundurchlässigen Behältern versorgt werden und wenn möglich nicht über längere Zeit offen herumstehen.
- *Feuerschutz:* Gewisse Medikamente (Äther, Alkohol, Azeton, Xylol u.a.) sind feuergefährlich und können an offener Flamme explodieren.
- *Verfalldatum:* Bei verschiedenen Medikamenten (z.B. Insulin, Eisenpräparate, Antibiotika) ist das Verfalldatum auf der Pakkung aufgedruckt. Der Bestand an Arzneimitteln mit Verfalldatum ist regelmäßig durchzusehen. Sie sollen frühzeitig zum Umtausch in die Spitalapotheke zurückgegeben werden.
- *Kühl* müssen z.B. alle Sera, manche Antibiotika und das Insulin aufbewahrt werden. Es gibt dabei verschiedene Vorschriften, die auf der Packung aufgedruckt sind:
  Vor Wärme schützen = unter 20 °C
  Kühl = 4–15 °C
  Eisschranktemperatur = 5–6 °C.
- *Trocken* sind alle Pulver und Salze aufzubewahren.
- *Medikamente für den innern und äußern Gebrauch* müssen unterschiedlich (nach Ort und Gefäß) aufbewahrt werden.
  Für äußern Gebrauch: Es sind dafür sechs- oder achtkantige, an drei Flächen gerippte Flaschen im Handel. Sie müssen mit der Aufschrift »Nicht einnehmen« versehen sein. Für andere Behälter (z.B. Schachteln) sind rote Etiketten oder zum mindesten roter Aufdruck notwendig.
  Für innern Gebrauch: Die Flaschen sind rund (oder abgerundet – viereckig) und tragen weiße Etiketten mit schwarzer Schrift.
- *Betäubungs- und Suchtmittel,* d.h. alle Arzneimittel, die unter dem Betäubungsmittelgesetz stehen, sind in einem besonderen Schrank unter Verschluß aufzubewahren. Die Medikamente (Eingänge und Verabreichung) müssen laufend kontrolliert und es muß darüber Buch geführt werden (Unterschrift des Stationsarztes).

9.4.2 Verabreichen von Medikamenten

Oberstes Gebot ist die *Sicherheit des Patienten.* Die Abgabe von Medikamenten erfolgt nur auf ausdrückliche *Arztverordnung.* Diese Verordnungen müssen schriftlich festgehalten und wenn möglich vom Arzt unterschrieben werden.

Für die Verabreichung gelten folgende Regeln:

- das richtige Medikament zur richtigen Zeit dem richtigen Patienten (Abb. 20)
- dreimalige Kontrolle des Medikamentes (Abb. 21):
  a) wenn man die Flasche vom Regal nimmt
  b) wenn man das Medikament entnimmt
  c) wenn man die Flasche zurückstellt
- beim Abfüllen oder Abzählen der Medikamente nicht sprechen (mangelnde Konzentration führt leicht zu Verwechslungen)
- stets mit dem Etikett nach oben abfüllen, um diese nicht zu beschmutzen und dadurch unleserlich zu machen
- Flaschenhals vor dem Zustöpseln abwischen, Stopfen (Verschlußkappe) sauber halten
- Flaschen und Dosen nach Entnahme des Medikamentes sofort verschließen
- Tropfen genau zählen (Tropfenzähler benutzen)
- Meßglas zur genauen Dosierung auf Augenhöhe halten, für gute Lichtquelle besorgt sein
- alle flüssigen Medikamente vor Gebrauch schütteln; Kapseln, Pillen, Tabletten auf Aussehen prüfen
- nie Medikamente aus unvollständig beschrifteten Dosen oder Flaschen abgeben
- Medikamente auf gut beschriftetes Tablett (s. z.B. Abb. 22) geben und beim Verteilen eine nochmalige Kontrolle vornehmen: Name des Patienten, Name des Medikamentes, Dosierung, Verabreichungsform, Anzahl der Verabreichungen

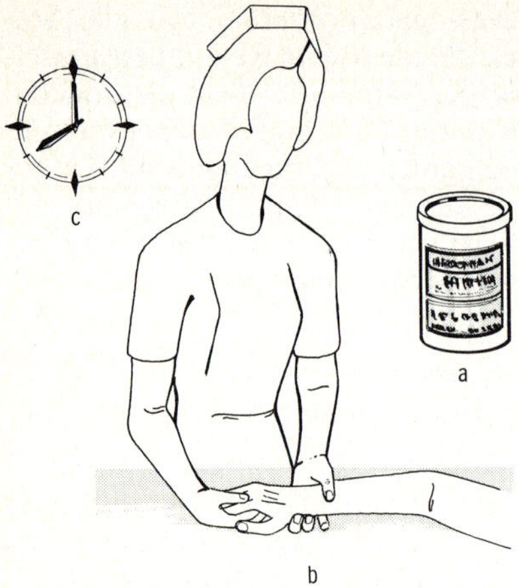

Abb. 20 Die drei ‹R›: a) das richtige Medikament, b) der richtige Patient, c) die richtige Zeit

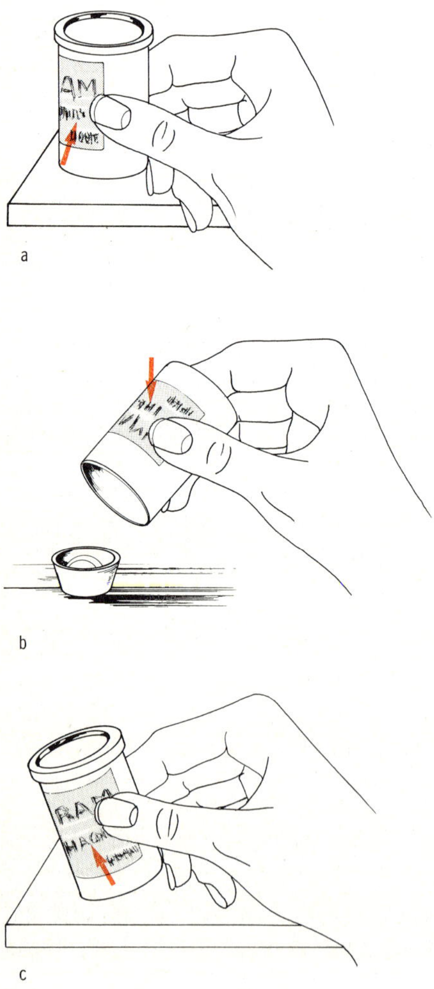

◄ Abb. 21 Die dreimalige Kontrolle des Medikaments: a) beim Griff nach dem Medikament, b) bei der Entnahme des Medikaments, c) beim Zurückstellen der Dose

- sich vergewissern, ob der Patient das Medikament einnimmt. Wenn nötig so lange bei ihm bleiben, bis er es geschluckt hat
- niemals ein Medikament, das nicht gebraucht wurde, in die Flasche zurückgießen
- verabreichte Medikamente auf Kardexblatt (Kurve, Protokollblatt) notieren.

9.4.3 Beobachtung der Wirkung und Nebenwirkungen von Medikamenten

Grundsätzlich gilt: Die Schwester weiß, *weshalb* und *wozu* ein Medikament verabreicht wird. Sie weiß um die Wirkung, die erwartet wird und kennt unerwünschte Nebenwirkungen.

Wirkung der Medikamente
kausale Wirkung: Es handelt sich dabei um Medikamente, die ursächlich wirken, d.h. sie beeinflussen die Krankheit selbst. Solche Medikamente sind z.B. die Antibiotika, das Insulin;
symptomatische Wirkung: Diese Medikamente beseitigen oder lindern Krankheitszeichen (Symptome) wie Schmerz (durch Analgetika), Husten (durch hustenreizstillende Mittel), Verstopfung (durch Laxantien) u.a.;
seelische Wirkung: Die seelischen Einflüsse bei der Behandlung mit Medikamenten sind recht groß. Es können ganz verschiedene Faktoren mitwirken: Beeinflußung durch Drittpersonen (Schwester, Arzt: »damit können Sie sicher sehr gut schlafen«). Beeinflußung durch den Patienten selbst (er glaubt fest an die Wirkung). So kommt es, daß es immer wieder Patienten gibt, die auf *»Placebo«* ansprechen (Placebo = Scheinmedikament). Es ist wirkungslos im naturwissenschaftlich-objektiven Sinn, kann aber trotzdem günstige Auswirkungen auf den Verlauf der Krankheit oder die Milderung von Beschwerden haben.

Nebenwirkungen
Bei *jeder* medikamentösen Therapie muß mit Nebenwirkungen gerechnet werden. Die Schwester muß darum wissen, sie frühzeitig erkennen und melden.

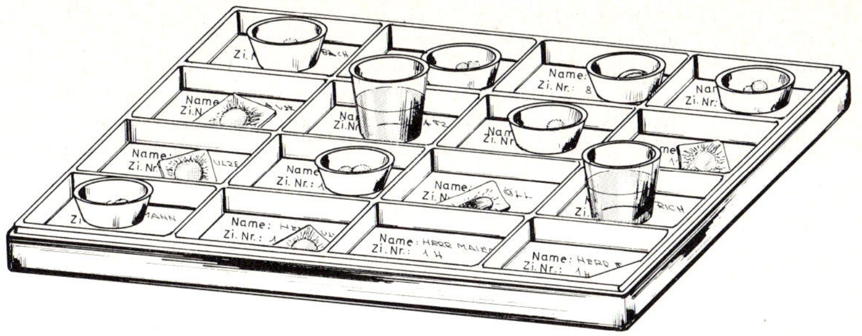

Abb. 22 Das Medikamententablett, das Sicherheit bietet

Überempfindlichkeit: Es ist wichtig, daran zu denken, daß die Wirkung der Medikamente nicht bei allen Menschen gleich ist. Es gibt Patienten, die auf bestimmte Medikamente nicht ansprechen, andere reagieren überempfindlich; die Wirkung ist zu stark;

Arzneimittel mit verschiedener Wirkung: Viele Medikamente haben neben der gewünschten Wirkung auch andere Wirkungen = Nebenwirkungen. Meist sind diese klein und können durch angepaßte Dosierung vermieden oder doch vermindert werden. Solche Nebenwirkungen sind u.a. Herzklopfen, Müdigkeit, Übelkeit, Blutdrucksenkung;

Arzneimittelallergie: Sie wird durch eine Antigen-Antikörper-Reaktion hervorgerufen. (Das Antigen wird vom Medikament und einem körpereigenen Eiweiß gebildet. Dieses Antigen reagiert mit einem reaktiv vom Körper gebildeten oder bereits vorhandenen Antikörper. Dadurch werden körpereigene Substanzen wie Histamin freigesetzt, die zu allergischen Reaktionen führen.)

Die Allergie kann sich verschieden äußern. Häufig treten Reaktionen an der Haut auf (Rötung, Ödeme, Hautblutungen, Ausschläge). Die Schleimhäute können mit Schwellung und Entzündung reagieren. Reaktionen des blutbildenden Systems sind z.B. Thrombozytopenie und Agranulozytose (= Verminderung der Thrombozyten und der Leukozyten). Häufig tritt Fieber auf. Die schwerste Form der Allergie ist der *anaphylaktische Schock* (= allergischer Schock mit Zeichen des Kreislaufversagens: Blässe, Zyanose, fadenförmiger Puls, kalter Schweiß, Atemnot).

Weiterführende Literatur

Allgemeines zum Thema Sicherheit

Engelhardt, K., A. Wirth, L. Kindermann: Kranke im Krankenhaus. Enke, Stuttgart 1973

Haefliger, E., K. Elsässer: Krankenhausprobleme der Gegenwart, Haftung im Krankenhaus, Bd. 1. Huber, Bern 1967

Oestreich, G.: Die Idee der Menschenrechte. Colloquium, Berlin 1963

Rheault, M.C.: Le nursing. Editions du Renouveau Pédagogique, Montréal 1973

Tournier, P.: Geborgenheit, Sehnsucht des Menschen. Herder, Freiburg 1971

Vereinte Nationen: Allgemeine Erklärung der Menschenrechte

Unfallverhütung und Erste Hilfe

Ahnenfeld, E.W.: Sekunden entscheiden. Sonderdruck, Haupt Bern, Stuttgart o.J.

Dreifuß, H.: 100 Notfallsituationen und lebensrettende Maßnahmen, 6. Aufl. Fachverlag AG, Zürich 1974

Köhnlein, H. E. u. Mitarb.: Erste Hilfe, Ein Leitfaden, 4. Aufl. Thieme, Stuttgart 1975

Zapp, H.: Verhüte Unfälle, lerne helfen. Hanser, München 1958

Hygiene im Krankenhaus

Borneff, J.: Hygiene, 3. Aufl., Thieme, Stuttgart 1977

Kanz, E.: Hospitalismus-Fibel. Kohlhammer, Stuttgart 1966

Kanz, E.: Aspektik in der Chirurgie. Urban & Schwarzenberg, München 1971

Schlüssel, H.: Infektionskrankheiten. In: Lehrbuch für Krankenschwestern und Krankenpfleger, hrsg. von F. Beske, Bd. II, 3. Aufl. Thieme, Stuttgart 1974 (S. 38–66)

Studth, H.: Allgemeine Infektionslehre. Kohlhammer Studienbücher, Stuttgart 1967

Wiedemann, W.: Angewandte Hygiene im Krankenhaus. Goeschl, Wien 1970

Wiesmann, E.: Medizinische Mikrobiologie, 4. Aufl. Thieme, Stuttgart 1978

Umgang mit Medikamenten

Alb, O.: Medikamentenlehre für Schwestern, 3. Aufl. Schultheß, Zürich 1969

Banzer, G.: Medikamentenlehre für Schwestern, 6. Aufl. Urban & Schwarzenberg, München 1965
Bernoulli, E.: Übersicht über die gebräuchlichen neueren Arzneimittel, 12. Aufl. Schwabe, Basel 1967
Kuschinsky, G.: Taschenbuch der modernen Arzneibehandlung, 7. Aufl. Thieme, Stuttgart 1975
Lüllmann, A.H., F.K. Ohnesorge: Arzneimittellehre. In: Lehrbuch für Krankenschwestern und Krankenpfleger, hrsg. von F. Beske, Bd. I, 3. Aufl. Thieme, Stuttgart 1974 (S. 528–564)
Melzer, H.: Wichtige Arzneimittel. Urban & Schwarzenberg, München 1971

Testfragen

- Worauf bezieht sich das Sicherheitsbedürfnis des Menschen? (S. 214)
- Nennen Sie eine Stelle, wo das Recht auf Sicherheit des Menschen verankert ist (S. 214)
- Nennen Sie Unsicherheitsfaktoren a) im psychischen Bereich, b) im physischen Bereich, c) im sozialen Bereich (je 4 Angaben) (S. 215)
- Nennen Sie den Zweck der angewandten Hygiene im Krankenhaus (S. 216)
- Nennen Sie die Infektionswege im allgemeinen und den wichtigsten Infektionsweg im Krankenhaus (S. 217 f.)
- Erklären Sie den Begriff Hospitalismus und zählen Sie die drei Hauptmaßnahmen für dessen Bekämpfung auf (S. 219)
- Zählen Sie mindestens 6 Gefahrenmomente auf, die der Keimverbreitung auf der Station Vorschub leisten (S. 220)
- Nennen Sie 10 Regeln der Asepsis (S. 223)
- Erklären Sie die Begriffe a) Asepsis (S. 222), b) Antisepsis (S. 224), c) Sanitizing (S. 225), d) Desinfektion (S. 225), e) Sterilisation (S. 225)
- Nennen Sie die wichtigsten Anforderungen, die an ein gutes Desinfektionsmittel gestellt werden müssen (S. 227)
- Gruppieren Sie die Desinfektionsmittel und nennen Sie je ein Präparat, das zur Gruppe gehört (8 Beispiele) (S. 227 ff.)
- Zählen Sie die Sterilisationsverfahren auf (4 Beispiele) (S. 234)
- Ordnen Sie den verschiedenen Zonen der Zentralsterilisation die richtigen Arbeitsabläufe zu (S. 237 f.)
- Zählen Sie die gebräuchlichsten Verpackungsmaterialien auf (S. 238 f.)
- Nennen und erklären Sie die wichtigsten baulichen Einrichtungen auf einer Infektionsabteilung (S. 243)
- Erklären Sie die Begriffe »laufende Desinfektion« und »Schlußdesinfektion« an einem Beispiel (S. 230 ff. und S. 232 f.)
- Nennen und begründen Sie 5 persönliche Schutzmaßnahmen (S. 243 f.)
- Referieren Sie über die Probleme des isolierten Patienten und nennen Sie Möglichkeiten der Hilfeleistung (S. 244)
- Äußern Sie sich zum Thema »Aufbewahren von Medikamenten«, geben Sie bei 6 Punkten ein praktisches Beispiel (S. 244 f.)
- Nennen Sie die Regeln, die Sie beim Verabreichen von Medikamenten beachten (mindestens 10 Angaben) (S. 245 f.)
- Nennen Sie die 3 möglichen Wirkungen der Medikamente und erklären Sie, warum unerwünschte Nebenwirkungen (Reaktionen) auftreten können (S. 246 f.)

10 Kommunikation / Interaktion

Sequenzziel (Intention)

Sie wissen um die große Bedeutung der zwischenmenschlichen Beziehung zum Patienten. Sie sind seinen Äußerungen gegenüber sensibilisiert, auch dann, wenn er seine Nöte, Ängste und Schmerzen nicht direkt ausspricht. Sie beobachten sein Verhalten und können ermessen, was Schmerzen – im physischen und psychischen Bereich – für ihn bedeuten. Sie können ein Klima schaffen, in dem sich der Patient wohl fühlt und Vertrauen haben kann. Sie kennen den Wert des Zuhörenkönnens, des Schweigens und des Zeithabens. Im Gespräch mit dem Patienten versuchen Sie immer mehr die richtige Form zu finden.
Das helfende Gespräch kann für den Patienten eine große Hilfe bedeuten. Dieses Kapitel kann Ihnen dazu nur einige einführende Gedanken vermitteln. Hilfreiche Kommunikation können wir nicht aus einem Lehrbuch lernen, sondern sie muß eingeübt werden. Die Gelegenheit dazu bietet sich heute z.B. im Psychologieunterricht oder in eigens dafür durchgeführten Kommunikationstrainings.

Lernziel

Das Kapitel will Ihnen einige Anregungen geben, wie Sie die zwischenmenschliche Beziehung zum Patienten verbessern können. Sie sind fähig:
– über mögliche indirekte Äußerungen des Patienten Auskunft zu geben;
– insbesondere über Schmerz und Schmerzäußerungen konkrete Angaben zu machen;
– dem Patienten zu helfen, Schmerzen zu ertragen, und Sie können angeben, welche Mittel zur Schmerzbekämpfung sinnvoll sind;
– den Sinn des Berufsgeheimnisses zu erklären;
– auf eine gute zwischenmenschliche Beziehung hin zu arbeiten und anzugeben, welche Voraussetzungen für ein gutes Gespräch nötig sind.

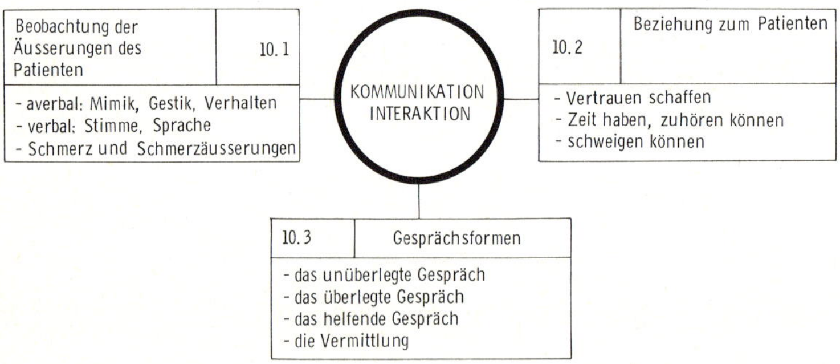

Prinzip

Der Mensch braucht Kontakt mit seiner Umwelt. Durch Kommunikation kann dieser Kontakt hergestellt und aufrechterhalten werden.
Dem kranken Menschen sind nicht immer alle Mittel zur Kommunikation verfügbar. Er hat u.U. Schwierigkeiten, Kontakt aufzunehmen oder auf Kontaktaufnahme zu reagieren.

▼

Die Schwester bzw. das Pflegepersonal muß wissen, daß
– der Patient entweder mit Worten (= verbal) oder durch sein Verhalten (= averbal) der Schwester zeigen kann, wie er sich fühlt,
– für den Patienten jede averbale oder verbale Äußerung von seiten der Bezugspersonen Kommunikation ist, die eine zwischenmenschliche Beziehung entweder festigt oder unmöglich macht.

Voraussetzung

Lesen Sie Henderson, V.: *Unterstützung des Patienten beim Umgang mit andern, um Nöte und Empfindungen kundzutun.* In: Grundregeln der Krankenpflege (S. 41–43).

10.1 Beobachtung der Äußerungen des Patienten

10.1.1 Averbale Äußerungen

Unter averbalen (= nicht gesprochenen) Äußerungen verstehen wir all das, was der Mensch uns *ohne Worte* sagt, zu sagen wünscht oder auch zu verstecken versucht. Jeder Haltung wohnt eine direkte, vielsagende Bedeutung inne. Angst, Not, Leid und Kummer, Erstaunen, Freude, Zufriedenheit, Ärger, Entrüstung, Beschämung usw. teilen sich uns nicht nur in direkten Äußerungen, sondern auch – oder zusätzlich – in *Tonfall, Gestik, Mimik und Körperhaltung* mit. Wie wir bei der Krankenbeobachtung schon gesehen haben, ist dabei äußerst wichtig, daß wir zu unterscheiden lernen zwischen dem, *was wir wirklich beobachten* und dem was wir vermuten, annehmen oder interpretieren. Über *Gestik* lesen Sie S. 69, über *Mimik* S. 107, über das *Verhalten* des Patienten S. 68f. Auch sein *Aussehen* kann in diesem Zusammenhang von Bedeutung sein, s. dazu S. 107ff.

10.1.2 Verbale Äußerungen

Sprache
Verbal = der Mensch drückt sich in Worten aus. Hier scheint es auf den ersten Blick klar, daß wir genau verstehen können, was ein Mensch sagen will. Dem ist aber nicht immer so. Hinter einer banalen Aussage kann sich eine Frage oder eine Bitte um Hilfe verstekken. Dazu ein Beispiel zur Illustration:
Ein Patient läutet gegen Abend und fragt die Schwester: »Habe ich wirklich richtig verstanden, muß ich morgen um 7.00 Uhr für die Operation bereit sein?« Die nur auf den *verstandesmäßigen Inhalt* achtende Schwester antwortet z.B.: »Ja, das stimmt, ich werde aber der Nachtwache sagen, daß sie Sie früh genug weckt...« Meist wird der Patient mit dieser Antwort weder zufrieden noch beruhigt sein, weil sich hinter seiner sachlichen Frage eine ganz andere Bedeutung verstekken kann, die – ganz einfach ausgedrückt – heißen könnte: »Schwester, ich habe Angst«, oder »ich habe noch Sorgen wegen meiner Familie« usw.
Es braucht viel Übung, bis wir hellhörig genug werden und neben der verstandesmäßigen und sachlichen Bedeutung einer Patientenfrage auch die psychologische Bedeutung der Worte heraushören und darauf antworten können.

Stimme
Nicht nur die Worte, sondern auch die Stimme verraten uns viel vom *inneren Erleben* eines Menschen.
Die Stimme ist für den Menschen so charak-

teristisch, daß wir eine uns bekannte Person daran erkennen können, auch wenn wir sie nicht sehen. Auch wenn wir gesprochene Worte nicht verstehen, können wir aus dem Klang der Stimme hören, wie der Sprechende fühlt, in welcher Stimmungslage er sich befindet. Am Ton erkennen wir die Bitte, die Frage oder den Befehl. Gemütsbewegungen und Krankheit verändern die Stimme, sie kann unruhig, rauh, leise, monoton, traurig, schrill oder krächzend sein. Wir kennen harmlose Veränderungen, z.B. bei Erregung oder Erkältung.
Krankheiten, die die Stimme beeinflussen, sind z.B. diejenigen der Luftröhre (z.B. Luftröhrenkarzinom) oder der Stimmbänder (Rekurrenslähmung) u.a.

10.1.3 Schmerz und Schmerzäußerungen

Schmerz
»Not und Leiden können auch aus schwerem Erlebnis zu Neuem, Großem und Zukunftsfrohem führen. Wer hätte als Arzt nicht gesehen, daß nach einem schweren Leiden eine Wandlung der Persönlichkeit eintritt, daß neue Lebenskraft emporschießt, gerade durch die Läuterung in Schmerz und Krankheit. Der körperliche Schmerz erscheint, für sich betrachtet, oft grausam, aber wenn wir den Blick erweitern, kann es nicht verborgen bleiben, daß er einem übergeordneten Sinn dient. Wir erkennen, daß alles Große nur unter Schmerzen geboren wird, und auch im Körperlichen haben wir ein symbolisches Zeichen dafür, daß es so sein muß.«
Ferdinand Sauerbruch (deutscher Chirurg, 1875–1951)
Schmerz kann durch vielerlei organische oder psychische Störungen verursacht werden und ist das Symptom, das den Kranken am häufigsten veranlaßt, den Arzt aufzusuchen. Es ist eine negative Empfindung, die dem Menschen eine Krankheit bewußt macht, die andernfalls verborgen bleiben würde.

10.1.3.1 Bedeutung des Schmerzes

Schmerz ist eine Art Polizei. Er ist Schutz und Wächter der Gesundheit. Er hilft, ein Übel zu lokalisieren. Darin liegt die sinnvolle Seite des Schmerzes. Überschreitet er den Grad des Notwendigen und Ertragbaren, muß er angegangen, d.h. bekämpft werden. Langandauernder, sehr heftiger Schmerz kann im Menschen alle anderen Impulse und Interessen auslöschen. Der Mensch kann nicht mehr Mensch sein und hier liegt die sinnlose und nutzlose Seite des Schmerzes.
Seelischen Schmerz nennen wir oft *Leid,* weil wir dann besser verstehen was damit gemeint ist. Auch seelischer Schmerz kann als Schutz und Wächter angesehen werden, als ein Zeichen, Hilfe zu suchen und Hilfe anzunehmen. M. Buber sagt ganz treffend über den leidenden Menschen, der sich zu äußern versucht: »Was erwarten wir, wenn wir verzweifeln und doch zu einem Menschen gehen? Wohl eine Gegenwärtigkeit, durch die uns gesagt wird, daß es ihn dennoch gibt, den Sinn.«

10.1.3.2 Schmerzempfindung und Schmerzäußerung

Die Heftigkeit des Schmerzes kann je nach Art und Ausmaß der Krankheit und je nach Empfindlichkeit (Schmerzschwelle) des Kranken sehr unterschiedlich sein.
Die Schmerzschwelle ist abhängig von:
- Erziehung und Selbsterziehung
- Umgebung und Beachtung durch andere
- Persönlichkeit und allgemeiner Stimmungslage.

Die Schmerzäußerungen sind daher sehr unterschiedlich. Das Leid hat viele Gesichter, und wir müssen lernen, auch hinter einer Maske das wahre Gesicht des Leidenden zu erkennen. Es gibt Menschen, die den Schmerz nicht zeigen wollen, auch dann können ihre Reaktionen sehr unterschiedlich sein. Je nachdem
- ziehen sie sich zurück
- leugnen den Schmerz
- überspielen ihn mit falscher, gekünstelter Heiterkeit.

Andere wollen, daß ihr Schmerz Mittelpunkt aller Beachtung ist. Sie
- weinen, jammern, klagen
- finden kein anderes Gesprächsthema mehr
- plagen uns mit dauernden Bitten um schmerzstillende Mittel.

Wieder andere versuchen, dem Schmerz die richtige Stellung einzuräumen. Auch sie können verschieden reagieren. Sie
- äußern sich überhaupt nicht darüber
- sprechen nur, wenn sie gefragt werden
- versuchen, mit dem Leid zu leben, als etwas, das zu ihnen gehörend geworden ist.

10.1.3.3 Schmerzarten

Schmerz kann an Ort und Stelle der Schädigung oder in einem andern Bezirk auftreten. Lokalisation, Häufigkeit, Art und Weise, Ausstrahlung und andere charakteristische Eigenschaften müssen von der Schwester beobachtet werden. Sie kann dadurch dem Kranken helfen, was für die Diagnosestellung durch den Arzt sehr wichtig ist.
Lokale Schäden verursachen gewöhnlich einen lokalisierten Schmerz, Systemerkrankungen eher ein allgemeines Unbehagen.
Genaue Angaben über das erstmalige Auftreten von Schmerzen bei einem Patienten erlauben Rückschlüsse auf die Art, die Heftigkeit, die Ausbreitung oder Verschlimmerung einer Krankheit.

- Druck- und Entlastungsschmerz weisen auf eine Appendizitis hin.
- Heftiger Schmerz kann Ausdruck eines akuten Geschehens sein, z.B. Perforation bei Magenulkus.
- Plötzlich einsetzende Schmerzen auf der Brust können auf eine Lungenembolie hinweisen.
- Fußsohlen- und Wadenschmerz sind oft Frühzeichen einer Venenthrombose in den Beinen.
- Ausstrahlender Schmerz in den linken Arm verrät eine Angina pectoris oder einen Herzinfarkt.
- Kolikartige Schmerzen weisen, je nach Lokalisation, auf Gallen-, Nieren- oder Uretersteine hin.
- Lokale, klopfende Schmerzen kennen wir bei Entzündungen, z.B. beim Panaritium.
- Bekannt ist der gürtelförmige Schmerz bei Herpes zoster.
- Der Schmerz bei Erkrankungen der Knochen ist bohrend, bei rheumatischen Gelenkaffektionen eher ziehend.
- Gliedamputierte leiden unter Phantomschmerz.
- Die Wehen, die die Geburt einleiten, werden auch Werdeschmerz genannt.

Wir haben daneben noch eine Fülle von Worten, die die Art des Schmerzes bezeichnen. So nennen wir z.B. einen Schmerz auch lokal oder diffus, brennend, dumpf, stechend, quälend, vernichtend usw.
Der seelische Schmerz ist schwieriger zu umschreiben. Wir finden oft keine (oder doch keine treffenden) Worte, wenn wir ihn benennen wollen.
Kein körperlicher Schmerz, wie schwer zu ertragen er auch sein mag, erreicht das Ausmaß eines tief empfundenen, seelischen Schmerzes. Körperlicher Schmerz kann in den seelischen Bereich ausstrahlen und umgekehrt. Gegenseitige Beeinflussung ist immer da. Überbetonte Äußerungen, die sich in beide Bereiche erstrecken, weisen neurotischen Charakter auf.

10.1.3.4 Verhalten der Schwester fremdem Schmerz gegenüber

Im folgenden einige Eigenschaften. Nicht alle haben bei allen Patienten Gültigkeit. Wir müssen unser Verhalten abwägen, d.h. wir sollen versuchen, den Zustand, die Schmerzschwelle und die Art der Schmerzäußerung des Patienten zu verstehen. Dazu benötigen wir in erster Linie Zeit, Einfühlungsvermögen und Menschenkenntnis.

- Zeit haben, dasein für den andern
- sich in die Situation des andern hineindenken
- zuhören können
- Vorsicht im Gebrauch von Trostworten
- den Menschen ernst und voll nehmen
- lieber einmal etwas zuviel als etwas zuwenig glauben
- jeden Menschen individuell annehmen
- weder abgestumpft noch weichlich reagieren
- den Patienten nicht auf Schmerzmittel vertrösten und diese dann absichtlich oder unabsichtlich vergessen
- den Patienten in seiner ganzen Situation erfassen.

Der Krankenschwester könnte u.U. auch die Aufgabe zufallen, dem Patienten die Krankheit – den Schmerz – als Möglichkeit und Weg zur Selbstentfaltung und Selbstverwirklichung aufzuzeigen. Dem christlichen Menschen können Schmerz und Leid auch zu einer einzigartigen Möglichkeit werden, Gott näher zu kommen; das Leben, bzw. den Sinn des Lebens neu zu überdenken und zur Einsicht zu gelangen, daß neben den materiellen Werten noch eine andere Wertordnung Gültigkeit hat; Werte, die im Unendlichen und Unbegrenzten ihre Wurzeln haben. Nicht alle Patienten können oder wollen diesen Weg gehen; nicht allen ist es gegeben, zur Einsicht zu kommen, daß auch Schmerz und Leid das Leben bereichern können. Bei ande-

ren Patienten vollzieht sich der Läuterungsprozeß ganz still im Innern, vielleicht reden sie nie darüber, sie erwarten von der Schwester keine Trostworte, was aber auch sie brauchen, ist verständiges Mitsein.
Viele schwerkranke Patienten können sich nur schwer oder gar nicht zur Annahme des Krankseins durchringen. Bei ihnen führt der Schmerz – das Leid – zunächst eher zu Abwehr und Verzweiflung. Es kann für sie von großer Bedeutung sein, *wie* die Schwester ihnen in dieser Situation begegnet. Wir werden die verschiedenen Phasen des Leidens im Kapitel »Der Sterbende« noch genauer betrachten.
Oft sind es auch die Angehörigen des Patienten, die in den Prozeß von Schmerz und Leiden miteinbezogen sind. Es kann sein, daß sie in besonderem Maße unsere mitfühlende Haltung brauchen.

10.1.3.5 Schmerzbekämpfung und Hilfeleistung bei Schmerzen

Der Schmerz muß dem Arzt richtig bekannt sein, bevor Maßnahmen der Schmerzbekämpfung angewendet werden dürfen. Schmerz ist keine Krankheit, sondern nur ein

Krankheitszeichen.
Wenn immer möglich, soll der Arzt versuchen, durch die Schmerzäußerung den Grund der Krankheit zu erfahren. Mit der kausalen Behandlung (= Behandlung der den Schmerz auslösenden Krankheit) wird meistens auch der Schmerz verschwinden. Wenn diese jedoch nicht rasche Linderung bringt oder nicht bringen kann, ist eine symptomatische Behandlung angezeigt.

Symptomatische Behandlung
- Ruhigstellung des betreffenden Körperteiles
- Wärme- oder Kälteanwendung
- Lageveränderung
- Durchblutungsförderung, z.B. durch Massage
- Zeit haben, zuhören können (gilt vor allem bei seelischem Schmerz)

u.a.

Medikamentöse Behandlung
Dem Arzt stehen viele Möglichkeiten zur Verfügung. Die Schwester handle nie selbständig, sondern hole die notwendige Arztverordnung ein. Als schmerzstillende Mittel kommen in Frage:

- Anwendung von anästhesierenden Salben, Lutschtabletten oder Sprays
- Anwendung von Schmerzmitteln (Analgetika), wobei immer das mildeste wirksame Medikament verabreicht werden soll
- Sedativa (beruhigende Medikamente) wirken bei geringen Schmerzen
- oft verordnet der Arzt eine Kombination von Sedativa und Spasmolytika (krampflösende Mittel) oder Medikamente aus der Gruppe der Phenothiazine (= Psychopharmaka)

10.1.3.6 Gedanken und Erkenntnisse

»Und was mein langes Siechtum angeht, verdanke ich ihm nicht unsäglich viel mehr als meiner Gesundheit? Ich verdanke ihm eine höhere Gesundheit, eine solche, welche stärker wird von allem, was sie nicht umbringt.« Friedrich Nietzsche

»Unglück ist auch gut. Ich habe viel in der Krankheit gelernt, das ich nirgends in meinem Leben hätte lernen können.«
J.W. v. Goethe

»Unser Weg baut sich aus Verlusten, die heimlich zu Gewinnen werden.«
Martin Buber

»Wer nicht leidet, an dem hat das Leben seine Arbeit unterbrochen. Es hat eine Pause gemacht im Gebären.« Paul Claudel

»Erfolgreiche haben für Schmerzen keine Zeit (als Anpreisung von Kopfwehpulvern). Das Gegenteil ist wahr, die Zeit ist ein gewaltiges Heilmittel.« Adalbert Stifter

»Der Schmerz ist ein heiliger Engel, und durch ihn sind die Menschen größer geworden als durch alle Freuden der Welt.«
Adalbert Stifter

10.2 Beziehung zum Patienten

Wir haben im 1. Kapitel des Buches schon auf die von Joyce Travelbee formulierte Definition der Krankenpflege hingewiesen und es ist notwendig, in diesem Zusammenhang nochmals darauf hinzuweisen:
»Krankenpflege ist *ein zwischenmenschlicher Beziehungsprozeß,* bei dem die Krankenschwester einem Menschen hilft, Krankheit und Leiden zu verhüten, oder aber hilft, Erfahrung mit Krankheit und Leiden zu verarbeiten und wenn nötig darin einen Sinn zu finden.«

Beziehung schaffen
Eine Beziehung herstellen zu können und zu wollen, wurzelt in dem Bedürfnis des Menschen, seine Einsamkeit und Isoliertheit zu überwinden. Eine unserer Aufgaben ist es, dem kranken Menschen, der aus sich selbst die Kraft, die Initiative oder den Mut dazu nicht aufbringt, dabei zu helfen. Diese Aufgabe ist sehr schwer, und es wird uns erst nach langem gelingen, ihr in etwa gerecht zu werden.
Den wichtigsten Grundsatz, den wir dabei zu beachten haben, drückt M. Buber sehr treffend aus, wenn er sagt: »Dialogisches Leben ist nicht eins, in dem man viel mit Menschen zu tun hat, sondern eins in dem man mit Menschen mit denen man zu tun hat, *wirklich* zu tun hat. Wirklich mit einem Menschen zu tun haben heißt, *in Beziehung zu ihm treten.*«
Damit wir eine Beziehung zum Patienten – also Kontakt und Dialogsbereitschaft – herstellen können, müssen einige Voraussetzungen erfüllt sein. Wir müssen
- Vertrauen schaffen können
- Zeit haben – zuhören können – schweigen können.

10.2.1 Vertrauen schaffen

Voraussetzung für die Unterstützung des Patienten in der Kommunikation und den zwischenmenschlichen Beziehungen ist das Vertrauen. Es ist Tatsache, daß ein Patient, der zu niemandem Vertrauen hat, sich von seiner Umgebung abgeschnitten fühlt. Er wird kontaktarm, ängstlich, verschlossen und einsam. Je nach Temperament reagiert er auf seine Umwelt übertrieben und aggressiv (also falsch), oder er zieht sich ganz in sich selbst zurück, er reagiert gar nicht mehr. Es gehört zu den Aufgaben der Schwester, einem solchen Patienten zu beweisen, daß er vertrauen kann, daß sie jederzeit für ihn da ist, daß sie für ihn Zeit hat, daß sie seine Bedürfnisse verstehen und alles tun will, ihm zu helfen, diese zu befriedigen.
Ein wichtiges Mittel, Vertrauen zu schaffen und zu erhalten ist, daß der Patient informiert ist über die *Schweigepflicht* (Berufsgeheimnis, Verpflichtung zur Diskretion), die dem Arzt und dem Pflegepersonal gebietet, über das in der Ausübung des Berufes von Patienten Erfahrene Stillschweigen zu bewahren.

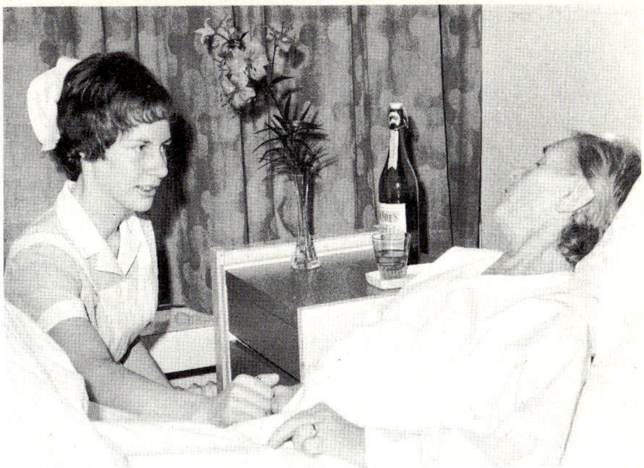

Abb. 1 Zwischenmenschliche Beziehung – sich Zeit nehmen, zuhören können

Die Schweigepflicht kann ein wichtiger Faktor in der Vertrauensbeziehung zum Patienten sein, ein Mißbrauch derselben führt neben anderen Konsequenzen meist zu einer ganz empfindlichen Störung des Vertrauensverhältnisses zum Patienten, das u.U. nie mehr wiederhergestellt werden kann.

10.2.2 Zeit haben – zuhören können – schweigen können

Das sind Vorausssetzungen, die erfüllt werden müssen, wenn wir ein Vertrauensverhältnis schaffen, unterstützen oder fördern wollen.

Zeit haben

Sehr oft wird eine zwischenmenschliche Beziehung unmöglich, weil der Partner spürt, daß der andere keine Zeit hat. Sei es, daß (in unserm Fall) die Schwester direkt sagt, daß sie keine Zeit hat oder daß sie durch ihr geschäftiges Tun diesen Eindruck erweckt und dadurch im Patienten ein Gefühl der Hilflosigkeit und Resignation auslöst.
Daß man Zeit hat, sollte man nicht sagen müssen, der Patient müßte es spüren können. *Zeit haben* ist nicht an Minuten oder Stunden gebunden, oft ist der geleistete Zeitaufwand sehr gering, und doch hat der Patient das Gefühl, daß jemand für ihn da ist. Es kann aber auch einmal notwendig sein, daß wir uns zum Patienten hinsetzen, bei ihm bleiben, ohne viel zu reden oder zu fragen (Abb. 1).

Zuhören können

Richtig zuhören können ist eine Kunst, die der Mensch der modernen, hektischen Welt wieder lernen muß. Wirksames Zuhören verlangt sehr viel: *Aufmerksamkeit* auf das, was der Kranke sagt, *Verstehen* was er sagt, *Verständnis* haben für das, was er sagt. So gesehen ist Zuhören nichts Passives, sondern ein aktiver Vorgang, der viel Kraft abverlangt und Engagement voraussetzt. Der Mensch, der zuhört, verzichtet darauf, im Vordergrund zu sein, Wissen anzubringen, seine Meinung zu vertreten, Trostworte und Ratschläge zu vermitteln. Mit andern Worten: Der echte Zuhörer wird frei für den Menschen, der zu ihm spricht. Dadurch schafft er eine Atmosphäre, die es dem Patienten erlaubt, er selbst zu sein und offen über sich selbst und seine Probleme und Sorgen zu sprechen.

Schweigen können

Immer gibt es Situationen, in denen Reden, andere, in denen Schweigen am Platze ist. Abwägen zu können, was im gegebenen Moment richtig ist, muß die Krankenschwester lernen. Da das Reden einfacher ist und viele Menschen das Schweigen nur schwer ertragen, werden viele Probleme, Sorgen oder Schwierigkeiten von Patienten »zerredet«. Wir verpassen damit aber fruchtbare Augenblicke, in denen der Patient nachdenken und sich auf seine Gedanken konzentrieren möchte; in denen er etwas Wichtiges sagen will, aber Zeit braucht, dazu Worte zu finden. Ein positives, verständnisvolles Schweigen ist daher sehr wertvoll und kann dem Patienten Gewißheit geben, daß er akzeptiert wird, auch wenn er schweigt und Mühe hat, sich auszudrücken. Er muß spüren, daß auch sein Schweigen verstanden wird.

10.3 Das Gespräch

»Jede zwischenmenschliche *Kommunikation* besteht aus *Interaktionen*. Interaktion tritt immer dann auf, wenn eine Person aufhört, allein zu denken und zu sprechen, um mit jemand anderem zu reden und ihm zu antworten« (R. Mucchielli).

10.3.1 Das unüberlegte Gespräch

Als unüberlegtes Gespräch möchte ich all jene sprachlichen Kontakte zwischen Pflegepersonal und Patient bezeichnen, die tagtäglich im Krankenzimmer hin und her gehen. Es handelt sich meist um Unterhaltungen ohne besonderen Aussagewert. Geht dieses Gespräch über »den Kopf des Patienten hinweg«, d.h. unterhält sich das Pflegepersonal (z.B. beim Betten), ohne den Patienten miteinzubeziehen, wird es zum Störfaktor und untergräbt u.U. die Vertrauensbasis. Kann der Patient aber an solchen Gesprächen teilnehmen, haben diese auch im Krankenzimmer ihre Berechtigung und ihren positiven Sinn. Der Patient begegnet in einer solchen Unterhaltung der Pflegeperson als Menschen, als jemandem, der auch Interessen, Vorlieben und persönliche Freuden und Sorgen trägt. Oft lenken solche Gespräche den Patienten auch von einer unangenehmen Behandlung oder von einer schmerzenden Pflegeverrichtung ab, oder sie bieten ihm Gelegenheit, aktiv am Geschehen außerhalb des Patientenzimmers Anteil nehmen zu können. Es bleibt dabei aber immer die offene Frage, ob das Gespräch sich positiv oder negativ auf den Patienten auswirkt.

10.3.2 Das überlegte Gespräch

Immer mehr sollten wir uns bemühen, das Gespräch im Krankenzimmer – das Gespräch mit dem Kranken – zu einem *überlegten* zu machen. Dies immer zu tun, wird der Schwester, die stundenlang mit Patienten umgehen muß, unmöglich sein; die Anforderung ist zu groß. Anderseits muß sie daran denken, daß verbale Kommunikation für den Patienten von großer Bedeutung ist und diese sich positiv oder negativ auf den Heilungsverlauf auswirken kann.
Im überlegten Gespräch *ist der Patient und seine Gesundung im Vordergrund.* Hier bieten sich viele Möglichkeiten der positiven Beeinflußung (Gesundheitserziehung, Wiedereingliederung, Konfliktbewältigung usw.).

10.3.3 Das helfende Gespräch

Eine moderne psychologische Bewegung hat sich um den Begriff »Beratungsgespräch« (helfendes Gespräch) entwickelt. Es handelt sich dabei um eine Gesprächsform, die sich aus der Psychotherapie entwickelt hat und u.a. auf Carl Rogers zurückgeht. Heute wird immer mehr versucht, diese Gesprächsform überall dort einzusetzen, wo Menschen Hilfe brauchen (in der Sozialfürsorge, in Schulen, in Krankenhäusern, in der Seelsorge). *Das Gespräch zentriert sich auf den Gesprächspartner, der Hilfe braucht* (darum helfendes Gespräch). Damit ein solches Gespräch möglich ist, muß die Beratungsperson die von C. Rogers formulierten Voraussetzungen bestmöglich erfüllen können:

1. Eine Haltung ehrlichen Interesses, d.h. eine vollständige Verfügbarkeit ohne vorgefaßte Meinung oder Vorurteile...
2. Eine nicht-beurteilende Haltung, die alles auf- und hinzunehmen imstande ist, keine Kritik, keinen guten Rat anbringt.
3. Eine nicht-direktive Haltung, das bedeutet, nichts vorher Angenommenes suchen oder bestätigt sehen wollen...
4. Eine echte Absicht, den Patienten in *seiner* Sprache zu verstehen, in *seinen* Begriffen zu denken, *sein* subjektives Universum zu entdecken, d.h. die Bedeutung für den Patienten zu erfassen.
5. Eine beständige Bemühung um Objektivität und Kontrolle des Gesprächsgeschehens.

Daß diese Gesprächsform äußerst anspruchsvoll ist, und daß sie mehr verlangt als nur guten Willen, zeigt diese (etwas vereinfachte) Liste der Kriterien, die für ein helfendes Gespräch erfüllt sein müssen.

Solche Kommunikation muß gelernt sein, sie verlangt viel Übung und Methode. Sie kann auch nicht in einem Lehrbuch vermittelt werden, sondern muß durch Übung, unter Anleitung von Fachpersonen und unter Aufwand von viel Zeit (Kommunikationstraining) geübt und gelernt werden.

Zusammengefaßt
möchte ich Magda Kelber zitieren. Sie sprach anläßlich des XIII. Internationalen Schwesternkongresses über das Thema »Kommunikation und Konflikt«.

»Die Kommunikation in einer helfenden Beziehung wie in der Krankenpflege... muß beruflicher, nicht privater Natur sein, wobei ›berufliche‹ Kommunikation jedoch beileibe nicht mit unpersönlicher Kommunikation gleichzusetzen ist. Sie muß dem Patienten das Gefühl vermitteln, daß die Schwester bereit ist, zuzuhören, ganz aufmerksam, ganz da zu sein, seine Gefühle ebenso zu beachten wie seine Worte, mit ihm zu fühlen, ohne jedoch zu fühlen wie er, ihm etwas von sich selbst zu geben, ohne etwas von ihm zu erwarten, eine persönliche Beziehung herzustellen, die aber zugleich übertragbar, befristet und von privaten Interessen gelöst ist. Solche Kommunikation muß gelernt werden, denn sie erfordert ein hohes Maß an Selbstverleugnung und Objektivität, die Fähigkeit, den andern zu akzeptieren und sich ihm in Wärme und menschlicher Achtung zuzuwenden, sein Selbstgefühl zu stärken und ihn soweit wie möglich zur eigenen Entscheidung und Selbsthilfe zu befähigen. Sollen wir solche Forderungen erfüllen, so müssen wir anderseits eine eigene private Welt besitzen, in der unsere persönlichen Bedürfnisse nach Kommunikation auf der Ebene der Freundschaft und echter Gegenseitigkeit erfüllt werden. Bleiben sie unerfüllt, so besteht die Gefahr, daß unsere berufliche Kommunikation durch unbewußte Antriebskräfte falsch gesteuert wird...«.

10.3.4 Die Vermittlung

Es handelt sich dabei eigentlich um ein Glied in der Kommunikationskette, wobei dem Vermittler immer die Rolle zufällt, verschiedene Personen miteinander ins Gespräch zu bringen, um gegenseitige Verständigung zu bewirken, Beziehungen zu schaffen oder ganz einfach Kontakte zu ermöglichen. Die Aufgabe der Schwester ist hier eine vielfältige; sie muß lernen, die Gelegenheiten zu nutzen, ja mit erfinderischem Geist Kontaktwege zu suchen, wenn der Patient diese selbst nicht findet.

In diesem Zusammenhang seien kurz die Verbindungswege mit der Außenwelt aufgezeigt:

- *Patiententelefon*
  Das Telefongespräch bedeutet für viele Patienten eine Kontaktmöglichkeit mit der Außenwelt. Die Anrufe des Patienten selber und diejenigen an ihn sollen klug abgewogen werden.
- *Krankenbesuch*
  Dem Patienten bedeutet die Begegnung mit Menschen von »draußen« eine freudige Abwechslung und interessante Information. Er kann Wünsche äußern, erhält Ansporn zur Gesundung. Manchmal ist er der Zuversichtliche und Starke für andere. Wenn Besucher den Zustand und die Bedürfnisse des Patienten nicht abwägen können, ist der Patient nach dem Besuch müde, traurig oder aufgeregt, vielleicht von unsinnigen Geschenken überhäuft. Hier macht die Schwester auf die Scho-

nung des Kranken aufmerksam. Da Besuche dem Wohle des Patienten dienen sollen, werden sie bei Schwerkranken oder Sterbenden für Außenstehende beschränkt oder verboten.

- *Post* (Abb. 2)
  Einen Brief, eine Ansichtskarte oder ein Paket zu bekommen, bedeutet für den Kranken meist viel mehr als für den Gesunden. Ein Brief, der ankommt oder eben nicht ankommt, kann ein fruchtbares Gespräch bewirken, sofern die Schwester hellhörig ist und Kummer und Sorgen eines Patienten erspürt. Oft fällt es ihr zu, in einem ganz besonderen Sinn die Vermittlerrolle zu übernehmen, nämlich dann, wenn der Kranke infolge seiner Behinderung nicht selber lesen oder schreiben kann. Daß die Wahrung des Briefgeheimnisses dabei selbstverständlich ist, muß sicher nicht besonders betont werden.

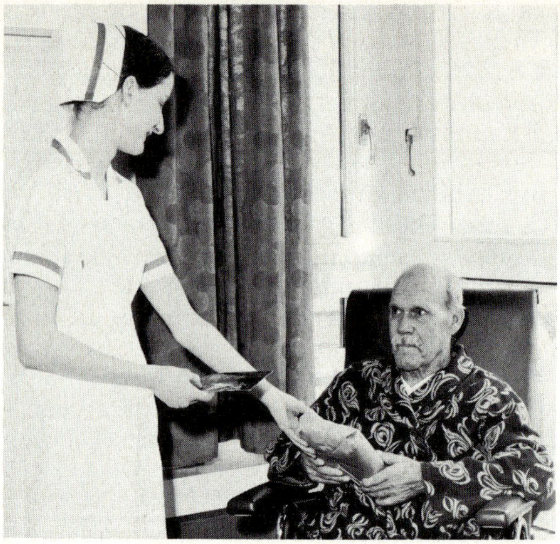
Abb. 2 Verbindung mit der Außenwelt – die Pflegerin bringt Post

Weiterführende Literatur

Bierkens, P.: Gespräch, helfende Begegnung. Bachem, Köln 1973
Buber, M.: Das Dialogische Prinzip. Schneider, Heidelberg 1973
Heyck, H.: Der Kopfschmerz, 4. Aufl. Thieme, Stuttgart 1975
Hoffmann-La Roche: Ihr Einsatz: mehr als pflegen. Roche Aktiengesellschaft, Basel 1971
Küng, H.: Gott und das Leid. Benziger, Einsiedeln 1968
Lewis, C.H.: Über den Schmerz. Herder, Freiburg 1954
Linder, R.: Seelsorge lernen, Anleitung für helfende Gespräche. Schriftenmission, Gladbeck 1973
Mucchielli, R.: Das nicht-direktive Beratungsgespräch. Müller, Salzburg 1972
Remschmidt, H.: Psychologie für das Krankenpflegepersonal, 2. Aufl. Thieme, Stuttgart 1977
Rogers, C.R.: Entwicklung der Persönlichkeit. Klett, Stuttgart 1973
Schoot, E., H. Faber: Praktikum des seelsorgerlichen Gesprächs, 4. Aufl. Vandenhoeck & Ruprecht, Göttingen 1972
Schraml, J.: Psychologie im Krankenhaus. Huber, Bern 1970
Schraml, J.: Abriß der Klinischen Psychologie. Kohlhammer, Berlin, Mainz 1969
Skipper, J.K. u. Mitarb.: Social interaction and patient care. Lippincott Company, Philadelphia 1965
Tournier, P.: Geborgenheit, Sehnsucht des Menschen. Herder, Freiburg 1971
Travelbee, J.: Interpersonal Aspects of Nursing. Lippincott Company, Philadelphia 1971
Watzlawick, P. u. Mitarb.: Menschliche Kommunikation. Huber, Bern 1969
Studienbriefe: Einführung in das helfende Gespräch, Einführung in das seelsorgerliche Gespräch, Arbeitsgemeinschaft Missionarische Dienste, Stuttgart

Testfragen

- Nennen Sie Möglichkeiten averbaler Äußerungen (S. 251)
- Erklären Sie die Bedeutung des Schmerzes (S. 252)
- Schmerzäußerungen und Schmerzschwelle sind bei den verschiedenen Menschen unterschiedlich; geben Sie je 3 Beispiele (S. 252)
- Nennen Sie 6 verschiedene Schmerzarten und ordnen Sie diese je einer Erkrankung zu (S. 253)
- Zählen Sie 6 Verhaltenseigenschaften auf in bezug auf »Schwester und fremder Schmerz« (S. 253 f.)
- Erklären Sie den Unterschied zwischen symptomatischer und kausaler Schmerzbehandlung (S. 254)
- Nennen Sie 4 Voraussetzungen, die für eine gute zwischenmenschliche Beziehung erfüllt sein müssen (S. 255)
- Erklären Sie den Sinn des Berufsgeheimnisses (S. 255)
- Nennen Sie 3 Gesprächsformen und versuchen Sie, diese an einem Beispiel zu erklären (S. 256 f.)

11 Information / Instruktion

Sequenzziel (Intention)

Information ist ein wesentlicher Bestandteil der Kommunikation. Das Studium des vorangehenden Kapitels (Kommunikation, Interaktion) ist Voraussetzung für diese Lerneinheit.
Sie kennen die Informationssysteme und Informationsmittel eines Krankenhauses und wissen, was Sie selber zu einer guten Information beitragen können. Sie wissen um die Notwendigkeit einer dem Patienten angemessenen Information, und Sie können diese so formulieren, daß dieser sich persönlich angesprochen fühlt. Sie sind fähig dem Patienten größere und kleinere Informationseinheiten im Bereich der Gesunderhaltung und Gesundheitsförderung anzubieten. Sie wissen um die Grundsätze der Instruktion und können durch das Anwenden derselben dem Patienten und den Pflegehilfen einfache Techniken weitergeben.

Lernziel

Dieses Kapitel ist eine Ergänzung und Weiterführung des vorangegangenen und hilft Ihnen dazu, daß Sie
- die Informationsträger im Krankenhaus aufzählen können;
- angeben können, welche Aufgabe dem Menschen in der Informationsvermittlung zufällt und wie er diese Aufgabe erfüllen kann;
- Störungen des Informationsflusses beim Sender und Empfänger aufzählen und Ihre Angaben begründen können;
- präzise aufzeigen, wo die Unterschiede in der spital- und patientorientierten Information liegen und diese an einem Beispiel illustrieren können;
- vier grundlegende Phasen zur Instruktion nennen und begründen können.

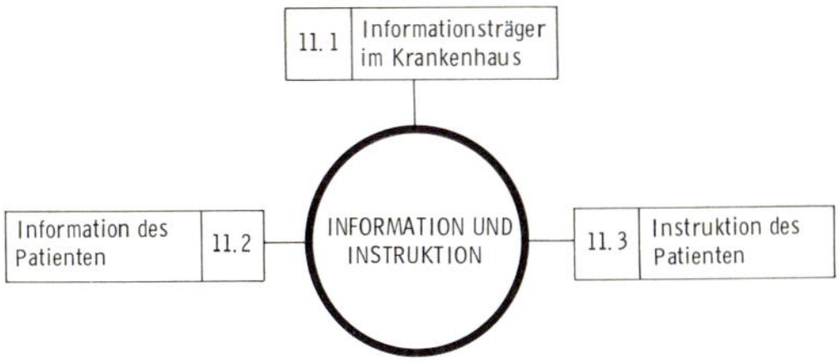

Prinzip

Information (lat. Belehrung, Auskunft) will eine Nachricht mit möglichst wenig Aufwand möglichst verständlich vermitteln.

▼

Das bedeutet für die Schwester:
- daß sie so informiert, daß die Unwissenheit des Patienten auf ein Minimum reduziert wird und er für ihn verständliche Antworten auf seine Fragen bekommt,
- daß sie sich überlegt, wie sie die Informationssysteme im Krankenhaus einsetzen und ausnutzen kann.

Voraussetzung

Lesen Sie Henderson, V.: *Unterstützung des Patienten beim Lernen.* In: Grundregeln für Krankenpflege (S. 48–51).

11.1 Die Informationsträger im Krankenhaus

Die Organisation eines modernen Krankenhauses ist sehr vielschichtig. Der Pflegebereich ist auf die Zusammenarbeit mit andern Funktionseinheiten angewiesen (Verwaltung, Behandlung, Diagnostik, Technische Abteilungen, sozialer Dienst u.a.).

Das gemeinsame Ziel, die Pflege und Behandlung des kranken Menschen bis zur Entlassung (inkl. Weiterbetreuung nach Spitalaustritt oder das Begleiten zu einem friedlichen Tod) kann nur durch gute Zusammenarbeit erreicht werden.

Zusammenarbeit ist aber nur dann möglich, wenn die gegenseitige Verständigung, die Information, gut funktioniert.

Die wichtigsten Informationsträger sind:

- Krankengeschichte (Krankenblatt) des Patienten
- Formulare als Datenträger (Labor-, Röntgen- und andere Befunde)
- Rapportsysteme (Kardexsystem, Überwachungsblätter u.a.)
- Archiv und Dokumentationsstellen
- Vollautomatische Rohrpost
- Betriebs- und externes Fernsehenetz
- Sprech- und Gegensprechanlagen
- Alarmsysteme
- Patientenüberwachungsanlagen (mit Datenspeicherung)
- Diktatanlagen, Bibliothek
- Personensuchanlagen
- Telefon-, Radio- und Lautsprecheranlagen.

Je moderner ein Krankenhaus eingerichtet ist, umso mehr kann diese Liste verlängert werden. Dabei ist daran zu denken, daß auch noch so *moderne und technisch perfekte Informations- und Vermittlungsanlagen* absolut keine Gewähr für ein gutes Informationswesen im Krankenhaus sind.

Die Information, d.h. das, was *von wem, wann, zu wem* zu senden ist, kann auch durch *Regeln und Vorschriften* festgelegt werden. Solche Vorschriften bieten zwar Gewähr für eine gewisse Ordnung und Disziplin, aber noch keine Sicherheit, denn

> Information und Informationsfluß innerhalb des Krankenhauses stehen und fallen mit dem persönlichen Einsatz des einzelnen.

Die Technik kann die Aufgabe des Menschen (als Informationssender oder -empfänger) nicht übernehmen. Sie kann den Informationsfluß erleichtern und zeitlich beschleunigen, oder sie kann Informationen speichern. Information ist letztlich aber immer Aufgabe des Menschen für Menschen und daher abhängig von den beteiligten Personen, von deren Einsatzwillen, Verantwortungsbewußtsein, Aufmerksamkeit, Interesse und deren Fähigkeit sich auszudrücken bzw. zuhören zu können.

11.2 Die Information des Patienten

Das Bedürfnis des Menschen nach Information ist groß. Er braucht Information,

- um sich wohlfühlen zu können
- um zweckmäßig handeln und sich richtig verhalten zu können
- weil er durch das Informiertsein in seinem Selbstwertgefühl bestärkt wird
- weil er sich sicher fühlen will, und weil angemessenes Wissen Sicherheit gibt
- weil der Mensch ein soziales Wesen ist und daher um das, was rund um ihn geschieht, Bescheid wissen will
- weil er von Natur aus neugierig, wißbegierig und auch lernwillig ist.

Besonders wichtig ist die Information des Patienten anläßlich seines Eintrittes ins Krankenhaus, vor und nach Untersuchungen und Behandlungen und als Vorbereitung auf die Entlassung.

Bei der Information des Patienten läuft der Informationsfluß sowohl von der Schwester zum Patienten, als auch vom Patienten zur Schwester.

Im folgenden einige Störungen des Informationsflusses:

Störungen beim Sender: Schwester	*Störungen beim Sender:* Patient
– mißverständliche Anweisung – eigene Unsicherheit – Angst vor Fragen des Patienten – Gleichgültigkeit – Unterschätzung des Informationsbedürfnisses des Patienten – falsche Erwartungen (er weiß es schon, oder: er versteht es doch nicht) – unsystematisches, ungeordnetes unklares Sprechen – fehlende Beziehung – Zeitdruck – Machtanspruch	– Unfähigkeit, sich ausdrücken zu können – versteckte Äußerungen – Angst vor der Antwort – Angst vor der Autorität, fehlende Beziehung – falsche Erwartungen (man versteht mich doch nicht) – Hemmungen, Scham- und Schuldgefühle – Regression, Depression – Aggression
Störungen beim Empfänger: Patient	*Störungen beim Empfänger:* Schwester
– Hörbehinderung, geistige Passivität – emotionelle Lage (Angst, Hoffnung, Wünsche, Ärger) – mangelnde Aufmerksamkeit oder Interesselosigkeit – ungünstige äußere Umstände (Lärm oder andere Ablenkung) – Nicht-wahrhaben-wollen – Nicht-zuhören-wollen (Trotz) – falsches Verstehen, weil keine Rückfragen ermöglicht werden – Angst, Rückfragen zu stellen	– Interesselosigkeit, Zerstreutheit – keine Zeit haben, sich keine Zeit nehmen – fehlende Beziehung – Nicht-zuhören-können – stereotypes Antworten (leer, nichtssagend) – fehlende Echtheit – fehlende Rückfragen (kein feedback) – Entmutigung ausströmen durch Gesten oder Mimik

Die Information kann
- spitalorientiert oder
- patientorientiert sein.

11.2.1 Die spitalorientierte Information

Hier steht der *Organisationsablauf* der Station bzw. des Krankenhauses, die Untersuchung oder die Behandlung im Vordergrund. Es geht dann vor allem darum, daß keine Fehler passieren, die Pünktlichkeit eingehalten wird und der Patient weiß, wie er sich verhalten muß.
Die Information lautet dann z.B. so: »Herr X. morgen dürfen Sie kein Frühstück einnehmen, pünktlich um 8.00 Uhr müssen Sie beim Röntgen sein. Sie müssen das offene Krankenhaushemd anziehen und um 7.30 Uhr im Bett sein, damit ich Ihnen eine Spritze geben kann.«
Für weitere Informationen bleibt wenig Zeit. Der Patient ist oft eingeschüchtert ob der Fülle von Informationen und wagt kaum Rückfragen zu stellen. Stellt er Fragen, bekommt er meistens nichtssagende Antworten wie: »Keine Angst, die Untersuchung tut nicht weh.« oder: »Um alles andere kümmern wir uns schon.« oder: »Haben Sie keine Sorgen, Sie sind in guten Händen.« usw.

11.2.2 Die patientorientierte Information

Hier ist der *Patient im Mittelpunkt*. Die Information wird ihm angemessen dosiert. Er wird ermuntert, Rückfragen zu stellen. Er bekommt verständliche Erklärungen über das, was mit ihm vorgenommen wird. Er darf seine Ängste und Sorgen aussprechen und spürt, daß er ernst genommen wird. Er weiß, daß die Untersuchung und seine Kooperation wichtig sind und er wird alles zum guten Gelingen beitragen, weil er *versteht,* was mit ihm geschieht und *warum* er bestimmte Vorschriften einhalten muß.
Die spitalorientierte Information sagt: *daß* der Patient etwas tun muß, die patientorientierte bemüht sich auch zu erklären, *warum* er es tun muß.
Die Information des Patienten läßt sich leicht in den Rahmen der pflegerischen Arbeit einfügen. Sie ist ein wesentliches Element der psychischen Betreuung und verhilft dem Patienten zur Sicherheit und Geborgenheit. Ein gut informierter Patient ist meist auch ein verständiger und einsichtiger Patient, die Erreichung des Pflege- und Behandlungszieles wird wesentlich vereinfacht.

11.2.3 Wahrheit am Krankenbett

Die Information kann zu einem großen Problem werden, wenn es um die Diagnose oder Prognose eines Patienten geht. Es ist immer der Arzt, der letztlich über das »wann« und das »wieviel« zu entscheiden hat. In einer Pflegegruppe wird man versuchen, diese Fragen gemeinsam – Arzt, Pflegepersonen und Seelsorger – zu lösen.
Es geht nicht nur um das »wann« und das »wieviel«, sondern auch um die Frage nach dem »wie«, »wer« und »wie oft«.
Die Wahrheit setzt sich aus verschiedenen Aspekten zusammen, wovon der medizinische Befund nur ein Teil ist.

Die ganze Wahrheit umfaßt:
- den medizinischen Befund
- die Art und Weise der Vermittlung
- den Grad des Verstehen-könnens des Patienten.

Wahrheit so gesehen ist ein Ineinandergreifen von *Diagnose, Umwelt* (Arzt, Schwester, Angehörige) und Verstehen, Erfahrung und Befürchtungen des *Patienten.*

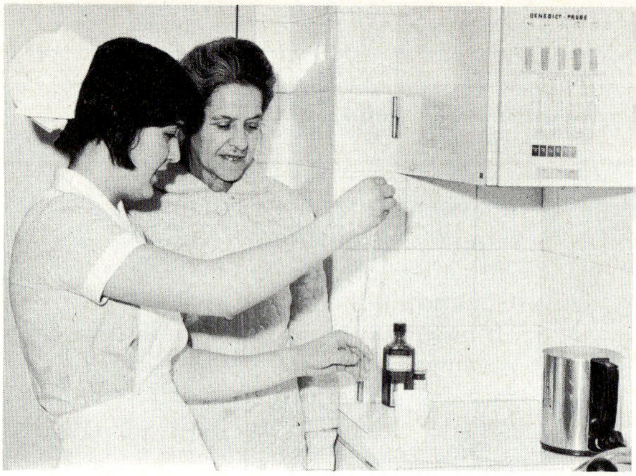

Abb. 1 Instruktion und Information des Patienten – ein Bestandteil der Pflege

Es würde den Rahmen dieses Buches sprengen, das Thema *»Wahrheit am Krankenbett«* besprechen zu wollen. Angaben über weiterführende Literatur finden Sie am Schluß des Kapitels: *Der Sterbende* S. 304.

11.3 Instruktion des Patienten

Unterstützung des Patienten beim Lernen oder Befriedigen der Wißbegier, die zur Entwicklung der Gesundheit führt
Oft ist die Krankheit die Folge einer ungesunden Lebensweise; der Kranke muß lernen, die gesundheitsschädigenden Faktoren zu erkennen und auszuschließen. Es kann eine Erkrankung oder ein Unfall aber auch zur Behinderung führen, mit der der Patient künftig im Sinne einer bedingten Gesundheit so gut als möglich leben muß. Hier haben alle jene unterstützenden Maßnahmen Gültigkeit, die wir unter »Gesundheitsvorsorge und Rehabilitation« schon besprochen haben. Anstelle von Gesundheitserziehung könnte man auch von *Instruktion* sprechen. Es ist dabei zu bedenken, daß die Instruktion ein Teil der Grundpflege ist und nicht der Schlußakt bei der Entlassung des Patienten.
Die Instruktion kann gelernt werden. Die Schwester muß fähig sein, dem Patienten *Wissen* und *Können,* das er zu seiner Gesunderhaltung braucht, so zu vermitteln, daß er es beherrscht, sich sicher fühlt und ihm keine Fehler mehr unterlaufen (s. z.B. Abb. 1: Instruktion der Benedict-Probe = Urinuntersuchung bei Diabetes).

Vier wichtige Phasen der Instruktion sind z.B.:

1. *Vorbereitung:* Material, Raum, Patient, eigene Vorbereitung.
2. *Erklären und vormachen.* Es ist dabei wichtig, daß man etappenweise vorgeht, kleine Schritte macht, nicht zuviel voraussetzt, auf wichtige Punkte hinweist.
3. *Nachmachen und erklären lassen.* In diesem Stadium werden Fehler korrigiert, der Patient wird ermuntert und er lernt selber festzustellen, worauf es ankommt, daß die Handlung gelingt (= Schlüsselpunkte).
4. *Einüben lassen und kontrollieren.* Bei der Kontrolle sollen Fortschritte gelobt werden; die gelungene Leistung hebt das Selbstwertgefühl des Patienten, er entwikkelt Interesse und Freude an der Tätigkeit.

Genauere und weiterführende Angaben sowie die Beherrschung der Technik wird sich die angehende Schwester in einem eigenen *Instruktionskurs* aneignen müssen.

Weiterführende Literatur

Barnes, E.: Menschliche Konflikte im Krankenhaus, 2. Aufl. Kohlhammer, Stuttgart 1961

Engelhardt, K., A. Wirth, L. Kindermann: Kranke im Krankenhaus. Enke, Stuttgart 1973

Locher, H.: Der Pflegedienst im Krankenhaus. Huber, Bern 1974

Schubert U. und G.: Informieren – Delegieren. Deutsche Verlagsanstalt, Stuttgart 1970

Söntgerath, A.M.: Pädagogische Probleme in der Krankenpflege. Kohlhammer, Stuttgart 1972

Wersig, G.: Information im Krankenhaus. In: Themen der Krankenpflege, Jg. 1, Bd. 1. Urban & Schwarzenberg, München 1973

Testfragen

- Nennen Sie 10 Informationsträger und erklären Sie, wozu sie speziell gebraucht werden können (S. 260)
- Erklären Sie die Aufgabe, die dem Menschen in der Information zufällt (S. 260)
- Geben Sie an, warum der Patient Information braucht (6 Angaben) (S. 260)
- Nennen Sie Störungen beim Sender und versuchen Sie abzuleiten, wie diese sich auf den Empfänger auswirken. Versuchen Sie das gleiche in umgekehrter Richtung (je mindestens 4 Beispiele) (S. 261)
- Erklären Sie den Begriff »patientorientierte Information« am Beispiel eines Patienten, der für eine Operation vorbereitet wird (S. 262)
- Versuchen Sie, die gleiche Information spitalorientiert vorzustellen (S. 261)
- Nennen Sie die Aspekte, die zur Wahrheit über eine medizinische Diagnose gehören (S. 262)
- Nennen Sie vier Phasen zur Instruktion und versuchen Sie, diese an einem Beispiel (wählen Sie etwas aus den Kapiteln 1–9) zu gliedern (S. 263)

12 Religion und Glaube

Sequenzziel (Intention)

Sie eignen sich einen Überblick über einige philosophische Richtungen und die großen Religionen der Welt an. Sie sind bereit, sich zu informieren, wenn Sie Patienten zu pflegen haben, die einer Glaubensrichtung angehören, die Sie nicht kennen. Sie wissen, wo Sie nachlesen können.
Sie anerkennen die Freiheit des Patienten, nach seiner eigenen Überzeugung zu leben und setzen alle möglichen Mittel ein, damit diese Freiheit auch im Krankenhaus gewährleistet ist. Sie sind bereit, dem Patienten bei der Bewältigung evtl. auftretender Probleme zu helfen und fördern auch in diesem Sinn die Zusammenarbeit zwischen Ärzten und Geistlichen. Ihre tolerante Haltung ermöglicht dem Patienten, sich wohl zu fühlen und zu wissen, daß er in seinem So-sein akzeptiert ist.

Lernziel

Das Studium dieses Kapitels hilft Ihnen im Zusammenhang mit dem Bearbeiten weiterführender Literatur
- sich über die großen Weltreligionen eigene Gedanken zu machen. Sie wissen, wo Sie darüber nachlesen können;
- besser zu verstehen, daß der einzelne Mensch sich zu unterschiedlichen philosophischen Richtungen bekennt, und Sie sind bereit, diese zu akzeptieren. Sie können mindestens ein Buch nennen, das darüber Auskunft gibt;
- dem Patienten die Möglichkeit zu bieten, nach seiner Religion zu leben, Sie können die wichtigsten Unterstützungs- und Hilfemaßnahmen aufzählen.

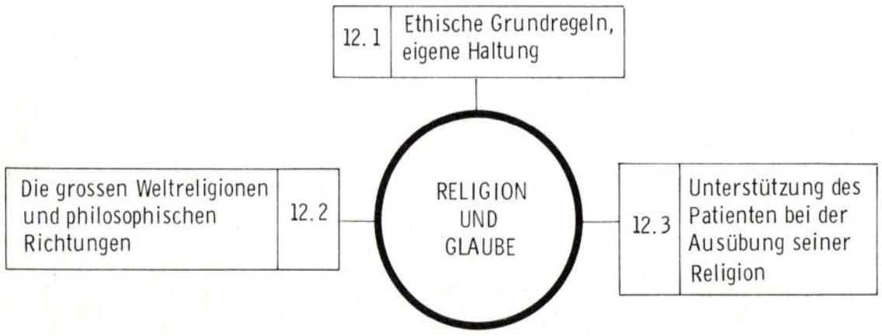

Prinzip

Das Denken und Handeln des Menschen wird immer von seiner geistigen bzw. religiösen Einstellung beeinflußt und gelenkt.

Für uns bedeutet das:
- daß nebst unserer eigenen Überzeugung noch andere Denkweisen mit ebensoviel Berechtigung bestehen, und daß wir diese anerkennen müssen,
- daß wir uns auch in geistigen und religiösen Gedanken vertiefen müssen, um den einzelnen Patienten besser zu verstehen und ihm in seinen Nöten und Problemen besser beistehen zu können,
- daß der Seelsorger (Pfarrer, Pastor, Rabbiner usw.) bei der Pflegeplanung u.U. miteinbezogen werden muß.

Voraussetzung

Lesen Sie Henderson, V.: *Unterstützung des Patienten bei der Ausübung seiner Religion bzw. bei seinem Bemühen um Anpaßung an den Begriff von Recht und Unrecht.* In: Grundregeln für Krankenpflege (S. 43–44).

12.1 Ethische Grundregeln – eigene Haltung

12.1.1 Ethische Grundregeln und Menschenrechte

Die internationalen Grundregeln des Weltbundes der Krankenschwestern (JCN) 1973 formulieren klar und unmißverständlich:

»Die Pflege wird ohne Rücksicht auf die Nationalität, die Rasse, *den Glauben,* die Hautfarbe, das Alter, das Geschlecht, die politische Einstellung oder den sozialen Rang ausgeübt.«

Die allgemeinen Erklärungen der Menschenrechte (Artikel 18) deklariert die obengenannte ethische Regel als Recht des Menschen:

»Jeder Mensch hat Anspruch auf Gedanken-, Gewissens- und Religionsfreiheit; dieses Recht umfaßt die Freiheit, seine Religion oder Überzeugung zu wechseln sowie die Freiheit, seine Religion oder seine Überzeugung, allein oder in Gemeinschaft mit anderen, in der Öffentlichkeit oder privat, durch Lehre, Ausübung, Gottesdienst und Vollziehung von Riten zu bekunden.«

12.1.2 Eigene Haltung und Einstellung

Das Recht auf Religionsfreiheit, das jedem Menschen zusteht, steht auch uns zu, und wir dürfen frei davon Gebrauch machen. Wir könnten uns deshalb auch zu Religionslosigkeit bekennen. Trotzdem läßt sich nicht auf die Seite stellen, daß *»in jedem Menschen die Sehnsucht nach dem Göttlichen innewohnt«,* daß zum Menschen als Ganzheit »das Höhere und Göttliche gehört« (C.G. Jung), das als Entwurf angelegt ist und sich ausdrücken will. Dieses Göttliche im Menschen macht ihn erst zu dem, was er ist: *zum Menschen als Person.* A. Jores sagt in *Menschsein als Auftrag:* »Hinter dieser Welt steht eine andere Wirklichkeit, nicht gebunden an die Kategorien des Raumes und der Zeit und nicht materieller Art. Je mehr der Mensch diese andere Welt verkörpert und sichtbar werden läßt, desto mehr ist er erst wirklich Mensch.«

Der abendländische Mensch ist vor allem der *christliche Mensch.* Das Christentum hat das Abendland geprägt und hat ihm als größten Wert die Liebe als Mittelpunkt des christlichen Glaubens und die Einheit der Menschen untereinander gebracht. Der Auftrag, der sich somit für uns, als einzelne Christen, abzeichnet, ist das, was zugleich die Mitte unseres Berufes ist: *Sich in den Dienst stellen; den Mut und die Bereitschaft haben, für den Menschen, insbesondere den kranken Menschen, da zu sein, ihm zur Verfügung zu stehen.* Dieser Auftrag stellt hohe Ansprüche, und wir werden ihm nur entsprechen können, wenn wir zuerst für unsere eigene Entfaltung und Persönlichkeitsentwicklung Sorge tragen.

Diese Erkenntnis finden wir auch in andern Weltreligionen und Philosophien. Wichtig ist, daß wir mit ganzem Einsatz unsere eigene Überzeugung leben und verwirklichen, ohne uns dabei den andern Richtungen zu verschließen, die uns wichtige und wertvolle Erkenntnisse vermitteln können, und die dieser Welt große und bedeutende Menschen hervorgebracht haben.

12.2 Die großen Religionen und Philosophien

Religion findet sich bei allen Völkern. In der Welt von heute gibt es eine Vielzahl von Religionen. Entscheidenden Einfluß haben dabei aber doch die *großen Weltreligionen:* Hinduismus, Buddhismus, Chinesisches Universum (Konfuzianismus und Taoismus), Islam, Judentum und Christentum.

Die Welt von heute ist klein geworden, und wir treffen deshalb in unseren Krankenhäusern Angehörige uns fremder Bekenntnisse an. Die angehende Schwester sollte sich die Mühe nehmen, die wichtigsten Religionen und deren religiöse Gebräuche kennenzulernen.

Es würde den Rahmen dieses Buches sprengen, wollten wir diese Information hier anbieten. Am Schluß des Kapitels finden Sie

Literaturhinweise, einerseits über die sechs wichtigsten Weltreligionen, anderseits über *philosophische Richtungen:* Philosophie der Antike (z.B. Sokrates, Platon, Aristoteles), Philosophie des Mittelalters (z.B. Scholastik, Humanismus), Philosophie der Neuzeit (Rationalismus, Empirismus, Idealismus) und schließlich die Philosophie des 19. und 20. Jahrhunderts (z.B. Materialismus, Phänomenalismus, Realismus).

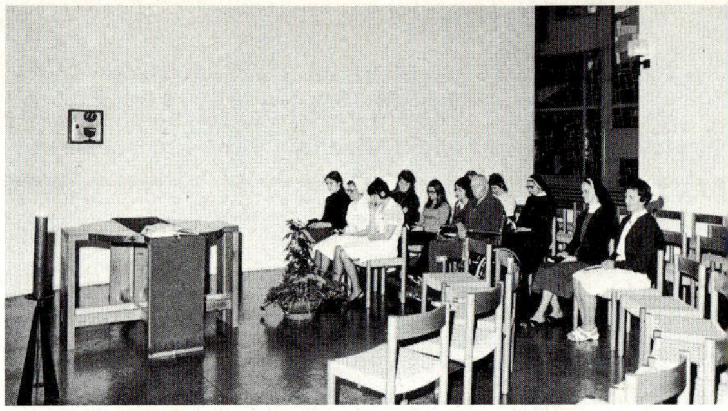

Abb. 1 Sakraler Raum des Krankenhauses – der Zugang ist dem Einzelnen und Gruppen jederzeit offen

12.3 Unterstützung des Patienten bei der Ausübung seiner Religion

Heute, in der Ära der psychosomatischen Medizin, bezweifelt niemand mehr das enge Wechselspiel zwischen Leib und Seele. Für viele Menschen wird das Krankenhaus zum Ort, wo sie sich mehr um Religion und religiöse Fragen kümmern, als sie dies in gesunden Tagen tun. Die Gründe dafür sind vielfältig:

Entweder wird das Krankheitserlebnis selbst zu einer religiösen Besinnung, oder die Krankheit verursacht eine innere Unruhe und wirft Fragen auf nach dem Sinn des Lebens und den letzten Dingen des Menschen. Die seelsorgliche Aufgabe der Schwester liegt vor allem in der Hellhörigkeit und Feinfühligkeit. Oft ist sie es, die den Weg für ein befreiendes Gespräch mit einem Seelsorger vorbereiten kann.

Große Krankenhäuser beschäftigen eigene Geistliche jener Bekenntnisse, denen die meisten Patienten angehören. Eine enge Zusammenarbeit zwischen Arzt, Pflegepersonal und Seelsorger wird heute allgemein angestrebt. Größere Krankenhäuser besitzen auch einen sakralen Raum (Abb. 1). Heute gehen die Bestrebungen immer mehr dahin, diesen Raum im Geist der Ökumene auszustatten, also in der Weise, daß sich Angehörige verschiedener Bekenntnisse dort wohl fühlen und ihre Priester darin Gottesdienst feiern können.

Ein Hausgeistlicher und eine Hauskapelle gewährleisten aber noch lange nicht, daß der Patient wirklich nach den Grundsätzen seines Glaubens und nach seinen religiösen Gewohnheiten leben kann. Meist braucht er dazu die Unterstützung der Pflegeperson, die ihm z.B. hilft, den Raum aufzusuchen, in dem der Gottesdienst abgehalten wird oder die den Pfarrer seines Glaubens zu ihm bestellt und dafür sorgt, daß ein ungestörtes Gespräch und der Empfang der Sakramente möglich ist. Gehört der Patient einer Religionsgemeinschaft an, die der Schwester unbekannt ist, wird sie in taktvollem Gespräch die Bedürfnisse des Patienten herauszufinden suchen und Mittel und Wege finden, ihm zu helfen, daß er so leben kann, wie er *seiner* Überzeugung nach leben muß.

Weiterführende Literatur

Arbeitsgemeinschaft Missionarische Dienste, Studienbrief: Einführung in das seelsorgerliche Gespräch. Missionarische Dienste, Stuttgart o.J.

Dewart, L.: Die Zukunft des Glaubens. Benziger, Einsiedeln 1968

Hirschberger, J.: Kleine Philosophie Geschichte, 3. Aufl. Herder-Bücher, 1963

Jaspers: Einführung in die Philosophie. Ex Libris, Zürich 1974

Jores, A.: Menschsein als Auftrag, 3. Aufl. Huber, Bern 1970

Nölle, W.: Die großen Religionen, Bd. 62. Hallwag, Stuttgart 1960

Schoeps, H.J.: Religionen, Wesen und Geschichte. Bertelsmann, Gütersloh 1961

Schoeps, H.J.: Die großen Religionen der Welt, 5. Aufl. Knaur, München 1973

Testfragen

- Nennen Sie die 6 großen Weltreligionen (S. 265)
- Nennen Sie Literatur, in der Sie Informationen über philosophische und religiöse Richtungen finden (mindestens 2 Angaben) (S. 266)
- Nennen Sie die Möglichkeiten der Unterstützung des Patienten in der Ausübung seiner Religion (S. 266)
- Erklären Sie, was Sie tun würden, wenn Sie einen Patienten mit buddhistischer Religionszugehörigkeit pflegen, der Ihnen u.a. von seinem Symbol, »dem Rad der Lehre« erzählt und von Ihnen Verständnis für seine Ausführungen erwartet (s. weiterführende Literatur).

13 Produktive Beschäftigung (Ergotherapie)

Sequenzziel (Intention)

Sie wissen über den Aufgabenbereich der Beschäftigungstherapeuten soweit Bescheid, daß Sie in Zusammenarbeit mit dem Arzt und der ganzen Pflegegruppe, die den Patienten betreut, mitberaten können, wenn für ihn eine Beschäftigungstherapie sinnvoll und nützlich ist. Den Patienten, mit dem die Therapeutin arbeitet, unterstützen Sie in der Motivation und Ausdauer und helfen ihm, daß er in der Zwischenzeit (außerhalb der Therapiezeit) das Erlernte weiter üben kann. Sie wissen um den therapeutischen Wert der aktivierenden Pflege, und sie sind fähig und bereit, bei allen Pflegeverrichtungen nach deren Grundsätzen zu handeln. Sie kennen die Möglichkeiten, die die Selbsthilfe des Patienten fördern und nützen die Gelegenheiten.

Lernziel

Dieses Kapitel gibt Ihnen Einblick in den Aufgabenbereich der Ergotherapeuten. Sie können

– über die Begriffe Beschäftigungstherapie und Ergotherapie Auskunft geben;
– die drei Hauptgebiete der Ergotherapie aufzählen, erklären und sie bestimmten Patientengruppen zuordnen;
– die Aufgaben, die Ihnen als Schwester in der funktionellen und aktivierenden Therapie zufallen, aufzählen.

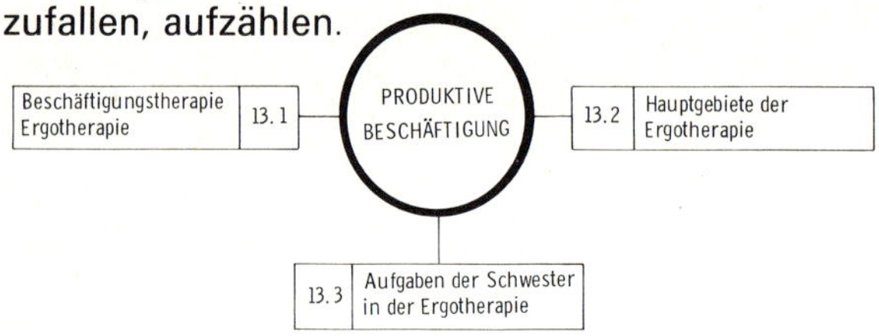

Prinzip

Der behinderte Mensch ist nicht mehr in der Lage, die durch seine Krankheit gestörten Funktionen ohne fremde Hilfe wiederherzustellen. Ist eine Wiederherstellung nicht mehr möglich, ist er darauf angewiesen, daß er Ersatzfunktionen trainieren bzw. sich aneignen kann.

Fehlt diese Unterstützung, verliert der Patient seine Selbständigkeit; er wird abhängig, und sein Selbstwertgefühl wird vermindert. (Bei alleinstehenden Menschen wird die Unselbständigkeit oft zur Existenzfrage.)
Daraus erwächst für uns die Forderung: Bestmögliche Wiederherstellung durch den Einsatz angemessener Hilfe und Unterstützung:

– Bei der Widerherstellung müssen all jene Mitglieder des medizinischen Teams zusammenarbeiten, die gemeinsam die notwendige Hilfe leisten können: Arzt, Pflegegruppe, Physio-, Ergo-, Sprachtherapeuten u.a.
– Die Ergotherapeutin setzt zur funktionellen Wiedereingliederung spezielles Werkmaterial und angepaßte Werkzeuge ein und adaptiert die Gebrauchsgegenstände so, daß der Kranke von fremder Hilfe weitgehend unabhängig wird.
– Die Pflegegruppe unterstützt nach bestem Wissen und Können deren Bemühungen und fördert die Selbsthilfe des Patienten durch aktivierende Pflege.

Voraussetzungen

Lesen Sie Henderson, V.: *Unterstützung des Patienten bei produktiver Beschäftigung.* In: Grundregeln für Krankenpflege (S. 44–46).

13.1 Beschäftigungstherapie / Ergotherapie

Beschäftigungstherapie, wie man sie heute versteht, ist nicht einfach gleichzusetzen mit »Beschäftigen des Patienten«; es ist eine eigentliche *Therapie.* Die Ursprünge dieser Therapieform gehen in der *Schweiz* größtenteils auf Prof. Dr. A. Rollier, Leysin, zurück, der schon 1910 erkannte, daß neben Sonne und reiner Luft die Beschäftigungstherapie wesentlich zur Genesung Tuberkulosekranker beiträgt. In den *USA* nahm die Occupational-Therapie (wie sie dort genannt wird) offiziell ihren Anfang, als man nach dem Ersten Weltkrieg begann, invalide Soldaten handwerkliche Arbeiten ausführen zu lassen. Erst nach dem Zweiten Weltkrieg wurde diese Therapieform in *Deutschland* durch das Englische Rote Kreuz eingeführt (1948), und es entstanden die ersten Ausbildungsstätten für Beschäftigungstherapeuten im deutschen Sprachraum.
Erst in neuerer Zeit hat man erkannt, daß die deutschsprachige Berufsbezeichnung *Beschäftigungstherapie* (das Wort ist aus einem deutschen und einem griechischen Element gebildet) nicht mehr dem heutigen Berufsverständnis entspricht. In den Anfängen der Beschäftigungstherapie stand die »ablenkende« Therapie im Vordergrund. Das Hauptgewicht lag somit in der Beschäftigung der Patienten. Die Behandlung hat sich aber im Laufe der Zeit geändert. Sowohl die aktivierende, psychiatrische wie funktionelle Ergotherapie schließen auch Eingliederungsmaßnahmen ein. Das heißt nichts anderes, als daß heute auf *allen* Gebieten die *Therapie* eine wichtige Aufgabe darstellt.
»Ergotherapie« ist ein prägnanter, auch sprachlich einwandfreier Begriff (er setzt sich aus zwei griechischen Teilen zusammen). Auf diese Art paßt sich die Benennung anderen Therapien an, die schon immer griechische Ausdrücke verwendeten, wie z.B. Psychotherapie, Physiotherapie, Hydrotherapie und Heliotherapie. Das griechische Wort »ergon« hat verschiedene Bedeutungen; es kann mit folgenden Bezeichnungen übersetzt werden: Tätigkeiten, Werk, Verfahren, Ausführungen, Verrichtungen, Arbeit, Wirksamkeit, Aufgabe (im Sinne von in Anspruch nehmen), dann aber auch Gewerbe, Handwerk und Hantierung.

Internationale Definition der Ergotherapie:
»Die Ergotherapie ist diejenige Art der medizinischen Behandlung, die sich mit körperlich und geistig kranken und behinderten Personen und deren Anpassung an die Anforderung ihrer Umwelt befaßt. Die beruflich qualifizierte Ergotherapeutin (-therapeut) verlangt und fördert die Teilnahme des Patienten sowohl hinsichtlich der persönlichen Beziehung als auch der aktiven Betätigung. Diese Mitarbeit ist so zu gestalten und an die speziellen Bedürfnisse des Patienten anzupassen, daß dieser im Rahmen seiner Möglichkeit zu echter Lebensfreude gelangt.
Der Patient wird durch den Arzt der Ergotherapie überwiesen, wobei der letzteren die Aufgabe zufällt, bei der Diagnosestellung mitzuwirken, die Genesung zu beschleunigen, die Stabilität der Wiederherstellung zu prüfen und die Arbeitsfähigkeit wieder herzustellen. Die Behandlung kann sich erstrekken auf die Erziehung zur Selbsthilfe und die Vereinfachung der täglichen Arbeitsvorfälle, die Erstellung von Schienen, anderen Hilfsmitteln, die Vorbereitung und Ausübung des Prothesentrainings, Adaptationen, Entwerfen, Konstruieren und Anwenden therapeutischer Apparate, die Förderung schöpferischer und expressiver Veranlagungen, Arbeitsanalysen und arbeitsbezogene Aufgaben; die Bestimmung der Arbeitsfähigkeit; therapeutische Techniken für Erholung und Sport.
Die im einzelnen Falle gewählten Verfahren sind stets auf die individuellen Bedürfnisse des Patienten abzustimmen, vor allem aber bilden Beobachtung, Analyse und deren schriftliche Aufzeichnung immer einen wesentlichen Teil der Arbeit der Ergotherapeuten.«

13.2 Hauptgebiete der Ergotherapie

Ergotherapie ist immer eine ärztlich verordnete Therapieform für körperlich und/oder

geistig Kranke oder Behinderte. Es geht dabei immer darum, daß die Patienten *sich betätigen* (to ergon) und zwar auf *geistigem, handwerklichem und musischem* Gebiet.
Ziel der Therapie ist, daß der Patient über die *aktive* Beteiligung an entsprechenden manuellen, schöpferischen und musischen Tätigkeiten seine körperliche, geistig-seelische und wenn möglich wirtschaftliche Selbständigkeit erhalten oder wiedererlangen kann (s. auch medizinische, soziale und berufliche Wiedereingliederung, S. 6 ff.).
Ergotherapie ist für den Patienten in erster Linie Arbeit, die zwar in sehr spielerischer Art geleistet werden kann und soll; sie umfaßt drei Hauptgebiete (die folgenden Angaben stammen aus der Broschüre: »Ergotherapeutin / Ergotherapeut, Berufsbild, Schweiz. Verband für Berufsberatung und Ergotherapeuten):

Die Ergotherapie umfaßt drei Hauptgebiete:
- aktivierende Ergotherapie
- funktionelle Ergotherapie
- psychiatrische Ergotherapie

Die Anwendungsgebiete überschneiden sich jedoch häufig, so daß in der Praxis eine solche Abgrenzung nicht immer vollzogen werden kann.
Die *aktivierende* Ergotherapie versucht, dem Chronischkranken und Behinderten neue und oft vergessene Möglichkeiten zu zeigen. Die Therapeutin hilft dem Patienten, die ihm verbliebenen Kräfte einzusetzen in handwerklicher und geistiger Hinsicht. Der Patient soll sich in der Familien-, Heim- oder Spitalgemeinschaft wohl fühlen und trotz der Krankheit seine Persönlichkeit erhalten und entfalten können. Es gilt, die Patienten zwischenmenschliche Beziehungen erleben zu lassen und den Kontakt zur Welt außerhalb des Spitales oder Heimes aufrecht zu erhalten. Die Mittel in der aktivierenden Ergotherapie sind vielfältig. Neben handwerklichen Tätigkeiten und solchen aus dem täglichen Leben (Selbsthilfe) legt die Therapeutin auch besonderen Wert auf Musisches, wie Theater, Musik, kleine Feste.
Die *funktionelle* Ergotherapie hat zum Ziel, körperliche Funktionen zu verbessern, den Bewegungsumfang und die Muskelkraft zu steigern und die Koordination zu üben. Auch Selbständigkeit in den täglichen Verrichtungen, zum Teil unter Verwendung von Hilfsgeräten und Prothesen, ist ein wichtiges Anliegen der Ergotherapie. Wie kann man sich mit einer Halbseiten- oder Querschnittslähmung an- und auskleiden? Welche Möglichkeiten hat eine Hausfrau, trotz der Behinderung ihre Familie zu betreuen? Die Wiedereingliederung, sowie Fragen der beruflichen Ein- und Umschulung im allgemeinen, fallen in den Aufgabenkreis der Ergotherapie.
Die *psychiatrische* Ergotherapie wendet sich an die große Gruppe der seelisch Kranken. Sie versucht, in Gruppen- oder Einzeltherapie zur Wiedererlangung der psychischen Harmonie des Patienten beizutragen. Besonders gut eignen sich bei den oft kontaktgestörten Menschen Betätigungen mit verschiedenen, gezielt ausgewählten Materialien (wie zum Beispiel Holz, Ton, Farben) als Hilfe zur Anbahnung möglichst normaler zwischenmenschlicher Beziehungen. Der Patient kann sich in einem geschützten Milieu mit konkreten, ihm gemäßen Aufgaben auseinandersetzen, sein Selbstvertrauen stärken und sich mittels seiner kreativen Fähigkeiten ausdrücken. Handwerkliche und Haushaltarbeiten, aber auch Musik, Spiel, Theater und Diskussion sind wichtige ergotherapeutische Mittel.
In der Ergotherapie behandelt die Therapeutin einzeln oder in Gruppen. In der Einzeltherapie versucht sie zusammen mit dem Patienten seine individuellen psychischen, physischen und sozialen Probleme zu meistern. Die Arbeit in Gruppen dagegen leistet einen wichtigen Beitrag zur Bewältigung der Forderungen, welche das Leben in der Gemeinschaft auch an den kranken und behinderten Menschen stellt, weil dadurch sowohl Anpassung und Rücksichtnahme als auch Eigenständigkeit und Selbstbehauptung in sinnvoller Wechselbeziehung gefördert werden können.
(In diesem wie im folgenden Kapitel werden wir die psychiatrische Ergotherapie bewußt ausschließen, weil sie den Rahmen dieses Buches sprengt. Siehe auch Literaturangaben zum Thema *»Der psychisch Kranke«*, S. 286).

Die Ergotherapeutin im Akutkrankenhaus
Sie befaßt sich in erster Linie mit der *funktionellen Therapie* (Abb. 1). Diese findet z.B. Anwendung bei Patienten mit cerebralen Bewegungsstörungen, Mißbildungen, Status nach Traumata, Status nach Amputationen, Lähmungen (Paraplegie = Querschnittslähmung, Hemiplegie = Halbseitenlähmung

nach Apoplexie) und bei rheumatischen Erkrankungen. In Zusammenarbeit mit der Physiotherapeutin wird für diese Patienten ein *Funktionstraining* (Bewegungstherapie) entwickelt. Ein Hauptelement dieses Trainings ist, daß neben den gezielten Übungen für das Erkrankte großer Wert auf das *Gesunde* gelegt wird. Die Ergotherapie will *das Gesunde ansprechen, unterstützen und ausnutzen* – kurz: sie will damit arbeiten.

Funktionelle Ergoterapie ist immer Einzeltherapie, d.h.:

Der Patient übt *bestimmte Verrichtungen,* die *seiner* Behinderung, bzw. *seinen* Rehabilitationsbedürfnissen entsprechen. Das Werkzeug und das anzufertigende Produkt (Werkstück) wird dem angepaßt, was funktionell gefördert werden muß (= Adaptation). So wird z.B. der Stempel für einen Stoffdruck je nach der Funktion oder Bewegung, die unterstützt werden muß, eine ganz spezifische Griff-Form haben: Ball, Würfel, Rundholz verschiedener Durchmesser u.a.

In der Einzeltherapie wird somit das gefördert, was der einzelne Patient gerade braucht, z.B.:

- *Sensibilitätstraining:* Die eingeschränkte oder aufgehobene Sensibilität wird trainiert (z.B. bei Apoplexiepatienten, bei Patienten nach Amputation). Übungen, die die Sensibilität unterstützen, sind u.a.: Kugeln im Sand suchen, Materialien mit unterschiedlicher Oberfläche betasten (feine, grobe, hölzerne u.a.), Schnüre greifen.
- *Koordinationstraining:* Gefördert wird die Zusammenarbeit der gesunden und der kranken (oder ausgefallenen und durch Prothese ersetzten) Extremität.
  Koordination beider Hände: Dazu eignen sich Übungen, die gleichzeitig beide Hände erfordern: Peddigrohr-Flechten, Knüpfen, Bügeln, Weben, Schreibmaschinenschreiben, Linoldruck u.a.
  Koordination der unteren und oberen Extremitäten: Sägen mit Velosäge, Nähen mit einer Tretnähmaschine u.a.
- *Muskelkrafttraining:* Die Steigerung der Muskelkraft wird in der Ergotherapie vor allem für die oberen Extremitäten geübt (Training atrophierter oder geschwächter Muskeln). Es kommen Verrichtungen in Frage, bei denen die Muskeln dynamisch beansprucht werden. Günstige Übungen sind Weben, Sägen, Kneten u.a.

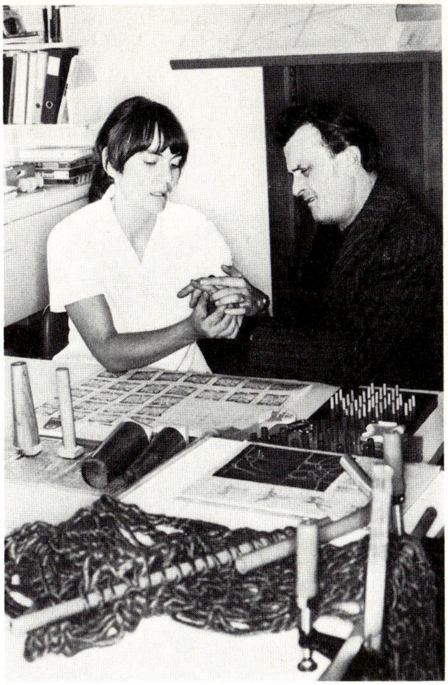

Abb. 1 Funktionelle Ergotherapie

- *Geschicklichkeitstraining:* Hier geht es darum, daß der Patient Tätigkeiten, die er einmal beherrschte, wieder lernt, z.B. Schreibtraining. Anderseits kann es darum gehen, daß er neue Geschicklichkeiten lernt: Linkshändertraining (wenn die rechte Hand ausfällt), Prothesentraining (die Ergotherapeutin übernimmt das Training bei Armprothesen, die Physiotherapeutin dasjenige bei Beinprothesen).
- *Konzentrationstraining:* Es eignen sich viele Spiele (Konzentrationsspiele), Rechnen, Maschinenschreiben u.a.
- *Selbsthilfetraining:* Es werden alle verbliebenen und nicht geschädigten Fähigkeiten in den Verrichtungen des täglichen Lebens geübt (Ansprechen und Ausnutzen des Gesunden) (Abb. 2). *Gestörte Funktionen werden soweit als möglich trainiert,* sei es durch sog. Trickbewegungen oder Kompensationen oder/und durch Abgabe von Behelfsschienen, speziellen Eßutensilien, Greifzangen, »Helping Hand« = Helfende Hand u.a. Selbsthilfeübungen sind: An- und Ausziehen, Waschen, Betätigung von Verschlüssen, Toilettenbenützung usw. = *Gebrauchsbewegungen.*

Für das behinderte und bettlägerige Kind gibt es eine große Auswahl von geeignetem (funktionellem) Spielzeug, das dem Kind zur sinnvollen Ablenkung und zur Förderung der manuellen und geistigen Fähigkeiten helfen kann (s. Literaturangabe am Schluß des Kapitels 14, S. 276).
Auch für den Erwachsenen spielt das *ablenkende* Moment in der Ergotherapie eine große Rolle. Das Produkt und die Werkzeuge werden so gewählt, daß der Patient sich daran freut. Die *Freude* steht im Vordergrund und nicht die Leistung. Es handelt sich darum nicht um eine Arbeitstherapie, bei der der Leistungsdruck mitspielt. In der Freude am Gestalten vergißt der Patient z.B., daß er seinen Ellbogen eine Stunde lang bewegt und streckt. (Der gleiche Patient klagt z.B. bei Übungen in der Physiotherapie schon nach 5 Minuten über Schmerzen). Dieses Beispiel zeigt, welch große Rolle das *psychische* Moment – die Freude am Tun, die Ablenkung von der Krankheit – in der Ergotherapie spielt.

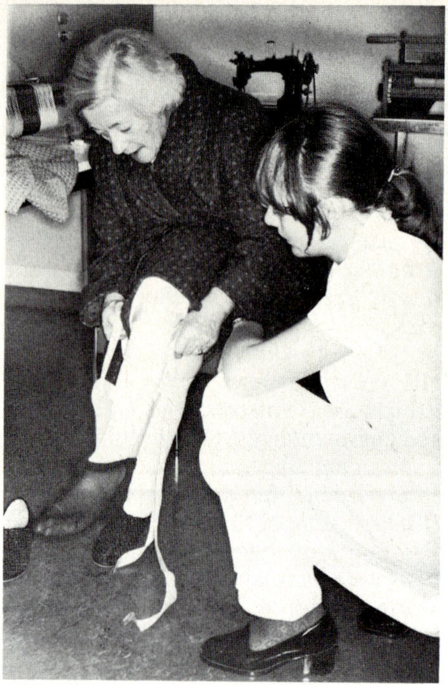

Abb. 2 Hilfe zur Selbsthilfe, Selbsthilfetraining

13.3 Aufgaben der Schwester in der Ergotherapie

Die Schwester hat in der Beschäftigung und Aktivierung der Patienten zwei Aufgaben:

- *Unterstützung der Arbeit der Ergotherapeutin*
  Die Schwester, die den Patienten am besten kennt, kann oft beratend mitwirken, so daß die Ergotherapeutin frühzeitig in den Behandlungsplan miteinbezogen wird. Da sie weiß, daß vor allem die funktionelle Ergotherapie Einzeltherapie ist, versteht sie, daß die Therapeutin nicht immer auf die organisatorischen Bedürfnisse der Krankenstation Rücksicht nehmen kann. Regelmäßige Kontakte mit der Therapeutin helfen ihr, die Behandlung und Behandlungsfortschritte des Patienten mitzuverfolgen. Wenn sie weiß, welche Funktionen der Patient in der Therapie lernt, kann sie ihn dabei unterstützen und seine Übungswilligkeit fördern.
- *Eigene Mitarbeit in der Ergotherapie*
  Diese liegt vor allem in den Maßnahmen zur Selbsthilfe. Durch eine dem Patienten angemessene Pflege aktiviert sie so früh als möglich all jene Fähigkeiten, die (wenn auch eingeschränkt) noch vorhanden sind. Hilfe zur Selbsthilfe umfaßt alle Gebrauchsbewegungen, die in der Grundpflege täglich geübt und gefördert werden können.

Weiterführende Literatur S. 276.
Testfragen S. 277.

14 Erholsame Beschäftigung

Sequenzziel (Intention)

Sie erkennen Möglichkeiten der erholsamen und ablenkenden Beschäftigung für Ihre Patienten und wissen, daß Sie ihnen dabei nur unterstützend beistehen können, wenn Sie um die Entwicklung der eigenen Kreativität und Initiative bemüht sind. Sie helfen dem Patienten, vor allem dem Langzeitpatienten, bei der Suche nach geeigneten Beschäftigungen und sind bemüht, ihn auch in Gruppen das Gefühl der Gemeinschaft erleben zu lassen. Es ist Ihnen ein Anliegen, durch Aktivierung seiner physischen und geistigen Kräfte zur Erhaltung und Entfaltung seiner Persönlichkeit beizutragen, ihn zwischenmenschliche Beziehungen erleben zu lassen und ihm den Kontakt zur Außenwelt zu ermöglichen (bzw. ihn aufrecht zu erhalten).

Lernziel

Ergänzend zum 13. Kapitel orientiert Sie dieses Kapitel über die ablenkende Beschäftigung. Im Grunde genommen kann man funktionelle und ablenkende Beschäftigung nicht exakt voneinander abgrenzen. Es sind immer beide Elemente mehr oder weniger vordergründig enthalten. Sie können nach dem Studium dieses letzten Kapitels der Grundpflege
- Möglichkeiten der erholsamen Beschäftigung aufzählen;
- über die Krankenlektüre und den Gebrauch von Massenmedien im Krankenhaus Angaben machen;
- die für den Patienten möglichen Kontakte mit der Außenwelt nennen und deren Notwendigkeit begründen.

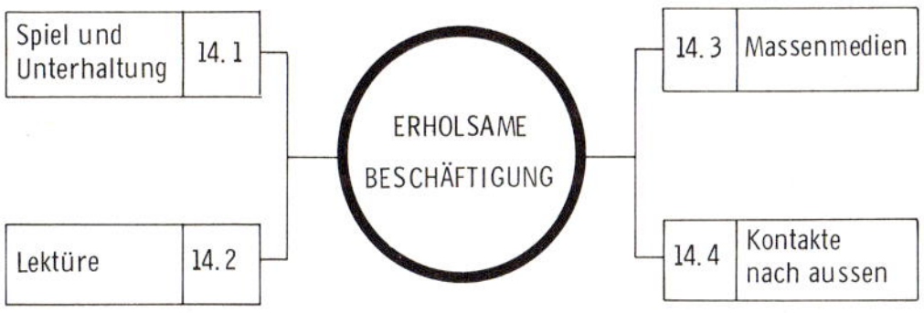

Prinzip

Menschen, die lange Zeit bettlägerig oder behindert sind und die dadurch oft zu körperlicher oder psychischer Inaktivität neigen, sind einer Reizverarmung ausgesetzt. Es fehlen ihnen Reize von außen oder/und von innen, die sie zum Tun anspornen. Tatenloses Herumsitzen, Langeweile, Lust- und Freudlosigkeit können Ausdruck ihrer Hilflosigkeit sein.

▼

Unsere Aufgabe ist es
- diese Patienten zur Aktivität anzuregen
- ihnen dadurch ihr Kranksein zu erleichtern
- in ihnen den Willen zur Selbsthilfe zu stärken
- für sie Kontakte mit der Umwelt (die sie von sich aus nicht mehr aufnehmen können) anzubahnen.

Voraussetzung

Lesen Sie Henderson, V.: *Unterstützung des Patienten in der erholsamen Beschäftigung.* In: Grundregeln der Krankenpflege (S. 46–48).

14.1 Spiel und Unterhaltung

Die Beschäftigung, das Sich-Unterhalten unserer Patienten kann nicht im üblichen Sinn als »Spiel« gelten. Dennoch sind die Gesetze des Spieles darin enthalten: *Ihr Tun liegt außerhalb der reinen Zweckbestimmung und des Leistungsprinzipes.*

Es kann sein, daß viele Patienten das Spielen wieder lernen müssen. Denn auch Spielen ist eine Kunst, die vielfach beim modernen Menschen verloren gegangen ist.

Spielerisch vergißt der Mensch vorübergehend Schmerz und Probleme, spielerisch ordnet er sich einer Gruppe ein, spielerisch werden Phantasie, Geist und Wille frei.

Je nach Alter und Zustand der Patienten eignen sich ganz verschiedene Spiele: Brettspiele, Würfelspiele, Kartenspiele, ferner Puzzles, Geduld- und Ratespiele. Sie führen oft zu gemeinsamen Erlebnissen und dienen der Erholung und Entspannung (Abb. 1). Die Kontakte, die beim gemeinsamen Spiel, z.B. im *Aufenthaltsraum* geschaffen werden, wirken sich positiv auf die körperliche und seelische Gesundung aus; sie können auch zum Ausgangspunkt für echte Kameradschaft, ja Freundschaft werden.

In der Pflege von Betagten, auf Stationen mit körperlich und geistig Behinderten erkennt man die positive und therapeutische Wirkung der *ablenkenden Beschäftigung* in Gruppen immer besser und macht mehr und mehr davon Gebrauch. Unter Leitung einer Therapeutin (vielleicht hat auch die Pflegegruppe das eine oder andere Mal dafür Zeit) erarbeiten die Patienten gemeinsam Theaterspiele, Puppenspiele, Abteilungsfeste u.a. Sie bakken einen Kuchen und veranstalten eine gemütliche Kaffeestunde. Sie machen Wettspiele und unternehmen »geistige Reisen« (Vorbereiten von Literatur, Dias, Vorspielen von Volksbräuchen u.a.).

Spielerisch-schöpferische Betätigungen sind auch Malen, Zeichnen, Kleben, Kneten, Schneiden, Musizieren u.a. Zu den Unterhaltungen gehören auch die *kulturellen* Darbietungen und Filme, die in vielen Krankenhäusern in regelmäßigen Abständen organisiert werden.

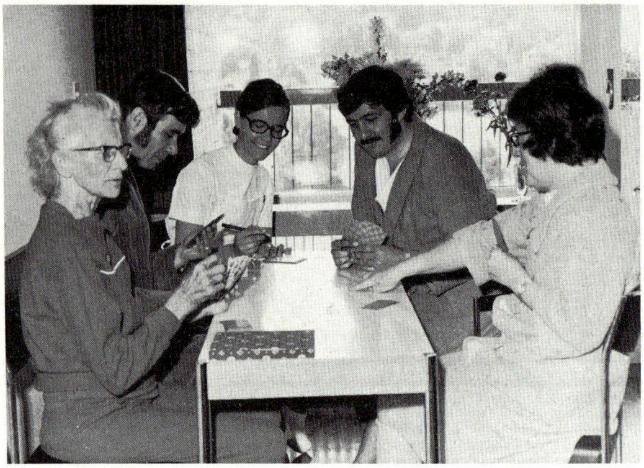

Abb. 1 Ablenkende Beschäftigung – Patienten beim Spiel

14.2 Lektüre

Drei Voraussetzungen müssen erfüllt sein, soll der Kranke ohne Belastung und Behinderung lesen. Er muß

- genügend Sehfähigkeit
- ausreichende Lesefähigkeit (Lichtverhältnisse, Lage des Kranken)
- ungeteilte Aufnahmefähigkeit

besitzen. Sind diese Voraussetzungen nicht erfüllt, soll der Kranke nicht zum Lesen von Büchern ermuntert werden. Wir müssen also daran denken, daß die Krankheit, das Kranksein und dessen Begleiterscheinungen das Lesen-wollen und das Lesen-können stark beeinflussen.

Die gezielte Krankenlektüre

Für viele Kranke bedeutet die Lektüre die wichtigste Beschäftigung. Lesestoff ist heute sehr viel vorhanden, aber nicht alle Patienten sind fähig, eine Wahl zu treffen, die ihnen zuträglich ist.

Viele Krankenhäuser beschäftigen bereits eine eigene Bibliothekarin, die 1- bis 2mal wöchentlich die verschiedenen Stationen aufsucht und die Patienten mit gewünschter oder geeigneter Lektüre versorgt (Abb. 2). Sie hat es vielfach in der Hand, die Lesewünsche der Patienten positiv zu beeinflussen, indem sie z.B. junge Langzeitpatienten mit Sachbüchern versorgt, die neben der Unterhaltung auch der Weiterbildung dienen;

Wünsche nach »billiger« Literatur kann sie in humorvollem Gespräch auf unterhaltende, aber gute Bücher abbiegen; Leseunerfahrene kann sie beraten. Steht keine Bibliothekarin zur Verfügung, fällt diese Aufgabe der Schwester zu. Sie soll deshalb eine Reihe von Büchern kennen, die man Patienten empfehlen kann:

- *Die ablenkenden Bücher*
  Der Kranke will sich ablenken, er will Sorge, Langeweile, Angst und Schmerzen vergessen. Erreicht wird Ablenkung durch:
  Unterhaltende Lektüre: Bücher, die von Menschen und Tieren erzählen, Familiengeschichten.
  Erheiternde Lektüre: Bücher, die zum Lächeln oder Schmunzeln Anlaß geben.
  Spannende Lektüre: Dazu gehören in erster Linie die Kriminalromane, Abenteuerromane, dann auch Berichte über Forschungsreisen, See- und Bergabenteuer.
- *Die hinlenkenden Bücher*
  Hinlenkende Lektüre ist dann zu empfehlen, wenn der Kranke mit der inneren Verarbeitung des Krankheitserlebnisses nicht fertig wird. Es handelt sich demzufolge um *eine Hilfe, die Krankheit verstehend besser tragen zu können.* Solche Bücher sollen nur mit größter Sorgfalt empfohlen werden.
  Anregende Bücher: Die Interessen des Patienten werden angesprochen, wodurch versucht wird, ihm zu helfen, daß er die Krankheitszeit nicht mehr als nur leere und sinnlose Zeit zu sehen braucht.
  Belehrende Bücher: Die Lektüre dient der beruflichen Weiterbildung oder Umschulung (Sachbücher, Fachzeitschriften). Der Kranke wird dadurch angeregt, sich mit seiner Zukunft im positiven Sinn auseinanderzusetzen.
  Beeinflussende Lektüre: Der Kranke soll durch ein gezielt ausgewähltes Buch dazu geführt werden, daß er sich selbst, seine Haltung und seine Situation mit dem Inhalt des Buches (bzw. der Hauptperson des Buches) kritisch auseinandersetzt. Er kann so zu neuen Erkenntnissen und zu Verhaltensänderung gelangen. Büchergruppen, die in diese Kategorie fallen, sind z.B. Biographien, Bücher über Lebensprobleme, Bücher mit lebensgestaltendem Wert.

Das Vorlesen (Abb. 3)
Mit gutem Willen läßt sich immer wieder jemand finden (Angehörige, Freunde, Jugend-

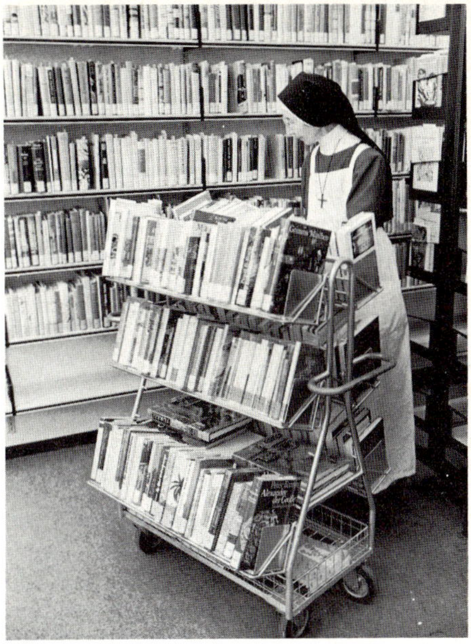

Abb. 2 Die Bibliothekarin – Beraterin für geeignete »Krankenlektüre«

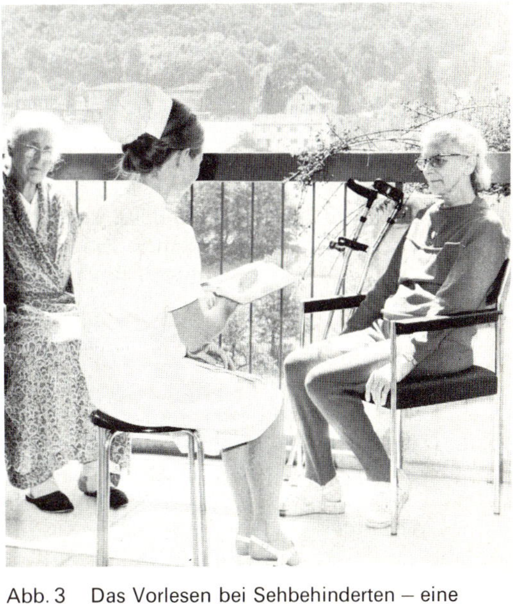

Abb. 3 Das Vorlesen bei Sehbehinderten – eine Herausforderung an die Schwester? Oder nicht vielmehr ein Dienst, den Angehörige, Freunde oder Mitpatienten übernehmen könnten

liche), die sich etwas Zeit nehmen, sehbehinderten oder leseunfähigen Kranken vorzulesen. Es kann auch vorkommen, daß Mitpatienten aus einem Buch vorlesen. Oft führt dies anschließend zu Gesprächen und Diskussionen, vor allem bei Bildbänden, Zukunftsromanen oder Büchern mit wirtschaftlichen, politischen oder technischen Problemen (= gemeinschaftsfördernde Bücher).

14.3 Massenmedien

Radio, Fernsehen, Tonband, Plattenspieler
Radio und Fernsehen haben ihre Berechtigung im Krankenzimmer. Im Mehrbettenzimmer bespricht die Schwester mit den Patienten, welches Programm wann gehört und gesehen wird. Das Hören von Musik, eines Vortrages, eines Gottesdienstes, der Nachrichten, der Kinderstunde oder des Schulfunks, wie auch eines Fußballmatches kann Abwechslung und Bereicherung bedeuten. Das Benützen des Fernsehens setzt ein bestimmtes Wohlergehen voraus.

Plattenspieler und Tonbänder sind ausgezeichnete Medien für Kranke. Im Mehrbettenzimmer müssen sie Kopfhöreranschluß haben. Für sehbehinderte Patienten kann auch die Hörbibliothek in Anspruch genommen werden. Sie bietet eine große Auswahl von Text- und Musik-Kasetten bzw. Tonbändern an (Biographien, Kurzgeschichten, Prosa und vieles andere mehr).

14.4 Kontakte nach außen

Der Ausgang und Aufenthalt im Freien kann sowohl der funktionellen wie auch der ablenkenden Beschäftigung dienen. Behinderte Patienten sollen nach Möglichkeit in Roll- oder Liegewagen in den Park gefahren werden (Abb. 4). Erlaubt es ihr Zustand, können sie dort allein oder mit Unterstützung (Angehörige, Pflegeperson) kleinere Spaziergänge machen.

Ausgänge in die Stadt oder ins Dorf sind bei kurzfristigem Krankenhausaufenthalt selten. Wenn der Patient dessen bedarf, so kann es ihm der Arzt erlauben. Bei bestimmten, chronisch verlaufenden Erkrankungen kann ein Urlaub (z.B. über Festtage) sehr viel Gutes wirken.

Jede dieser Arten von Ausgang bringt dem Patienten eine angenehme Abwechslung. Es besteht jedoch die Gefahr des Mißbrauches.

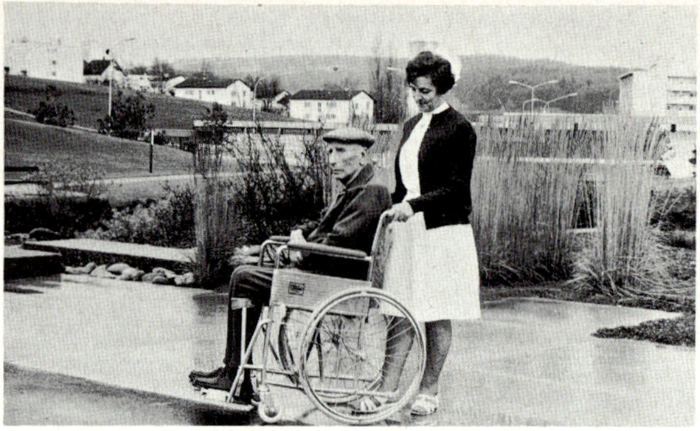

Abb. 4 Ablenkung – durch kürzeren oder längeren Aufenthalt außerhalb des Krankenhauses

Eine unauffällige Überwachung in Güte und Konsequenz spricht für unser psychologisches Geschick.

Über *Telefon, Krankenbesuch* und *Post* s. S. 257f.

Weiterführende Literatur

Beer, U., W. Erl: Entfaltung der Kreativität. Kratzmann, Tübingen 1974

Buytendijk, F.J.L.: Wesen und Sinn des Spiels. Springer, Berlin 1933

De Jong, L., L.M. Von Oordt: Kempers Spiel- und Bastelbuch. Kemper, Heidelberg 1968

Euler, K.F.: Krankenlektüre, Schriftenreihe zur Theorie und Praxis der Psychotherapie, Bd. 5. Hypokrates, Stuttgart 1964

Jentschura, G.: Beschäftigungstherapie, Grundlagen und Praxis, 2. Aufl. Thieme, Stuttgart 1974

Kelber, M.: Schwalbenbacher Spielkartei, 10. Aufl. Arbeitsstätte für Gruppenpädagogik, Wiesbaden 1973

Kirst W., U. Dieckmeyer: Creativitätstraining. Rowohlt, Hamburg 1971

Macdonald, E.M., G. Mac Caul, L. Mirrey: Occupational Therapy in Rehabilitation, 3. Aufl. Baillière, London 1970

Orff, G.: Musiktherapie, aktive Förderung des Kindes. Kindler, München 1974

Ravensburger Hobbybücher (Verlag Otto Maier, Ravensburg), z.B.:

Claudius, Ch.: Glasbemalen, Schneiden und Kleben

Diem, W.: Dekorative Dinge aus Gießharz

Lammèr, J.: Pelz, Leder und Fell

Lammèr, J.: Neuer Schmuck aus Silber, Pelz und Stroh

Lammèr, J.: Basteln mit Papier

Lammèr, J.: Span und Stroh

Panty, B.: Bunt bemalte Holzgeschenke

Ströbl, J.: Raumschmuck selbst gemacht

Prospekte verschiedener Firmen: Hilfsmittel für Behinderte

Rollier, A.: Die Heliotherapie. Urban & Schwarzenberg, München 1951

Schucking, G., G. Huchthausen: Leitfaden der Beschäftigungs- und Arbeitstherapie. Steinkopf, Darmstadt 1961

Wehnemann, G.: Beschäftigungstherapie im Rahmen der Rehabilitation. In: Themen der Krankenpflege, Jg. 2, Bd. 3. Urban & Schwarzenberg, München 1974

Testfragen

- Die Ursprünge der Beschäftigungstherapie gehen in der Schweiz auf das Jahr ________, in den USA auf ________, in der BRD auf ________ zurück (S. 269)
- Ergotherapie ist zusammengesetzt aus den beiden ________________ Sprachelementen ________________ und ________________ (S. 269)
- to ergon heißt ________________ (S. 269)
- Die 3 Hauptgebiete der Ergotherapie sind: a) ________________, b) ________________, c) ________________ (S. 270)
- Beim Betagten und Chronischkranken wird vorwiegend die ________________ Ergotherapie angewandt (S. 270)
- Der Patient nach Armamputation bekommt ________________ Ergotherapie (S. 270)
- Gruppentherapie eignet sich für ________________ und ________________ (S. 270)
- Funktionelle Ergotherapie ist ________________-Therapie (S. 271)
- Maßnahmen zum Selbsthilfetraining sind ________________, ________________, ________________, ________________. Man nennt diese Übungen auch ________________ (S. 271)
- Aufgabe der Schwester in der Ergotherapie ist
  a) ________________
  b) ________________ (S. 272)
- Der erholsamen Beschäftigung dienen: a) ________________ und ________________, b) ________________, c) ________________, d) ________________ (S. 274 f.)
- Zur spielerisch-schöpferischen Betätigung eignen sich: ________________, ________________, ________________, ________________ und ________________ (S. 274)
- Voraussetzung für die Lektüre im Krankenhaus ist: a) ________________, b) ________________, c) ________________ des Kranken (S. 274)
- Zu den ablenkenden Büchern gehören: die ________________ Lektüre, die ________________ Lektüre und die ________________ Lektüre (S. 275)
- Hinlenkende Bücher wollen dem Kranken helfen ________________ ________________. Dazu gehören die ________________ Bücher, die ________________ Bücher und die ________________ Lektüre (S. 275)
- Massenmedien, die sich besonders gut für den Kranken eignen, sind ________________ und ________________ (S. 276)
- Kontakte mit der Außenwelt sind ________________ und Urlaub, ________________, Krankenbesuch und ________________ (S. 276)

III Der Kranke in den verschiedenen Lebensaltern und Lebensphasen

1 Das Kind – der Jugendliche – der Erwachsene

Sequenzziel (Intention)

Sie bekommen einen Einblick in die besonderen Probleme des Kindes, des Jugendlichen und des Erwachsenen im Krankenhaus. Sie sind fähig, deren wichtigste spezielle Bedürfnisse zu erfassen und Mittel und Wege zu finden, ihnen in der Pflege bestmöglich zu entsprechen. Sie wissen, daß die Wünsche und Nöte unterschiedlich sein können und bemühen sich, in einer individuell angepaßten Pflege als Mensch den anderen Menschen als Persönlichkeit zu akzeptieren.

Lernziel

Sie können
- 4 wichtige Aspekte in der Pflege des kranken Kindes erklären;
- die besonderen Bedürfnisse des Jugendlichen aufzählen und angeben, wie Sie diesen zu entsprechen versuchen;
- je einen Problemkreis des Familienvaters bzw. der Mutter im Krankenhaus beleuchten.

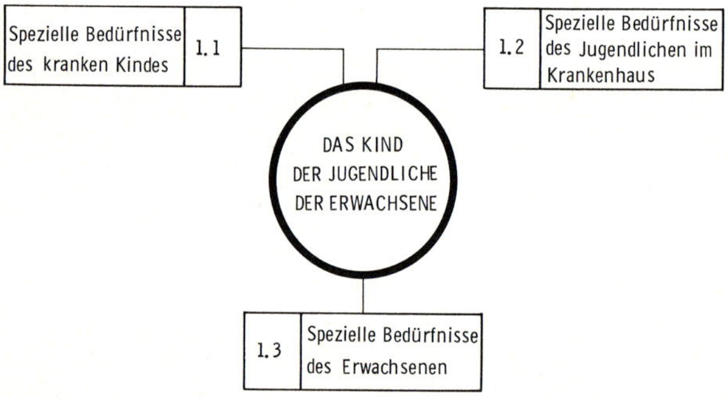

Prinzip

Die Bedürfnisse, das Erleben der Krankheit und somit die Unterstützung des Kranken werden sehr stark durch das Alter und den sozialen Hintergrund des Patienten beeinflußt.

▼

Für die Pflegenden bedeutet das
- Verständnis zu haben für die Probleme, Sorgen, Wünsche und Freuden der Menschen in den verschiedenen Lebensaltern,
- die speziellen Bedürfnisse zu erkennen versuchen und die Erkenntnisse in die Pflegeplanung einzubauen, und diese bei der Ausführung der Pflege zu berücksichtigen.

1.1 Spezielle Bedürfnisse des kranken Kindes

Die Pflege des kranken Kindes ist in erster Linie Aufgabe der speziell ausgebildeten Kinderkrankenschwester. Oft kommt aber auch die Krankenschwester mit dem kranken Kind zusammen, z.B. wenn sie auf Kinderstationen arbeitet, oder wenn Kinder auf allgemeinen Pflegestationen, auf Spezialabteilungen oder Intensivpflegestationen untergebracht sind.

Das Unterrichtsfach »Pflege des kranken Kindes« gehört deshalb zur Ausbildung der Krankenschwester. Dort kann sie sich das notwendige Wissen für ihre Stellung und Aufgabe dem kranken Kind gegenüber aneignen (s. weiterführende Literatur). Im folgenden nur einige kurze Hinweise:

1.1.1 Erfahrung der Krankheit in den verschiedenen Lebensaltern des Kindes

Beim Säugling und Kleinkind ist das Erleben der Krankheit vor allem eine Erfahrung von Schmerzen und der Trennung von der Mutter und dem vertrauten Milieu, wobei letzterem die größere Bedeutung zukommt. Am wenigsten leidet dabei der *Säugling* der ersten Lebensmonate. Das Bild seiner Umgebung ist noch zu schemenhaft, so daß Kontaktpersonen (Mutter) ohne Schaden ausgewechselt werden können. Am stärksten leidet das *Kleinkind* bis zum 4. Altersjahr unter der Trennung von der Mutter. Der Trennungsschmerz kann sich vor allem zu Beginn in schranken- und pausenlosem Weinen ausdrücken. Später wird das Kind apathisch; es kann oft lange dauern, bis es eingewöhnt ist oder doch eingewöhnt erscheint. Bei größeren Kindern, vor allem *Schulkindern,* ist nicht mehr der Trennungsschmerz im Vordergrund, denn die soziale Phase ist schon geweckt, und es kann verstehen, daß Arzt und Schwester ihm helfen wollen, die Gesundheit wiederzuerlangen. Das Hauptproblem bei diesen Kindern kann die Angst sein, die sie vor den therapeutischen und diagnostischen Maßnahmen empfinden.

1.1.2 Aufnahme des Kindes ins Krankenhaus

Wir haben im 1. Teil des Buches (S. 23f.) gesehen, daß dieses Geschehen schon beim Erwachsenen zu einem tiefgreifenden Erlebnis wird, noch viel mehr ist dies beim Kind, vor allem beim Kleinkind, der Fall.

Die Übernahme des Kindes ins Krankenhaus sollte möglichst vernünftig und (wenn kein Notfall vorliegt) auf der Basis einer angepaßten Vorbereitung geschehen. Viel hängt von der ersten Begegnung der Schwester mit dem Kind und der Mutter ab. Sie soll sich dafür genügend Zeit nehmen, so daß sich Mutter und Kind an sie gewöhnen und eine erste Vertrauensbasis geschaffen werden kann. Der Übernahme des Kindes sollen einige Worte des Kennenlernens, Hinweise auf die frohe und lustige Seite des Krankenhauses, Fragen nach dem Lieblingsspielzeug und den Gewohnheiten des Kindes vorausgehen. Wichtig ist auch, daß die Schwester die Namen der Geschwister erfragt und sich erkundigt, wie es Vater und Mutter anspricht. Diese Liste ließe sich noch beliebig verlängern. Heute ist man vielerorts dazu übergegangen, daß die Mutter mit auf die Station gehen darf. Dem Kind wird die Eingewöhnung ins Krankenhaus um vieles erleichtert, wenn die Mutter beim Entkleiden und Zubettbringen mithilft.

1.1.3 Erhaltung der Mutter-Kind-Beziehung

Wenn man sagt, daß die Schwester die Mutter ersetzen müsse, stimmt dies nur in einem sehr beschränkten Maß. Die natürliche Familienbindung wird zwar durch den Krankenhausaufenthalt notwendigerweise gelokkert, sie darf aber auf keinen Fall aufgehoben werden. Die wichtigste Gelegenheit, daß sich Eltern und Kind sehen und einander nicht fremd werden, bietet die *Besuchszeit*. Über ihre Häufigkeit sowie über die Einbeziehung der Mutter in die Pflege wird viel diskutiert. Eine einheitliche Regelung gibt es nicht. Im allgemeinen gehen die Bestrebungen aber doch dahin, die Besuchszeit zu lockern, um so der Mutter vermehrt die Möglichkeit zu bieten, ihr Kind zu sehen und diesem die Trennungsangst zu nehmen. Dadurch werden deren Folgeerscheinungen, welche die Genesung negativ beeinflussen, verringert.

1.1.4 Pflege und Betreuung des kranken Kindes (Abb. 1)

Die Maßnahmen der Grund- und Behandlungspflege sind die gleichen wie beim erwachsenen Menschen. Da dem Kind aber die Einsicht und das Verständnis dafür meist fehlen, braucht die Schwester in ihrer Ausübung viel psychologisches und pädagogisches Geschick. Der Faktor »Zeit haben« bedeutet in der Pflege des kranken Kindes sehr viel: Zeit haben, um mit dem Kind über seine großen und kleinen Probleme zu sprechen, ihm zu erzählen, mit ihm zu basteln oder zu spielen, ihm zuzuhören oder einfach »da zu sein«. Die meisten Kinder, ausgenommen Kleinkinder, sind auch zugänglich und dankbar für eine vernünftige Erklärung und Aufklärung bezüglich der vielen fremden Dinge, denen es ausgesetzt wird (Narkose, Injektionen, Blutentnahmen, Röntgenuntersuchungen u.a.).

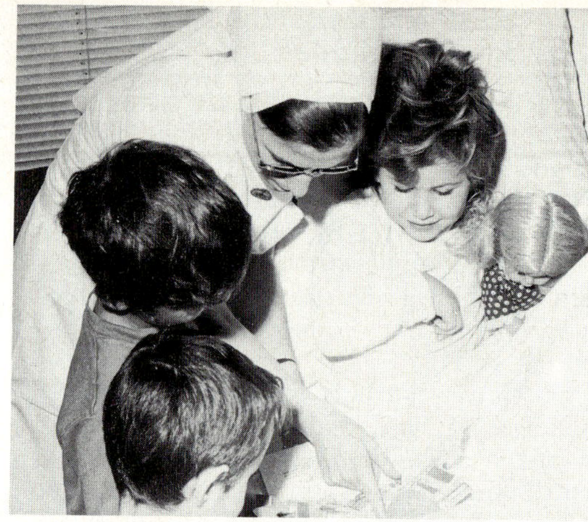

Abb. 1 Das Kind im Krankenhaus – die Beschäftigung und das Spiel, ein Teil der Behandlung und Pflege

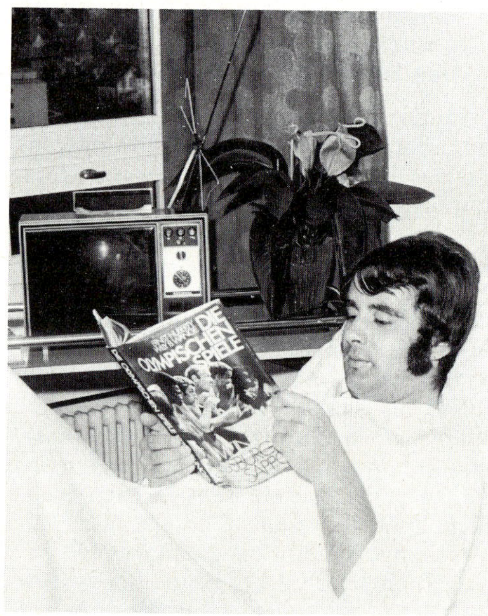

Abb. 2 Der Jugendliche im Krankenhaus – er braucht seinen persönlichen »Lebensraum«

1.2 Spezielle Bedürfnisse des Jugendlichen

1.2.1 Typische Bedürfnisse (Abb. 2)

Solange der Patient kein Schwerkranker, Unheilbarer oder Problempatient (Suizidversuch, Drogenabhängigkeit u.a.) ist, stellt er keine besonderen Ansprüche an die Schwester. Im folgenden einige typische Bedürfnisse des jungen Menschen, die meist leicht zu erfüllen sind:

- Ein Zwei- oder Mehrbettenzimmer empfindet er als angenehm, er möchte aber mit anderen Jugendlichen oder jüngeren Erwachsenen zusammensein.
- Er will nicht »bemuttert« werden, erwartet vielmehr, daß er auch im Spital als Erwachsener betrachtet wird.
- Er verlangt Toleranz seinem »Sosein« gegenüber, schätzt aber dabei eine konsequente Haltung der Schwester.
- Er will über seine Krankheit gut informiert sein und verlangt ausführliche Erklärungen über alle Maßnahmen der Grund- und Behandlungspflege.
- Er beansprucht eine gewisse Großzügigkeit vom Pflegepersonal in bezug auf seine ablenkenden Beschäftigungen (z.B. Hören von Musik).
- Er diskutiert gerne über aktuelles Geschehen, über Filme, Sport usw. und versucht herauszufinden, wie weit die Schwester – vor allem, wenn es sich um eine jüngere, vielleicht gleichaltrige Schwester handelt – darüber informiert ist und mitsprechen kann. Hier bestehen viele Möglichkeiten der positiven Beeinflussung im Sinne der Gesundheitserziehung und der gesunden Lebenshaltung.
- Studenten, vor allem wenn es sich um Langzeitpatienten handelt, verlangen für sich Ruhe und Verständnis, damit sie ihr Studium ungestört fortsetzen können.

– Andere Langzeitpatienten brauchen genügend Ablenkung, Beschäftigung und Kontakt mit der Außenwelt.

1.2.2 Der Problempatient

Der Drogenabhängige, der Suchtgefährdete
Der Gebrauch von legalen und illegalen Drogen hat in den letzten Jahren stark zugenommen (Rauschgift, Alkohol, Nikotin, Medikamente). Wir finden Suchtgefährdete und Abhängige in allen Altersstufen. Wir möchten in diesem Zusammenhang eine ganz kurze Übersicht über die *Auswirkungen der Abhängigkeit* geben. Da sehr oft der *Jugendliche* betroffen ist und wir ihm dann auch im Akutkrankenhaus begegnen, sei es, daß er mit einer Serumhepatitis (nach Injektionen, s. auch S.635), in einem alarmierenden Allgemeinzustand oder als Notfallpatient eingeliefert wird, ist ein kurzer Aufriß des Problems im Sinne eines Denkanstoßes hier berechtigt.

Die Auswirkung der Abhängigkeit (Sucht) ist eine dreifache:

– *Körperliche*
  Jede gehäufte und regelmäßige Einnahme von berauschenden Mitteln, seien es nun Medikamente, Alkohol oder Drogen, führt zunächst zu Überempfindlichkeit, zu rascher Ermüdung und Neigung zu reizbaren, ängstlichen oder depressiven Verstimmungen. Mit der Zeit können dann schwere körperliche Schädigungen hinzukommen (Leberschäden, Kreislaufstörungen, Magenerkrankungen u.a.).
– *Psychische*
  Eine weitere Folge des Rauschmittelkonsums (Drogen wie Alkohol) ist die langsame Zerstörung der Persönlichkeit. Anfängliche Schuldgefühle werden verdrängt. Es kommt zu Spannungen innerhalb der engeren und weiteren Umwelt, zu seelischen Fehlreaktionen, zu Interesseverlust, Gleichgültigkeit und Unaufrichtigkeit. Die Kritikfähigkeit und die Fähigkeit, sich selber zu steuern, gehen langsam verloren. Man spricht von einer eigentlichen Wesensveränderung, vom »Abbau der Persönlichkeit«.
– *Soziale*
  Am auffälligsten sind wohl die sozialen Folgen. Viele Drogenabhängige und Alkoholkranke suchen zwar zunächst aus einer innern Einsamkeit heraus eine Kommunikationsmöglichkeit. Da sie aber in ihren Kreisen nur eine Scheinkommunikation finden, ziehen sie sich immer stärker zurück. Sie vereinsamen und beginnen zu verwahrlosen. Bald sind sie auch nicht mehr voll arbeitsfähig.

Eine der Hauptursachen, die zur Abhängigkeit von Rauschmitteln führt, ist die seelische Einsamkeit. Weil sie schon in der Kindheit zu wenig Geborgenheit erlebt haben, fehlt es in unserer hektischen Zeit vielen Menschen am inneren Halt und an der Geborgenheit, die jeder Mensch nötig hat. Mehr Menschlichkeit in allen Lebensbereichen und tragende zwischenmenschliche Beziehungen könnten manchen vor dem Griff zur Flasche oder zur Droge bewahren.
Hier kann denn auch die Hilfe des medizinischen Teams einsetzen (Pflegepersonal, Arzt, Sozialarbeiter, Seelsorger, Ergotherapeut, Psychotherapeut).
Der Kranke braucht Hilfe, und zwar therapeutische Hilfe im weitesten Sinn. Für Suchtkranke ist diese Hilfe in ihrem gewohnten Milieu oft nicht mehr möglich, weil dort die Verlockungen zu groß sind. Aber auch mit einer blossen Entziehungskur in einer Klinik kann nicht wirksame Hilfe geleistet werden. Für eine wirkliche Heilung braucht es eigentliche Therapieheime, in die der Kranke sobald als möglich verlegt wird. Dort wird versucht, ihm die Ursache seiner Krankheit bewußt zu machen und er lernt, wieder an sich zu glauben und andere Wege für die Lösung seiner Schwierigkeiten zu finden. *Am meisten aber braucht er – sei es im Krankenhaus oder in einem Heim – Menschen, die zu ihm stehen, Menschen, die ihm bei der Rückkehr in sein gewohntes Milieu helfen, Menschen, die ihm in den anfänglichen Schwierigkeiten Halt und Stütze geben.* Die Betreuung Suchtkranker ist eine schwere Aufgabe. Das Pflegepersonal ist meist zu wenig ausgebildet, um wirksame Hilfe leisten zu können. In Ihren Aufgabenbereich aber fallen wichtige *Teilaufgaben:*

– Beobachtung des Patienten auf körperliche und psychische Veränderung
– Unterstützung der mitarbeitenden Fachpersonen (Therapeuten, Sozialarbeiter)
– Sorge für angemessene Beschäftigung und Ablenkung
– Überwachung des Patienten (Süchtige finden viele Wege, um zu ihrem Mittel zu kommen)
– Vorsicht auf der Station: Abschließen des

Medikamentenschrankes, Eliminieren herumliegender gebrauchter Injektionsspritzen u.a.
- sich Zeit nehmen für den Patienten (es gilt alles, was im Kapitel Kommunikation, S. S. 250 ff., gesagt wurde)
- Kontakte fördern und unterstützen (Eltern, Freunde usw.), diese aber zugleich »im Auge behalten«, damit keine Suchtmittel eingeschleppt werden.

Der Suizidpatient

Suizide und Suizidversuche gibt es in allen Altersstufen. Den Jugendlichen treffen wir recht oft nach einem Suizidversuch im Krankenhaus an. Meist handelt es sich um junge Menschen, die schon während ihrer Kindheit ein rechtes Heim, Geborgenheit und menschliche Wärme vermissen mußten, und die mit ihren Problemen allein geblieben sind. Sie suchen Ausgleich – irgendwo –, oft stehen sie schließlich allein in einer Krise. Findet der junge Mensch jetzt keine verstehende Hilfe, kann irgend ein auslösender Faktor (Liebeskummer, Schwierigkeiten mit dem Lehrmeister oder den Eltern) zu einer Kurzschlußhandlung führen – zum Suizidversuch.

Der Suizidgefährdete im Krankenhaus – unsere Hilfeleistung

Wenn der Patient nach seinem Suizidversuch erwacht, ist die erste Person, der er begegnet, meist die Schwester. Unser Verhalten hat in diesem Fall einen sehr großen Einfluß auf den Patienten und seine Situation. Es würde zu weit führen, in diesem Zusammenhang eine Abhandlung über die Betreuung von Suizidgefährdeten zu schreiben. Zu Ihrer Information und Weiterbildung finden Sie eine Liste weiterführender Literatur am Schluß des Kapitels.

Einige wesentliche Punkte sollen als Denkanstoß festgehalten werden:

Der Suizidpatient braucht
- ein Klima, in dem er Verständnis, Geborgenheit und Angenommensein erfährt
- Zeit von seiten seiner Betreuer, damit er über sich selbst, seine Probleme und Sorgen sprechen, aber auch schweigen kann
- jemand, der ihm zuhört, ohne Fragen zu stellen, ohne zu werten, ohne zu interpretieren
- Ablenkung und Beschäftigung (Ergotherapeutin)

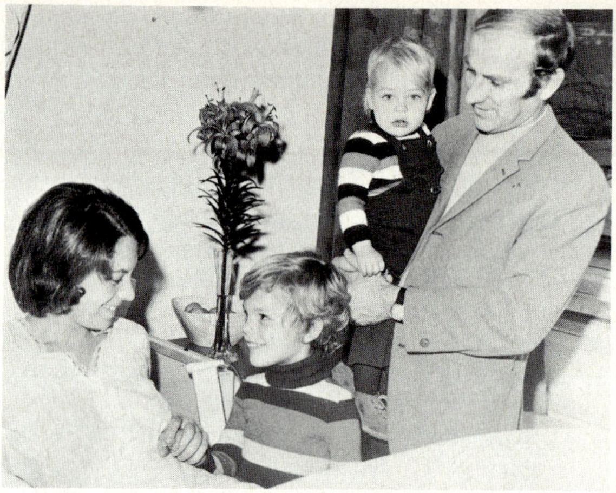

Abb. 3 Die Mutter im Krankenhaus – der notwendige bzw. erwünschte Kontakt mit ihrer Familie fördert die Genesung

- Hilfe zur Selbsthilfe; Angebote und Unterstützung in der Rehabilitation
- Hilfe zur Problembewältigung (Sozialarbeiter, Psychotherapeut, Seelsorger)
- Ermutigung und Hilfe zur neuen Sinnfindung.

1.3 Spezielle Bedürfnisse des Erwachsenen

Von den Menschen im mittleren Lebensalter werden Krankheiten, Unfälle und Krankenhausaufenthalte normalerweise ohne große Schwierigkeiten ertragen. Dies gilt aber nur insoweit, als sie ohne stärkere Beeinträchtigung und Folgeerscheinungen bleiben. Trotzdem bestehen auch für diese Menschen eine Reihe von Gegebenheiten, familiärer oder beruflicher Art, welche die Krankheit zu einem negativ empfundenen Erlebnis machen können.

1.3.1 Die Mutter (Abb. 3)

Schon ihr Weggang aus der Familie ins Krankenhaus kann Probleme aufwerfen. Sie wird sich sorgen, was wohl in ihrer Abwesenheit zu Hause geschieht, wie die Familie ohne sie zurechtkommt, wer für die Kinder sorgt usw. Dies ist in der heutigen Zeit zu einem echten Problem geworden, denn eine Ersatzmöglichkeit zur Betreuung von Haus und Familie ist nur schwer zu finden. Im glücklichen

Fall findet sich eine Verwandte, die bereit ist, für die Zeit des Krankenhausaufenthaltes der Mutter, deren Aufgaben zu übernehmen. Aber auch dann kann sich die Frau nur schwer von der Sorge um ihre Familie frei machen. Ihre erste Frage, die noch oft wiederkehren wird, ist demzufolge, wie lange sie bleiben müsse. Eine derartige Patientin pendelt zwischen Heim und Krankenhaus, zwischen Sorge und Heimweh nach ihren Angehörigen und dem Gefühl des eigenen Krankseins hin und her. Oft hat eine solche Frau ein großes Bedürfnis, über ihre Familie zu sprechen. Liegt sie in einem Zweibettzimmer mit einer Patientin in einer ähnlichen Situation, können sich die beiden gegenseitig ermuntern. Ist dies nicht der Fall, ist es besonders notwendig, daß sich die Schwester immer wieder für ein Gespräch Zeit nimmt, daß sie sich nach den Kindern erkundigt und echtes Interesse zeigt.

Die Besuchszeit ist für die Mutter im Krankenhaus von sehr großer Bedeutung. Wenn immer möglich, sollten die Bestimmungen über Besuchszeit und Besuchserlaubnis so gestaltet werden, daß es dem berufstätigen Ehemann möglich ist, seine Gattin täglich zu besuchen, daß auch die Kinder zum Besuch zugelassen werden und in regelmäßigen Abständen die ganze Familie zusammen sein kann (Abb. 3).

Eine wichtige Aufgabe der Pflegegruppe ist, daß *der Krankenhausaufenthalt nicht unnötig verlängert wird* (Pflegeplanung!). Es ist daran zu denken, daß eine Mutter nicht nur im Krankenhaus, sondern auch im Kreise ihrer Familie gesunden kann. Dabei darf aber nie übersehen werden, daß besonders eine Mutter nach überstandener Operation oder Krankheit einen *Erholungs- oder Ferienaufenthalt braucht,* bevor sie an ihre täglichen Pflichten im eigenen Heim zurückkehren soll. Muß sie unausgeruht, schwach und müde an die Hausarbeit und zur Betreuung der Kinder (vor allem kleiner Kinder) zurückkehren, wird meist die vollständige Genesung verzögert, und es kann u. U. ein Rückfall eintreten, oder die Frau bleibt körperlich schwach und müde – und was meist schlimmer ist – sie leidet psychisch, was sich auf ihre eigene Person und die ganze Familie negativ auswirkt.
Frühzeitige Planung der Krankenhausentlassung (evtl. mit der Sozialarbeiterin) kann diese Probleme weitgehend beheben helfen.

1.3.2 Der berufstätige Familienvater

Von der Familie her sind weniger Probleme zu erwarten als von beruflicher Seite. Oft kommt die Krankheit in einem sehr ungünstigen Moment. Der Kranke verpaßt dadurch z. B. eine Aufstiegschance im Geschäft, oder er muß fürchten, durch einen Mitarbeiter von seinem Posten und aus seiner Position verdrängt zu werden. Menschen, die ein eigenes Geschäft haben oder an der Spitze eines Unternehmens stehen, glauben oft, sie seien unentbehrlich. Sie sind nicht fähig, die beruflichen Interessen und Sorgen etwas abzubauen, was sich auf den Genesungsprozeß meist negativ auswirkt. Diesen Patienten kann man weder mit Trostworten: »Das wird schon wieder anders« noch mit Befehlen: »Jetzt dürfen Sie gar nicht an den Beruf denken« helfen. Wie wir es schon bei der Mutter gesehen haben, nützt auch hier nur das eine: sich für den Patienten Zeit nehmen, ihn über seine Sorgen sprechen lassen, ihm zuhören, für seine Anliegen Interesse zeigen.
Zeit haben, zuhören können, Anteil nehmen – das löst zwar weder die familiären Probleme der Mutter und Hausfrau, noch ändert es die berufliche Situation eines Arbeiters oder Geschäftsmannes, erleichtert aber zumeist das bedrückte Gemüt des Kranken und bedeutet darum echte und wirkliche Hilfeleistung.

Weiterführende Literatur

Der Mensch in den verschiedenen Lebensaltern

Engelhardt, K.: Der Patient in seiner Krankheit. Thieme, Stuttgart 1971

Hardy, I.: Psychologie am Krankenbett. Urban & Schwarzenberg, München 1968

Jores, A.: Der Mensch in seiner Krankheit. Klett, Stuttgart 1959

Mitchell, R.K.: Arbeitsfeld: Krankenhaus. Vandenhoeck & Ruprecht, Göttingen 1974

Remschmidt, H.: Psychologie für das Krankenpflegepersonal, 2. Aufl. Thieme, Stuttgart 1977

Schraml, J. W.: Psychologie im Krankenhaus. Huber, Bern 1970

Stern, E.: Der Mensch in der zweiten Lebenshälfte, Taschenbuchreihe Nr. 02057. Kindler, München 1975

Spezielle Bedürfnisse des kranken Kindes/Jugendlichen

Asperger, H.: Heilpädagogik. Springer, Wien 1961

Biermann, G.: Handbuch der Kinderpsychotherapie. Reinhard, München 1969

Fordham, M.: Vom Seelenleben des Kindes, Taschenbuchreihe Nr. 02060. Kindler, München 1975

Hertl, M.: Kinderheilkunde und Kinderkrankenpflege für Schwestern, 5. Aufl. Thieme, Stuttgart 1979

Schwarz, H.G.: Körperliche Entwicklung, Leistungsfähigkeit und Gesundheitszustand Jugendlicher (= Arbeit und Gesundheit, Heft 80). Thieme, Stuttgart 1968
Spielsachen für das bewegungsbehinderte Kind. Pro Juventute, Freizeitdienst, Zürich o.J.
Spielsachen für das bettlägerige Kind. Pro Juventute, Freizeitdienst, Zürich o.J.
Spitz, R.: Vom Säugling zum Kleinkind. Klett, Stuttgart 1967
Stern, E.: Kind, Krankheit und Tod. Reinhardt, München 1957
Stork, J., Hrsg.: Psyche des Kindes, Themen der einzelnen Bände: Kinder- und Jugendpsychologie, Pädagogik u.a. Beispiele: Widlöcher, D.: Was eine Kindererziehung verrät. Winnicot, D.W.: Reifungsprozesse und fördernde Umwelt u.v.a. Kindler, München 1975
Troschke, J.: Kinderkrankheiten: Das Kind als Patient im Krankenhaus. Reinhard, München 1974
Veeneklaas, G.M.H.: Kind im Krankenhaus. Thieme, Stuttgart 1974
Züblin, W.: Das schwierige Kind, 4. Aufl. Thieme, Stuttgart 1975

Der Sucht- und Suizidgefährdete

Aichhorn, A.: Verwahrloste Jugend, Huber, Bern o.J.
Böcker, F.: Suizide und Suizidversuche. In: Sammlung psychiatrischer und neurologischer Einzeldarstellungen, hrsg. von W. Scheid u. Mitarb. Thieme, Stuttgart 1973
Feuerlein, W.: Alkoholismus, Mißbrauch und Abhängigkeit. Thieme, Stuttgart 1975
Gelbke, R.: Drogen und Seelenerweiterung, Taschenbuchreihe Nr. 02065. Kindler, München 1975
Hillmann, J.: Selbstmord und seelische Wandlung. Rascher 1966
Hunneheus, H.: Rauschgift vor jeder Tür, Hohenrech 1972
Kessler, J.: Alkoholiker. Desch, München 1960
Ladewig, D. u. Mitarb.: Drogen unter uns. Medizinische, psychologische und juristische Aspekte des Drogenproblems, 2. Aufl. Karger, Basel 1972
Mattke, D.J., R. Wormser u. Mitarb.: Drogenfibel, Taschenbuchreihe Nr. 02097. Kindler, München 1975
Odermatt, J.: Alkohol heute. Secrétariat antialcoolique Suisse, Lausanne o.J.
Ringel, E.: Selbstmord – Apell an die andern. Kaiser, Grünewald 1973
Schenker, K.: Drogenkonsum bei 19jährigen Zürcherinnen. Psychiatrische Universitätsklinik, Forschung, Zürich 1972
Siegmund, G.: Das Problem des Selbstmordes, 2. Aufl. Paulinus, Trier 1970
Sommer, E.: Drogen warum? Klett, Stuttgart 1972
Steinbrecher, W., H. Solms: Sucht und Mißbrauch, 2. Aufl. Thieme, Stuttgart 1975
Stengel, E.: Selbstmord und Selbstmordversuche. Fischer, Stuttgart 1969
Tournier, P.: Geborgenheit – Sehnsucht des Menschen. Herder, Freiburg 1971
WHO: WHO-Expert Commitee on Dependence-producing Drugs, Genf 1965 und 1969
Wormser, R.G.: Drogenkonsum und soziales Verhalten bei Schülern, Taschenbuchreihe Nr. 02116. Kindler, München 1975

Der psychisch Kranke

Arns, W., K.A. Jochheim, H. Remschmidt: Neurologie und Psychiatrie für Krankenschwestern und Krankenpfleger, 4. Aufl. Thieme, Stuttgart 1978
Barz, H.: Praktische Psychiatrie für Schwestern und Pfleger. Huber, Bern 1972
Bleuler, M., J. Willi, H.R. Bühler: Akute psychische Begleiterscheinungen körperlicher Krankheiten. Thieme, Stuttgart 1966
Bräutigam, W., P. Christian: Psychosomatische Medizin. Thieme, Stuttgart 1973
Clauser, G.: Psychotherapie-Fibel, 4. Aufl. Thieme, Stuttgart 1972
Condrau, G.: Medizinische Psychologie, Taschenbuchreihe Nr. 02154. Kindler, München 1975
Condrau, G.: Einführung in die Psychotherapie, Taschenbuchreihe Nr. 02115. Kindler, München 1975
Harbauer, H.: Geistig Behinderte, 2.Aufl. Thieme, Stuttgart 1976
Kolle, K.: Einführung in die Psychiatrie, 5. Aufl. Thieme, Stuttgart 1969
Roche: Ihr Einsatz mehr als pflegen. Hoffmann La-Roche, Basel 1971
Spoerri, Th.: Kompendium der Psychiatrie, 7. Aufl. Karger, Basel 1973
Thomas, K.: Seelsorge und Psychotherapie, Bd. I, Meditation. Thieme, Stuttgart 1973
Van den Berg, J.H.: Grundriß der Psychiatrie. Fischer, Stuttgart 1970

Testfragen S. 305

2 Spezielle Bedürfnisse des Betagten

Sequenzziel (Intention)

Sie wissen um die besonderen Probleme und Bedürfnisse des betagten Menschen. Sie kennen die physiologischen und die wichtigsten pathophysiologischen Veränderungen, die beim Älterwerden des Menschen auftreten können. Sie verstehen und respektieren den alten Menschen und unterstützen ihn in all jenen Handreichungen, die er selber nicht mehr, oder nur noch ungenügend, ausüben kann. Sie sind fähig, Ihre Hilfeleistung so zu gestalten, daß der Betagte in seinen noch erhaltenen physischen und geistigen Funktionen unterstützt und aktiviert wird.

Lernziel

Sie können Auskunft geben über
- die Begriffe Gerontologie und Geriatrie;
- die wichtigsten seelischen und körperlichen Veränderungen im Alter;
- das Verhalten und die Hilfeleistung (Pflege) Betagten gegenüber.

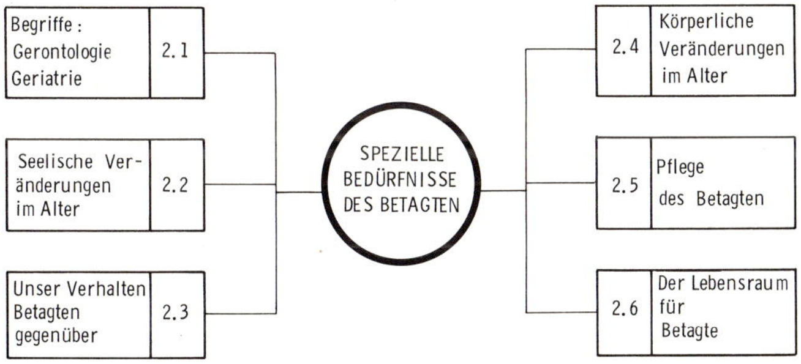

Prinzip

Das Altern ist ein physiologischer normaler Prozeß, welcher sich bei jedem Menschen abspielt, zwar individuell verschieden ausgeprägt und in verschiedener Form, sowie zu verschiedenen Zeitpunkten auftretend. Immer ist Altern ein Vorgang, in welchem die physischen, psychischen und geistigen Kräfte des Menschen sich verbrauchen. Der Organismus wird anfälliger für krankhafte Zustände.

▼

- Physiologische Verhaltensänderungen sind beim alten Menschen völlig normal. Je besser wir diese kennen, um so leichter fällt es uns, sie zu verstehen.
- Die noch vorhandenen Funktionen müssen unterstützt, gefördert und aktiviert werden.

2.1 Gerontologie – Geriatrie

Die natürlichen Lebenserwartungen sind um ein Mehrfaches gestiegen. Immer mehr alte Menschen leben daher in der heutigen Gesellschaft. Damit ist aber auch die psychologische und soziale Situation des alten Menschen problematischer geworden. Die Zeit, da er Teil einer großen Familie war, dort sogar einen Ehrenplatz innehatte und von der jüngeren Generation respektiert wurde, gehört der Vergangenheit an. Eine neue Situation ist entstanden und mit ihr eine eigene, neue Wissenschaft, die *Gerontologie*.
Gerontologie = Lehre über die normalen Vorgänge des Alterns oder Wissenschaft vom *biologischen Altern.*
Der Biologe unterscheidet: die Kindheit, die Jugend, das Reifealter, die Zeit des Alterns und das Alter. Die einzelnen Lebensphasen sind nicht scharf voneinander zu trennen. Das Altern setzt ein mit dem Auslaufen der Fortpflanzungsfunktion. Bei der Frau geschieht dies um das 50., beim Mann um das 60. Lebensjahr. In dieser Lebensperiode beginnen – zwar oft noch unmerklich – die ersten Zeichen des kommenden Alters. Die psychischen und physischen Reserven schwinden allmählich. Die Reaktionen werden langsamer, die Beziehungen zwischen Befehls- und Ausführungszentren werden locker, kurz, die körperlichen und geistigen Tätigkeiten nehmen ab. Man darf dabei aber nicht vergessen, daß das Altern nicht nur Leistungsrückgang bedeutet, sondern auch Fortschritt des innern Wachstums, denn jede Lebensstufe führt zu einer nächsten Stufe. Die nächste Stufe, die dem Alter folgt, ist aber unweigerlich der Tod. Zum Alt-werden-können gehört die Einübung der Kunst, gut zu sterben. Dazu sagt Friedrich Heer: »Alt werden, gut altern, kann nur, wer jung gewesen ist. ›Das Zeitliche segnen‹, gut sterben kann nur, wer dieses Zeitliche schon in seinem Leben gesegnet hat... Das bedeutet: Erziehung zum Alt-werden. Den letzten Schritt – hinüber ins Andere – wagt nicht leicht ein Mensch, wenn er es nicht gelernt hat, in vielen kleinen und größeren Schritten über sein Selbst hinauszuschreiten, in Gabe und Hingabe in seinem Leben.«
Geriatrie = Lehre über die krankhaften Vorgänge im Alter. Die physiologische Funktionsverminderung aller Organe führt zu erhöhter Labilität gegenüber schädlichen Umwelteinflüssen. Die Krankheitshäufigkeit und Krankheitsdauer nehmen deshalb mit steigendem Alter zu. Unter den Gesundheitsstörungen stehen die Herz- und Kreislaufkrankheiten an erster Stelle, dann folgen Degenerationen (Arthrosen) und andere Störungen des Bewegungsapparates.

2.2 Seelische Veränderungen

Die Einstellung der Menschen zu ihrem Altwerden ist nicht bei allen gleich. Das Alter kann positiv und negativ erlebt werden. Die Richtung hängt ganz entscheidend von der Persönlichkeit des Menschen ab, von seiner Fähigkeit, sich anzupassen. In keinem Lebensalter aber ist die Anpassung schwerer als im Alter, treten doch Erscheinungen auf, die der Mensch im Durchschnitt nur schwer verkraftet.

- Es kommt zur Verringerung der körperlichen Möglichkeiten, zum Nachlassen der Funktion und damit zu somatischen (= körperlichen) Beschwerden.
- Der altwerdende Mensch wird aus dem Wirtschaftsleben gedrängt. Er muß seine vertraute Arbeit aufgeben, wird pensioniert und von jungen Kräften überholt. Dadurch wird er aus der leistungsorientierten Gesellschaft ausgeschlossen. Daran leidet sein Selbstwertgefühl.
- Dazu kommt, daß der Mensch im Älterwerden immer mehr der Vereinsamung entgegengeht. Seine Kontakte werden spärlicher und einseitig. Die zwischenmenschlichen Beziehungen nehmen ab oder werden gestört.

Angesichts dieser Schwierigkeiten darf es uns nicht wundern, wenn die Anpassung des alten Menschen an die Umwelt oft mißlingt oder nur mühsam vollzogen wird.
Die Krankheit hat in diesem Zusammenhang eine ganz besondere Bedeutung. Es kann sein, daß der Kranke das Altern bis dahin nicht als bewußtes Erlebnis erfahren hat. In diesem Fall kann die Krankheit zum einschneidenden Zeichen des Älterwerdens, des beginnenden Kräftezerfalls und der verminderten Leistungsfähigkeit werden. Daß dabei die psychischen Symptome stärker sein können als die durch die körperliche Störung hervorgerufenen, ist verständlich. Meist reagiert dieser Patient durch eine für seine Situation charakteristische Verhaltensweise. Man spricht von Regression (regredi = zurückge-

hen). Damit wird ein dem Lebensalter nicht gemäßes Verhalten bezeichnet. Wir erleben die Tendenz zur Regression beim Betagten als kindliche oder kindische Verhaltensweise; oft beschäftigen sich die Patienten, dem Säugling ähnlich, fast ausschließlich mit sich selbst.
Die wichtigsten seelischen Veränderungen, die beim Altwerden auftreten, betreffen das *Denken*, das *Gedächtnis* und das *Gefühl*. Wir müssen dabei die normalen Veränderungen von den krankhaften Störungen unterscheiden können, um uns dem Kranken gegenüber richtig verhalten zu können:

A. Denken
Normale Veränderungen:
- Verinnerlichung: Das Denken des alten Menschen richtet sich immer mehr nach innen, er besinnt sich auf das Wesentliche – er gelangt zu dem, was wir richtigerweise »Weisheit des Alters« nennen.
- Verlangsamung: Diese äußert sich in Bedächtigkeit und Schwerfälligkeit, Umstellungen werden nicht mehr so leicht verkraftet. Der alte Mensch braucht viel Zeit!
- Vereinfachung: Die Geschehnisse wirken nur noch flüchtig auf den alten Menschen ein, die Probleme der Gegenwart belasten ihn kaum mehr.

Krankhafte Störungen:
Wenn das Denken sich noch stärker verlangsamt, wenn es »müde« wird, kommt es schließlich zur Verarmung an Vorstellungen. Das Denken wird immer mehr eingeengt *(röhrenförmiges Denken)*. Die daraus erwachsende Gedankenarmut wird durch leere Phrasen überdeckt, der Kranke *konfabuliert*. Schreitet die Denkverarmung weiter, kommt es schließlich zur eigentlichen *senilen Demenz* (= Altersverblödung).

B. Gedächtnis
Normale Veränderungen:
Weil das, was täglich passiert, für den Betagten nicht mehr so wichtig ist, verlagert sich die Gedächtnisleistung.
- Das Frischgedächtnis nimmt ab.
- Das Altgedächtnis beherrscht das Denken und Reden. Weil Sorgen und Kümmernisse vergangener Zeiten verblassen, die frohen Stunden aber im Gedächtnis haften blieben, kommt es zum Trugbild der »guten alten Zeit«.

Krankhafte Störungen:
Das Gedächtnis versagt immer mehr. Neue Eindrücke können schließlich überhaupt nicht mehr aufgenommen werden, das Erinnerungsvermögen wird immer schwächer, die Merkfähigkeit schwindet. Es kommt zur schwersten zeitlichen und örtlichen *Desorientiertheit*.

C. Gefühl (Gemüt)
Normale Veränderungen:
- Es wird ruhiger! Die Gegenwart vermag den alten Menschen nicht mehr so sehr zu beunruhigen.
- Der Mensch wird weicher und milder, die Ansprüche, die er stellt, werden kleiner. Beim reifen betagten Menschen schimmert immer mehr die Güte durch.

Krankhafte Störungen:
Wenn sich die Weichheit des Gemütes verstärkt, wird es schließlich stumpf und teilnahmslos.
Die krankhaften Veränderungen können sich aber auch in umgekehrter Richtung auswirken: wir kennen die unerklärliche Launenhaftigkeit dieser Kranken = *Affektlabilität, Affektinkontinenz*. Sie vermögen die Gefühle nicht mehr zu meistern, Gereiztheit und Wutausbrüche wechseln mit Tränen und Klagen. So rasch wie ein Gefühlsausbruch stattfindet, so rasch kann er auch wieder abklingen.
Die Verinnerlichung, Verlangsamung und Vereinfachung des Denkens, das Hervortreten des Altgedächtnisses und das weicher und milder werdende Gemüt sind durchaus charakteristische Veränderungen im Alter. Sie gehören zum natürlichen Altsein. Ob ein Mensch früh oder spät alt wird, hat dabei nichts zu sagen.
Von einem *psychoorganischen-Syndrom* (POS) sprechen wir erst, wenn die Störungen auf eine krankhafte Weise zunehmen. Die Schwerste Form des POS ist die senile Demenz, auch *Altersdemenz;*
Bedingt sind diese Störungen durch den Schwund der Hirnsubstanz.

Das »Anderswerden« des betagten Menschen äußert sich auch in seiner Auseinandersetzung mit der *Zeit:*

Vergangenheit
Die Auseinandersetzung mit der Vergangenheit dominiert beim alten Menschen eindeutig. Die ganze Gedächtnisveränderung geht

ja in diese Richtung. Je nachdem, wie die Vergangenheit des einzelnen Menschen verlaufen ist, wird sie im Alter zur Quelle der Freude und Befriedigung oder zur Belastung, die zu Resignation und Bitterkeit führt. Ist das Leben reich an glücklichen Stunden gewesen und kann der alternde Mensch mit Freude an seine Jugend mit all ihren Abenteuern, an ein gutes Fortkommen im Beruf, an ein harmonisches Eheleben zurückdenken, oder war sein Leben gekennzeichnet durch tapfere Überwindung von Schwierigkeiten, ist für den Menschen das Verweilen in der Vergangenheit eine Befriedigung und eine stets neu sich belebende Freude. Diese Vergangenheit wird zum beliebtesten Gesprächsstoff für interessierte und nicht interessierte Zuhörer.

Wenn aber in der Lebensgeschichte Not, Härte, Versagen der Eltern und der Gesellschaft, bittere Enttäuschungen in der Ehe vorherrschen, kann dies die alternde Seele schwer belasten. Die Vergangenheit wird zum quälenden Begleiter. Vielleicht kann sich der Enttäuschte zur Annahme durchringen, dann wird auch er zu einem Lebensabend gelangen können, in dem die Zufriedenheit Raum hat.

Gegenwart

Es ist still geworden um den Betagten. Der Mann ist aus dem Berufsleben zurückgetreten, die Hausfrau und Mutter wird von ihren Kindern nicht mehr in Anspruch genommen. Die Gegenwart ist für den Betagten nicht mehr bedrängend, sie verliert an Bedeutung und wird leer. Die Kinder haben ihr eigenes Leben aufgebaut, Freunde sterben, und so bedeutet die Gegenwart für viele Einsamkeit und Isolierung. Schöpferische Menschen und Menschen, die sich schon in jungen Jahren auf ihr Altwerden einstellen, wissen auch jetzt die Zeit zu nutzen und die Leere auszufüllen. Betagte aber, die nicht fähig sind, die Gegenwart positiv und selbständig zu meistern, leiden schwer unter dem Verlassensein. Solche Menschen werden sich selber und ihrer Umgebung zur Last.

Zukunft

Der alte Mensch weiß, daß diese für ihn kürzer wird. Er weiß mit dem Verstand, daß ihn der Tod rufen wird, aber das Herz will es nicht wahrhaben; es resultiert die Angst vor dem Ungewissen. Aus dieser Angst heraus sorgen sich alte Menschen um ihre Zukunft:

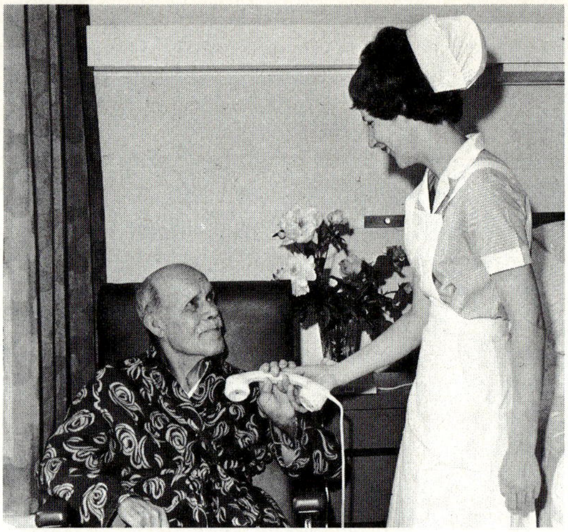

Abb. 4 Betreuung des Betagten – er braucht Hilfeleistung und gütiges Verstehen

Sparsamkeit kann zu Geiz werden, Vorsicht steigert sich zu Mißtrauen. Die Überwindung der Zukunftsangst des Alternden ist nur durch den Glauben möglich. Aus dieser Gläubigkeit heraus erwachsen Gelassenheit und Ergebenheit.

So fühlt der Betagte mit seinen biologischen und psychologischen Veränderungen aus der Auseinandersetzung mit Vergangenheit, Gegenwart und Zukunft bald Bedrängnis, bald Bereicherung.

2.3 Unser Verhalten Betagten gegenüber

Die Schwester muß von den normalen und pathologischen Veränderungen im Alter wissen, nur dann kann sie sich dem Betagten gegenüber richtig verhalten, ihm helfen und beistehen.

- Wir müssen Betagte ernst nehmen.
- Sie haben Anrecht auf unsere Achtung und Ehrfurcht, die durch unsere Haltung und Rede zum Ausdruck kommen muß.
- Zu familiäres Benehmen ist nicht angezeigt. Auch der Greis ist eine Persönlichkeit und nicht irgend ein alter Mann oder eine alte Frau, zu denen man »Großvater« oder »Grosi« sagen darf, nicht »Oma« oder »Opa«, auch nicht ein Kind, das man duzt.
- Fragen des Kranken, auch wenn sie immer wieder die gleichen sind, muß man mit Ge-

duld beantworten. Für ihn ist jede Frage jedesmal neu und aktuell, und er erwartet darum eine neue Antwort. Antworten wie: »Das habe ich Ihnen doch schon vor fünf Minuten gesagt!« zeugen davon, daß die Schwester wenig vom seelischen Geschehen des Alterns erfaßt hat.

- Für den Betagten bedeutet ein Milieuwechsel immer eine große Belastung, er findet sich am neuen Ort nicht mehr zurecht. Dadurch verschlechtert sich der seelische Zustand, er ist »aus dem Geleise geworfen«.
  Mit Geduld und Nachsicht können wir eine solche Krise, die oft beim Eintritt ins Krankenhaus auftreten kann, erleichtern.
- Der Kranke soll möglichst Kontakte aufrechterhalten und neue schaffen können (Mitpatienten, Aufenthalt in Gemeinschaftsräumen, Telefon, Besuche, Briefe usw.) (Abb. 4)
- Untätigkeit ist zu vermeiden. Kann der Kranke sein Bett verlassen, genügt es nicht, ihn in eine Ecke zu setzen, wo er bis zum erneuten Zurückbringen ins Bett sitzen bleibt.
- Angemessene Beschäftigung und Schaffen von Bewegungsmöglichkeiten sind notwendig. Muße und Aktivität müssen sich die Waage halten.
- Von »der guten alten Zeit« erzählen zu können, bedeutet für den Kranken vielfach eine Lebensnotwendigkeit. Für die Schwester bedarf es dabei einiger Disziplin, um in der Rolle der interessierten Zuhörerin auszuharren.
- Gewohnheiten des Betagten sollen berücksichtigt werden, solange sie ihm nicht schaden und den Stationsablauf nicht behindern. Umerziehung ist meist fehl am Platz, denn Versuche dazu stürzen den Patienten nicht selten in ein Gefühl der Unsicherheit und Ungeborgenheit und bleiben meist völlig erfolglos.
- Dem Betagten, der Angst vor dem Tode hat, muß zur Hoffnung verholfen werden. Hoffnung wird aber nicht dadurch geweckt, daß sie einfach als Verhaltensweise empfohlen wird. Vielmehr muß der Patient Partner finden, die ihn erfahren lassen, daß sie seine Situation mit ihm tragen. Diese Partner soll der Betagte auch in einer jungen Schwester, besonders aber im Seelsorger finden können.
- Takt ist auch dem verwirrten und emotionell gestörten Patienten gegenüber notwendig. Oft ist es nicht leicht, herauszufinden, wessen er gerade bedarf. Heute will er vielleicht allein gelassen werden, morgen sucht er Kontakt und Gemeinschaft.
  Takt ist auch gegenüber Traurigen und Mutlosen angebracht; aufgedrängter oder falscher Trost kann verletzend wirken. Besonderer Behutsamkeit bedarf der Mißtrauische. Er ist sehr rasch bereit, zufällige und unüberlegte Bemerkungen zu seinen Ungunsten auszulegen.

Der folgende Text (entnommen aus der Zeitschrift Ferment, Nr. 11, 1971, Herausgeber: Pallotinerverlag, Gossau, Schweiz) zeigt uns, wie sehr die obgenannten Verhaltensweisen dem Bedürfnis des betagten Menschen entspricht:

»Seligpreisungen eines Alten
Selig, die Verständnis zeigen für meinen stolpernden Fuß und meine lahmende Hand.
Selig, die begreifen, daß mein Ohr sich anstrengen muß, um alles aufzunehmen, was man zu mir spricht.
Selig, die zu wissen scheinen, daß meine Augen trübe und meine Gedanken träge geworden sind.
Selig, die mit freundlichem Lächeln verweilen, um ein wenig mit mir zu plaudern.
Selig, die niemals sagen: »Diese Geschichte haben Sie mir heute schon zweimal erzählt«.
Selig, die es verstehen, Erinnerungen an frühere Zeiten in mir wachzurufen.
Selig, die mich erfahren lassen, daß ich geliebt, geachtet und nicht allein gelassen bin.
Selig, die in ihrer Güte die Tage, die mir noch bleiben, auf dem Wege in die ewige Heimat, erleichtern.«

2.4 Körperliche Veränderungen

Neben den S. 288 erwähnten Gesundheitsstörungen bzw. Funktionsstörungen an Organen und Organsystemen (z.B. Herz-Kreislauf) sowie der langsam zunehmenden Bewegungsbehinderung stehen zwei Leiden im Vordergrund:

2.4.1 Hörbehinderung

Schwerhörigkeit, welcher Art auch immer, bedeutet Verlust an Kommunikation und dadurch Erschwerung der zwischenmenschlichen Beziehung. Es kann auch sein, daß der

Schwerhörige resignierend seine Bemühungen um Verstehen aufgibt und sich auf sich selbst zurückzieht. Die Folge davon ist Isolation und Vereinsamung, besonders dann, wenn das Verständnis der Umwelt ungenügend oder überhaupt nicht da ist.

Hilfen, die angeboten werden können, sind:
- der Hörapparat (Hinterohrgeräte, »Im-Ohr-Geräte«, Hörbrillen)
- Hörtraining (ablesen von den Lippen) und Sprachpflege
- Verständnis von seiten der Umwelt, d.h. für uns: wissen, wie wir mit Schwerhörigen umgehen sollen.

Ratschläge für gut Hörende im Umgang mit Schwerhörigen
(übernommen vom Bund Schweizerischer Schwerhörigenvereine = BSSV):

1. Sprechen Sie bitte mit Schwerhörigen *etwas lauter, nicht zu schnell,* mit deutlicher Artikulation, ruhig und in gleichmäßigem Tempo.
2. *Bedenken Sie,* daß der Schwerhörende – auch wenn er einen Hörapparat trägt – Sie in der Regel nur verstehen kann, *wenn er Sie sieht* und das Gesprochene vom Munde ablesen kann. Ihr Gesicht muß gut beleuchtet sein.
3. *Wiederholen Sie freundlich,* was der Schwerhörende nicht verstanden hat.
4. *Bei wichtigen Abmachungen* vergewissern Sie sich bitte, ob der Schwerhörige richtig verstanden hat.
5. *Bemühen Sie sich,* dem Hörbehinderten *in Gesellschaft beizustehen,* indem Sie ihn nach Möglichkeit ins Gespräch ziehen.
6. *Teilen Sie ihm mit,* wovon die Rede ist, und benützen Sie wenn nötig einen Notizblock.
7. *Wenn Sie berufliche Beziehungen* zu Schwerhörigen haben, so trachten Sie, durch klare Mitteilungen jegliches Mißverständnis zu vermeiden.
8. *Machen Sie Schwerhörende aufmerksam* auf die vorhandenen *Hilfsmöglichkeiten:* ohrenärztliche Untersuchung, evtl. Behandlung – Hörapparat-Beratung und -Vermittlung durch eine Hörmittelzentrale des BSSV –, Besuch von Ablese-, Hörtrainings- und Sprachpflege-Kurse – Anschluß an den BSSV, bzw. an seine Vereine –, Benützung der Höranlagen in Kirchen, Vortragssälen usw.
9. *Weichen Sie den Schwerhörenden nicht aus,* sondern verkehren Sie mit ihnen unbefangen und zuvorkommend; sie werden Ihnen dafür dankbar sein.
10. *Sie hören gut!* – Bedenken Sie, was das bedeutet – und versuchen Sie, sich vorzustellen, mit wievielen Schwierigkeiten und Entbehrungen sich der Hörbehinderte täglich auseinandersetzen muß.

2.4.2 Sehbehinderung

Eine weitere Behinderung, die bei zunehmendem Alter oft nur schwer korrigierbar ist, ist die Sehbehinderung. Der Betagte soll ermuntert werden, den Augenarzt aufzusuchen, um eine bestmöglich angepaßte Brille zu bekommen. Es kann aber sein, daß auch eine Brille nicht mehr ausreicht, der Mensch bleibt *sehbehindert* oder er *erblindet.*

Im folgenden einige
Regeln für den Umgang Sehender mit Blinden
(Auszug aus dem Merkblatt des Schweiz. Blindenverbandes = SBV):

1. Sei im Umgang mit Blinden so unbefangen und so natürlich wie möglich. Man nehme die Tatsache der Sehschädigung nur da zur Kenntnis, wo es unbedingt notwendig ist.
2. Ein Blinder ist in der Regel weitaus weniger hilfsbedürftig, als der Laie annimmt. Dränge ihm keine unnötige Hilfe auf, sondern hilf da, wo es sich wirklich als notwendig erweist, so leicht und so unauffällig wie möglich.
3. Man beschreibe Personen, Vorgänge und Gegenstände in der Umgebung des Blinden, unterlasse jedoch allzuviel Kommentare über optische Eindrücke, die für den Nichtsehenden leicht langweilig wirken können.
4. Wer sich einem Blinden nähert, soll sich rechtzeitig bemerkbar machen. Insbesondere wirkt leises Herumgehen einer unbekannten Person – etwa auf Gummisohlen – für den Sehgeschädigten verständlicherweise unangenehm.
5. Wer einen Blinden anspricht und nicht sofort an der Stimme erkannt wird, sollte seinen Namen nennen und, falls notwendig, kurz erklären, wer er ist. Der Blinde möchte wissen, mit wem er spricht. Hat man das Gespräch beendet und will den Platz verlassen, so gebe man dem Blinden davon Nachricht. Es ist für ihn peinlich, wenn er das Wort an eine Person richtet, die sich längst entfernt hat.
6. Wenn sich ein Blinder in Begleitung befindet, so spreche man nicht mit der Begleitung über seine Angelegenheit statt mit ihm (etwa: »Ißt er Kuchen?«, statt »Möchten Sie ein Stück Kuchen?«).
7. Wer einen Nichtsehenden zu führen hat, führe so leicht und so unauffällig wie möglich. Meist genügt eine Berührung des Armes. Sind längere Strecken zu führen, so erkundige man sich nach der dem Blinden gewohnten Weise.
8. Bei Stufen muß man dem Blinden angeben, ob sie hinauf- oder hinunterführen und ihn auf das Ende derselben aufmerksam machen.
9. Bei Treppen und Fahrzeugen genügt es in der Regel, wenn man dem Blinden die Hand an den Handlauf bzw. Griff legt. Ist die unterste Stufe eines Fahrzeuges (Tram, Bus oder Zug) besonders hoch, ist er froh, wenn er darauf aufmerksam gemacht wird.
10. Man lasse bei Blinden Türen nach Möglichkeit nicht offenstehen. In der Regel öffnen sie sie gerne selber, was ihnen die Orientierung erleichtert.
11. Bei Mahlzeiten erkundige man sich, ob man helfen kann (eventuell Fleischschneiden o.ä.). Man sage, wo sich was auf dem Teller befindet. Denke Dir, der vor dem Blinden liegende Teller sei ein Zifferblatt; so kann man beispielsweise sagen: »Das Gemüse befindet sich auf 3, das Fleisch auf 6 Uhr.« Tassen oder Gläser gieße man nicht zu voll. Den Platz von Weingläßern gebe man an, da sie besonders leicht umfallen.
12. Wenn Gegenstände im Zimmer umgestellt werden, mache man dem Blinden davon Mitteilung. Es ist zu beachten, daß von den Möbeln hervorragende lange

Gegenstände (Zweige in einer Vase, Griffe von Geräten oder Gefäßen) von Nichtsehenden leicht heruntergerissen werden können.

2.5 Die Pflege des alten Menschen

Unter der Überschrift *Unser Verhalten* sind die Bedürfnisse des Betagten und unsere Hilfeleistung weitgehend besprochen worden. Wir beschränken uns in diesem Abschnitt auf einige zusätzliche Schwerpunkte:

- *Körperpflege*. Sie muß sorgfältig und gründlich geschehen. Besonderes Gewicht ist auf die *Prophylaxen* (siehe S. 78ff.) und auf eine individuell angepaßte *Hautpflege* zu legen (die Haut des Betagten ist vielfach dünn und trocken und hat die Elastizität verloren). Die Körperpflege soll immer im Sinne der *aktivierenden Pflege* durchgeführt werden. Unsere Hilfeleistung sei in erster Linie – und so lange als möglich – Hilfe zur Selbsthilfe.
- *Bekleidung*. Vieles von dem, was S. 207ff. besprochen wurde, hat bei der Pflege und Betreuung alter Menschen Gültigkeit und soll in diesem Zusammenhang nachgelesen werden.
- *Die Ernährung* muß dem Betagten angepaßt werden. Es kann sein, daß die Krankheit durch falsche Ernährung ausgelöst oder begünstigt wurde. Hier gilt es, Eßgewohnheiten zu korrigieren. Im Prinzip soll die Ernährung des Betagten eiweißreich, fettarm, vitamin- und mineralienreich sein. Gleichzeitig muß für eine angemessene Flüssigkeitszufuhr gesorgt werden. Alte Leute trinken im allgemeinen zu wenig. Als wichtigste Regel für die Altersernährung könnte gelten: Kleine Portionen, mit Liebe und Wohlwollen angerichtet und mit einem freundlichen, aufmunternden Wort serviert.
- *Pflege der geistigen Aktivität*. Altsein ist ebensosehr wie Jungsein eine Existenzform mit voller Lebensberechtigung und ist ein Selbstwert, der gepflegt werden muß. Der Mensch, der aus dem Wirtschaftsleben herausgetreten ist, hat Zeit, Muße, Freizeit. Viele müssen lernen, mit dieser Zeit sinnvoll umzugehen, sie brauchen dazu Unterstützung und Hilfe (s. dazu »ablenkende Beschäftigung« S. 273ff.).
  »Lebenslanges-lernen-können« betrifft auch den alten Menschen. Neben kulturellen Angeboten, Radio, Fernsehen ist auch die *Bibliothek* ein wichtiges Mittel, die geistige Aktivität zu fördern (wenn die Sehkraft des Betagten ausreicht). Es soll dabei nicht bloßer Zeitvertreib bezweckt werden, weshalb wir den Betagten nicht nur Romane und Erzählungen anbieten, sondern gezielt auch Lesestoff bereitstellen, der ihnen Lebenshilfe bieten, Anregungen zur Gestaltung ihrer Freizeit vermitteln usw. kann. Wir werden also Hilfe zur Selbsthilfe anbieten. – Die folgende Zusammenstellung stützt sich auf das Merkblatt »Literaturhinweise« des Zentralsekretariates der Schweizerischen Stiftung »Für das Alter«. Es handelt sich dabei nicht um eine umfassende Aufzählung, sondern um eine Empfehlung einiger ausgewählter Titel.

A Lebenshilfe für Betagte

Améry, J.: Über das Altern. Revolte und Resignation, 2. Aufl. Klett, Stuttgart 1969
Benary-Isbert, M.: Das Abenteuer des Alterns. Knecht, Frankfurt 1968
Benary-Isbert, M.: Ein heiterer Abend krönt den reichen Tag. Knecht, Frankfurt 1964
Böger, J.: Älterwerden mit Bedacht, 3. Aufl. Morus, Berlin 1967
Carnegie, D.: Nicht altern, sondern reifen. Scherz, Bern 1957
Christian, P.: Geduld ist alles. Kleine Bücherei. Müller, München 1973
Deeken, A.: Alt sein ist lernbar. Anleitung und Hilfe. Butzon & Bercker, Kevelaer 1973
Eck, F.: Kleine Lebenskunst. Großdruckreihe »Sonne am Abend«. Müller, München 1974
Eick, R.: Senioren-Postille. Heitere Tips für den Lebensherbst. Bonz, Stuttgart 1970
Haller, A.: Handbuch für die Gestaltung des Ruhestandes. Aktion P, Länggasse 7, Bern
Hanselmann, H.: Alt werden, alt sein. Rotapfel, Zürich 1959
Knobel, B.: Im Stall der Steckenpferde. Heinweise und Anregungen zur Freizeitgestaltung. Rotapfel, Zürich
Nels, M.: Und immer leuchtet ein Stern. Großdruckreihe »Sonne am Abend«. Müller, München 1973
Nels, M.: Heilende Kräfte. Großdruckreihe »Sonne am Abend«. Müller, München 1974
Schlemmer, J.: Die Kunst, alt zu werden. Nach einer Sendereihe des Süddeutschen Rundfunks. Piper, München 1962
Schnoy, H.: Zuversicht des Herzens. Großdruckreihe »Sonne am Abend«. Müller, München 1973
Stengel, F.: Von der goldenen Hälfte des Lebens. Amandus, Wien 1970
Streeter, E.: 65 ist kein Alter, 4. Aufl. Herbig, Berlin 1968
Vischer, A.L.: Das Alter als Schicksal und Erfüllung. Schwabe, Basel 1965
Weiser, E.: Älter werden – aktiv bleiben. Ratschläge für den Ruhestand. Müller, Rüschlikon 1970
Weiser, E.: Die gewonnenen Jahre. Ex Libris, Zürich 1967

B Religiöses

Christian, P.: In der Hand des Herrn. Kleine Bücherei. Müller, München 1972

Meyer, H.: Christsein zwischen gestern und morgen. Echter, Würzburg 1972
Schlisske, O.: Evangelisches Altenbuch. Eine Lebenshilfe. Mohn, Gütersloh 1971
Tannen, U.: Dies ist das Tor. Stationen in Angst und Nacht. Echter, Würzburg 1973

C Gesundheit im Alter

Eichenlaub, J.E.: Die zweite Hälfte des Lebens. Mittel und Wege zur dauernden Erhaltung der Gesundheit, Spannkarft und Lebensfreude. Müller, Rüschlikon 1967
Groth, S.: Keine Angst vor dem Alter. Herderbücherei Bd. 478. Herder, Wien 1974
Rößler, H.: Auch im Alter gesund. Wie man das Alter meistert. Haug, Heidelberg 1968
Rößler, H.: Gesund auch im Alter. Lebensgestaltung des alternden Menschen. Goldmann, München o.J.
Scharll, M.: Altersgymnastik (mit 48 Abbildungen). Thieme, Stuttgart 1969
Sonnet, A.: Schach dem Alter. Von der Kunst, lange und gesund zu leben. Katzmann, Tübingen 1958
Trumpa, E.: Alt werden – gesund bleiben (mit einem Gymnastikteil von W. Kohlrausch). Fischer, Stuttgart 1966

2.6 Die Altersunterkünfte – Der Lebensraum für Betagte

Die Benennung der verschiedenen Altersunterkünfte ist weder international noch im Bereich z.B. des deutschen Sprachraumes einheitlich. Das folgende Schema, das in der *Schweiz* auf Anregung des Vereins für Schweizerisches Heim- und Anstaltswesen ausgearbeitet wurden, kann daher nur als Beispiel gelten. Maßgebend für die Einteilung war *die dem Grad der Behinderung der Bewohner* angepaßte Intensität der gebotenen Dienste in baulicher und personeller Hinsicht (siehe Tabelle 1, S.295f.).

Weiterführende Literatur

Blieweis, T.: Die dritte Lebensphase. Chancen des Älterwerdens. Herder, Wien 1972
Brückner, R.: Augen-Fibel, 5. Aufl. (Neuauflage in Vorbereitung). Thieme, Stuttgart 1966
Destrem, H.: Weiterhin alles Gute! Rex, Luzern 1970
Ditfurth, H.: Aspekte der Angst, Taschenbuchreihe Nr. 02086. Kindler, München 1975
Handler, J.: Das Buch der Gesundheit. Ex Libris, Zürich 1968
Hasler, A.: Im Schatten des Wohlstandes. Ex Libris, Zürich
Holtmeier H.J.: Ernährung des alternden Menschen, 2. Aufl. Thieme, Stuttgart 1970
Leclercq, J.: Das Alter der schöneren Liebe. Rex, Luzern 1968
Martin, E., J.P. Junud: Ein kurzes Lehrbuch der Geriatrie. Huber, Bern 1975
Niemeyer, W.: abc für Hörbehinderte. Thieme, Stuttgart 1972
Schettler, G.: Alterskrankheiten, Leitfaden für Ärzte und Studenten, 2. Aufl. Thieme, Stuttgart 1972
Steinmann, B.: Die Pflege des Betagten und Chronischkranken. Huber, Bern 1963
Tournier P.: Erfülltes Alter, Älterwerden will gelernt sein. Blume, Frankfurt o.J.
Wunderli, J.: Mensch und Altern. Karger, Basel 1971
Vischer, A.L.: abc für alte Menschen in gesunden und kranken Tagen, 2. Aufl. Thieme, Stuttgart 1968
Vischer, A.L.: Seelische Wandlungen beim alternden Menschen. Schwabe, Basel 1949

Testfragen S. 305

Tabelle 1 Benennung der Altersunterkünfte in der Schweiz

Typ	Definition	Aufnahmekreis	Bauliche Ausstattung	Personelle Ausstattung	Zusatzdienste
Eh	*Wohnungen für Betagte* Wohnungen ohne spezielle Ausstattung, die in erster Linie für Betagte reserviert und für ambulante Dienste leicht erreichbar sind.	Betagte, die sich selber versorgen und – nötigenfalls mit Hilfe ambulanter Dienste – selbständig wohnen können.	Trägt den besonderen Bedürfnissen der alten Menschen höchstens hinsichtlich der Lage Rechnung. Mobiliar vom Bewohner gestellt.	Gewährleistung von ambulanten Diensten nach Bedarf	Ambulante Dienste
Ea	*Alterswohnungen* Einzelne oder gruppiert in verschiedenen Gebäuden untergebrachte Wohnungen, die es nach Lage und Ausstattung erlauben, auch bei körperlicher Behinderung allein zu wohnen.	Wie bei Wohnungen für Betagte; doch können auch körperlich behinderte Betagte aufgenommen werden.	Lage und Ausstattung tragen den besonderen Bedürfnissen körperlich behinderter alter Menschen Rechnung. Mobiliar vom Bewohner gestellt.	Gewährleistung von ambulanten Diensten nach Bedarf.	Ambulante Dienste
Eg	*Alterssiedlung* Zusammenfassung von Alterswohnungen in einem oder mehreren Gebäuden, meistens verbunden mit Gemeinschaftsräumen und gemeinschaftlichen Dienstleistungen.	Wie bei den Alterswohnungen	Wie Alterswohnungen. Zusätzlich Gemeinschaftsräume für Essen, Turnen, Schwimmen, Freizeit usw. Zentrale Bademöglichkeit. Mobiliar vom Bewohner gestellt.	Hauswart Warte- und evtl. Pflegepersonal, »Animateur« oder Sozialarbeiter	Ambulante Dienste
D	*Altersheim* Heim, das für langfristige Unterkunft und Verpflegung leicht behinderter, älterer Menschen eingerichtet ist, deren Gesundheitszustand aber in der Regel nur gelegentlich Krankenpflege und ärztliche Behandlung erfordert.	Leichtbehinderte, nicht dauernd pflegebedürftige Betagte, die in der Regel keinen eigenen Haushalt mehr führen können.	In der Regel Einzelzimmer (für Ehepaare mit Verbindungsmöglichkeit) mit WC und evtl. Dusche und kleiner Kochgelegenheit. Mobiliar gewöhnlich vom Pensionär gestellt.	Heimleitung Pflegepersonal Hausdienstpersonal »Animateur« oder Sozialarbeiter	– Dienste für die Umgebung (Alterszentrum) – Tagesstätte (Dj) – Pflegemöglichkeit für dauernd pflegebedürftig gewordene Pensionäre, gegebenenfalls in besonderer Pflegeabteilung (DC)
	Krankenheim (Pflegeheim) Heim, das hauptsächlich der dauernden Unterkunft und Pflege langzeitkranker und pflegebedürftiger Menschen dient, welche tägliche Krankenpflege und eine regelmäßige ärztliche Behandlung benötigen.	Personen, die bei der Aufnahme dauernd pflegebedürftig sind.	Mindestens einfache medizinisch-diagnostische Grundausstattung, ein Arztzimmer mit Untersuchungs- und Behandlungsraum und Räume für Therapien.	Heimleitung Verantwortlicher Arzt (jederzeit erreichbar) Pflegepersonal Hausdienstpersonal Ergo-, Physiotherapeuten und »Animateur« oder Sozialarbeiter	Dienste für die Umgebung (Alterszentrum) Tagesstätte (Cj)

Tabelle 1 (Fortsetzung)

Typ	Definition	Aufnahmekreis	Bauliche Ausstattung	Personelle Ausstattung	Zusatzdienste
B	*Spital für Chronischkranke* (Geriatrische Klinik) Krankenhaus, das sich vorwiegend mit der Untersuchung und temporären Behandlung solcher Kranker befaßt, die eine anspruchsvolle Krankenpflege, regelmäßige intensive ärztliche Behandlung benötigen und deren Gesundheitszustand einen bestimmten *Rehabilitationserfolg* erwarten läßt (durchschnittliche Aufenthaltsdauer in der Regel einige Wochen bis einige Monate).	Personen, welche die für die Behandlung notwendigen Voraussetzungen erfüllen.	Spitaleinrichtung für die Untersuchung, Rehabilitation und Pflege Chronischkranker.	Spezialärzte Ergo-, Physiotherapeuten und andere Spezialisten Personal wie in Spital.	Funktion eines Tagesspitals für die Umgebung (Bj)
A	*Akutspital* Krankenhaus für kurzfristige Untersuchung, Behandlung und Pflege akut und chronisch kranker Patienten (durchschnittliche Aufenthaltsdauer in der Regel längstens 30 Tage)	Akutkranke Personen, die vorwiegend eine kurzfristige Untersuchung, Behandlung und Pflege benötigen.	Spitalausstattung	Spitalpersonal	

3 Der Sterbende

Sequenzziel (Intention)

Die Kenntnis um die inneren Prozesse (Phasen), die ein todgeweihter Patient durchzumachen hat, hilft Ihnen dazu, daß Ihr Umgang mit Sterbenden hilfreicher wird. Sie führen die medizinischen und pflegerischen Maßnahmen, die bei Sterbenden getroffen werden müssen, so durch, daß der Patient sich sicher fühlt und weiß, daß er sich auf Sie verlassen kann. Ihr Umgang mit Sterbenden basiert auf dem Immer-neu-sich-bemühen um eine echte Beziehung, die sich verbal (im Gespräch) oder averbal (in Gesten, Tonfall und Verhalten) ausdrückt. Dieses kurze Kapitel kann Ihnen nur einen Einblick in den großen Themenkreis »Sterben und Tod« geben. Es ist als Denkanstoß gedacht und will Ihnen helfen, daß Sie mittels weiterführender Literatur, durch Diskussionen in speziellen Seminarien usw. den Themenkreis vertiefen und daß Sie lernen, bewußter über den Prozeß des Sterbens nachzudenken, offener darüber zu reden und den Ansprüchen von Sterbenden und deren Familien besser gerecht zu werden.

Lernziel

Nach dem Studium dieses Kapitels können Sie
– die Begriffe Tod und Sterben mit eigenen Worten umschreiben;
– über den Reifungsprozeß, den der Sterbende durchmacht, Auskunft geben und das helfende Verhalten zuordnen;
– die häufigsten Beschwerden des Todkranken nennen und sinnvolle pflegerische Maßnahmen ableiten;
– die ärztlichen Maßnahmen am Sterbebett begründen und angeben, welche Aufgaben Ihnen dabei zufallen;
– das Herannahen und den Eintritt des Todes beschreiben und zu den Hilfeleistungen für den Verstorbenen und dessen Angehörigen Stellung nehmen.

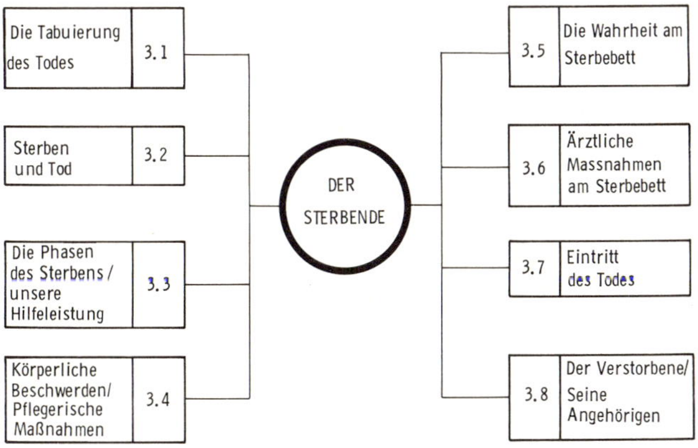

»Jedes Leben steht unwiderruflich unter dem Zeichen des Todes. Das Sterben trifft den Menschen als einmalige Person, jeder muß seinen eigenen Tod sterben. Die Geburt ist ein sozialer Vorgang, denn keiner wird allein geboren. Beim Sterben ist das anders. Das Ende des Lebens ist das ureigenste Widerfahrnis in der Geschichte des Individuums.«
Margaretha K. Bowers

3.1 Die Tabuierung des Todes

Der Tod gehört zum Leben – ist ein Stück Leben – und ist für den einzelnen bedeutsam. Wenn der Mensch sein Leben wirklich leben will, muß er auch sein Sterben leben und seinen Tod annehmen. Das Sterben gehört zum Menschsein, wie die Geburt. Wir wissen aber, daß diese Haltung dem Tod gegenüber keineswegs überall vorhanden ist. Das Thema »Tod« wird stillschweigend übergangen oder verharmlost, während rings um uns her der Tod erlitten wird.
Die Tabuierung des Todes hat sicher zwei Gründe:

- die Angst des einzelnen
- das Leistungs- und Erfolgsdenken der Gesellschaft.

Ein Zeichen der Angst ist z.B., daß schon das Kind vor jeder Auseinandersetzung mit dem Tod sorgfältig ferngehalten wird. Das war nicht immer so. Noch vor 100 Jahren erlebte der Mensch, der 35 Jahre alt wurde (= mittlere Lebenserwartung jener Zeit) mindestens vier Todesfälle in der Verwandtschaft. Epidemien – und dadurch Krankheit und Tod – waren nichts Außergewöhnliches. Schon das Kind erlebte den Tod, denn die Anwesenheit Alter und Sterbender in der Familie waren selbstverständlich. Diese Selbstverständlichkeit und damit die Vertrautheit mit dem Sterben sind dem heutigen Menschen abhanden gekommen. Daheraus begreifen wir das Ausmaß der Verdrängung von Vergänglichkeit und Tod aus unserem Leben. Der Tod ist aber auch mit einem gesellschaftlichen Tabu umgeben. Es werden Barrieren errichtet, weil der Tod ganz einfach nicht in das Denken unserer Konsum- und Leistungsgesellschaft hineinpaßt. Er bedeutet Niederlage und eignet sich nicht für unser Vernunftdenken. Weder die Technik noch die Wissenschaft können ihn letztlich erfassen. Das sind Gründe, weshalb man den Tod entweder verschweigt oder unter Ausschaltung von Gefühlen rein kognitiv, d.h. verstandesmäßig, darüber redet. In beiden Fällen betreibt der Mensch ein Ausweichmanöver, wodurch das Problem nicht kleiner wird. Im Gegenteil, gerade die Tabuierung des Todes erschwert es dem Menschen (Angehörigen, Betreuern, Pflegenden), dem Sterbenden offen und frei gegenüberzutreten. Das Opfer dieser ungesunden Atmosphäre ist der sterbende Patient, der sehr oft in eine Atmosphäre der Unechtheit und Unwahrhaftigkeit eingeschlossen wird; der Schweigen oder erzwungene Fröhlichkeit erlebt in Stunden, da er in ganz besonderm Maß eine echte Beziehung zu seiner Familie und zu den Menschen, die ihn pflegen, brauchen würde.

3.2 Sterben und Tod

Kuhlendahl stellt den »Individualtod« dem »biologischen« Tod gegenüber. Der Individualtod – man versteht darunter Leben ohne Bewußtsein (auch als psychischer Tod bezeichnet) – tritt oft viel früher ein als der biologische Tod.
Tod kann nicht gleichgesetzt werden mit Sterben. Sterben ist ein noch (erfahrbares) Auf-dem-Wege-sein, der Tod ist das Ziel.
Pieper sagt dazu: »Von dem Eigentlichen des Todes kann niemand eine unmittelbare Erfahrung machen, es sei denn, vielleicht der Sterbende selbst«. Boros, der sich vor allem in den beiden Büchern *»Mysterium mortis«* und *»Erlöstes Dasein«* mit dem Sterben und dem Tod auseinandergesetzt hat, setzt Sterben gleich mit *Durchgang* (= Weg), den Tod bezeichnet er als *Tor zur jenseitigen, eigentlichen Welt:* »Der Mensch hat vom Tod keine unmittelbare Erfahrung. Was man bei einem Sterbenden erfährt, ist nicht der Tod in seiner innern Wirklichkeit, sondern nur der äußere Aspekt des Todes.«
Trotz moderner Apparaturen, mit denen Herz- und Gehirnströmungen erfaßt und registriert werden können, kann niemand mit Sicherheit sagen, *wann* der Tod *wirklich* eintritt. Die Frage, wann der Übergang vom Sterben zum Tod geschieht, bleibt offen, und man behilft sich mit abstrakten Begriffen:

- *psychischer Tod* = Verlust des Bewußtseins (Eintritt der Bewußtlosigkeit)
- *klinischer Tod* = die Vitalzeichen erlöschen. Herz- und Atemfunktion setzen aus, wobei die Zellen und somit auch die Organe noch eine bestimmte Zeit weiterleben. In dieser Zeit kann der Mensch noch reanimiert (= wiederbelebt) werden
- *biologischer Tod* = es treten Veränderungen am Organismus auf, die mit dem Leben nicht mehr vereinbar sind. Eine Reanimation ist nicht mehr möglich (= absoluter Tod)
- *juristischer Tod* = die Hirnfunktion ist erloschen (flache EEG-Kurve im Elektroenzephalogramm). Der juristische Tod ist

nur bei Organtransplantationen von Bedeutung.

3.3 Die Phasen des Sterbens – unsere Hilfeleistung

Kein Sterben gleicht dem andern, denn jeder Mensch lebt sein eigenes Leben und stirbt seinen eigenen Tod. Dazu kommt, daß die Ursachen des Todes – und damit der Prozeß des Sterbens – ganz unterschiedlich sein können. Der unheilbar Kranke, der über seine Prognose Bescheid weiß, hat einen längeren Sterbeprozeß zu bestehen, als der Mensch, der bei einem Unfall innerhalb von Sekunden stirbt.
Nach der bekannten Autorin E. Kübler-Ross (Psychiaterin in den USA) muß der sterbende Patient fünf Phasen durchmachen, um seine Krankheit und schließlich seinen Tod zu begreifen (Tab. 1, S. 300).

3.3.1 Die Phasen des Sterbens

1. Phase: Nichtwahrhabenwollen und Isolierung
Der Kranke ist schockiert, gerät in Panik oder versucht die Realität zu verdrängen, indem er zu tun versucht, als ob sich in seinem Leben nichts geändert hätte.

2. Phase: Zorn
Früher oder später muß der Mensch der furchtbaren Wirklichkeit ins Auge sehen. Er reagiert darauf mit tiefer Traurigkeit und depressiven Störungen, oder er stellt zornig-empört die Frage: »Warum denn gerade ich?« Nur wenn der Kranke die Verbitterung oder Depression überwinden und seine Affekte abreagieren kann (= Katharsis, griechisch: Reinigung) kann er in die dritte Phase eintreten.

3. Phase: Verhandeln
Der Mensch versucht, das Unvermeidliche durch eine Art Verhandeln hinauszuschieben. Er feilscht vielleicht mit Gott um eine Verlängerung des Lebens, er verspricht alles mögliche und will dadurch Verschonung vor weiteren Leiden einhandeln. Er möchte vor dem Sterben »sein Haus in Ordnung bringen«, eine »noch nicht beendete Arbeit abschließen« usw.

4. Phase: Depression
Der Körper signalisiert nun ganz klar, daß es keinen Ausweg mehr gibt. Den Menschen überfällt Trauer und ein Gefühl des Verlustes, das sich auf die Vergangenheit (z.B. Verlust des Berufes) oder auf die Zukunft (Leben, Freunde, Familie) beziehen kann. Oft verfällt der Mensch in dieser Zeit in Stummheit und Erstarrung.

5. Phase: Zustimmung
Wenn der Kranke die Trauerarbeit leisten konnte, wenn er Hilfe zur Bewältigung der verschiedenen Phasen bekommen hat, erreicht er ein Stadium, in dem es ihm langsam gelingt, sein Schicksal anzunehmen. Er ist imstande, im Frieden und im Einverständnis das Sterben-müssen zu akzeptieren.

3.3.2 Unsere Hilfeleistung

Helfendes Verhalten (Tabelle 1) dem todgeweihten oder sterbenden Patienten gegenüber muß eingeübt werden. Die einzelnen Phasen des Reifungsprozesses sind auch selten klar erkennbar. Oft fließen sie ineinander, oder der Kranke muß die einzelnen Prozesse mehr als einmal durchstehen. Das folgende Schema, in dem den einzelnen Phasen unser helfendes Verhalten zugeordnet ist, kann daher keine Allgemeingültigkeit haben. Allgemeingültig aber ist immer, *daß wir dem Patienten dort begegnen, wo er gerade steht,* daß wir lernen, *herauszuspüren, welche Art unseres Mitseins er gerade braucht.* Das bedeutet aber, daß wir lernen, auf den Patienten zu *hören,* ihn als Menschen *anzunehmen,* auf seine *Gefühle zu achten.* Lernen wir dies nicht, besteht die Gefahr – so beschreibt es Kübler-Ross – daß die Behandlung und Pflege des mit dem Tod ringenden Patienten zu einer »Sache wird, mit der mechanisch und entmenschlichend umgegangen wird«. Durch ihre »Interviews mit Sterbenden« hat die Autorin festgestellt, daß die Patienten sich selbst sehr oft nichts vormachen, daß sie die Nähe des Todes spüren, und daß sie offen darüber reden möchten. Es gehört zu den Aufgaben der Krankenschwester, daß sie diesem Bedürfnis des Sterbenden gerecht zu werden versucht. Sie steht dem Patienten in der Zeit, die dem Tode vorausgeht, am nächsten und kann ihm deshalb in seiner Auseinandersetzung mit dem Sterben am besten helfen.
Über diese Hilfeleistung am Menschen, der den Tod vor Augen hat, wird heute viel und eindrücklich geschrieben.
So schreibt z.B. K.R. Eißler, »daß diese Hilfe

Tabelle 1 Reifungsprozeß des Sterbenden

Verweigerung	Stadien des Reifungsprozesses				Helfendes Verhalten
aktive	**Panik** Verlust des Sinnes für Realität: impulsives, unkontrolliertes Verhalten Suizidgefahr	← **Schock** → Diagnose Trauma Tod naher Angehöriger	**Verdrängung** Nicht wahrhaben wollen Negation dämpft Schock, sammelt innere Kräfte zum damit fertig werden	*Nicht ich!*	*abwarten, nicht mitagieren* aber Person voll annehmen! (Verdrängen ist normal! Akzeptieren heißt nicht billigen. Widersprechen hilft nichts)
aggressive	**Depression** zu starke Kontrolle → neurotische Entwicklung	← **Emotionen** → Flut der Gefühle nach innen oder nach außen	**Katharsis** Schwierig, unzufrieden, nörgelnd, aggressiv, zornig, wütend Scham, Tendenz zur Selbstbeschuldigung, -bestrafung Beschuldigen anderer (Sündenböcke)	*Warum ich?*	*herhalten; aktiv zuhören* nichts persönlich nehmen negative Gefühle zulassen! Hellhörig sein (trainierten Helfer in die Pflege miteinbeziehen)
partielle	**Ausverkauf** massive Insuffizienz-Gefühle Ausschalten der Eigenkräfte: Bankrotterklärung	← **Verhandeln** → ja aber..., erst wenn... Aufschub	**Feilschen** mit Arzt, Gott und der Welt, weil Verdrängen nicht mehr möglich ist: der Körper sagt »die Wahrheit«. Mobilisierung der Eigenkräfte Hoffnungskrücken	*Vielleicht ich doch nicht!*	*verstehen, aber nicht beteiligen* Die Hoffnung lassen, aber nicht falsche Hoffnung machen
depressive	**Verzweiflung** Stoische Bitterkeit → Katharsis ermöglichen	**Erkennen** Kein andrer Ausweg mehr!	**Realitätsarbeit** in zwei Bereichen: 1. Sachwelt: Testament usw. 2. Schicksals-Sinnwelt: Einstellungsveränderung »Glaube« (auch nichtkirchl.) Sterben ist »Erlösung«	*Was bedeutet das für mich?*	*nicht »aufmuntern«* aber zum Trauern ermutigen Realitätsarbeit ermöglichen: (evtl. Notar usw.) Pfarrer, Angehörige beiziehen Anerkennen! Euthanasieproblem
bewußte	**Verdunkelung** emotionell besiegelte Verzweiflung Bewußtlosigkeit als Resignation	**Verbindlichkeit** Es wird sein müssen	**Annahme** Tod = natürliche Erfüllung des Lebens Todesangst als Angst vor Neuem angenommen, darum weniger schrecklich	*Ja, wenn es sein muß!*	*Da-sein: den Patienten mit sich allein, doch nicht im Stich lassen* Gesten reden: »Versehen, Mit-sein« Eigene Einstellung wird registriert (hohe Sinneswahrnehmung der Sterbenden!)
verklärte	**Hilflosigkeit** Bewußtlosigkeit als Schwäche	**Abschluß** Es darf sein	**Erfüllung** Ergebenheit in das Ende des Leids (Schmerzen, Einsamkeit, Elend) Ruhe, Erwartung	*Ja, ich kann!*	*Mit-sein* Personale, ganzheitliche Kommunikation: Gemeinschaft
Annahme					

zur Verfügung gestellt von H. P. Bertschi, Spitalpfarrer und Diplompsychologe, Uster, Schweiz darin bestehen sollte, dem Tod eben den Sinn zu geben, den der Patient in seinem Leben sieht, so daß das Sterben nicht vom Leben getrennt ist, sondern die individuelle Gestimmtheit eines Lebens fortführt.«

Soziale Bedürfnisse

Kontakt mit den Angehörigen. Je nach Zustand des Kranken sind die Besuche einzuschränken oder abzukürzen, oder sie sind zusätzlich, außerhalb der Besuchszeit, zu ermöglichen. Bleiben Angehörige über Nacht beim Sterbenden, soll ihnen die Schwester die Wachestunden im Rahmen des Möglichen erleichtern. Sie muß wissen, was an Ruhegelegenheiten und möglicher kleiner Zwischenverpflegung geboten werden kann. Um Angehörigen, die man verständigen soll, berichten zu können, ist die Telefonnummer bereitzuhalten.

Regelung persönlicher Angelegenheiten. Man ermögliche und erleichtere es dem Kranken, soziale und finanzielle Angelegenheiten noch rechtzeitig ordnen zu können.

Eine letztwillige Verfügung muß vor zwei bzw. drei Zeugen geschehen. Diese müssen beauftragt werden, die nötige Beurkundung zu verschaffen. (In der Schweiz sind laut Artikel 50b des ZGB zwei Zeugen notwendig; in der Bundesrepublik Deutschland verlangt Artikel 2250 des BGB drei Zeugen.)

Seelisch-geistige Bedürfnisse

Der Sterbende braucht nicht nur sachgemäße ärztliche Hilfe und eine fachlich qualifizierte und gewissenhafte Pflege. Tritt der Tod nicht plötzlich ein, wird das Sterben in den meisten Fällen als schwere psychische Krise erfahren (s. die fünf Phasen nach Kübler-Ross). Dadurch erwachsen Aufgaben im Sinne des helfenden Verhaltens, die vor allem von der Pflegegruppe, die im engsten Kontakt mit dem Sterbenden steht, wahrgenommen werden müssen. *Sterbehilfe* oder *Euthanasie* (wörtlich: gut sterben) bedeutet im ursprünglichen Sinn *Hilfe für das Sterben.* Sie umfaßt alle seelsorgerischen, pflegerischen und mitmenschlichen Maßnahmen, die dem Kranken ein »gutes Sterben« ermöglichen. Sterbehilfe erweist sich vor allem als *menschliche Begleitung* während des Sterbens, damit der Patient mitmenschliches Angenommensein erfährt oder ihm, als bereits Bewußtlosen, ein solches Angenommensein wenigstens widerfährt. Bei dieser Begleitung eines Sterbenden handelt es sich demnach nicht um eine juristische Frage, sondern vor allem um eine Frage einer tiefen Menschlichkeit und Verantwortung. (Über Euthanasie im weiteren Sinn können Sie sich anhand der weiterführenden Literatur, S. 304, orientieren.)

Was im Kapitel Kommunikation, S. 250 ff., gesagt wurde, gilt auch hier: *Das Gespräch* im Sinne des »dem Sterbenden beistehen« muß gelernt und geübt werden. Anleitung dazu geben u.a. die Studienbriefe *»Gespräch mit Sterbenden«* (s. Literaturhinweis S. 304).

3.4 Körperliche Beschwerden – Pflegerische Maßnahmen

3.4.1 Die häufigsten Beschwerden des Sterbenden

Müdigkeit

Zunehmende Müdigkeit ist ein Zeichen dafür, daß der Kranke seine Lebenskraft verliert. Sie tritt schon nach kleinsten Anstrengungen auf (Pflegeverrichtungen, Besuche, Gespräch). Müdigkeit und Erschöpfung sind für den Kranken schwer zu ertragen, da er in dieser Situation das Gefühl des Ausgeliefertseins viel stärker erfährt.

Unsere Unterstützung besteht vor allem in der Sorge um genügend Ruhe und um möglichst erholsamen Schlaf, sowie in der Dosierung der Anstrengungen, die dem Patienten zugemutet werden dürfen. Die Körperpflege verlangt viel Einfühlungsvermögen. Es soll alles getan werden, was den Kranken erfrischt und zusätzliche Schäden verhütet. (Prophylaxen, Mund-, Lippen-, Augen- und Nasenpflege). Übermäßige Anstrengung für den Patienten ist aber unbedingt zu vermeiden.

Beschwerden beim Liegen

Patienten, die über längere Zeit bettlägerig sind, und die sich kaum mehr helfen können, empfinden ihre Lage im Bett – auch wenn sie gut gebettet und gelagert wurden – oft schon nach kurzer Zeit als schmerzhaft und unhaltbar; sie bitten um Lagewechsel, um unterstützende Kissen usw.

Unsere Hilfeleistung: Lagerung und Lagewechsel beanspruchen viel Zeit, Einfühlungsvermögen und Geduld. Die Schwester, die weiß, daß der Kranke gut und sachgerecht gelagert wurde, ist nur allzuleicht geneigt, dem klagenden Patienten zu erklären, daß er gut und richtig liegt und daß es so für ihn das beste ist. Das ist die Empfindung der Schwester und *nicht* diejenige des Patienten, weshalb eine solche Erklärung ihm nichts hilft. Oft genügt schon ein kleiner Handgriff, um ihm wieder für einige Zeit Linderung zu verschaffen.

Schmerzen
Klagen über Schmerzen müssen immer ernst genommen werden. Was darüber S. 252f. gesagt wurde, hat zu einem großen Teil auch für den Sterbenden Gültigkeit.

Angst und Beklemmung
Das Beklemmungsgefühl, das Sterbende oft empfinden, schafft Angst und zusätzliche Ermüdung. Nicht immer kann eine direkte Ursache – z.B. Atemnot – erkannt werden, oft sind psychische Faktoren dafür verantwortlich.
Unsere Hilfeleistung richtet sich nach der Ursache. Vom Arzt verordnete Sauerstoffzufuhr, evtl. Bluttransfusionen, können die Atmung erleichtern und die Beklemmung beheben. Sind keine organischen Ursachen zu erkennen, verschaffen wir dem Patienten Erleichterung durch eine gute Lagerung, durch Zufuhr von frischer Luft und nicht zuletzt durch das helfende Gespräch oder durch averbale Mitteilung unseres Verstehens.

Übelkeit und Erbrechen
Diese Zeichen treffen wir vor allem bei Patienten mit Magen-Darm-Erkrankungen an.
Die Hilfeleistung geschieht in der Entlastung durch die eingelegte Sonde. Überschüssige Sekrete können abgesaugt werden. Die Flüssigkeitszufuhr geschieht parenteral.

Hunger und Durst
Sterbende Patienten klagen kaum über *Hunger*. Es kann sein, daß sie bestimmte Gelüste haben (oft nach ausgefallenen Nahrungsmitteln wie sauren Gurken, Heringen u.a.). Der *Durst* gehört – falls nicht genügend Flüssigkeit zugeführt wird – zu den häufigsten und unangenehmsten Beschwerden. Ausgetroknete Lippen und Mundschleimhäute sind Zeichen, die nicht übersehen werden dürfen.
Unsere Hilfeleistung besteht in der bestmöglichen Bedürfnisbefriedigung. Die Wünsche sollen nach Möglichkeit erfüllt werden. Zeichen von Flüssigkeitsmangel werden dem Arzt gemeldet. Eine regelmäßige Mund- und Lippenpflege muß Selbstverständlichkeit sein.

Schwitzen
Sterbende im Terminalstadium schwitzen oft, was für sie und die Umwelt zu einem unangenehmen Störfaktor wird.
Unsere Hilfeleistung besteht vor allem in häufigem Waschen, Einreiben mit Erfrischungsmitteln (Desodorantien, Kölnisch Wasser, alkoholische Lösungen), in regelmäßigem Wäschewechsel und in der Sorge um frische Luft.

Abhängigkeit und Unselbständigkeit
Für viele Kranke ist das Miterleben des körperlichen Zerfalls, das Ertragen von Begleiterscheinungen (Inkontinenz, Erbrechen usw.) eine schwere psychische Belastung. Für andere steht das »Ausgeliefert-sein und das Auf-andere-angewiesen-sein« als Belastungsfaktor im Vordergrund.
Unsere Hilfeleistung kann nur darin liegen, daß die Würde und das Recht der Persönlichkeit voll respektiert wird. Für uns bedeutet das, daß wir dem Sterbenden eine individuelle und taktvolle Pflege gewährleisten.

3.5 Die Wahrheit am Sterbebett

Über das Thema *»Wahrheit«* haben wir bereits im Kapitel »Information, S. 262« gesprochen, es soll in diesem Zusammenhang nachgelesen werden. Abschließend – direkt auf den Sterbenden bezogen – ist noch zu erwähnen, daß *Todesahnungen des Kranken* immer ernst genommen werden müssen. Der Kranke hat ein Recht, *bewußt zu sterben*. Ob ein Seelsorger, der Arzt oder die Angehörigen selber den Kranken auf seinen Zustand aufmerksam machen, wird von Fall zu Fall verschieden sein. Die Schwester selbst kann durch taktvolle und kluge Hinweise den Patienten vorbereiten. Auch reife und abgeklärte Menschen trifft die nackte Wahrheit des Sterbenmüssens schwer. Es ist immer besser, wenn der Kranke seinen Zustand langsam und schrittweise, fast wie von selber erfaßt. Immer muß ihm dabei ein Schimmer von Hoffnung bleiben. Denn, so drückt es Kübler-Ross aus:
»Hoffnung überlagert alle Stadien von der Abwehr bis hin zur Ergebung.« Und so lautet einer der wichtigsten Ratschläge, die sie ihren Studenten auf den Weg gibt: »Patienten, die von ihrer hoffnungslosen Diagnose unterrichtet werden, ohne daß man ihnen

einen Strahl der Hoffnung läßt, reagieren traumatisch und söhnen sich nie mehr ganz mit der Person aus, die ihnen die Nachricht in dieser grausamen Art präsentiert hat. Alle unsere Patienten müssen immer etwas Hoffnung behalten, und daran sollen wir uns erinnern.«

3.6 Ärztliche Maßnahmen am Sterbebett

Viele ärztliche Maßnahmen im Sterbezimmer basieren auf dem Wissen, daß der klinische Tod kein biologischer Tod sein muß. Ob und in welchem Maß Wiederbelebungsmaßnahmen ergriffen werden, entscheidet im Normalfall der Arzt. Bei plötzlichem, unerwartetem Eintritt des klinischen Todes ist aber auch die Schwester verpflichtet, Wiederbelebungsmaßnahmen einzuleiten und diese fortzuführen, bis der Arzt eintrifft.

Die Schwester versuche immer wieder, die Notwendigkeit dieser technisch-medizinischen Maßnahmen zu verstehen und vor allem, sie zu beseelen. Der Kranke darf auch heute nicht als Objekt ärztlicher Bemühungen aufgefaßt werden, denn in erster Linie bleibt er Mensch, ein Mensch, der im Begriff steht, dieses Leben zu verlassen.

Daran ist vor allem in der heutigen Zeit zu denken, wenn mit dem Fortschritt der Technik und der Medizin das Sterbezimmer unruhiger geworden ist. Viele unserer Sterbenden sind an Maschinen und Apparate angeschlossen, die deren Lebensfunktionen ersetzen oder unterstützen (Beatmungsapparate, künstliche Niere usw.) oder überwachen (Monitor). Die wichtigsten therapeutischen Maßnahmen an einem Sterbebett können sein:

- Infusionen, Transfusionen, Injektionen
- künstliche Atmung, Herzmassage
- Anschluß an Überwachungsgeräte, Beatmungsmaschinen, Sauerstoffanlage oder Absaugvorrichtungen.

Die Schwester hat nie das Recht, von sich aus eine therapeutische Maßnahme abzubrechen oder abzuändern. Es gilt auch für sie der Grundsatz, keinen kranken Menschen aufzugeben, solange er lebt.

Spürt die Schwester durch geübte Beobachtung, daß gewisse Maßnahmen den Kranken übermäßig belasten und beunruhigen, bespreche sie sich mit dem Arzt.

3.7 Eintritt des Todes

3.7.1 Das Herannahen des Todes

Zeichen des herannahenden Todes können sein:

- erhöhte Temperatur, rascher, schwacher und unregelmäßiger Puls
- kalter Schweiß, kalte Extremitäten
- weiße Nasenspitze, blasse oder bläulich marmorierte Haut
- Blutdruckabfall
- zunehmende Somnolenz oder Bewußtseinsverlust
- erschwerte Atmung: rasselnde Atemgeräusche, unregelmäßige Atmung (z.B. Cheyne-Stokessche Atmung)
- motorische Unruhe, Angst, Verwirrtheit.

Die Zeichen sind von Patient zu Patient verschieden. Sie werden in erster Linie durch die Krankheit bestimmt, an der der Patient leidet, sowie von der Dauer des vorangegangenen Sterbeprozesses.

3.7.2 Der Eintritt des Todes

Der Todeseintritt kann plötzlich oder langsam erfolgen. Das Feststellen des Todes ist immer Sache des Arztes (s. dazu die Begriffe zum Tod S. 298). Die Schwester muß sich den Zeitpunkt genau merken und diesen später auf dem Protokollblatt vermerken. Evtl. fällt es auch in ihren Aufgabenkreis, dem Arzt den Totenschein bereitzulegen. Er füllt diesen aus und gibt ihn den Angehörigen, die ihn mit dem Familienstammbuch auf das Standesamt bringen müssen. Die Krankenhausverwaltung steht den Angehörigen mit Rat und Tat zur Seite, was für sie in dieser Situation eine echte Hilfe bedeutet. Die zuständige Oberschwester wird über das Ableben eines Patienten benachrichtigt. Oft übernimmt sie es, die Angehörigen zu benachrichtigen und ihnen weiter zu helfen.

3.8 Der Verstorbene und seine Angehörigen

3.8.1 Der Verstorbene

Ist der Patient verstorben, hat die Schwester folgende Aufgaben zu erfüllen:

Der Tote wird flach gelagert. Kissen, Bettdecke und alle Hilfsmittel zur Lagerung sind zu entfernen. Die Arme werden seitlich an den Körper gelegt oder die Hände gefaltet.

Um die Augen geschlossen zu halten, legt man je einen feuchten Tupfer auf die Augenlider. Der schlaffe Unterkiefer kann mit einer feuchten Gazebinde hochgebunden oder mit einer Rolle gestützt werden. Zuletzt breiten wir ein sauberes Leintuch über den Verstorbenen aus und räumen das Zimmer auf. Wenn die Angehörigen den Verstorbenen noch einmal sehen wollen, schmücken wir das Bett mit Blumen.

Ringe und anderer Schmuck werden entfernt. Wertgegenstände sollen im Büro deponiert und von den Angehörigen dort abgeholt werden. Alle Verrichtungen sollen leise geschehen. Die Schwester denke daran, daß Leben und Sterben große Geheimnisse sind, denen wir mit aller Ehrfurcht begegnen. Man bedenke aber auch, daß der Mensch uns vorwiegend zu *Lebzeiten* zur Achtung und Liebe gegeben ist.

Angehörige, die während unserer Verrichtungen vor dem Zimmer warten, können nun ins Zimmer gerufen werden. Nachher soll sobald als möglich der Transport des Verstorbenen in die Leichenhalle erfolgen.

In größeren Krankenhäusern ist es üblich, daß am Fuß der Leiche ein Vermerk (evtl. in doppelter Anfertigung) mit Name, Sterbezeit und Datum angebracht wird. Infektiöse Leichen bekommen einen besonders gekennzeichneten Fußzettel.

3.8.2 Die Angehörigen

Wir haben gesehen, daß der Mensch, der stirbt, durch schwere psychische Krisen hindurch muß. Diese Krisen sind bei denen, die mit ihm eng verbunden sind, nicht weniger tiefgreifend. Die Trauer um einen Menschen beginnt, wenn dieser todkrank ist. Nach seinem Tod geht der Trauerprozeß weiter und kann u.U. sehr schwere Formen annehmen. In der Literatur wurde in diesem Zusammenhang der Begriff *Trauerarbeit* geprägt. Oft brauchen die Angehörigen dabei Hilfe, die unser eigenes Vermögen und unsere Möglichkeiten übersteigt. Spüren wir, daß Angehörige unter dem ersten Schock sehr stark leiden, versuchen wir, für sie einen ruhigen Raum zu finden, wo sie sich ausweinen können. Ein Gespräch mit dem Arzt oder dem Seelsorger kann in dieser Situation eine große Hilfe bedeuten (s. dazu: Studienbrief: Gespräch mit Trauernden).

Weiterführende Literatur

Ansohn, E.: Die Wahrheit am Krankenbett. Pustet, Salzburg 1969
Beauvoir de, S.: Ein sanfter Tod. Rowohlt, Reinbek 1972
Boros, L.: Erlöstes Dasein, 10. Aufl. Grünewald, Mainz 1968
Boros, L.: Mysterium mortis, 9. Aufl. Walter, Olten 1971
Bowers, K.M.: Wie können wir Sterbenden beistehen? Kaiser, München 1971
Debus, G., A. Juhre: Tod in der Gesellschaft. Hammer, Wuppertal 1971
Glaser, B.J., A.L. Strauß: Interaktion mit Sterbenden. Vandenhoeck & Ruprecht, Göttingen 1974
Hildemann, G.: Jenseits des Todes. Quellverlag, Stuttgart 1970
Jocelyn, E.: Leben mit einem der stirbt. Klett, Stuttgart 1970
Jungel, E.: Tod. Kreuzverlag, Stuttgart 1971
Kübler-Ross, E.: Interviews mit Sterbenden. Kreuzverlag, Stuttgart 1973
Kübler-Ross, E.: Was können wir noch tun? Kreuzverlag, Stuttgart 1975
Leuenberger, R.: Der Tod. Theologischer Verlag, Zürich 1971
Mander, A.: Die Kunst des Sterbens. Pustet, Regensburg
Meyer, J.: Tod und Neurose. Vandenhoeck & Ruprecht, Göttingen
Mochel, H.: Milder Tod – Euthanasie. Kaiser, Grünewald 1973
Neun, M.: Tatsache Tod – wie können wir damit leben. Quellverlag, Stuttgart 1974
Prest, A.P.L.: Die Sprache des Sterbenden. Vandenhoeck & Ruprecht, Göttingen 1970
Reed, E.: Kinder fragen nach dem Tod. Quellverlag, Stuttgart 1972
Spiegel, J.: Der Prozeß des Trauerns. Kaiser, Grünewald 1973
Sporken, P.: Menschlich sterben. Patmos, Düsseldorf 1972
Sporken, P.: Umgang mit Sterbenden. Patmos, Düsseldorf 1973
Studienbriefe: Gespräch mit Sterbenden. Einführung in das seelsorgerliche Gespräch. Gespräche mit Trauernden. Zu beziehen von der Arbeitsgemeinschaft Missionarische Dienste, 7 Stuttgart 1, Postfach 476
Valentin, F.: Euthanasie – theologische, medizinische und juristische Aspekte. Vandenhoeck & Ruprecht, Göttingen 1969
Wiesenhütter, E.: Blick nach drüben, Selbsterfahrung im Sterben. Furche, Hamburg 1974
Wunderli, J.: Euthanasie oder über die Würde des Sterbens. Klett, Stuttgart 1974

Testfragen

- Nennen Sie 4 Aspekte in der Pflege des kranken Kindes und erläutern Sie diese an einem Beispiel (S. 281 f.)
- Zählen Sie 6 typische Bedürfnisse des Jugendlichen im Krankenhaus auf (S. 282)
- Nennen Sie die körperlichen, psychischen und sozialen Auswirkungen der Abhängigkeit (Sucht) (S. 283)
- Teilaufgaben, die bei der Betreuung Suchtkranker dem Pflegepersonal zufallen, sind: (7 Angaben) (S. 283 f.); bei der Betreuung Suizidgefährdeter (7 Angaben) (S. 284)
- Nennen und begründen Sie je 1 Problem a) der Mutter, b) des Familienvaters im Krankenhaus (S. 284 f.)
- Definieren Sie die Begriffe Gerontologie und Geriatrie (S. 288)
- Nennen Sie je 2 normale Altersveränderungen, die das Denken, das Gedächtnis und das Gefühl betreffen (S. 289)
- Nennen Sie 10 Regeln zu »Unser Verhalten Betagten gegenüber« (S. 290 f.)
- Versuchen Sie je 1 Merkblatt zusammenzustellen a) Ratschläge für den Umgang mit Schwerhörigen, b) Ratschläge für den Umgang mit Sehbehinderten (S. 292)
- Nehmen Sie zu 4 Schwerpunkten in der Pflege von Betagten Stellung (S. 293)
- Nennen und begründen Sie eine Ursache, die zur Tabuierung des Todes geführt hat (S. 298)
- Erklären Sie den Unterschied von Sterben und Tod (S. 298)
- Zählen Sie die 5 Phasen des Sterbens auf und ordnen Sie die helfende Verhaltensweise zu (S. 299 f.)
- Skizzieren Sie die wichtigsten Beschwerden des Todkranken (mindestens 6 Angaben), und leiten Sie die notwendigen pflegerischen Maßnahmen ab (S. 301 f.)
- Begründen Sie die ärztlichen Maßnahmen am Sterbebett, zählen Sie einige (4 Angaben) davon auf (S. 303)
- Beschreiben Sie das Herannahen und den Eintritt des Todes (S. 303)
- Nennen Sie die notwendigen Hilfeleistungen a) am Verstorbenen, b) für die Angehörigen (S. 303 f.)

IV Behandlungspflege Diagnostische und therapeutische Maßnahmen

1 Krankenhausaufnahme, Erste Untersuchung, Arztvisite

Sequenzziel (Intention)

Das Wissen um die Aspekte und die Gestaltung der Krankenhausaufnahme hilft Ihnen, Ihrer Aufgabe einem neu eintretenden Patienten gegenüber besser gerecht zu werden. Indem Sie zusätzlich das S. 18f. Gesagte berücksichtigen, sind Sie fähig, eine Beziehung zum neu eintretenden Patienten zu schaffen, die ihm hilft, sich möglichst bald wohl zu fühlen. Sie kennen die ersten Untersuchungen, die der Patient über sich ergehen lassen muß, wissen, welche Aufgaben Ihnen dabei zufallen und können einzelne Werte (Puls und Blutdruck) selber ermitteln. Sie erkennen die Ihnen zufallenden Aufgaben bei der Arztvisite und nehmen diese so wahr, daß Arzt und Patient sich auf Sie verlassen können. Sie spüren, wann der Patient Ihrer besonderen Hilfe bedarf, da Sie bereit sind, ihn nicht in erster Linie als Untersuchungsobjekt, sondern als Menschen zu sehen.

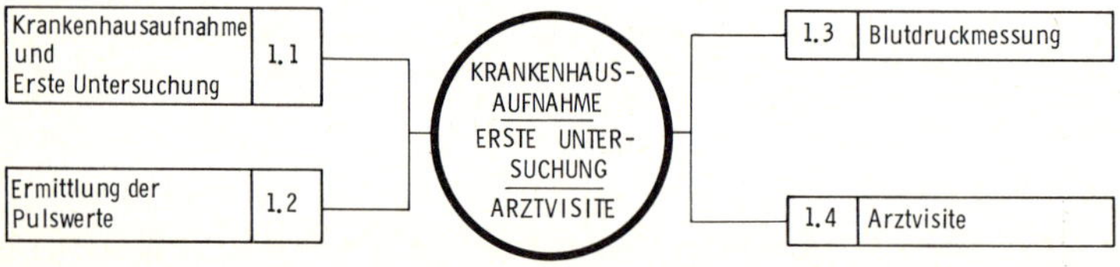

1.1 Krankenhausaufnahme

Lernziel

Im ersten Teil dieses Kapitels werden die Aspekte der ersten Kontaktnahme des Patienten mit dem Krankenhaus, dem Pflegeteam und dem Arzt beschrieben. Im einzelnen können Sie

- verschiedene Aspekte der Patientenaufnahme nennen und unterscheiden;
- die Abwicklung des Aufnahmedienstes beschreiben;
- aufzählen, worauf Sie zu achten haben, wenn ein Patient als Neueintritt auf Ihre Station kommt;
- die Aufgaben nennen, die Ihnen zufallen, damit der Arzt eine erste Untersuchung, den sog. Eintrittsstatus, vornehmen kann;
- in der Lage sein, die ersten Verordnungen entgegenzunehmen.

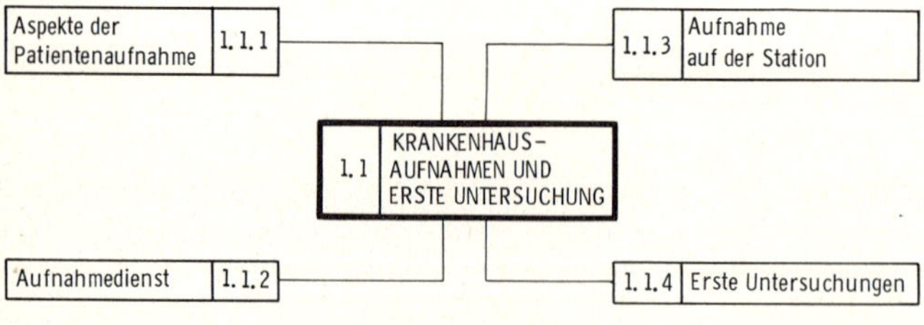

Prinzip

Die Krankenhausaufnahme bedeutet für den Patienten eine zwiespältige Situation. Er wünscht und schätzt die besseren diagnostischen und therapeutischen Möglichkeiten. Gleichzeitig erfährt er die für ihn fremde Umgebung mit eben diesen Maßnahmen der Diagnostik und Therapie u.U. als Unsicherheitsfaktor.

▼

- Je menschlicher der Patient die Krankenhausaufnahme erfährt, um so leichter fällt ihm die Umstellung vom vertrauten ins fremde Milieu.
- Je besser und verständlicher er die Information erfährt, um so kooperativer wird seine Mitarbeit.

1.1.1 Aspekte der Krankenhausaufnahme

Die Organisation der Patientenaufnahme wird mit der Spezialisierung der Medizin immer komplizierter. Immer mehr Menschen kommen in die Krankenhäuser. Im kleinen Landspital gestaltet sich die Aufnahme ähnlich dem Empfang eines Gastes in einer Familie. Im großen Krankenhaus bedarf es beim Eintritt eines Patienten schon einer großen Organisation, die bis zu einem wissenschaftlich exakten Diagnostik-Informationssystem verfeinert werden kann.

Bei der Krankenhausaufnahme sind viele Aspekte zu berücksichtigen: ärztliche, pflegerische, verwaltungstechnische. Dazu kommen Wünsche der einweisenden Ärzte, der Angehörigen, des Kranken selbst u.a.

Das folgende Schema zeigt die verschiedenen Aspekte der Krankenhausaufnahme:

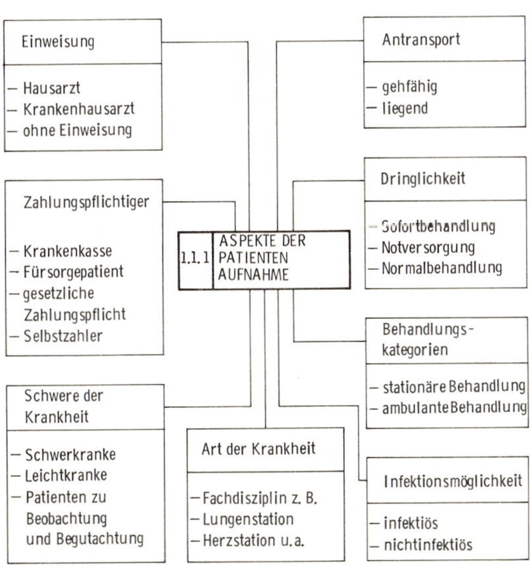

1.1.2 Aufnahmedienst

1.1.2.1 Zentralisierung der Patientenaufnahme

Die Bestrebungen nach einer Zentralisierung der Patientenaufnahme werden immer größer. So werden z.B. immer mehr spezielle *Pflegeeinheiten für die Patientenaufnahme* (Aufnahmestation, Aufnahmeabteilung) geschaffen. In Großkrankenhäusern sind sie bereits eine selbstverständliche Einrichtung. Auch in mittleren Krankenhäusern gehen die Bestrebungen dahin, kleinere Aufnahmestationen einzurichten.

- *Nachtaufnahmestation:* Das Personal ist nur für die Nacht vorhanden, die Patienten müssen am Morgen verlegt werden.
- *Daueraufnahmestation* mit durchgehender Personalbesetzung.

Vielerorts wird die Aufnahmestation mit der chirurgischen Ambulanz verbunden.

1.1.2.2 Gestaltung des Aufnahmedienstes

Es ist zu bedenken, daß der Patient durch seinen Empfang im Krankenhaus einen Gesamteindruck bekommt, der für seine Einstellung, ja sogar für den Heilerfolg von nachhaltiger Wirkung sein kann! (s. dazu auch S. 23f.)

Es ist zu beachten:

- Der Kranke sollte nicht lange warten müssen.
- Die Verwaltungsaufnahme (Personalien) sollte diskret und *vor* der Zuteilung auf die Station erfolgen.
- Das Aufnahmepersonal soll gute Menschenkenntnis, Einfühlungsvermögen und gute Umgangsformen besitzen.

Im Aufnahmedienst finden z.B. Schwestern, die aus gesundheitlichen Gründen nicht mehr am Krankenbett arbeiten können, ein ideales und befriedigendes Arbeitsfeld.

1.1.3 Die Aufnahme auf der Pflegestation

Bei der Gestaltung der pflegerischen Aufnahme sollen die gleichen Grundsätze (1.1.2.2) im Auge behalten werden.

- Der Kranke soll auf die Abteilung *begleitet* und nicht einfach »abgeschoben« werden.
- Er soll schon vor seinem Eintritt in das Krankenhaus über die allgemeinen Richtlinien des Lebens im Krankenhaus informiert werden. Auch hier gilt: Eine gefällige, illustrierte Broschüre erleichtert den Spitaleintritt mehr, als ein geschäftliches Formular.

Kontaktnahme: Schwester – Patient

- Die zuständige Schwester (Stationsschwester, Gruppenschwester) nimmt den Patienten in Empfang, stellt sich vor, schafft und vermittelt die ersten Kontakte.
- Sie stellt die Mitarbeiterinnen vor, die für die Pflege und Betreuung des Patienten mitverantwortlich sind.
- Der Kranke wird in das Zimmer begleitet. Sind in einem Mehrbettenzimmer mehrere Betten frei, soll man dem Kranken (wenn möglich) die Wahl des Bettes überlassen.
- Der Kranke wird den Mitpatienten vorgestellt.
- Er wird kurz über das Wichtigste orientiert: Klingel, Bett- und Nachttischbedienung, Schrank, die notwendigen Nebenräume, Aufenthaltsraum.
- Die Ankunft des Patienten wird sofort dem Arzt und in der Küche gemeldet.
- Wenn nötig oder erwünscht, bekommt der Kranke vor der Eintrittsuntersuchung ein Bad.

Kontaktnahme: Arzt – Patient

- Je nach Gepflogenheit erfolgt die erste Kontaktnahme des Kranken mit dem Stationsarzt auf der Visite oder bei der Eintrittsuntersuchung.
- Manchenorts ist es Vorschrift, daß der Patient bis dahin im Bett liegt und ein Krankenhaushemd trägt. Ist letzteres nicht Vorschrift, achte die Schwester darauf, daß sein eigenes leicht zu öffnen und nicht zu eng ist.
- Die Eintrittsuntersuchung sollte nie in einem Mehrbettenzimmer vorgenommen werden. Der Kranke hat ein Recht auf Diskretion (Anamnese!). Er wird daher in das Untersuchungszimmer (Behandlungszimmer) gebracht.

1.1.4 Erste Untersuchung

1.1.4.1 Eintrittsuntersuchung

Untersuchungsbesteck und die nötigen, schon vorgedruckten Formulare werden von der Schwester dort bereitgelegt, wo der Patient untersucht wird.

Zur Eintrittsuntersuchung gehören die *Anamnese* oder die *anamnestische Erhebung* und bestimmte *Untersuchungsmaßnahmen,* die je nach Erkrankung unterschiedlich sind.

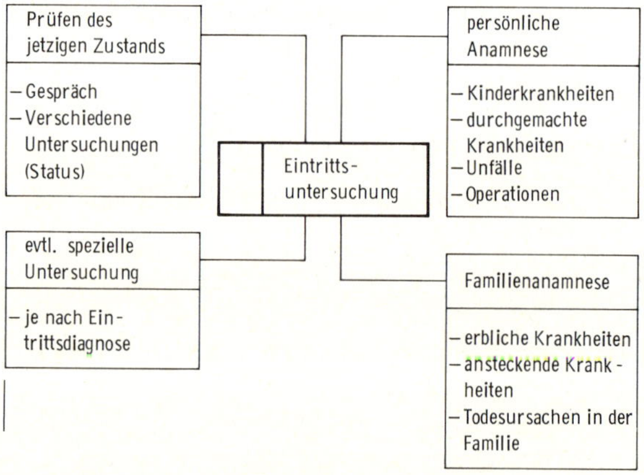

- Die Schwester denke daran, daß der Patient in eine ihm völlig fremde Umgebung hereinkommt, sie erleichtere ihm die Umstellung.
- Auch wenn der Patient als Schwerkranker auf die Station kommt, ist und bleibt er eine Persönlichkeit. Das Verhältnis Schwester – Patient sei daher ein partnerschaftliches.
- Sich Zeit nehmen für den Kranken und seine Angehörigen, wirkt beruhigend und schafft die besten Grundlagen für das Wohlbefinden und Wohlergehen des Patienten.

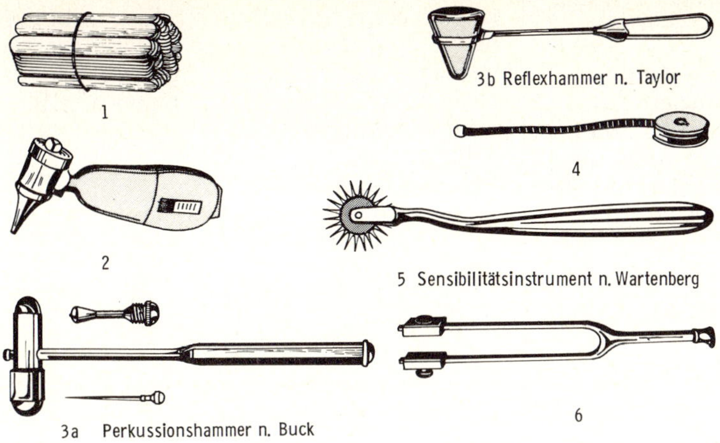

Abb. 1 Untersuchungstablett (s. Text)

Anamnese
Der Arzt stellt Fragen nach den Beschwerden des Patienten, nach bestimmten Gewohnheiten, wie z.B. Rauchen, nach früheren Erkrankungen u.a. = *persönliche Anamnese*. *Die Familienanamnese* befaßt sich mit Alter, Gesundheitszustand oder Todesursache von Eltern, Geschwistern oder anderen Angehörigen. Fragen nach Wohnort, Familienstand, Schul- und Berufsbildung, Erwerbstätigkeit, nach schädigenden oder belastenden Einflüssen bei der Arbeit und nach den familiären Verhältnissen gehören zur *sozialen Anamnese*. Zum Gespräch Arzt – Patient kommt die *Erhebung des klinischen Befundes*, die *Eintrittsuntersuchung*.

Für die Eintrittsuntersuchung richten wir (Abb. 1)
Untersuchungstablett mit:
- Spatel (1), Taschenlampe (2), Nierenschale für die Mund- und Halsinspektion
- Stethoskop (Höhrrohr) für die Auskultation (auskultieren = abhorchen)
- Blutdruckapparat zur Blutdruckmessung
- Perkussionshammer (3a) zur Perkussion (perkutieren = beklopfen)
- Reflexhammer (3b) zur Prüfung der Reflexe
- Zentimeterband (4) zur Messung des Umfangs, z.B. Hals- u. Bauchumfang
- Fettstift (Hautstift, Dermograph) zum Bezeichnen vergrößerter Organe u.a.
- Sensibilitätsnadel oder -instrument (5) zur Prüfung der Sensibilität
- Augenspiegel, Augentropfen zur Prüfung des Augenhintergrundes
- Stimmgabel (6) zur Prüfung der Tiefensensibilität (Vibrationsgefühl).

Außer diesen Gegenständen gebraucht der Arzt auch seine bloßen Hände zur Untersuchung.
Palpieren (Palpation): Durch das Betasten von außen orientiert er sich über Lage und Größe der Organe, der Gefäße usw.
Rektale Untersuchung: (Untersuchung des untersten Darmabschnittes [Rektum] mittels Finger) In vielen Kliniken gehört diese Maßnahme zu den Routine-Eintrittsuntersuchungen. An anderen Orten wird sie nur bei bestimmten Erkrankungen und Organuntersuchungen vorgenommen. Die Gegenstände sind auf jeden Fall vorzubereiten:
- Nierenschale
- Rektalhandschuhe, Fingerlinge
- Vaseline.

1.1.4.2 Erste Verordnungen

Auf dem Verordnungsblatt notiert der Arzt die ersten Verordnungen, z.B.:
- Normalkost / Diät
- Mobilisation / Bettruhe
- Schlafmittel / Schmerzmittel
- Sofortmaßnahmen (Diagnostik und Therapie)
- vorgesehene Untersuchungen und Behandlungsplan

Die Schwester lese die Verordnungen sorgfältig und überlege sich ihrerseits den Pflegeplan. Sie melde die verschiedenen diagnostischen Maßnahmen gezielt an, damit möglichst wenig Zeit verloren geht.

Beachte

Auch wenn eine komplizierte Untersuchungsserie oder ein differenziertes Behandlungsverfahren eingeleitet wird, vergesse die Schwester nie, daß der Kranke in erster Linie Mensch und Persönlichkeit ist und ein Recht auf bestmögliche Information und persönliche Betreuung hat.

1.1.4.3 Routineuntersuchungen

In vielen Krankenhäusern gehören bestimmte Routineuntersuchungen zur Eintrittsverordnung, auch wenn diese nicht auf dem Verordnungsblatt angeführt werden. Sie werden in der Regel am folgenden Tag am nüchternen Patienten vorgenommen, z.B.:

- kleiner Blutstatus
- Blutgruppe, Rhesusfaktor
- Senkungsreaktion
- blutchemische Untersuchungen (s. auch Blutentnahme, S. 382ff.)
- Urinstatus
- Schirmbild oder Thoraxaufnahme
- Größe, Gewicht
- Blutdruck.

Die erste Blutdruckmessung wird vom Arzt vorgenommen, im späteren Verlauf gehört sie in den Aufgabenbereich der Schwester.

1.2 Ermittlung der Pulswerte

Lernziel

Sie können Auskunft geben über

- die Technik der Ermittlung der Pulswerte;
- die Pulsfrequenz, den Pulsrhythmus und die Pulsqualität a) im Normalfall, b) bei betimmten krankhaften Veränderungen;
- die Bedeutung des Pulses.

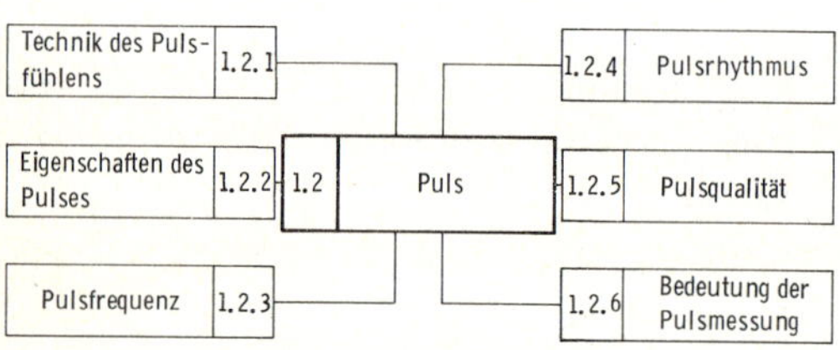

Prinzip

Die bei der Systole des Herzens durch die Elastizität der Gefäße bedingte Pulswelle kann an den oberflächlich gelegenen Arterien mit den Fingern getastet werden, wenn ein darunterliegender Knochen oder großer Muskel eine harte Unterlage bietet.

▼

Druck kann durch Gegendruck mit den Fingerkuppen gemessen werden.

Puls

(pulsus von pellere = stoßen) = Anstoß der Pulswelle in den Gefäßen, in erster Linie in den Arterien = *Arterienpulse.*

Durch die Kontraktion des Herzens werden ca. 70 bis 100 ml Blut (Schlagvolumen) in die Aorta oder Hauptschlagader ausgeworfen. Diese Menge pro Herzkontraktion nennt man Schlagvolumen. Da die Aorta ein ständig gefülltes Schlauchsystem darstellt, geben die elastischen Arterienwände dem Druck nach und erweitern sich. Zugleich wird auch auf die Blutmasse im Arteriensystem gedrückt. Die Arterienwand ist nicht beliebig dehnbar, sonst würde sich die Erweiterung bei jedem Herzschlag vergrößern. Die Gefäßwände haben das Bestreben, wieder in die normale Lage zurückzugehen. Diese Eigenschaft nennt man elastischen Widerstand. Durch diesen wird dem andrängenden Blut ein Gegendruck entgegengesetzt, so daß sich der nächste Abschnitt der Gefäßwand ausdehnt. So entstehen die wellenförmigen Bewegungen, die man als Pulswelle oder Puls bezeichnet. Das Pulsieren der Arterie ist mit den Fingerkuppen spürbar, manchmal sogar von bloßem Auge ersichtlich.

Das Ertasten der pulsierenden Arterie nennt man *»Pulsfühlen«.*

1.2.1 Technik des Pulsfühlens

Die Pulskontrolle gehört zur täglich wiederkehrenden Aufgabe der Schwester. Der Puls kann überall dort getastet werden, wo eine

Arterie oberflächlich verläuft und gegen eine harte Unterlage (Knochen oder Muskulatur) gedrückt werden kann. Geeignete Arterien sind:

- A. radialis (Speichenschlagader)
- A. carotis (Halsschlagader)
- A. subclavia (Schlüsselbeinschlagader)
- A. temporalis (Schläfenschlagader)
- A. femoralis (Leistenschlagader)
- A. poplitea (Kniekehlenschlagader)
- A. dorsalis pedis (Fußrückenschlagader) oder A. tibialis posterior (s. auch Abb. 2, S. 525).

Weitaus am häufigsten wird der *Radialispuls* palpiert. Man tastet auf der Daumenseite am peripheren Speichenende auf der Hohlhandseite (volar). Die Schwester legt die vier Fingerkuppen mit etwas Druck auf die Arterie, der Daumen liegt gegenüber. Der Patient hält sein Handgelenk leicht gebeugt und entspannt.

Üblicherweise zählt man die Pulsschläge während einer Viertelminute und multipliziert das Ergebnis mit vier. Einen langsamen und unregelmäßigen Puls sowie einen qualitativ veränderten Puls kontrolliert man während einer ganzen Minute. Die Häufigkeit und der Zeitpunkt richten sich nach dem Zustand und der Krankheit des Patienten. Gewöhnlich wird die Pulskontrolle mit der täglich zweimaligen Temperaturmessung kombiniert. Bei Patienten, die intensiver Überwachung bedürfen, gehört die viertel- bis halbstündliche oder stündliche Pulskontrolle zur Sebstverständlichkeit. Die Pulskontrolle stellt einen Teil der *Vitalzeichenkontrolle* dar. Puls, Blutdruck und Atmung bezeichnet man als *Vitalzeichen.* Sie geben Auskunft über wichtige Lebensvorgänge wie Herztätigkeit und Atmungsvorgang.

1.2.2 Eigenschaften des Pulses

Je nachdem, ob sich das Herz langsam oder rasch, stark oder schwach kontrahiert, wird der Puls verschieden zu fühlen sein.

Je nachdem, ob die Öffnung zwischen Herz und Aorta groß oder klein ist, und je nachdem, ob die Aortenklappen dicht oder undicht schließen, wird die Pulspalpation verschieden ausfallen. Ob viel oder wenig Blut pro Herzschlag in die Aorta eingepreßt wird, muß sich ebenfalls auf den Puls auswirken. Um die verschiedenen Faktoren bei der Pulspalpation zu erkennen, benötigt man große Übung, Erfahrung und einen geübten Tastsinn. Es ist klar, daß die Pulspalpation subjektiv gefärbte Resultate liefert, sofern es nicht darum geht, nur die Herzfrequenz zu ermitteln. Das Puls*zählen* ist leicht und gibt sichere Resultate.

Das qualitative Puls*fühlen* ist schwierig und ergibt nur Eindrücke oder Hinweise auf den Herz- und Kreislaufzustand. Man unterscheidet einen großen und einen kleinen Puls, einen harten und einen weichen, einen schnellen und einen zögernden (groß und klein = Füllung, hart und weich = Spannung) = *Qualität.*

Die am leichtesten wahrzunehmende Pulswelleneigenschaft ist die Häufigkeit der Schlagfolge = *Frequenz* (schnell oder langsam) und der *Rhythmus,* d.h. ob die Pulswellen regelmäßig oder unregelmäßig erfolgen.

1.2.3 Pulsfrequenz

Normalerweise beträgt sie
60 bis 80 Schläge pro Minute beim Erwachsenen
120 bis 160 Schläge pro Minute beim noch nicht geborenen Kinde
120 bis 140 Schläge pro Minute beim Neugeborenen
90 bis 120 Schläge pro Minute bei Kindern bis zu ca. zehn Jahren
70 bis 90 Schläge pro Minute bei Greisen.

Die physiologische Pulsfrequenz ist demzufolge abhängig vom Alter, aber auch von der Konstitution und dem Geschlecht des Menschen.

Abweichungen der Frequenz nach oben = Pulsbeschleunigung = *Tachykardie* = über 120 Schläge pro Minute (120/Minute).

Ohne krankhafte Ursache
bei Erregung
bei körperlicher Anstrengung
nach Mahlzeiten (besonders Genußmitteln)
nach Einnahme von anregenden Medikamenten
bei Anpassung auf Bergeshöhe.

Mit krankhafter Ursache
bei hohem Fieber
bei großen Blutverlusten (bei Schockzustand auch anderer Ursache im ersten Stadium)
bei Herzkrankheiten (Herzinsuffizienz)
bei Schilddrüsenüberfunktion

Abweichungen der Frequenz nach unten = Pulsverlangsamung = *Bradykardie* = unter 50 Schläge pro Minute (50/Minute).

Ohne krankhafte Ursache
konstitutionell
bei gut trainierten Sportlern
im Schlaf
im Hungerzustand
bei Anpassung aus Meereshöhe
im Wochenbett.

Mit krankhafter Ursache
bei Verdauungsstörungen, Erbrechen
bei Gelbsucht (Ikterus)
bei Reizleitungsstörungen (z.B. AV-Block)
bei gesteigertem Hirndruck (z.B. bei Hirnödem)
bei Digitalisüberdosierung.

Puls und Temperatur verhalten sich normalerweise ziemlich parallel in ihren Schwankungen. In der Regel entspricht eine Temperaturzunahme von einem Grad Celsius einer Beschleunigung des Pulses von ca. acht bis zwölf Schlägen pro Minute. Bei Rückgang der Temperatur bleibt die Pulsfrequenz meistens noch längere Zeit erhöht.

Pulsdefizit
Normalerweise entspricht die Pulszahl der Zahl der Herzkontraktion. Bei Herzkranken kann es vorkommen, daß die Herzkontraktionen viel rascher erfolgen als der periphere Puls. In diesen Fällen wird der Arzt mit dem Stethoskop die Anzahl der Herzschläge kontrollieren und der Schwester den Auftrag geben, zur gleichen Zeit den Radialispuls zu zählen. Ist die Frequenz an der Peripherie kleiner, so spricht man von einem Pulsdefizit.

1.2.4 Pulsrhythmus

Beim gesunden Menschen folgen sich die Herzschläge und damit die Pulswellen in regelmäßigen Abständen. Bei Störungen der Herztätigkeit treten die verschiedenartigsten Unregelmäßigkeiten auf = Arrhythmien (Abb. 2).

Das Myokard (Herzmuskel) enthält ein spezifisches Gewebe, in welchem die Reize entstehen und geleitet werden. Es ist das Reizleitungssystem. Jeder Herzschlag beginnt normalerweise in Form einer Erregung im Sinusknoten oder Schrittmacher des Herzens. Die Erregung wird über beide Vorhöfe geleitet und führt diese zur Kontraktion. In der

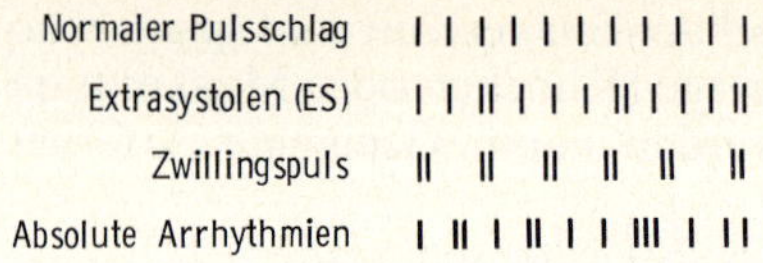

Abb. 2 Verschiedene Pulsrhythmen

Folge erreicht die Erregung den Atrioventrikulärknoten, der nahe der Scheidewand zwischen Vorhof und Kammer liegt. Von hier gehen die Reize über das Hissche Bündel der Kammerscheidewand entlang zu den Kammern. Die Kontraktion der Kammern wird also durch einen Impuls, der in den Vorhöfen entsteht, ausgelöst (s. auch S. 499 f.).

Sind die Überleitungswege für die Kontraktionsimpulse pathologisch verändert = blokkiert, können Vorhöfe und Kammern einen verschiedenen Rhythmus und eine unterschiedliche Frequenz haben. Die Überleitung der Impulse kann teilweise oder ganz (vollständig) unterbrochen sein.

- *Sinusarrhythmie* oder *respiratorische Arrhythmie*
  Sie ist eine häufig beobachtete Erscheinung, bei welcher die Herzfrequenz während der Einatmung beschleunigt, während der Ausatmung verlangsamt ist. Am häufigsten wird sie bei Kindern und Jugendlichen angetroffen und ist ungefährlich.
- *Extrasystolen* (= ES)
  Unter *Systole* versteht man die Herzkontraktion, unter *Diastole* die Herzerschlaffung. Beim extrasystolischen Puls ist in den regelmäßigen Grundrhythmus von Zeit zu Zeit ein vorzeitiger Schlag eingeschaltet, dem eine längere, ausgleichende Pause folgt. Extrasystolen können beim Gesunden vorkommen, z.B. bei Verdauungsstörungen, bei übermäßigem Rauchen, bei Angstzuständen, bei Nervosität.
  Oft sind Extrasystolen aber Ausdruck einer Herzkrankheit, z.B. bei Herzinsuffizienz, Herzinfarkt, Klappen- und Herzfehlern.
- *Zwillingspuls – Bigeminus – Pulsus bigeminus*
  Jeder Pulsschlag ist von einer Extrasystole gefolgt = Doppelschlägigkeit des Pulses. Der Zwillingspuls ist typisch bei Digitalisüberdosierung.
- *Absolute Arrhythmien*
  Die Pulsschläge sind vollkommen unregelmäßig und von ungleicher Größe. Es han-

delt sich dabei um eine Reizbildungsstörung, die kürzere oder längere Zeit andauern kann. Die Ursache liegt meist in einer Herzmuskelerkrankung mit Störung der Vorhoftätigkeit: *Vorhofflimmern, Vorhofflattern.*

- *Herzblock*
  Darunter versteht man eine teilweise oder gänzliche Blockierung (Unterbrechung) der Reizleitung. Sie kann vorübergehend oder als Dauerzustand auftreten. Durch Kammerautomatismus vermindert sich die Anzahl der tastbaren Pulsschläge auf unter 40/Minute.
- *Paroxysmale Tachykardie* (anfallsweise auftretende Tachykardie)
  Plötzlich und anfallsweise tritt eine Tachykardie auf mit einer Frequenz von 180 bis 200 Schlägen und mehr pro Minute. Der Anfall kann Minuten bis Stunden dauern, begleitet von Herzklopfen, Atemnot und Angst. Diese Tachykardieform kann unterschieden werden in a) *die essentielle paroxysmale Tachykardie* (Anfallsbeginn überraschend, ohne Vorboten), b) *die extrasystolische paroxysmale Tachykardie* (als Vorboten treten ES auf, die Anfälle sind kurz). Die Tachykardie hört meistens ebenso plötzlich auf, wie sie begonnen hat. Sie kann aufgehoben werden durch Auslösung eines Vagusreizes, z.B. durch Vornüberbeugen.

1.2.5 Pulsqualität

Zum Erfassen der qualitativen Veränderungen des Pulses bedarf es großer Übung und Erfahrung. Erst mit zunehmender Erfahrung wird es möglich, die *Füllung* und *Spannung* des Pulses abschätzen zu können.

Die Spannung oder Härte ist abhängig vom Druck, bzw. von der Intensität der Kammerkontraktionen.

Das Volumen oder die Füllung ist abhängig vom Schlagvolumen sowie von der zirkulierenden Blutmenge.

- Die Begriffe von *groß, voll, kräftig, stark, hart* gehen ineinander über und sind nicht leicht zu unterscheiden.
- Ein *besonders weicher, fadenförmiger und kleiner* Puls weist auf einen tiefen Blutdruck, eventuell auf einen Schockzustand, eine Blutung oder ein Herzversagen hin.
- Der *Druckpuls* ist sehr langsam, oft auch hart und groß. Er tritt besonders bei Schädelverletzungen oder Gehirnerkrankungen mit begleitendem Hirnödem auf.

1.2.6 Bedeutung des Pulses

Früher und heute bedienen sich die Ärzte der Pulsfühlung, um Anhaltspunkte über die *Herzkraft,* über die Menge des ausgeworfenen Blutes und über den *Blutdruck* zu gewinnen.

Der Puls ist aber nicht nur von der Herztätigkeit abhängig, er wird auch vom *Zustand der Arterien* beeinflußt. Je nachdem, ob die Gefäßwand nachgiebiger oder starrer ist, d.h. je nachdem, wie die Elastizitätsverhältnisse liegen, wird sich der Puls verschieden verhalten. Der Puls wird auch durch die Widerstände beeinflußt, welche die »stromabwärts« gelegenen Gefäßgebiete und Blutmassen der Druckwelle entgegensetzen. Man kann demnach auch die *peripher gelegenen Kreislaufverhältnisse* beurteilen.

Die Pulskontrolle allein genügt nie zur Erfassung einer Situation oder einer Krankheit. Sie gibt aber (besonders im Zusammenhang mit den anderen Vitalzeichen) wichtige Hinweise für die Schwester und den Arzt für das weitere sinnvolle Verhalten und für eine gezielte Therapie.

Es ist verständlich, wenn uns Schwestern das »Pulsen« zur automatischen Routinehandlung wird. Für den Patienten mag es jedesmal, vielleicht unbewußt, ein Erlebnis sein, besonders dann, wenn er empfinden darf, daß er nicht nur beobachtet, sondern auch beachtet und geborgen ist. So enthält diese einfache Handlung des Pulsfühlens etwas Hilfreiches und stellt einen der wichtigen Momente der persönlichen Begegnung mit dem Patienten dar.

1.3 Blutdruckmessung

Lernziel

Sie können
- über den Blutdruck im Sinne einer Definition Auskunft geben und die Normalwerte nennen;
- die Gegenstände zur Blutdruckmessung beschreiben;
- die Technik der Blutdruckmessung erklären, mögliche Fehlerquellen aufzählen und angeben, wie Sie diese bei der Messung ausschließen.

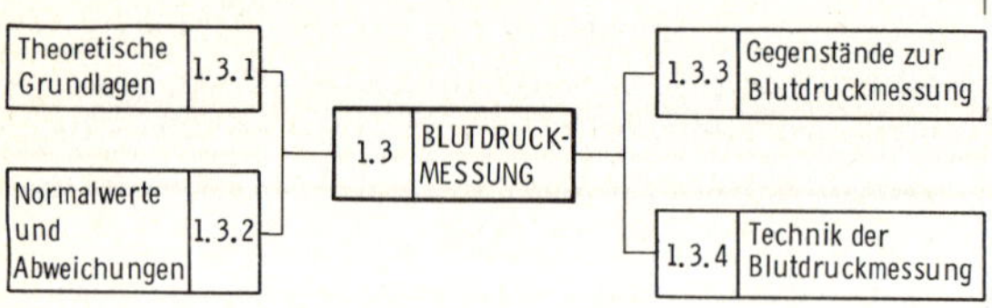

Prinzip

Der Blutdruck, d.h. der Druck des strömenden Blutes in den Arterien kann durch Gegendruck und mittels zusätzlicher Hilfe der Quecksilbermanometrie gemessen werden.

▼

Um einen Gegendruck ausüben und den Blutdruckwert ablesen zu können, benötigen wir Hilfsmittel:
- Armmanschette und Handgebläse
- Manometer
- Schallempfänger

Nur eine gut sitzende, d.h. *exakt angelegte Manschette,* ungehinderte Tonleitung durch *frei liegende Verbindungsschläuche* und *intakte Empfangs-* und *Registriergeräte* geben Gewähr für ein sicheres Resultat.

1.3.1 Theoretische Grundlagen

Der Blutdruck ist der Druck des strömenden Blutes in den *Arterien* (= Arteriendruck) (Abb. 3).

Der Blutdruck ist abhängig
- vom Schlagvolumen = Auswurfmenge des linken Ventrikels pro Herzschlag
- vom Gefäßwiderstand
- von der Beschaffenheit der Gefäße
- vom Füllungszustand der Gefäße.

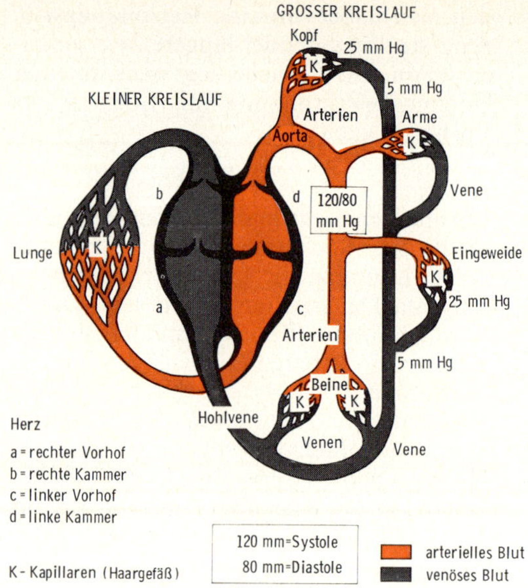

Abb. 3 Großer Kreislauf. Druckverhältnisse: Der Druck nimmt gegen die Peripherie ab und beträgt in den Kapillaren bis 0 mm Hg

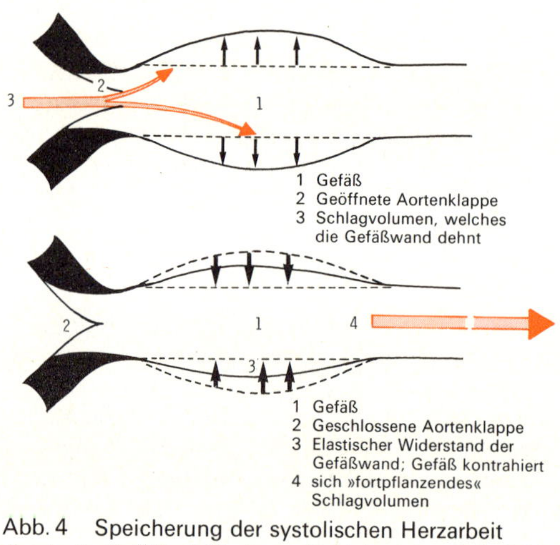

Abb. 4 Speicherung der systolischen Herzarbeit durch die Gefäße (Windkesselfunktion) am Beispiel der Aorta

Bei der *Systole* (Zusammenziehung des Herzmuskels) wird eine gewisse Blutmenge in die Arterien gepumpt. Dank der Elastizität der Arterienwände wird der Druck aufgefangen und weitergeleitet = *Windkesselfunktion* (Abb. 4). Durch diese Windkesselfunktion der großen Gefäße wird die rhythmische Arbeit des Herzens in eine mehr kontinuierliche Strömung verwandelt, deren Geschwindigkeit durch die ryhthmische Herzarbeit bedingte Schwankungen aufweist.

Abb. 5 Auftreten (Systole) und Verschwinden (Diastole) des Tones bei Blutdruckmessung

Manschettendruck	Arterienverhältnisse	ablesbare Druckverhältnisse	Geräusch/Ton
1. locker angelegte Manschette ohne Druck	Blutbahn frei durchgängig 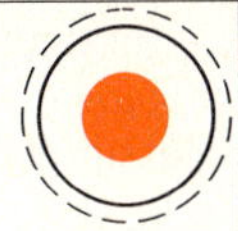		kein Geräusch, da kein Außendruck überwunden werden muß
2. Manschettendruck bis 250 mm Hg	Oberarmschlagader ist ganz komprimiert 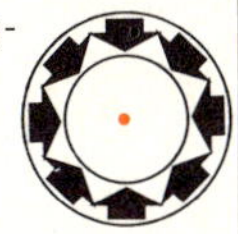	mm Hg 250	kein Geräusch Blutströmung ist ganz unterbrochen, keine Pulswellen hörbar
3. Manschettendruck allmählich lockern	Arterienkompression nicht mehr total, eine erste kleine Pulswelle erscheint unterhalb der Manschette 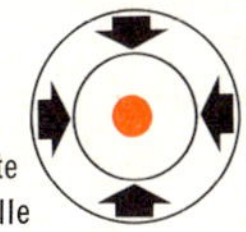	150	Auftreten des 1. Tones Diese 1. Pulswelle erzeugt eine hörbare Schwingung und wird als Ton registriert. = systolischer Druck
4. Manschettendruck weiter reduzieren	Die Arterie füllt sich wieder, der BD wird wieder höher als der Manschettendruck. Der Blutstrom wird durch Kompression nicht mehr unterbrochen 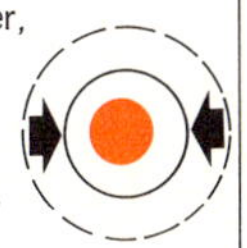	90	Der letzte Ton wird hörbar in dem Augenblick, da der Manschettendruck niedriger ist als der diastolische BD. Die Arterientöne verschwinden = diastolischer Druck

Bei der Blutdruckmessung
unterscheidet man den *systolischen* und den *diastolischen* Druck. Der systolische Druck ist der höchste, der diastolische der niedrigste meßbare arterielle Druck, der in wellenförmigem Ablauf durch die rhythmischen Kontraktionen des Herzmuskels in den Gefäßen entsteht.
Der Blutdruck wird als *Ton* erfaßt und in mm Hg (mm Quecksilber) ausgedrückt (z.B. 120/70 mm Hg, wobei die erste Zahl dem systolischen, die zweite dem diastolischen Druck entspricht) (Abb. 5).

1.3.2 Normalwerte und Abweichungen

Faustregel: Alter + 100
Übliche Begrenzung der Systole: nicht über 150 mm Hg und nicht unter 100 mm Hg.
Übliche Begrenzung der Diastole: nicht über 100 mm Hg. Wir geben keine untere Grenze der Diastole an, da diese sehr unterschiedlich ist.

Der Blutdruck ist abhängig vom Alter, der Konstitution, dem psychischen und physischen Zustand des Menschen.

Normale Blutdruckwerte schwanken demnach bei gesunden Erwachsenen zwischen 110 und 140 mm Hg (systolischer) und 60 bis 80 mm Hg (diastolischer Wert).
Bei Abweichungen nach unten sprechen wir von *Hypotonie,* bei Abweichungen nach oben von *Hypertonie.*
Die Schwingungsweite oder *Blutdruckamplitude* beträgt in der Norm 40 mm Hg. Unter Amplitude versteht man die Differenz zwischen dem systolischen und dem diastolischen Wert.

1.3.3 Gegenstände zur Blutdruckmessung

Der Blutdruck wird mit Gegendruck gemessen. Man benützt dazu eine *Armmanschette,* die innen aus Gummi und außen aus unnachgiebigem Segeltuch besteht. Durch das *Hand-*

gebläse kann Luft in die Manschette gepumpt werden. Der Druck ist am *Manometer* ablesbar. Armmanschette, Handgebläse und Manometer = *Blutdruckapparat*. Zur auskultatorischen Blutdruckmessung brauchen wir zusätzlich das *Stethoskop* = Schallempfänger.

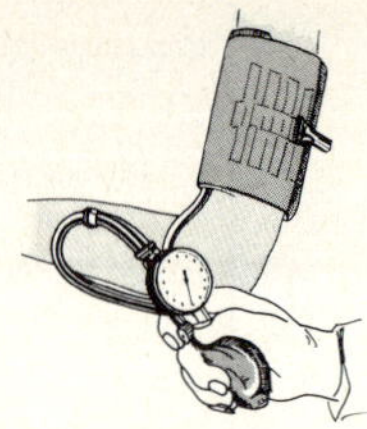

Abb. 6 Blutdruckmesser »Manuell« (mit Manometer und Hakenmanschette)

Blutdruckapparat

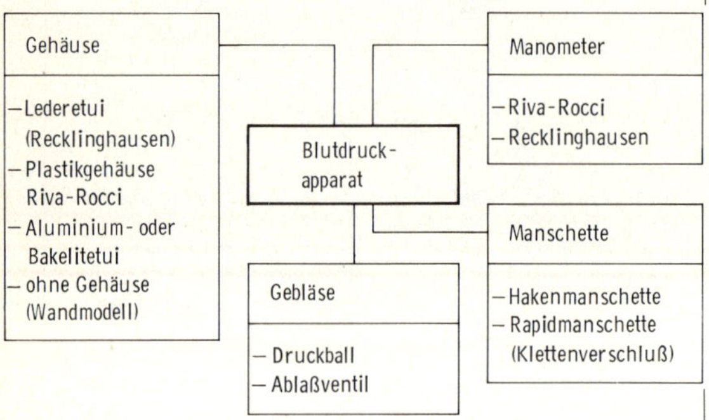

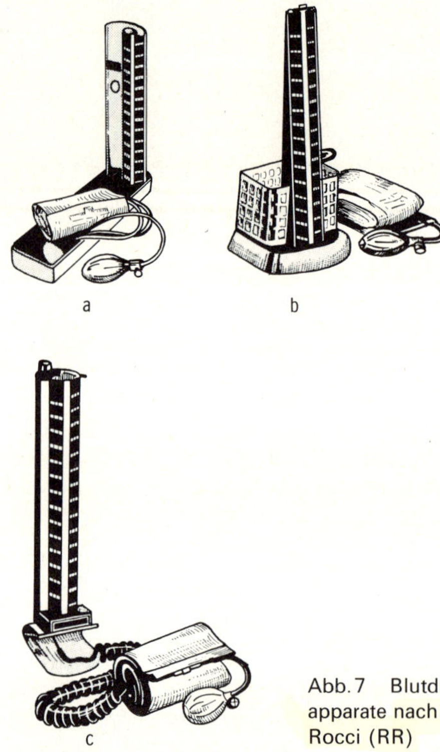

Abb. 7 Blutdruckapparate nach Riva-Rocci (RR)

Blutdruckapparat nach Recklinghausen (Heinrich v. Recklinghausen, 1867–1942) mit uhrförmigem Manometer, z. B. Blutdruckmesser »Manuell« in Lederetui (Abb. 6)

Blutdruckapparat nach Riva-Rocci (Scipione, Pädiater in Pavia, 1863–1937) mit Quecksilbermanometer/Stativ (Abb. 7) (Von diesem Modell stammt die bekannte Abkürzung für Blutdruck: RR).

a) Tischmodell in Plastik- oder Aluminiumgehäuse,
b) Tischmodell mit Metallkorb für Manschette und Gebläse (kann auch als Wandmodell geliefert werden),
c) Wandmodell, schwenkbar.

Stethoskop (Abb. 8)
Dieses besteht aus folgenden Einzelteilen:

> **Beachte**
>
> Das richtige Einlegen des Stethoskops bzw. der Ansätze (Ohroliven) ist Voraussetzung für das genaue Hören der Geräusche. Die Gehörgänge verlaufen leicht nach vorn, d.h. gegen die Nase. Das Stethoskop muß also entsprechend gerichtet werden.

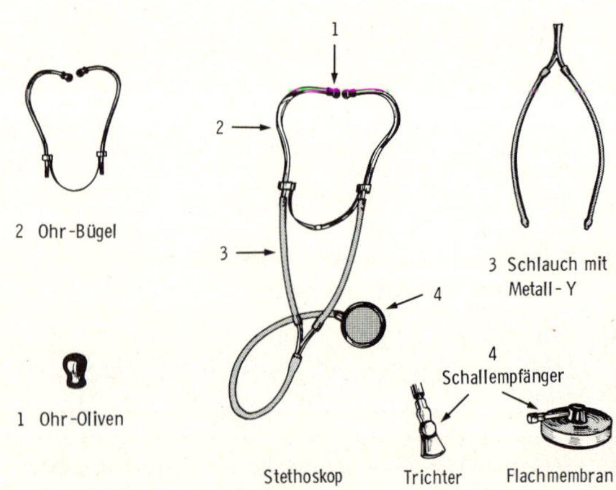

Abb. 8 Das Stethoskop und seine Einzelteile

1.3.4 Technik der Blutdruckmessung (BD-Messung)

Wir unterscheiden (Abb. 9)
- die palpatorische Methode – Messung des systolischen Wertes
- die akustische Methode – Messung des systolischen und des diastolischen Wertes

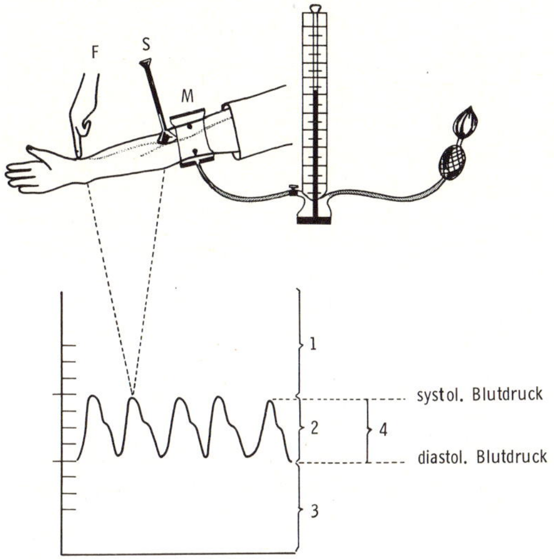

Abb. 9 Die Blutdruckmessung mit dem Blutdruckapparat nach Riva-Rocci. M = aufblasbare Armmanschette mit Manometer und Handgebläse. S = Stethoskop zur akustischen oder auskultatorischen Blutdruckmessung in der Ellenbeuge. F = Finger zur Blutdruckmessung durch Tastung des Speichenpulses am Handgelenk (= palpatorische Messung). 1. Gefäß durch Manschettendruck verschlossen. 2. Blutdruck überwindet den Manschettendruck. 3. Manschettendruck besteht nicht mehr. 4. Graphische Darstellung der Pulswelle

Palpatorische Methode
Messung des *systolischen Blutdruckes* durch Gegendruck. Sobald der Manschettendruck größer ist als der Druck in der Arterie, verschwindet der an der Daumenseite des Unterarmes zu tastende Puls der Speichenarterie. Der Druck wird an einem Manometer abgelesen. (Dieser Wert kann auch beim Auftreten bzw. Wiederauftreten des Radialispulses *nach* der Stauung ermittelt werden.)

Akustische Methode / Auskultatorische Methode
Will man nicht nur die maximale Blutdruckschwankung (= systolischer Druck) ermitteln, sondern auch das Minimum der einzelnen Blutdruckschwankung, den sog. diastolischen Druck, so verwendet man zusätzlich das Stethoskop = auskultatorische (akustische) Methode. Normalerweise wird diese Art von BD-Messung vorgenommen.
- Der Blutdruck variiert mit der Körperlage. Deshalb soll auf der Kurve (Protokollblatt) immer vermerkt werden, ob sitzend (s), liegend (l) oder stehend (st) gemessen wurde. Auf Blutdruckkurven können Farben verwendet werden, z.B. im Liegen – rot, im Stehen – blau.
- Der Patient soll bequem und entspannt liegen oder sitzen, den leicht abduzierten Arm etwas beugen und in Herzhöhe auf glatter Unterlage abstützen. Er darf keine beengenden Kleidungsstücke tragen. Im Zimmer muß Ruhe herrschen (Radio abstellen!).
- Bei der stehenden Blutdruckmessung muß der Patient frei stehen.
- Die Messung soll immer am gleichen Arm und mit dem gleichen Blutdruckapparat vorgenommen werden.
- Sind keine früheren Blutdruckwerte bekannt, soll die Messung 2 × vorgenommen werden. Auch bei Unsicherheit ist eine Wiederholung unbedingt angezeigt (vor der 2. Messung Druck auf 0 mm Hg sinken lassen).
- Bei Aortenvitien muß an beiden Armen gemessen werden.

Vorgehen (Abb. 10)
- Manschette am Oberarm anlegen und fixieren
- die Ohransätze des Stethoskops in die Gehörgänge stecken
- der Schallempfänger des Stethoskops wird in die Ellenbeuge, unterhalb der Staumanschette gelegt, d. h. er muß *über* der zu palpierenden Arterie liegen, sonst können

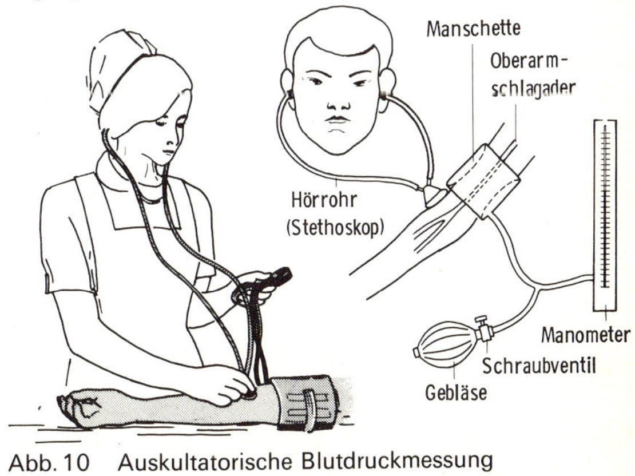

Abb. 10 Auskultatorische Blutdruckmessung

Fehlwerte wie z.B. zu hohe systolische Werte gemessen werden.

- Ventil am Gebläse schließen
- Manschette aufblasen, bis der Radialispuls nicht mehr tastbar ist.
  Allgemeine Regel: Bei der ersten Messung bis 250 mm Hg, bei späteren Messungen (nur bei Nicht-Hypertonikern!): voraussichtliche Blutdruckhöhe + 30 mm Hg.
  Beispiel:
  Bei einem zu erwartenden Blutdruck von 120/70 mm Hg die Manschette bis 150 mm Hg aufblasen
  bei Patienten mit Hypertonie immer bis 250 mm Hg aufblasen
- Manschettendruck durch langsames Öffnen des Ventils reduzieren, maximal 2–3 mm/Sekunde, um den Wert innerhalb von 2 Schlägen nicht zu verfehlen (normale Pulswelle ca. 0,8 Sekunden)
- beim ersten Ton Quecksilbersäule ablesen = *systolischer Druck*
- beim letzten Ton wieder ablesen = *diastolischer Druck*
- restliche Luft ganz entweichen lassen.

Ausschließen von Fehlerquellen

- Der Blutdruckapparat muß intakt sein (Apparate müssen regelmäßig geprüft werden).
- Die Manschette muß fest und direkt um den Arm anliegen (keine Kleidungsstücke dazwischen!). Die Schläuche sollen nicht verwickelt, sondern frei sein.
- Vor einer zweiten Messung muß die Manschette ganz entleert werden (Druck auf 0).
- Stethoskop muß richtig im Gehörgang liegen.
- Stauungen über längere Zeit verändern die Werte und sind für den Patienten unangenehm.
- Die Gummieinlage, besonders bei Manschetten mit Metallstäben, muß über der A. brachialis in der Ellenbeuge, d.h. an der Innenseite des Armes, liegen und darf sich beim Aufpumpen nicht vorwölben.
- Bei zu rascher Druckentlastung in der Manschette ist eine exakte Messung unmöglich. Eine normale Pulswelle dauert 0,8 Sekunden, weshalb der Druck um maximal 2–3 mm Hg/Sekunden gesenkt werden darf.
- Die Blutdruckmessung ist beim jeweiligen Patienten am gleichen Arm und bei täglicher Messung zur gleichen Zeit vorzunehmen. Die Werte werden sofort aufgeschrieben.
- Bei emotioneller Blutdrucksteigerung (z.B. nach Arztvisite, Besuch usw.) ist eine Nachkontrolle nach ca. 15 Minuten angezeigt.

Blutdruckkontrollen werden vorgenommen

- bei Patienten mit Hypo- oder Hypertonie
- bei Patienten, die mit blutdruckbeeinflussenden Medikamenten behandelt werden
- nach Operationen, Unfällen, Blutverlust
- bei Erkrankungen von Herz und Kreislauf u.a.

1.4 Arztvisite

Lernziel

Sie sind fähig
- die Vorbereitungen für die Arztvisite aufzuzählen und zu begründen;
- die Aufgaben während und nach der Visite wahrzunehmen und darüber sinnvolle Angaben zu machen.

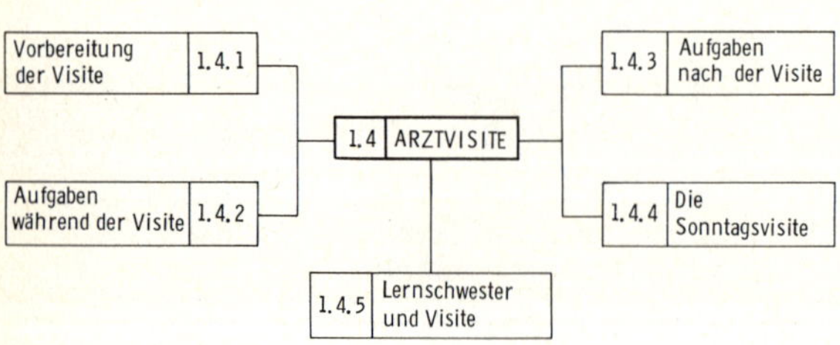

Prinzip

Die Arztvisite ist für den Patienten eine der wichtigen Begebenheiten seines Krankenhausalltages. Er erwartet medizinische Hilfe, Information und persönliche Beachtung.

- Empfindet der Patient die Kommunikation während der Visite als mangelhaft (über seinen Kopf hinweg reden, Unterhaltung zwischen den Ärzten oder Arzt und Schwester ohne Miteinbeziehen des Patienten, Gebrauch einer für ihn unverständlichen Sprache, »Kurven- oder Kardex-Visite« usw.), fühlt er sich als Objekt, und evtl. als Person übergangen und »betrogen«. Er verliert das Vertrauen und kann mit Regression, Angst, Depression u.a. reagieren.

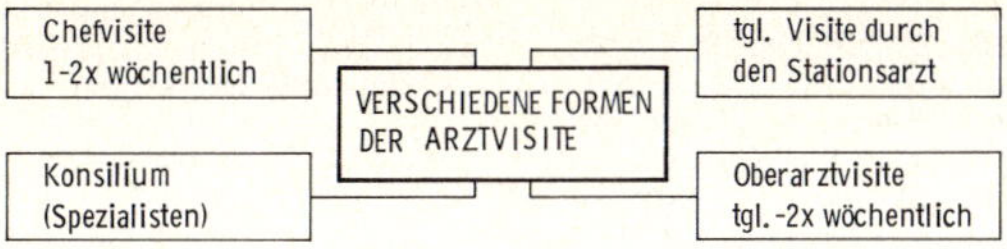

1.4.1 Vorbereitung der Visite

In bezug auf das Krankenzimmer

- Das Zimmer ist aufgeräumt und gut gelüftet. Die Fenster werden vor der Visite geschlossen.
- Das Mobiliar wird so gestellt, daß Arzt und Schwester leicht Zugang zum Bett haben.

In bezug auf den Patienten

- Der Patient soll im Normalfall im Bett sein und ggf. das offene Krankenhaushemd tragen. Patient, Hemd und Bettwäsche sind sauber.
- Der Kranke wird über die bevorstehende Visite orientiert. Neuen Patienten gibt man über die Art der Visite Auskunft.

In bezug auf den Arzt

- Die notwendigen Dokumente (Krankengeschichte usw.) werden bereitgelegt, sie müssen vollständig sein. Neue Röntgenbilder und andere Befunde werden bei den betreffenden Stellen angefordert.
- Das Untersuchungsbesteck wird auf dem Visitenwagen mitgeführt. Man sorgt für genügend Spatel und eine funktionierende Taschenlampe.
- Ausscheidungen des Patienten, die der Arzt sehen muß, werden bereitgestellt und vor der Visite gezeigt.

In bezug auf die Schwester persönlich

Die notwendigen Voraussetzungen für die Visite sind eine exakte Krankenbeobachtung und ein gutes Vertrauensverhältnis zu Patient und Arzt. Eine Schwester, die nur die technischen Verrichtungen ausführt, ist dem Patienten eine schlechte Schwester und dem Arzt keine gute Mitarbeiterin.

- Sie achtet auf Sauberkeit der Arbeitskleidung und auf eine ordentliche Frisur.
- Sie bereitet sich auf die Visite vor, überlegt genau, was und wie gemeldet werden muß.
- Kurven, Rapporte (z.B. Kardex-System*, Abb. 11), Überwachungs- oder Protokollblätter sind vollständig und so geführt, daß sie keinen Anlaß zu Kritik oder unnötigen Rückfragen geben.

1.4.2 Während der Visite

- Die Schwester ist aufmerksam und beschäftigt sich nicht mit anderen Dingen. Sie steht nicht irgendwo im Hintergrund, sondern am Krankenbett. Auch bei der Chefvisite ist ihr Platz direkt am Krankenbett, dem Chefarzt gegenüber.
- Verordnungen werden sofort aufgeschrieben (Kardex-System), bei Unklarheiten ist eine baldmöglichste Rückfrage angezeigt.
- Die Schwester ist Mittlerin zwischen Arzt und Patient, oft ist sie sogar Sprachrohr für den Kranken. Sie besorgt dies mit großem Takt und Einfühlungsvermögen.
- Die Mithilfe (Patienten aufsetzen, Knöpfe bzw. Bänder öffnen usw.) erfolgt spontan und rasch.

1.4.3 Nach der Visite

- Die Dokumente werden versorgt, die nötigen Anmeldezettel ausgefüllt und dem Arzt zur Unterschrift vorgelegt. Gleichzeitig kann die Schwester die notwendigen Utensilien (Blutröhrchen, Uringläser u.a.) vorbereiten oder vorbereiten lassen.
- Die Schwester nimmt sich Zeit für ein Nachgespräch mit dem Patienten, oft ist ein klärendes oder tröstendes Wort von großer Bedeutung.

1.4.4 Die Sonntagsvisite

Bei der Sonntagsvisite durch den Tagesarzt fällt der Schwester eine ganz besondere Rolle zu, da dieser Arzt wenig Zeit hat und über die vielen Patienten vielleicht nur knapp orientiert ist. Der vorbereitete *Diagnosenzettel* (Verzeichnis der Patientennamen mit Diagnose) kann eine gute Hilfe sein.

---

* *Kardex-System* = Rapportsystem, das sich in Amerika schon jahrelang bewährt und das langsam auch in den europäischen Ländern Fuß faßt. In der Schweiz hat es schon weite Verbreitung gefunden. Es umfaßt alle Verordnungen des Arztes (therapeutischer und diagnostischer Art), den Pflegeplan, den Pflegebericht sowie den Rapport von und an die Nachtwache (s. auch S. 31 f.).

SPITAL LIMMATTAL

Datum	Med. mit einmaliger Verabreichung		U.
3.5.	1 Spasmo Cibalgin Supp.	9.30	SB
3.5.	1 Spasmo Cibalgin Tbl.	21.30	HG
4.5.	Librium 50 mg i/m	8.30	SC
4.5.	1 Spasmo Cibalgin Supp.	11.00	SC
5.5.	1 Spasmo Cibalgin Supp.	8.50	SB
5.5.	15 ml Agarol	21.00	HG
6.5.	1 Buscopan comp. Supp.	9.00	LA
6.5.	Sanalepsi / Baldrian je 10 Tropf.	22.00	HG
7.5.	1 Spasmo Cibalgin Supp.	14.00	HG
8.5.	1 Spasmo Cibalgin Supp.	15.00	LA
8.5.	Librium 50 mg i/m	22.00	LA
10.5.	10 ml Agarol	21.00	LA
13.5.	1 Supp. Spasmo Cibalgin	8.00	SC
13.5.	1 Buscopan comp. Supp.	12.00	VH
13.5.	1 Buscopan comp. Supp.	21.00	LA
13.5.	Librium 50 mg i/m	22.00	LA
15.5.	Agarol 10 ml	20.00	VH

Datum | Pflegebericht: A + C-Dienst (blau) B-Dienst (rot) Nachtwache (schwarz) | U.

5.5. Pflegeziel: Inkontinenz angehen: Planmässig Schüssel unterschieben (Fortsetzung siehe unterstrichenen Text im Pflegebericht)

Hilfe beim Essen: ja
Hilfe beim Waschen: ja
Teilwaschung: /
Ganzwaschung: ja
Vollbad: Dienstag / Samstag

(Bleistift schreiben)

Soziales: Die Verlegung in ein Pflegeheim ist vorgesehen.

Eintrittsdiagnose: Status nach subduralem Hämatom und Kraniotomie.

Eintrittszustand:

3.5. Die Patientin benötigt sehr viel Pflege mit grossem Zeitaufwand, sie beschmiert sich mit Stuhl und ist sehr unruhig. Klagt zeitweise über Bauchschmerzen. — SB

4.5. Zustand unverändert. Die Eltern der Patientin beschwerten sich heute, sie glauben, dass ihre Tochter schlecht gepflegt wird. (Inkontinenz!) — LA

5.5. Heute hat die Stationsschwester die Eltern gut orientiert. Sie versuchte auch, sie zur Mitarbeit zu gewinnen (Essen eingeben, Gespräche führen). — SB

6.5. Die Patientin ist bei guter Laune. Sie hat einige Male in die Schüssel Wasser gelöst. — SC

7.5. Die Patientin macht objektiv Fortschritte. Tabletten schluckt sie nur sehr widerwillig. — LA

8.5. Die Inkontinenz nimmt sichtlich ab. Ziel: Patientin zu selbständigem Essen anleiten. — LA

9.5. Nagelpflege an Händen und Füssen ausgeführt, Haare gewaschen. — VH

10.5. Die Patientin erhält gezielte Physiotherapie, macht aber noch sehr ungern mit! — SB

11.5. In vielen Situationen reagiert die Patientin trotzig. Könnte man durch bessere Orientierung etwas erreichen? — MG

12.5. Unter Aufsicht isst die Patientin schon ziemlich gut, hält Becher selber und nimmt das Brot vom Teller. — VH

13.5. Die Patientin klagt wieder oft über Schmerzen im Unterleib, habe dem Arzt Meldung gemacht. — MG

14.5. Patientin bezeichnet sich als hässlich und weint, weil sie sich nicht an meinen Namen erinnern kann. — CG

15.5. Könnte die Patientin probeweise über ein Wochenende nach Hause in Pflege gegeben werden? Man müsste die Eltern vermehrt in die Pflegearbeit miteinbeziehen, damit sie sich der Situation besser gewachsen fühlen. Vielleicht würde dann mit der Zeit eine angepasste Pflege zu hause möglich. Die Verlegung in ein Pflegeheim scheint noch in weiter Ferne zu liegen. — SB

U.	Datum	Medikamente peroral und rectal		Stop Dat.	
NZ	3.5.	Valium Tbl. zu 10 mg	1 - 0 - 0		
		Valium Tbl. zu 5 mg	0 - 1 - 1		
NZ	4.5.	Lioresal Tbl. zu 10 mg	1½ - 1½ - 1½		
		Agarol ml	0 - 0 - 0 - 10	7.5.	SB

U.	Datum	Medikamente parentral	Stop Dat.	
AH	7.5.	1000 Mischinfusion 2:1 / über 24 Std. (zum offenhalten)	3.5.	SC

U.	Datum	Versch. Untersuchungen		Stop Dat.	
		BD	Montag + Freitag		
		Gewicht	1 x wöchentlich		
NZ	3.5.	Thorax	+	4.5.	SB
NZ	3.5.	EKG	+	3.5.	SB
AH	13.5.	Leberszintigramm	+		
AH	15.5.	EEG	+		

(Bleistift)

Laboruntersuchungen

U.	Datum	Laboruntersuchungen			
AH	3.5.	Chemogramm, Harnsäure,	+	4.5.	SB
		GOT, GPT, GLDH	+	4.5.	SB
AH	4.5.	Sediment, Uricult	+	5.5.	LA
AH	7.5.	Chemogramm	+	8.5.	SC
AH	11.5.	Sediment	+	12.5.	HG
AH	14.5.	Hb. Lc. diff. BB, Chemogramm	+	15.5.	SB
		GOT, GPT, GLDH, BSR	+	15.5.	SB
AH	15.5.	Urinstatus			

Therapie

U.	Datum	Therapie	
AH	3.5.	Physiotherapie	+
	3.5.	Mundpflege 4 x tägl.	
	3.5.	Trinkmenge min. 1300 ml / 24 Std.	
	3.5.	Bauchlagerung 2 x tägl.	
		linke Hand am oberen Bettrand befestigen, keine Kopfkissen	

Medikamente in Reserve

U.	Datum	Medikamente in Reserve
NZ	3.5.	Bei Unruhe: Librium 50-100 mg i/m
NZ	3.5.	Bei Schmerzen: Spasmo Cibalgin Supp. od. Tbl., Buscopan comp. Supp.
NZ	7.5.	Bei Durchfall: 1-2 Tbl. Reasec plus

Fragen an den Arzt (mit Bleistift): Woher kommen die Bauchschmerzen?

Mobilisation (mit Bleistift): im Rollstuhl → Patientin nie allein lassen
Kost: leicht

Name	Vorname	Geb.	Konfession	Abt.	Zi							
FRL. MUELLER	EVA	15.3.1950	prot.	Med.	503	Mo	Di	Mi	Do	Fr	Sa	So

4256

Abb. 11 Schema des Kardex-Systems

1.4.5 Lernschwester und Visite

Der Lernschwester fallen bei der Arztvisite vielfältige Arbeiten zu:
- Sie ist der Stations- oder Gruppenschwester, dem Arzt und nicht zuletzt dem Patienten eine gute Hilfe. Sie merkt mit der Zeit selber, ob und wann sie Hand anlegen kann.
- Sie beteiligt sich aktiv, auch wenn sie als junge Lernschwester noch nichts mitzureden hat.
- Besonders die Chef- und Oberarztvisiten, die oft ein Lehrgespräch zwischen leitendem Arzt und Stationsarzt darstellen, können für die Lernschwester Unterricht am Krankenbett bedeuten. Sie legt dabei das Hauptgewicht nicht auf ausgefallene (wenn auch interessante) Details, sondern auf die Krankheitszeichen und die Zusammenhänge mit dem betreffenden Krankheitsbild.

Zusammenfassung: Arztvisite
Auf den Visitenwagen (Abb. 12) gehören:
- Visitenbuch oder Kardexmappe
- Krankengeschichten
- Röntgenbilder
- Untersuchungstablett
- Anmeldeformulare für Tests, Röntgen usw.

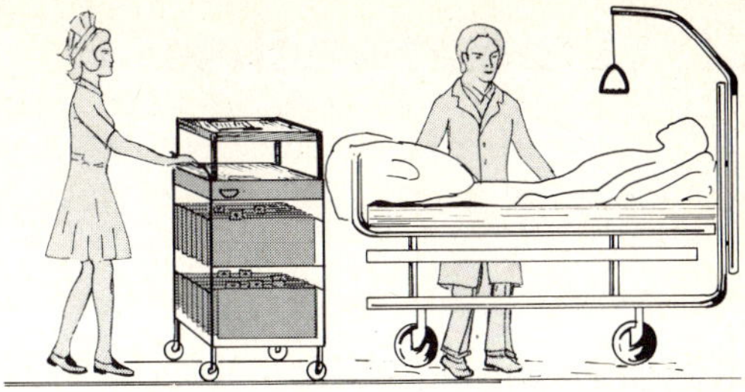

Abb. 12 Visitenwagen

Hinter dem Visitenwagen:
Der Patient, der weiß, daß er keine Nummer, sondern eine voll akzeptierte Persönlichkeit ist, um dessen Gesundheit sich Arzt und Pflegepersonal bemühen.

Vor dem Visitenwagen:
Die Schwester, die gut auf die Visite vorbereitet ist.
Neben dem Visitenwagen (am Krankenbett):
Der Arzt, der sich auf die Schwester verlassen kann und selber gezielt verordnet.

Weiterführende Literatur

Engelhardt, K. u. Mitarb.: Kranke im Krankenhaus. Enke, Stuttgart 1973
Faller, A.: Der Körper des Menschen, 8. Aufl. Thieme, Stuttgart 1978
Österreichischer Krankenpflegeverband: Die Überwachung des Patienten als Aufgabe der Krankenschwester. Urban und Schwarzenberg, München 1974

Testfragen

- Nennen Sie die verschiedenen Aspekte der Krankenhausaufnahme (S. 309)
- Beschreiben Sie an einem Beispiel, wie sich die Aufnahme eines Patienten abwickeln kann (S. 309)
- Zählen Sie die Aufgaben auf, die Ihnen bei der Übernahme eines neuen Patienten auf der Station zufallen (6 Angaben) (S. 310)
- Zählen Sie die Gegenstände für die erste Untersuchung auf (12 Angaben) (S. 311)
- Nennen Sie die Normalwerte des Pulses a) beim Kind, b) beim Erwachsenen (S. 313), und zählen Sie je 3 Abweichungen nach unten und nach oben auf (S. 313 f.)
- Nennen und erklären Sie 4 verschiedene Pulsformen in bezug auf den Rhythmus (S. 314 f.)
- Erklären Sie die Technik der Ermittlung der Pulswerte (S. 313 f.)
- Definieren Sie den Begriff Blutdruck, geben Sie an, wovon der Druck abhängig ist, und nennen Sie die Normalwerte (S. 316 f.)
- Beschreiben Sie einen Blutdruckapparat nach Ihrer Wahl (S. 318), und zählen Sie die Bestandteile des Stethoskops auf (S. 318)
- Erklären Sie mit Hilfe einer Zeichnung den Vorgang bei der Blutdruckmessung (S. 319)
- Nennen Sie die wichtigsten Fehlerquellen (S. 320)
- Zählen Sie die Vorbereitung für die Arztvisite auf, und begründen Sie Ihre Angaben (berücksichtigen Sie mindestens 4 Gesichtspunkte (S. 321)
- Nennen Sie Ihre Aufgaben während der Visite (4 Angaben), und versuchen Sie aus eigener Überlegung, diese zu begründen (S. 321 u. 323)

2 Verbandwechsel

Sequenzziel (Intention)

Sie kennen das wichtigste Verbandmaterial und die gebräuchlichen Instrumente und sind fähig, diese sachgerecht anzuwenden. Die theoretischen Kenntnisse helfen Ihnen, einen Verbandwechsel speditiv vorzubereiten und diese Pflegeverrichtung so auszuführen, daß für den Patienten maximale Sicherheit im psychischen und physischen Bereich gewährleistet ist.

Lernziel

Sie können
- den individuell nötigen Inhalt eines Verbandwagens und die auf der Pflegestation gebräuchlichen Instrumente benennen;
- die allgemeingültigen Gesichtspunkte für sämtliche Verbandwechsel aufzählen;
- exakt angeben, wie die Wundreinigung
  a) bei der aseptischen Wunde,
  b) bei der septischen Wunde vorzunehmen ist;
- den Vorgang
  a) beim Verbandwechsel bei aseptischen Wunden,
  b) beim Verbandwechsel bei septischen Wunden genau erklären;
- angeben, welches zusätzliche Material gebraucht wird und was zu beachten ist
  a) beim Klammernentfernen,
  b) beim Fädenentfernen,
  c) beim Drainkürzen und Drainentfernen,
  d) beim Kürzen und Wechseln einer Tamponade (Mêche),
  e) bei der Wundspülung.

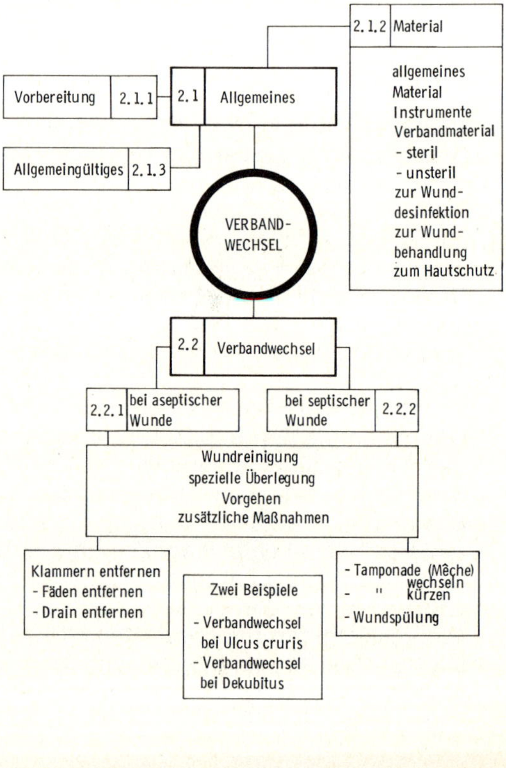

Prinzip

Durchtrennung der Haut oder Schleimhaut – traumatisch bedingt oder als Operationsschnitt – verursacht eine Wunde. Jede Wunde ist mehr oder weniger schmerzhaft, sie kann bluten oder zur Eintrittspforte von Krankheitserregern werden.

▼

– Voraussetzung für die Heilung einer Wunde ist *aseptisches,* bzw. *antiseptisches* und *gewebsschonendes* Vorgehen bei der Wundversorgung.
  Forderungen für den Verbandwechsel:
– *Das Wechseln des aseptischen Verbandes* umfaßt alle Bemühungen, Krankheitskeime von primär aseptischen Wunden fernzuhalten.
– *Das Wechseln des septischen Verbandes* umfaßt alle Maßnahmen, die darauf hinzielen, bereits vorhandene Bakterien in einer Wunde zu bekämpfen, eine Verschleppung und ein Hinzukommen weiterer Keime zu verhindern.
– Bei jeder Wunde (Wundversorgung, Verbandwechsel) sind der Patient und das Wundgebiet gut zu beobachten (auftretende Schmerzen, Zeichen einer Blutung oder Infektion usw.). Die Pflegeverrichtung ist dem Zustand des Patienten und der Situation anzupassen.

2.1 Allgemeines

Mit dem Anlegen und Erneuern eines Verbandes will man folgende Ziele erreichen:
- möglichst rasche Heilung der Wunde
- Schutz der Wunde vor Krankheitserregern
- Kontrolle der Wunde und der umgebenden Haut beim Verbandwechsel
- Verhütung oder Linderung von Schmerzen
- Schutz der Umwelt vor Beschmutzung mit Wundsekret.

Der Verbandwechsel wird meist auf Verordnung des Arztes vorgenommen. Bei septischen Wunden, die häufig einen frischen Verband brauchen, wird die Schwester nach Bedarf und selbständig handeln müssen. Oft wird es auch ihr überlassen, über antiseptische und reinigende Maßnahmen zu entscheiden, z.B. bei der Pflege von Dekubiti. Immer ist sie verpflichtet, den Arzt darüber zu orientieren und Veränderungen des Wundgebietes zu melden.

2.1.1 Vorbereitungen zum Verbandwechsel

Raum
- Unmittelbar vor dem Verbandwechsel keine Reinigungsarbeiten vornehmen. Während des Verbandwechsels dürfen sich in der Nähe des Patienten weder Blumen, Pflanzen noch andere Staubfänger befinden
- für notwendige Abstellfläche sorgen
- Fenster und Türen schließen, Zugluft verhüten
- unnötige Betriebsamkeit vermeiden.

Patient
- Patienten informieren über hygienische Vorsichtsmaßnahmen zum Schutze seiner selbst und seiner Umgebung
- den Patienten vor Zuschauern schützen
- der Situation entsprechend bequeme Lagerung des Patienten
- den Patienten so wenig wie möglich abdecken
- wird beim Verbandwechsel eine Hilfeleistung des Patienten nötig, muß er Gelegenheit haben, vor und nachher die Hände zu desinfizieren
- der Verband darf von ihm selbst nicht entfernt, die Wunde nicht berührt werden.

2.1.2 Material – Der Verbandwagen

Die Verbandtabletts, die in einem Schrank abgestellt wurden, sind heute fast durchwegs vom Verbandwagen abgelöst. Der moderne, den Ansprüchen der Krankenhaushygiene entsprechende Verbandwagen ist geschlossen, d.h. das Material wird z.B. in Schubladen *staubfrei aufbewahrt*. Die obere Fläche des Wagens dient nur noch als vorübergehende Abstellfläche.

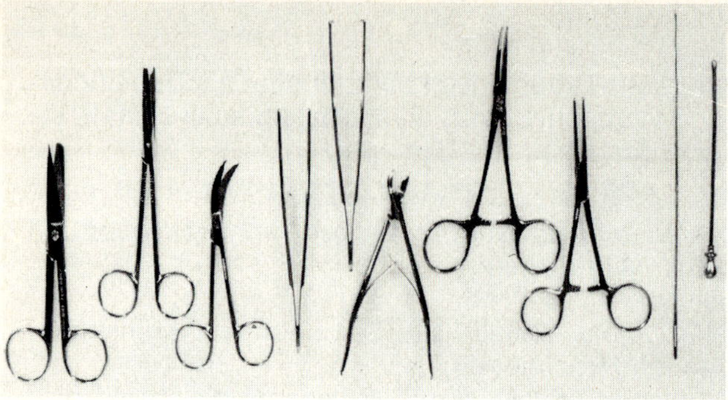

Abb. 1 Instrumente zum Verbandwagen

Allgemeines Material
- Verbandschere
- sterile Gummihandschuhe
- Papiermasken
- Nierenschalen, sterilisiert oder Einwegnierenschalen
- Plastiksäcke für gebrauchtes Material
- Sammelgefäß mit Desinfektionslösung für gebrauchte Instrumente.

Instrumente
Sie sind heute fast durchwegs einzelverpackt (steril in durchsichtigen Kunstfolien oder in beschrifteten Papiersäcken). Spitze Instrumente, z.B. Scheren, müssen vorn mit einem Tupfer geschützt werden, da die Gefahr besteht, daß sie das Verpackungsmaterial beschädigen und dadurch die Sterilität beeinträchtigen.
Die auf der Station gebräuchlichsten Instrumente (Abb. 1) sind in der Reihenfolge von links nach rechts:
- gerade, spitz-stumpfe Schere
- gerade Fadenschere
- gebogene Fadenschere
- anatomische Pinzette
- chirurgische Pinzette
- Klammersetzer und -entferner
- gebogene Klemme nach Kelly
- gerade Péan-Klemme
- Knopfsonde
- Knopfkanüle

dazu:
- Spritzen zu 20 ml
- Sicherheitsnadeln
- Holzspatel
- Watteträger.

Verbandmaterial
Steriles Verbandmaterial
- Kompressen, groß (20 × 10 cm) 2 Stück / Paket
- Kompressen, klein (10 × 10 cm) 2 Stück / Paket
- Kompressen, klein (5 × 5 cm) 2 Stück / Paket
- Tupfer 4–6 Stück / Paket
- Saugeinlagen 1 Stück / Paket
- Spezialkompressen z.B. Telfa (für Dekubituspflege).

Diese Verbandmaterialien sind einzeln verpackt und beschriftet. Je nach Krankenhaus enthält der Verbandwagen auch *fertige Verbandpäckchen.*
- Große Verbandpäckchen enthalten z.B.: 4 Kompressen 20 × 10 und 6 Tupfer für größere Operationswunden, z.B. nach Magenresektion
- kleine Verbandpäckchen: 2 Kompressen 10 × 10 und 4 Tupfer für kleine Operationswunden, z.B. nach Appendektomie
- individuelle Verbandpäckchen: nach Bedarf zusammengestellt, evtl. kombiniert mit Instrumenten.

Das Verpackungsmaterial der Verbandpäckchen (s. S. 238 ff.) dient zugleich als *sterile Arbeitsfläche.*
Unsteriles Verbandmaterial
- Einweg- (z.B. Copeline) binden
- Gazebinden
- elastische Binden
- Heftpflaster schmal und breit
- Spezialpflaster für empfindliche Haut (= hautfreundlich)
- Schnellverband
- Iso-Elast bzw. Elastoplast
- evtl. Verbandklammern.

Lösungen, Puder oder Spray zur Wunddesinfektion und Reinigung
- Desinfektionslösung gefärbt oder farblos, z.B. Merfen, Mercurochrom, Betadine

- Wundpuder, z.B. Sterosan, Vioform, Cibazol
- antibakterieller Spray oder Lösung, z.B. Polybactrin-Spray, Aristamid – (Sulfonamid)lösung
- Benzin zur Reinigung der umgebenden Haut.

Salben, Salbenkompressen und Lösungen zur Wundbehandlung

- Desinfizierende Salben, z.B. Vitamerfen
- granulierende Salben, z.B. Bepanthen
- Salbenkompressen, z.B. Jelonet = Vaselin-Mullverband, Carbonet = Verbandmull mit wasserlöslicher Grundlage, Biogaze
- antiseptische Lösungen, z.B. Wasserstoffsuperoxyd 3%, Pantoseptlösung 1%, Chloraminlösung 1%
- physiologische Kochsalzlösung (0,9%).

Salben oder Spray zum Hautschutz

z.B.:

- Nobecutanspray
- Heydogenspray
- Zinkpaste oder -salbe
- Aluminiumsalbe
- Siccamerfensalbe
- Öle, z.B. Mandelöl, Olivenöl.

2.1.3 Allgemeingültige Punkte für sämtliche Verbandwechsel

Voraussetzung bei jedem Kontakt mit einer Wunde ist die *Asepsis*. Bei einem Verbandwechsel kann das durch die Beachtung der folgenden Regeln gewährleistet werden:

- Gründliches Waschen der Hände vor und nach der Pflegeverrichtung (Desinfizieren ist nur beim Verbandwechsel bei septischen Wunden notwendig).
- Der Verbandwagen darf nicht ins Krankenzimmer gefahren werden. Auf jeder Station sollen Tabletts oder kleine »Verbandwagen« (Abb. 2) zur Verfügung stehen. Der Wagen ist vorzuziehen, da er nicht nur als Transportmittel, sondern zugleich als Abstell- und Arbeitsfläche dient.
- Die gebrauchten Instrumente müssen unmittelbar nach Gebrauch in ein Gefäß mit Desinfektionslösung gelegt werden. Reinigung und Aufbereitung s. S. 237ff.

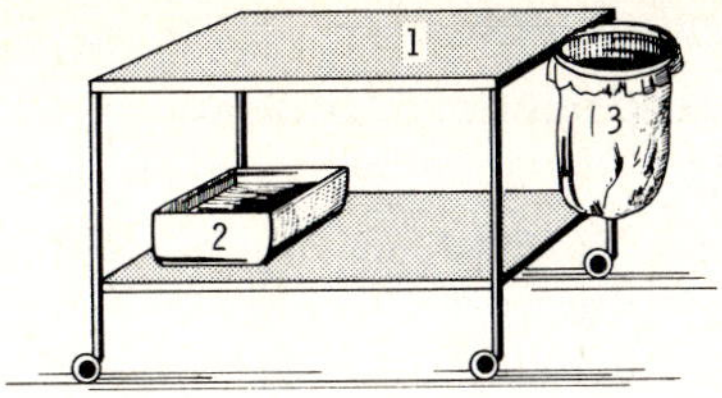

Abb. 2 Verbandwagen. 1. Abstellfläche oder Arbeitsfläche. 2. Becken mit Desinfektionslösung für die gebrauchten Instrumente. 3. in Ring eingeklemmter Plastiksack für das gebrauchte Verbandmaterial (der Sack muß nach jedem Verbandwechsel geschlossen in den Abwurfsack gegeben werden)

- Alle Gegenstände (Wagen, Flaschen mit Desinfektionslösung u.a.) werden sofort nach Gebrauch mittels Sprühflasche desinfiziert.
- Sind mehrere Verbandwechsel vorzunehmen, sind die saubersten Wunden zuerst zu verbinden.
- Man überlege genau, wieviel und welches Material (Verbandstoff, Instrumente usw.) benötigt wird, es soll genügend (aber nicht zuviel) ins Krankenzimmer mitgenommen werden.
- Beim Verbinden einer septischen Wunde soll nach Bedarf eine saugfähige Unterlage (z.B. Moltex) unterlegt werden.
- Bei der Methode des Vorbereitens einer *sterilen Fläche* können auch größere Verbandwechsel von *einer* Schwester vorgenommen werden.
  Sind zwei Personen notwendig, bespreche man vorher das Vorgehen, damit eine bestmögliche Zusammenarbeit gewährleistet ist.
- *Die sterile und unsterile Fläche* sollen mit Überlegung gerichtet werden, damit alles Material in der Reihenfolge des Gebrauchs zu liegen oder zu stehen kommt. Zuerst unsterile Fläche richten, dann sterile:
- Die unsterilen Gegenstände werden rechts angeordnet, die sterile Fläche ist links (gültig für Rechtshändigkeit). Man achte auch darauf, daß die unsterilen Gegenstände »patientennah« zu liegen kommen.
- Die Flaschen werden abgedeckt zur Erleichterung des Arbeitsprozesses und Kontaktverhütung mit unsauberen Händen.
- Der Patient wird erst abgedeckt, wenn die unsterile und die sterile Fläche gerichtet sind.

2.2 Verbandwechsel

2.2.1 Bei aseptischen Wunden

Wundreinigung

Da die Wunde aseptisch ist, in der Umgebung der Wunde sich jedoch Keime befinden, ist die Wundreinigung *von innen nach außen* vorzunehmen (Abb. 3).

Das mit Desinfektionslösung getränkte Wattestäbchen wird nach Bedarf durch ein frisches ersetzt (zu Abb. 3: z.B. 1. Stäbchen: links der Wunde; 2. Stäbchen: rechts der Wunde; 3. Stäbchen: Wundumgebung). Bei größeren Wunden braucht man entsprechend mehr Material.

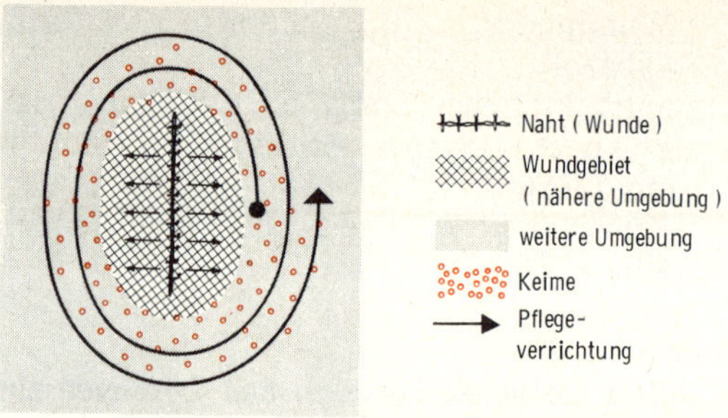

Abb. 3 Wundreinigung, aseptische Wunde (nur einmal über dieselbe Stelle fahren)

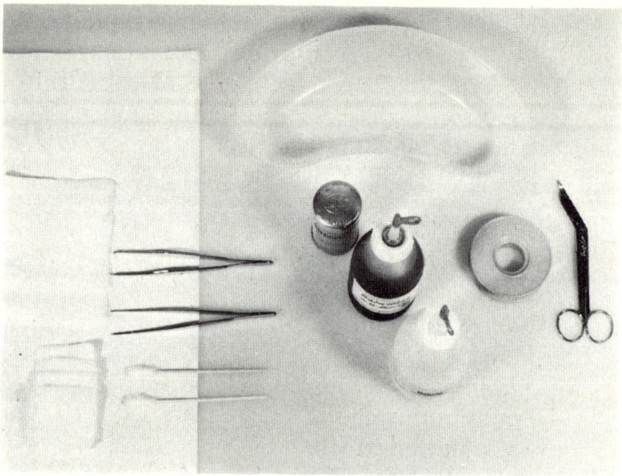

Abb. 4 Unsterile und sterile Fläche für den Verbandwechsel bei aseptischer Wunde

Spezielle Überlegungen

- Nimmt der Arzt den Verbandwechsel selber vor, fällt der Schwester die Aufgabe des Vorbereitens zu. Sie sei dabei aufmerksam und achte darauf, daß die Regeln der Asepsis gewahrt werden.
- Wird der Verbandwechsel von zwei Pflegepersonen vorgenommen, übernimmt die Schwester die Verantwortung für eine korrekte Ausführung. Je nach Ausbildungsstand der Mitarbeiterin wird ihre Rolle diejenige des Ausführens *oder* Zudienens, im Sinne der Überwachung und Kontrolle, sein (Lernsituation ausnutzen).
- Im Krankenhausalltag wird es meist nicht zu erreichen sein, daß stets zwei Personen den Verbandwechsel vornehmen. Im folgenden sprechen wir daher vom *Verbandwechsel durch eine Person*. Bei guter Vorbereitung der unsterilen und sterilen Fläche ist auch so absolut aseptisches Arbeiten möglich, ja gesichert.

Vorgehen

- Hände waschen
- Richten der notwendigen Gegenstände (einschließlich Abfallsack und Gefäß zum Einlegen der Instrumente) auf Wagen oder Tablett und diese ins Krankenzimmer bringen
- Hände waschen (Gesichtsmaske anziehen) unsterile Fläche richten (Abb. 4)
  Verbandschere
  Heftpflaster
  Desinfektionsmittel
  Benzin
- sterile Fläche richten (Abb. 4)
  Verbandpäckchen öffnen und Papier als sterile Fläche ausbreiten (2–3 Kompressen, 4–6 Tupfer)
  Pinzette (evtl. 2) – griffbereit
  Watteträger (4–6) – griffbereit
- Arbeitsfläche in günstige Stellung bringen
- Patient abdecken (evtl. lagern) und Verband freilegen
- evtl. Handschuhe anziehen
- Heftpflaster lösen, evtl. mit Hilfe eines Benzintupfers
- Äußeren Verband abheben und in Plastiksack legen
- Inneren Verband mit Pinzette entfernen, kontrollieren und in Plastiksack geben
- Wunddesinfektion mittels Watteträger und entsprechender Desinfektionslösung
- Hautreinigung und Desinfektion der Wundumgebung
- Wundbehandlung (z.B. Sterosanpuder) nur nach Arztverordnung
- Neuen Verband auflegen

- Pinzette in das Sammelgefäß mit Desinfektionslösung legen (Handschuhe ausziehen)
- Fixation des Verbandes
- Patienten zudecken und wenn nötig lagern
- *Hände waschen*
- Tablett oder Verbandwagen in Ordnung bringen
- Nach Verlassen des Krankenzimmers alle Gegenstände, die in den Verbandwagen zurückgelegt werden, desinfizieren (einschl. Wagen oder Tablett).

Zusätzliche Maßnahmen

- *Klammern entfernen*
  Material: Klammerentferner
  Vorgehen: Bei Wachenfeldt-Klammern (Abb. 5a): Mit Klammerpinzette abstehende Enden zusammendrücken
  Bei Michel-Klammern (Abb. 5b): Mit Klammerzange in der Mitte fassen und zusammendrücken
- *Fäden entfernen*
  Material: Anatomische Pinzette, spitze oder spitz-stumpfe Schere
  Vorgehen: Fadenenden hochziehen, einen Faden direkt über der Haut unterhalb des Knopfes durchschneiden (Abb. 6)
- *Drain entfernen*
  Material: Anatomische Pinzette, evtl. Schere
  Vorgehen: Eventuellen Faden durchtrennen, Drain herausziehen, direkt in den Plastiksack legen.

2.2.2 Bei septischen Wunden

Wundreinigung

Bei der septischen Wunde ist die Wundreinigung *von außen nach innen* vorzunehmen, da die größte Bakterienmenge in der unmittelbaren Umgebung des Hautschnittes liegt (s. Abb. 7a). Bei einer Wundreinigung von innen nach außen wäre eine Verschleppung der Bakterien wahrscheinlicher als beim umgekehrten hier vorgeschlagenen Arbeitsgang: Wundreinigung von außen nach innen. Mit einem Watteträger nur einmal über dieselbe Stelle fahren (Abb. 7a + 7b).

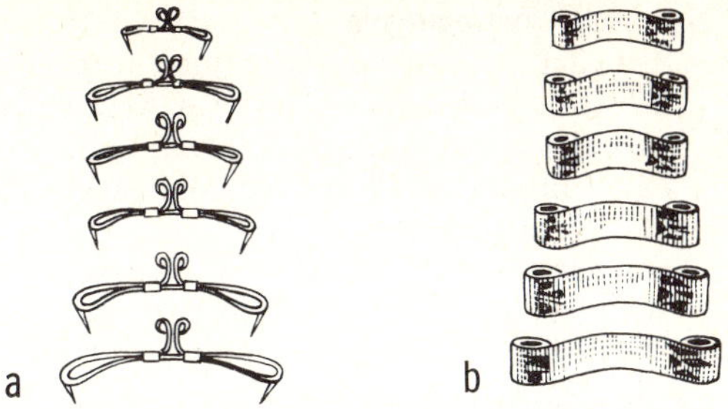

Abb. 5 a) Wachenfeldt-Klammern, b) Michel-Klammern

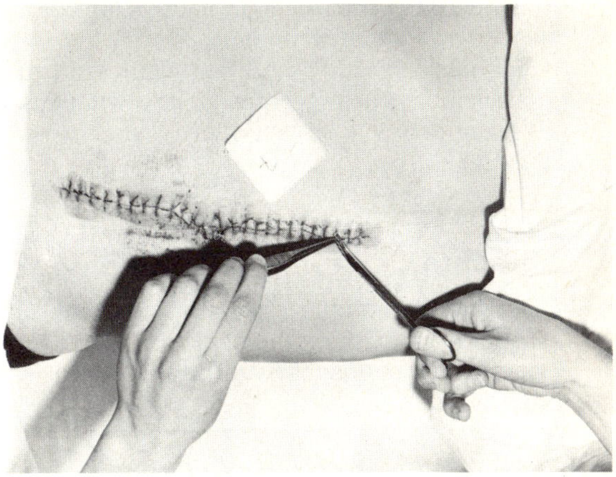

Abb. 6 Entfernung der Fäden

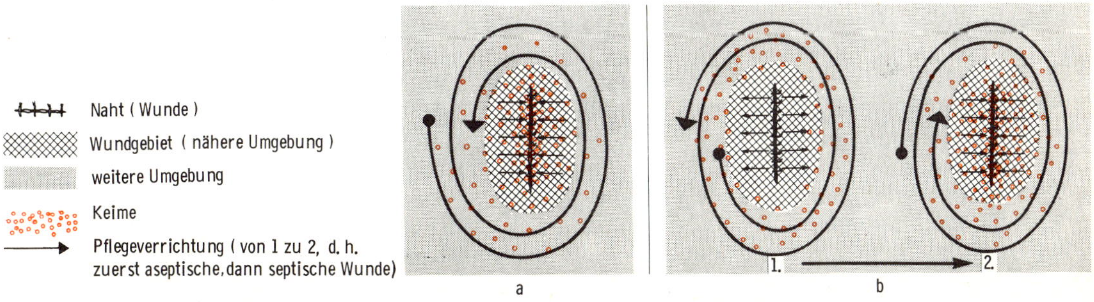

Abb. 7 a) Wundreinigung bei septischer Wunde, b) Wundreinigung bei nebeneinanderliegender aseptischer und septischer Wunde, z. B. bei Operationswunde am Abdomen (= aseptische Wunde) mit danebenliegendem Anus praeternaturalis (= septische Wunde)

Spezielle Überlegungen

- Auf der septischen Abteilung trägt die Schwester während der ganzen Arbeitszeit spezielle Kleidung: Schutzkittel, Schuhe. Das Material wird im Verbandwagen der Station aufbewahrt.
- Bei einzelnen Patienten mit septischen Wunden auf gemischter Station (gilt vor allem auch bei medizinischen Patienten mit Dekubiti) ist es von Vorteil, wenn das Verbandmaterial im Krankenzimmer aufbewahrt wird. Für Pflegeverrichtungen Schutzkittel anziehen (je nach Klinik vor oder im Patientenzimmer).
- Für den Verbandwechsel mit dem Arzt, zu zweit oder allein gilt das gleiche wie beim Verbinden von aspetischen Wunden (s. 2.2.1).

Beachte

Der Arzt soll nicht unmittelbar vor einer Tätigkeit im Operationssaal zum Wechseln eines septischen Verbandes gerufen werden.

Vorgehen

- Hände waschen
- Richten der notwendigen Gegenstände (einschl. Abfallsack und Gefäß zum Einlegen der Instrumente) auf Wagen oder Tablett und diese ins Krankenzimmer bringen

Wird das Verbandmaterial im Zimmer aufbewahrt (s. oben) kontrolliere man vor Arbeitsbeginn, ob nichts fehlt; überziehen des Schutzkittels.

- Patienten orientieren, vor Zuschauer schützen
- Hände waschen, Gesichtsmaske anziehen
- unsterile Fläche richten (Abb. 8)
  Plastikhandschuhe
  Verbandschere
  Heftpflaster
  Desinfektionsmittel
  Benzin
  notwendiges Material zur Wundbehandlung, z.B. Kochsalzlösung zum Reinigen, antibakterieller Spray, desinfizierende Decksalbe u.a.

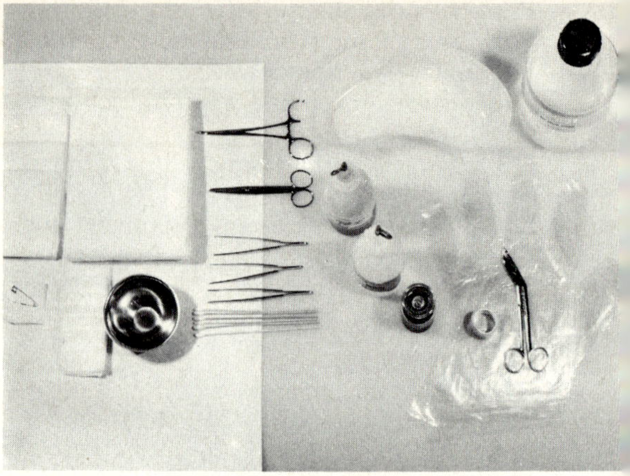

Abb. 8 Unsterile und sterile Fläche für den Verbandwechsel bei septischer Wunde

- sterile Fläche richten (Abb. 8)
  Verbandpäckchen öffnen und Papier als sterile Fläche ausbreiten (2–4 Kompressen, 6–8 Tupfer)
  zusätzlich nach Bedarf: Kompressen, Tupfer, Saugeinlage
  Schälchen für die Reinigungslösung, Tupfer und Lösung hineingeben
  notwendige Instrumente – griffbereit: 2–3 Pinzetten, 1 Schere, genügend Watteträger
- Arbeitsfläche in günstige Stellung bringen
- Patient abdecken (evtl. lagern) und Verband freilegen
- Plastikhandschuhe anziehen
- äußeren Verband lösen, in Plastiksack legen (nach Bedarf Plastikhandschuhe wechseln)
- innern Verband mit Pinzette (oder Handschuhen) entfernen, Wundumgebung reinigen, Pinzette in Sammelgefäß legen, Handschuhe wechseln
- Wundbehandlung je nach Bedarf
  mittels Watteträger
  mittels Pinzette und Tupfer
- neuen Verband auflegen
- gebrauchte Instrumente ins Sammelgefäß legen
- Handschuhe ausziehen (Abfallsack)
- letzte Verbandkompresse (z.B. Saugkompresse) mit sauberen Händen auflegen und fixieren
- Patienten zudecken, wenn nötig lagern
- gebrauchtes, infiziertes Verbandmaterial im Abfallsack verschließen
- *Hände desinfizieren und reinigen*
- Material aufräumen.

- Die unsterilen Gegenstände, z.B. Flaschen mit Spül- oder Desinfektionslösung, sollen nie mit infizierten Handschuhen berührt werden.
- Ein Instrument, z.B. Pinzette, das die Wunde oder die Wundumgebung berührt hat, darf nicht auf die sterile Fläche zurück. Sie *darf kein frisches Material dort holen* (dazu dient eine zweite Pinzette, mit der man z.B. Tupfer aus der Reinigungslösung nimmt und diesen der »Gebrauchspinzette« übergibt), *noch darf sie dort für den Wiedergebrauch abgelegt werden.*

Gegenstände, die das Krankenzimmer verlassen, desinfizieren
Hände nochmals gründlich waschen.

Zusätzliche Maßnahmen
Diese werden oft vom Arzt ausgeführt, sind aber je nach Krankenhaus auch der Schwester überlassen.
Das notwendige, zusätzliche Material ist griffbereit auf der Arbeitsfläche (unsteriler oder steriler Fläche) zu richten.

- *Tamponade (Mêche) kürzen*
  Material: Pinzette, Schere steril
  Vorgehen: Mêche teilweise herausziehen, 3–5 cm über dem Wundrand abschneiden → Abfallsack.
- *Tamponade (Mêche) wechseln*
  Material: 2 Pinzetten, 1 Knopfsonde, 1 Schere steril
  Vorgehen: Mêche herausziehen → Abfallsack, Pinzette in Sammelgefäß. Mit neuer Pinzette und Knopfsonde neue Mêche doppelt mit Bruchkante voran in die Wunde einschieben.
- *Drain kürzen*
  Material: Anatomische Pinzette, 1 Péan-Klemme, 1 Schere, 1 Sicherheitsnadel, Handschuhe, 1 eingeschnittene Gaze (alles steril)
  Vorgehen: Drain mit Pinzette teilweise herausziehen, sterile Sicherheitsnadel ca. ½ cm oberhalb des Wundrandes an Drain befestigen, 2–3 cm oberhalb der Wunde abschneiden, eingeschnittene Gaze darunter legen, Wunde locker mit Verband bedecken.
- *Wundspülung*
  Material: 20-ml-Einmalgebrauchspritze, Knopfkanüle oder feinen Gummikatheter, Gefäß und Spüllösung, Nierenschale, Handschuhe, Bettschutz zum Einmalgebrauch
  Vorgehen: Spülflüssigkeit in steriles Gefäß gießen; sterile Nierenschale auf Bettschutz in Wundnähe stellen, Spülflüssigkeit aufziehen, Knopfsonde oder Gummikatheter sorgfältig einführen, spülen nach Bedarf. Am Schluß: Spülflüssigkeit mit Zellstoff aufsaugen und in den Abfallsack geben. Beim Gebrauch von Einwegnierenschalen können diese direkt in den Abfallsack gegeben werden.

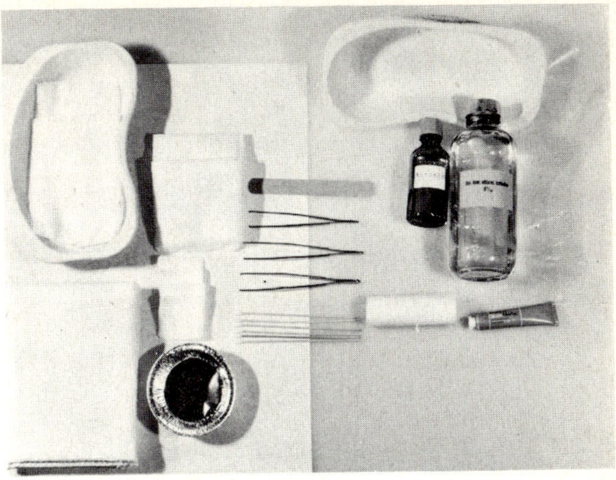

Abb. 9 Unsterile und sterile Fläche für den Verbandwechsel, Ulcus cruris

Zwei Beispiele
Verbandwechsel bei Ulcus cruris (Abb. 9)
Wenn dieses feucht (z.B. mit Kochsalzkompressen) behandelt werden muß:
Unsterile Fläche
- Einmalgebrauch-(z.B. Copeline)binde
- Plastikhandschuhe
- Kochsalzlösung 0,9%
- Decksalbe (z.B. Siccamerfen, Osmasept) für die Wundränder
- Öl, z.B. Mandelöl zur Pflege der umgebenden Haut
- Abfallsack und Sammelgefäß für gebrauchte Instrumente.

Sterile Fläche
- Sterile Schale mit Kompressen in NaCl-Lösung zum Feuchthalten der Wunde
- Schälchen mit Tupfern in NaCl-Lösung zum Reinigen
- Watteträger
- 2–3 Pinzetten
- Spatel.

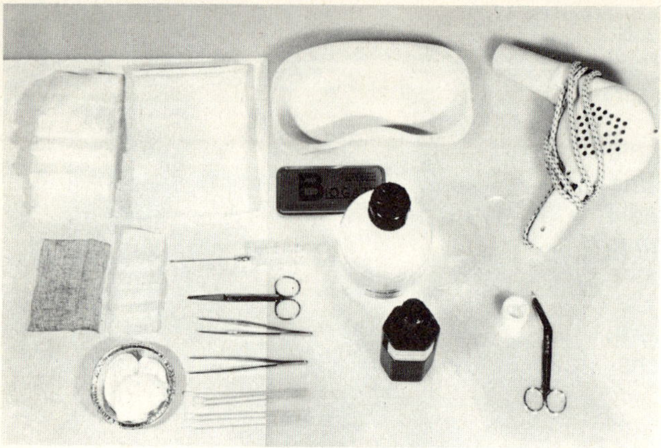

Abb. 10 Unsterile und sterile Fläche für den Verbandwechsel, Dekubitus

Sobald das Ulcus cruris sauber und trocken ist, entfallen die feuchten Kompressen. Die Behandlung geschieht dann auf »trockener Basis«, z.B. durch Auflegen einer Salbenkompresse (evtl. Desinfizieren der Wundränder mit Mercurochrom). Mit Kompressionsverbänden, die über 24–48 Stunden belassen werden, können gute Erfolge erzielt werden.

Verbandwechsel bei Dekubitus (Abb. 10)

Unsterile Fläche

- Heftpflaster, Verbandschere
- Plastikhandschuhe
- Lösung zum Reinigen, z.B. NaCl-Lösung
- Salbenkompressen, z.B. Jelonet-Gaze oder Biogaze
- Desinfektionsmittel für die Wundränder z.B. Mercurochrom
- Fön
- Abfallsack und Sammelgefäß für gebrauchte Instrumente.

Sterile Fläche

- Kompressen und Saugkompresse
- Tupfer
- Spezialkompresse, z.B. Telfa oder Jelonet- bzw. Biogaze, zugeschnitten
- Schälchen mit NaCl-Lösung und Tupfern zum Reinigen und Spülen
- Watteträger
- 2–3 Pinzetten
- 1 Schere
- 20-ml-Einwegspritze
- Knopfkanüle.

Dekubiti haben eine schlechte Heilungstendenz. Die Wundflächen sind infiziert, teilweise sogar nekrotisch. Oft ist der Behandlungsplan der Schwester überlassen, vor allem dann, wenn der Arzt weiß, daß die Schwester in der Dekubituspflege Erfahrung hat und gute Erfolge erzielt. Im folgenden ein Behandlungsplan, der bei einem Patienten mit multiplen Dekubiti erfolgreich angewendet werden kann.

Dekubitus-Behandlungsplan

An geraden Daten

Vormittag:

- Wundfläche reinigen mit NaCl-Lösung 0,9%
- Lidocain-Spray, als feuchte Grundlage für den Trypure-Spray
- Trypure-Spray (nekrolytische Wirkung)
- Carbonet-Gaze
- Kompressen und Saugkompressen.

Nachmittag:

- Wundfläche mit Wasserstoffsuperoxyd 3% reinigen
- Argentum-Puder
- Jelonet-Gaze
- Kompressen und Saugkompressen.

Wundränder mit Mercurochrom behandeln, fönen

An ungeraden Daten

Vormittag:

- Wundfläche reinigen mit NaCl-Lösung 0,9%
- Lidocain-Spray
- Cibazol-Puder
- Biogaze
- Kompressen, Saugkompressen.

Nachmittag:

- Reinigen mit antiseptischer Lösung (z.B. Chloramin 1%)
- Blutpaste (wirkt ernährend und granulationsfördernd).

Wundränder mit Mercurochrom behandeln, fönen.

Weiterführende Literatur

Beske, F.: Lehrbuch für Krankenschwestern und Krankenpfleger, Bd. II. Thieme, Stuttgart 1974 (S. 222)

Fuchs, F., G. Böttiger: Chirurgie für Krankenpflegeberufe. 13. Aufl. Kapitel: Allgemeine Chirurgie. Thieme, Stuttgart 1979

Manual for Hospital Central Medical and Surgical Supply Servies, US Department of Health, Education and Welfare. Washington D.C. 1966

Reifferscheid, M.: Chirurgie, 3. Aufl. Kapitel: Die Lehre von der Wunde. Thieme, Stuttgart 1974

Testfragen

Kreuzen Sie jeweils die richtige Antwort an:

– Eine Forderung, die Sie vom Prinzip des Verbandwechsels ableiten, ist, daß Sie (S. 325)
  - ☐ den Inhalt des Verbandwagens und die gebräuchlichsten Instrumente kennen
  - ☐ die zusätzlichen Instrumente zum Entfernen von Fäden und Klammern aufzählen können
  - ☐ alle Bemühungen und Maßnahmen kennen, um Krankheitskeime von einer primär aseptischen Wunde fernzuhalten oder bereits vorhandene Bakterien zu bekämpfen

– Der moderne Verbandwagen ist geschlossen, das Material wird in Schubladen aufbewahrt, die obere Fläche wird dadurch frei und kann als Abstellfläche gebraucht werden (S. 325)
  - ☐ nach dem Verbandwechsel für das gebrauchte Material
  - ☐ für verschiedene Dinge, wie Blutdruckapparat u. a.
  - ☐ für einen Blumenstock zur Verschönerung des Dienstzimmers
  - ☐ keine der Antworten ist richtig

– Bezeichnen Sie das richtig beschriebene Instrument (S. 326)
  - ☐ die anatomische Pinzette hat oben ineinandergreifende Häkchen
  - ☐ der gerade Péan wird nach Kelly benannt
  - ☐ die Péan-Klemme gleicht vorn der chirurgischen Pinzette
  - ☐ die Fadenschere kann gerade oder gebogen sein

– Zur Wunddesinfektion eignet sich (S. 327 f.)
  - ☐ Biogaze
  - ☐ Heydogenspray
  - ☐ Sterosanpuder

– Zum Schutz der umliegenden Haut empfehlen Sie u. a. (S. 327)
  - ☐ antibakteriellen Spray
  - ☐ Salbenkompressen z. B. Jelonet
  - ☐ Siccamerfensalbe
  - ☐ Merfentinktur

– Die Wundreinigung bei der aseptischen Wunde geschieht (S. 328)
  - ☐ von innen nach außen
  - ☐ von außen nach innen
  - ☐ durch den Gebrauch *eines* Wattestäbchens

– Das Händewaschen *nach* dem Verbandwechsel bei aseptischen Wunden geschieht (S. 328)
  - ☐ sofort nach Anlegen des Verbandes
  - ☐ wenn der Patient wieder zugedeckt und gelagert ist
  - ☐ im Stationszimmer, nachdem alles aufgeräumt wurde

– Das Händewaschen *nach* dem Verbandwechsel bei septischen Wunden (S. 330 f.)
  - ☐ sofort nach dem Anlegen des Verbandes
  - ☐ wenn der Patient wieder zugedeckt und gelagert ist
  - ☐ nach dem Aufräumen des Materials

– Material, das Sie sicher bei einer Wundspülung brauchen, ist (S. 331)
  - ☐ Pinzette und eingeschnittene Gaze
  - ☐ Knopfsonde, Péan-Klemme, Sicherheitsnadel, Spritze
  - ☐ Knopfsonde und Spritze

3 Injektionen

Sequenzziel (Intention)

Sie sind fähig, die Verordnung des Arztes für die Injektion eines Medikamentes richtig zu verstehen, das Medikament in richtiger Dosierung und unter Wahrung der Asepsis in die Spritze aufzuziehen und diese samt Zubehör für die Injektion bereitzustellen. Sie wissen, wie eine Injektion auf den Patienten wirken kann und können ihn so darauf vorbereiten, bzw. darüber informieren, daß er möglichst wenig Angst hat und sich entspannen kann. Sie kennen die zu erwartende Wirkung und evtl. auftretende Nebenwirkungen bei der Injektion eines Medikamentes, beobachten den Patienten und melden Abweichungen von der Norm. Sie wissen, wie und wo Sie sich über die Art der Injektion für ein bestimmtes Medikament orientieren können und sind fähig, die verordnete Injektion (Ihrem Ausbildungs- und Kompetenzbereich entsprechend) selbständig auszuführen oder dabei zu assistieren.

Lernziel

Nach dem Studium des ersten Teils dieses Kapitels können Sie
- berichten, worauf Sie zu achten haben, wenn der Arzt eine Injektion verordnet;
- die wichtigsten Injektionsarten aufzählen;
- über Resorption und Wirkung der Medikamente konkrete Aussagen machen;
- exakt angeben, welches Material für Injektionen gebraucht wird und wie es gehandhabt wird;
- allgemeine Angaben über die Ausführung einer Injektion machen.

Im zweiten Teil des Kapitels lernen Sie die einzelnen Injektionsarten im besonderen kennen; sie können
- die Lokalisation und Einstichstelle eindeutig beschreiben;
- das spezielle Material, das Sie dazu benötigen, vollständig aufzählen;
- alle Maßnahmen und Gesichtspunkte nennen, die zur Ausführung der jeweiligen Injektion wichtig sind.

Prinzip

Injektion = Einspritzung eines körperfremden Stoffes mittels Hohlnadel in das Gewebe oder in die Blutbahn. Das Eindringen der Injektionskanüle verursacht immer eine Verletzung der Haut. Der injizierte körperfremde Stoff kann u.U. zu lokalen Schmerzen, in seltenen Fällen zu unangenehmen, ja bedrohlichen Reaktionen des Organismus führen.
Die Einstellung zur Injektion ist unterschiedlich. Der Mensch kann dabei Freude empfinden, weil er Heilung oder Linderung von Krankheitszeichen erwartet; er kann sich davor fürchten, weil er schmerzhafte oder andere unangenehme Erfahrungen gemacht oder weil er einfach Angst hat.

▼

Die Folgerung bzw. Forderung für die Schwester ist eine zweifache:
- dem Menschen als Person begegnet sie mit Verständnis, Einfühlungsvermögen und Takt,
- den Organismus schützt sie durch Wahrung der Asepsis, absolut exakte Dosierung des Medikamentes, korrekte Handhabung der Injektionstechnik (Zeitfaktor, Ort, Tiefe der Injektion) und durch genaue Beobachtung des Patienten und der Injektionsstelle auf eventuelle Nebenwirkungen.

Injektionen I

Allgemeines

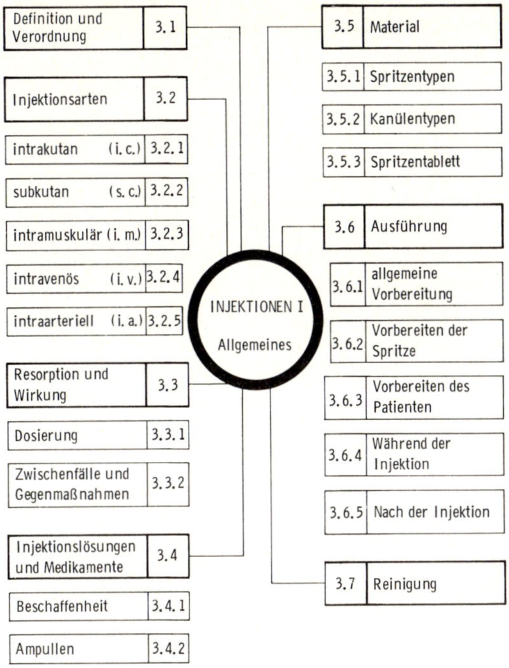

3.1 Definition und Verordnung

Definition

Unter einer Injektion versteht man die Verabreichung eines flüssigen Medikamentes mittels Spritze und Hohlnadel (Kanüle) direkt in das Gewebe oder Gefäßsystem. Man umgeht dadurch den Magen-Darm-Trakt (= parenterale Verabreichung).

Verordnung
Jede Injektion ist eine ärztliche Verordnung. Sie wird meistens von der Schwester ausgeführt. Die Schwester ist verpflichtet, den Patienten auf die Wirkung und Reaktion zu beobachten und die Beobachtungen dem Arzt zu melden.

3.2 Injektionsarten (nähere Beschreibung unter Injektionen II S. 341 ff.)

3.2.1 intrakutane Injektion i.c. in die Haut
3.2.2 subkutane Injektion s.c. unter die Haut
3.2.3 intramuskuläre Injektion i.m. in den Muskel
3.2.4 intravenöse Injektion i.v. in die Vene
3.2.5 intraarterielle Injektion i.a. in die Arterie.

Die Injektionen 3.2.1 bis 3.2.4 werden von der Schwester ausgeführt, wobei für die i.v. Injektion immer die *ausdrückliche Verordnung* des verantwortlichen Arztes vorliegen muß.
Die i.a. Injektion (3.2.5) wird immer durch den Arzt vorgenommen. Die Schwester richtet das erforderliche Material und hilft bei der Ausführung.
Alle anderen Injektionen, z.B. intrakardiale Injektion (ins Herz), intraartikuläre Injektion (ins Gelenk), intralumbale Injektion (in den Lumbalsack) fallen ausschließlich in den Kompetenzkreis des Arztes (Vorbereitung und Mithilfe durch die Schwester).

3.3 Resorption und Wirkung

3.3.1 Dosierung

Bei der Verabreichung eines Medikamentes mittels Injektion ist eine genaue und *steuerbare Dosierung* möglich, wobei die *Resorptions*geschwindigkeit eines Medikamentes von der Blutzirkulation, der Injektionsart sowie von der Art des Medikamentes abhängig ist. Auch können die Medikamente jederzeit, unabhängig von der Bewußtseinslage des Patienten, verabreicht werden.
Der Verdauungstrakt, der für den Abbau aller auf oralem Weg aufgenommenen Stoffe verantwortlich ist, wird umgangen, dadurch

- kann eine ungenügende Resorption bei Erkrankung des Magen-Darm-Traktes ausgeschlossen werden
- können die Medikamente rascher, direkter und genauer dosiert an die Blutbahn herangebracht werden
- können Medikamente, die durch die Verdauungssäfte abgebaut würden, zur Wirkung kommen (z.B. Insulin).

3.3.2 Zwischenfälle und Gegenmaßnahmen

In seltenen Fällen können Medikamente zu unerwünschten Begleiterscheinungen oder gar zu Zwischenfällen führen. Die Schwester muß im wesentlichen darüber Bescheid wissen und die angemessenen Gegenmaßnahmen kennen.

Zwischenfälle	Gegenmaßnahmen
– Schmerzen	– nach Verordnung Beigabe von Novocain 1–2% zu gewissen Medikamenten – heiße Kompressen
– schlechte Resorption (steriler Abszeß)	– hyperämisierende Mittel, lokal
– Gewebsschädigung bei gewissen Medikamenten, z.B. bei täglicher Insulininjektion	– Ortswechsel beim Spritzen
– allgemeine Erscheinungen, Juckreiz, Hitzegefühl	– Antiallergika
– Schockzeichen	– Schockbekämpfung

3.4 Injektionslösungen und Medikamente

Die zur Injektion bestimmten Medikamente müssen steril sein. Stoffe, die eine Sterilisation nicht vertragen, wie Hormone, Impfstoffe usw. werden unter streng aseptischem Verfahren gewonnen und verarbeitet.

3.4.1 Beschaffenheit der Medikamente

- wäßrige Lösungen
- alkoholische Lösungen
- ölige Lösungen
- Emulsionen (Gemisch aus öligen und wäßrigen Anteilen)
- Suspensionen (Aufschwemmung kleinster, nicht löslicher Teilchen in einer Flüssigkeit).

3.4.2 Die Medikamente sind enthalten in (Abb. 1)

- Glasampullen (a)
- Glasampullen mit Gummiverschluß, sogenannten Stechampullen zu mehrmaliger Entnahme (b)
- gebrauchsfertigen Spritzen mit Medikament (c).

Gewisse Produkte sind auf zwei Ampullen verteilt. Die eine enthält das Medikament in Pulverform, die andere das Lösungsmittel. Die Auflösung der Trockensubstanz soll kurz vor der Injektion erfolgen. Suspensionen und Emulsionen müssen vor Gebrauch geschüttelt werden.
Ölige Lösungen werden zweckmäßigerweise vor der Injektion leicht erwärmt.

3.5 Material

3.5.1 Spritzentypen

Die gebräuchlichsten sind:

Rekordspritzen (Abb. 2)
mit Glaszylinder kalibriert (= jeder Kolben in jeden Zylinder gleicher Größe passend), sterilisierbar bis 200 °C,
mit zentralem und seitlichem Konus,
Kapazität: 1 ml, 2 ml, 5 ml, 10 ml, 20 ml.

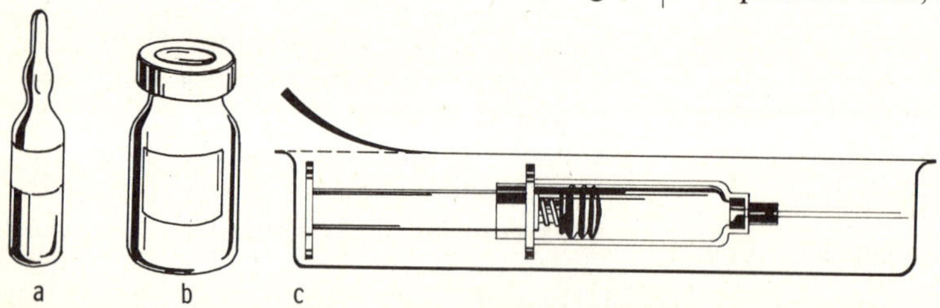

Abb. 1 a) Glasampulle, b) Stechampulle, c) gebrauchsfertige Packung

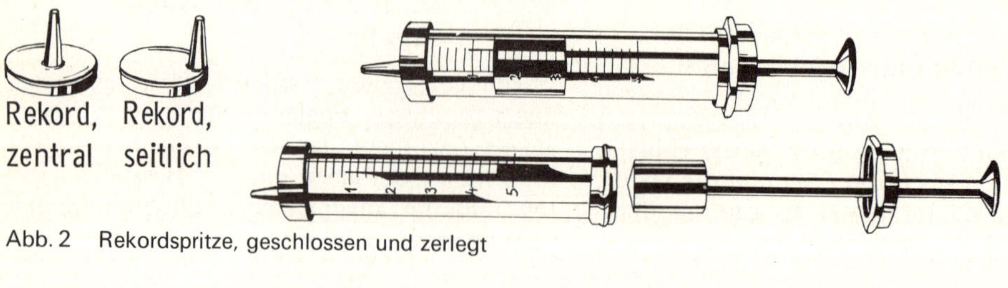

Abb. 2 Rekordspritze, geschlossen und zerlegt

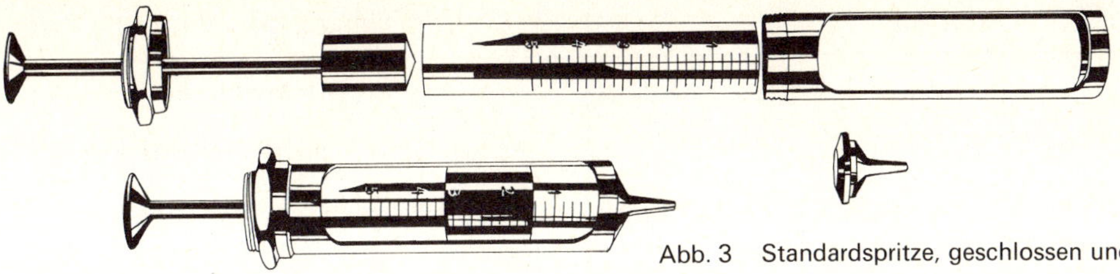

Abb. 3 Standardspritze, geschlossen und zerlegt

Standardspritzen (Abb. 3)
in alle Teile zerlegbar, mit auswechselbarem Zylinder,
sterilisierbar bis 200 °C,
mit zentralem und seitlichem Konus,
Kapazität: 1 ml, 2 ml, 10 ml, 20 ml.

Einwegspritzen (Abb. 4)
Plastikmaterial, steril verpackt, zum Wegwerfen,
Kapazität: 2 ml, 5 ml, 10 ml, 20 ml.

Insulinspritzen (Abb. 5)
Rekordsystem (auch als Einwegmaterial im Handel),
Kapazität: 1 ml, 2 ml mit Spezialeinteilung: 1 ml = 40 Einheiten.

Tuberkulin- oder Mantoux-Spritzen (Abb. 6)
Rekordsystem (Glas, Metall oder Plastik),
Kapazität: 1 ml, auf 0,01 graduiert.

Luer-Lock-Spritzen mit Luer-Lock-Konus (Abb. 7)
als Standard- oder Rekordsystem.
Diese Spritze ist mit einem Sicherheitsmechanismus für das Fixieren der Kanüle versehen.

3.5.2 Kanülentypen

Anwendung je nach Art der Injektion und des Medikamentes.
Allgemein unterscheiden wir zwischen:
- kurz- und langgeschliffenen Kanülenspitzen
- feinen, mittelfeinen und dicken Kanülen
- kurzen und langen Kanülen
- Kanülen mit Rekord-Ansatz
- Kanülen mit Luer-Lock-Ansatz.

Das zu verwendende Material muß in gutem Zustand sein. Die Kanülen sollen scharf geschliffen und solid sein (Widerhaken verursacht Schmerzen, zu schwache Kanülen könnten brechen).

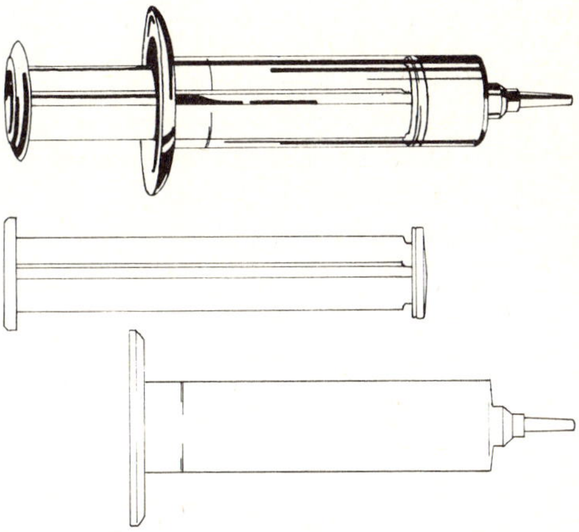

Abb. 4 Plastikspritze, geschlossen und zerlegt

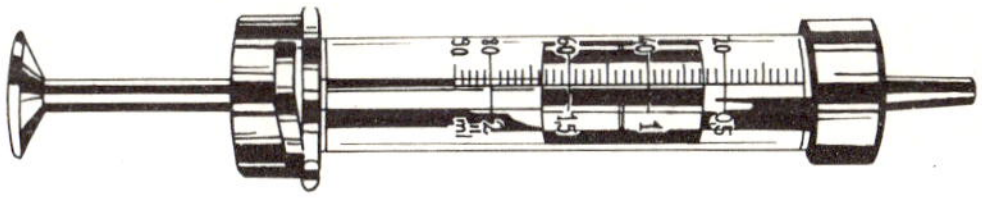

Abb. 5 Insulinspritze mit Spezialgraduierung

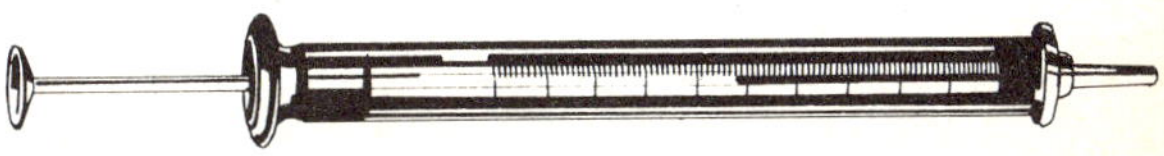

Abb. 6 Tuberkulinspritze

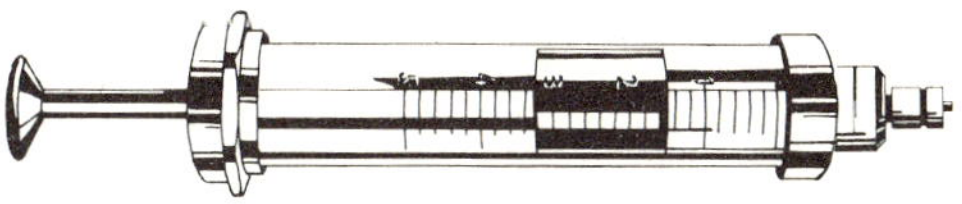

Abb. 7 Luer-Lock-Spritze

Metallkanülen zu mehrmaligem Gebrauch
Die gebräuchlichsten sind:
- 18er, 16er, 14er = feine, kurze
- 12er, 2er, 1er = mittelfeine, kurze
- 12er = dicke, kurze (Aufziehnadel)
- 8er, 9er = mittelfeine, lange.

Bestell-referenz	Rekordansatz	∅ mm	Länge mm	Pravaz Nr.	Verwendung
ROSA	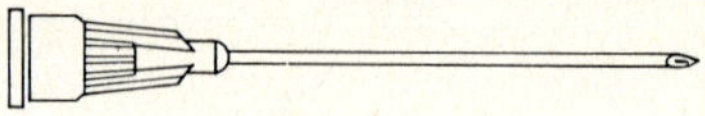	1,20	38	—	Blutentnahme, Plasma- und Bluttransfusion, Punktionen, Aufziehnadel Verödungstherapie
BRAUN	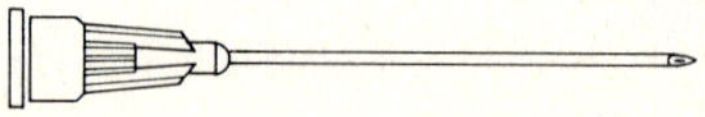	1,10	38	—	Punktionen, Aufziehnadel i. v. für dickflüssige Lösungen
GELB-EL extra lang	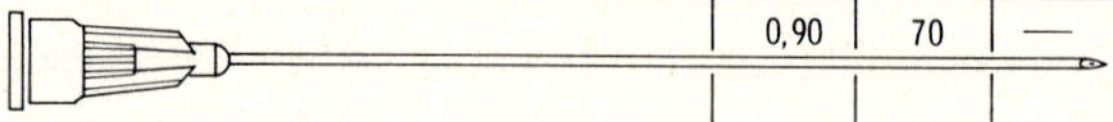	0,90	70	—	Lokalanästhesie intragluteal i. m.
GELB-L lang	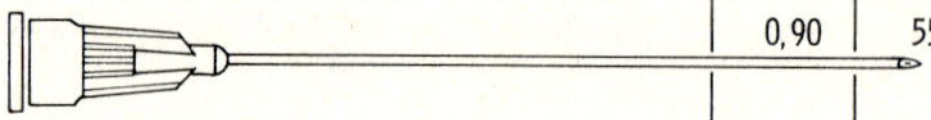	0,90	55	—	i. m. + intragluteal s. c. - Infusion
GELB-K kurz	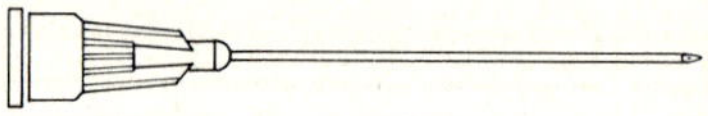	0,90	38	1	i. v. für dickflüssige Lösungen i. m. + Infusion
GRÜN	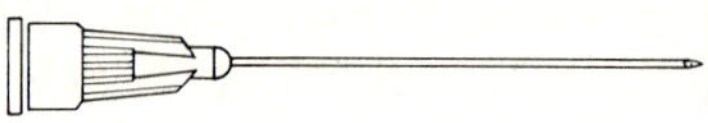	0,80	38	2	i. v. für große Mengen i. m. + Infusion
SCHWARZ	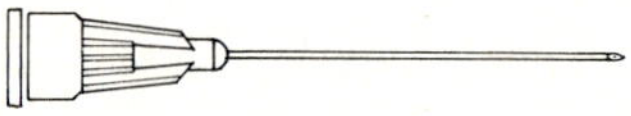	0,70	32	12	i. v. + i. m. Infusion
TÜRKIS	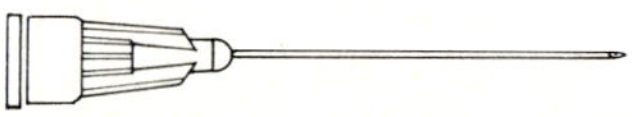	0,65	32	14	i. v. + i. m. Infusion (Kleinmengen)
ROT	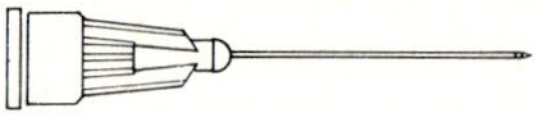	0,55	25	17	i. v. + s. c. Handvene
BLAU	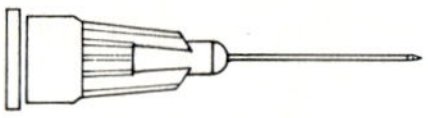	0,50	16	—	s. c. + i. c. Insulin, Mantoux, BCG

Abb. 8 Kanülensortiment (als Beispiel: Fa. SSC = Steril-Cargut-Gesellschaft, Neuhausen am Rheinfall, Schweiz)

Einmalgebrauchkanülen (Abb. 8)
Diese haben je nach Herstellungsfirma verschiedene Größenordnungen, Farben und Gebrauchsanweisungen für das Aufbrechen der Verpackung. Man beachte die jeweiligen Anweisungen.

3.5.3 Spritzentablett

Gültigkeit haben die bei der Asepsis schon besprochenen Möglichkeiten (mit oder ohne Standgefäß und Faßinstrument) sowie die krankenhausinternen Weisungen (je nach vorhandenem Material).
Das Standgefäß mit Faßinstrument fällt weg, wenn:
- Einmalgebrauchtupfer (kleine Verpackungen mit 2–3 Zellstofftupfern)
- Alkoholtupfer – Einzelverpackung (z.B. »Absorbent prep. Pad«, 70 % Isopropylalkohol)

vorhanden sind.

Spritzentablett Variante I
Material
- Spritzentablett
- Injektionslösung (verordnete Medikamente)
- Einmalgebrauch-Zellstofftupfer, steril verpackt
- Einmalgebrauch-Alkoholtupfer
- Ampullenfeile
- sterile Spritze
- sterile (dicke) Kanüle zum Aufziehen der Medikamente
- sterile Kanüle zur Injektion (Kanüle der Injektionsart anpassen).

Spritzentablett Variante II

Material

- Faßinstrument in Standgefäß mit geeigneter Desinfektionslösung
- Hautdesinfektionslösung
- Tupfer oder/und Watteträger steril
- alles andere Material wie bei Variante I.

> **Beachte**
>
> Werden Standgefäße gebraucht, müssen diese täglich zur Sterilisation gegeben werden.

3.6 Allgemeingültige Punkte zur Ausführung für sämtliche Injektionsarten

> Asepsis streng beachten!
> Das zu injizierende Medikament muß mindestens 3× kontrolliert werden (s. dazu S. 245, Regel 1 und 2 »Verabreichung von Medikamenten«).

3.6.1 Allgemeine Vorbereitung

- Sorgfältiges Händewaschen
- Name des Patienten und Verordnung prüfen
- Medikament kontrollieren: Etikett und Gebrauchsanweisung genau beachten: Name des Medikamentes, Aussehen, Dosierung, Verabreichungsart, Haltbarkeit und Verfalldatum, Zeitpunkt der Auflösung, Aufbewahrung.

3.6.2 Vorbereiten der Spritze

Die Medikamente müssen sofort nach dem Aufziehen injiziert werden.

- Spritze und Aufziehkanüle vorbereiten
- Ampulle und Feile bzw. Gummipfropfen desinfizieren (wo noch üblich)
- Ampulle auffeilen und/oder aufbrechen (unterlegen eines Tupfers ist vorteilhaft, da dadurch die Verletzungsgefahr beim Aufbrechen der Ampulle ausgeschlossen wird)
- Kontrolle des Medikamentes
- Flüssigkeit aufziehen (leere Ampulle bis nach der Injektion bei der Spritze lassen); Vorgehen bei den verschiedenen Ampullenarten s. unten
- Aufziehkanüle entfernen
- Spritze senkrecht halten und luftleer machen
- Injektionskanüle aufsetzen und steril halten
- Kontrolle des Medikamentes.

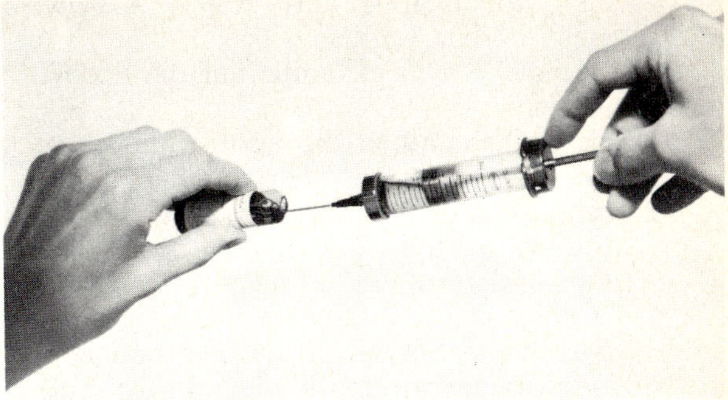

Abb. 9 Aufziehen des Medikaments aus der Glasampulle

Injektionslösung aufziehen

Umgang mit Glasampullen (Vorgang des Aufziehens)

- Durch geeignete Bewegung Medikament restlos vom Ampullenhals in den Ampullenkörper bringen
- Ampulle auffeilen und/oder aufbrechen
- Medikament in die Spritze aufziehen (Abb. 9)
- Aufziehkanüle entfernen und Spritzenkonus steril halten
- wenn aus einer Glasampulle nur ein Teil injiziert wird, ist der Rest des Medikamentes wegzuwerfen.

Vorgehen beim Auflösen eines Medikamentes in zwei Glasampullen

- beide Ampullen auffeilen und/oder auf brechen
- Lösungsmittel aufziehen
- Lösungsmittel zur Trockensubstanz geben und vollständige Auflösung abwarten
- Lösung in Spritze aufziehen
- Aufziehkanüle entfernen und Spritzenkonus steril halten.

Umgang mit Stechampullen zu mehreren Entnahmen

- Gummikappe und Metallrand desinfizieren

- die Gummikappe darf zum Aufziehen nicht entfernt werden
- eine dicke Aufziehkanüle auf die Spritze setzen
- gleich viel Luft in die Spritze aufziehen, wie Lösung aus der Stechampulle zu entnehmen ist
- Kanüle durch den Gummi stechen
- Luft in die Ampulle spritzen
- Medikament aufziehen
- falls keine Spezialvorschriften bestehen, auf Ampullenetikett das Datum der Entnahme notieren. (Das Medikament ist bei Aufbewahrung in Zimmertemperatur bis eine Woche nach der ersten Entnahme, bei Aufbewahrung im Kühlschrank bis einen Monat nach der ersten Entnahme brauchbar.)

Auflösung des Medikamentes in der Stechampulle

- Gummikappe und Metallrand desinfizieren
- Lösungsmittelampulle auffeilen und/oder aufbrechen
- Aufziehkanüle auf die Spritze setzen
- notwendige Menge Lösungsmittel aufziehen
- Lösungsmittel in die Stechampulle spritzen, mischen durch Kippen oder Rollen (zwischen beiden Händen) der Stechampulle

Beachte

- Wenn ein Medikament in einer Stechampulle aufgelöst worden ist und nicht der ganze Ampulleninhalt auf einmal injiziert werden soll, so muß auf der Ampullenetikette unbedingt vermerkt werden:
  Datum der Auflösung
  Menge Medikament pro ml
- Mischung von Medikamenten in der Spritze oder am Ort der Injektion darf *nur* mit Erlaubnis des Fachmannes (Arzt oder Apotheker) erfolgen.
- Aufziehen von zwei Medikamenten in eine Spritze ist nur erlaubt, wenn zumindest von einem Medikament der ganze Ampulleninhalt verwendet wird. Die ganz zu entleerende Ampulle wird an zweiter Stelle aufgezogen.

- Medikament nach vollständiger Auflösung in die Spritze aufziehen
- Aufziehkanüle entfernen und Spritzenkonus steril halten
- pro Stechampulle eine Aufziehkanüle verwenden.

3.6.3 Vorbereiten des Patienten

- Den Patienten individuell orientieren bzw. informieren und, wenn nötig, beruhigen (ein entspannter Patient empfindet weniger Schmerzen)
- je nach Injektionsart lagern.

3.6.4 Während der Injektion

- Sich nach dem Ergehen des Patienten erkundigen
- die Asepsis wahren, den Tupfer sauber halten.

3.6.5 Nach der Injektion

- Wenn nötig, den Patienten wieder lagern
- Beobachtung des Patienten und der Injektionsstelle, vor allem nach Erstinjektion oder bei Allergiebereitschaft des Patienten
- bei Gebrauch von Metallspritzen und -kanülen diese sofort durchspülen und in Desinfektionslösung einlegen
- Einmalgebrauchmaterial in die bestimmten Abfallgefäße geben (Achtung: Kanülenspitzen!)
- Spritzentablett, bei i.v. Injektionen auch Staubinde und Lagerungskissen, in Desinfektionslösung einlegen.

3.7 Reinigung und Sterilisation des Spritzenmaterials

Es gilt alles
was im Kapitel »Hygiene im Krankenhaus«, besonders unter Asepsis und Antisepsis (S. 222ff.), gesagt wurde. Im allgemeinen geschieht die Desinfektion auf der Station, die Reinigung und Aufbereitung in der Zentralsterilisation.

Im ersten Teil dieses Kapitels lernten Sie die allgemeingültigen Gesichtspunkte zur Injektion kennen.
Bevor Sie die eigentliche Injektion ausführen dürfen, müssen Sie damit vertraut sein und mit dem Material sachgerecht umgehen können.

Injektionen II

Injektionsarten

3.8 Allgemeines zur Ausführung einer Injektion

Für jede Injektion gilt, daß die Verabreichungsart vorgenommen wird
- nach dem Vermerk auf der Ampullenetikette
- nach beiliegendem Prospekt oder
- nach spezieller Verordnung.

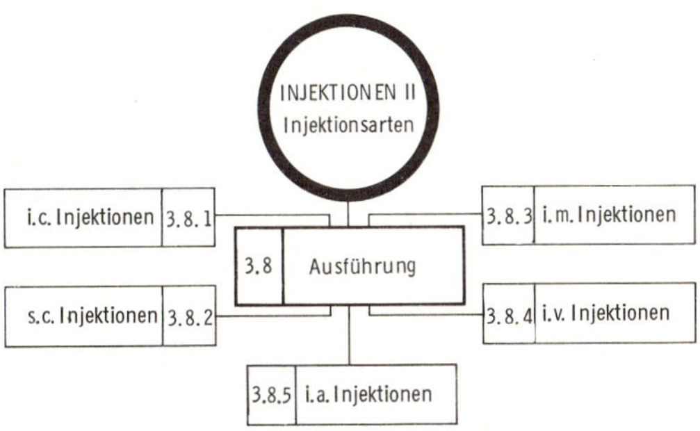

Intrakutan (i.c.)
Auf diesem Weg werden verschiedene biologische und chemische Stoffe injiziert. Oft sind es sehr konzentrierte Lösungen, die bei andersartiger Verabreichung zu Gewebsreaktionen führen. Die Resorption geht sehr langsam vor sich.
- Impfungen (z.B. BCG = Tuberkuloseschutzimpfung
- verschiedene Tests (z.B. Mantouxprobe, Kontrastmitteltests).

Subkutan (s.c.)
Auf diesem Weg kann man in das Unterhautzellgewebe sämtliche isotonische Lösungen injizieren, welche weder schmerzhaft noch ätzend sind.

Intramuskulär (i.m.)
Auf diese Art injiziert man isotonische und konzentrierte Lösungen. Die gute Durchblutung fördert die Resorption. Man wählt diese Injektionsweise besonders für jene Stoffe, deren Resorption schwierig ist (z.B. ölige Lösungen, Suspensionen).

Intravenös (i.v.)
Die Anwendungsweise gilt für folgende Stoffe:
- Medikamente, bei denen eine rasche Wirkung erwünscht ist
- Medikamente, die im Gewebe Reaktionen hervorrufen würden (Schmerzen, Schwellungen, Nekrosen)
- hypertonische Lösungen
- wäßrige und alkoholische Lösungen.

Intraarteriell (i.a.)
Diese vom Arzt ausgeführte Injektion kommt für diagnostische Zwecke (Kontrastmittelverabreichung für Angiogramme) oder zur Therapie (gefäßerweiternde Medikamente bei arteriellen Durchblutungsstörungen) zur Anwendung.

3.8.1 Intrakutane Injektionen

Lokalisation und Einstichstelle
Der gelöste Stoff wird in die oberste Hautschicht (Epidermis) injiziert (Abb. 10).
Als Einstichstelle wird die Innenseite des Unterarmes gewählt, in seltenen Fällen die Außenseite des Oberarmes oder des Oberschenkels.

Spezielles Material
Allgemeines über Material s. S. 336 ff.
- eventuell Entfettungsmittel für die Haut (Äther)
- sterile Mantouxspritze; diese Spritze ist bei einem Volumen von 1 ml etwa 10 cm lang, wodurch die Einteilung pro 0,1 ml

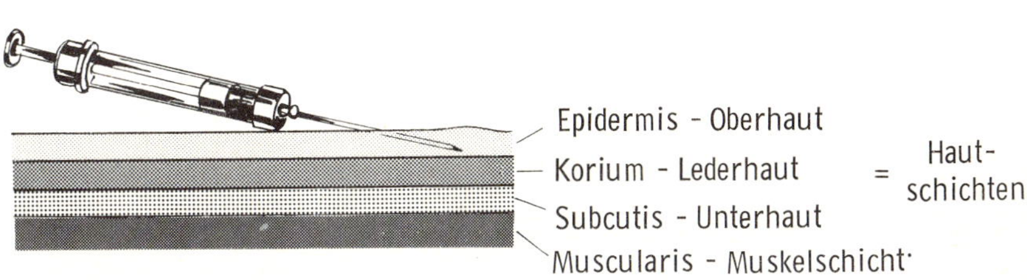

Abb. 10
Intrakutane Injektion

besser sichtbar wird; eine genaue Dosierung des Medikamentes ist dadurch gewährleistet
- sterile, kurze, feine Injektionskanüle Nr. 16, 18.

Ausführung
Allgemeines s. S. 339f.
- evtl. Haut des Patienten entfetten
- die Haut spannen
- die Kanüle flach zur Haut und nur die Kanülenspitze bis Schliffende in die Haut einführen (Abb. 11)
- die Kanülenspitze muß sich unter der Hautoberfläche abzeichnen
- Medikament langsam injizieren, es entsteht eine kleine weiße Quaddel
- Kanüle herausziehen ohne Gegendruck mit dem trockenen Tupfer
- Markierung der Quaddel.

- Beobachten der lokalen und allgemeinen Reaktion des Patienten.
- Der Patient darf die Injektionsstelle nicht waschen, nicht berühren, auch wenn er Juckreiz verspürt.
- Es darf kein Medikament auf die Injektionsstelle gebracht werden.

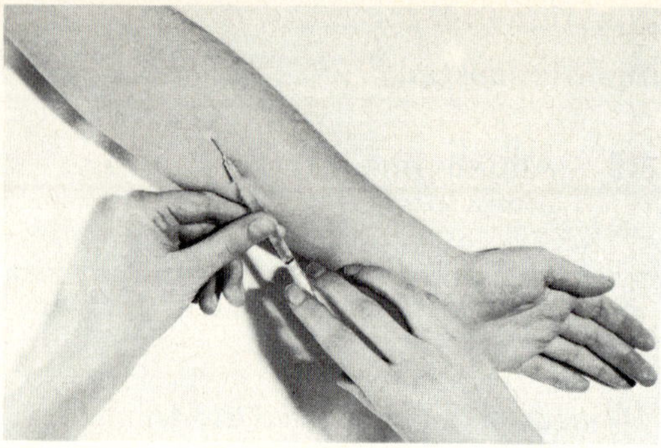

Abb. 11 Ausführung der i.c. Injektion. Einführen der Kanüle flach zur Hautoberfläche

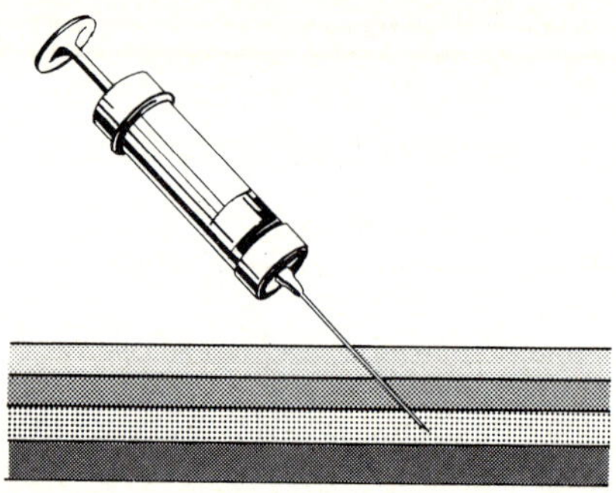

Abb. 12 Subkutane Injektion

3.8.2 Subkutane Injektionen

Lokalisation und Einstichstelle
Das Medikament wird in das Unterhautzellgewebe (Subkutis) injiziert (Abb. 12). Dieses Gewebe läßt sich leicht verschieben und abheben. In ganz besonderem Maße gilt dies für das subkutane Gewebe des Oberarms.
Für die Wahl der Einstichstelle können verschiedene Faktoren entscheidend sein (Zugänglichkeit, Verschiebbarkeit des subkutanen Gewebes usw.).
Die bevorzugten Einstichstellen sind (Abb. 13):
- Oberschenkel Vorder- und Außenseite
- Region ober- und unterhalb des Schulterblattes
- Bauchdecke
- Gegend des Deltamuskels
- Flankengegend.

Spezielles Material
Allgemeines über Material s. S. 336ff.
- Sterile Spritze, meist 1 ml, 2 ml
- sterile, kurze, feine, langgeschliffene Kanüle.

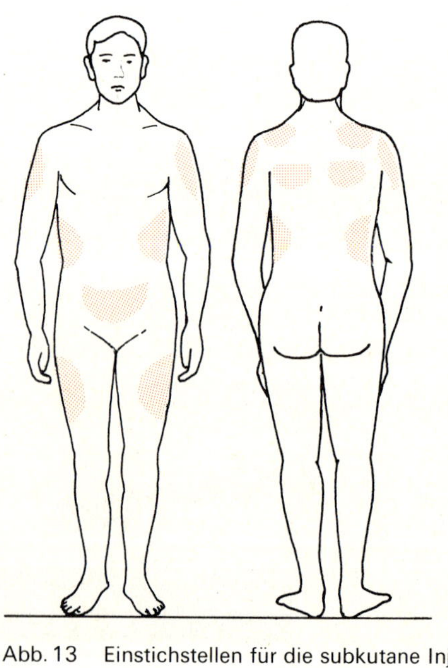

Abb. 13 Einstichstellen für die subkutane Injektion

Ausführung
Allgemeines s. S. 339f.
- Haut des Patienten desinfizieren
- Haut des Patienten leicht abheben (Hautfalte)
- Kanüle an der Hautfalte einführen (Abb. 14)
- sich vergewissern, daß die Kanüle im subkutanen Gewebe liegt (seitlich bewegbar)
- Aspirieren
- Medikament langsam injizieren, dabei den Kanülenansatz halten und die Kanüle nicht verschieben
- nach beendigter Injektion Tupfer auf die Einstichstelle drücken. Kanüle schnell herausziehen und mit dem Tupfer durch einige Kreisbewegungen an Ort das injizierte Medikament etwas verteilen.

3.8.3 Intramuskuläre Injektionen

Lokalisation und Einstichstelle
Das Medikament wird in den Muskel injiziert (Abb. 15).
Die bevorzugten Einstichstellen sind:
- mittlerer Gesäßmuskel
- Oberschenkelmuskel
- Oberarmmuskel.

Injektionen in den mittleren Gesäßmuskel (nach A. von Hochstetter)
Diese häufigste Einstichstelle für die intramuskuläre Injektion ergibt sich aus den idealen anatomischen Verhältnissen: Wird eine Verbindungslinie zwischen der Eminentia cristae (E) und dem Trochanter major (T) gezogen, finden wir die sicher nerven- und gefäßarme Region, die *ventral* dieser Linie liegt (Abb. 16).
Da somit der ventral gelegene Teil des Gesäßmuskels gewählt wird, bezeichnet man diese Injektion als
ventroglutäale Injektion (v.g.).
Das Muskelgebiet für die v.g. Injektion spannt sich zwischen drei Knochenhöckern aus, die meist gut getastet werden können (Abb. 17):
- den vorderen Darmbeinstachel (Spina iliaca anterior superior) = S
- den seitlichen Darmbeinhöcker (Eminentia cristae iliacae) = E
- den großen Rollhöcker (Trochanter major) = T.

Das Suchen der richtigen Einstichstelle (Abb. 18)

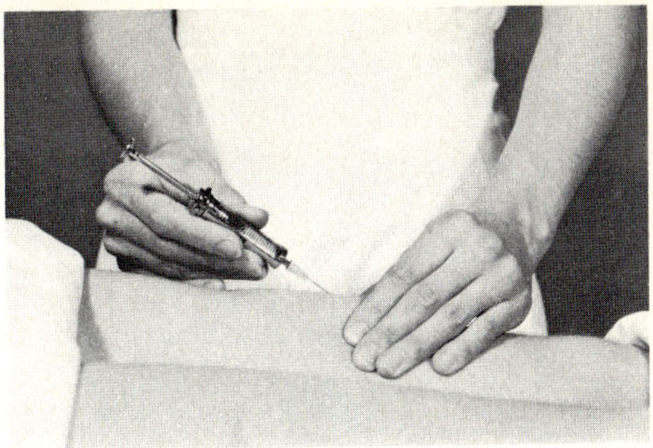

Abb. 14 Ausführung der s.c. Injektion. Einführen der Kanüle in einem Winkel von 45°

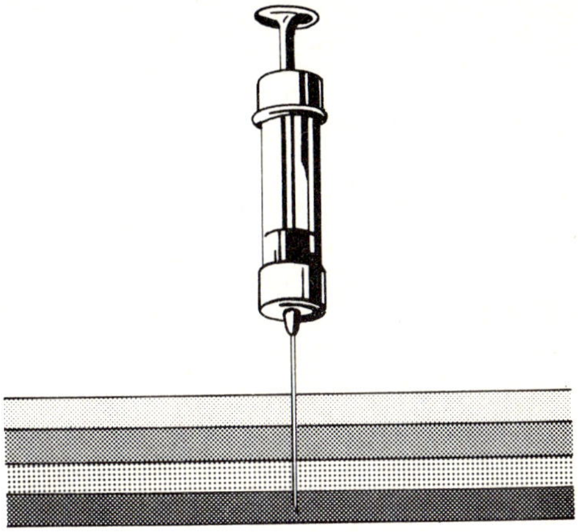

Abb. 15 Intramuskuläre Injektion

Die Einstichstelle kann durch einen einfachen Handgriff sowohl bei Seiten- wie bei Rückenlage des Patienten rasch und eindeutig lokalisiert werden. Es kann dafür die *linke* oder die *rechte* Hand gebraucht werden.
Für Anfänger ist empfehlenswert:
- bei Injektion an der linken Seite des Patienten die rechte Hand zum Ermitteln der Einstichstelle zu brauchen,
- bei Injektion an der rechten Seite des Patienten die linke Hand.

Geübte Schwestern werden meist nur noch mit der linken Hand die Injektionsstelle lokalisieren (s. untenstehender Text).
- Handgriff mit der *rechten Hand:* Abb. 18a u. 18b
- Handgriff mit der *linken Hand:* s. Beschreibung im untenstehenden Text

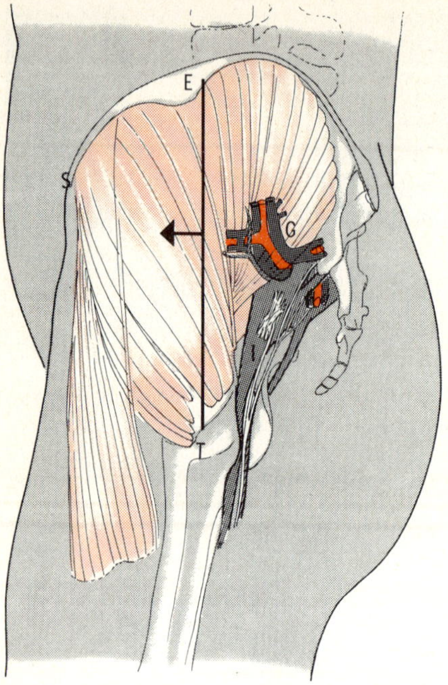

Abb. 16 Injektion in den mittleren Gesäßmuskel
S = Spina, E = Eminentia, T = Trochanter major,
G = Gefäße, I = N. ischiadicus, ← = ventral gelegene nerven- und gefäßarme Region

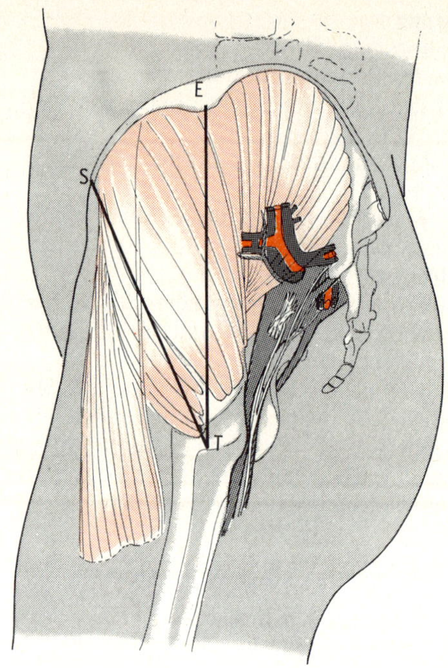

Abb. 17 Muskelgebiet für die ventroglutaeale Injektion
S = Spina, E = Eminentia, T = Trochanter major

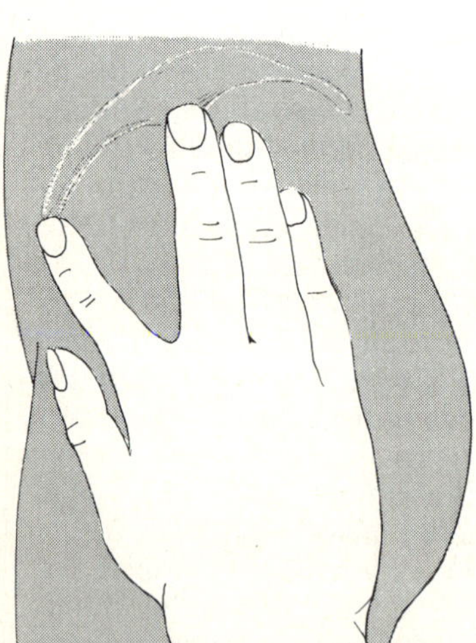

Abb. 18a Handgriff zur ventroglutaealen Injektion (nach von Hochstetter): Abtasten der Knochenvorsprünge S und E. (Zum Gebrauch der *rechten* oder *linken* Hand s. S. 343 unten)

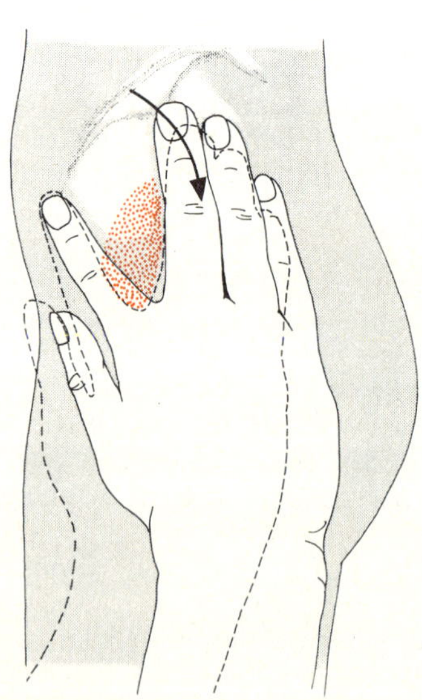

Abb. 18b Durch leichtes Abdrehen von ca. 2 cm kommt der Handballen auf den Trochanter (T) zu liegen. Richtige Einstichstelle: unterer Teil des abgegrenzten Dreiecks

- Der Patient liegt möglichst flach auf der Seite, das Knie leicht angezogen, damit die Muskulatur entspannt ist
- Suchen der Spina iliacae (S) (= Darmbeinstachel)
- die Spitze des linken Zeigefingers (falls rechts gestochen wird) bzw. des linken Mittelfingers (falls links gestochen wird) auf den Darmbeinstachel drücken
- Mittelfinger (rechte Seite) bzw. Zeigefinger (linke Seite) nach hinten spreizen und Fingerkuppe am Höcker des Darmbeinkammes (Eminentia cristae = E) anlegen
- damit der Handballen auf den Trochanter major (T) zu liegen kommt, ist die Hand auf der Achse der Spina (S) um ca. 2 cm ventral zu verschieben
- die gespreizten Finger bilden mit dem Darmbeinkamm ein Dreieck, der Darmbeinkamm ist die Grundlinie. An der Spitze des Dreiecks (Wurzel zwischen Zeige- und Mittelfinger) liegt die Einstichstelle (Abb. 18b).

Injektion in den Oberschenkelmuskel
Zur Injektion eignet sich das mittlere Drittel (Abb. 19)
a) direkt lateral der Mittellinie (Bügelfalte)
b) etwas seitlich lateral der Mittellinie.
Der Einstich erfolgt senkrecht in Richtung Femur.
Die Injektion in den Oberschenkel wird von einer Vielzahl von Patienten als schmerzhafter empfunden als die ventrogluteale Injektion, weshalb letztere häufiger zur Anwendung kommt.

Injektion in den Oberarmmuskel
Es eignet sich das obere, mittlere Drittel, Außenseite der Mediallinie (= mediolateraler Anteil). Je nach Autor wird der M. deltoideus oder der M. biceps als günstigste Einstichstelle bezeichnet. Von großer Wichtigkeit ist die Kanülenführung, d.h. die Injektion muß so vorgenommen werden, daß der medial/lateral gelegene Gefäßnervenstamm nicht beeinträchtigt wird (Abb. 19).

Spezielles Material
Allgemeines Material s. S. 336 ff.
- Sterile Spritze

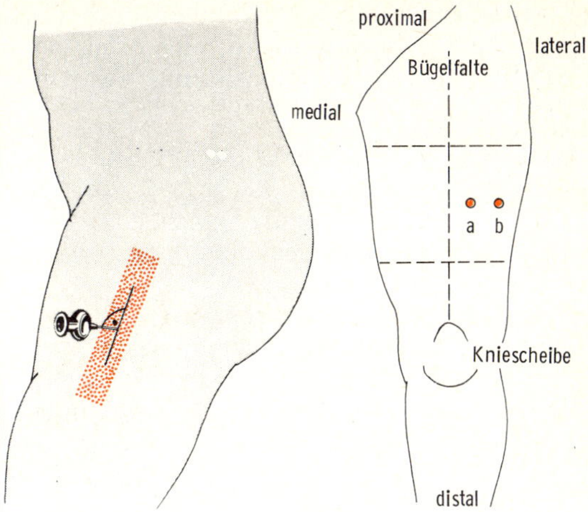

Abb. 19 Injektion in den Oberschenkelmuskel. Richtige Einstichstelle: Punkt a oder b

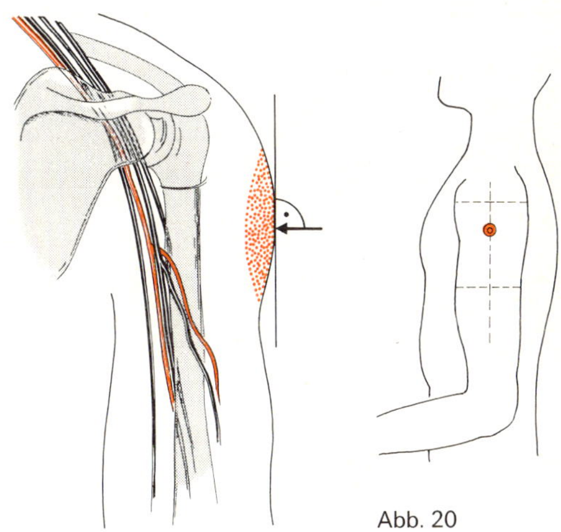

Abb. 20

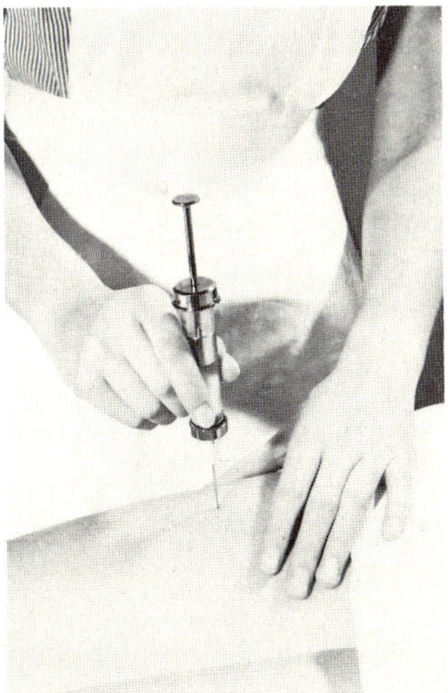

Abb. 21

Abb. 20 Injektion in den Oberarmmuskel: richtige Einstichstelle

Abb. 21 Ausführung der i.m. Injektion. Einführen der Kanüle in einem Winkel von 90°

- sterile, genügend lange Kanüle
- für die v.g. Injektion wird mit Vorteil gefärbte Hautdesinfektionslösung verwendet.

Ausführung
Allgemeines s. S. 339f.
- Der Patient soll wenn möglich das Bein oder den Arm entspannen (evtl. Zehen oder Hand bewegen lassen)
- Haut desinfizieren und spannen
- Ort und Injektionsrichtung s. oben
- an der gewählten Stelle, nach Aspirieren, tief in den Muskel injizieren. Die Kanüle nie ganz bis zum Kanülenansatz einführen (wenn die Kanüle bricht, bricht sie zwischen Kanülenansatz und -schaft)
- Medikament langsam injizieren, dabei den Kanülenansatz halten und die Kanüle nicht verschieben
- während der Injektion Reaktionen des Patienten beobachten
- nach beendeter Injektion Tupfer auf die Einstichstelle drücken, Kanüle schnell herausziehen und mit dem Tupfer durch einige Kreisbewegungen an Ort das injizierte Medikament etwas verteilen.

- Wird Blut aspiriert (nur als Spur ersichtlich), ist die Kanüle etwas zurückzuziehen und in leicht veränderter Stichrichtung in den Muskel zu schieben, nochmals aspirieren.
- Wenn Blut (gut ersichtlich) aspiriert wird, Medikament frisch aufziehen.
- Gleiches Verfahren (Kanüle verschieben), wenn eine größere Menge Flüssigkeit injiziert wird, was Gewebsspannung und Schmerzen verursachen könnte.
- Bei antikoagulierten Patienten darf nur auf spezielle Arztverordnung intramuskulär gespritzt werden (Hämatomgefahr).
- Immer nur durch intakte Haut stechen,
ödematöse Gewebe vermeiden (Resorptionsstörung).

3.8.4 Intravenöse Injektionen

Lokalisation und Einstichstelle
Das Medikament wird in die Vene injiziert. Man wählt mit Vorteil eine gut gefüllte, leicht tastbare Vene.

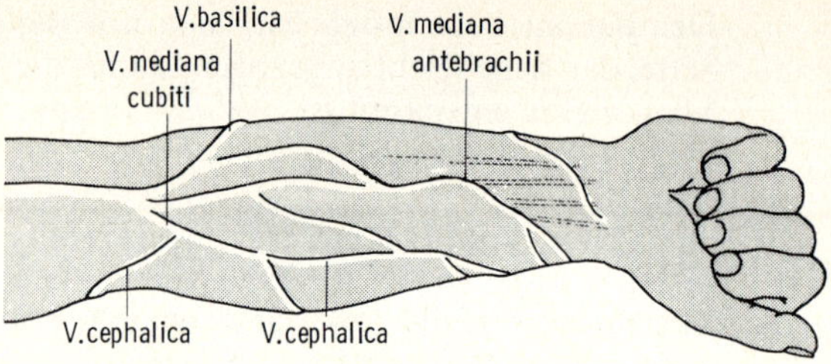

Abb. 22 Venen des Vorderarmes

Die bevorzugten Einstichstellen sind (Abb. 22)
- Ellenbeuge
- Unterarm

seltener:
- Handrücken, die Injektion wird hier als schmerzhafter empfunden als an den obgenannten Stellen
- Rist (vor dem innern Knöchel), die Injektion wird hier möglichst selten gemacht, weil die Thrombosegefahr an den untern Extremitäten größer ist als an den obern.

Spezielles Material
Allgemeines Material s. S. 336ff.
- Sterile Spritze, evtl. mit seitlichem Konus
- sterile, wenn möglich kurz geschliffene Kanüle, Durchmesser je nach Medikament und Venenverhältnissen (Nr. 14, 12, 2, 1)
- kleines Lagerungskissen mit Zellstoffschutz
- Staubinde
- evtl. Schnellverband (besonders bei ambulanten oder antikoagulierten Patienten)
- Stuhl für ausführende Person.

Ausführung
Allgemeines s. S. 339f.

Vorbereitung
- Vene wählen (Hilfsmittel bei schlecht gefüllten Venen: lokal feuchte Wärme applizieren, Patienten einige Male die Faust machen lassen, Arm tief lagern)
- geschütztes Lagerungskissen unter die Extremität legen
- evtl. Lichtquelle benützen.

Injektion
- Staubinde ungefähr handbreit oberhalb der vorgesehenen Einstichstelle anlegen
- Puls fühlen, zur Kontrolle, ob die Stauung richtig ist
- Vene ein letztes Mal betasten

- Haut im Bereich der Einstichstelle desinfizieren
- Desinfektion der palpierenden Fingerspitzen
- Haut entgegen der Stichrichtung spannen
- Haut durchstechen, wobei die *direkte* oder *indirekte Punktion* der Venen gewählt werden kann (Abb. 23)
- Kanüle in die Vene einführen und aspirieren
- der kontinuierliche Blutrückfluß zeugt von der richtigen Lage der Kanülenspitze
- Staubinde vorsichtig öffen
- Medikament langsam injizieren (wenn keine Spezialvorschrift besteht = 1 ml/Min.), evtl. zwischendurch aspirieren, dabei den Kanülenansatz halten und die Kanüle nicht verschieben
- während der Injektion den Patienten und die Einstichstelle beobachten (örtlich darf weder eine Verhärtung noch eine Schwellung entstehen). Der Patient muß sich wohl fühlen, d.h. es dürfen keine Zeichen der Unverträglichkeit auftreten
- nach beendigter Injektion einen trockenen Tupfer auf die Einstichstelle drücken, die Kanüle schnell herausziehen und mit dem Tupfer einige Zeit einen leichten Druck auf die Einstichstelle ausüben
- hat die Injektion am Arm stattgefunden, diesen eine Weile hochhalten
- evtl. Schnellverband anlegen.

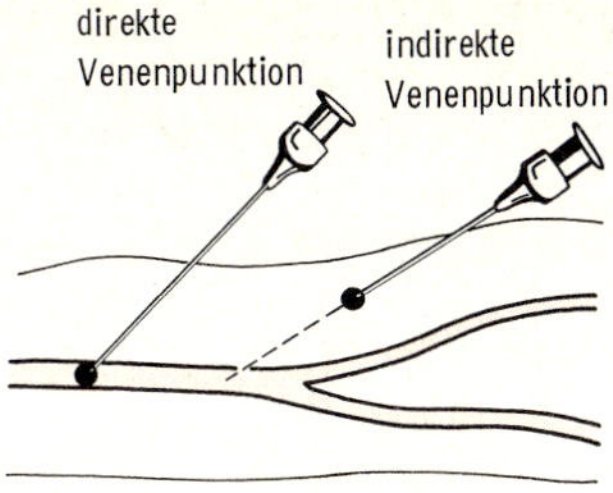

Abb. 23 Venenpunktion

- Für jeden neuen Einstich durch die Haut ist die Kanüle zu wechseln.
- Sobald sich an der Einstichstelle eine Schwellung entwickelt oder der Patient über Brennen oder Schmerzen klagt (paravenöse Injektion), ist die Injektion abzubrechen. Auch Zeichen einer Unverträglichkeit müssen sofort wahrgenommen werden: der Patient klagt z.B. über Unwohlsein, Übelkeit, der Puls verändert sich usw.
- Die i.v. Injektion ist nicht harmlos. Sie soll deshalb im Prinzip immer vom Arzt ausgeführt werden. Die Schwester kommt aber in der Praxis immer wieder in die Lage, intravenös injizieren zu müssen. Sie tue es dann mit großer Vorsicht, spritze sehr langsam (unter Uhrkontrolle). Injektionen von gewissen Medikamenten und Erstinjektionen sollten grundsätzlich vom Arzt vorgenommen werden.
  Ausnahmen oder spezielle Regelungen innerhalb eines Krankenhauses müssen schriftlich festgehalten werden. Der Kompetenzbereich der Schwester soll klar formuliert sein.
- Die Schwester soll bei der Ausführung der intravenösen Injektion (und bei der Blutentnahme) *sitzen*. Es ist wichtig, daß sich die Schwester auf das intravenöse Stechen konzentriert; damit sie das kann, muß sie sich körperlich entspannen. Eine gute Entspannung erreicht sie nur in sitzender Stellung. Nur eine ganz routinierte, ausgezeichnete »Stecherin« kann es sich leisten, im Stehen Blut zu entnehmen und intravenös zu spritzen.

3.8.5 Intraarterielle Injektionen

Lokalisation und Einstichstelle

Die Injektion wird immer vom Arzt vorgenommen. Er wählt meist die A. femoralis.

Spezielles Material

Allgemeines Material s. S. 336 ff.
- Sterile Spritze mit Zentralkonus
- sterile, lange Kanüle
- gefärbte Desinfektionslösung
- sterile Watteträger
- geschütztes Lagerungskissen.

Ausführung

Da die Ausführung dieser Injektion Sache des Arztes ist, hat die Schwester dabei folgende Aufgaben zu erfüllen:

- Vorbereiten des Materials
- Orientierung des Patienten
- Beobachtung des Patienten während und nach der Injektion
- Assistenz bei der i.a. Injektion
- Komprimieren der Einstichstelle nach der Injektion.

Weiterführende Literatur

Gabka, J.: Die Injektionen. de Gruyter, Berlin 1968

Hochstetter, A. v. u. Mitarb.: Die intragluteale Injektion. Thieme, Stuttgart 1958

Morger, R.: Die intramuskuläre Injektion beim Säugling und Kind. Kinderspital Basel/Ostschweiz. Säuglings- und Kinderspital, St. Gallen

Vereinheitlichung der Pflegetechniken: die Injektion. SVDK, Zentralsekretariat Bern

Testfragen

- Versuchen Sie ein Prinzip zur Injektion zu formulieren, leiten Sie mindestens 2 Folgerungen davon ab und erklären Sie, wie Sie diese konkret in der Praxis umsetzen können (S. 334)
- Nennen Sie die wichtigsten Injektionsarten und versuchen Sie, je eine kurze Definition zu geben (S. 335 u. 341)
- Nennen Sie a) die wichtigsten Spritzentypen, b) die wichtigsten Kanülentypen (S. 336 ff.)
- Stellen Sie ein Spritzentablett so zusammen, daß Sie es in Ihrem Krankenhaus brauchen können (S. 338 f.)
- Erklären Sie einer jüngeren Schülerin, wie sie die Injektionslösung aufziehen muß a) aus der Glasampulle, b) aus der Stechampulle (S. 339 f.)
- Nennen und begründen Sie die allgemeingültigen Punkte zur Ausführung einer Injektion. Versuchen Sie, diese an einem konkreten Beispiel zu illustrieren (S. 339 f.)
- Nennen Sie die bevorzugten Einstichstellen a) bei der i.c. Injektion (S. 341), b) bei der s.c. Injektion (S. 342), c) bei der i.m. Injektion (S. 343 ff.), d) bei der i.v. Injektion (S. 346)
- Zeichnen Sie auf, wie Sie die Einstichstelle bei der v.g. Injektion suchen (S. 343 f.)
- Erklären Sie den Vorgang, schrittweise, bei der Ausführung der s.c. Injektion (S. 343)
- Sie haben bei der i.v. Injektion auf verschiedene Punkte zu achten, nennen und begründen Sie 4 davon (S. 346 f.)

4 Infusionen

Sequenzziel (Intention)

Sie wissen über die Grundlagen der Infusionstherapie soweit Bescheid, daß Sie den Infusionstherapieplan Ihrer Patienten verstehen. Sie können Laborbefunde (Ionogramm, pH Werte) mit der Verordnung von Flüssigkeit und Elektrolyten in Beziehung bringen und wissen, daß ungenaue Dosierung oder Nichteinhalten der verordneten Einlaufzeit der Infusion den Elektrolyt- und Flüssigkeitshaushalt beeinträchtigen. Sie sind fähig, das in Ihrer Klinik gebräuchliche Material für eine Infusion vorzubereiten, und Sie können (nach einer ersten Phase der Übung und Überwachung entsprechend Ihrem Kompetenzbereich) eine Infusion anlegen, überwachen und entfernen. Sie wissen um die Gefahren, denen der Patient besonders bei angelegter Dauerinfusion ausgesetzt ist und können all jene pflegerischen Maßnahmen anwenden, die diese Gefahren auf ein Minimum reduzieren. Sie können bei der Installation des Venendrucksystems zweckmässig mithelfen und können nach angemessener Übungszeit den Venendruck selber messen und die Werte verstehen.
Obwohl die Infusionstherapie von Ihnen viel technisches Geschick und Denkarbeit abverlangt, bleiben Sie sich bewußt, daß letztlich auch komplizierte und differenzierte Maßnahmen um des Patienten willen geschehen. Sie vergessen nicht, daß der Patient als Mensch und Person im Mittelpunkt steht, daß seine Bedürfnisse, Wünsche und Fragen ebenso wichtig sind wie das Funktionieren der Infusion, und Sie versuchen der Verordnung des Arztes *und* dem Wohlbefinden des Patienten zu entsprechen.

Das Kapitel ist umfangreich. Wir erreichen das Gesamtziel, indem wir uns Teilziele setzen:

Teilziele bzw. Lerneinheiten:
I. Infusionen
II. Dauerinfusionstherapie
III. Venendruckmessung

I Infusionen

Lernziel

Sie haben das Teilziel »Infusionen« erreicht, wenn Sie
- darüber berichten können, wie sich der Wasser- und Elektrolythaushalt unseres Körpers zusammensetzt;
- erklären können, auf welche Art der Wasser- und Elektrolytausgleich stattfinden kann;
- angeben können, wozu die Infusion bei der Behandlung der Kranken dient;
- die gebräuchlichen Infusionslösungen aufzählen können;
- exakt erklären können, wie eine Infusion vorzubereiten, anzulegen und zu überwachen ist;
- allgemeine Angaben über Funktion und Arbeitsweise einer Infusionspumpe machen können.

Definition:
Unter einer Infusion versteht man das Einführen von speziellen Lösungen in den Organismus.

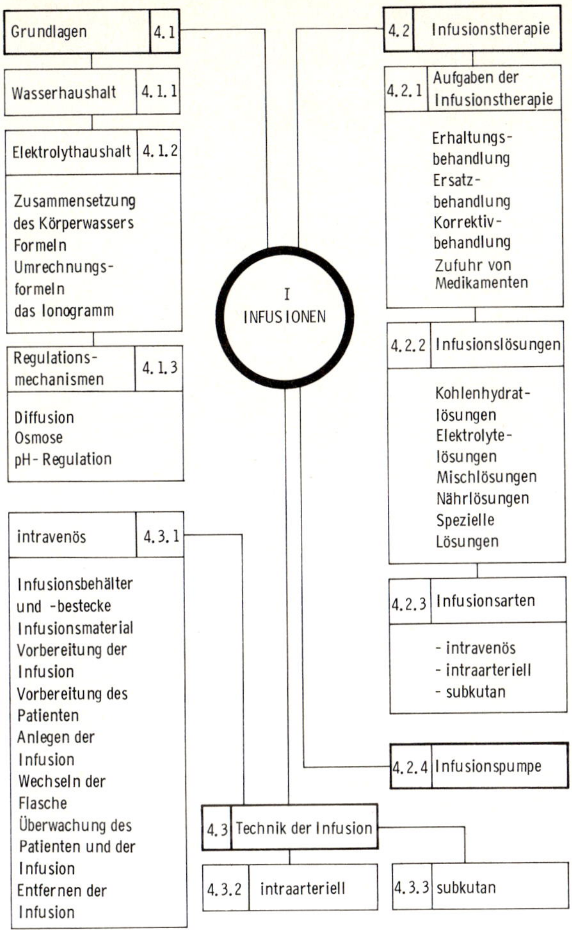

Prinzip

Der Organismus ist dauernd bemüht, die Konstanz seiner Flüssigkeitsräume sowohl in bezug auf das Volumen als auch auf die Elektrolytkonzentration zu erhalten.
Ist der Organismus dazu nicht mehr in der Lage, muß er durch therapeutische Maßnahmen im Sinne einer Flüssigkeits- und Elektrolytbehandlung mittels Infusion (infundere = hineingießen) unterstützt werden.

▼

- Infusionstherapie ist nur durch Anstechen eines Gefäßes möglich, es gelten daher in erster Linie alle bei der Injektion S. 334 schon besprochenen Folgerungen.
- Da die Infusionstherapie der Wiederherstellung und Erhaltung der Normalbedingungen im Flüssigkeitshaushalt dient, umfaßt sie in erster Linie eine Korrektur- und Erhaltungskomponente.
- Der tägliche Bedarf an Flüssigkeit und Elektrolyten setzt sich demnach aus der für die Wiederherstellung und die Erhaltung des Normalzustandes benötigten Menge zusammen.
- Diese Menge kann nur mit Hilfe einer genauen Kontrolle von Flüssigkeitszufuhr und -ausscheidung und durch Ermittlung entsprechender Laborwerte ermittelt werden.

4.1 Grundlagen

4.1.1 Der Wasserhaushalt

Der Mensch besteht zu 40% aus fester und zu 60% aus flüssiger Substanz. Bei einem 60 kg schweren Menschen ergibt sich somit folgende Verteilung:
- feste Substanz 24 kg
- flüssige Substanz 36 l.

Diese 36 l Körperwasser verteilen sich auf *drei* durch Membranen getrennte Räume, weshalb man auch vom *Dreikammersystem* spricht (Abb. 1).
1 Intrazellulärraum 24 l = intrazelluläre Flüssigkeit = 40%
2a Interstitialraum (Interstitium) 9 l = extrazelluläre Flüssigkeit = 15%
2b Intravasalraum (Plasma) 3 l = extrazelluläre Flüssigkeit = 5%

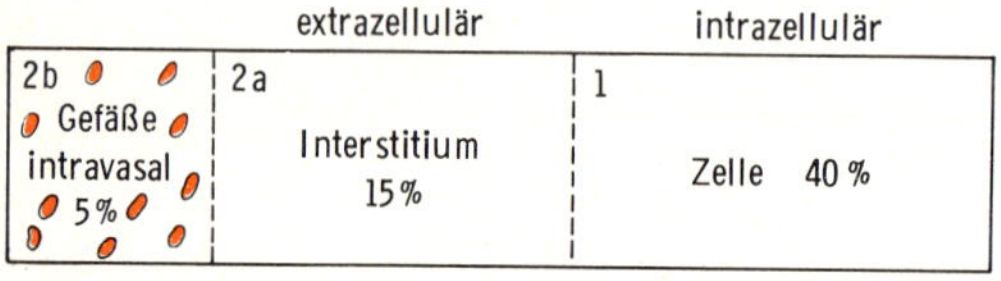

1. Der intrazelluläre Raum ist umschlossen von einer abgrenzenden Membran.
2. Der extrazelluläre Raum wird unterteilt in
   2a: das Interstitium, das zwischen Zellen und Kreislaufsystem liegt. Es wird begrenzt durch die Zellmembran einerseits und das Endothel der Blutgefäße andererseits.
   2b: den intravasalen Raum, der begrenzt ist durch das Gefäßendothel und die Zellmembran der Erythrozyten.

Beim Säugling ist der Extrazellulärraum erheblich größer als beim Erwachsenen (bis zu 90%).

4.1.2 Der Elektrolythaushalt

Zusammensetzung und Bestandteile des Körperwassers

- *Ionen oder Elektrolyte* (Abb. 2)
  Kochsalz in Trockenform besteht aus den Elementen Natrium (Na) und Chlor (Cl). Die beiden Elemente ergeben das Molekül Natriumchlorid. Gibt man Kochsalz (NaCl) in Wasser, so zerfällt es in seine

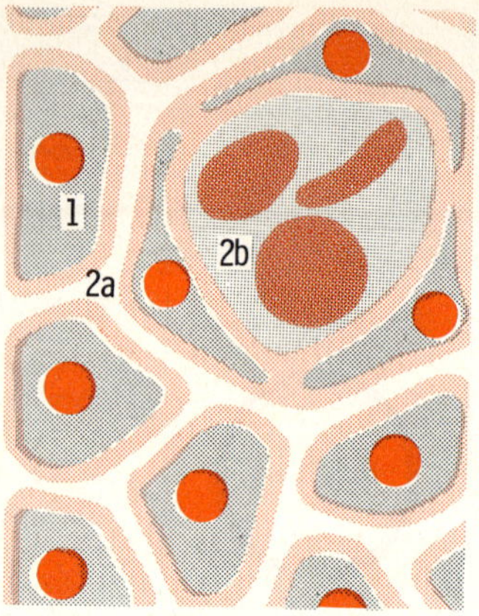

Abb. 1* Dreikammersystem
(Zu allen mit einem * versehenen Abbildungen wurden uns die Vorlagen freundlicherweise von der Fa. Hausmann-Laboratorien AG, St. Gallen, zur Verfügung gestellt)

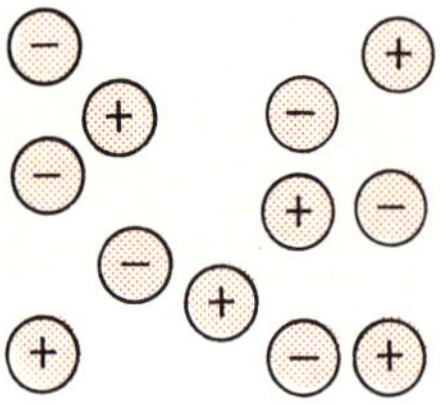

Abb. 2* Elektrolyte

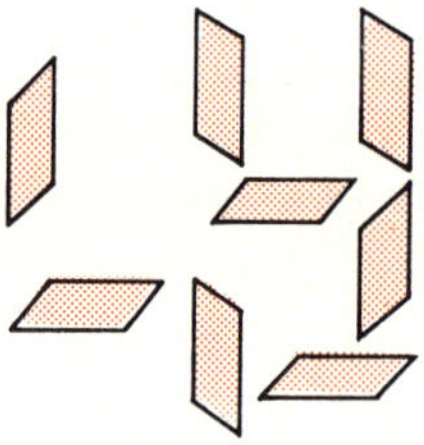

Abb. 3* Kristalloide

Ionen, nämlich Na und Cl. Da alle Ionen eine elektrische Ladung aufweisen, werden sie auch *Elektrolyte* genannt. Man nennt positiv geladene Teilchen Kationen (z.B. Na^+), negativ geladene Anionen (z.B. Cl^-). Die wichtigsten Elektrolyte sind Natrium, Kalium, Chloride, Kalzium, Magnesium und Phosphor.

Außer diesen Elektrolyten enthält die Körperflüssigkeit auch:
- *Kristalloide* (Mikromoleküle) (Abb. 3); das sind elektrisch neutrale, nicht ionisierende und daher ungeladene Teilchen, auch als Nichtelektrolyte bezeichnet, z.B. Glukosemoleküle, Harnstoffmoleküle.
  Sie sind im Gesamtkörperwasser enthalten.
  Kristalloidlösungen verteilen sich im Gesamtkörperwasser.

– *Kolloide* (Makromoleküle) (Abb. 4) sind großmolekulare Teilchen, z.B. Eiweißmoleküle, Stärkemoleküle.
Kolloidlösungen (Blut, Plasma, Dextran) verteilen sich im Intravasalraum.

Extra- und Intrazellulärraum unterscheiden sich wesentlich in ihrer Elektrolytzusammensetzung. Kalium ist das wichtigste Kation des Intrazellulärraumes, Natrium des Extrazellulärraumes.

Normalwerte von Natrium und Kalium im Serum:
Natrium 314–326 mg% = 136–141 mval/l
Kalium 16–22 mg% = 4,1–5,5 mval/l

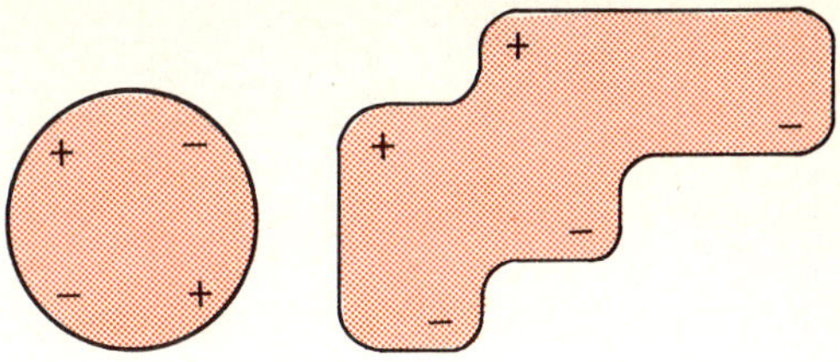

Abb. 4* Kolloide

Formeln und Bezeichnungen

In unseren Körperflüssigkeiten stehen sich stets die Kationen und Anionen in gleichem zahlenmäßigen Verhältnis gegenüber. Ihre Größe und ihr Gewicht sind ohne Bedeutung, weshalb nicht das Gramm oder Milligramm die Meßeinheit ist, sondern das chemische Bindungsvermögen, welches wir in *Millival* (mval) oder *Milliäquivalent* (maeq) ausdrücken.

Das Serum enthält 150–152 mval Kationen und 150–152 mval Anionen.

In Milligramm ausgedrückt, ergeben sich ungleiche Zahlen:
354 mg Kationen
7055 mg Anionen.

Damit wir mval in mg umrechnen können, müssen wir
das Atomgewicht kennen (periodisches System), z.B. Na^+ = 23, Cl^- = 35,5.
Das Molekulargewicht bekommen wir, wenn wir die Atomgewichte addieren, z.B. 23 + 35,5 = 58,5 (= Molekulargewicht für Kochsalz bzw. für NaCl).
Das Mol ist das Molekulargewicht in Gramm ausgedrückt, also für Kochsalz 58,5 g.
Eine 1-molare Lösung enthält somit soviel Gramm eines Stoffes pro Liter, wie sein Molekulargewicht beträgt. So enthält z.B. eine 1-molare Harnstofflösung 60 g Harnstoff, eine 1-molare Kochsalzlösung 58,5 g Kochsalz.
Das Millimol = $^1/_{1000}$ mol, im Falle von Kochsalz 58,5 mg
Das Äquivalent = val bekommen wir durch die Division des Molekulargewichtes in g (mol) durch die jeweilige *Wertigkeit.*
Mit Ausnahme von Kalzium und Magnesium sind fast alle uns gebräuchlichen Stoffe einwertig, so daß sich das Dividieren erübrigt. Im Falle der Zweiwertigkeit erfolgt die Division durch zwei.
Das Äquivalent bezieht sich immer auf einen Liter (1000 ml). Ein Äquivalent NaCl entspricht also 58,5 g NaCl/Liter.
Das Milliäquivalent = mval bekommen wir über die Division des Millimols durch die jeweilige Wertigkeit. Das Milliäquivalent ist das Molekulargewicht in mg auf einen Liter. Ein Milliäquivalent (1 mval = $^1/_{1000}$ val) NaCl entspricht demzufolge 58,5 mg Kochsalz pro Liter.

Umrechnungsformeln

1. Umrechnung von mval in mg

Formel: $\frac{\text{mval} \cdot \text{Mol in mg}}{\text{Wertigkeit}}$

Beispiel:
40 mval Kaliumchlorid = g?
Weg:
1. Atomgewicht von K = 40, von Cl = 35
2. Molekulargewicht 40 + 35 = 75
3. 1 mol = 75 g (in mg = 75 mg oder 1 mmol)
4. 1 val = 75 : 1 (Wertigkeit) = 75 g
5. 40 mval = 40 × 75 = 3000 mg = 3 g

2. Umrechnung von mg in mval

Formel: $\frac{\text{mg} \cdot \text{Wertigkeit}}{\text{mol in mg}}$

Beispiel:
10 g Natrium Chlorat = mval?
Weg:
1. Atomgewicht von Na = 23, von Cl = 35
2. Molekulargewicht 23 + 35 = 58
3. 10 g = 10000 mg × 1 (Wertigkeit = 1) = 10000 mg
4. 1 mol = 58 g in mg = 58 mg
5. 10000 : 58 = 172 mval

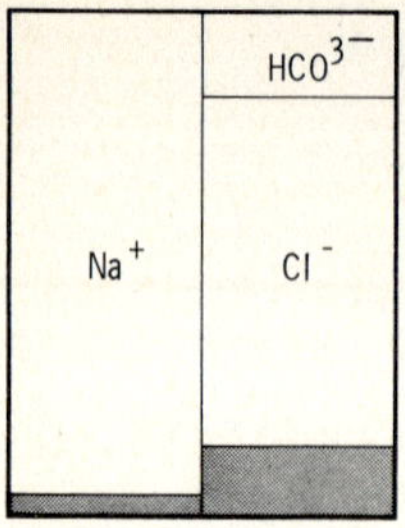

Abb. 5 Ionogramm

Natrium (Na^+)	=	144 mval/l
K^+, Mg^{++} und Ca^{++}		6 mval/l
		150 mval/l Kationen
Chloride (Cl^-)	=	104 mval/l
Bicarbonat (HCO^{3-})		25 mval/l
Proteine, Schwefel⁻		21 mval/l
		150 mval/l Anionen

Das Ionogramm (Abb. 5)
Es ergibt sich aus der Bestimmung der Salze in der Blutflüssigkeit. Das vereinfachte Ionogramm, in dem wir nur die wichtigsten Stoffe berücksichtigen, zeigt uns, daß Anionen und Kationen sich die Waage halten.
Normalerweise stehen beide Seiten im gleichen Verhältnis, in dem sich die Summe der *Chloride* (Cl^-) *und Bicarbonate* (HCO^{3-}), auch Alkalireserve genannt, mit der Summe *Natrium* (Na^+) deckt.

4.1.3 Wasser- und Elektrolytausgleich – Regulationsmechanismen

Dieser Ausgleich geschieht weitgehend passiv aufgrund physikalischer Gesetzmäßigkeiten. Die drei Flüssigkeitsräume sind durch sog. *semipermeable Membranen* (= halbdurchlässige Membranen) voneinander getrennt. Das Kapillarendothel trennt den intravasalen vom interstitiellen Flüssigkeitsraum, die Zellmembran den Extrazellulär- vom Intrazellulärraum. Beide Membrane sind durchlässig für Wasser, Elektrolyte und kleinere Moleküle wie z.B. Glukose und Aminosäuren, nicht aber für Eiweiß.
Der Körper ist bestrebt, vor allem im Extrazellulärraum die Isotonie (= konstanter osmotischer Druck bzw. gleichmäßige Verteilung der Elektrolyte) sowie die Isovolämie (konstantes, gleichmäßiges Volumen) aufrechtzuerhalten. Dies geschieht passiv, indem Elektrolyte und Wasser solange durch die semipermeable Membran diffundieren, bis ein Druckausgleich erreicht ist.
Diffusion und *Osmose* sind an diesem Vorgang gleicherweise beteiligt.

Diffusion
Unter Diffusion verstehen wir die gleichmäßige Durchmischung eines Flüssigkeitsraumes mit gelösten Teilchen, wobei die Teilchen solange vom Orte der höheren Konzentration in denjenigen der geringeren Konzentration diffundieren, bis ein Konzentrationsausgleich stattgefunden hat.

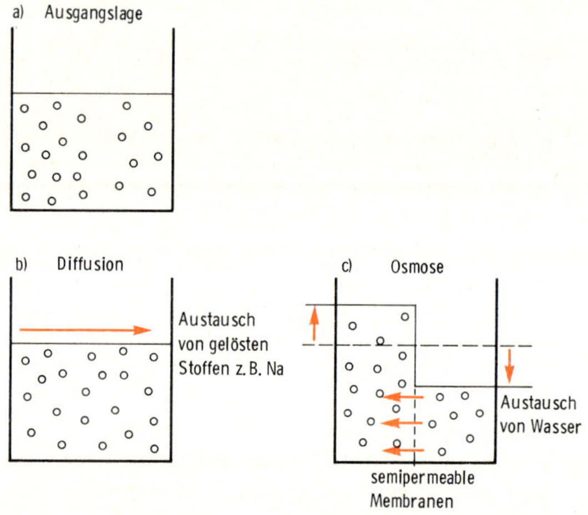

Abb. 6a–c Diffusion und Osmose, schematisch dargestellt

Beispiel: Schichtet man zwei verschieden konzentrierte Lösungen übereinander, z.B. eine 5%ige Kochsalzlösung auf eine 1%ige (Abb. 6a: Ausgangslage: links 5%, rechts 1%), so bewegt sich der gelöste Stoff aus der Phase der höheren Konzentration in diejenige der niedrigeren bis ein vollständiger Ausgleich stattgefunden hat (Abb. 6b).

Osmose
Unter Osmose verstehen wir den Durchtritt von Lösungsmitteln (z.B. Wasser) durch eine semipermeable Membran, wobei das Wasser vom Orte niedriger Konzentration zu demjenigen höherer Konzentration fließt. (Die Flüssigkeit wird vom höher konzentrierten Anteil angesogen.) Dieser Flüssigkeitsausgleich findet solange statt, bis die Konzentration an allen Stellen gleich ist (Abb. 6c). Der

in der konzentrierten Phase herrschende Druck wird *osmotischer Druck* genannt. Dieser wird praktisch nur durch die Elektrolyte bedingt, da die *Anzahl* der gelösten Teilchen dafür entscheidend ist.
Die Zellen sind von einer solchen Membran umgeben, die nur für Wassermoleküle, nicht aber für groß- und kleinmolekulare Teilchen durchlässig ist. Diese Membran wird deshalb auch *osmotische Membran* genannt.
Der Stoffausgleich muß deshalb durch aktive Transportmechanismen erfolgen (z.B. durch die *Natriumpumpe*, die für die Aufrechterhaltung des Stoffgefälles sorgt, so wird Na^+ aus den Zellen gepumpt und K^+ in den Zellen angereichert) (Abb. 6d).
Die Kapillaren sind vom Interstitium durch eine Membran getrennt, deren Poren größer sind als diejenigen der Zellmembran. Sie läßt Wasser *und* kleinmolekulare Stoffe durch (Elektrolyte, Glukose, Aminosäuren u.a.). Große Molekulare (Proteine) werden aber auch hier nicht durchgelassen. Man spricht von *onkotischer Membran*. Der Druckausgleich geschieht demzufolge durch den *onkotischen Druck*.

Beachte

- Wir leiten davon ab, daß Elektrolyte, Glukose- und Aminosäurenlösungen aus dem Gefäßsystem ins Interstitium austreten.
  Sie sind daher zur Erhaltung des Wasser- und Elektrolytgleichgewichts und als Ersatzlösung bei vermehrten Wasserverlusten geeignet.
- Großmolekulare Lösungen oder Kolloidlösungen (Blut, Plasma, Dextranlösungen) bleiben im intravasalen Raum.
  Will man den Kreislauf auffüllen, z.B. bei Schockzustand, wird man also diese Lösungen anwenden müssen.

pH-Regulation – Regulation des Säure-Basen-Haushaltes (Abb. 7)
pH = Maßeinheit für die Konzentration von Wasserstoffionen in wäßrigen Lösungen, die den Säure- bzw. Laugengehalt der Lösung bestimmt.
Normalerweise übernehmen die Nieren und die Lungen die Ausscheidung der im Körper anfallenden überschüssigen Säuren. Bei Stö-

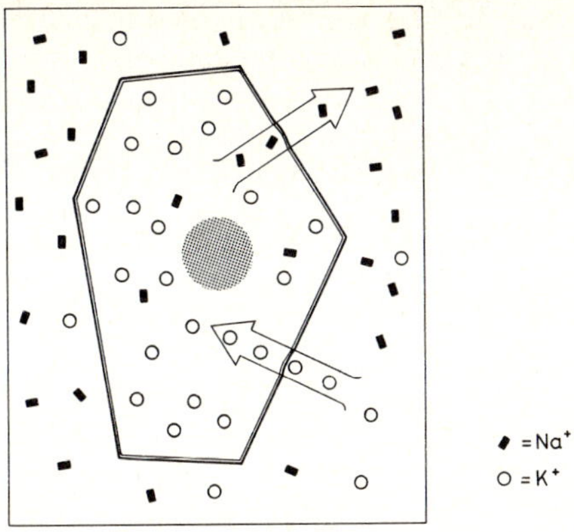

Abb. 6d Stoffausgleich durch die Natriumpumpe: Intrazellulär ist K^+ hoch und Na^+ tief, extrazellulär ist es umgekehrt: K^+ ist tief und Na^+ ist hoch. Ununterbrochen wird Na^+ aus der Zelle gepumpt. Umgekehrt wird durch einen aktiven Transportvorgang K^+ in der Zelle angereichert

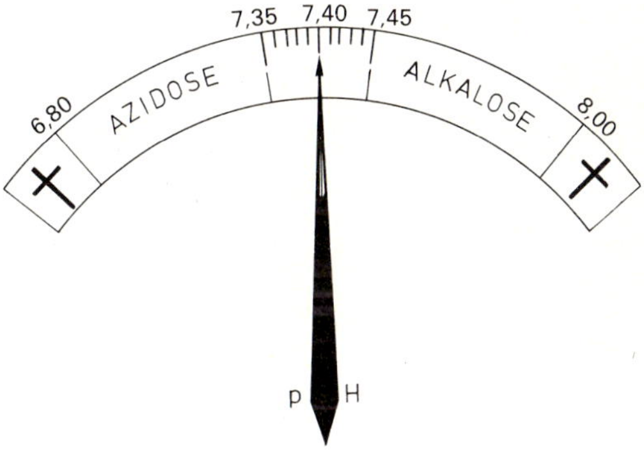

Abb. 7* Säure-Basen-Haushalt. Der normale pH-Wert des menschlichen arteriellen Blutes beträgt 7,40. Ersichtlich sind die physiologischen Schwankungen (7,35–7,45), die Azidose und die Alkalose

rungen eines oder beider Organe, bei übermäßiger Belastung des Organismus mit sauren bzw. basischen Stoffen oder durch abnormen Verlust von Säuren und Basen resultiert eine *Abweichung von der Norm, es kommt zur pH-Verschiebung*, die raschmöglichst behoben werden muß:

- Der Körper aktiviert seine *Puffersysteme*. Diese Systeme sind imstande, je nach Bedarf H^+-Ionen abzugeben (bei Verschiebung des pH auf die alkalische Seite) bzw. H^+-Ionen aufzunehmen oder zu binden (bei pH-Verschiebung auf die saure Seite). Diese Pufferkapazität ist aber nach einer gewissen Zeit erschöpft. (Puffersubstanzen sind: Proteine, Bicarbonat, Phosphat; Bi-

carbonat HCO_3, das bei der Atmung frei wird, ist die wichtigste Puffersubstanz.)
- Ein weiterer Regulationsmechanismus ist die *Ausscheidung* von sauren bzw. basischen Stoffen durch die Nieren und die Lungen.

Beide Mechanismen, Pufferung und Ausscheidung anfallender H^+-Ionen ermöglichen im Normalfall eine Konstanthaltung des pH. Sind sie dazu nicht mehr in der Lage, kommt es zur Störung des *Säure-Basen-Gleichgewichts* (zur pH-Verschiebung). Liegt die Ursache in einem pulmonalen (= atmungsbedingten) Versagen, spricht man von einer *respiratorischen,* andernfalls von einer *metabolischen* (= stoffwechselbedingten) *Azidose* bzw. *Alkalose.*

Der Blut-pH-Wert entspricht demnach der Wasserstoffionenkonzentration (H^+-Ionenkonzentration) im Plasma und gibt uns Auskunft über dessen Säure-Basen-Gehalt.

Normalwert : 7,4 = *neutral*

Physiologische Schwankungen 7,35–7,45

pH-Wert unter 7,35 = *Azidose,* Anstieg der Säuren (Steigerung der Wasserstoffionenkonzentration des Blutes)

pH-Wert über 7,45 = *Alkalose,* Anstieg der Basen (Erniedrigung der Wasserstoffionenkonzentration des Blutes)

Durch die Zufuhr von Infusionen kann außer dem Wasser- und Elektrolythaushalt auch das pH des Blutes reguliert werden.

Alkalisierende Substanzen sind z.B. Bicarbonat, Lactat, THAM.

H^+-Lieferanten (ansäuernde Substanzen) sind z.B. Ammoniumchlorid und Argininhydrochlorid. Die Lösungen sind als gebrauchsfertige Infusionen oder als Zusatzampullen, die der Infusion nach Bedarf beigegeben werden können, im Handel.

4.2 Infusionstherapie

4.2.1 Aufgaben der Infusionstherapie

Erhaltungsbehandlung

Sie besteht in der Deckung des normalen täglichen Bedarfs an Wasser, Elektrolyten und Kalorien. Zur Anwendung kommt diese immer dann, wenn die normale orale Ernährung unmöglich geworden ist, z.B. parenterale Ernährung nach Operationen, bei Magen-Darm-Störungen oder bei Bewußtlosen.

Ersatzbehandlung

Zum normalen Tagesbedarf müssen zusätzlich alle laufenden Verluste qualitativ und quantitativ ersetzt werden. Dazu gehören die Verluste aus Drainagen und Sonden, bei Erbrechen und Durchfällen.

Korrektivbehandlung

Sie kommt zur Anwendung z.B. zur Wiederherstellung des Säure-Basen-Gleichgewichtes (s. oben); bei gestörtem Elektrolythaushalt (Korrektur des Natrium oder/und Kaliumspiegels) bei Hypo- oder Hyperosmolarität (Korrektur des Flüssigkeits-Natrium-Verhältnisses).

Vermehrte Flüssigkeitszufuhr kann notwendig sein, um die Diurese zu fördern, z.B. bei hoher Dosierung von bestimmten Sulfonamiden. Diese sind schwer wasserlöslich und können in konzentriertem Harn auskristallisieren. Trinkt der Patient zu wenig, sind daher evtl. Infusionen notwendig. (Bei der modernen Sulfonamidentherapie ist die Gefahr des Auskristallisierens geringer, reichliche Flüßigkeitszufuhr ist trotzdem empfehlenswert.)

Zufuhr von Medikamenten

Die Infusion dient sehr oft als Trägerlösung für Medikamente, die über 24 Stunden verabreicht werden müssen (z.B. Elektrolyte, Hypertensiva).

4.2.2 Die gebräuchlichen Infusionslösungen

Kohlenhydratlösungen

- *Glukose* – Traubenzucker 5% = isotonisch; 10% und 20% = hypertonisch
- *Laevulose* – Fruchtzucker 5% = isotonisch; 10% und 20% = hypertonisch
- *Sucrofusin* – Mischung von Laevulose und Glukose, 10%.

Isotonische Kohlenhydratlösungen dienen in erster Linie der Flüssigkeitszufuhr (Deckung

Beachte

Es dürfen nur Zuckerlösungen bis zu 20% in die peripheren Venen infundiert werden, höhere Konzentrationen erfordern das Einlegen eines Venenkatheters in eine größere Vene, z.B. in die Hohlvene (Einlegen eines Kavakatheters).

des Tagesbedarfes) sowie als Trägerlösungen für Medikamente oder Elektrolytzusätze. Höher konzentrierte Lösungen dienen der Kalorienzufuhr.

Elektrolytlösungen

- *Kochsalzlösung* 0,9% = isotonische Lösung
- *Ringerlösung* ist wie folgt zusammengesetzt:
  Natriumchlorid 8,0 g/l
  Kalziumchlorid 0,2 g/l
  Kaliumchlorid 0,1 g/l
  Natriumbikarbonat 0,1 g/l
- *Holofusine:* Der Elektrolytgehalt dieser Infusionslösung entspricht im wesentlichen demjenigen der Extrazellulärflüssigkeit und enthält Natrium, Kalium, Kalzium, Magnesium und Chloride.
- *Natriumbikarbonat* 1,4%: Diese Lösung alkalisiert die extrazelluläre Flüssigkeit bei einer Übersäuerung (Azidose).
- *Die Coma-diabeticum-Lösung* gehört auch zu den Elektrolytlösungen; sie enthält Natrium, Chloride und Bikarbonat. Sie kommt bei diabetischer Azidose zur Anwendung.

Elektrolytlösungen spielen u.a. in der postoperativen Therapie eine große Rolle. Jeder Flüssigkeitsverlust bedeutet gleichzeitig auch einen Elektrolytverlust, der notwendigerweise ersetzt werden muß.
Diese Ersatztherapie errechnet man aufgrund der *Flüssigkeitsbilanz* und der *Blutanalysen.* Die Schwester muß deshalb alle Ausscheidungen genau messen und registrieren.

Natriumchlorid und Kalium sind die wichtigsten Elektrolyte im Rahmen der Infusionstherapie.

Mischlösungen: Elektrolyte – Kohlenhydrate

- *Holofusine mit Laevulose und Glukose*
  Diese Lösung enthält Laevulose und Glukose je 25 g/l, dazu alle Elektrolyte, die auch die obengenannte Holofusinelösung enthält.
- *Glukose 5% – NaCl 0,9%*
  Diese Lösung wird in verschiedener Mischung gebraucht, z.B.:
  2:1 = $^2/_3$ Glukose 5% und $^1/_3$ NaCl-Lösung 0,9%
  4:1 = $^4/_5$ Glukose 5% und $^1/_5$ NaCl-Lösung 0,9%.

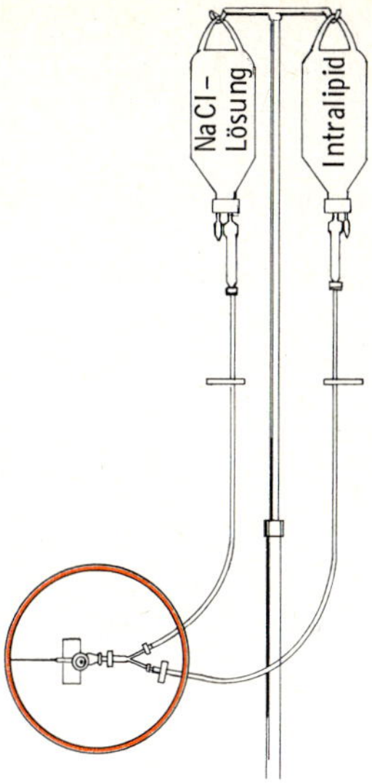

Abb. 8* Infusionsbesteck mit y-Verbindungsstück zur Kanüle

Nährlösungen

Eiweißlösungen

Zu den eiweißhaltigen Infusionen gehören *das Blut, das Plasma-Protein* (PPL), *das Albumin* und die synthetische Aminosäurelösung, *das Aminosol.*
Eine optimale Verwertung der Aminosäure für den Proteinaufbau ist an das Vorhandensein genügender Glukosereserven gebunden. Bei Patienten mit schlechtem Ernährungszustand ist deshalb eine Kombination von Kohlenhydrat- und Eiweißlösung angezeigt. Diesem Bedürfnis entspricht die Aminosolinfusion.

- Aminosol Vitrum 10%:
  Aminosäuren 100 g/l = 310 Kalorien
- *Aminosol* Vitrum 3,3%:
  Aminosäuren 33 g/l
  Glukose 50 g/l = 309 Kalorien
- *Steramin S*
  enthält 8 essentielle Aminosäuren, Glyzerin, Kohlenhydrate und Glukose

Fettemulsionen

- *Intralipid 10% und 20%*
  Intralipid ist eine feindisperse, kalorienreiche Ölemulsion in isotonischer wäßriger Glyzerinlösung.
  1 l Intralipid 10% enthält:
  Sojabohnenöl 100 g
  Ei-Lecithin 12 g
  Glyzerin 25 g = 1100 Kalorien

Infusionsgeschwindigkeit:
1.–10. Minute: 20 Tropfen/Min.
11.–30. Minute: Steigerung bis 60 Tropfen/Min.

> Die Fettemulsion darf nicht mit Elektrolyten oder Aminosäurenlösungen gemischt werden. Bei gleichzeitiger Infusion werden getrennte Infusionsbestecke verwendet (Abb. 8) (Verträglichkeit!).

Spezielle Lösungen
Urea 30%
100 ml der 30%igen Lösung enthalten 30 g Harnstoff. Es ist eine hypertonische Lösung und bewirkt eine *osmotische Diurese*.
Urea kommt bei Hirnödem und in der Augenheilkunde, z.B. bei Netzhautablösung oder Glaukom, zur Anwendung.

> Die Lösung muß bis unmittelbar vor Gebrauch im Kühlschrank stehen.
> Tropfgeschwindigkeit: 60–70 Tropfen pro Minute.

Mannitol 10% und 20%
Es ist eines der besten *osmotischen Diuretika*, das bei Oligurie (vermindertem Harnfluß) oder Anurie (Versiegen der Harnausscheidung) zur Anwendung gelangt.

> Mannitol muß genau nach ärztlicher Verordnung dosiert und die Infusion gut überwacht werden.
> Meist wird ein sog. Mannitolstoß verordnet.

Tham 3,6%
Tham ist eine stark alkalische Lösung (pH 10) und wird bei allen metabolischen (= stoffwechselbedingten) Azidosen angewandt. Da das Molekulargewicht sehr gering ist (121), kann sich diese Puffersubstanz im Gesamtkörperwasser verteilen, und es ist auch eine intrazelluläre Wirkung zu erwarten.

> Die Infusion darf auf keinen Fall paravenös laufen, Nekrosengefahr!

> **Beachte**
> Alle Patienten, die eine Infusion erhalten, sind gut zu beobachten. *Im besonderen gilt dies* bei Verabreichung von Nährinfusionen und allen speziellen Infusionen (Anweisungen im Prospekt beachten).

4.2.3 Infusionsarten

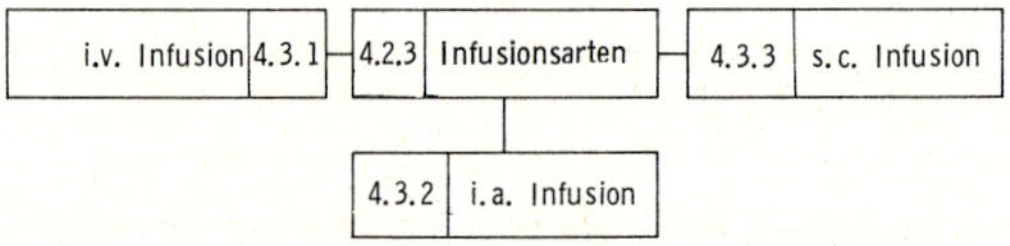

4.3 Technik der Infusion

4.3.1 Intravenöse Infusion

Infusionsbehälter und Bestecke, Kanülen
Infusionen werden unter Druck infundiert. Dieser Druck wird hergestellt, indem man die Flasche am Infusionsständer hochhängt (50–60 cm über den Patienten) und dafür sorgt, daß unter Luftzutritt in den Behälter die Flüssigkeit durch den ableitenden Schlauch fließen kann.
Heute stehen Infusionslösungen, sowohl abgefüllt in Glasflaschen (zum Wiederauffüllen) als auch in Plastikbeuteln (auch Ampullen genannt, zum einmaligen Gebrauch) zur Verfügung.

- *Glasflaschen* mit Plastik-Infusionsbesteck zur Aufnahme von
  Aminosol- und Fettinfusionen sowie anderen Speziallösungen
  Infusionen, die in der Krankenhausapotheke hergestellt werden.
- *Plastikbeutel* mit Infusionsbesteck (Gebrauchsanweisung beachten!).
  Meist kann durch einfache Drehung am Übergang zwischen Plastikbeutel und Besteck die Verbindung hergestellt werden. Die inliegende Kanüle stößt in den Beutel vor. Die Flüssigkeit fließt in das Infusionsbesteck.
- *Das Infusionsbesteck* ist ein Überleitungsschlauch und verbindet den Infusionsbehälter mit der Venenkanüle (Abb. 9). Es besteht aus:

Schlauch mit Konusansatz (1)
Tropfkammer oder Tropfenzähler (2)
Abklemmvorrichtung (3) (Schlauchklemme, Rollklemme, Quetschhahnen), Gummieinsatz zur Medikamentenzugabe (4) (konusnah); dieser kann mit einer feinen Kanüle durchstochen werden.

- *Der Druckausgleich* im Infusionsbehälter muß durch den Lufteintritt gewährleistet werden.
  Infusionsbesteck mit zusätzlichem Luftschlauch. Luftschlauch bei der Bezeichnung »air« einstecken, Luftschlauchende muß mit einem Wattepfropf verschlossen sein.
  Belüftungsventil eingebaut in das System, Luftzufuhr erfolgt automatisch.
  Plastikbeutel benötigen meist keine Belüftung, sie sind flexibel und passen sich der ausfließenden Flüssigkeit an. (Eine Kanüle wird dann eingesteckt, wenn die Flüssigkeit rasch einfließen muß.)
- *Kanülen*
  Die Wahl ist abhängig von:
  verordneter Infusionsgeschwindigkeit
  Viskosität der Infusionslösung
  Druck, mit dem die Infusion infundiert wird.

gebräuchliche Kanülen sind
- die Braunüle
- Venflon – Infusionskanülen
- Butterfly – Infusionskanülen.

Material
- Infusionsständer
- Infusionslösung mit Aufhängevorrichtung und Infusionsbesteck
- Tablett mit:
  Venenpunktionskanülen
  2-ml-Spritze
  Desinfektionslösung oder Alkoholtupfer
  Zellstofftupfer
  Staubinde
  Leukoplast, Schere
  Zettel zum Anschreiben der Infusion bei Medikamentenbeigabe (Abb. 10)
  evtl. verordnete Medikamente in Zusatzampullen, entsprechende Spritzen und Kanülen
  Armschiene mit Idealbinde
  Lagerungskissen mit Schutz.

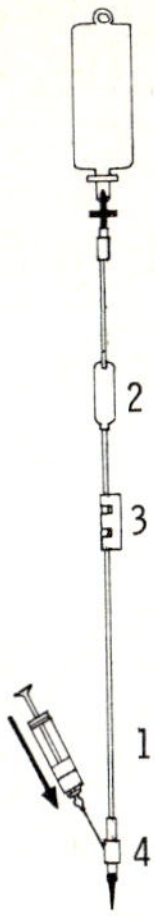

Abb. 9* Infusionsbesteck (s. Text)

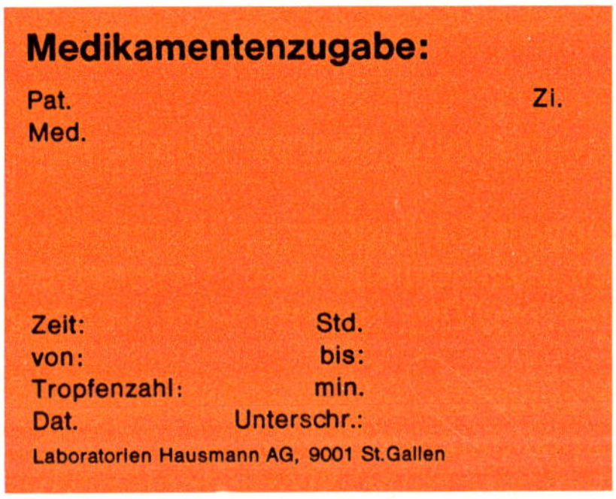
Medikamentenzugabe:
Pat. Zi.
Med.

Zeit: Std.
von: bis:
Tropfenzahl: min.
Dat. Unterschr.:
Laboratorien Hausmann AG, 9001 St.Gallen

Abb. 10 s. Text

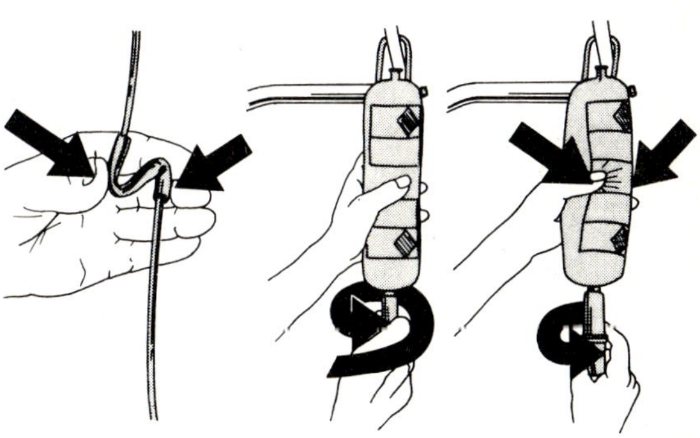

Abb. 11 Beispiel einer Gebrauchsanweisung (Infusionszubehör der Fa, SSC, Neuhausen, Schweiz). 1. Blauen Klemmschlauch ganz schließen. Der Metalldraht soll an der Innenseite der ersten Krümmung liegen und nicht an der Seite. 2. Ampulle pressen und Schauglas einschrauben, bis erster Tropfen fließt. 3. Schauglas um weitere ½-Drehung einschrauben. 4. Durch Druck auf Ampulle Schauglas füllen. 5. Tropfenzahl mit Klemmschlauch einstellen

Vorbereiten der Infusion

Plastik-Infusionsbehälter mit angeschlossenem Besteck

Gebrauchsanweisung beachten (es bestehen je nach Herstellerfirma Unterschiede, s. Beispiel Abb. 11).
Schlauchklemme ganz schließen
Infusionsschlauch mit dem Beutel verbinden (Eindrehkanüle ganz eindrehen)
Beutel aufhängen
durch kurzen Druck auf Tropfenzähler Flüssigkeitsspiegel auf ⅔ der Tropfkammer einstellen
Klemme öffnen
Schlauch langsam senken, damit er mit Flüssigkeit gefüllt wird
Schlauch wieder abklemmen
Konus muß mit der Schutzhülle versehen bleiben.

Glasflasche

Aufhängevorrichtung über die Flasche streifen
Gummikappe mit 2 Tupfern gut desinfizieren (kann bei dichtschließendem Originalverschluß, der sorgfältig entfernt wird, unnötig sein)
mit der Kanüle des Infusionsschlauches die Gummikappe durchstoßen
alles andere wie beim Plastik-Infusionsbehälter.

Beigabe von Medikamenten in Flasche oder Beutel

in die Glasflasche:
vor der Herstellung der Verbindung mit dem Infusionsbesteck durch die desinfizierte Gummikappe spritzen.
in den Plastikbeutel:
mittels gewöhnlicher Kanüle oder spezieller Einlaßkanüle (Abb. 12) an desinfizierter, markierter Einstichstelle am Beutel einspritzen; Schutzkappe auf Kanüle lose anbringen.

Vorbereiten des Patienten

Der Kranke wird orientiert und aufgefordert, die Blase, evtl. den Darm zu entleeren. Er wird bequem gelagert, sein Arm auf ein geschütztes Lagerungskissen gelegt. Für die Infusion eignen sich am besten die Venen des Vorderarmes. Jene der Ellenbeuge sind eher zu vermeiden, da eine bequeme Lagerung beim notwendigerweise gestreckten Arm kaum möglich wäre. Für den Patienten ist es angenehmer, wenn wir den linken Arm wählen. Er fühlt sich dann weniger eingeengt, da er mit der rechten Hand meist mehr Bewegungsfreiheit besitzt.

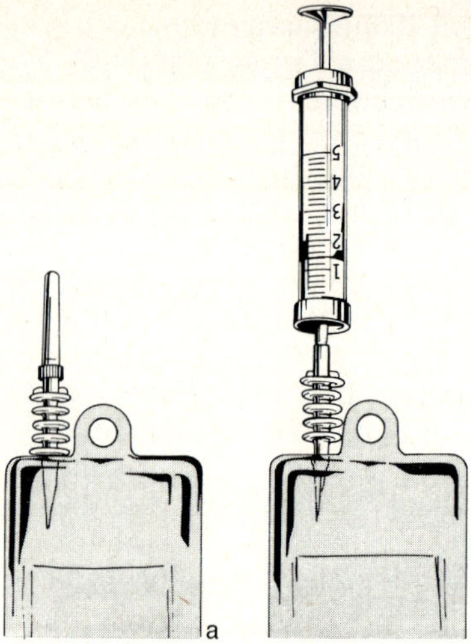

Abb. 12 Spezielle Einlaßkanüle.
a) *Zur Medikamentenzugabe:* Nach Entfernen der oberen Schutzkappe Spritze direkt aufsetzen und Medikament einspritzen. Schutzkappe wieder lose anbringen
b) *Zur Luftzufuhr:* Ermöglicht das Ablesen der Flüssigkeit im Beutel an der Graduierung. Obere Schutzkappe nicht entfernen, da diese eine Öffnung mit einem Luftfilter enthält (sterile Luftzufuhr)

Anlegen der Infusion

- Venenpunktion (wie i.v. Injektion, S. 346f.)
- Infusionsbesteck mit der Kanüle verbinden
- Klemme öffnen und richtige Tropfenzahl einstellen (Kontrolle durch die Tropfkammer)
- Kanüle gut fixieren:

  a) einen schmalen Heftpflasterstreifen unter der Kanüle durchziehen und kreuzen
  b) bei Flügelkanüle oder Braunüle breiteres Heftpflaster einschneiden und direkt über dem »Flügel« fixieren

- Infusionsschlauch fixieren: Man kann eine lose Schlinge legen, dadurch wird ein direkter Zug an der Kanüle durch ungeschickte Bewegung verhütet.

Beachte

Zur Tropfenzahl
Der Arzt verordnet die Tropfenzahl oder die Zeit, während welcher die Infusion einfließen soll. Pro Milliliter werden je nach System 16–20 Tropfen berechnet. Liegt keine Verordnung vor, dann gilt als Regel 40–60 Tropfen pro Minute. Dies ergibt eine Einlaufzeit von 5–8 Stunden / Liter.
Tropfenberechnung:
- Die Menge, die zu infundieren ist und
- die Zeit, in der die Infusion einlaufen muß, müssen bekannt sein.
- Formel:

$$\frac{\text{Menge in ml} \times 20}{\text{Anzahl Minuten}}$$

(bzw. 16, bei Plast-O-Set-Infusionsbesteck = Tropfenzahl / Minute)

Beispiel: $\frac{1000 \text{ ml} \times 20}{480} =$

41,6 Tropfen / Minute (= 1000 ml / 8 Std.)

Wechseln der Flasche oder des Beutels
Glasflasche
Ehe die Flasche ganz leer ist, schließt man auf Verordnung des Arztes eine neue Infusion an.
Das Infusionsbesteck der noch tropfenden Infusion wird abgeklemmt. Die Gummikappe der frischen Flasche wird desinfiziert. Unter strenger Asepsis wird die Kanüle aus der leeren Flasche sorgfältig in die neue, bereits hängende Flasche gesteckt.

Plastikbeutel
Beim Wechseln von Plastikbeuteln muß nach der jeweiligen Gebrauchsanweisung vorgegangen werden.

Beachte

Um der Asepsis bestmöglich gerecht zu werden, bzw. um einer Infektion (Phlebitis) vorzubeugen, muß bei Dauerinfusionen das Besteck mindestens alle 24 Stunden gewechselt werden.

Überwachung des Patienten und der Infusion
Die Infusion ist immer wieder auf gleichmäßiges Tropfen zu kontrollieren. Eine Verlangsamung deutet darauf hin, daß die Flüssigkeit nicht mehr frei einfließen kann. Oft ist eine Knickung des Schlauches oder eine leichte Verschiebung der Kanüle daran schuld. Durch Drehen derselben und sorgfältiges Umlagern des Armes kann das normale Einfließen wieder ermöglicht werden.
Die Einstichstelle ist auf Rötung und Schwellung zu beobachten. Meist geht die Infusion in diesen Fällen paravenös, d.h. in das umliegende Gewebe. Dies kann bei gewissen Infusionslösungen oder beigegebenen Medikamenten zu Schädigung des Gewebes bis zur Nekrosenbildung führen. Eine paravenös laufende Infusion muß sofort entfernt und die schmerzende Stelle mit einem Alkoholwickel behandelt werden. Die Rötung der Haut, die sich von der Einstichstelle aus entlang der Vene fortsetzt, weist auf eine beginnende Phlebitis (= Entzündung der Venenwand) hin, ausgelöst durch den mechanischen Reiz, den die Kanüle auf die Venenwand ausübt; auch gewisse Medikamente, z.B. Kalium, schädigen die Venenwände.
Prophylaktisch und therapeutisch eignet sich Hirudinsalbe, die lokal aufgetragen wird.

Wichtig ist die Beobachtung des Allgemeinzustandes des Patienten während der Infusion. Allergische Reaktionen sind immer möglich und sollen von der Schwester frühzeitig erkannt werden.

Entfernen der Infusion
Wenn die Infusion entfernt werden kann, wird der Schlauch zuerst abgeklemmt. Die Leukoplaststreifen werden sorgfältig gelöst, auf die Einstichstelle wird ein steriler Tupfer gepreßt und die Kanüle herausgezogen. Die Vene soll einige Zeit komprimiert werden; evtl. wird ein kleiner Schnellverband angelegt.
Reinigung, Sterilisation bzw. Vernichtung des Materials wurde in den vorhergehenden Kapiteln besprochen.

4.3.2 Intraarterielle Infusion

Sie kommt vor allem bei arteriellen Gefäßstörungen als konservative Behandlungsmöglichkeit oder nach Gefäßoperationen in Frage.
Sie hat gegenüber der intraarteriellen Injek-

tion den Vorteil, daß sie über Stunden ein Gefäß im Sinne der Erweiterung beeinflussen kann, wodurch es zur besseren Blutversorgung des ischämischen Bezirkes distal eines Arterienverschlußes kommt.
Möglichkeiten:
Rheomacrodex (zur Verbesserung der Mikrozirkulation)
physiologische Kochsalzlösung mit Vasodilatantien (Ronicol, Complamin, Hydergin usw.).

Spezielles
Die Tropfenzahl (30–40/Minute) muß genau nach Arztverordnung eingestellt werden, die kranke Extremität und das Allgemeinbefinden des Kranken während der Infusion sind gut zu kontrollieren.
Da die intraarterielle Infusion unter Druck einfließen muß, kommen folgende Möglichkeiten in Frage:
- Hochstellen des Infusionsständers, z.B. auf einen Tisch, oder Aufhängen der Flasche an der Zimmerdecke
- Druckausgleich mittels Sauerstoffapparat (Anschluß an die hängende oder stehende Infusionsflasche)
- die heute idealste Möglichkeit der Verabreichung einer intraarteriellen Infusion geschieht mittels Infusionspumpe (s. unten)

Bei einer i.a. Infusion, die über 24 Stunden und länger laufen muß, wird anstelle der Kanüle ein Plastikkatheter eingelegt.

4.3.3 Subkutane Infusion

Sie kommt selten zur Anwendung, hat aber in der Geriatrie immer noch ihre Berechtigung. Die s.c. Infusion dient zur Flüssigkeitszufuhr bei betagten und sterbenden Patienten, wo eine Venenpunktion oder das Einlegen einer Nährsonde unmöglich geworden ist.

Spezielles
- Als Infusionslösung kommen nur physiologische Lösungen in Frage (NaCl 0,9%);
- die Infusionsflasche wird mit einem Spezialbesteck (Abb. 13) verbunden;
- die Kanülen (man wählt mit Vorteil längere Kanülen) werden gleichzeitig in das subkutane Gewebe des linken und rechten Oberschenkels eingeführt;

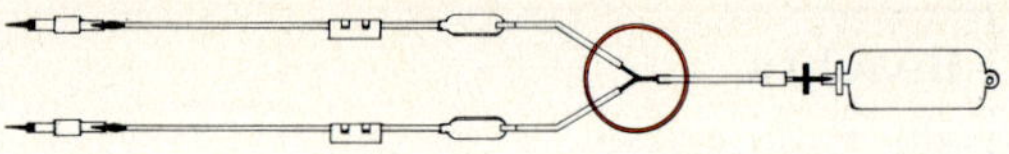

Abb. 13 Spezialbesteck mit zwei Schenkeln für das Einfließenlassen der Infusion in die rechte und linke Extremität

- die Kanülen werden bei laufender Infusion gesteckt;
- Zusätze: zur Resorptionserleichterung werden z.B. 2 Ampullen Permease (= ein dem Heparin ähnliches Ferment) in die Infuisonsflasche gegeben;
- Einstichstelle: äußerer Teil oberhalb der Kniescheibe;
- Beobachtung, ob Resorption gut ist;
- Nach Arztverordnung evtl. Wärmeauflage zwecks besserer Resorption (z.B. Gummibettflasche).

4.3.4 Die Infusionspumpe

Sie kommt immer dann zur Anwendung, wenn ein exakter und regelmäßiger Flüssigkeitsdurchfluß, eine genaueste Dosierung über Stunden und Tage, intravenös oder intraarteriell gewährleistet sein muß.
- Die Anzahl der Tropfen ist je nach Modell von ca. 3–200 (sogar bis 900) Tropfen/Stunde steuerbar
- die Handhabung ist einfach, wenn die jeweilige *Gebrauchsanweisung* beachtet wird
- die Sicherheit ist maximal, da die Pumpe ausschaltet, sobald der Infusionsbehälter fast leer ist; dadurch ist auch eine Infusion unter Druck ohne Gefahrenmomente möglich geworden.

Modelle
- »Arter-Dilator« (Beutelsystem)
- Motorpumpe »Perfusor« (Spritzensystem)
- Infusionspumpe »Perplex« u.a.

Beachte

Keine Infusionspumpe gleicht – was Aussehen und Handhabung betrifft – der anderen. Man lasse sich vor Gebrauch gut instruieren oder beachte die Gebrauchsanweisung.

II Die Dauerinfusionstherapie

Lernziel

Dieses Teilkapitel vermittelt Ihnen die theoretischen Grundlagen, die Ihnen helfen, die Pflege des Patienten mit Dauerinfusion überlegt und sachgerecht auszuüben:
Sie können
- aufzählen, welche Möglichkeiten für eine Dauerinfusion zur Verfügung stehen;
- exakt angeben, welches Material zum Einlegen eines Venenkatheters gebraucht wird;
- beschreiben, wie ein Venenkatheter eingeführt wird;
- genau angeben, wie eine Dauerinfusion kontrolliert wird und welche pflegerischen Maßnahmen getroffen werden müssen;
- Angaben machen über die speziell zu beachtenden Punkte bei eingelegtem Kavakatheter.

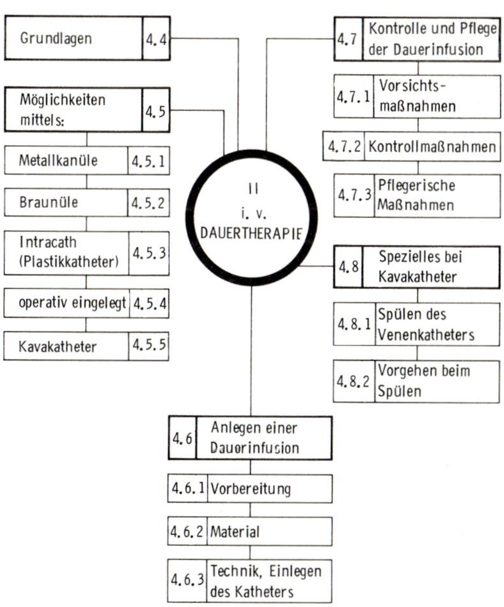

Prinzip

Eine Vene, die über längere Zeit offen gehalten werden muß, bedeutet
- eine künstlich offen gehaltene Haut- und Gewebsverletzung
- ein Kommunikationsweg von außen ins Körperinnere
- eine Behinderung und Bewegungseinschränkung für den Patienten durch die Verbindung von der Vene zum Infusionsbehälter mittels Leitung.

▼

Für die Pflegenden bedeutet dies
- Schutz der Einstichstelle durch sorgfältig angelegten Verband.
- Schutz vor Infektion durch möglichst wenig Manipulation am Infusionssystem und an der Kanüle unter Wahrung aller Regeln der Asepsis.
- Unterstützung des Patienten und Hilfeleistung, dort wo er in der Selbsthilfe eingeschränkt ist, (Leitung, fixierter Arm), und wenn wir verbale oder averbale Äusserungen z.B. der Angst, Unsicherheit, Ungeduld oder von körperlichem Unbehagen (Schmerz u.a.) beobachten.

4.4 Grundlagen

Mit dem technischen Fortschritt auf dem Gebiet der plastischen Kunststoffe für medizinische Zwecke gelangen immer mehr Plastikkanülen und Venenkatheter in den Handel.
Die Kombination von Metallkanülen und Plastikkathetern ermöglicht es, eine Vene *perkutan*, d.h. durch die Haut zu punktieren, ohne daß eine *Venenfreilegung* (Venae sectio) notwendig ist.
Jede Dauerinfusion schafft für den Kranken eine zusätzliche Infektionsquelle. Aus diesem Grund müssen alle ärztlichen und pflegerischen Verrichtungen nach strengen Grundsätzen der Asepsis erfolgen.
Ob eine intravenöse Dauerinfusion anzulegen ist, entscheidet der Arzt. Je nach dem Zweck, den er verfolgt, wählt er unter den nachfolgenden Möglichkeiten.

4.5 Möglichkeiten zur intravenösen Dauerinfusionstherapie

4.5.1 Dauerinfusion durch intravenöse Metallkanüle

Diese eignet sich zur kurzfristigen Infusion venenverträglicher (isotonischer) Lösungen in periphere Venen. Die Infusionsdauer ist praktisch auf 24–48 Stunden beschränkt.
Vorteil: einfaches, perkutanes Verfahren
Nachteil: Gefahr der Venenwandverletzung durch die Kanüle.

4.5.2 Dauerinfusion durch intravenöse Plastikkanüle (z.B. Braunüle)

Indikation wie 4.5.1.
Vorteil: Wegwerfmaterial, flexibles Material (paßt sich der Vene an).
Nachteil: Bei vergleichbarem Innendurchmesser haben sie einen größeren Außendurchmesser.

4.5.3 Dauerinfusion durch perkutan eingelegten Plastikkatheter (Intracath)

Es ist das beste Verfahren für eine intravenöse Dauerinfusion. Bei Zuführung durch die *V. jugularis* oder *V. subclavia* eignet er sich auch zur Messung des zentralen Venendruckes.
Vorteil: Die Länge des Katheters gestattet, Infusionen auch bei *peripherer* Venenpunktion in eine großkalibrige Vene einfließen zu lassen. Die Gefahr, daß die Venen durch Bewegungen des Patienten verletzt werden, ist sehr gering.
Nachteil: Bei unsachgemäßer Befestigung besteht die Gefahr der Abscherung des Katheters durch die Führungsnadel.

4.5.4 Dauerinfusion durch operativ eingelegten Venenkatheter (Venae sectio)

Dieses Verfahren kommt bei schwierigen Venenverhältnissen zur Anwendung.
Vorteil: Es ermöglicht eine Infusion in perkutan nicht oder nur schwer zugängliche Venen.
Nachteil: Es ist eine Operation notwendig.

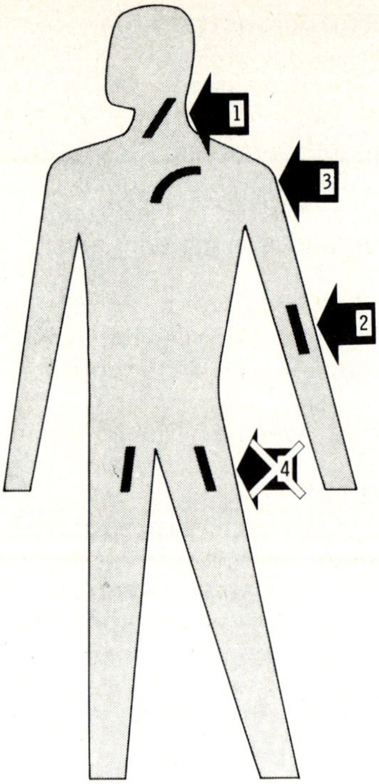

Abb. 14* Seitdem 1945 das Einlegen eines Katheters zur intravenösen Zufuhr von Flüssigkeit und Nährstoffen beschrieben wurde, hat dieses Verfahren auf der ganzen Welt zahlreiche Anhänger gefunden. Der Kunststoffkatheter wird am besten durch Punktion einer peripheren Vene ins Kavasystem vorgeschoben. Als Zugang kommen in Frage: 1. die V. jugularis externa, 2. die V. basilica, 3. die V. subclavia (4. die V. saphena)

4.5.5 Dauerinfusion durch eingelegten Kavakatheter

Ein Kavakatheter wird immer dann eingelegt, wenn über längere Zeit hypertonische Lösungen infundiert werden müssen.
Der Venenkatheter liegt *direkt* im zentralen Venensystem (V. cava superior). Er eignet sich deshalb als sichere Methode zur Messung des zentralen Venendruckes. Der Kavakatheter kann *operativ* (durch die Venae sectio) oder *perkutan* eingelegt werden. Der Arzt hat die Wahl verschiedener peripherer Venen, um zum Kavasystem zu gelangen. Als Hauptzugangswege kommen in Frage: die V. saphena magna, die V. basilica, die V. jugularis externa und die V. subclavia (Abb. 14).

Die Lage des Katheters muß unmittelbar nach dem Einlegen röntgenologisch kontrolliert werden.
Vorteil: Die Infusion kann von jeder Vene ausgehend zentral gegeben werden.
Nachteil: Erhöhte Infektionsgefahr bei unsachgemäßer Pflege.
Gefahren: bei unsorgfältiger Manipulation, oder wenn sich die Infusionsflasche entleert hat, ohne daß eine neue angesteckt wird, besteht *die Gefahr einer Luftembolie.*
Die Schwester soll nie einen Kavakatheter einführen, da dabei immer *die Gefahr von Rhythmusstörungen am Herzen* auftreten kann.

> Der Kavakatheter ist pflegerisch die anspruchsvollste Form einer Dauerinfusion.

4.6 Anlegen einer Dauerinfusion mittels Plastikkatheter

Plastikkatheter = Intracath. Er wird vom Arzt eingelegt. Den Schwestern ist das Einlegen von Intracath nur mit Einverständnis des zuständigen Arztes erlaubt.

4.6.1 Vorbereitung

Die Ausführenden müssen evtl. sterile Handschuhe, Maske und Kopfbedeckung tragen (z.B. auf einer Intensivstation).
Das notwendige Material muß vor Beginn der Handlung beim Patienten bereitliegen, damit die Installation der Infusion rasch geschehen kann. Speditives Arbeiten, nach guter Vorbereitung des Materials, schafft die beste Voraussetzung zur Wahrung der Asepsis und dadurch zur Infektionsprophylaxe.

4.6.2 Material

- Venenkatheter (Abb. 15)
- infusionsbereite Lösung mit gefülltem Infusionssystem und angelegter Klemme
- steriler Plastikdreiweghahn
- Lochtuch
- 1 eingeschnittener Tupfer
- 3–4 große Tupfer oder Kompressen
- Pinzette, evtl. Schere
- Handschuhe

} steril verpackt

- Hautdesinfektionsmittel
- Sparelast (Elastoplast) 8 cm
- Heftpflaster 2 cm und 4 cm (breit und schmal)
- Staubinde

eventuell werden weiter benötigt:
- Rasierapparat (bei starker Behaarung am Arm)
- Armschiene und Idealbinde.

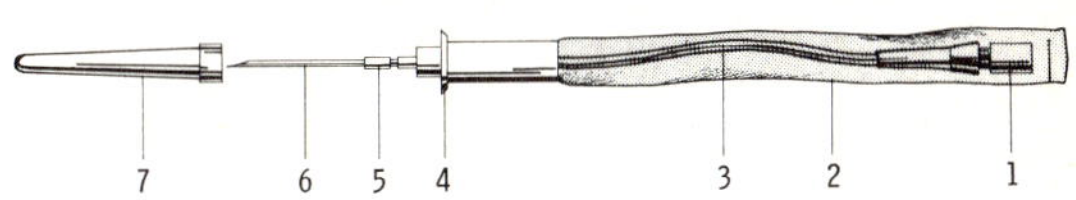

Abb. 15 Venenkatheter (Intracath). 1 Pfropfen, zugleich Kontrolle für Durchfluß, 2 Plastikschutzmanschette, gewährleistet Sterilität des Katheters, 3 Plastikkatheter, 4 Positionsanzeiger für Lage des Kanülenschliffes, 5 Schutzhülle für Kanülenspitze, 6 Kanüle, 7 Kanülenschutzhülle

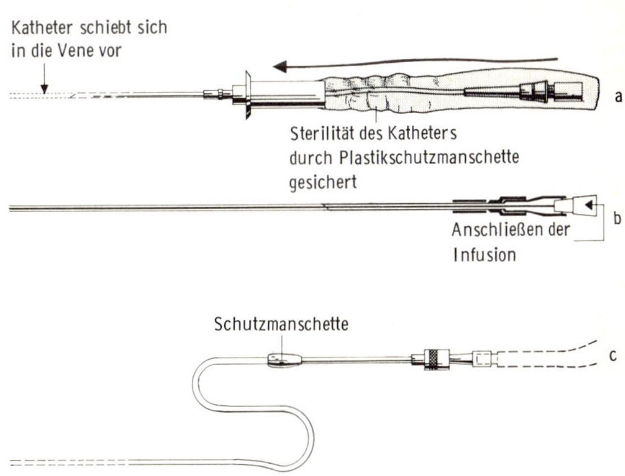

Abb. 16 Einlegen des Venenkatheters, schematisch

4.6.3 Einlegen des Venenkatheters (Intracath)

- Anbringen der Staubinde
- Wahl, Reinigung und Desinfektion des Punktionsfeldes (Benzin, Merfentinktur)
- Punktion der Vene durch die Führungsnadel, Katheter in der sterilen Schutzhülle bis

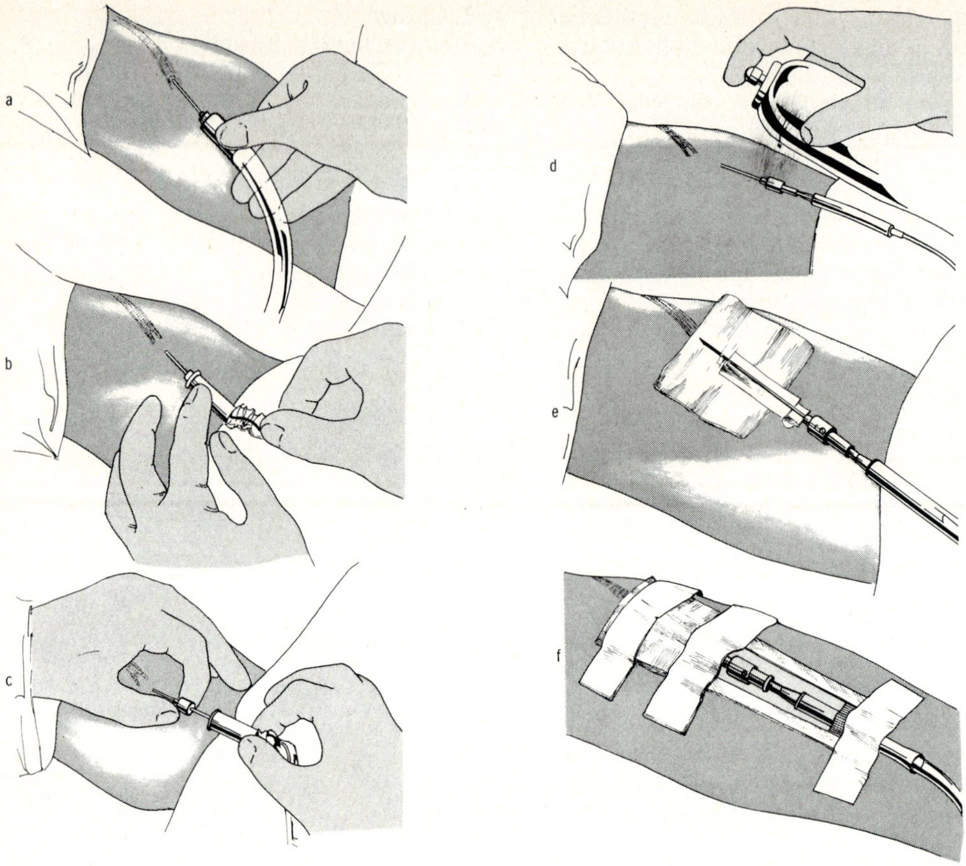

Abb. 17* Einlegen des Venenkatheters, Handlungsablauf

zur Führungsnadel vorschieben (Abb. 16a, 17a und b)
- Schutzhülle entfernen und Infusionsschlauch (mittels Metallzwischenstück) anschließen (Abb. 16b, 17c)
- Zurückziehen der Führungsnadel und Spitze derselben durch das Überschieben der Schutzmanschette aus Plastik schützen (Abb. 16c)
- Punktionsstelle evtl. mit Antibiotikaspray besprühen und mit eingeschnittenem Tupfer (sog. Reiter) abdecken (Abb. 17d und e)

Im folgenden eine Methode des Vorgehens. Die Fixation (Abb. 17) wird von Haus zu Haus unterschiedlich gehandhabt. Das gleiche gilt für das Spülen des Venenkatheters (4.8.1):
- mit einem zweiten Tupfer oder einer Kompresse das Ganze decken
- damit sich der Intracath nicht verschieben kann (jedes Vorwärts- und Rückwärtsbewegen des Katheters führt zu Stichkanalinfektion), wird eine sog. »Straße« angelegt (Abb. 17f.; Näheres s. Verbandwechsel S. 324 ff.)
- das Ganze wird mit Isoelast fixiert und das Einlegedatum auf einem aufgeklebten Heftpflasterstreifen notiert.

4.7 Kontrolle und Pflege der Dauerinfusion

4.7.1 Vorsichtsmaßnahmen

- Nach 24 Stunden sind wegen Thrombophlebitisgefahr zu entfernen und evtl. zu ersetzen (nach Arztverordnung!):
  alle durch Metall- oder Plastikkanülen einfließenden Infusionen

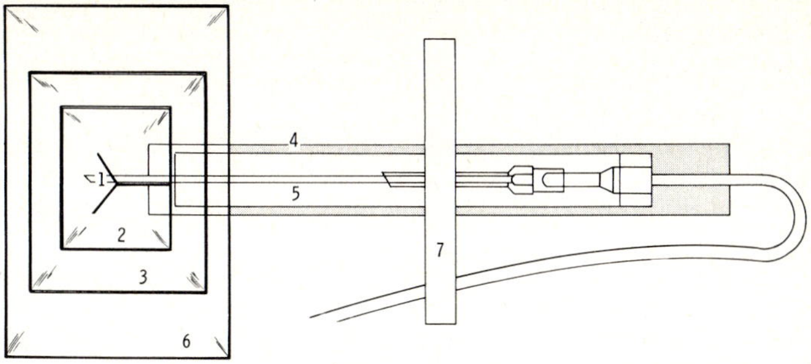

Abb. 18 Schema für das Vorgehen beim Anlegen eines Verbandes bei eingelegtem Venenkatheter

alle am Fuß oder Unterschenkel eingelegten Infusionsleitungen (Ausnahme: Kleinkinder).
- Jederzeit und sofort sind zu entfernen:
alle Leitungen mit Zeichen der Phlebitis oder Thrombophlebitis
alle Leitungen, die bei einlaufender Infusion oder Spülungen schmerzhaft sind
alle Leitungen mit infizierter oder geröteter Einstichstelle.

4.7.2 Kontrollmaßnahmen

- Bei der Übernahme einer Dauerinfusion System, Zwischenstück und Verbindung gut überprüfen
- jede Dauerinfusion, die nicht am gleichen Tag eingelegt wurde, frisch verbinden und fixieren.

4.7.3 Pflegerische Richtlinien

Absolute Asepsis (u.a. gründliches Waschen der Hände) ist bei jeder Manipulation an der Einstichstelle oder an der Verbindung von Venensystem und Kanüle von großer Wichtigkeit.

- Zu jeder laufenden Infusion gehört eine Klemme (Pean)
- jede Dauerinfusion soll prinzipiell über 24 Stunden durchgängig gehalten werden
- Dauerinfusionsleitungen, wenn immer möglich, nicht für die Entnahme von Blutproben verwenden (zusätzliche Infektionsquelle, ungenaue Resultate)
- beim Dreiweghahn die evtl. nicht gebrauchte Öffnung mittels sterilem Plastikhütchen verschließen
- täglich frische, sterile Abdeckung der Einstichstelle wo dies verlangt wird, sonst nach Bedarf (evtl. wird nach Arztverordnung ein antibiotischer Spray angewendet).
- Regelmäßige Kontrolle der Einstichstelle.

Vorgehen beim Verbandwechsel (Abb. 18)
- Richten der unsterilen Gegenstände
- Richten der sterilen Fläche
- Entfernen des alten Verbandes (mit der Pinzette wird das Verschieben des Katheters verhütet)
- Hautdesinfektion rund um die Einstichstelle
- Reinigung mit Benzin (peripher)
- eingeschnittenen Tupfer (2) unter Führungskanüle bzw. Katheter (1) legen (mit Pinzette)
- größeren Tupfer oder Kompresse darüberlegen (3)
- »Straße« legen: ein ca. 4 cm breites, hautfreundliches Heftpflaster wird unter die vorstehende Führungsnadel entlang des Katheters geklebt (4)
- mit einem zweiten, ca. 2 cm breiten Heftpflasterstreifen (5) wird der Katheter fixiert (vorn umgelegt) bis zum Infusionsansatz
- das Ganze wird evtl. mit einem Isoelaststreifen befestigt (6)
- Fixation der Leitung durch Heftpflasterstreifen (7).

4.8 Spezielle Richtlinien beim Kavakatheter

- Zwischen Infusionssystem und Katheter ist immer ein Mehrweghahn einzuschalten.
- Der Infusionslösung, die durch einen Kavakatheter einfließt, ist nach Arztverordnung evtl. 1 ml Liquemin je Liter (maximal 2 ml/24 Stunden) beizufügen. Wo diese Vorschrift nicht allgemein üblich ist, ist die jeweilige Arztverordnung einzuholen.

Beachte

Liquemin verträgt sich nicht mit Penizillin und ACTH.
ACTH verträgt sich nicht mit Penizillin.

4.8.1 Spülen des Venenkatheters

- Alle Venenkatheter sind nach Infusion von eiweißhaltigen Lösungen (Blut, Plasma) mit NaCl-Lösung durchzuspülen, bevor wieder eine NaCl- oder Glukoseinfusion angeschlossen wird.
- Kavakatheter werden vielerorts regelmäßig mit physiologischer NaCl-Lösung gespült, z.B. 4stündlich:
  Zuerst spülen mit 2-ml-Spritze (2 ml NaCl-Lösung rasch, d.h. unter leichtem Druck injizieren),
  anschließend nachspülen mit 10-ml-Spritze (10 ml NaCl-Lösung langsam nachspritzen).

Ist eine regelmäßige Spülung verordnet, richten wir:
Tablett mit:
- Stechampulle mit physiologischer Kochsalzlösung mit eingesteckter Kanüle, deren Köpfchen durch eine Gummikappe geschützt ist
- 10-ml-Spritze, am Konus geschützt
- 2-ml-Spritze, am Konus geschützt
- Zeitplan (zur Kontrolle).

4.8.2 Vorgehen beim Spülen

Die Spülung erfolgt durch einen eingeschalteten Dreiweghahn. Ist kein solcher eingeschaltet, muß der abgeklemmte Zuführungsschlauch von der Kanüle gelöst werden. In diesem Fall ist strengste Vorsicht am Platz. Die Asepsis ist nur dann gewährleistet, wenn der Infusionskonus während des Spülens geschützt wird.
- Physiologische Kochsalzlösung in die beiden Spritzen aufziehen (2 ml und 10 ml)
- Öffnen des Dreiweghahns oder Lösen des Infusionsschlauches von der Kanüle
- Injizieren der Spüllösung, zuerst 2 ml unter leichtem Druck, dann die Spritze wechseln und mit 10 ml langsam nachspülen
- Infusionsschlauch wieder mit der Kanüle verbinden oder Dreiweghahn schließen
- die vorgenommene Spülung auf dem Zeitplan vermerken.

III Venendruckmessung

Lernziel

Das letzte Teilziel führt Sie schließlich noch zum Kapitel »Venendruckmessung«.
Nach dessen Studium können Sie
- Aussagen machen über den äußeren 0-Punkt;
- exakt beschreiben, wie die Venendruckmessung vorgenommen wird.

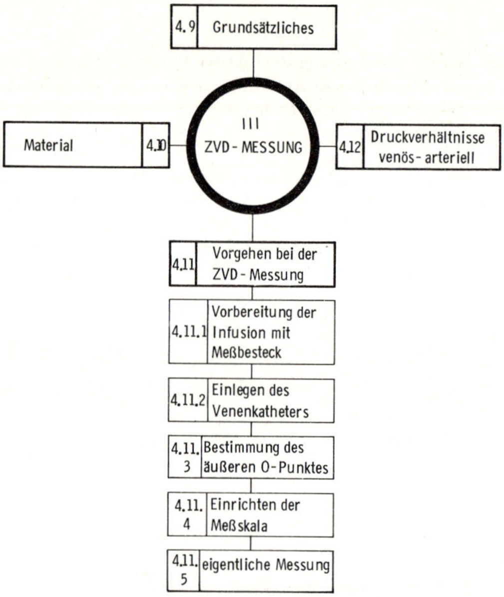

Prinzip

Der zentrale Venendruck (ZVD), d.h. der Druck im klappenlosen oberen Hohlvenensystem, wird mit Hilfe eines in die Vena cava superior vorgeschobenen Kunststoffkatheters durch Flüssigkeitsmanometrie gemessen.

▼

- Es besteht ein offener Zugang zum Venensystem (s. dazu S. 384)
- Die Flüssigkeitsmanometrie muß sachgerecht installiert und die Meßtechnik geübt werden.

4.9 Theoretische Grundlagen

Der zentrale Venendruck ist eine funktionelle Größe, die von verschiedenen Faktoren in unterschiedlicher Weise beeinflußt wird. Diese Faktoren werden von Landis u. Hortenstine in einem Schema zusammengefaßt, das wir in Abb. 19 modifiziert wiedergeben. Vereinfacht läßt sich sagen, daß der ZVD das Verhältnis zwischen dem venösen Angebot und der Leistungsfähigkeit des rechten Herzens darstellt.

Beachte

Die Bestimmung des äußeren 0-Punktes kann auf verschiedene Arten vorgenommen werden.
Material, Handhabung, evtl. sogar Normalwerte sind davon abhängig.
Man erkundige sich genau nach den klinikinternen Vorschriften.
Wir werden uns in diesem Kapitel auf die Methode mittels Thoraxschublehre (Abb. 20) beschränken.

Beeinflußt wird der ZVD durch
- Hypovolämie
- Hypervolämie
- Herzinsuffizienz
- mechanische Behinderung der zentralen Strombahn und des Herzens
- Veränderung in der Lungenstrombahn.

Norm 4–11 cm H_2O (je nach Literatur), Mittelwert: 4,5 cm H_2O.

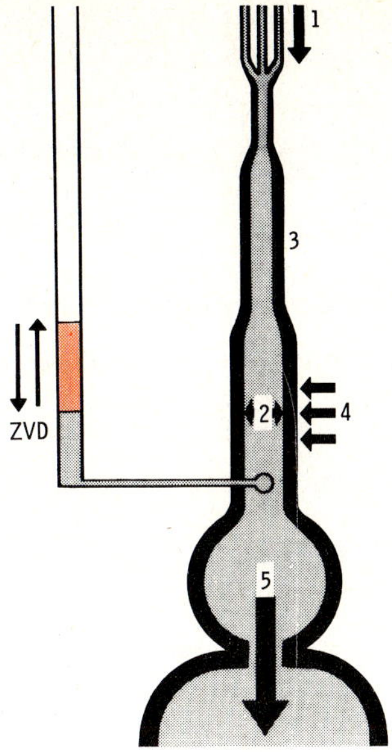

Abb. 19 1 Kapillardruck, 2 zirkulierende Blutmenge, 3 Tonus der Gefäßwände, 4 Druckverhältnisse der Umgebung, 5 Leistungsfähigkeit des rechten Herzens

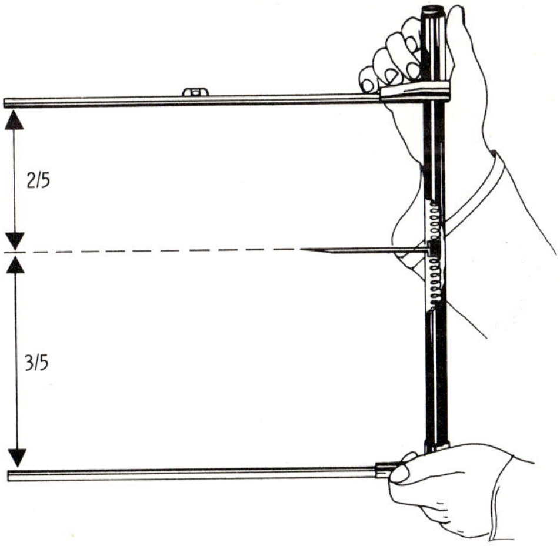

Abb. 20* Thoraxschublehre nach Burri u. Perren

4.10 Material

Zum Einlegen eines Kavakatheters und zur anschließenden Messung des ZVD benötigen wir folgendes Material:
Alles zum Einlegen des Venenkatheters (s. Dauerinfusion S. 364f.).

Zur Bestimmung des äußern 0-Punktes:
- Thoraxschublehre (Abb. 20); sie besteht aus einem Stamm und zwei rechtwinklig dazu stehenden Schenkeln
- Fett- oder Filzstift zur Markierung des 0-Punktes am Thorax des Patienten.

Zur Venendruckmessung:
- Venendruckbesteck
- Meßskala.

4.11 Vorgehen bei der ZVD-Messung

Das technische Vorgehen bei der Messung des zentralen Venendruckes gliedert sich in fünf Abschnitte:
- Vorbereitung der Infusion mit dem Meßbesteck
- Einlegen des Katheters
- Bestimmung des äußern Nullpunktes
- Einrichten der Meßskala
- die eigentliche Messung.

4.11.1 Vorbereitung der Infusion mit dem Meßbesteck (Abb. 21)

Die Infusionsflasche oder der Infusionsbeutel wird in der üblichen Weise vorbereitet und am Ständer befestigt. Entrollen des Venendruckmeßbesteckes.

4.11.2 Einlegen des Venenkatheters

Um den zentralen Venendruck (ZVD) messen zu können, muß ein Venenkatheter in die V. cava eingeführt werden (s. Dauerinfusion S. 364 f.).

4.11.3 Bestimmung des äußern 0-Punktes

Entsprechend den radiologischen Ergebnissen von Burri u. Mitarb. liegt der äußere Nullpunkt für die Meßskala bei $^2/_5$ des Thoraxdurchmessers unter dem Sternum oder entsprechend $^3/_5$ dieser Strecke über der Unterlage. Die Bestimmung dieses Punktes erfolgt am einfachsten mit der *Thoraxschublehre* nach Burri u. Perren, die jede beliebige Strecke automatisch in $^2/_5$ und $^3/_5$ unterteilt (Abb. 22).

- Mit der Thoraxschublehre wird bei dem auf dem Rücken liegenden Patienten der Thorax in Sternummitte abgegriffen
- Schublehre unterschieben (Abb. 22a)
- der obere Arm des Gerätes wird auf der oberen Thoraxwand angelegt und die Schublehre mit Hilfe der kleinen Wasserwaage ins Lot gebracht
- der rote Zeiger weist nun auf den äußern 0-Punkt
- Markieren des 0-Punktes an der seitlichen Thoraxwand mittels Fettstift oder Kugelschreiber (Abb. 22b).

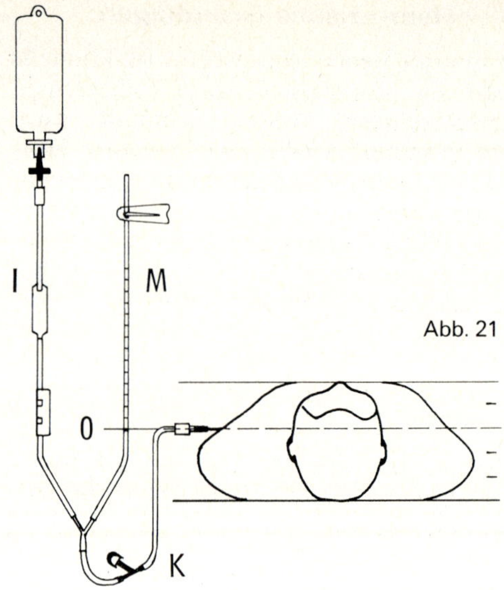

Abb. 21

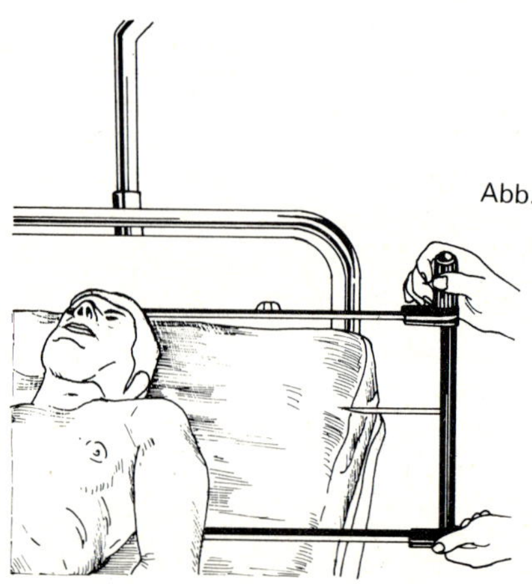

Abb. 22a

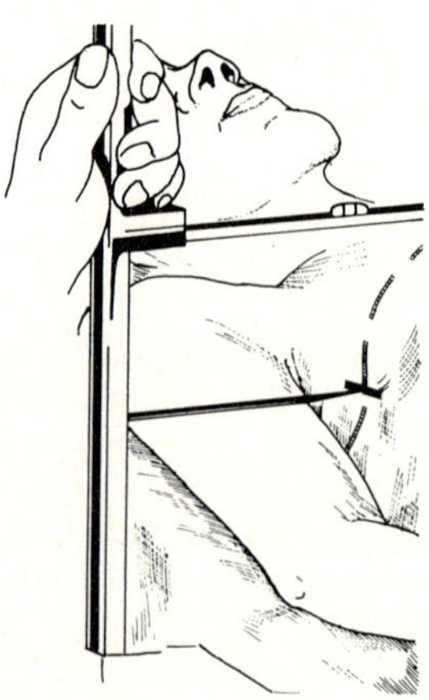

Abb. 22b

Abb. 21* Venendruckmeßbesteck. Der erste Schenkel (I) trägt einen Einstichteil, der in den Infusionsbehälter eingestochen wird. Man befestigt den zweiten (Meßschenkel = M) neben dem Behälter am Infusionsständer. Der dritte Schenkel (K), der die Verbindung mit dem Katheter herstellt, wird anschließend geöffnet und so das System gefüllt. Luftblasen müssen aus allen Teilen entfernt werden

Abb. 22a u. b* Messen mit der Thoraxschublehre nach Burri u. Perrem

4.11.4 Einrichten der Meßskala

- Je nach System kann diese am Infusionsständer angeklebt oder aufgehängt werden
  es ist darauf zu achten, daß der 0-Punkt am Patienten mit demjenigen der Skala übereinstimmt (Abb. 23)
- bei jeder Verschiebung des Bettes (Niveau) muß die Skala neu angepaßt werden (Wasserwaage).

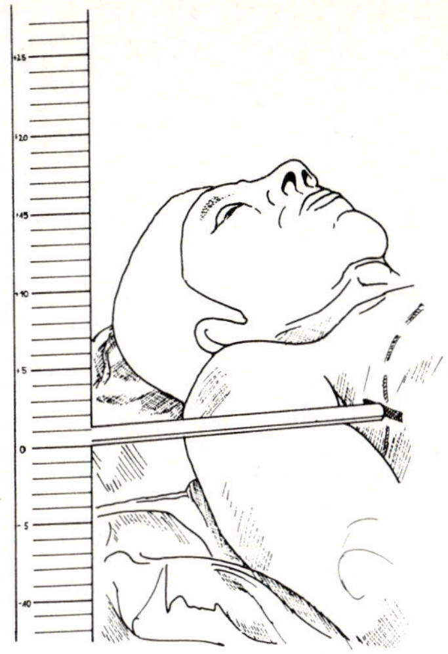

Abb. 23* Einrichten der Meßskala

4.11.5 Technik der ZVD-Messung (Abb. 24)

- Meßschenkel ist gefüllt
- Infusionsschenkel abklemmen
- Flüssigkeitssäule im Meßschenkel sich senken lassen. Sie senkt sich zunächst rasch, dann langsamer und stabilisiert sich schließlich unter atemsynchronen Schwankungen auf einer Höhe, die dem Druck im oberen Hohlvenensystem entspricht
- Wert ablesen und auf Protokollblatt markieren als + oder – Wert
  Nicht ein einzelner Venendruckwert ist von Bedeutung sondern der Verlauf der einzelnen Messungen (Atemschwankungen beachten)
- Infusionsschenkel öffnen und die gewünschte Tropfenzahl einstellen.

Beachte

- Die Messung muß immer in gleicher Position erfolgen (meist ist flache Rückenlage des Patienten möglich).
- Vor der Messung soll die Infusion für einige Sekunden schneller durchlaufen, damit der Venenkatheter gespült wird.
- 0-Punkt vor jeder Messung kontrollieren.
- Für die Messung wird meist physiologische NaCl-Lösung verwendet. Es ist von Vorteil, wenn dieser Lösung (wenn sie nur zur Messung des ZVD dient) einige Tropfen sterile Methylenblaulösung beigegeben wird. Das Ablesen wird so erleichtert, auch überblickt man sofort, bei welchen Patienten der ZVD gemessen werden muß.
- Häufigkeit der Messung nach Arztverordnung (stündlich bis 1× täglich).

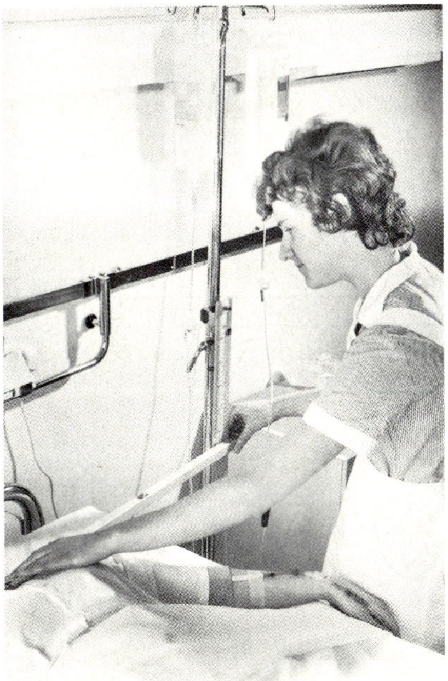

Abb. 24* Technik der ZVD-Messung (Kontrolle des 0-Punktes)

4.12 Druckverhältnisse auf der venösen und arteriellen Seite (Abb. 25)

Venöser Druck
zentral = ZVD 4–11 cm H_2O
peripher = PVD 12–17 cm H_2O
Arterieller Druck
= RR oder BD 120–140 mm Hg, systolisch.

Der venöse Druck ist so niedrig, daß er mit der Quecksilbersäule nur ungenau erfaßt werden kann. Aus diesem Grund wird zur *Venendruckmessung* die Wassersäule verwendet (cm H_2O).
Beispiel:
Der ZVD von 10,4 cm H_2O entspricht einem Quecksilberdruck von nur 8 mm.
Umrechnung: 8 mm Hg × 13 (13 = spezifisches Gewicht für Hg) = 104 mm oder 10,4 cm H_2O.
Der arterielle Druck, den wir bei der Blutdruckmessung (BD) erfassen, ist sehr hoch. Er kann nur mittels Quecksilbersäule gemessen werden. Würde eine Wassersäule gebraucht, müßte diese 13mal höher sein als die Quecksilbersäule, was praktisch unmöglich ist. Das Stativ müßte eine Höhe von 3–4 m haben (Quecksilbersäule ca. 30 cm).
Beispiel:
BD von 120 mm Hg entspricht 156 cm Wassersäule (WS oder H_2O).
Umrechnung: 120 mm Hg × 13 = 1560 mm oder 156 cm H_2O.

Zusammenfassung: Vorgehen bei der Einrichtung für die Venendruckmessung

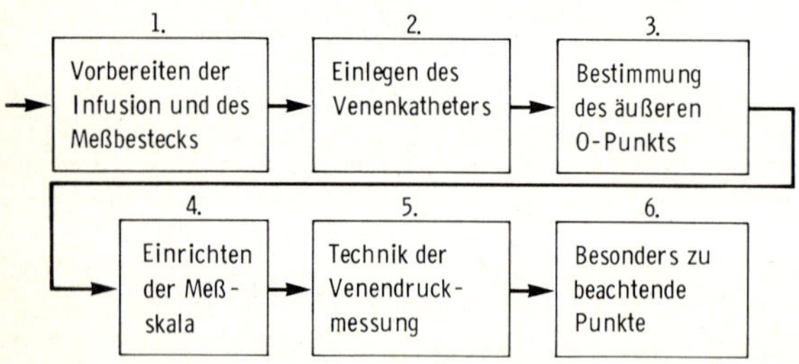

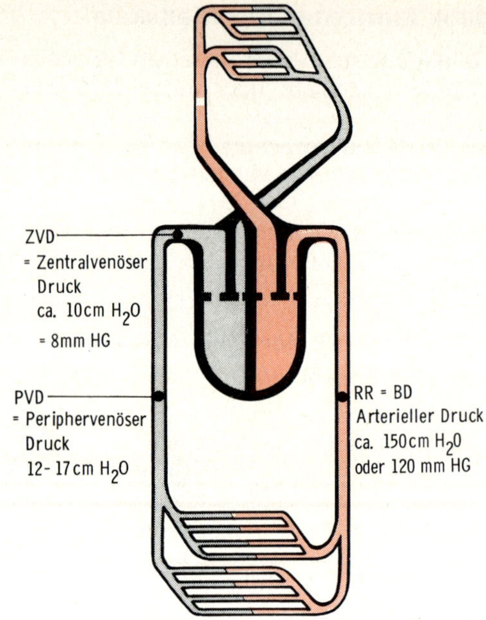

Abb. 25* Arterielle und venöse Druckverhältnisse

Weiterführende Literatur

Burri, C.: Der zentrale Venendruck. Hausmann, St. Gallen 1969
Davenport, H.: Säure-Basen-Regulation, 2. Aufl. Thieme, Stuttgart 1979
Fresenius, E.: Infusionsfibel für Krankenschwestern. Fresenius, Bad Homburg 1973
Gruber, U.F. u. Mitarb.: Grundlagen der Infusionstherapie. Hausmann, St. Gallen 1969
Gruber, U.F., P. Jeanneret: Infusionslösungen und Zusatzampullen. Hausmann, St. Gallen 1966
Gruber, U.F. u. Mitarb.: Praxis der Infusionstherapie. Hausmann, St. Gallen 1969
Keller, H.G.: Infusionen. Steril Catgut Gesellschaft, CH-Neuhausen 1969
Nagel, H.: Chemie für die Krankenpflegeberufe; 3. Aufl. Thieme, Stuttgart 1976
Truniger, B.: Wasser- und Elektrolythaushalt, 4. Aufl. Thieme, Stuttgart 1974
Vogt, H.H.: Chemie, anorganisch. Südwest, München 1972
Zumkley, H.: Wasser-, Elektrolyt- und Säure-Basen-Haushalt, programmiert von J. Zielinski. Thieme, Stuttgart 1976.

Testfragen

– Das Dreikammersystem besteht aus 1) ________, 2a) ________, 2b) ________ (S. 352)
– Bestandteile des Körperwassers sind Ionen oder ________, ________ und ________ (S. 352 f.)
– Die zwei wichtigsten Elektrolyte sind ________ und ________ (S. 354)
– Diffusion = ________ (S. 354)
– Osmose = ________ (S. 354 f.)
– Aufgaben der Infusionstherapie sind ________-behandlung, ________-behandlung, ________-behandlung und ________ (S. 356)
– Laevulose ist eine ________-Lösung, Holofusine ist eine ________-Lösung, Natriumbikarbonat dient ________ (S. 356 f.)
– Von Azidose spricht man, wenn der pH-Wert ________, von Alkalose, wenn er ________ ist (S. 355 f.)
– Aminosol und Intralipid sind ________ (S. 357)
– Die Urea-Infusion wirkt ________, Tham wirkt ________, Mannitol wirkt ________ (S. 358)
– Wenn Sie 1000 ml 20%ige Glukoselösung infundieren, bekommt der Patient ________ g Glukose, bei gleicher Menge 5%iger Lösung ________ g (S. 356)
– Die Wahl der Kanüle für die Infusion ist abhängig von ________, ________, ________ und ________ (S. 359)
– Der Patient bekommt 2000 ml Glukose in 12 Stunden. Beim vorhandenen Infusionssystem sind 16 Tropfen 1 ml Flüssigkeit. Sie stellen ________ Tropfen/Min. ein (S. 361)
– Die Dauerinfusion kann durch ________, ________, ________ oder durch operativ eingelegten Venenkatheter (= ________) zugeführt werden (S. 364)
– Voraussetzung bei jeder Manipulation an der Einstichstelle oder der Kanüle bei Dauerinfusion ist ________ (S. 367)
– ZVD bedeutet ________ (S. 368)
– Der Venendruck ist abhängig von 5 Faktoren:
1. ________, 2. ________, 3. ________,
4. ________, 5. ________ (S. 369)
– Zur Bestimmung des 0-Punktes eignet sich u. a. ________ (S. 369)
– Mittelwerte des ZVD: ________ (S. 369)

5 Transfusionen

Sequenzziel (Intention)

Sie eignen sich die wichtigsten theoretischen Grundlagen über den Blutspendedienst an und können entsprechende Informationen weiterleiten. Sie wissen über die Blutgruppen und den Rhesusfaktor Bescheid und sind motiviert, sich ganz genau *darüber* zu orientieren, wie in *Ihrem* Krankenhaus der Blutspendedienst organisiert ist, wo und wie Blutkonserven bestellt und aufbewahrt werden und wie diese beschriftet sind. Sie kennen alle Vorbereitungen, die getroffen werden müssen, bevor eine Bluttransfusion verabreicht werden kann, und Sie sind fähig (entsprechend Ihrem Ausbildungs- und Kompetenzbereich) dabei mitzuhelfen. Sie können eine angelegte Transfusion überwachen, eventuell auftretende Veränderungen am Patienten rasch erkennen und sinnvolle Hilfe leisten.

Lernziel

Sie können
- einem Laien über das Blutspendewesen Auskunft geben;
- über die Konservierung und Haltbarkeit der Blutkonserve Auskunft geben;
- exakt und in sinnvoller Reihenfolge angeben, welche Maßnahmen Sie vor der Verabreichung einer Blutkonserve zu treffen haben;
- die verschiedenen Blutpräparate aufzählen und über deren Anwendungsmöglichkeit Auskunft geben;
- genaue Angaben machen, wie eine Transfusion vorbereitet, verabreicht und überwacht wird;
- erklären, wie eine Plasmatransfusion hergestellt wird und in welchen Situationen die einzelnen Plasmafraktionen zur Anwendung kommen;
- die Plasmaersatzmittel benennen und deren Anwendung begründen.

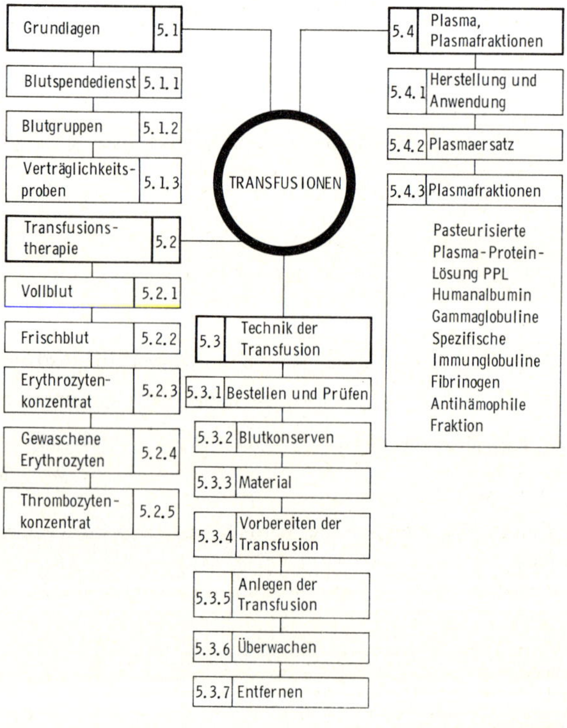

Prinzip

Blut, das mittels Transfusion verabreicht wird, ist ein wirksames Heilmittel und dient u.U. der Lebenserhaltung oder Lebensrettung des Patienten.
Trotz Gruppengleichheit ist das Blut immer ein körperfremder Stoff. Der Organismus kann darauf mit Zeichen der Abwehr (Allergie) reagieren. Der Patient als Mensch empfindet die Bluttransfusion meist intensiver als eine andere Therapie. Er kann von ihr einen wirklichkeitsfremden Heilungserfolg erwarten, oder er widerstrebt innerlich dem Blut eines anderen Menschen und unterzieht sich nur ungern der Behandlung. Bei bestimmter Religionszugehörigkeit kann die Bluttransfusion zum Gewissenskonflikt werden.

▼

Unsere Aufgabe ist es demnach,
dem Organismus des Patienten bestmöglichen Schutz zu bieten durch:
- gewissenhafte Vorbereitung der Transfusion inkl. genaue Kontrolle der Blutkonserve
- Überwachung der einlaufenden Transfusion und rasche Hilfeleistung bei eventuell auftretenden Zwischenfällen

dem Menschen als Person Sicherheit zu gewährleisten durch:
- verständiges Eingehen auf seine Einstellung der Bluttransfusion gegenüber
- Hilfeleistung bei auftretenden Problemen und Reaktionen (im physischen und psychischen Bereich).

5.1 Grundlagen

5.1.1 Blutspendedienst

Geschichte

Der Gedanke, Blut als Heilmittel einzusetzen, ist Jahrhunderte alt. Erst zu Beginn des 20. Jahrhunderts wurden die Bedingungen erfüllt, das Blut gefahrlos übertragen zu können.

Einige wichtige Daten

1616 William Harvey entdeckt den Blutkreislauf

1818 James Blundell gelingt es, Blut von Mensch zu Mensch zu übertragen

1900 *Karl Landsteiner entdeckt das Blutgruppensystem* (ABO-System)

1940 Karl Landsteiner entdeckt den Rhesusfaktor

1941 E.J. Cohn gelingt es erstmals, Blutplasma in seine Fraktionen aufzuteilen.

Blutspenden

Als Blutspender kommen nur gesunde Menschen im Alter von 18 bis 65 Jahren in Frage. Nach Impfung mit Lebendvakzinen darf man einen Monat lang kein Blut spenden. Blutspenden ist ungefährlich. Das einem gesunden Menschen entnommene Blut ersetzt sich im Verlauf von 2–3 Monaten. Bei allzu häufigem Blutspenden kann es zu Eisenmangel kommen, Frauen sind dabei gefährdeter als Männer.
Frauen spenden nicht mehr als 2- bis 3mal pro Jahr, Männer können 3- bis 4mal im Jahr spenden.

Konservierung und Haltbarkeit

Konservierungsmittel = Stabilisierungslösung

Jede Blutkonserve enthält eine Stabilisierungslösung (Stabilisator). Wir unterscheiden grundsätzlich zwei verschiedene Lösungen:
- *ACD-Lösung* (Acidum-Citricum-Dextrose)
  Acidum = Zitronensäure dient zur Aufrechterhaltung des pH im Blut
  Citricum = Natrium-Zitrat dient zur Gerinnungsverhinderung
  Dextrose = Glukose dient als Energielieferant und hält den Zellstoffwechsel der Erythrozyten aufrecht.
  Pro 400 ml Blut braucht man 100 ml Stabilisierungslösung
- *CPD-Lösung*
  Das Charakteristikum dieser Lösung ist: Gleicher Gehalt an Zitrat und Glukose wie bei der ACD-Lösung.

Geringerer Gehalt an Zitronensäure und Zusatz von Na-Dihydrogenphosphat.
Bei dieser Mischung ist ein kleineres Volumen notwendig (Mischverhältnis mit Blut: 70 + 450 statt 100 + 400). Die Blutkonserve hat somit einen höheren Hämatokrit und das pH ist besser angepaßt. Die Qualität und Haltbarkeit der Konserve ist bei dieser Lösung besser, weshalb die CPD-Lösung in vielen Ländern der ACD-Lösung vorgezogen wird.

Haltbarkeit
Die Blutkonserven sind nur beschränkt haltbar. Selbst unter besten Bedingungen (+ 4 °C Kühlschranktemperatur) und unter Zugabe der oben erwähnten Konservierungsmittel ist eine Vollblutkonserve nur während 2–3 Wochen verwendbar, da nach dieser Zeit die Blutkörperchen in der Konserve zugrunde gehen.

Hepatitisgefahr
Trotz neuer Erkenntnisse besteht auch heute noch bei jeder Transfusion die Gefahr einer Hepatitisübertragung. Heute können Hepatitisvirenträger durch spezifische Labortests immer besser erfaßt werden.
Das Blut dieser Spender wird für die Plasmafraktion und nicht als Frischblut verwendet. Leider sind die Labortests noch nicht 100 %ig sicher, weshalb *einzelne* Virusträger unerfaßt bleiben.

5.1.2 Die Blutgruppen

Blutgruppe und Rhesusfaktor
Es muß immer gruppengleiches Blut transfundiert werden, d.h. Spender und Empfänger müssen der gleichen Gruppe angehören = identische *Blutgruppe und Rhesusfaktor*.
Für die Routinetransfusionen sind A – B – 0 – AB und Rhesusfaktor von Bedeutung. Wichtig sind 8 Blutgruppen.

Gruppe	*Gruppenträger*	*Farbe der Blutkonservenetikette*
		(Die Farben sind nicht international. Wir führen hier diejenigen des Schweizerischen Roten Kreuzes an.)
A positiv	38,5 %	weiße Etikette, Rh. schwarz beschriftet
B positiv	7,5 %	blaue Etikette, Rh. schwarz beschriftet
0 positiv	34,5 %	rote Etikette, Rh. schwarz beschriftet
AB positiv	3,5 %	gelbe Etikette, Rh. schwarz beschriftet
A negativ	7,5 %	weiße Etikette, Rh. rot beschriftet
B negativ	1,5 %	blaue Etikette, Rh. rot beschriftet
0 negativ	6,5 %	rote Etikette, Rh. rot beschriftet
AB negativ	0,5 %	gelbe Etikette, Rh. rot beschriftet

Rhesus positiv sind 84 % der Menschen
Rhesus negativ sind 16 % der Menschen
Daneben gibt es zahlreiche andere Blutgruppen, die für die Transfusion nur in seltenen Fällen eine Rolle spielen.

5.1.3 Blutgruppenbestimmung

Wird die *Blutgruppe* bestimmt, gehört automatisch immer auch die Bestimmung des Rhesusfaktors dazu. Wir haben schon bei der »Aufnahme des Patienten in das Krankenhaus« erwähnt, daß die Blutgruppenbestimmung zur Routineuntersuchung gehört, da jeder Patient einmal in die Lage kommen kann, notfallmäßig Blut zu brauchen.
Die Blutgruppenbestimmung (s. auch Beske, Teil I) ist ein Laborverfahren. Man braucht dazu Nativblut. Bei der Blutentnahme auf der Station ist besondere Aufmerksamkeit am Platz, um jegliche Verwechslung von Patientenblut zu verhüten. Die Meldung auf die Station erfolgt immer schriftlich mittels Testkarten oder Blutgruppenausweis.

5.1.4 Verträglichkeitsproben

Bei der Verträglichkeitsprobe handelt es sich um Tests zur Sicherung der serologischen Verträglichkeit zwischen Spender- und Empfängerblut. Die Probe wird vor der Bluttransfusion vorgenommen.
Gebraucht wird Nativblut. Auch hier ist große Aufmerksamkeit bei der Blutentnahme geboten. Transfusionszwischenfälle basieren zum großen Teil auf *Verwechslungen* (Blutentnahme am unrichtigen Patienten auf der

Station, Verwechslungen von Blutröhrchen durch das Laborpersonal). Die Labormethode für die Verträglichkeitsprobe braucht spezielle Kenntnisse. Die Schwester muß wissen, daß der Test 1–1½ Stunden Zeit braucht. Nur in äußersten Notfällen kann das Blut vor Ablauf dieser Zeit auf die Station geliefert werden.

5.2 Transfusionstherapie

Der Begriff *Transfusion* (transfundere = hinübergießen) stammt aus der Zeit der direkten Transfusion (Blut wurde von einem Menschen zum andern *herüber* geleitet. Heute kommt eigentlich nur noch die indirekte Transfusion, d.h. die Infusion einer Blutkonserve zur Anwendung = *Vollbluttransfusion*. Diese *indirekte* Übertragung hat gegenüber der direkten große Vorteile:

- stete Bereitschaft der Blutkonserve, zeitlich und örtlich unabhängig vom Spender
- die Blutkonserve ist in kürzester Zeit infusionsbereit
- der Transport vom Spendeort zum Ort des Gebrauches ist einfach und kann rasch erfolgen.

Die Transfusion ist immer eine *Ersatztherapie*, wobei folgender Grundsatz gilt: »Ersetzt werden muß, was fehlt«. Dazu stehen uns folgende Blutpräparate zur Verfügung:

5.2.1 *Vollblut* = normale Blutkonserve, die bis 3 Wochen haltbar ist.
Anwendung: Blutungen.

5.2.2 *Frischblut:* Die Frischblutkonserve unterscheidet sich von der normalen Blutkonserve nur dadurch, daß die maximale Lagerung höchstens 3 Tage betragen darf. Wenn möglich soll sie im Verlauf der ersten 24 Stunden transfundiert werden. Die Überlebensrate der Erythrozyten beträgt nach dieser Zeit 90–100% des Ausgangswertes.
Anwendung: Gerinnungsstörungen, Ösophagusvarizenblutungen.

5.2.3 *Erythrozytenkonzentrat* = Vollblut ohne Plasma, mit einem Hämatokrit von 75% (normaler Hämatokrit: 45%).
Anwendung: Anämien jeder Genese, d.h. immer dann, wenn der Patient vorwiegend Erythrozyten benötigt.

5.2.4 *Gewaschene Erythrozyten* = Blut, von dem ein Großteil der Leukozyten, Thrombozyten und des Plasma entfernt worden ist.
Anwendung: Bei Patienten mit Eiweißunverträglichkeit und bei bestimmten Allergieformen sowie zum Vorbeugen und nach Transfusionszwischenfällen, besonders bei Patienten, die wiederholt Blut brauchen.

5.2.5 *Thrombozytenkonzentrat* oder thrombozytenreiches Plasma = Anreicherung von Thrombozyten im Plasma, ohne Leukozyten und Erythrozyten; sowohl das thrombozytenreiche Plasma, wie auch das speziell angereicherte Konzentrat müssen in möglichst frischem Zustand transfundiert werden. Die Lagerungszeit darf höchstens 1–2 Tage dauern.
Anwendung: Thrombozytopenie.

5.3 Technik der Transfusion

5.3.1 Bestellung und Prüfung von Blutkonserven

Die Bestellung muß rechtzeitig erfolgen, wenn möglich am Vortag.
Man denke daran, daß evtl. Testblut mitgegeben werden muß. Testblut ist eine Woche brauchbar, wenn der Patient vorher keine Transfusion hatte. Bei Patienten, die wiederholt Transfusionen benötigen, soll alle 48 Stunden frisches Testblut entnommen und ins Labor geschickt werden.

Prüfung
Damit die Prüfung sicher und unter allen Umständen zuverlässig ist, *muß sie von zwei Schwestern* (nie zwei Lernschwestern allein) vorgenommen werden. In verschiedenen Krankenhäusern, vor allem in Deutschland, muß die Prüfung und Freigabe der Blutkonserve durch den *Arzt* erfolgen.

- *Prüfung des Etiketts*
  Nummer des Spenders muß mit der Nummer der kleinen Testampulle (Pilotröhrchen) und derjenigen auf dem Zettel übereinstimmen
  Entnahmedatum, Verfalldatum
- *Prüfung der schriftlichen Bestätigung der Verträglichkeitsprobe*
  Sie muß negativ ausgefallen sein
- *Prüfung der Blutkonserve*
  Bei auffälliger Veränderung der Farbe ist eine Rücksprache mit dem Blutspendelabor angezeigt.

5.3.2 Blutkonserven

Blutkonserve in Glasflasche mit Begleitröhrchen (= Pilotröhrchen) (Abb. 1).
Das Blut im Pilotröhrchen dient zur Verträglichkeitsprobe. Es bleibt bis zur Beendigung der Transfusion an der Flasche und muß bei evtl. Transfusionszwischenfall mit der Konserve ins Blutspendelabor zurück.
Bereitstellung der Blutkonserve *in der Glasflasche* (Abb. 2).

Blutkonserve im Plastikbeutel
Zum Beutel muß nicht unbedingt ein Pilotröhrchen gehören, da das Blut für die Verträglichkeitsprobe aus dem Spenderschlauch entnommen werden kann. (Die Numerierung hat in diesem Sinn für das Laborpersonal Bedeutung.) Der Spenderschlauch wird mittels Segmenthalterschlitzen befestigt (Abb. 3). Blutbeutel gewährleisten eine verlängerte Lebensdauer der Erythrozyten und eine sicherere Drucktransfusion (z.B. bei Notfällen im Operationssaal), da der Beutel nicht belüftet, sondern zusammengedrückt wird (Luftembolie ausgeschlossen).
Da bei den einzelnen Fabrikaten der Beutel unterschiedliche Handhabung notwendig ist, muß die jeweilige Gebrauchsanweisung beachtet werden.

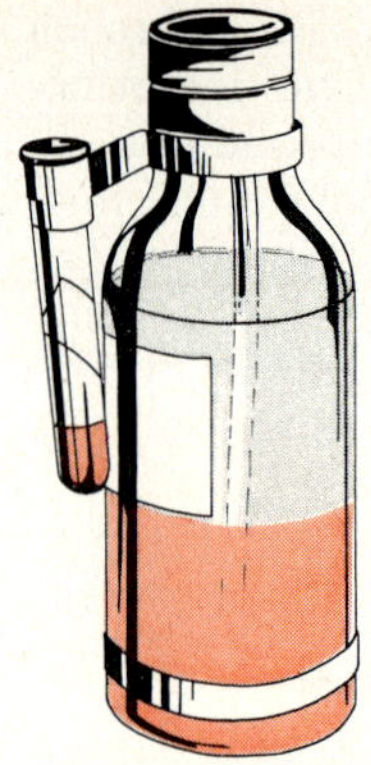

Abb. 1 Blutkonserve mit Begleitröhrchen (sog. Pilotröhrchen)

5.3.3 Material

Alles wie bei der Infusion (S. 359).
Spezielles: Im Schlauchsystem des Transfusionsbesteckes muß ein Filter in der Tropfkammer eingebaut sein (s. Abb. 2.3; beachten Sie auch die Füllung des Filters).

5.3.4 Vorbereiten der Transfusion

- Die Blutkonserve soll nicht auf der Station herumstehen. Bei kontinuierlichen Transfusionen darf die Konserve, die am gleichen Tag noch gebraucht wird, in den Kühlschrank der Station gestellt werden.
- Das Blut darf kalt transfundiert werden. Vorwärmen nur nach Arztverordnung, z.B. im Operationssaal, wenn ein großer Blutverlust ersetzt werden muß. Für diesen Zweck stehen spezielle Heizschlangen zur Verfügung.
- Flasche oder Beutel mehrere Male sorgfältig kippen, damit feste Bestandteile und

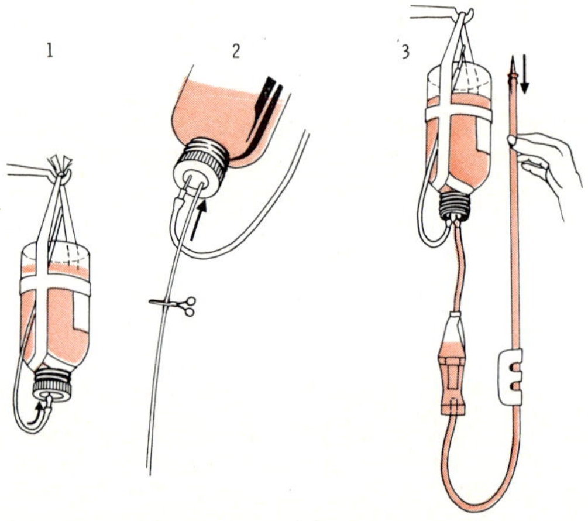

Abb. 2 Blutkonserve in Glasflasche
1. Flasche aufhängen. Belüftungsschlauch der Transfusionsbesteckpackung entnehmen und Wattefilter unter der oberen waagerechten Schlaufe des Aufhängebandes so durchführen, daß der Schlauch senkrecht nach oben gerichtet ist. Nadelschutz entfernen und Belüftungskanüle durch den Air-Infus-Kreis der Gummiplatte stoßen.
2. Schlauchklemme des Transfusionsschlauches *gut* schließen. Flaschenkanüle durch die Gummiplatte stoßen.
3. Schlauchende hochhalten (über das Niveau der Flasche) und Schlauchklemme öffnen. Durch *kurzes* leichtes Drücken auf den Filterteil des Systems das Niveau einstellen. System unter Vermeidung von Lufteinschlüssen füllen, den ersten Tropfen ausfließen lassen. Schlauchklemme schließen. Das System ist zur Transfusion bereit (Kanüle steril halten).

Plasma gemischt werden. Schütteln ist zu vermeiden – Hämolysegefahr.

5.3.5 Anlegen der Transfusion

Das Bereitstellen der Blutkonserve in der Glasflasche (5.3.2, insbesondere Abb. 2) oder im Plastikbeutel (5.3.2) wurde schon besprochen.
Alles andere wie bei der Infusion S.360) (Vielerorts ist das Anlegen der Transfusion dem Arzt vorbehalten.)

5.3.6 Überwachung der Transfusion

- Transfusionszwischenfälle sind auch bei absoluter Gruppengleichheit möglich. Der Patient muß deshalb gut überwacht werden. Reaktionen, wie Unwohlsein, Rötung oder Blässe des Gesichtes, Ausschläge, Kopfschmerzen oder gar Fieberanstieg und Schüttelfröste dürfen nicht übersehen und müssen dem Arzt gemeldet werden. Die Transfusion ist in diesem Fall sofort zu unterbrechen und die Weisung des Arztes abzuwarten. Alle Reaktionen sind auch dem Blutspendelabor zu melden.
- Tropfenzahl: nach Arztverordnung. Liegt keine besondere Verordnung vor: 40–60 Tropfen / Minute.
- Paravenös laufende Transfusionen verursachen große Hämatome, die dem Kranken Schmerzen bereiten und sein Allgemeinbefinden beeinträchtigen.

5.3.7 Entfernen der Transfusion

Wie bei der Infusion (s. S. 361)

- Blutflasche gut spülen und mit dem ebenfalls sauberen Pilotröhrchen ins Blutspendelabor zurückgeben. (Je nach Krankenhaus ist es üblich, daß 5–10 ml Blut in der Flasche für eine evtl. Nachuntersuchung zurückbleiben müssen. Die Flasche bzw. der Beutel mit dem Rest von Blut sind in diesem Fall mindestens 24 Stunden im Kühlschrank aufzubewahren. Diese Regel hat vor allem in Deutschland Gültigkeit.)
- Plastikbeutel und Plastikbesteck in den besonderen Abfalleimer geben
- Beigelegten Zettel ausfüllen (Verlauf, Reaktion) = Transfusionsbericht.

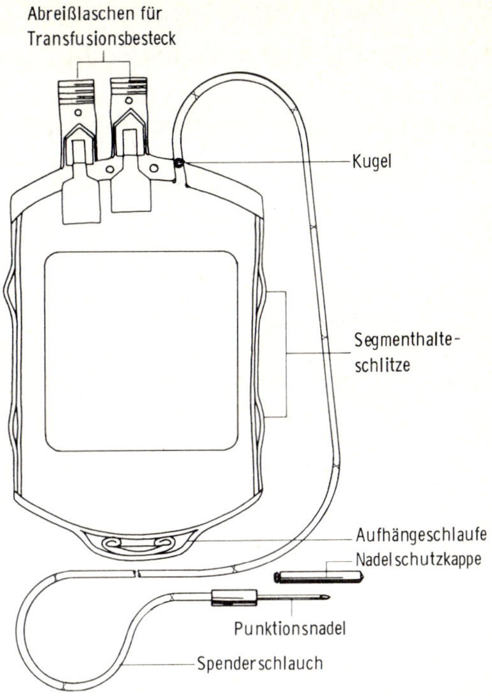

Abb. 3 Blutkonserve in Plastikbeutel

Beachte

Tropft die Transfusion schlecht

- Aspirieren mit einer leeren, sterilen Spritze. Wird kein Blut aspiriert, muß die Vene frisch punktiert werden
- Das Durchspülen der Kanüle mit physiologischer NaCl Lösung darf nur mit großer Vorsicht geschehen
- Evtl. kann leichtes Höherhängen der Blutkonserve den Druck etwas erhöhen und das Einlaufen erleichtern
- Verordnet der Arzt rasches Einfließen unter Druck, darf auf keinen Fall ein gewöhnlicher Ballon benutzt werden. Es kommen nur die speziellen, emboliesicheren Druckinfusionsgeräte oder die Druckmanschetten (für Beutel) in Frage.

5.4 Plasma – Plasmafraktionen

5.4.1 Herstellung und Anwendung

Plasma – zellfreie Blutflüssigkeit

Von den Gedanken ausgehend, auch ohne Blutkonserven rasche Hilfe zu leisten, wurden die verschiedenen Blutersatzmittel geschaffen. Dadurch läßt sich in vielen Fällen ein erstes schweres Schockstadium überbrükken. Das beste Blutersatzmittel ist das Plasma. Plasma hat gegenüber der Vollbluttransfusion den Vorteil, daß es nicht gruppengleich transfundiert werden muß. Die Verträglichkeitsprobe erübrigt sich, und die Plasmatransfusion kann *sofort* stattfinden.

Trotzdem sollte das Plasma nur für dringende Fälle gebraucht werden, da die Herstellungskosten sehr hoch sind und allgemein zu wenig Plasma vorhanden ist.

Plasma wird von vielen Spendern gewonnen und wird heute so behandelt, daß es hepatitissicher ist (die Viren werden abgetötet). In der Schweiz wird es z.B. im Zentrallabor des Roten Kreuzes hergestellt und kommt als PPL (= Pasteurisierte Plasmaproteinlösung) in den Handel.

5.4.2 Plasmaersatzmittel – Expanderlösungen

Wegen Plasmamangel sollten Notsituationen (Blutverlust, Schockzustände), wenn immer möglich, mit Plasmaersatzmitteln überbrückt werden. Plasmaersatzmittel sind im wesentlichen physiologische Lösungen mit hochmolekularen, körperfremden Stoffen, welche die wasserretenierenden Eigenschaften des verlorenen Eiweißes im Blut ersetzen sollen:

- Macrodex = hochmolekulare *Dextranlösung*
- Physiogel
- Gelifundol
- Haemaccel
- Plasmagel

} = modifizierte *Gelatinepräparate*

5.4.3 Plasmafraktionen

Plasmafraktionen sind erythrozytenfreie Konzentrate der einzelnen Plasmaanteile. Sie dienen zur gezielten Behandlung bestimmter Krankheiten.

Heute gelingt es, durch das sogenannte Fraktionierungsverfahren Plasma in seine verschiedenen Eiweißteile aufzutrennen und diese anzureichern. Dies ermöglicht eine gezielte Behandlung, da man damit gerade jenes Eiweiß konzentriert verabreichen kann, dessen der Patient zur Heilung bedarf.

PPL – Pasteurisierte Plasmaproteinlösung

= Albuminlösung 4%. Albumin ist der wichtigste Bluteiweißkörper mit der besten Fähigkeit, Wasser zu binden. Dank dem sogenannten Kolloid-osmotischen Druck des Eiweißes kann *Flüssigkeit in der Blutbahn zurückgehalten werden.* Es handelt sich bei der PPL um eine Plasmalösung, welche pasteurisierfähige Eiweiße, vorwiegend Albumine, enthält. Alle hitzeempfindlichen Bestandteile sind entfernt worden (Globuline, Fibrinogen). Die PPL wird nun einer Wärmebehandlung ausgesetzt, bei welcher das Albumin unverändert und voll wirksam bleibt, ggf. enthaltene Hepatitisviren aber inaktiviert werden.

Anwendung

Blutersatz, bis Blut vorhanden ist
Eiweißersatz, z.B. bei Verbrennungen.

Humanalbumin

= Albuminlösung 25% (= konzentrierte PPL). Beim Humanalbumin ist die Konzentration des Eiweißes so groß, daß Flüssigkeit *aus den Geweben in die Blutbahn* gezogen wird.

Anwendung

bei speziellen Fällen von Eiweißverlust, wie schwere Lebererkrankungen, Nephrosen, Eiweißverlust durch den Darm u.a.

Gammaglobuline

Die natürlichen Abwehrstoffe des Blutes gegen Infektionserreger sind die Gammaglobuline. Sie werden somit zur Prophylaxe und Therapie bei vermehrter Gefährdung durch Viruskrankheiten und bakterielle Infektionen verwendet. Die Gammaglobulinlösung wird aus Mischplasma (über 1000 Blutspenden) hergestellt.

Spezifische Immunglobuline

- Vaccinia-Immunglobulin
- Tetanus-Immunglobulin
- Rhesus-Immunglobulin u.a.

Anwendung

entsprechende Prophylaxe bei speziellen Erkrankungen.

Die Immunglobulinlösungen werden aus Mischplasma hergestellt. Als Spender kommen nur kürzlich immunisierte Personen in Frage.

Fibrinogen – Cohnsche Fraktion I–0
Fibrinogen kommt als Trockenpräparat in den Handel und ist nach Auflösung im beigegebenen Lösungsmittel sofort infusionsbereit. Nach Auflösung soll es unverzüglich gebraucht werden.
Die Haltbarkeit in Trockenform beträgt fünf Jahre. Jede Ampulle enthält 1 g Fibrinogen.
Anwendung
Gerinnungsstörungen, Blutungen, die durch Fibrinogenmangel verursacht sind.

Antihämophile Fraktion – AHF
= Kryopräzipitat (kryo = Kälte), es handelt sich bei dieser Fraktion um ein Plasmaeiweiß, das bei Tiefkühlung ausfällt. Das Plasma wird von 8 Spendern gewonnen und ist nicht hepatitissicher.
AHF kommt wie Fibrinogen als Trockenprodukt in den Handel und muß vor Gebrauch aufgelöst werden.
Die Fraktion enthält jenen Plasmaanteil, der den Bluterkranken fehlt.
Anwendung
Vorbereitung von Bluterpatienten auf Operationen, Zahnextraktionen, zur Blutstillung.

Weiterführende Literatur

Berndt, H.: Allgemeine Immunologie und Serologie. In: Lehrbuch für Krankenschwestern und Krankenpfleger, hrsg. von F. Beske, Bd. I, 3. Aufl. Thieme, Stuttgart 1974
Faller, A.: Der Körper des Menschen, 8. Aufl. Thieme, Stuttgart 1978
Hallmann, L.: Klinische Chemie und Mikroskopie (Blutgruppen und Verträglichkeitsproben), 10. Aufl. Thieme, Stuttgart 1966
Lawin, P. (Hrsg.). Praxis der Intensivbehandlung (Spezielle Probleme der Blutübertragung), 3. Aufl. Thieme, Stuttgart 1974
Prospekte und Broschüren der Blutspendezentren, z.B. HAEMO, Zentrallaboratorium Blutspendedienst SRK, Bern
Spielmann, W.: Transfusionskunde, 2. Aufl. Thieme, Stuttgart 1972

Testfragen

- Nennen Sie die Aufgaben, die aus den prinzipiellen Überlegungen zur Bluttransfusion abgeleitet werden können (S. 375)
- Nennen Sie mindestens 3 wichtige Daten zur Geschichte des Blutspendedienstes (S. 375)
- Erklären Sie, warum eine Stabilisierungslösung der Blutkonserve beigegeben wird, und geben Sie an, wie diese zusammengesetzt ist (S. 375 f.)
- Zählen Sie die Blutpräparate auf, die uns zur Verfügung stehen (5 Angaben), und nennen Sie deren spezifische Anwendung (S. 377)
- Erklären Sie in genauer Reihenfolge, wie Sie eine Blutkonserve bestellen und prüfen (S. 377 f.)
- Geben Sie eine Erklärung zum sog. Pilotröhrchen (S. 378)
- Sie überwachen eine Transfusion. Nennen und begründen Sie dazu mindestens drei Überlegungen (S. 379)
- Erklären Sie die Begriffe Plasma und Plasmafraktionen (S. 380)
- Zählen Sie die Plasmafraktionen auf (6 Angaben), und zeigen Sie an je einem Beispiel deren spezifische Anwendung (S. 380 f.)

6 Blutentnahme durch Venen- oder Arterienpunktion

Grundsätzliches zu allen Punktionen
Unter einer Blutentnahme versteht man den Einstich in ein Blutgefäß zur Entnahme von Blut, meist zu diagnostischen, seltener zu therapeutischen Zwecken (Aderlaß).
Bei einem Einstich ins Körperinnere zwecks Entnahme von Körperflüssigkeit oder Gewebe spricht man von *Punktion* (pungere = stechen). Alle Hohlräume und Gewebe können mittels Hohlnadel (oft handelt es sich dabei um eine Spezialkanüle) punktiert werden. In diesem Zusammenhang wird oft das Wort *Biopsie* gebraucht (bios = Leben); genau übersetzt bedeutet dies: Untersuchung von beim Lebenden entnommenen Material (bei Punktion, Probeexzision); im engeren Sinn: mikroskopische Untersuchung von Gewebe, das dem lebenden Organismus entnommen wurde.

In der Praxis werden die beiden Begriffe meist etwas anders gehandhabt:
Punktion: Entnahme von Flüssigkeit
Punktionsmaterial: Blut, Liquor, Knochenmark, Erguß
Biopsie: Entnahme von Gewebe (Gewebszylinder, Gewebslamellen)
Biopsiematerial: Gewebszylinder, z.B. der Leber, Haut, Schleimhaut, Muskulatur, Lymphknoten
Für alle Punktionen, auch für die im Teil »spezielle Behandlungspflege« besprochenen Punktionen (und Biopsien) gelten die gleichen Grundsätze bzw. Prinzipien. Da wir uns bei der Blutentnahme zum ersten Mal mit der Punktion befassen, werden diese allgemeingültigen Prinzipien diesem Kapitel vorangestellt.

Prinzip

Eine Punktion ist immer ein Eingriff in den Organismus. Dies bedeutet:
1. *Auf den Menschen als Person bezogen:* Der Mensch empfindet Unbehagen bei jedem Eingriff. Dieses Unbehagen nimmt zu und kann zu einer echten persönlichen Angst und Not werden, wenn sich der Patient unsicher oder »bedroht« fühlt.
2. *Auf den Menschen als Organismus bezogen:* Die Haut wird durchstochen, es wird Gewebe verletzt und ein Organ oder Hohlorgan angestochen. Es wird eine Verbindung von außen ins Körperinnere hergestellt (Infektions- und Blutungsgefahr) und körpereigenes, lebendes Material entnommen.
3. *Auf den Menschen und die Umwelt bezogen:* Das entnommene Material kann infiziert sein. Kommt dieses bei unsachgemäßem Umgang in Kontakt mit der Umwelt, entstehen Gefahren.

▼

Bei der Vorbereitung, Durchführung und Nachkontrolle ist bei jeder Punktion darauf zu achten, daß
1. *der Mensch als Person respektiert wird.* Die Entstehung von Unsicherheit und Angst muß vermieden und somit eine Vertrauensbasis zwischen den Ausführenden und dem Patienten geschaffen werden: patientorientierte Information, Unterstützung und Einfühlungsvermögen während des Eingriffs und danach
2. *dem Menschen als Organismus Schutz gewährleistet wird*
   a) durch Sicherung eines möglichst risikolosen Eingriffs: aseptisches Vorgehen, angemessene Lagerung, Schmerzlinderung oder -verhütung, exaktes Durchführen von eventuellen spezifischen Vorbereitungen und Nachkontrollen, Beobachtung des Patienten und der Einstichstelle,
   b) durch sachgemäßes Umgehen mit dem entnommenen, lebenden Material (Sorgfalt, evtl. Zugabe von Speziallösung), um sichere Untersuchungsresultate zu gewährleisten
3. *die Umwelt durch angepaßte Vorkehrungen geschützt wird,* um eine Verschleppung von eventuellen Krankheitskeimen zu verhüten.

Sequenzziel (Intention)

Sie können das Vorgehen bei der Blutentnahme von den grundsätzlichen Überlegungen zur Punktion im allgemeinen und zur Venen-, bzw. Arterienpunktion im besonderen ableiten.
Sie verstehen die Verordnungen des Arztes und wissen, bei welchen Tests eine Blutentnahme notwendig ist. Sie kennen die in Ihrem Krankenhaus üblichen Anmeldeformulare und Blutröhrchen und wissen, für welche Untersuchungen Nativblut bzw. Plasma gebraucht wird. Sie können eine Blutentnahme so vorbereiten und entsprechend Ihrem Ausbildungsstand und Kompetenzbereich ausführen oder dabei assistieren, daß das anzustechende Blutgefäß bestmöglichst geschont wird, daß Fehlerquellen, die das Untersuchungsresultat beeinflussen könnten, ausgeschlossen werden und daß der Patient so informiert ist, daß er die Handlung verstehen und als sinnvoll oder doch als notwendig akzeptieren kann.

Lernziel

Sie können
- nach einer ärztlichen Verordnung eine Blutentnahme vorbereiten;
- die verschiedenen Blutentnahmegeräte und Blutröhrchen nennen;
- die Anweisungen des Labors exakt ausführen (ob Nativblut zur Gewinnung von Serum oder ungerinnbar gemachtes Blut zur Gewinnung von Plasma gewünscht wird) und die entsprechenden Blutröhrchen wählen;
- die Maßnahmen zur Ausführung (Technik) der Blutentnahme exakt beschreiben und die zusätzlich zu beachtenden Punkte bei der Blutsenkungsreaktion und bei der Blutkultur begründen.

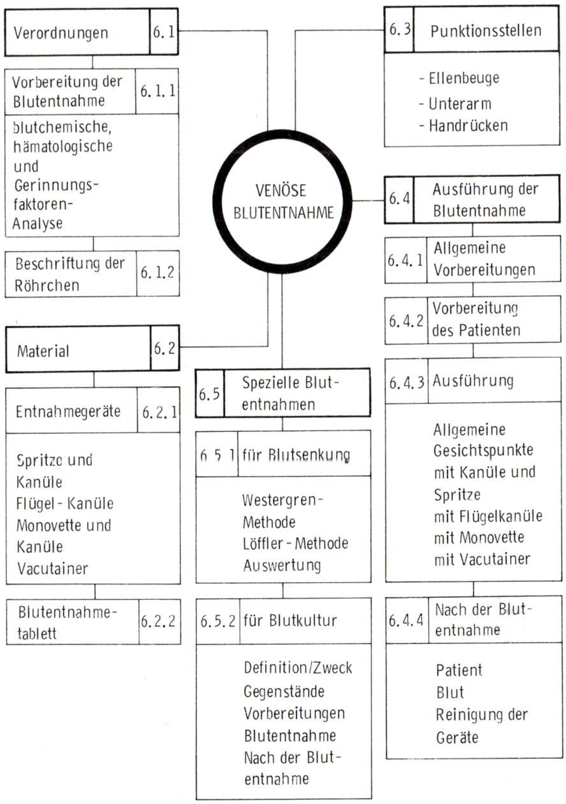

Prinzip

Bei der Venenpunktion wird eine Verbindung zwischen der Außenwelt und dem Gefäßsystem geschaffen. Häufig wird die Venenpunktion *zur Entnahme von Blut gemacht.*

▼

Die Blutentnahme und der Umgang mit Blut müssen äußerst sorgfältig geschehen. Dadurch gewährleisten wir
- Schutz der roten Blutkörperchen vor Zerfall (Hämolyse, die die Untersuchungsresultate beeinflussen würde)
- Schutz des Patienten, der Person, die Blut entnimmt und der Umwelt vor Infektion.

6.1 Verordnung

Wir unterscheiden grundsätzlich
- *Venöse Blutentnahme*
  Einstich in eine Vene und Entnahme von venösem Blut. Diese Blutentnahme kann vom Arzt, der Schwester oder der Laborantin vorgenommen werden.
- *Arterielle Blutentnahme*
  Einstich in eine Arterie und Entnahme von arteriellem Blut. Diese Blutentnahme wird *nur* vom Arzt vorgenommen. Die häufigste arterielle Entnahme geschieht zur Bestimmung der Blutgase (s. S. 474).
  Die Aufgabe der Schwester beschränkt sich auf das, was bei der intraarteriellen Injektion (S. 347f) gesagt wurde.

Im folgenden beschränken wir uns ausschließlich auf die Besprechung der *venösen Blutentnahme.*

Blutentnahmen werden beim Eintritt des Patienten in das Krankenhaus sowie als Kontroll- oder Verlaufsanalysen verordnet.

Wir unterscheiden (ohne Berücksichtigung der jeweiligen Labormethoden)
- blutchemische Analysen
- hämatologische Analysen
- Blutgerinnungsfaktoren-Analysen.

Die Verordnung wird *immer* schriftlich entgegengenommen. Meistens sind vorgedruckte Formulare (sog. Bestellzettel) vorhanden, worauf der Arzt die gewünschten Untersuchungen bezeichnen kann. Je nach Arbeitsmethode und Arbeitsverteilung im Labor sind alle Analysen auf einem Formular angeführt. Häufiger anzutreffen sind Spezialzettel für die einzelnen Analysegruppen.

Über die Bedeutung der verschiedenen Analysen s. die Kapitel über die einzelnen Organerkrankungen und weiterführende Literatur.

6.1.1 Vorbereitung der Blutentnahme für blutchemische, hämatologische und Gerinnungsfaktoren-Analysen

- Bestellzettel für das jeweilige Labor vorbereiten.
- Je nach Analyse oder Labormethode wird Nativblut (zur Gewinnung von Serum) oder ungerinnbar gemachtes Blut (zur Gewinnung von Plasma) benötigt.

  Serum=von Blutkörperchen und Fibrin befreite, nicht mehr gerinnbare Blutflüssigkeit. Es kann nur aus nicht vorbehandeltem Blut = Nativblut gewonnen werden.
  Plasma = von Blutkörperchen befreite Blutflüssigkeit. Es bildet sich nur im ungerinnbar gemachten Blut. Hierzu dienen Natrium citricum, Natriumfluorid, Oxalat, Heparin u.a.
- Für bestimmte Untersuchungen wie Jod, Eisen, PBJ (= protein bound iodine = eiweißgebundenes Jod) werden evtl. Spezialröhrchen verlangt.
- *Die Menge* des abzunehmenden Blutes hängt von verschiedenen Faktoren ab, so z.B. von der Labormethode und der Art und Anzahl der verordneten Analysen.

Man erkundige sich genau danach, wenn man Röhrchen für eine Blutentnahme richtet.

Bestellzettel für Gerinnungslabor
- Gebraucht wird ausschließlich Plasma.
- Enthalten die Entnahmeröhrchen den gerinnungshemmenden Stoff nicht, muß die Schwester dafür sorgen.
  Z.B. werden bei der Blutentnahme für die Prothrombinzeit nach Quick 1 Teil Zitratlösung und 4 Teile Blut verlangt. Die Dosierung muß genau sein, und die Wünsche des Kliniklabors sind zu berücksichtigen.

6.1.2 Beschriftung der Röhrchen

Es ist wichtig, daß die Beschriftung der Röhrchen mit größter Sorgfalt vorgenommen wird, nur dann können Verwechslungen ausgeschlossen werden.
- Geschieht die Beschriftung am Vorabend, muß direkt vor der Blutentnahme (am Patientenbett) eine Kontrolle vorgenommen werden.
- In vielen Krankenhäusern ist es üblich, daß die Röhrchen erst nach der Blutentnahme (am Krankenbett) beschriftet werden. Die Etiketten können vorher vorbereitet werden.

Möglichkeiten:
- Bestellzettel und Röhrchen sind mit dem Namen (und Vornamen) des Patienten versehen.
- Das Blutröhrchen ist mit einer Nummer versehen. In diesem Fall enthält der Bestellzettel den Namen des Patienten *und* die entsprechende Röhrchennummer.

> Arztverordnung genau beachten
> Richtige Röhrchen (Art und Zahl) vorbereiten
> Beschriftung und Kontrolle gewissenhaft vornehmen.

6.2 Material

6.2.1 Entnahmegeräte

Je nach Krankenhaus und Labormethode kommen in Frage:

Spritze und Kanüle (Abb. 1)
Spritze: Einwegspritzen oder sterilisierbare Rekord- oder Standardspritzen
Kanüle: wenn möglich Einwegkanüle, Lumen der Größe der Blutentnahme angepaßt.

Flügelkanüle (Abb. 2)
a) Flügelkanüle aus Metall, rostfrei, innen poliert, sterilisierbar, 1,0 / 1,2 / 1,5 mm
b) Flügelkanüle zum Einmalgebrauch, einzeln verpackt, 1,0 / 1,2 mm
c) Braunüle = Verweilkanüle zum Einmalgebrauch, die in seltenen Fällen auch zur Blutentnahme gebraucht wird, Gr. 1 / Gr. 2.

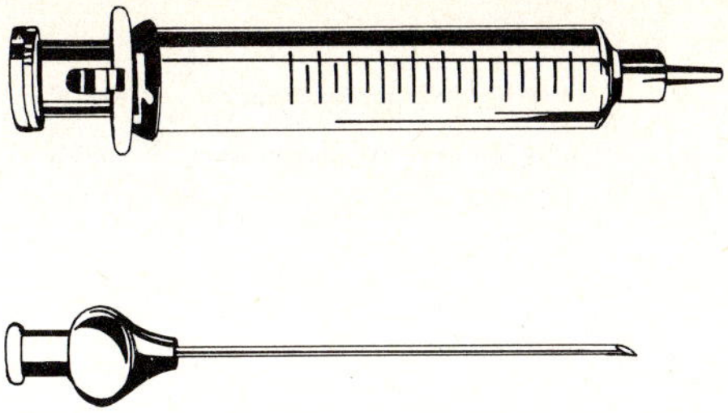

Abb. 1 Spritze und Kanüle zur Blutentnahme

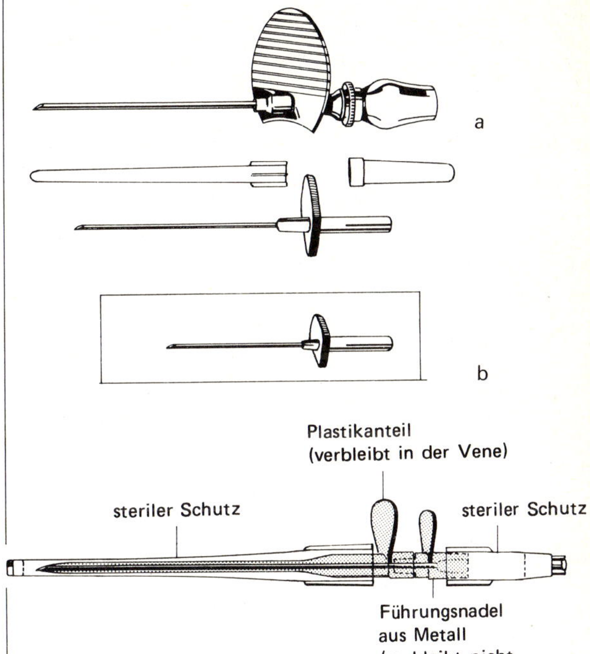

Abb. 2 Flügelkanülen: a) Metallkanüle, b) Einwegkanüle, c) Braunüle

Monovette und Kanüle (Abb. 3)
Kombination von Röhrchen und Spritzenkolben und Kanüle.

Vacutainer (Abb. 4)
Der Hauptteil des Vacutainers ist das Proberöhrchen (= Blutröhrchen), in das das Blut direkt eingesaugt wird. Es wird nur einmal gebraucht und ist mit einem Stöpsel hermetisch verschlossen.

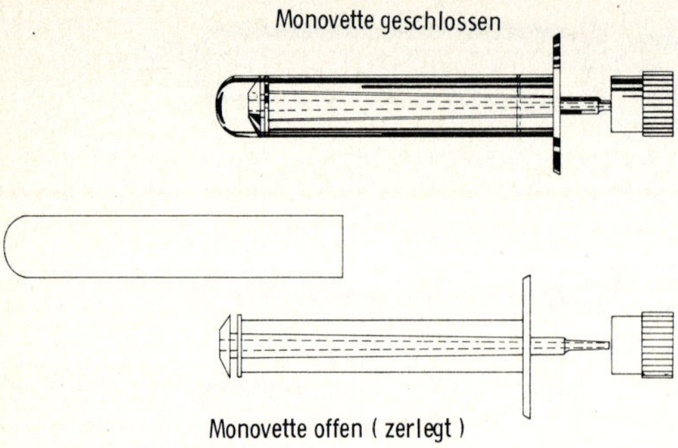

Abb. 3 Monovette

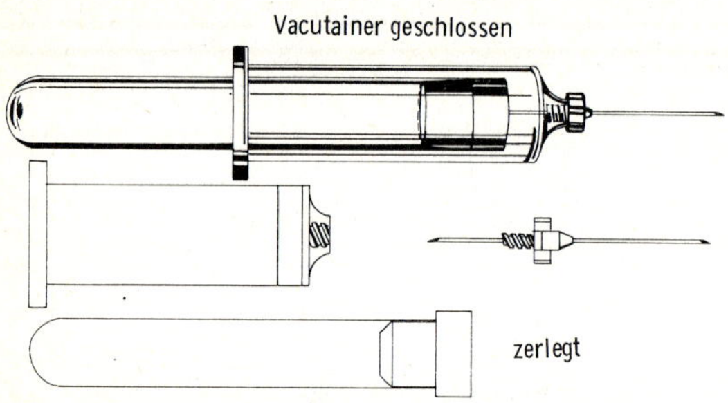

Abb. 4 Vacutainer

Das Vacutainerröhrchen befindet sich in einem Halter, der eine Doppelkanüle trägt; damit nimmt man den Einstich vor. Der Halter ist in sterilisierbarem oder Einmalgebrauchmaterial erhältlich.

6.2.2 Blutentnahmetablett

Es entspricht dem S. 338 besprochenen Spritzentablett (Variante 1 ohne Faßinstrument und Standgefäß, Variante 2 mit Faßinstrument und Standgefäß).

Material

- Tablett
- Einmalgebrauch-Zellstofftupfer
- Einmalgebrauch-Alkoholtupfer oder Desinfektionslösung
- Staubinde
- Lagerungskissen, geschützt
- evtl. Schnellverband;

dazu:

- sterile Flügelkanüle oder Kanüle und Spritze
- Blutröhrchen

oder:

- Monovette
- Kanüle

oder:

- Vacutainer mit Zubehör: Halter und Spezialkanüle

6.3 Punktionsstellen

Man wähle zweckmäßigerweise eine gut gefüllte, leicht tastbare Vene.

Die bevorzugten Punktionsstellen sind wie bei den i.v. Injektionen:

- Ellenbeuge
- Unterarm

seltener:

- Handrücken
- Rist

6.4 Ausführung der Blutentnahme

6.4.1 Allgemeine Vorbereitung

- Kontrolle von Röhrchen und Bestellzettel
- Name des Patienten und Verordnung vergleichen
- sorgfältiges Händewaschen.

6.4.2 Vorbereitung des Patienten

- Vene wählen; diese bei schlechten Venenverhältnissen vorbereiten (s. S. 346)
- die Lagerung des Patienten (Oberkörper leicht erhöht, in Bettrandnähe) ermöglicht die ideale Haltung des Armes; fühlt sich der Patient in seiner Lage wohl, ist er lokker (weniger versteift) und die Blutentnahme gelingt leichter
- geschütztes Lagerungskissen unter den Arm legen.

Beachte

- Dem Patienten als Menschen muß ebenso viel Beachtung geschenkt werden wie der technischen Verrichtung.
- Die Venen des Handrückens sind besonders bei älteren Leuten gut sichtbar, sollen aber nur in Ausnahmefällen punktiert werden, da dort die Schmerzempfindung größer ist und die Venen schlecht gefüllt sind.
- Bei schlechten Venenverhältnissen soll zuvor ein Handbad gegeben oder ein warmer Wickel angelegt werden. Nasse Wärme eignet sich besser als trockene.
- Bewegungen wie Öffnen und Schließen der Faust, Herunterhängenlassen des Armes können die Füllung der Venen fördern.
- Hast und Nervosität der Schwester sind immer schlechte Voraussetzungen für das gute Gelingen.
- Die Stauung darf nicht zu stark angelegt werden, da sonst der arterielle Zufluß behindert wird. Der Puls muß noch tastbar sein.
- Dem Fingerspitzengefühl kommt eine erhebliche Bedeutung zu. Wer sich Zeit nimmt, das Fingerspitzengefühl einmal zu testen, wird erfahren, daß Unterschiede bestehen zwischen links und rechts, zwischen den einzelnen Fingern überhaupt. (Übung: Welcher Finger ertastet am leichtesten eine unter eine nicht zu dünne Tischdecke gelegte Nähnadel? Mit diesem Test können wir *denjenigen* unserer Finger herausfinden, mit dem wir am besten nicht oder schlecht sichtbare Venen palpieren können).
- Die Blutentnahme wird vorteilhaft am liegenden Patienten vorgenommen, die Schwester setzt sich für die Venenpunktion.

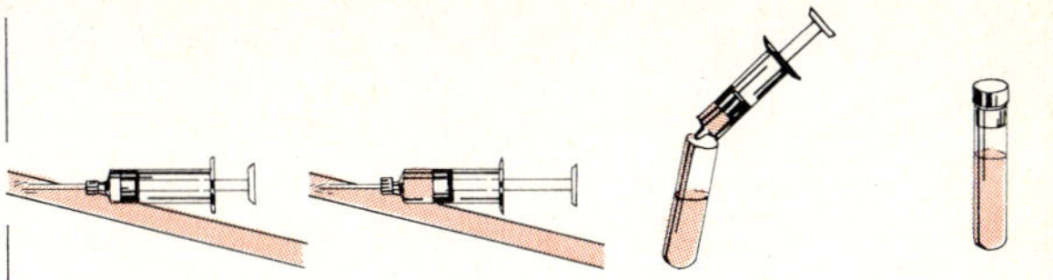

Abb. 5 Blutentnahme durch Aspiration in die Spritze

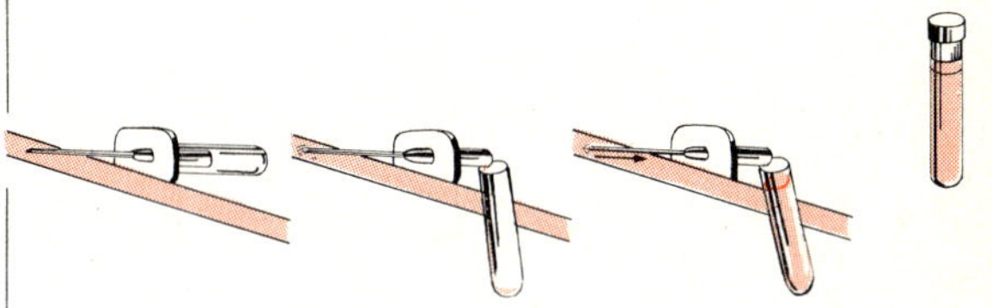

Abb. 6 Blutentnahme durch Tropfenlassen direkt ins Röhrchen

6.4.3 Ausführung

Allgemeingültige Gesichtspunkte

- Staubinde ungefähr handbreit oberhalb der vorgesehenen Punktionsstelle anlegen
- Haut im Bereich der Einstichstelle desinfizieren
- Haut entgegen der Stichrichtung spannen und durchstechen (indirekte oder direkte Venenpunktion)
- Kanüle in die Vene einführen, Blut je nach Methode aspirieren oder tropfen lassen.

Blutentnahme mit Kanüle und Spritze (Abb. 5)

1. Kanüle in die Vene einführen
2. Blut langsam aspirieren*
3. Kanüle von Spritze entfernen und Blut am Röhrchenrand entlang ins Röhrchen geben*
4. Röhrchen verschließen, nicht schütteln* (bei Zitratblut kippen)

* Diese Maßnahmen helfen u.a. mit, um eine *Hämolyse* (= Schädigung der Blutkörperchen) zu verhüten. Entnommenes Blut muß sorgfältig behandelt und möglichst rasch ins Labor gebracht werden.

Blutentnahme mit Flügelkanüle (Abb. 6)

1. Flügelkanüle einführen (Ansatz im Röhrchen)
2. Blut tropfen lassen (am Röhrchenrand entlang*)

3. Kanüle herausziehen, Röhrchen dabei so halten, daß das Blut nicht durch Zurücklaufen verschüttet wird
4. Röhrchen verschließen, nicht schütteln* (bei Zitratblut kippen). Bei mehreren Röhrchen diese sorgfältig wechseln, Handgriff üben. Es sollte bei richtigem Handhaben der Röhrchen praktisch kein Blut danebenfließen.

Blutentnahme mit Monovette (Abb. 7)
1. Kanüle mit angesetzter Monovette einführen
2. Blut langsam aspirieren*
3. nach Herausziehen der Kanüle Kolben vom Röhrchen lösen; darauf achten, daß der Kanal des Kolbens kein Blut mehr enthält (Blutspritzer!)
4. Das Röhrchen verschließen, kippen (nicht schütteln*).

Bei Blutentnahmen für mehrere Monovetten läßt man die Kanüle in der Vene liegen, drückt leicht auf die Vene oberhalb der Einstichstelle, entfernt die gefüllte Monovette und schließt die leere an.

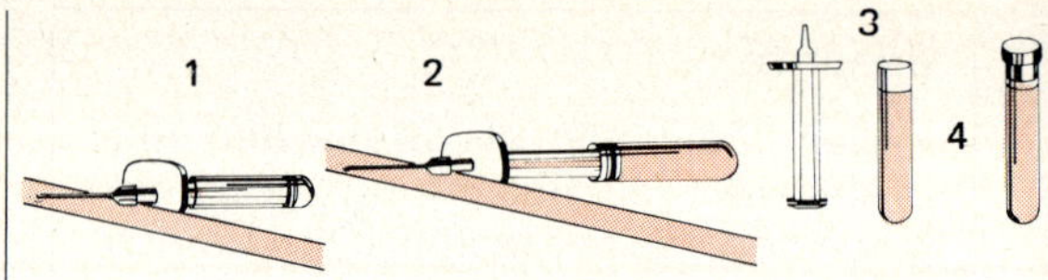

Abb. 7 Blutentnahme mittels Aspiration direkt ins Röhrchen

Blutentnahme mit Vacutainer (Abb. 8)
1. Röhrchen in den Halter einführen, so daß der Stöpsel die Kanüle berührt. Röhrchen weiter hineinschieben, bis der Stöpsel den Markierungsstrich erreicht, dann loslassen, auch wenn das Röhrchen etwas zurückfedert. In dieser Stellung ist die Kanüle in den Stöpsel eingedrungen, aber ohne ihn vollständig zu durchbohren.
2. Vene anstechen und das Röhrchen sofort vollständig in den Halter stoßen, so daß der Stöpsel durchbohrt wird. Da sich die Kanüle in der Vene befindet, bleibt das Vakuum im Röhrchen enthalten.
3. Das Blut fließt augenblicklich, sobald die Vene getroffen ist.
4. Röhrchen aus dem Vacutainerhalter herausziehen.

Mit dem Vacutainer kann man mit einem Einstich mehrere Proben entnehmen. Dazu läßt man die mit dem Halter verbundene Kanüle in der Vene und drückt leicht auf die Vene oberhalb Einstichstelle; das Röhrchen kann entfernt und ein neues eingesetzt werden.

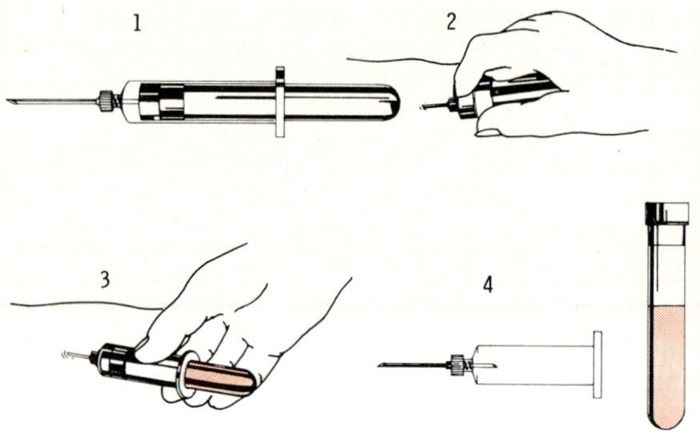

Abb. 8 Blutentnahme unter Vakuum direkt ins Röhrchen

6.4.4 Nach der Blutentnahme

Am Patienten
- Staubinde öffnen
- trockenen Tupfer auf die Punktionsstelle drücken, besonders wichtig nach Blutentnahmen mit Monovette und Vacutainer (Hämatomgefahr bei Aspiration größer)
- hat die Blutentnahme am Arm stattgefunden, diesen eine Weile hochhalten
- Schnellverband anlegen bei ambulanten und antikoagulierten Patienten.

Das Blut
- Bei Blutentnahmen für Plasmaanalysen Röhrchen (Spritze oder Monovette) sofort gut kippen, damit das Blut sich mit dem gerinnungshemmenden Stoff gut vermischt
- gefüllte Blutröhrchen möglichst rasch verschließen und ins Labor bringen
- bei Blutentnahmen, die außer Labordienstzeit ausgeführt werden, das Blut in den Kühlschrank stellen
- evtl. ist eine spezielle Verpackung bei Blutröhrchen, die in auswärtige Labors geschickt werden, notwendig (vielerorts wird diese Arbeit vom Laborpersonal übernommen)
- nochmalige Kontrolle von Röhrchen und Bestellzettel.

Reinigung und Sterilisation bzw. Vernichtung des Materials
- Tablett, Staubinde und Lagerungskissen in Desinfektionslösung einlegen

- Einmalgebrauchmaterial in die bestimmten Abfallgefäße geben (Kanülenspitzen schützen)
- sterilisierbares Entnahmematerial in Desinfektionslösung einlegen

Weiteres darüber s. Kapitel Krankenhaushygiene, im besonderen Zentralsterilisation.

6.5 Spezielle Blutentnahmen

6.5.1 Blutentnahme für Blutsenkungsreaktion

Gemessen wird die Geschwindigkeit des Absinkens der roten Blutkörperchen im Zitratblut. Das Blut wird durch die Zugabe von Natrium citricum ungerinnbar gemacht.
Die Senkungsreaktion (= BSR oder SR) ist abhängig
- vom Albumin-Globulin-Verhältnis im Blut. Bei einer Eiweißverschiebung zugunsten der Globuline sinken die roten Blutkörperchen rascher
- vom elektrischen Ladezustand der Erythrozyten, deren Membran normalerweise negativ geladen ist (krankhafte Zustände können diese Ladung verändern)
- von der Menge und Größe der Erythrozyten.

Die gebräuchlichsten Methoden sind jene nach Westergren und Löffler.

Westergren-Methode (Alfred Westergren, Internist in Stockholm, geb. 1891)
Wir benötigen
die Gegenstände zur Venenpunktion (s. S. 386),
dazu:
- 2-ml-Spritze
- Natrium-citricum-Lösung 3,8 %
- Senkungsständer mit Senkungspipette nach Westergren (Abb. 9)
- Uhr, wenn möglich Stoppuhr, die auf eine Stunde eingestellt werden kann.

Vorgehen
- Aufziehen von 0,4 ml Natrium citricum in die Spritze
- leichte Stauung der Venen (Hämolyse!)
- Punktion der Vene und Aspiration von 1,6 ml Blut
- das Blut kann, gut vermischt (kippen, nicht schütteln), direkt in die Senkungspipette gespritzt werden

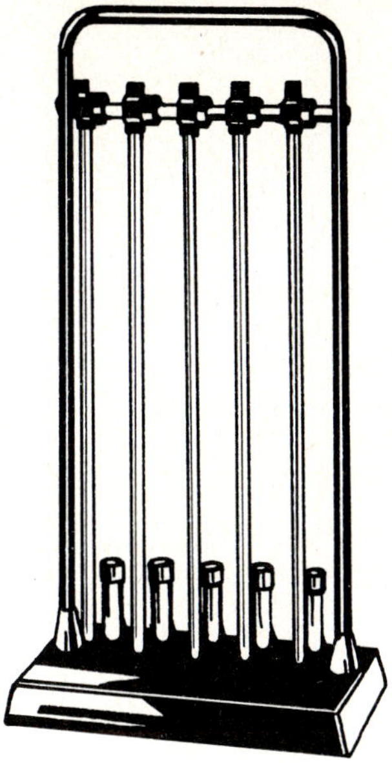

Abb. 9 Westergren-Senkungsröhrchen

- die Senkungspipette wird im Ständer eingespannt, Graduierung nach vorn
- Zeit und Name des Patienten vermerken
- Ablesen in Millimeter nach einer, evtl. auch nach zwei Stunden.

Löffler-Methode (Wilhelm Löffler, Internist in Zürich, geb. 1887)
Wir benötigen
die Gegenstände zur Venenpunktion (s. S. 386),
dazu:
- 5-ml-Spritze
- Löffler-Senkungsröhrchen (Abb. 10)
- Natrium-citricum-Lösung 3,8 %.

Vorgehen
- Aufziehen von 1 ml Natrium citricum in die Spritze und Aspirieren von 4 ml Blut
- durch Zurückziehen des Kolbens gut vermischen und ohne Schaumbildung in das Löffler-Röhrchen spritzen;

oder
- in das Löffler-Röhrchen bis zum unteren Strich Natrium citricum einfüllen, bis zum oberen Strich Blut. Beides vermischen (Schaumbildung vermeiden)
- Ablesen wie bei der Westergren-Senkung.

Auswertung

Normalwerte nach einer Stunde:
Frauen = 6–11 mm
(Grenzwerte 12–15 mm)
Männer = 3–8 mm
(Grenzwerte –10 mm)

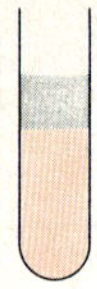

Plasmaveränderungen, die von der Schwester beobachtet werden, müssen dem Arzt gemeldet werden, z. B.:
goldgelb = bei Ikterus
sehr hell = bei Eisenmangelanämie
milchig = bei hohem Cholesteringehalt im Blut

Beschleunigte Senkung kann durch verschiedene Ursachen bedingt sein:
physiologisch
- nach üppigen, eiweißreichen Mahlzeiten
- während der Schwangerschaft und im Wochenbett

pathologisch
- bei ausgedehnten, akuten und chronischen Entzündungen
- bei Nekrosebildung (z. B. bei Myokardinfarkt)
- bei Anämie u.a.

Verlangsamte Senkung
- bei Polyglobulie oder Polyzythämie
- bei Exsikkose
- bei Kachexie
- bei vegetativer Dystonie.

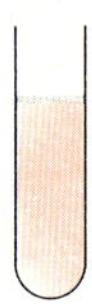

6.5.2 Die Blutkultur

Unter einer Blutkultur verstehen wir die Keimzüchtung aus dem strömenden Patientenblut bei septischen Fieberzuständen. Die Einschwemmung der Bakterien erfolgt meist schubweise.
Die Kultur wird ausgeführt
- zum Nachweis von Bakterienstämmen
- zur Prüfung bakterieller Keime auf deren Stabilität gegenüber Antibiotika und Sulfonamiden = Sebas-Test (Plättchentest), Resistenzbestimmung.

Der Zeitpunkt der Blutentnahme für eine Kultur liegt bei Fieberanstieg oder bei Beginn eines Schüttelfrostes.
Die Kulturen werden für gewöhnlich mehrere Male, meist 3×, wiederholt.

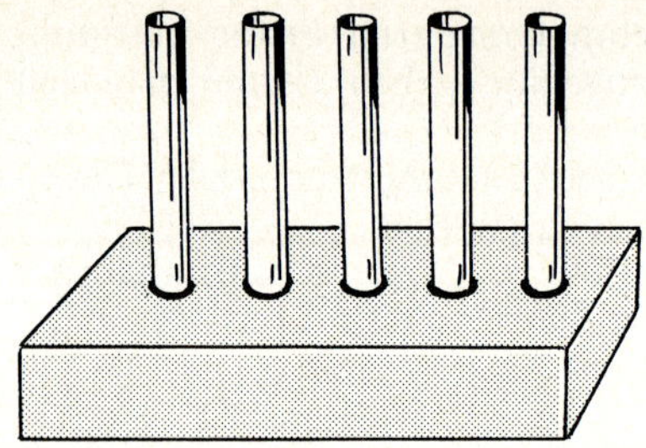

Abb. 10 Löffler-Senkungsröhrchen, im Plastik- oder Holzblock stehend

Gegenstände zur Blutentnahme für die Kultur

Die Blutentnahme für die Blutkultur wird unterschiedlich gehandhabt.
Im folgenden eine mögliche Methode:

Wir benötigen
die Gegenstände zur Venenpunktion (s. S. 386),
dazu:
- evtl. Gesichtsmaske
- Watteträger, steril
- Desinfektionslösung, gefärbt
- evtl. Spiritusflamme und Streichhölzer
- Kanüle zum Wechseln
- Blutkulturflasche (kühl und vor Licht geschützt aufbewahren, aber nicht im Kühlschrank).

Vorbereitung
- Die Blutentnahme sollte, wenn möglich, in einem isolierten Raum vorgenommen werden.
- Da während der Blutentnahme nicht gesprochen werden darf, muß den Ausführenden das Vorgehen genau bekannt sein (evtl. Gesichtsmaske tragen).
- Verschlußkappe der Kulturflasche entfernen und Gummi und Metallrand desinfizieren, sterilen Tupfer auf der Verschlußkappe liegen lassen.

Beachte

Die Blutentnahme für eine Kultur sollte, wenn möglich, durch zwei Personen vorgenommen werden. Die absolute Asepsis kann dadurch besser gewahrt werden.

Blutentnahme

- Hände besonders gut waschen (bürsten!)
- Blutentnahmestelle desinfizieren wie vor operativen Eingriffen
- Venenpunktion und Entnahme von 5–10 ml Blut, Kanüle vorsichtig wechseln
- 5–10 ml Blut durch den Gummiverschluß in die Kulturflasche spritzen.

Nach der Blutentnahme

- Auf der Gummikappe einen sterilen Tupfer befestigen
- Flasche beschriften (Zeit und Name)
- Blut sofort ins Labor bringen. Dort wird die Kultur bei optimaler Wärme von 37 °C bebrütet.

Weiterführende Literatur

Hallmann, L.: Klinische Chemie und Mikroskopie, 10. Aufl. Thieme, Stuttgart 1966

Prospekte und Broschüren verschiedener Firmen über Blutentnahmegeräte, z.B.: Vacutainer, Becton-Dikkinson, Basel, Heidelberg

Testfragen

Kreuzen Sie jeweils die richtige Antwort an:

- Als Biopsiematerial gilt (S. 382)
  - ☐ Blut, Schleimhautzylinder, Eiter
  - ☐ Haut- und Schleimhautzylinder, Lebergewebslamellen
  - ☐ Eiter, Liquor, Lymphknotenexzisionsmaterial

- Biopsie bedeutet genau übersetzt (S. 382)
  - ☐ mikroskopische Untersuchung von Gewebszellen
  - ☐ Untersuchung von beim Lebenden entnommenen Material
  - ☐ Entnahme von lebendem Gewebe

- Eine Punktion ist immer ein Eingriff in den Organismus. Sie leiten davon ab, daß (S. 382)
  - ☐ die Beobachtung des Patienten der wichtigste Punkt ist
  - ☐ die Haut durchtrennt, Gewebe verletzt und ein Organ oder Hohlorgan angestochen wird
  - ☐ die Umgebung des Patienten immer gefährdet ist

- Eine der oben genannten Antworten ist richtig. Sie leiten davon ab, daß (S. 382)
  - ☐ der Patient gut und angepaßt informiert werden muß
  - ☐ durch aseptische Maßnahmen einer Infektion vorgebeugt werden muß
  - ☐ die Umgebung des Patienten unter allen Umständen vor einer Infektion geschützt werden muß

- Serum ist (S. 384)
  - ☐ von Blutkörperchen befreite Blutflüssigkeit
  - ☐ von Blutkörperchen und Fibrin befreite Blutflüssigkeit
  - ☐ von Fibrin befreite Blutflüssigkeit

– Die Beschriftung der Röhrchen muß genau vorgenommen werden (S. 385)
  - ☐ damit das Laborpersonal genaue Angaben hat
  - ☐ damit die Personalien des Patienten vollständig auf die Analysenkarte gedruckt werden können
  - ☐ damit keine Verwechslungen passieren

– Welche Entnahmegeräte passen zusammen? (S. 385f.)
  - ☐ Monovette und Spritze
  - ☐ Vakutainer, Blutröhrchen und Spezialkanüle
  - ☐ Vakutainer, Halter und Spezialkanüle

– Eine Hämolyse verhüten Sie (S. 387f.)
  - ☐ wenn Sie das Blutröhrchen sofort verschließen
  - ☐ wenn Sie die Blutkörperchen möglichst wenig mechanischer Reibung aussetzen
  - ☐ wenn Sie die Vene sehr gut stauen

– Zur Senkungsreaktion nach Westergren braucht man (S. 389)
  - ☐ 1 ml Blut und 4 ml Zitratlösung
  - ☐ 1 ml Zitratlösung und 4 ml Blut
  - ☐ 0,4 ml Zitratlösung und 1,6 ml Blut

– Eine beschleunigte Senkungsreaktion beobachten Sie u.a. (S. 390)
  - ☐ bei Polyglobulie
  - ☐ bei Kachexie und hohem Cholesteringehalt im Serum
  - ☐ bei Anämie

– Die Blutkultur dient zum (S. 390)
  - ☐ Nachweis der Resistenz von Antibiotika auf Blutzellen
  - ☐ Nachweis von Bakterien im Blut
  - ☐ Sicheren Nachweis, daß ein Schüttelfrost vorliegt

7 Immunisierung

Sequenzziel (Intention)

Da Ihnen dieses Kapitel nur einige Denkanstöße zum Thema Immunität und Immunisierung geben kann, ist es notwendig, daß Sie voraus im Unterricht oder im Selbststudium das Lernprogramm Immunologie durcharbeiten.
Das Ziel *dieser Sequenz* liegt darin, daß Sie sich soviel Wissen erwerben, um fähig zu sein, die aktive und passive Immunisierung klar auseinanderzuhalten. Sie können über die Schutzimpfung Auskunft geben und können Laien über notwendige und nützliche Impfungen beraten. Sie sind fähig, bei der Vorbereitung von Impfungen und Impfaktionen mitzuhelfen und (entsprechend Ihrem Ausbildungsstand und Kompetenzbereich) verordnete Impfungen selber vorzunehmen. Sie kennen evtl. auftretende Reaktionen und die wichtigsten Kontraindikationen und können notwendige Informationen verständlich weiterleiten.
Sie wissen, in welchen Fällen eine passive Immunisierung in Frage kommen kann, können dabei mithelfen, den Patienten auf eventuelle Nebenwirkungen beobachten und bei Auftreten von Symptomen sinnvolle Hilfe leisten.

Lernziel

Nach dem Studium dieses Kapitels können Sie
- den Begriff Immunisierung eindeutig formulieren;
- den Unterschied zwischen einer aktiven und passiven Immunisierung exakt erklären;
- angeben, wie intensiv der Impfschutz ist, wie lange er andauert und wovon er abhängig ist;
- über den Impfplan oder Impfkalender Auskunft geben und Außenstehende darüber informieren;
- die wichtigen spezifischen Immunisierungen mit grundsätzlichen Angaben über Erst- und Wiederholungsimpfung, Verabreichung des Impfstoffes und Reaktion sowie über die Immunisierungsdauer aufzählen.

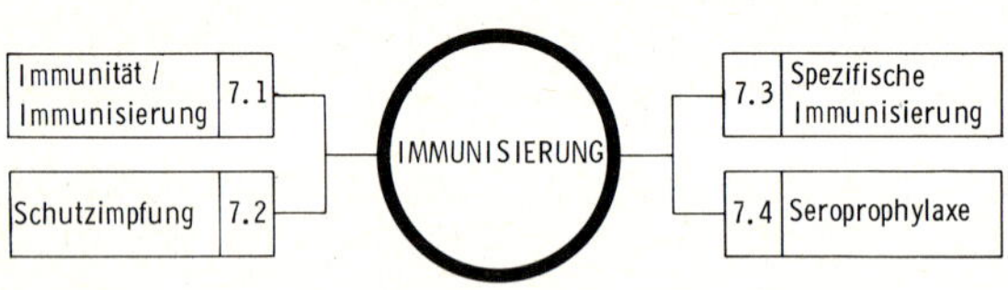

Prinzip

Der *Organismus* reagiert auf Eindringen von Antigenen (z.B. Krankheitserreger) durch Antikörperbildung = Abwehr- bzw. Schutzmechanismus.
Bei der *passiven Immunisierung* werden dem Organismus Antikörper übertragen, ohne daß dieser selbst zur Antikörperbildung beiträgt. Die Wirkung tritt sofort ein, der Schutz ist von kurzer Dauer.
Bei der *aktiven Immunisierung* (= Schutzimpfung) werden dem Organismus Impfstoffe (= Impfantigene) verabreicht, mit der Absicht, daß der Organismus sich mit den Impfantigenen auseinandersetzt und dadurch mit möglichst geringen Nebenwirkungen selber Antikörper produziert. Dadurch entsteht eine Immunität bzw. ein Schutz gegen bestimmte Infektionskrankheiten. ▼

- Die Impfstoffe für die passive und die aktive Immunisierung müssen klar auseinandergehalten werden.
- Die Verabreichungsart muß bekannt sein, und die Vorschriften müssen genau eingehalten werden.
- Der Organismus muß auf auftretende Reaktion genau beobachtet werden.
- Der Patient, der passiv oder aktiv immunisiert wird, muß eine ihm angepaßte, d.h. verständliche Erklärung über Zweck und Wirkung bekommen.

7.1 Immunität / Immunisierung

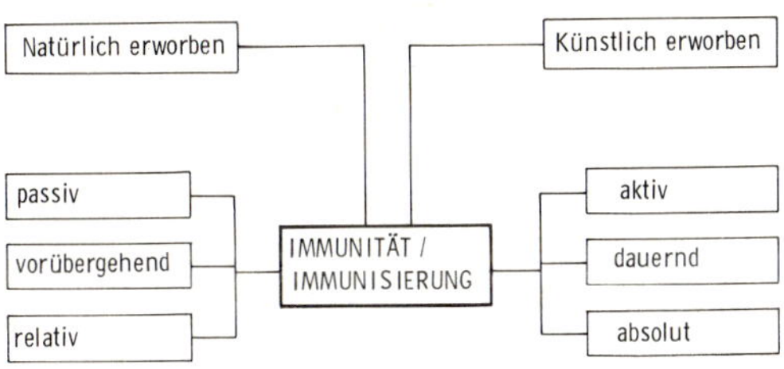

7.1.1 Immunität

Damit wird ein erworbener, *spezifischer* Schutz gegen Infektion und Krankheit bezeichnet. Die Immunität beruht auf der Entwicklung körpereigener Antikörper gegen bestimmte Erreger. Diese erworbene Widerstandsfähigkeit bewirkt, daß eine Wiederbegegnung mit dem gleichen Erreger symptomlos verläuft.
Wir unterscheiden die
– *natürlich erworbene Immunität*
a) *Durchgemachte Erkrankung*
In diesem Fall bildet der Organismus *Antikörper* gegen die eingedrungenen Erreger. Die Person ist nun gegen eine erneute Erkrankung, hervorgerufen durch denselben Infektionserreger, gefeit (= immun).
b) *Wiederholter Kontakt mit dem Erreger*
In diesem Fall wird der Körper immer wieder zur Bildung der Antikörper angeregt, ohne daß es zur Erkrankung kommt (stille Feiung). Eine natürliche Immunität in diesem Sinne erwirbt sich vor allem das Krankenpflegepersonal.
c) *Angeborene Immunität*
Das Neugeborene kann während Monaten gegen bestimmte Krankheiten immun sein. Es hat von der Mutter Antikörper über den Plazentakreislauf bekommen.
– *Künstlich erworbene Immunität*
durch die aktive und passive Immunisierung.

7.1.2 Immunisierung

Unter Immunisierung verstehen wir das *Erzeugen einer Immunität,* d.h. einer spezifischen Unempfänglichkeit gegenüber Infektionen. Wir unterscheiden die
– *Vorübergehende oder dauernde Immunisierung*
Sie ist abhängig von der Art der Infektion und der individuellen Reaktionsweise des Organismus.
– *Relative und absolute Immunisierung*
Sie ist abhängig von der Art, Menge und Virulenz der Erreger oder deren Gifte, wie auch von der Abwehrfähigkeit des Organismus.
– *Passive und aktive Immunisierung*
Aktive Immunisierung: Schutzimpfung oder Vakzinetherapie
wir meinen damit die künstliche Erzeugung einer leichten Krankheit durch Ein-

verleiben lebender oder abgetöteter Krankheitserreger bzw. ihrer nicht mehr krankmachenden Toxine. Der Körper bildet die entsprechenden Antikörper.
Passive Immunisierung: Serumprophylaxe oder Serumtherapie
es geht hier um die Einspritzung von Serum aktiv immunisierter Tiere oder von menschlichen Immunseren bei infektionsgefährdeten Menschen.

7.2 Aktive Immunisierung – Schutzimpfung

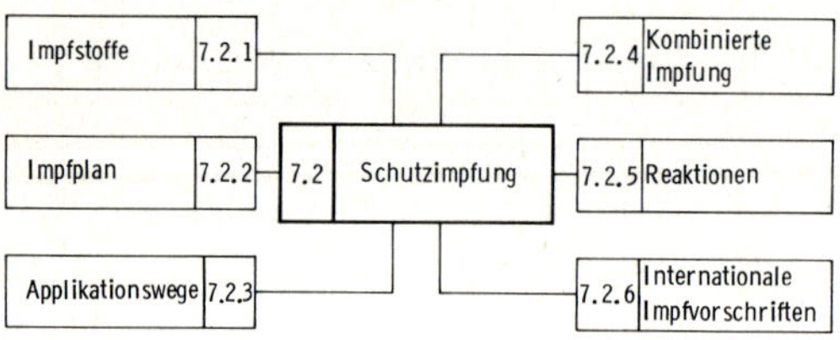

7.2.1 Impfstoffe

Es gibt sogenannte *Totimpfstoffe* und *Lebendimpfstoffe.*
Totimpfstoffe enthalten entweder inaktivierte Erreger (Bakterien, Viren) oder deren Toxine. Sie werden meistens als Kombinationsstoffe verabreicht, sind aber auch als Einzelvakzine im Handel.
Lebendimpfstoffe enthalten abgeschwächte, vermehrungsfähige Erreger. Mit Ausnahme der Tuberkuloseschutzimpfung handelt es sich meistens um Virusimpfstoffe.
Die Impfstoffe haben *verschiedene, gleichbedeutende Namen:*
Vakzine, Anatoxal, Anatoxin, Impfantigen.
Die Bezeichnung der Impfstoffe geschieht meistens mittels Abkürzungen, die je nach Herstellungsort unterschiedlich sind:

Impfstoffe gegen	Abkürzung Schweiz	BRD	Applikation Schweiz	BRD
a) Totimpfstoffe				
Tetanus	Te	T	s.c.	i.m.
Diphtherie	Di	D	s.c.	i.m.
Diphtherie-Tetanus	DiTe	DT	s.c.	i.m.
Diphtherie-Pertussis	DiPer	DP	s.c.	i.m.
Diphtherie-Tetanus-Pertussis	DiTePer	DTP	s.c.	i.m.
Tetanus-Poliomyelitis	TePol	T-Polio	s.c./i.m.	i.m.
Diphtherie-Tetanus-Pertussis-Poliomyelitis	DiTePePol	DPT-Polio	s.c./i.m.	i.m.
Typhus-Paratyphus A und B	TAB	TAB	s.c.	s.c.
u.a.				
b) Lebendimpfstoffe				
Tuberkulose	BCG	BCG	i.c.	
Poliomyelitis (mono- oder trivalent)	Polio Typ 1, 2, 3	Polio	oral	
Masern	—	—	s.c.	
Röteln	—	—	s.c.	
Grippe	—	—	s.c.	
Pocken	—	—	s.c., i.c., Skarifikation	

Impfstoffe sind kühl, trocken und vor Licht geschützt aufzubewahren. Verfalldatum beachten!

7.2.2 Impfplan – Zeitplan der Impfungen

Je nach Land gehören mehr oder weniger Impfungen zu den sog. Routineimpfungen, die in den Impfplan einbezogen werden. Zu den meist empfohlenen *Routineimpfungen* gehören die Diphtherie-, Tetanus-, Pertussis-, Pocken-, Poliomyelitis-, Masern- (und bei Mädchen auch die Röteln-) Schutzimpfung. Auch die empfohlene Zeitfolge ist variabel, wobei man wissen muß, daß auch längere Intervalle als die angegebenen die Immunreaktion nicht beeinträchtigen.

Beispiel eines Impfplanes (s. auch Tab. 1)

Tabelle 1 Impfkalender – Empfehlenswertes Vorgehen beim Durchimpfen einer Bevölkerung (Schweiz. Serum- und Impfinstitut, Bern)

Alter	Impfungen
Neugeborene	BCG-Impfung (in tb-gefährdetem Milieu) Tuberkulinprobe frühestens nach sechs Wochen kontrollieren
4. bis 6. Monat	DiTePerPol-Impfstoff Berna, 3mal 1 ml in Abständen von 4 bis 6 Wochen oder DiTePer Anatoxal Berna und Polio-Impfung oral
7. bis 12. Monat	Pocken-Primovaccination
12. bis 24. Monat	Polio-Impfung oral (trivalent falls früher schon oral geimpft) oder Polio-Impfung nach Salk (Injektion de rappel) DiTe Anatoxal Berna (Injektion de rappel), evtl. DiTePer Anatoxal Berna (Injection de rappel)
6. bis 10. Jahr	BCG-Impfung DiTe Anatoxal Berna (Injection de rappel)
15. bis 20. Jahr	BCG-Impfung (wenn Tuberkulinproben negativ geworden sind) Te Anatoxal Berna (Injection de rappel) Pocken-Revaccination

Säuglinge
Während der ersten Lebensmonate ist der Säugling durch mütterliche Abwehrstoffe gegen diejenigen Infektionskrankheiten geschützt, die seine Mutter selbst durchgemacht hat oder gegen die sie durch stumme Infektion oder Schutzimpfung immunisiert worden war. Aber schon im dritten Lebensmonat können die Abwehrstoffe, z. B. gegen Keuchhusten, verschwinden. Darum sollte der Impfplan beim Säugling im 3. Lebensmonat einsetzen.
3. Monat: Injektion des Mischimpfstoffes gegen Diphtherie, Keuchhusten und Starrkrampf (DiTePer). Einnahme von Polioschluckimpfstoff (trivalent)
4. Monat: zweite Injektion des Mischimpfstoffes DiTePer
5. Monat: dritte Injektion des Mischimpfstoffes DiTePer und orale trivalente Polioschutzimpfung
6.–12. Monat: Vakzination gegen Pocken.
Durch dieses kombinierte Impfverfahren ist es möglich, den Säugling mit geringstem Aufwand gegen fünf gefährliche Infektionskrankheiten wirksam zu schützen.

Kleinkind
Im 2. Lebensjahr soll der Impfschutz aufgefrischt werden durch eine Injektion des Mischimpfstoffes DiTePer und der oralen Verabreichung des Polioimpfstoffes.

Schulkinder
Im Schulalter sind wegen erhöhter Verletzungsgefahr und dem größeren Infektionsrisiko Auffrischungsimpfungen gegen Starrkrampf, Diphtherie, Poliomyelitis und Pokken angezeigt. Im tuberkulosegefährdeten Milieu ist die BCG-Impfung der Neugeborenen innerhalb der ersten 6 Lebensmonate dringend anzuraten. In nicht gefährdetem Milieu kann mit der Impfung bis zum 13. oder 14. Lebensjahr zugewartet werden. Der BCG-Impfung muß immer der Tuberkulintest vorausgehen (ausgenommen bei Neugeborenen). Verläuft dieser Test positiv, so hat bereits ein Kontakt mit Tuberkelbakterien stattgefunden. Tuberkulinpositiv gewordene Kinder sollen nicht BCG geimpft werden. Eine ärztliche Untersuchung auf Tuberkuloseerkrankung ist angezeigt.

Erwachsene
Zur Aufrechterhaltung der Immunität sollten folgende Impfungen wiederholt werden:
- Starrkrampf (Tetanus) alle 5–10 Jahre
- Pocken und Polio alle 3–5 Jahre.

7.2.3 Applikationswege, Dosierung, Auffrischungen

Applikationswege
Die Impfstoffverabreichungsart ist abhängig vom Impfstoff und von der Art der Herstellung (Prospekte beachten!).

– orale Impfapplikation	– Polioimpfung
– Skarifikation	– Pockenimpfung
– Multipressure-Technik	– BCG-, Pockenimpfung
– intrakutan (i.c.)	– BCG
– subkutan (s.c.)	– Impfstoffe gegen Masern, Röteln, Grippe, Mumps, Typhus, Cholera

– subcutan (s.c.)	– alle vom Schweiz. Serum- und Impfinstitut hergestellten Kombinationsstoffe
– intramuskulär (i.m.)	– alle Absorbatimpfstoffe (= die in der BRD hergestellten Kombinationsimpfstoffe)

Bei Reihenimpfungen hat sich die Hochdruckinjektion ohne Nadel bewährt.

Dosierung
Für die Dosierung halte man sich an die Angaben auf Prospekt oder Ampullen. Bei reduziertem Allgemeinzustand ist die Verordnung des Arztes maßgebend.

Auffrischimpfungen
Für die Auffrischung des Impfschutzes gibt es Empfehlungen. Solche sind z.B. im Impfplan (7.2.2) ersichtlich. Die internationalen Richtlinien, die Auffrischimpfungen vorschreiben, gelten vor allem für Auslandreisende.
Eine *Auffrischimpfpflicht* ist in Deutschland für die Pockenimpfung im 12. Lebenjahr gesetzlich vorgeschrieben (1. gesetzlich vorgeschriebene Pockenschutzimpfung muß im 1. Lebensjahr vorgenommen werden). Ein *Auffrischeffekt*, auch *Booster-Effekt* (englisch: to boost = aufladen) durch Wiederholungsimpfung oder *Injection de rappel* (französisch: rappeler = erinnern) läßt sich anhand von Antikörperbestimmungen nachweisen.
Nach der Grundimmunisierung genügt eine *geringe Antigenmenge*, um den abgesunkenen Antikörpertiter schnell zu erhöhen.

7.2.4 Kombinierte Impfungen

Wir haben beim Impfplan schon gesehen, daß viele Impfungen mittels Kombinationsimpfstoffen vorgenommen werden (z.B. DiTePer = Diphtherie-Tetanus-Pertussis).
Man nimmt an, daß die kombinierte Impfung wirksamer ist als Impfstoffe, die nur eine Komponente enthalten. Zudem ist die kombinierte Impfung einfacher und rationeller.
Die Pockenimpfung im Kindesalter soll *nicht* mit anderen Impfungen kombiniert werden. Bei den Auffrischimpfungen soll die Pocken- und Polioimpfung nicht gleichzeitig vorgenommen werden.

7.2.5 Reaktionen – Kontraindikationen

Leichte und evtl. fieberhafte Reaktionen treten gern nach Pertussis-, Diphtherie- und Pockenimpfungen auf. Sie sind aber im Normalfall harmlos und ohne Bedeutung.
Routineimpfungen sind bei Kindern mit akuten Infektionen oder neurologischen Störungen zu unterlassen.
Die Polioimpfung soll wenn möglich *nicht* in den Monaten Juli–September vorgenommen werden, da in dieser Jahreszeit die meisten Poliomyelitisfälle auftreten.

Impfungen während der Schwangerschaft
Um das werdende Kind nicht zu schädigen, sollen alle nicht unbedingt notwendigen Impfungen während der Schwangerschaft unterlassen werden. Das gilt in ganz besonderem Maße für Impfungen mit Lebendvakzinen. Wenn immer möglich sind zu *vermeiden:* Pocken-, Röteln-, Masern-, Mumps-, Pertussis- und Typhus/Paratyphus-Impfungen.
Nach dem 3. Monat gelten als ungefährlich: BCG- und Polioimpfung.
Die Tetanusimpfung ist die einzige Schutzimpfung, die zu jeder Zeit, auch während der Schwangerschaft, gegeben werden kann.

7.2.6 Impfvorschriften im internationalen Reiseverkehr

Um die Einschleppung übertragbarer Krankheiten zu verhindern, kann gemäß internationalem Übereinkommen die Bewilligung zur Einreise in ein Land vom Besitze eines internationalen Impfausweises abhängig gemacht werden. Die Impfvorschriften für den internationalen Reiseverkehr erstrecken sich auf die Schutzimpfungen gegen:
- Cholera
- Pocken
- Gelbfieber.

Der öffentliche Gesundheitsdienst der USA gibt jährlich eine Broschüre heraus, welche die jeweils aktuellen Vorschriften und Empfehlungen für Auslandsreisen enthält: »Immunization Information for International Travel«.

7.3 Spezifische Immunisierungen

Die wichtigsten sind:

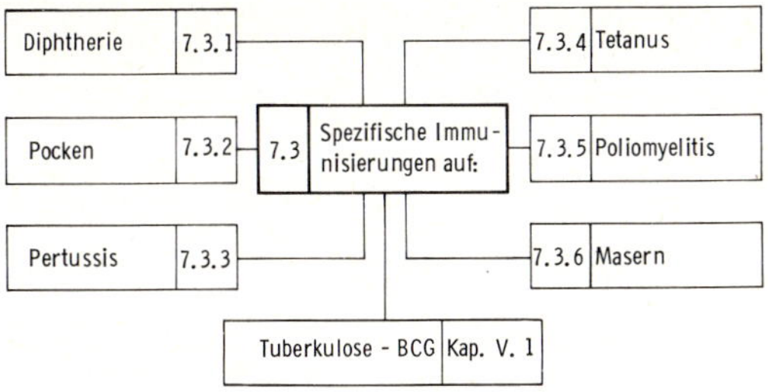

7.3.1 Diphtherieimmunisierung

Erstimpfung: Bei allen Säuglingen, meist in Kombination mit der Pertussis- und Tetanusimpfung. *Di*TePer-Anatoxal.
Verabreichung des Impfstoffes als 3malige subkutane Injektion in Intervallen von 4–6 Wochen. Die Dosierung ist abhängig vom Alter des Kindes.
Impfreaktion: gering
Grundimmunität: 3–5 Jahre
Wiederholungs- oder Booster-Impfung in jedem Alter, bei Kontakt mit Diphtherieerkrankten (als Routinemaßnahme: alle 4–5 Jahre).

7.3.2 Pockenimmunisierung

Erstimpfung: bei allen Säuglingen zwischen dem 6.–12. Lebensmonat
Verabreichung von Pockenlymphe als subkutane oder intrakutane Injektion bzw. perkutan als Skarifikation
Impfreaktion: derbe, rote Infiltration, meist mit Temperaturanstieg bis 39,5 °C. Die lokale Reaktion kann sehr heftig sein, weshalb zur Impfung der Oberarm dem Oberschenkel vorgezogen werden soll.
Grundimmunität: 3–5 Jahre
Wiederholungs- oder Booster-Impfung: Sie ist in regelmäßigen Abständen von 5–7 Jahren ratsam. Längere Intervalle führen unter Umständen zu sehr heftigen Impfreaktionen.

7.3.3 Pertussisimmunisierung

Erstimpfung: bei allen Säuglingen, meist innerhalb der Kombinationsimpfung: DiTe-*Per*. Spätestens soll die Impfung im 2.–4. Lebensjahr vorgenommen werden.
Verabreichung des Impfstoffes als einmalige Injektion (s.c. oder i.m.) in Abständen von 4–6 Wochen. Eine 4. Injektion für den Pertussisschutz wird 12–18 Monate später angeschlossen.
Impfreaktionen: gering und unbedeutend
Grundimmunität: bleibt
Wiederholungsimpfung: Bei Kindern über 6 Jahren soll keine routinemäßige Pertussisimpfung mehr vorgenommen werden.

7.3.4 Tetanusimmunisierung

Erstimpfung: bei allen Säuglingen (siehe Diphtherie- und Pertussisimpfung)
Verabreichung des Impfstoffes als 3malige Injektion
Impfreaktion: bei Kindern unter 6 Jahren meist keine. Bei älteren Kindern und Erwachsenen kann es zu Lokal- und Allgemeinreaktionen kommen.
Grundimmunität: 5–10 Jahre
Wiederholungsimpfung: in 5- bis 10jährigen Abständen notwendig, damit die Immunität erhalten bleibt. Diese Impfung, auch »Injektion de rappel« oder »Weckspritze« genannt, ist jeweils eine einmalige Nachimpfung mit 0,5 ml Te-Anatoxal bzw. Tetanol.

7.3.5 Poliomyelitisimmunisierung

Erstimpfung: bei allen Säuglingen
Verabreichung: heute meist als Schluckimpfung (oral), z.B.
- monovalent in der Reihenfolge Typ 1.3.2
- trivalent: einmalige Gabe aller 3 Typen (trivalente Poliovirusvakzine)

Impfreaktion: selten; wenn sie auftritt, sehr geringfügig
Grundimmunität: 3–5 Jahre
Wiederholungsimpfung: bei Schuleintritt, dann in regelmäßigen Abständen von 3–5 Jahren.

7.3.6 Masernimmunisierung

Erstimpfung: Das Kind soll im Alter von 6–9 Monaten geimpft werden. Vor diesem Zeitpunkt sind im Normalfall genügend mütterliche Antikörper vorhanden.
Verabreichung von abgeschwächten Masern-Lebendvakzinen als 3malige Injektion
Impfreaktion: bei gesunden und kräftigen Kindern unbedeutend
Grundimmunität: bleibt
Wiederholungsimpfung: keine.

Zusammenfassung
Um sich rasch über die wichtigsten Punkte bei der spezifischen Immunisierung orientieren zu können, richte man sich nach den folgenden Gesichtspunkten:

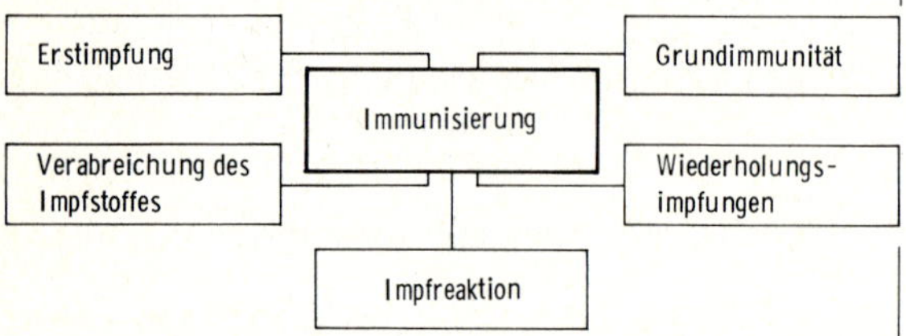

Beachte

- Jede Impfung muß *dokumentiert* werden. In Deutschland bekommt jeder Geimpfte bei der ersten Impfung ein *Impfbuch*. Das Schweiz. Serum- und Impfinstitut gibt einen *Impfausweis* ab. Dort sollen alle Erst- und Wiederholungsimpfungen eingetragen werden.
- Impfungen sollen nur an *Gesunden* vorgenommen werden. Die speziellen Weisungen für Schwangere sind unter 7.2.5 nachzulesen.
- Die jeweiligen Impfvorschriften auf Packung, Ampulle oder Begleitzettel genau beachten. Mütter auf den Impfkalender für Säuglinge und Kinder aufmerksam machen. Ihnen helfen, daß sie ihre unbegründete Angst: »Impfung bedeutet eine Gefahr für mein Kind« überwinden.

7.4 Passive Immunisierung – Seroprophylaxe

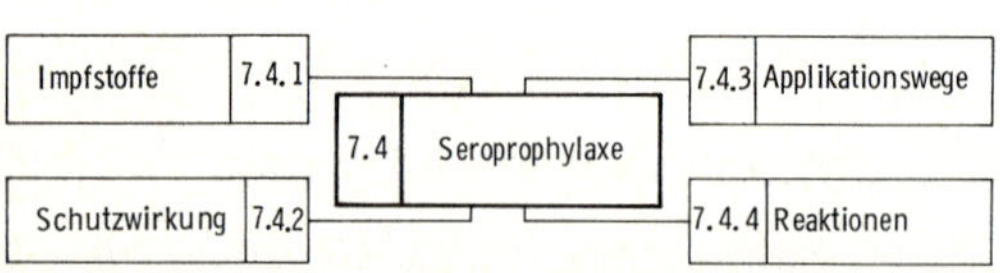

7.4.1 Impfstoffe

Immunisierung mit artfremden Sera
Immunseren werden vom Pferd, Rind, Hammel und Maultier gewonnen. Für den Menschen bedeutet dies eine Zufuhr von artfremdem Eiweiß, auf die er mit Antikörperbildung reagiert, was bei Reinjektion der gleichen Serumart zu allergischen Reaktionen führen kann (s. auch 7.4.4). Die wichtigsten Immunseren sind

- *Diphtherieserum*. Es muß bei Erkrankung oder Erkrankungsgefahr injiziert werden. Prophylaktisch 250 IE (Internationale Einheiten) als Therapie 1000 IE.
- *Tetanusserum* vom Pferd oder vom Hammel, wenn kein Tetanusimmunglobulin (= humane Antikörper) zur Verfügung steht. Je nach Schwere der Verletzung werden 1500–3000 IE (als Therapie bis 30000 IE) injiziert.
- *Schlangengiftserum* wird als polyvalentes antitoxisches Pferdeserum für die Neutralisation der Schlangengifte hergestellt.
- *Botulismusserum* wirkt antitoxisch.
- *Tollwutserum* vom Maultier oder Pferd wird bei Biß durch tollwuterkrankte Tiere um die Wunde gespritzt (40 IE / kg Körpergewicht).

Immunisierung mit humanen Immunglobulinen
Diese ist der obgenannten Serumtherapie vorzuziehen.

Gammaglobulinpräparate
Sie werden durch fraktionierte Fällung und Extraktion aus menschlichem Plasma mit einer etwa 16fachen Konzentration hergestellt.
Die Injektion muß tief intramuskulär vorgenommen werden. Durch das Aufwärmen des im Kühlschrank gelagerten Präparates auf Zimmertemperatur kann der auftretende lokale Injektionsschmerz gemildert werden. Es gibt heute Immunglobuline zur Immunisierung und Therapie bei

- *Masern:* zum Schutz bis 3 Tage nach Exposition 0,3 ml / kg Körpergewicht (KG) i.m., später mehr.
- *Hepatitis infectiosa:* vor oder sofort nach Exposition 0,1 ml / kg KG.

Die Wirkung der Immunglobuline bei Serumhepatitis, Röteln, Varizellen, Mumps, Pertussis ist heute noch ungewiß.

Spezifische Immunglobuline
Diese werden auch *Hyperimmunglobuline* genannt. Sie besitzen einen durch Infektion oder Impfung des Spenders *erhöhten Antikörpertiter*. Sie werden hergestellt als Masern-, Röteln-, Mumps-, Tetanus-, Pertussis-, Vakzine- und Anti-D-Immunglobulin.

Die Dosierung richtet sich nach dem Antikörpergehalt. In der Regel enthält jede Ampulle eine Schutzdosis.
Gute Wirkung ist bei den folgenden Immunglobulinen zu erwarten:
- *Vakzineimmunglobulin:* Es wird vor allem zur Prophylaxe und zur Therapie bei Pokkenimpfkomplikationen verabreicht (Dosierung 500–1000 IE, evtl. mehr).
- *Tetanusimmunglobulin:* Es kommt zur Anwendung bei Verletzungen von Personen, die nicht oder ungenügend aktiv gegen Tetanus geimpft sind (250–500 IE).
- *Anti-D-(Rh)-Immunglobulin* zur Verhütung der Sensibilisierung einer rhesusnegativen Mutter in den ersten 2 Tagen nach der Geburt eines rhesuspositiven Kindes.

7.4.2 Schutzwirkung

Die immunologische Schutzmaßnahme (auch Seroprophylaxe) verleiht dem Organismus einen sofortigen spezifischen Schutz.
Die passive Immunisierung ist immer dann indiziert, wenn ein sofortiger Schutz benötigt wird oder wenn eine aktive Schutzimpfung nicht möglich ist, z.B. bei Erkrankung an Tetanus, Hepatitis epidemica oder bei nicht immunisierten Kindern nach Kontakt mit Diphtherie- oder Pertussiserkrankten. Der Schutz tritt *sofort* ein nach der Injektion, erreicht den Höhepunkt schon nach 6–12 Stunden.
Diese Antikörper bleiben aber im Gegensatz zu den selbstgebildeten nur kurze Zeit im Blut des Menschen. Bei tierischen Seren ca. 2 Wochen, bei menschlichen ca. 4–6 Wochen.

7.4.3 Applikationswege

- intramuskulär
- intravenös
- intravenös und subkutan
- Umstechung des Infektionsherdes.

7.4.4 Reaktionen und Kontraindikationen

Immunisierung mit artfremden Sera
Tierische Seren wirken als Antigen (= Stoffe, die zur Bildung von Antikörpern führen) auf den menschlichen Organismus.
Es dauert ungefähr 2–4 Wochen, bis ein wirksamer Antikörperspiegel vorhanden ist. Man kann daher während der ersten 10 Tage Immunseren gefahrlos mehrmals hintereinander injizieren. In einzelnen Fällen kann es zwar auch in dieser Zeitspanne zu einer Sensibilisierung kommen, welche zur sog. *Serumkrankheit* führt. Sie äußert sich in Urtikaria, Gelenkschwellungen, Fieber und Zeichen einer allergischen Glomerulonephritis. Normalerweise klingen alle Symptome innerhalb von wenigen Tagen vollständig ab.
Injiziert man jedoch gleichartiges Serum später als 4 Wochen nach der Erstinjektion, kann ein *anaphylaktischer Schock* auftreten, der innerhalb kürzester Zeit durch Herz- und Kreislaufversagen zum Tode führen kann.
Benötigt der Kranke das Serum jedoch trotz vorangehender Verabreichung dringend, oder ist man unsicher, ob er schon einmal artgleiches Serum erhalten hat, soll vorbeugend eine Prüfung auf Überempfindlichkeit vorgenommen werden, indem eine sehr geringe Serummenge intrakutan injiziert wird.
Zur Desensibilisierung bei bekannter Allergiebereitschaft wird die Serummenge fraktioniert gespritzt. Man beginnt mit 0,1 ml. Wenn keine Reaktion auftritt, gibt man nach einer Stunde 0,5 ml und wiederholt die Dosis nach einer Stunde usw.

Immunisierung mit humanen Immunglobulinen
Es handelt sich nicht um ein artfremdes Eiweiß, weshalb die obgenannten Reaktionen ausgeschlossen werden können.
Als Nebenwirkungen treten die schon besprochenen lokalen Schmerzen an der Injektionsstelle auf. Auch Temperaturerhöhungen sind häufig.

Beachte
Die Verabreichung artfremden Serums ist auf der Impfkarte (im Impfbuch) des Empfängers einzutragen (Zweck, Art, Herkunft, Menge, Reaktionen).

Weiterführende Literatur

Deutsches Grünes Kreuz: Das Kind und sein Impfschutz, Marburg 1971
Humphery, J.H., R.G. White: Kurzes Lehrbuch der Immunologie, 2. Aufl. Thieme, Stuttgart 1972
Lindenmann, J.: Immunologie, 2. Aufl. Thieme, Stuttgart 1979.
Spieß, H.: Schutzimpfungen, 2. Aufl. Thieme, Stuttgart 1966
Spieß, H.: Impfkompendium, 2. Aufl. Thieme, Stuttgart 1976

Testfragen

- Erklären Sie die Begriffe Immunität und Immunisierung (S. 395)
- Definieren Sie a) aktive Immunisierung, b) passive Immunisierung (S. 395 f.)
- Erklären Sie den Unterschied zwischen Lebens- und Totimpfstoffen, und nennen Sie je 6 Beispiele (S. 396)
- Geben Sie an, wo und wie Sie sich einen Impfplan beschaffen können (S. 396 f.)
- Nennen Sie 5 Applikationswege für den Impfstoff, und ordnen Sie je eine Schutzimpfung zu (S. 397 f.)
- Nennen und erklären Sie die beiden Fremdworte für die Auffrischungsimpfung (S. 398)
- Zählen Sie die Schutzimpfungen auf, die während der Schwangerschaft nicht ausgeführt werden sollen (5 Angaben) (S. 398)
- Geben Sie Auskunft über die Erstimpfung, die Impfreaktion, die Grundimmunität und die Wiederholungsimpfung
  a) bei der Diphtherieimpfung (S. 399)
  b) bei der Pockenimpfung (S. 399)
  c) bei der Tetanusimpfung (S. 399)
  d) bei der Poliomyelitisimpfung (S. 399)
- Nennen Sie die 2 Arten der Impfstoffe für die passive Immunisierung (S. 400)
- Geben Sie Auskunft über die Nebenwirkungen, die bei der passiven Immunisierung auftreten können (S. 401)

8 Methoden der Uringewinnung, therapeutische Maßnahmen bei eingelegtem Blasenkatheter, einfache Harnuntersuchungen auf der Station

Sequenzziel (Intention)

Sie kennen die üblichen Methoden zur Uringewinnung und wissen, worauf Sie jeweils zu achten haben. Da die Mitarbeit des Patienten bei diesen Maßnahmen von großer Wichtigkeit ist, achten Sie in besonderem Maß auf eine verständliche Information. Sie nehmen sich genügend Zeit, dem Patienten zu erklären, worin seine Mithilfe liegt und helfen ihm, eventuelle Hemmungen und Ängste (Katheterisieren, Blasenpunktion) abzubauen.
Sie sind fähig (nach entsprechender Übung), einen Blasenkatheter einzulegen und können den Bedürfnissen von Dauerkatheterträgern in psychischen und physischen Belangen Rechnung tragen, die spezifische Pflege ausführen und überwachen. Sie verstehen therapeutische Maßnahmen (Blasenspülung und -instillation) und sind besorgt, daß diese auf Ihrer Station sachgerecht gehandhabt werden. Sie können einfache Harnuntersuchungen auf der Station vornehmen; sind fähig, mit Hilfe der Gebrauchsanweisungen mit verschiedenen Reagenzien umzugehen und auch mit neuen Präparaten zu arbeiten. Sie legen Wert auf Sauberkeit und Exaktheit im Umgang mit Urin und Reagenzien und achten auch bei der Instruktion von Patienten (evtl. deren Angehörigen) und Mitarbeitern auf diese Schwerpunkte.

Lernziel

Damit Sie das Lernziel leichter erreichen, teilen wir die ganze Sequenz in drei kleinere Lerneinheiten auf:

1. *Methoden der Uringewinnung*

Sie können
- die verschiedenen Möglichkeiten zur Uringewinnung aufzählen;
- exakt angeben, worauf beim Auffangen von Spontanurin zu achten ist;
- Angaben machen über die Gewinnung von Mittelstrahlurin
  a) beim Vorgehen ohne Desinfektion der Genitalien
  b) beim Vorgehen mit Desinfektion der Genitalien;
- genau erklären, worauf beim Katheterisieren der Harnblase zu achten ist und die Wahl des Katheters begründen.

2. *Einlegen eines Dauerkatheters*

Sie können
- über die wichtigsten Punkte beim Einlegen eines Dauerkatheters Auskunft geben;
- Überlegungen anstellen über die Blasenspülung und die Blaseninstillation und die Maßnahmen erklären und begründen.

3. *Einfache Urinuntersuchungen*

Sie können
- die Harnproben, die auf der Station vorgenommen werden können, aufzählen;
- erklären und genau berichten, worauf Sie bei den einzelnen Harnproben zu achten haben.

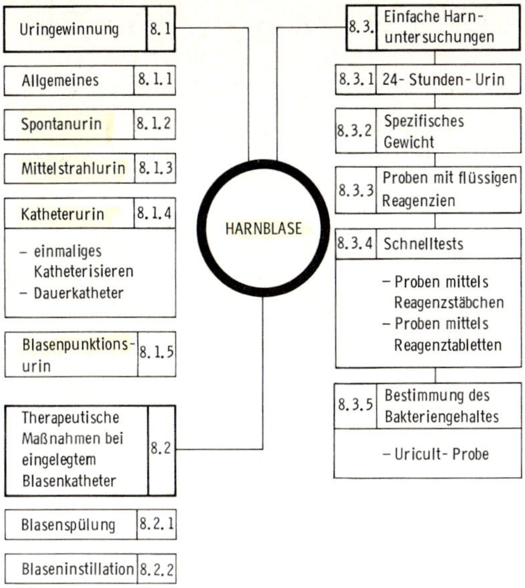

Prinzip

Urin kann auf normalem Weg (Spontanurin) oder mit Hilfe eines Katheters (Katheterisieren) oder einer Punktionskanüle (Blasenpunktion) gewonnen werden.

- Katheter und Punktionskanüle schaffen eine Verbindung ins Körperinnere. Der Organismus – in besonderem Maß das Urogenitalsystem – ist dadurch einer vermehrten Infektionsgefahr ausgesetzt.
- Bei unsachgemäßem Vorgehen besteht Verletzungsgefahr.
- Der Patient empfindet die künstliche Urinentnahme meist als unangenehm, er reagiert u.U. mit Hemmungen und Angst.
- Der entnommene Urin kann sich verändern (Zersetzung bei Herumstehenlassen, Verschmutzung bei unsauberem Arbeiten).

▼

Für die Pflegenden bedeutet dies:

- Schutz vor Infektion durch absolute Sauberkeit und Wahrung der Asepsis bei jedem Eingriff in die Harnblase
- Schutz vor Verletzung durch sorgfältiges Einführen des Katheters
- Information des Patienten und Schützen seiner Intimsphäre, um Angst und Spannung abzubauen und um sein Verständnis und seine Kooperation zu gewinnen
- Ausschalten von Fehlerquellen bei der Untersuchung des entnommenen Urins durch direktes Ableiten in ein steriles bzw. sauberes verschließbares Gefäß.

8.1 Methoden der Uringewinnung

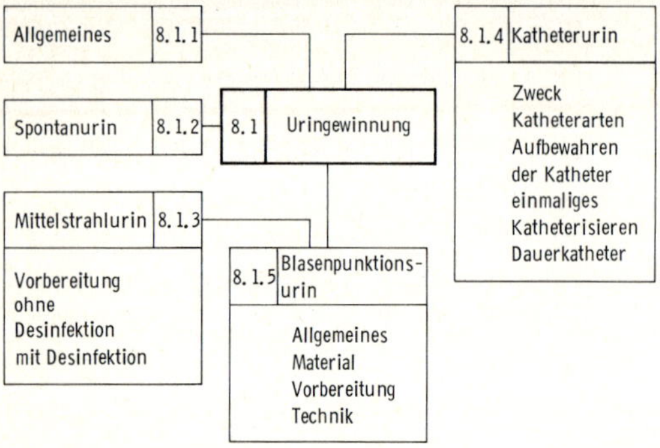

8.1.1 Allgemeines

Zweck der Uringewinnung
- Gewinnung einer Urinportion zur Harnanalyse
- Sammeln der gesamten Tages- und Nachturinmenge bei Flüssigkeitsbilanz oder für Untersuchungen im 24-Stunden-Urin
- Entleerung der Harnblase vor Operationen und Untersuchungen.

Möglichkeiten
- Auffangen des Spontanurins
- Auffangen des Mittelstrahlurins
- Katheterisieren der Harnblase
- Punktion der Harnblase.

8.1.2 Spontanurin

Wird der Spontanurin für eine Harnanalyse gebraucht, orientieren wir den Kranken am Vorabend. Seine Mitarbeit ist für das gute Gelingen dieser einfachen Handlung von Bedeutung.
Die Uringewinnung muß möglichst ohne Verunreinigung von außen geschehen:
- Das Auffanggefäß ist keimfrei oder keimarm. Es stehen spezielle Plastikbecher oder sterilisierte Uringläser zur Verfügung;
- das am Abend gerichtete Uringlas soll an einem sauberen Ort stehen;
- Analysenzettel und Auffanggefäß werden vollständig beschriftet;
- der Kranke wird angehalten, vor dem Urinieren die Intimtoilette zu machen;
- wir fangen den Morgenurin auf;
- Urin möglichst rasch ins Labor schicken, da bei langem Stehenlassen sich evtl. vorhandene Bakterien vermehren.

8.1.3 Mittelstrahlurin

Unter Mittelstrahlurin verstehen wir eine sterile Uringewinnung ohne Katheter. Sie kommt in Frage
- zur Routine- oder Erstuntersuchung des Harns
- zur Untersuchung des Harns auf Bakterien (Keimzahlbestimmung) oder zur Resistenzprobe.

Wir unterscheiden grundsätzlich
- die vereinfachte Technik *ohne* Desinfektion der äußern Genitalien (Ostium urethrae externum)
- die Mittelstrahlgewinnung *mit* Desinfektion der äußern Genitalien.

Vorbereitung
- Im Labor anmelden
- Nachtwache orientieren, da Morgenurin gewonnen werden muß (frühestens drei Stunden nach der letzten Miktion)
- evtl. am frühen Morgen Tee zu trinken geben zur Anregung der Diurese.

Mittelstrahluringewinnung ohne Desinfektion

Material
- Steriles, verschlossenes Uringefäß (evtl. Spezialröhrchen)
- alles zur Intimtoilette
- sterile Kompressen.

Ausführung
Wenn immer möglich, wird der Kranke angehalten, selber die Uringewinnung vorzunehmen. Wichtig ist eine gute und korrekte Instruktion durch die Schwester. Bei der Ausführung sind keimarme Handschuhe zu tragen.

Bei der Frau:
- Reinigen der äußern Genitalien durch gründliche Intimtoilette mit Seife und warmem Wasser, nach Spreizen der Labien
- sorgfältiges Abtrocknen der Urethraöffnung mittels steriler Kompresse
- in gespreizter Stellung (rückwärts über der WC-Schüssel stehend oder sitzend) den Urin gewinnen
- Abfließenlassen der ersten Urinportion und Auffangen der mittleren Portion in das sterile Gefäß (Abb. 1c).

Beim Mann:
- Reinigung der Harnröhrenmündung nach Zurückziehen des Präputiums (Vorhaut) mit Seife und warmem Wasser
- Abtrocknen mit steriler Kompresse
- Mittelstrahl in steriles Gefäß auffangen

Das Auffanggefäß muß steril gehandhabt, sofort verschlossen und beschriftet und ohne Verzug ins Labor gebracht werden. Dort wird die Probe in den Kühlschrank gestellt. Zwischen Miktion und Deponieren im Kühlschrank sollten nicht mehr als 30 Min. vergehen.

Mittelstrahluringewinnung mit Desinfektion
Zusätzliches Material
- steriles Gefäß mit Desinfektionslösung
- 6 sterile Tupfer (oder 3 Kompressen)

Ausführung
Intimtoilette wie oben (Abb. 1a und b), dann

Bei der Frau:
- äußere Genitalien von ventral nach dorsal (für die Patientin von oben nach unten) mit den sterilen Tupfern abwischen (ein Tupfer = eine Bewegung)

Beim Mann:
- Harnröhrenmündung mit sterilen Tupfern abwischen (mindestens dreimal)

Alles andere wie bei der Mittelstrahluringewinnung ohne Desinfektion (s. oben und Abb. 1c).

8.1.4 Katheterisieren – Katheterurin

Unter Katheterisieren versteht man die Urinentnahme aus der Harnblase mit Hilfe eines Katheters.

Zweck
Zur Entleerung der Harnblase
- vor Operationen, besonders vor gynäkologischen Eingriffen
- bei Patienten, die nicht spontan urinieren können
- bei organischen Hindernissen.

Aus diagnostischen Gründen
- zur bakteriologischen Untersuchung
- zur Nierenfunktionsprüfung
- zur Bestimmung des Restharns.

Aus therapeutischen Gründen
- zur Blasenspülung
- zur Blaseninstillation

bei besonderer ärztlicher Verordnung.

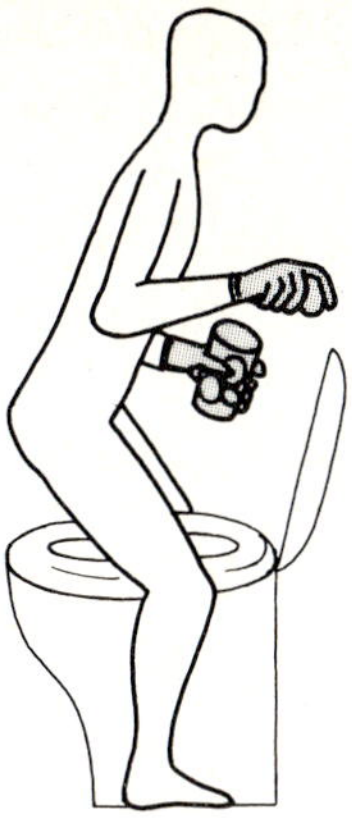

Abb. 1a Das Gefäß mit den 3 Wattetupfern in Desinfektionslösung in die Hand nehmen

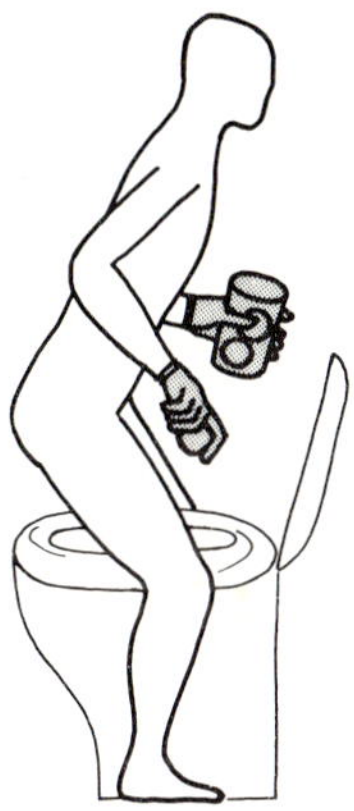

Abb. 1b 3× reinigen. Frauen: von vorne nach hinten, gegen den After. Männer: Vor dem Reinigen Vorhaut zurückziehen

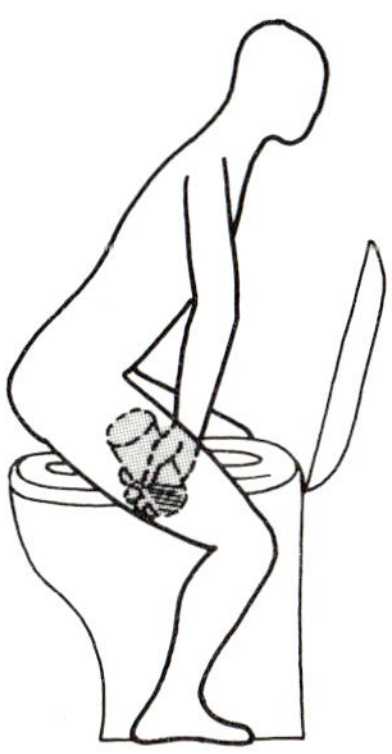

Abb. 1c In gespreizter Stellung über der WC-Schüssel stehen. In den sterilen Urinbecher Wasser lassen

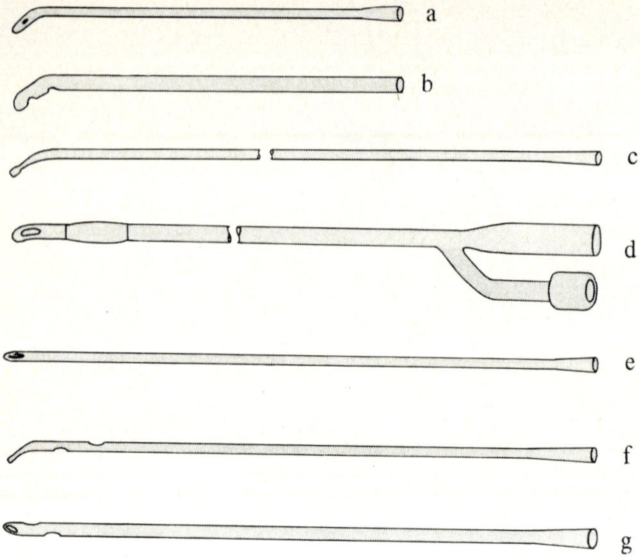

Abb. 2 s. Text

Katheterarten (Abb. 2)

Zum einmaligen Katheterisieren

Bei der Frau:

- Kunststoffkatheter zum einmaligen Gebrauch (a)
- kurze Glaskatheter (b).

Beim Mann:

- Gummikatheter (nach Nélaton, Couvelaire, Tiemann)
- Kunststoffkatheter zum einmaligen Gebrauch (c).

Dauerkatheter

- Der Ballonkatheter (meist Bardex-Katheter, d) ist der idealste Dauerkatheter für Männer und Frauen. Er ist ein Zweiwegkatheter und besitzt dicht oberhalb der Spitze einen Ballon, der mit Aqua destillata (Aqua dest.), seltener mit physiologischer Kochsalzlösung, steril gefüllt wird (5–30 ml, Angabe beachten) (s. Abb. 3).
- Der Nélaton-Katheter ist ein gerader, weicher Gummikatheter (e).
- Der Tiemann-Katheter hat eine harte Spitzenkrümmung (f) und eignet sich bei Männern mit verengter Harnröhre.
- Der Couvelaire-Katheter ist ein halbstarrer, gerader Katheter (g) und wird z. B. nach Prostatektomie eingelegt.

Die Weite des Katheters ist nach der *Charrière-Skala* numeriert (sie wird gelegentlich auch French-Skala oder F-Skala genannt). Nummer 1 = ⅓ mm Durchmesser, Nummer

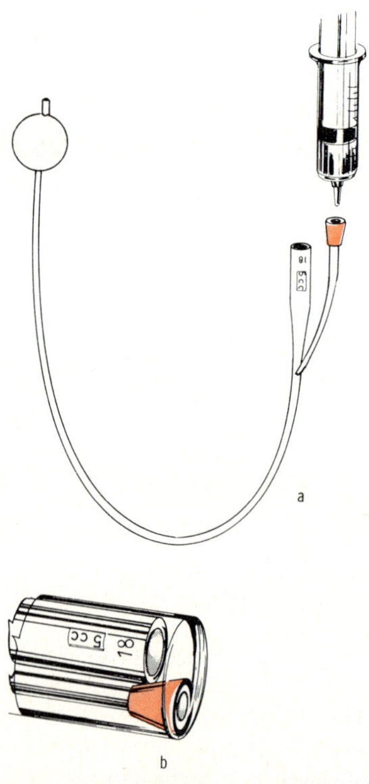

Abb. 3 a) Zweiwegkatheter mit gefülltem Ballon. Meist kann der Ballon mittels Spritze gefüllt werden, da ein spezielles Ventil eingelassen ist.
b) Ventil von außen gesehen. Hier wird der Spritzenkonus direkt eingeführt. Die Bezeichnung ›5 cc‹ sagt aus, daß der Ballon mit 5 ml Aqua dest. gefüllt werden muß. ›18‹ = Durchmesser des Katheters

2 = $\frac{2}{3}$ mm Durchmesser. Nummer 3 = 1 mm, Nummer 4 = $1\frac{1}{3}$ mm Durchmesser usw. Somit hat z.B. ein 18er Katheter einen Durchmesser von 6 mm ($18 \times \frac{1}{3} = 6$), ein Katheter mit der Nummer 20 ($20 \times \frac{1}{3}$) = $6\frac{2}{3}$ mm, Nummer 23 = $7\frac{2}{3}$ mm usw.

Aufbewahren der Katheter
- Einmalgebrauchkatheter werden in steriler Verpackung geliefert. Dies gilt für die kurzen Katheter (einmaliges Katheterisieren) wie für die Dauerkatheter.
- Sind noch Glas- oder Metallkatheter im Gebrauch, werden diese nach Desinfektion und Reinigung einzeln verpackt und sterilisiert.
- Gummikatheter (Dauerkatheter) werden je nach Krankenhaus als Einmalgebrauchkatheter gehandhabt oder aufsterilisiert (einzeln verpackt in die Dampfsterilisation geben).

8.1.4.1 Das einmalige Katheterisieren

Material

Die Gegenstände auf Tablett oder Wagen richten und ans Bett bringen
- 2–3 Einwegkatheter (steril verpackt), kurz (evtl. Glaskatheter) bei der *Frau*, 2–3 Tiemann- oder Nélaton-Einwegkatheter beim *Mann*
- Schälchen mit 6 Tupfern
- 2 Nierenschalen
- Handschuhe

(Schälchen, Nierenschalen, Handschuhe: steril, evtl. als Set (Standardpaket) verpackt)
- Desinfektionslösung (z.B. Oxycyanat 1 ‰)
- steriles Uringlas oder Bakteriologieröhrchen
- Unterlage als Schutz und leichte Hochlagerung des Beckens
- Abfallsack.

Für das Katheterisieren *beim Mann zusätzlich*
- ein zweites Paar sterile Handschuhe oder
- 2 Pinzetten
- 1 Kompresse, steril
- steriles Gleitmittel, evtl. gemischt mit Schleimhautanästhetikum.

Allgemeingültige Punkte zur Ausführung
- Beim Katheterisieren sollen die Patienten vor Zuschauern geschützt sein.

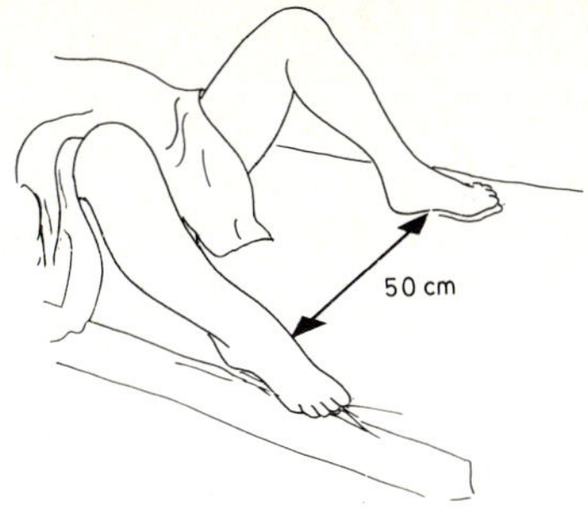

Abb. 4a Technik des Katheterisierens. Lagerung der Beine

Der Oberkörper wird zugedeckt Decktuch).
- Eine gute Lagerung erleichtert die Technik des Katheterisierens.
- Für Lichtquelle besorgt sein und diese so plazieren, daß unter optimalen Lichtverhältnissen gearbeitet werden kann.
- Glaskatheter dürfen nicht gebraucht werden bei schwangeren Frauen, erregten Patienten und Kindern.
- Das Einführen des Katheters darf nicht forciert werden.
- Für bakteriologische Untersuchungen läßt man zuerst ein wenig Urin abfließen. Es muß der mittlere Strahl aufgefangen werden.
- Wenn auch nur wenig Urin für eine Untersuchung gebraucht wird, sollte die Blase doch ganz entleert werden, denn das erste Wasserlösen, bald nach dem Katheterisieren, kann schmerzhaft sein.
- Bei langdauernder Urinverhaltung, was bei Männern häufiger der Fall ist als bei Frauen, nur 500 ml ablassen und Katheter abklemmen. Für die weitere Entleerung ist die Anweisung des Arztes einzuholen (Blutungsgefahr!).
- Das Katheterisieren bei Männern besorgt gewöhnlich der Pfleger oder der Arzt.

Technik des Katheterisierens

Bei Frauen:

Patientin vorbereiten
- Flache Rückenlagerung mit leichter Hochlagerung des Beckens (kleines Kissen oder Stoffunterlage unterschieben)
- die Patientin stellt die Füße etwa 30 cm seitlich vom Gesäß weg auf, so daß die Querdistanz zwischen beiden Füßen ca. 50 cm beträgt (Abb. 4a)
- die Beine werden gespreizt
- Intimtoilette vornehmen.

Das Katheterisieren

Stehen zwei Personen zur Verfügung, so ist dies von Vorteil. Doch kann das einmalige Katheterisieren bei guter Vorbereitung auch von *einer* Schwester vorgenommen werden.

- Set öffnen, Desinfektionslösung in das Schälchen mit Tupfer gießen
- Nierenschale zwischen die Beine der Patientin stellen, das Gefäß mit der Desinfektionslösung in die zweite Schale stellen und diese direkt hinter der ersten plazieren (Verpackungsmaterial kann als Schutz und Unterlage dienen, entweder *im Bett* des Patienten, damit die Schalen nicht mit den Bettüchern in Berührung kommen, oder *auf Tablett oder Wagen,* damit die im Bett gestandenen Materialen nachher dort abgestellt werden können)
- Handschuhe anziehen (Verpackungsmaterial auf dem Wagen lassen. Nach dem Katheterismus Nierenschalen darauf stellen)
- Desinfektion der äußern Genitalien. Jeder Tupfer wird nur einmal (von der Symphyse weg zum Anus) gebraucht. Mit einer Hand wird desinfiziert, mit der andern werden die Schamlippen gespreizt, bis der Katheter eingeführt ist
  1. und 2. Tupfer: große Schamlippen rechts und links
  3. und 4. Tupfer: kleine Schamlippen rechts und links
  5. und 6. Tupfer: Desinfektion der Urethraöffnung
  den letzten Tupfer auf den Vaginaeingang legen (die gebrauchten Tupfer kommen in die zweite Nierenschale)
- Katheter am hinteren Ende fassen und sorgfältig durch die Urethra einführen. Sobald Urin fließt, darf nicht mehr weitergeschoben werden
- die Blase wird entleert (außer bei Harnverhaltung, s. oben)
- um eine vollständige Entleerung zu erhalten, wird mit der flachen Hand oberhalb der Symphyse leicht auf den Unterbauch gedrückt. Fließt kein Urin mehr ab, wird mit dem Zeigefinger die Öffnung des Katheters überdeckt, der Katheter langsam aus der Urethra gezogen und in die hintere Nierenschale gelegt
- Tupfer vom Vaginaeingang entfernen
- Handschuhe ausziehen, Nierenschalen aus dem Bett entfernen
- Patientin wieder in bequeme Lage bringen.

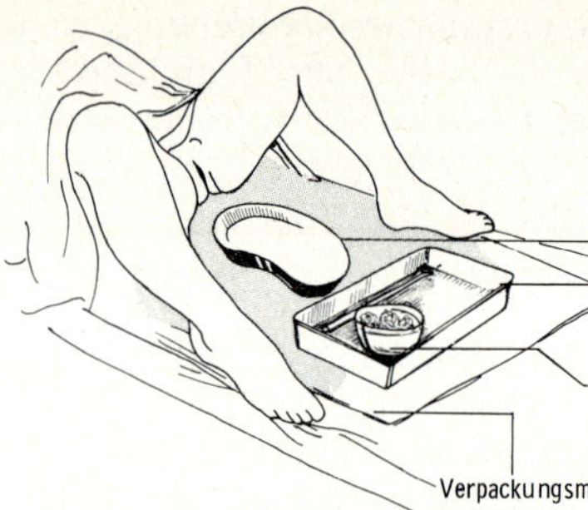

Abb. 4b Vorbereitung abgeschlossen. Der Katheter kann nach Desinfektion der Genitalien eingeführt werden

Bei Männern:

Patient vorbereiten

- Der Patient liegt auf dem Rücken, der Oberkörper wird flach gelagert. Beckenhochlagerung durch Unterschieben eines Kissens oder Stoffunterlage erleichtert das Katheterisieren
- Beine leicht spreizen
- Intimtoilette vornehmen

Das Katheterisieren

Stehen zwei Personen zur Verfügung, entspricht das Vorgehen im Prinzip dem, was auf S. 412 f. über das Einführen des Dauerkatheters gesagt wird. Statt der Pinzetten können ein zweites Paar sterile Handschuhe gebraucht werden. Im weiteren sind die folgenden Punkte zu beachten:

Vorgehen durch eine Person

- Material vorbereiten und Anordnen wie beim Katheterisieren der Frau
- sterile Handschuhe anziehen
- Vorhaut bis hinter die Corona glandis zurückschieben
- Desinfektion der Glans und Harnröhrenöffnung. Die Desinfektion geschieht von der gespreizten Harnröhrenöffnung weg zum Körper hin mit Pinzette und Tupfer (mindestens 3 Tupfer benutzen). Mit einem 4. Tupfer die gespreizte Harnröhrenöffnung nochmals desinfizieren
- Penis auf eine sterile Kompresse legen
- Katheter mit der 2. Pinzette etwa 4 cm von der Spitze entfernt fassen, das Ende des Katheters zwischen Klein- und Ringfinger der gleichen Hand halten
- Spitze des Katheters mit sterilem Gleitmittel versehen

- mit der anderen Hand Penis etwas deckenwärts, dann fußwärts strecken
- Katheter sorgfältig, etwa 15 cm einführen, dann Penis senken und Katheter weiterschieben, bis Urin fließt

> Bei Widerstand (Prostatahypertrophie) keine Gewalt anwenden, Verletzungsgefahr.

- die Blase vollständig entleeren (außer bei Harnverhaltung)
- fließt kein Urin mehr ab, wird der Katheter sorgfältig entfernt und in die hintere Nierenschale gelegt
- Vorhaut nach vorne schieben, um bei evtl. eintretendem Penisödem eine Paraphimose zu vermeiden
- Handschuhe ausziehen, Nierenschalen aus dem Bett entfernen und Patient in die gewünschte Lage bringen.

8.1.4.2 Einlegen eines Dauerkatheters

Allgemeines

Dauerkatheter werden eingelegt

- bei inkontinenten Patienten zur Dekubitusprophylaxe
- bei Blasenlähmung
- bei organischem Abflußhindernis
- bei bestimmten Operationen (z.B. gynäkologische Operationen)
- evtl. zu Nierenfunktionsprüfungen
- zur genauen Bestimmung der Urinmenge bei Bewußtlosen oder bei Patienten im Schock.

Material

Alles wie beim einmaligen Katheterisieren (S. 409)

dazu:

- anstelle der kurzen Katheter 2–3 Dauerkatheter (Ballonkatheter)
- 2 Paar sterile Handschuhe
- Spritze mit 5–10 ml sterilem Aqua destillata (bei gewissen Kathetern bis 30 ml)
- evtl. feine Kanüle, wenn Verschluß des Ballonweges durch Gummipfropfen. Da heute meist Ventile eingebaut sind (s. Abb. 3) erübrigt sich diese Kanüle. (Wichtig ist, daß der einzulegende Katheter vor Beginn der Handlung richtig angeschaut und entsprechendes Material gerichtet wird.)

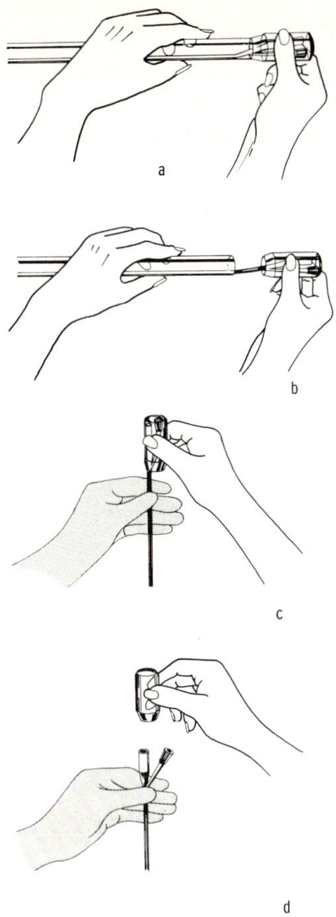

Abb. 5 Der Katheter muß steril aus der Verpackung genommen werden; hier wird eine der möglichen Methoden bildlich dargestellt.
a) Eine Hand drückt die Verschlußkappe zusammen und hält den Katheter fest, b) Verschlußkappe mit Katheter abziehen, c) sterile Hand (Handschuh)..., d) übernimmt den Katheter

- Verschlußzäpfchen aus Glas oder Kunststoff, steril verpackt
- Urinableitung mit Beutel und Aufhängevorrichtung (evtl. Urimeter, wenn stündliche Harnkontrollen notwendig sind)
- Klemme.

Einführen des Dauerkatheters bei Frauen

Für ein fachgemäßes Vorgehen sind zwei Personen notwendig. Die Vorbereitungen sind dieselben wie beim einmaligen Katheterisieren (S. 409).

Ausführende Schwester
- intime Toilette vornehmen
- sterile Handschuhe anziehen, an der rechten Hand zwei übereinander
- spreizen und desinfizieren (wie S. 410)
- sich den oberen rechten Handschuh ausziehen lassen
- Dauerkatheter entgegennehmen (Abb. 5c und d) und einführen
- nachdem der Ballon gefüllt ist, diesen sorgfältig auf den Blasengrund zurückziehen

Helfende Schwester
- Gegenstände vorbereiten
- Patient lagern (wie S. 409) und Schalen zwischen die Beine stellen
- Handschuh (den nun unsterilen der rechten Hand) der ausführenden Schwester ausziehen
- Dauerkatheter reichen (s. Abb. 5a und b)
- Ballon mit vorbereiteter NaCl-Lösung füllen
- Urinableitung oder Urimeter anschließen, bzw. Katheter mit Zäpfchen verschließen.

Material aufräumen.

Einführen des Dauerkatheters bei Männern
Es entspricht dem auf S. 410 f. besprochenen Einmalkatheterisieren

Zusätzliche Maßnahmen
- geeignete Dauerkatheter wählen (Ballonkatheter)
- Spritze mit sterilem Aqua dest. vorbereiten
- bei eingelegtem Katheter Ballon mit sterilem Aqua dest. füllen und diesen auf den Blasengrund zurückziehen
- Katheter mit Zäpfchen verschließen oder mit steriler Urinableitung verbinden.

8.1.5 Blasenpunktion

Allgemeines
Die Blasenpunktion kommt anstelle des einmaligen Katheterisierens zur Diagnosestellung und als Verlaufskontrolle bei Harnwegsinfektionen in Frage.
Es handelt sich dabei um einen kleinen, gefahrlosen und kaum schmerzhaften Eingriff, der von den Patienten als weniger unangenehm empfunden wird als das Katheterisieren. Die Gefahr der Keimverschleppung ist praktisch ausgeschlossen.

Beachte

Durch das Einführen eines Katheters wird eine vorübergehende oder dauernde Verbindung von außen ins Körperinnere geschaffen. Die Gefahr, daß Keime eingeschleppt werden, ist sehr groß. Möglichkeiten der Keimverschleppung:
- Mikroorganismen können durch den Katheter direkt in die Blase eingeführt werden, wenn dieser wegen ungenügender Asepsis kontaminiert wurde.
- Bakterien, die den untern Urethraabschnitt besiedeln, werden in die Blase geschoben.
- Beim liegenden Dauerkatheter können Mikroorganismen durch das Katheterlumen in die Blase gelangen.

Katheterisieren und Einlegen eines Dauerkatheters darf deshalb nur auf ärztliche Verordnung hin ausgeführt werden.

Die Schwester ist für eine sorgfältige Technik, welche unter strikter Asepsis ausgeführt wird, verantwortlich.
Das einmalige Katheterisieren wird heute vielerorts durch die Mittelstrahltechnik oder die Blasenpunktion umgangen.
Der eingelegte Dauerkatheter muß regelmäßig gewechselt werden (Arztverordnung, z. B. alle 7–14 Tage).
Je nach Art der Urinableitung wird
a) der Urin nach Bedarf abgelassen (nach max. 10 Tagen Urinableitung mit Beutel wechseln),
b) die Urinableitung täglich gewechselt.

Das Katheterzäpfchen kann in Schale mit Desinfektionslösung oder mit Formalintabletten aufbewahrt werden. Bei Aufbewahren in Desinfektionslösung täglich aufsterilisieren, bei Gebrauch von Formalintabletten 2× wöchentlich.
Blasenspülung nach Arztverordnung.

Punktionsstelle
Die Blasenpunktion ist immer Arztsache. Er punktiert die gefüllte Blase perkutan mit dünner, langer Kanüle. Die richtige Ausführung der Punktion ist wichtig, da sonst die Gefahr der Infiltration des prävesikularen Raumes mit evtl. infiziertem Harn besteht.

Material
Auf Tablett oder Wagen
- alles zur Rasur
- Desinfektionsmittel, Watteträger, Tupfer
- 20-ml-Spritze
- lange feine Kanüle (8–10 cm lang)
- Spiritusflamme, Zündhölzer
- Bakteriologieröhrchen, ausgefüllter Begleitzettel
- Abfallschale oder Abfallsack
- Schnellverband.

Vorbereitung
Die Blasenpunktion gelingt am besten und am schmerzlosesten bei prall gefüllter Blase. Der Patient soll daher ab Mitternacht nicht mehr urinieren und um 6 oder 7 Uhr 500 bis 1000 ml Tee trinken.
- gut gefüllte Harnblase abwarten
- evtl. Rasur der Punktionsstelle.

Technik der Blasenpunktion

Arzt	*Schwester*
– Hände waschen	– Patient lagern und schützen – Abfallschale oder -sack in Reichweite stellen
– Palpation der Einstichstelle oberhalb der Symphyse	– Hände waschen
– Zweimalige Desinfektion	– Watteträger in Desinfektionslösung tauchen
– Einstich durch die Bauchdecken und ruckartiges Anstechen der Harnblase	– Vorbereiten der Spritze und Kanüle – Spiritusflamme entzünden – Tupfer vorbereiten
– Aspiration des Urins (10 ml) – Kanüle herausziehen	– Tupfer auf die Einstichstelle legen (Finger des Patienten darauf drücken)
– Kanüle von der Spritze lösen und Spritzenkonus durch die Flammen ziehen – Urin in das Röhrchen spritzen	– Bakteriologieröhrchen an dessen Öffnung durch die Flamme ziehen – Röhrchenrand und Kork durch die Flamme ziehen, rasch verschließen

- Schnellverband auf die Einstichstelle kleben
- Patient zum Urinieren schicken
- den Urin sofort ins Labor bringen; bis zur Untersuchung muß er im Kühlschrank aufbewahrt werden.

8.2 Therapeutische Maßnahmen bei eingelegtem Blasenkatheter

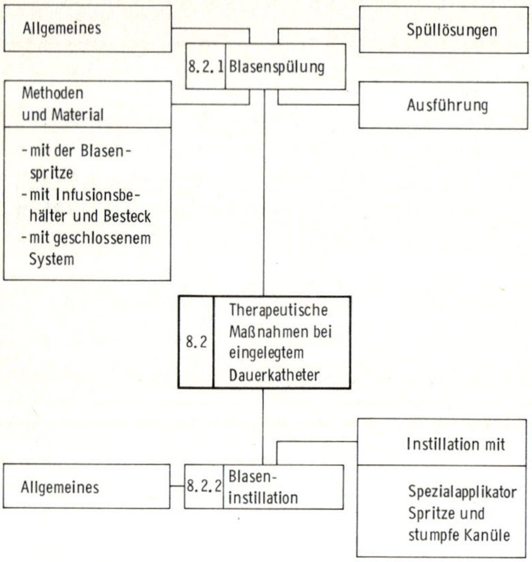

Prinzip

Die Verbindung ins Blaseninnere mittels Katheter dient neben der Urinentnahme bzw. Blasenentleerung auch therapeutischen Zwecken. Es können Instillationen und Spülungen vorgenommen werden.
Die Instillation dient der lokalen, meist chemotherapeutischen Behandlung.
Durch die Spülung können liegengebliebene Rückstände (die eine Infektion fördern) ausgeschwemmt werden.

▼

Instillation und Blasenspülung dürfen nur auf ärztliche Verordnung vorgenommen werden.
- *Das Medikament, das instilliert wird,* wirkt nur, wenn es in eine *entleerte* Harnblase gelangt (es darf nicht im Katheter liegen bleiben) und wenn es eine gewisse Zeit in der Blase liegen bleibt.
- *Durch die Blasenspülung* kann das Ablaufen des Urins bei Dauerkatheterträgern verbessert werden. Dadurch kann einer Verstopfung des Katheters und einer Infektion vorgebeugt werden (liegenbleibende Keime fördern eine Infektion).

8.2.1 Blasenspülung

Allgemeines
Blasenspülungen bei Dauerkatheterträgern, die routinemäßig durchgeführt werden (z.B. 1–2mal wöchentlich), sind heute zur Seltenheit geworden.
Im Prinzip geht es darum, daß möglichst wenig Harnrückstände (Harngrieß, Bakterien) in der Blase liegen bleiben. Wir müssen demzufolge dafür sorgen, daß diese ausgeschwemmt werden, damit dem Verstopfen des Katheters und einer Infektion vorgebeugt werden kann. Die Blasenspülung kann u.U. dazu dienen. Sie erübrigt sich aber:
- bei guter Diurese des Patienten. Harnrückstände werden ausgeschwemmt
- bei saurem Urin. Nach Arztverordnung kann bei alkalischem Urin (= besserer Boden für Bakterienwachstum) dem Patienten ein Medikament verabreicht werden, das zur Ansäuerung dient (z.B. Phosophorm), dadurch wird das Bakterienwachstum gehemmt.

Die Blasenspülung wird somit nur im Ausnahmefall, z.B. bei Verstopfung des Katheters vorgenommen.

Methoden und Material (bei eingelegtem Katheter)

Variante I: mit Blasenspritze
- Sterile Blasenspritze (Glas oder häufiger Einwegmaterial; es stehen verschiedene Modelle zur Verfügung, z.B. Abb. 6)
- Flasche mit Blasenspüllösung
- steriles Gefäß für die Spüllösung
- Schale zum Auffangen der ausfließenden Spüllösung.

Variante II: mit »geschlossenem System« (Abb. 7)
- Gebrauchsfertiges, steriles Gerät bestehend aus 2 Plastikbeuteln, die miteinander durch Plastikschläuche verbunden sind (Gebrauchsanweisung beachten).

Dieses System kann u.U. selber zusammengestellt werden (Flasche mit Spüllösung, leere Flasche, Verbindungsschläuche, Y-Zwischenstück).
Die Handhabung geschieht grundsätzlich wie bei der Darmspülung (S. 197) mit dem einen Unterschied, daß bei der Blasenspülung aseptisches Vorgehen absolute Notwendigkeit ist.

Spüllösungen
In Frage kommen: Chinosol 1 ‰, Rivanol $\frac{1}{4}$ ‰, Desogen $\frac{1}{2}$ ‰ u.a.

Ausführung
Die Blasenspülung ist unter streng aseptischen Maßnahmen vorzunehmen.
- Alle Gegenstände beim Bett des Patienten richten
- zuerst die Blase entleeren (Katheter abfließen lassen)
- Beginn der Spülung mit einer kleinen Menge Spülflüssigkeit von 20 ml, langsam steigern
- man spült solange, bis die Flüssigkeit klar zurückfließt.

Beachte

- Wenn nicht eine Operation im Bereich der Blase oder Prostata vorliegt, ist die Spülflüssigkeit vorzuwärmen. Im anderen Fall soll die Lösung mit Zimmertemperatur verwendet werden.
- Normalerweise läßt man die Spülflüssigkeit spontan zurückfließen. Eine Aspiration ist zum Beispiel nach einer Prostatektomie angezeigt, wenn die eingelegte Sorbacelgaze entfernt werden muß.

Bei der Variante II besteht der Nachteil darin, daß die einfließende Spülflüssigkeit nicht genau gemessen werden kann. (Bei normaler Blasenkapazität könnte als Faustregel gelten: Nach Öffnen des Zufuhrschlauches bis 20 zählen, dann abklemmen und Spülflüssigkeit wieder ausfließen lassen.)

8.2.2 Blaseninstillation

Allgemeines
Bei der Blaseninstillation (stille = Tropfen) handelt es sich um eine chemotherapeutische Behandlung eines Harnweginfektes.
Sie kann mittels Spritze und stumpfer Kanüle oder mittels Spezialapplikator vorgenommen werden.

Instillation mit gebrauchsfertigem Spezialapplikator
Der Spezialapplikator ist mit einem Doppelstopfen verschlossen (Abb. 8a). Dieser Ver-

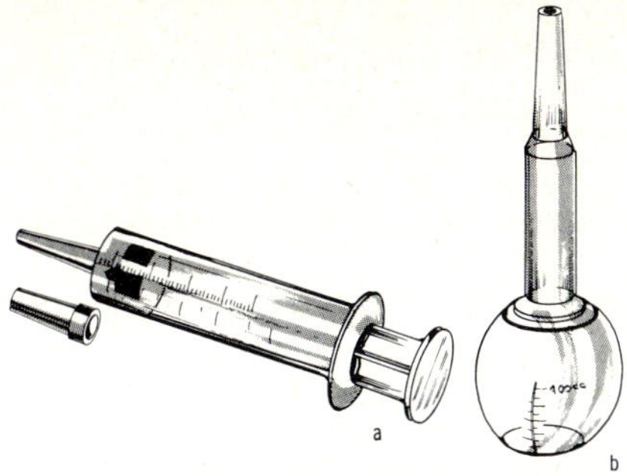

Abb. 6 2 verschiedene Typen von Spülungsspritzen. a) Spritze mit Katheteransatzstück und Schutzkappe (Größe 50–100 ml), b) einteilige ›Birnenspritze‹ (100 ml) und Katheteransatzstück; der flache Boden ermöglicht das Aufstellen der Spritze. Beide Modelle sind aus Kunststoff (Polypropylen) hergestellt, eignen sich zum Einmalgebrauch, sind aber auch autoklavierbar (Styrex – Spritze für Spülungen)

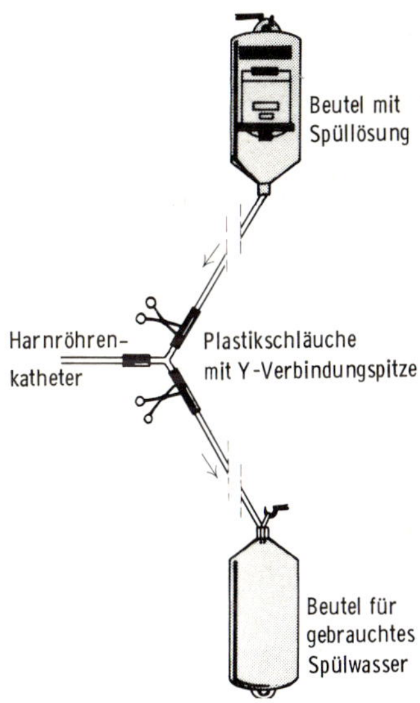

Abb. 7 Geschlossenes System. Gebrauchsfertig im Handel. ← Flüssigkeitszufuhr bei geschlossenem Abflußschlauch, → Flüssigkeitsableitung bei geschlossenem Zufuhrschlauch

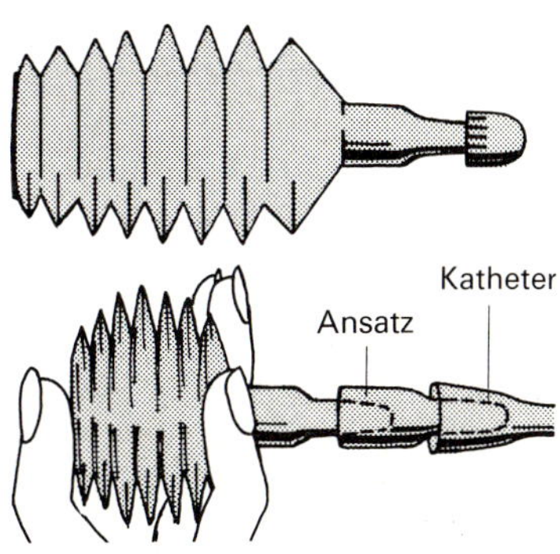

Abb. 8 Spezialapplikator für die Blaseninstillation. a) gefüllt, b) bei der Entleerung: durch Zusammendrücken des Behälters ▶

schluß wird vor Gebrauch herausgedreht. Danach wird der liegende Katheter auf das Ansatzstück des Applikators aufgeschoben und die Instillation durch Zusammendrükken der Faltensegmente körperwarm vorgenommen (Abb. 8b).
Je 2 Faltensegmente des Applikators enthalten ca. 10 ml Medikament, so daß der Gesamtinhalt 30 ml beträgt.
In Applikatoren erhältlich ist z.B. Cysto-Myacyne, Chlorhexidin 0,2 %.

Instillation mittels Spritze

Material
- 20-ml-Spritze
- lange, stumpfe Kanüle
- zwei Klemmen
- Schale
- wenn kein Dauerkatheter liegt, alles zum einmaligen Katheterisieren (Plastik-Einmalkatheter)
- verordnetes Medikament in genauer Dosierung.

Technik
- Gummikatheter hochhalten
- Kanüle einführen und über derselben abklemmen
- Medikament instillieren, einige Millimeter Luft nachspritzen
- oberhalb der Kanüle den Katheter abklemmen, die erste Klemme öffnen und Kanüle herausziehen
- eingelegten Einmalkatheter entfernen; Dauerkatheter abgeklemmt nach oben legen (damit Medikament nicht in den Katheter fließt).

Medikamente zur Instillation

In Frage kommen z.B.:
Furadantin = harnwegspezifisches, sulfonamidähnliches Medikament; der 20-ml-Ampulleninhalt wird auf 100 ml verdünnt (steriles Aqua destillata), davon werden täglich ein- bis zweimal je 20 ml instilliert.
Cysto-Myacyne = Neomycinsulfat (Antibiotikum). Dieses Medikament ist instillationsfertig verpackt (s. oben). Das Medikament ist schon verdünnt, man instilliert davon 20–25 ml täglich (während vier bis sechs Tagen). Verweildauer des Medikaments je nach Arztverordnung, normalerweise ½ bis 1 Stunde. Nach Ablauf dieser Zeit Dauerkatheter öffnen (oder Patient urinieren lassen).

8.3. Einfache Harnproben (Urinuntersuchungen) auf der Station

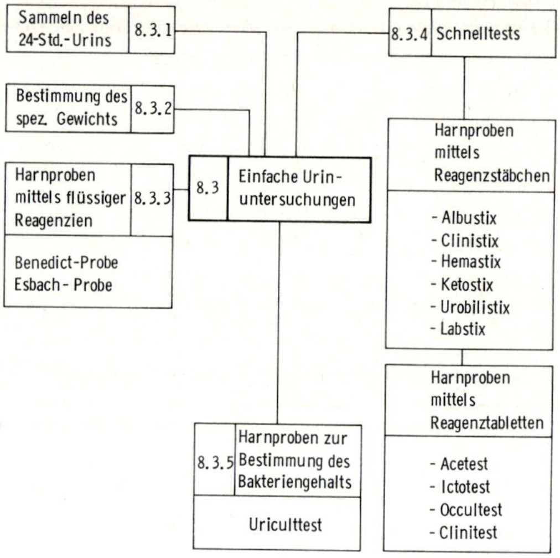

Prinzip

- Die Nieren sind Ausscheidungsorgan für
  a) Abbauprodukte des Stoffwechsels (Kreatin, Kreatinin, Harnstoff u.a.)
  b) Stoffe, die den Schwellenwert im Plasma bzw. im Primärharn übersteigen (Zucker, Gallenfarbstoffe u.a.)
  c) Stoffe, die eine erkrankte Niere, z.B. bei gestörter Filtration, nicht zurückhalten kann (Eiweiß, Erythrozyten u.a.)
- Die meisten Stoffe sind nur unter bestimmten Bedingungen nachweisbar und meßbar. Dazu braucht man entweder einfache Reagenzien (Untersuchungen auf der Station) oder komplizierte Meßinstrumente und Apparate (Verfahren, die nur im Labor gemacht werden können).

▼

Zur *Vorbereitung* der Untersuchung im Labor wie auch zur *Ausführung* von Schnelltests auf der Station müssen die Vorschriften bekannt sein und genau eingehalten werden.

8.3.1 Sammeln des 24-Stunden-Urins

Verordnung
Zum Erfassen der
- Diurese = Ausscheidungsmenge des Patienten
- Bilanz = Zufuhr und Ausscheidung einschl. Errechnung der Bilanz, die plus oder minus sein kann
- für bestimmte klinisch-chemische Harnuntersuchungen, wenn das Ergebnis auf den 24-Stunden-Urin bezogen wird.

Das Sammeln
Beim Sammeln der 24-Stunden-Urinmenge ist das genaue Einhalten der Zeit wichtig, z.B. von morgens 7.00 bis morgens 7.00 Uhr.

Vorgehen
7.00 Uhr urinieren lassen, Urin wegschütten, dann jede Urinportion in einem angeschriebenen Gefäß sammeln bis 7.00 Uhr des folgenden Tages. Diese Urinportion gehört zur nun abgeschlossenen ersten Sammelperiode.
Der Patient wird genau informiert. Die Schwester vergewissere sich durch Rückfragen oder Stichproben, ob der Patient verstanden hat, worum es geht und ob auf ihn Verlaß ist. *Alle* Mitarbeiter auf der Station müssen orientiert sein (schriftlicher Vermerk auf Kardexblatt, Verordnungsblatt oder Kurve *und* mündlicher Rapport). Nur die Zusammenarbeit von Patient und allen an der Pflege beteiligten Personen sichert ein zuverlässiges Resultat.
Die Harnsammlung für klinisch-chemische Untersuchungen geschieht normalerweise in einem sauberen Glasgefäß.
Es gibt lichtempfindliche Substanzen, wie z.B. die Porphyrine, die entweder in einem braunen Sammelgefäß oder in einem dunkel stehenden Gefäß gesammelt werden müssen.
Sammelgefäße sollten grundsätzlich so kühl wie möglich stehen, um ein Wachstum der vorhandenen Bakterien oder die Zersetzung anderer Stoffe möglichst gering zu halten.

Konservierung
Viele Substanzen pflegen sich im Harn während der Sammelperiode bereits durch bakterielle oder chemische Einflüsse zu zersetzen. Deshalb sind Konservierungsstoffe erforderlich. Sie werden im allgemeinen der ersten Harnportion im Sammelgefäß beigefügt. Die folgenden Portionen werden dann hinzugemischt.
Je nach Klinik kommen folgende Konservierungsmittel in Frage:

– 10 ml Perchlorsäure oder 10 ml 25% Salzsäure	– für alle Hormonbestimmungen
– 20 ml Eisessig	– 17-Ketosteroide
– 5 ml Thymollösung	– Kreatin, Kreatinin evtl. Harnstoff
– 5 ml Toluollösung	– Zucker
– 5 g Natriumkarbonat oder 1 Eßlöffel Soda	– Porphyrine

Das Messen (und Versenden)
Die Urinmenge muß genau abgelesen werden.
- Bei Routinediurese und Bilanz könnte die Regel gelten, daß die Menge auf 50 ml auf- oder abgerundet werden darf (z.B. 1200 oder 1250 ml). Diese Regel gilt aber *nur* dann, wenn keine spezielle Verordnung vorliegt.
- Wird die Diuresemessung nicht als Routinemaßnahme verordnet, sondern z.B. bei Patienten mit Kreislaufversagen (Schock und Schockgefahr) vorgenommen, ist eine *exakte* Messung notwendig. Dies geschieht dann z.B. mit Hilfe des Urimeters.
- Bei klinisch-chemischen Untersuchungen muß auf 5 ml genau abgelesen werden und die 24-Stunden-Menge entsprechend (z.B. 1245 ml) auf dem Einsendeformular vermerkt werden. Meist ist es nicht erforderlich, daß die gesamte Harnmenge ins Labor geschickt wird. Normalerweise genügt ein Analysenröhrchen mit 10–20 ml. Der Urin muß vor dem Abfüllen *gut vermischt* werden (umrühren mit Glasrührstab oder Holzspatel). Wird im Labor mehr Urin gebraucht, ist dies auf dem Einsendeformular vermerkt.

8.3.2 Bestimmung des spezifischen Gewichtes

Definition und Normalwerte
Das spezifische Gewicht ist das Art- oder Eigengewicht eines Körpers. Es sagt aus, um wieviel schwerer oder leichter ein Stoff ist als das gleiche Volumen Wasser. 1 ml Wasser wiegt bei 4 °C 1 g (1000 mg). 1020 heißt also, daß in 1 ml Urin 0,020 g (20 mg) Stoffe gelöst

sind. Das spezifische Gewicht des gesamten Tagesurins schwankt zwischen 1010 und 1030. Die einzelnen Portionen weisen unterschiedliche Werte auf, je nach Tages- oder Nachtzeit und Trinkmenge.
Die gesunde Niere ist in der Lage, einen verdünnten Urin nahezu in der Konzentration *von destilliertem Wasser* zu produzieren. Auf der anderen Seite kann sie unter Umständen Harn mit *einem spezifischen Gewicht von 1035 entleeren*. Große Urinmengen haben normalerweise ein niedriges spezifisches Gewicht, kleine Urinmengen sind hochkonzentriert und weisen ein entsprechend hohes spezifisches Gewicht auf.

Gegenstände und Ausführung

- *Urometer und Meßzylinder* (Abb. 9a)
  Der Urometer ist eine kleine Senkwaage, deren Skala auf eine Temperatur von 15 °C geeicht ist.
  Der Meßzylinder muß in der Größenordnung dem Urometer entsprechen. Beim Gebrauch von Urometer und Meßzylinder sind folgende Punkte zu beachten:
- Es ist ein genügend weiter Meßzylinder zu benützen
- Schaumblasen sollen mittels Filterpapier entfernt werden
- die Innenwand des Meßzylinders darf vom Urometer nicht berührt werden
- der Meßzylinder soll auf ebener Fläche stehen
- der Flüssigkeitsspiegel wird am unteren Rand auf Augenhöhe abgelesen.
- *Urometerheber* (Abb. 9b)
  Es handelt sich dabei um ein neueres Modell zur Bestimmung des spezifischen Gewichtes. Der Unterschied zur obgenannten Kombination (Urometer, Meßzylinder) liegt darin, daß der benötigte Urin mittels Saugvorrichtung in den Behälter gesogen wird. Es ist wichtig, daß das Gerät für eine präzise Messung senkrecht gehalten wird. Die Vorteile bestehen im sauberen und raschen Verfahren.

8.3.3 Harnproben mittels flüssiger Reagenzien

Die Benedict-Probe (quantitative Urinzuckerbestimmung)
Die Benedict-Probe ist eine Reduktionsprobe (Reduktion = Vorgang, bei dem einem Stoff Sauerstoff entzogen oder Wasserstoff zugefügt wird; in elektronischem Sinne ein Vorgang, bei dem einem Stoff Elektronen zugeführt werden, wodurch er in eine niederere Wertigkeit übergeht). Die Methode gibt eine grob quantitative Angabe des Zuckergehaltes des Urins, indem sich die klarblaue Lösung je nach Urinzucker verändert:

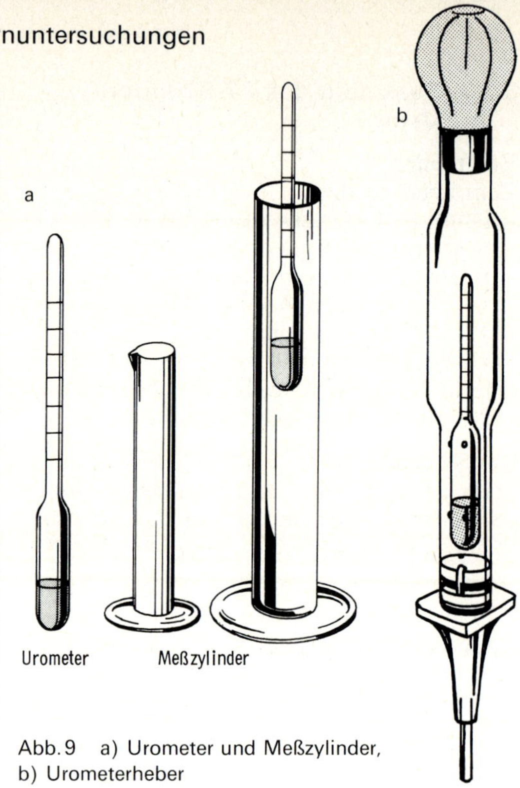

Abb. 9 a) Urometer und Meßzylinder, b) Urometerheber

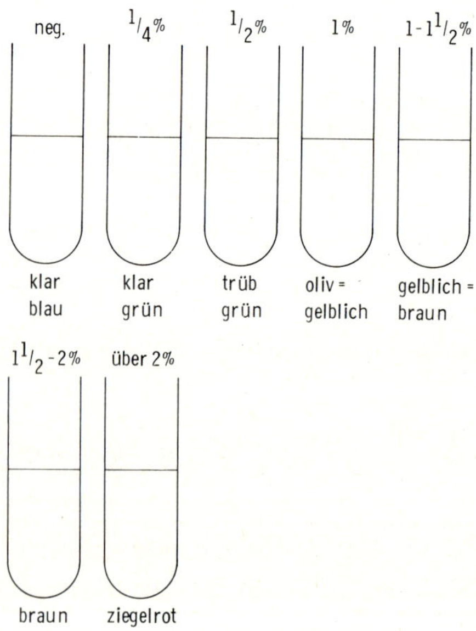

Gegenstände
- Benedict-Lösung
- 5-ml-Spritze zum Messen der Benedict-Lösung
- Reagenzgläschen
- Kochgelegenheit im Wasserbad
- Farbskala.

Ausführung
- 5 ml Benedict-Reagenz ins Röhrchen
- 8 Tropfen Urin dazu geben, schütteln
- 5 Minuten im kochenden Wasserbad erhitzen
- wieder schütteln
- Bewertung der Probe nach Farbskala (s. vorn).

Die Esbach-Probe (quantitative Eiweißbestimmung)
Durch das Esbach-Reagenz werden Eiweiße (aber auch Urate, Kalisalze u.a.) ausgefällt und volumetrisch bestimmt.
Wir haben durch diese Probe nur eine grob quantitative Angabe des Eiweißgehaltes im Urin. Die Werte werden in ‰ abgelesen, u. U. in g Eiweiß umgerechnet.

Gegenstände (Abb. 10)
- Esbach-Reagenz
- Esbachröhrchen auch Albuminimeter genannt
- Trichter und Faltenfilter
- Glasrührstab oder Holzspatel zum Umrühren des Urins.

Ausführung
- In das graduierte Reagenzglas wird bis zur Marke U gut gemischter 24-Stunden-Urin filtriert und eingefüllt
- bis zur Marke R Esbach-Reagenz zugeben
- Mischen der beiden Flüssigkeiten (wiederholtes Kippen)
- 24 Stunden stehen lassen
- Niederschlag ablesen und (wo verlangt) die Eiweißausscheidung in 24 Stunden ausrechnen.

Beispiel:
24-Stunden-Urin: 2000 ml; Eiweißgehalt: 2,5 ‰ Esbach
Rechnung: 1 ‰ = 1 g Substanz in 1000 ml
2,5 ‰ = 2,5 g Substanz in 1000 ml
Berechnung für 2000 ml:
2,5 × 2 = *5 g Eiweiß in 2000 ml*

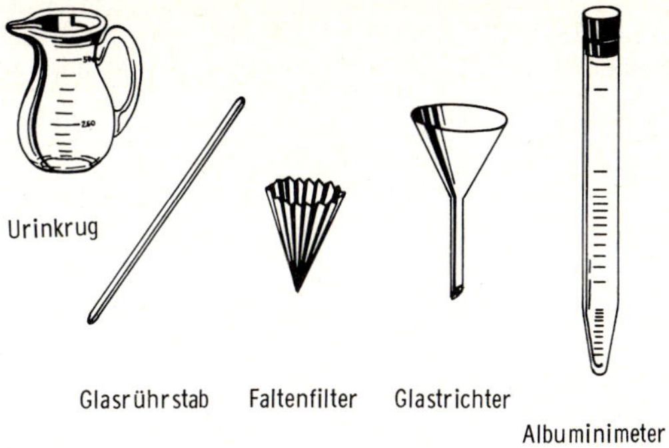

Abb. 10 Gegenstände für die Esbach-Probe

8.3.4 Schnelltests

Die heutige Zuverlässigkeit der Schnelltests ermöglicht es, die herkömmlichen, zeitraubenden Labormethoden auf ein Minimum einzuschränken. Die Harnuntersuchung ist so vereinfacht, daß sie auch von kooperativen Patienten selber durchgeführt werden kann.
Im Krankenhaus eignen sich die Schnelltests zur Vorkontrolle des Harns auf der Station. Die Routineurinuntersuchung wird heute schon vielerorts durch einen sog. *Kombinations-Stix-Test* verdrängt. Nur der »Stix positive« Urin gelangt noch ins Labor.
In der Reihe der AMES-Diagnostika, die in Deutschland, Österreich und in der Schweiz am meisten verbreitet sind, stehen fast alle wichtigen Harnuntersuchungs-Schnellreagenzien zur Verfügung.

Ihre Hauptvorteile sind:
- einfache Handhabung
- sauberes Arbeiten (kein Kochen, keine flüssigen Reagenzien)
- rasch verfügbare Resultate
- lange Haltbarkeit der Schnellreagenzien.

Die Schnellreagenzien werden in Form von Reagenztabletten oder Reagenzstäbchen in den Handel gebracht. Sie verderben bei vorschriftgemäßer Lagerung nicht.

Schnelltests mittels Reagenzstäbchen »Stix«
Möglichkeiten
Zu den wichtigsten und gebräuchlichsten gehören

Reagenz-stäbchen	Farbe	Spezifität	Vergleich mit Farbskala	negativ	positiv
Albustix	gelb	Eiweiß	sofort	Testende bleibt unverändert	verfärbt sich grün bis blau
Clinistix	rot	Zucker	nach 10 Sek.	Testende bleibt unverändert	verfärbt sich hell- bis dunkelviolett
Hemastix	braun	Blut	nach 30 Sek.	bleibt innerhalb 30 Sek. unverändert	Blaufärbung. Farbtöne, die nach 30 Sek. auftreten, nicht beachten
Ketostix	grün	Ketonkörper	15 Sek.	Testende bleibt unverändert	verfärbt sich lavendelfarben bis violett
Urobilistix	grün	Urobilinogen	60 Sek.	keine Verfärbung	s. Farbskala
Labstix Bili-Labstix	rot-gelb-braun	pH, Eiweiß, Zucker, Ketonkörper, Bilirubin, Blut	0–60 Sek.	Testende unverändert	s. Farbskala

pH-Bestimmung mittels Universalindikator pH 0–14 (z. B. nach Merck)

pH-Werte im Harn: 1 ←—— 7 ——→ 14

neutral

←——→

sauer basisch

Ausführung

1. Das imprägnierte Testende des Reagenzstäbchens kurz in den gut vermischten Harn eintauchen und sofort wieder herausziehen
2. überschüssigen Harn am Behälter abstreifen
3. Färbung des Testabschnittes mit der jeweiligen Farbskala vergleichen; vorgegebene Zeit auf Prospekt oder Fläschchen beachten, *genau* einhalten (variiert von 0–60 Sek.).

Beachte

Die Sekunden werden rationeller durch Zählen statt mit der Uhr erfaßt. Man prüfe zuerst das eigene Zähltempo und mache später hie und da eine Vergleichkontrolle. (Entspricht mein Zähltempo den Sekunden?)

Speziell beachten beim Ablesen des Labstix und Bili-Labstix

Das Ablesen könnte auf den ersten Blick schwierig erscheinen, ist es aber nicht!

Labstix ist ein Test, der auf einem Plastikstreifen 5 Zonen hat (Bili-Labstix sogar deren 6).

Nach Eintauchen in den Urin muß zuerst die Eiweiß- und die pH-Probe abgelesen werden. Die restlichen Zonen nach 10, 15, 20 und 30 Sekunden. Wird die Probe routinemäßig gemacht, erübrigen sich bald die Uhr und das Zählen. Bei ruhigem, *gesprochenem Ablesen* der Resultate kann man sich den richtigen Sekundenrhythmus angewöhnen:

Kontrollieren Sie anhand des folgenden Beispieles:

(Vergleichen Sie beim Aussprechen der links stehenden Resultate die Zeit mit Ihrer Uhr. Entspricht Ihr Sprechrhythmus der rechts angegebenen *verlaufenen Zeit?* Wenn ja, können Sie den Teststreifen ohne Uhr ablesen. Stichproben sind von Zeit zu Zeit notwendig.)

Ablesen durch Mitsprechen		*Verlaufene Zeit*
pH-Wert ist sauer Eiweiß ist negativ	=	5 Sek.
		↓
Glukose ist mittel – positiv		5 Sek. = 10 Sek.
		↓
Ketonkörper ist schwach positiv		5 Sek. = 15 Sek.
		↓
Bilirubin ist negativ		5 Sek. = 20 Sek.
auf 5 zählen, dann		↓
Blutprobe ist negativ		10 Sek. = 30 Sek.

In Kombination mit dem Urobilistix
- Diesen zuerst in den Harn tauchen (während 5 Sek.), dann auf Behälterrand legen
- Bili-Labstix-Streifen ablesen
- Resultat vermerken als [Stix neg.] oder [Stix pos.] oder in die speziell vorbereiteten 5 (bzw. 6) Felder [+|–|++|+|–|–] eintragen
- Urobilistix ablesen (bei routinemäßigem Arbeiten sind bis zu diesem Zeitpunkt die 60 Sekunden verflossen)
- Stichproben mit der Uhr, bis man ganz sicher im Tempo ist.

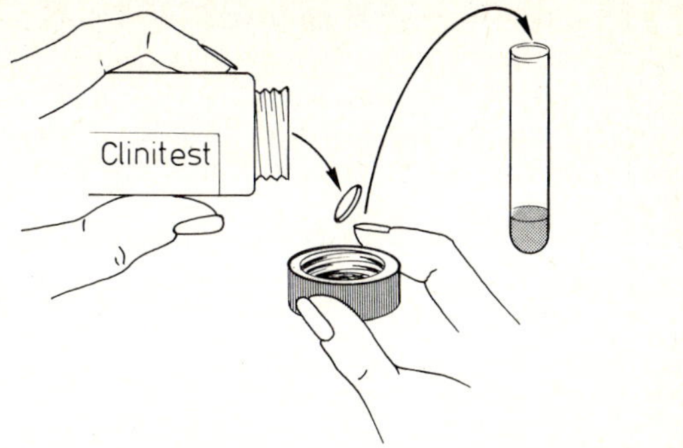

Abb. 11 Clinitesttablette nicht in die Hand nehmen: Deckel vom Tablettenbehälter abschrauben. Tablette in Deckel und von dort direkt in das Reagenzglas fallen lassen

Schnelltests mittels Reagenztabletten
Möglichkeiten

Reagenztablette	Spezifität	Vergleich mit Farbskala	negativ	positiv
Acetest	Ketonkörper	30 Sek.	keine Verfärbung	lavendelfarben bis violett
Ictotest	Bilirubin	2 Min.	keine Verfärbung	blauviolett
Occultest	Blut	2 Min.	keine Verfärbung	Blaufärbung
Clinitest	Zucker	15 Sek.	keine Verfärbung	dunkelgrün bis orange

Sieht man vom Clinitest ab, ist die Tablettenprobe seltener als die Stix-Probe. Man beachte die jeweilige Gebrauchsanweisung auf Prospekt und Fläschchen.
Wir beschränken uns auf die Beschreibung der beiden häufigsten Tablettenproben: Acetest und Clinitest

Acetest
Ausführung
1. Eine Tablette Acetest auf eine saubere, weiße Unterlage legen (Filterpapierstreifen)
2. einen Tropfen Harn auf die Tablette träufeln
3. nach 30 Sekunden die Farbe der Tablette mit der Farbskala des Prospektes vergleichen.

Auswertung
negativ: keine oder etwas gelbliche Färbung (Harnfarbe)
positiv: Die Tablettenoberfläche wird lavendelfarbig bis violett. Die Intensität der Farbe weist auf die ungefähre Menge der im Harn enthaltenen Ketonkörper hin.
Auf der Farbskala kann das Resultat als schwach (+) oder mittel (++) oder stark (+++) positiv abgelesen werden.

Beachte

Reagenzstäbchen und Tabletten müssen trocken aufbewahrt werden. Nach Entnahme des Teststreifens oder der Tablette Fläschchen sofort und gut verschließen. Feuchtigkeit, direkte Wärme und Lichteinwirkung sind zu vermeiden.

Clinitest (Abb. 11)
Das Clinitestset besteht aus
Plastikbehälter
Reagenzglas
Pipette
Clinitest-Nachfüllpackung mit 36 Reagenztabletten
Kontrollblatt mit Farbskala.

Ausführung
1. Mit dem senkrecht gehaltenen Tropfenzähler 5 Tropfen Harn ins Reagenzglas geben

2. Tropfenzähler ausspülen und 10 Tropfen Wasser beifügen
3. eine Tablette Clinitest, wenn möglich ohne Berührung mit den Händen (Abb. 11), ins Reagenzglas geben und Reaktion beobachten
   Reagenzglas während der Reaktion im Halter belassen und nicht *berühren, nicht bewegen.*
   Begründung:
   Durch den Kochprozeß (Reaktion) entwickelt sich CO_2, eine nach oben abschließende Gasschicht. Diese verhindert den Zutritt von O_2, welcher die Reaktion beeinflussen würde, darum: Reagenzglas ruhig stehen lassen.
4. 15 Sekunden nach Beendigung der Reaktion das Reagenzglas leicht schütteln und dessen Inhalt mit der Farbskala vergleichen

Blau	Dunkelgrün	Trübgrün	Grünbraun	Braun	Orange
neg.	Spur	+ ½%	++ ¾%	+++ 1%	++++ 2% und mehr

Beachte

Erscheint während der Reaktion auch nur für einen Augenblick eine orange Färbung, die dann auf braun umschlägt, so liegt die Zuckerkonzentration nicht bei 1% sondern über 2%! Darum Reaktion genau beobachten. Clinitesttabletten enthalten ätzende Substanzen. Es ist Vorsicht geboten vor Spritzern in die Augen oder gar Einnahme der Tabletten.

8.3.5 Untersuchungen des Harns auf Bakteriengehalt

Uriculttest / Urifekttest u.a.

Die Diagnose von Harnwegsinfektionen wird durch Bestimmung des Bakteriengehaltes im frisch gelassenen Urin erleichtert. Mit ihrer Hilfe kann man unterscheiden, ob das Bakterienwachstum durch Infektion oder durch Kontamination bei der Probeentnahme verursacht ist. Es gilt folgende Faustregel: unter 10000 Bakterien pro ml bedeutet Kontamination. 10000–100000 Bakterien pro ml bedeutet Infektionsverdacht und über 100000 Bakterien pro ml bedeutet Infektion.

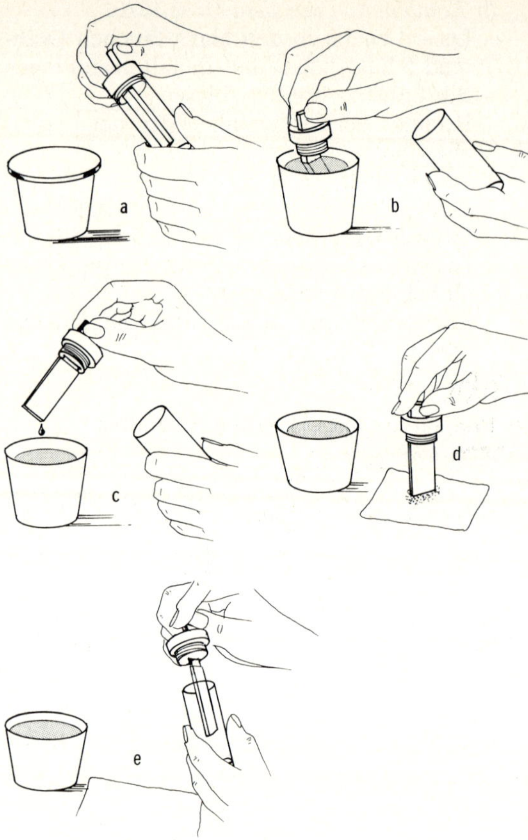

Abb. 12 a) Nährboden-Trägereinheit am Griff aus dem Kunststoffröhrchen herausnehmen, b) Agarschichten in den frisch gelassenen, in einem sterilen Gefäß aufgefangenen Mittelstrahlurin eintauchen, c) überschüssigen Urin abfließen lassen, d) letzten Tropfen mit sauberem Filterpapier vom untern keilförmigen Kunststoffrand absaugen, e) Nährboden-Trägereinheit in das Kunststoffröhrchen zurückschieben, bis Lamellenverschluß dicht sitzt. Anschließend wird die Nährboden-Trägereinheit bei ca. 37 °C inkubiert (mindestens 14 Stunden)

Die Methoden, bei denen mit Hilfe von *Nährboden-Trägereinheiten* gearbeitet wird (z.B. Uricult- und Urifekttest) geben bei Anwendung gewöhnlicher Koloniezähltechnik ein qualitativ und quantitativ zuverlässiges Bild des Bakteriengehaltes im frisch gelassenen Urin, auch wenn der Transport der Probe zum Laboratorium u.U. mehrere Tage dauert.

Prinzip
Im Urin vorhandene Bakterien bleiben auf den Agaroberflächen haften (Abb. 12) und wachsen bei der Inkubation in makroskopischen Kolonien aus. Die Koloniendichte ist also direkt proportional zur Bakterienkonzentration im Urin.

- Beim Uriculttest ist die eine Seite des Objektträgers mit N-Agar (Nähragar), die andere Seite mit MacConkey-Agar beschichtet. Die Keimzahl wird durch Vergleich der Dichte der gewachsenen Kolonien mit dem Musterbild bestimmt.
- N-Agar: Mit dem N-Agar wird die Gesamtkeimzahl erfaßt (Gram-positive und Gram-negative Keime).
- MacConkey-Agar: enthält Gallensalze, die das Wachstum Gram-positiver Keime hemmen. Es wachsen nur coliforme und andere Gram-negative Keime.

Technik
Objektträger aus dem Röhrchen nehmen, ohne den Agar zu berühren (Abb. 12a)
Objektträger bis zur Marke in den frisch gelassenen Mittelstrahlurin eintauchen (Abb. 12b). (Reicht die Urinmenge zum Eintauchen nicht aus, so können beide Seiten des Objektträgers mit Urin übergossen werden.)
- abtropfen lassen und überschüssigen Urin mit sauberem Filterpapier vom untern Rand absaugen (Abb. 12 c + d)
- Objektträger wieder in das Röhrchen zurückschieben und verschließen (Abb. 12e)
- Nährboden-Trägereinheit während 14–24 Stunden bei +37 °C inkubieren
- Keimzahl mit Vergleich mit den Musterbildern ablesen (Abb. 13).

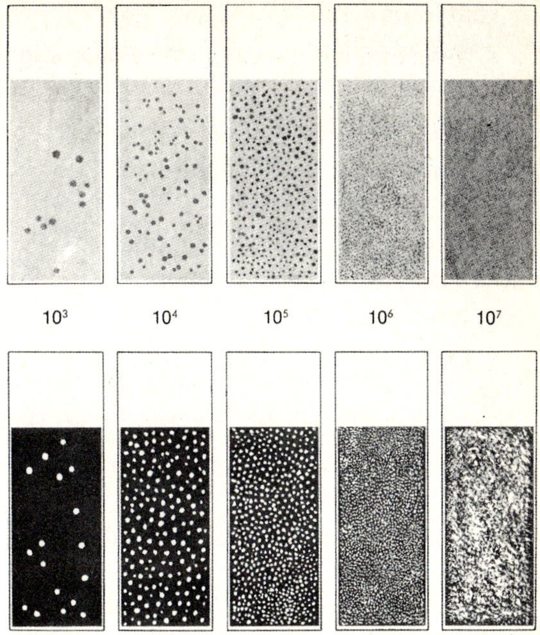

Abb. 13 Tabelle für den Uricult-Test: Keimgehalt, oben: MacConkey-Agar (Farbe Rot), unten: Nähragar (Farbe Orange)

Weiterführende Literatur

Eestham, R.D.: Interpretation klinisch-chemischer Laborresultate. Karger, Basel 1970
Hallmann, L.: Klinische Chemie und Mikroskopie, 10. Aufl. Thieme, Stuttgart 1966
Heyden: Harnfibel. Heyden AG, München 1968
Prospekte und Broschüren verschiedener Firmen (Ames, Lilli u.a.) über Urinanalysen, Schnelltests, Keimzahlbestimmung
Siegenthaler, W.: Einfache Laboratoriumsuntersuchungen für die Praxis. Lehmann, München 1959
Vereinheitlichung der Pflegetechniken: Katheterisieren. Schweiz. Verband Dipl. Krankenschwestern und Krankenpfleger (SVDK). Zentralsekretariat, Bern

Interpretation

Beurteilung für den Mittelstrahlurin: (Abb. 13)

10^5 und mehr Keime pro ml (= über 100000)	= Bakteriurie; die Kultur wird zur Resistenzbestimmung in die Mikrobiologie geschickt
10^4–10^5 Keime pro ml (= 10000–100000)	= fragile Bakteriurie (Untersuchung wiederholen)
Weniger als 10^4 Keime pro ml (unter 10000)	= Kontamination; kein Harnwegsinfekt

Testfragen

- Nennen Sie die wichtigsten Forderungen, die sich aus dem Prinzip der Urinentnahme mittels Katheter (zur Untersuchung) ableiten lassen (S. 405)
- Zählen Sie die Möglichkeiten zur Uringewinnung auf (S. 406)
- Numerieren Sie folgende Instruktion über die sterile Mittelstrahl-Uringewinnung so, wie Sie es dem Patienten erklären würden (S. 406f.)
  ☐ Urinbecher abdecken ☐ In gespreizter Stellung über der WC-Schüssel stehen ☐ Hände waschen ☐ Intimtoilette ausführen ☐ Desinfizieren der Urethraöffnung ☐ Urinieren, Urin auffangen, wenn der Strahl kräftig ist ☐ Uringlas ins Labor bringen ☐ Uringlas sofort zudecken
- Beschreiben Sie die wichtigsten Katheter und begründen Sie an konkreten Beispielen Ihre Wahl eines bestimmten Katheters (S. 408)
- Nennen Sie den Durchmesser eines Ballonkatheters Nr. 22 (S. 408f.)
- Nennen Sie je vier Indikationen für das einmalige Katheterisieren (S. 407) und für das Einlegen eines Dauerkatheters (S. 411); begründen Sie Ihre Aussagen
- Zählen Sie die Gegenstände auf, die Sie zur Blasenpunktion richten, sagen Sie, wie Sie den Patienten vorbereiten, und begründen Sie Ihre Angaben (S. 413)
- Nennen Sie drei Konservierungsmittel beim Sammeln von 24 Stunden Urin, und ordnen Sie die entsprechenden Untersuchungen zu (S. 417)
- Beschreiben Sie den Vorgang zur Blaseninstillation bei zwei verschiedenen Methoden (S. 415f.)
- Zeichnen Sie die entsprechenden Farben ein: Benedict-Probe (S. 418) – neg. –¼%: ½% – 1% – 1½%: über 2%
- Beschreiben Sie den Vorgang zur Ausführung der Esbach-Probe (S. 419): 1,7‰ Esbach in 1400 ml Urin = ☐ g Eiweiß. 2,3‰ Esbach in 1700 ml Urin = ☐ g Eiweiß
- Mit dem Bili-Albustix-Reagenzstreifen können folgende sechs Schnelltests gemacht werden (S. 420)
- Das Clinitest-Set besteht aus: (6 Angaben) (S. 421)
- Geben Sie an, wie Sie eine Nährboden-Trägereinheit für die Untersuchung vorbereiten. Erklären Sie die fünf Arbeitsschritte (S. 423)

9 Sonden, Drainagen, Saugsysteme

Sequenzziel (Intention)

Der Einfachheit halber werden in diesem Kapitel die wichtigsten Sonden, Drainagen und Saugsysteme gemeinsam behandelt. Es ist dabei aber wichtig, daß Sie die einzelnen Ableitungen und Absaugvorrichtungen den entsprechenden Organen bzw. Organsystemen zuordnen können.
Sie sind fähig, die in diesem Kapitel behandelten theoretischen Grundlagen, z.B. über die Ösophagussonde bei der Pflege des Patienten mit Ösophagusvarizenblutung anzuwenden. Sie können das Wissen über Magen- und Darmsonden bei Patienten mit Erkrankungen des Magen-Darm-Traktes in die Praxis umsetzen. Die Kenntnisse über Drains und Saugsysteme helfen Ihnen in der Beobachtung und Pflege all jener Patienten, die postoperativ eine Drainage eingelegt haben. Sie wissen um die negativen Wirkungen, die Sonden, Drainagen und Saugsysteme auf den Patienten haben können, kennen mögliche Gefahrenquellen und sind fähig, neben dem Einsatz Ihrer technischen Fähigkeit – im Sinne einer korrekten Handhabung der Schläuche und Apparate –, auch die menschlichen Momente wie Angst, Unsicherheit, Unbehagen, Bewegungseinschränkung des Patienten in der Pflege zu berücksichtigen.
Das Lernziel erreichen Sie, wenn Sie

1. die theoretischen Grundlagen der drei Teilkapitel – Sonden, Drainagen, Saugsysteme – kennen und verstehen
2. das erworbene Wissen in Ihrer praktischen Tätigkeit, d.h. bei der Pflege von Patienten mit eingelegten Sonden und Saugdrainagen, anwenden: Verordnungen sicher ausführen, Komplikationen erkennen und dem Patienten Verständnis und Hilfe bieten.

Lernziel

Mit dem Studium dieses Kapitels erreichen Sie *den 1. Teil* des Lernziels. Sie können

- die Gegenstände, die zum Einlegen einer Magen- oder Duodenalsonde gebraucht werden, aufzählen;
- exakt angeben, welche Kontroll- und Pflegemaßnahmen bei eingelegter Ösophagussonde notwendig sind und welchen Gefahren der Patient ausgesetzt ist;
- die verschiedenen Magensonden aufzählen und angeben, wozu die einzelnen gebraucht werden;
- Aussagen machen über das Einführen und Entfernen einer Magensonde sowie über die Kontroll- und Pflegemaßnahmen bei eingelegter Sonde;
- die Duodenal- und Dünndarmsonden benennen und beschreiben;
- die besondern Maßnahmen bei eingelegten Dünndarmsonden aufzählen;
- die wichtigsten Drains aufzählen;
- genau angeben, worauf bei einer Redon-Drainage zu achten ist (besonders beim Wechseln der Flaschen);
- die verschiedenen Saugsysteme nennen und den prinzipiellen Aufbau einer Saugvorrichtung mit ihren Elementen zeichnen;
- im wesentlichen angeben, worauf das Prinzip beruht:
  a) bei der Heberdrainage;
  b) beim Flaschen- und Perthes-System;
  c) bei der Wasserstrahlpumpe und beim elektrischen Saugverfahren;
  d) beim Zentraldruckluftsystem;
- über die Auswirkungen der Saugdrainagen auf den Patienten referieren und sinnvolle Hilfe- und Unterstützungsmaßnahmen zuordnen.

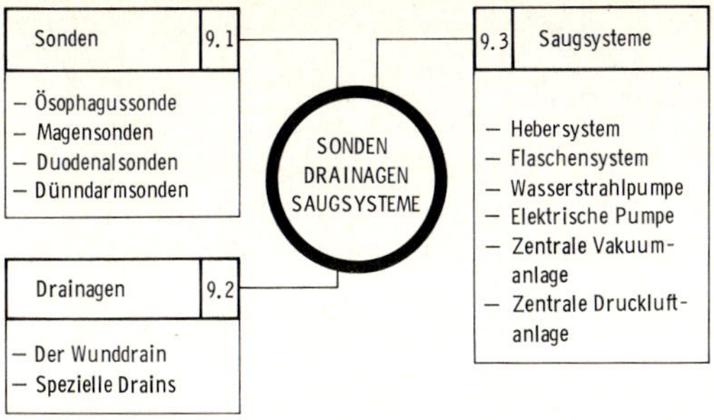

9.1 Sonden

Die wichtigsten Sonden sind:

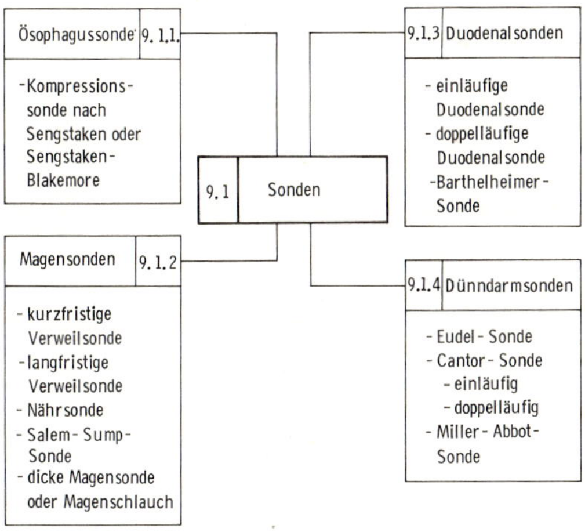

Prinzip

Gestörte oder unterbrochene physiologische Abläufe im Organismus können durch das Einlegen einer Sonde ins Körperinnere verbessert oder aufrechterhalten werden.

- Das Einlegen einer Sonde kann demzufolge der Lebenserhaltung dienen: Absaugen von Sekreten, Zuführen von Flüssigkeit und Nahrung, Kompression von blutenden Gefäßen u.a.
- Die Sonde ist ein Fremdkörper, der gleichzeitig auch Gefahr bedeutet: Druckstellen an den Schleimhäuten, Pneumoniegefahr durch Schonatmung u.a.
- Der Patient empfindet das Einlegen und Manipulieren an der Sonde u.U. als eine Bedrohung.

▼

Für die Pflegende bedeutet dies

- daß sie genau weiß, wozu die Sonde eingelegt ist
- daß sie weiß, wo sich am schnellsten Druckstellen und andere Komplikationen bilden und wie sie diesen vorbeugen kann
- den Patienten gut zu orientieren. Eine angemessene Information kann ihm helfen, seine Ängste und Unsicherheit abzubauen, die Therapie zu akzeptieren und sich kooperativ zu verhalten.

Definition

Sonden sind stab- oder schlauchförmige Instrumente zur Einführung in die Körperkanäle und Hohlräume. Das Wort Sonde wird vom Wort *subundare* (= untertauchen) abgeleitet.

9.1.1 Ösophagussonde

Die am häufigsten gebrauchte Ösophaguskompressionssonde ist die in Abb. 1 ersichtliche *Sengstaken-Sonde*. (Eine ähnliche Sonde ist die Sengstaken-Blakemore-Sonde.) Die Sonde ist dreiläufig und hat demzufolge drei Schlauchenden (siehe auch Abb. 2):

- dicke Magensonde in der Mitte
- dünne Magenballonsonde (rechts)
- dünne Ösophagusballonsonde (links).

Anwendung

Bei Blutungen in der Speiseröhre (Ösophagusvarizenblutung) zur Tamponade der Blutung.

Material zum Einlegen der Sonde

Montierte Ösophagussonde

– für Magenballonsonde

montiert

Spritzenansatz (Abb. 2a)

dazu

50-ml-Rekordspritze

Péan (mit Gummischlauchstück überzogen)

Drosselklemme

– für Ösophagus-Ballonsonde

montiert

gerades Glasverbindungsstück am Sondenende

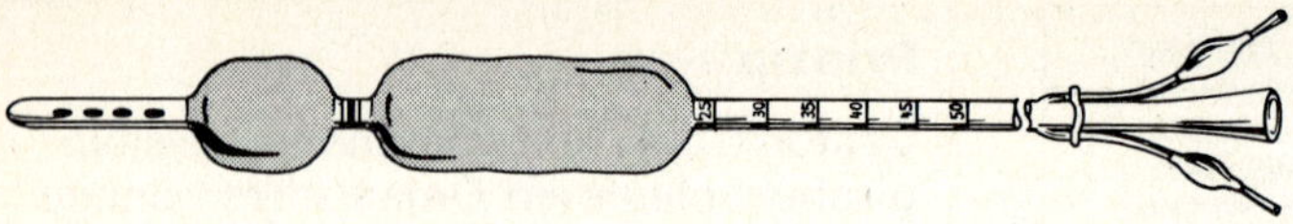

Abb. 1 Sengstaken-Sonde aus Weichgummi, dreiläufig, 2 Ballons zur Tamponade von Blutungen in der Speiseröhre, graduiert

30-cm-Gummiverbindungsstück
Y-Verbindungsstück aus Glas
zwei 20 cm lange Gummiverbindungsstücke (Abb. 2a)

dazu
Handpumpenballon (wie am Blutdruckapparat)
Metallansatzstück zum Blutdruckmanometer
Péan (mit Gummischlauchstück geschützt)

- für Magensonde

montiert
Monaldiansatz (Abb. 2a)

dazu
Schaumgummistück 3 × 2 × 3 cm

Zusätzliches Material
- Paraffinöl (als Gleitmittel)
- Watteträger und Watte
- Anästhesiespray
- Blutdruckmanometer (ohne Manschette und Verbindungsschläuche)
- zwei Nierenschalen
- Zungenspatel, ein Glas Wasser
- Schutztuch, Papiertaschentücher
- Leukoplast, schmal und breit, Schere
- Medikamente nach Arztverordnung (z.B. Octapressin zur Stillung der Blutung).

Einführen der Sonde
durch den Arzt
- Vor dem Einführen Sonde und Ballons auf Dichtigkeit prüfen
- Anästhesieren der Nasenschleimhaut mittels Spray (z.B. Novesinspray)
- Sonde mit Öl gleitfähig machen
- Einführen der Sonde durch die Nase bis zur Marke 50 cm
- Aufblasen des Magenballons mit 100 bzw. 150 ml Luft oder Wasser, dann sofort abklemmen. Klemme mit Leukoplast umwickeln, um ein irrtümliches Öffnen zu verhindern
- Sonde bis zum federnden Widerstand an der Kardia zurückziehen und nach Unterlegen des Schaumgummistückes unter Zug an der Nase fixieren

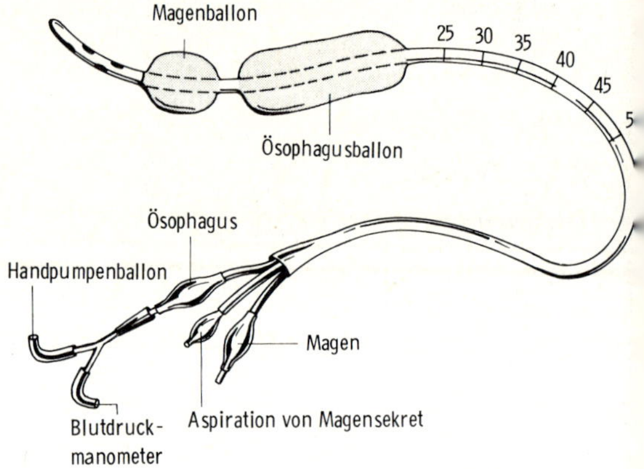

Abb. 2a Montierte Ösophagussonde

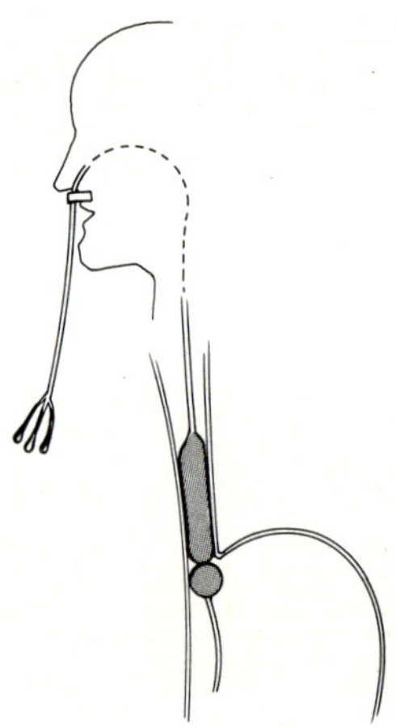

Abb. 2b Eingelegte Ösophagussonde: Magenballon enthält ca. 150 ml Luft; Ösophagusballon ist auf 35–45 mm Hg aufgeblasen

- Ösophagusballon an ein Quecksilbermanometer anschließen und auf 35–45 mm Hg (je nach Arztverordnung) aufblasen.

In den folgenden Stunden soll der Druck langsam gesenkt werden. Nach Schema, z.B.:
während 6 Stunden: 35–45 mm Hg
während 24 Stunden: 30–35 mm Hg
ab 24 Stunden: 25–30 mm Hg.

Kontrollen und Pflegemaßnahmen

Sinn dieser Maßnahmen

- Erreichen einer bestmöglichen therapeutischen Wirkung
- Ausschalten von Komplikationen
- Vermitteln von Sicherheit und Wohlbefinden an den Patienten

durch

- Kontrolle des Druckes im Ösophagusballon zuerst alle 15 Minuten (wenn Druckwerte konstant bleiben, alle 60 Minuten); nach der Messung Schlauch mit weicher Klemme abklemmen
- mit dieser Kontrolle verbinden wir die bewußte Wahrnehmung und Beobachtung des Patienten in seiner Ganzheit
- Druckentlastung zur Verhütung von Schleimhautnekrosen, ca. alle sechs Stunden während fünf Minuten (Druck auf 0 absinken lassen)
- mindestens alle 30 Minuten oder nach Bedarf Speichel aus dem Pharynx absaugen (der Patient kann den Speichel nicht schlucken – Aspirationsgefahr); nicht bewußtlose Patienten sollen den Speichel regelmäßig ausspucken
- das dritte Lumen der Sonde hat vier Öffnungen in das Mageninnere. Durch Spülung mit Eiswasser und Aspiration kann man sich jederzeit von der Wirksamkeit der Tamponade überzeugen.

Entfernen der Sonde

- Die Sonde darf nicht länger als drei Tage liegen bleiben
- steht die Blutung während der ersten 24 Stunden, so wird der Ösophagusballon entleert und die Sonde bei gefülltem Magenballon etwas in den Magen vorgeschoben
- nach weiteren 24 Stunden kann der Magenballon entleert und die Sonde entfernt werden
- Sonde und Zubehör in desinfizierende Lösung einlegen, reinigen, sterilisieren.

Gefahren bei eingelegter Ösophaguskompressionssonde

- Aspirationspneumonie
- Ösophagitis
- Druckulzera der Schleimhäute
- Asphyxie (drohender Erstickungszustand) durch Verschluß des Larynx infolge Lageveränderung des Ösophagusballons. (Diese Gefährdung ist geringer, wenn der Magenballon statt mit Luft mit Wasser gefüllt wird.)
- Schwierigkeiten beim Entfernen der Sonde (Auftreten einer erneuten Blutung).

Zusammenfassung

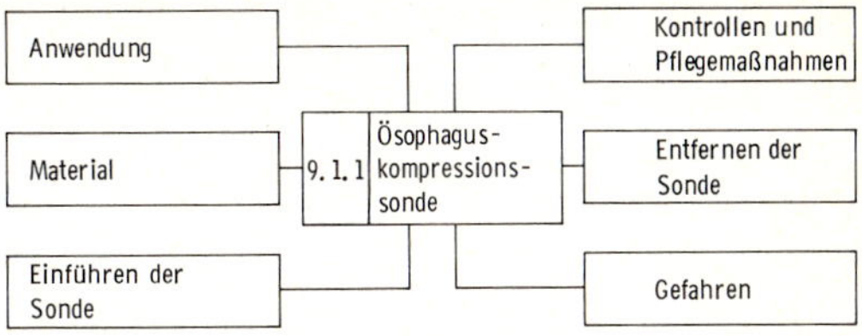

9.1.2 Magensonden

Es stehen verschiedene Magensonden zur Verfügung. Die Sonden werden gewählt je nach dem Ziel, das erreicht werden will. Wir unterscheiden:

Anwendung

- *die kurzfristige Verweilsonde* aus Gummi oder Kunststoff mit Olive (Abb. 3); sie dient vorwiegend diagnostischen Zwecken und kommt für die fraktionierte oder die einmalige Magenausheberung zur Anwendung.
- *die langfristige Verweilsonde,* meist aus Kunststoff (Abb. 4); sie hat therapeutischen Charakter und kommt vor allem postoperativ zur Anwendung. Sie dient zum Absaugen von Magensekret. Die Sonde kann, je nach Arztverordnung, abgeklemmt oder mit und ohne Sog abgeleitet werden. Ist kein Sog erwünscht, kann die Sonde an einen Plastikbeutel angeschlossen werden.

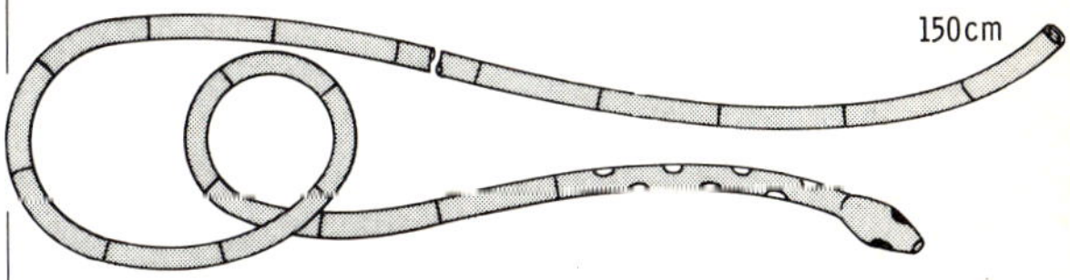

Abb. 3 Kurzfristige Verweilsonde

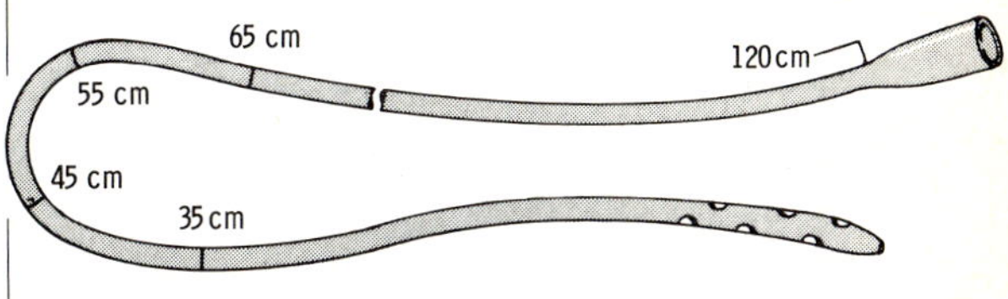

Abb. 4 Langfristige Verweilsonde

Ist ein Sog verordnet (z.B. 20-cm-Wassersäule), kommt in Frage:
- Vakuum-Wandanschluß
- Saugapparat
- Wasserstrahlpumpe
- evtl. Spritze (20- bis 50-ml-Spritze)

- *die Nährsonde* Kunststoffsonde (mit Verschluß); sie entspricht der langfristigen Verweilsonde.
  Besonderheiten bei dieser Sonde s. unter »Sondenernährung« S. 145ff.
- *die Salem-Sump-Sonde* (Abb. 5). Mit zwei Lumen ist sie eine spezielle Magensonde, die ein möglichst reizloses Absaugen von Magensekret erlaubt. Sie wird eingelegt bei Magenblutungen (z.B. infolge Streßulkus). Es kann gleichzeitig ein sorgfältiges Spülen mit Eiswasser erfolgen;
- *die dicke Magensonde oder den Magenschlauch* (= Schlundrohr). Diese Sonde wird für die Magenspülung (S. 588f.) verwendet.

Material zum Einlegen der Sonde
- Magensonde nach Wahl in Gefäß mit Wasser
- Anästhesiesalbe oder Anästhesiespray
- große Spritze (20–50 ml)
- Mund- und Prothesenschale, ein Glas Wasser
- Schutztuch, Papiertaschentücher
- Leukoplast und Schere, Péan
- Ansätze und Glaszwischenstück nach Bedarf.

Einführen der Magensonde
- Patient in die gewünschte Lage bringen (liegend oder halbsitzend) und ihn zur Mitarbeit ermuntern
- Schutztuch umlegen und den Patienten anhalten, die Nase zu putzen (wenn die Sonde durch die Nase eingelegt wird)
- evtl. Zahnprothese entfernen und dem Patienten die Mundschale in die Hände geben
- die angefeuchtete Sonde durch den Mund oder durch die Nase einführen. (Eine Sonde, die über längere Zeit liegen bleiben muß, wird durch die Nase eingeführt, da sie auf diese Weise den Patienten weniger stört.)
- den Patienten anhalten, gut durchzuatmen und zu schlucken
- bei jedem Schluckakt die Sonde wenig vorstoßen, bis ca. 50 cm

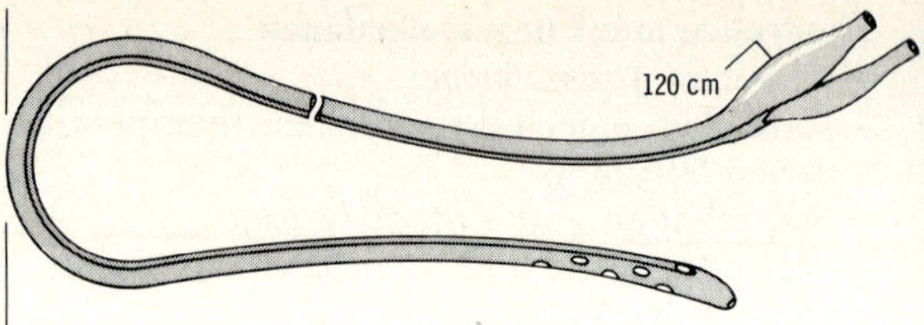

Abb. 5 Salem-Sump-Sonde

- der Patient wird während des Einführens der Sonde gut beobachtet. Starker Husten oder Zyanose sind Zeichen, daß die Sonde nicht richtig liegt. In diesem Fall müßte sie sofort wieder zurückgezogen werden
- Sitz der Magensonde kontrollieren durch Aspiration von Magensaft (Kontrolle mit Indikatorstreifen) oder
  Luft einblasen und mit dem Stethoskop in der Magengegend das entstehende Geräusch abhorchen oder
  Durchleuchten.

Kontrollen und Pflegemaßnahmen
Der Patient mit einer Verweilsonde braucht eine gute Überwachung und Pflege
Das Ziel ist ein zweifaches:
Verhindern von Komplikationen und *Förderung des Wohlbefindens und der Sicherheit des Patienten.*
- Kontrolle des eingestellten Soges
- Kontrolle der abgesaugten Flüssigkeit (Menge, Aussehen)
- Verhüten von Druckstellen an der Nase durch sorgfältige Nasenpflege, regelmäßige Lockerung und neue Fixierung der Sonde
- gute Mundpflege zur Soor- und Parotitisprophylaxe und um das Wohlbefinden des Patienten zu fördern
- Pneumonieprophylaxe, da der Patient mit eingelegter Sonde oft nicht richtig aushustet oder eine Schonatmung einnimmt
- Herausgleiten der Sonde durch richtige Fixation verhüten!

Entfernen der Sonde
- Die abgeklemmte Sonde wird rasch herausgezogen (Plastikhandschuhe benutzen)
- den Patienten den Mund spülen lassen
- Gummisonde in desinfizierende Lösung legen, gut durchkneten und durchspülen, zur Sterilisation geben
- Plastik- und andere Kunststoffsonden werden vernichtet.

Zusammenfassung

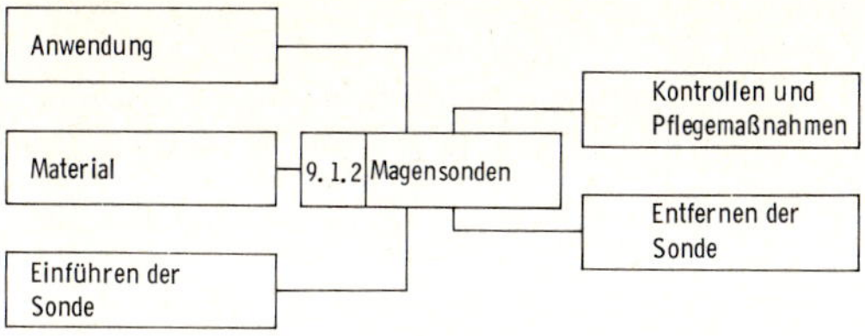

9.1.3 Duodenalsonden

Sonden, die zu diagnostischen Zwecken gebraucht werden.

Zur Anwendung kommen

- *Einläufige Duodenalsonde* aus Weichgummi (röntgendicht) oder Kunststoff mit Olive (Abb. 6). Sie dient zur Duodenalsondierung, meist zur Gewinnung von Galle (A- und B-Galle).
- *Zweiläufige Duodenalsonde* aus Weichgummi mit oder ohne Olive (Abb. 7)
  Sie wird zur Entnahme von Duodenalsaft zwecks Bestimmung der Pankreasfermente verwendet. Durch diese Sonde kann der Magensaft und der Duodenalsaft getrennt aufgefangen werden.
- *Barthelheimer-Sonde*. Es handelt sich dabei um eine Dreiwegsonde mit Quecksilberansatz und zwei Ballons, von denen der eine in den Magen, der andere in das Duodenum zu liegen kommt (Abb. 8).

Sobald die Sondenspitze der Barthelheimer-Sonde das Duodenum erreicht hat, wird zuerst der obere (beim Magenausgang liegende), dann der untere (im Duodenum liegende) Ballon mit je 30–35 ml Luft gefüllt. Dieses Verfahren bewirkt einen dichten Abschluß des Magenausganges und des Dünndarms, wodurch nach Versiegen der Gallensekretion Pankreassaft aspiriert werden kann.

> Einführen der Duodenalsonde siehe unter Dünndarmsonden. Da sie nicht liegen bleibt, sind keine weiteren Maßnahmen notwendig.

9.1.4 Dünndarmsonden

Sonden, die zu therapeutischen Zwecken gebraucht werden.

Zur Anwendung kommen

- *Eudel-Sonde* aus Weichgummi, mit ab-

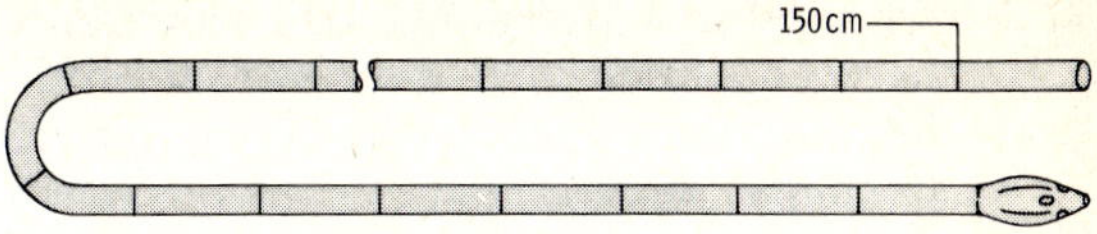

Abb. 6 Einläufige Duodenalsonde

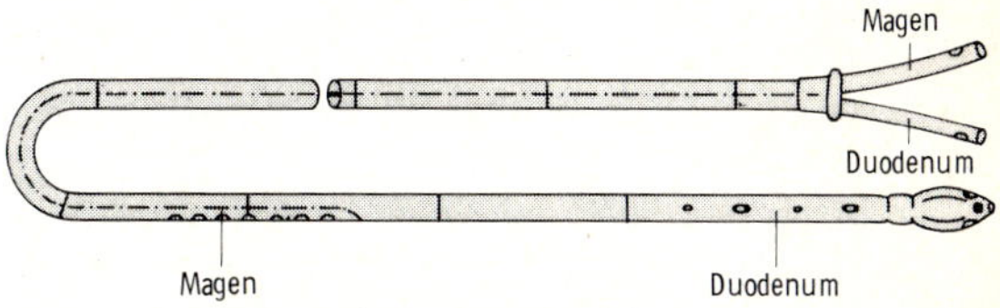

Abb. 7 Zweiläufige Duodenalsonde

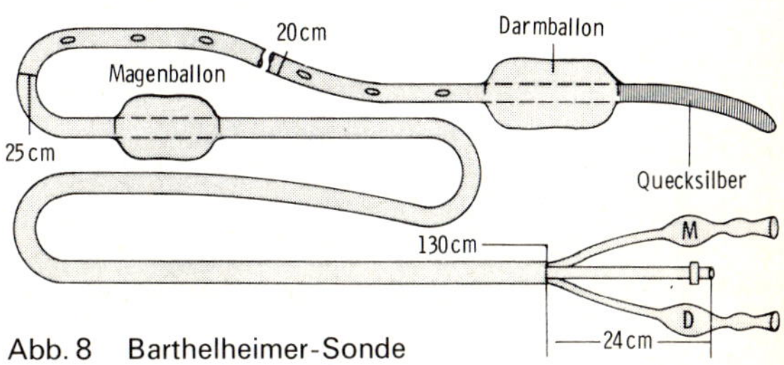

Abb. 8 Barthelheimer-Sonde

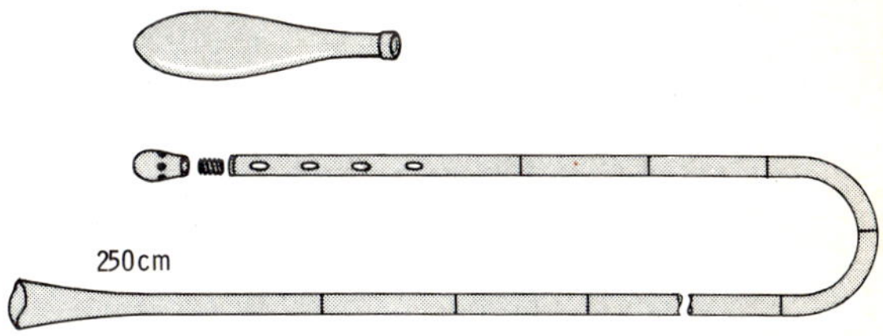

Abb. 9 Eudel-Sonde

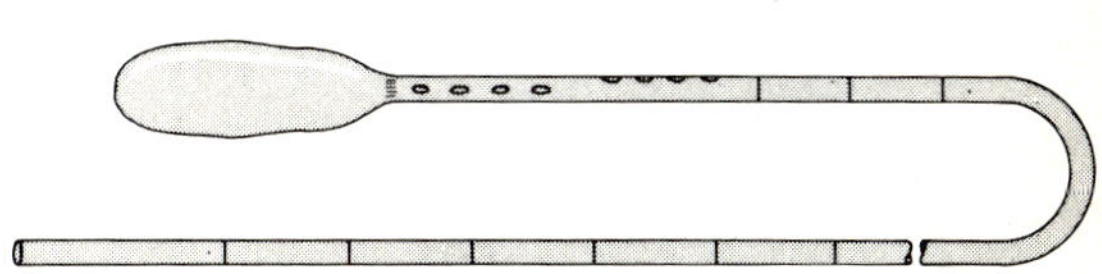

Abb. 10 Einläufige Cantor-Sonde

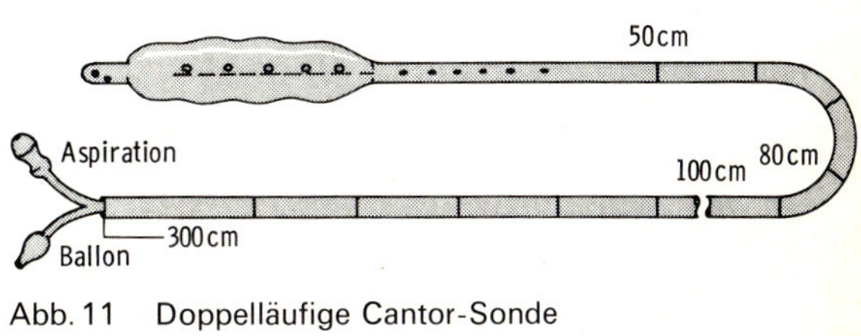

Abb. 11 Doppelläufige Cantor-Sonde

schraubbarer Metallolive und anschraubbarem Gummibeutel mit Quecksilberfüllung, graduiert, ca. 250 cm lang (Abb. 9).

- *Cantor Sonde*
  einläufige Cantor-Sonde aus Weichgummi mit Gummibeutel zur Quecksilberfüllung, röntgenfähig, graduiert, ca. 300 cm lang (Abb. 10)
  doppelläufige Cantor-Sonde (Abb. 11); sie entspricht im wesentlichen der Miller-Abbot-Sonde.
- *Miller-Abbot-Sonde* aus Weichgummi, röntgenfähig. Es ist eine doppelläufige Sonde mit je einem Metallansatz (Abb. 12). Der eine dient der Aspiration von Darminhalt, der andere zur Füllung des Ballons mit Luft, Wasser physiologischer NaCl-Lösung (30–40 ml) oder Quecksilber. Die Sonde ist graduiert, ca. 300 cm lang.

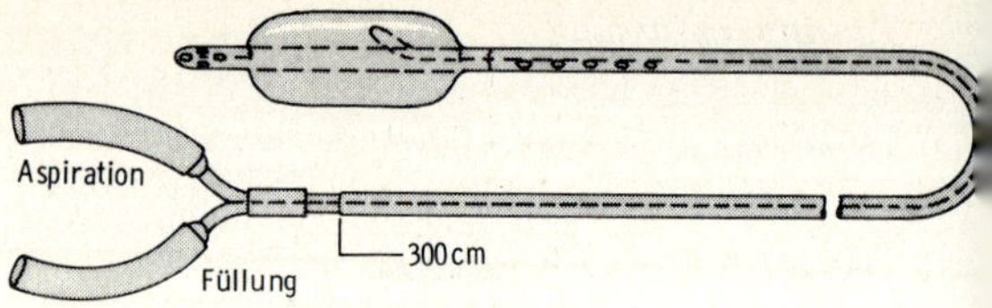

Abb. 12 Miller-Abbot-Sonde

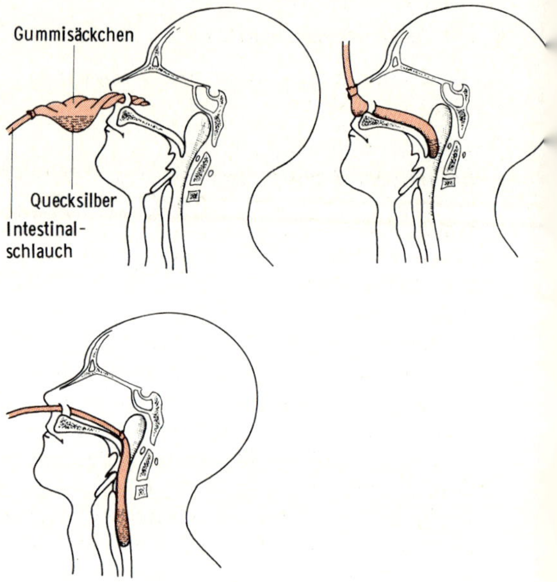

Abb. 13 Einführen der Eudel- und der einläufigen Cantor-Sonde

Anwendung der Dünndarmsonden

Die Dünndarmsonde wird soweit vorgeschoben, bis sie ein eventuelles Hindernis erreicht. Der dort gestaute Darminhalt wird aspiriert oder abgeleitet, wodurch der Darm entlastet werden kann; z.B.

- bei mechanischem Ileus, mit Stauung von Darminhalt oberhalb des Hindernisses
- bei paralytischem Ileus, wo der Darminhalt wegen fehlender Peristaltik liegen bleibt.

Material zum Einlegen der Dünndarmsonde

- Die vom Arzt verordnete Sonde
- Quecksilber (5 ml) oder eine der obgenannten Flüssigkeiten

dazu gleiches Material wie bei der Magensonde (S. 430).

Einführen der Sonde

- Vor dem Einführen Sonde auf Dichtigkeit und Durchgängigkeit prüfen. Der Ansatz für eine evtl. Ballonfüllung muß deutlich gekennzeichnet sein.
- Einführen der Sonde in den Magen bis zur Marke 50. Alles, was beim Einlegen der Magensonde, S. 430, besprochen wurde, gilt auch hier.
- Den Patienten Rechtsseitenlage einnehmen lassen, evtl. Becken hochlagern. Auf diese Weise erreicht man ein leichteres Passieren der Sonde vom Magen in den Zwölffingerdarm.
- Sonde weiter schlucken lassen (sehr langsam). Je besser die Mitarbeit des Patienten ist, um so leichter gestaltet sich die Prozedur des Einführens der Sonde.
- Lage der Sonde kontrollieren – durchleuchten.
- Ist die Sonde im absteigenden Dünndarm sichtbar, kann der Ballon gefüllt werden (je nach Verordnung mit Luft, Wasser, phys. NaCl-Lösung oder Quecksilber).
- Das Einführen der Eudel-Sonde und der einläufigen Cantor-Sonde muß besonders sorgfältig geschehen, damit das Gummisäckchen mit dem Quecksilber möglichst leicht passieren kann (Abb. 13).

Ableitung oder Aspiration

Nach Arztverordnung kommen folgende Möglichkeiten in Frage:

- Dauersog
- intermittierendes Aspirieren mit Spritze
- spontanes Ableiten.

Kontrollen und Pflegemaßnahmen

Das Ziel ist das gleiche wie bei der eingelegten Magensonde (S. 430). Es gelten daher die dort besprochenen Maßnahmen.

Zusätzlich ist von Bedeutung:

- Gute Fixation der Sonde, sobald diese den gewünschten Punkt erreicht hat; vorher ist darauf zu achten, daß sie regelmäßig und ungehindert weitergleiten kann
- regelmäßige Kontrolle des aspirierten Darmsekretes
- Spülen der Sonde nach Arztverordnung zwei- bis dreimal stündlich, z.B. mit Kochsalzlösung, Tee oder Wasser.

Entfernen der Sonde

- Ballon entleeren (bei Cantor- und Miller-Abbot-Sonde)
- sorgfältiges, intermittierendes Entfernen der Sonde, d.h. die Sonde wird stündlich ca. 20 cm zurückgezogen (bei raschem Herausziehen besteht die Gefahr der Darminvagination)
- Sonde jedesmal frisch fixieren und das zurückgezogene Stück der Sonde reinigen
- den Patienten Mund spülen lassen
- die letzten 50 cm werden auf einmal herausgezogen (Vorsicht beim Passieren des Ballons durch die Nase)
- Sonde in desinfizierende Lösung einlegen, reinigen und sterilisieren
- Sonden, die über längere Zeit im Darm belassen wurden, werden verbrannt.

Zusammenfassung

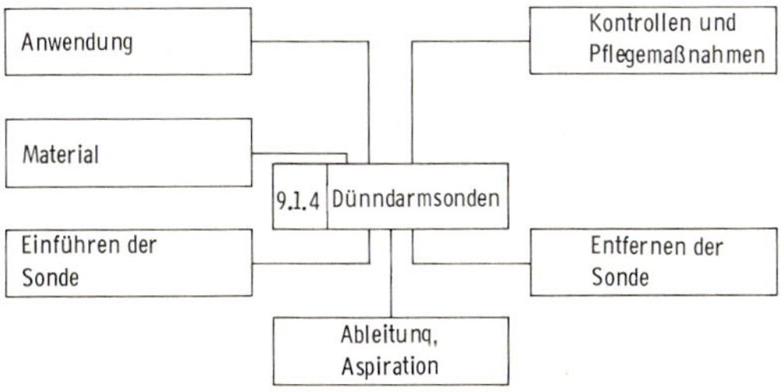

9.2 Drainagen

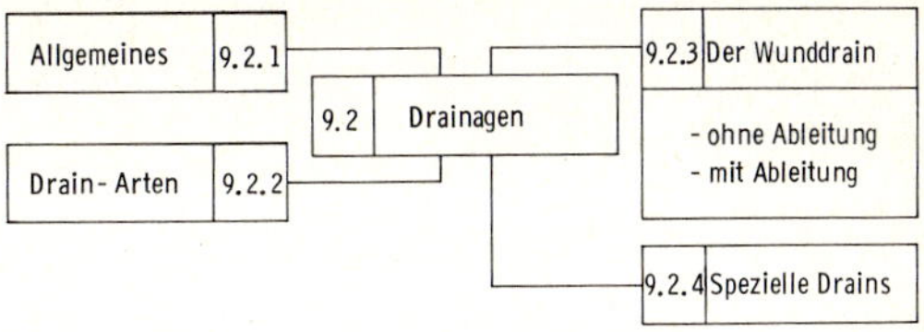

Prinzip

Der menschliche Organismus ist darauf angewiesen, daß Sekrete (Wundsekret, Blut, Eiter u.a.), die nicht resorbiert werden können oder die dem Körper schaden würden, nach außen abgeleitet werden. Voraussetzung dafür ist die Schaffung eines Weges vom Körperinnern nach außen, der mittels eingelegtem Drain offen gehalten wird.

Die Austrittstelle der Drainage wird somit zu einer Gefahrenquelle für den Organismus (Eintrittspforte für Krankheitserreger, Reizung von Haut und Gewebe durch den Drain und durch Manipulation im Bereich der Drainage).

Der Patient kann einer Drainage gegenüber zwiespältig empfinden. Einerseits mag er froh sein, daß die krankmachenden Sekrete aus dem Organismus ausfließen können, anderseits kann er die Drainage als stetes Zeichen seines Krankseins ansehen.

▼

- Die abgeleiteten Sekrete müssen nach Menge, Aussehen und Zusammensetzung kontrolliert werden.
- Manipulationen an Drainagen und Austrittstelle müssen möglichst gering gehalten und unter äußerster Sorgfalt ausgeführt werden.
- Asepsis muß gewährleistet sein
- Der Patient braucht sachliche und verständliche Information, damit er die Drainage und das oft unansehnliche Sekret nicht als Bedrohung empfindet.

Definition

Drainagen (englisch = Entwässerung). In der Medizin versteht man darunter die Ableitung einer Körperflüssigkeit, meist Wundsekret mit einem Drain, d.h. einer Gummi-, Kunststoff- oder Glasröhre bzw. durch einfache Gazestreifen.

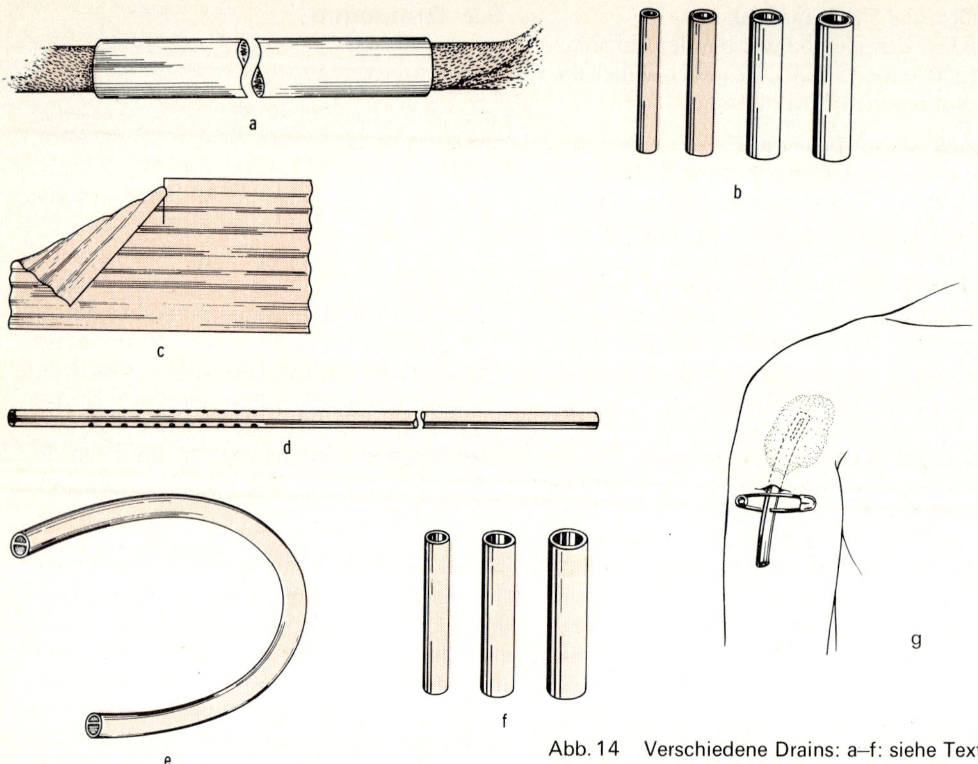

Abb. 14 Verschiedene Drains: a–f: siehe Text; g: Schema einer drainierten Wundhöhle. Der Drain ist durch eine Sicherheitsnadel fixiert, damit er nicht in die Tiefe rutschen kann

9.2.1 Allgemeines

Drainagen können an verschiedenen Stellen des menschlichen Körpers eingelegt werden. Es werden Hohlräume (Hohlorgane) drainiert, Ausführungsgänge und Körperhöhlen, die sich mit Flüssigkeit gefüllt haben und Gewebe, das sich mit Flüssigkeit durchsetzt hat.
Die Pflege von Patienten mit Drainagen verlangt viel Sorgfalt und Umsicht, ein geschultes Auge und Ohr. Jeder Drain erfüllt einen bestimmten Zweck, sei es durch das *Ableiten* von Sekret oder das *Einführen* einer entsprechenden Flüssigkeit (z.B. Medikamente, Spülflüssigkeit, Nahrung).
Manipulationen dürfen nur bei genauer Kenntnis und meist nur auf Verordnung des Arztes vorgenommen werden. Beim Aufnehmen von Patienten mit verschiedenen Drains muß sorgfältig und gezielt vorgegangen werden. Man orientiert sich, ob abgeklemmt werden darf oder nicht.

9.2.2 Drainarten (Abb. 14)

a) *Penrose-Drain* aus Latex, verschiedener Größe (Größe betrifft Durchmesser, Dicke und Länge) = Wunddrain, bestehend aus Gummihülle mit eingelegtem Gazestreifen
b) *Gummidrain,* z.B. Nélatongummi rot oder grau, verschiedener Größe
Gummidrains werden als Wunddrains und Ableitungsdrains (z.B. aus Hohlorganen) gebraucht
c) *Wellengummidrain* (Wellendrainagen) = Wunddrain
d) *Redon-Drain* = Wunddrain
e) *Saugschlauch* nach Brücke, doppelläufig
f) *Latex-Schlauch* u.a.

9.2.3 Der Wunddrain

In aseptische Operationswunden wird normalerweise keine Drainage eingelegt. Ist aber postoperativ eine Absonderung von Wundse-

kret zu erwarten, so wird ein dünnes Kunststoffröhrchen mit seitlichen Öffnungen luftdicht eingenäht und an eine unter Vakuum stehende Flasche angeschlossen (s. Redon-Drainage).
Bei größeren Wunden wird ein Drainrohr oder ein Gummistreifen eingelegt. Jeder Drain wird mit einer Sicherheitsnadel fixiert, damit er nicht in die Tiefe rutschen oder herausgleiten kann (s. Abb. 14g).
Das Wundsekret kann mit oder ohne Sog abgeleitet werden. Ausschlaggebend ist der Ort des eingelegten Drains, die Art des Wundbettes und die Menge des zu erwartenden Sekrets. Immer ist es der Arzt, der über Ableitung und Sog entscheidet.

Der Wunddrain ohne Ableitung
Da er frei in den Verband endet, muß dieser öfters gewechselt werden. Diese Drains finden meist dort Anwendung, wo das Sekret nicht so reichlich fließt oder wo es dickflüssig ist.
Der Drain wird zwei- bis dreimal um ca. 1 cm gekürzt, damit verschiedene Wundgebietsschichten erfaßt werden und das Zuwachsen von innen nach außen ermöglicht wird (Drainkürzen s. S. 331).

Der Wunddrain mit Ableitung
In Frage kommen
- *Ableitung mittels freiem Ablauf* und Anschluß an Plastikbeutel. Die Sogwirkung beruht auf dem Heberprinzip (s. S. 438).
- *Ableitung mittels Redon-Vakuumflasche* (Abb. 15)

Wichtige Punkte beim Wechseln der Redon-Flaschen
- absolut aseptisches Vorgehen
- Leitung der Drainage abklemmen. Liegen mehrere Ableitungen im Wundgebiet, müssen u. U. beim Wechseln *einer* Flasche *alle Drains abgeklemmt* sein; man halte sich dabei an die vorgegebenen Weisungen

Gegenstände auf Tablett
- frische Redon-Vakuumflasche
- Desinfektionsmittel, gefärbt
- Watteträger, steril
- Klemme.

Vorgehen
- Drainage abklemmen
- hängende Flasche entfernen
- zusammenzusteckende Enden von Gummiverbindungsstück (Abb. 15d) und Manometerpfropfen (Abb. 15h) desinfizieren

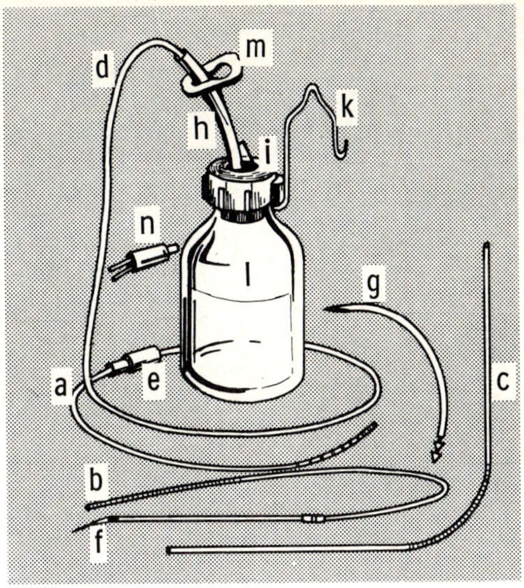

Abb. 15 Redon-Vakuumflasche mit Zubehör.
a) Redon-Drain, 7 cm perforiert, b) Redon-Drain, 14 cm perforiert, c) Redon-Drain, zentrale Perforation, d) Verbindungsschlauch 3 × 6 mm, 1 m, e) Gummiverbindungsstück, f) Nadel, gerade, g) Nadel, gebogen, h) Manometerpfropfen, i) Viplast-Schraubverschluß, k) Haken zum Aufhängen der Flasche, l) Standflasche, 500 ml, m) Clevid-Schlauchklemme, n) Zweiweg-Verbindungsstück aus Gummi

- Enden gut zusammenstecken
- Klemmen öffnen
- frische Flasche aufhängen.

Sogwirkung
Vorteile der Sogwirkung
- geringere Infektionsgefahr, da das Wundsekret nicht liegen bleibt
- beschleunigte Wundheilung und dadurch erhebliche Verkürzung des Krankenhausaufenthaltes
- günstige kosmetische Verhältnisse durch bessere Wundheilung (schönere Narben)
- wohltuende Auswirkung auf den Patienten, dank der Sauberkeit der Wunde und der geringen Pflegebeanspruchung
- große Ersparnis an Verbandmaterial.

Nachteile
- der Sog ist nicht kontrollierbar (weder bei der Heberdrainage noch bei der Redon-Drainage)
- die Sogwirkung nimmt mit zunehmender Füllung der Sekretflasche bzw. des Beutels mit Wundsekret ab.

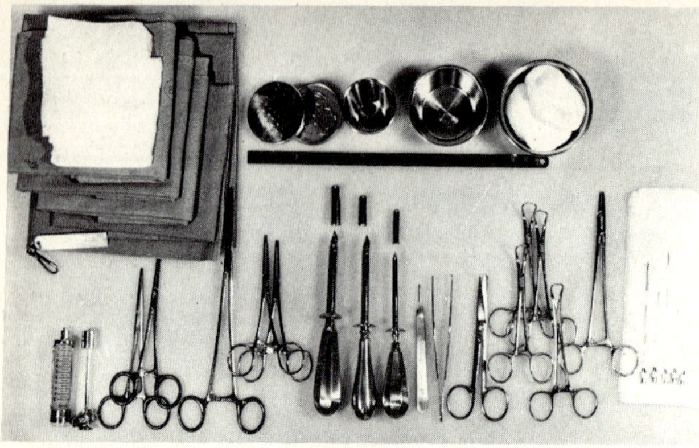

Abb. 16 Gegenstände für die Buelau-Drainage

> Redon-Vakuumflaschen und Plastikbeutel müssen regelmäßig erneuert bzw. durch frische Flaschen oder Beutel ersetzt werden, da die Sogwirkung sonst ausfällt.

9.2.4 Spezielle Drains

Die in Hohlorgane oder deren Ausführungsgänge eingelegten Drainagen werden meist *nach dem betroffenen Organ benannt,* z.B.:
Gastrostomiedrain – in den Magen eingelegter Drain
Ileostomiedrain – in den Darm (Ileum) eingelegter Drain
Zystostomiedrain – in die Blase eingelegter Drain
Nephrostomiedrain – in die Nieren eingelegter Drain
oder nach ihrer Form:
z.B. T-Drain (nach Gallengangrevision eingelegter Drain)
oder nach ihrer Aufgabe:
z.B. Schienungsdrain
Führungsdrain (z.B. nach Operationen im Bereich der ableitenden Harnwege)
oder nach ihrem Erfinder,
z.B.: Buelau-Drain
Monaldi-Drain (beide in der Lungenchirurgie gebraucht).
Näheres über diese speziellen Drainagen ist in den betreffenden Kapiteln nachzulesen, z.B. über den Gastrostomiedrain bei »Pflege bei Erkrankungen des Magens« usw.

Beispiel einer speziellen Drainage
Buelau-Drainage bei Pneumothorax

Zweck: Absaugen von Luft
Der Drain (Buelau- oder Monaldi-Drain – der erstere ist dicker, der zweite dünner) wird nach Hautschnitt mittels Troikart auf Höhe des zweiten Interkostalraumes in der Mamillarlinie in die Pleurahöhle eingelegt. Die typische Buelau-Drainage ist eine Heberdrainage (s. S. 438). Heute kommt aber nicht nur das Heberprinzip zur Anwendung, sondern auch das Anschließen der Drainage an eine Absaugvorrichtung. In diesem Fall beträgt der Sog üblicherweise 20 cm WS (vgl. postoperative Maßnahmen nach Lungenoperationen, S. 494).
Gegenstände zum Einlegen der Drainage sind aus Abb. 16 ersichtlich.
- Abdeck- und Lochtücher, Tuchklammern
- Schälchen für Desinfektionslösung, Péan, Tupfer
- Kanülen und Spritze zur Anästhesie
- Skalpell für den Hautschnitt
- Troikart für den Einstich in den Interkostalraum
- Buelau-Drain
- Pinzette, Schere, Klemmen

dazu:
- Sekretflasche
- Anästhetikum und Desinfektionsmittel
- Absaugvorrichtung (wenn nicht Heberdrainage vorgezogen wird)
- Heftpflaster.

Vor Entfernen der Buelau-Drainage wird die Dichtigkeit der Pleura geprüft. Dies geschieht mittels Perthes-System (s. S. 439).

9.3 Saugsysteme

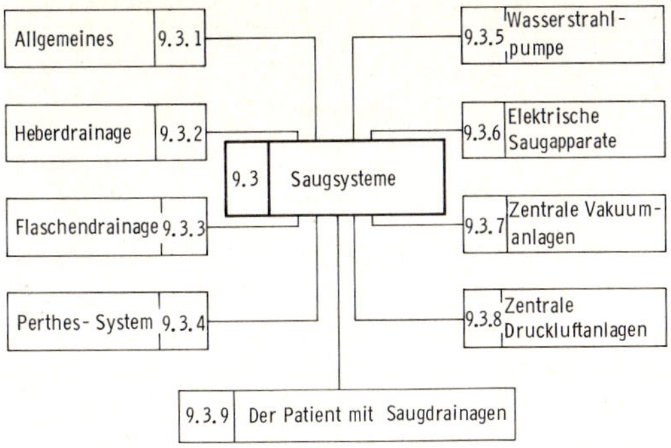

Prinzip

Druckunterschiede wollen sich ausgleichen.

▼

S. Erläuterungen zu Druck und Sog.

Definition

Saugen, Saugsysteme. Das Ansaugen von Flüssigkeit dient der Entleerung von Körperflüssigkeit (z.B. Wundsekret) nach außen. Es geschieht mittels Vakuum oder Sog. Bei allen heute angewendeten Methoden kann der am Patienten angelegte Unterdruck mehr oder weniger fein reguliert werden (= Fein- oder Grobsog).

9.3.1 Erläuterungen zu Druck und Sog

Überall auf der Erdoberfläche ist ein bestimmter Luftdruck vorhanden. Dieser variiert je nach Höhenlage. Auf Meereshöhe beträgt er ziemlich genau 1 kg/cm², d.h. auf eine Fläche von 1 cm² drückt eine Kraft von 1 kg. Taucht man ein vollständig mit Quecksilber (Hg) gefülltes Glasrohr, das an einem Ende zugeschmolzen, am anderen Ende jedoch offen ist, mit dem offenen Ende senkrecht in ein mit Quecksilber gefülltes Gefäß, so wird aus dem Rohr soviel Quecksilber abfließen, daß nur eine Säule von 760 mm Höhe über der Quecksilberoberfläche des Gefäßes übrig bleibt (Abb. 17). Wird der gleiche Versuch mit Wasser durchgeführt, so wird die stehende Säule 10,332 m lang, da das spezifische Gewicht von Wasser 13,1mal kleiner ist als dasjenige von Quecksilber. Die

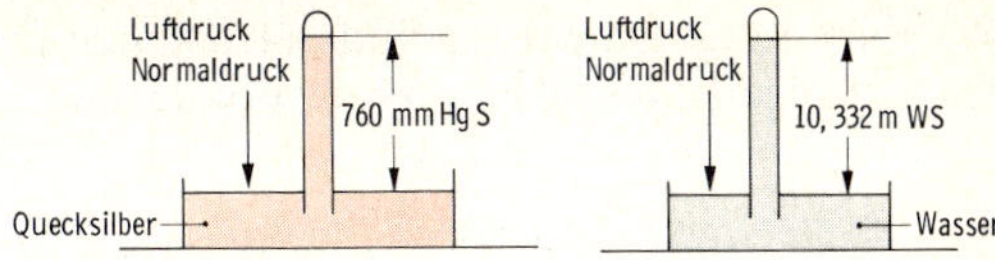

Abb. 17 u. 18 s. Text

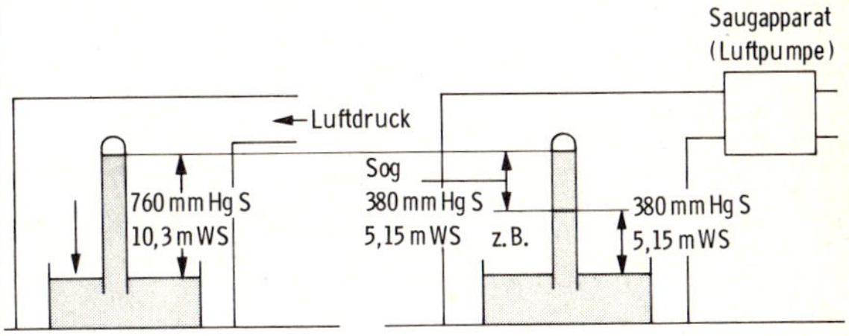

Abb. 19 u. 20 s. Text

genannten Werte beziehen sich auf Meereshöhe, was einem Druck von 1,0332 kg/cm² entspricht (Abb. 18).

Den Druck von 1,0332 kg auf 1 cm² nennt man eine physikalische Atmosphäre (atm), während die technische Atmosphäre (at) dem Druck von genau 1 kg auf 1 cm² entspricht. Eine Atmosphäre Überdruck (atü) heißt, daß zum Normaldruck eine at dazugekommen ist, daß also ein absoluter Druck von 2 Atmosphären herrscht. Wird der Luftdruck (Normaldruck) verkleinert, z.B. durch Absaugen der Luft aus einem luftdichten Behälter, so spricht man von Unterdruck, Vakuum, oder Sog (Abb. 19 u. 20).

Wir unterscheiden in der Medizin zwei Arten von Sog:

- *Grobsog*
  Darunter versteht man denjenigen Unterdruck, der ein Absinken der Wassersäule (WS) um 1–4 m bewirkt. Ein solcher Sog ist notwendig für das Absaugen von Sekreten aus offenen Operationswunden und für die Schleimentfernung aus Mund, Rachen und Trachea. Der Mittelwert des Endvakuums beträgt ca. 2,5 m WS.
- *Feinsog*
  Darunter versteht man denjenigen Unterdruck, der ein Absinken der Wassersäule um 5–50 cm bewirkt. Ein solcher Sog ist notwendig für das Absaugen von Sekreten aus sekundär verheilenden Tiefwunden mittels Sonden und Drainagen, z.B. nach Lungenoperationen. Mittels Regulierventil läßt sich das Endvakuum einstellen.

Bei jeder Saugvorrichtung muß nachstehende Reihenfolge beachtet werden (Abb. 21).

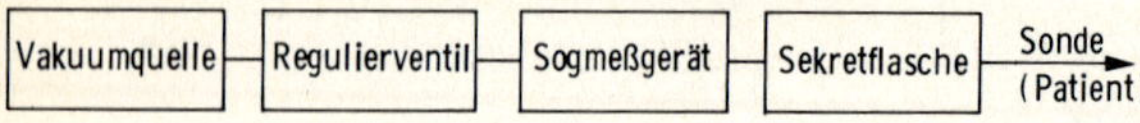

Abb. 21 s. Text

9.3.2 Heberdrainage

Heberprinzip

Der Luftdruck wirkt in der Darstellung nach Abb. 22 auf die Wasseroberfläche des Behälters und auf die Austrittsstelle am Rohr- oder Schlauchende, bei Darstellung nach Abb. 23 auf die Wasseroberflächen des oberen und unteren Behälters. Da sich Flüssigkeiten nicht komprimieren lassen, wird dieser Druck auch gleichmäßig weitergeleitet. Betrachten wir nun die Austrittsstelle in Abb. 22 oder die Wasseroberfläche in Abb. 23, so kommt noch das Gewicht der Wassersäule mit der Höhe h dazu. Der Druck von oben setzt sich also aus dem Luftdruck und dem Druck der Wassersäule zusammen. Diesem genannten Druck setzt sich aber in beiden Anordnungen (Abb. 22 und Abb. 23) nun der Luftdruck entgegen. Die oberen Gefäße können somit entleert werden. Das ganze System funktioniert aber nur, wenn das ganze Rohr oder der ganze Schlauch mit Flüssigkeit gefüllt und eine Höhendifferenz h vorhanden ist.

Eine weitere Möglichkeit besteht durch Ansaugen der Flüssigkeit mittels Spritzensog oder Ballonpumpe. Herrscht im abzusaugenden Gebiet ein Überdruck, so erübrigt sich das Ansaugen.

Anwendung der Heberdrainage

- Magenausheberung, Magenspülung, Duodenalsondierung, Dünndarmsonden, Gallengangdrainage, Blasendrainage u.a. (Abb. 24)
- Lungendrainage als Buelau-Drainage (Abb. 25):
  Das System funktioniert mittels Schwerkraft (Gefälle, Heber).
  Das Sekret wird nach unten in die Sekretflasche gesogen. Der mit Flüssigkeit gefüllte Schlauch mündet unterhalb des vorgegebenen Flüssigkeitsspiegels in die Sekretflasche (bei der Buelau-Drainage muß diese Flüssigkeit steril sein).

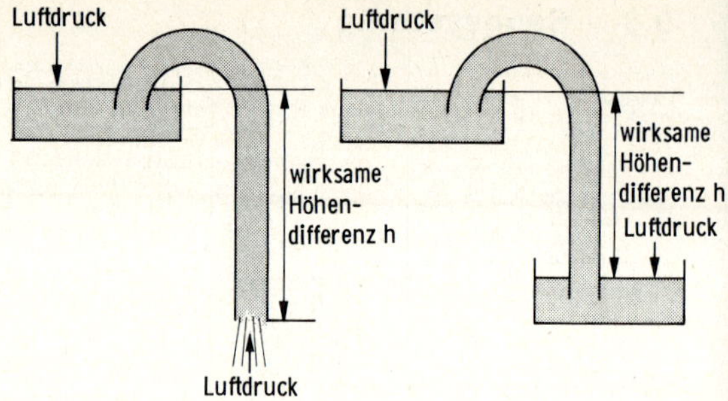

Abb. 22 u. 23 s. Text

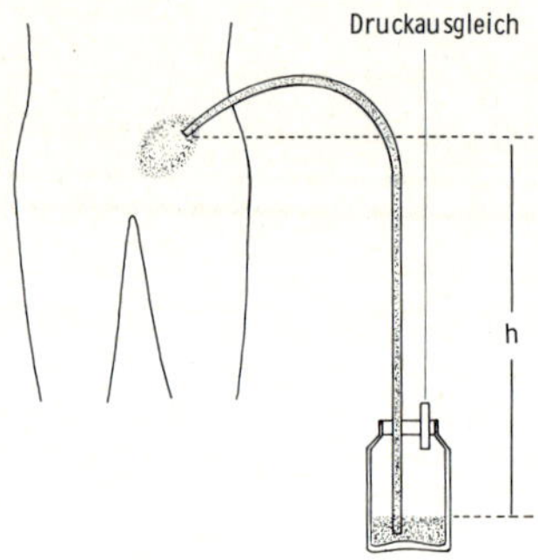

Abb. 24 Heberdrainage des Abdomens

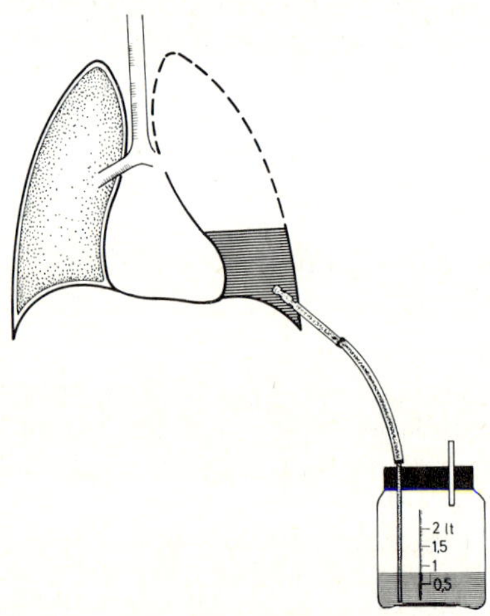

Abb. 25 Heberdrainage in den Thoraxbereich als Buelau-Drainage

Vorteile

- billiges System
- keine Schleimhautreizung wegen geringer Sogwirkung

- fein, aber nur ungefähr einstellbarer Sog (Variation der Höhe h).

Oft steht die Lungendrainage in Verbindung mit einem Rücklaufventil. Siehe Lungendrainage S.494.

Nachteile

- eine genaue Messung und Kontrolle des Sogs ist nicht möglich
- nur kleine Saugwirkung möglich.

9.3.3 Flaschendrainage (Abb. 26)

Prinzip

Die Flaschendrainage arbeitet nach dem Heberprinzip. Je größer die Differenz zwischen den beiden Flaschen ist, desto stärker ist die Saugwirkung. In der Regel beträgt die wirksame Höhendifferenz h zwischen beiden Flaschen ca. 190 cm.

Vorteile

- billiges, gut zu reinigendes System
- einfach in der Handhabung
- kann überall mit wenig Aufwand montiert werden
- nicht reparaturanfällig.

Nachteile

- Wasserspiegel in der oberen Flasche sinkt rasch ab, wenn Luft in das System kommt.

Dieses System wird vielfach noch in kleineren Krankenhäusern verwendet.

9.3.4 Perthes-System

Prinzip

Das Perthes-System arbeitet ebenfalls nach dem Heberprinzip. Die Perthes-Flaschen besitzen, wenig über dem Flaschenboden, Anschlußstutzen für Schläuche.

Notwendiges Material für das Prüfen des Pleuraraumes auf Luftverlust

- 2 Perthes-Flaschen
- 2 Verbindungsschläuche
- 2 große Klemmen
- Untersatz (20 cm hoch), um Niveau-Unterschied der beiden Flaschen A und B herzustellen
- Heftpflaster.

Vorbereitungsarbeiten

- Aufstellen und Verbinden der beiden Flaschen wie Abb. 27
- Verbindungsschlauch 1 abklemmen
- Flasche A mit Wasser füllen. Anschließend Verbindungsschlauch 1 öffnen und etwas Wasser in die Flasche B einlaufen lassen. Der Höhenunterschied der beiden Wasserspiegel muß dem Wert entsprechen, den das Manometer (Druckmesser) des Saugapparates aufweist, z.B. 20 cm WS.
- Verbindung Sonde Patient – Sekretflasche abklemmen
- Verbindungsschlauch Sekretflasche – Saugapparat abziehen und Verbindungsschlauch 2 zur Perthes-Flasche A ansetzen
- an Flasche A Wasserspiegel mit Heftpflasterstreifen markieren
- Klemmen am Verbindungsschlauch Flasche A – Flasche B entfernen
- Prüfen des Systems während einer halben Stunde. Der Wasserspiegel der Flasche A sinkt nun ca. 2–3 cm. Über dem Wasserspiegel der Flasche A entsteht ein Unterdruck entsprechend der Höhendifferenz h. Ist das System dicht, so sinkt der Wasserspiegel in Flasche A nicht mehr weiter ab, und wir können die Dichtheit der Pleura prüfen.

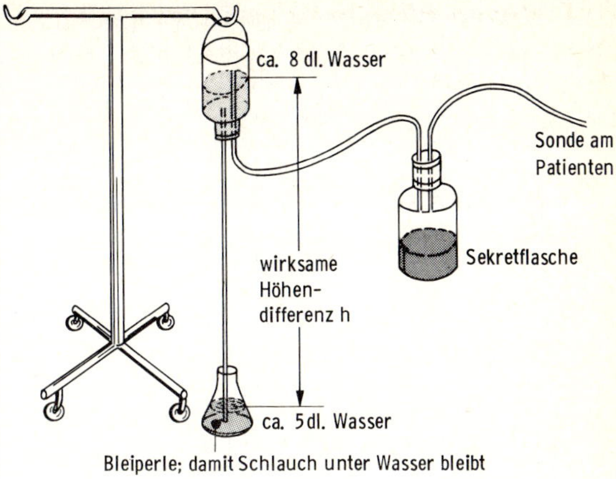

Abb. 26 Flaschendrainage

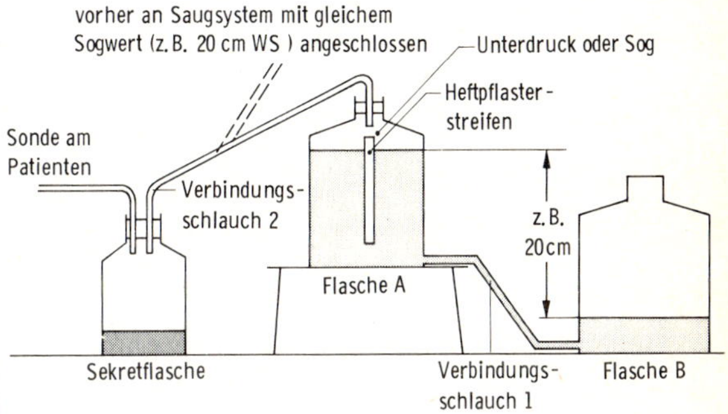

Abb. 27 Perthes-System

Prüfen des Pleuraraumes auf Dichtigkeit

- nochmals den Wasserspiegel der Flasche A markieren und die Zeit dazu notieren
- Klemme der Verbindung Pleurasonde – Sekretflasche öffnen
- bleibt der Wasserspiegel während mindestens 4–6 Stunden konstant, so darf angenommen werden, daß der Pleuraraum dicht ist und die Pleurasonde entfernt werden kann.

9.3.5 Wasserstrahlpumpe

Prinzip

Strömt Gas oder Flüssigkeit durch ein Rohr mit einer Verengung, so kann beobachtet werden, daß der Druck p des strömenden Mediums auf die Wand des Rohres im Bereich der Verengung kleiner ist als im Bereich des weiten (normalen) Querschnittes. Bestimmt man die Strömungsgeschwindigkeit im weiten und engen Rohrteil (Abb. 28), so läßt sich feststellen, daß die Strömungsgeschwindigkeit V im weiten Rohrteil kleiner ist als im verengten Teil. Die Beziehung zwischen Rohrquerschnitt und Strömungsgeschwindigkeit ergibt die sogenannte Kontinuitätsgleichung, die für inkompressible Flüssigkeiten besagt, daß das Produkt aus Rohrquerschnitt F und Strömungsgeschwindigkeit V immer konstant und gleich dem Durchflußvolumen Q (pro Zeiteinheit) ist. Bei kleinem Querschnitt muß also die Geschwindigkeit größer sein, damit Q konstant bleibt. Bernoulli konnte auch nachweisen, warum im großen Rohrquerschnitt (V_1 klein) der Druck größer sein muß als im kleineren (V_2 groß).

Eine Anwendungsmöglichkeit dieser Gesetze ist in Abb. 29 dargestellt. Wird der Druck an der eingeschränkten Stelle geringer als der äußere Luftdruck, so wird aus dem Becherglas Wasser angesaugt; das Glas leert sich schnell. Diesen Effekt benützt man bei der Wasserstrahlpumpe. Durch die Düse fließt ein Wasserstrahl mit großer Geschwindigkeit in ein erweitertes Rohr. Den Stutzen schließt man an ein geschlossenes Gefäß an. Weil der Wasserstrahl einen größeren Teil der Luft im Gefäß und der Zufuhrleitung mitreißt und mit sich wegführt, wird der Behälter »luftleer« gepumpt; es entsteht ein Unterdruck oder Sog (Abb. 30).

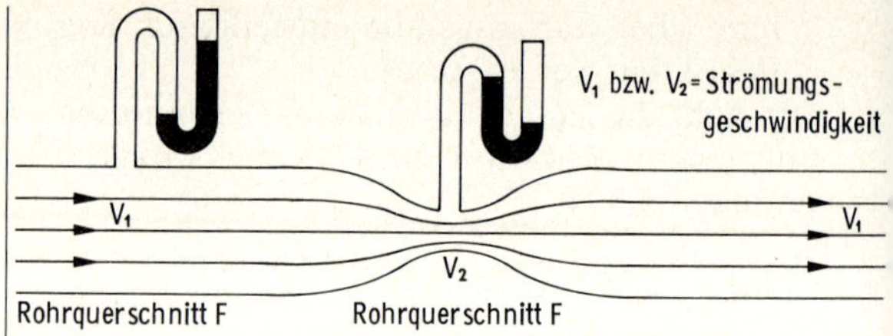

Abb. 28 s. Text

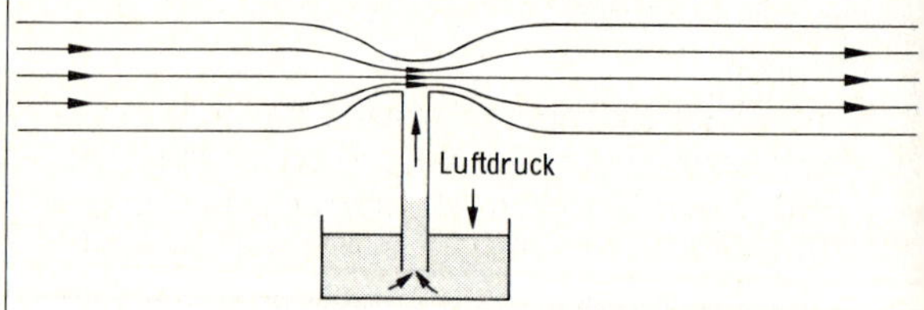

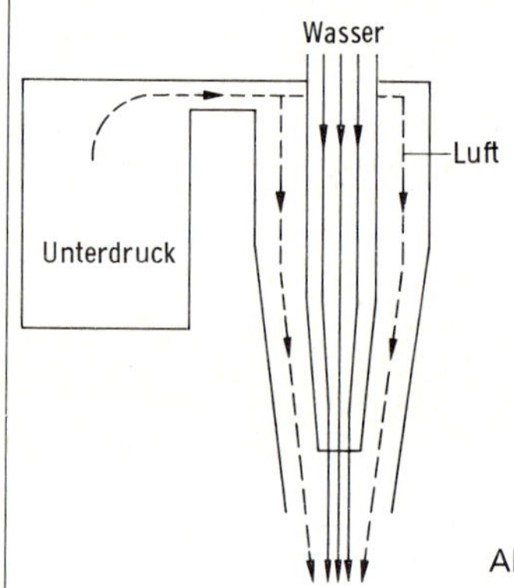

Abb. 29 u. 30 s. Text

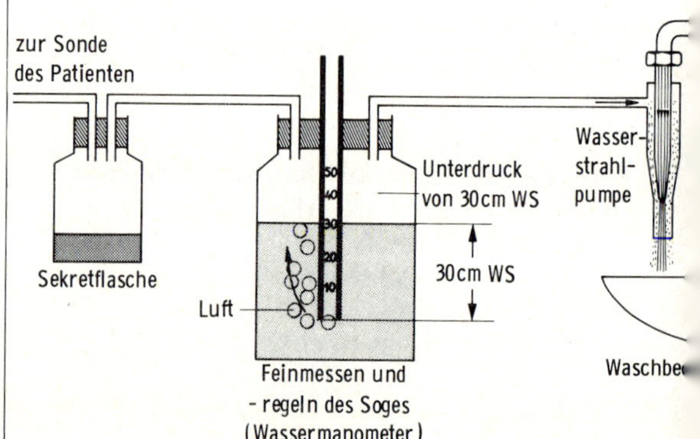

Abb. 31 Wasserstrahlpumpe

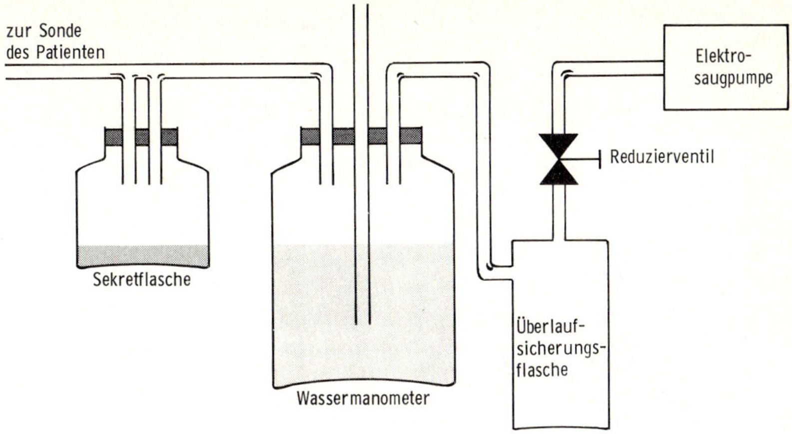

Abb. 32 Elektrosaugpumpe am Bett

Vorteile
- keine Raumluftverschmutzung
- genaue Dosierung des Vakuums
- Sicherheit im Betrieb
- billig in der Anwendung.

Nachteile
- blockiert den Wasserhahn (fällt bei fester Montage von Wasserstrahlpumpen an separate Anschlüsse weg)
- mehrere Wasserstrahlpumpen sind im Verbrauch zu teuer und belasten das Wassernetz (Trinkwasser); werden deshalb heute nur noch selten gebraucht.

Ist das Rohr z.B. 30 cm in das Wasser eingetaucht (Abb. 31), so muß an der Wasserspiegeloberfläche mindestens ein Unterdruck (Sog) von 30 cm WS herrschen, damit Luft in der eingezeichneten Richtung eintreten kann. Vorgehen beim Einschalten: zuerst Rohr bis zum gewünschten Wert in das Wasser eintauchen, anschließend Wasserhahn (Wasserstrahlpumpe) oder Ventil (Regelventil bei Zentralvakuumanlagen, Wandanschluß) langsam öffnen, bis Luftblasen sichtbar werden. Streng genommen ist der Unterdruck in diesem Moment etwas kleiner als der eingestellte Wert.

9.3.6 Elektrische Saugapparate (Abb. 32)

Prinzip
Bei der Elektrosaugpumpe handelt es sich um eine Luftpumpe mit einer konstanten Saugleistung. Diese kann auf einen beliebigen Wert eingestellt werden, entweder durch Variation der Tourenzahl, Membranregler oder Wassermanometer.

Einsatzmöglichkeiten
a) kurzzeitiger Sog ohne Druckregulation = Grobsog
   - Trachealtoilette
   - während der Operation (offene Wunden)
b) Dauersog mit Druckregulierung = Grob- oder Feinsog
   - Absaugen der sich sammelnden oder angestauten Sekrete (Magen-Darm-Saft, Wundsekrete, Pleuraerguß u.a.)
   - Absaugen von Luft
   - Absaugen von Spülflüssigkeiten.

Bei nur einstufigen Elektrosaugpumpen wird mittels Wassermanometer und Reduzierventil der gewünschte Sog eingestellt. Das Rohr des Wassermanometers wird auf den Sollwert ins Wasser getaucht. Anschließend wird die Pumpe eingeschaltet und das Reduzierventil so weit geöffnet, bis im Wassermanometer nur noch eine schwache Luftblasenbildung vorhanden ist.

9.3.7 Zentrale Vakuumanlage (Abb. 33)

9.3.8 Zentrale Druckluftanlage (Abb. 34)

Druck-Sog-Umwandler (Abb. 35)
Der Druck-Sog-Umwandler arbeitet nach dem gleichen Prinzip wie die Wasserstrahlpumpe. Anstelle von Wasser strömt Druckluft durch die Düse. Damit die in den Raum

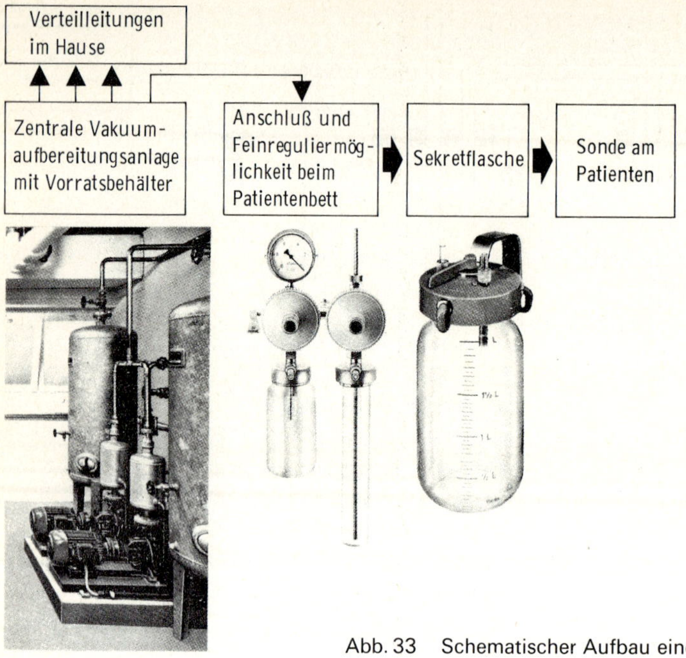

Abb. 33 Schematischer Aufbau einer zentralen Vakuumanlage

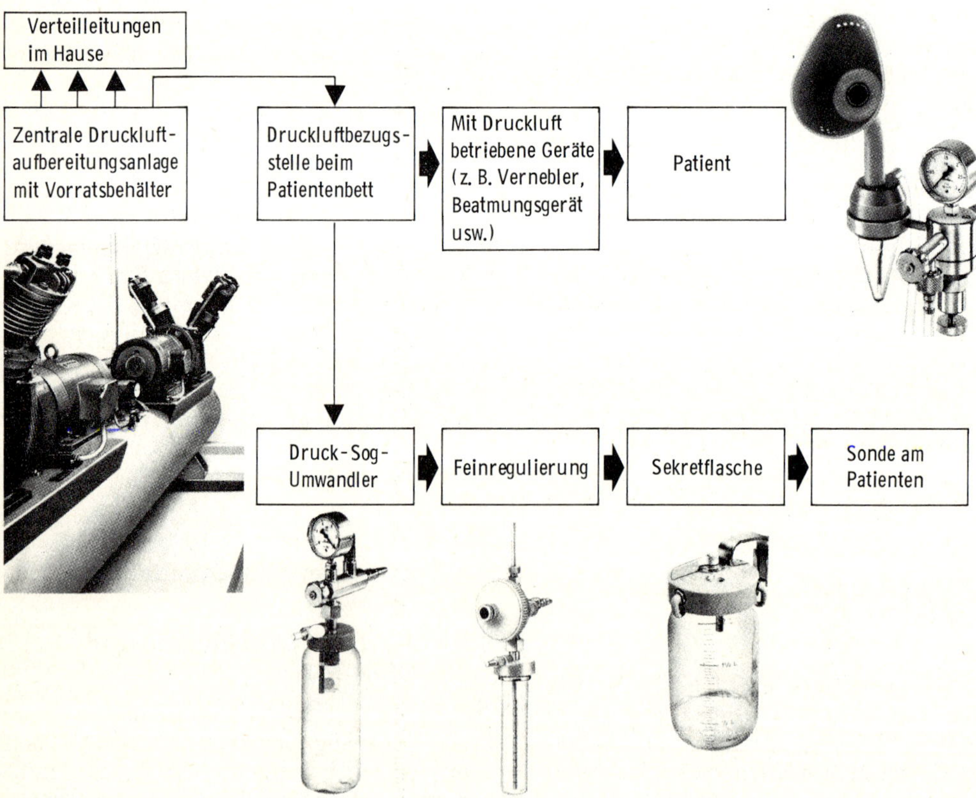

Abb. 34 Schematischer Aufbau einer zentralen Druckluftanlage

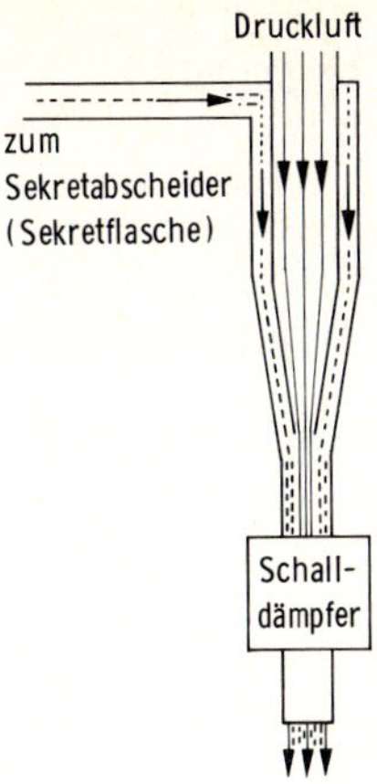

Abb. 35 Druck-Sog-Umwandler

austretende Luft keinen störenden Lärm erzeugt, passiert sie einen Schalldämpfer. Das System arbeitet auch bei Anschluß an Sauerstoff. Doch diese Betriebsart sollte aus Rücksicht auf den Patienten (zu große Sauerstoffkonzentration im Raum) und aus Kostengründen vermieden werden.

9.3.9 Der Patient mit Saugdrainagen

Auswirkungen auf den Patienten

Saugdrainagen können sich positiv und negativ auf den Patienten auswirken.

Positive Auswirkungen

- Die Drainage bedeutet eine Entlastung für den Patienten, sie fördert einen evtl. störenden Sekretabfluß und unterstützt die Heilung.
- Saugsysteme müssen regelmäßig kontrolliert werden, was die Kontakte Patient – Schwester fördern und verbessern *kann.*

Negative Auswirkungen

- *Der Patient kommt sich sehr krank vor,* ausfließende Sekrete erinnern ihn dauernd an sein Kranksein. Er kann daran leiden, darüber nachgrübeln.
- *Der Patient hat Angst.* Er sieht Apparate, Schläuche, Anschlüsse, Klemmen. Das Gefühl der Bedrohung nimmt vor allem dann zu, wenn er ungenügend informiert wird oder die Schwester sich unsicher im Umgang mit dem Saugsystem zeigt.
- *Der Patient schläft evtl. schlecht,* sei es, daß die Geräusche, die durch das Saugsystem verursacht werden, ihn stören, oder daß er das Gefühl hat, er müsse den Apparat überwachen und es könne etwas passieren, wenn er einschläft.
- *Der Patient empfindet Schmerzen.* Die Drains können ungünstig liegen oder ziehen. Manipulationen können zu Reizungen an der Einstichstelle und am Ort des liegenden Drains (Wundbett) führen.
- *Der Patient verspürt Abneigung und Ekel vor dem Sekret,* dies besonders dann, wenn die Sekretflasche in seinem Gesichtsfeld hängt, oder wenn die Schwester beim Wechseln der Flasche rücksichtslos damit umgeht.
- *Der Patient wagt sich nicht zu bewegen;* er fühlt sich durch Drains und Ableitungen eingeengt, fürchtet auch, diese bei unkontrollierter Bewegung zu verschieben oder gar aus dem Wundbett zu zerren. Aus dem gleichen Grund ist auch *das Betten* erschwert.

Unsere Hilfeleistung

muß dort einsetzen, wo die Nöte und Ängste des Patienten sind, z.B. durch

- angemessene, verständliche Information
- sichere Handhabung von Drains, Sekretflaschen, Saugsystem
- regelmäßige Überwachung der Drainagen, verbunden mit persönlichem Kontakt zum Patienten
- Schmerzäußerungen ernst nehmen, nach der Ursache suchen (ziehende, eingeklemmte Drains), wenn nötig dem Arzt melden
- Sekretflasche außerhalb des Gesichtsfeldes des Patienten hängen; sorgfältiges und unauffälliges Auswechseln der Flaschen, vor allem dann, wenn das Sekret unansehnlich ist
- dem Patienten zu erholsamer Nachtruhe verhelfen (beruhigendes Gespräch, Oropax, Medikamente nach Arztverordnung)
- Drains und Ableitungen so fixieren, daß der Patient sich sicher fühlt und er möglichst viel Bewegungsfreiheit hat
- sorgfältiges Betten und Lagern, verbunden mit allen notwendigen Prophylaxen.

Überwachung der Saugdrainage

Gefahren	*Vorbeugende oder helfende Maßnahmen*
Austrittstelle des Drains	
– der Verband kann feucht sein	– regelmäßige Kontrolle, Verbandwechsel nach Bedarf
– der Drain kann sich lösen und verschieben (Undichtigkeit)	– Drain gut fixieren, Fixation und Zusammensetzung des Schlauchsystems regelmäßig überprüfen
Ableitungen	
– sie können verstopfen	– regelmäßig durchkneten, Sekretablauf kontrollieren
– sie können abknicken, ziehen	– zweckmäßige Fixation
Sekret und Sekretflasche	
– Menge fällt auf (sehr wenig, sehr viel)	– Kontrollieren, messen, registrieren; Auffälligkeiten sofort dem Arzt melden
– Verlust von lebensnotwendigen Stoffen (Elektrolyte, Eiweiß u.a.)	– diese müssen ersetzt werden (Laboranalysen)
– Sekret kann ins Saugsystem gelangen (teure Reparaturen!)	– Sekretflasche regelmäßig auswechseln; sie darf sich nicht mehr als ⅓ mit Sekret füllen
Sogerzeuger	
– Defekt an elektrischer Leitung	– rasches Erkennen und Defekt beheben lassen
– Unterbrechung der Leitung (z.B. Herausziehen des Steckers durch eine Person der Putzequippe)	– vorbeugen durch Befestigen des Steckers mittels Heftpflaster
– Sogregulation ist ungenau oder entspricht nicht mehr der Verordnung	– regelmäßige Kontrolle des Soges und Neueinstellen nach Bedarf und Verordnung.

Beachte

Der Umgang mit Saugsystemen kann und muß gelernt werden. Es ist wichtig, daß die Schwester
- die im Krankenhaus üblichen Apparate, Wandanschlüsse und Geräte kennt, um in Notfallsituationen rasch und sicher damit umgehen zu können
- vor Beginn des Absaugens das System auf seine Funktion kontrolliert (zuerst Anschluß, erst dann Apparat einstellen)
- Apparate und Absauggeräte regelmäßig in Revision gibt
- bei vorübergehendem Nichtgebrauch Saugsystem abschaltet
- bei längerdauerndem Nichtgebrauch: Desinfektion und Reinigung der Geräte; staubfrei aufbewahren.

Weiterführende Literatur

Fuchs, F., G. Böttiger: Chirurgie für Krankenschwestern und Krankenpfleger, 12. Aufl. Thieme, Stuttgart

König, H.: Physik in der Krankenpflege, 6. Aufl. Zeitschriften-Verlag, Berlin-Friedenau 1962

Meyers erklärte Technik, wie funktioniert das?, Bd. 1. Bibliographisches Institut, Mannheim–Zürich 1963

Meyers erklärte Technik, wie funktioniert dies?, Bd. 2. Bibliographisches Institut, Mannheim–Zürich 1963

Prospekte verschiedener Firmen über Sonden, Drainagen, Saugsysteme (z.B. Fricar, Carba u.a.)

Testfragen

- Zählen Sie die Gegenstände zum Einlegen einer Magensonde auf (S. 430)
- Nennen und begründen Sie die Kontroll- und Pflegemaßnahmen. a) bei eingelegter Ösophagussonde (S. 429), b) bei eingelegter Magensonde (S. 430), c) bei eingelegter Dünndarmsonde (S. 433)
- Zeichnen Sie a) eine Ösophagussonde (S. 428), b) 3 Magensonden (S. 429 f.), c) drei Duodenalsonden (S. 431), d) drei Dünndarmsonden (S. 431 f.)
- Zeichnen Sie eine Redon-Drainage (Flasche samt Zubehör) und erklären Sie, wie Sie beim Wechseln der Flasche vorgehen (S. 435)
- Zeichnen Sie den Aufbau einer Saugvorrichtung mit ihren Elementen (S. 438)
- Geben Sie mit einfachen Worten an, worauf das Prinzip beruht. a) bei der Heberdrainage (S. 438), b) beim Perthes-System (S. 439), c) bei der Wasserstrahlpumpe (S. 440), d) beim Zentralluftsystem (S. 441)
- Zählen Sie die Auswirkungen von Saugdrainagen auf den Patienten auf (8 Angaben), und ordnen Sie sinnvolle Hilfe- und Unterstützungsmaßnahmen zu (S. 443)
- Nennen Sie vier wichtige Punkte bei der Überwachung von Saugdrainagen, und geben Sie an, welche Vorbeugungs- und/oder Hilfemaßnahmen jeweils in Frage kommen (S. 444 f.).

10 Allgemeine Richtlinien für die prä- und postoperative Pflege

Sequenzziel (Intention)

Sie können die Pflege eines Patienten, der zu einer Operation ins Krankenhaus kommt, übernehmen. Sie berücksichtigen dabei all das, was im 1. Teil des Buches unter dem Titel *»Die Krankenpflege im Krankenhaus«* und im 1. Kapitel der Behandlungspflege *»Krankenhausaufnahme und erste Untersuchung«* gesagt wurde. Dieses Kapitel vermittelt Ihnen all jene zusätzlichen und spezifischen Informationen, die Ihnen helfen, einen Patienten auf die Operation vorzubereiten und ihn nach der Operation so zu überwachen, daß eventuell drohende Komplikationen frühzeitig erfaßt werden und dem Kranken in jeder Situation sinnvolle Hilfe und Unterstützung ermöglicht wird. Sie wissen, daß der Kranke, der sich einer Operation unterziehen muß, neben der medizinischen Behandlung und der Ausführung der Pflegemaßnahmen auch der psychischen Hilfeleistung bedarf, und daß er in der unmittelbaren prä- und postoperativen Phase in ganz besonderem Maße das verständnisvolle Mitgehen der Schwester braucht.

Lernziel

Nach dem Studium dieses Kapitels können Sie über die allgemeinen prä- und postoperativen Maßnahmen Auskunft geben.
Im besonderen können Sie
- Angaben machen über die ersten Vorbereitungsmaßnahmen, die je nach Situation des Patienten getroffen werden müssen;
- die eigentlichen präoperativen Maßnahmen am Vortag und am Operationstag aufzählen und erklären;
- Auskunft geben über die wichtigsten Anästhesieformen;
- die 12 Punkte, die unter dem Titel »postoperative Maßnahmen« stehen, aufzählen und die einzelnen Maßnahmen begründen.

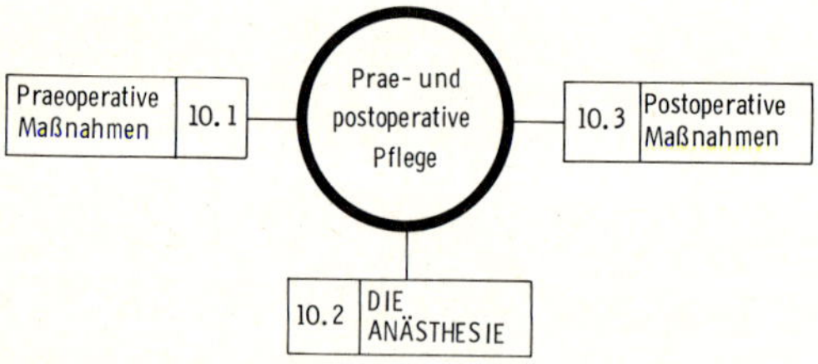

Prinzip

Jede Operation, ob es sich dabei um einen kleinen oder um einen größeren Eingriff handelt, bedeutet
- *für den Menschen als Organismus* eine künstliche Verletzung von Haut und Gewebe und eine vorübergehende Unterbrechung der physiologischen Abläufe. Es entstehen dabei Risikofaktoren, die für den Patienten u.U. Gefahren mit sich bringen können.
- *für den Menschen als Person* einen Eingriff, der in ihm Gefühle der Angst, der Unsicherheit und des Ausgeliefertseins auslöst und / oder verstärkt.

▼

Für die präoperative Phase bedeutet dies
- *Unterstützung des menschlichen Organismus* durch bestmögliche Vorbereitung des Patienten in bezug auf das Operationsgebiet, auf das zu operierende Organ oder Organsystem und den Allgemeinzustand. Die vitalen Funktionen (Atmung, Herz- und Kreislauftätigkeit) werden geprüft und wenn möglich unterstützt.
- *Hilfeleistung an den Kranken als Person,* indem wir ihm die Möglichkeit bieten, über seine persönlichen Ängste, Nöte und Unsicherheiten zu sprechen, und zu der Operation sowie zu den Maßnahmen, die vor und nach dem Eingriff getroffen werden müssen, Fragen zu stellen.

Für die postoperative Phase
- gewissenhafte Überwachung des Patienten und seiner vitalen Funktionen: Beobachtung des Bewußtseins und der Symptome, die zum postoperativen Verlauf gehören. Früherkennung all jener Zeichen, die auf eine drohende Komplikation hinweisen. Je nach Art der Operation, Art der Narkose, eventuellen Operationszwischenfälle, eingelegten Sonden und Drains, angelegten Infusionen und Transfusionen usw. sind zusätzliche Beobachtungen notwendig und entsprechende Maßnahmen auszuführen.
- dem Kranken, der besonders in den ersten postoperativen Stunden (bzw. Tagen) nicht in der Lage ist, sich selbst zu helfen, all jene Hilfe in psychischen und physischen Belangen zukommen zu lassen, deren er bedarf, damit seine Sicherheit gewährleistet ist und er sich möglichst wohl fühlt.

10.1 Präoperative Maßnahmen

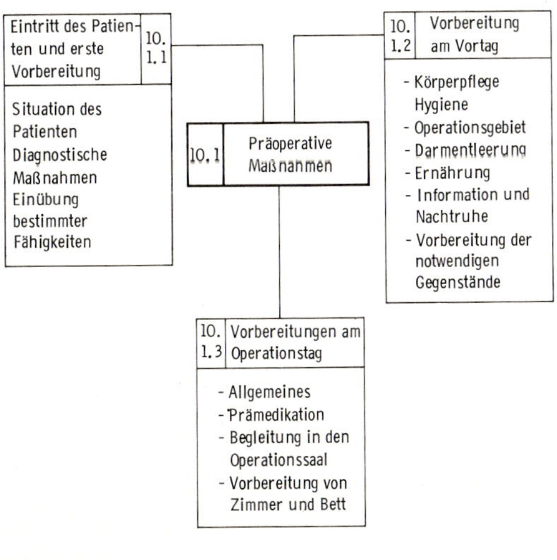

10.1.1 Eintritt des Patienten und erste Vorbereitungsmaßnahmen

Die Situation des Patienten

Der Patient, der zur Operation ins Krankenhaus kommt, ist meist mit Gefühlen der Angst und Unsicherheit behaftet, oft hat er auch ganz beträchtliche Vorurteile gegen das Krankenhaus im allgemeinen und gegen die Operation und Narkose im besonderen. Er hat Anspruch auf Verständnis und Information, und zwar auf körperlichem, seelisch-geistigem sowie sozialem Gebiet. Es obliegt der Krankenschwester, dieser Aufgabe möglichst gut nachzukommen und dort, wo sie nicht selber kompetent ist, zu vermitteln, und zwar von Patient zu Arzt, Fürsorgerin, Administration, Seelsorger usw. Zu ihrer Aufgabe gehört es auch, beim Patienten den Wil-

len zu wecken, sich selber mit der Krankheit und dem Operationsgeschehen auseinanderzusetzen und damit aktiv zur Wiederherstellung oder Besserung beizutragen.
Je nach Situation, in der sich der Patient befindet, der einer Operation entgegensieht, sind seine Bedürfnisse und unsere Hilfeleistungen unterschiedlich.

- *Der Patient, der sich auf die Operation einstellen konnte*
  Es handelt sich hier um Patienten, denen vom Hausarzt eine Operation vorgeschlagen wurde oder die von sich aus eine solche wünschen (z.B. Korrektur von Fehlstellungen). Diese Kranken haben meist genügend Zeit, sich mit dem Gedanken des Klinikaufenthaltes vertraut zu machen. Vielfach haben sie zudem die Möglichkeit, den Zeitpunkt der Operation selber zu wählen. Sie schauen ihrer Operation oft mit großer *Zuversicht* entgegen und erwarten absolute Hilfe. Hier ist es nun nötig, daß wir diese Zuversicht unterstützen, indem wir den eintretenden Patienten möglichst in ein Zimmer legen, in dem ein schon Operierter mit positiver Einstellung und gutem postoperativem Verlauf liegt. Wir sorgen dafür, daß der Patient über die prä- und postoperative Phase orientiert wird und wekken in ihm *Vertrauen* in das Krankenhausteam, insbesondere in den Operateur und den Anästhesisten. Da *Ruhe und Entspannung* für den Operationsverlauf und die postoperative Phase von großer Bedeutung sind, setzen wir alles daran, daß diese dem Patienten in den Tagen (oder Stunden) vor der Operation bestmöglichst gewährt wird. Die eigentlichen *Operationsvorbereitungen* sollen ohne Hetze und nach angepaßter *Information* vorgenommen werden.
- *Der Patient, der notfallmäßig operiert wird*
  Oft sehen wir diese Kranken in der präoperativen Phase überhaupt nicht, da sie von der Notfall- oder Aufnahmestation – wo die notwendigen Vorbereitungsmaßnahmen in Eile getroffen wurden – direkt in den Operationssaal gefahren werden.
  Werden die Patienten noch auf der Station aufgenommen, setzen wir alles daran, ihnen *die plötzliche Umstellung zu erleichtern.* Die seelisch-geistigen Bedürfnisse stehen im Vordergrund, oft sind es auch soziale Probleme, die den Kranken beunruhigen (finanzielle Sorgen, Krankenkassen- und Versicherungsfragen, der plötzlich verlassene Arbeitsplatz, Sorge um die Kinder usw.). Dazu kommt, daß von diesen Patienten die Operation viel mehr als etwas Existenzbedrohendes und Schicksalhaftes empfunden wird, als dies bei den obengenannten Patienten der Fall ist. Hier liegt unsere Aufgabe darin, zu diesen Menschen eine Beziehung herzustellen und eine Atmosphäre zu schaffen, in der sie sich sicher und geborgen fühlen und sie über ihre Ängste und Nöte sprechen und diese abbauen oder doch verringern können. Präoperative Maßnahmen, die noch getroffen werden müssen, erledigen wir mit großer Sorgfalt und Rücksichtnahme.
- *Der Patient im reduzierten Allgemeinzustand*
  Bei diesen Patienten wird der Arzt eine *längere Anpassungszeit* auf die Operation vorsehen. Die körperlichen Bedürfnisse stehen vorerst im Vordergrund. Geschwächte, evtl. exsikkotische Patienten, werden mit hochwertiger Infusionstherapie behandelt. Evtl. kommen Plasma- und Bluttransfusionen in Frage. Durch medikamentöse Unterstützung (Herz-Kreislauf-Mittel, Antibiotika, Elektrolyte u.a.) wird der Organismus stabilisiert und der Kranke auf die Operation vorbereitet.
  Bei diesen Patienten trägt die Schwester zudem die Sorge für eine angepaßte Ernährung, Körperpflege, Prophylaxen usw. Da es sich oft um schwerkranke Patienten handelt, bei denen evtl. nur noch eine palliative (= Erleichterung bringende) Operation in Frage kommt, ermöglichen wir ihnen nach bestem Können die notwendige geistig-seelische Hilfeleistung:
  Wir nehmen uns Zeit, auf den Patienten zu hören und die Maßnahmen der Grund- und Behandlungspflege sorgfältig auszuführen.
  Wir ermöglichen ihm Kontakte (Mitpatienten, Besuche usw.).
  Wir wecken in ihm Vertrauen und Hoffnung.
  Wir schaffen eine wohltuende Atmosphäre und schenken dem Kranken ein Gefühl von Sicherheit und Geborgenheit.
  Wir vermitteln zwischen Patient und Seelsorger; sind soziale Probleme zu lösen, informieren wir die Sozialarbeiterin.

Diagnostische Maßnahmen
Sie sind abhängig von der Art der auszufüh-

renden Operation. Bei kleinen Eingriffen wird evtl. nur der Urinstatus und ein Blutbild verordnet. Vor größeren Operationen ist eine umfassendere Untersuchung notwendig. Evtl. sind diese Untersuchungen teilweise oder ganz ambulant (beim Hausarzt oder in der Poliklinik) ausgeführt worden. Je nachdem kommt der Kranke 1–3 Tage (oder mehr) vor der festgelegten Operation ins Krankenhaus.
Wir unterscheiden zwischen Routineuntersuchungen und speziellen Untersuchungen.

Die speziellen Untersuchungen
Diese beziehen sich auf das Organ, das operiert wird. Sie werden bei der Besprechung des betreffenden Krankheitsbildes erwähnt. Dazu gehören z.B. die Schilddrüsenuntersuchung vor Strumaresektion, die Nierenfunktionsprüfungen vor Operationen am Urogenitalsystem usw.

Die Routineuntersuchungen
Vor mittelgroßen Operationen kommen in Frage:
- Bestimmung von Gewicht, Körpergröße und Blutdruck
- Urinuntersuchung
- hämatologische Untersuchung (Blutbild, Gerinnungsfaktoren)
- blutchemische Untersuchungen (z.B. Elektrolyte)
- Senkungsreaktion
- Bestimmung von Blutgruppe und Rhesusfaktor
- verschiedene Funktionsproben der vitalen Organe, z.B. des Herzens (Elektrokardiogramm), der Lungen (Lungenfunktionsprobe), der Nieren (Phenolrotprobe, Kreatinin-Clearance) usw.
- Röntgenuntersuchungen.

Einübung bestimmter postoperativ erforderter Fähigkeiten
Es handelt sich um das Training verschiedener Verrichtungen, die der Kranke postoperativ ausführen muß (z.B. Gymnastik) oder die voraussichtlich erschwert sind (z.B. Miktion in flacher Rückenlage). Viele Mühen werden dem Patienten erspart, wenn er schon vor der Operation weiß, welche Gewohnheiten er aufzugeben und welchen neuen Gegebenheiten er sich anzupassen hat.
Einige Beispiele:
- Das Gehen an Krücken ist nicht immer eine mühelos zu lernende Angelegenheit. Es fällt dem Patienten leichter nach vorangegangener Übung.
- Die Miktion in flacher Rücken- oder Bauchlage ist erschwert. Ein präoperatives Training ist darum berechtigt.
- Das Erlernen der Atemübungen und des richtigen Hustens bedeutet eine große Vorarbeit für die ersten postoperativen Tage.
- Die postoperative Gymnastik soll vor der Operation geübt werden (Stoffwechselgymnastik, Beckenbodengymnastik, isometrische Übungen usw.).

10.1.2 Vorbereitungen am Tag vor der Operation

- *Körperpflege – Hygiene*
  Dem Patienten wird Gelegenheit geboten, ein Bad zu nehmen. Wo dies der Allgemeinzustand nicht erlaubt, ist eine Ganzwaschung unter besonderer Berücksichtigung des Operationsfeldes angezeigt. Eine gründliche Körperpflege, bei der auch Nabel und Hautfalten beachtet werden müssen, ist von großer Wichtigkeit. Absolute Sauberkeit ist nicht nur eine Forderung der Asepsis, sondern auch ein Dienst am Patienten, denn Sauberkeit und Frische fördern das Gefühl von Sicherheit und Wohlbefinden.
- *Das Operationsgebiet*
  Neben der üblichen Reinigung ist je nach Operation zusätzlich *Rasur* und *Desinfektion* der Haut notwendig.

  Rasur
  Durch die Rasur werden Operationsgebiet und Umgebung von Haaren befreit, da an diesen oft Keime haften und sie bei der Operation hinderlich sind. Das Ausmaß des zu rasierenden Feldes muß deshalb immer genügend groß sein und liegt nicht im Ermessen der Pflegeperson. Je nach Krankenhaus und Operateur bestehen geschriebene oder ungeschriebene Regeln, die zu beachten sind. Solche Regeln finden Sie z.B. in *Beske II: Spezielle Vorbereitungen des Operationsfeldes,* oder als gezeichnetes Schema in *Le Nursing: Délimination et nettoyage du champ opératoire* (s. weiterführende Literatur).
  Die Art der Rasur richtet sich nach der Lokalisation und der Menge der Behaarung.
  Bei geringem Haarwuchs genügt die trokkene Rasur, bei vermehrtem Haarwuchs

ist die nasse weniger schmerzhaft. Die freie Hand übt einen Gegenzug aus, so daß eine saubere Rasur möglich ist.

Benötigte Gegenstände

Rasierapparat mit frischer Klinge oder Einwegmaterial
Seife, Reinigungswatte oder Zellstoff
warmes Wasser in Schale oder kleinem Becken
Waschlappen (Einwegwaschlappen) und Tüchlein zum Trocknen
Plastikhandschuhe und Abfallsack.

Die Desinfektion des Operationsgebietes

Sie wird ganz verschieden gehandhabt und ist nicht vor allen Operationen notwendig. In Frage kommt:

Bestreichen des Operationsgebietes mit desinfizierender Lösung
Anlegen desinfizierender Verbände oder Wickel.

Vorher unterziehen wir das Operationsgebiet einer gründlichen *Inspektion*. Hautveränderungen müssen dem Arzt gemeldet werden.

Zugleich muß auf andere *Veränderungen* geachtet werden:

beginnende Menstruation
Temperaturanstieg
Schnupfen
allergische Reaktionen u.a.

Auch sie bedürfen der Meldung an den Arzt.

– *Darmentleerung*

Die forcierte Darmentleerung gehört nicht zu jeder Operationsvorbereitung. Unbedingt gefordert ist sie bei allen Operationen, die im Bereich des Abdomens vorgenommen werden. Bei notfallmäßig zu operierenden Patienten ist spezielle Arztverordnung einzuholen. Gegenindiziert sind Einläufe immer bei akuten Geschehen im Abdomen, da die Gefahr der Perforation oder Penetration besteht.

Es gibt keine allgemeingültigen Regeln zur Darmentleerung. Nach Arztverordnung kommen orale Abführmittel in Frage. Am Vorabend wird ein Reinigungseinlauf, der unter Umständen am Morgen des Operationstages wiederholt wird, vorgenommen.

Die Darmentleerung ist notwendig, da

a) durch muskelerschlaffende Mittel während der Operation die Kontrolle über die Darmfunktion nachläßt und der Patient Stuhl unter sich gehen lassen könnte,

b) die Darmfunktion nach der Operation vorübergehend ungenügend ist und ein nicht entleerter Darm Beschwerden und Störungen verursachen kann.

– *Ernährung*

Routinemäßige Nahrungskarenz am Vortag der Operation ist zu vermeiden. Starre Regeln, die eine solche vorschreiben, erschweren dem Patienten die Zeit vor der Operation und »dispensieren« die Schwester vom Denken und angemessenen Handeln. Allgemein ist zu sagen, daß sich die Ernährung nach der Art der vorgesehenen Operation und nach der Art der Anästhesie richtet. Folgende Angaben könnten richtungweisend sein: Bei großen Operationen im Bereich des Darmes ist eine Nahrungskarenz während 2–3 Tagen vor der Operation angezeigt. Bei vielen Operationen gilt, daß der Patient mittags noch leichte Kost erhält, abends nur noch Flüssigkeit (Suppe, Milchkaffee, Tee). Bei kleineren Eingriffen ist eine leichtverdauliche Abendmahlzeit erlaubt. Es ist daran zu denken, daß das Getränk spätestens um Mitternacht aus dem Zimmer entfernt werden muß, damit der Patient am Operationstag auch sicher nüchtern ist.

Zur Vermeidung von postoperativen Komplikationen ist es wichtig, daß die Patienten am Tag vor der Operation nicht rauchen und keinen Alkohol zu sich nehmen.

– *Information und Nachtruhe*

Information

Nachdem die Schwester sich über das Operationsprogramm erkundigt hat, informiere sie den Patienten über den voraussichtlichen Operationsbeginn bzw. über den Zeitpunkt, da er in den Operationssaal gebracht wird. Es ist für den Patienten wichtig, zu wissen, ob er als erster (z.B. schon um 7 Uhr) oder erst im späteren Verlauf des Vormittags operiert wird.

Weiß man von vornherein, daß der Patient für die ersten postoperativen Tage auf die Intensiv- oder Wachstation verlegt wird, muß er darauf vorbereitet und richtig orientiert werden.

Mit dieser Information verbinden wir ein Gespräch, um zu erfahren, ob der Patient noch Fragen oder Wünsche hat, ob ihn Angst und Unsicherheit quälen. Ein befreiendes Gespräch hat oft bessere Wirkung als ein Schlafmittel.

Unnötige Sorgen von Angehörigen können vermieden werden, wenn eine telefonische Orientierung nach der Operation vereinbart wird. Wünscht der Patient mit einem Seelsorger zu sprechen, ist dies selbstverständlich zu ermöglichen.

Nachtruhe

Meist wird durch den Anästhesisten, der den Patienten am Vorabend aufsucht, ein Barbiturat oder ein Psychopharmakum verordnet, um Angst und Spannungszustände des Patienten herabzusetzen und ihm eine ungestörte Nachtruhe zu ermöglichen. Die Nachtschwester wird entsprechend orientiert.

– *Vorbereitung der notwendigen Gegenstände*

Die Schwester bemüht sich schon am Vortag um die Dokumente, so daß eine möglichst ruhige Abwicklung der Maßnahmen des folgenden Tages gewährleistet ist. Alle Dokumente, wie Röntgenbilder, EKG-Befunde, Krankengeschichte, Kurve mit vollständiger Beschriftung, gehen mit dem Patienten samt ausgefülltem Narkoseblatt in den Operationssaal.

Für das Operationsbett wird bereitgelegt:

saubere Bettwäsche

Bettschutz für das Kopfende

Lagerungsmaterial je nach vorgesehener Operation.

Für den Patienten richten wir:

frisches, offenes Hemd

evtl. Prothesenschale.

10.1.3 Vorbereitungen am Operationstag

– *Allgemeines*

Der Patient muß *nüchtern* bleiben, auch das Rauchen muß er unterlassen.

Die Morgentoilette soll ruhig und ohne Hast vorgenommen werden. Dazu gehört, daß Schmuck, Make-up (Gesicht und Fingernägel) und eventuelle Prothesen abgelegt werden. Wertgegenstände sind in ein verschließbares Fach des Patientenschrankes oder bei der Stationsschwester zu hinterlegen. *Prothesen* gehören in die vorgesehene Prothesenschale. Wir erklären der Patientin, daß das *Make-up* deshalb entfernt werden muß, weil es den Anästhesisten bei der Beurteilung der Hautfarbe stört. Nagellack muß entfernt werden, weil eine beginnende Zyanose während oder nach der Operation nur an nicht lakkierten Fingernägeln frühzeitig erkannt werden kann.

Kontrolle von Temperatur, Puls, Blutdruck, Aussehen und Allgemeinverhalten des Patienten. Auffälligkeiten, die die Operationsfähigkeit in Frage stellen, sind dem zuständigen Arzt zu melden.

Die Kleidung des Patienten besteht im allgemeinen aus einem offenen Hemd. In einzelnen Krankenhäusern sind spezielle Operationsstrümpfe erwünscht. Schlüpfer sind sehr selten erlaubt, evtl. bei Operationen an Kopf und Hals.

Kurz vor dem Transport in den Operationssaal muß der Patient die *Blase entleeren.* Hat er die Prämedikation schon erhalten, reicht man ihm die Urinflasche oder die Bettschüssel. Katheterisiert wird die Harnblase nur nach spezieller Verordnung.

– *Prämedikation*

Auf Abruf oder zur vorbestimmten Zeit erhält der Patient die Prämedikation. In der Regel wird sie ½–1 Stunde vor der Operation, und, wenn nichts anderes verordnet wird, subkutan oder intramuskulär verabreicht. Es handelt sich dabei um Medikamente, die den Patienten entspannen und schläfrig machen. Das beigegebene Atropin vermindert vor allem die Speichelsekretion und erleichtert damit die Inhalationsnarkose.

Für den einen Patienten ist es eine Wohltat, wenn er jetzt einige Minuten in Ruhe gelassen wird. Für den anderen wird die Wartezeit zur Qual, in der er sich um den Operationsverlauf und um seine Zukunft ängstigt. Die Schwester muß jetzt für die Bedürfnisse des einzelnen besonders hellhörig sein.

– *Begleitung in den Operationssaal*

Zur festgesetzten Zeit wird der Patient mit dem Umbettwagen in den Operationssaal gefahren. Die zuständige Schwester soll den Patienten begleiten und diesen nicht einer ihm unbekannten Person der Pflegegruppe übergeben. Sie soll bei ihm bleiben, bis sie ihn in der Operationssaalschleuse oder im Vorraum des Operationssaales der Obhut der Narkoseschwester oder des Anästhesisten übergeben kann.

Alle (im besonderen aber ängstliche) Patienten sollen ein letztes Wort der Aufmunterung und der Zuversicht bekommen.

- *Vorbereitung von Zimmer und Bett*
  Wird der Patient nach der Operation nicht in den Wachsaal oder auf die Intensivpflegestation verlegt, richten wir Zimmer und Bett sowie andere notwendige Gegenstände.
  Das Operationsbett besteht grundsätzlich im Flachstellen der Bettliegefläche, im Entfernen aller Kopfkissen, im Anbringen eines Bettschutzes am Kopfende oder über die ganze Matratze und im Bereitstellen der verschiedenen Gebrauchsgegenstände, wie Lagerungsmaterial, Aufhängevorrichtungen, Bettbogen usw.
  Das Zimmer wird gelüftet, aufgeräumt und die Raumpflege in Abwesenheit des Patienten vorgenommen. Wir achten darauf, daß die Fenster frühzeitig wieder geschlossen werden.
  Das Funktionieren der Klingelanlage wird geprüft.
  Das Überwachungs- und Protokollblatt wird vorbereitet.
  Die voraussichtlich benötigten Gegenstände und Apparate werden bereitgestellt (Blutdruckapparat, Sauerstoffapparat u.a.).
  Schale und Papiertaschentücher werden auf den Nachttisch gestellt.

10.2 Die Anästhesie

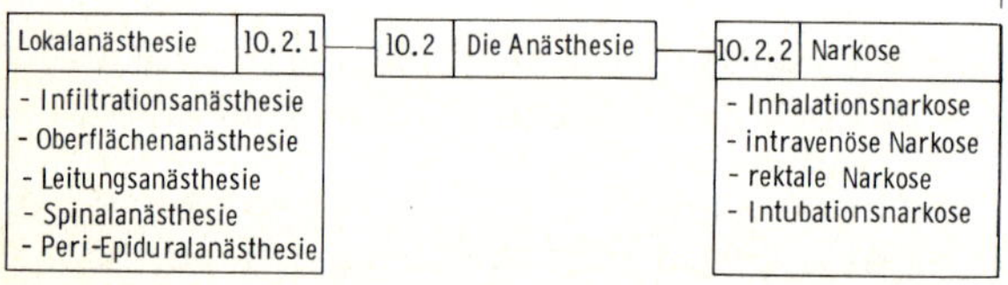

Anästhesie = Ausschaltung der Schmerzempfindung
Man unterscheidet:

10.2.1 Die Lokalanästhesie (örtliche Betäubung)

Die Schmerzempfindung wird am Ort des Eingriffs (örtlich, lokal) ausgeschaltet. Das Bewußtsein bleibt erhalten.

- *Infiltrationsanästhesie.* Zur örtlichen Betäubung kann ein kleiner Bezirk mittels Injektion durchtränkt (infiltriert) werden. Als Anästhesielösung kommt z.B. ½–2%ige Novocain- oder Xylocainlösung in Frage.
  Die Wirkung setzt ca. 8 Minuten nach der Injektion ein und hält etwa 20 Minuten an. Um die Wirkung der Schmerzausschaltung zu verlängern, gibt man dem Anästhetikum ein gefäßverengendes Mittel zu (es bleibt so länger am Ort der Injektion). Zur Anwendung kommt meist das Hormon der Nebennierenrinde (Suprarenin). Dieser Zusatz wird bei Infiltration an Zehen und Fingern weggelassen, um eine Durchblutungsstörung zu vermeiden.
- *Oberflächenanästhesie* (Schleimhautanästhesie). Sie wird angewendet bei Eingriffen in der Mundhöhle, im Nasenrachenraum und bei Endoskopien. Meist wird ein Spray benutzt (Kokainlösung, Pantocainlösung u.a.).
- *Leitungsanästhesie.* Es können größere Gebiete unempfindlich gemacht werden, indem alle diesem Bezirk entsprechenden Nervenleitungen durch ein Anästhetikum blockiert werden, z.B. Plexusanästhesie (= Einspritzung der Anästhesielösung oberhalb des Schlüsselbeines) zur Ausschaltung des Oberarmnervenstranges.
- *Spinalanästhesie* (Lumbalanästhesie). Das Anästhetikum wird direkt in den Lumbalsack eingespritzt, dadurch wird die Leitungsfähigkeit des Rückenmarks in den Bereich der Beine und des Beckens ausgeschaltet. Diese Anästhesieform ist nicht ungefährlich; an ihrer Stelle werden heute die
- *Peridural- oder Epiduralanästhesie* vorgenommen.
  Dabei wird das Anästhetikum in den Wirbelkanal außerhalb des Duralsackes (epidural) injiziert.
  Tut man das im Bereich der Lumbalwirbelsäule, so spricht man von *lumbaler Periduralanästhesie*, injiziert man dagegen durch den Sakralkanal, so wird das als *Kaudal- oder Sakralanästhesie* bezeichnet.
  Das Anästhetikum trifft dort auf die austretenden Nervenstränge, wodurch ein gürtelförmiger Bezirk schmerzunempfindlich wird.
  Überwachung von Blutdruck und Puls sind von großer Wichtigkeit, weil bei der Periduralanästhesie, wie bei der Spinalanästhesie der Blutdruck fällt, da der Sympathikus von der Anästhesie mitbetroffen wird.

10.2.2 **Die Narkose** (allgemeine Betäubung)

Die Schmerzfreiheit bei der Narkose beruht auf einer vorübergehenden Ausschaltung von Teilen des zentralen Nervensystems.
Das Narkosemittel kann auf verschiedenem Weg dem Organismus zugeführt werden, durch

- *Einatmung* (Äther, Lachgas, Halothan) = *Inhalationsnarkose*
- *Intravenöse Injektion.* Zufuhr des Narkotikums (Barbituratpräparate und Nichtbarbiturate, z.B. Epontol) direkt in die Blutbahn. Diese Narkose läßt den Patienten rasch einschlafen. Sie eignet sich bei kleinen Eingriffen.
- *Rektalen Einlauf.* Das narkotisch wirkende Medikament wird durch die Darmwand ins Blut aufgenommen. Diese Narkoseart ist heute sehr selten (kommt evtl. bei Kindern zur Einleitung der Narkose in Frage).
- *Intubationsnarkose.* Diese Narkoseform hat gegenüber den obgenannten große Vorteile. Sie wird deshalb *bei allen größeren Operationen* angewendet. *Eingriffe, bei denen der Thorax eröffnet wird,* können nur unter Anwendung dieser Narkoseform vorgenommen werden. *Bei der Intubationsnarkose* wird dem Patienten, der bereits eine Prämedikation erhalten hat, i.v. ein Narkotikum gespritzt. Anschließend erhält er ein kurzwirkendes muskelerschlaffendes Mittel. Nun kann mittels Kehlkopfspiegel der Kehlkopfeingang sichtbar gemacht und ein *Endotrachealtubus* eingeführt werden. Dieser wird nach Abdichtung (mit Luft gefüllte Abdichtungsmanschette) an das Narkosegerät angeschlossen. Die Beatmung erfolgt durch ein Sauerstoff-Lachgas-Gemisch. Die Narkosetiefe richtet sich nach dem Verlauf der Operation, und zwar so, daß der Patient kurz nach Beendigung der Operation wieder ansprechbar ist.
  Die Vorteile der Intubationsnarkose liegen darin, daß die Beatmung gesteuert werden kann. Das Sekret der Luftröhre kann jederzeit abgesaugt werden. Blut, Schleim und Mageninhalt können nicht aspiriert werden, da die Manschette des Tubus dies verhindert.
  Die Wirkung der muskelerschlaffenden Medikamente kann nach Bedarf (Ende der Operation) durch Verabreichung von Prostigmin aufgehoben werden.

Jede Anästhesie kann für den Patienten eine Gefahr bedeuten. Über Gefahren, Komplikationen und Hilfemaßnahmen orientiert Sie der Unterricht über Anästhesie und die weiterführende Literatur am Schluß des Kapitels.

10.3 Postoperative Maßnahmen

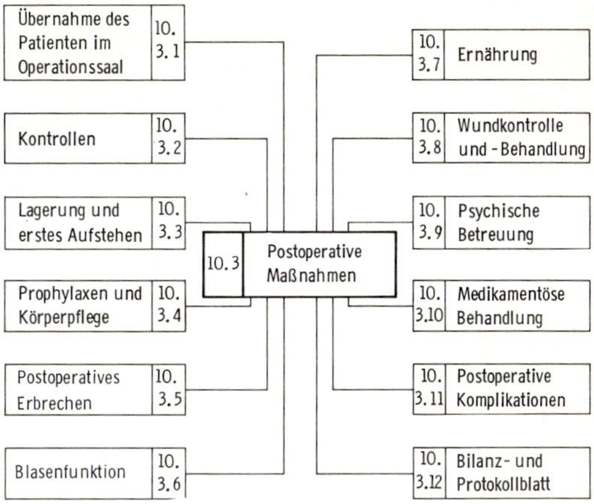

10.3.1 Übernahme des Patienten im Operationssaal

Je nach Krankenhaus oder Art der ausgeführten Operation wird der Frischoperierte
- auf die Intensivpflegestation (IP)
- auf eine Wachstation (auch Frischoperiertenstation genannt)
- in den Aufwachraum
- direkt auf die Station

verlegt.
Patienten, die auf die *IP oder die Wachstation* verlegt werden, bleiben meist einige Tage dort. Es sind dies Patienten, die eine Intensivüberwachung mit den modernsten technischen Apparaten benötigen (s. Intensivpflege S. 807f.).
Der *Aufwachraum* ist normalerweise direkt an die Operationsabteilung angegliedert. Er enthält z.B. 3–5 Betten, denen ähnliche Überwachungsgeräte zugeordnet sind, wie dies auf der IP der Fall ist. Hier bleiben die Patienten nur kurzfristig, z.B. während den ersten postoperativen Stunden.
Der Aufwachraum ist für das Personal auf der Station eine große Erleichterung, da so

das Hüten und Überwachen von narkotisierten Patienten entfällt.

Übernahme des Patienten durch die Schwester
Diese kann im Vorraum des Operationssaals, in der Operationssaalschleuse oder im Aufwachraum erfolgen. Die Schwester übernimmt den Patienten nur, wenn sie gleichzeitig die notwendige *Information* von der zuständigen Stelle (Anästhesist, Narkoseschwester) bekommt. Die Verantwortung für die Übernahme eines narkotisierten Patienten aus dem Operationssaal hat immer eine diplomierte Schwester oder ein diplomierter Pfleger. Es dürfen nie Pflegehilfskräfte für diese Aufgabe eingesetzt werden, da ihnen die notwendige Ausbildung dafür fehlt.

Information über
- *die ausgeführte Operation*
  Nicht immer entspricht die ausgeführte Operation der vorgesehenen. Der Eingriff kann größer und belastender sein, als dies vorher angenommen wurde. Dies muß der Schwester bekannt sein, da die Beobachtung und die Überwachungs- sowie andere postoperative Maßnahmen davon abhängig sind.
  Das gleiche gilt für
- *den Verlauf der Operation*
  Die Schwester muß z.B. wissen,
  ob die Operation komplikationslos verlaufen ist
  ob eine starke Blutung aufgetreten ist und der Patient mehrere Blutkonserven bekommen hat
  ob die Herz-Kreislauf-Verhältnisse gut geblieben sind usw.
- *die vorgenommene Anästhesie*
  Die Schwester, die den Patienten zur Nachbetreuung übernimmt, muß wissen, welche Narkose- bzw. Anästhesieform zur Anwendung kam.
- *die verordnete Nachbehandlung*
  Verordnungen für die ersten postoperativen Stunden, evtl. Tage sind *mündlich* und *schriftlich* zu übernehmen. Im wesentlichen sollen sie genaue Angaben enthalten
  über die Art und Häufigkeit der Kontrollen
  über die Lagerung und Mobilisation des Patienten
  über zu verabreichende Medikamente, Infusionen, Transfusionen
  über gelegte Drainagen.

Gleichzeitig soll eine erste Kontrolle erfolgen. Die Schwester orientiere sich genau über die Blutdruck- und Pulswerte im Moment der Übernahme. Sie mache sich ein Bild über die Bewußtseinslage und das Aussehen des Patienten sowie über die gelegten Drainagen, Verbände und Katheter.
Sie übernimmt den Patienten nur, wenn alles in Ordnung ist und voraussichtlich für die nächsten Stunden keine Komplikationen zu erwarten sind, d.h. der Patient sollte voll ansprechbar und die Narkosenachwirkung überstanden sein.

10.3.2 Kontrollen

- *Vitalzeichen: Puls und Blutdruck* werden nach Vorschrift kontrolliert. Je nach ausgeführter Operation sind die Kontrollen mehr oder weniger häufig (viertel- bis zweistündlich) vorzunehmen. Diese häufigen Kontrollen sind vor allem am Operationstag notwendig, da der Patient infolge der Narkose zu Kreislauflabilität und erhöhter Kollapsbereitschaft neigt.
  Die Atmung wird auf Frequenz und Rhythmus beobachtet, Atemstörungen können jederzeit, insbesondere aber in den ersten postoperativen Stunden auftreten. Die Ursache kann in der Verlegung der Atemwege oder in einer Kohlensäureüberladung des Blutes, z.B. infolge Nachwirkung von atemdämpfenden Medikamenten (etwa Curare), liegen. *Zyanose* und *Dyspnoe* sind alarmierende Zeichen, die ein sofortiges Handeln erfordern (s. Intensivpflege, S. 829ff.).
- *Aussehen:* Im besonderen wird die Hautfarbe kontrolliert. Die Schwester muß wissen, daß eine beginnende Zyanose zuerst an den Lippen oder an den Fingernägeln des Patienten (diese mit den eigenen vergleichen) sichtbar ist.
- *Bewußtseinslage:* Auch wenn der Patient bei der Übernahme das volle Bewußtsein wiedererlangt hat, ist eine regelmäßige Kontrolle des Bewußtseinszustandes angezeigt. Durch gezielte, an den Patienten gerichtete Fragen überzeugen wir uns davon, daß er zeitlich und örtlich orientiert ist.
- *Flüssigkeitsbilanz:* Ab sofort sind die Flüssigkeitszufuhr (Infusionen, später Getränke) und die Ausscheidungen (Urin, Wundsekret u.a.) zu messen. Besondere Aufmerksamkeit ist zu Beginn der Urin-

produktion zu schenken (s. auch 10.3.6: Blasenfunktion). Hat der Patient einen Dauerkatheter, ist dieser auf ungehinderten Ablauf zu prüfen.

- *Temperatur:* Ein leichter Anstieg der Körpertemperatur tritt auch nach aseptischen Operationen (ohne Infektion) durch Resorption zerstörter Gewebselemente und -toxine auf = *Resorptionsfieber*. Diese Temperaturerhöhung dauert höchstens fünf Tage. Eigentliches Fieber aber sollte nicht auftreten und müßte ggf. sofort dem Arzt gemeldet werden.

Alle ausgeführten Kontrollen und Beobachtungen sind auf dem Überwachungsblatt festzuhalten.

Bei Abweichungen von der Norm, plötzlichen Zwischenfällen usw. ist unverzüglich der Arzt zu benachrichtigen und unter Umständen eine sofortige Hilfeleistung z.B. im Sinne der Reanimation (s. S. 811 ff.) einzuleiten.

10.3.3 Lagerung und erstes Aufstehen

- *Lagerung:* Bis zum Wiedererlangen des klaren Bewußtseins bleibt der Patient flach gelagert. Die anschließende Lagerung richtet sich nach der ausgeführten Operation. Umlagerungen haben sorgfältig zu geschehen, damit die Wunde nicht gedehnt wird und unnötige Schmerzen vermieden werden; auch Drainagen und Katheter müssen berücksichtigt werden, damit sie sich nicht verschieben, abknicken oder gar herausgerissen werden.
- *Das erste Aufstehen* erfolgt unter Aufsicht und Mithilfe der Schwester. Den Zeitpunkt bestimmt der Arzt. Meist darf die erste Mobilisation (Sitzen am Bettrand und eventuelles Verlassen des Bettes) schon am Abend des Operationstages geschehen. Fruhzeitiges Aufstehen hilft Störungen der Kreislauftätigkeit vorzubeugen und dient gleichzeitig der Thromboseprophylaxe (über das erste Aufstehen s. auch S. 89).

10.3.4 Körperpflege und Prophylaxen

- *Körperpflege:* Je nach Zustand des Patienten wird diese von der Schwester ganz oder teilweise übernommen.
  Der *Hautpflege* ist in den ersten Tagen viel Gewicht beizumessen, da frischoperierte Patienten vielfach schwitzen.
  Durch häufige und gründliche *Mundpflege* kann die Schleimhaut feucht gehalten werden. Dem Patienten kann dadurch große Erleichterung geboten werden, da ausgetrocknete Schleimhäute das Gefühl des Durstens verursachen.
- *Prophylaxen:* Diese sind in der postoperativen Phase sehr wichtig.
  Pneumonieprophylaxe: Umlagerung, Mobilisation, richtiges Aushusten, Atemgymnastik und Inhalation mit sekretlösenden Medikamenten nach Arztverordnung
  Thromboseprophylaxe: Umlagerung, Frühmobilisation, Gymnastik und evtl. Antikoagulation
  Dekubitusprophylaxe: Viele der obengenannten Maßnahmen dienen auch der Dekubitusprophylaxe. Sie hat vor allem nach palliativen Operationen, größeren Eingriffen oder bei betagten Patienten große Bedeutung.
  Parotitisprophylaxe: Ihr dient die obengenannte sorgfältige und gründliche Mundpflege.

10.3.5 Postoperatives Erbrechen

Postoperatives Erbrechen kann während des ganzen Operationstages auftreten. Das narkosebedingte Erbrechen ist bei der meist angewandten Intubationsnarkose selten geworden.

Ein weniger harmloses Erbrechen kann durch eine Reizung des Peritoneums durch den operativen Eingriff im Bereich des Abdomens verursacht sein. Dieses Erbrechen tritt meist ab dem 2. postoperativen Tag auf.

Bei Schädeltraumen kann das Erbrechen Zeichen eines zunehmenden Hirndrucks sein.

Im wesentlichen gilt alles, was über Erbrechen und unsere Hilfeleistung an den Patienten (S. 202 ff.) gesagt wurde. Besondere Sorgfalt gilt der *Mundpflege*. Antiemetika dürfen nur nach Arztverordnung verabreicht werden.

10.3.6 Blasenfunktion und Darmtätigkeit

Blasenfunktion

Ist kein Dauerkatheter eingelegt, können Miktionsbeschwerden auftreten. Sie beruhen auf der anfänglich geringen Urinproduktion und auf Anpassungsschwierigkeiten körperlicher und psychischer Natur. Vielfach kann der Sphinkterspasmus durch einfache Hilfsmittel gelöst werden, wie: warmes Wasser in die Bettschüssel geben, Wasser laufen lassen usw. Wenn immer möglich, ist eine private Atmosphäre zu schaffen. Helfen diese einfachen Maßnahmen nicht, kann ein Spasmolytikum (z.B. Spasmo-Cibalgin-Supp.) zu raschem Erfolg führen (Arztverordnung einholen).

Spätestens 12 Stunden nach der Operation sollte der Patient Wasser lösen. Geschieht dies nicht, stellen sich die Beschwerden und Gefahren einer Überlaufblase ein. Auf ärztliche Anordnung muß katheterisiert werden. Ein schließmuskelkrampflösendes Medikament (Doryl, Ubretid) darf nur auf Arztverordnung injiziert werden. Häufig gelingt das spontane Entleeren der Blase ohne Schwierigkeiten, sobald der Patient aufstehen darf.

Bei mangelhafter Harnausscheidung ist immer auch an ein *Kreislaufversagen* zu denken. Ungenügende Urinproduktion ist ein wichtiges Schock-, bzw. Kreislaufsymptom. Aus diesem Grund ist eine genaue Kontrolle der Harnmenge unerläßlich.

Darmfunktion

Nach jedem abdominellen Eingriff muß mit einer vorübergehenden Darmatonie gerechnet werden.

Zur Anregung der Darmtätigkeit kann kurzfristig das Darmrohr eingelegt oder Wärme angewendet werden. Abführmittel, Klysmen und Einläufe werden nach ärztlicher Verordnung am 2.–3. postoperativen Tag verabreicht.

10.3.7 Ernährung

Sie richtet sich hauptsächlich nach der Art der ausgeführten Operation und nach der Funktion des Darmes.

Nach Operationen außerhalb des Abdomens kann im allgemeinen Tee gegeben werden, sobald der Patient keinen Brechreiz mehr hat. Nach abdominellen Operationen darf Tee frühestens am Abend des Operationstages und nur in kleinen Mengen (löffelweise, ungezuckert), meist nach Verordnung, verabreicht werden. Nach Windabgang bekommt der Patient Milchkaffee, Schleimsuppe u.a. Der Übergang zur leichtverdaulichen Kost richtet sich nach dem Befinden und der Darmtätigkeit des Patienten.

Jedes Krankenhaus hat seine eigenen Regeln für den allmählichen Aufbau der Ernährung. Die Schwester handle nicht selbständig, sondern richte sich nach den Vorschriften. Dabei ist daran zu denken, daß auch gut ausgearbeitete Richtlinien nicht für alle Patienten Gültigkeit haben. Erstes Gesetz ist die Berücksichtigung des einzelnen Patienten und der individuelle Verlauf der postoperativen Phase. So kommt auch hier der Beobachtung durch die Schwester und ihrer Fähigkeit, Zusammenhänge zu erfassen, große Bedeutung zu.

10.3.8 Wundkontrolle und -behandlung

Die Kontrolle des Wundgebietes (Verband) geht parallel mit der allgemeinen Überwachung. Ein eventueller Blutverlust muß sofort erkannt werden. Die Behandlung richtet sich nach dem operativen Eingriff und ist in jedem Krankenhaus etwas verschieden. Die Schwester halte sich an die jeweiligen Methoden und Bestimmungen.

Der erste Verbandwechsel wird in den meisten Fällen am 3.–5. Tag vom Arzt vorgenommen. Feuchte, nasse Verbände müssen nach Rücksprache mit dem Arzt entfernt und erneuert werden.

Dem Verbandwechsel ist ein eigenes Kapitel gewidmet (s. S. 324 ff.).

Sie finden dort Angaben über
- die Prinzipien beim Verbandwechsel
- das Vorgehen beim Verbandwechsel
- das Entfernen von Fäden, Klammern und Wunddrains.

Über die Drainagen, z.B. über Redon-Drainagen, lesen Sie S. 434 f.

10.3.9 Psychische Betreuung

Bei der Betreuung frischoperierter Patienten ist in ganz besonderem Maß auch an die seelisch-geistige Unterstützung zu denken. Die Patienten und ihre Angehörigen verlangen Auskunft über die ausgeführte Operation und deren Verlauf. Die Schwester bespreche sich mit dem Arzt, in welchem Rahmen die Information gegeben werden darf. In jedem

Fall muntere sie den Patienten zur Hoffnung auf, da diese die postoperative Phase wesentlich beeinflußt.

Die Sorge für das körperliche Wohlbefinden durch erfrischende Körperpflege und ein bestmögliches Ausschalten des Wundschmerzes ist gleichzeitig eine psychische Hilfeleistung, da körperliches Unwohlsein immer auch die Psyche beansprucht.

10.3.10 Medikamentöse Behandlung

Diese nimmt je nach ausgeführter Operation und Zustand des Patienten einen mehr oder weniger großen Raum ein.

- *Flüssigkeitsersatz:* Außer nach kleinen Operationen bekommt der Patient Infusionen. Die Dauer der Infusionstherapie schwankt zwischen 1–5 Tagen (evtl. länger). Art und Menge der Flüssigkeit bestimmt der Arzt, der sich für seine Verordnung am Hämatokritwert und den Resultaten der Flüssigkeitsbilanzrechnung orientiert (s. unten). In Frage kommen Glukose- und Elektrolytlösungen, nach Bedarf Plasma- oder Plasmaersatzlösungen oder Bluttransfusionen.
- *Elektrolytersatz:* Zum Grundbedarf kommt die Ersatzbehandlung, d.h. zum zusätzlich normalen Bedarf bei parenteraler Ernährung müssen laufende pathologische Verluste quantitativ und qualitativ ersetzt werden. Der Arzt richtet seine Verordnungen nach den blutchemischen Werten. Evtl. sind in den ersten Tagen tägliche Blutentnahmen für Elektrolytbestimmungen notwendig.
- *Schmerzmittel – Analgetika*
  Die Schmerzbekämpfung ist abhängig von der Art des Eingriffes, der Art der Narkose und der Gewöhnung des Patienten an Schmerzmittel. Die größten Schmerzen können nach abdominellen und orthopädischen Operationen auftreten. Die Wahl des Schmerzmittels, die Dosierung und das Festlegen der zeitlichen Abstände ist Sache des Arztes. Es ist ein Grundsatz, in den ersten postoperativen Tagen mit Schmerzmitteln nicht zu sparen. Schmerzen hindern den Patienten am guten Durchatmen, weshalb zu den bereits erwähnten Maßnahmen der Pneumonieprophylaxe auch die Schmerzbekämpfung von Bedeutung ist. Zunächst werden Injektionen stark schmerzstillender Medikamente (Opiate) in Frage kommen. Später geht man auf andere, nicht suchtgefährdende Mittel über. Als günstige Kombination hat sich die Verabreichung von Analgetika und Sedativa erwiesen. Diese ermöglicht dem Patienten meist auch eine ungestörte Nachtruhe.
- *Antibiotika*
  In den ersten postoperativen Tagen werden Antibiotika angeordnet. Sie können der Prophylaxe oder der Therapie dienen. Prophylaktisch werden sie nach größeren Operationen oder bei Patienten in reduziertem Allgemeinzustand verabreicht. Man will damit einer Wundinfektion oder z.B. einer Pneumonie vorbeugen. Therapeutisch werden hohe Dosen Antibiotika nach Operationen bei primär-entzündlichen Erkrankungen (z.B. perforiertem Appendix, Abszeßausräumung) meist intravenös injiziert.
- *Antikoagulation*
  In vielen Krankenhäusern oder nach bestimmten Operationen ist die Antikoagulation üblich (siehe S. 538 ff.). Sie setzt am 1.–3. postoperativen Tag mit Kumarinpräparaten ein, wenn der Arzt nicht eine Sofortantikoagulation mittels Heparinpräparaten vorzieht (z.B. nach Gefäßoperationen). Regelmäßige Kontrollen der Prothrombinzeit bzw. Gerinnungszeit sind notwendig.
- *Andere Medikamente*
  Je nach ausgeführter Operation können zusätzlich weitere Medikamente verordnet werden. Sie dienen z.B. der Substitutionstherapie (= Ersatztherapie) oder als Prophylaxe vor zu erwartenden Komplikationen (Herz-Kreislauf-Mittel u.a.) bzw. deren Behandlung.

10.3.11 Postoperative Komplikationen

Postoperativ können besonders nach größeren Eingriffen *lebensbedrohende Komplikationen* auftreten. Am meisten gefürchtet sind die *pulmonalen* und *kardialen* Zwischenfälle. Patienten, bei denen solche erwartet werden, werden von vornherein auf die Wach- oder Intensivpflegestation verlegt. Über *Atemstörungen* und schwere *Herz-Kreislauf-Versagen* und die notwendigen Sofortmaßnahmen lesen Sie im Kapitel Intensivpflege auf S. 828 ff.

- *Nachblutungen*
  Blutungen nach *außen* erkennen wir an stark durchbluteten Verbänden oder am reichlichen und blutigen Wundsekret im Ableitungssystem. Blutungen nach *innen* sind zu Beginn weniger gut faßbar. Treten Schocksymptome auf (Blutdruckabfall, Tachykardie, Blässe, kalter Schweiß), besteht meist schon ein großer Blutverlust. Bei regelmäßiger Kontrolle der Vitalzeichen und der Urinproduktion (bei Dauerkatheterträgern) kann ein Blutverlust relativ frühzeitig erfaßt werden.
  Die Behandlung besteht in der lokalen Blutstillung, in der Verabreichung von blutstillenden Medikamenten und in Plasma- und Blutersatz.

- *Herz-Kreislauf-Versagen*
  Ohnmachtanfälle beim ersten Aufstehen sind meist harmloser Natur. Herzrhythmusstörungen und Tachykardie weisen auf ein Versagen eines evtl. vorgeschädigten Herzens (Herzinsuffizienz) hin.
  Die Behandlung besteht in erster Linie in der Verabreichung von Herz- und Kreislaufmitteln.

- *Thrombose und Embolie*
  Nach Operationen an den Gefäßen oder im Bereich der großen Gefäße sowie bei adipösen Patienten besteht Thrombosegefahr. Schmerzen im Bereich der Venen oder an der Fußsohle, Tachykardie oder Temperaturanstieg können Frühsymptome sein. Eine Thrombose muß sofort behandelt werden. Eine Embolie ist auch bei nicht sichtbaren tiefen Thrombosen möglich.
  Die Behandlung besteht eigentlich in der Prophylaxe. Es gilt alles, was auf S. 81f. oder S. 538 ff. nachzulesen ist. Über die Behandlung einer bestehenden Thrombose und über Maßnahmen bei Lungenembolie lesen Sie S. 547 ff.

- *Nierenversagen*
  Disponiert sind vor allem Patienten, bei denen ein Vorschaden an den Nieren besteht (Prostatiker, Patienten mit chronischer Pyelonephritis). Das erste Zeichen eines Nierenversagens liegt im Nachlassen der Urinausscheidung = *Oligurie,* die schließlich in *Anurie* übergehen kann. Dazu gesellen sich urämische Symptome: Kopfschmerzen, Schwindel, Schläfrigkeit u.a., die harnpflichtigen Substanzen im Blut steigen an. Durch eine genaue Flüssigkeitsbilanz kann ein Nierenversagen frühzeitig erkannt werden.
  Die Behandlung richtet sich nach dem Ausmaß der Schädigung und den im Kapitel Niereninsuffizienz besprochenen Prinzipien (S. 703 f.).

- *Magen- und Darmstörungen*
  Übelkeit und Erbrechen können wegen der Bauchpresse und des Flüssigkeits- und Elektrolytverlustes eine Gefahr für die frische Wunde und den ganzen Organismus bedeuten. Deshalb werden oft vorbeugend Antiemetika verordnet. Erbrechen und Übelkeit können aber auch Zeichen sein für eine Magenatonie. Eine Magensonde wird deshalb bei allen größeren Operationen schon prophylaktisch eingelegt.
  Die Behandlung ist gleich der Prophylaxe: Antiemetika, evtl. muß postoperativ eine Magensonde eingelegt werden.
  Singultus (Schluckauf) ist infolge intermittierender Zwerchfellspasmen, die insbesondere nach Bauchoperationen auftreten, häufig. Verschwindet er bis eine Stunde nach der Operation nicht, muß er behandelt werden.
  Die Behandlung besteht möglichst im Anhalten des Atems, indem gleichzeitig einige Schlucke kaltes Wasser getrunken werden. Bei eingelegter Magensonde kommen Spülungen mit 1 %iger warmer Natriumbikarbonatlösung in Frage. Das Einatmen von 10- bis 15 %igem CO_2, Inhalationen oder intravenöse Verabreichung von Tranquilizern haben oft gute Wirkung (Arztverordnung!).
  Akute Magenatonie. Sammeln sich postoperativ größere Mengen von Magen- und Darmsekret im Magen an, die sich durch das sog. Überlauferbrechen entleeren, spricht man von Magenatonie. Große Wasser- und Salzverluste sind die Folge. Der Patient wird hypovolämisch und hypochlorämisch.
  Die Behandlung besteht im Einlegen einer Magensonde. Sie bleibt so lange liegen, bis das sich entleerende Sekret eine normale Farbe annimmt und die Funktion des Magens wieder in Gang gekommen ist. Gleichzeitig wird der Arzt die Korrektur des Wasser- und Elektrolythaushaltes in die Wege leiten.
  Postoperative Darmträgheit kann harmlo-

ser Natur sein (Blähungen) oder als paralytischer Ileus zum schweren Krankheitsbild führen (s. S. 609 f.).
Darmträgheit tritt häufig auf bei betagten Patienten oder nach größeren Operationen im Bereich des Abdomens. Sie wird am besten dadurch beseitigt, daß man möglichst schnell die normalen Lebensgewohnheiten wiederherstellt.
Die Behandlung besteht in der Verabreichung von Mestinon oder Prostigmin und in der Anwendung von den unter *Darmfunktion* erwähnten Maßnahmen.

– *Pneumonie* Lungenentzündung
Prädisponierende Faktoren für Lungenkomplikationen und das Auftreten einer Pneumonie sind Infektionen im Bereich des Mund-Nasen-Rachen-Raumes sowie die nach Operationen im Oberbauch durch Schmerzen bedingte Schonatmung und Sekretanschoppung in den Bronchien. Die Pneumonieprophylaxe ist deshalb außerordentlich wichtig (s. S. 157 ff.).
Die Behandlung einer aufgetretenen Pneumonie besteht im Beheben der Ursache, im Verabreichen von Antibiotika und Expektorantien sowie im Inhalieren.

10.3.12 Überwachungsblatt – Bilanz- und Protokollblatt

Diese Formulare sind je nach Klinik verschieden. Man unterscheidet auch zwischen einfachen Formularen (z. B. für die Überwachung und Kontrolle über Stunden) und eigentlichen Patientenprotokollblättern, die dreigeteilt sind:
- in die Rubrik für die Vitalzeichenkontrolle
- in die Rubrik Flüssigkeitsbilanz (= Flüssigkeitszufuhr und -ausscheidung) und
- in die Rubrik für die Therapie und die speziellen Beobachtungen.

Vitalzeichen
Es werden die Blutdruck-, Puls-, Temperatur-, Atmungs- und Venendruckwerte in regelmäßigen Zeitabständen notiert.

Flüssigkeitsbilanz
Flüssigkeitszufuhr
Wir unterscheiden die orale und die parenterale Flüssigkeitszufuhr. Sie werden mit Angabe der Art gesondert vermerkt. Der tägliche *Grundbedarf* eines Menschen beträgt 1500 ml Glukoselösung und 500 ml Kochsalzlösung.
Dauert die parenterale Ernährung länger als drei Tage, ist der Grundbedarf an Kaliumchlorid (40 mval) zu decken. In bezug auf Natriumchlorid beträgt dieser 3 g.
Zusätzliche Verluste durch Sonden und Drainagen müssen *laufend zusätzlich zum Grundbedarf* ersetzt werden.

Ausscheidung
Die verschiedenen Flüssigkeiten, die ausgeschieden werden, wie Urin, Stuhl, Wundsekrete, Magen-, Darm-, Gallensaft, müssen separat vermerkt werden. Außer dem *mengenmäßigen* Flüssigkeitsverlust muß auch derjenige von Elektrolyten erfaßt werden. Bei größerem Verlust, z. B. über 500 ml, muß daher in diesen Sekreten auch der Elektrolytgehalt laboratorisch bestimmt werden.
Der Ersatz richtet sich immer nach der *Art* des Verlustes, z. B.:
Magensaft:
$\frac{1}{3}$ Glukoselösung
$\frac{2}{3}$ Kochsalzlösung und 20 mval KCl / Liter
Gallen- und Dünndarmsekret:
$\frac{1}{3}$ Glukoselösung
$\frac{2}{3}$ Natrium-Lactat und 20 mval KCl / Liter
Bluthaltige Sekrete werden durch Blut, Plasma oder großmolekulare Lösungen ersetzt. Diese Ausscheidungen sowie deren Ersatz werden nicht in die eigentliche Flüssigkeitsbilanz einbezogen.

Bilanz
Sie ist die Differenz zwischen Flüssigkeitszufuhr und Flüssigkeitsausscheidung (Blutzufuhr wird bei der Bilanz nicht mitgerechnet). Eine *Plusbilanz* sagt aus, daß mehr Flüssigkeit aufgenommen als ausgeschieden wurde, im Gegensatz zur *Minusbilanz* mit dem größeren Quantum auf der Verlustseite.
Normalerweise erwarten wir eine Plusbilanz von ca. 500 ml.
Eine Minusbilanz kann erwünscht herbeigeführt werden durch Verabreichung von Diuretika.

Effektive Bilanz s. nächste Seite

Registrierbare Bilanz
In der Praxis sieht die Rechnung anders aus. Man ersieht daraus, warum wir eine Plusbilanz erwarten.

Nahrungsflüssigkeit und / oder Infusionen	2000 ml
Flüssigkeitsabgabe durch die Nieren	1500 ml
Bilanz	+ 500 ml

Effektive Bilanz		
Nahrungsflüssigkeit bzw. Infusionen	1500 ml Glukose 500 ml NaCl	
Oxydationswasser (aus dem Abbau des körpereigenen Fettes innerhalb 24 Stunden)	500 ml	2500 ml
Flüssigkeitsabgabe durch die Haut, die Lungen, den Darm	1000 ml	
durch die Nieren (Urin)	1500 ml	2500 ml
Bilanz		ausgeglichen

Therapie und Beobachtungen
Ausgeführte Verordnungen, wie Verabreichen von Medikamenten, Infusionen, Verbandwechsel, Spülungen usw., werden mit der genauen Zeitangabe notiert.
Veränderungen im Befinden des Patienten, Beobachtungen in bezug auf Schlaf, Schmerz, Bewußtseinslage usw. sind ebenfalls in dieser Rubrik schriftlich festzuhalten. Sind verschiedene Pflegepersonen an der Pflege des Patienten beteiligt, dann gehört die entsprechende Unterschrift dazu.

Weiterführende Literatur

Auberger, H.G.: Praktische Lokalanästhesie, 3. Aufl. Thieme, Stuttgart 1974
Engelhardt, K. u. Mitarb.: Kranke im Krankenhaus. Enke, Stuttgart 1973
Feyerabend, E.: Operationslagerungen. Enke, Stuttgart o.J.
Fuchs, F., G. Böttger: Chirurgie für Krnkenpflegeberufe, 13. Aufl., Thieme, Stuttgart 1979
Herden, H.N., P. Lawin: Anästhesie-Fibel. Thieme, Stuttgart 1973
Köhnlein, E.: Chirurgie. In: Lehrbuch für Krankenschwestern und Krankenpfleger, hrsg. von F. Beske, Bd. II, 3. Aufl. Thieme, Stuttgart 1974
Österreichischer Krankenpflegeverband: Die Überwachung des Patienten als Aufgabe der Krankenschwester, 2. Aufl. Urban & Schwarzenberg, München 1974
Rheault, M.C.: Le nursing. Editions du Renouveau pédagogique, Montréal 1973
Stauch, M.: Kreislaufstillstand und Wiederbelebung, 4. Aufl. Thieme, Stuttgart 1977
Stöcker, L.: Narkose, 4. Aufl. Thieme, Stuttgart 1976
Thum, H.J.: Narkose-Fibel. Thieme, Stuttgart 1958

Testfragen

- Nennen und beschreiben Sie die Situationen, in denen ein Patient zur Operation kommen kann, und ordnen Sie Ihre Hilfeleistungen zu (S. 447f.)
- Zählen Sie die Maßnahmen auf, die a) am Vortag der Operation, b) am Morgen des Operationstages getroffen werden müssen (S. 449f. bzw. S. 451f.)
- Zählen Sie die 12 Punkte auf, die unter dem Titel »Postoperative Maßnahmen« stehen; begründen Sie Ihre Angaben (S. 453)
- Erklären Sie, woran Sie bei der Übernahme des frischoperierten Patienten zu denken haben (S. 453f.)
- Erklären Sie den Begriff »Anästhesie«, und nennen Sie je 3 Arten von Lokalanästhesie und Narkose (S. 452f.)
- Zählen Sie die postoperativen Kontrollen auf, und sagen Sie, warum Sie diese vornehmen (S. 454f.)
- Nennen Sie die Prinzipien der postoperativen Ernährung (S. 456)
- Nennen Sie die wichtigsten medikamentösen Maßnahmen (einschl. Infusionstherapie) (S. 457)
- Zählen Sie die postoperativen Komplikationen auf, und äußern Sie sich zu den jeweiligen Hilfemaßnahmen (S. 457ff.)
- Füllen Sie ein in Ihrer Klinik übliches Überwachungsblatt aus (S. 459)
- Erklären Sie die Begriffe »Bilanz«, »Plusbilanz« und »Minusbilanz« (S. 459)

V Spezielle Behandlungspflege Pflege bei Patienten mit bestimmten Organkrankheiten

Einführung

Diesen Teil des Buches gliedern wir in 13 Einzelkapitel, in denen jeweils ein Organ oder Organsystem vom Gesichtspunkt der umfassenden Pflege behandelt wird. Es können dabei nur einzelne Krankheitsbilder eingehend besprochen werden. *Die Kriterien* für die Auswahl sind folgende:
- Krankheiten, die häufig vorkommen und denen die Schwester oft begegnet,
- Krankheiten, die für den Patienten besondere physische, psychische und/oder soziale Probleme stellen,
- Krankheiten, die für viele andere, ähnliche Krankheitsbilder stehen könnten.

Es geht dabei nicht in erster Linie darum, daß Sie die in diesem Lehrbuch beschriebenen Krankheitsbilder um ihrer selbst willen lernen.
Die Auswahl will Ihnen Hilfe bieten, daß Sie einerseits *vom Prinzip her denken,* anderseits werden Sie aufgefordert, *vom vorgegebenen Beispiel ausgehend,* sich möglichst umfassend zu orientieren und selbst den Transfer auf andere, ähnliche Krankheitsbilder zu machen. Diese könnten somit *exemplarisch* für viele andere, hier nicht besprochenen Erkrankungen stehen. (»Das exemplarische Betrachten ist das Gegenteil des Spezialistentums. Es will nicht vereinzeln; es sucht im Einzelnen das Ganze.« Wagenschein, M.: Verstehen lehren, 3. Aufl. Beltz, Weinheim 1970 (S. 12–13).
Andere Krankheiten werden als Anstoß zum Studium und zur Repetition des medizinischen, chirurgischen oder spezialärztlichen Unterrichts in einem *Übersichtsschema* erwähnt (s. dazu weiterführende Literatur am Schlusse der einzelnen Kapitel).
Ehe Sie jeweils mit dem Studium eines Kapitels beginnen, empfehlen wir Ihnen, Ihr Wissen in bezug auf *Anatomie, Histologie* und *Physiologie* des betreffenden Organes oder Organsystems zu prüfen. Nehmen Sie sich also bitte Zeit, die einführenden Teilkapitel zu bearbeiten. Das Ergebnis wird Ihnen zeigen, ob eine noch gezieltere, ausführlichere Repetition der Anatomie und Physiologie dieses Organes (bzw. einzelner Organsysteme) notwendig ist.
Der Punkt *»Allgemeine Krankheitszeichen«* konfrontiert Sie nochmals mit der Krankenbeobachtung, nun aber spezifisch ausgerichtet auf das zu behandelnde Organ, d.h. den Patienten mit den allgemeinen Erkrankungen dieses Organes.
Die *diagnostischen Maßnahmen* sind nicht immer scharf abzugrenzen, auch ist ihre Vielfalt groß, und die Art der Tests und Untersuchungen können von Klinik zu Klinik variieren. Viele Untersuchungsmaßnahmen dienen auch wissenschaftlichen Zwecken, oft geraten sie nach kürzerer oder längerer Zeit wieder in Vergessenheit. Wir beschränken uns daher jeweils auf die bekanntesten und allgemein üblichen Untersuchungsmethoden.
Da auch diese von Land zu Land, sogar von Krankenhaus zu Krankenhaus Abweichungen unterworfen sind, können wir nur prinzipielle und allgemeingültige Angaben machen. Sie lernen in den folgenden Kapiteln zwar, wie ein Test oder eine Untersuchung durchgeführt wird, welche Vorbereitungs- oder/und Nachbehandlungs- bzw. Kontrollmaßnahmen notwendig sind. Sie werden sich im einzelnen aber immer an die hausinternen Weisungen halten müssen, die entweder in einem Abteilungs- oder Pflichtenheft oder auf Merkblättern festgehalten und dort nachzulesen sind. Existieren keine schriftlichen Weisungen, erkundige man sich, ob spezielle Vorschriften vorliegen, d.h. ob ein Test anders gehandhabt wird, als in diesem Lehrbuch angegeben ist. Sie finden manchmal eine kurze Erklärung einiger Tests oder Untersuchungen, wo es wichtig scheint, daß die pflegende Schwester darüber Bescheid weiß, auch wenn sie bei der Vorbereitung, Durchführung oder Nachbehandlung nicht unmittelbar beteiligt ist.
Im Teilkapitel *»Allgemeines zur Pflege«* finden Sie einige allgemeingültige Angaben zur Pflege von Patienten mit Erkrankungen des betreffenden Organs, die je nach Zustand des Kranken oder Ausmaß der Erkrankungen zu

berücksichtigen sind. Es ist dabei wichtig, daß Sie die im Kapitel *Grundpflege* besprochenen Pflegeprinzipien immer wieder neu überdenken und anwenden. Grundsätzlich geht es darum, daß Sie bei der Pflege des Patienten seine Bedürfnisse erkennen, eine echte Beziehung herstellen können, die physiologischen Funktionen bestmöglichst unterstützen und den pathophysiologischen Gegebenheiten Rechnung tragen.
Für alle folgenden Kapitel ergibt sich (mit einigen kleinen Abweichungen) jeweils der gleiche *Strukturaufbau:*

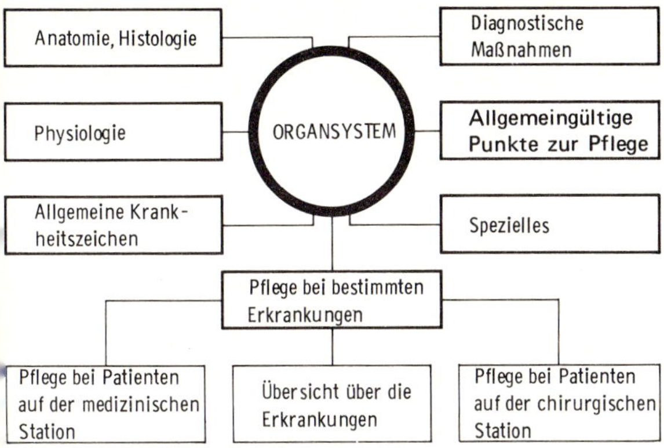

Die im ersten Kapitel besprochenen Aufgaben der Krankenschwester in der *Gesundheits- und Krankenpflege* werden nicht mehr speziell erwähnt. Für die Ganzheit der Pflege, d.h. für eine *umfassende Krankenpflege,* ist es aber wichtig, daß alle dort besprochenen Maßnahmen der Erhaltung, der Förderung und der Wiederherstellung der Gesundheit des Menschen immer in die Pflegeplanung miteinbezogen werden.
Krankenpflege ist demnach nichts statisches, nichts, das man wie eine Formel auswendig lernen kann. Gut fundiertes fachliches Wissen und Können liegen zwar der *guten Pflege* zugrunde, machen diese aber nicht aus. Echte Krankenpflege ist *dynamisch,* ist ein Prozeß, der von den Ausübenden Offenheit und Engagement verlangt. *Der Krankenpflegeprozeß als ein dem Kranken helfendes Geschehen* ist nur dann möglich, wenn ihm eine echte Beziehung zugrunde liegt. Mit diesem Gedanken möchte ich einen Kreis schließen und zurückgreifen auf die Definition von Joyce Travesbee, die ich an den Anfang des Kapitels *Krankenpflege* (S. 17) gestellt habe: »Krankenpflege ist *ein zwischenmenschlicher Beziehungsprozeß,* bei dem die Krankenschwester einem Menschen (...) hilft, Krankheit und Leiden zu verhüten oder aber hilft, Erfahrungen mit Krankheit und Leiden zu verarbeiten (...).«
Wenn wir diese Theorie ernst nehmen und versuchen, sie in die Praxis umzusetzen, kann sie uns zum Ausgangspunkt und zum Fundament des angewandten *Krankenpflegeprozesses* werden:
Je besser nämlich die patientorientierte Beziehung ist, um so mehr werden wir vom Patienten erfahren, was er *wirklich* braucht. Es wird uns möglich, all jene *Informationen* zu bekommen, die uns helfen, die *Bedürfnisse und Probleme* des einzelnen Patienten zu erkennen und diese richtig einzuordnen. Es geht ja nicht darum, daß wir – ohne den Patienten – entscheiden, was für ihn gut und richtig ist. Nur mit ihm zusammen, ausgehend von seinen Bedürfnissen, Leiden und Nöten ist es möglich, ein für ihn sinnvolles *Pflegeziel* aufzustellen und all das zu planen, was seiner Gesunderhaltung und Gesundheitsförderung dient. Die beste *Pflegeplanung* ist aber wirkungslos, wenn sie uns dazu verführen würde, die Pflege routinemäßig, »nach Plan« durchzuführen. Der Pflegeplan, wie wir ihn S. 19ff und S. 31f besprochen haben, ist nicht das Ziel, sondern nur Weg und Mittel zum Ziel. Bei der *Durchführung der Pflege* ist es daher wichtig, daß wir all unser Tun und Handeln immer wieder neu *überprüfen* und nie aufhören, uns die Frage zu stellen, ob die gegebene Pflege für den Patienten gute, wirkungsvolle und helfende (= optimale) Pflege ist – bzw., da sich sein Zustand dauernd ändert –, *noch immer wirkungsvolle Pflege ist.* Hier liegt unsere große Chance, das Wissen und verstehen der physiologischen und pathophysiologischen Vorgänge, das wir uns angeeignet haben, nutzbar und verfügbar zu machen, dieses in Verbindung zu bringen mit dem, was der Patient uns je neu mitteilt (und was wir an ihm beobachten). Fachliches Wissen, sensibilisiertes Zuhören und einfühlende Beobachtung werden zur Grundlage einer neuen Beurteilung der Pflegebedürfnisse und der *Modifikation des Pflegeplanes.*
Dieser Prozeß kann, wie wir im 1. Kapitel S. 19ff gesehen haben, als Krankenpflegeprozeß oder Problemlösungsverfahren bezeichnet werden. Je mehr wir uns in der dort be-

schriebenen Denkweise üben, um so näher kommen wir der *Ganzheit des kranken Menschen*, und um so mehr wird unsere Pflege *therapeutische* (S. 18) und/oder *unterstützende* Pflege (S. 46).

Wenn wir im folgenden die Pflege von Patienten mit verschiedenen Erkrankungen beschreiben, müssen wir uns ganz klar sein, daß uns kein Lehrbuch den obgenannten *Denkprozeß* und die *Entscheidung* über die optimale Anpassung unserer Pflege an den individuellen Patienten abnehmen kann. Denn nie sind sich zwei Menschen gleich, und äußerst selten erleben wir eine Krankheit genau so, wie sie im Lehrbuch beschrieben ist. Das kann unbequem, aber ebensosehr gut und interessant sein, ermöglicht es uns doch, den Beruf der Krankenpflege zu einem *schöpferischen, sinn-* und *lebenserfüllenden* Beruf zu machen, an dem wir selber am meisten wachsen können.

1 Krankheiten der Lungen und Atemwege

Sequenzziel (Intention)

Sie kennen die normale Funktion der Lungen und Atemwege und können über mögliche pathophysiologische Veränderungen Auskunft geben. Sie wissen um die besonderen Bedürfnisse des Patienten mit Erkrankungen im Bereich des Respirationstraktes und sind fähig, insbesondere die Atmung, das Aussehen und das Sputum Ihrer Patienten zu beobachten, Veränderungen zu melden und bei den prophylaktischen und therapeutischen Maßnahmen sinnvoll mitzuhelfen. Sie erkennen die Prinzipien bei den diagnostischen Maßnahmen und können Ihre Aufgaben in bezug auf Vorbereitung und Nachbehandlung ableiten.
Sie kennen die wichtigsten Erkrankungen der Lungen und Atemwege und sind fähig (je nach Ausbildungsstand und Kompetenzbereich) bei der Pflege dieser Patienten mitzuhelfen oder die Pflege selber zu planen, auszuführen und zu überwachen.

Lernziel

Sie können
- die wichtigsten diagnostischen Maßnahmen, die für Lungenpatienten von Bedeutung sind, erklären und Ihre speziellen Aufgaben zuordnen;
- die Tuberkulinproben benennen und deren Ausführung erklären;
- die wichtigsten Krankheitszeichen bei Lungenpatienten beschreiben;
- die allgemeingültigen Punkte zur Pflege dieser Patienten aufzählen und die Maßnahmen begründen;
- Auskunft geben über die Krankheitsbilder: Bronchitis, Asthma bronchiale, Lungenemphysem, Pneumonie und Lungentuberkulose, unter besonderer Berücksichtigung der Beobachtungen (Krankheitszeichen) und der Pflege- und Behandlungsmaßnahmen;
- angeben, worauf Sie prä- und postoperativ bei Lungenoperationen zu achten haben.

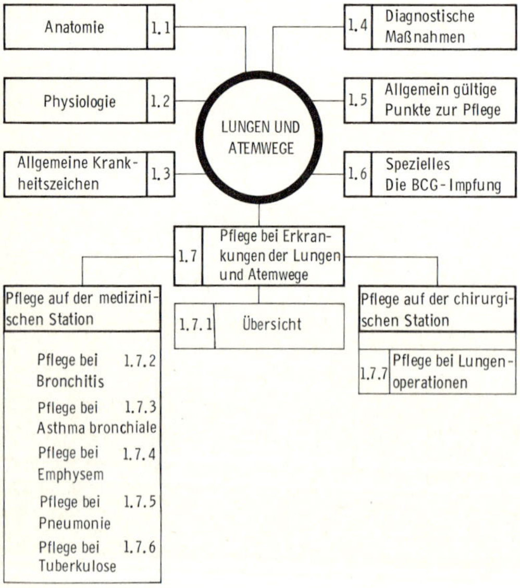

Beachte

Voraussetzung für das Studium dieses und der folgenden Kapitel ist,
- daß Sie die Einführung S. 464–466 gelesen und darüber nachgedacht haben,
- daß Sie die Anregungen zum Thema *Krankenpflege* S. 17 ff. und zu den *fundamentalen menschlichen Bedürfnissen* S. 39 ff. nochmals lesen, damit Sie diese in der Bearbeitung der folgenden Kapitel verfügbar haben.

Prinzip

Die wichtigste Funktion der Lunge ist die Atmung. Eine normale Atemfunktion gewährleistet die der jeweiligen Stoffwechselsituation entsprechende Aufnahme von Sauerstoff und Abgabe von Kohlensäure. Sie hilft mit bei der Regulation des Säure-Basen-Haushaltes.
Erkrankungen der Lungen und/oder der Atemwege führen zu Störungen der obgenannten Funktion, die je nach Schweregrad und Lokalisation des Krankheitsgeschehens zu mehr oder weniger ausgeprägten, im wesentlichen aber ähnlichen Krankheitszeichen führen.
Der Mensch als Person empfindet bei Störungen der Atemfunktion (Atemnot!) Gefühle der Angst und der Beklemmung.
Der Mensch als Organismus versucht Störungen der physiologischen Abläufe der Lungenfunktion zu kompensieren (Husten, Auswurf, Atemnot und Zyanose sind Auswirkungen davon).
Die Umwelt kann bei infektiösen Erkrankungen (z.B. Tuberkulose) gefährdet sein.

▼

Für die Pflegenden bedeutet dies
- die Empfindungen des Patienten (Gefühle der Angst und Beklemmung) zu verstehen und ihm ein Milieu bestmöglicher Geborgenheit und Sicherheit zu schaffen,
- die Symptome einer gestörten Lungenfunktion zu erkennen und angemessene Hilfe und Unterstützung zu leisten,
- dem Arzt unterstützend helfen zu können, damit die vorhandene Lungenfunktion ermittelt werden kann,
- sich selbst und die Umwelt vor einer eventuellen Infektionsgefahr durch angepaßte Vorkehrungen, die im Kapitel »Hygiene im Krankenhaus« besprochen wurden, zu schützen.

1.1 Anatomie (Abb. 1)

1.2 Physiologie

Die Hauptaufgabe der Lunge ist der Gasaustausch, d.h. die Aufnahme von Sauerstoff und die Abgabe von Kohlensäure. Dieser Austausch findet unter dem Einfluß des jeweiligen Teildruckes (Partialdruck) der Gase zwischen den Alveolen und den Kapillaren statt. Voraussetzung dafür ist, daß die Lungenfunktion als Ganzes vollwertig ist, d.h. es darf keine der folgenden Teilfunktionen ausfallen (Abb. 2).
Bei der Atmung, die durch Zentren im Gehirn gesteuert wird, unterscheiden wir:
- die Einatmung = Inspiration
- die Ausatmung = Exspiration.

Nicht die gesamte Luft, die die Mund- oder Nasenhöhle passiert, wird zur Atmung und somit zum Gasaustausch gebraucht. Auch

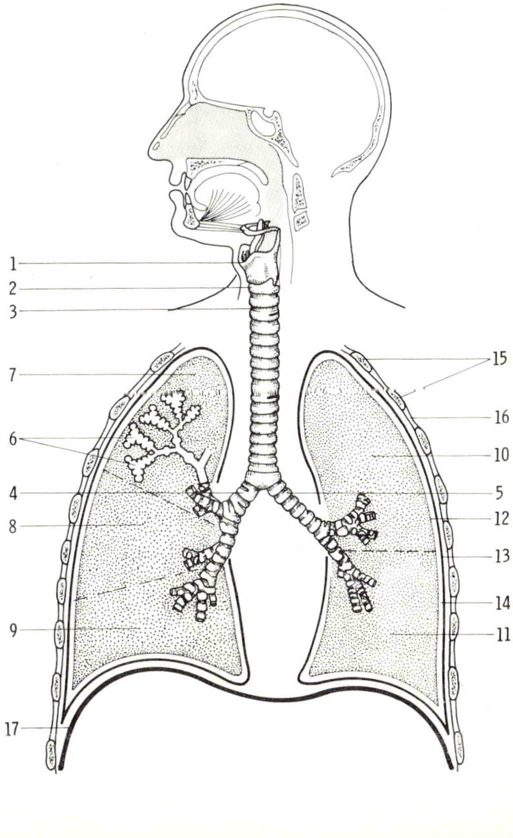

Abb. 1 Atemapparat. Bezeichnen Sie die Strukturen 1–17 (s. S. 847)

wird bei der Ausatmung nie alle Luft aus den Lungen gepreßt, es bleibt immer ein Teil zurück.
Wir unterscheiden daher die aus Abb. 3 ersichtlichen Atemvolumina.

> Diese Luftvolumina zu kennen, ist die Voraussetzung für das Verstehen der Lungenfunktionsprüfung oder Spirometrie. Sie werden uns dort wieder begegnen.

1.3 Allgemeine Krankheitszeichen

Viele Krankheiten der Lungen und Atemwege verursachen ähnliche Symptome. Die wichtigsten sind.

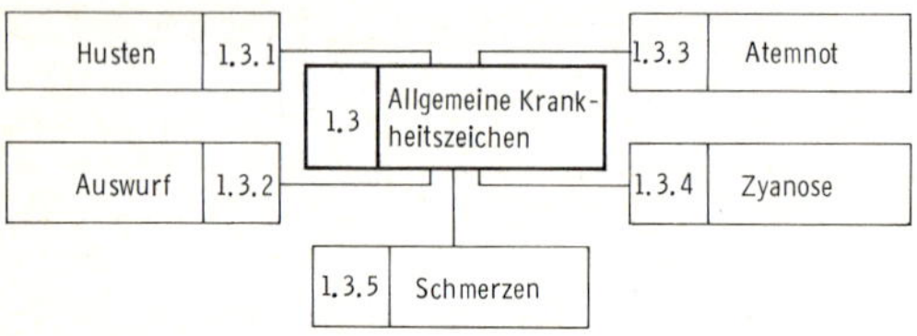

1.3.1 Husten

Husten ist eigentlich ein Schutzmechanismus, durch den Fremdkörper, Schleim u.a. aus den Atemwegen entfernt werden können. Er kommt zustande durch einen forcierten Exspirationsstoß, wodurch die unteren Luftwege gereinigt werden.
Husten tritt auf als:
- trockener Husten, bei mediastinaler Lymphknotenvergrößerung, z.B. Tuberkulose
- von Auswurf begleiteter Husten, z.B. bei Pneumonie, Bronchitis
- Reizhusten, z.B. Raucherkatarrh oder bei Laryngitis
- schmerzhaftes, kurzes Husten bei Pleuritis.

1.3.2 Auswurf, Sputum

Wenn die Schleimhäute entzündlich verändert sind, bildet sich vermehrt Sputum. Menge und Beschaffenheit sind je nach Art und Stadium der Krankheit sehr verschieden (s. auch S. 199 ff.). Bei Rauchern ist das Auftreten von Sputum, evtl. sogar eitrigem, eine oft tägliche Erscheinung. Blutiges Sputum ist aber immer ein sehr ernstes Zeichen und er-

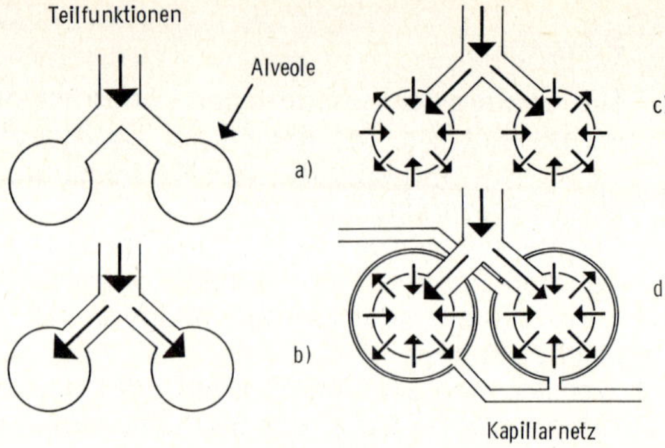

Abb. 2 Lungenfunktion: Teilfunktionen. a) Ventilation – Luftaufnahme und Luftabgabe, b) Distribution – gleichmäßige Luftverteilung in den linken und rechten Bronchus, c) Diffusion – Durchtreten der Atemgase durch die Alveolarwände vom und in das Kapillarsystem, d) Zirkulation – des Blutes und dadurch Transport der Atemgase vom und in das zu ernährende Gewebe

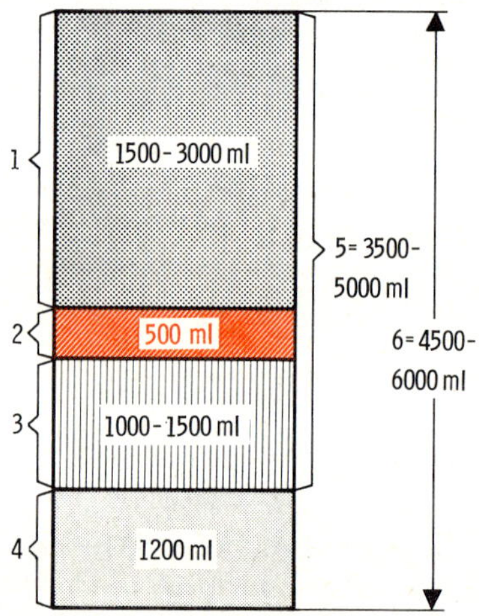

Abb. 3 Atemvolumina
1. Inspiratorisches- oder Einatmungsreservevolumen: 1500–3000 ml = Luftvolumen, das über das Atemvolumen hinaus bei maximaler Inspiration noch eingeatmet werden kann
2. Atemzugvolumen: 500 ml = Luftvolumen, das bei ruhiger Atmung ein- oder ausgeatmet werden kann (gewöhnliche Atmungsluft)
3. Exspiratorisches- oder Ausatmungsreservevolumen: 1000–1500 ml = Luftvolumen, das über das Atemzugvolumen hinaus bei maximaler Exspiration noch ausgeatmet werden kann
4. Residualvolumen oder Restluft: 1200 ml = Luftmenge, die nach maximaler Ausatmung noch in der Lunge verbleibt
5. Vitalkapazität (= 1–3): 3500–5000 ml = Luftvolumen, das nach maximaler Inspiration ausgeatmet werden kann
6. Totalkapazität (= 1–4): 4500–6000 ml = Gesamtmenge der in der Lunge aufnehmbaren Luft

fordert eine sofortige ärztliche Untersuchung. Lungenkrankheiten, bei denen Auswurf auftreten kann, sind z.B.:

- Bronchitis – Sputum ist schleimig, evtl. gelbgrünlich
- Pneumonie – Sputum ist zäh, gelbgrünlich, evtl. rostfarben
- Bronchiektase – Sputum ist dreischichtig, große Mengen
- Lungenabszeß – Sputum ist eitrig
- Lungenembolie – Sputum ist blutig.

1.3.3 Atemnot

Wenn die Atmung zu einer bewußten oder sogar unangenehmen Anstrengung wird, spricht man von Atemnot (= Dyspnoe). Die häufigste Ursache ist ein Sauerstoffmangel im Blut, der bei Herz- und Lungenkrankheiten auftreten kann (s. auch Kapitel Atmung, S. 152ff.).

1.3.4 Zyanose

Verminderte Aufnahme von Sauerstoff führt zu Mangel in den Geweben, was zu bläulicher Verfärbung (Zyanose) besonders der Lippen und der Akren führt (Fingerspitzen, Ohrläppchen). Der Zyanose als Ausdruck eines Sauerstoffmangels liegen meist schwere akute oder chronische Herz- oder Lungenkrankheiten zugrunde (= generelle Zyanose). (Eine partielle Zyanose ist bei Zirkulationsstörungen anzutreffen.) Von Zyanose spricht man, wenn mehr als 5 g% Hämoglobin reduziert, d.h. nicht mit Sauerstoff gesättigt sind. Es ist dabei wichtig, daran zu denken, daß bei anämischen Patienten (niederer Hämoglobingehalt) eine Zyanose sehr spät auftritt.

1.3.5 Schmerzen

Die Schmerzen im Bereich des Thorax sind nicht in erster Linie auf die Lungenkrankheiten zurückzuführen, sondern auf eine Pleuramitbeteiligung. Eine Pleuritis (Entzündung der Pleura) tritt relativ häufig als Begleiterscheinung bei Pneumonie, Lungentuberkulose u.a. auf. Die entzündeten Schichten der Pleura reiben beim Atmen und verursachen Schmerzen.

1.4 Diagnostische Maßnahmen

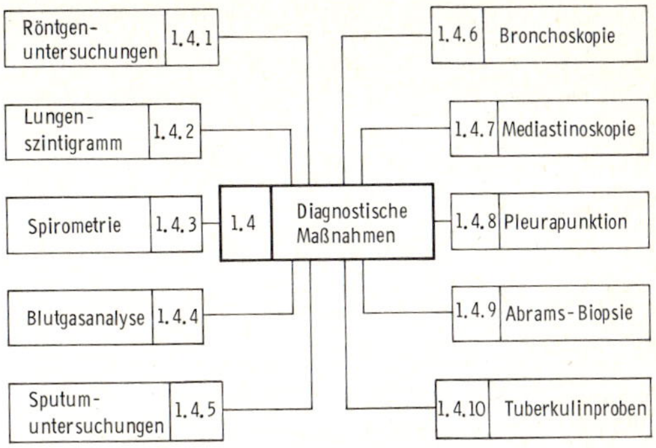

1.4.1 Röntgenuntersuchungen

Prinzip
Darstellung der Lungen bzw. der Bronchien mit oder ohne Kontrastmittel.
Die Röntgenuntersuchungen des Thorax sind wichtige diagnostische Verfahren, die von der Schwester wenig oder gar kein spezielles Wissen über Vorbereitung oder Nachbehandlung verlangen. Im Rahmen dieses Lehrbuches können wir nur eine orientierende Übersicht geben.

Durchleuchtung
Der Patient stellt sich zwischen Röntgenröhre und Leuchtschirm. Die mit Luft gefüllte Lunge erscheint hell, die anderen Gewebe (Rippen, Wirbelsäule, Herz) dunkel (= positives Bild im Gegensatz zum Thoraxbild). Die Durchleuchtung ermöglicht auch eine Funktionsanalyse: Herzaktion, Zwerchfellbeweglichkeit, Aufhellung der Lungenfelder beim Husten.

Schirmbildaufnahme – Schirmbildphotographie
Als Kleinbildfilm (35 mm) oder (neuer) als Plattfilm (10 × 10 cm). Es ist ein Röntgenverfahren, das erstmals 1935 (Janker, Bonn) angewendet wurde. Heute ist die Schirmbildaufnahme mittels Spiegelobjektivkamera zur sog. Screeningmethode geworden. Das heißt, es werden möglichst breite Bevölkerungsschichten der Schirmbilduntersuchung zugeführt:

- Routineuntersuchung, z.B. auf Tuberkulose
- Umgebungsuntersuchung zum Erfassen eines Streuherdes.

Die Strahlenbelastung ist sehr gering, weshalb das Schirmbild die Durchleuchtung weitgehend verdrängt hat. Personen mit verdächtigem Befund werden zum Thoraxröntgen bestellt.

Thoraxröntgen – Röntgenphotographie (= negatives Bild)
Bei diesem Verfahren wird ein großformatiges Röntgenbild des Thorax hergestellt. Vorteile:
- Das Auflösungsvermögen ist größer, dadurch werden Details besser erkennbar.
- Das Röntgenbild ist ein Dokument, wodurch eine Vergleichs- und Verlaufsaussage ermöglicht wird.
- Es enthält im Vergleich zu den beiden oben erwähnten Verfahren den größten Informationswert.
- Zur Lokalisation des Befundes sind Aufnahmen in verschiedenen Aufnahmerichtungen möglich.

Tomographie – Schichtaufnahmeverfahren
Dabei werden Röntgenaufnahmen angefertigt, welche bestimmte Schichten eines Organs, in diesem Fall der Lungen, scharf abbilden. Die Tomographie erlaubt es, einen Herdbefund in seiner Tiefe und räumlichen Ausdehnung zu erkennen.

> Eine besondere Vorbereitung durch die Schwester ist bei diesen drei Untersuchungsverfahren unnötig.

Kontrastmitteldarstellung – Bronchographie
Man versteht darunter die Darstellung des Bronchialbaumes mit Hilfe von Kontrastmitteln.

Ausführung
Nach Anästhesie der oberen Luftwege (z.B. mittels Novesinspray) wird eine röntgenundurchlässige Substanz mit Hilfe von halbstarren Kathetern in den Bronchialbaum eingebracht. Durch Röntgenaufnahmen können Veränderungen im Bereich der Bronchien (Bornchiektasen, Tumoren u.a.) erfaßt werden.

Aufgaben der Schwester
- Vorbereitung: Orientierung des Kranken – die Untersuchung kann für ihn sehr unangenehm sein, da vorübergehend die Atmung erschwert wird.
- Nachbehandlung: Gute Überwachung des Allgemeinzustandes, besonders von Aussehen und Atmung. Schon kurz nach Abschluß der Untersuchung wird der Patient angehalten, gut auszuhusten, damit das nichtresorbierte Kontrastmittel nicht in den Bronchien verbleibt.
- Bei Patienten mit Lungenemphysem ist das Aushusten von ganz besonderer Wichtigkeit. Oft verordnet der Arzt *vor* und *nach* der Bronchographie Quinckesche Hängelage.

1.4.2 Lungenszintigramm

> **Prinzip**
>
> *Beim Szintigramm* wird mittels radioaktiven Stoffen eine Lokalisationsuntersuchung vorgenommen, bei der das Untersuchungsfeld bildlich dargestellt wird = *Szintigraphie.* Man geht dabei von der Tatsache aus, daß Radionuklide in bestimmten Organen oder Geweben angereichert werden. Mittels spezieller Meßtechnik wird die Verteilung der Aktivitätskonzentration registriert = *Scannern* (to scan = abtasten).

Beim Lungenszintigramm wird nach i.v. Verabreichung einer radioaktiven Substanz (radioaktiv markierte Eiweißteilchen, deren Größe so bemessen ist, daß sie die Kapillaren nicht passieren können) die Strahlung mittels Szintillationszähler gemessen. Das Szintigramm wird somit zu einer Momentaufnahme der Lungendurchblutung: Bei einer verminderten oder aufgehobenen Durchblutung (z.B. bei Lungenzysten, Bronchuskarzinom u.a.) werden wenige oder keine Eiweißpartikel einströmen = Speicherungsausfall. Im Szintigramm sind wenig bis keine Markierungsstriche ersichtlich, was für eine geringe Aktivität spricht. Bei einer gut durchbluteten Lunge sind regelmäßige, schnell aufeinanderfolgende Markierungsstriche sichtbar (= hohe Aktivität).
Eine besondere Vorbereitung oder Nachkontrolle durch die Schwester ist nicht nötig.

1.4.3 Spirometrie – Lungenfunktionsprüfung

Prinzip
Die Untersuchung der Lungenfunktion orientiert über Leistungsreserven, bzw. über

eine eventuelle Leistungseinschränkung der Lungen. Bei der Spirometrie können mit Hilfe bestimmter Atemübungen die Ventilationsgrößen ermittelt werden.

Das Spirometer ist ein Apparat mit geschlossenem, sauerstoffgefülltem System, in dem Ventile dafür sorgen, daß durch die Ein- und Ausatmung ein Kreislauf entsteht, der die ausgeatmete Luft vor ihrer Rückkehr zum Patienten durch einen CO_2-Absorber treibt. Bei der Einatmung vermindert sich das Gasvolumen im Spirometer, bei der Ausatmung strömt ein Teil des Ausatmungsvolumens zurück. Diese Volumenschwankungen werden fortlaufend von einem Schreibgerät registriert und graphisch dargestellt = Spirogramm (spirare = atmen). Die Volumenschwankungen widerspiegeln die *Volumenverhältnisse in den Lungen oder im Thorax.*

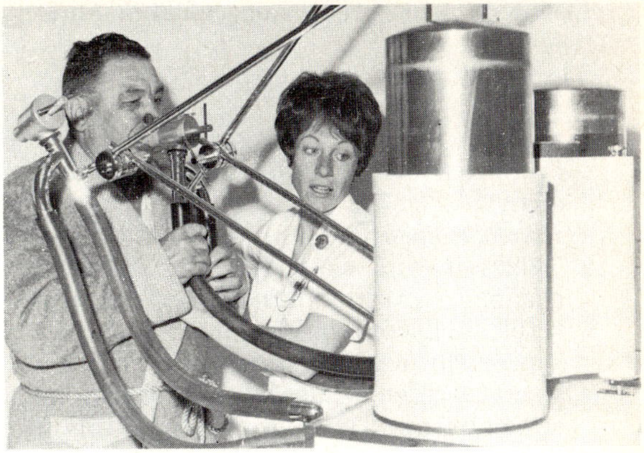

Abb. 4 Der Patient am Spirometer

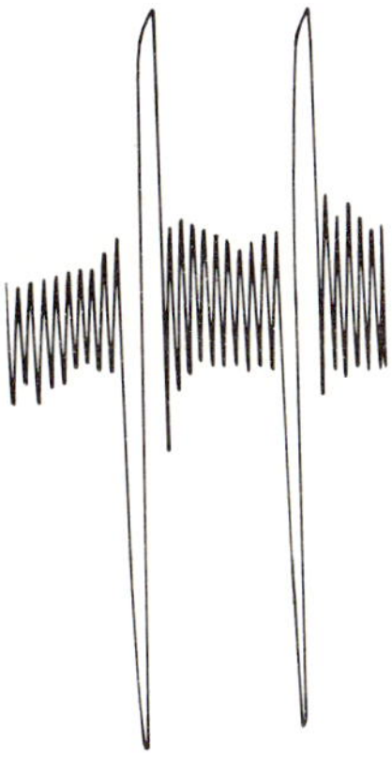

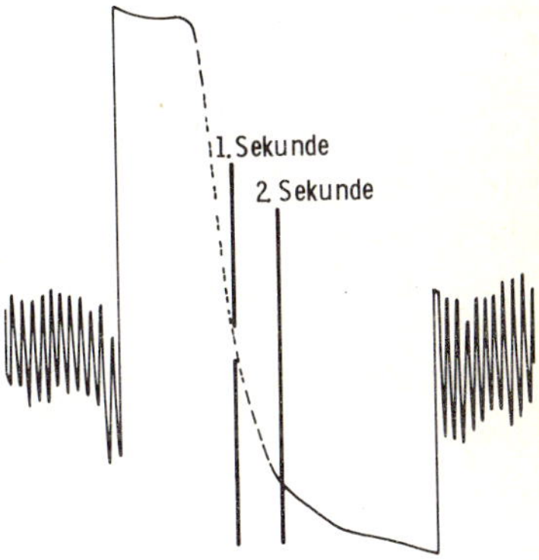

Abb. 5 Vitalkapazität Abb. 6 Tiffeneau-Test

Vorbereitung für die Lungenfunktionsprüfung

- Zur Berechnung der Kurve sind folgende Angaben unbedingt nötig: Gewicht, Körperlänge, Alter, Zimmertemperatur, Barometerstand.
- Wird die Lungenfunktionsprüfung am Vormittag vorgenommen, soll der Patient nüchtern bleiben.
- Den Patienten gut informieren und ihm genau erklären, was gemacht wird. Gute Kooperation des Patienten ist Voraussetzung für das Gelingen der Lungenfunktionsprüfung. (Eventuelle Prothesen sind zu entfernen.)
- Körperliche Anstrengungen und psychische Belastung sind vor der Untersuchung zu vermeiden.
- Im Untersuchungszimmer wird der Patient in bequeme, sitzende, evtl. aber auch stehende oder liegende Stellung gebracht. Er wird an den Apparat angeschlossen (Mundstück, Nasenklemme). Das Mundstück muß gut sitzen, so daß keine Außenluft in das geschlossene System eindringen kann (Abb. 4).

Wir unterscheiden:

- die kleine Lungenfunktionsprüfung
- die große oder erweiterte Lungenfunktionsprüfung.

Kleine Lungenfunktionsprüfung

Dazu gehören:

- *Vitalkapazität* (Abb. 5). Man mißt die maximale Ein- und Ausatmung. Diese, wie auch alle folgenden Übungen werden zwei- bis dreimal wiederholt, damit Fehlerquellen ausgeschlossen werden können. Norm: 3500–5000 ml/Atemzug.
- *Tiffeneau-Test – Sekundenkapazität* (Abb. 6). Er dient zur Messung jener Luftmenge, die in der ersten (bzw. zweiten) Sekunde ausgeatmet wird.
  Der Patient wird zur maximalen Einatmung angehalten und dann aufgefordert, stoßweise und forciert auszuatmen.
  Bei normaler Lungenfunktion atmet der Patient in der ersten Sekunde 75–80 % der eingeatmeten Luft wieder aus. Eine verlangsamte Ausatmung finden wir bei Widerständen aller Art in Lungen und Atemwegen.

Erweiterte oder große Lungenfunktionsprüfung

- Neben *Vitalkapazität* und
- *Tiffeneau-Test*
  werden (je nach Klinik) noch folgende Prüfungen der Atemfunktion vorgenommen:
- *Residualvolumen*
  Gemessen wird die Luftmenge, die nach maximaler Exspiration noch in der Lunge verbleibt. Dieser Teil des Lungenvolumens kann nicht durch direkte Spirometrie bestimmt werden, sondern muß indirekt ermittelt werden. Dazu wird ein Fremdgas in Form von Helium verwendet. Der Versuch dauert 7–10 Minuten. – Norm 1200 ml.
- *Atemvolumen in Ruhe* (Atemzeitvolumen) – Norm 500 ml / Atemzug.
- *Atemgrenzwert*
  Man versteht darunter die willkürlich durchgeführte, maximal mögliche Ventilationssteigerung, die während 15–30 Sekunden durchgeführt wird. Der ermittelte Wert wird auf eine Minute umgerechnet.– Norm 100–150 l / Minute.
  Der Atemgrenzwert nimmt mit zunehmendem Alter ab. Er ist bei allen Erkrankungen mit Verminderung des Lungenvolumens verkleinert (bei Pneumonie, Pleuraerguß, nach Lungenresektion u.a.).
- *Atemreserve*
  Damit meint man die Differenz zwischen Atemzeitvolumen und Atemgrenzwert.

1.4.4 Blutgasanalyse

Prinzip
Der im arteriellen Blut herrschende Sauerstoffdruck, die Sauerstoff-Sättigung und -Kapazität sowie die Kohlensäurespannung und der pH-Wert können mittels Blutgasanalyse berechnet werden.

Unter Blutgasanalyse versteht man demzufolge die Messung der Blutgase im arteriellen Blut (seltener im Kapillarblut). Sie gibt uns Auskunft, ob die Sauerstoffsättigung und der Sauerstofftransport genügend oder ungenügend sind. Die wichtigsten zu messenden Werte sind:

- Sauerstoffspannung
  gemessen wird der Partialdruck (pO_2) im Blut – Norm 95 mm Hg, oder
- Sauerstoffsättigung
  gemessen wird der Prozentsatz Hämoglobin, der mit O_2 gesättigt ist – Norm 98%.
- Kohlensäurespannung
  man erfaßt den Partialdruck (Teildruck) pCO_2 der Kohlensäure bzw. des Kohlendioxyds im strömenden Blut – Norm 40 mm Hg (36–42 mm Hg).
- pH-Wert des Blutes
  gibt uns Auskunft über das Säure-Basen-Gleichgewicht, das durch die Lungen und Nieren reguliert und durch Puffersubstanzen (z.B. Bikarbonat-Kohlensäure-System) stabilisiert wird – Norm 7,4.

Ausführung
- intraarterielle Blutentnahme (S. 347f.).

Spezielles
Gerinnung des Blutes und Zutritt von Luft müssen verhindert werden.
- Wir brauchen eine Glasspritze, die mit Heparin (z.B. Liquemin) durchgespült wird. Die Spritze muß absolut dicht sein.
- Konusverschluß bereithalten, damit die Spritze sofort nach der Blutentnahme verschlossen werden kann (Luftzutritt muß vermieden werden).
- Flinkes, koordiniertes Arbeiten (Schwester – Arzt) verhindert ebenfalls Luftzutritt zum entnommenen Blut.
- Blut sofort ins Labor bringen (evtl. in Becher mit Eiswürfeln).

Beachte
Vermeiden von Luftzutritt ist sehr wichtig, da schon kleinste Luftbläschen das Resultat der Blutgase verändern können.

Auswertung
Die Bestimmung der Blutgase wird sehr häufig bei Intensivpflegepatienten mit Atemstörungen vorgenommen. Näheres ist im Kapitel Intensivpflege auf S. 817 nachzulesen.

1.4.5 Sputumuntersuchung

Prinzip s. S. 199.
Messen der Menge (z.B. in 24 Stunden) häufig bei Patienten mit Bronchiektasen oder Lungenabszeß.

Mikroskopische Untersuchung
Sputum, das ins Labor zur Untersuchung geschickt wird, muß vor dem Frühstück aufge-

fangen werden (sofort ins Labor schicken).
Mikroskopisch nachweisbar sind z.B.:
- Leukozyten bei Entzündungen der Lungen und Atemwege
- Erythrozyten, z.B. bei Lungenkarzinom
- Alveolarepithelien in großer Zahl bei Entzündungen
- Krebszellen bei Bronchuskarzinom u.a.

Bakteriologische Untersuchung (= kulturelle Untersuchung)
- bei allen auf Tuberkulose verdächtigen Patienten zum Nachweis des Tuberkelbakteriums. Es sind dabei wiederholte Untersuchungen notwendig, da Tuberkelbakterien oft schwer nachweisbar sind.
- bei Patienten mit Pneumonie und Bronchitis, zum Nachweis des Erregers und zur Resistenzprüfung.

Weitere Angaben über Sputum s. S. 199 ff.

1.4.6 Bronchoskopie – Fiberbronchoskopie

Prinzip
Nach Einführung eines Spezialinstrumentes = *Bronchoskop* (als gerades Metallrohr mit Optik und Beleuchtungsvorrichtung oder als flexibles Fiberbronchoskop) können die größeren Äste des Bronchialsystems unmittelbar betrachtet werden. Die Einführung des Bronchoskops geschieht durch den Mund-Rachenraum (d.h. durch eine physiologisch vorgegebene Öffnung ins Körperinnere).

Die Bronchoskopie gehört zu den wichtigsten direkten Untersuchungsmethoden in der Diagnostik eines Bronchuskarzinoms. Auch können Schleimpfröpfe oder Fremdkörper gesichtet und mittels Spezialinstrument entfernt werden (Abb. 7a). Während der Bronchoskopie kann gezielt Material für die bakteriologische, zytologische und histologische Untersuchung *(Probeexzision)* entnommen werden.
Heute wird das gewöhnliche Bronchoskop meist durch ein hochbiegsames Fiberbronchoskop ersetzt = *Fiberbronchoskopie*. Es ermöglicht eine wesentlich bessere Sicht und kann dank seiner Flexibilität bis weit in die Bronchien vorgeschoben werden.

Vorbereitung des Patienten
Der Patient bleibt nüchtern und bekommt die vom Arzt verordnete Prämedikation, da-

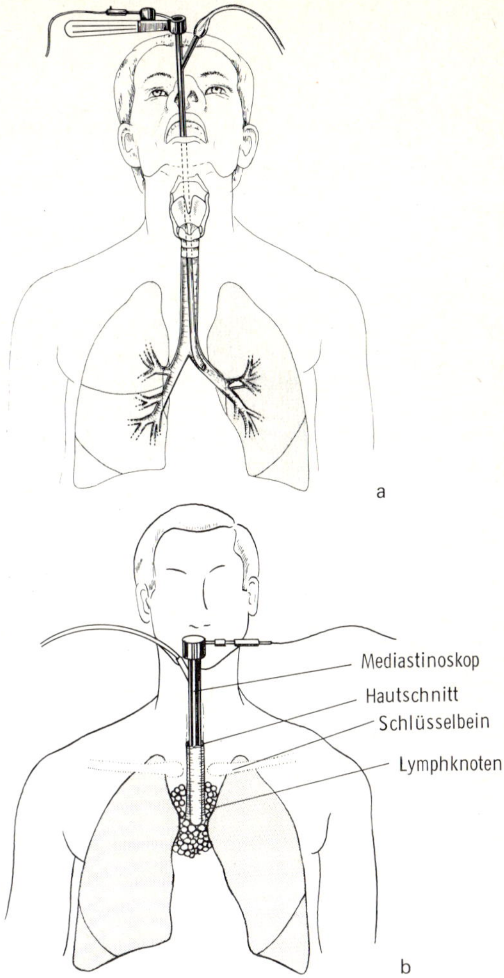

Abb. 7 a) Schematische Darstellung der Bronchoskopie, b) Schematische Darstellung der Mediastinoskopie

zu ein hustenreizstillendes Mittel wie Codein, Dicodid.

Ausführung
Die Bronchoskopie wird nach Prämedikation meist in Lokalanästhesie ausgeführt (Narkose ist eher selten).

Das *Bronchoskopie-Set* besteht aus den in Abb. 8 dargestellten Gegenständen und Instrumenten (Bronchoskop samt Zubehör, Biopsiezange und Material zum Auffangen und fixieren des Biopsiestückchens, Schläuche zum Absaugen).

Nachbehandlung
Während zwei Stunden darf der Patient keine Flüssigkeit und während zwei weiterer Stun-

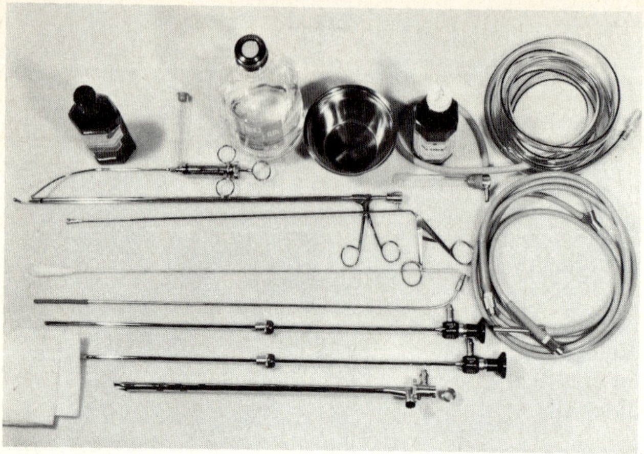

Abb. 8 Bronchoskopie-Set

den keine feste Nahrung zu sich nehmen. Er soll in dieser Zeit möglichst wenig sprechen. Wichtig ist die gute Beobachtung des Patienten. Bei auftretenden Schmerzen ist der Arzt zu orientieren, Schmerzmittel werden nur nach Verordnung verabreicht.

Als Komplikation könnte eine Blutung der Bronchialschleimhaut auftreten (Verletzung durch die Biopsie). Eine weitere, schwere Komplikation ist die Perforation eines Bronchus. Kleine Blutbeimengungen im Sputum und leichte Schmerzen sind ohne Bedeutung.

1.4.7 Mediastinoskopie

Prinzip

Will der Arzt das Mediastinum betrachten, ist ihm dies mittels Spiegelung *(= Mediastinoskopie)* möglich. Die Spiegelung kann paratracheal oder tracheobronchial vorgenommen werden. Voraussetzung ist ein Hautschnitt oberhalb des Jugulums. Das Mediastinoskop wird anschließend entlang der Vorderfläche der Trachea eingeführt.

Die Mediastinoskopie könnte als Spiegelung der Bronchien (bzw. deren Umgebung) von außen definiert werden (Abb. 7b). Der Arzt beschaut die Trachea und die Lymphknoten. Darüber hinaus erlaubt die Mediastinoskopie auch die Biopsie vergrößerter Lymphknoten im Bereich der Bifurkationsstelle der Trachea = *Lymphknotenbiopsie* (Grundsätzliches zur Biopsie s. S. 382). Die Mediastinoskopie wird ausgeführt bei Verdacht auf Lungen- oder Bronchuskarzinom oder Tumoren im Bereich des Mediastinums.

Vorbereitung des Patienten

Da es sich eigentlich um eine kleine Operation handelt, sind einfache präoperative Maßnahmen zu treffen:

- Am Vorabend nur leichte Kost geben, am Untersuchungstag Patient nüchtern lassen
- nach Verordnung Gerinnungsstatus oder Quickbestimmung vornehmen lassen.
- Vor der Untersuchung:
  evtl. Prothesen entfernen
  frisches Klinikhemd anziehen lassen
  Prämedikation nach Verordnung
- notwendige Dokumente (Kurve, Krankengeschichte, Röntgenbilder u.a.) bereitlegen.

Ausführung

- der Patient wird narkotisiert (Intubationsnarkose)
- Desinfektion des Halses
- der Arzt setzt den Hautschnitt oberhalb des Jugulums (Präparation bis zur Bifurkationsstelle)
- Einführung des Mediastinoskops
- Spiegelung des Mediastinums
- Lymphknotenbiopsie mit spezieller Biopsiezange
- Mediastinoskop wird entfernt und der Hautschnitt mit 3–4 Klammern verschlossen.

Nachbehandlung

- Puls- und Blutdruckkontrolle nach Verordnung. Diese Kontrolle sowie eine gute Beobachtung des Patienten sind sehr wichtig, da nach einer Mediastinoskopie die Gefahr der *Blutung in die Tiefe* besteht.
- Überwachung des Wundgebietes

- Nahrungskarenz während 4–6 Stunden. Dann darf der Patient trinken, später breiige Kost zu sich nehmen. Ab 2.–3. Tag postoperativ ist leichte Kost erlaubt.
- Die Klammern werden am 4. Tag entfernt.

1.4.8 Pleurapunktion

Prinzip
Einstich in den Pleuraraum zum Entzug von Flüssigkeit. Es gilt alles, was S. 382 gesagt wurde.

Die Pleurapunktion wird ausgeführt

- zur Therapie
  als Entlastungspunktion, evtl. mit anschließender Spülung oder Instillation
- zur Diagnosestellung
  als Probepunktion.

Es kann *Transsudat* (nicht entzündlicher Erguß) oder *Exsudat* (durch Entzündung bedingter Austritt von Flüssigkeit und Zellen aus den Blut- und Lymphgefäßen) entnommen werden. Immer bedeutet es, daß ein *Erguß* vorliegt. *Erguß* = Ansammlung von Flüssigkeit in einem Hohlraum, in diesem Fall in der Pleurahöhle. Der Begriff Erguß sagt noch nicht aus, ob es sich um ein Transsudat oder um ein Exsudat handelt.

	Transsudat	Exsudat
Ursache	lokale und allgemeine Stauungen, z. B. – Stauungserguß bei Herzinsuffizienz – Hämorrhagische Ergüsse bei Traumen	– Begleiterscheinung bei Entzündungen, wo es zur Mitbeteiligung der Pleura kommt = Pleuritis, z. B. bei – Pneumonie – Lungentuberkulose – Lungeninfarkt – Tumormetastasen, vor allem bei Mamma-, Bronchial- und Magenkarzinom
Aussehen	klar, hellgelb bis grünlich, fast immer serös, selten bluthaltig	serös im Anfangsstadium einer Entzündung, später serös-eitrig, fibrinös, hämorrhagisch oder jauchig stinkend
Menge	große Mengen bis mehrere Liter	sehr unterschiedliche Mengen, von einigen ml bis Liter
Spez. Gewicht	entspricht dem Blutplasma und schwankt zwischen 1010–1015	immer über 1015
Eiweiß	Eiweißgehalt ist gering, da die Flüssigkeit eiweißarm ist, meist unter 2,5%, Rivaltaprobe ist negativ	Eiweißgehalt ist je nach Menge der enthaltenen Entzündungsprodukte (Zellen, Eiter) mehr oder weniger hoch, jedoch immer über 3%, Rivaltaprobe ist positiv
Sediment	enthält wenig Zellen, vorwiegend Epithelien keine Bakterien	sehr zellreich, enthält Leukozyten, Erythrozyten, Endothelzellen u. a. bakterienhaltig, je nach Erreger der Krankheit: Strepto-, Staphylo-, Pneumokokken, Tuberkelbakterien u. a.

Vorbereitung des Patienten
- Die medikamentöse Vorbereitung mit kreislaufstimulierenden oder hustenreizstillenden Mitteln richtet sich nach der ärztlichen Anordnung
- Rasur, wenn nötig
- vor der Punktion soll der Patient die Blase entleeren
- Patient ins Behandlungszimmer bringen.
- *Lagerung:* Der Patient kann für die Punktion im Bett (am Bettrand) oder auf einem Stuhl sitzen. Er wird von der Schwester gestützt.
- Damit sich die Interkostalräume auf der Punktionsseite dehnen, muß der Arm über die Schulter oder den Kopf gehoben oder auf die Schulter der Schwester gelegt werden.

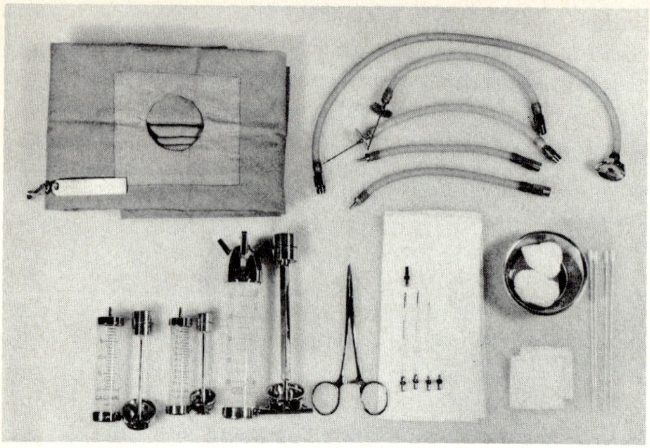

Abb. 9 Gegenstände zur Pleurapunktion

- Wird die Punktion auf einem Stuhl vorgenommen, soll sich der Patient über die mit einem Kissen gepolsterte Lehne neigen.

Gegenstände

Punktionsset mit (in Abb. 9 von links nach rechts):
- 10-ml-Spritze für Anästhesie
- 20-ml-Spritze für Probepunktion
- Rotandaspritze mit Dreiwegansatz
- Klemme
- spitze, feine und lange Kanülen (Trokar nur bei Punktion eines Empyems)
- Tupfer und Watteträger
- Abdecktuch
- Schläuche zur Rotandaspritze

Anstelle der Punktionskanüle wird oft ein *Intracath* eingeführt. Dieser ist leichter verschiebbar als eine Kanüle. Die Komplikation eines Pneumothorax durch Anstechen des Lungenfells kann praktisch ausgeschlossen werden.

dazu:
- Desinfektionsmittel
- Anästhetikum (Novocain, Lidocain 1%)
- Auffanggefäß, Meßglas, Urometer
- sterile Röhrchen für Untersuchungsmaterial
- Heftpflaster, Schere
- Abfallsack
- evtl. Handschuhe.

Ausführung
- Aussehen, Puls und Atmung des Patienten werden vor, während und nach der Punktion von der Schwester genau beobachtet.
- Der Arzt weiß durch die Perkussion und Auskultation, evtl. Durchleuchtung, wo er zu punktieren hat. Er wird die Kanüle am oberen Rand der Rippen einführen (wegen der Gefäße und Nerven); bei Punktion eines Empyems wird er die tiefste Stelle des Herdes punktieren.
- Nach der Desinfektion und Anästhesie wird die Spezialkanüle an die Spritze angesetzt und eingeführt.
- Wird eine Entlastungspunktion angeschlossen, so setzt der Arzt die Rotandaspritze an. Beim Wechseln der Spritze darf der Patient nicht atmen (ausatmen und anhalten). Der Erguß wird direkt in das Meßglas entleert.
- Nach der Punktion komprimiert die Schwester mit einem Tupfer die Einstichstelle, nachher kommt ein Schnellverband darüber.

Nachbehandlung

Der Patient bedarf noch während einiger Zeit vermehrter Beobachtung und Kontrolle (Puls, Atmung, Aussehen).

Die Schwester sorgt für eine bequeme Lagerung, Ruhe und evtl. heißen Tee. Nach Arztverordnung können husten- und schmerzstillende Mittel verabreicht werden.

Es können folgende *Komplikationen* auftreten:
- Pneumothorax bei Anstechen des Lungenfelles
- Kollaps oder Lungenödem bei zu raschem Ablassen von großen Flüssigkeitsmengen.

1.4.9 Pleurabiopsie – Abrams-Biopsie

Prinzip

Bei der blinden Nadelbiopsie der Pleura gilt grundsätzlich das auf S. 382 Gesagte.

Die Pleurabiopsie = Probexzision aus der Pleura (parietales Blatt) wird bei unklaren Pleuraprozessen vorgenommen. Sie kann nur dann relativ gefahrlos vorgenommen werden, wenn ein Erguß oder eine Verschwartung der Pleura vorliegt.

Vorbereitung des Patienten
wie bei der Pleurapunktion (S. 477).

Gegenstände
wie bei der Pleurapunktion, aber spezielle Biopsiekanüle (Abrams-Nadel).

Ausführung
- nach Durchleuchtung wird die günstigste Biopsiestelle markiert
- nach Desinfektion und Lokalanästhesie wird die Biopsiekanüle eingeführt
- die Gewebsentnahme erfolgt durch Drehung der im Instrument befindlichen, sog. Schneidekanüle
- Herausziehen der Biopsiekanüle und Kompression der Einstichstelle (Schnellverband anlegen).

Nachbehandlung bzw. Kontrollen
wie bei Pleurapunktion.

1.4.10 Tuberkulinproben

Prinzip
Macht der Organismus einen Primärinfekt durch, bilden sich Antikörper, die mittels perkutan oder intrakutan vorgenommenen Proben (Tuberkulinproben) festgestellt werden können.

Tuberkulinproben dienen dem Nachweis einer Empfindlichkeit des Körpers gegenüber dem Toxin der Tuberkelbakterien. Diese Tuberkulinallergie tritt nur auf, wenn der Organismus schon einmal mit Tuberkelbakterien in Kontakt kam, jedoch frühestens nach sechs Wochen. Heute werden möglichst große Teile der Bevölkerung auf ihre Reaktion geprüft. Da die Gefahr der Erkrankung kleiner ist, wenn eine solche Überempfindlichkeit (Zeichen der Abwehrbereitschaft) besteht, wird bei jenen, die negativ reagieren, die Tuberkuloseschutzimpfung vorgenommen.

Arten der Tuberkulinproben
- perkutane Reaktion nach Moro (Kinder)
- Patch-Test bei Kindern
- Intrakutanprobe nach Mantoux bei Erwachsenen (nach vorausgegangener negativer Moro- oder Patch-Probe)
- Intrakutaner Tuberkulin-Tine-Test »Rosenthal«.

Der Arzt bestimmt die Art der Probe und beurteilt die Reaktion. Die Ausführung der Proben und die Beobachtung der Reaktion ist meist der Schwester überlassen.
Beispiel für
- *Kinder bis zu 10 Jahren*
  Patch-Test oder Reaktion nach Moro. Wenn das Resultat negativ oder zweifelhaft ist, kann der Test wiederholt oder eine Mantoux-Probe mit 10 IE oder der Tuberkulin-Tine-Test (entspricht dem Mantoux-Test mit 5 IE) durchgeführt werden.
- *Kinder über 10 Jahren und Erwachsene*
  Patch-Test in der stärkeren Konzentration. Fällt das Resultat negativ aus, wird die Mantoux-Probe oder der Tuberkulin-Tine-Test wie oben durchgeführt.

Tuberkuline
Das Tuberkulin besteht aus einem sterilisierten, konzentrierten Filtrat aus flüssigem Nährmilieu, an dessen Oberfläche sich während 6–8 Wochen eine Kultur von Tuberkelbazillen entwickelt hat.
Robert Koch gewann sein Alt-Tuberkulin (ATK) auf einer glyzerinhaltigen Fleischbouillon.
Heute wird Tuberkulin auf halbsynthetischen, albumosenfreien Nährböden gewonnen. Albumosenfreies Tuberkulin (AFT) ist frei von Eiweißkörpern, damit möglichst keine unspezifischen Reaktionen entstehen.
Dieses Tuberkulin kann noch weiter gereinigt werden und kommt unter der Bezeichnung PPD – Purified-Protein-Derivate zur Anwendung.
Es lassen sich Tuberkuline der Tuberkelbakterien vom Typus humanus und Typus bovinus herstellen. Gebräuchlich ist die Verwendung eines gemischten Tuberkulins ($^2/_3$ humanus und $^1/_3$ bovinus). Dieses gemischte Tuberkulin wird verwendet, weil wir nicht wissen, welcher Typus beim betreffenden Menschen vorhanden ist.
Die albumosenfreien Tuberkuline AFT und PPD dienen zur Herstellung aller Tuberkulinpräparate:
- Tuberkulinsalbe für die Reaktion nach Moro
- halbflüssiges Tuberkulin für den Patch-Test

– Verdünnungen von AFT- und PPD-Tuberkulin für die Reaktion nach Mantoux.

Titration

Alle Tuberkuline werden im Vergleich zu dem von der Weltgesundheitsorganisation herausgegebenen Standard titriert. 1 internationale Tuberkulineinheit (IE) = 1 Einheit PPD. Unverdünnte Tuberkuline (Stammlösung) titrieren 100000 IE/ml. 1 IE = 1/100000 ml Standardtuberkulin, was für 0,1 ml (= Menge für Intrakutanprobe nach Mantonx) folgenden Verdünnungen entspricht:

1 IE = 0,1 ml Standard-Tuberkulin 1:10000
2 IE = 0,1 ml Standard-Tuberkulin 1: 5000
5 IE = 0,1 ml Standard-Tuberkulin 1: 2000
10 IE = 0,1 ml Standard-Tuberkulin 1: 1000
100 IE = 0,1 ml Standard-Tuberkulin 1: 100
1000 IE = 0,1 ml Standard-Tuberkulin 1: 10

Die Angaben betreffend Verdünnungen und Verhältniszahlen auf Ampullen, Flacons und Tuben sind genau zu beachten.

Haltbarkeit

Konzentriertes AFT: 5 Jahre bei +4 °C; Tuberkulin PPD lyophilisiert: 5 Jahre bei +4 °C; Verdünnungen von AFT und Tuberkulin PPD: 1 Monat bei +4 °C; Patch-Test: 5 Jahre bei +4 °C; Tuberkulinsalbe nach Moro: 5 Jahre bei +4 °C (Verfalldatum beachten!).

Ausführung und Bewertung der Proben

Perkutane Reaktion nach Moro

Sie wird am besten auf der Brusthaut, in der Schlüsselbeingrube links oder rechts durchgeführt.

Auf einer etwa 5 cm² großen Hautstelle, die nicht unbedingt mit Alkohol oder Äther gereinigt werden muß, wird während einer Minute ein etwa erbsengroßes Stückchen *Tuberkulinsalbe* mit der Fingerkuppe oder einem Spatel in die Haut eingerieben (Fingerlinge benützen).

– *Ablesen:* nach 72 Stunden. Die Reaktion ist positiv, wenn mindestens drei typische Papeln auf der Haut festzustellen sind.

Pflasterprobe – Patch-Test

Ein kleines Quantum *halbflüssige Tuberkulinsalbe* von ungefähr 3 mm Durchmesser wird aus der Tube auf die Haftfläche eines Heftpflasterstückes von 2,5 cm Länge und 2,5 cm Breite ausgepreßt. Dieses Heftpflasterstück (= Patch) wird auf der linken Körperseite, etwas oberhalb der Brustwarze, angebracht. Das Heftpflaster soll das Tuberkulin ganz überdecken. Die Haut wird vorher weder gereinigt noch desinfiziert. Um eine nur allergische Reaktion auf Heftpflaster auszuschließen, wird noch ein Pflaster ohne Tuberkulin angebracht. Entfernung des Patch nach 24 Stunden.

– *Ablesen:* 72–96 Stunden nach Applikation des Patch. Die Reaktion ist positiv, wenn drei typische Papeln aufgetreten sind.

Intrakutanprobe – Mantoux-Probe

Es ist nicht nötig, die Haut zu desinfizieren, meist wird sie mit Äther gereinigt. Man verwendet die spezielle Tuberkulinspritze und ganz feine Kanülen.

– Intrakutan wird genau 0,1 ml verdünntes Tuberkulin *(Verdünnungen von AFT und Tuberkulin PPD)* injiziert. Durch die Injektion soll eine Quaddel entstehen.

Meist wird die Probe am mittleren Drittel des linken Unterarmes (Innenseite) oder an der Außenseite des Oberarmes vorgenommen. Eventuell muß eine Vergleichsquaddel (phys. NaCl-Lösung) gesetzt werden.

– *Ablesen:* nach 48–72 Stunden.
– *Positive Reaktion:* Durchmesser der Infiltration (Verhärtung) nach 48 Stunden im Minimum 8 mm (beachte: Eine bloße Rötung darf nicht als positive Reaktion bewertet werden).
– *Verdünnung:* Hat man vor der ersten Mantoux-Probe keine andere Tuberkulinprobe (Moro, Patch) gemacht, so beginnt man mit der Injektion von 1 T.E. (Tuberkulin-Einheit) = Injektion von 0,1 ml der Verdünnung 1:10000 (Verdünnungen und Verhältniszahlen siehe unter *Titration*). Bei negativem oder unsicherem Resultat steigert man auf 10 T.E., dann auf 100 T.E. Bleibt diese letztere noch negativ, so fehlt praktisch jede Überempfindlichkeit auf Tuberkulin.

Tuberkulin-Tine-Test Rosenthal

In Amerika ist ein neuer intrakutaner Tuberkulintest, der sogenannte Tuberkulin-Tine-

Test, von Rosenthal entwickelt worden. Das Prinzip dieses Tests ist die intrakutane-Applikation von Alttuberkulin, das 4 kleinen, 2 mm langen Edelstahlzinken (Tines) anhaftet, die auf einer Metallplatte an einem Plastikhalter angebracht sind (Abb. 10a).
Der Tuberkulin-Tine-Test wird in Packungen mit 25 Stück geliefert. Jeder Test kann einzeln steril und sofort gebrauchsfertig aus der Halterungsplatte entnommen werden.
Die Testung wird in der Weise vorgenommen, daß die Haut der Beugeseite des Unterarmes der zu testenden Person zunächst wie üblich gereinigt wird. Die Plastikkappe eines Testkörpers wird dann abgenommen, die Zinken werden in die angespannte Haut eingedrückt (Abb. 10b) und der Testkörper nach einer Verweildauer von etwa 1 Sekunde entfernt und vernichtet. Die Einstichstellen und der runde Abdruck der Metallplatte sollen deutlich sichtbar sein. Ein Pflaster oder sonstige Schutzmaßnahmen für die skarifizierte Haut sind nicht erforderlich.

- *Ablesen* nach 72–96 Stunden
  Ein positives Ergebnis ist dadurch erkennbar, daß an den Einstichstellen entzündliche Papeln von mindestens 2 mm Durchmesser auftreten (2 Papeln = +, 3–4 Papeln = ++, 4 Papeln = +++).

Nebenreaktionen
Wenn eine Tuberkulose besteht, können auf Tuberkulinproben sehr starke, lokale, unerwünschte Reaktionen auftreten. Sie werden bei Verdacht auf Tuberkulose deshalb nur mit größter Vorsicht angewendet. Die Entstehung einer Tuberkulose durch Tuberkuline ist dagegen unmöglich.
Neben den lokalen Reaktionen können auch Allgemeinreaktionen mit Fieber und Unwohlsein auftreten.

1.5 Spezielles: Tuberkuloseschutzimpfung – BCG-Impfung

Prinzip
s. Immunisierung, S. 395.

1.5.1 Der BCG-Impfstoff

(Bacille de Calmette et Guerin) besteht aus lebenden Tuberkelbakterien, die bei tiefer Temperatur und im Vakuum getrocknet werden.

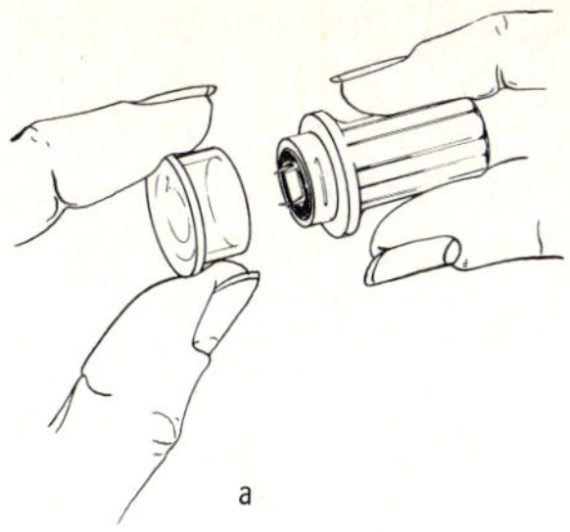

a

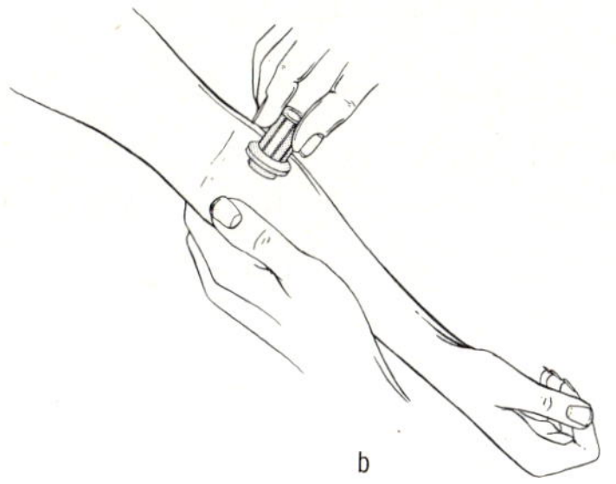

b

Abb. 10 a) Applikator, b) Anwendung des Applikators

Der Trockenimpfstoff wird mit der gesamten Menge des Lösungsmittels (Aqua dest.) versetzt, das jeder Packung beiliegt. In suspendiertem Zustand kann der Impfstoff bis zu 12 Stunden im Kühlschrank (vor Licht geschützt) aufbewahrt werden. Da die BCG-Keime die Tendenz haben, zu sedimentieren, muß die Impfstoffsuspension, bevor sie in die Spritze aufgezogen wird, geschüttelt werden.

1.5.2 Die Impfung

Geimpft werden gesunde Personen, bei denen die Tuberkulinprobe nach Moro, der Patch-Test oder die Mantoux-Probe mit mindestens 100 T.E. negativ ausgefallen sind.
Die Impfung kann intrakutan oder als Skarifikation vorgenommen werden.

Intrakutane Impfung (intrakutane Injektion)
Sie wird am Oberarm oder Oberschenkel vorgenommen. Die Impfstelle wird mit Alkohol oder Äther gereinigt. Die Injektion erfolgt mit der Tuberkulinpritze und einer feinen Kanüle. 0,1 ml des Impfstoffes wird langsam injiziert. Bei richtig vorgenommener Injektion entsteht eine Quaddel. Die Injektionsstelle wird steril abgedeckt.

Impfung durch Skarifikation (mehrere kleine Hauteinschnitte)
Diese wird vor allem bei Kindern und Säug-

lingen durchgeführt. Auf die intakte Haut werden einige Tropfen des Impfstoffes getropft, durch die Tropfen hindurch wird mittels Lanzette die Skarifikation vorgenommen.

Reaktion:
Nach 3–5 Wochen bildet sich ein kleines rotes Knötchen an der Impfstelle. Gelegentlich entsteht eine kleine Ulzeration, die mit einem sterilen Verband überdeckt wird. Zurück bleibt eine kleine, bindegewebige Narbe.
Als Begleiterscheinung können die regionalen Lymphknoten vergrößert sein, doch verschwindet diese Lymphdrüsenschwellung nach einiger Zeit komplikationslos.

1.6 Allgemeingültige Punkte zur Pflege von Lungenpatienten

1.6.1 Krankenzimmer

Lungenpatienten sollen in einem ruhigen und hellen Raum untergebracht werden. Patienten, die an Atemnot leiden, fühlen sich in einem engen Raum oder in einem sehr großen, überbelegten Mehrbettzimmer nicht wohl, dies vor allem dann, wenn nur kleine Fenster vorhanden sind.
Das Zimmer soll immer gut gelüftet sein, Durchzug ist aber unbedingt zu vermeiden.

1.6.2 Krankenbett, Lagerung

Die modernen Krankenbetten entsprechen dem Bedürfnis des Patienten, da er die Liegefläche seinem Zustand entsprechend verändern kann. Am idealsten ist eine leichte Hochlagerung des Oberkörpers.
Bei atembehinderten Patienten sind die im Kapitel *Atmung*, S. 156, besprochenen Lagerungen günstig.

1.6.3 Prophylaxen

Je nach Zustand des Kranken ist die eine oder andere Prophylaxe im Vordergrund. In besonderem Maße ist auf eine angepaßte Pneumonieprophylaxe zu achten (s. S. 157 ff.).

1.6.4 Atemgymnastik

Eine einfache oder differenzierte Atemgymnastik ist immer angezeigt. Sie wird meist von der Physiotherapeutin übernommen (s. auch S. 158). Die Schwester achte auf gutes Durchatmen und Aushusten (besonders nach dem Inhalieren). Auch vergewissere sie sich, ob der Patient seine Atemübungen regelmäßig ausführt.

1.6.5 Beobachtung und Überwachung

Je nach Zustand und Krankheitsbild ist diese mehr oder weniger dringlich. Veränderungen des Aussehens (z.B. Zyanose), der Atmung, des Auswurfs u.a. müssen frühzeitig erkannt und dem Arzt gemeldet werden.

1.6.6 Psychische Betreuung

Lungenpatienten, besonders diejenigen mit Atemnot, leiden unter Unruhe und Angstzuständen. Die Schwester bemühe sich, ihnen ein Gefühl von Sicherheit und Geborgenheit zu vermitteln. Wichtig ist in diesem Zusammenhang auch eine gute Vorbereitung auf notwendige diagnostische oder therapeutische Maßnahmen. Läßt man den Patienten in Unsicherheit, wird er unruhig. Seine Angst verursacht Spannungserscheinungen und dadurch Atembeschwerden. Bei Patienten mit Asthma bronchiale kann sogar ein Anfall ausgelöst werden.

1.7 Erkrankungen der Lungen und Atemwege

1.7.1 Übersicht über die wichtigsten Erkrankungen

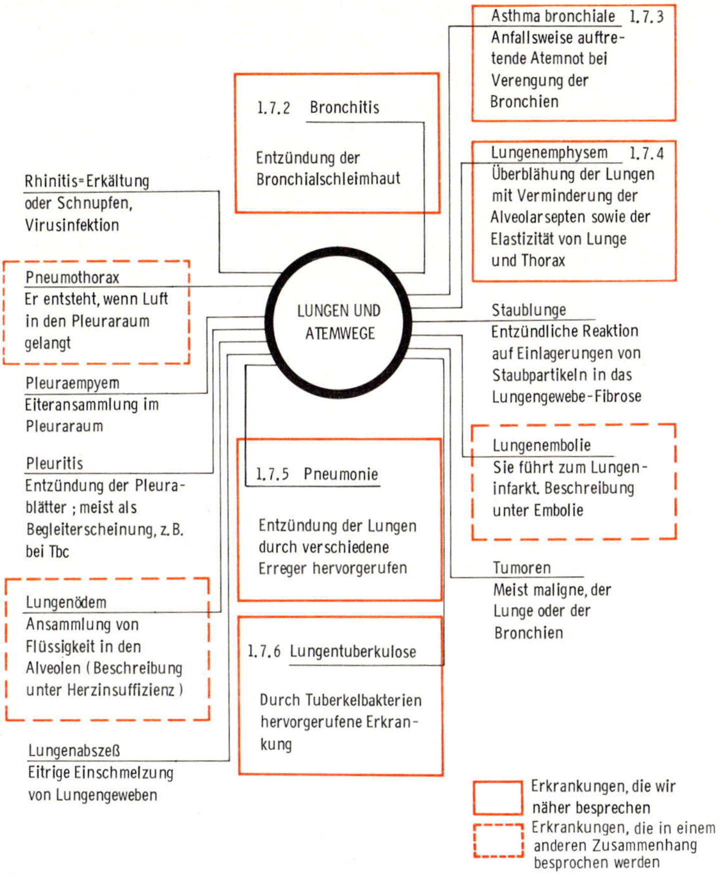

1.7.2 Pflege des Patienten mit Bronchitis

Die Bronchitis ist eine Entzündung der Schleimhäute der Bronchien. Sie tritt vorwiegend während der kalten und feuchten Jahreszeit auf und befällt vor allem ältere Leute, Säuglinge oder Menschen mit reduziertem Allgemeinzustand. Bronchitis ist oft keine eigenständige Krankheit, sondern eine Begleiterscheinung bei Infektionskrankheiten, z.B. Masern, Grippe usw. *Die chronische Bronchitis* mit fast dauernd gereizten Schleimhäuten, die übermäßig Schleim produzieren, kann verschiedene Ursachen haben.

- *Exogene Faktoren* sind z.B.: Nikotin (Raucher), Luftverschmutzung, Klima, berufliche Staubexposition, Virusinfekte. Auch soziale und wirtschaftliche Verhältnisse können einen Einfluß haben.
- *Endogene Faktoren* sind u.a. eine bronchiale Hyperreaktivität gegenüber Histamin, Staub, Kaltluft usw.

Krankheitszeichen

Die ersten, meist wetterabhängigen Zeichen, sind *Husten* und *Auswurf,* wobei die größte Sputummenge am Morgen ausgehustet wird. Der Auswurf ist zäh und schleimig. Meist klagt der Patient auch über Müdigkeit, Abgeschlagenheit und Schmerzen hinter dem

Sternum (Entzündung der Trachea); Halsschmerzen und Heiserkeit treten vor allem bei zusätzlicher Laryngitis auf; Temperaturerhöhung ist bei der akuten Bronchitis, weniger bei der chronischen, anzutreffen.

Verlauf
Die Erkrankung klingt meist unter symptomatischer Behandlung spontan ab. Im seltenen Fall schreitet die Entzündung weiter, und es kommt zu einer Bronchopneumonie, oder es bildet sich eine chronische Bronchitis.
Tritt eine Bronchitis immer wieder auf oder ist sie sogar von Atemnot und Zyanose begleitet, muß man an ein schweres, ursächliches Leiden denken. So führen z.B. Bronchiektasen und Lungenemphysem zu immer wieder auftretender Bronchitis.

Behandlung und Pflege
Wichtig ist eine gezielte Pneumonieprophylaxe.
Luftbefeuchtung mittels Vernebler, z.B. De Vilbis. Inhalationen mit einem Absud von Kamillenblüten wirken sehr gut. Inhalationen mit Medikamenten bedürfen der ärztlichen Verordnung.
Wärmeanwendung ist angezeigt (heißer Tee, Brustwickel, Einreibungen von hyperämisierenden Salben u.a.).
Häufig sind es ältere Menschen, die an einer Bronchitis erkrankt sind. In diesem Fall ist das, was bei *der Pflege von Betagten* gesagt wurde, zusätzlich zu berücksichtigen.
Medikamentöse Therapie (z.B. hustenreizstillende, auswurffördernde, infektionsbekämpfende Medikamente usw.) nur nach Arztverordnung.
Bei einer chronischen Bronchitis muß das Grundübel behoben werden; ist dies nicht möglich, z.B. bei Patienten mit inoperablen Bronchiektasen, ist eine regelmäßige Abschirmung mit Antibiotika angezeigt. Solche Patienten brauchen eine Dauertherapie und Dauerkontrolle durch den Arzt.

1.7.3 Pflege des Patienten mit Asthma bronchiale

Das Asthma bronchiale gehört zu den allergischen Erkrankungen. Das Hauptsymptom bei den asthmatischen Beschwerden und beim Asthmaanfall ist die *exspiratorische Dyspnoe*. Diese ist durch typische Veränderungen in den Bronchien hervorgerufen:
- Schwellung der Schleimhaut
- Bronchialspasmus
- gesteigerte Schleimsekretion.

Man nimmt an, daß diese Bronchialveränderungen durch Allergenzufuhr (= direkt auslösende Faktoren) hervorgerufen werden. Infektionen, psychische, klimatische und hormonale Einflüsse (= fördernde Faktoren) sind ebenfalls von Bedeutung.

Krankheitszeichen und Verlauf
- Gefühl der Beengung auf der Brust
- erschwerte Atmung durch Spasmus und Schwellung der Bronchien
  es stellt sich Atemnot ein, die zunehmend schwerer wird
- pfeifende Atemgeräusche
- zähes Sputum, Husten.

Die Symptome können für eine Stunde oder weniger anhalten oder als *Status asthmaticus* über mehrere Tage andauern. Das beherrschende Symptom ist die exspiratorische Atemnot, evtl. tritt eine Zyanose auf. Der Brustkorb ist gebläht, die Atemhilfsmuskulatur (Schultergürtel) wird gebraucht. Der Patient ist ängstlich und unruhig. Die Beendigung des Anfalls wird meist durch heftiges Husten und durch Expektoration eines dikken zähen Sputums eingeleitet, dem dann das Gefühl der Erleichterung und Befreiung von der Atemnot folgt.

Pflege und Behandlung

Pflege
- Atemerleichternde Lagerung (Oberkörperhochlagerung, Stützen mittels Kissen, Möglichkeit schaffen, daß die Arme aufgestützt werden können)
- Schaffen einer Atmosphäre der Sicherheit und Geborgenheit, um Angst und Unruhe des Patienten zu verringern
- Zufuhr von frischer Luft (Fenster öffnen, aber kein Durchzug)
- Anfeuchten der Zimmerluft mittels Luftbefeuchter
- sorgfältige Überwachung des Patienten, insbesondere im Status asthmaticus
- gesunde Lebensweise unterstützen (Rauchverbot, Einschränken des Alkohols)
- Atemgymnastik: Training einer bestmöglichen Atmung.

Therapie
Nach ärztlicher Verordnung kommen in Frage:

- Expektorantien, Sekretolytika, Antitussiva
- Bronchospasmolytika: Adrenalinderivate wie Alupent, Aludrin, Isolevin, Ephedrin; gute Wirkung haben auch Purinkörper (z.B. Euphillin; im Anfall als Dauertropfinfusion).
- Aerosoltherapie: Oft werden verschiedene Mittel kombiniert, z.B. Alupent und Bisolvon oder Alupent, Fluimucetin, Refobacin u.a.
- Kortikoide: Sie zeigen bei schweren Fällen und im Status asthmaticus gute Wirkung.
- Antibiotika und Sulfonamide: bei eitrigem Sputum (= Infektion der Bronchien)
- Asthmaprophylaxe und Ausschalten der Asthma auslösenden Faktoren, soweit diese bekannt sind: *Desensibilisierung* nach positivem Haut- und Inhalationstest. *Klimatherapie* und *Milieuwechsel,* evtl. können auch dadurch die auslösenden Faktoren ausgeschaltet oder verringert werden.

Prognose
Ein unbehandeltes Asthma bronchiale führt zu irreversiblen Lungenschädigungen (Emphysem, Bronchiektase). Häufig wiederkehrender Status asthmaticus ist ein schweres Krankheitsbild, das zum Tode führen kann.

Zusammenfassung (nach Kraepelien, Stockholm)

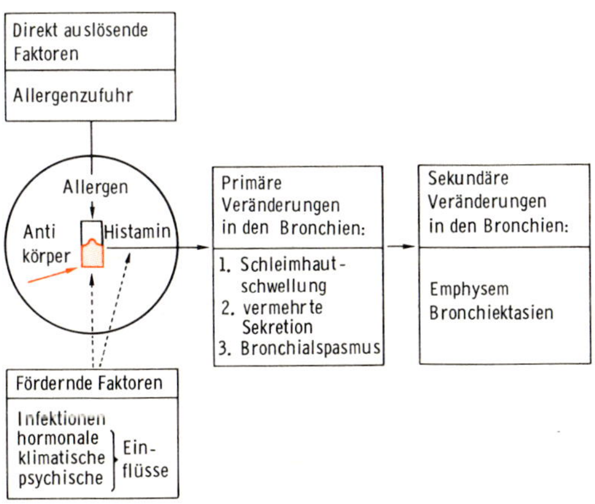

1.7.4 Pflege des Patienten mit Lungenemphysem

Das Lungenemphysem ist gekennzeichnet durch Überdehnung des Lungengewebes mit Verminderung der Gewebeelastizität und Zerstörung der Alveolarsepten. Dadurch kommt es zu einer Behinderung der Ventilation und zu gestörtem Gasaustausch. Das Emphysem ist meist eine Zweiterkrankung und tritt nach oder bei Erkrankungen der Lungen oder Bronchien auf. Eine weitere, eher harmlose Form ist das Altersemphysem, das durch Alterung des elastischen Gewebes (ab 5. Lebensjahrzehnt) auftritt.

Krankheitszeichen
- Rasche Ermüdbarkeit
- Kurzatmigkeit (zu Beginn in Abhängigkeit von Klima und Jahreszeit, später als Dauersymptom)
- bei starker exspiratorischer zyanotischer Dyspnoe wird die Atemhilfsmuskulatur gebraucht
- Fixierung des Brustkorbes in Inspirationsstellung
- die meist erhöhte Bronchialschleimhautsekretion führt zu Absonderung eines zähen, glasigen Sputums, das nur unter großer Anstrengung ausgehustet werden kann
- die Emphysemsymptome werden im Laufe der Zeit deutlicher und beeinflussen den gesamten Körperkreislauf. Es kommt zu folgenden Komplikationen:

Komplikationen
- *Sekundär pulmonaler Hochdruck* durch die auf die Verödung zahlreicher Lungenkapillaren zurückzuführende Drucksteigerung im arteriellen Anteil des kleinen Kreislaufs. Durch die Hypertrophie der rechten Herzkammer wird die Blutströmung in den Lungen aufrechterhalten.
- *Pulmonalsklerose* – die Drucksteigerung im kleinen Kreislauf fördert die Entwicklung einer Sklerose der Lungengefäße.
- *Polyglobulie* (= Vermehrung der Erythrozyten); diese ist ausgelöst durch den Sauerstoffmangel. Sie erhöht durch Viskositätsvermehrung (Eindickung) des Blutes noch zusätzlich den pulmonalen Hochdruck.
- *Rechtsherzüberbelastung* – Gasdruckschwankungen führen zu Schlagvolumenschwankungen. Die Folge davon ist eine übermäßige Rechtsherzbelastung.

> Die obgenannten Störungen führen schließlich zum Krankheitsbild des *Cor pulmonale* (s. S. 514).

- Einriß einer dünnen überdehnten Lungenwand (während körperlicher Anstrengung, beim Husten oder Niesen) kann Ursache eines *Pneumothorax* werden.
  Pneumothorax: Es gerät Luft in den Pleuraraum, es kommt zum totalen oder partiellen Lungenkollaps.
  Charakteristische Symptome sind: Atemnot, ziehende oder stechende Thoraxschmerzen und Hustenreiz, Angstgefühl.
  Therapeutische Maßnahmen: Sedierung, Antitussiva, Sauerstoffzufuhr, Einlegen einer Pleuradrainage mit Dauersog (s. S.436) zur Druckentlastung und zum Absaugen der Luft im Pleuraraum.

Pflege und Behandlung

Pflege
- Unterstützung einer möglichst gesunden, nicht anstrengenden Lebensweise (Rauch- und Alkoholverbot)
- Atemgymnastik zur Vermeidung einer Preßatmung
- Training der meist erschlafften Bauchmuskulatur
- Lagerungs-, Klopf- und Vibrationsmassage lockern und fördern das Aushusten des Sekretes
- Pneumonieprophylaxe.

Therapie
Nach ärztlicher Verordnung kommen in Frage:
- Expektorantien, Sekretolytika, Antitussiva
- Antibiotika und Sulfonamide zur Bekämpfung und Prophylaxe bronchotischer Komplikationen (evtl. Langzeittherapie)
- Aerosoltherapie: Besonders gute Resultate werden erzielt, wenn man die Inhalation mit einer positiven Druckbeatmung kombiniert. Geeignet sind Geräte, die sich der Eigenatmung des Patienten anpassen, z.B. der *Bird-Respirator*. Zur Inhalation kommen in Frage: Broncholytika, Sekretolytika, Antiphlogistika, Antibiotika (Abb. 11).
- Herzkreislaufunterstützung.

1.7.5 Pflege des Patienten mit Pneumonie

Pneumonie = Lungenentzündung. Durchsetzung des alveolären Lungengewebes mit entzündlichen Ausschwitzungsprodukten aus den Blutgefäßen unter Einfluß von bestimm-

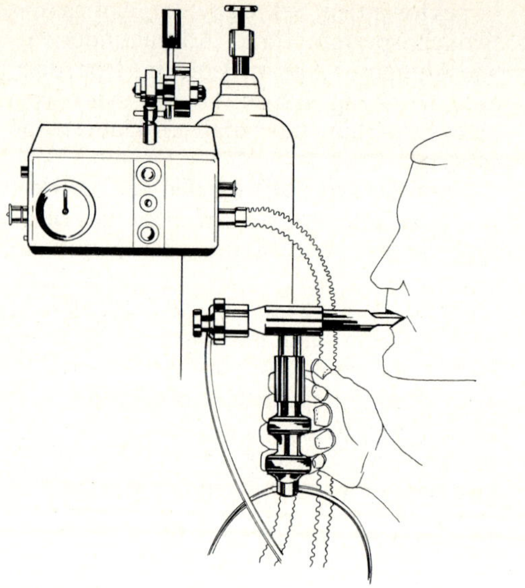

Abb. 11 Inhalation mittels Bird (s. auch Abb. 7 u. 8, Kapitel »Intensivpflege«)

ten Bakterien oder Viren. Je nach Erreger tritt die Pneumonie akut oder langsam, als schwerstes oder schleichendes Krankheitsbild auf.
Die Pneumonien können wir unterscheiden in:
- *primäre Pneumonien,* welche durch Mikroorganismen in einer vorher gesunden Lunge hervorgerufen werden, und
- *sekundäre Pneumonien,* welche sich auf dem Boden einer vorbestehenden Veränderung von Lungen oder Bronchien entwikkeln.

Primäre Pneumonien
- bakterielle Pneumonie (Streptokokken, Staphylokokken, Enterokokken, Pneumokokken u.a.)
- primär-Pneumonie (Viruspneumonie)
- Pilzpneumonie
- allergisch bedingte Pneumonie (eosinophiles Infiltrat, Infiltrat bei Asthma bronchiale).

Sekundäre Pneumonien
- bei Zirkulationsstörungen der Lunge (Lungenstauung, Lungenödem, Lungeninfarkt)
- als Folge von Bronchusveränderungen (Bronchiektasen, Bronchusstenosen, Bronchialkarzinom)
- toxisch bedingte Pneumonie (Nitrosegase, Urämie)
- Aspirationspneumonie.

Beachte

Die beste Therapie ist immer die Verhütung!
Bei bettlägerigen, betagten, schwachen oder schwerkranken Patienten ist die *Pneumonieprophylaxe* von großer Bedeutung: Gesunderhaltung des Gesunden!

Vom Verlauf her können akute (häufiger) und chronische Pneumonien unterschieden werden; letztere haben meist eine schlechtere Prognose. Die Pflege und Überwachung richtet sich nach dem Schweregrad der Erkrankung. Die Schwester halte sich an die jeweilige Arztverordnung.
Im folgenden beschränken wir uns auf die Besprechung der bakteriellen Pneumonie. Sie kann als lobäre oder lobuläre Pneumonie (Bronchopneumonie) verlaufen.

Bakterielle Pneumonie
Eine häufige Form ist die *Broncho-Pneumonie*.
Erreger: Pneumokokken, Staphylokokken, Hämophilus influenzae u.a.
Beginn der Krankheit: plötzlich, mit hohem Fieber, Schüttelfrost.
Der Patient klagt über Husten, bei Mitbeteiligung der Pleura auch über Schmerzen, es kommt rasch zu einem schweren Krankheitsbild (evtl. mit Begleitmyokarditis).
Häufiger anzutreffen sind weniger stürmisch verlaufende Pneumonien mit mäßigen oder subfebrilen Temperaturen.

Krankheitszeichen
- *Aussehen:* Das Gesicht ist gerötet, die Zunge trocken und belegt. Es treten evtl. Fieberblasen (Herpes labialis) auf.
- *Atmung:* Sie ist kurz und oberflächlich, stoßweise und schmerzhaft (Schonatmung). Die Atemfrequenz ist erhöht; in schweren Fällen tritt eine Zyanose auf, die immer ein bedrohliches Zeichen ist.
- *Der Puls* ist tachykard.
- *Husten:* Der Kranke hustet oft in kurzen, oberflächlichen Stößen (= hüsteln). Die Schmerzen hindern den Kranken, richtig zu husten.
- *Sputum:* Es zeigt wegen der Blutbeimischung eine charakteristische rostbraune Farbe, ist zäh und dickflüssig, kann eitrig werden.
- *Urin:* Die Urinproduktion ist vermindert, der Urin konzentriert.
- *Blutbild:* Es kommt rasch zur Leukozytose mit starker Linksverschiebung. Die Blutzellen sind toxisch verändert. Die Senkungsreaktion ist beschleunigt.
- *Thorax:* Mittels Stethoskop erkennt der Arzt Veränderungen der Atemgeräusche. Röntgenuntersuchungen können zur Sicherung der Diagnose und zur Kontrolle des Verlaufs dienen. Die befallenden Regionen zeigen sich im Röntgenbild als dichte Schatten.

Verlauf
Vor Einführung der Sulfonamide und der Antibiotika dauerte der schwere, fieberhafte Verlauf der Krankheit meist neun Tage. Am 7. oder 9. Tag fiel die Temperatur kritisch ab. Die »Krise« war überwunden, und es folgte eine langwierige Phase der Genesung.
Heute gibt es diesen typischen Verlauf nicht mehr. Die lobären Pneumonien sind seltener geworden; auch kommt es dank der modernen Antibiotika kaum mehr zu jenem schweren Zustandsbild.
Eine Ausnahme bilden aber gerade in neuerer Zeit die antibiotikaresistenten Pneumonieformen, meist durch Staphylokokken (auch Enterokokken, Proteusbakterien u.a.) hervorgerufen. Diese, im Rahmen des Hospitalismus auftretenden Pneumonieformen neigen, außer der Resistenz gegen Antibiotika und Sulfonamide, zu Komplikationen (Lungenabszeß, Empyem) und können eine besondere Gefährdung für den Patienten darstellen.

Komplikationen der Pneumonie
- *Insuffizienz des Herzens* im Stadium der entzündlichen Anschoppung. Sie tritt auf bei vorgeschädigtem Herzen oder älteren Patienten.
- In kritischen Tagen besteht die Gefahr einer *toxischen Kreislaufschädigung*, es besteht große *Kollapsneigung*.
- Die Einschmelzung von Teilen des Lungenparenchyms führt zum *Lungenabszeß.*
- Mitbeteiligung der Pleura pulmonalis führt zum *Pleuraerguß;* bei Einwanderung der Erreger in den Pleuraspalt zum *Pleuraempyem.*
- Eine Streuung der Erreger in die Hirnhäute führt zur *Meningitis.*
- Bindegewebige Schrumpfungsprozesse

können im späteren Verlauf zu *Bronchiektasen* führen.
- Blutstromveränderungen infolge Bettlägerigkeit und Passivität des Patienten begünstigen eine *Thrombose* mit der Möglichkeit von *Lungenembolien.*

Pflege, Überwachung und Behandlung des Patienten

Wichtigstes Gebot ist die Überwachung des Patienten:
- Regelmäßige Kontrolle der Vitalzeichen (Puls, Blutdruck, evtl. Venendruck, Atmung und Temperatur). Die Häufigkeit richtet sich nach Arztverordnung.
- Kontrolle der Urinausscheidung (evtl. stündlich in der Phase der Gefahr des Kreislaufversagens)
- gute Beobachtung des Aussehens (zunehmende oder neu auftretende Zyanose!) und des Bewußtseinszustandes (Fieberdelirium)
- Kontrolle des Sputums: Menge und Aussehen; bakteriologische Untersuchungen nach Arztverordnung
- Blutbildkontrolle.

Die Schwester muß die möglichen Komplikationen kennen, nur dann kann sie Alarmsymptome frühzeitig erkennen und richtig melden:
- Plötzlicher Fieberabfall bringt Kollapsgefahr.
- Erneuter, akuter Fieberanstieg kann das erste Zeichen eines beginnenden Abszesses oder eines Pleuraempyems sein.
- Kopf- und Nackenschmerzen können Meningitiszeichen sein.
- Schmerzen in den Beinen sind evtl. Zeichen einer beginnenden Thrombose.

Der Patient mit schweren Komplikationen, besonders bei Auftreten von Atemstörungen, wird auf die Intensivpflegestation verlegt. Es gelten nun die auf S. 828 ff. besprochenen Maßnahmen.

Pflege des Patienten

Größte Sorgfalt ist nötig, weil es sich um die Pflege eines Schwerkranken handelt, aber auch, weil durch unsachgemäße Pflege und mangelnde Sorgfalt eine Komplikation ausgelöst oder gefördert werden kann.
- Sorfältiges Betten (evtl. zu dritt)
- intensive, aber sorgfältige Dekubitus- und Thromboseprophylaxe
- einfache Atemübungen, die den Kranken nicht anstrengen dürfen, als Atelektaseprophylaxe für die gesunde Lunge
- gründliche Mundpflege; die Soorgefahr ist groß
- atemerleichternde Lagerung, also Kopfende des Bettes hochstellen. Lagerungsmaterial für die Beine ist nicht angezeigt, weil der Immobilität nicht Vorschub geleistet werden darf (Thrombosegefahr!)
- es gelten auch alle Maßnahmen, die unter Pflege des Fieberkranken besprochen sind (s. S. 173 ff.)
- die psychische Betreuung ist sehr wichtig; die Krankheit stellt große Ansprüche an Patienten und Schwestern
- die Mobilisation hat vorsichtig und *nur* auf Arztverordnung zu erfolgen.

Ernährung

In den ersten Tagen ist parenterale Ernährung angezeigt, sobald als möglich muß übergegangen werden auf flüssige, kalorien-, vitamin- und kohlenhydratreiche Kost (s. Diät für Fieberkranke S.174f.), evtl. Wunschkost.

Therapie

Physikalisch
- Befeuchtung der Raumluft mittels Vernebler
- Inhalation mittels Aerosolapparat oder Bird zur Lösung des zähen Sekretes
- Anwendung von milden Hautreizmitteln (Salben, Öle, Spiritus) zur lokalen Hyperämisierung
- Sauerstoffzufuhr nach Bedarf und Verordnung.

Medikamentös

Die Behandlung ist vielseitig und richtet sich nach dem Zustand des Kranken. Nach Arztverordnung kommen in Frage:
- Antibiotika
- Kreislaufmittel
- Herzglykoside
- hustenreizstillende Mittel
- auswurffördernde Mittel = Expektorantien
- Schmerzmittel (Morphinpräparate sind u.U. wegen der Gefahr der Atemdämpfung nicht angezeigt)
- Antikoagulantien.

Damit eine genaue Kontrolle über Vitalzeichen und verabreichte Medikamente möglich ist, ist das Führen eines Protokollblattes unumgänglich.

Prognose
Im Normalfall, also bei nichtresistenten Erregern, spricht der Kranke gut auf die Therapie an. Der Patient sieht bald besser aus, die Atmung normalisiert sich, die Temperatur sinkt. Auch bei komplikationslosem Verlauf ist eine völlige Ausheilung der Krankheit wichtig. Ein anschließender Erholungsaufenthalt ist angezeigt.

1.7.6 Pflege des Patienten mit Lungentuberkulose

Die Tuberkulose ist eine Infektionskrankheit, die am häufigsten die Lungen befällt, aber sich auch auf andere Organe ausdehnen kann.
- Aufnahme der Erreger über die Atemwege = Tröpfcheninfektion → Lungentuberkulose
- Aufnahme der Erreger über den Magen-Darm-Trakt durch Milch und Milchprodukte von infizierten Kühen (heute sehr selten geworden) → Tonsillen- oder Darmtuberkulose
- Aufnahme durch die Haut, bei Personen, die mit infiziertem Material direkt in Berührung kommen (sehr selten).

Wir beschränken uns im folgenden auf die *Lungentuberkulose*, da es sich dabei um die häufigste und wichtigste Form handelt.
Der Verlauf der Tuberkulose wurde erstmals von Ranke in 3 Stadien eingeteilt. Dadurch ist das Krankheitsbild auch für die Schwester besser verständlich.

1. Stadium = Primärstadium (Abb. 12)
Nach Aufnahme der Bakterien entsteht der *Primärherd* (Abb. 12a), durch die lymphogene Ausbreitung werden die regionalen Lymphknoten befallen = *Primärkomplex* (Abb. 12b).
Während dieses Stadiums werden Abwehrstoffe gegen die Tuberkelbakterien gebildet (nachweisbar durch die Tuberkulinproben).
Der Herd ist meist klein und hat eine gute Heilungstendenz mit Neigung zu Einlagerung von Kalk (Abb. 12c).
Dieser verkalkte Primärkomplex enthält abgekapselte, lebende, infektionsfähige Tuberkelbakterien.

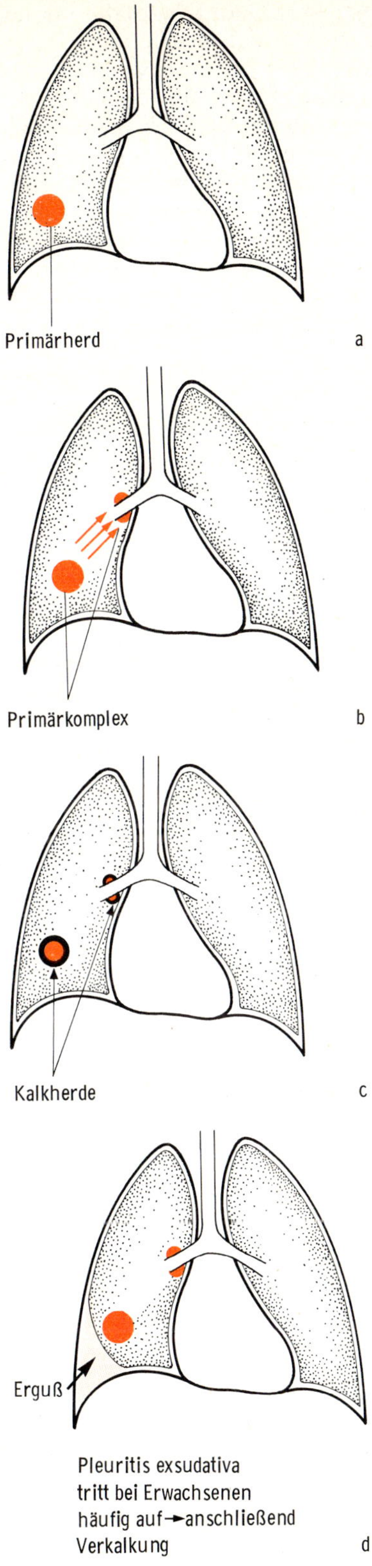

Abb. 12a–d Lungentuberkulose, 1. Stadium

Verläuft dieser Prozeß im Kindesalter, treten meist keine ausgesprochenen Krankheitszeichen auf. Die Erstinfektion Erwachsener ist heute häufiger als früher. Im Gegensatz zur Infektion bei Kindern verläuft die Erkrankung nicht immer stumm. Sie kann verschiedene Formen annehmen. Häufig ist die Mitbeteiligung der Pleura anzutreffen, es kommt zur Pleuritis exsudativa (= nasse Brustfellentzündung; Abb. 12d). Auch können akute, schwere Formen der Miliartuberkulose oder der käsigen Pneumonie auftreten.

2. Stadium = Postprimäre Tuberkulose (Abb. 13)

Dieses Stadium kann dem Primärkomplex unmittelbar folgen oder in einem späteren Zeitpunkt auftreten. Es ist gekennzeichnet durch *hämatogene* und *lymphogene* oder *bronchogene* Streuung mit Setzung von sog. Streuherden, die in allen vom Lymph- oder Blutstrom erreichbaren Organen auftreten können.

- Befall einzelner Organe: Lungen, Skelett, Urogenitalsystem, Nebennieren, Gehirn
- Miliartuberkulose im schweren Fall mit Streuung der Tuberkelbakterien in den ganzen Organismus.

Von besonderer Eigenart ist, daß die Herde sofort oder erst nach einer für die einzelnen Organe charakteristischen Latenzzeit manifest werden, d.h. Zeichen des Krankseins aufweisen.

3. Stadium = Tertiärstadium

Es ist das Stadium der *isolierten Organtuberkulose*. Am häufigsten ist die Lunge befallen. Andere Organe (Nieren, Knochen, Genitale) können aber auch erkranken. Das Tertiärstadium tritt meist erst Jahre, nachdem der Primärherd abgeklungen ist, auf.

Es handelt sich um eine *Reaktivierung* durch Einschmelzung des alten Primärherdes bei Resistenzschwäche oder anderen schweren Krankheiten. Bei *Reaktivierung im Alter* spricht man von Alterstuberkulose.

Zusammenfassung im Übersichtsschema (Abb. 14):

Die bevorzugtesten Organe sind beim Wiederaufleben der Krankheit in den ersten drei Jahren: Wirbelsäule, Knochen, Lunge, Geschlechtsorgane.

Nach 7–20 Jahren werden bevorzugt: Nieren, Nebennieren, Hirnhäute, Lungen, Haut, Lymphknoten (= isolierte Lymphknotentuberkulose).

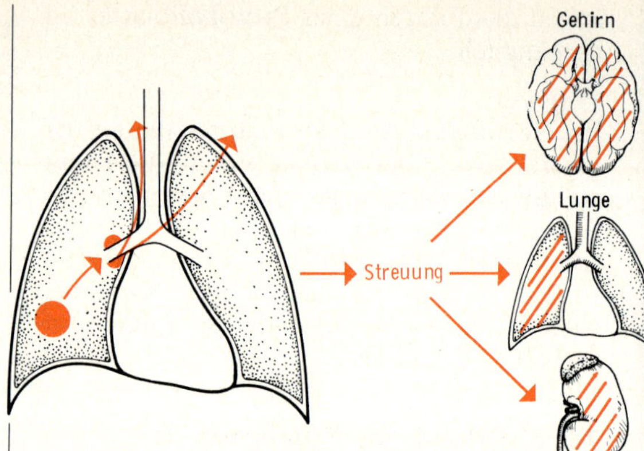

Abb. 13 Lungentuberkulose, 2. Stadium

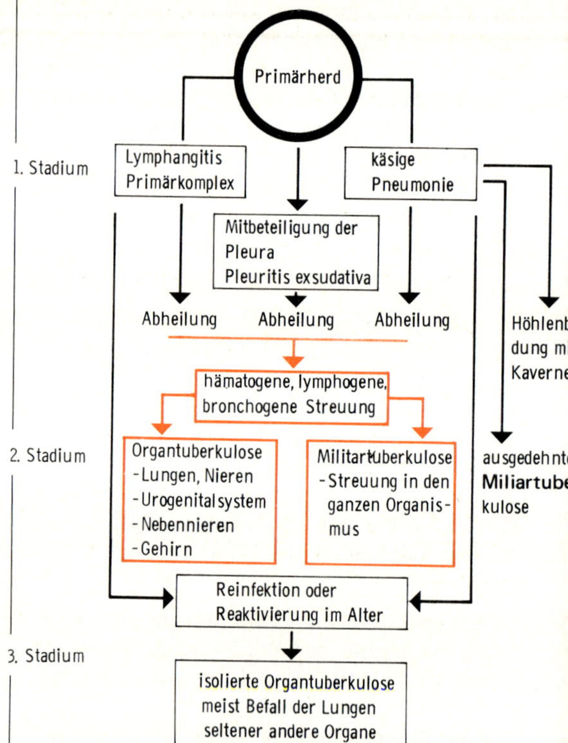

Abb. 14 Die drei Stadien der Lungentuberkulose

Krankheitszeichen der Tuberkulose

- Hartnäckiger Husten kann ein Frühsymptom sein
- zunehmender Gewichtsverlust, Müdigkeit, Unlustgefühl, Appetitlosigkeit
- Nachtschweiß
- Tachykardie und leichte Temperaturerhöhung
- Auswurf nur bei Mitbeteiligung der Bronchien

- Blutsenkung erhöht
- Brustschmerzen treten erst auf, wenn die Pleura mitbeteiligt ist (Auftreten bei einer Pleuritis)
- Atembeschwerden nur bei ausgedehntem Lungenbefall
- Hämoptoe: Schon im Anfangsstadium kann das Sputum Blutspuren aufweisen, später kommt es zu Bluthusten. Bei Arrosion eines Gefäßes tritt eine schwere Lungenblutung auf. Das Blut ist dann hellrot und schaumig (sauerstoffreich).

Prävention und Früherkennung

- BCG-Schutzimpfung der Tuberkulinnegativen
- Reihendurchleuchtung der Gesunden (Schirmbilduntersuchung ganzer Bevölkerungsschichten)
- periodische Untersuchung Gefährdeter
- Aufklärung der Bevölkerung, vor allem über die erhöhte Gefährdung durch äußere und innere Einflüsse:
  Unterernährung
  schlechte und feuchte Wohnverhältnisse
  zehrende Krankheiten, Alkoholismus.

Tuberkulosefürsorgestellen

Diese erfüllen im Rahmen der Prävention eine große Aufgabe. Sie wurden durch private Initiative gegründet. Heute bestreiten sie ihren Betrieb aus öffentlichen Sammlungen und Zuwendungen durch den Staat. In Verbindung mit dem Arzt betreuen die Fürsorgerinnen den an Tuberkulose Erkrankten sowie seine Angehörigen in hygienischer, wirtschaftlicher und menschlicher Beziehung.

Je früher eine Tuberkulose erfaßt werden kann, um so besser sind die Heilungsaussichten für den betreffenden Patienten.

Zur Früherkennung dienen folgende Untersuchungsmöglichkeiten:

- Röntgenuntersuchung, regelmäßige Schirmbildkontrollen
- Sputum- oder Magensaftuntersuchung
- Tuberkulinproben; wenn diese negativ ausfallen: BCG-Impfung mit nachfolgenden regelmäßigen Tuberkulinproben
- Urinuntersuchung auf Tuberkelbakterien (Nierentuberkulose).

Pflege- und Behandlungsmöglichkeiten

Allgemeine Maßnahmen

- Bettruhe, Liegekuren, Höhenaufenthalte
- kalorien- und vitaminreiche Ernährung (aber keine Mastkuren)
- der Kranke muß zur aktiven Mitarbeit an seiner Genesung gewonnen werden; fehlt der positive Heilungswille, versagt auch die beste Therapie
- Ergotherapie (Beschäftigungstherapie): Dadurch kann die Sanatoriumszeit nutzbringend verbracht werden, und das ist der beste Schritt zur
- Rehabilitation
- Training von Atemmuskulatur und Lockerungsübungen helfen dem Kranken, seine Lungen wieder leistungsfähig zu machen.

Chemotherapie

In Frage kommen:

- Klassische Tuberkulostatika:
  Streptomyzin (Streptothenat, Didrothenat) als Injektion
  Isoniazid (INH), z.B. Rimifon in Tablettenform
  Para-Aminosalycilsäure (PAS) als Infusion oder Tabletten
- Moderne Tuberkulostatika (als Kombinations- oder Schaukeltherapie zusammen mit Rimifon): z.B. Rimactan, Rifampicin als Tabletten
  Ethambutol (Myambutol) als Tabletten
  Um eine Resistenz oder Überempfindlichkeit gegen ein Medikament zu vermeiden, werden diese in Kombinationstherapie angewandt.

Chirurgische Behandlung

- *Resektionstherapie:* Operative Entfernung des erkrankten Lungenteils als Segment-, Lappen- oder Lungenflügelresektion (s. unten).

1.7.7 Pflege des Patienten bei Lungenoperationen (Thorakotomie)

Möglichkeiten und Indikation

Segmentresektion

- Entfernung der kleinstmöglichen Lungeneinheit

Lobektomie

- Entfernung eines einzelnen Lungenlappens

Pneumonektomie

- Entfernung eines ganzen Lungenflügels.

Je nach Krankheit und befallenem Lungenteil kommt die eine oder andere Möglichkeit zur Anwendung, z.B. bei:

- Bronchuskarzinom im Frühstadium
  je nach Ausdehnung Lobektomie oder Pneumonektomie

- Lungentuberkulose
  In Kombination mit tuberkulostatischer Therapie kommen (je nach Lokalisation und Ausbreitung) Segmentresektion, Lobektomie oder Pneumonektomie in Frage.
- Bronchiektasen
  Wenn sie einseitig sind, können sie operiert werden. Da sie meist im unteren Lungenlappen lokalisiert sind, kommt es zur Segmentresektion oder Lobektomie.
- Lungenabszeß
  der unter konservativer Behandlung nicht ausheilt, muß operativ behandelt werden.
- Gutartige Tumoren oder Zysten
  Je nach Ausdehnung kommt Segmentresektion oder Lobektomie in Frage.
- Traumatische Schäden
  mit Beteiligung der Lungen können eine notfallmäßige Operation erforderlich machen.

Operationsvorbereitungen

Zu den Routineuntersuchungen kommen die spezifischen Untersuchungen, insbesondere jene der Atemleistung der kranken und vor allem der gesunden Lunge.

Neben den üblichen Operationsvorbereitungen (s. S. 447 ff.) wird besonderes Gewicht auf die *Atemgymnastik* gelegt. Der postoperative Verlauf hängt wesentlich davon ab, wie gut sich der Patient vor der Operation die nötige Atemtechnik angeeignet hat.

Postoperative Pflege

> **Besondere Maßnahmen nach Periduralanästhesie**
>
> Heute wird anstelle der Narkose oft die peridurale Anästhesie durchgeführt, wobei folgende Aspekte besonders zu beachten sind:
> - Die Lage, bzw. Fixation des Periduralkatheters regelmäßig kontrollieren.
> - Schmerzmittel können nach Bedarf durch den Katheter injiziert werden.
> - Der Patient hat 24 Stunden Bettruhe. Bei der Mobilisation ist auf eventuelle Schwächegefühle zu achten und diese dem Arzt zu melden.
> - Im weiteren gelten alle folgenden Maßnahmen:

Kontrolle und Überwachung: Puls, Blutdruck, Venendruck, Atmung (auch Bewegungen des Thorax kontrollieren), Temperatur und Aussehen des Patienten sind besonders in den ersten Tagen von großer Bedeutung. Die Kontrollen müssen gewissenhaft (Häufigkeit richtet sich nach Arztverordnung) ausgeführt werden.

Abweichungen sind sofort dem Arzt zu melden. Besonders intensive Überwachung brauchen Patienten mit Herzkrankheiten (z.B. Herzinsuffizienz) sowie Kranke mit Lungenemphysem oder anderen atmungsbeeinflussenden Krankheiten. Diese Patienten neigen vermehrt zu *Atemstörungen.*

Eine andere Komplikation, die durch gute Überwachung, besonders von Aussehen, Blutdruck, Venendruck und Puls, frühzeitig erkannt werden kann, ist die *Blutung* in die Bronchialräume oder in die Pleurahöhle. Da die Lunge ein sehr gut durchblutetes Organ ist, verlieren die Patienten große Blutmengen, die möglichst rasch ersetzt werden müssen.

> In vielen Krankenhäusern wird der Patient postoperativ auf die Intensivpflegestation verlegt. *Immer* wird er dort überwacht, wenn Atemstörungen zu erwarten sind.
> Über Atemstörungen, Sofortmaßnahmen, Überwachung und Pflege dieser Patienten s. Intensivpflege S. 823 ff.

Atmungsübungen

Sobald der Kranke nach der Operation ansprechbar ist, wird er zum Durchatmen und Aushusten angehalten. Schmerzen dürfen die Atemfunktion nicht eindämmen, der Arzt wird darum in der ersten Zeit regelmäßig Schmerzmittel verordnen.

Aufgaben der Schwester:
- ½–2stündlich zum Aushusten anhalten, dem Patienten dabei behilflich sein (Hände auf die Wunde legen)
- zum Durchatmen anhalten, wenn möglich 2- bis 3stündlich bei offenem Fenster einige tiefe Atemzüge machen lassen
- den Patienten zu einfachen Atemübungen aufmuntern, dies besonders dann, wenn die Physiotherapeutin nur 2mal täglich kommen kann.

Aufgaben der Physiotherapeutin:
- Die in der präoperativen Phase geübte Atemtechnik muß ab sofort, d.h. schon am Nachmittag des Operationstages angewandt werden.
- Die speziell ausgebildete Physiotherapeutin soll lungenoperierten Patienten beson-

dere Sorgfalt und möglichst viel Zeit widmen. Wo es möglich ist, kommt sie 3- bis 4mal täglich für die Atemübungen.

Nach Bedarf wird der Arzt Sauerstoff verordnen. In schweren Fällen oder bei Patienten, die zu Atemstörungen disponiert sind, wird die Atmung evtl. durch einen Beatmungsapparat unterstützt, z.B. durch den Bird-Respirator (s. S.824f.).

Schmerzen – Schmerzmittel

Die Patienten mit postoperativen Schmerzen atmen nicht richtig durch und sind deshalb sehr pneumoniegefährdet. Die meisten Ärzte verordnen deshalb in den ersten Tagen großzügig Schmerzmittel (z.B. 4stündlich oder nach Bedarf).

Von besonderer Wichtigkeit ist die Verabreichung von Schmerzmitteln *vor* der Atemtherapie, d.h. bevor die Physiotherapeutin mit der Atemgymnastik beginnt.

Lagerung

Sobald der Patient aus der Narkose erwacht, wird das Kopfende des Bettes langsam (halbstündlich) etwas höher gestellt. Bis zum Nachmittag des Operationstages (oder 5 Stunden nach der Operation) muß der Kranke sitzen. Zu diesem Zeitpunkt beginnt auch das Umlagern, das je nach Operation verschieden ist.

- *Pneumonektomie.* Lagerung auf die operierte Seite, damit die gesunde Lunge entlastet ist und gut durchlüftet werden kann. Die normalerweise zweistündlich ausgeführte Umlagerung geschieht folgendermaßen:
  operierte Seite – Rückenlage – operierte Seite usw.
- *Lobektomie und Segmentresektion.* Die Lagerung geschieht hier auf die gesunde Seite, damit sich die operierte Lunge richtig entfalten kann. Der Umlagerungsplan sieht so aus:
  zweistündlich: Rückenlage – gesunde Seite – Rückenlage usw.

Mobilisation

Schon am Nachmittag des Operationstages wird der Patient auf den Bettrand gesetzt oder vorsichtig aus dem Bett genommen. Die Leitungen dürfen dabei nicht abgeklemmt, noch darf die Verbindung zum Saugapparat unterbrochen werden.

Vom folgenden Tag an steht der Kranke zweimal täglich auf, die Spaziergänge sind am Anfang beschränkt. Sie richten sich nach der Länge der Leitungen, besonders dann, wenn der Saugapparat nicht mobil ist (Wandanschluß).

Röntgenkontrollen des Thorax

Die Häufigkeit ist von Krankenhaus zu Krankenhaus verschieden. Evtl. werden die Kontrollen nach vorgegebenem Schema ausgeführt, z.B.:

- nach Pneumonektomie: zweiter und vierter Tag, damit eine Anschoppung in der gesunden Lunge frühzeitig erkannt werden kann,
- nach Segment- und Lappenresektion: am ersten und dritten Tag; man will in diesem Fall vor allem die Entfaltung des restlichen Lungenteils kontrollieren.

Flüssigkeitszufuhr, Elektrolyt- und Blutersatz

Die Infusionstherapie richtet sich nach der ausgeführten Operation und dem Zustand des Kranken.

Als Regel gilt, daß während zwei bis drei Tagen die notwendige Flüssigkeit infundiert wird.

Die Zugabe von Elektrolyten in die Infusionslösung wird von den blutchemischen Untersuchungsresultaten abhängig gemacht.

Der Blutersatz richtet sich nach der verlorenen Menge. Eine möglichst genaue Kontrolle der Wundsekrete ist daher unerläßlich. In manchen Krankenhäusern gelten für den Ersatz bestimmte Regeln, z.B.

- bei Segment- oder Lappenresektion: Blutverlust plus 200 ml
- bei Lungenresektion: Verlust am Anfang doppelt ersetzen.

Solche Regeln haben aber nicht Allgemeingültigkeit, die Schwester richte sich genau nach den Verordnungen des Arztes.

Medikamentöse Therapie

Solange Infusionen verordnet sind, können die notwendigen Medikamente intravenös verabreicht werden. In Frage kommen:

- Antibiotika zum Abschirmen gegen Infektionen
- Herzglykoside zur Unterstützung der Herzaktion
- Vitamine zur Hebung des Allgemeinzustandes.

Inhalationen

Zwei- bis dreimal täglich werden Inhalationen mit sekretlösenden Medikamenten (z.B. Tacholiquin) vorgenommen.

Günstig ist es, wenn ein Luftvernebler vorhanden ist, der die Luft im Krankenzimmer anfeuchtet.

Ernährung

Diese richtet sich nach dem Zustand des Kranken. Am Abend des Operationstages darf löffelweise Tee verabreicht werden. Solange durch die Infusionstherapie dem Patienten Flüssigkeit zugeführt wird, kann die orale Ernährung beschränkt bleiben. Später muß für genügende Flüssigkeits- und Kalorienzufuhr gesorgt werden. Das Einsetzen der Darmtätigkeit macht meist keine Schwierigkeiten. Sie muß aber gut beobachtet und eine eventuelle Darmträgheit prophylaktisch angegangen werden.

Drainagen

Pneumonektomie

Es ist ein Wunddrain eingelegt (Abb. 15a). Das Sekret wird mittels Buelau-Drainage (s. S. 436 bzw. 438) oder mit einem Sog von 5–10 cm WS (Wassersäule) abgesaugt. Dieser relativ geringe Sog genügt, da nur der Sekretabfluß bezweckt wird.

Lobektomie, Segmentresektion

Es sind *zwei* Drains eingelegt (Abb. 15b). Der oben liegende, dünnere Drain (auch Luftdrain genannt), liegt intrapleural. Man bezweckt damit

das Absaugen der Luft, die durch die Eröffnung des Thorax in den Pleuraraum gelangt ist,

die Entfaltung der Restlunge.

Der dickere Drain liegt im Wundgebiet und dient der Drainage von Sekret. Sog bei beiden Drains 20–30 cm WS.

Der relativ starke Sog bei der Segment- oder Lappenresektion soll mithelfen, daß sich der restliche Lungenteil entfaltet, der Sekretabfluß wird begünstigt.

Absaugventil (Type Heimlich)

für die Thoraxdrainage. Wird zwischen Thoraxdrain und Absaugsystem angeschlossen und dient als Sicherheitsventil (eingebautes Rücklaufventil) (Abb. 16).

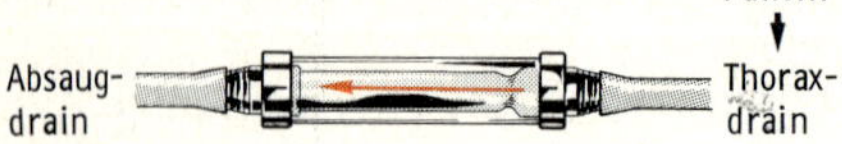

Abb. 16

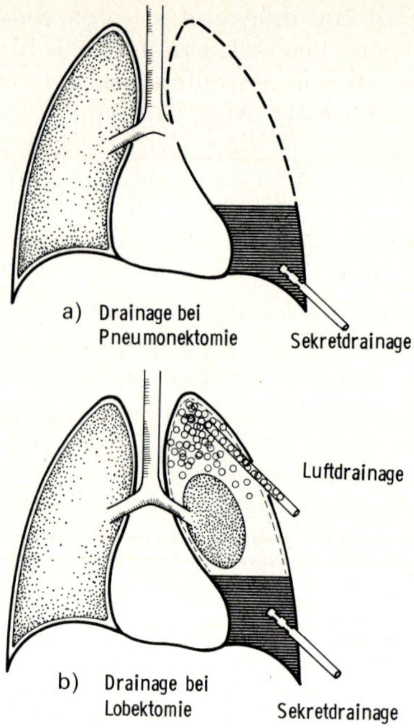

Abb. 15 a) Drainage bei Pneumonektomie
b) Drainage bei Lobektomie

Umgang mit Sekretflaschen und Abflußschläuchen

- Die Abflußschläuche müssen regelmäßig durchgeknetet werden, um ein Verstopfen zu verhüten. Es ist zu empfehlen, diese Handlung mit den Kontrollen der Vitalzeichen zu verbinden.
- Die Sekretflaschen werden täglich gewechselt. Dabei ist zu beachten,
  daß die Asepsis gewahrt wird und die Drains *doppelt abgeklemmt* sind (Abb. 18).

Drainentfernung

Zuerst wird der Luftschlauch entfernt, meist am 2. postoperativen Tag. Die Dichtigkeit der Pleura wird evtl. mittels Perthes-System (s. S. 439 f.) geprüft. (Anwendung nur nach Arztverordnung.) Der Sekretdrain bleibt 3 Tage liegen und wird dann entfernt.

Zur Drainentfernung benötigen wir:
- 200-ml-Spritze, steril
- zwei bis drei große Klemmen
- sterile Kompressen
- breites Leukoplast und Schere.

Der Verband, ein sog. Dachziegelverband, wird vorbereitet:
- doppelt oder dreifach aufeinandergelegtes, breites Heftpflaster (Abb. 19)
- sterile Kompresse.

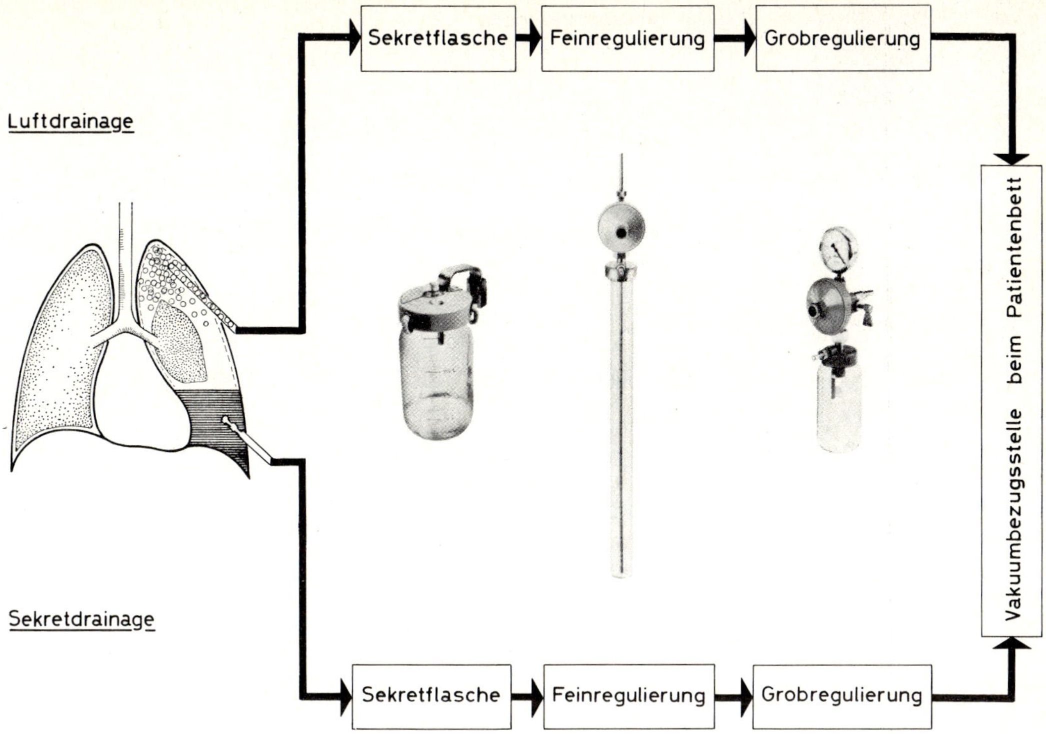

Abb. 17 Lungendrainage mit Verbindung zur Vakuumbezugsstelle (zur Druckbezugsstelle s. Kapitel »Saugsysteme«)

Die Drains werden zweifach abgeklemmt, und die Drainage wird auseinandergenommen. Nun wird die Spritze am Drain angesetzt und dieser unter Sog rasch herausgezogen. Der Patient muß während dieses Vorgangs tief einatmen und den Atem anhalten (vorher üben lassen!). Die Drainstelle wird sofort mit dem vorbereiteten Verband verschlossen. Nun darf der Kranke wieder normal atmen.

Verbandwechsel
Die Entfernung des umfangreichen Verbandes fällt bei normalem Verlauf auf den vierten Tag. Die Operationswunde wird anschließend z.B. mit Nobecutan-Spray besprüht (evtl. mit Kompressen abgedeckt).
Fädenentfernung: 8.–12. Tag.

Komplikationen
- Blutungen, die sehr massiv sein können (meistens blutet es in die Pleurahöhle)
- Pneumonie, durch Anschoppung der Alveolen mit liegengebliebenem Sekret
- Atelektase eines Lungenteils, auch als Folge der Anschoppung
- Hautemphysem
- Pneumothorax durch undichte Drains
- Zyanose. Eine solche kann plötzlich auftreten, die Ursache verschieden sein, meist ist sie aber eine Folge ungenügender Atemfunktion. Regelmäßige Beobachtung des

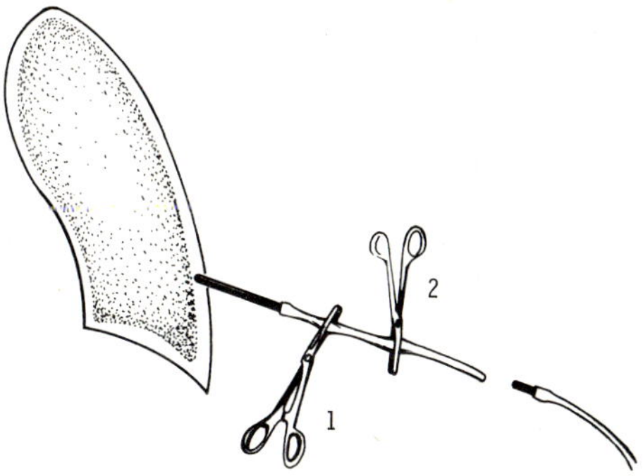

Abb. 18 Bei jeder Manipulation an den Drains (z.B. Wechseln der Sekretflaschen) muß der körpernahe Drainageanteil doppelt abgeklemmt werden (= Sicherheitsvorkehrung, um jedes Eindringen von Luft zu vermeiden)

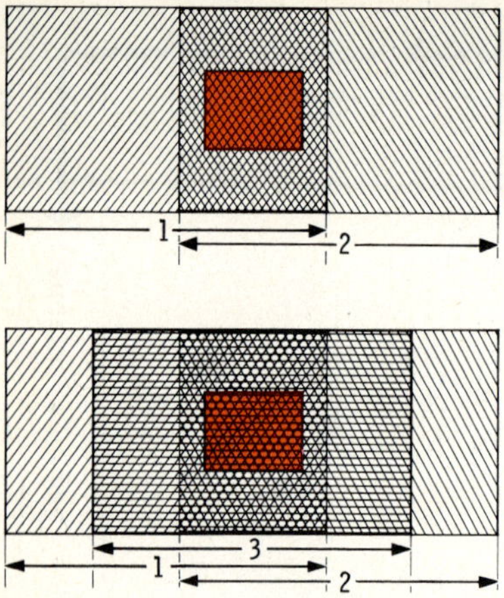

Abb. 19 Dachziegelverband.
a) mit 2 Heftpflastern, b) mit 3 Heftpflastern. Variante c): Die Pflasterstreifen überdecken sich zu je ⅔ in der Vertikalen (wie die Dachziegelreihen eines Hauses). Diese Technik ist bei sehr großen Verbänden vorteilhaft, wenn Varianten a) und b) nicht genügen

Patienten ist unerläßlich. Eine »versteckte« Zyanose ist zuerst an den Fingernägeln zu bemerken (Patientennägel mit den eigenen vergleichen). Eine auftretende Zyanose ist *sofort* dem Arzt zu melden.

Entlassung
Bei komplikationslosem Verlauf nach zwei bis drei Wochen. Die Erholungszeit ist von der Primärerkrankung abhängig. Sie muß auf jeden Fall genügend lang sein. Der Organismus braucht Zeit, sich an die kleinere Atemfläche zu gewöhnen. Wir machen den Kranken darauf aufmerksam, daß er auch nach der Entlassung die Atemgymnastik weiterführen muß (täglich mindestens einige Minuten).

Weiterführende Literatur

Beske, F. Lehrbuch für Krankenschwestern und Krankenpfleger, 3. Aufl. Thieme, Stuttgart 1974

Engelhardt, K.: Der Patient in seiner Krankheit. Thieme, Stuttgart 1971

Fuchs, F., G. Böttger: Chirurgie für Krankenpflegeberufe, 13. Aufl. Thieme, Stuttgart 1979

Keidel, W.D.: Kurzgefaßtes Lehrbuch der Physiologie, 5. Aufl. Thieme, Stuttgart 1979

Lezius, A.: Die Lungenresektion. Thieme, Stuttgart 1953

Marx, H.H.: Lungenemphysem und Bronchitis. Thieme, Stuttgart 1963

Nolte, H., J. Meyer, J. Wurster: Kenntnisse und Aufgaben der Krankenschwestern und -pfleger in der kardiopulmonalen Wiederbelebung. Thieme, Stuttgart 1973

Parow, J.: Funktionelle Atmungstherapie, 3. Aufl. Thieme, Stuttgart 1972

Prospekte und Broschüren versch. Firmen über BCG-Impfstoff und Tuberkulin, z.B. Lederle, Berna, Schweiz. Serum und Impfinstitut Bern

Schettler, G. Innere Medizin, 4. Aufl. Thieme, Stuttgart 1977

Schweiz. Vereinigung gegen die Tuberkulose: Broschüren wie: Die Tuberkulose heilbar und vermeidbar; Die Tuberkulose: Antworten an Kranke, Hinweise für Gesunde; Tuberkulose und Alltag

Spieß, H.: Impfkompendium, 2. Aufl. Thieme, Stuttgart 1976

Toohey, M.: Innere Medizin für Krankenschwestern und Krankenpfleger, 4. Aufl. Thieme, Stuttgart 1974

Testfragen

Kreuzen Sie die richtige Antwort an:

– Unter Vitalkapazität versteht man (S. 470)
  - ☐ jene Luftmenge, die nach maximaler Ausatmung noch in der Lunge verbleibt
  - ☐ jenes Luftvolumen, das bei ruhiger Atmung ein- oder ausgeatmet werden kann
  - ☐ jenes Luftvolumen, das nach maximaler Inspiration ausgeatmet werden kann
  - ☐ die Gesamtmenge der in der Lunge aufnehmbaren Luft

– Der Tiffeneau-Test dient zur Messung (S. 473)
  - ☐ der Vitalkapazität
  - ☐ der Sekundenkapazität
  - ☐ der Minutenkapazität

- Die Blutgasanalyse gibt uns Auskunft, ob (S. 474)
  - ☐ die Sauerstoffsättigung im Gewebe genügend ist
  - ☐ die Kohlensäurespannung im Gewebe zu hoch ist
  - ☐ die Sauerstoffsättigung und der Sauerstofftransport genügend oder ungenügend sind
- Für die Bronchographie wird (S. 472)
  - ☐ ein gerades Metallrohr in die Bronchien eingeführt
  - ☐ ein halbstarrer Katheter in den Bronchialbaum eingebracht
  - ☐ ein Spezialinstrument von außen (Hautschnitt) an die Bronchien herangebracht
- Für ein Exsudat sind folgende Merkmale charakteristisch (S. 477)
  - ☐ klares Aussehen, hohes spezifisches Gewicht, Zellgehalt gering
  - ☐ serös oder fibrinös, hohes spezifisches Gewicht, sehr zellreich
  - ☐ zell- und eiweißarm, niederes spezifisches Gewicht, Menge groß
- Bei welcher Tuberkulinprobe kann die Reaktion schon nach 24 Stunden abgelesen werden? (S. 479f.)
  - ☐ Moro-Probe
  - ☐ Patch-Test
  - ☐ Tuberkulin-Probe
  - ☐ Tuberkulin-Tine-Test
- Tuberkulin ist (S. 479)
  - ☐ eine glyzerinhaltige Fleischbouillon
  - ☐ ein sterilisiertes, konzentriertes Filtrat von Tuberkelbazillen
  - ☐ das Filtrat eines Nährmilieus, auf dem sich Tuberkelbazillen entwickelt haben
- 0,1 ml einer Verdünnung von Tuberkulin 1:2000 entspricht (S. 480)
  - ☐ 1 IE
  - ☐ 2 IE
  - ☐ 5 IE
  - ☐ 10 IE
- Die chronische Bronchitis ist (S. 483)
  - ☐ eine Begleiterscheinung bei Infektionskrankheiten
  - ☐ eine Erkrankung, die durch exogene und endogene Faktoren ausgelöst werden kann
  - ☐ eigentlich nur bei Rauchern anzutreffen
- Die typischen Veränderungen in den Bronchien beim Asthma bronchiale sind (S. 484)
  - ☐ Schwellung der Bronchialschleimhaut, Bronchialspasmus, gesteigerte Sekretsekretion
  - ☐ Bronchialspasmus, Blähung der Alveolen, Zerstörung der Alveolarsepten
  - ☐ gesteigerte Schleimsekretion, Zerfall der Schleimhautzellen, Bronchialspasmus
- Eine wichtige Komplikation beim Lungenemphysem ist (S. 485)
  - ☐ Linksherzüberbelastung
  - ☐ Rechtsherzüberbelastung
  - ☐ Verminderung der Erythrozyten
- Die sekundäre Pneumonie wird verursacht durch (S. 486)
  - ☐ Aspiration
  - ☐ Bakterien oder Viren
  - ☐ Eosinophiles Infiltrat
- Typische Symptome bei der Lungentuberkulose sind (S. 490f.)
  - ☐ Nachtschweiß, hohe Temperatur, Hungergefühl
  - ☐ Appetitlosigkeit, kalter Schweiß, Gewichtsverlust, Husten
  - ☐ Husten, Gewichtsverlust, Müdigkeit, Nachtschweiß
- Der Sog nach Lobektomie ist ca. (S. 494)
  - ☐ 5–10 cm WS
  - ☐ 20–30 cm WS
  - ☐ 5–10 mm Hg
  - ☐ 20–30 mm Hg

2 Krankheiten des Herzens

Sequenzziel (Intention)

Sie mobilisieren das Wissen, das Sie sich im Anatomie-, Physiologie- und Medizinunterricht über das Herz-Kreislaufsystem angeeignet haben und sind bestrebt, die Pflege von Herzkranken von möglichen pathophysiologischen Veränderungen abzuleiten. Sie sind fähig, bei den diagnostischen und therapeutischen Maßnahmen wirkungsvoll mitzuhelfen und dem einzelnen Patienten jene Pflege zukommen zu lassen, die seinen Bedürfnissen gerecht wird. Sie kennen die Gefahren und Komplikationen, denen Herzkranke ausgesetzt sind und beobachten und überwachen die Patienten so, daß Sie Veränderungen im Befinden (z.B. Gefühle der Angst und der Beklemmung), im Aussehen (z.B. Ödeme) oder der Vitalzeichen (Puls, Blutdruck, Atmung) rasch erfassen, präzise rapportieren und adäquate Hilfe leisten können.

Lernziel

Sie haben das Lernziel dieses Kapitels erreicht, wenn Sie
- die allgemeinen Krankheitszeichen beim Herzkranken aufzählen und erklären können;
- die diagnostischen Maßnahmen nennen und prinzipiell angeben können, worum es sich bei der einzelnen Maßnahme handelt;
- die allgemeingültigen Pflegemaßnahmen beim Herzpatienten aufzählen und begründen können;
- die Prinzipien der Behandlung des Herzpatienten, besonders in bezug auf die Medikamente, darlegen können;
- einen Pflege- und Behandlungsplan aufstellen und begründen können für einen Patienten mit Herzinsuffizienz, mit Herzinfarkt oder mit Entzündungen am Herzen.

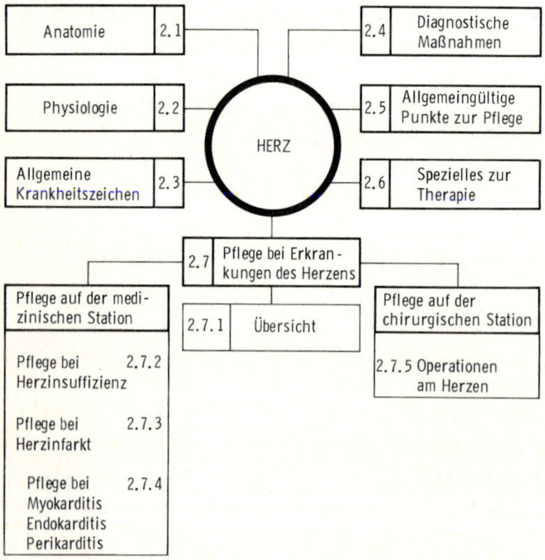

Prinzip

Das Herz ist der Motor des Kreislaufes und ermöglicht die Durchblutung des gesamten Organismus. Dadurch ist die Sauerstoffzufuhr in die Zellen und der Abtransport der Kohlensäure (Gasaustausch) gewährleistet.
Versagt die Herzfunktion, ist immer auch der Kreislauf mitbetroffen, es kommt zu Mangeldurchblutung einerseits und zu Stauungserscheinungen anderseits. Je nach Ursache der Störung können unterschiedliche Symptome im Vordergrund stehen.
Der Mensch als Organismus reagiert auf Mangeldurchblutung und Sauerstoffmangel mit Ausfallserscheinungen und Kompensationssymptomen. Diese sind meist typisch und manifestieren sich als Zyanose, Atemnot, Ödeme.
Der Mensch als Person empfindet Herz-Kreislaufstörungen als bedrohlich: Seine Ängste können u.U. so groß sein, daß er seine Krankheit als direkte Lebensbedrohung empfindet.
Krankheitsfördernde Umweltfaktoren (falsche Ernährung, mangelnde Bewegung, Streß) sind oft mitverantwortlich für eine Erkrankung. Sie können durch angepaßte Vorkehrungen vermieden oder verringert werden.

▼

Für die Mitglieder der Pflegegruppe bedeutet dies, daß sie
- die Symptome einer gestörten Herz-Kreislauffunktion erkennen, die pflegerischen Maßnahmen davon ableiten und bei der therapeutischen Unterstützung sinnvoll mithelfen können,
- hellhörig sind für die psychischen und sozialen Pflegeprobleme von Patienten mit akuten und chronischen Herzkrankheiten und diese bei der Pflegeplanung berücksichtigen,
- Mitverantwortung tragen für die prophylaktischen Möglichkeiten der Gesunderhaltung und Gesundheitsförderung des einzelnen und der Gesellschaft.

2.1 Anatomie (Abb. 1)

2.2 Physiologie

Das Herz gilt als zentrales Organ für die Aufrechterhaltung des Lebens. Herz und Gefäße bilden durch den Blutkreislauf eine Einheit und ermöglichen die Versorgung des ganzen Organismus mit Sauerstoff.
Die Systole ist die Folge der Kontraktion des Herzmuskels, gleichzeitig strömt das Blut in den Kreislauf. In dieser Zeit sind die Klappen der großen Gefäße geöffnet, die Klappe zwischen Vorhof und Kammer bleibt dagegen geschlossen, denn das Blut soll ja vorwärts (in die Peripherie) und nicht rückwärts (in den Vorhof zurück) fließen.
Die Diastole beginnt, wenn die Kammerkontraktion beendet ist und die Ruheperiode eintritt. Das Offen- und Geschlossensein der Klappen ist nun gerade umgekehrt, d.h. jene der großen Gefäße sind verschlossen, damit kein Blut ins Herz zurückfließen kann. Damit aber die Kammer für die nächste Systole gefüllt ist, öffnen sich gleichzeitig die Atrioventrikularklappen.
Da der Blutbedarf in der Peripherie sehr unterschiedlich ist, reicht die normale Blutmenge nicht immer aus, alle Gewebe gleichzeitig maximal zu durchströmen. Diesem Mangel wird abgeholfen, indem der Blutumfluß durch Steigerung der Herzaktion beschleunigt wird (Frequenz und Intensität). Auch können bei partieller Drosselung der Durchblutung in weniger wichtigen Geweben andere vitale Organe wie Gehirn, Nieren usw. vermehrt versorgt werden.

Reizleitungssystem (Abb. 2)
Das Herz verfügt über ein eigenes Reizleitungssystem, d.h. es bildet die für seine Muskelkontraktion notwendigen Erregungen selber = Autonomie. Die Erregung beginnt beim *Sinusknoten*, dem Schrittmacher des Herzens, der im rechten Vorhof liegt. Von hier aus gehen die Reize über die Vorhofmus-

kulatur zum Atrioventrikularknoten (= AV-Knoten), der sich zwischen Vorhof und Kammer befindet. Dann folgt die Erregung im *Hisschen Bündel,* läuft in dessen Schenkel spitzenwärts und verteilt sich durch die Fasern in die Kammermuskulatur. Das Reizleitungssystem ist verantwortlich für auftretende Rhythmusstörungen, die in der gestörten Reizbildung oder Reizleitung ihre Ursache haben können.

2.3 Allgemeine Krankheitszeichen

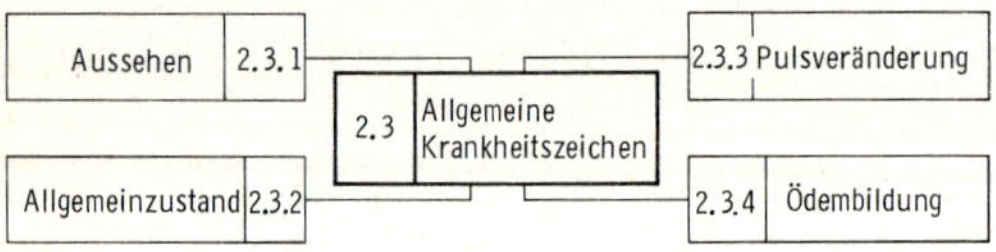

2.3.1 Aussehen

Je nach Schwere des Krankheitsbildes oder Ursache der Herzerkrankung beobachten wir:

- *Zyanose* bei Mißbildungen des Herzens oder bei Herzklappenfehlern sowie bei schwerer, fortgeschrittener Herzinsuffizienz.
- *Gestaute Venen,* besonders auffällig an den Halsvenen, sind bei Patienten mit Herzinsuffizienz anzutreffen.
- Oft spiegeln sich *Angst und Unruhe* in der Mimik von Herzpatienten.
- Eine eigene *typische Hautfarbe* haben Patienten mit Endokarditis lenta; sie ist hellbräunlich, sogenannte »café-au-lait«-Farbe.

2.3.2 Allgemeinzustand

Die Skala der subjektiven Beschwerden ist umfangreich. Herzpatienten klagen z.B. über:

- rasche Ermüdbarkeit
- Leistungsverminderung
- Atemnot (Dyspnoe), zuerst bei Anstrengung, später auch in der Ruhe = Ruhedyspnoe
- Herzklopfen oder »Herzstolpern« können durch nervöse Störungen hervorgerufen oder auch erstes Zeichen einer organischen Herzerkrankung sein.
- Der Herzschmerz kann sich verschieden äußern:

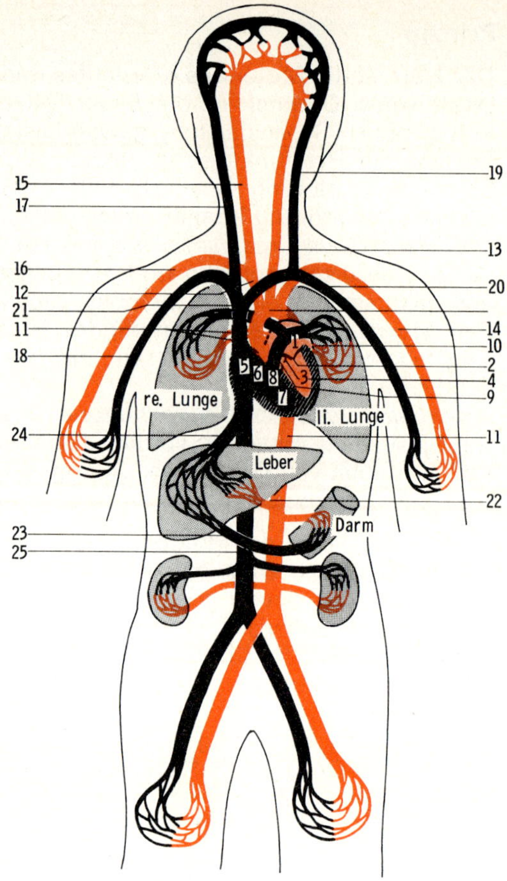

Abb. 1 Blutkreislauf. Zeichnen Sie in den großen Gefäßen die Strömungsrichtung des Blutes ein, und bezeichnen Sie die Strukturen 1–25 (s. S. 847)

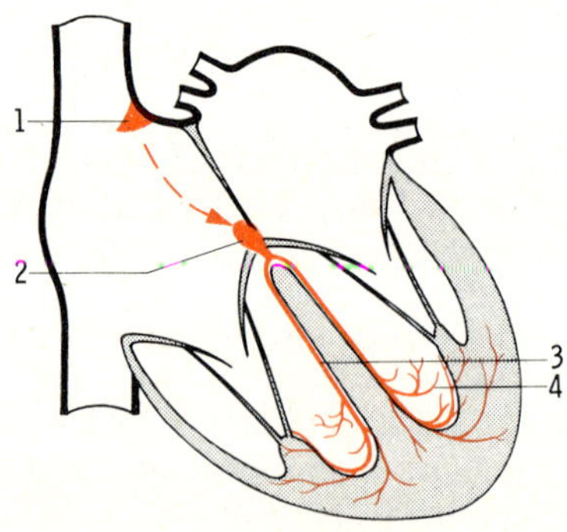

Abb. 2 Reizleitungssystem. 1 = Sinusknoten (Keith-Flack). Die Erregung erreicht über die Vorhofmuskulatur, welche dadurch zur Kontraktion angeregt wird, den (2) Atrioventrikularknoten (Aschoff-Tawara), folgt (3) dem His-Bündel, läuft in dessen Schenkel spitzenwärts und verteilt sich mittels (4) der Purkinje-Fasern in der Kammermuskulatur und löst deren Kontraktion aus

anfallsweise auftretend bei Angina pectoris, meist als retrosternaler Druckschmerz, *ausstrahlende* Schmerzen, besonders in den linken Arm oder in die Halsregion bei Herzinfarkt,
ein *atemunabhängiger* Schmerz kommt bei Perikarditis vor.
- Über chronischen Hustenreiz in Verbindung mit Atemnot klagen Patienten mit Lungenstauungen bei ungenügender Herzleistung.

2.3.3 Pulsveränderungen

Bei Herzpatienten sind vor allem Rhythmus und Frequenz von Bedeutung:

Pulsrhythmus
Die häufigste Unregelmäßigkeit ist die *Extrasystole* (ES) = extrasystolisch bedingte Pulsunregelmäßigkeit (einzelne ES kommen auch beim Gesunden vor).
Als *absolute Arrhythmie* bezeichnet man eine vollständige Regellosigkeit des Pulses. Sie ist ein Zeichen von Vorhofflimmern oder Vorhofflattern.
Das *Pulsdefizit* sagt aus, daß die über dem Herzen gezählte Pulsfrequenz größer ist als diejenige in der Peripherie (d.h. nicht alle Herzschläge gelangen in die Peripherie).

Pulsfrequenz
Bradykardie bei Herzpatienten kann das Zeichen einer Digitalisüberdosierung sein. Sie tritt auch bei best. Rhythmusstörungen auf. Ein Pulsabfall unter 50 Schläge/Minute ist dem Arzt zu melden.
Tachykardie ist das Zeichen einer beschleunigten Herzaktion, häufig bei Herzinsuffizienz oder Entzündungen am Herzen.
Nähere Angaben über Puls und Pulsveränderungen s. S. 312 ff.

Pulsveränderungen müssen von der Schwester frühzeitig erkannt und dem Arzt gemeldet werden.

2.3.4 Ödembildung

Das kardiale Ödem
Unmittelbare Ursache: Durch die Stauung kommt es zu Druckanstieg im venösen Schenkel der Kapillare. Der hier herrschende Blutdruck übersteigt den kolloidosmotischen Druck. Extrakapilläre Flüssigkeit fließt nur noch über die Lymphwege ab, die das Angebot aber nicht mehr bewältigen können. Wird durch Liegen der hydrostatische Druck aufgehoben, kann es bei nur mäßiger kardialer Stauung zum Ausgleich kommen, d.h. die Ödeme verschwinden über Nacht, die Flüssigkeit wird ausgeschieden → Nykturie.
Ödeme treten vor allem bei chronischer Rechtsinsuffizienz des Herzens auf. Es entwickelt sich eine Wasseransammlung in den unteren Extremitäten, und zwar von den Füßen her aufsteigend:
- Knöchelödeme
- Unterschenkelödeme
- Oberschenkelödeme
- Aszites (Bauchwassersucht).

Beim liegenden Patienten treten die Ödeme in der Sakralgegend auf.

2.4 Diagnostische Maßnahmen

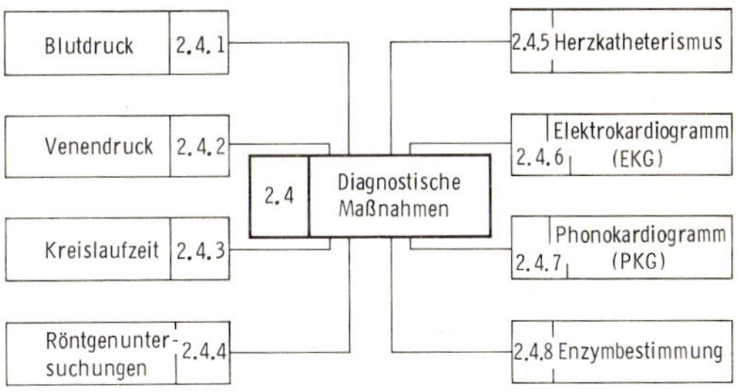

2.4.1 Blutdruckmessung

Sie hat besonders große Bedeutung bei Patienten mit Herzinfarkt (Myokardinfarkt) zur Verlaufskontrolle bzw. Früherkennung eines kardiogenen Schockes sowie als Kontrolle der Therapie bei Patienten mit Hypertonie.
Blutdruck und Blutdruckmessung s. S. 316 ff.

2.4.2 Venendruckmessung

Prinzip und Vorgehen bei der
- *zentralen Venendruckmessung* s. S. 368 ff.
- *Periphere Venendruckmessung*. Der Füllungszustand der Venen der oberen Extremitäten (= periphere Venen) ist außer vom Tonus der Gefäße von dem in der oberen Hohlvene und im rechten Vorhof herrschenden Druck abhängig.

Vorbereitung
Der Patient wird orientiert. Er soll 15 Minuten vor der Untersuchung Bettruhe einhalten.
Ausführung
- Der Arm wird in Herzhöhe gelagert (ca. 5 cm unter dem Sternum).
- Einführen einer dicken Kanüle in die Kubitalvene und Anschließen eines mit physiologischer Kochsalzlösung gefüllten U-Rohres oder Steigrohres (z.B. Rohr, das zur Lumbalpunktion gebraucht wird, s. S. 752). Dadurch wird eine direkte Verbindung mit dem Venensystem hergestellt.
- Flüssigkeitssäule sich senken lassen (während ca. 2 Minuten). Sie senkt sich zuerst rasch, dann langsamer und stabilisiert sich schließlich unter atemsynchronen Schwankungen auf einer Höhe, die dem peripheren Venendruck (auch venöser Mitteldruck) entspricht.

  Norm 41,11 cm H_2O. Mittelwert: 4,5 cm H_2O.

2.4.3 Messung der Blutströmungsgeschwindigkeit = Kreislaufzeit

Prinzip
Die Zeit, die eine intravenös verabreichte Testsubstanz braucht, bis sie an einem bestimmten Punkt des Organismus ankommt, ist gleichzusetzen mit der Blutströmungsgeschwindigkeit.

Bei der Messung der Kreislaufzeit handelt es sich demnach um die registrierte Zeit zwischen intravenöser Injektion einer Testsubstanz und dem Eintreffen derselben an einem bestimmten Punkt.
Die früher durchgeführte, vom subjektiven Empfinden des Patienten abhängige Bestimmung der Arm-Lungen-Zeit mit Äther und der Arm-Zungen-Zeit mit Decholin hat der *objektiven oxymetrischen Kreislaufzeitbestimmung* Platz gemacht *(= Farbstoffkurve)*.
Die *Arm-Ohr-Zeit* (entsprechend der Arm-Zungen-Zeit) wird erhalten, wenn Methylenblau oder Evansblau sehr rasch in eine große Armvene injiziert und die Zeit bis zum Erscheinen des Farbstoffes am hyperämisierten Ohr gemessen wird.
Die *Lungen-Ohr-Zeit* ist die Zeit, welche nach einer Apnoe (Anhalten des Atems) verstreicht, bis nach Wiedereinsetzen der Atmung arterialisiertes Blut am Ohr erscheint.
Durch Subtraktion der Lungen-Ohr-Zeit von der Arm-Ohr-Zeit erhält man die *Arm-Lungen-Zeit*.
Mit der Lungen-Ohr-Zeit mißt man die Leistung des linken Ventrikels, mit der Arm-Lungen-Zeit diejenige des rechten Ventrikels.

2.4.4 Röntgenuntersuchungen

Prinzip
Lage, Größe, Form und Pulsaktion des Herzens und der großen Gefäße sind wichtige Kriterien bei der Ermittlung der Herzleistung. Sie können mittels Durchleuchtung und Röntgenaufnahmen des Thorax erfaßt werden.

Ohne Kontrastmittel
Durchleuchten, Schirmbild, Thoraxaufnahme (s. S. 471 f.).
Von einem *Herzstatus* spricht man, wenn die Aufnahmen in vier verschiedenen Ebenen gemacht werden (von vorne, seitlich und in halbschrägen Stellungen des Kranken, der sog. Fechter- und Boxerstellung).
Kymographie: Es werden gleichzeitig die Organbewegungen röntgenologisch erfaßt. Dadurch lassen sich die Randbewegungen des Herzens und der Gefäße aufzeichnen.

Mit Kontrastmittel
Die Angiokardiographie (Angiokardiogramm)
Durch Injektion eines hochkonzentrierten Kontrastmittels kann man die Hohlräume des Herzens und der großen Gefäße röntgenologisch darstellen. Die Beobachtung der Füllungsvorgänge gibt Aufschluß über:
- die Größe der einzelnen Herzhöhlen
- die Strömungsverhältnisse innerhalb des Herzens
- den Verlauf der Aorta und großen Halsgefäße
- die Lungendurchblutung.

Heute ist auch die Koronarangiographie möglich (Darstellung der Koronarien).
Das Kontrastmittel kann auf verschiedenen Wegen verabreicht werden:
- intravenös = intravenöse Angiokardiographie
- intraarteriell: Durch die Brachial- oder Femoralarterie wird ein spezieller Katheter in die Aorta geschoben und das Kontrastmittel injiziert = retrograde Aortographie
- durch den Herzkatheter = Herzkatheterismus.

Beachte

Bei Kontrastmitteldarstellungen ist evtl. ein *Allergietest* vorzunehmen. Meist wird dieser intrakutan und intravenös vorgenommen.

Vorgehen
Am Vorabend der Untersuchung z.B. intravenöse Injektion von 0,5 ml und/oder intrakutane Injektion von 0,2 ml des Kontrastmittels. Bei Auftreten einer *Kontrastmittelallergie* (Übelkeit, Erbrechen, Hautreaktion) ist der Arzt zu benachrichtigen.
Diese Voruntersuchung, sofern sie in der Klinik verlangt wird, gilt für *alle* folgenden Kontrastmitteldarstellungen.

2.4.5 Herzkatheterismus

Prinzip
Untersuchung am Herzen nach Punktion eines Gefäßes. Es wird ein spezieller Katheter ins Herz vorgeschoben.
Je differenzierter die dabei vorgenommenen Untersuchungen sind, um so größer sind die Belastungen für den Patienten (unbequeme Rückenlage über längere Zeit), und um so größer ist die Gefahr einer evtl. Komplikation (Blutung aus dem Punktionskanal, Thrombusbildung an der Katheterspitze mit Emboliegefahr).

Die Sondierung des Herzens wurde 1929 durch den deutschen Arzt Forssmann erstmals im Selbstversuch unternommen.
Die Herzkatheterisierung dient vor allem
- der Feststellung des Druckes in der Herzkammer und im arteriellen Abschnitt des Lungenkreislaufes
- der Bestimmung des Sauerstoffgehaltes in den einzelnen Herz- und Gefäßabschnitten
- der Lokalisation von Scheidewanddefekten oder Gefäßanomalien, z.B. eines offenen Ductus Botalli
- dem Nachweis einer Klappenstenose oder einer Klappeninsuffizienz.

Beim Herzkatheterismus wird ein Spezialkatheter in das Herz vorgeschoben. Verwendet werden halbsteife Sonden aus Kunststoff. Sie werden unter aseptischen Bedingungen eingeführt und bis an die gewünschten Orte im Herzen vorgeschoben.

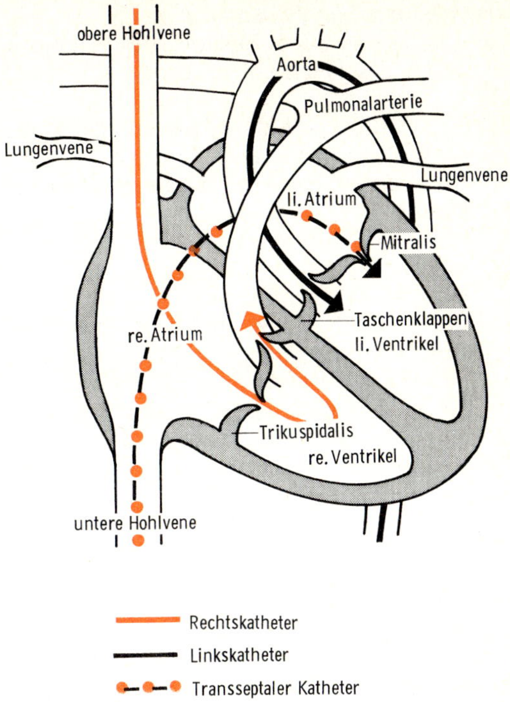

Abb. 3 Herzkatheterismus: Wege der verschiedenen Herzkatheter

Eine Durchleuchtungsanlage, bestehend aus einer Bildverstärkerröhre und einem Fernsehschirm, erlaubt dem Arzt jederzeit, den Weg des Katheters im Herzen zu verfolgen.
Arten von Herzkatheterismus (Abb. 3)
- *Der Rechtskatheter* (auch Flowkatheter genannt) = *venöse Katheterisierung*
  Er wird in die linke Armvene, im Bereich der Ellbeuge oder Axilla, eingeführt, kommt durch die obere Hohlvene in den rechten Vorhof, die rechte Kammer, A. pulmonalis.
- *Der Linkskatheter = arterielle Katheterisierung*
  Er wird in die A. femoralis gegen den Blutstrom in die Aorta bis in den linken Ventrikel geschoben.
- *Der transseptale Katheter*
  Dieser führt durch die untere Hohlvene in den rechten Vorhof. Dann wird mittels einer feinen Kanüle (= Nadelspitze), die am Katheter befestigt ist, das Septum durchstochen. Der Katheter gelangt so durch den linken Vorhof in die linke Kammer.

Vorbereitung des Patienten
Sie variiert je nach Zustand des Patienten und Art des Herzkatheterismus. Allgemein gilt:
- Der Patient soll über die unangenehme (langes Liegen auf dem Röntgentisch), jedoch schmerzlose Untersuchung orientiert werden
- Rasur der Leistengegend und der linken Axilla
- wird anschließend ein Angiogramm gemacht, muß das Kontrastmittel getestet werden (Verträglichkeitsprobe)
- entsprechende Dokumente vorbereiten
- zur Kompression der Leistenarterie werden zwei Sandsäcke bereitgelegt
- je nach Arztverordnung bekommt der Patient am Vorabend und vor der Untersuchung ein Sedativum.

Ausführung
- Lagerung des Patienten unter dem Bildschirm
- Anschluß an das Elektrokardiogramm
- steriles Abdecken der Punktionsstelle (Leistengegend, linker Arm)
- Desinfektion und Lokalanästhesie
- Palpation der Inguinalgefäße und Schnitt mittels Skalpell
- Einschieben der Kanüle
- durch den Nadelschaft wird ein Metalldrain eingeführt, der dem Gefäß entlang wandert. Der Nadelschaft wird herausgezogen und auf dem Metalldrain der Katheter eingeschoben. Der Metalldrain dient der Schienung des Katheters.

Nachbehandlung und -kontrollen
Diese richten sich nach der Art des vorgenommenen Katheterismus. Die Schwester erkundige sich genau darüber wie auch über den Verlauf der Untersuchung.

Patient mit ausschließlichem Rechtsherz- oder Flowkatheter (nur venöse Katheterisierung)
- zwei Stunden Bettruhe einhalten lassen
- Patient darf essen und trinken.

Patient mit Linksherzkatheter (arterielle Katheterisierung)
Da die Gefahr der *arteriellen Nachblutung* besteht, sind folgende Maßnahmen gewissenhaft durchzuführen:
- Kontrolle von Blutdruck und Puls nach Verordnung (z.B. ¼- bis ½stündlich zu Beginn, dann stündlich)
- Kontrolle der Punktionsstelle in der Leistenbeuge. Gute Kompression ist notwendig (Sandsack 12 Stunden liegen lassen)
- Kontrolle des peripheren Fußpulses
- Bettruhe während 24 Stunden
- Kompressionsverband bei Beschwerden nach vier Stunden lösen, sonst 24 Stunden belassen
- Nahrungs- und Flüssigkeitskarenz bis zum vollen Wohlbefinden des Patienten, dann Beginn mit Tee und Zwieback (Brechreiz und Erbrechen unbedingt vermeiden, da Pressen eine Nachblutung begünstigt).

Patient mit transseptalem Katheter
Je nach Verlauf einfache oder differenziertere Überwachung; Verordnung beachten.

Beachte

Alle Patienten mit Kontrastmittelaufnahmen brauchen eine gezielte Vorbereitung und eine gute Nachkontrolle. In ganz besonderem Maße gilt dies für den Patienten mit Herzkatheterismus. Er wird meistens auf einer Spezialabteilung untergebracht.
Die Schwester mache sich mit den üblichen Methoden der Vorbereitung und Nachbehandlung vertraut. Zur Beherrschung der technischen Intensivüberwachung braucht sie ein geschultes Auge, das Veränderungen frühzeitig erkennt. Sie braucht ein rasches Reaktionsvermögen, um im Ernstfall richtig handeln zu können.

2.4.6 Das Elektrokardiogramm (EKG)

Prinzip
Die bei der Herzmuskelaktion entstehenden elektrischen Ströme (= Muskelaktionsströme) lassen sich auf die Körperoberfläche projizieren und können hier mit Hilfe hochempfindlicher Meßinstrumente als *Elektrokardiogramm* (EKG) registriert werden.

Die Ableitung
erfolgt indirekt von der Körperoberfläche, indem man Elektroden (Metallplatten) auf zwei Hautstellen legt, die in der Fortsetzung der Herzlängsachse liegen und mit dem Meßinstrument elektrisch leitend verbunden sind. Die Elektrodenplatten werden mittels

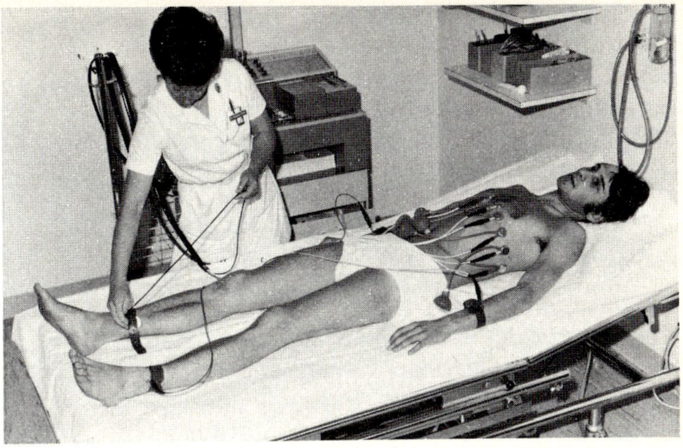

Abb. 4 Vorbereitung des Patienten für das Elektrokardiogramm

Gummibinde angelegt, wobei man zur Erhöhung der Leitfähigkeit Elektrodenpaste zwischen Elektrode und Haut bringt. Bei der Brustwandableitung benutzt man meist Saugelektroden (s. Abb. 4). Man pflegt das Elektrokardiogramm in *3 Grundableitungen* und zahlreichen Spezialableitungen vorzunehmen, um durch diese Kombination Fehlerquellen, die sich aus Lageänderung des Herzens usw. ergeben können, auszuschalten. Allgemein üblich sind folgende Ableitungsorte:

1. Ableitung: rechter Arm – linker Arm
2. Ableitung: rechter Arm – linkes Bein
3. Ableitung: linker Arm – linkes Bein
4. Ableitung: Brustwand – linkes Bein.

Da das EKG normalerweise von einer speziell ausgebildeten Person vorgenommen wird, fällt auch das Anlegen der Elektroden nicht in den Aufgabenbereich der Schwester. Auf Spezialabteilungen (z. B. Intensivstation) kann sie dies zusätzlich lernen.

Die Herzstromkurve

Die Aktionsströme werden auf einem Papierband (Direktschreiber) aufgezeichnet. Die so registrierte charakteristische Herzstromkurve besitzt normalerweise 5 Zacken, die mit den Buchstaben P, Q, R, S, T bezeichnet werden (Abb. 5).

Die *P-Zacke* ist Ausdruck der Erregungsausbreitung in *beiden Vorhöfen*. Ihr folgt die negative *Q-Zacke*, die den *Beginn der Kammererregung* anzeigt. Die steil ansteigende *R-Zacke* fällt rasch zur negativen *S-Zacke* ab. Der sogenannte *QRS-Komplex* entspricht der *Erregungsausbreitung in beiden Ventrikeln*.

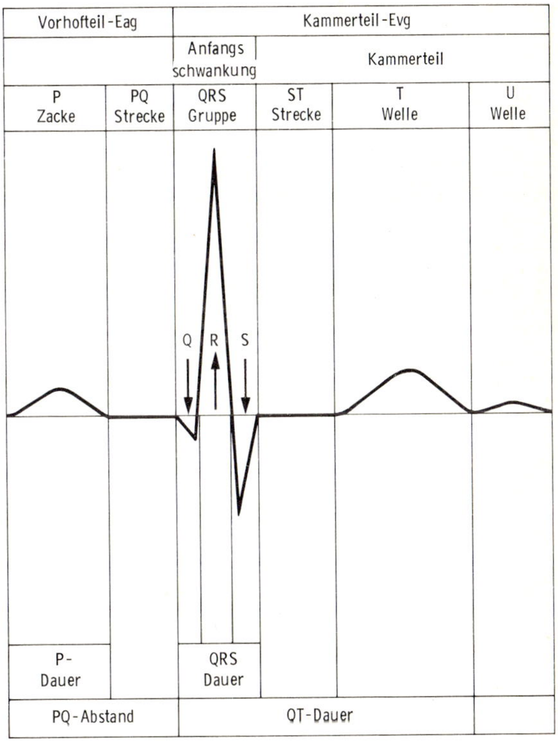

Abb. 5 Benennung der Abschnitte und Ausschläge des Elektrokardiogramms (nach Müller-Seiffert)

Es folgt eine normalerweise isoelektrische Linie, die in die *T-Welle*, welche von einer fast flach verlaufenden *U-Welle* gefolgt sein kann, übergeht. Die Strecke von *S-Ende* (Beginn der isoelektrischen Linie) bis *T-Ende* entspricht der *Erregungsrückbildung in beiden Ventrikeln*.

Das EKG wird normalerweise im Ruhezustand des Kranken gemacht. In besonderen Fällen wird der Arzt ein sog. *Belastungs-EKG* verordnen. In diesem Fall wird das EKG vor und nach Belastung, z.B. Treppensteigen oder Fahrradversuch (= Ergometer), aufgezeichnet. Dem Fahrradversuch wird der Vorzug gegeben, da eine quantitative Arbeitsmessung möglich ist.

EKG-Veränderungen
Änderungen des Elektrokardiogramms sind meistens die Folge einer organischen Herzmuskelerkrankung, einer Änderung des neurovegetativen Tonus oder einer Störung in der Reizbildung bzw. Reizleitung. Über einfache EKG-Veränderungen können Sie sich im Kapitel »Intensivpflege«, S. 808 f., orientieren.

2.4.7 Das Phonokardiogramm (PKG)

Bei der Phonokardiographie werden die über dem Herzen auftretenden akustischen Schwingungen mittels Mikrophon über einen Verstärker auf ein Registriergerät übertragen, bei dem nicht nur die EKG-Ableitungen, sondern gleichzeitig die *Töne* des Herzmuskels und der Klappen sowie evtl. auftretende *Strömungsgeräusche* registriert werden.

2.4.8 Enzyme

Allgemeines
Enzyme oder Fermente sind hochmolekulare Eiweißstoffe mit katalysatorischer Wirkung, d.h. es sind Stoffe, die die Umsetzung anderer Stoffe bewirken oder beschleunigen, ohne selbst bei diesem Prozeß verändert zu werden. Jede Zelle besitzt eine mehr oder weniger große Zahl von Enzymen, welche bei Zerstörung der Zelle frei werden. Im Serum verschwindet die Aktivität der freigewordenen Enzyme mit unterschiedlicher Geschwindigkeit.
Jedes Organsystem besitzt mehr oder weniger spezifische Enzyme, so daß der Enzymspiegel im Serum uns einen Hinweis auf das erkrankte Organ geben kann. Man muß dabei auf den Zeitpunkt des Enzymanstiegs im Serum sowie auf das Verhältnis der Enzyme untereinander achten (Enzymmuster).
So werden z.B. bei einem Herzinfarkt folgende Enzyme frei:

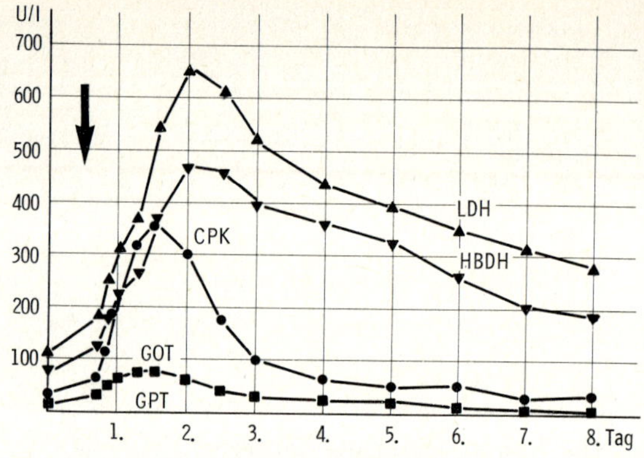

Abb. 6 Typischer Verlauf bei Herzinfarkt

CPK = Kreatinphosphokinase
GOT = Glutamat-Oxalazetat-Transaminase
LDH = Lactat-Dehydrogenase.
Alle diese Enzyme sind nicht herzmuskelspezifisch, der Zeitpunkt ihres Auftretens und ihr Verhältnis zu andern Enzymen weisen aber auf eine Zerstörung von Herzmuskelzellen hin. Ein höheres Ansteigen von GOT als GPT (GPT = Glutamat-Pyruvat-Transaminase) weist auf Herzmuskelinfarkt, ein höheres Ansteigen von GPT als GOT auf Leberzelluntergang hin.

Enzyme in der Herzdiagnostik
Von Bedeutung sind die folgenden Enzyme:
CPK – Normalwerte im Serum: bis 1 mU/ml
GOT – Normalwerte im Serum: bis 12 mU/ml
LDH – Normalwerte im Serum: bis 195 mU/ml.
Bei fraglich erhöhter CPK (z.B. nach erfolgter i.m. Injektion oder Sturz mit Muskelquetschungen) werden die *Isoenzyme* bestimmt z.B.: HBDH. Norm: unter 140 mU/ml.

> Gemäß internationaler Vereinbarung werden die Enzymaktivitäten in Internationalen Einheiten (= U) angegeben.
> Eine Einheit (U) pro Liter = U.
> Der 1000ste Teil der U ist die Millieinheit (= mU).

Der Zeitpunkt der Blutentnahme ist sehr wichtig. Wir ersehen dies aus folgendem Schema und aus Abb. 6, die uns den Anstieg der Enzymaktivität im Serum beim Herzinfarkt zeigen.

	Beginn verwertbarer Aktivitäts-Änderung	Maximum der Aktivitäts-Änderung	Durchschnittliche Vielfache der Norm im Maximum	Durchschnittliche Normalisierung
CPK	4– 8 Std.	16–36 Std.	7 (2–25)	3.– 6. Tag
GOT	4– 8 Std.	16–48 Std.	7 (2–25)	3.– 6. Tag
LDH	6–12 Std.	24–60 Std.	3,3 (2– 8)	7.–15. Tag
HBDH	6–12 Std.	30–72 Std.	3,5 (2– 8)	10.–20. Tag

Blutentnahme für die Enzymbestimmung
Um eine Hämolyse und eine vermehrte Enzymaktivität im Serum, die zu ungenauen Resultaten führen würde, zu vermeiden, sind folgende Vorschriften zu beachten:
- Die Blutentnahme geschehe am ruhenden Patienten aus möglichst leicht gestauten Venen.
- Die Röhrchen müssen chemisch rein und unbedingt sauber sein.
- Das Blut soll ins Röhrchen tropfen (am inneren Röhrchenrand entlang laufen lassen), nicht mit der Spritze aspirieren.
- Muß für mehrere Untersuchungen Blut entnommen werden, soll das Enzymröhrchen als erstes gefüllt werden.
- Nach der Blutentnahme das gewonnene Blut nicht herumstehen lassen, sondern sofort ins Labor bringen. Muß notfallmäßig außerhalb der Laborarbeitszeit Blut entnommen werden, wird dieses sofort in den Kühlschrank gestellt.

2.5 Allgemeingültige Punkte zur Pflege

Beachte

Die Grundlagen für die Pflege und Behandlung der Herzpatienten bilden Ruhe, Entlastung und Schonung des erkrankten Organes sowie die Maßnahmen der Rehabilitation (= Wiedereingliederung).

2.5.1 Das Krankenzimmer

Wie der Lungenkranke, benötigt auch der Patient mit Herz-Kreislauf-Erkrankungen ein ruhiges, helles Zimmer. Kann er nicht in ein Einzelzimmer gelegt werden, geben wir ihm, wenn immer möglich, einen Fensterplatz. Herzpatienten empfinden die kühle Luft, die bei geöffnetem Fenster ins Zimmer strömt, als angenehm und wohltuend.

2.5.2 Das Krankenbett

Ideal ist das moderne, verstellbare Krankenbett. In besonderem Maß eignet sich das vierteilige Niveaubett, das vielenorts den Namen »Herzbett« trägt. Es entspricht den Bedürfnissen des Patienten für eine ihm entsprechende Lagerung.

2.5.3 Lagerung

Lagerung des jugendlichen Herzpatienten
Mäßige Hochlagerung, Fußstütze einbauen, so daß die Knie leicht angestemmt werden können.

Lagerung des betagten Patienten
Für ihn ist die beim Lungenpatienten besprochene atemerleichternde Lagerung angezeigt (s. S. 156).

Lagerung für die Nacht – Dehnlagerung
Den linken Arm hinter den Kopf legen. Dies führt zu einer Dehnung über dem Brustkorb und somit zu einer Atmungserleichterung, die den Patienten besser einschlafen läßt. Die angestemmten Knie nach rechts fallen lassen.
Herzpatienten haben mehr oder weniger strenge Bettruhe einzuhalten. Oft haben sie wenig Verständnis für diese Maßnahme. In diesem Fall ist es Aufgabe des Pflegepersonals, die Einsichtigkeit des Patienten zu fördern.

2.5.4 Körperpflege und Prophylaxen

Je nach Schweregrad der Krankheit muß die Körperpflege vom Pflegepersonal übernommen werden. Wir denken daran, daß sie sorgfältig und ruhig ausgeführt werden muß. Auch bei selbständigen Patienten sorgen wir für eine ausreichende Körperpflege, besonders dann, wenn keine Bäder oder Duschen erlaubt sind. Herzpatienten neigen zu Deku-

bitalgeschwüren (Dekubiti) und Thrombosen. Voraussetzungen dafür sind:
- Inaktivität bei Bettruhe
- verlangsamter Blutstrom
- Ödeme.

Von besonderer Wichtigkeit ist daher eine angepaßte *Dekubitus-* und *Thromboseprophylaxe*. Bei immobilen Patienten oder solchen, die keine Bauchpresse anwenden dürfen (Herzinfarkt) ist auch die *Obstipationsprophylaxe* von Bedeutung. Es ist für regelmäßige und mühelose Darmentleerung zu sorgen.

2.5.5 Ernährung

Die Ernährung des Herzpatienten sei *leicht verdaulich* und *nicht blähend*. Blähungen und Verdauungsstörungen erschweren die Herztätigkeit. Bei Ödemen kommt evtl. *salz- und flüssigkeitsarme Kost* in Frage. (Natrium- und Flüssigkeitsretention führt zu Wasseransammlung in den Geweben.) *Kaloriendiät* ist bei adipösen Herzpatienten angezeigt, da eine Adipositas immer eine Mehrbelastung für das Herz bedeutet.

2.5.6 Kontrollen und Überwachung

Je nach Zustand sind die *Vitalzeichen* (Puls, Blutdruck, Atmung) zu kontrollieren.

Von Bedeutung ist die *Flüssigkeitsbilanz*. Sie gibt Auskunft über eine eventuelle Wasserretention im Organismus. Verabreichte Diuretika können auf ihre Wirkung geprüft werden. Aus dem gleichen Grund wird auch die *Gewichtskontrolle* vorgenommen.

2.5.7 Psychische Betreuung

Die Schwester sorge für Ruhe im und um das Krankenzimmer. Herzpatienten sind oft von Angst- und Unruhezuständen geplagt. Es hilft dem Patienten nichts, wenn wir versuchen, ihm diese Angst auszureden. Vielmehr geht es darum, daß er spürt, daß er mit seiner Angst ernst genommen wird. Dies ist aber nur dann möglich, wenn er erfährt, daß seine Bedürfnisse und seine je vordergründigen Probleme bei der Pflege berücksichtigt werden. Das heißt für uns, daß kein Patient, vor allem kein Herzpatient, »nach Schema« gepflegt werden kann. Da besonders für Herzinfarktpatienten in vielen Krankenhäusern vorgegebene »Pflegepläne« aufgestellt sind, ist es bei diesen Patienten ganz besonders wichtig, daran zu denken, daß nicht das Schema, sondern *der Patient* in seiner Krankheit *und* in seinem Menschsein im Zentrum unserer Bemühungen stehen muß. Das Sich-Wohlfühlen und die Geborgenheit spielen bei der Behandlung und Pflege von Herzpatienten eine wichtige Rolle.

2.6 Spezielles: Die Behandlung des Herzpatienten

Bei Nachlassen der Herzleistung oder bei Herzversagen kommt die *medikamentöse Behandlung* mit *Herzglykosiden* in Frage.

Diuretika werden oft in Kombination mit Herzglykosiden verabreicht. Sie kommen vor allem bei Herzinsuffizienz und Ödembildung zur Anwendung.

Wenn immer möglich, wird das primäre Leiden behoben, d.h. die Ursache wird angegangen:
- *Antibiotika* werden verabreicht bei Entzündungen wie Endokarditis, Perikarditis.
- *Salizylate* oder Steroide bei rheumatischen Erkrankungen; eine Frühbehandlung verhindert das Auftreten von sekundären Herzkrankheiten.
- Klappenfehler und bestimmte angeborene Herzfehler können heute *operativ* behandelt werden.
- Bei Rhythmusstörungen werden *Antiarrhythmika* = Medikamente gegen Rhythmusstörungen angewendet. In schweren Zuständen wird eine *Defibrillation* oder *Elektrokonversion* vorgenommen. Bei Versagen der autonomen Erregungsbildung kommt die Anwendung des *Schrittmachers* (= Pacemaker) in Frage.
- *Antihypertensiva* (Serpasil, Ismelin, Aldomet u.a.) wird der Arzt bei bestehender Hypertonie verordnen.
- *Hypertensiva* (Nor-Adrenalin, Aramin, Isuprel u.a.) werden dem Patienten mit Herzinfarkt bei beginnendem oder aufgetretenem kardiogenem Schock verabreicht.

2.6.1 Die medikamentöse Behandlung – Aufgaben der Schwester

Digitalisglykoside (Cedilanid, Digoxin, Digitoxin)

Sie wirken auf den Herzmuskel, indem sie die

Kontraktionskraft steigern. Die Herzleistung wird verbessert. Der Kontraktionsablauf erfolgt schneller, und dadurch wird die Erholungsphase verlängert. Am insuffizienten Herzen nimmt das Schlagvolumen zu, weil sich das dilatierte Herz vollständiger entleert. Seine Größe nimmt ab, der Venendruck sinkt, Stauungen gehen zurück. Die Organe, insbesondere die Nieren, bekommen mehr Blut, und die Ausschwemmung der Ödeme kommt in Gang.

Digitalispräparate verlangsamen die Schlagfolge des Herzens. Beeinflußt wird aber auch die Überleitung der Reize vom Vorhof zur Kammer. In dieser Wirkung liegen auch Gefahren. Bei Überdosierung kann es zu Reizleitungsstörungen bis zum Herzblock kommen, es können Extrasystolen auftreten, im seltenen Fall Kammerflimmern.

Diese Wirkungen sind allen Digitalisglykosiden gemeinsam, allerdings in verschiedener Auswirkung. Die einzelnen Präparate unterscheiden sich durch ihre Haftfähigkeit am Herzmuskel und damit in der *Schnelligkeit des Wirkungseintrittes,* der *Wirkungsdauer* und der Neigung zur *Kumulation* (= Anhäufung). Auch die Resorbierbarkeit im Magen-Darm-Trakt ist sehr unterschiedlich.

Diuretika

Diuretika sind harntreibende Mittel. Sie werden bei Herz- und Nierenkrankheiten angewendet, um Ödeme auszuschwemmen. Diuretika werden gruppiert in:

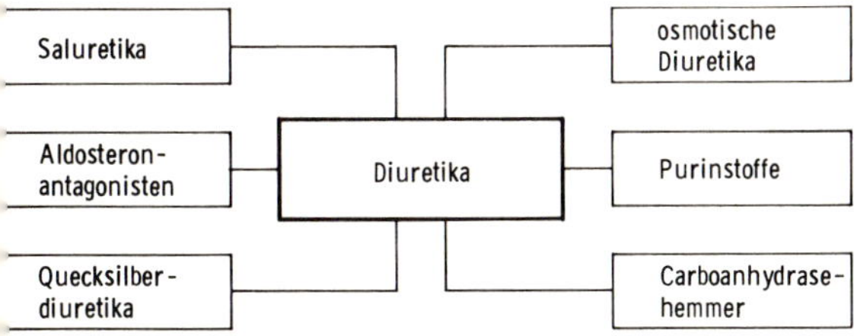

- *Saluretika* (saluretisch = salztreibend)
  Sie wirken auf den *Mineralstoffwechsel,* vor allem auf Natrium und Kalium.
  Die tubuläre Rückresorption von Natrium und Chloriden wird gehemmt, Kalium wird vermehrt ausgeschieden, darum ist oft eine zusätzliche Kaliumzufuhr notwendig.
  Wir unterscheiden
  Saluretika mit kurzdauernder Wirkung, z.B. Lasix

Beachte

- Digitalispräparate müssen genau nach Vorschrift verabreicht und vom Patienten eingenommen werden.
- Pulsunregelmäßigkeiten (Extrasystolen oder Bradykardien) müssen registriert und dem Arzt gemeldet werden. Herzrhythmusstörungen sind oft ein erstes Zeichen einer Digitalisübersättigung.
- Eine Übersättigung wirkt sich auf den *Magen-Darm-Trakt* aus durch Appetitlosigkeit, Übelkeit, Erbrechen, Durchfall.
- Beteiligung des *Nervensystems:* durch psychische Veränderungen, die sich als Depression, evtl. aber auch als psychische Erregung äußern können, häufiger sind Ohrensausen, Verwirrtheit, Gelbsehen.
- Der Patient, der über lange Zeit digitalisiert werden muß, soll vor der Entlassung auf evtl. Nebenerscheinungen aufmerksam gemacht und zur Selbstkontrolle angehalten werden.
- Eine toxische Digitaliswirkung wird durch Kalziumverabreichung verstärkt, durch Kalium vermindert.

Beachte

Patienten mit Saluretikabehandlung müssen auf einen eventuellen *Kaliummangel* überwacht werden. Er äußert sich in Erschlaffung der Muskulatur:

- Patienten klagen über Müdigkeit und Muskelschwäche. Das Gehen, insbesondere das Treppensteigen ist erschwert.
- Der Händedruck ist schlaff.
- Es kommt zu Darmträgheit, im Extremfall zu Ileuserscheinungen.
- Hypokaliämie führt zu verstärkter Digitalisempfindlichkeit: Auftreten von Rhythmusstörungen, Blockbildern, Übelkeit usw.

Saluretika mit mittlerer Wirkungsdauer, z.B. Esidrex, Navidrex
Saluretika mit langdauernder Wirkung, z.B. Hygroton
evtl. sind die Saluretika mit Kalium kombiniert. Die Beschriftung enthält in diesem Fall ein »K«, z.B. Esidrex-K.

- *Aldosteron-Antagonisten*
  Aldosteron (ein Nebennierenrindenhormon) reguliert den Wasser- und Salzhaushalt, und zwar im Sinne einer Wasser- und Natriumretention und Kalium-Ausscheidung im distalen Tubulus. Die Aldosteron-*Antagonisten* üben eine hemmende Wirkung auf das Aldosteron aus und fördern somit die Ausscheidung von Natrium und Wasser sowie die Kaliumrückresorption. Ein Aldosteron-Antagonist ist z.B. Aldactone.
- *Quecksilberpräparate*
  Sie gelangen heute nur noch sehr selten zur Anwendung, da sie bei vermehrter Anwendung toxisch auf den Tubulusapparat wirken. Ihre Wirkung liegt in der Verbesserung der Nierenfunktion durch verstärkte Filtration in den Glomeruli. Vor allem *hemmen sie die Rückresorption* von Wasser, Natrium und Kalium in den Tubuli. Quecksilberpräparate sind z.B. Thiomerin, Novurit.
- *Osmotische Diuretika*
  Es handelt sich dabei um hochkonzentrierte Lösungen. Nach dem Gesetz der Osmose (s. S. 354 f.) diffundiert somit Flüssigkeit aus dem Interstitium in die Blutbahn und wird durch die Nieren ausgeschieden. Das bekannteste osmotische Diuretikum ist Mannitol (s. auch S. 358). (Osmotische Diuretika kommen beim Herzpatienten nicht zur Anwendung.)
- *Purinstoffe*
  Die Wirkung der Purinstoffe liegt vor allem in der verbesserten Durchblutung der Koronargefäße sowie bestimmter Organe, nämlich von *Nieren* und Gehirn. Durch die verstärkte Durchblutung wird die *Glomerulusfiltration verbessert*.
  Purinstoffe wirken nur *schwach* diuretisch und kommen deshalb nur bei leichteren Fällen, z.B. in Kombination mit Herzglykosiden, zur Anwendung.
  In diese Gruppe gehören z.B. Euphyllin, Theophyllin, Aminophyllin.
- *Carboanhydrasehemmer*
  Bei der Carboanhydrase handelt es sich um ein Ferment, unter dessen Wirkung in den Nieren Wasserstoffionen gegen Natriumionen ausgetauscht werden. Wird dieses Ferment blockiert, ist *der Austausch gehemmt*. Es wird vermehrt Natrium und darum auch Wasser sowie Kalium ausgeschieden.
  Ein Carboanhydrasehemmer ist das Diamox.

Beachte

Patienten, die mit Diuretika behandelt werden, brauchen eine gezielte Überwachung durch das Pflegepersonal.
- Einem Kaliummangel kann durch medikamentöse Zufuhr von Kalium vorgebeugt werden, es ist jedoch Sache des Arztes, zu bestimmen, wann und in welcher Form Kalium zugeführt werden muß.
- Zeichen eines Kaliummangels müssen frühzeitig erkannt werden.
- Tägliche Kontrolle und Registration der Flüssigkeitsbilanz.
- Tägliche Gewichtskontrolle.
- Bestimmung der Elektrolyte nach Arztverordnung.

2.6.2 Die Elektrokonversion und Defibrillation

Diese Therapien bedeuten eine wertvolle Ergänzung zur medikamentösen Behandlung.

Elektrokonversion oder Kardiokonversion
Man spricht von Elektrokonversion, wenn eine von den *Vorhöfen* ausgehende hochfrequente Arrhythmie mit einem elektrischen Impuls behoben werden kann.
Es handelt sich um die Anwendung eines sehr kurzen Gleichstromstoßes (bei Kurznarkose), der das Reizbildungsvermögen am Herzen aufheben soll, so daß der Sinusknoten aufgrund des ihm eigenen, raschen Reizbildungsvermögens wieder die Führung als Schrittmacher des Herzens übernehmen kann.

Anwendung
- bei akuten, tachykarden Rhythmusstörungen
- bei chronischen Herzrhythmusstörungen, im besonderen bei Vorhofflimmern.

Defibrillation oder Entflimmerung
Man spricht von Defibrillation, wenn eine von den *Kammern* ausgehende, hochfrequente Arrhythmie mit einem elektrischen Impuls behoben werden kann.

Anwendung
- bei Kammerflimmern
- bei Kreislaufstillstand.

2.6.3 Der künstliche Schrittmacher – Pacemaker

Er ersetzt die Funktion des Reizleitungssystems, wenn die autonome Erregungsbildung des Herzens ausfällt, die Kontraktionsfähigkeit des Herzmuskels jedoch erhalten ist (z.B. bei Herzblock, ventrikulärer Bradykardie). Ausführlichere Angaben zu Elektrokonversion, Defibrillation und Pacemaker s. Intensivpflege, S.815f. und 833f.

2.7 Erkrankungen des Herzens

2.7.1 Übersicht über die wichtigsten Erkrankungen

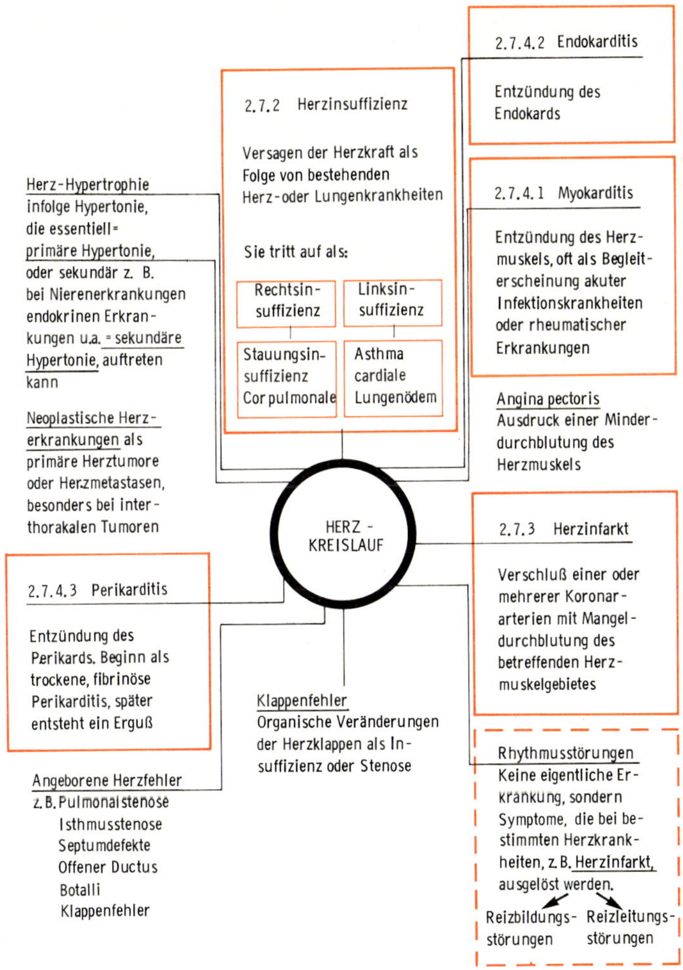

Die Patienten mit Erkrankungen des Herz-Kreislauf-Systems, welche die Schwester am häufigsten antrifft, sind jene mit Herzinsuffizienz, Herzinfarkt und Entzündungen am Herzen. Da diese Krankheiten pflegerisch auch die größten Anforderungen an sie stellen, beschränken wir und im folgenden auf die Besprechung dieser Krankheitsbilder.

2.7.2 Pflege des Patienten mit Herzinsuffizienz

Unter Herzinsuffizienz versteht man die Unfähigkeit des Herzens, das venöse Blutangebot vollständig in das Arteriensystem zu befördern und dadurch den Blutbedarf der Peripherie zu decken.
Es handelt sich infolgedessen um ein Nachlassen und schließlich um ein Versagen der Herztätigkeit. Die Herzinsuffizienz ist keine Primärerkrankung, sondern immer eine Folge von bestehenden Herz- oder Lungenkrankheiten.
Zum Versagen des *linken Herzens* kommt es vor allem bei lang andauernder Hypertonie, Aortenklappenstenose, Koronarerkrankungen und eigentlich bei allen Erkrankungen, die zu einer Belastung des linken Herzens führen. Häufig ist das linke Herz insuffizient, während das rechte seine Arbeit noch normal leisten kann.
Jedes Linksversagen führt aber schließlich mit der Zeit auch zu einer Überbelastung des rechten Herzens, so daß der Kranke das ausgeprägte Bild der Links- und Rechts-Herzinsuffizienz = *Globalinsuffizienz* zeigt.
Wird das *rechte Herz* zuerst betroffen, müssen wir die Ursache zumeist bei chronischen Lungenkrankheiten (chronische Bronchitis, Emphysem, Bronchiektasen u.a.) suchen. Die Veränderungen des Lungengewebes bedeuten für das rechte Herz eine vermehrte Last. Die Folge davon ist das sog. *Cor pulmonale*. Die Zeichen sind die gleichen wie bei der Rechtsinsuffizienz, nur ist die Zyanose viel ausgeprägter.

Krankheitszeichen
Allgemeine Zeichen bei Herzinsuffizienz
- *Dyspnoe* ist das führende Zeichen einer Rechts-, Links- und Globalinsuffizienz. In leichteren Fällen handelt es sich lediglich um eine Anstrengungsdyspnoe, in schwereren um eine Ruhedyspnoe.
- *Zyanose:* Folge des verminderten Herzminutenvolumens sowie der Verlangsamung des Kapillardurchflusses.
- *Tachykardie:* Versuch des Herzens, das Herzminutenvolumen aufrechtzuerhalten. Evtl. kann eine absolute *Arrhythmie* (Vorhofflimmern) bestehen. Die weiteren Zeichen sind davon abhängig, ob die Links- oder Rechtsinsuffizienz im Vordergrund steht.

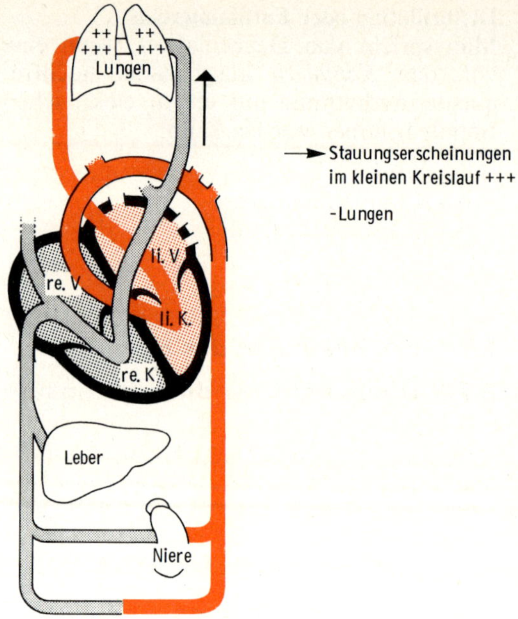

Abb. 7 Linksinsuffizienz

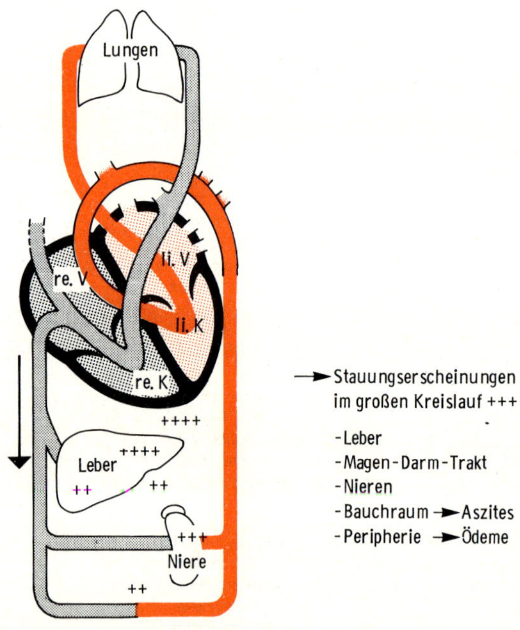

Abb. 8 Rechtsinsuffizienz

Zeichen der Linksinsuffizienz (Abb. 7)
Das Blut wird in die Lungengefäße zurückgestaut, es kommt zur Stauungsbronchitis mit
- Atemnot: Arbeitsdyspnoe – Ruhedyspnoe – Orthopnoe
- Zyanose

- Husten und Auswurf, evtl. sind Rasselgeräusche hörbar.

Im schweren Stadium kommt es zum nächtlich auftretenden
- Asthma cardiale (= schwerster Grad von Atemnot) oder zum
- Lungenödem (= Ansammlung von Flüssigkeit in den Alveolen).

Zeichen der Rechtsinsuffizienz (Abb. 8)
Da die Arbeit des rechten Herzens erschwert ist, wird zuwenig Blut in die Lungen gepumpt, es bleibt *vor* dem rechten Herzen liegen und verursacht im großen Kreislauf schwere Stauungen.
- Dyspnoe und Zyanose
- Stauung im Pfortadersystem mit Leberschwellung, Milzschwellung, Magendarmstörungen und Aszites
- gestaute Halsvenen, sie sind gut sichtbar
- Stauung in die Nieren mit Albuminurie, Oligurie, Nykturie
- Ödeme in den unteren Extremitäten, zuerst in der Knöchelgegend auftretend. Bei Bettlägerigen müssen wir die Ödeme an der tiefstliegenden Körperpartie, d.h. in der Sakralgegend suchen.

Pflege und Behandlung
Sie hängt ab vom Schweregrad des Krankheitsbildes, dem Primärleiden und dem Alter des Patienten. Allgemein gilt, daß der Patient *Bettruhe* einhalten muß. In leichteren Fällen darf er das Bett für bestimmte Verrichtungen verlassen (Darmentleerung, Morgentoilette u.a.) oder er kann für kurze oder längere Zeit an den Bettrand oder in den Lehnstuhl gesetzt werden.
Bei schwerer Herzinsuffizienz ist absolute Bettruhe erforderlich. In diesem Fall wird der Kranke im Bett halb sitzend gepflegt. Eine flache Lagerung ist nicht angezeigt, da dadurch die Lungenstauung erhöht und die Atemnot gesteigert wird. Das speziell konstruierte »Herzbett« ist für den Patienten mit Herzinsuffizienz besonders ideal. Ist kein Spezialbett vorhanden, behelfe man sich mit Lagerungsmaterial und wende die auf S. 507 besprochenen Lagerungsmöglichkeiten an. Von großer Bedeutung ist die *Dekubitusprophylaxe,* da der Patient in ganz besonderm Ausmaß gefährdet ist. Je nach Schweregrad der Erkrankung ist regelmäßige Umlagerung möglich. Da sich der Patient häufig in halbsitzender Stellung im Bett aufhält, ist vor allem an die Entlastungslagerung zu denken (z.B. Fell oder Schaumgummikissen einbetten).
Im weiteren gilt alles, was auf S. 507 f. gesagt wurde.

Behandlung
- *Sauerstoffzufuhr*
  Da Zyanose und Dyspnoe durch Sauerstoffmangel verursacht werden, kann eine gezielte Sauerstoffverabreichung für den Patienten eine Wohltat bedeuten. Die Verordnung des Arztes (Zeit, Dosierung) ist genau einzuhalten.
- *Medikamentöse Therapie*
  Nach Arztverordnung kommen in Frage:
  Herzglykoside (Digitalispräparate)
  Diuretika (Lasix, Esidrex u.a.)
  Sedativa (Valium, Luminal u.a.).

Komplikationen bei Herzinsuffizienz

Asthma cardiale
Ursache dieses Zustandes ist eine *chronische Lungenstauung,* die vor allem in der Nacht und in den frühen Morgenstunden zu heftigen, sich wiederholenden Herzasthmaanfällen (= beginnendes Lungenödem) führt.

Zeichen
Der Patient erwacht an plötzlich auftretender, heftiger Atemnot. Der Kranke setzt sich im Bett auf oder tritt ans Fenster.
Unruhe und Angst begleiten die Atemnot.
Eine vermehrte Bronchialsekretion führt zu Husten und Auswurf.

Sofortmaßnahmen
Patient beruhigen
Sauerstoffzufuhr
Arzt benachrichtigen.

Lungenödem
Das Lungenödem ist gekennzeichnet durch das Eindringen seröser Flüssigkeit aus den Lungenkapillaren in die Alveolen. Die häufigste Ursache ist die *Linksherzinsuffizienz* bei hochgradiger Lungenstauung. Wie auch das Asthma cardiale tritt es häufig nachts und in den frühen Morgenstunden auf. Andere seltene Ursachen liegen in den *Lungen* selbst (= pulmonales Lungenödem), z.B. bei Lungenkrankheiten oder chemischer Schädigung mit giftigen Gasen, Dämpfen oder ätzenden Substanzen. Eine weitere Ursache, die der Schwester bekannt sein muß, ist die *Hypervolämie,* verursacht durch zu rasch einlaufende Infusionslösungen (z. B. Plasma).

Zeichen
plötzlich zunehmende Atemnot
brodelndes Atemgeräusch, lautes Trachealrasseln
Zyanose
Aushusten einer schaumigen Vermischung von Luft und Ödemflüssigkeit, die leicht hämorrhagisch ist.
Schweißausbruch
Unruhe und Angst
Tachykardie.

Sofortmaßnahmen
Patient aufsetzen, beruhigen, Fenster öffnen
Sauerstoffzufuhr
Arzt benachrichtigen; es kommen folgende Verordnungen in Frage:
Verabreichung von
Sedativa (oder Morphinpräparaten)
Diuretika
Herzglykosiden
Verminderung der Blutfülle in der Lunge: Beine des Patienten tief lagern, Staubinden an die Extremitäten anlegen = *unblutiger Aderlaß.*
Vorgehen: Es sind drei Staubinden notwendig. Die Staubinden werden nahe dem Körper an drei Extremitäten angelegt. Dadurch wird der venöse Rückstrom reduziert. Während die Staubinden angelegt sind, soll der arterielle Puls fühlbar sein. Die Stauung wird halbstündlich (Arztverordnung) während fünf Minuten geöffnet. Gleichzeitig werden die Staubinden verschoben, so daß immer eine andere Extremität frei bleibt (Abb. 9).
Nach dem Anfall benötigen die Patienten weiterhin Herzglykoside und Diuretika.

Aufgaben der Schwester in der Pflege
Sie achte darauf, daß der Patient abends keine Flüssigkeit mehr zu sich nimmt.
Regelmäßige Kontrolle der Vitalzeichen, des Aussehens sowie des Allgemeinzustandes des Patienten
Überprüfung der Flüssigkeitsbilanz
gute Mundpflege
den Patienten zum Aushusten des Bronchialsekretes anhalten
sorgfältige Körperpflege und angepaßte Prophylaxen
der Patient darf in seiner Unruhe und Angst vor einem erneuten Anfall nicht allein gelassen werden.

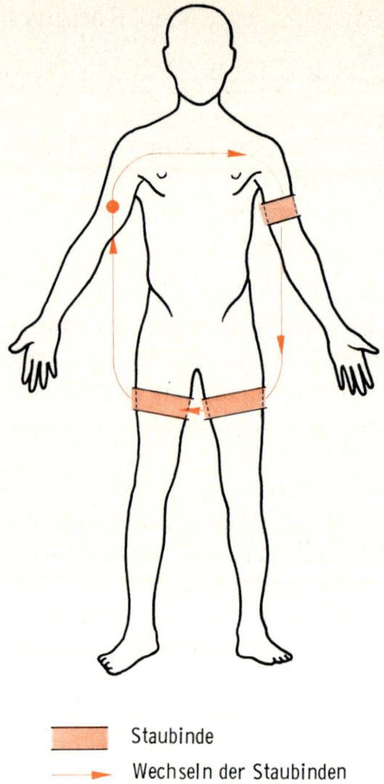

Abb. 9 Wechseln der Staubinden beim unblutigen Aderlaß

Cor pulmonale
Darunter versteht man eine sehr ausgeprägte *Rechtsherzinsuffizienz,* die durch eine Lungenaffektion verursacht ist: Lungenkrankheiten wie das Emphysem, chronische Bronchitis, Bronchiektasen u.a. führen zu Einengung und Erschwerung der Lungendurchblutung, einem pulmonalen Hochdruck und zu einer Hypertrophie mit Insuffizienz des rechten Herzens.

Zeichen
Sehr *ausgeprägte Zyanose* infolge ungenügender Sauerstoffversorgung des Blutes; sie wird noch verstärkt durch die kompensatorische Polyglobulie (= Anstieg der roten Blutzellen)
allgemeine Zeichen der Rechtsinsuffizienz
evtl. Uhrglasnägel, Trommelschlegelfinger.

Therapie
Herzglykoside zur Herzunterstützung
Ursache behandeln
sonst symptomatisch (wie Herzinsuffizienz).

Pflege
Der Patient mit einem Cor pulmonale fällt der Schwester durch seine zyanotische (dun-

kelblaurote) Hautfarbe auf. Er braucht eine gute Beobachtung und Kontrolle der Vitalzeichen. Die Zeichen eines zunehmenden Herzversagens müssen rasch erkannt werden.
Allgemeines zur Pflege und Betreuung: wie Herz- oder Lungenpatient (s. S. 507f. u. 482).

2.7.3 Pflege des Patienten mit Herzinfarkt

Unter einem Herzinfarkt (Myokardinfarkt, Koronarinfarkt) versteht man einen teilweisen oder ganzen Verschluß einer oder mehrerer Koronararterien mit Mangeldurchblutung (Ischämie) des betroffenen Herzmuskelanteiles. Es kommt zur Nekrose, zum Gewebstod.
Zum Verschluß der Koronargefäße führt in den meisten Fällen eine Koronarsklerose, ein Intimaödem oder eine Thrombose.

Risikofaktoren (s. Abb. 10)
Zu Herzinfarkt neigen vor allem Kranke (in der Mehrzahl der Fälle Männer) mit Übergewicht, Bluthochdruck, Diabetes mellitus, Nikotinabusus, Hyperlipidämie, Gicht. Sehr oft sind es Menschen, die wenig Bewegung haben, psychischen Belastungen ausgesetzt sind oder beruflich dauernd auf Hochtouren laufen.

Krankheitszeichen
Sie sind weitgehend von der Größe und Lage des Infarktes und einer eventuellen Vorschädigung des Herzens abhängig. Ein Myokardinfarkt geht, in der Regel mit einem schweren, durch übliche Koronarmittel nicht zu beeinflussenden *Angina-pectoris-Anfall* einher:
- Plötzlich auftretender, heftiger Schmerz in der Herzgegend mit Ausstrahlung in den Hals, Nacken und/oder linken Arm
- zunehmende Unruhe, Beengungsgefühl, Vernichtungs- und Todesangst
- Kreislaufversagen mit Schockzeichen: kühle Haut, kalter Schweiß, Blutdruckabfall, schwacher, beschleunigter Puls sind Zeichen eines ausgedehnten Infarktes.
- Lippen und Akren sind zyanotisch
- fast immer wird über eine Dyspnoe geklagt.

Ist die Ausdehnung des Infarktes groß, kommt es zur akuten Linksinsuffizienz, zum Herzversagen.

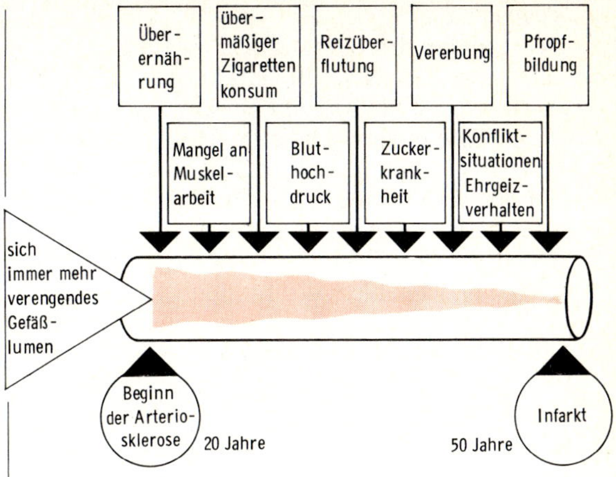

Abb. 10 Risikofaktoren zum Herzinfarkt

Diagnosestellung und Verlaufskontrolle
- *Elektrokardiogramm:* Es zeigt das Infarktgeschehen und evtl. auftretende Rhythmusstörungen an.
- *Enzyme:* Typischer Verlauf der Herzenzymkontrollen (s. S. 506f.)
- *Leukozyten:* Sie steigen bald an und können Werte von über 20000 erreichen. Sie sind Ausdruck des Gewebszerfalles, d.h. der einsetzenden Resorption von Abbauprodukten. Bei Besserung des Zustandes normalisieren sich die Werte. Das gleiche gilt für die
- *Senkungsreaktion,* die ab zweitem oder drittem Tag beschleunigt ist, und die
- *Temperaturerhöhung,* die ebenfalls Ausdruck der sich einstellenden Resorptionsvorgänge ist.

Pflege und Behandlung

Beachte

Reduktion der Herzarbeit auf ein Minimum durch:
- Absolute Bettruhe und Vermeiden jeder Anstrengung
- Beginn eines Reaktivierungsprogrammes je nach Zustand nach 3–5 Tagen
- Früherkennung eventueller Komplikationen (Rhythmusstörungen, Blutdruckabfall, Dekompensation) und deren Behandlung.

Allgemeines
Der Patient mit Herzinfarkt braucht nicht nur eine intensive Behandlung, sondern ebensosehr eine *sorgfältige* und *angepaßte* Pflege. Bei einem schweren Herzinfarkt ist diese Pflege nicht dem Gutdünken der einzelnen Schwester anheimgestellt, da gerade dieser Patient auf eine möglichst große *Gleichgerichtetheit* der *Pflegeverrichtungen* angewiesen ist. Das Problem der Einheit in der Pflege stellt sich beim häufigen Schwesternwechsel auf den einzelnen Abteilungen ebensosehr wie beim Schichtbetrieb auf der Intensivpflegestation.

Überwachung
Jeder Patient mit Herzinfarkt wird im allgemeinen während drei Tagen in die *Intensivpflegestation* aufgenommen und am *Monitor* (= Überwachungsgerät) angeschlossen. Dadurch können Arrhythmien frühzeitig erkannt werden. Häufige, regelmäßige Kontrollen von Puls, Blutdruck, Venendruck, Urinmenge und Aussehen des Patienten sind zur Früherkennung von Komplikationen unerläßlich. Eventuelle Veränderungen sind sofort dem Arzt zu melden. Tritt ein plötzliches *Herz-Kreislauf-Versagen* ein, ist die Schwester verpflichtet, sofort mit *Reanimationsmaßnahmen* zu beginnen (s. Intensivpflege S. 811ff.).

- *Der kardiogene Schock* äußert sich in Blutdruckabfall, fadenförmigem, tachykardem Puls, erhöhter Atemfrequenz, kaltem Schweiß und eventueller Bewußtseinstrübung. *Sofortmaßnahmen:* Oberkörpertieflagerung und Sauerstoffzufuhr. Der Arzt wird Herzglykoside, blutdruckhebende Medikamente, Volumenersatz und Sedativa verordnen.
- *Rhythmusstörungen:* Je nach Lokalisation des Herzinfarktes können sich, besonders in der ersten Woche, Rhythmusstörungen einstellen: Extrasystolen, Arrhythmien, Vorhof- oder Kammerflimmern u.a.
  Sofortmaßnahmen: Antiarrhythmika, Elektrokonversion mit nachfolgender Verabreichung von Antiarrhythmika bei Kammerflimmern, Defibrillation, Pacemaker bei Herzblock (z.B. AV-Block).
- *Die Herzwandruptur* mit Herztamponade kann zwischen dem 7. bis 10. Tag auftreten. Sie ist sehr gefürchtet, da ihr Ausgang immer tödlich ist.
- *Venöse Thrombosen* mit anschließender *Lungenembolie* sind die Folge einer Zirkulationsverlangsamung des Blutes.

Infusionstherapie
Der Zweck der Infusionstherapie ist vor allem die offene Vene. In Notfallsituationen können die notwendigen Medikamente sofort intravenös als Injektion oder mittels Dauertropfinfusion verabreicht werden. Auch bei normalem Verlauf werden bestimmte Medikamente (z.B. Herzglykoside) oder der Elektrolytersatz intravenös zugeführt.
Ein weiterer Zweck ist die Venendruckmessung (ZVD), die vor allem in den ersten Tagen von Bedeutung ist.

Medikamentöse Behandlung
- *Schmerzbekämpfung und Sedierung:* In Frage kommen Morphinpräparate, Phenothiazine, Valium.
- Mit Hilfe von *Sauerstoff* können Atemnot und Zyanose weitgehend behoben werden.
- *Antikoagulation:* Sie wird sofort zur Prophylaxe thromboembolischer Komplikationen eingeleitet.
- *Herzglykoside* in Form von Digitalispräparaten bilden eine wichtige Behandlungsmaßnahme, sofern eine Herzinsuffizienz besteht.

Evtl. wird eine *Gefäßrekanalisation* nach Dotter vorgenommen (s. S. 533).

Absolute Bettruhe. Sofort nach Infarktereignis ist oberstes Gebot!

Bett und Lagerung
Das Lagerungsmaterial wird so gewählt, daß der Patient bequem und ruhig liegen kann. Die Fußstütze darf nicht hart sein. Wird ein Kistchen oder Brett gebraucht, wird die Abstoßfläche mittels Hirsekissen gepolstert. Erschütterungen am Bett (bei der Zimmerreinigung, Visite, beim Transport im Bett → Lift = Schwellen! u.a.) sind zu vermeiden. Man denke besonders daran, wenn die Arretiervorrichtung des Bettes gelöst werden muß. Die Lagerung wird dem Zustand des Kranken angepaßt, in der Regel *halbsitzende Stellung,* auch nachts. Bei der Messung des Zentralvenendruckes darf die Hochlagerung nur langsam in eine Flachlagerung (und umgekehrt) verwandelt werden. *Oberkörperhochlagerung* ist notwendig, wenn die Atemnot im Vordergrund steht. *Flachlagerung* ist bei Blutdruckabfall (kardiogener Schock) absolute Notwendigkeit.

Betten und Pflegeverrichtungen
Alle Verrichtungen müssen *langsam* und *sorgfältig* vorgenommen werden.
Beim Betten ist das Hochheben der Matratze und jede Erschütterung derselben möglichst zu vermeiden.
Der Patient kann, wenn sein Zustand es erlaubt, gedreht werden, aber immer auf die *rechte Seite* (Herzentlastung). Links werden die Bettücher nur rasch gestreckt, der Patient soll nicht links liegen.
Wäschewechsel wird in den ersten drei Tagen nur bei größter Notwendigkeit vorgenommen.
Bei schweren Fällen wird der Patient zu dritt gebettet, um ihn nicht drehen zu müssen.

Körperpflege
Die Körperpflege ist ein Teil des Reaktivierungsprogramms. Die Entlastung bzw. zunehmende Aktivierung des Patienten richtet sich nach seinem Zustand und den vorgegebenen Verordnungen.
- Zu Beginn wird die Ganzwaschung von der Schwester ausgeführt. Sorgfalt in den Pflegeverrichtungen und ein Sich-Anpassen an den Zustand des Patienten sind von großer Bedeutung.
- Nach Besserung des Zustandes darf dem Patienten das Waschwasser gegeben werden.

Prophylaxen
Arzt, Pflegepersonal und Physiotherapeutin bemühen sich gemeinsam um ein abgestuftes Übungsprogramm, das neben der Reaktivierung auch die Gesunderhaltung – die Prophylaxen – berücksichtigt.
- *Pneumonieprophylaxe:* Der Patient wird angehalten, mehrmals täglich tief durchzuatmen (Atmungs- und Entspannungsübungen). Das Abklopfen des Thorax als Pneumonieprophylaxe ist bei Patienten mit Herzinfarkt strikt zu unterlassen.
- *Thromboseprophylaxe:* Der Patient soll die Beine bewegen. Wir zeigen ihm, wie er dies ohne Anstrengung und Erschütterung tun kann. Mit Hilfe der Physiotherapeutin können Stoffwechselgymnastik- oder isometrische Spannungsübungen durchgeführt werden.
- *Dekubitusprophylaxe:* Sorgfältig ausführen, auf gute Lagerung achten (Weichlagerung).
- *Obstipationsprophylaxe:* Diese ist von besonderer Bedeutung. Es ist darauf zu achten, daß der Kranke täglich weichen Stuhl hat und nicht pressen muß.

Ernährung
Die Flüssigkeitszufuhr kann in den ersten Tagen durch die Infusionstherapie geregelt werden. Je nach Zustand bekommt der Patient vorerst flüssige, dann *leichte Kost*. Die Kost muß auch im späteren Verlauf leicht verdaulich und cholesterinarm sein, da schwere Mahlzeiten eine Belastung für den Kreislauf bedeuten.

Mobilisation
In bezug auf die Mobilisation sind ganz verschiedene Methoden üblich. Maßgebend sind immer der Zustand des Kranken, das Ausmaß des Infarktgeschehens und der Verlauf der Krankheit. In vielen Kliniken stützt sich der Behandlungs- und Mobilisationsplan auf vorgegebene Rehabilitationsrichtlinien, Übungs- und sog. Stufenprogramme. Wie der Name sagt, handelt es sich dabei um *Richtlinien,* die durch die Pflegegruppe, gemeinsam mit dem Arzt, immer neu dem Zustand des Patienten angepaßt werden müssen.

Psyche des Kranken
Besuche sind in den ersten Tagen einzuschränken. Auch Angehörige sollen nur dann zugelassen werden, wenn sie den Kranken nicht aufregen und belasten. Das Telefon ist erst im Stadium der Genesung erlaubt, dies gilt vor allem für Geschäftsanrufe. Anderseits darf die Schwester auch nicht alles und jedes verbieten. Das Verbieten einer eingewurzelten Gewohnheit (z.B. Zeitunglesen) kann sich unter Umständen nachteiliger auswirken, als das Lesenlassen. Die Schwester versuche die Mitte zu finden. Eine wichtige Aufgabe ist es auch, den Kranken über seinen Zustand aufzuklären und die Folgen bei Mißachtung von ärztlichen Vorschriften aufzuzeigen.
Die Beschränkungen und Begrenzungen fallen dem Patienten leichter, wenn er spürt, daß das Pflegepersonal für ihn Zeit und Verständnis hat.

Rehabilitation
Sie beginnt mit der Mobilisation. Auch nach der Krankenhausentlassung ist eine allgemeine Schonung noch angezeigt. Die Wiederaufnahme der Berufsarbeit darf im Nor-

malfall erst nach 2–4 Monaten geschehen. Evtl. ist eine Umschulung auf eine leichtere Tätigkeit notwendig.

Es können folgende Verhaltensregeln mit auf den Weg gegeben werden:

- Patienten, die einen Herzinfarkt erlitten haben, dürfen nicht an Gewicht zunehmen.
- Die Ernährung sei kalorienarm; cholesterinhaltige Nahrungsmittel sind einzuschränken.
- Aufregungen sind nach Möglichkeit zu vermeiden.
- Das Rauchen von Zigaretten muß aufgegeben werden.
- Genügend Schlaf und Erholung sind notwendig. Berufstätige sollen die Mittagspause außer zur Einnahme einer warmen Mahlzeit noch zu einem Mittagsschlaf oder zumindest zu einer körperlichen und seelischen Ruhe in horizontaler Lage verwenden.
- Günstig ist es, wenn der Herzinfarktpatient nach Spitalentlassung in eine *Klinik für medizinische Rehabilitation* überwiesen werden kann. Zweck dieser Kliniken ist, daß der Patient trainiert wird, damit er eine bestmögliche Gesundheit erreicht. Er lernt und erlebt, wie er seine Kräfte richtig nutzen kann.

> Rehabilitiert ist der Herzpatient, der die ihm durch die Krankheit gesetzten Grenzen akzeptiert, ohne Angst an seinem Platz in der Gemeinschaft steht und dort nach eigener Einschätzung und in den Augen der Umgebung eine nützliche Tätigkeit ausübt.

2.7.4 Pflege des Patienten mit Entzündungen des Herzens

Bei jüngeren Menschen überwiegen die entzündlichen Erkrankungen des Herzens gegenüber allen anderen Herzkrankheiten. Oft befallen sie alle Herzteile zugleich, also

- Myokard – Myokarditis – Entzündung des Herzmuskels,
- Endokard – Endokarditis – Entzündung der Herzinnenhaut und der Klappen,
- Perikard – Perikarditis – Entzündung des Endothels des Herzbeutels.

Sie können aber auch einzeln auftreten.

2.7.4.1 Myokarditis

Akute Myokarditis

Sie ist häufig eine Begleiterscheinung bei

- akuten Infektionskrankheiten wie Scharlach, Diphtherie, Grippe;
  besonders gefürchtet ist die Diphtherie-Myokarditis.
- akuten rheumatischen Erkrankungen. Es handelt sich um ein schweres Krankheitsbild, da meist auch andere rheumatische Veränderungen am Herzen, besonders am Endokard und Perikard auftreten (s. auch Endokarditis S. 519).

Chronische Myokarditis

Die Ursache ist unbekannt, die Krankheit führt jedoch meist innerhalb weniger Monate zum Tode.

Krankheitszeichen

Sie sind je nach Sitz und Schädigung sowie nach Grundleiden verschieden. Meist sind folgende Beobachtungen zu machen:

- Atemnot schon bei geringer Anstrengung
- Herzklopfen
- Zyanose der Lippen
- Ruhetachykardie;

in schweren Fällen:

- Zeichen der Herzinsuffizienz
- Herzrhythmusstörungen.

Behandlung und Pflege

- Der Arzt wird das Grundleiden zu beheben suchen. Meist werden Antibiotika verabreicht, je nach Ursache jedoch auch Salizylate und Kortisonderivate.
- Symptomatische medikamentöse Behandlung, je nach Grad der begleitenden Herzinsuffizienz Digitalispräparate, bei Arrhythmien evtl. Antiarrhythmika.
- Strenge, absolute Bettruhe und für Ruhe im Krankenzimmer sorgen.
- Ablenkung und leichte, angepaßte Beschäftigung, da es sich meist um junge Leute handelt.
- Psychische Betreuung ist sehr wichtig. Oft haben die Patienten bei Bettruhe wenig oder keine Beschwerden. Es ist dann wichtig, daß wir sie von der Notwendigkeit der Verordnung überzeugen. Phasen der Ungeduld und der Mißstimmung, die bei den Patienten oft auftreten, versuchen wir mit Takt und Einfühlungsvermögen überbrükken zu helfen.
- Gute Instruktion und das Wecken von Verständnis für die oft langwierigen Un-

tersuchungs- und Verlaufkontrollen gehören ebenfalls in den Aufgabenkreis der Schwester.
- Die Kontrollen (Puls, Blutdruck, Registrierung von Extrasystolen, Flüssigkeitsbilanz) werden je nach Zustand, Symptomen und Ursache der Krankheit mehr oder weniger häufig ausgeführt werden müssen.
- Die Patienten bedürfen auch nach Spitalentlassung noch der Schonung. Die Wiederherstellung der Leistungsfähigkeit des Herzens und damit völlige Heilung braucht oft viel Zeit. Je nach Krankenhaus fällt es in unseren Aufgabenkreis, dafür zu sorgen, daß der Patient mit der Sozialarbeiterin die durch die Krankheit entstandenen Probleme besprechen kann: Erholungsaufenthalt, Teilzeitarbeit (evtl. Umschulung), finanzielle Probleme usw.

2.7.4.2 Endokarditis

Endocarditis rheumatica
Es handelt sich dabei um die häufigste Form der Endokarditis. Je früher der Gelenkrheumatismus auftritt, um so häufiger ist die Herzmitbeteiligung (Kinder bis zu 70%, Erwachsene bis zu 40%).
Dem rheumatischen Fieber geht eine Erkrankung mit Streptokokken der Gruppe A (hämolysierende) voraus, z.B. eine Angina oder eine einfache Rachenentzündung. Sind hämolysierende Streptokokken in den Organismus eingedrungen, kommt es zur sog. Antigen-Antikörper-Reaktion (wir werden auch bei der akuten Glomerulonephritis S. 701 f. damit konfrontiert werden), als Folge davon treten herdförmige, entzündliche Reaktionen im Bindegewebe auf.
An den bevorzugten Stellen des Endokards – das sind die Klappen – bilden sich kleine Warzen, wodurch es zu Funktionsstörungen kommt.

Akute septische oder bakterielle Endokarditis
Eitererreger können sich während septischer Erkrankungen (z.B. Osteomyelitis, septische Thrombophlebitis u.a.) an den Herzklappen ansiedeln. Es resultieren geschwürige Prozesse, auf denen sich Thromben ansetzen. Werden diese Thromben abgelöst und ins Blut ausgeschwemmt, entwickeln sie sich zu sekundären Streuherden für eine *Sepsis,* die je nach vorhandenen Krankheitserregern sehr schwere Formen annehmen kann. Dank der frühzeitigen Anwendung von Antibiotika bei der primären Erkrankung ist diese schwere Form der Endokarditis selten geworden.

Subakute bakterielle Endokarditis (Endocarditis lenta)
Bei dieser Form der bakteriellen Endokarditis finden wir als häufigsten Erreger den Streptococcus viridans. Diese Erreger setzen sich an den Herzklappen fest und werden mit dem Blutstrom immer wieder verschleppt. Da immer nur wenige Bakterien in den Blutstrom gelangen, kommt es zu einem schleichenden Verlauf der Septikämie (Sepsis lenta, Endocarditis lenta = »langsame« Sepsis).
Es kommt auch hier zu thrombotischen Auflagerungen an den Herzklappen und zu Geschwürbildungen. Hie und da werden die kleinen Thromben von den Herzklappen weggespült und gelangen in den großen Kreislauf = Mikroembolien.
Voraussetzungen für eine bakterielle Besiedlung des Endokards ist eine vorbestehende Veränderung an den Klappen (Zustand nach durchgemachter rheumatischer Endokarditis) oder des Endokards (angeborene Herzfehler).

Krankheitszeichen
Sie sind je nach Form der Endokarditis etwas verschieden, z.B.:
- vorausgehendes rheumatisches Fieber und schmerzhafte entzündliche Schwellungen an den Gelenken bei der Endocarditis rheumatica
- stürmischer Verlauf mit hohem Fieber und Schüttelfrost bei der septischen Endokarditis
- subfebrile Temperaturen mit typisch blaß gelblichbrauner Hautfarbe (verursacht durch eine Mischung von Anämie und Zyanose) bei der Endocarditis lenta.

Allgemeine Krankheitszeichen sind:
- Abgeschlagenheit, Müdigkeit
- Appetitlosigkeit
- Schweißneigung
- evtl. Zeichen der beginnenden Herzinsuffizienz
- erhöhte Senkung, der Arzt wird Herzgeräusche feststellen.

Behandlung und Pflege
- Sie richten sich nach dem Grundleiden und

der Art der Erkrankung bzw. der Schwere des Krankheitsbildes.
- Im wesentlichen gilt alles, was wir bei der Pflege der Patienten mit Myokarditis gesagt haben (s. S. 518).

2.7.4.3 Perikarditis

Akute Perikarditis
Es handelt sich um eine sekundäre Herzmitbeteiligung bei anderen Entzündungen oder Infektionskrankheiten. Auch hier ist die Hauptursache beim rheumatischen Fieber zu suchen. Es kommt zur Entzündung des Endothels. Bei der akuten Form vermehrt sich die Flüssigkeit im Perikardraum rasch, und eine zuerst trockene, fibrinöse geht in eine feuchte Perikarditis über.
Ein rasch entstehender Perikarderguß kann zu *Herzbeuteltamponade* führen und folglich zur Beeinträchtigung der Herzmuskelarbeit.

Chronische Perikarditis (Pericarditis constrictiva)
Es handelt sich nun nicht mehr um eine eigentliche Entzündung, sondern um eine Vernarbung und Schrumpfung und schließlich Verödung des Perikardraumes. Schließlich wird das Myokard mitbetroffen, was zu empfindlichen Störungen der Herzfunktion, zu Herzinsuffizienz führt.

Krankheitszeichen
Sie sind je nach Stadium der Erkrankung verschieden.
- Bei der trockenen Perikarditis:
  Schmerzen
  Reibegeräusch
- bei der serösen Perikarditis:
  meist keine Schmerzen mehr
  Verbreiterung des Herzens
  der Arzt nimmt eine Dämpfung der Herztöne wahr
- bei großem Erguß: Herztamponade.

Behandlung und Pflege
- In erster Linie muß das Primärleiden behandelt werden. Je nachdem werden die therapeutischen und pflegerischen Maßnahmen verschieden sein.
- Herzbeutelpunktion bei Tamponade.
- Bei der chronischen Perikarditis wird ein operativer Eingriff (Entfernung des Perikards) notwendig sein.
- Im weiteren gelten alle pflegerischen Maßnahmen, die unter »Myokarditis« (S. 518) besprochen worden sind.

2.7.5 Pflege des Patienten nach Herzoperationen

Die Pflege und Überwachung von Patienten nach Herzoperationen erfordert Spezialkenntnisse, die den Rahmen der Grundausbildung sprengen.
Die Patienten werden auf Spezialabteilungen (sog. Herzstationen) untergebracht. Eine Schwester, die sich für dieses Gebiet interessiert, hat die Möglichkeit, sich durch Kurse weiterzubilden.
Kommt die Schwester ohne Spezialausbildung in die Lage, Patienten nach Herzoperationen zu betreuen, halte sie sich genau an die Vorschriften des Arztes. Oberstes Gebot ist die Intensivüberwachung des Patienten (s. auch S. 807ff.).
Bei evtl. auftretenden Komplikationen, wie Blutungen, Herz-Kreislauf-Versagen, Embolien u.a., ist es wichtig, daß die Schwester die Frühsymptome erkennt und entsprechend handelt, bzw. sich in einer Notfallsituation richtig verhält. Aus diesem Grund muß eine Schwester, die auf herzchirurgischen Stationen arbeitet, mit den Überwachungsgeräten, den EKG-Befunden und den Maßnahmen der Reanimation vertraut sein.

Weiterführende Literatur

Bloch, K.: Fibel für Herz- und Kreislaufkranke. Thieme, Stuttgart 1961

Bock, K.D.: Ärztlicher Rat für Hochdruckkranke, 3. Aufl. Thieme, Stuttgart 1977

Haid, B., G. Hoßli: Respiratorische und zirkulatorische Wiederbelebung. Hoffmann-La Roche, Basel 1965

Heyden, S.: Gesunde Kost – gesundes Herz, 2. Aufl. Thieme, Stuttgart 1975

Keidel, D.W.: Kurzgefaßtes Lehrbuch der Physiologie, 5. Aufl. Thieme, Stuttgart 1979

Klepzig, H.: Herz- und Gefäßkrankheiten, 3. Aufl. Thieme, Stuttgart 1972

Müller-Seydlitz, P.: Herzinfarkt. In: Themen der Krankenpflege, Jg. 1, Bd. 4. Urban & Schwarzenberg, München 1974

Nolte, H., J. Meyer, J. Wurster: Kenntnisse und Aufgaben der Krankenschwestern und -pfleger in der kardiopulmonalen Wiederbelebung. Thieme, Stuttgart 1973

Schär, M.: Leitfaden der Sozial- und Präventivmedizin: Prophylaxe der Herz- und Kreislaufkrankheiten, 2. Aufl. Huber, Bern 1973

Schettler, G.: Innere Medizin (Herzkrankheiten), 4. Aufl. Thieme, Stuttgart 1977

Toohey, M.: Innere Medizin für Krankenschwestern und Krankenpfleger (Herz- und Kreislaufkrankheiten), 4. Aufl. Thieme, Stuttgart 1974

WHO, A Program for the physical Rehabilitation of Patients with acute myocardial infarction, WHO, Kopenhagen 1968

Testfragen

- Wählen Sie 2 typische Krankheitszeichen beim Herzkranken aus, und erklären Sie diese gründlich (S. 500f.)
- Zählen Sie die herzspezifischen, diagnostischen Maßnahmen auf (8 Angaben), erklären Sie 4 davon, und versuchen Sie das Prinzip zu formulieren (S. 501 ff.)
- Nennen Sie 6 allgemeingültige Pflegemaßnahmen bei Herzpatienten. Begründen Sie Ihre Angaben (S. 507f.)
- Gruppieren Sie die Diuretika und Herzglykoside, und nennen Sie zu jeder Gruppe ein Ihnen bekanntes Medikament (S. 508 ff.)
- Nennen Sie die Punkte, die Sie bei der Verabreichung von Digitalispräparaten (4 Angaben) und Diuretika (3 Angaben) zu beachten haben (S. 508 ff.)
- Bearbeiten Sie einen der folgenden Fälle:
  1. Herr X, 47 Jahre alt, Direktor einer großen Firma und Vater von 4 Kindern, wird vom Hausarzt notfallmäßig mit Verdacht auf *Herzinfarkt* ins Krankenhaus eingewiesen. Herr X verspürte über mehrere Stunden einen intensiven retrosternalen Schmerz. Im Krankenhaus wurde die Verdachtsdiagnose bestätigt.
     - Beschreiben Sie das Krankheitsbild (S. 515)
     - Welche Untersuchungen wurden vorgenommen, um die Diagnose zu sichern? (S. 515)
     - Versuchen Sie, die Pflegeprobleme, die sich für die ersten Tage stellen, zu formulieren (S. 515 ff.)
     - Welche speziellen Bedürfnisse sind bei Herrn X (Geschäftsmann und Familienvater) zu beachten? (S. 285)
  2. Frau Y, 78 Jahre alt, wird in ziemlich verwahrlostem Zustand in die medizinische Klinik eingeliefert. Im Eintrittsbericht lesen Sie: »Alleinstehende Frau, die seit Jahren an einer Herzinsuffizienz leidet, hat in letzter Zeit den Hausarzt nicht mehr aufgesucht. Jetzt leidet sie an schwerer Atemnot, ist zyanotisch und hat Ödeme an den Beinen und in der Sakralgegend. Am linken Unterschenkel hat sie ein Ulcus cruris, das infiziert ist.«
     - Beschreiben Sie das Krankheitsbild der Herzinsuffizienz (S. 512f.)
     - Welche Pflegeprobleme stehen im Vordergrund? (S. 513)
     - Machen Sie einen Vorschlag für die Pflege des Ulcus cruris (S. 543f.)
     - Welchen Komplikationen ist Frau Y ausgesetzt? (S. 513f.)
     - Wie verhalten Sie sich grundsätzlich Betagten gegenüber; welche psychischen und sozialen Probleme stellen sich hier im besonderen? (S. 287 ff.)

3 Krankheiten der Gefäße

Sequenzziel (Intention)

Sie können die arteriellen und venösen Erkrankungen unterscheiden und wissen um die prinzipiellen Unterschiede bei der Behandlung und Pflege. Sie sind je nach Ausbildungsstand und Kompetenzbereich in der Lage, bei der Ausführung der Pflege mitzuhelfen oder selbständig die Pflegeprobleme des einzelnen Patienten zu erfassen und diese so zu formulieren, daß die Pflegeplanung davon abgeleitet und immer neu den Bedürfnissen und dem Krankheitszustand des Patienten angepaßt werden kann.

Lernziel

Sie können
- die spezifischen Untersuchungsmöglichkeiten bei arteriellen und venösen Erkrankungen aufzählen;
- die Entstehung der Arteriosklerose unter besonderer Berücksichtigung der Risikofaktoren erklären;
- die Ursachen, die zu einem chronischen oder akuten Arterienverschluß führen, aufzählen;
- die Krankheitszeichen beim chronischen Arterienverschluß benennen;
- exakte Angaben machen über
  a) die konservativen Maßnahmen beim chronischen Arterienverschluß;
  b) die chirurgischen Maßnahmen sowie die prä- und postoperativen Maßnahmen, die zu treffen sind;
  c) die Sofort- sowie die prä- und postoperativen Maßnahmen bei arterieller Embolie;
- prinzipielle Angaben machen über die Blutgerinnung und die Antikoagulation, insbesondere aber über die Aufgaben der Schwester bei der Pflege und Entlassung antikoagulierter Patienten;
- die venösen Erkrankungen gruppieren und wesentliche Angaben machen über die jeweiligen Krankheitszeichen, die Behandlung und Pflege, sei dies in der medizinischen Klinik (z.B. Thrombophlebitis, Lungenembolie, Ulcus cruris) oder in der chirurgischen Klinik (Stripping-Operation);
- präzise Angaben machen über das Thema Verhütung von Beinleiden (Varizenprophylaxe).

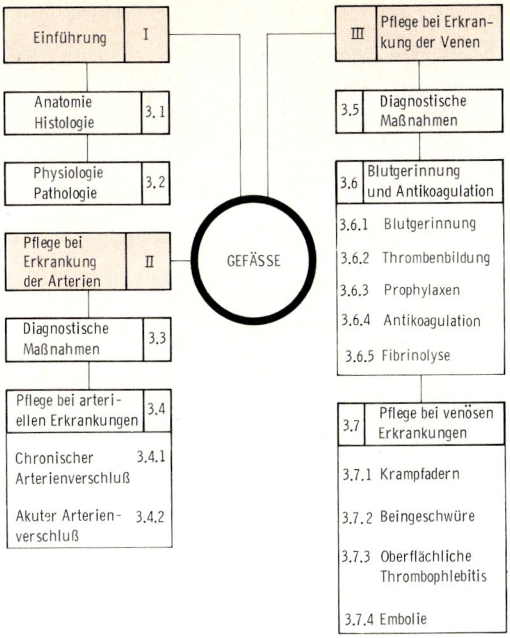

Prinzip

Das geschlossene Gefäßsystem sorgt dafür, daß das Blut gleichmäßig im Körper verteilt wird und der Gas- und Stoffaustausch – und damit die Gesunderhaltung – gewährleistet ist.
Erkrankungen der Gefäße betreffen demnach in mehr oder weniger großem Ausmaß immer den ganzen Organismus.
Bei den arteriellen Erkrankungen besteht meist eine Verengung oder ein Verschluß des betroffenen Gefäßes. Bei den venösen Erkrankungen stehen Erweiterung und Erschlaffung der Gefäße oder Entzündungen und Bildung von Thromben (mit evtl. Emboliegefahr) im Vordergrund.

▼

Die Bemühungen von Arzt und Pflegegruppe gehen dahin:
Bei arteriellen Erkrankungen
- Förderung und Verbesserung der Durchblutung durch allgemeine und lokale Maßnahmen
- Bemühung um Erweiterung der Gefäße oder Ausschalten des Verschlusses durch konservative oder chirurgische Therapie
- Ausschalten oder Vermindern von schädigenden Einflüssen (mangelhaft durchblutetes Gewebe ist anfällig für Verletzungen, Infektionen, Nekrosebildung u.a.)

Bei venösen Erkrankungen
- Verhütung einer Venenwandschwäche und einer Thrombenbildung durch Maßnahmen der Gesunderhaltung
- Beheben der Krankheitsursache durch konservative, seltener durch chirurgische Therapie
- Verhütung von zusätzlichen Schädigungen und Komplikationen durch Verbesserung der venösen Zirkulation (Ulcus-cruris-Prophylaxe), Ruhigstellung und therapeutisches Angehen einer Thrombophlebitis (Embolie-Prophylaxe).

Unterstützung des Patienten in psychischen und sozialen Belangen, und ihn so in die Pflege miteinbeziehen, daß er eine angepaßte Lebensweise lernt, die ihm auch nach der Spitalentlassung weiterhilft (= therapeutische Pflege).

I. Einführung

3.1 Anatomie, Histologie
(Abb. 1).

3.2 Physiologie, Pathologie

Sie Aufgaben der *Arterien* sind aus den Antworten zu Abb. 1 ersichtlich. Verschlüsse der Arterien führen zu ungenügender Durchblutung. Das Blut kann die Peripherie nur noch über Kollateralgefäße (Umgehungskreislauf) erreichen. Daneben kommen sackförmige Aneurysmen (Ausbuchtung der Arterienwand zu einem sackförmigen Gebilde) und arteriovenöse Aneurysmen (Kurzschluß zwischen einer Arterie und einer Vene) vor. Arterienspasmen spielen sich meist an den kleineren Arterien der Finger und Zehen (Morbus Raynaud), seltener auch an den großen Arterien ab (Ergotismus: spastische Reaktion der Blutgefäße auf ergotaminhaltige Medikamente).

Die Erkrankungen der *Venen* umfassen vor allem die oberflächliche Thrombophlebitis und die Thrombose tiefer Venen (Abflußbehinderung des Blutes: Stauung) sowie die verschiedenen Formen von Krampfadern (Varizen).
Die *Lymphgefäße* drainieren die eiweißreiche Gewebsflüssigkeit. Werden sie durch Krankheit verstopft oder sind sie kongenital mangelhaft angelegt, so bildet sich ein Lymphödem (Lymphstauung) aus.
Die pathologischen Veränderungen an den Gefäßen werden unterteilt in arterielle und venöse Erkrankungen.

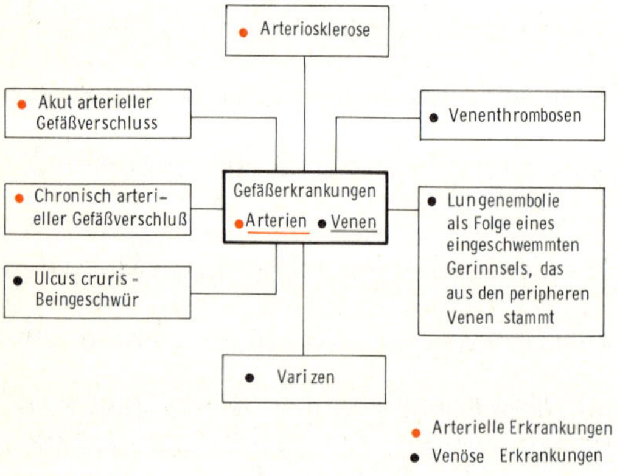

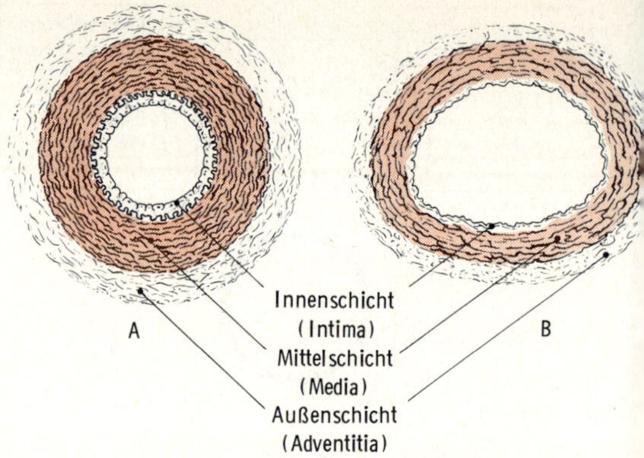

Abb. 1 Querschnitt durch zwei Blutgefäße. Fragen: 1. Welches ist die Arterie, welches die Vene? 2. Aus was für Gewebe bestehen die drei Schichten? 3. Warum ist die Arterienwand anders aufgebaut als die Venenwand? 4. Durch welche Kräfte wird der Blutstrom in Arterie und Vene vorwärtsgetrieben? 5. Wodurch wird der Blutstrom in Arterie und Vene am Zurückfließen gehindert? (s. S. 847)

II. Pflege des Patienten mit Erkrankungen der Arterien

3.3 Diagnostische Maßnahmen

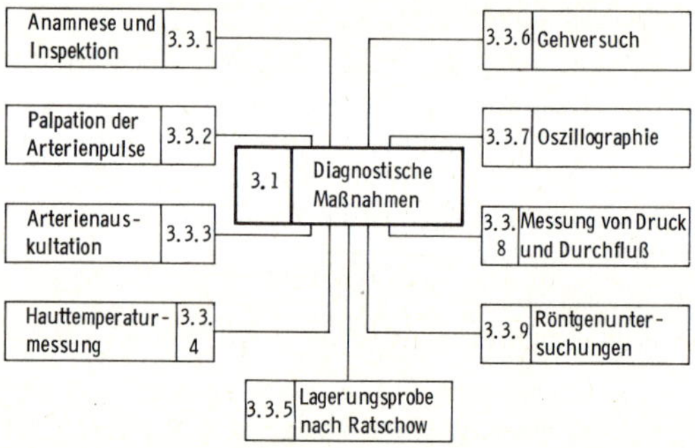

3.3.1 Anamnese und Inspektion

Anhand von Anamnese und Inspektion können die arteriellen Verschlußkrankheiten der Gliedmaßenarterien in Stadien eingeteilt werden.
Claudicatio intermittens: intermittierendes Hinken; nach einer freien Gehstrecke wird der Patient durch Schmerzen in Wade, Oberschenkel oder Gesäß zum Anhalten gezwungen (Fernsehname: Schaufensterkrankheit). Die Durchblutung genügt noch in Ruhe, nicht mehr aber nach Belastung.

Ruheschmerz: Schwere nächtliche Schmerzen in Fuß und Zehen (nicht zu verwechseln mit Wadenkrämpfen), die durch Hängenlassen der Beine gebessert werden (deshalb im Gegensatz zu den Venenkranken, Bettende nicht hoch, sondern tief stellen): Durchblutung genügt auch in Ruhe nicht mehr.
Gangrän: Absterben einzelner, minderdurchbluteter Gewebsbezirke – feucht: infizierte Gangrän; trocken: nicht infiziert.

3.3.2 Palpation der Arterienpulse

Prinzip s. S. 312.

Pulspalpation: Distal eines Arterienverschlusses sind die Pulse abgeschwächt oder fehlen. Regelmäßig palpierte Arterien: Karotiden, A. radialis, A. femoralis (Leiste), A. poplitea (Kniekehle), A. tibialis posterior (Innenknöchel), A. dorsalis pedis (Fußrükken) (Abb. 2). Die wichtigsten Arterien, die auch von der Schwester (z.B. postoperativ) palpiert werden können oder müssen, sind
- *an den unteren Extremitäten*
  A. femoralis, A. poplitea, A. dorsalis pedis;
- *an den oberen Extremitäten*
  A. radialis.

3.3.3 Arterienauskultation

Prinzip
Eine Gefäßverengung zwingt das Blut, sich durchzudrängen. Es entsteht eine turbulente Strömung, die Gefäßwandschwingungen verursacht.

An nicht total verschlossenen, aber verengten (stenotischen) Arterien bilden sich Wirbel im Blutstrom (Schlucht), die zu Schwingungen der Gefäßwand führen. Diese sind in Form von Geräuschen mit dem Stethoskop hörbar. Man spricht von Strömungs- oder Stenosengeräusch.
Diese Geräusche lassen sich nach Muskelarbeit (z.B. Kniebeugen) verstärken. In einem Umwegkreislauf (Kollateralgefäße) treten ebenfalls hörbare Strömungen auf. Ihr Klangcharakter ist aber anders (leiser und weicher) als derjenige der Stenosegeräusche.

3.3.4 Messung der Hauttemperatur

Prinzip
Eine verminderte arterielle Durchblutung führt zu lokalem Temperaturabfall. Dieser

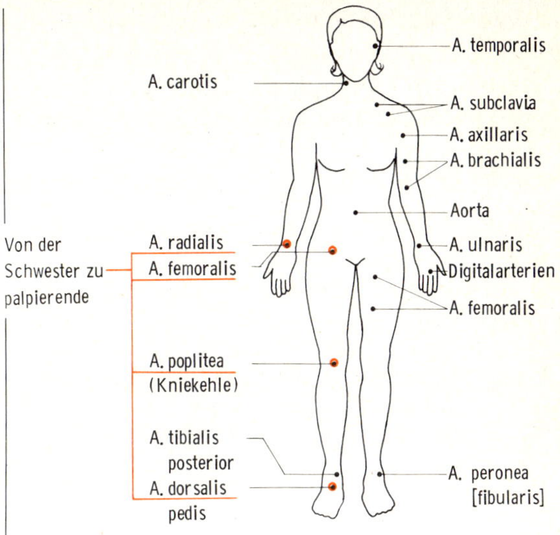

Abb. 2 Pulspalpation

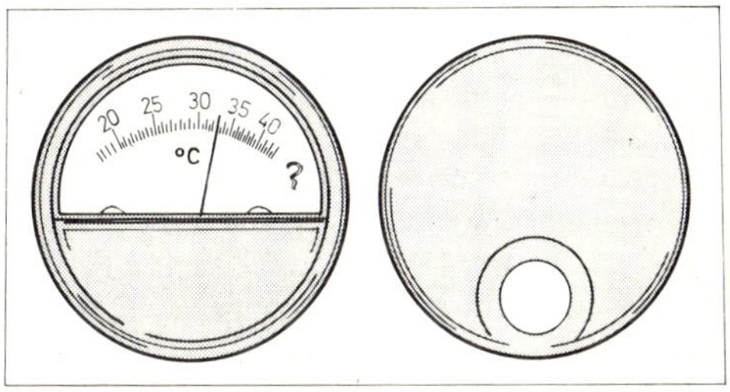

Abb. 3 Hautthermometer (System Heidenwolf). Dieses von Stromquellen unabhängige, rasch anzeigende Hautthermometer basiert auf einem thermomagnetischen Prinzip. Die Ablesegenauigkeit beträgt ¼ °C

kann mittels Spezialthermometer gemessen werden.

Die Störung in bezug auf die Hauttemperatur gehört zu den ersten, auch durch den Kranken selber wahrnehmbaren Veränderungen. Grobe Unterschiede können mit der Hand festgestellt werden. Die genaue Messung erfolgt mittels Hautthermometer (Abb. 3). Bei peripheren Durchblutungsstörungen können Temperaturunterschiede von links zu rechts vier bis sechs Grad betragen.

3.3.5 Lagerungsprobe nach Ratschow

Prinzip
Bei normalen Gefäßverhältnissen paßt sich die Durchblutung rasch einer Lageverände-

rung (Heben und Senken) der Extremitäten an.

Geprüft wird die Hautdurchblutung, d.h. die reaktive Hyperämie an den *unteren Extremitäten.*

a) Der Patient liegt in Rückenlage und hebt die Beine senkrecht in die Höhe. Seine Hände (oder diejenigen einer Hilfsperson) stützen dabei die Oberschenkel bzw. Unterschenkel. Während zwei Minuten beugt und streckt er die Füße in den Fußgelenken (pro Sekunde einmal) (Abb. 4a), dabei blassen alle Bezirke der Fußsohle ab, deren arterieller Zufluß vermindert ist.
b) Der Kranke setzt sich und läßt die Füße herabhängen (Abb. 4b). Beim Gesunden röten sich die Füße innerhalb von fünf Sekunden gleichmäßig. Nach sechs bis sieben Sekunden sind die Hautvenen prall gefüllt.
   Bestehen arterielle Zuflußstörungen, ist der Eintritt der Rötung verzögert, die Zeitspanne bis zur Auffüllung der Venen ist größer. Beim Hängenlassen der Beine erkennt man somit deutlich die starke Blässe der erkrankten Extremität, während das gesunde Bein eine reaktive Hyperämie und Venenfüllung zeigt.

An den oberen Extremitäten wird die reaktive Hyperämie mittels *Faustschlußprobe* geprüft.

Der Patient hebt die Arme während zwei Minuten hoch. Man läßt ihn die Faust im Sekundentempo öffnen und schließen (Abb. 5). Zunächst erscheint die erkrankte obere Extremität beim Faustschluß nur wenig blasser als die gesunde Seite. Nach Abschluß der Probearbeitsleistung zeigt sich jedoch ein gut sichtbarer Unterschied, indem die gesunde Hand eine normale reaktive Hyperämie erkennen läßt, die durchblutungsgestörte hingegen noch längere Zeit auffallend blaß ist.

3.3.6 Der Gehversuch

Prinzip
Ausreichende und schmerzfreie Muskelarbeit ist nur bei guter Durchblutung möglich. Mangeldurchblutung kann als Schmerz empfunden werden.

Claudicatiogehprobe oder Claudicometrie
Ruheschmerzen werden meist in Fuß und Zehen, Claudicatioschmerzen gewöhnlich in den Waden angegeben.

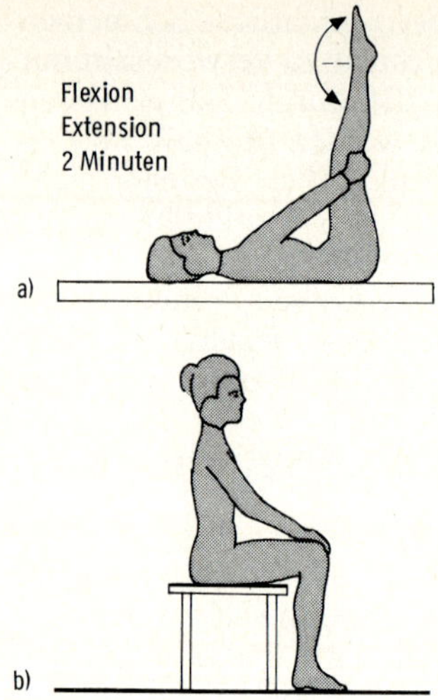

Abb. 4 Durchführung der Lagerungsprobe nach Ratschow

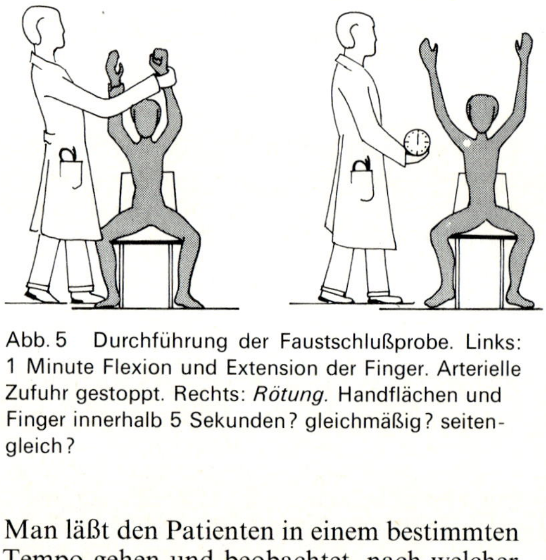

Abb. 5 Durchführung der Faustschlußprobe. Links: 1 Minute Flexion und Extension der Finger. Arterielle Zufuhr gestoppt. Rechts: *Rötung.* Handflächen und Finger innerhalb 5 Sekunden? gleichmäßig? seitengleich?

Man läßt den Patienten in einem bestimmten Tempo gehen und beobachtet, nach welcher Zeit die Claudicatio intermittens (intermittierendes Hinken) auftritt. Die beim Gehen eintretende Ischämie zwingt den Kranken zum Schongang und schließlich zum Stehenbleiben.

Geprüft wird die Muskeldurchblutung.

- *Gehprobe* (Abb. 6)
  Der Arzt orientiert den Kranken, daß er so lange gehen soll, wie es ihm möglich ist. Dann schreiten Arzt und Patient gemeinsam im Schrittempo von 120 pro Minute. Mittels Stoppuhr werden festgehalten:
  Beginn der Claudicatiobeschwerden
  Beginn des Schonganges

Stillstand, d.h. der Patient kann nicht mehr weitergehen, ohne eine Pause einzuschalten.

- *Claudicometrie mittels Claudicometer* Am bekanntesten ist das Laufband-Ergometer nach Boyd (Abb. 7).

Charakteristisch für die Claudicatio intermittens ist:

- Die Beschwerden treten nur bei Belastung auf und verschwinden innerhalb von Minuten nach Aufhören der Belastung.
- Die Beschwerden treten nicht schon bei den ersten Schritten, sondern erst nach einer gewissen Gehstrecke (= Latenzzeit) auf.
- Die Latenzzeit ist um so kürzer, je rascher das Gehtempo, das heißt je größer die Arbeit pro Zeiteinheit ist.

3.3.7 Oszillographie

Prinzip
Jede Pulswelle (Bluteinstrom) verursacht geringe Volumenschwankungen der Extremität. Diese können mit dem Oszillographen verstärkt und registriert werden.

Die Messung (Oszillographie) kann mechanisch oder elektronisch vorgenommen werden. Großen Aussagewert hat die Belastungsoszillographie.

- *Mechanische:* Registrierung der durch die Pulswelle entstehenden Druck- und Volumenschwankungen in einer Gliedmaße durch mechanische Übertragung (Manschette an Armen und Beinen). Verminderte Ausschläge bei Arterienverschlüssen (Abb. 8).
- *Elektronische:* Durch elektronische Verstärkung können eigentliche Pulskurven geschrieben werden (Abb. 9). Besondere Manschetten oder Infratonkapseln erlauben die Abnahme von Pulskurven an Fingern und Zehen. Durch vergleichende Untersuchungen (Oberschenkel, Unterschenkel, Zehe) kann die Durchblutungsstörung approximativ lokalisiert werden.
- *Belastungsoszillographie:* Bei leichter Durchblutungsstörung wird evtl. erst nach Arbeit ein pathologisches Oszillogramm festgestellt.

Die Auswertung des Oszillogrammes berücksichtigt die Höhe der Ausschläge sowie den Formablauf der Pulskurve.

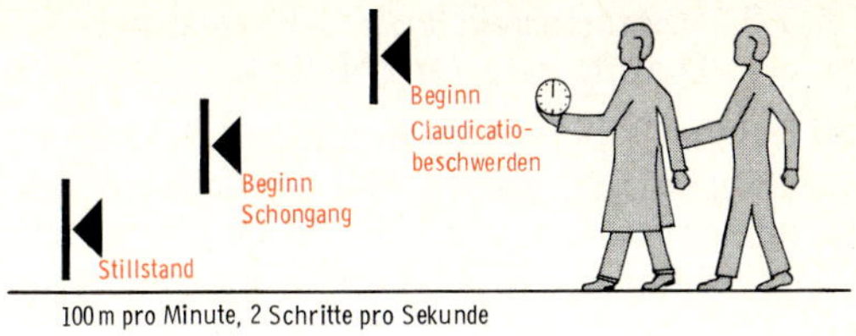

Abb. 6 Gehprobe

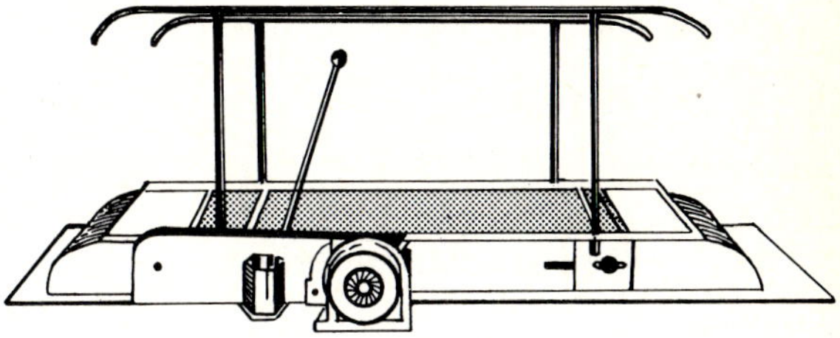

Abb. 7 Claudicometer nach Boyd. Der Patient »läuft« gegen die Laufrichtung eines Fließbandes, dessen Geschwindigkeit auf 1,6–7,2 km/Stunde eingestellt werden kann. Außer dem Marschtempo registriert man die Länge des Weges bis zum Auftreten von Claudicatioschmerzen sowie das weitere Verhalten des Patienten

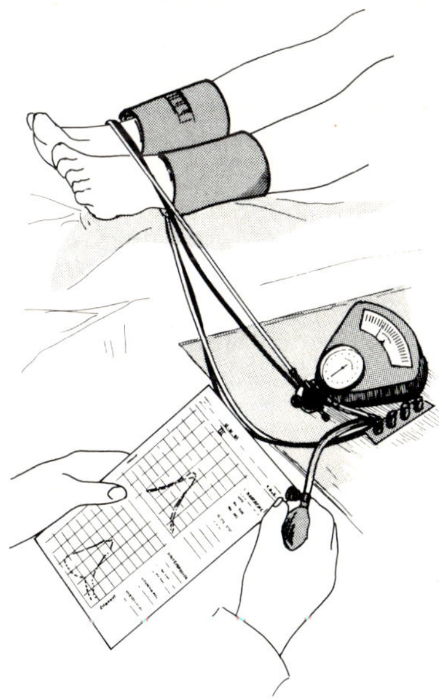

Abb. 8 Oszillographie

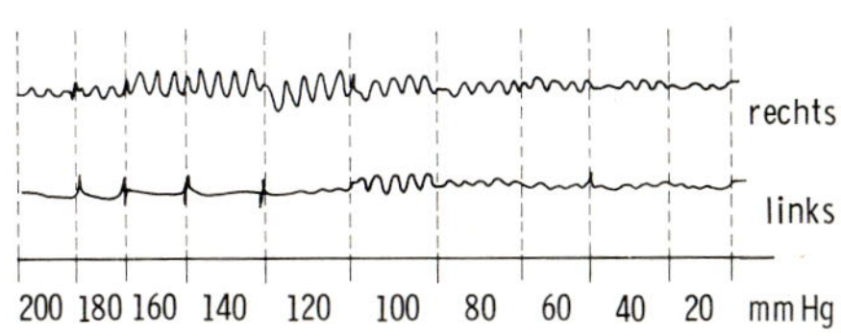

Abb. 9 Oszillogramm. Oben: Normalkurve. Unten: Kurve distal eines Strömungshindernisses

3.3.8 Messungen von arteriellem Druck und Durchfluß

Mit dem Doppler-Ultraschallverfahren kann der systolische Druck der Knöchelarterien gemessen werden, auch wenn sie nicht mehr tastbar sind. Der Blutdruck ist an Extremitäten mit Durchblutungsstörung erniedrigt. Zu Durchblutungsmessungen werden in der Klinik vor allem die Venenverschluß-Plethysmographie und Auswaschkurven injizierter radioaktiver Substanzen verwendet (z.B. Xenon-133-Clearance).

3.3.9 Röntgenologische Darstellung der Arterien

Prinzip
Das in die Arterien injizierte Kontrastmittel durchströmt das Gefäß. Bei einem Hindernis kann es nicht weiter oder gelangt in einen evtl. vorhandenen Umgehungskreislauf. Dieses Geschehen kann röntgenologisch festgestellt werden.

Arteriographie (Angiographie)
Durch Injektion von Kontrastmittel und Serienaufnahmen können Verschlußlokalisation und -ausdehnung sowie die Entwicklung des Kollateralkreislaufes genau erkannt werden (Abb. 10). Meist wird die A. femoralis punktiert.
Zur Vorbereitung durch die Schwester gehört somit:
- Rasur der Leiste
- evtl. Kontrastmitteltest (s. S.503).

Die Arteriographie ist nicht ganz harmlos. Als Komplikationen können Blutungen und arterielle Thrombosen bzw. Embolien auftreten. *Gute Überwachung und Beobachtung* des Patienten *während* und *nach* der Untersuchung ist äußerst wichtig.

3.4 Pflege des Patienten mit arteriellen Erkrankungen

Bei den Krankheiten der Arterien handelt es sich immer um *Verschlußkrankheiten,* d.h. es ist eine Einengung oder Verlegung des Arterienlumens vorhanden. Daraus resultieren *Durchblutungs-Mangelzustände.* Oft wird das ganze Arteriensystem davon betroffen (z.B. Arteriosklerose), oder es werden einzelne Gefäße oder ein Gefäßabschnitt (z.B. durch Embolie) befallen. Eine weitere Unterscheidung, die besonders in therapeutischer Sicht

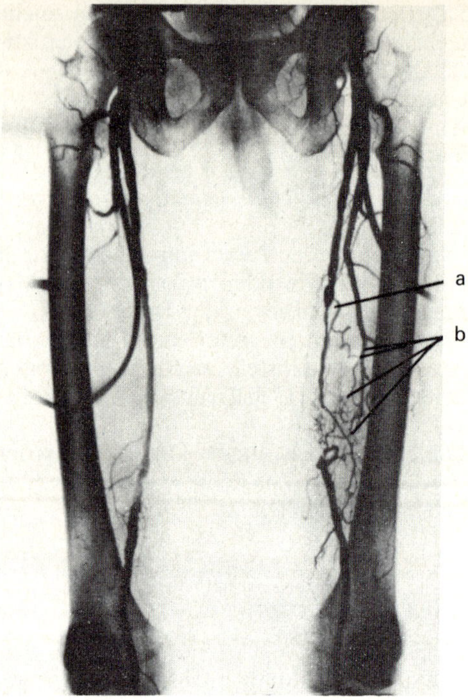

Abb. 10 Arteriographie a) Verschluß, b) Kollaterale

Bedeutung hat, ist diejenige der *akuten* oder *chronischen* Gefäßverschlüsse.

3.4.1 Chronischer Arterienverschluß

(Chronische Durchblutungsstörungen) Männer sind davon viermal häufiger betroffen als Frauen. Rund 90% der chronischen Arterienverschlüsse liegen im Bereich der unteren Extremitäten, der Aorta und des Beckens.

Die Arteriosklerose = degenerative Erkrankung
Die häufigste Ursache der chronischen Arterienverschlüsse beruht auf arteriosklerotischen Wandveränderungen. Es kommt zu einer Intimaverdickung und dadurch zu Wandverhärtung, Elastizitätsverlust und Lumeneinengung. Die Arteriosklerose gehört zu den sogenannten *»Zivilisationskrankheiten«.*

Risikofaktoren sind
- Überbeanspruchung der Gefäße bei Hypertonie
- prädisponierende Krankheiten wie Diabetes mellitus, Gicht, Hypothyreose u.a.

- falsche Ernährung, besonders bei fett- und cholesterinreicher Kost (Hyperlipidämie, Hypercholesterinämie)
- Adipositas
- übermäßiges Rauchen (Nikotinabusus)
- Bewegungsmangel oder einseitige Beanspruchung des Organismus.

Krankheitsbilder

Die Veränderungen sind ganz verschieden, da bald die größeren, bald die kleineren Gefäße, bald dieser, bald jener Gefäßanteil befallen wird. Oft sind ganze Organe betroffen, es kommt zu Durchblutungsstörungen

- des Herzens bei Koronarsklerose → Herzinfarkt
- der Nieren bei Sklerosierung der Nierengefäße → Nephrosklerose
- des Gehirns bei Zerebralsklerose → Apoplexie u. a.

Behandlung und Pflege

- Die Prophylaxe ist die beste Therapie, d.h. es sollen möglichst viele Risikofaktoren ausgeschlossen oder behoben werden. Deshalb ist eine gesunde Lebensweise anzustreben:
  genügend Ruhe und körperliche Bewegung (Ausgleichsgymnastik bei sitzender Betätigung, aktives Gefäßtraining)
  fettarme Kost
  Idealgewicht beibehalten bzw. wieder erreichen
  Enthaltung von Nikotin
  Vermeiden von psychischen Streßzuständen.
- Ursache ausschalten:
  Diabetes mellitus frühzeitig behandeln
  Hypertonie beheben.
- Cholesterin- und Lipidgehalt im Serum kontrollieren. Bleiben sie auch unter fettarmer Diät erhöht, müssen sie medikamentös gesenkt werden.

Weitere Ursachen

Aneurysmen

Aneurysmen sind sackförmige Erweiterungen der Gefäße.

- *Aneurysma dissecans* = Riß der Intima der Arterie, das Blut bahnt sich einen Weg zwischen den Wandschichten. Es kann wieder in die Arterienlichtung zurückperforieren (= Selbstheilung) oder nach außen durchbrechen (meist tödliche Ruptur).
- *Aneurysma verum* = Ausbuchtung aller drei Schichten der Arterienwand, als Folge eines Traumas oder einer Gefäßwandschwäche. Die zunehmende Gefäßwanddehnung kann zum Riß und zur Blutung führen.
  Blutgerinnselbildungen können zu arteriellen Embolien führen.
- *Arteriovenöses Aneurysma* = Kurzschluß des Blutes zwischen Arterie und Vene, traumatisch (z.B. Metzgerstichverletzung in der Leiste), angeboren oder nach Operationen.

Funktionelle Störungen

- *Digiti mortui* (Leichenfinger) mit fließendem Übergang zur
- *Raynaudschen Krankheit:* Unter dem Einfluß von Kälte (begünstigt durch Nervosität) blassen einzelne oder mehrere Finger plötzlich ab und werden steif.
  Das erstere dieser beiden Krankheitsbilder ist harmlos, tritt gerne bei jungen Mädchen auf und verschwindet ohne besondere Behandlung in einigen Jahren.
  Die Raynaudsche Krankheit kann fortschreiten. Es bilden sich dann kleine Nekrosen an den Fingern (= Rattenbißnarben). In diesem Stadium können auch die Zehen betroffen sein.

Entzündliche Störungen

- *Endangiitis obliterans* (Morbus Buerger): Eine genaue Abgrenzung gegen die Arteriosklerose ist meist nicht möglich, da nur im Frühstadium eine typische histologische Veränderung im Sinne einer Entzündung der Intima feststellbar ist. Die Gefäße werden eng und verschließen sich oft. Mitbeteiligung der Nieren ist häufig. Befallen werden vorwiegend jüngere Männer, meist Zigarettenraucher. Eine genaue Ursache ist unbekannt. Die Krankheit bevorzugt die Fuß- und Unterschenkelarterien, ist aber selten anzutreffen.
- *Kollagenkrankheiten:* Periarteriitis nodosa, Lupus erythematodes, Sklerodermie. Sie führen neben anderen allgemeinen internistischen Symptomen fakultativ zu Arterienverschlüssen.
- *Arteriitis temporalis:* Es sind die Schläfenarterien (Kopfschmerzen!) aber auch andere Gefäßgebiete betroffen, häufig auch diejenigen der Augen (Gefahr der Erblindung). Von der Krankheit werden vorwiegend alte Menschen befallen.

Krankheitszeichen bei peripherem Arterienverschluß

Beschwerden, die den Patienten zum Arzt führen:

- Schmerzen im Versorgungsgebiet der befallenen Arterie
- Kälte- und Schweregefühl der Extremität
- Parästhesien
- rasche Ermüdbarkeit der minderdurchbluteten Extremität
- Hautveränderung (marmoriert und zyanotisch)
- schlecht heilende Wunden
- Nekrosen oder Gangrän.

Je nach Krankheitszeichen kann der Arzt den Schweregrad der Krankheit feststellen. Nach Fontaine werden *vier Stadien* unterschieden.

1. Stadium:
Symptomfreiheit (häufig Zufallsbefund). Es bestehen aber bereits nachweisbare Veränderungen, wie Pulsausfall, Stenosengeräusche.

2. Stadium:
Claudicatio intermittens. Der Kranke klagt nach einer bestimmten Gehstrecke über krampfartige Schmerzen in der Wade, die ihn zu verlangsamtem Gehen (Schongang) und schließlich zum Stehenbleiben zwingen. Der Schmerz verschwindet beim Stehen innerhalb von ein bis zwei Minuten.

3. Stadium:
Ruheschmerz, vor allem in Horizontallage und nachts. Läßt der Patient die Extremität herabhängen, lassen die Beschwerden nach.

4. Stadium:
Nekrose und Gangrän. Man versteht darunter scharf begrenzte, schlecht heilende Gewebsschädigungen, besonders an der Peripherie (Beginn an den Zehen).

Wir unterscheiden

- die trockene Gangrän mit mumifizierten Stellen
- die feuchte Gangrän mit stark sezernierenden und zur Ausbreitung neigenden Wunden.

Konservative Behandlung und Pflege

Ziel

- Ausschalten der Risikofaktoren
- Verbesserung der Durchblutung
- Verhinderung einer lokalen Schädigung

Allgemeine Maßnahmen

- Kopfende des Bettes hochstellen (= schiefe Ebene). Die somit erreichte *Tieflagerung der Beine* erhöht den hydrostatischen Druck. Dadurch kann evtl. der intravasale Druck *über* den kritischen Gefäßverschlußdruck angehoben und die Strömung des Blutes erleichtert werden.
- Gesunde Ernährung, da Cholesterin- und Blutzuckererhöhung ein Gefäßleiden begünstigen oder verschlechtern.
- Körperübungen: Wandern, Radfahren oder andere nicht zu anstrengende körperliche Übungen fördern die Durchblutung und regen den Stoffwechsel an (= Gefäßtraining), die Ausbildung des Umwegkreislaufes wird gefördert.
- Nikotinverbot.

Lokale Maßnahmen

- Sorgfältige Fußpflege, Haut sauber und trocken halten
- Vermeiden von Verletzungen, z.B. beim Nägelschneiden (nicht barfuß gehen)
- Wunden (auch kleine) dem Arzt zeigen und unter streng aseptischen Maßnahmen behandeln
- Vermeiden von Hitze und Kälte. Die im Volk propagierten Wechselbäder sind für den Patienten schädlich. Ansteigende Fußbäder sind hingegen erlaubt, jedoch soll Arztverordnung dafür eingeholt werden.
- Schutz vor Druck und Drosselung:
  bequeme Schuhe tragen
  Schuhe mehrmals am Tag wechseln
  Kniesocken, Strumpfbänder oder Sockenhalter sind verboten
- Strümpfe oder Socken täglich wechseln
- Im Winter für Wärme sorgen, jedoch nicht mittels Bettflaschen oder Heizkissen, da das Wärmeempfinden herabgesetzt ist. Günstig sind Wollsocken und für die Nacht Bettsocken. Die Hauttemperatur sollte möglichst konstant bleiben. Bei einer Hauttemperatur von 32–34 °C ist die Durchblutung optimal.

Bei aufgetretener Gangrän oder Nekrose

Nach Arztverordnung kommen in Frage:

- *Reinigung* einer sezernierenden, infizierten Gangrän mit physiologischer Kochsalzlösung, antiseptischen Lösungen wie Pantosept, Chloramin u.a. Es können Bäder, Spülungen oder Umschläge gemacht werden.
- *Nekroseentfernung:* Sie geschieht durch

chirurgische Abtragung, evtl. mit Hilfe von Trypsinpräparaten, z.B. Trypurespray. Letztere können unter günstigen Voraussetzungen nekrotische Teile auflösen.

- *Eine trockene Gangrän* oder Mumifikation wird trocken behandelt. In Frage kommen: antiseptischer Puder, Mercurochromlösung u.a. Der Verband wird in jedem Fall leicht und luftdurchlässig angelegt. Es gelten alle Prinzipien, die im Kapitel »Verbandwechsel« (s. S. 324ff.) besprochen worden sind.

Medikamentöse Maßnahmen
Es steht eine Vielzahl von Präparaten zur Verfügung.

- Zur Senkung des Blutcholesterinspiegels: Nikotinsäure, Clofibrat (z.B. Regelan)
- bei Neigung zu thrombotischen Komplikationen: Antikoagulantien
- die gefäßerweiternden Medikamente wirken nur bei leichten Durchblutungsstörungen günstig. Die Verabreichung geschieht oral, bei schweren Fällen intraarteriell.

Chirurgische Behandlung
Auf dem Gebiet der Blutgefäßchirurgie sind in den letzten Jahren große Fortschritte erzielt worden, dies durch Anwendung der Endarteriektomie (= Ausschälen des Verschlußzylinders), körpereigener Venen und synthetischen Materials (Polyäthylen-Kunststoffe wie Teflon, Dacron u.a.). Diese Stoffe sind gewebsfreundlich, elastisch, flexibel, sterilisierbar und in den verschiedenen Gefäßbezirken nach Lumen und Länge anpaßbar und eignen sich daher als *Gefäßplastiken* (Gefäßprothesen) zur Defektüberbrückung, z.B. bei Aneurysmen und Arterienverschlüssen, die lokal zugänglich sind.

Operationsmöglichkeiten

A *Sympathektomie* zur Erweiterung der Blutgefäße bei Verschlüssen kleiner, peripher gelegener Arterien.

B *Rekonstruktive Arterienchirurgie* bei Verschlüssen großer Arterien oder bei Gefäßverletzungen als
- *direkte Naht*
- *Gefäßersatz* (körpereigene Transplantate oder Kunststoff) durch Zwischenschaltung (Interposition)
  durch Umgehung (Bypass)
- *Gefäßerhaltende Rekonstruktion*
  intraluminale Desobliteration (Embolektomie, Thrombektomie)
  intramurale Desobliteration (Ausschälplastik, Thrombendarteriektomie)
  transluminale angiographische Gefäßrekanalisation nach Dotter (die Verschlüsse werden durch Hohlkatheter, die in das Gefäß eingeführt worden sind, gesprengt. Der Thrombus wird komprimiert und an die Wand gedrückt. Indikation: bei kurzen Verschlüssen, bei älteren Patienten – kleineres Risiko!)

A Sympathektomie

Der Sympathikus-Grenzstrang verläuft beidseits der Wirbelsäule. Über ihn verlaufen alle sympathischen Nervenbahnen. Er reicht von der Schädelbasis bis zum Steißbein und besteht aus einer Reihe kleinerbsengroßer Ganglienknoten, die durch Nervenstränge verbunden sind. Daneben bestehen Nervenverbindungen zwischen Grenzstrang und Rückenmark.
Über das sympathische Nervensystem werden die peripheren Blutgefäße funktionell enggestellt. Wird es ausgeschaltet, erweitern sich die Blutgefäße, speziell diejenigen der Haut. Die Operation besteht in der Entfernung mehrerer Ganglien. Bei Durchblutungsstörungen der oberen Extremitäten wird die thorakale Sympathektomie, bei Durchblutungsstörungen der unteren Extremitäten die lumbale Sympathektomie ausgeführt. Für die *prä- und postoperative Pflege* gelten die allgemeinen Regeln.
Bei der lumbalen Sympathektomie ist der Darmtätigkeit besondere Aufmerksamkeit zu schenken. Im Prinzip gelten alle Maßnahmen, die z.B. für eine mittlere Bauchoperation zu beachten sind.

B Rekonstruktive Arterienchirurgie

Das Behandlungsziel ist immer die Wiederherstellung freier Strömungsverhältnisse. Die für diese Gefäßoperationen wichtigsten Gefäßersatzstoffe und Instrumente sind:
Körpereigene Transplantate, die vorwiegend der Vena saphena magna entnommen werden
Polyäthylen-Kunststoffe (Abb. 11) als Bypass, Y-Graft und Patch
Instrumentarium für Embolektomie, Endar-

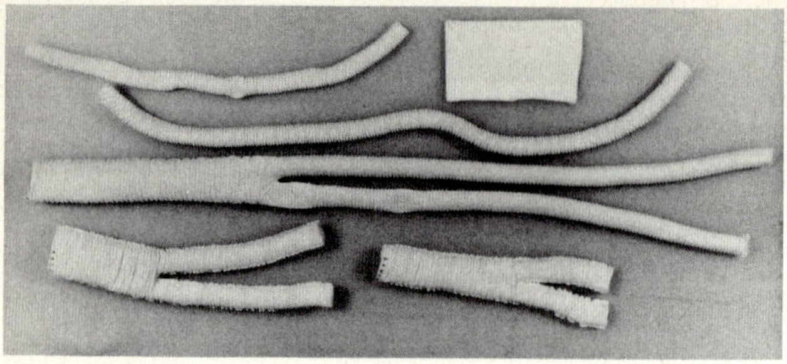

Abb. 11 Material für Gefäßplastiken (s. Text)

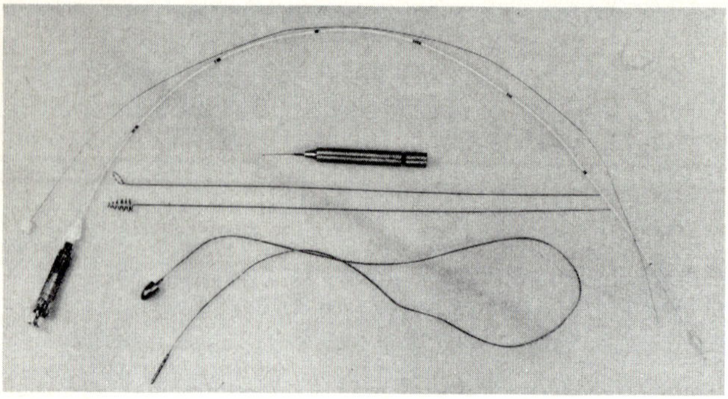

Abb. 12 Instrumentarium für Gefäßplastiken (s. Text)

Abb. 13 Plastische Gefäßoperationen

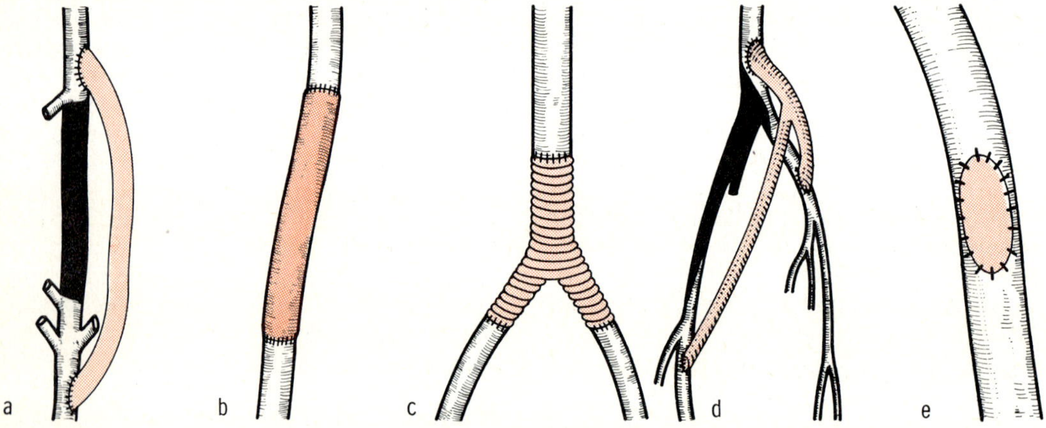

Bypass (Vene oder Kunststoff) | Interposition (Vene) | Interposition (Kunststoff) | Y-Graft (Kunststoff) | Arteriostomie (Venenflicken oder Patch)

teriektomie, Thrombektomie und Ausschälplastik (Abb. 12), von oben nach unten:

- Ballonkatheter nach Fogarty für die Embolektomie
- Endarteriektomiezange oder Dissector für die Thrombendarteriektomie
- Ringstripper nach Vollmar für Arterien verschiedenen Kalibers für die Ringausschälplastik
- Sonde zur Varizenexstirpation (stripping) (s. S. 542ff.).

Gefäßersatz

- *Bypass* (englisch: to pass by = umgehen) Es wird ein Gefäßstück aus körpereigenen Venen (z.B. im Bereich der Gliedmaßen) oder aus Kunststoff (vorwiegend im Bereich des Körperstammes) eingesetzt. Das

defekte Gefäß wird belassen (Abb. 13a). Anwendung z.B. bei Gefäßdegenerationen.
- *Interposition* (Zwischenschaltung) Zwischenschaltung eines körpereigenen Venenstreifens oder einer Kunststoff-Gefäßprothese als Gefäßersatz (Abb. 13b und c)
- *Y-Graft, Y-Prothese* (to graft on = aufpfropfen) Diese Y-förmige Gefäßprothese wird wie der Bypass als End-zu-End-Anastomose zur Überbrückung eines organischen Verschlusses verwendet. Anwendung z.B. zur Überbrückung eines Verschlusses zwischen Aorta, A. femoralis und A. iliaca (Abb. 13d).
- *Patch* (Venenflicken zur Arteriostomie) Mittels Patch kann das Gefäßvolumen erweitert werden. Am häufigsten wird er bei Stenosen und Exzision der verdickten Intima zum Verschluß der Arteriotomiewunde verwendet (Abb. 13e).

Endarteriektomie (Desobliteration)
Sie ist angezeigt bei kurzstreckigen Verschlüssen, z.B. der distalen Aorta oder der Beckenstamm- und Beinarterien. Nach Abklemmen mit der Endarteriektomiezange proximal und distal des Verschlusses wird das betroffene Arterienstück inzidiert. Die verdickte Intima wird herausgeschält und der Verschlußzylinder entfernt. Anschließend wird die Arterie unter Verwendung eines Flickens (= Patch, Abb. 13e) wieder verschlossen.

Gefäßrekanalisation nach Dotter
bzw. transluminale Rekanalisation mittels doppellumigen Dilatationsverfahren: Die Kathether sind flexibel und unterschiedlich groß, weshalb sie in fast alle Gefäßgebiete dirigiert werden können. Der Katheter dilatiert das eingeengte Gefäß, indem er, einmal in die Stenose eingebracht, durch das ballonartige, aufblasartige Dilatationssegment an seiner Spitze sklerotische-thrombotische Gefäßeinengungen auseinander- und an die Arterienwand preßt.
Diese Behandlungsmethode stellt spezielle Anforderungen an die pflegende Schwester. Sie beachte genau die vorgegebenen Richtlinien und die Anweisung des Arztes, der die Gefäßrekanalisation vornimmt.

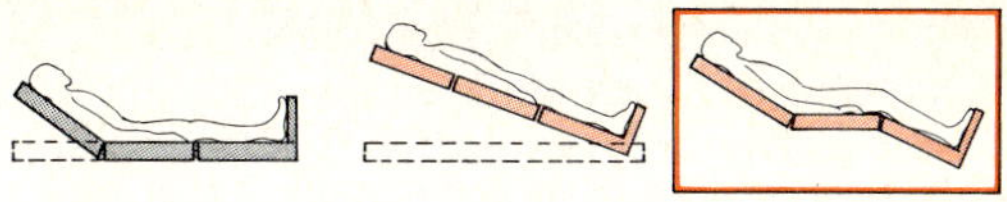

Abb. 14 Vierteiliges Niveaubett als *Angiologiebett.* Den Bedürfnissen des gefäßoperierten oder gefäßkranken Patienten angepaßt

Embolektomie s. S. 536f.

Prä- und postoperative Maßnahmen bei Gefäßoperationen
Oft werden diese Patienten auf speziellen Stationen, auf sog. angiologischen Stationen untergebracht. Heute stehen für sie Spezialbetten zur Verfügung:
- das Drehbett (s. S. 55)
- das Angiologiebett = Elektromotoren-Niveaubett mit verstellbaren Teilen (Abb. 14).

Präoperative Maßnahmen
Zu den allgemeingültigen Operationsvorbereitungen sind folgende Punkte zu beachten:
- Bestimmung der Blutgruppe und des Rhesusfaktors und Testen von mindestens vier Flaschen Blut
- Rasur des Operationsgebietes, je nach Operation: die ganze Extremität, evtl. einschließlich Bauch und Flanken
- gute Darmentleerung, besonders bei Operationen, die im Bereich des Abdomens ausgeführt werden. Am Tag vor der Operation bekommt der Patient nur noch flüssige Kost
- unmittelbar vor der Operation wird evtl. ein Dauerkatheter eingelegt. U.U. geschieht dies im Operationssaal
- *beim Y-Graft* wird nebst der guten Darmentleerung (Ileusgefahr), am Vortag eine Cantor-Sonde, sowie immer ein Dauerkatheter eingelegt.

Postoperative Maßnahmen
- *Lagerung:* Sie geschieht nach Arztverordnung z.B. in schiefer Ebene (d.h. Kopfende hoch, Beine tief). Druckstellen müssen unbedingt vermieden werden, besondere Vorsicht gilt für die Fersen der kranken Extremität (hohl lagern).
- *Kontrollen:* Zu den regelmäßigen Kontrollen der Vitalzeichen kommen die Redon-, Drain- und Verbandüberwachung, die

Kontrolle von Puls, Hautfarbe und Temperatur der Extremitäten.

- *Ernährung und Darmtätigkeit:* Bei abdominellen Operationen wird eventuell eine Dünndarmsonde (Miller-Abbot- oder Cantor-Sonde) eingelegt. Der Sog wird meistens auf 50 cm Wassersäule eingestellt. Die Sonde kann (nach Arztverordnung) durch Spülungen mit Kochsalzlösung durchgängig gehalten werden. Weiteres über den Umgang mit der Sonde s. S. 431 ff.
  Bis die Darmtätigkeit in Gang kommt, muß strenge Nahrungskarenz eingehalten werden. Diese Zeit wird mit Infusionen überbrückt. Gleichzeitig können der Elektrolythaushalt ausgeglichen und notwendige Medikamente verabreicht werden. Später richtet sich die Ernährung nach der Art und Lokalisation der ausgeführten Operation.
  Postoperative Verabreichung von Abführmitteln oder Einläufen bedarf der Verordnung des Arztes.
- *Mobilisation*
  Es kommt Früh- oder Spätmobilisation in Frage. Die Schwester erkundige sich genau nach den Bestimmungen. Bei Gefäßplastiken intraperitoneal darf der Kranke, sobald die Darmtätigkeit in Gang gekommen ist, etwa am vierten Tag mobilisiert werden. Bei Gefäßoperationen direkt unterhalb des Leistenbandes wird meist eine längere Bettruhe verordnet (bis zu zehn Tagen). Das erste Aufstehen muß unter größter Sorgfalt geschehen (evtl. will der Arzt dabei sein). Niveau- und Drehbetten eignen sich gut für diese Patienten, die Mobilisation mit *gestreckten Extremitäten* ist dadurch erleichtert. Die Beine werden bis oben eingebunden, der Kranke darf liegen, stehen, gehen, aber nicht sitzen. Die Bewegung im Hüftgelenk muß möglichst minimal gehalten werden.
- *Medikamentöse Therapie*
  Zur postoperativen Durchblutungssteigerung werden evtl. gefäßaktive Medikamente eingesetzt (Rheomacrodex-Infusionen, Papaverinpräparate u.a.).
  Antikoagulation: Diese wird unter Umständen ab sofort vorgenommen, evtl. in Form einer Dauertropfinfusion mit Hepa-

Merkblatt für Kranke mit Arterienverschluß

Zur Durchblutungsförderung:
- Stellen Sie das Bett-Kopfende um 15 bis 20 Zentimeter hoch.
- Tragen Sie warme Socken oder Strümpfe, nachts Bettsocken.
- Tragen Sie keine beengenden Strumpf- oder Sockenhalter.
- Nehmen Sie die Medikamente ein, welche Ihnen der Hausarzt empfiehlt.

Vorbeugen vor Verletzungen und Infektionen:
- Zweimal wöchentlich ein lauwarmes Fußbad von einer Minute Dauer; keine heißen Bäder, keine Wechselbäder.
- Trocknen und pudern Sie nach dem Bad die Haut gut, besonders sorgfältig zwischen den Zehen, pudern Sie täglich die Falten zwischen den Zehen, die Socken und Strümpfe.
- Vermeiden Sie Verletzungen an der betroffenen Extremität. Gehen Sie nicht barfuß. Keine heißen Bettflaschen, keine Wärmekissen, keine Verletzungen bei Pedicure und Nägelschneiden.
- Sollten Sie sich an der betroffenen Extremität verletzen, suchen Sie den Arzt auf. Er wird mit Antibiotika einer Infektion vorbeugen oder sie bekämpfen.

Allgemeines:
- Vermeiden Sie übermäßige Anstrengungen.
- Vermeiden Sie fettreiche Ernährung.
- Vermeiden Sie Übergewicht.
- Rauchen Sie nicht.
- Viel Bewegung, besonders Spaziergänge sind angezeigt.

Falls sich die Durchblutung plötzlich verschlimmert (plötzlicher, starker Schmerz, plötzliche Gefühllosigkeit, Weißwerden der betroffenen Extremität), suchen Sie sofort Ihren Hausarzt oder das Spital auf.

rin. Man halte sich genau an die Arztverordnung, erkundige sich auch, wann und wie auf Kumarine umgestellt werden soll.

- *Komplikationen*
  Blutungsgefahr, Nahtinsuffizienz (Koagulantien bereithalten)
  Thrombenbildung (Emboliegefahr arteriell selten)
  fortschreitende Durchblutungsstörung trotz Operation
  Ileus nach Sympathektomie oder Gefäßoperationen im Bereich des Abdomens.
- *Psychische Betreuung*
  Die Kranken haben häufig Angst und befürchten, daß die Operation erfolglos verlaufen sein könnte. Sie bangen vielleicht um eine Extremität, deren »Lebensschicksal« vom Gelingen oder Nichtgelingen der Operation abhängt. Es ist deshalb wichtig, daß der Patient über seine Sorgen und Ängste sprechen kann. Die Mitglieder der Pflegegruppen versuchen gemeinsam mit dem Arzt, der Ergotherapeutin, der Physiotherapeutin und evtl. der Sozialarbeiterin dem Patienten bestmögliche Hilfe und Unterstützung zu gewähren.

Rehabilitationsmaßnahmen
Gefäßkrankheiten sind langwierige Leiden vor allem dann, wenn die Krankheit auf eine Arteriosklerose zurückzuführen ist (Patient ist gefährdet für Komplikationen an anderen Organen: Herzinfarkt, Apoplexie u.a.). Die Patienten müssen auch nach der Entlassung noch längere Zeit in ärztlicher Kontrolle bleiben, evtl. ist eine Dauerantikoagulation notwendig.
Es entstehen vielfach finanzielle Sorgen, weil der Kranke seinen Beruf nicht mehr oder nur noch teilweise ausüben kann. Vielleicht ist ein Berufswechsel und eine damit verbundene Umschulung notwendig. Umschulungsmöglichkeiten und Nachbetreuung sollen schon im Krankenhaus eingeleitet werden.
In den Aufgabenbereich der Schwester fällt auch, den Kranken auf die schädlichen Einflüsse aufmerksam zu machen und ihn zu einer gesunden Lebensweise anzuhalten:

- absolute Nikotinabstinenz
- cholesterinarme Ernährung
- ruhige Lebensweise (keine Hetze)
- Gefäßtraining (ausgedehnte Spaziergänge).

Dazu S. 534 ein Merkblatt, das von den angiologischen Stationen der Medizinischen und Chirurgischen Universitätskliniken des Kantonsspitals Basel herausgegeben wurde.

Zusätzliche Nachkontrolle bei allen Gefäßpatienten:
Bei allen Patienten, die eine Gefäßoperation hatten und bei welchen postoperativ die Fußpulse zu tasten sind (auch ein Fußpuls genügt), soll man vor der Entlassung folgende Untersuchungen durchführen:

- Mit einer gewöhnlichen Blutdruckmanschette wird der Druck am Unterschenkel am operierten und nicht operierten Bein gemessen. Man kann die Plapations- und Auskultationsmethode anwenden.
- Alsdann läßt man den Patienten 100 m (2 Korridorlängen) in schnellem Tempo laufen (100 Schritte pro Minute) und mißt den Blutdruck nochmals an beiden Unterschenkeln.

3.4.2 Akuter Arterienverschluß

Die akute Durchblutungsstörung ist meist die *Folge einer arteriellen Thrombose mit Embolie*. Die häufigste Ursache einer arteriellen Embolie ist die Ablösung von Thromben aus dem linken Vorhof des Herzens bei Vorhofflimmern, bei Mitralstenosen aus der linken Kammer oder *nach Herzinfarkt*. Sie kann in seltenen Fällen auch aus der Aorta stammen, z.B. bei arteriosklerotischen Gefäßwandveränderungen. Durch die Leistenarterie gelangt der Embolus in die Extremität. Der akute Gefäßverschluß ist zusammen mit dem rupturierten Aneurysma und der Gefäßverletzung ein chirurgischer Notfall.

Krankheitszeichen

- plötzlich einsetzender und an Intensität zunehmender Schmerz
- aktive Bewegungen der Extremität werden unmöglich
- die Extremität wird blaß und kühl
- Pulslosigkeit distal des Verschlusses
- eine Nekrose kann sich bei Nichtbehandlung in wenigen Stunden ausbilden.

Die Krankheitszeichen sind natürlich vom Ausmaß des Embolus abhängig.

- Kleine Embolien gelangen weit in die Peripherie und lösen oft nur uncharakteristische Beschwerden aus.
- Große Embolien bleiben oft schon an der Bifurkation der Aorta hängen (bekannt als reitender Embolus). In diesem Fall wird die Blutzufuhr in beiden Beinen verhindert.

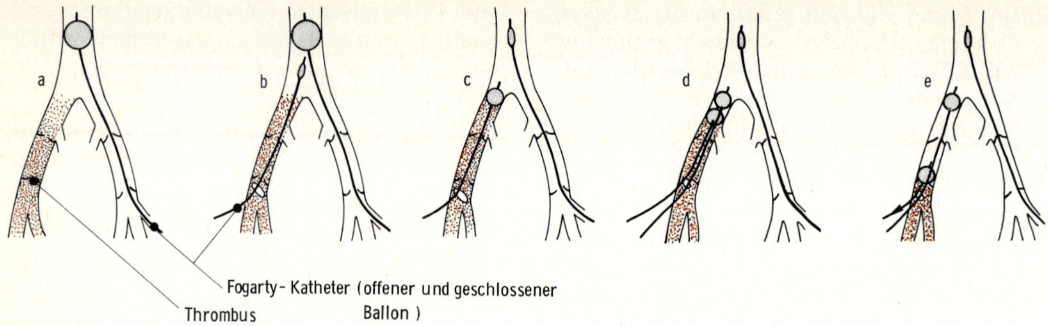

Abb. 15 Embolektomie mit Fogarty-Katheter, a–e) zeigen den Verlauf der Thrombus-, bzw. Embolus-Entfernung mittels drei Fogarty-Katheter

Behandlung und Pflege
Sofortmaßnahmen
- Schmerzbekämpfung nach Arztverordnung, meist Morphiumpräparate
- Tieflagerung der Extremität
- lockerer Watteverband
- der Arzt wird Heparin verordnen, als Vorbereitung auf die Embolektomie
- und eine raschmöglichste Operation in die Wege leiten. Je schneller die Operation erfolgen kann, um so größer sind die Heilungsaussichten.

Embolektomie
Sie ist indiziert bei akuten Verschlüssen, seien sie embolisch oder thrombotisch entstanden. Die Arterie wird zwischen zwei Klemmen eröffnet und das Blutgerinnsel mittels Spezialinstrument (Dissector oder Endarteriektomiezange, Abb. 12) herausgeschält. Die idealste Möglichkeit der Embolusentfernung besteht mittels Fogarty-Katheter (Abb. 12). Der Chirurg führt den Katheter durch den Verschluß hindurch und füllt an dessen Spitze einen Ballon, der es beim Rückzug gestattet, den Thrombus oder Embolus aus dem Gefäß herauszuziehen (Abb. 15).
Postoperative Maßnahmen
Es gelten die unter Gefäßoperationen bei chronischen Durchblutungsstörungen besprochenen Maßnahmen (s. S. 533ff.).

III. Pflege des Patienten mit Erkrankungen der Venen

3.5 Diagnostische Maßnahmen

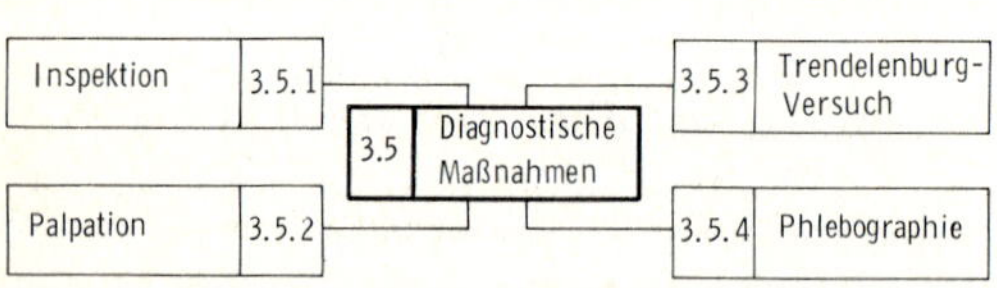

3.5.1 Inspektion

- Entzündungen der Venen verursachen Schmerzen, Rötung und Schwellung. Der Umfang der Extremität wird mit demjenigen der gesunden verglichen. Umfangmessungen werden häufig als Verlaufskontrollen vorgenommen.
- Bei Varizen sind prall gefüllte, oft geschlängelte Venen sichtbar.

3.5.2 Palpation

Durch Palpation des Venenverlaufes und deren Umgebung kann der Arzt die Tiefe der Venenentzündung abschätzen.

3.5.3 Trendelenburg-Test

Er wird vor allem bei Patienten mit Varizen vorgenommen. Bei steilem Anheben der Beine in Rückenlage des Patienten wird knapp unterhalb der Leiste eine Staubinde angelegt. Füllt sich die Krampfader im Stehen nach Abnahme der Staubinde retrograd auf, liegt eine Klappeninsuffizienz der V. saphena magna vor.

3.5.4 Phlebographie

Zur Phlebographie wird Kontrastmittel in eine oberflächliche Fußvene injiziert und in Serienaufnahmen der Füllungsverlauf der tiefen Venen verfolgt. Die Beckenvenen werden durch direkte Punktion der V. femoralis in der Leistenbeuge oder evtl. transtrochanter in Narkose dargestellt.
Die Phlebographie gibt Auskunft über die Weite, die Beschaffenheit und die Klappenverhältnisse der Venen.

3.6 Blutgerinnung, Antikoagulation und Fibrinolyse

Bei allen Gefäßkrankheiten, besonders aber bei den venösen Erkrankungen, spielen Blutgerinnung und Antikoagulation eine große Rolle.

3.6.1 Blutgerinnung

Man versteht darunter die nach wenigen Minuten eintretende Erstarrung des einem Blutgefäß entnommenen Blutes. Normalerweise gerinnt das Blut nur *außerhalb der Gefäße = extravasal*. Veränderungen an der Gefäßinnenwand, der Blutströmung oder der Blutzusammensetzung können zur Gerinnselbildung des Blutes *innerhalb der Gefäße*, zur *intravasalen Gerinnung* und zu Thrombenbildung führen.
An der Blutgerinnung sind 13 Faktoren beteiligt. Diese sind von I bis XIII numeriert, und zwar in der Reihenfolge ihrer Entdekkung. Zum größten Teil werden sie in der Leber gebildet.
Die bekanntesten sind:
I = Fibrinogen
II = Prothrombin
III = Prothrombin-Aktivator (Thromboplastin, Thrombokinase)
IV = Kalzium.
Die Reaktionskette läuft in drei Phasen ab, wobei eine Vorphase vorausgeht. Stark vereinfacht sieht der Ablauf der Blutgerinnung folgendermaßen aus (Abb. 16).
Vorphase:
Es erfolgt die Bildung von Thromboplastin (Thrombokinase), das entweder als Gewebsthrombokinase oder Blutthrombokinase vorliegen kann. Daran sind verschiedene Faktoren und Kalzium beteiligt.

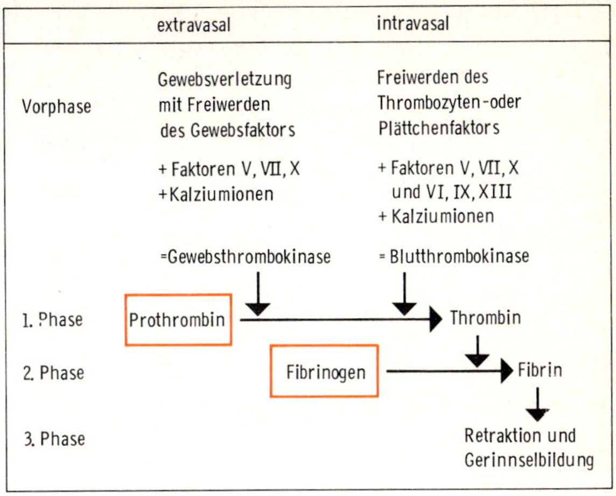

Abb. 16 Vereinfachtes Schema der Blutgerinnung

1. Phase:
Die Thrombokinase aktiviert, zusammen mit den Kalziumionen, das in der Leber unter Einwirkung von Vitamin K gebildete Prothrombin zu *Thrombin.*
2. Phase:
Thrombin verwandelt Fibrinogen in *Fibrin.*
3. Phase:
Die Fibrinfäden ziehen sich zusammen und pressen das Serum aus (= Retraktion). Es kommt zur Bildung des *Gerinnsels* (Zellen und Fibrinogen).

3.6.2 Gerinnsel- oder Thrombenbildung im Gefäß

Fibrin fällt als geformtes Eiweiß aus dem Plasma aus. Es bildet sich ein unregelmäßiges Maschwerk, das die zelligen Bestandteile des Blutes zusammenkittet.
Der Kopfteil des Thrombus besteht aus Leukozyten und Fibrin. An diesem Kopfteil schlägt sich nun fortlaufend weitere Gerinnungssubstanz (Fibrin und Erythrozyten) nieder.
Nach der Art der Thrombusbildung unterscheiden wir
- ortsständige Thromben (wand- und klappenständig)
- fortschreitende Thromben (oft sehr lange Thromben, die durch immer weitere Anlagerung von Gerinnungsmassen vergrößert werden)
- Kugelthromben (entstehen im Herzen).

Disposition
- Es gibt Krankheiten, bei denen man vermehrt mit Thrombosen rechnen muß, z.B. bei Herzinsuffizienz, Endokarditis, Infektionen und bei Vermehrung der roten Blutzellen.
- Postoperativ oder bei Verletzungen mit großer Gewebszerstörung.
- Eine häufige Neigung finden wir bei Adipositas, in den letzten Schwangerschaftsmonaten und bei Immobilität.

3.6.3 Prophylaxen

Es kommen spezifische und unspezifische Maßnahmen in Frage.

Unspezifische Maßnahmen
- Frühmobilisation nach Operationen und Geburten
- Atem- und Gymnastikübungen
- Einwickeln der Beine
- Behandlung der bestehenden Grundkrankheit.

Spezifische Maßnahmen
Man versteht darunter das Verabreichen von gerinnungshemmenden Substanzen = *Antikoagulation.*

3.6.4 Antikoagulation

Antikoagulantien sind Medikamente, die in die intravasale Gerinnung hemmend eingreifen.

Wir unterscheiden
- die Heparingruppe
- die Kumaringruppe.

Heparin
Heparin ist ein sog. Breitspektrum-Antikoagulans, d.h. es greift in alle Phasen der Blutgerinnung ein. Sein Hauptangriffspunkt liegt in der Inaktivierung des Thrombins, wodurch die Fibrinbildung gehindert wird.

Kumarin
Kumarin wirkt ausschließlich auf die Leber und hemmt dabei die Bildung von Prothrombin, was eine Verminderung des Koagulationsvermögens zur Folge hat.

Übersicht über Wirkung, Nebenwirkung und Verabreichung von Antikoagulantien (s. unten).
Die Hemmung der Thrombinaktivierung (durch Heparine) und die Herabsetzung der Prothrombinkonzentration (durch Kumarine) bedeuten Verzögerung der Gerinnungszeit und dadurch Verhinderung der Thrombenbildung, aber auch Vergrößerung einer Blutungsgefahr.

Patienten, die mit einer Antikoagulationstherapie entlassen werden, erhalten:
- Den Antikoagulationsausweis. Vermerkt sind: Name und Adresse des Patienten und des Hausarztes, Name des Antikoagulationsmittels und des Antagonisten sowie Angaben über dessen Verabreichung, ferner Blutgruppe und Rhesusfaktor.

	Heparin	Kumarin
Präparate	Heparin, Liquemin, Hirudoidsalbe (Heparinoid)	Marcumar, Sintrom, Tromexan
Verabreichungsart	Intravenös als Injektion oder in Infusion, intramuskulär als Depot-Liquemin. Es wird in Abständen von 6 bis 8 Stunden verabreicht.	Oral, in hoher Dosierung, bis eine Sättigung eintritt. Die Erhaltungsdosis kann sehr klein sein: ¼ bis ½ bis 1 Tablette pro Tag
Bezeichnung der Dosierung	Einheiten Mittlere Dosierung 5000 E/4- bis 6stündlich, besser in Dauertropfinfusion	Milligramm Anfangsdosis 12 bis 14 mg Erhaltungsdosis 2 bis 3 mg
Wirkungseintritt	sofort	Wirkungsbeginn nach ca. 12 Stunden, die maximale Wirkung ist aber erst nach 2 bis 3 Tagen erreicht
Anwendung	Zur Einleitung einer Antikoagulation, zur Zeitüberbrückung, bis die Kumarine wirksam sind	Als langdauernde Behandlung
Kontrolle	Bestimmung der Thrombinzeit (Heparin-Quick)	Bestimmung der Prothrombinzeit (nach Quick)
Gefahren	Blutungen	Blutungen
Antagonist	Protaminsulfat 1%, intravenös oder intramuskulär verabreicht, neutralisiert das Heparin innerhalb von Minuten	Vitamin K (Konakion, Synkavit) oral oder intravenös. Es hebt den Effekt des Kumarins auf. Bei Blutungsbereitschaft genügen 1 bis 3 mg. Zur Neutralisation sind 10 bis 20 mg notwendig

Die Schwester beachte folgende Punkte:

- Vor Beginn der Antikoagulation die Blutgruppe bestimmen lassen.
- Intramuskuläre Injektionen sind während der Behandlungszeit zu unterlassen (Hämatomgefahr).
- Bestimmte Medikamente sollten nicht verabreicht werden (Barbiturate, Pyrazolonpräparate, Salizylate).
- Die Kontrolle der Thrombin- oder Prothrombinzeit genau nach Arztverordnung vornehmen oder vornehmen lassen.
- Verabreichung der Antikoagulantien (Kumarine)
  täglich um die gleiche Zeit (z.B. zwischen 12.00 und 12.30 Uhr).
  Deutlicher, unmißverständlicher Bericht (schriftlich und mündlich). Es darf nicht vorkommen, daß Antikoagulantien doppelt verabreicht oder vergessen werden.
  Die Schwester vergewissere sich, daß der Patient die Medikamente eingenommen hat. Sie bleibe bei ihm, bis er sie geschluckt hat.
- Überwachung des Patienten:
  Eine Blutung muß sofort erkannt werden: Schleimhautblutungen aus Nase, Nieren, Blase und Darm (Zahnfleischblutungen, Urin- und Stuhlkontrollen).
  Die Schwester muß die Antagonisten (Gegenmittel) kennen und wissen, wo diese notfalls rasch zu finden sind:
  Die Wirkung der Heparine kann durch Protaminsulfat aufgehoben werden.
  Die Wirkung der Kumarine wird durch Vitamin K (Konakion, Synkavit) aufgehoben.
  Zeichen einer auftretenden Blutung müssen sofort dem Arzt gemeldet werden.

Merkblatt

- Nehmen Sie die Tabletten genau ein. Beachten Sie dabei die vorgeschriebene Dosierung und Zeit der Einnahme.
- Sie müssen sich bewußt sein, daß schon kleine Unregelmäßigkeiten, wie das Vergessen der Einnahme des Medikamentes, zu Störungen führen können.
- Nehmen Sie auf keinen Fall eine doppelte oder dreifache Dosis des Medikamentes, auch dann nicht, wenn Sie es einmal vergessen haben sollten. Telefonieren Sie in diesem Fall mit Ihrem Hausarzt.
- Gehen Sie regelmäßig – so wie Sie aufgefordert werden – zu den Blutkontrollen (= Quick- oder Prothrombinzeitbestimmung).
- Suchen Sie Ihren Hausarzt nach Anweisung auf, scheuen Sie keine zwischenzeitliche Kontrolle, falls eine Veränderung in Ihrem Befinden eine solche erfordert.
- Beobachten Sie sich selber, seien Sie jedoch nicht ängstlich. Nebenerscheinungen treten bei gewissenhafter Einnahme der Tabletten nicht auf.
- Eine beginnende Blutungsneigung können Sie z.B. beim Zähneputzen (Zahnfleischblutungen) oder beim Urinieren (rötlicher Urin) beobachten.
- Treten solche Zeichen ein, benachrichtigen Sie den Arzt. Eventuell hat er Ihnen schon vorher gesagt, daß Sie in einem solchen Fall das Gegenmittel einnehmen müssen (z.B. Inhalt der Trinkampulle auf einen Zukker träufeln oder in einem halben Glas Wasser einnehmen).
- Tragen Sie den Ausweis und die Trinkampulle immer bei sich.
- Achten Sie beim Aufbewahren der Tabletten darauf, daß sie Kindern nicht zugänglich sind.
- Haben Sie keine Bedenken, auch wenn die Behandlung über längere Zeit, sogar über Jahre dauert. Bei gewissenhafter Einnahme und regelmäßiger Kontrolle haben Sie keine Schädigungen des Organismus zu befürchten.

- Eine Dosis des Antagonisten, z.B. eine Trinkampulle Konakion.
- Ein Merkblatt: »Zu beachten bei Antikoagulation«.

Die Patienten werden von Arzt und Schwester genau informiert über die zu beachtenden Punkte. Sie können als Merkblatt (s. unten) zusammengefaßt dem Patienten mitgegeben werden.

3.6.5 Fibrinolyse

Bei der Fibrinolyse handelt es sich um eine in 3 Phasen ablaufende Reaktionskette, deren Endstufe die Auflösung des Fibrins in sog. Fibrinopeptide besteht.
Durch Verabreichung von *Fibrinolytika* (Streptokinase bzw. Urokinase) wird dieses im Blut schon normalerweise vorhandene System der Thrombusauflösung (= Fibrinolyse) aktiviert.
Wirkung: Die Streptokinase beeinflußt an mehreren Punkten die Blutgerinnung.
Kontrolle: Täglich müssen gemessen werden:
- Prothrombin- und Thrombinzeit
- Fibrinogen und Fibrinogenabbauprodukte.

Beobachtung des Patienten auf eine evtl. Allergie auf die Streptokinase (Streptokinase ist ein Stoffwechselprodukt aus Bakterienkulturen).

3.7 Pflege des Patienten mit venösen Erkrankungen

Die wichtigsten Erkrankungen der Gliedmaßenvenen stellen die verschiedenen Formen des Krampfaderleidens und die Venenthrombose dar. Beide Erkrankungsgruppen können zu einer chronisch venösen Insuffizienz führen, d.h. zu einer Abflußstörung des Blutes aus den Gliedmaßen. Besonders häufig betroffen sind die Beine.

3.7.1 Krampfadern (Varizen)

Varizen sind geschlängelte, sackförmige Erweiterungen der Venen. Sie entstehen aufgrund einer angeborenen Venenwandschwäche. Begünstigend wirken Berufe, bei welchen langes Stehen erforderlich ist. Man unterscheidet primäre und sekundäre Varizen. Während die *primären* auf einer angeborenen Wandschwäche beruhen, entwickeln sich die *sekundären* nach einer tiefen Venenthrombose.

Verschiedene Formen der primären Varikose
Stammvarikose der V. saphena magna und der V. saphena parva (ganzer oberflächlicher Venenstamm varikös erweitert; die V. saphena magna verläuft an der Oberschenkel- und Unterschenkelinnenseite, die V. saphena parva auf der Hinterseite des Unterschenkels)
Nebenschlußvarikose (Erweiterung der Nebenäste der beiden großen, oberflächlichen Beinvenenstämme)
Retikuläre, d.h. netzförmig angeordnete Varikose
Besenreiservarikose (ganz kleine, ausdrückbare, besenreiserartig aussehende Krampfadern).

Klinisches Bild der chronisch venösen Insuffizienz
- Gestaute Unterschenkel- und Fußrückenvenen im Stehen
- Pigmentation
- verhärtete Stellen
- Blaufärbung von Fuß und Unterschenkel
- Ödeme
- im Extremfall Auftreten eines Beingeschwürs (Ulcus cruris), das sich meist an der Knöchelinnenseite entwickelt.

Steht zur Diskussion, ob neben den oberflächlichen Venen auch die tiefen Venen erkrankt sind, so kann die Venenzirkulation mit der Doppler-Ultraschallmethode untersucht und das Venensystem durch Kontrastmittelinjektion dargestellt werden (s. S. 537).

Behandlung
Vorbeugende Maßnahmen
Es sind die gleichen wie die *konservativen Maßnahmen bei schon bestehenden Varizen.*
- Gut sitzendes Schuhwerk mit halbhohen Absätzen.
- Regelmäßige Gehbewegungen und Beingymnastik, mindestens zweimal täglich (= Venentraining zur Anregung der venösen Zirkulation):
  In halb sitzendem, halb liegendem Zustand und mit aufgestützten Fersen Beugung und Streckung im Sprung- und Zehengelenk.
  Rhythmisch nach außen rotierende Bewegungen mit beiden Sprunggelenken, während die Knie mit beiden Händen umfaßt werden.

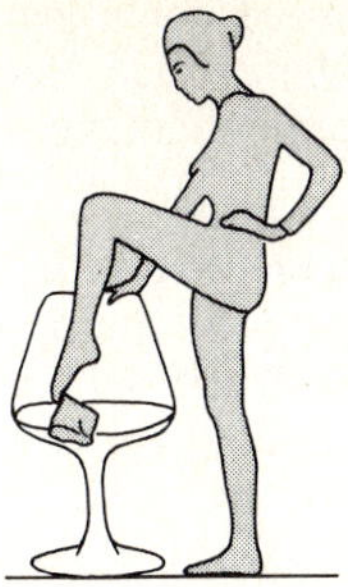

Für die Füße: Stellen Sie sich vors Bett oder vor einen Stuhl. Am Boden haben Sie verschiedene Gegenstände verstreut – ein Taschentuch, ein Bleistift, ein Lockenwickler usw. Heben Sie mit den Zehen jeden dieser Gegenstände auf und legen ihn auf den Stuhl. Mit dem anderen Fuß nehmen Sie die Sachen wieder weg und legen sie auf den Boden.

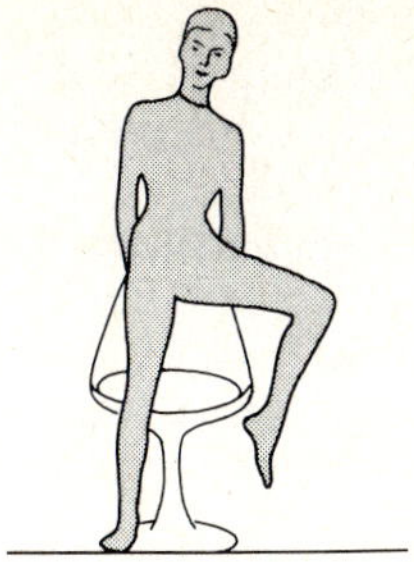

Für Schenkel und Waden: Drehen Sie sich mit dem Rükken gegen eine Stuhllehne, und halten Sie sich fest. Heben Sie das eine Knie so hoch Sie können; der Unterschenkel bleibt locker hängen. Nun führen Sie das Knie weit zur Seite, strecken das Bein aus und kehren wieder zur Ausgangsstellung zurück. Nach fünf bis sechs Wiederholungen kommt das andere Bein dran.

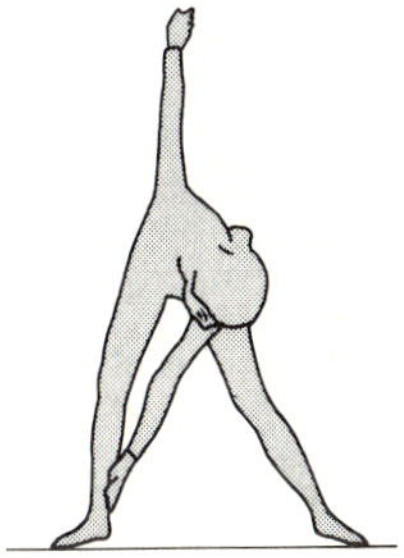

Für die Haltung: Stellen Sie sich mit gespreizten Beinen auf, die Arme seitlich ausgestreckt. Schwingen Sie den Körper nach rechts, und berühren Sie mit der linken Hand das rechte Fußgelenk. Beugen Sie dabei das rechte Knie, aber lassen Sie das linke durchgestreckt. Richten Sie sich auf, und führen Sie dieselbe Übung nach links aus. Einige Male wiederholen.

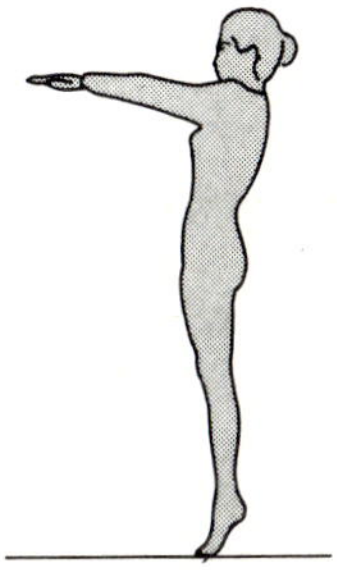

Für schmale Fußgelenke: Stolzieren Sie auf den Zehenspitzen mit gestreckten Knien durch das ganze Zimmer. Dann heben Sie die Zehen in die Luft und gehen denselben Weg, auf den Fersen auftretend, zurück. Zuletzt versuchen Sie auf der Außenkante und schließlich auf der Innenkante des Fußes einige Schritte hin und her zu machen.

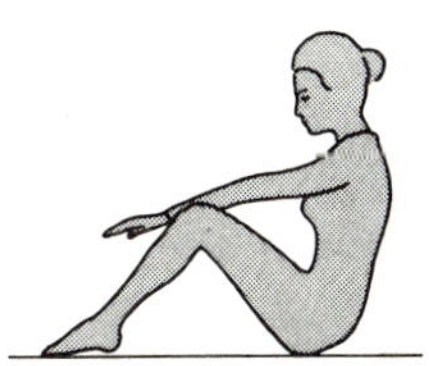

Diese Übung erfordert einiges *Geschick:* Setzen Sie sich auf den Boden, die Knie rechtwinklig angezogen. Heben Sie die Füße ca. 20 cm vom Boden, und halten Sie mit den Armen das Gleichgewicht. Nun strecken Sie beide Beine langsam hoch, biegen sie und strecken sie wieder und so fort. Die Füße dürfen dabei den Boden nie berühren.

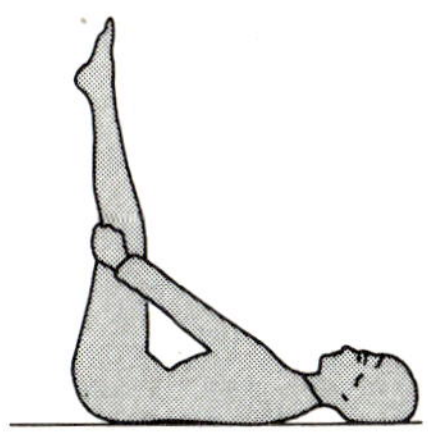

Sie liegen auf dem Rücken, halten die Beine im rechten Winkel hoch und pedalen weit ausholend mit den Beinen. Dann schütteln Sie die Beine kräftig durch und achten darauf, daß auch die Fußgelenke ganz locker bleiben. Schließlich strecken Sie ein Bein nach dem andern schwungvoll aus, wobei auch Fußgelenke und Zehen mitgestreckt werden müssen.

Abb. 17 Täglich 10 Minuten Gymnastik zur besseren Durchblutung (Verhütung von Krampfadern)

Dasselbe mit Innenrotation.
Aus einer maximalen Streckung in Knie- und Fußgelenk Übergang zu maximaler Beugung in Knie- und Fußgelenk.
Aus dem Zehenstand (Hände aufstützen) Übergang zum Stand auf beiden Fersen und umgekehrt.
Am Boden liegend die senkrecht hochgestreckten Beine rhythmisch bewegen (Radfahren).
Oder die Übungen: »Täglich zehn Minuten Gymnastik« (Abb. 17).

- Bewegungsbäder
- Radfahren
- Beine beim Liegen hochlagern
- Langes Stehen vermeiden
- Gewichtabnahme bei Adipositas
- Kaltes Abwaschen oder Abduschen der Beine (fördert die Zirkulation)
- Angemessene Gummistrümpfe oder Kompressionsverband mit oder ohne Schaumgummi
- Lokale Wärmezufuhr vermeiden, Wärme dehnt die Gefäße aus (keine langen Sonnenbäder!)
- Beinverletzungen vermeiden, eine Ulcus-cruris-Bildung würde dadurch gefördert.

Behandlungsmöglichkeiten
Sind die Venen funktionstüchtig, so bestehen zwei Möglichkeiten zur Beseitigung der Varizen:

- die Injektion eines Verödungsmittels
- die operative Entfernung, z.B. nach der Stripping-Methode.

Die operative Behandlung wird vor allem dann durchgeführt, wenn die großen Venenstämme, z.B. die V. saphena magna, betroffen sind.

Pflege des Patienten bei Varizenoperation
Bei der Varizenoperation, auch Stripping-Operation genannt, werden die insuffizienten Venen entfernt. Der Operateur setzt mehrere Schnitte im Verlauf der Vene, beginnend in der Leiste, bis zum Knöchel. Die Zahl der Schnitte richtet sich nach der Lage und dem Ausmaß der Varizen. Nun wird ein Stripping-Draht (Abb. 12) durch die erweiterten Venen eingeführt. Zieht man am Draht, der am Ende eine Verdickung aufweist, bleibt die durchtrennte Varize daran hängen und kann entfernt werden.

Operationsvorbereitungen

- Routineuntersuchungen, ferner Blutgruppe, Rhesusfaktor und Gerinnungsstatus.
- Neben den üblichen Operationsvorbereitungen ist die Schwester für die Totalrasur der zu operierenden Extremität besorgt, einschließlich Schambehaarung (Dreieck).
- Nach dem Bad wird der Arzt die zu operierenden Varizen bezeichnen. Vor der Morgentoilette muß der Kranke darauf aufmerksam gemacht werden, daß er das bezeichnete Bein nicht mehr waschen darf.
- *Operationsbett*
  Ganzer Matratzenschutz
  Fußende hochstellen
  Spreukissen als Fußstütze, Bettbogen.

Ratschläge bei der Entlassung:

- Die Beine müssen noch über längere Zeit eingewickelt werden. Ideal sind die schon erwähnten Gummistrümpfe nach Maß (Gummistrümpfe im Liegen anziehen).
- Langes Stehen muß unbedingt vermieden werden. Die Beine sollen so oft und so lange wie möglich auf Herzhöhe oder darüber gelagert werden.
- Gehen ist immer besser als sitzen (gutes Schuhwerk). Bei sitzender Arbeit sind die Beine hochzulagern.
- Das Tragen von schweren Lasten muß in der ersten Zeit vermieden werden.
- Ein gesundes Gefäßtraining (s. S. 541 f.) und gesunder Sport sind anzuraten: Schwimmen, Klettern, Bodenübungen.
- Der Patient soll Sonnenbäder vermeiden. Es ist vor allem wichtig, daß die Beine nicht der direkten Sonnenbestrahlung ausgesetzt sind (Gefäßerweiterung – Rezidiv).
- Kurze, kalte Duschen helfen mit, das Wiederauftreten von Varizen zu vermeiden.
- Der Patient muß wissen, daß eine vermehrte Ermüdbarkeit der Beine während zwei bis drei Monaten nach der Operation bestehen bleibt, diese aber nachher verschwindet.

Postoperative Maßnahmen

- *Lagerung:* Das Fußende des Bettes ist ab sofort hochgestellt, der Oberkörper muß dabei möglichst flach bleiben, dies, weil die Beckenvenen nicht gestaut werden dürfen. Ab viertem Tag darf das Fußende des Bettes langsam etwas tiefer gestellt werden. Der Druck (durch Bettücher) kann durch einen Bettbogen vermieden werden.
- *Mobilisation:* Am Abend des Operationstages wird der Patient an den Bettrand genommen. Ab erstem postoperativem Tag soll er stündlich aufstehen und einige Schritte (ca. 5 Minuten) gehen. Er darf nicht herumstehen, noch viel weniger sitzen. Die Beine bleiben fest eingebunden. Der Verband wird ab 3. Tag täglich für eine Viertelstunde gelöst, dann werden die Beine wieder frisch mit zwei bis drei elastischen Binden, von unten nach oben (Zehen bis Leiste), eingebunden. Klagt der Patient über zu straff eingebundene Beine, dürfen die Binden abgenommen und die Beine frisch gewickelt werden.
- *Antikoagulation:* Nach Arztverordnung wird evtl. schon am Operationstag Liquemin in der Infusion verabreicht. Die Dauer der Antikoagulation richtet sich nach der Mobilisationsfähigkeit des Kranken oder einer Thrombosendisposition. Vielerorts werden Tanderil-Suppositorien verordnet.
- *Wundgebiet:* Sind Redon-Drains eingelegt, werden sie kontrolliert und am zweiten oder dritten postoperativen Tag entfernt. Der erste Verbandwechsel wird durch den Arzt, gewöhnlich am vierten postoperativen Tag ausgeführt. In diesem Moment wird auch die Polsterwatte entfernt.
  Die Fädenentfernung wird fraktioniert vorgenommen: Leiste etwa am fünften Tag, Beine am siebten Tag.
  Hämatome, die auftreten, dürfen mit Hemeransalbe oder sterilen Alkoholwickeln behandelt werden.
- *Die Ernährung* stellt keine Probleme. Es muß aber für eine regelmäßige Darmentleerung gesorgt werden.
- *Entlassung:* Treten keine Komplikationen auf, kann der Patient das Krankenhaus nach acht bis zehn Tagen verlassen. Wir geben ihm nebenstehende Ratschläge mit:

3.7.2 Unterschenkelgeschwür (Ulcus cruris)

Die weitaus größte Zahl der Beingeschwüre ist durch venöse Störungen verursacht. Sie entstehen entweder bei Varizen oder nach überstandener tiefer Venenentzündung. Oft sind es Patienten, die an einer Herzinsuffizienz leiden, eine Thrombophlebitis kann dabei stumm verlaufen sein. Die Geschwüre treten hauptsächlich dann auf, wenn *Ödeme* bestehen.

Krankheitszeichen

- Mehr oder weniger flächenhaft ausgedehnter und in die Tiefe reichender Gewebsdefekt mit schlechter Heilungstendenz
- Lokalisation: meist am Unterschenkel, Innen- oder Außenseite (Knöchelgegend ist bevorzugt)
- Schmerzen
- die umgebende Haut ist trophisch verändert.

Behandlung und Pflege

Erstes Gebot ist die Verbesserung der venösen Zirkulation und das Ausschwemmen der Beinödeme.

- Lagerung: Extremitäten so lagern, daß keine Stauung oder Druckstellen entstehen können. Zur Verbesserung der venösen Zirkulation sind die Extremitäten hochzulagern.
- Anlegen von Kompressionsverbänden am Morgen noch im Bett, evtl. Einlage von (»Varico«-)Schaumgummikompressen (Abb. 18). Der Schaumgummi übt bei jeder Bewegung eine pumpende Wirkung aus und beschleunigt damit die venöse Zirkulation.
- Bei straff angelegtem Kompressionsverband darf der Patient herumgehen.
- Verbandwechsel: Es gelten alle im Kapitel »Verbandwechsel« besprochenen Regeln (s. S. 324ff.). Je nachdem kommt aseptisches oder antiseptisches Vorgehen in Frage.

Führt die konservative Behandlung nicht zum Erfolg, wird der Arzt eine Hauttransplantation erwägen.

Hauttransplantation

Infolge Durchblutungsstörungen entstehen Ulzera mit schlechter Heilungstendenz. In günstigen Fällen kann eine Hauttransplantation Hilfe bringen.

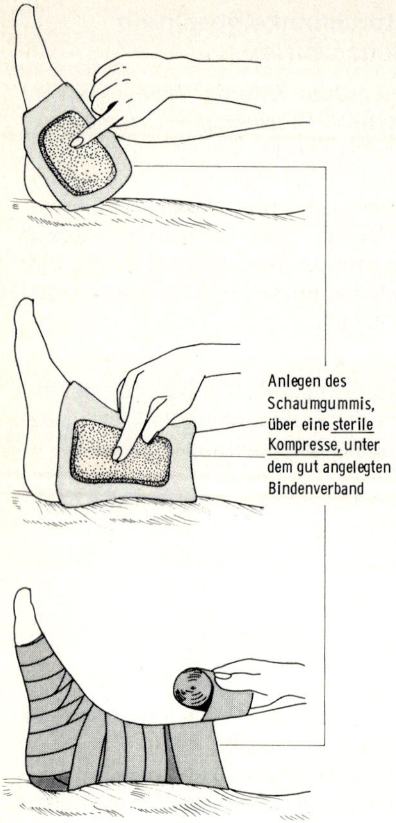

Abb. 18 Kompressionsverband (nach Sigg)

Es handelt sich dabei um körpereigene Gewebsverpflanzungen, d.h. der Hautdefekt wird dadurch gedeckt, daß man von einer anderen Körperstelle desselben Menschen Hautteile entnimmt.

- Als *Hautinsel* nach *Reverdin:* Es handelt sich um dünne, kleine Epidermisstücke in der Größe von 1 bis 2 cm².
- Als eigentliches *Hauttransplantat,* d.h. zur völligen Bedeckung des Defektes. Gebraucht werden Epidermisplättchen nach *Thiersch.* Die Entnahmestücke sind größer (z.B. 4 bis 6 cm Länge und 2 bis 4 cm Breite).
- Hauttransplantation als *Mesh-Graft* (mesh engl. = Netzwerk = Netztransplantation): Es wird ein größeres Hautstück entnommen, eingeschnitten und auseinandergezogen. Dadurch wird seine Fläche vergrößert, und es kann ein ganzer Gewebsdefekt wie mit einem Netz bedeckt werden.

Beachte

- Ein infiziertes Ulkus muß gereinigt werden, z.B. durch
  Spülung oder Bäder mit Kamillosan
  oder antiseptischen Lösungen
  Kochsalzumschläge
- Den Verband immer vorsichtig lösen, um eine beginnende Granulation nicht zu zerstören
- Umgebende Haut pflegen, z.B. mit sterilem Öl (Paraffinöl oder Mandelöl) oder Bepanthensalbe
- Zur Förderung der Granulation kommen Salbenkompressen (Jelonet-Carbonetgaze) in Frage
- Druck- und Kompressionsverband nach Arztverordnung, evtl. speziellen Druckstrumpf anlegen
- Gute Fußpflege (Haut sauber und geschmeidig halten)

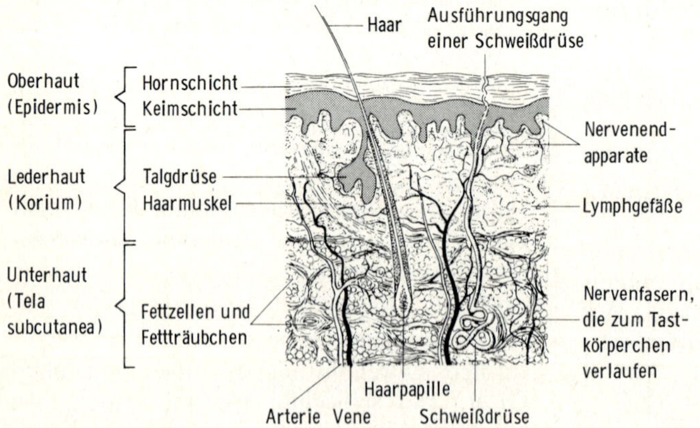

Abb. 19 Die Haut

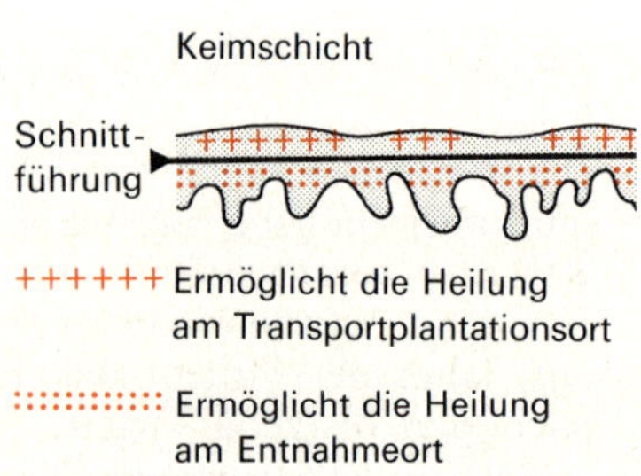

Abb. 20 Hauttransplantation, Schnittführung

Spezielles zur Hauttransplantation
Die zur Hauttransplantation benötigte Haut wird im Bereich der Epidermis (= Keimschicht) (Abb. 19) entnommen. Durch die Schnittführung (Abb. 20) wird somit ein Teil der Epidermis am Entnahmeort belassen und ermöglicht dort die Wundheilung. Ein anderer Teil der Epidermis wird auf der defekten Hautstelle die Heilung bewirken.

Pflegemaßnahmen
- *Entnahmestelle*
  Präoperativ: Gute Reinigung und Desinfektion.
  Postoperativ: Auf die Wunde wird eine Salbenkompresse (z.B. Jelonet) gelegt und mittels Kompressionsverband befestigt. Er wird 10 bis 14 Tage belassen. Die Heilung sollte bis dahin erfolgt sein.
- *Transplantationsstelle*
  Präoperativ: Die Wunde muß gesäubert werden, was meist 10 bis 14 Tage beansprucht. Der Arzt wird Kochsalzkompressen verordnen. Nur eine saubere Wunde darf transplantiert werden, da sonst das Transplantat nicht anwächst.
  Postoperativ: Wichtig ist, daß sich die Hautstücke nicht verschieben. Auch hier kommt deshalb nach Auflegen einer Salbenkompresse ein Kompressionsverband in Frage. Meistens wird dieser ca. zehn Tage belassen.

3.7.3 Oberflächliche Thrombophlebitis und tiefe Venenthrombose (Phlebothrombose)

Oberflächliche Thrombophlebitis: Im Bereich einer oberflächlichen Vene, meist einer Krampfader, entsteht ein schmerzhafter, geröteter, entzündlich infiltrierter Strang. Lungenembolien können bei dieser meist harmlos verlaufenden Krankheit nur auftreten, wenn der Oberschenkelanteil der V. saphena magna betroffen ist. Deshalb ist eine Antikoagulation in der Regel nicht angezeigt. Unter Kompressionsverbänden und Gaben von Antiphlogistika heilt die Erkrankung innerhalb von ca. zwei bis drei Wochen ab. Größere Gerinnselbildungen in oberflächlichen Venen können nach Stichinzision ausgepreßt werden.
Im Gegensatz zur oberflächlichen Thrombophlebitis ist die *tiefe Phlebothrombose* ein ernsthaftes Leiden. Es bilden sich bei dieser Krankheit Gerinnsel in den tiefen Beinvenen, die sich unter Umständen ablösen können und dann in die Lunge verschleppt werden (Lungenembolie). Eine weitere Komplikation einer tiefen Venenthrombose ist das spätere Auftreten eines sog. postthrombotischen Syndroms, d.h. die Ausbildung einer chronisch venösen Insuffizienz mit sekundären Varizen. Durch die Phlebographie können die in den tiefen Venen liegenden Blutgerinnsel dargestellt werden. Das Auftreten einer tiefen Venenthrombose wird begünstigt durch Traumen, durch eine Verlangsamung der Blutströmung (bettlägerige Patienten, Herzinsuffizienz) und durch erhöhte Gerinnungsbereitschaft des Blutes.

3.7.3.1 Akute Thrombophlebitis der oberflächlichen Venen

Krankheitszeichen
- Unscharf begrenzte Rötung im Bereich der betroffenen Venen
- Druckschmerz und Spontanschmerz
- lokale Überwärmung
- die Vene ist eventuell strangartig verdickt
- evtl. allgemeine Entzündungszeichen wie Puls- und Temperaturanstieg.

Behandlung und Pflege
- Die Beine gut einwickeln (evtl. Kompressionsverband) und den Patienten aufstehen lassen
- Auftragen von Heparinsalbe
- zwei- bis dreimal täglich Alkoholwickel
- evtl. medikamentöse Behandlung. Je nach Arztverordnung kommen in Frage: Antikoagulantien oder Pyrazolonpräparate (Butazolidin, Tanderil).

Der Verlauf ist meist gut. Die Symptome klingen innerhalb weniger Wochen ab.
Komplikationen in Form von Embolien sind kaum zu befürchten.

3.7.3.2 Akute Phlebothrombose der tiefen Venen

Krankheitszeichen

Oft verlaufen tiefe Thrombosen, besonders bei bettlägerigen Patienten, symptomarm oder stumm. Es kann vorkommen, daß eine Lungenembolie auftritt, ohne daß die Thrombose erkannt worden ist.

Die Schwester bemerke Äußerungen des Patienten, die auf eine tiefe Venenthrombose hinweisen, *richtig und frühzeitig:*

- Schweregefühl in den Beinen
- ziehender Schmerz in der Tiefe der betroffenen Extremität
- Puls- und Temperaturanstieg
- spontaner Waden- und Fußsohlenschmerz.

Auffälligere Zeichen sind:

- Farbveränderung der Haut (rötlich, zyanotisch, marmoriert)
- ödematöse Schwellung
- Druckschmerzhaftigkeit entlang der Vene.

Behandlung und Pflege

Sie richtet sich nach dem Ausmaß der Entzündung und der aufgetretenen Symptome.

Bei ausgedehnter, schwerer Phlebothrombose

- Der Patient hat strenge Bettruhe
- Fußende des Bettes hochstellen
- betroffene Extremität ruhigstellen. Ideal ist die Anwendung einer Schaumstoffschiene
- der Oberkörper muß möglichst flach liegen (Erleichterung der Blutzirkulation)
- ein Bettbogen oder Deckenheber verhindert Druck durch die Bettücher auf die kranke Extremität
- Alkoholwickel werden als »Schiene« (s. »Wickel«, S. 181 f.) angelegt, damit die Extremität möglichst wenig bewegt werden muß (zusätzlich kann ein Ventilator zum Kühlen eingestellt werden)
- es ist für eine regelmäßige und mühelose Darmentleerung zu sorgen
- der Kranke wird antikoaguliert
- Mobilisation, sobald das Bein abgeschwollen ist und sich die Antikoagulation im optimalen Bereich hält.

Moderne Therapieverfahren

- Thrombektomie mit dem sog. Fogarty-Katheter (Ballonkatheter) S. 536.
- Fibrinolyse = Auflösen eines frischen Venenthrombus mit Streptokinase S. 540.

> Alle diese Maßnahmen dienen in erster Linie dazu, daß die erkrankte Extremität ruhiggestellt wird. Jede Anstrengung soll vermieden werden (sorgfältiges Betten usw.).
>
> - Der Patient wird gut beobachtet. Schmerzäußerungen, Veränderungen im Allgemeinbefinden oder der kranken Extremität sind dem Arzt zu melden.

3.3.7.3 Akute Beckenvenenthrombose

Krankheitszeichen

- Spannungsgefühl und unbestimmte Schmerzen im Bereich der Hüfte, der Leistengegend und im Rücken
- einseitige Anschwellung einer unteren Extremität mit Druckschmerzhaftigkeit, wenn die Beckenvenenthrombose gegen die Beinvenen weiterschreitet

> **Beachte**
>
> Bei schweren Bein- und Beckenvenenthrombosen ist der Verlauf wesentlich von der Pflege abhängig.
>
> - Sorgfalt bei allen Pflegeverrichtungen:
>   bei der Körperpflege
>   beim Betten
>   beim Hochheben der Extremitäten: Es geschehe langsam, nicht ruckweise. Evtl. sind zwei Personen notwendig. Die Hände werden flach (mit gestreckten Fingern) unter die Extremität geschoben.
>   Ruckartige Bewegungen am Bett vermeiden. Das gesamte Pflegepersonal (einschließlich Personal des Reinigungsdienstes) und die Besucher werden in dieser Hinsicht orientiert.
> - Sind Wickel verordnet, müssen sie kühl bleiben (Ventilator einstellen und/oder Wickeltücher häufig befeuchten).
> - Schlackenarme, nicht blähende Kost. Für mühelose Darmentleerung sorgen.

- Drang zur Darmentleerung
- Beeinträchtigung des Allgemeinzustandes mit Zeichen der Unruhe
- Temperaturanstieg.

Behandlung und Pflege
- Absolute Bettruhe
- Ruhigstellung und Hochlagerung der Beine einschließlich des Bettes (Anheben des unteren Bettendes)
- Medikamentöse Behandlung nach Arztverordnung (Antikoagulantien, Fibrinolytika).

Bei der Beckenvenenthrombose handelt es sich immer um ein schweres Krankheitsbild. Im besonderen besteht die Gefahr der Lungenembolie.

3.7.4 Die Embolie

Als *Embolie* wird die Verschleppung eines Thrombus bezeichnet. Befindet sich die Emboliequelle im Herz (im Vorhof bei Vorhofflimmern, in den Kammern bei Herzinfarkt, an den Klappen bei der Endocarditis lenta), bleibt der Embolus in einer Arterie des großen Kreislaufs stecken. Je nach der Arterie, die dadurch verstopft wird, sind die entstehenden Symptome verschieden:
Arterien des Gehirns: Hirnembolie (Halbseitenlähmung, Sprachstörung)
Arterien der Milz: Milzinfarkt (Schmerzen in der linken Flanke)
Arterien der Niere: Niereninfarkt (Schmerzen in der Nierenloge, Hämaturie)
Arterien des Mesenteriums: Mesenterialinfarkt (akuter Abdominalschmerz, evtl. Blut im Stuhl)
Periphere Arterien: Embolie in Bein und Arm (akute periphere Durchblutungsstörung).
Bei tiefen Venenthrombosen können Gerinnsel über das rechte Herz in die Lungenschlagadern eingeschwemmt werden: *Lungenembolie* (Abb. 21). Letztere kann bei Verschluß einer Lungenstammarterie tödlich sein. Bei Verschluß kleinerer Gefäße führt sie zu einem akuten Thoraxschmerz. Bluthusten und Pleurareiben sind dabei typisch. Im Thoraxröntgenbild wird ein keilförmiger Schatten sichtbar (= Lungeninfarkt).

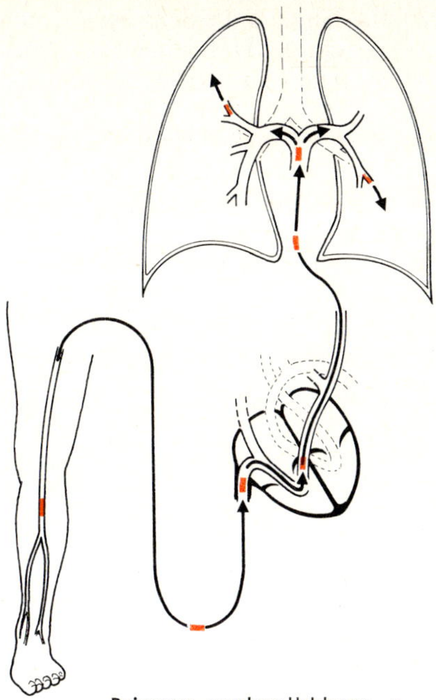

Abb. 21 Weg des Thrombus

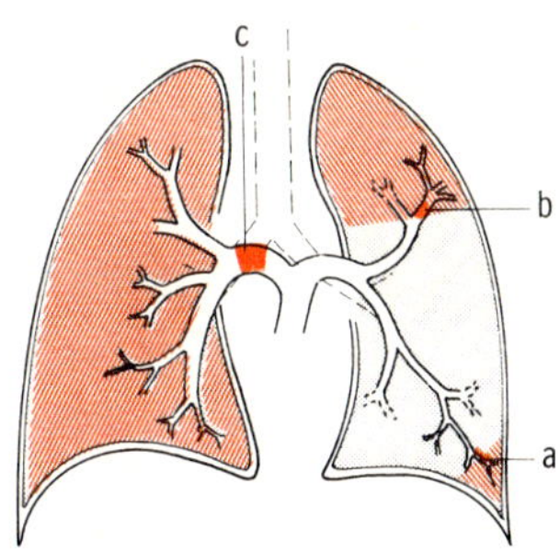

Abb. 22 Der Embolus und seine Auswirkung in den Lungen. a) Embolie in einem kleinen Gefäß: evtl. stummer Verlauf, b) Embolie in einem größeren Gefäß mit schweren Krankheitszeichen, c) Embolus im Gebiet des Hilus mit sofortigem reflektorischem Herztod

Pflege des Patienten mit Lungenembolie
Krankheitszeichen
Sie sind von der Größe des Embolus abhängig (Abb. 22). Ein kleiner Embolus wird bis in die Peripherie der Lungengefäße gelangen und nur geringe Symptome auslösen oder sogar stumm verlaufen. Ein sehr großer Embolus kann schon im Lungenhilus stecken bleiben und einen reflektorischen Herztod verursachen. Mittelgroße Thromben führen zum

Krankheitsbild, bei dem die Schwester durch sofortiges und richtiges Handeln dem Patienten und dem Arzt eine große Hilfe sein kann.

Der Patient zeigt folgende Symptome:
- Plötzlicher, heftiger Schmerz in der Brust
- kurze, oberflächliche Atmung – Dyspnoe
- kleiner, frequenter Puls
- Temperaturanstieg
- Blutdruckabfall
- blasse, kalte, evtl. marmorierte Haut
- Husten mit blutigem Auswurf (Hämoptoe)
- Angst, Unruhe.

Behandlung und Pflege
- Ruhig bleiben, sofort den Arzt benachrichtigen
- Oberkörper sorgfältig hochlagern (wenn kein Schock eingetreten ist)
- Sauerstoff verabreichen
- Patient angemessen informieren; er soll sich sicher und ruhig fühlen.
- Der Arzt wird Medikamente verordnen: Spasmolytika, Analgetika, gefäßerweiternde Medikamente, Antikoagulantien.
- Die pflegerischen Verrichtungen müssen sorgfältig ausgeführt werden. Die Körperpflege wird in der ersten Zeit von der Schwester besorgt. Das Betten geschehe unter möglichst großer Inaktivität des Kranken (ggf. Patientenheber benutzen). Im Prinzip gelten alle Maßnahmen der Sorgfalt und Ruhe, die bei der Pflege des Patienten mit Herzinfarkt (s. S. 515ff.) besprochen worden sind.

Weiterführende Literatur

Bock, K.D.: Ärztlicher Rat für Hochdruckkranke, 3. Aufl. Thieme, Stuttgart 1977

Brunner, U., A. Bolliger, R. Stemmer: Probleme phlebologischer Therapie. Huber, Bern 1973

Heine, H.: Arterielle Gefäßerkrankungen. Huber, Bern 1972

Hettinger, Th.: Fit sein – fit bleiben, 6. Aufl. Thieme, Stuttgart 1977

Klepzig, H.: Ärztlicher Rat für Herz- und Kreislaufkranke, 4. Aufl. Thieme, Stuttgart 1975

Klepzig, H.: Herz- und Gefäßkrankheiten, 3. Aufl. Thieme, Stuttgart 1972

Reifferscheid, M.: Chirurgie (Gefäße), 3. Aufl. Thieme, Stuttgart 1974

Schettler, G.: Innere Medizin (Krankheiten der Arterien und Venen), 4. Aufl. Thieme, Stuttgart 1972

Schoop, W.: Angiologie-Fibel, 3. Aufl. Thieme, Stuttgart 1977

Sigg, K.: Beinleiden. Springer, Berlin 1967

Widmer, L.K., P. Waibel: Arterielle Durchblutungsstörungen in der Praxis, 2. Aufl. Huber, Bern 1972

Wilbert, L., F. Kappey: Arterielle Gefäßleiden, Chirurgie der arteriellen Gefäße. In: Themen der Krankenpflege, Jg. 2, Bd. 1. Urban & Schwarzenberg, München 1974

Testfragen

- Zählen Sie die Untersuchungsmöglichkeiten bei arteriellen (8 Angaben) und bei den venösen Erkrankungen (3 Angaben) auf, und erklären Sie mindestens 5 davon (S. 524 ff. und S. 536 f.)
- Nennen Sie 6 Risikofaktoren zur Entstehung der Arteriosklerose (S. 528 f.)
- Nennen und erklären Sie 3 Ursachen, die zu einem Arterienverschluß führen können (S. 529)
- Zählen Sie die Krankheitszeichen bei chronischem Arterienverschluß auf, teilen Sie diese nach Schweregrad in vier Stadien ein (S. 530)
- Nennen und begründen Sie die wichtigsten konservativen Maßnahmen bei arteriellen Durchblutungsstörungen (S. 530 f.)
- Zeichnen Sie die chirurgischen Behandlungsmöglichkeiten (S. 532)
- Geben Sie in Stichworten die postoperativen Maßnahmen bei Gefäßoperationen an, begründen Sie Ihre Angaben (S. 533 f.)
- Zeichnen Sie ein Schema »Ablauf der Blutgerinnung« (S. 537)
- Nennen Sie je ein Heparin- und ein Kumarinpräparat, und ordnen Sie den Antagonisten und die notwendige Laborkontrolle zu (S. 538)
- Nennen Sie mindestens sechs Maßnahmen zur Verhütung von Varizen (S. 540 ff.)
- Erklären Sie die postoperativen Maßnahmen bei der Varizenoperation (S. 543 f.)
- Stellen Sie einen langfristigen Pflegeplan bei infiziertem Ulcus cruris auf (S. 543 f.)
- Stellen Sie selbständig ein Merkblatt auf, das Sie einem antikoagulierten Patienten bei der Entlassung mitgeben können (S. 539)
- Nennen Sie die Krankheitszeichen bei der tiefen Venenthrombose, erklären und begründen Sie die Behandlungs- und Pflegemaßnahmen (S. 546 f.)

4 Krankheiten des Blut- und Lymphsystems (einschließlich Gerinnungsstörungen)

Sequenzziel (Intention)

Ableitend von Ihrem grundlegenden Wissen über die Physiologie und Pathophysiologie können Sie sich eine Übersicht über die Erkrankungen des Blutsystems erarbeiten. Sie kennen die Möglichkeiten, die der Arzt zur Diagnostik und Therapie zur Verfügung hat und sind willens, durch exakte Arbeit und kooperatives Verhalten zum bestmöglichen Gelingen mitzuwirken. Sie sind fähig, die oft sehr aufwendigen Behandlungen zu verstehen und den Patienten in Zusammenarbeit mit dem Arzt in verständlicher Weise aufzuklären. Sie können ihm eine aktivierende Pflege zukommen lassen und ihn selber (und wenn möglich auch seine Angehörigen) in den Behandlungsplan miteinbeziehen, mit dem Ziel, ihm eine angepaßte Lebenshilfe (oder Sterbehilfe) zugeben.

Lernziel

Das Studium dieses Kapitels führt Sie dazu, daß Sie

- die diagnostischen Maßnahmen, die bei Blut- und Lymphsystemerkrankungen in Frage kommen, geordnet aufzählen können;
- exakte Angaben machen können über die Aufgaben der Schwester bei der jeweiligen Blutentnahme, Mithilfe bei der Knochenmarkpunktion, beim Schilling-Test sowie beim Rumpel-Leede-Versuch;
- prinzipielle Angaben machen können über die wichtigsten Krankheitszeichen bei Anämien wie auch über deren Behandlung und Pflege;
- die Gefahren bei der Agranulozytose benennen und die sich resultierenden pflegerischen Maßnahmen ableiten können;
- die verschiedenen Leukämieformen und die Tumoren des lymphatischen Gewebes nach Verlauf unterscheiden sowie die jeweiligen Krankheitszeichen und die Prinzipien zur Pflege aufzählen können;
- den Begriff der hämorrhagischen Diathese erklären, die wichtigsten Ursachen und die Prinzipien der Behandlung nennen können.

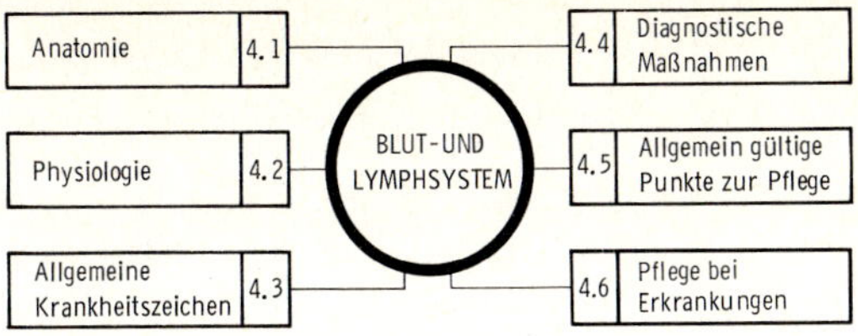

Prinzip

Die roten Blutkörperchen sind Träger des Sauerstoffs und versorgen die Zellen des Organismus mit diesem lebenswichtigen Stoff.
Bei einer Anämie besteht immer ein Mangel an roten Blutkörperchen, verursacht durch
- eine Bildungsstörung
- eine Hämolyse
- einen Verlust (Blutung nach innen oder nach außen).

Das Behandlungsprinzip besteht demnach darin, eine evtl. Blutung zu stillen (Blutungsherd beseitigen), die fehlenden Blutzellen zu ersetzen und / oder eine Neubildung anzuregen mit dem Ziel, den Körperzellen den notwendigen Sauerstoffbedarf zu gewährleisten. Durch
- Verabreichung von Blutkonserven (vorübergehend und im Notfall)
- Förderung der Neubildung von Blutzellen im Knochenmark.

Die weißen Blutkörperchen sind in erster Linie für die Infektabwehr verantwortlich.
Bei der Leukämie ist die Blutbildung der weißen Blutkörperchen in den Stammzellen gestört:
- die Zellen reifen nicht genügend aus
- die normalen blutbildenden Zellen (Erythrozyten, Thrombozyten) werden durch leukämische Zellen verdrängt.

Das Behandlungsprinzip liegt darin, eine Wiederherstellung der normalen Blutbildung zu erreichen, mit dem Ziel, die Infektanfälligkeit und vermehrt auftretende Blutungen einzudämmen oder zu vermeiden. Durch
- Knochenmarksäubernde zytostatische Behandlung
- Infektausschließendes Milieu (Life Islands oder Umkehrisolation).

▼

Aufgabe der Pflegegruppe:
- Intensive Beobachtung der Patienten
- exakte, zuverlässige Pflege (Einhalten aller Vorsichtsmaßnahmen).
- absolut zuverlässige Ausführung aller Maßnahmen der Behandlungspflege
- Betreuung der Patienten und Mithilfe bei der Bewältigung von psychischen und sozialen Problemen
- Miteinbeziehung des Patienten und seiner Angehörigen in die Pflege, mit dem Ziel, daß der Patient angepaßte Lebenshilfe (bzw. seelsorgerische Sterbehilfe) erfährt.

4.1 Anatomie (Abb. 1)

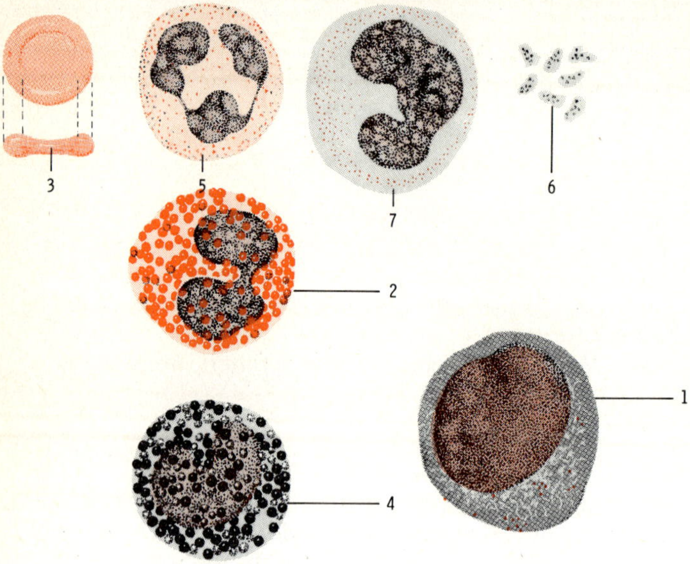

Abb. 1 Blutzellen (aus Faller, A.: Der Körper des Menschen, 6. Aufl. Thieme Stuttgart 1974)
Setzen Sie die Nummern der Blutzellen vor die richtige Bezeichnung und nennen Sie den Bildungsort:
... Erythrozyt ... neutrophiler Granulozyt
... basophiler Granulozyt ... Lymphozyt
... Monozyt ... Blutplättchen
... eosinophiler Granulozyt ...
Setzen Sie die Nummern der gezeichneten Blutzellen vor ihre Aufgabe:
... Phagozytose von größeren Bestandteilen (Zelltrümmern usw.)
... nicht genau bekannt; Vermehrung dieser Zellen bei Allergien
... Beteiligung an der Blutgerinnung
... Sauerstofftransport ... Bildung von Antikörpern ... unbekannt ... Phagozytose von Bakterien (s. S. 847)

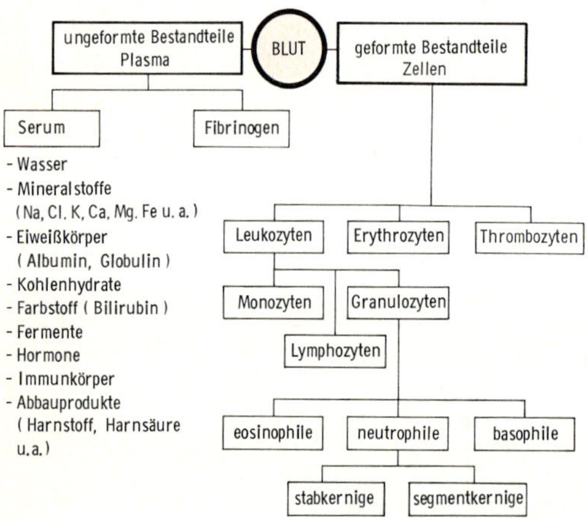

Abb. 2 Geformte und ungeformte Bestandteile des Blutes

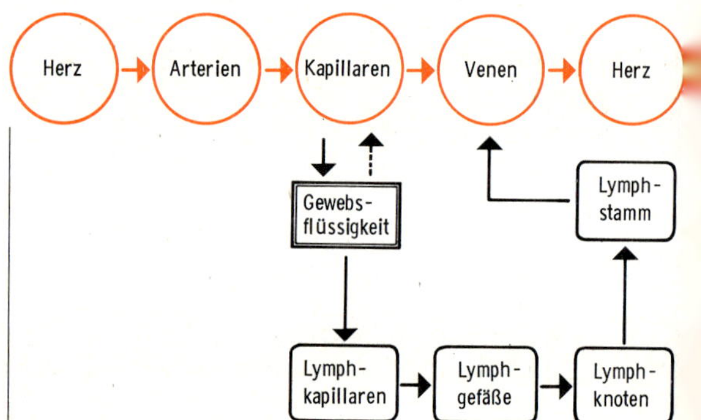

Abb. 3 Verbindung von Blut- und Lymphsystem

4.2 Physiologie

Das *Blutsystem* steht mit dem *Lymphsystem* in Verbindung (Abb. 3).
Die Lymphe zirkuliert nicht – wie das beim Blut der Fall ist – in einem geschlossenen System. Die Lymphgefäße beginnen blind in den Geweben und nehmen dort diejenige Gewebsflüssigkeit auf, die vom Stofftransport zwischen Blut und Gewebszellen nicht in die Blutkapillaren zurückfließt. Die kleinen Lymphgefäße transportieren diese Flüssigkeit (= Lymphe) in den *Hauptlymphgang* (Ductus thoracicus). Auf diesem Weg passiert die Lymphe sog. Filterstellen, die *Lymphknoten*. Diese produzieren zusammen mit der Milz die *Lymphozyten*.
Beim linken Venenwinkel der Schlüsselbeinvene fließt die Lymphe ins Gefäßsystem.

4.3 Allgemeine Krankheitszeichen

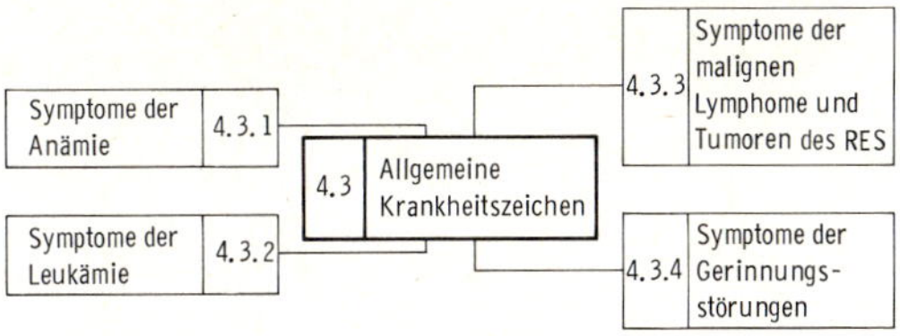

4.3.1 Symptome der Anämie

Jede Anämie führt unabhängig von ihrer Ursache zu ähnlichen Krankheitszeichen:
- Blässe: Sie ist sichtbar an Haut und Schleimhäuten, besonders an den Konjunktiven und den Lippen.
- Leichter Ikterus bei hämolytischen Anämien.
- Tachykardie (= Kompensationsmechanismus als Folge des Erythrozyten- und Hämoglobinmangels. Durch rascheren Blutumlauf versucht der Organismus den Geweben genügend Sauerstoff zuzuführen).
- Subjektive Krankheitszeichen: Schwäche, Schwindel, Kopfschmerzen, Ohrensausen, Sehstörungen, rasche Ermüdbarkeit, Reizbarkeit, Neigung zu Dyspnoe und Ohnmacht.

4.3.2 Symptome der Leukämie

Die Symptome hängen weitgehend davon ab, ob die Krankheit einen akuten oder einen chronischen Verlauf nimmt und welches Blutzellensystem (myeloisch, lymphatisch) leukämisch entartet.
Generell anzutreffen sind:
- Zeichen der Anämie
- Blutungsneigung in Haut und Schleimhäute (Thrombozytopenie, weitere Gerinnungsdefekte)
- Infektanfälligkeit
- Lymphknoten-, Milz- und evtl. Lebervergrößerung.

4.3.3 Symptome der malignen Lymphome und Tumoren des RES

Sie variieren je nach Patient und Stadium der Erkrankung. Im Frühstadium können die Krankheitszeichen noch ganz fehlen. Evtl. erkennt der Arzt eine Blutbildveränderung.

Im späteren Stadium treten auf:
- Zeichen der Anämie
- Lymphknotenschwellung, Milz- und evtl. Lebervergrößerung, intermittierendes Fieber
- Kachexie
- allgemeine Krankheitszeichen wie bei Patienten mit bösartigem Tumor.

4.3.4 Zeichen der Gerinnungsstörung

Blutungsbereitschaft und Blutungen in Haut und Schleimhäuten.

Blutungen in der Haut
- Auftreten von roten Flecken (Suffusionen) } Purpura
- punktförmige Blutungen (Petechien) } Purpura

Blutungen aus den Schleimhäuten
- Zahnfleischblutung
- Nasenbluten (= Epistaxis)
- Magen-, Ösophagusblutungen (Hämatemesis)
- Darmblutungen (= Meläna)
- Blasen-, seltener Nierenblutungen (Hämaturie).

Hirnblutungen

4.4 Diagnostische Maßnahmen

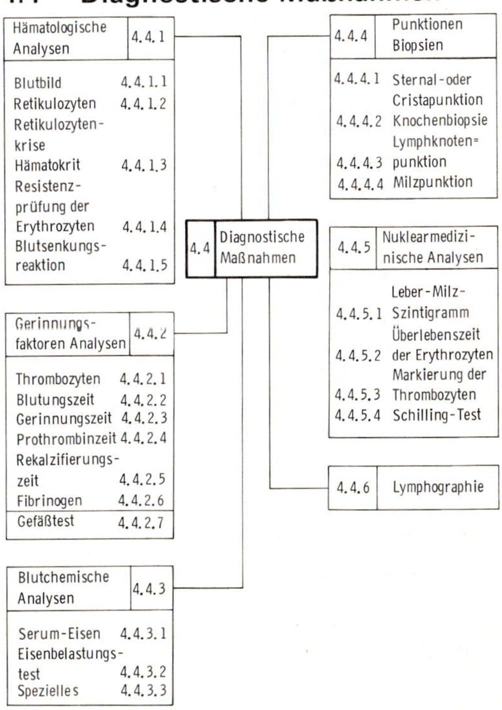

4.4.1 Hämatologische Analysen

4.4.1.1 Blutbild

Verordnet der Arzt ein Blutbild, hat die Schwester für die Blutentnahme zu sorgen. Je nach Krankenhaus kommt Venen- oder Kapillarblut in Frage.

Das Kapillarblut wird meistens von der Laborantin entnommen. In diesem Fall genügt die Anmeldung im Labor.

Das Venenblut entnimmt die Schwester auf der Station. Zugabe eines gerinnungshemmenden Stoffes ist notwendig, da für die Untersuchung Plasmablut gebraucht wird (Blut gut kippen, damit es nicht gerinnt).

Das rote Blutbild

- *Erythrozyten* (Ec): Diese werden im Knochenmark gebildet und vorwiegend in der Milz abgebaut.
  Norm:
  4,0–4,5 Millionen / mm³ bei der Frau
  4,5–5,0 Millionen / mm³ beim Mann.
- *Hämoglobin* (Hb): = eisenhaltiger Farbstoff des Erythrozyten
  Norm:
  14 ±2 g% (d.h. g pro 100 ml Blut) bei der Frau
  15 ±2 g% (d.h. g pro 100 ml Blut) beim Mann.
  Umrechnungsformel:
  Hb g% → Hb %
  Hb g% × 6,25 = Hb %

Die in der folgenden Tabelle angegebenen »Umrechnungswerte« basieren auf der etwas unrealistischen Annahme, daß die Mehrheit der gesunden Menschen ein Hb von 16 g% (= 100%) aufweisen, was nicht der Fall ist. Diese %-Werte gelten daher nur bedingt für einen Teil gesunder Männer und sind für Frauen durchwegs künstlich zu tief! Am besten wird das Hb in g% angegeben.

Hb%	=	Hb g%	Hb%	=	Hb g%
11		1,80	60		9,54
20		3,24	70		11,16
30		4,68	80		12,78
40		6,30	90		14,22
50		7,92	100		16,00

- *Der Färbeindex* gibt Auskunft über den Hämoglobingehalt des einzelnen Erythrozyten
  Norm: 1 = normochrom → normales Blutbild oder normochrome Anämie

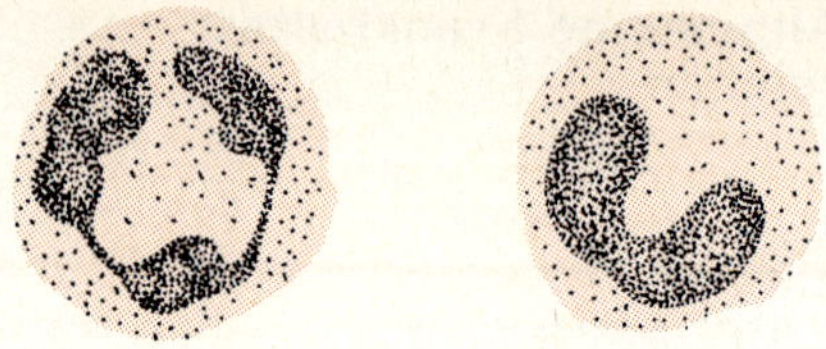

Abb. 4 Segmentkerniger und stabkerniger Granulozyt

  über 1,1 = hyperchrom → hyperchrome Anämie
  unter 0,9 = hypochrom → hypochrome Anämie
  Die Bestimmung des Färbe-Index ist durch moderne Methoden vielerorts verdrängt worden:
  HbE = Hämoglobingehalt des Durchschnittserythrozyten
  Norm: 29–31 γγ (Gammagamma oder Pikogramm)
  HbKE = Hämoglobinkonzentration des Durchschnittserythrozyten,
  Norm: 34–36%
  MCV = Mittleres Zellvolumen des Erythrozyten
  Norm: 87–92 μm³
  (1 Gamma = 1 γ = 1 μg = 1 Mikrogramm = 1/1000 mg.)

Das weiße Blutbild

Bestimmt werden die Leukozyten. Norm: 5000–8000 mm³. Man spricht von Leukozytose, wenn die Zahl über 8000 steigt, von Leukopenie bei Abfall unter 4000.

Vom *differenzierten,* weißen Blutbild spricht man, wenn die verschiedenen Typen der weißen Blutzellen einzeln ausgezählt werden.

- *Die Granulozyten* (polymorphkernige Zellen) werden in drei verschiedene Formen unterteilt:
  Neutrophile Granulozyten 60–65%, davon etwa 8% stabkernige, die restlichen sind segmentkernig (Abb. 4). Die stabkernigen Zellen sind die jugendlichen Formen. Sie steigen an bei akuten Entzündungen und Infektionskrankheiten, und zwar um so höher, je akuter das Geschehen ist. Man spricht von *Linksverschiebung.*
  Basophile Granulozyten (sie färben sich blau an),
  Norm: 0–0,5%.
  Eosinophile Granulozyten (sie färben sich rot an),
  Norm: 2–4%.
- *Monozyten* Norm: bis 8%.
  Sie werden wie die Granulozyten und Erythrozyten im Knochenmark gebildet.

- *Lymphozyten* Norm: 25–30%.
  Bildungsort sind die Lymphknoten und die Milz.

4.4.1.2 Retikulozyten – Retikulozytenkrise

- Der Retikulozyt ist die letzte Stufe in der Reifung der Erythrozyten. Er unterscheidet sich von der ganz ausgereiften Zelle dadurch, daß er noch eine feinkörnige Netzstruktur besitzt.
  Norm: 5–10‰
- *Retikulozytenkrise*
  Besteht ein pathologischer Zustand von Reifungsstörung und Knochenmarksperre, wie dies z.B. bei der perniziösen Anämie der Fall ist, kann sie durch Zufuhr von Vitamin B_{12} behoben werden. Die Reifungsstörung wird aufgehoben, und es erscheinen massenhaft Retikulozyten im Blut = *Retikulozytenkrise.*

  Vorgehen
  - Bestimmen der Retikulozyten
  - *Injektion von Vitamin B_{12}*
  - Bestimmen der Retikulozyten (nach zwei bis fünf Tagen).

  Auswertung (Abb. 5)
  - Flache Kurve bei Anämie, die nicht auf Vitamin B_{12} anspricht
  - Kurve mit steilem Gipfel bei Anämie, die auf Vitamin B_{12} anspricht.

4.4.1.3 Hämatokritbestimmung

Prinzip
Geformte und flüssige Bestandteile des Blutes sind normalerweise im Gleichgewicht. Da dieses Gleichgewicht für den Organismus von großer Bedeutung ist, ist es wichtig, daß Abweichungen von der Norm gemessen werden können.

Der Hämatokrit gibt Auskunft über den Prozentsatz von geformten Bestandteilen im Blutvolumen, d.h. über Wasserverschiebungen zwischen Plasma und Erythrozyten sowie zwischen Blut und Gewebe. Die Bestimmung hat in der postoperativen Phase sowie bei Patienten mit Dauerinfusionstherapie oder bei bestimmten Erkrankungen, wie z.B. bei der Verbrennung, große Bedeutung.
Die Hämatokritbestimmung kann im Venen- und Kapillarblut vorgenommen werden.

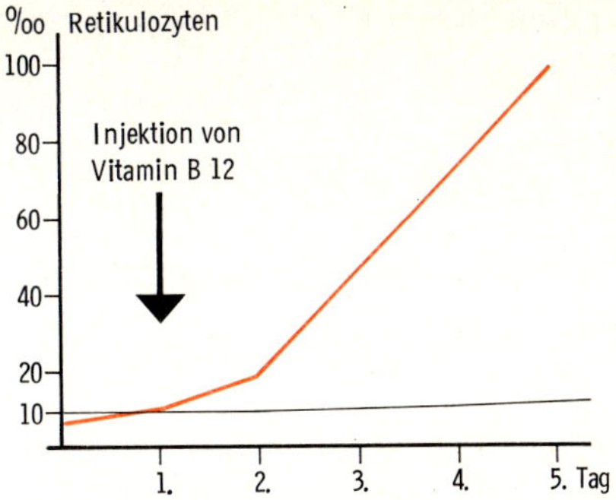

Abb. 5 Möglicher Kurvenverlauf bei der Retikulozytenkrise

Verschiedene Methoden und Ausführung
- Blutentnahme und Bestimmung durch die Laborantin (Kapillarblut).
- Entnahme von Venenblut durch die Schwester (Spezialröhrchen, gut kippen). Das Blut wird ins Labor gebracht.
- Entnahme von Kapillarblut und Bestimmung des Hämatokrits durch die Schwester auf der Station, wenn eine *Hämatokritzentrifuge* zur Verfügung steht:
  Feine Glaskapillare mit Blut füllen
  die Kapillare an einem Ende mit Plastikmasse verschließen
  diese in numerierten Schlitz der Zentrifuge einlegen
  drei bis vier Minuten zentrifugieren und am Abtastgerät ablesen

Norm:
- 42% bei der Frau (Toleranzgrenze ±5)
- 47% beim Mann (Toleranzgrenze ±7).

4.4.1.4 Die Blutsenkungsreaktion

Grundsätzlich wurde diese schon im Kapitel »Blutentnahmen« (S. 389f.) besprochen. Ein wichtiger Faktor, der im Zusammenhang mit der Besprechung der Blutkrankheiten für die *Senkungsgeschwindigkeit* von Bedeutung ist, ist die *Konzentration der Erythrozyten.* Ist diese herabgesetzt, wie es bei Anämien der Fall ist, ist die Blutsenkungsreaktion beschleunigt. Bei hoher Konzentration, z.B. bei den Polyglobulien, ist sie hingegen verlangsamt.
Nebst der Senkungsgeschwindigkeit hat auch die *Farbe des Plasmas* Aussagewert. Bei Patienten mit Anämie ist es auffallend hellwäßrig. Bei Patienten mit schwerer Leukozytose

(z.B. chronische myeloische Leukämie) entsteht ein typischer dicker, weißer Saum (= Leukozytensaum) zwischen Plasma und Erythrozyten.

4.4.2 Gerinnungsfaktorenanalysen

4.4.2.1 Thrombozytenbestimmung

Die Thrombozyten spielen bei der Blutgerinnung eine große Rolle. Sie werden, wie die Erythrozyten, im Knochenmark gebildet und in der Milz abgebaut.
Durch *Thrombozytenmangel* hervorgerufene Störungen in der Blutgerinnung haben ihre Ursache daher meist in Erkrankungen des Knochenmarks oder der Milz.
Norm: 150000–300000 mm^3.
Die *Thrombozytenbestimmung* geschieht im Kapillar- oder gerinnungsunfähig gemachten Venenblut.

4.4.2.2 Blutungszeit

Gemessen wird die Zeit, die bis zum Stillstand einer Blutung an einer künstlich gesetzten kleinen Wunde vergeht.
Ausführung (Methode nach Duke)
- Stich ins Ohrläppchen (ca. 2 mm tief)
- Absaugen des sich bildenden Bluttropfens mit Fließpapier (alle 15 Sekunden), bis kein Tropfen mehr entsteht
- Zeit ablesen

Norm: 2–3 Minuten
Verlängerte Blutungszeit, z.B. bei Thrombopenien, Thrombopathien (= Plättchenstörung).

4.4.2.3 Gerinnungszeit

Gemessen wird die Zeitdauer von der Entnahme des Blutes bis zur eingetretenen, vollständigen Gerinnung.
(Die Bestimmung der Gerinnungszeit ist ungenau und wird heute durch die PTT = partielle Thromboblastinzeit und bei heparinisierten Patienten durch die Thrombin- oder Anti-Thrombinzeit ersetzt.)
Bei Kleinkindern wird weiterhin die *Gerinnungszeit* bestimmt.
Ausführung mit der Glaskapillare (sehr einfache Methode):
- Bluttropfen in die Glaskapillare fließen lassen
- Glaskapillare in regelmäßigen Abständen kippen, bis sich die Blutsäule nicht mehr bewegen läßt
- Durchbrechen der Kapillare; der Fibrinfaden, welcher sich gebildet hat, ist sichtbar.

Norm: 4–8 Minuten

Das Thrombelastogramm (TEG) ist die genaueste Art der Gerinnungszeitbestimmung. Das Resultat wird in einer Kurve aufgezeichnet.
Ausführung
Blut aus ungestauten Venen in Spezialröhrchen mit Zusatz.

Plasma-Thrombin-Gerinnungszeit (Protamin-Quick).
Durch Zugabe von Thrombin zu Zitratplasma wird die Reaktion Fibrinogen → Fibrin (unter Umgehung der eigenen Thrombinbildung) ausgelöst.
Es werden daher nur Störungen in der 2. Phase der Blutgerinnung erfaßt.
Verlängerung der Thrombinzeit: nach Heparinverabreichung.
Zur Bestimmung braucht es Plasmablut (Normalwerte unterschiedlich, je nach Thrombinpräparat, das verwendet wird).

4.4.2.4 Die Prothrombinzeit (= Thromboplastinzeit = Quick-Test)

Gemessen wird die Zeit, die vergeht, bis im Zitratblut, unter Beigabe von Thrombokinase und Kalzium, die Gerinnung eintritt.
Kalzium wird beigegeben, weil dieses bei der Blutentnahme durch das Natrium citricum inaktiviert wurde. Will man eine Gerinnung herbeiführen, muß es ersetzt werden.
Thrombokinase wird im Überschuß, genau dosiert, beigegeben, um den Vorgang der Blutgerinnung von 4–8 Minuten auf 12–16 Sekunden zu beschleunigen.
Die Blutentnahme muß sorgfältig vorgenommen werden:
- Genaues Blut-Zitrat-Gemisch (ein Teil Natrium citricum, vier Teile Blut) oder Blutentnahme in speziell vorbereitetes Röhrchen
- Blut-Zitrat-Gemisch nicht schütteln, sondern sorgfältig kippen und ins Labor bringen.

Die Prothrombinzeitbestimmung spielt eine große Rolle bei der Antikoagulationstherapie, ausgenommen bei Verwendung von Heparin! Wird Heparin zur Antikoagulation gebraucht, ist der sog. »Protamin-Quick« zu verlangen (entspricht der Thrombinzeit).

4.4.2.5 Rekalzifizierungszeit

Zitratblut wird durch Mangel an Kalziumionen (Bindung an das zugesetzte Zitrat) ungerinnbar. Zugabe von Kalzium im Überschuß setzt die Blutgerinnung wieder in Gang. Der Test erfaßt Störungen jeder Phase.
Norm: 80–120 Sekunden.

4.4.2.6 Fibrinogenbestimmung

Das zu den Gerinnungsfaktoren gehörende Fibrinogen wird in den Leberparenchymzellen gebildet. Zu einer Verminderung dieses Stoffes kommt es deshalb in erster Linie bei Lebererkrankungen. Auch Knochenmarkhemmung kann zu einer Störung des Fibrinogenaufbaues führen (Perniziosa, Leukämien, Polycythaemia vera u.a.).
Ausführung
Die Fibrinogenbestimmung geschieht im Labor. Unsere Aufgabe ist es, für eine sorgfältige *Blutentnahme* zu sorgen. Wir brauchen Zitratblut im genauen Verhältnis (wie für die Quickbestimmung).
Norm: 300–400 mg%.

4.4.2.7 Fibrinogenspaltprodukte (FDP)

Es handelt sich dabei um Abbauprodukte des Fibrins infolge Fibrinolyse.
Sie sind erhöht bei intravasaler Gerinnungsstörung (z.B. Thrombose). *Norm:* unter 10 Mikrogramm/ml.

4.4.2.8 Gefäßfaktoren

Zu einer *hämorrhagischen Diathese* (Hämorrhagie = Blutung, Diathese = Krankheitsbereitschaft), d.h. also zu *Blutungsneigung* kommt es in erster Linie bei Hemmung oder Fehlen der Gerinnungsfaktoren, nachweisbar in den oben besprochenen Gerinnungsfaktorenanalysen. Daneben spielen aber auch die *Blutgefäße* eine wichtige Rolle. Bestimmte Erkrankungen, z.B. solche entzündlicher oder allergischer Natur und das Alter

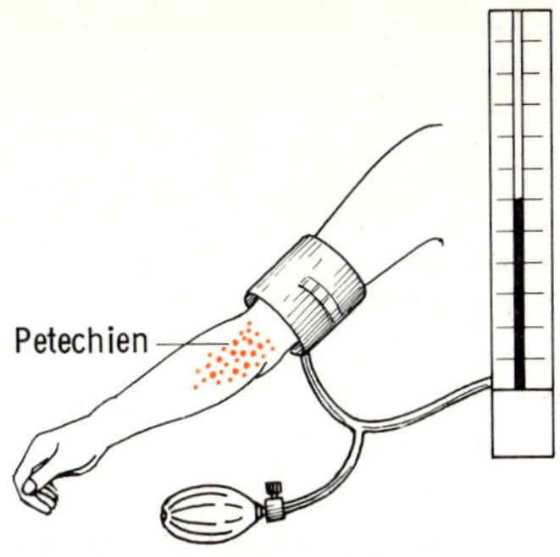

Abb. 6 Positives Rumpel-Leede-Phänomen

(Gefäßbrüchigkeit), können zu einer verminderten Kapillarresistenz, d.h. zu einer vermehrten Durchlässigkeit der Kapillarwände für Erythrozyten führen.
Die Kapillarresistenz kann mittels *Gefäßtests* gemessen werden. Der einfachste und häufigste Versuch ist der folgende.

Stauversuch nach Rumpel-Leede = Rumpel-Leede-Phänomen
Ausführung
- Der Blutdruckwert des Patienten muß bekannt sein.
- Mittels Blutdruckmanschette wird nun während fünf Minuten der Arm gestaut, und zwar in der Mitte zwischen systolischem und diastolischem Druck. Bei einem Blutdruckwert von 120/80 mm Hg müßte demzufolge die Stauung auf 100 mm Hg eingestellt werden.
- Bei negativem Ausfall gibt es keine Veränderung der Haut am Vorderarm. Ein bis zwei Pünktchen dürfen noch als negativ beurteilt werden.
  Bei positivem Ausfall treten kleine Hautblutungen, Petechien, auf (Abb. 6).

4.4.3 Blutchemische Analysen

4.4.3.1 Serumeisenbestimmung

Das Blutsystem steht im Mittelpunkt des *Eisenstoffwechsels,* weil es den größten Eisenbedarf des Organismus aufweist (z.B. Gesamthämoglobin bedarf zu seinem Aufbau 3000 bis 4000 mg Eisen).
Eisendepots, die bei Blutverlust sofort angegriffen werden, sind vor allem in der *Leber,* dann im Knochenmark und in der Milz. Der Eisenbedarf für den täglichen Verbrauch und zum Auffüllen der Depots wird durch die *Nahrung* zugeführt.

Die Eisenkonzentration im strömenden Blut wird durch die Serumeisenbestimmung festgestellt.
Norm:
bei der Frau 70–130 γ % (gamma %)
beim Mann 80–150 γ %.
Anstieg des Serumeisens (man spricht von Hypersiderämie) bei
- Eisenspeicherkrankheit = Hämosiderose, Hämochromatose
- akuter Hepatitis
- Anämien mit gesteigertem Hämoglobinabbau mit vermindertem Erythrozytenaufbau.

Erniedrigung des Serumeisens (Hyposiderämie) bei
- Eisenmangel
- gesteigertem Erythrozytenaufbau (z.B. perniziöse Anämie nach Vitamin-B_{12}-Gabe)
- Infekten, Tumorkrankheiten (Eisenabwanderung ins RES).

Wichtig ist zu wissen, daß der Serumeisenspiegel *tief* sein kann, *ohne* daß im Gewebe (RES) ein effektiver Eisenmangel besteht wie z.B. bei chronischen Infekten, Tumoren usw.

Ausführung der Serumeisenbestimmung
Für die Schwester von Bedeutung ist die korrekt ausgeführte *Blutentnahme:*
- Material: Einwegkanüle oder eisenfreie V_2A-Kanüle und (je nach Klinik) Spezialröhrchen oder Einwegplastikröhrchen
- nur schwach stauen und Blut direkt ins Röhrchen fließen lassen (Hämolyse vermeiden)
- Röhrchen sofort verschließen, Blut nicht schütteln, bald ins Labor bringen.

4.4.3.2 Eisenbelastungstest

Die Bedeutung dieses Testes liegt darin, daß die Resorption von oral zugeführtem Eisen vom *Eisenbedürfnis* des Organismus abhängig ist (= resorptive Selbststeuerung).
Beim gesunden Menschen zeigt sich nach der Einnahme von Eisenpräparaten nur ein geringer Anstieg des Serumeisens. Der Körper scheidet überflüssiges Eisen sofort aus oder speichert es.
Bei einer Eisenmangelanämie besteht ein tiefer Ausgangswert. Nach Verabreichung eines oralen Eisenpräparats resultiert rasch ein *massiver Anstieg des Serumeisens,* sofern nicht eine *Resorptionsstörung* im Magen-Darmkanal vorliegt (z.B. Durchfälle irgendwelcher Art, Schleimhautveränderungen, Tumoren usw.).

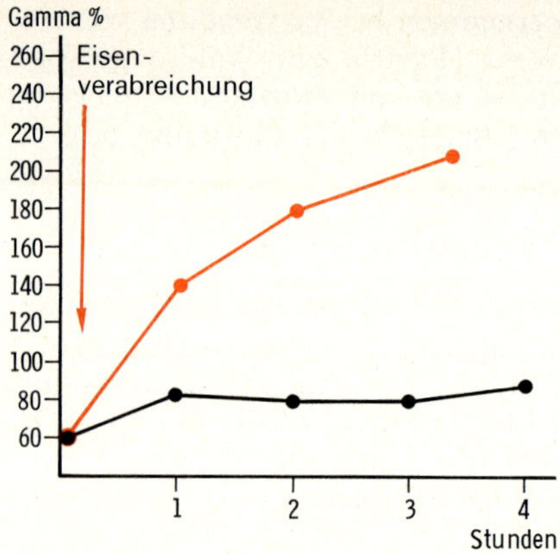

Abb. 7 Kurve bei Eisenmangelanämie (oberer Kurvenverlauf), eisenresistente Anämie, z.B. Infekt- oder Tumoranämie (unterer Kurvenverlauf)

Ausführung
- Der Patient bleibt während der Untersuchung nüchtern und hält Bettruhe ein.
- nüchtern Blutentnahme
- orale Verabreichung von 200 mg eines Eisenpräparates (z.B. 8 Dragées Ferronicum)
- Blutentnahme nach zwei und vier Stunden (je nach Arztverordnung).

Auswertung
S. Kurve (Abb. 7)

4.4.4 Punktionen, Biopsien

Prinzip: s. S. 382.

4.4.4.1 Knochenmarkpunktion

Der Ort der Knochenmarkentnahme gibt der Punktion ihren Namen.
Die beiden wichtigsten Punktionsstellen sind
- am Corpus sterni = *Sternalpunktion*
- an der Crista iliaca dorsalis = *Cristapunktion*

Der Arzt wird unter Abwägung der Vor- und Nachteile die Punktionsstelle wählen.
Knochenmarkuntersuchung
Das entnommene Knochenmark (Bröckel, mit Knochenmarkblut vermischt) wird nach

Sternalpunktion – Cristapunktion

Für sie sprechen	Gegen sie sprechen
Sternalpunktion – gut zugängliche Punktionsstelle – günstige Überwachung der Punktionsstelle – Traditionelle Methode	– Größere Gefahrenmomente (Verletzung des rechten Herzvorhofs und der Aorta bei Durchstechen des evtl. weichen Sternums) – Psychologisches Moment: Patient sieht den Eingriff und empfindet den Thoraxschmerz als unangenehm – Keine Nadelbiopsie möglich
Cristapunktion – Viel kleineres Gefahrenmoment (nur Muskeln in der Umgebung) – Der Patient empfindet den Schmerz weniger stark und sieht den Eingriff nicht – Punktionsbiopsie in gleicher Anästhesie an derselben Punktionsstelle möglich	– Punktionsstelle ist bei bettlägerigen Patienten etwas weniger gut zugänglich – Die »Tradition«

Verarbeitung (vgl. unten) im hämatologischen Labor untersucht. Gewöhnlich erfolgt eine qualitative Beurteilung des Markzellgehalts und der Zellmorphologie sowie meistens auch eine quantitative Bewertung der Zellverteilung. Durch die Untersuchung der Knochenmarkausstriche und/oder eines Knochenmark-Punktionszylinders können verschiedene Blutkrankheiten (z.B. Leukämien) nachgewiesen werden. Auch kann der Erfolg bestimmter Therapiemaßnahmen und die Auswirkung gewisser Medikamente und/oder Krankheiten auf das Knochenmark erkannt werden. Eine diffuse Verschleppung von Tumorzellen ins Knochenmark ist ebenfalls zu erkennen, oft besser als im Röntgenbild.

Auswertung
Im Knochenmark findet man – im Gegensatz zum peripheren Blut Gesunder – normalerweise unreife Blutzellvorstufen und ausgereifte Zellen nebeneinander vorkommend. Bei akuten Leukämien sind die unreifen Vorstufen vermehrt und atypisch. Bei Knochenmarkmetastasen anderer Tumoren finden sich knochenmarkfremde Tumorzellen.

Bereitzustellende Gegenstände
- Desinfektionsmittel und Lokalanästhetikum (z.B. 2%iges Lidocain)
- Punktionsset für Knochenmark-Aspiration und/oder Nadelbiopsie:
  Sternalpunktionsnadeln mit Arretiervorrichtung oder bei Cristapunktion längere Punktionskanülen ohne Arretierung
  Rekordspritze, 20 ml, mit Zentralansatz zum Aspirieren
  Injektionsspritze 10 ml und Anästhesienadeln für die Lokalanästhesie
  Schälchen mit sterilen Tupfern
  Abdecktuch und Watteträger.

  Bei Vornahme einer *Nadelbiopsie* zusätzlich:
  Lanzettförmige chirurgische Messerklinge (steril, für Hauteinstich)
  Spezielle Punktionsnadel (nach Westerman-Jensen, nach Jamshidi oder Myelotomienadel nach Burkhardt u.a.), vgl. Abb. 8 und 9.
- Schere, Schnellverband, Druckkissen
- Schale, Plastiksack (Abfälle)
- alles Nötige für die Ausstrich- und Fixationstechnik (Labor)
  Objektträger (ungeschliffene und geschliffene)
  Uhrglasschälchen
  Filter- bzw. Fließpapier (zum Absaugen des überschüssigen Markblutes)
  Bei *Punktionsbiopsie* zusätzlich
  Fixationslösung (Formalin, Sousa) in Fläschchen, zum Fixieren des entnommenen Markzylinders.

Vorbereitung
Der Patient wird orientiert über Sinn und Durchführung der Punktion und dann entsprechend gelagert. Oft empfiehlt sich die Gabe eines beruhigenden Medikaments (Sedativum).

- Sternalpunktion
  flache Rückenlage
- Cristapunktion
  flache Bauchlage, bei wenig mobilen Patienten evtl. Seitenlage (mit Punktionsseite oben).

Durchführung / Nachkontrolle
- Desinfektion, Lokalanästhesie, nochmalige Desinfektion
- 2–3 Minuten warten
- Sternal- oder Cristapunktionsnadel wird durch den Arzt in den Markraum eingeführt. Mit der dichten Spritze (20 ml) werden wenige Tropfen Knochenmarkinhalt aspiriert. Der Patient muß auf den möglichen heftigen Schmerz, der vor allem beim Ansaugen aus dem Sternum auftritt, vorher aufmerksam gemacht werden. Es empfiehlt sich, den Patienten in diesem Moment im Gespräch abzulenken.

Bei »trockener« Punktion (kein Material, ungenügend Markbröckel) oder bei besonderer diagnostischer Fragestellung (z.B. erhöhter Markfasergehalt? Tumorzellinfiltration?) kann in gleicher Lokalanästhesie an derselben Punktionsstelle an der Crista iliaca dorsalis eine Knochenmark-Nadelbiopsie angeschlossen werden (vgl. unten). Der gewonnene Knochenmarkzylinder (ca. 1,5 × 0,3 cm) wird sofort in der bereitstehenden Fixationslösung fixiert und zur histologischen Untersuchung eingesandt.

Werden lediglich Knochenmarkausstriche angefertigt (was meistens genügt), wird das gewonnene Knochenmark auf einen schräg stehenden, ungeschliffenen Objektträger ausgespritzt, so daß das überschüssige Blut abfließen kann. Anschließend werden die am Glas haftenden Knochenmarkbröckel mittels eines geschliffenen Objektträgers, Deckglases oder eines sterilen Wattestäbchens auf bereitliegenden Objektträgern (ca. 5–6) ausgestrichen und dann im Labor wie Blutausstriche gefärbt.

Vielerorts wird das Knochenmarkmaterial in Uhrglasschälchen ausgespritzt und dann mit Kochsalz- oder Zitrat- oder Heparinlösung gespült, um eine vorzeitige Gerinnung zu verhindern. Bei raschem Arbeiten ist diese die Zellen verändernde und die Auswertung nur erschwerende Vorsichtsmaßnahme nicht nötig.

Die Punktionsstelle wird mit einem Schnellverband bedeckt. Bei Patienten mit Gerinnungsstörungen muß die Punktionsstelle genügend lange (mindestens 5–10 Minuten mit dem Finger, anschließend Sandsack auflegen) *wegen Nachblutungsgefahr komprimiert* werden. Eine gute Kontrolle dieser Stelle während der nächsten 4–8 Stunden ist nötig.

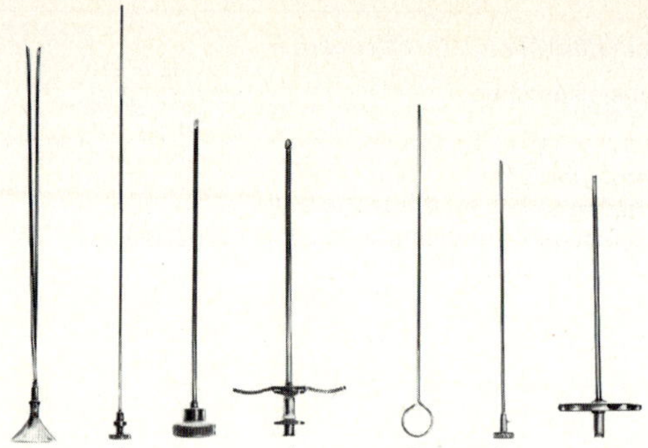

Abb. 8 Abb. 9

Abb. 8 *Westerman-Jensen-Kanüle.* a) Lamellen-Einsatz, b) Mandrin zu Lamelleneinsatz, c) Mandrin zu Punktionskanüle, d) Biopsiekanüle

Abb. 9 *Jamshidi-Kanüle.* a) Mandrin zum Ausstoßen des Knochenmarkzylinders, b) Mandrin zum Einführen der Kanüle, c) Biopsiekanüle (konisch geschliffen)

4.4.4.2 Knochen(mark)biopsie

Bei »trockener« Aspiration (kein Material für Ausstrich!) oder bei besonderer Fragestellung wird anstelle der gewöhnlichen Knochenmarkpunktion eine *Knochenmark-Nadelbiopsie* vorgenommen. An der Crista iliaca dorsalis kann dies ohne Wechsel der Punktionsstelle am gleichen Ort und in gleicher Anästhesie erfolgen. Verwendet werden etwas dickere, speziell geschliffene Punktionsbiopsie-Kanülen, wie z.B. die *Westerman-Jensen*-Nadel, die *Jamshidi*-Nadel oder die Myelotomiekanüle nach *Burkhardt* (vgl. Abb. 8 u. 9).

Gewisse hämatologische Krankheiten, wie z.B. die *Osteomyelofibrose* (bindegewebige Durchwucherung des Markraums), lassen sich nur mittels Knochenmarkbiopsie diagnostizieren.

Die chirurgische Knochenbiopsie am Beckenkamm (vgl. Kap. Orthopädie, S. 729f.) wird nur noch ausnahmsweise vorgenommen, vor allem bei Fragestellung nach dem Aufbau der Corticalis-Knochenschicht.

4.4.4.3 Lymphknotenpunktion

Die Lymphknotenpunktion ist für den Patienten ein kleiner, gefahrloser und schonender Eingriff. Punktiert werden die oberflächlich gelegenen, palpablen Lymphknoten. Tiefergelegene Lymphknoten können nur mittels Spezialeingriff, z. B. Mediastinoskopie (s. S. 476f.), punktiert werden.
Es ist keine spezielle Vorbereitung und Nachbehandlung notwendig, außer ggf. der Rasur der Punktionsstelle.
Gegenstände
- Desinfektionsmittel
- Punktionsset, enthaltend:
  Lymphknotenpunktionskanüle oder feine Punktionsnadel
  Spritze, 20 ml
  Schälchen mit Tupfer;
- Objektträger mit Zubehör für den Ausstrich
- sterile Handschuhe, Abdecktuch
- Schale, Abfallsack
- Schnellverband, Schere.

4.4.4.4 Milzpunktion

Zu diagnostischen Zwecken wird in seltenen Fällen auch die Milz punktiert. Meist wird die Punktion unter der Kontrolle des *Laparoskopes* ausgeführt, sie kann jedoch ausnahmsweise auch blind perkutan vorgenommen werden. Zur Biopsie wird eine Spezialkanüle (z.B. die Lumbalpunktionskanüle) verwendet. Der Eingriff ist nicht ungefährlich (Nachblutungsgefahr!).
Im weiteren gilt alles, was bei der Laparoskopie (S. 629f.) nachgelesen werden kann.

4.4.5 Nuklearmedizinische Analysen

4.4.5.1 Leber-Milz-Szintigraphie

Prinzip: s. S. 472.

Bei der Leber-Milz-Szintigraphie wird die Oberflächenaktivitätsmessung über *Leber und Milz* vorgenommen. Als Testsubstanz wird z.B. Tc-99m-Schwefelkolliod (Tc = Technetikum) gebraucht. Größe, Form und Lage der Milz können registriert werden.
Eine selektive Milzszintigraphie kann mit hitzegeschädigten Erythrozyten, welche mit Brommercurohydroxypropan (BMHP) markiert werden, vorgenommen werden.

4.4.5.2 Die Überlebenszeit der Erythrozyten

wird mit radiochrommarkierten Erythrozyten bestimmt.

4.4.5.3 Die Markierung der Thrombozyten

geschieht mittels radioaktivem Chrom.

4.4.5.4 Schilling-Test

Prinzip
Der tägliche Vitamin-B_{12}-Bedarf eines Menschen wird aus der Nahrung gedeckt. Die Resorption ist an das Vorhandensein des Intrinsic-Faktors des Magens geknüpft. Bei perniziöser Anämie, Sprue und Malabsorptionssyndrom besteht eine gestörte Vitamin-B_{12}-Resorption.
Die Menge des im Organismus vorhandenen Intrinsic-Faktors und damit die Resorptionsmöglichkeit für Vitamin B_{12} kann bestimmt werden durch die orale Verabreichung von radioaktivem Vitamin B_{12} und die anschließende Messung der Radioaktivität im Urin (= nicht resorbierter Anteil) = Schilling-Test.

Der Schilling-Test dient zur Diagnose einer perniziösen Anämie. Auch Resorptionsstörungen im Magen-Darm-Trakt können diagnostiziert werden.
Ausführung
- Der Patient bleibt nüchtern.
- Zu Beginn des Tests soll die Blase vollständig entleert werden: Sammeln des 24-Stunden-Urins.
- Anschließend bekommt der Patient ein Gamma radioaktives Vitamin B_{12} (entspricht ca. 1 Microcurie) per os.
- Eine Stunde (evtl. zwei Stunden) nach Einnahme der Kapsel B_{12} intramuskuläre Injektion von 1000 Gamma (= 1 mg) nichtradioaktivem B_{12}; dadurch wird die Einlagerung des resorbierten radioaktiven B_{12} in der Leber verhindert und seine Ausscheidung im Urin erzwungen.
- Zwei Stunden (evtl. drei Stunden) nach Beginn des Tests kann der Patient frühstükken.
- Der Urin wird während 24 Stunden gesam-

melt (Spezialsammelgefäß oder Konservierungsmittel wird vom Labor verordnet).
- Der Urin (je nach Labor Gesamtmenge oder 400 ml mit Angabe der 24-Stunden-Menge) wird ins Isotopenlabor geschickt.

Auswertung

Die im 24-Stunden-Urin gemessene Aktivität entspricht der resorbierten Vitamin-B_{12}-Menge.

Norm: 10–30% (= % der oral zugeführten B_{12}-Menge).

Verminderte Absorption: 3–10% – Hinweis auf verminderte Resorption, z.B. bei Malabsorptionssyndrom.

Tiefe Absorption: unter 3% – Hinweis auf perniziöse Anämie.

Der Test kann erweitert werden, indem der Patient gleichzeitig mit der Kapsel mit radioaktivem B_{12} eine solche mit Intrinsic-Faktor (I.F.) erhält = *Schilling-Test mit Intrinsic-Faktor.* Alles andere bleibt sich gleich wie beim gewöhnlichen Schilling-Test.

Auswertung

Wird beim gewöhnlichen Schilling-Test eine tiefliegende Absorption (Werte unter 3%) festgestellt und bleibt diese auch beim kombinierten Schilling-Intrinsic-Faktor-Test tief, handelt es sich um eine Resorptionsstörung im Darm, z.B. nach Ileumresektion, bei Sprue u.a.

Normalisieren sich hingegen die Werte, kann mit Sicherheit eine perniziöse Anämie angenommen werden.

4.4.6 Die Lymphographie

Prinzip

Röntgenologische Darstellung der Lymphgefäße und Lymphknoten des Becken- und hinteren Bauchraums (Retroperitonealraum) nach Injektion eines röntgendichten Kontrastmittels.

Zur Lymphographie eignet sich z.B. Patentblau-Lösung die in ein feines Lymphgefäß an beiden Fußrücken injiziert wird.

Vorbereitung des Patienten
- Der Patient bekommt am Vorabend und am Untersuchungstag ein Fußbad
- Rasur des Fußrückens
- Patient muß nicht nüchtern bleiben
- Blase entleeren (2–4stündiger, oft langwieriger Eingriff im Liegen!)

Nachkontrolle
- Lunge- und Herz-Kreislaufüberwachung während 24 Stunden
- Thoraxaufnahme nach 12–24 Stunden (Kontrastmittelembolien!)

Kontraindikationen (erhöhtes Risiko!)
- Ältere Patienten über 60 J. (vorbestehende Lungenleiden usw.)
- Krankheiten der Lungen und der Mediastinallymphknoten
- Hohes Fieber, unklarer Infekt.

4.5 Allgemeingültige Punkte zur Behandlung und Pflege

- Viele Patienten mit Blutkrankheiten sind primär oder schon nach kurzem Spitalaufenthalt *ambulant* zu behandeln. Die Schwester sieht den Patienten immer in den »schlechten« Phasen der Krankheit.
- Bei Patienten mit Blutkrankheiten soll, wenn immer möglich, eine *kausale* Therapie angestrebt werden, was heute in zunehmendem Maße möglich ist.

Beispiele
- Vitamin B_{12} bei perniziöser Anämie
- Eisen bei Eisenmangelanämie
- Sind Blutzellen nötig, geben was fehlt (nicht einfach Vollblut = wenig rationell, sondern Erythrozyten-Sedimente bzw. -Konzentrate bei Anämie ohne Volumenbedürfnis, Thrombozyten-Konzentrate bei thrombozytopenischer Blutungsneigung usw.)
- Entfernung einer krankhaft vergrößerten Milz (z.B. bei gewissen hämolytischen Anämien mit stark gesteigertem Erythrozytenabbau in der Milz)
- Zielgerichtete, kurativ (d.h. auf Heilung bedachte) geplante zytostatische und/oder radiotherapeutische Behandlung bei Tumoren des blutbildenden Systems (Leukämien, maligne Lymphknotentumoren).

Von größter Bedeutung ist bei Patienten mit Blutkrankheiten die *»aktivierende Pflege«.* Nicht nur Patienten mit Anämien, sondern auch solche mit akuten Leukämien und insbesondere auch mit fortgeschrittenen Lymphknotentumoren erholen sich heute oft erstaunlich rasch aus ihrem anfangs schweren Zustand, als Folge einer aktiven medikamentösen Tumortherapie. Die Schwester hat zusammen mit der Spitalfürsorgerin früh genug für die nötige physische und psychische *Wiedereingliederung* des erholten Patienten in die häusliche Umgebung zu sorgen. So-

ziale und insbesondere berufliche Spannungen und Probleme sind offen mit dem Patienten und – bei Bedarf – im Pflegeteam mit Arzt und Fürsorgerin sowie den zuständigen Angehörigen und beruflichen Vorgesetzten zu besprechen.
Bezüglich der Pflege von Patienten mit *Tumorkrankheiten des blutbildenden Systems* vgl. spezielle Abschnitte 4.6.5, 4.6.6, 4.6.7 sowie Kapitel 13 (Onkologie), Abschnitt 13.4, S. 784 ff.

4.6 Erkrankungen des Blut- und Lymphsystems

4.6.1 Übersicht über die wichtigsten Erkrankungen

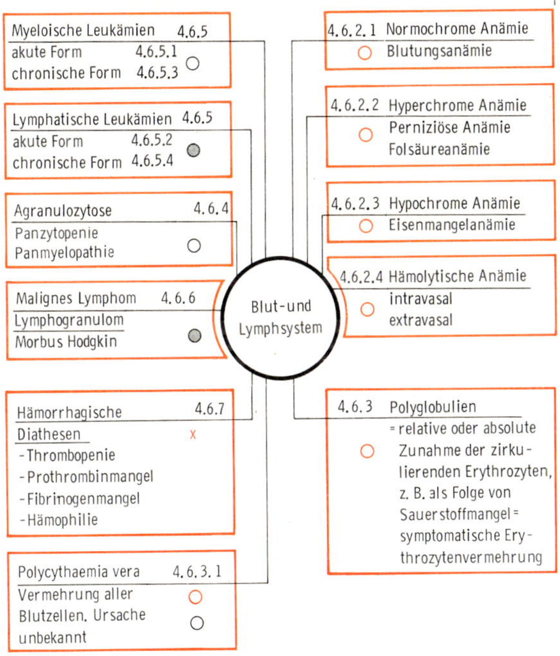

4.6.2 Pflege des Patienten mit Anämie

Von einer Anämie spricht man bei Absinken der Erythrozytenzahl unter 3,5–4,0 Millionen/mm³ und des Hämoglobinwerts (Hb) unter 11,0–11,5 g%. Die tieferen Werte gelten dabei für Frauen, die höheren für Männer.
Die Anämien können nach unterschiedlichen Gesichtspunkten eingeteilt werden. Eine Möglichkeit ist die Einteilung nach dem Hb-Gehalt der Erythrozyten (Färbeindex oder HbE).
Verliert ein Patient *rasch* Blut (z.B. durch eine akute Magenblutung oder eine akute Hämolyse, d.h. Blutzellenabbau im Körper), so wird er innerhalb kurzer Zeit *schwere Anämiesymptome* aufweisen (Müdigkeit, Schwindel, Herzinsuffizienz, evtl. Schockzustand). Entsteht die Anämie langsam (wie z.B. bei chronisch leichter Ulkusblutung, chronischen Infekten, Tumoranämien) werden sehr tiefe Hb-Werte um 6–7 g% oft erstaunlich beschwerdearm vertragen. Der Organismus kann sich langsam »adaptieren«.

4.6.2.1 Normochrome Anämie

Blutungsanämie
Wir unterscheiden zwischen *akuter* und *chronischer* Blutungsanämie. Nur bei *akuter Blutung besteht eine normochrome Anämie.* Die Zeitdauer bis zum Übergang in die hypochrome Form hängt von der Eisenreserve des Organismus ab. Durch Eisenmangel wird die Hämoglobinbildung verzögert, was zu einer hypochromen Färbung der Erythrozyten führt.

Krankheitszeichen bei der **akuten Blutung** (nach innen oder nach außen)
- Tachykardie, der Puls wird immer schneller und kleiner
- Blässe und Schweißausbruch
- Schwäche, Unruhe, Durst
- der Blutdruck sinkt nach vorübergehender Gefäßverengung mit Druckanstieg rasch ab
- schließlich kommt es zum lebensbedrohlichen Schockzustand.

Behandlung und Pflege
Blutstillung und Blutersatz (Volumenzufuhr!)
- Unterstützung der Herz-Kreislauf-Funktion
- gute Überwachung des Allgemeinzustandes und der Blutungsquelle
- Kontrolle der Vitalzeichen (Puls, Blutdruck, Venendruck, stündliche Urinausscheidung mit Urimeter)
- für Ruhe sorgen (Bettruhe, ruhige Umgebung, psychische Beruhigung).

Sekundäre Anämien
Chronische Infekte und Erkrankungen, toxische Schädigungen durch Medikamente oder Bestrahlung führen zu Anämie. Wir kennen z.B. die
- Infektanämie
- urämische Anämie (renale Anämie)
- Anämie bei rheumatischen Affektionen
- Anämie bei malignen Tumoren
- Beeinträchtigung des Blutbildes bei Verabreichung bestimmter Medikamente
- Strahlenanämie u.a.

Krankheitszeichen: Sie sind weitgehend vom Grundleiden abhängig. Allen gemeinsam ist die Blässe, Müdigkeit und Schwäche.
Das Blutbild zeigt meist eine normochrome Anämie.
Behandlung und Pflege
Sie richten sich nach dem Grundleiden des Kranken.

4.6.2.2 Hyperchrome Anämie

Bei der hyperchromen Anämie handelt es sich um eine gestörte Bildung der Erythrozyten im Knochenmark.
Perniziöse Anämie (perniciosus = verderblich)
Bevor man die Ursache der perniziösen Anämie kannte, führte sie unweigerlich zum Tode (daher ihr Name).
Die Perniziosa ist die chronische Form einer Mangelanämie und tritt vorwiegend im höheren Lebensalter auf.
Man spricht vom antiperniziösen Prinzip und versteht darunter
- *den Extrinsic-Faktor* = Vitamin B_{12}, der in der Nahrung, vorwiegend in Fleisch (Leber), Eiern, Hefe, Gersten- und Weizenkeimen vorhanden ist
- *den Intrinsic-Faktor,* ein Ferment (Castelsches Ferment), das in der Magenschleimhaut gebildet wird. Es ist notwendig, damit das durch die Nahrung zugeführte Vitamin B_{12} resorbiert werden kann.

Wenn das antiperniziöse Prinzip fehlt (normalerweise durch Fehlen des Intrinsic-Faktors), ist die normale Zellbildung im Knochenmark gestört, und es kommt zu drei Gruppen von Symptomen, die das Blut, den Magen-Darm-Trakt und das Nervensystem betreffen.

Krankheitszeichen
Blut: Die Erythrozyten sind vermindert, auch das Hämoglobin, aber nicht im gleichen Ausmaß = hyperchrome Anämie. Die roten Blutzellen sind abnorm groß und überfärbt = Megalozyten (Megalozytäre Anämie).
Da das Knochenmark nicht nur für die Bildung der roten Zellen verantwortlich ist, tritt auch eine Leukozytopenie und eine Thrombozytopenie auf.
Der Patient ist blaß und ikterisch.
Er ist müde, antriebslos.
Durch die Thrombozytopenie neigt er zu Schleimhautblutungen.
Magen-Darm-Trakt: Die Ursache für das Fehlen des Intrinsic-Faktors ist die Atrophie der Magenschleimhaut. Diese Schleimhautatrophie führt natürlich zum Fehlen auch aller anderen Sekrete des Magens = Achylie mit gastrointestinalen Störungen:
Der Patient leidet an Appetitlosigkeit, Übelkeit, Erbrechen, Durchfall, evtl. zeitweilig an Bauchschmerzen.
Gewichtsverlust tritt häufig auf.
Schwund der Zungenpapillen, die Zunge wird glatt und rot (= Hunter-Glossitis), Zungenbrennen, besonders an der Zungenspitze und den Zungenrändern.
Nervensystem: Zeichen der Mitbeteiligung des Nervensystems treten früher oder später auf (Vitamin-B-Mangel):
Funikuläre Myelose
Parästhesien
Gehstörungen, vor allem Gangunsicherheit
Schwäche und Steifheit der Extremitäten (Muskelschwäche)
Psychische Störungen, die sich als Konzentrationsschwäche, Euphorie oder Apathie äußern können.
Der Arzt kann eine gestörte Tiefensensibilität, aufgehobenes Vibrationsempfinden und Reflexstörungen feststellen.

Behandlung und Pflege
Kommt der Patient mit schwerer Anämie in das Krankenhaus, wird der Arzt in den ersten Tagen Bluttransfusionen verordnen.
Die kausale Behandlung erfolgt mit Vitamin B_{12} intramuskulär. Die Prognose ist gut, da das Knochenmark rasch und gut auf die Vitamin-B_{12}-Zufuhr anspricht (vgl. auch Retikulozytenkrise S. 555). Eine Remission des Knochenmarkes ist meistens in sechs bis acht Wochen erreicht. Der Patient kann entlassen werden, doch muß die Ersatztherapie weitergeführt und der Patient regelmäßig vom Hausarzt kontrolliert werden.

Pflegerisch stellen sich einige Probleme. Sie müssen individuell bei der Pflegeplanung berücksichtigt werden.
Wichtig sind u.a.: Bettruhe, gute Körperpflege, angepaßte Ernährung, psychische Betreuung und gute Überwachung. Bei Besserung des Zustands wird der Patient zur Selbständigkeit angehalten.

Anämie infolge Folsäuremangel
Folsäure ist in grünen Blattgemüsen, Hefe, Leber und Pilzen reichlich enthalten. Fehlen diese Nahrungsmittel, kommt es zum Folsäuremangel.
Zu falscher Ernährung kommt est z.B.
- bei unsachgemäßen Abmagerungskuren
- bei Alkoholikern.

Folsäuremangel kann auch bei Resorptionsstörungen (z.B. Sprue) oder durch bestimmte Medikamente (Antiepileptika, Zytostatika) auftreten.

Krankheitszeichen
Zeichen der Anämie (Blutbildveränderung) wie bei der Perniziosa. Die Störungen des Nervensystems oder Magen-Darm-Traktes sind weniger auffällig.

Behandlung
Folsäurezufuhr. Ursache beheben, d.h. vor allem für eine gesunde Ernährung sorgen.

4.6.2.3 Hypochrome Anämie

Die häufigste Ursache der hypochromen Anämie ist der Eisenmangel.

Eisenmangelanämie
Es handelt sich um eine Anämie, die bedingt ist durch mangelnde Eisenzufuhr oder durch vermehrten Eisenverbrauch.
- gesteigerter Eisenverbrauch bei Infektionskrankheiten
- erhöhter Verlust bei chronischen Blutungen
- gestörte Resorption bei mangelnder Säurebildung im Magen
- erhöhter Verbrauch bei schwangeren und stillenden Frauen.

Krankheitszeichen
- Blässe, Ohrensausen und Schwindel
- Tachykardie und Atemnot, alle Zeichen einer Anämie.

Dazu haben diese Patienten
- eine trockene Haut
- brüchige Fingernägel
- evtl. eine glatte und gerötete Zunge
- atrophische Ösophagus-Schleimhäute, Schluckstörungen (Plummer-Vincent-Syndrom).

Behandlung und Pflege
Zufuhr von Eisen in Form von Tabletten und in selteneren Fällen als Injektion oder Infusion. Serumeisen und Hämoglobin werden während dieser Therapie regelmäßig kontrolliert.

4.6.2.4 Hämolytische Anämie

Bei diesen Anämien entsteht die Blutarmut durch gesteigerten Zerfall der Erythrozyten. Je nach Ursache sprechen wir von einer intravasalen oder einer extravasalen Hämolyse.

Extravasale Hämolyse
Zerfall der roten Blutzellen im RES (Retikuloendotheliales System); diese hämolytische Anämie kann angeboren oder erworben sein.
Erworben ist sie bei allen Erkrankungen, die mit einem Milztumor einhergehen.
Angeboren sind die bei uns selten auftretenden Anämieformen wie die Sichelzellanämie, die Kugelzellanämie und die Thalassämie (Hämoglobinopathien).

Intravasale Hämolyse
Sie kann verursacht sein durch
- bestimmte Infektionserreger, z.B. Streptococcus haemolyticus, Gasbrandbazillus
- toxische Chemikalien und Arzneimittel wie Arsen, Blei und gewisse Schlangengifte
- Transfusionszwischenfälle bei Blutgruppen- oder Rhesusunverträglichkeit; dazu gehört auch die Rhesusunverträglichkeit beim Neugeborenen.

Krankheitszeichen
Das wichtigste Krankheitszeichen, das diese Anämieform von anderen unterscheidet, ist die Gelbfärbung der Haut und Skleren = Ikterus. Ein Ikterus tritt auf, weil durch den vermehrten Hämoglobinabbau vermehrt Bilirubin frei wird. Bei großem Milztumor können Schmerzen im linken Oberbauch auftreten.
Weitere Krankheitszeichen sind Schwäche, Müdigkeit und Energieverlust (Anämiezeichen).

Behandlung und Pflege

Die Behandlung richtet sich nach der Krankheitsursache, d.h. nach der Art der Hämolyse:

- Behebung des Grundleidens (Infektbekämpfung, aktive Tumorbehandlung, Absetzen toxischer Medikamente usw.)
- Milzentfernung (Splenektomie), sehr wirksame Maßnahme bei verschiedenen Hämolyseformen, vor allem bei der Kugelzellanämie und bei andern Krankheiten mit großem Milztumor
- Immunsuppressive Medikamente wie z.B. Imurel, Endoxan, Prednison usw. zur Abschwächung bzw. Unterdrückung von »Immunhämolysen« (Antikörperbeschichtung der Erythrozyten).

Die Pflege variiert stark je nach Ursache und Schweregrad der Hämolyse. Meist ist die *Prognose* mittel- bis langfristig ordentlich gut: Der Erfolg tritt jedoch oft nur *langsam* ein, so daß der Patient immer wieder neu zur positiven Mitarbeit anzuhalten ist.

4.6.3 Pflege des Patienten mit Polyglobulie

Diese Blutkrankheit ist nicht selten anzutreffen. Im Blutbild ist eine starke Vermehrung der roten Blutkörperchen festzustellen (bis 7 Mill./mm³ Erythrozyten). Es handelt sich meist um eine sekundäre oder symptomatische Polyglobulie. Sie tritt bei chronischen Herz- und Lungenkrankheiten auf (vgl. Cor pulmonale, S. 514).
Die primäre Form der Krankheit heißt:

4.6.3.1 Polycythaemia vera (Morbus Vaquez-Osler)

Hier handelt es sich um eine langsam fortschreitende Erkrankung, die mit einer Vermehrung *aller Blutzellen* (Erythrozyten, Leukozyten, Thrombozyten) einhergeht. Männer sind häufiger befallen als Frauen.

Krankheitszeichen

- Milz und Leber sind vergrößert
- der Patient klagt über Kopfschmerzen, Schwindel, Ohrensausen
- die Konjunktiven sind gerötet
- die Haut zeigt eine bläulichdunkelrote Verfärbung und juckt oft sehr lästig
- Thromboseneigung (verlangsamter Blutstrom, eingedicktes Blut, gesteigerte Blutviskosität)
- oft zeigt der Patient ähnliche Krankheitszeichen wie bei der chronischen (reifzelligen) myeloischen Leukämie, vgl. unten.
- *Gefahren*
  Zerebrale oder koronare Thrombosen, die zu Apoplexie oder Herzinfarkt führen
  Übergang in eine akute Leukämie.

Behandlung und Pflege

Es wird versucht, die durch die gesteigerte Blutviskosität (Hämatokrit über 55%) verursachte Thrombenbildung möglichst zu vermeiden. In Frage kommen folgende Therapien:

Aderlaß jeden zweiten oder dritten Tag, bis der Hämatokritwert abfällt, später seltener. Das dabei verlorengehende Eisen muß ersetzt werden. Diese Therapie wird oft bei jüngeren Patienten angewandt.

Radioisotope: Dadurch wird die Blutbildung im Knochenmark gehemmt. Es wird intravenös radioaktives Phosphor verabreicht. Es handelt sich um eine Langzeitbehandlung. Der Patient bekommt eine bis zwei Phosphorinjektionen pro Jahr.

Es ist insbesondere in der ersten Behandlungsphase für eine ausreichende Flüssigkeitszufuhr zu sorgen (Gefahr der Harnsäureüberschwemmung des Körpers durch erhöhten Zellumsatz = Hyperurikämie → Urat (Harnsäure)-Nephropathie → evtl. Anurie → Niereninsuffizienz). Eine Urinmenge von 3 Litern ist anzustreben, wenn dies von seiten des Kreislaufs toleriert wird.

Im Frühstadium der Krankheit ist die *aktivierende Pflege* und die Anleitung zur Selbstbeobachtung wie auch zum Verständnis der eigenen Krankheit wichtig. Die Polycythaemia vera verläuft bei guter Behandlung und Kontrolle oft über viele Jahre und kann in ihrer Aktivität »ausbrennen«.

Zytostatika: Neben der Radiophosphortherapie eignen sich heute auch mehrere Zytostatika (vgl. Kapitel Onkologie S. 792f.) zur Langzeittherapie der Polycythaemia vera, z.B. Myleran, Dibromol usw.

4.6.4 Pflege des Patienten mit Agranulozytose

Unter Agranulozytose verstehen wird das Verschwinden der Granulozyten aus dem pe-

ripheren Blut und ihrer Vorstufen aus dem Knochenmark. Meistens sind auch die Gesamtleukozyten im Blut vermindert. In der Regel spricht man bereits von Agranulozytose bei Absinken der Blutgranulozyten unter 500/mm³ (normal zwischen 2500–5000). Zwischenstufen bezeichnen wir als Granulozytopenie (Leukopenie).
Vielfach tritt eine Agranulozytose als toxisch-allergische Reaktion auf bestimmte Medikamente auf, wie z.B.:
- Analgetika und Antipyretika sowie Rheumamittel (Pyramidon, Irgapyrin, Butazolidin, Phenacetin, Tanderil usw.)
- Antibiotika (v.a. Chloramphenicol, Ampizillin u.a.)
- Sedativa und Antiepileptika (z.B. Antisacer, Barbiturate)
- Antihistaminika (z.B. Phenothiazine)
- Thyreostatika (z.B. Tapazole)
- Tuberkulostatika (z.B. Isoniazid = Rimifon u.a.)
- Organische Lösungsmittel (Benzol usw.)
- Zytostatika (Tumorhemmstoffe). Die Wirkung ist dosisabhängig und deshalb bei guter Kontrolle des Patienten gut steuerbar. Zwischenfälle sind vermeidbar im Gegensatz zu den oben erwähnten Medikamenten!

Krankheitszeichen
- Blutbild: Leukopenie (unter 2000) mit starker Verminderung bzw. Fehlen der Granulozyten. Dies verursacht als weitere Folge eine *stark erhöhte Infektanfälligkeit*. Die normale Infektionsabwehr liegt darnieder.
- Müdigkeit, Abgeschlagenheit, Schwäche, Schweißausbrüche
- Geschwürige Veränderungen an den Schleimhäuten von Nase, Mund-Rachenraum und Ösophagus (Angina necroticans); Patient hat Schmerzen und vor allem Schluckbeschwerden. Die Ernährung wird oft schwierig (Infusionen!).
- Dauert die Agranulozytose mehrere Tage an, kommt es leider ohne besonderen Schutz des Patienten in keimfreier Umgebung (vgl. unten) oft zu plötzlichem *Fieberanstieg*, Schüttelfrost und zur Schockgefahr durch einen bakteriellen *septischen Infekt:* eine lebensbedrohliche Komplikation! Oft sind die Ulzerationen der Schleimhäute des Rachens Eintrittspforten für Bakterien ins Blut.

Behandlung und Pflege
- Erstes Gebot ist das Erkennen und Ausschalten der toxischen Schädigung (vgl. oben). Auch »harmlose« Medikamente können eine Agranulozytose auslösen, wenn auch selten.
- Liegt eine schwere Granulozytopenie bzw. eine Agranulozytose vor, ist es das Ziel der Behandlung, *lebensbedrohliche Infektionskomplikationen zu vermeiden*. Hier liegt für das Pflegepersonal eine große Aufgabe und Verantwortung.

Umkehrisolation (keimarmes Milieu)
Das Bündel der umstehenden Maßnahmen trägt den Namen *»Umkehrisolation«:* Wir schützen den Patienten vor den Infektmöglichkeiten aus seiner Umwelt. Englisch: »Reverse Isolation«.
- Im *Gegensatz* zum Herz-Kreislauf- oder Lungen-Intensivpatient ist der Kranke mit Agranulozytose (außer wenn als Komplikation eine schwere Sepsis eintritt) in der Regel *weder direkt bettlägerig noch gar komatös:* Er ist lediglich maximal infektions- und evtl. blutungsgefährdet und muß »prophylaktisch« geschützt und kontrolliert werden.
- Die *Pflege* dieser Patienten hat dies zu berücksichtigen: Auch in ihrem »Umkehrisolierzimmer« oder im »Life Island« (keimfreies Milieu) ist ihnen *soviel Freiheit als möglich* zu gewähren. Sie dürfen aufstehen, im Raum turnen, alle Arten der Unterhaltung und Kommunikation mit der Außenwelt wie Radio, Television, Telefon benützen, basteln usw. Sie dürfen aber den geschützten Raum bis zur Erholung ihrer Knochenmarkfunktion nicht verlassen. Die Schwester wird für diese Patienten zu einer ganz besonderen Vertrauensperson: Sie bildet für ihn irgendwie die menschliche Brücke zur »Umwelt«.

Vollisolation (keimfreies Milieu)
- In größeren regionalen *Tumorzentren* (onkologische Abteilungen) stehen für die weitgehend keimfreie Isolation von stark infektgefährdeten Patienten spezielle *»Life Islands«* (Überlebensinseln, Abb. 10) zur Verfügung. Es gibt verschiedene Systeme.
- *Plastikzelte im Krankenzimmer,* mit Einweg-Luftstrom, vom Patienten weg nach

Maßnahmen Umkehrisolation)

- Der Patient wird zumindest in ein sauberes, wenn möglich frisch desinfiziertes *Einzelzimmer* verlegt. *Intensivstationen* und *Notfallstationen* sind für solche schwer infektgefährdete Patienten durch ihre Fülle an Problemkeimen gefährliche Aufenthaltsorte!
- Falls möglich, wird der Patient mit Agranulozytose in ein *»keimfreies protektives Zimmer«* gebracht (nur in größeren, speziell eingerichteten hämatologisch-onkologischen Zentren möglich, vgl. unten). Dort ist er vor Infektionen von außen her am besten geschützt.
- *Pflegepersonal und (wenige!) Besucher sowie Arzt* betreten den Raum nur soviel als nötig und immer mit sauberem Kittel, Mundschutz und nach eingehender Händedesinfektion.
- Bett- und Patientenwäsche sind täglich zu erneuern.
- *Gute Mundpflege* mittels Fungistatika (gegen Pilzüberwucherung gerichtete Medikamente) in regelmäßigen Abständen ist unabdingbar.
- *Sorgfältige Körperpflege* mit desinfizierenden Seifen bzw. Lösungen ist täglich 1–2mal notwendig. Besondere Sorfalt muß der *Reinhaltung der Urogenitalregion* gelten. Gefahr von Harnwegsinfekten, urogener Sepsis, Rektalabszessen).
- Dem reduzierten Allgemeinzustand ist durch *sinnvolle und ausgewogene Ernährung* Rechnung zu tragen. Wenn möglich sollte der Patient *keimfreie oder zumindest keimarme Kost* erhalten (kommerziell erhältliche Dosengetränke, Büchsennahrung, gekochte Speisen), um nicht einer Infektion aus dem Darmkanal Vorschub zu leisten. Vitamin- und Kalorienbedarf müssen gedeckt sein.
- Der Patient muß bezüglich Fieber und Kreislauf gut kontrolliert werden: Frühes Erfassen eines Sepsisverdachts! Bei *Fieberanstieg,* Schüttelfrost oder Kreislaufkollaps ist *sofort* nach Abnahme von Blut- und evtl. Urin- sowie Wundkulturen eine *intensive antibiotische Therapie* einzuleiten. Wird später die Art des Erregers aus den Kulturen bekannt, können die Antibiotika sekundär angepaßt werden (wenn nötig). Eine *Antibiotika-Prophylaxe* wird in der Regel wegen Gefahr von Sekundärinfekten bei Agranulozytose nicht durchgeführt.

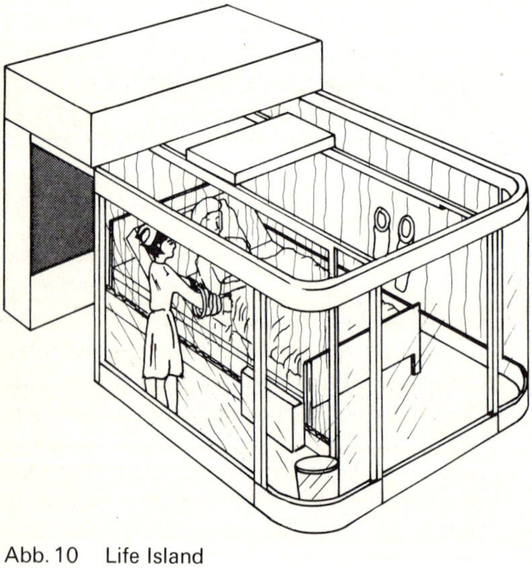

Abb. 10 Life Island

außen in einen Korridor gerichtet (vgl. Abb. 10). Die Schwester und der Arzt betreten den Innenraum des Zeltes ohne Notfall nie, sondern versorgen den Patienten durch die beiderseits angebrachten Handschuh-Stulpen, welche ein steriles Arbeiten erlauben. Der Patient hat einen kleinen »Auslauf«, um sich zu bewegen, auch eine eigene Toilette, die peinlich desinfiziert werden muß. Alle zum Leben nötigen Gegenstände (Toilettenartikel, Bücher usw.) werden gas-sterilisiert durch die Schwester »eingeschleust«. Auch das *Essen* ist durchwegs steril zubereitet (Dosengetränke, Büchsenkost, autoklavierter Kaffee usw.). Es mundet bei sorgfältiger Zubereitung erstaunlich gut. Wasch- und Zahnwasser usw. wird ebenfalls steril eingeschleust. Die Schwester ist für die peinliche Sorgfalt

des »Einschleusens« keimfreier Utensilien ins »Life Island« verantwortlich.
Da der Patient durch die transparenten Plastikwände hindurch immer *Sichtverbindung mit der Außenwelt* hat und die Schwester sowie evtl. einen Mitpatienten in einem benachbarten »Life Island« sieht, fühlt er sich *weniger isoliert* als in einem keimarmen Einzelzimmer (»Umkehrisolation«). Er verfügt zudem über alle Kommunikationsmittel wie Telefon, Radio und Television im, bzw. am Rande seines »Life Islands«.

– In speziell eingerichteten und dafür gebauten onkologischen Zentren sind ganze Stationen in Form von *keimfreien Zimmern mit Einweg-Luftstrom* (»laminar flow rooms«) eingerichtet. Das Personal bewegt sich unter dem Schutz des vom Patienten weggerichteten Luftstroms steril angezogen bis in seine Nähe, ohne schützende Plastikbarriere wie im »Life Island«. Im übrigen bleibt sich die Pflege gleich wie bei »Life-Island-Patienten«. Der Patient hat mehr Bewegungsfreiheit in diesen größeren keimfreien Räumen.
– Eine große Rolle spielt bei der *Vollisolierung* des infektgefährdeten Kranken mit Agranulozytose die Keimfreiheit des Darmes *(Darmdekontamination)* sowie der Körperöffnungen *(Orifiziendekontamination)*, was durch orale nicht-resorbierbare Antibiotika sowie Antibiotika-Salben und -Sprays in Nasenöffnungen, Rachenraum, Ohren, Körperfalten, Urogenitalbereich usw. erzielt wird.

Folgende Patienten haben Priorität auf eine Voll-Isolation in Life Islands oder Laminar Airflow Rooms:

– Agranulozytose bei sonst gesunden Patienten
– Aplastische Anämien, Panzytopenien (ohne bekannte Ursache), evtl. als Vorbereitung oder Nachbehandlung bei einer Knochenmark-Transplantation
– Akute (myeloische) Leukämien in der Anfangsphase
– Bestimmte Patienten mit zytostatika-sensiblen Tumoren, bei denen unter Schutz der keimfreien Umgebung Superdosen in kurativer (heilender) Absicht verabreicht werden sollen (z.B. bei Hodentumoren, malignen Lymphomen, Weichteilsarkomen usw.).

Der Krankheitsverlauf und die Prognose hängen davon ab, ob es gelingt, in dieser *kritischen Anfangsphase* den Patienten mit Agranulozytose vor einer lebensbedrohlichen Sepsis zu schützen, bis seine Blutbildung (Leukozyten) wieder normal in Gang kommt. Ist dies der Fall, heilt die Krankheit aus (toxisch-allergische Agranulozytose), oder es besteht zumindest Aussicht auf eine längerfristige, für den Patienten wertvolle Remission (z.B. akute Leukämie).

Beachte

Der Patient mit Allergiebereitschaft auf bestimmte Medikamente muß genau darüber informiert sein.

– Er soll ohne Verordnung und Kontrolle durch den Arzt keine Medikamente einnehmen.
– Der Hausarzt muß über die Allergiebereitschaft orientiert werden.
– Dem Patienten soll ein Notfallausweis, in dem diese vermerkt ist, ausgehändigt werden. Er wird angehalten, den Ausweis immer auf sich zu tragen.

4.6.5 Behandlung und Pflege der Patienten mit Leukämien

Leukämien sind primär generalisierte Tumorkrankheiten des blutbildenden oder lymphatischen Systems *(»Hämoblastosen«)*. Defekte im Bereich der »Stammzellen« (= Mutterzellen des Knochenmarks oder des lymphatischen Gewebes) führen zu ungeordneter Vermehrung und/oder Reifungsstörung von Vorstufen der normalen Blutzellen innerhalb der Blutbildungsstätten (Knochenmark) oder auch außerhalb, z.B. in Milz und Leber (extramedulläre = außerhalb des Knochenmarks stattfindende Blutbildung).
Leukämie (= »weißes Blut«) bedingt nicht unbedingt eine Vermehrung der Leukozyten im Blut. Die leukämischen Zellen werden bei gewissen Leukämieformen oft nicht aus dem Knochenmark ausgeschwemmt. Im peripheren Blut findet man dann oft normale oder sogar verminderte Zellzahlen (Leukopenie, Granulozytopenie, evtl. Thrombopenie). Man spricht – wenig sinnreich – dann von *»aleukämischer« Leukämie.*

Je nachdem, ob es sich um eine leukämische Störung der *myeloischen Zellreihe* (Granulozyten und deren Vorstufen) oder der *lymphatischen Reihe* (Lymphozyten und Vorstufen) handelt, unterscheiden wir *myeloische* und *lymphatische* Leukämien.

Daneben unterteilt man die Leukämien nicht nur aufgrund ihres vorherrschenden Zelltyps (vgl. oben), sondern auch noch aufgrund des *Zellreifungs- bzw. Differenzierungsgrads* und des (Spontan)verlaufs:

- unreifzellige (= akute) Leukämien
- reifzellige (= chronische) Leukämien.

Bei beiden Verlaufsformen treten lymphatische und myeloische Formen auf. Durch die Therapiefortschritte der letzten 10 Jahre haben sich die prognostischen Chancen stark verändert: Junge Patienten mit *akuter lymphatischer Leukämie* (früher »akute Erkrankung mit sehr schlechter Prognose«) haben heute die *besseren Überlebenschancen* als Patienten mit *chronischer* myeloischer und lymphatischer Leukämie.

4.6.5.1 Akute myeloische Leukämie (AML)

Nach meist uncharakteristischem (oft kurzem) Vorstadium von Müdigkeit, Leistungsschwäche und evtl. Fieberschüben tritt rasch ein schweres Krankheitsbild auf.

Krankheitszeichen

- Fieber (häufig infektbedingt, darniederliegende Abwehr)
- schweres Krankheitsgefühl
- Haut-, evtl. Schleimhautblutungen (Gerinnungsstörungen)
- Ulzerationen der Mundschleimhaut (Stomatitis, Soor usw.)
- selten Milzvergrößerung, keine Lymphknotenschwellungen.

Befallen werden fast ausschließlich *Erwachsene* über 20 J., vor allem im mittleren und höheren Lebensalter.

Labor

- Im *Blutbild* Vermehrung oder (häufiger) Verminderung der Leukozyten, selten Zellzahlen über 50000. Ausschwemmung von *unreifen myeloischen Zellen* (Myeloblasten, Promyelozyten) ins Blut, jedoch nicht bei allen Patienten. Dazu meist *schwere Thrombozytenverminderung* und mäßige *Anämie*.
- Im *Knochenmarkausstrich* deutliche Vermehrung der Myeloblasten und/oder Promyelozyten (»unreife« Vorstufen), Verminderung der Erythroblasten (Vorstufen der Erythrozyten) und der Megakariozyten (Thrombozyten-Vorstufen).

Therapie und Verlauf

- Patienten mit AML sind in der Regel zu Beginn schwer krank und *maximal infekt- und blutungsgefährdet*. Sie gehören deshalb zur Therapieeinleitung am besten in ein dafür eingerichtetes spezialisiertes Krankenhaus mit der Möglichkeit zu vorübergehender keimarmer Isolation des Patienten (vgl. 4.6.4) und jederzeit funktionsbereitem differenziertem Blutzellenersatz, insbesondere Erythrozyten und Thrombozyten, evtl. auch Leukozytenersatz.
- Mit geeigneter, intensiver *Kombinationschemotherapie* (vgl. Kapitel 13, S. 792ff.) gelingt es bei ca. 50% der Patienten, eine *weitgehende Remission* mit Wiederherstellung eines praktisch normalen Knochenmarkbildes zu erzielen.
- Diese Remissionen der AML halten in der Regel *6–12 Monate* an, selten länger. Echte Heilungen sind Ausnahmen.
- Der *Krankheitsrückfall* (= Rezidiv) ist zum Teil mit neuen Zytostatika nochmals für eine gewisse Zeit zu beherrschen. Die meisten Patienten mit AML sterben 1–2 Jahre nach Krankheitsbeginn, vorwiegend an *Infekten (Sepsis)* oder *Blutungen*. Spricht der Patient bereits auf die erste Behandlung nicht an, sind seine Überlebenschancen in der Regel sehr kurz, meist nur wenige Wochen bis Monate. Bei diesen letzteren Patienten sind oft »unspezifische« Maßnahmen erforderlich: Bluttransfusionen, Herz-Kreislaufstützung usw.

Pflege

Während der oft komplikationsreichen anfänglichen Therapiephase (Infekte, Blutungsgefahr) brauchen Patienten mit AML viel und aufwendige Pflege (vgl. auch Pflegeprobleme im »Life Island« S. 567f.). Der Patient ist – soweit Chancen für eine Remission der Krankheit bestehen – so in die Pflege und Behandlung mit einzubeziehen, daß er eine angepaßte Lebensweise lernt und Lebenshilfe über die Spitalentlassung hinaus erfährt.

- In Zeiten der Remission sind diese Patienten mit AML meist »gesund«, außerhalb des Spitals, werden ambulant wöchentlich kontrolliert und behandelt (»Remissions-

erhaltungstherapie«) und arbeiten oft wieder normal. Auch in dieser Phase brauchen sie dringend ärztliche und allgemein menschliche Führung in Lebensfragen.
- Im Krankheitsrückfall werden die Therapiechancen schlechter, und die Pflege erhält mehr die Form von Linderung und seelsorgerlicher Sterbehilfe, auch von seiten der engagierten Schwester.

4.6.5.2 Akute lymphatische Leukämie (ALL)

Die ALL tritt vorwiegend bei *Kindern* und jugendlichen Erwachsenen unter 20 J. auf. Bei älteren Erwachsenen ist sie viel seltener als die AML. Die Prognose und Heilungschancen der ALL bei Kindern ist viel besser als bei AML im Erwachsenenalter (vgl. unten). Durch erhebliche Verbesserung der therapeutischen Strategie in den letzten 10 Jahren sind langfristige Remissionen und echte Heilungen in zunehmendem Maße möglich.

Krankheitszeichen
Allgemeinzustand weniger gestört als bei AML, oft jedoch auch Fieber, Blutungsneigung und – im Gegensatz zur AML – häufig *Lymphknoten-* und *Milzvergrößerung*. Wird primär oder bei späterem Krankheitsrückfall das Zentralnervensystem mitbefallen *(Meningosis leucaemica)*, bestehen vielfach Kopfschmerz, psychische Störungen und Sehstörungen.

Labor
Im *Blutbild* meist deutliche Vermehrung der Leukozyten, Ausschwemmung von unreifen Lymphoblasten und Prolymphozyten. Anämie und Thrombopenie in der Regel weniger ausgeprägt als bei AML. Im *Knochenmarkausstrich* Vermehrung unreifer lymphatischer Vorstufen, ebenso in Milz und Lymphknoten.

Therapie und Verlauf
- Junge Patienten mit ALL sind bei Krankheitsbeginn ebenfalls stark infekt- und blutungsgefährdet.
- Da jedoch mit *Zytostatika-Kombinationen* (z.B. Vincristin + Prednison + Asparaginase) bei 90% der ALL-Patienten innerhalb 2–4 Wochen *Vollremissionen* der Krankheit zu erzielen sind, ist die »Gefahrenperiode« kürzer, und meist erübrigen sich spezielle Isoliermaßnahmen wie »Life Island« usw. Kinder und Erwachsene mit ALL gehören jedoch in der *Anfangsphase der Behandlung* in die Obhut speziell für Leukämietherapie ausgerüsteter Kinderkliniken oder onkologischer Zentren.
- Die spätere *Remissionsphase* verläuft meist komplikationslos. Die Patienten kommen ambulant wöchentlich einmal zum Arzt bzw. Tumorambulatorium. Sie sollen *normal leben* (Schule, Berufsausbildung).
- Besondere Bedeutung kommt der *kurativen* Therapieplanung bei ALL zu: Will man mit einiger Chance eine langfristige Heilung erzielen, so sind Zusatzmaßnahmen zur Ausschaltung leukämischer »Restherde« im Körper nötig, wie z.B. *prophylaktische Gehirnbestrahlung* und *Zytostatikainjektionen in die Gehirnrückenmarkflüssigkeit* (Verhinderung der Meningosis leucaemica!), evtl. Milzentfernung, evtl. zusätzliche *»Immunotherapie«* in Remission (vgl. Kapitel 13, S. 795f.).
- Auch in Phasen eines späteren Krankheitsrezidivs (= Rückfall) sind wiederum mit hoher Wahrscheinlichkeit Zweit- und Drittremissionen zu erwarten mit neuen Zytostatikakombinationen, allerdings von kürzerer Dauer.

Prognose
Bei intensiver und korrekt durchgeführter Behandlung wird bei 90% der Jugendlichen und bei ca. 70–80% der Erwachsenen mit ALL eine »Vollremission« erzielt. Die 5-Jahres-Überlebenschance für Kinder mit ALL ist derzeit um 50%, echte Heilungen sind in zunehmendem Maße möglich. Bei Erwachsenen (über 20 J.) mit ALL beträgt die mittlere Lebenserwartung bei gutem Ansprechen auf die Therapie deutlich weniger, nämlich ca. 1½–2 Jahre, echte Heilungen sind hier (wie bei der AML) seltener.

Pflege
Die meisten Patienten mit ALL werden initial schon, sicher aber später in Remission *ambulant* behandelt in Zusammenarbeit mit einem entsprechenden Fachzentrum. Den Kranken muß und darf vor allem in der evtl. nebenwirkungsreichen und intensiven Anfangsphase der Behandlung Mut gemacht werden. Ihre Prognose ist u.U. viel besser als bei manchen anderen »nicht bösartigen« Krankheiten in der Inneren Medizin, wie z.B. Niereninsuffizienz, Hochdruckkrankheit, Herzinfarkt usw. Die Schwester sorgt dafür, daß die jüngeren Patienten während

nötigen Spitalaufenthalten genügend beschäftigt sind. Die Eltern von Kindern mit ALL sind unbedingt in den Behandlungsplan einzuweihen und einzubeziehen, was in vielen Zentren durch spezielle Elternabende für Leukämiekinder unterstützt wird. In Endstadien der Krankheit gilt Kapitel 13.

4.6.5.3 Chronische myeloische Leukämie (CML)

Im Gegensatz zu akuten Leukämieformen beginnt diese Krankheit meist schleichend, führt zu einem (spontanen) chronischen Verlauf. Die CML ist eine noch seltenere Krankheit als die AML. Sie befällt vorwiegend erwachsene Menschen zwischen 25–40 Jahren.

Krankheitszeichen
Langes Vorstadium mit uncharakteristischen Beschwerden wie Müdigkeit, Leistungsverminderung, evtl. phasenweise Fieber, Blutungsneigung in der Haut, Druckbeschwerden von seiten vergrößerter Bauchorgane, vor allem der Milz.
Auffälligster Befund ist meist eine große, oft bis ins kleine Becken reichende *Milz* mit sekundärer (extramedullärer) Blutbildung.
Blutbild: starke Vermehrung der Leukozyten, meist über 200000 und mehr Zellen. *Alle Reifungsstufen* von Myeloblasten (anfangs nicht vermehrt) über Myelozyten bis zu Granulozyten vorhanden = »reifzellige« Leukämieform. Thrombozyten anfangs oft vermehrt, in *späteren Phasen* zunehmende Anämie und Thrombopenie.
Knochenmark: starke Steigerung der Granulozytenvorstufen und evtl. Verdrängung der roten Blutbildung.

Therapie und Verlauf
- Die starke Vermehrung der granulozytären Zellen kann wirksam eingeschränkt werden durch
  - Zytostatika (meist Myleran oder Dibromol), langfristig
  - vorübergehend durch Bestrahlung der Milz, kurzfristig.
- Zusätzliche Maßnahmen wie Bluttransfusionen, Antibiotika werden in der Anfangsphase der Krankheit selten nötig sein, jedoch in den Phasen späterer Verschlechterung.
- Fast alle Patienten mit CML sprechen initial auf Zytostatika und/oder Milzbestrahlung gut an. Nach 2–4 Jahren gutem Verlauf kommt es jedoch meistens zur Therapieresistenz mit Ausbildung eines *»aplastischen Syndroms«* (zunehmende Leukothrombopenie mit Knochenmarkfibrose) oder zu einer Transformation der CML in eine akute Leukämie *(»Blastenkrise«)*, an welcher die Patienten meist innerhalb weniger Monate sterben. Das Endstadium gleicht demjenigen der therapieresistenten AML (vgl. 6.5.1).
- Die durchschnittliche Überlebenschance beträgt 3–4 Jahre.

Pflege und Betreuung
- Aktivierende Pflege solange als möglich; die CML-Kranken sind selten im Spital anzutreffen, außer bei Verschlechterung des Krankheitsbildes (Blastenkrise) im Endstadium. Auch dann ist ihnen möglichst viel Freiheit zu gewähren. Generell gilt Kapitel 13, S. 784f. in fortgeschrittenen Stadien der CML. Die Aufgabe der Schwester und des Arztes ist in menschlicher Hinsicht groß, weil es sich meist um jüngere Menschen in den besten Jahren (»aktives Erwachsenenalter«) handelt, welche oft eine Familie mit nicht erwachsenen Kindern, ein Geschäft, immer aber ein noch nicht erfülltes Leben zurücklassen. Gruppengespräche des Pflegeteams gemeinsam mit Seelsorger, Angehörigen und des Patienten können hilfreich sein.

4.6.5.4 Chronische lymphatische Leukämie (CLL)

Sie ist häufiger als die ALL und betrifft vorwiegend Erwachsene in höherem Alter, über 50–60 Jahre. Die CLL ist meist eine relativ »gutartige« Leukämieform mit langer spontaner Überlebenschance.

Krankheitszeichen
- Oft wird eine CLL »zufällig« anläßlich anderweitiger ärztlicher Untersuchungen (Operationen, Check-up usw.) entdeckt: Der Patient spürt während Monaten bis Jahren nichts von seiner Krankheit.
- Schleichender Beginn mit Müdigkeit und Leistungsschwäche
- Auftreten nicht schmerzhafter Lymphknotenvergrößerungen an mehreren Stellen (Hals, Axilla, Leiste usw.)
- Druckbeschwerden von seiten eines Milztumors, in der Regel weniger groß als bei der CML

- Hauterscheinungen wie Urtikaria, Haut- und Schleimhautinfiltrate.
- Im *Blutbild* meist Vermehrung der Leukozyten auf Werte von 20000–100000, selten so hoch wie bei der CML. Über 80% der Leukozyten sind *kleine reife Lymphozyten*, keine oder wenig Lymphoblasten (im Gegensatz zur ALL). Häufig sind Lymphozytentrümmer (= Gumprechtsche Schollen) vorhanden.
- Das *Knochenmark* zeigt praktisch dasselbe Bild wie der Blutausstrich: Granulozytäre und rote Vorstufen sind oft stark unterdrückt (Anämie, Granulozytopenie).

Therapie und Verlauf

- Oft wird eine Behandlung erst dann eingeleitet, wenn die Symptome zunehmen und die Organinfiltration (Lymphknoten, Milz usw.) ausgeprägter wird. Auch ohne Therapie ist in besonders günstigen Fällen eine Überlebenschance von mehreren Jahren möglich.
- Bei *Verschlechterung der Krankheit* (zunehmende Anämie, Thrombopenie, Granulozytopenie, Organinfiltration) gelingt es meistens, mit *Zytostatika* (Leukeran, Endoxan) und *Nebennierenrindenhormonen* (Prednison u.a.) langfristige Besserungen zu erzielen.
- Bei Thrombopenie (Milztumor! Hämolyse!) ist oft die *Milzentfernung* von großem Erfolg für die weitere Therapie- und Überlebenschance.
- *Bestrahlungen* örtlich begrenzter Lymphknotenschwellungen, der Milz oder des Mediastinums (Thymusdrüse) können von Fall zu Fall von großem Nutzen sein und werden in den Therapieplan eingebaut.
- Bluttransfusionen und Antibiotika nach Bedarf, vor allem im Spätstadium der Krankheit.
- Nach anfänglich jahrelang gutem Verlauf treten oft plötzlich *schwere Komplikationen* auf wie *hämolytische Anämie, septische Infekte* (Darniederliegen der Infektabwehr), *Antikörpermangelsyndrom,* welche eine oft komplexe Behandlung und dann Spitaleinweisung erfordern.
- Die *Überlebenschance* beträgt im Mittel 4–5 Jahre, bei einem Teil der Patienten auch deutlich länger. Treten Komplikationen auf, wie ausgedehnter *Herpes zoster,* autoimmunhämolytische Anämie usw., dann werden die Überlebenschancen schlecht.

Pflege

Es gilt grundsätzlich dasselbe wie bei der CML mit dem Unterschied, daß es bei den CLL-Kranken um ältere Menschen handelt, die ihr Leben zum großen Teil erfolgreich hinter sich haben und das Sterben eher akzeptieren können.

4.6.6 Behandlung und Pflege von Patienten mit malignen Lymphomen

Maligne Lymphome sind bösartige Tumorkrankheiten des lymphatischen und retikulären Gewebes. Sie können (anfangs) *mehr oder weniger lokalisiert* auftreten, haben jedoch ohne Behandlung und bei späteren Krankheitsrezidiven immer die Tendenz zum Befall des gesamten lymphatischen Apparats sowie weiterer Organe (Knochenmark, Leber, Haut, Lunge usw.).

Zu den *malignen Lymphomen* rechnen wir folgende Krankheiten:

- Lymphogranuloma malignum (Morbus Hodgkin)
- Lymphosarkom (mehrere Unterformen)
- Retikulumzellsarkom.

Die drei obgenannten Formen sind unter dem Sammelbegriff «lymphoretikuläre Sarkome« zusammengefaßt.

In der *Behandlung* der malignen Lymphome wurden im Laufe der letzten Jahre sowohl in der Früh- wie in den Spätstadien *große Fortschritte* erzielt dank der

- Verbesserung der Diagnostik (genaue Stadieneinteilung)
- Verbesserung der Radiotherapie (Hochvoltbehandlung)
- Verbesserung der Chemotherapie (Kombinationschemotherapie, evtl. zusammen mit Strahlentherapie).

4.6.6.1 Malignes Lymphogranulom (Morbus Hodgkin)

Diese häufigste Form der bösartigen Lymphknotenerkrankungen tritt in jedem Lebensalter auf mit zwei Häufigkeitsgipfeln zwischen 10–15 Jahren und dann wieder um 40–50 Jahre. Männer werden etwas mehr als Frauen betroffen. Die Prognose hat sich heute entscheidend verbessert.

Krankheitszeichen

Anfangs lediglich schmerzlose Lymphkno-

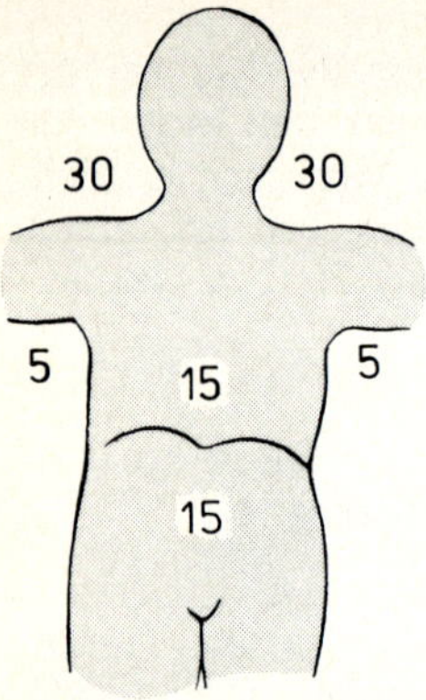

Abb. 11 M. Hodgkin %-Erstmanifestation: Verteilungshäufigkeit des Lymphknotenbefalls bei Erstdiagnose des M. Hodgkin

tenvergrößerungen meist am Hals oder in den Supraklavikulärgruben (vgl. Abb. 11), ohne Beeinträchtigung des Allgemeinzustandes. Ein Teil der Patienten klagt über lästiges Hautjucken (Pruritus).

Nach diesem uncharakteristischen Vorstadium – oder bei späterem Krankheitsrückfall – nimmt die Krankheit ihren typischen Verlauf:

- Befall weiterer benachbarter und auch entfernter Lymphknotengebiete
- Milz- und evtl. Lebervergrößerung
- Befall weiterer Organe wie Lungen, Haut, Knochen
- Auftreten von Allgemeinsymptomen wie Fieber (wechselnd), Nachtschweiß, Inappetenz, Gewichtsabnahme – Kachexie.

Labor

In späteren Stadien besteht meist eine mäßige Anämie und eine Lymphozytopenie, selten eine Eosinophilie. Die *Blutsenkungsreaktion* ist in den Frühstadien (vgl. unten) meist normal, später stark erhöht.

Stadieneinteilung

Aus prognostischen Gründen und zur Wahl der optimalen Behandlung ist zu Beginn eine *eingehende Untersuchung des Tumorstadiums* nötig (vgl. auch Kapitel 13, Onkologie). Diese geschieht am besten in einer dafür spezialisierten Klinik bzw. in einem onkologischen Zentrum.

Zur *Erfassung des Krankheitsstadiums* beim Morbus Hodgkin (und bei den übrigen malignen Lymphomen) gehören:

- genauer klinischer Status (besonders Lymphknoten und Abdominalorgane, Haut, Skelett)
- Thoraxaufnahme in 2 Ebenen (Mediastinallymphome)
- abdominale Lymphographie (vgl. S. 562) zur Erfassung nicht zu tastender, retroperitonealer Lymphome entlang den großen Bauchgefäßen
- evtl. Milzszintigraphie (Milzgröße und Beschaffenheit)
- vielerorts wird heute die *diagnostische Laparotomie* mit *Milzentfernung* vorgenommen. Gleichzeitig können so aus Leber und Bauchlymphknoten Biopsien entnommen werden.

Die endgültige *Diagnose* eines Morbus Hodgkin (oder eines andern malignen Lymphoms) gründet sich praktisch immer auf die entsprechende *Gewebsentnahme* (Biopsie) aus vergrößerten Lymphknoten, sei es am Hals, im Mediastinum (evtl. Mediastinoskopie) oder aus dem Bauchraum. Selten wird die Diagnose primär zytologisch gestellt, d.h. in Lymphknotenausstrichmaterial.

Therapie und Verlauf

- Stadien I und II (»lokalisiert«):
  Kurative, d.h. auf Heilung bedachte Strahlentherapie
- Stadium III (verschleppt, jedoch immer noch nur Lymphknotenbefall):
  Ausgedehnte Strahlentherapie vor oder nach intensiver Chemotherapie, letzteres vor allem in den B-Stadien (Allgemeinsymptome!)
- Stadium IV (Krankheit generalisiert, Organbefall):
  Primäre intensive Kombinationschemotherapie, evtl. zusätzliche gezielte Strahlentherapie.

Sowohl in den Frühstadien (Bestrahlung) wie in den fortgeschrittenen Stadien (Chemotherapie oder kombiniertes Vorgehen) lassen sich heute bei guter Therapieführung bei ca. *90% der Patienten gute Tumorremissionen* erzielen, oft sogar ein vollständiges Verschwinden aller Krankheitszeichen.

Prognose

Diese ist in erster Linie abhängig vom initialen Tumorstadium, von der Histologie und der Therapie. In den Frühstadien I und II sind bei optimaler Betreuung die meisten Patienten zu *heilen.* Die 10-Jahres-Überlebenschance liegt über 70%.

In den späteren Stadien III und IV sind heute in zunehmendem Maße Heilungen und zumindest langfristige Remissionen möglich (Stadium IV). Die Prognose eines Patienten mit fortgeschrittenem Morbus Hodgkin ist durchschnittlich viel besser als diejenige eines gleichaltrigen Patienten mit z.B. Herzinfarkt oder anderen »nicht bösartigen« Krankheiten.

Pflege
Entsprechend der heute erfreulich guten Prognose von Patienten mit Morbus Hodgkin in praktisch allen Tumorstadien werden diese Patienten gezielt behandelt. Im Krankenhaus begegnen wir ihnen bei der Erstuntersuchung, in Phasen von Krankheitsrückfällen oder Therapiekomplikationen. Da vielfach wieder Remissionen erzielt werden, z.B. bei Therapieumstellung, soll die Pflege aktivierend sein. Oft können diese Patienten bald wieder entlassen werden. Sie müssen allerdings ambulant kontrolliert und behandelt werden.
Für therapeutisch nicht mehr zu beeinflussende Krankheitsphasen und über die entsprechende Pflege gibt das Kapitel 13 Auskunft.

4.6.7 Pflege des Patienten mit hämorrhagischer Diathese

Krankheiten, deren Hauptsymptom die Blutungsneigung ist, nennt man hämorrhagische Krankheiten oder hämorrhagische Diathesen.
Die Blutungen können in der Haut auftreten, wo sie rote Flecken bilden (= Purpura).
Sind die Blutungen in der Haut nur punktförmig, nennt man sie Petechien. Die Kranken neigen zu Hämatombildung. Häufig treten Blutungen aus den Schleimhäuten auf, besonders der Nase, des Magen-Darm-Traktes und der Nieren.
Die hämorrhagischen Krankheiten können nach der Ursache der Blutungsneigung eingeteilt werden.

4.6.7.1 Thrombopenie

Die Thrombozytenzahl ist vermindert. Eine spontane Blutung tritt aber erst dann auf, wenn die Thrombozyten unter 20000 sinken.

Wir unterscheiden
- *die essentielle Thrombopenie* mit unbekannter Ursache,
- *die sekundäre oder symptomatische Thrombopenie,* die im Zusammenhang mit Erkrankungen des Knochenmarks und der Milz auftritt. Auch bestimmte Einwirkungen physikalischer oder chemischer Natur (ionisierende Strahlen, Medikamente wie Chinidin, Butazolidin u.a.) sowie einige Krankheiten (Kollagenerkrankungen, Infektionen) können zu Thrombozytenabfall führen.

4.6.7.2 Prothrombinmangel

Häufigste Ursachen für den Prothrombinmangel sind Lebererkrankungen mit mangelnder oder fehlender Bildung von Prothrombin. Bei Verschlußikterus oder chronischen Störungen im Magen-Darm-Trakt kann die zwar noch funktionstüchtige Leberzelle kein Prothrombin mehr bilden, weil ihr das dazu notwendige Vitamin K fehlt (dieses kann nicht resorbiert werden).

4.6.7.3 Fibrinogenmangel

In ganz seltenen Fällen sind Fibrinogenmangelzustände angeboren. Meist handelt es sich aber um eine Sekundärerscheinung bei Leber- und Knochenmarkerkrankungen sowie Tumorkrankheiten, Sepsis usw. (= intravaskuläre Gerinnung).

4.6.7.4 Hämophilie (= Bluterkrankheit)

Bei dieser seltenen Krankheit handelt es sich um eine Erbkrankheit, die durch das Fehlen eines Gerinnungsfaktors (VIII oder IX), des sog. antihämophilen Globulins, entsteht.

4.6.7.5 Vaskulär bedingte Blutungsneigung

Bei allen Blutungsneigungen, bei denen keine Veränderung der Blutgerinnung vorliegt, handelt es sich um eine abnorme Durchlässigkeit der Kapillaren. Die Ursachen können ganz verschieden sein:
- infektiös-toxische Schädigungen, z.B. Streptokokkeninfektionen
- Mangelzustände: Vitamin-C- oder Kalziummangel
- allergische Reaktion bei Einnahme von bestimmten Medikamenten u.a.

Behandlung hämorrhagischer Diathesen

Die Behandlung der hämorrhagischen Diathesen richtet sich nach dem Grundübel. Man versucht, die Ursache zu beheben und/oder den fehlenden Faktor zuzuführen.

Pflegerisch stellen sich u. U. einige Probleme, die je nach Beobachtung und Verordnung des Arztes unterschiedlich sind. Eine Pflegeplanung kann helfen, damit wir die Bedürfnisse und Pflegeprobelme des einzelnen Patienten berücksichtigen können. Meist kommen die Patienten zur Untersuchung ins Krankenhaus, d. h. der Arzt sucht nach der Ursache der Blutungsneigung und leitet eine kausale Behandlung ein.

Bluterkranke stellen prä- und postoperativ, nach Unfällen, bei Zahnextraktion u.a. größere Anforderungen an Arzt und Pflegepersonal als andere Patienten. Eine besonders sorgfältige Überwachung ist angezeigt. Bei Patienten, die notfallmäßig mit Blutungen eingeliefert werden oder bei denen eine solche nach der Operation oder Geburt eintritt, gelten in erster Linie die Maßnahmen, die unter der akuten Blutungsanämie (S. 563) aufgeführt sind.

Bei Blutungen ins Gelenk werden Eiswickel gemacht und das betroffene Gelenk ruhiggestellt. Nach Stillstand der Blutung muß gezielte Physiotherapie angewandt werden, damit keine Kontrakturen entstehen.

Der fehlende Faktor wird zugeführt, z. B.

- Fibrinogenkonzentrate oder COHN-Fraktion I
- Vitamin K (Konakion)
- antihämophiles Globulin
- Frischbluttransfusionen bzw. Thrombozyten-Konzentrate.

Weiterführende Literatur

Begemann, H.: Praktische Hämatologie, 7. Aufl. Thieme, Stuttgart 1977

Engelhardt, K.: Der Patient in seiner Krankheit. Thieme, Stuttgart 1971

Faller, A.: Der Körper des Menschen, 8. Aufl. Thieme, Stuttgart 1978

Heilmeyer, L.: Grundriß der Pathophysiologie, 11. Aufl. Fischer, Stuttgart 1968

Testfragen

- Nennen Sie die Normalwerte a) der Erythrozyten, b) des Hämoglobins, c) des Färbeindex, d) der Leukozyten, e) der Retikulozyten (S. 554 f.)
- Zählen Sie die wichtigsten Gerinnungsfaktorenanalysen auf (S. 556 f.)
- Geben Sie den Normalwert des Serumeisens an, und erklären Sie an Beispielen, wann es zu Anstieg bzw. zum Abfall kommt (S. 557 f.
- Stellen Sie die Crista- und Sternalpunktion einander gegenüber, geben Sie an, was Sie bei der Punktion mitzuhelfen haben (S. 559 f.)
- Erklären Sie das Prinzip des Schilling-Tests (S. 561)
- Zählen Sie die 3 Gruppen der Anämien auf, und erklären Sie eine davon gründlich (S. 563 ff.)
- Erläutern Sie das Krankheitsbild der Agranulozytose (S. 566 f.)
- Erklären Sie die Begriffe *Umkehrisolation* und *Vollisolation,* und geben Sie an, welche Aufgaben der Schwester bei den einzelnen Methoden zufallen (S. 567 f.)
- Zählen Sie die verschiedenen Leukämien auf, und geben Sie im wesentlichen an, inwiefern sich diese unterscheiden (S. 569 ff.)
- Wählen Sie eine Leukämieform aus, und stellen Sie für einen Patienten einen Pflegeplan auf (S. 569 ff.)
- Erläutern Sie das Krankheitsbild des Lymphogranuloms (S. 573 f.)
- Erklären Sie den Begriff der hämorrhagischen Diathese (S. 575)
- Beschreiben Sie die Behandlung und Pflege eines Patienten mit einer hämorrhagischen Diathese (S. 576)

5 Krankheiten des Magen-Darm-Traktes

Sequenzziel (Intention)

Magen-Darm-Erkrankungen erstrecken sich von einfachen, harmlosen Störungen, die Sie bei sich selbst oder in Ihrem Bekanntenkreis z.B. als »verdorbenen Magen« oder sog. »Magen-Darm-Grippe« antreffen bis zur schweren Verschlußkrankheit (Ileus).
Da dieses Kapitel Ihnen nur unvollständige – wenn auch wichtigste – Angaben über das umfangreiche Gebiet der Physiologie und Pathophysiologie des Magen-Darm-Traktes machen kann, ist es notwendig, daß Sie zuvor (oder im Zusammenhang) Ihr Wissen aus dem Anatomie-, Physiologie-, Medizin- und Chirurgie-Unterricht repetieren.
Ziel dieses Kapitels ist es, daß Sie, ausgehend von grundlegendem Wissen, die Pflege von Patienten mit Erkrankungen des Magen-Darm-Traktes wirkungsvoll ausführen können. Sie sind fähig, den Patienten für diagnostische Maßnahmen vorzubereiten und ihn nach Notwendigkeit anschließend zu überwachen. Sie verstehen die pflegerischen und therapeutischen Maßnahmen und können Ihre Hilfeleistung dem einzelnen Kranken und seinem jeweiligen Zustand anpassen. Sie führen technische Verrichtungen und postoperative Maßnahmen nicht unüberlegt (z.B. nach Schema) aus, sondern sind angeregt, die Pflegeprobleme des einzelnen Patienten zu erfassen und Pflegeziel und -planung davon abzuleiten und immer neu zu modifizieren. Ziel Ihrer Bemühungen ist es, *den Patienten in seiner Ganzheit* zu pflegen im Sinne von: Gesunderhaltung, Gesundheitsförderung, Leiden lindern und bestmöglicher Wiedereingliederung.

Lernziel

Damit Sie das Lernziel leichter erreichen, gliedern wir das Kapitel in zwei Teile. Im ersten Teil befassen Sie sich mit der Speiseröhre und dem Magen, im zweiten Teil mit dem Darm und dem Bauchfell.

I. Teil Speiseröhre – Magen
Durch das Studium können Sie
- die allgemeinen Krankheitszeichen bei Erkrankungen der Speiseröhre und des Magens aufzählen und erklären;
- die diagnostischen Maßnahmen aufzählen und über die Aufgaben der Schwester bei der Magensaftgewinnung, der Magenbiopsie, der Gastroskopie und den Röntgenuntersuchungen prinzipielle Angaben machen;
- die allgemeingültigen Punkte zur Pflege dieser Patienten nennen und begründen;
- die Gegenstände und das Vorgehen bei der Magenspülung erklären;
- die Krankheitszeichen sowie die Behandlungs- und Pflegemaßnahmen bei der Hiatushernie, der Gastritis, dem Magen- und Duodenalulkus (und dessen Komplikationen) und dem Magenkarzinom erklären und begründen;
- sinnvolle Angaben machen über die prä- und postoperativen Maßnahmen beim Patienten mit Magenoperation.

II. Teil Darm – Bauchfell
Sie können
- die allgemeinen Krankheitszeichen benennen und erklären;
- die diagnostischen Maßnahmen aufzählen und über die Resorptionstests, die Rektoskopie, die Darmbiopsie und die Röntgenuntersuchungen prinzipielle Angaben machen;

- Auskunft geben über gesunde Lebensweise und Ernährung, um Darmstörungen vorzubeugen;
- prinzipielle Angaben machen über die Aszitespunktion;
- die Krankheitszeichen sowie die Behandlungs- und Pflegemaßnahmen bei den verschiedenen Entzündungen (Enteritis, infektiöse Darmerkrankungen, Appendizitis, Colitis ulcerosa und Peritonitis), Darmtumoren und Ileuserscheinungen aufzählen und begründen;
- die prä- und postoperativen Maßnahmen bei Darmoperationen und Herniotomie dem Zustand des einzelnen Patienten entsprechend ausführen und Ihr Vorgehen begründen.

Einführung

Prinzip

Das nach außen offene Kanalsystem des Magen-Darm-Traktes ist mit Schleimhaut ausgekleidet und leistet mit Hilfe seiner Anhangsorgane die Aufgabe
- Nährstoffe zu verdauen
- Nährstoffe zu resorbieren
- unverdaute Nahrungsbestandteile auszuscheiden.

Erkrankungen (z.B. Entzündung der Schleimhaut, Mangel von Verdauungssäften, Verlegung des Darmlumens) führen je nach Lokalisation zu
- Verdauungsbeschwerden
- Resorptionsstörungen
- Ausscheidungsbehinderung oder -unvermögen.

Beachte

Weiterführen, bzw. Vertiefen des Prinzips und Ableiten von Folgerungen und Forderungen
- in bezug auf Speiseröhre und Magen S. 580
- in bezug auf Darm und Bauchfell S. 596

5.1 Anatomie (Abb. 1)

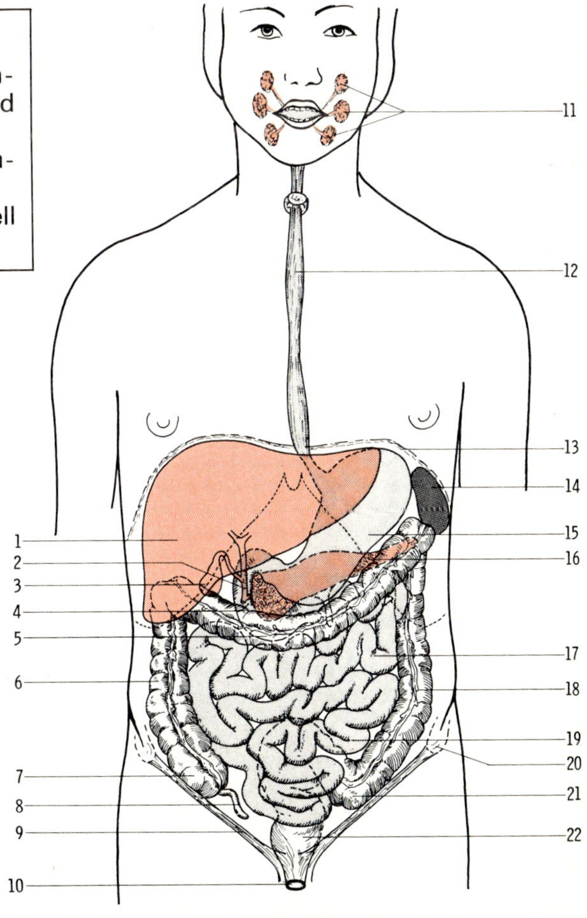

Abb. 1 Verdauungsapparat
Bezeichnen Sie die Strukturen 1–22 (s. S. 847)

5.2 Physiologie – Pathologie

Der Verdauungstrakt (Gastrointestinaltrakt) kann mit einem röhrenförmigen Organ verglichen werden, das längs durch den Körper verläuft und in die Anteile der *Speiseröhre*, des *Magens* und des *Darmes* unterteilt werden kann. Entlang des ganzen Hohlsystems finden sich ferner Anhangsorgane, die durch ihre Funktion die Aufgaben des Verdauungstraktes unterstützen. Die wichtigste Funktion des Verdauungssystems ist der Abbau von Nahrungsstoffen zu kleinen Bausteinen, welche in den Kreislauf aufgenommen werden können. Dieser Abbau wird durch mechanische Zerkleinerung eingeleitet und auf chemische Weise, durch das Einwirken von Fermenten (= Enzyme) ergänzt. (Die Fermente haben vor allem im oberen Teil des Dünndarms eine wichtige Aufgabe.)

Durch das Kreislaufsystem werden die Nährstoffe an die Zellen des Organismus herangebracht.

Die Störungen im Verdauungssystem beruhen weitgehend auf dem Unvermögen

- die Nahrungsstoffe zu zerkleinern (mechanisch und chemisch)
- die Bausteine zu resorbieren
- die Abfallprodukte auszuscheiden.

Der ganze Bauchraum wird von einer serösen Haut ausgekleidet, dem *Peritoneum* (= Bauchfell). Normalerweise enthält die Bauchhöhle etwas Flüssigkeit. Schwere Störungen im Bereich des Abdomens führen zu Mitbeteiligung des Peritoneums (Peritonitis) oder zu vermehrter Ansammlung von Flüssigkeit in der Bauchhöhle (Aszites).

I. Speiseröhre – Magen

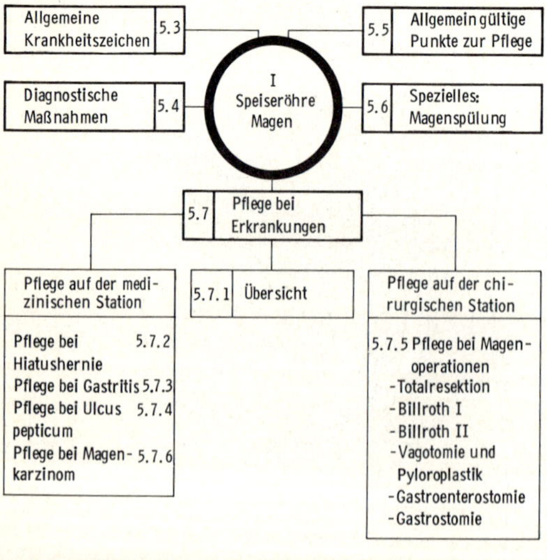

Prinzip

Erkrankungen im Bereich des Ösophagus und des Magens sind weitgehend gekennzeichnet durch Entzündungszeichen, die chemisch oder mechanisch bedingt sind:

- *Chemische Einwirkungen* können äußerer (exogen) oder innerer (endogen) Natur sein. Exogene Noxen sind u.a. Nahrungsmittel und Gifte; ein endogener Faktor ist z.B. die Überproduktion von Magensäure.
- *Mechanische Störfaktoren* sind schlechte Zähne, lokal nachlassender Muskeltonus, Stenosen, Tumorbildungen u.a.

▼

Es ergibt sich somit, daß

- die Ursache erkannt und wenn möglich ausgeschaltet wird
- die Krankheitszeichen behandelt werden und der Patient Linderung in seinen Leiden erfährt
- bei der Planung und Ausführung der Pflege die Ursache der Erkrankung *und* die vordergründigen Beschwerden berücksichtigt werden
- der Patient zu einer optimalen Wiedereingliederung, die vor allem die Gesunderhaltung und das Verhüten einer Wiedererkrankung anstrebt, geführt wird.

5.3 Allgemeine Krankheitszeichen

Die wichtigsten Krankheitszeichen, die bei Erkrankungen von Speiseröhre (= Ösophagus) und Magen auftreten, sind:

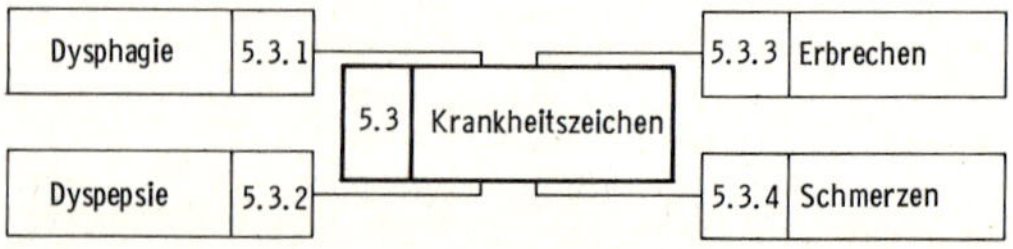

5.3.1 Dysphagie

Vom griechischen »Essen« abgeleitet = gestörtes und schmerzhaftes Schlucken.

Schluckstörungen treten bei Erkrankungen der Speiseröhre auf, z.B. bei Stenosen, Divertikel, Spasmen oder beim Karzinom. Bei älteren Leuten, die an Schluckbeschwerden leiden, muß immer an ein Ösophaguskarzinom gedacht werden. Dysphagie ist ein relatives Früh-, sicher aber das Hauptsymptom beim Karzinom der Speiseröhre.

5.3.2 Dyspepsie

Vom griechischen »Verdauen« abgeleitet = Verdauungsstörung. Wir verstehen darunter einen Symptomenkomplex, der Ausdruck einer harmlosen Ernährungsstörung oder Begleiterscheinung bei organischen Erkrankungen des Gastrointestinaltraktes sein kann.
Auch andere Ursachen, wie zu rasches Essen, ungenügendes Kauen, Essen während einer Gemütserregung, psychisch-nervliche Belastungen oder starkes Rauchen führen zu mehr oder weniger ausgeprägten Verdauungsstörungen.
Die Zeichen der Verdauungsstörung können einzeln oder als Komplex auftreten.

- *Appetitlosigkeit* ist Ausdruck einer leichten Form von Verdauungsstörungen. Oft hat der Patient zusätzlich eine *weißlich belegte Zunge* sowie *Mundgeruch.*
- *Übelkeit* ist immer Ausdruck einer Drucksteigerung, d.h. einer Spannung der Magenwände, des Duodenums oder im Bereich des Ösophagus. Die Ursachen dazu können ganz verschieden sein: Passagebehinderung, Aufblähung des Magens u.a. Übelkeit kann von allgemeinem Krankheitsgefühl begleitet sein: Schwäche, Schwindel, Kopfschmerzen, Schweißausbrüche, Brechreiz.
- *Sodbrennen* (in der Fachsprache Pyrosis). Es handelt sich dabei um eine Empfindung des Brennens im Bereich des Ösophagus und des Magens. Im Falle einer Ösophagitis ist es durch den Reflux (= Rückfluß) von Mageninhalt in den unteren Teil der Speiseröhre verursacht, oft ist eine Übersäuerung des Mageninhaltes (Hyperazidität) Ursache des Sodbrennens.
- *Aufstoßen und Blähungen* können ihre Ursache in einer übermäßigen Gasansammlung im Magen (und Darm) haben. Man bezeichnet diese Gas- oder Luftansammlung auch als Meteorismus (Magenflatulenz). Das »Luftschlucken« kommt öfters vor, als man annimmt. Es handelt sich dabei um Menschen, die ihre Nahrung »hinunterschlingen«, die sich also keine Zeit zum Essen nehmen, häufig sind es nervöse Patienten. Kohlensäurehaltige Getränke (Mineralwasser) können ebenfalls zu Blähungserscheinungen führen.
Die angesammelte Luft verursacht dem Patienten *Druck- und Völlegefühl.* Aufstoßen kann dem Patienten Linderung bringen. (Bei Darmmeteorismus ist eher das Abgehen der Winde, als das Aufstoßen, das Erleichterung bringt.)

5.3.3 Erbrechen

Dem Erbrechen kann eine Summe von Ursachen zugrunde liegen. Neben Störungen im Bereich des Verdauungstraktes sind es oft auch andere Krankheiten, die zu Erbrechen führen, z.B. Stoffwechselstörungen, neurologische Erkrankungen, chemisch-toxische Einwirkungen (z.B. Digitalisüberdosierung) u.a. Die Zusammensetzung, der Geruch und die Farbe des Erbrochenen können dem Arzt wichtige Hinweise geben (Näheres darüber S. 202ff.).

- *Hämatemesis* = Bluterbrechen. Es handelt sich immer um ein schweres Krankheitsbild. Die Blutung kann im Bereich der Speiseröhre (Ösophagusvarizen) oder im Bereich des Magens und Duodenums (z.B. bei Ulkus, Karzinom) liegen. Erbrochenes Blut ist normalerweise durch die Salzsäure des Magens »kaffeesatzartig« verändert (infolge Abbau des Hämoglobins durch die Säure).

5.3.4 Schmerzen

Außer dem schon besprochenen Druck- und Völlegefühl können die Schmerzen ganz verschiedene Dimensionen annehmen. Art und Lokalisation der Krankheit bestimmen den Schmerz.

- Schmerzen hinter dem Brustbein können Ausdruck einer Ösophaguserkrankung sein.
- Krampfartige Schmerzen treten auf, wenn eine Passagebehinderung vorliegt.
- Nüchternschmerz beobachten wir beim Ulkus.
- Unklare Oberbauchbeschwerden können ebensosehr Ausdruck einer leichten Ernährungsstörung sein wie Zeichen eines Karzinoms im Bereich des Verdauungstraktes.
- Bohrender, diffuser Schmerz gilt u.U. als Zeichen eines sog. akuten Abdomens, dessen Ursache z.B. in einer Perforation zu suchen ist.

5.4 Diagnostische Maßnahmen

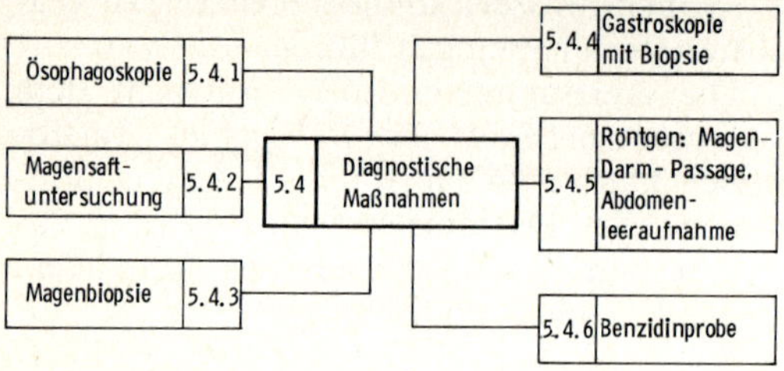

5.4.1 Ösophagoskopie

Spiegelung der Speiseröhre mittels Ösophagoskop. Oft wird gleichzeitig eine Biopsie vorgenommen.

Beachte

Der Patient soll vor Untersuchungen des Magen-Darm-Traktes nicht nur nüchtern sein, er soll auch das Rauchen unterlassen.

Die Ösophagoskopie ist *eine der verschiedenen Möglichkeiten der Endoskopie in der Gastroenterologie.* Alle diese Endoskopien können grundsätzlich mit einer *Biopsie* verbunden werden, im letzteren Fall wird zusätzlich zur Spiegelung Untersuchungsmaterial entnommen.

Prinzip

für *alle* Endoskopien in der Gastroenterologie:

auf den Menschen als Person bezogen: Der Mensch empfindet Unbehagen und eine unbestimmte Angst, wenn unbekannte und bedrohlich aussehende Instrumente durch den Mund (oder den Darm) in den Gastrointerstinalraum eingeführt werden.

auf den Menschen als Organismus bezogen: Die Öffnung, durch die das Endoskop eingeführt wird, ist physiologisch vorhanden. In diesem Sinn ist es kein eigentlicher Eingriff ins Körperinnere. Das Instrument wird in den Magen-Darm-Kanal eingeführt, der mit Schleimhaut ausgekleidet ist. Diese Schleimhaut ist empfindlich, weshalb auch ohne Biopsie Verletzungsgefahr besteht.

Bei der Vorbereitung, Durchführung und Nachkontrolle ist daran zu denken, daß

- *der Mensch als Person respektiert wird:* Angemessene und patientorientierte Information, Unterstützung und Einfühlungsvermögen vor, während und nach dem Eingriff bauen Angst ab und fördern kooperatives Verhalten des Patienten.
- *dem Menschen als Organismus Schutz gewährleistet wird:*
  a) Ausschließen von Schmerz und evtl. Gefahren durch Lokalanästhesie, Einhalten der Vorschriften in bezug auf Nahrungskarenz, exakte Durchführung von evtl. Vorbereitungs- und Nachbehandlungs- bzw. Kontrollmaßnahmen,
  b) sachgemäßes Umgehen mit dem bei einer (zusätzlichen) Biopsie entnommenen lebenden Material.

Instrumentarium

Das Ösophagoskopie-Set besteht aus den auf Abb. 2 sichtbaren Gegenständen und Instrumenten:

- Anästhetikum zum Vorbereiten der Mund- und Rachenschleimhaut und Gleitmittel für das Ösophagoskop
- Ösophagoskop (starres Rohr oder flexibles Fiberglas) samt Zubehör
- Biopsiezange
- alles für das Biopsiematerial (Schälchen, NaCl-Lösung, Filterpapierstreifen, Fixierlösung)
- Gegenstände zum Absaugen.

Vorbereitung

- Der Patient bleibt nüchtern, eventuelle Zahnprothesen entfernen
- u.U. verordnet der Arzt ein Sedativum
- Anästhesie des Mund-Rachenraumes nach Verordnung, meist ½ Stunde vor Untersuchungsbeginn.

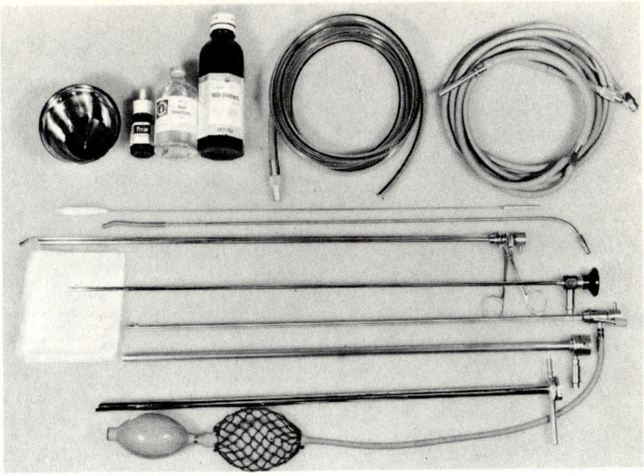

Abb. 2 Gegenstände zur Ösophagoskopie

Nachbehandlung
Bei komplikationslosem Verlauf sind keine besonderen Maßnahmen notwendig (Nahrungskarenz von 1–2 Stunden nach vorgenommener Anästhesie wegen Aspirationsgefahr).
Wir beobachten den Patienten gut, denn eine Blutung ist nicht ausgeschlossen. Früherkennen einer solchen und sofortige Meldung an den Arzt gehören in den Verantwortungsbereich der Schwester.

5.4.2 Magensaftuntersuchung

Prinzip
Magensaft kann – wenn eine Sonde in den Magen eingelegt wurde – zur quantitativen und qualitativen Untersuchung entnommen werden.

Der Magensaftuntersuchung geht demnach die *Magensaftgewinnung* voraus. Im Prinzip unterscheiden wir dabei die
- *Gewinnung der Basalsekretion,* d.h. des Magensaftes nach Einlegen einer Magensonde, ohne daß ein Reiz gesetzt wird
- *Gewinnung des Magensaftes nach Verabreichung eines Reizmittels.* Die Stimulation erfolgt per os oder als Injektion, z.B. mittels Gastrin (Pentogastrin), Histalog oder (in seltenen Fällen) durch Koffein. Vor und nach Stimulation wird *fraktioniert,* d.h. in bestimmten Abständen Magensaft durch die eingelegte Sonde aspiriert. Das Reizmittel bewirkt eine Aktivierung der Sekret- und Säureproduktion.

Es gibt kein allgemeingültiges Schema zur Magensaftgewinnung. Die Methoden variieren von Krankenhaus zu Krankenhaus. Die Schwester erkundige sich genau nach den bestehenden Vorschriften.

Möglichkeiten
- *Basalsekretion* als viermalige, kontinuierliche Ausheberung von Magensekret in Abständen von 15 Minuten, ohne daß ein Reiz gesetzt wird.
- *Magensaftgewinnung nach Koffeinreiztrunk:* Hier wird nach Ausheberung des Nüchternsekretes ein Reiztrunk mit 0,2 g Koffein verabreicht. Dann wird viertelstündlich, während 1½ Stunden, Magensaft gewonnen.
- *Gastrintest:* Gewinnung von Nüchternsekret mit anschließender Stimulierung mittels Pentogastrin (0,006 mg/kg Körpergewicht, subkutan). Fraktionierte Magensaftgewinnung während 1–2 Stunden.
- *Histalogtest:* Hier wird nach Absaugen des Nüchternsekretes (= Fraktion A) kontinuierlich 15 Minuten lang Sekret aspiriert (= Basalsekretion oder Fraktion B). Nach subkutaner Injektion von 50 mg Histalog wird Magensaft in 15-Minuten-Portionen über 1–2 Stunden gesammelt.
- *Insulintest nach Hollander:* Die Ausheberung geschieht wie beim Histalogtest. Statt des Reizmittels wird Insulin injiziert (Blutzuckerbestimmung vor der Injektion und je nach 30 Minuten). Der Hollander-Test wird bei Patienten nach *Magenoperationen* angewendet.

Beachte

Die Magensaftausheberung geschieht bei Patienten nach Billroth-II-Operation und anderen Teilresektionen immer in liegender Stellung.

Ausführung der fraktionierten Magenausheberung (z.B. nach Lambling)

Vorbereitung
- Der Patient ist ab 22.00 Uhr des Vortages nüchtern.
- Es dürfen keine sekretbeeinflussenden Medikamente verabreicht werden.

Gegenstände
- Magensonde (röntgendicht)
- Péan-Klemme
- Spritze (20 oder 50 ml) zum Aspirieren des Magensaftes
- Ständer mit Reagenzgläschen, beschriftet (z.B. 0 bis 12)
- Meßzylinder (50 ml), Indikatorpapier
- Schale, Papiertaschentücher
- Spritzentablett mit einer Ampulle Reizsubstanz (Stimulator), z.B.
  0,5 mg Histamin (oder 0,04 mg/kg Körpergewicht) oder
  50 mg Histalog (oder 2 mg/kg Körpergewicht) oder
  1 Ampulle Pentogastrin (0,006 mg/kg Körpergewicht).

Ausführung (s. auch Abb. 3)
- Patient in sitzende Stellung bringen (außer Magenoperierte)
- Magensonde schlucken lassen bis zur 50-cm-Markierung
- Korrekte Position der Sonde an der tiefsten Stelle des Magens mittels Durchleuchtung prüfen lassen

Nüchternsekret
- Total absaugen
- Menge messen
- pH mittels Indikator bestimmen
- Röhrchen »O« füllen, restliches Sekret wegschütten = Fraktion A

Basalsekretion
- Kontinuierliches Aspirieren der Basalsekretion
- alle 15 Minuten ein neues Röhrchen füllen: 1, 2, 3, 4 = Fraktion B
- evtl. kann die fraktionierte Magenausheberung nach Beendigung der Basalsekretion abgeschlossen werden. Dies aber nur dann, wenn der erwartete Säurewert (pH) erreicht ist.
- Der Arzt entscheidet, ob und mit welchem Medikament stimuliert wird.

Säuresekretion
- Sie wird gewonnen nach Stimulation mit dem vom Arzt verordneten Histamin, Histalog oder Pentogastrin. (Bei maximaler Stimulierung, z.B. mit Histalog, wird evtl. 30 Minuten vorher ein Antihistaminikum verabreicht.)
- Kontinuierliches Aspirieren des Magensaftes in 15-Minuten-Portionen während ein oder zwei Stunden: Röhrchen 5 bis 8 bzw. 5 bis 12. Ob die Sammelperiode für die Säuresekretion eine oder zwei Stunden dauert, hängt von der Verordnung des Arztes ab. U.U. wird die Dauer vom Stimulationsmittel abhängig gemacht, indem z.B. bei Histamin und Pentogastrin während einer Stunde, bei Histalog während zwei Stunden gesammelt wird.

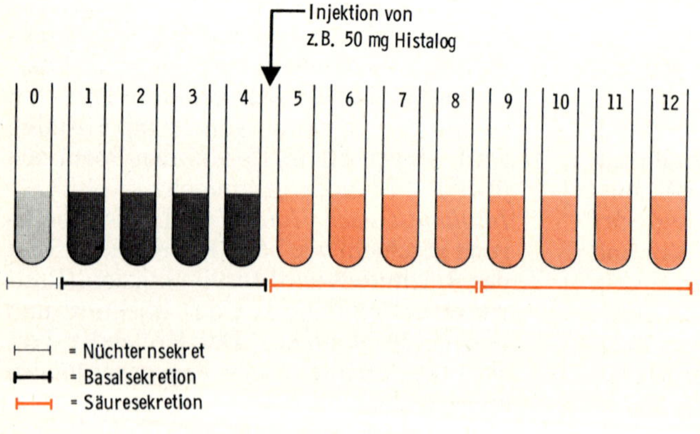

Abb. 3 Magenausheberung

- Jede 15-Minuten-Portion wird bezüglich Aussehen, Menge und pH-Werte kontrolliert und auf dem entsprechenden Formular vermerkt.

> Unter Kontrolle der Schwester kann der Patient in der Zwischenzeit selber Magensaft aspirieren.

Beurteilung des Magensaftes
Der normale Magensaft ist farblos, weißlich oder bläulich schimmernd. Er kann dünn- oder dickflüssig sein und kleine Schleimflokken enthalten.
Ganz kleine Blutpunkte sind durch die Aspiration bedingt. Pathologisch dagegen ist eine Rosa- oder Rotfärbung. Galle färbt den Magensaft gelb bis gelbgrün.

- *Säurewerte*
  Aus Sekretmenge und Säurekonzentration wird die maximale Säuresekretionsleistung berechnet. Sie liegt zwischen 17 ± 7 mval/l = *Normazidität.*

Superazidität (Hyperazidität)	=	vermehrte Säurebildung
Subazidität (Hypoazidität)	=	verminderte Säurebildung
Anazidität	=	Fehlen von Magensäure
Achylie	=	fehlende Magensaftbildung

- *Sekretmenge*
  Verminderte Säure- und Sekretionswerte weisen auf Erkrankungen wie Gastritis, Schleimhautatrophie, perniziöse Anämie und Karzinome hin (= Hyposekretion). *Vermehrte Werte* sind eher bei Ulcus duodeni und ventriculi zu beobachten (= Hypersekretion).

Der Magensaft kann zusätzlich auf Blut und Tumorzellen untersucht werden.

5.4.3 Magenbiopsie

Prinzip s. S. 382.

Die Magenschleimhautbiopsie kann blind oder unter Sicht, im Anschluß an die Gastroskopie ausgeführt werden. Die blinde Magenbiopsie (auch Saugbiopsie genannt) geschieht mittels flexibler Biopsiesonde, wobei ein Stückchen Magenschleimhaut gewonnen wird (→ histologische Untersuchung).
Diese Methode eignet sich nur zur Beurteilung diffuser Magenerkrankungen, d.h. zur Diagnose einer Gastritis.

Instrumentarium (Abb. 4 von links nach rechts):
- Biopsiesonde
- Spritze, 30 bis 50 ml, zum Aspirieren
- für das biopsierte Gewebsstückchen: Schälchen, physiologische Kochsalzlösung, Filterpapierstreifen, Fixierlösung (Formalin 40%).

Vorbereitung
- Der Patient bleibt nüchtern (eventuelle Zahnprothesen entfernen)
- Anästhesie des Mund-Rachen-Raumes (Novesin-Spray) eine halbe Stunde vor der Biopsie
- Schale und Papiertaschentücher bereitlegen.

Ausführung
- Der Patient wird flach gelagert (linke Seitenlage).
- Der Arzt führt die Biopsiesonde bis zur Markierung ein, worauf mittels Spritze die

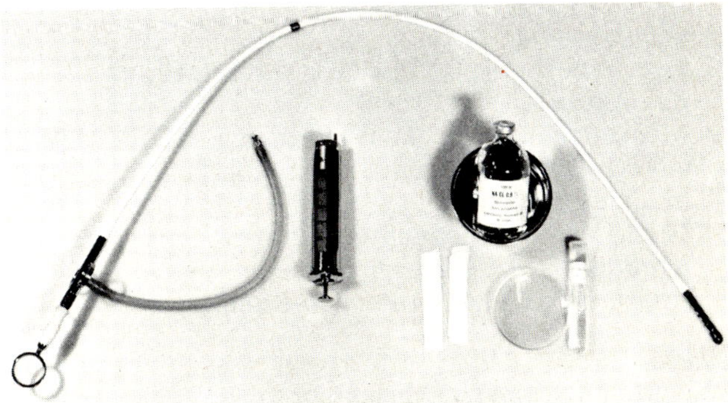

Abb. 4 Gegenstände zur Magenbiopsie

Magenschleimhaut angesaugt wird. Das aspirierte Schleimhautstückchen wird abgezwickt, es bleibt in der Biopsiesonde, die man nun entfernt.
- Mit dem Mandrin kann die gewonnene Schleimhaut aus der Sonde gelöst, auf Filterpapier gegeben und in die Fixierlösung gebracht werden.

Nachkontrolle
- Wegen der Aspirationsgefahr (Rachenanästhesie!) bleibt der Patient bis zwei Stunden nach der Untersuchung nüchtern.
- Die Überwachung des Patienten stellt keine besonderen Anforderungen. Die Blutungsbereitschaft ist normalerweise klein. Trotzdem soll der Patient in den ersten Stunden nach der Biopsie bewußt beobachtet werden.

5.4.4 Gastroskopie

Prinzip s. S. 582.

Die Gastroskopie (= Spiegelung des Magens) ist eine geeignete Methode zum Nachweis lokaler Schleimhautveränderungen des Magens. Zur Gastroskopie steht heute ein vollflexibles Gastroskop mit Faseroptik (Fiberskop) mit abwinkelbarer Spitze zur Verfügung. Nach Einführung durch Pharynx und Ösophagus (wie die Biopsiesonde, siehe oben), kann der Arzt alle Magenabschnitte einschl. Kardia und Pylorus betrachten. Gastroskope mit entsprechenden Vorrichtungen ermöglichen zusätzlich eine Biopsie.

Instrumentarium
- Gastroskop mit Zubehör (Abb. 5)
- evtl. zusätzliche Vorrichtung für eine Biopsie und Gegenstände für das Biopsiematerial (siehe Magenbiopsie)
- Schale, Papiertaschentücher.

Vorbereitung
- Der Patient bleibt nüchtern (eventuelle Zahnprothesen entfernen)
- Medikamente nach Arztverordnung, z.B. 0,5 mg Atropin (Magensaftsekretionshemmung), subkutan
  10 mg Valium (leichte Sedierung) evtl. i.v. unmittelbar vor der Untersuchung
  Anästhesie des Mund-Rachen-Raumes.

Nachkontrolle
Wie nach der blinden Magenbiopsie (s.o.).

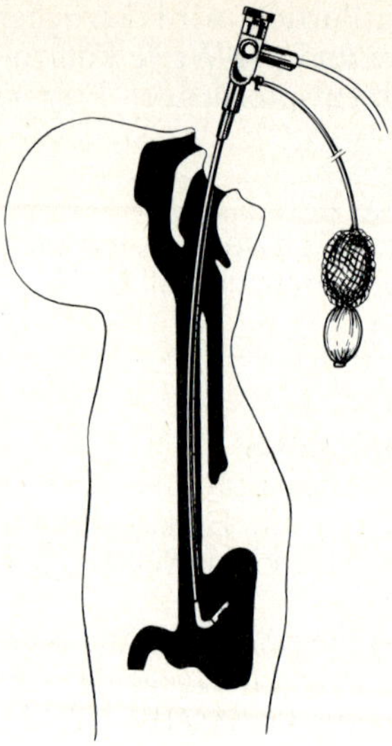

Abb. 5 Eingeführtes Gastroskop (flexibles Fibergastroskop)

5.4.5 Röntgenuntersuchungen

Allgemeines zu den Röntgenuntersuchungen im Bereich des Abdomens

Prinzip

Der Magen-Darm-Trakt ist ein Hohlorgan, das unter normalen Bedingungen *nur* nach Verabreichung eines Kontrastmittels röntgenologisch darstellbar ist.
- Darstellung von Magen- und Dünndarm: Der Patient nimmt das Kontrastmittel per os zu sich. Der Magen muß dabei leer sein (der Patient bleibt vor der Untersuchung nüchtern).
- Darstellung von Rektum und Dickdarm: Das Kontrastmittel wird mittels Einlauf in den entleerten Darm gebracht (der Patient muß abgeführt sein).

Die Röntgendarstellungen sind teure und für den Schwerkranken belastende Untersuchungen. Ihr Gelingen hängt dabei nicht nur von den technischen Fähigkeiten des Röntgenpersonals, sondern ebensosehr von den Vorbereitungen durch die Schwester ab. Wir haben darum die Pflicht, uns genau nach den jeweiligen Bestimmungen zu erkundigen und diese gewissenhaft einzuhalten.

Röntgenkontrastdarstellung der Speiseröhre
Bei schluckweiser Verabreichung des Bariumkontrastbreies können die beiden Phasen des Schluckaktes und das Heruntergleiten des Breies durch den Ösophagus verfolgt werden. Auch sind Verengungen und Erweiterungen erkennbar (Stenosen, Divertikel u.a.) sowie Ösophagusvarizen. Die Zielaufnahmen des terminalen Ösophagus müssen am liegenden Patienten in Exspirationsstellung angefertigt werden.

Magen-Darm-Passage (MDP)
Eine der wichtigsten Untersuchungen bei Verdacht auf Magenkarzinom oder Magenulkus ist die Röntgenuntersuchung von Magen und Dünndarm mittels per os verabreichtem Kontrastmittel (Bariumsulfat). Röntgenologisch erfaßt werden:
- der Schluckakt
- die Passage des Bariumbreies durch die Speiseröhre und die Kardia
- die Füllung des Magens sowie dessen Entleerung.

Unter normalen Verhältnissen bleibt der Bariumbrei drei bis höchstens sechs Stunden im Magen.
Eine verlangsamte oder unvollständige Entleerung kann bedingt sein durch Pylorusstenose oder durch Atonie (Erschlaffung) der Magenwand.
Weitere feststellbare Veränderungen sind
- die Aussparung der Füllung bei Geschwülsten (Karzinom)
- nischenförmige Ausbuchtung bei Geschwüren (Ulcus ventriculi).

Vorbereitung
- *Vortag:* leichte Kost, dann bis zum Abschluß der Untersuchung nüchtern lassen
- bei normaler Darmtätigkeit ist das Abführen des Patienten nicht angezeigt
- je nach Arzt und Krankenhaus dürfen am Vortag gewisse Medikamente nicht verabreicht werden. Es handelt sich dabei immer um Medikamente, die die Magen-Darm-Tätigkeit hemmend oder fördernd beeinflussen (Belladonna, Atropin, Morphin, Bismuth u.a.).

Nach der MDP: Auf die Darmentleerung achten. Der Bariumbrei soll bald ausgeschieden werden (evtl. mit Laxantien nachhelfen).

5.4.6 Blutnachweis im Stuhl

Siehe dazu: Diagnostische Maßnahmen bei Darmerkrankungen, S. 597f.

5.5 Allgemeingültige Punkte zur Pflege

5.5.1 Prophylaktische Maßnahmen

Die beste Therapie ist immer die Prophylaxe. Dies gilt in besonderem Maß auch bei Magenkrankheiten. Darum sind folgende Regeln zu beachten:
- Für intakte Zähne (evtl. gut sitzende Zahnprothese) besorgt sein
- Nahrungsmittel gut kauen
- hastiges, unregelmäßiges und unmäßiges Essen vermeiden
- Gewürze, starken Kaffee und Tee einschränken
- Vorsicht bei Nahrungsmitteln, die nicht mehr frisch sind
- kein Alkohol- und Nikotinabusus. Rauchen unmittelbar vor dem Essen wirkt sehr schädlich.

5.5.2 Ruhe

Menschen, die zu Magenleiden disponiert sind oder die eine Magenoperation hinter sich haben, sollen ein ruhiges und gleichmäßiges Leben führen. Eine Ruhepause nach dem Mittag- und Abendessen ist einzuhalten. Gleichzeitig soll für genügend Bewegung und frische Luft gesorgt werden.

5.5.3 Ernährung

Die Gastrointestinalorgane haben die Aufgabe, Nährstoffe zu verdauen, zu resorbieren, unverdaute Nahrungsbestandteile auszuscheiden und – dies trifft insbesondere für die Leber zu – resorbierte Nahrungsbestandteile zu speichern, in den Stoffwechsel einzuschleusen und anfallende Toxine zu entgiften. Diese Aufzählung der wesentlichsten physiologischen Funktionen der Gastrointestinalorgane zeigt, daß kein Organsystem so enge Beziehung zur Ernährung hat wie das des Verdauungstraktes. Die Folge hiervon ist, daß bereits zu allen Zeiten versucht wurde, mit diätetischen Maßnahmen gastroenterologische Erkrankungen zu behandeln.
Die heutigen Erkenntnisse der Medizin und Forschung haben jedoch gezeigt, daß die Zeiten der *traditionellen* Magen-Darm-(und Gallen- bzw. Leber-)Schonkosten der Vergangenheit angehören sollten, da der therapeutische Effekt dieser Kostformen in der

heutigen Medizin (außer einigen gezielten Diätformen) einer kritischen Überprüfung nicht mehr standhält. Hingegen zeigt die praktische Erfahrung am Krankenbett oder das Gespräch mit den Patienten in der Ernährungsberatung immer wieder, daß der individuellen Verträglichkeit der verschiedenen Nahrungsmittel und Zubereitungsarten Rechnung getragen werden muß.

5.5.4 Psychische Momente

Es gibt Menschen, deren Magen-Darm-Trakt besonders empfindlich auf emotionelle Einflüsse reagiert. Meist handelt es sich dabei um Personen, die ihre inneren emotionellen Spannungen nicht nach außen entladen können; sie »schlagen« ihnen auf den Magen. Diese Patienten benötigen nebst einer eventuellen medikamentösen Unterstützung psychische Hilfe. Diese psychische Betreuung fängt aber besonders dort an, wo wir es in der Hand haben, emotionelle Spannungen und Ängste abzubauen oder doch zu verringern. Im Krankenhaus gehört z.B. dazu, daß Arztvisite, diagnostische Maßnahmen u.a. in annehmbarem Abstand von den Essenszeiten der Patienten vorgenommen werden, und der Patient all jene Informationen bekommt, die ihm Sicherheit und Entspannung geben. Bei Appetitlosigkeit und Essensverweigerung liegt die Ursache oft nicht in organischen Leiden, sondern im psychischen Bereich. Wir versuchen, diesen Menschen durch besondere Sorgfalt und Aufmerksamkeit zu helfen. Das Gespräch ist dabei ein wichtiger Teil der Therapie. Zuhören, Mitfühlen und Aufmuntern helfen oft mehr als alle appetitanregenden Mittel. Wir sehen an diesem Beispiel recht klar, daß Pflege, die auf einer echten Beziehung zum Patienten basiert, im wahrsten Sinn des Wortes *therapeutische Pflege* ist.

5.6 Spezielles: Magenspülung

Eine Magenspülung wird auf ärztliche Verordnung hin vorgenommen
- bei Nahrungsmittelvergiftungen
- nach ernsten Medikamentenverwechslungen und Überdosierungen
- bei Pylorusstenose
- vor gewissen Magenoperationen.

Gegenstände
- Schutztuch für den Patienten, evtl. Bettschutz und Bodenschutz
- Mundschale (Prothesenschale), Papiertaschentücher
- ein Glas frisches Wasser
- Magensonde in Wasser (dicker Schlauch)
- großer Glastrichter mit Schlauch und Glaszwischenstück
- Péan-Klemme
- größere Krüge mit körperwarmer Spülflüssigkeit (gewöhnliches Wasser, Kamillenaufguß, Kochsalzlösung, medikamentöse Lösungen)
- evtl. Meßzylinder, Reagenzgläser nach Bedarf, Auffanggefäße (Eimer).

Ausführung
Die Magenspülung wird am besten in einem Badezimmer ausgeführt. Durch gute Information und Instruktion kann die Mitarbeit des Patienten gewonnen werden.
Das Einführen der dicken Magensonde erfolgt nach den gleichen Grundsätzen wie bei der dünneren Magensonde s. S. 430. Der auftretende Brechreiz wird am besten durch ruhiges, tiefes Atmen und rasches Hinunterbefördern der Sonde überwunden. Bei heftigem Hustenreiz und Blaufärbung des Gesichtes ist die Sonde sofort zurückzuziehen. Liegt sie im Magen, wird durch den entstehenden Brechreiz spontan Mageninhalt entleert. Der Patient kann auch mit Pressen nachhelfen. Zuerst wird das evtl. gewünschte Untersuchungsmaterial entnommen.

Spülung
- Nahe beim Glaszwischenstück wird der Schlauch abgeklemmt. Trichter und Schlauch werden mit Flüssigkeit gefüllt.
- Nun verbindet man Sonde und Schlauch miteinander, entfernt die Klemme, hält den Trichter langsam in die Höhe, so daß die Spülflüssigkeit einfließt (leicht schräg halten).
- Bevor der Trichter ganz leer ist, wird er wieder gesenkt. Aufgrund des Hebergesetzes strömt die Flüssigkeit aus dem Magen zurück. Ist der Trichter voll, klemmt man unterhalb desselben ab und entleert den Inhalt in den Eimer; dann evtl. weiteren Mageninhalt in den Trichter fließen lassen.
- Füllt sich der Trichter nicht mehr, klemmt man ab und füllt neue Spülflüssigkeit ein.
- Wir achten darauf, daß keine Luft in den Schlauch gerät.
- Man läßt den Trichter so oft vollaufen, bis die Spülflüssigkeit klar zurückfließt.

- Anschließend wird die Sonde vom Schlauch getrennt, abgeklemmt und rasch entfernt.

Magenspülung bei Bewußtlosen
Sie ist vor allem bei Intoxikationen (= Vergiftungen) durch Nahrungsmittel, Medikamente u.a., die zu Bewußtlosigkeit geführt haben, notwendig.
In dieser Situation wird die Spülung nach nasaler oder trachealer Intubation vom Arzt vorgenommen.
Der Patient wird in seitliche Kopftieflage gebracht.
Die vorerwähnten Gegenstände sind wie folgt zu ergänzen:
- Mundsperre (Gummikeil oder Gazerolle)
- kleiner Trichter
- vom Arzt verordnete Medikamente (z.B. Rizinusöl, Kohle)
- Schürze für den Arzt.

Der Mund muß evtl. mit Gewalt geöffnet werden. Durch das Einlegen eines Gummikeils oder einer Gazebinde wird das Durchbeißen der Sonde verhindert (evtl. Zahnlücke benützen).
Rizinusöl, Kohle u.a. wird nach der Magenspülung durch den kleinen Trichter (direkt an der Magensonde angebracht) in den Magen gegeben. Diese Maßnahme fördert den Abtransport von Giftstoffen.

5.7 Erkrankungen der Speiseröhre (= Ösophagus) und des Magens

5.7.1 Übersicht über die wichtigsten Erkrankungen

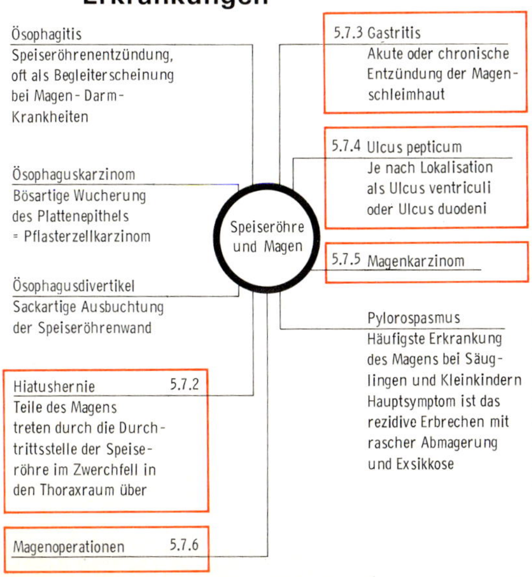

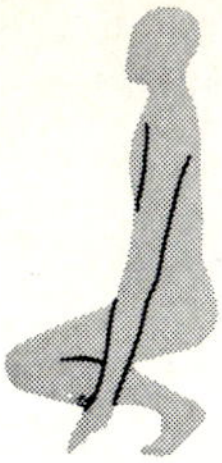

Abb. 6 Spezielle Bücktechnik

5.7.2 Pflege des Patienten mit Hiatushernie

Bei der Hiatushernie handelt es sich um den Durchtritt des Magens in den Thoraxraum durch die für die Speiseröhre bestimmte Öffnung des Zwerchfells. Voraussetzung für das Entstehen einer Hernie ist die Ausweitung des Hiatus oesophageus durch nachlassenden Muskeltonus und verminderte Elastizität des Bindegewebes. Disponiert sind daher ältere und adipöse Menschen.

Krankheitszeichen
Es sind die typischen Zeichen einer *Refluxösophagitis:*
- Aufstoßen und Sodbrennen
- Reflux von verschluckter Luft und Mageninhalt; es entsteht die Refluxösophagitis
- Druckgefühl und brennende Schmerzen hinter dem Sternum, evtl. ausstrahlend
- Schluckbeschwerden
- die Beschwerden treten beim flachen Liegen, Bücken und nach reichlichen Mahlzeiten auf.

Behandlung und Pflege
Konservative Behandlung
- Der Patient muß in sitzender Körperhaltung essen und soll auch nach dem Essen nicht liegen.
- Nachts ist das Kopfende des Bettes hochzustellen.
- Bücken ist zu vermeiden, der Patient soll sich eine spezielle Bücktechnik aneignen (Abb. 6).
- Einnahme von häufigen kleinen und reizlosen Mahlzeiten. Günstig sind Milch und Milchprodukte, besonders bei bestehender Ösophagitis.
- Der Arzt wird Antazida (z.B. Magenpulver) verordnen, bei Schmerzen evtl. Anticholinergika (z.B. Buscopan).

Chirurgische Behandlung
Die Operation ist dann angezeigt, wenn die konservative Behandlung nicht zum Ziele

führt oder Komplikationen auftreten, z.B. Blutungen (s. auch »Pflege bei Magenoperationen s. S. 594ff).

5.7.3 Pflege des Patienten mit Gastritis

Die Gastritis oder Entzündung der Magenschleimhaut kann akut oder chronisch sein. *Die akute Form* ist uns allen als »verdorbener Magen« bekannt, und zwar als Folge eines gröberen Diätfehlers oder nach übermäßigem Alkoholgenuß. Auch können Bakterien oder Giftstoffe, die mit der Nahrung aufgenommen werden, eine Gastritis auslösen (Nahrungsmittelvergiftung). Diese zweite Form ist aber weniger harmlos, sie kann zur schweren Allgemeinerkrankung führen.
Die chronische Gastritis tritt bei langdauernder Fehlernährung oder chronischem Alkoholismus auf. Bei stark nervösen Menschen ist sie oft als Vorstufe zu einem Magenulkus anzutreffen. Tritt sie als Begleiterscheinung bei anderen Krankheiten, z.B. Infektionskrankheiten oder als Stauungsgastritis bei Herzinsuffizienz auf, spricht man von sekundärer Gastritis.

Krankheitszeichen
Bei der akuten Gastritis treten die Krankheitszeichen plötzlich und heftig auf, bei der chronischen sind sie uneinheitlich und oft geringfügig.
Bei der akuten Gastritis stehen im Vordergrund:
- Appetitlosigkeit, Übelkeit
- belegte Zunge, übler Mundgeruch
- Brechreiz, Erbrechen
- Beeinträchtigung des Allgemeinzustandes
- Magenschmerzen.

Bei der chronischen Gastritis ist das Beschwerdebild sehr uneinheitlich. Viele Patienten haben keine oder nur geringfügige Beschwerden. In den übrigen Fällen klagt der Patient z.B. über
- Appetitlosigkeit, Magenbrennen
- Druck- und Völlegefühl
- Unverträglichkeit bestimmter Nahrungsmittel, besonders von erhitzten Fetten.

Behandlung und Pflege
Sie richtet sich nach der Ursache und nach den Beschwerden des Patienten.

Akute Gastritis
- Zu Beginn Nahrungskarenz
- Flüssigkeitszufuhr: schwarzer Tee, später Schleimsuppe
- Diät langsam steigern unter Vermeiden von reizenden, zellulosereichen und blähenden Nahrungsmitteln
- Bettruhe und lokale Wärmezufuhr durch Wickel
- nach Arztverordnung kommen Antazida in Frage, da meistens eine Hyperazidität besteht.

Chronische Gastritis
- Angepaßte, möglichst leichte und reizlose Kost
- Vermeidung von Kaffee, Alkohol, Nikotin und Gewürzen
- den Patienten zu mäßigem Essen (regelmäßig, in kleinen Mengen) und zu gutem Kauen anhalten
- als medikamentöse Therapie kommen in Frage:
  Antazida bei Hyperazidität
  Spasmolytika oder Psychopharmaka
  Substitution = Zuführen der fehlenden Fermente.
- Wenn immer möglich soll die Ursache behoben werden.

5.7.4 Pflege des Patienten mit Ulcus pepticum – Ulcus ventriculi und Ulcus duodeni

Als Ulcus pepticum bezeichnet man Geschwüre in den Abschnitten des Verdauungstraktes, welche mit Magensaft in Berührung kommen (Ulcus pepticum = durch Verdauung entstandene Geschwüre). Sie treten am häufigsten im Magen = *Ulcus ventriculi* und im Duodenum = *Ulcus duodeni* auf.
Die Ulzeration (= Gewebsverlust) kann ein verschiedenes Ausmaß an Tiefe und Fläche annehmen.
Eine genaue Ursache ist unbekannt. Es bestehen jedoch fast in allen Fällen einige Faktoren, die die Ulkusentstehung begünstigen:
- familiäre Anlage
- psychische Belastung (aufregende Beschäftigung, Spannungen, Besorgnis)
- hohe Säurewerte im Magnesaft; es ist bekannt, daß bei Fehlen von Salzsäure selten Duodenalulzera auftreten, hingegen weisen Patienten mit Ulkuserkrankung mehrheitlich eine Hyperazidität auf
- dauernde Reizung der Magenschleimhaut durch Rauchen, Alkohol und unregelmäßiges Essen

- bekannt ist heute das sogenannte Streßulkus, wobei größere Operationen, Traumen, Schockzustände als Streßwirkung verantwortlich sind
- eine Reihe von Medikamenten, vor allem Kortisonpräparate, Butazolidin u.a., können zur Geschwürbildung führen.

Krankheitszeichen

- Hauptsymptom ist der *Schmerz:* Der Patient empfindet druck- und krampfartige Schmerzen in der Magengegend (Epigastrium) oft mit Hungergefühl verbunden. Die Schmerzperioden, die mehrere Stunden dauern können, wechseln mit schmerzfreien Intervallen. Der Rhythmus des Schmerzes ist nahrungsabhängig. Typisch ist der Nachtschmerz zwischen 24.00 und 4.00 Uhr (Ausdruck einer hohen nächtlichen Nüchternsekretion). Durch Nahrungszufuhr kann der Schmerz vorübergehend gebessert werden (= Nüchternschmerz). Oft ist der Schmerz auch situationsbedingt. Angst, Spannung, Ärger usw. können heftig spastische Schmerzen auslösen.
- Saures Aufstoßen
- Sodbrennen, Völlegefühl
- Der Kranke zeigt oft das typische »Ulkusgesicht«: blaß und hager bei leptosomem Konstitutionstypus.

Diagnosestellung

- Röntgen: Magen-Darm-Passage zeigt die Ulkusnische
- Magensaftuntersuchung: Hyperazidität
- Benzidinprobe: positiv (nur bei Blutung)
- Gastroskopie als ergänzende Untersuchung. Sie dient insbesondere zur Differentialdiagnose von Ulkus und Karzinom.

Behandlungsmöglichkeiten

Die Wahl zwischen konservativer und chirurgischer Therapie ist vom Verlauf der Krankheit abhängig. Die Indikation zur chirurgischen Behandlung ist gegeben

- bei auftretenden Komplikationen
- bei therapieresistenten rezidivierenden Ulkusschüben.

Konservative Behandlung und Pflege

Ziel der Ulkusbehandlung ist es, den Gewebsdefekt auszuheilen und Rezidive zu verhüten. Die drei grundlegenden Heilungsfaktoren sind:

1. angepaßte Ernährung,
2. Ruhe für Leib, Seele und Magen,
3. medikamentöse Beeinflussung von Motorik und Sekretion des Magens.

1. Angepaßte Ernährung

Die Diät bei Kranken mit Magen- oder Duodenalulkus wird in den verschiedenen Krankenhäusern unterschiedlich gehandhabt. Die früher häufig durchgeführten Ulkuskuren (z.B. Sippykur) erwiesen sich als unwirksam.

Das Ziel, das man mit der Ulkuskur anstrebte, den Magen *sekretorisch* ruhig zu stellen, kann auch mit *Antazidia* in ausreichender Dosierung, *unterstützt mit diätetischen Maßnahmen im Sinne von kleinen Mahlzeiten* in Abständen von etwa 2 Stunden erreicht werden. Die häufigen kleinen Mahlzeiten bewirken eine Abpufferung der produzierten Salzsäure und senken so den pH-Wert im Magen.

In schweren Fällen kann nach Arztverordnung der sog. Milchdrip (Milchantazidumdrip) zur Anwendung kommen. Dem Patienten wird nach Einlegen einer Nährsonde tropfenweise Milch, gemischt mit neutralisierenden Medikamenten, in den Magen verabreicht (s. auch »Sondenernährung« S. 145ff.). Dieser neutralisierende Milchdauertropf wird über mehrere Tage belassen, bis die Beschwerden abnehmen (Norm: 1 Liter/12 Stunden). Bei diesen schweren Fällen muß der Aufbau der Diät langsam erfolgen.

Wichtig ist, daß der Patient zum Verständnis und zur Mitarbeit gewonnen werden kann. Die Schwester trägt das ihre zu einer konsequenten und pünktlichen Einnahme der Mahlzeiten bei.

2. Ruhe

Die Ruhe spielt bei der Ausheilung eines Ulkus eine große Rolle, besonders dann, wenn Hast, Unruhe und psychische Momente bei der Entstehung eines Ulkus mitgewirkt haben. Der Kranke muß u.U. in den ersten Tagen Bettruhe einhalten.

An sich könnte ein Patient mit Magenulkus auch daheim gepflegt werden. Eine Überweisung in ein Krankenhaus kann sich aber u.U. im Sinne einer *Milieuveränderung* positiv auswirken. Dies aber nur dann, wenn der Patient im Krankenhaus ein Klima vorfindet, in dem er sich wohl und sicher fühlt und wenn er spürt, daß Arzt und Pflegegruppe an seiner Heilung interessiert sind.

An uns liegt es, ob der Patient die notwendige Ruhe und Entspannung findet, d.h. wir müssen für Ruhe im und um das Krankenzimmer sowie für eine beruhigende und ablenkende Beschäftigung sorgen. Worin diese Beschäftigung für den einzelnen Patienten liegt, ist von Fall zu Fall zu entscheiden. Lektüre, Massenmedien, Kontakte nach außen (Besuche, Telefon) können sowohl einen therapeutischen wie auch einen heilungshindernden Einfluß haben. Im gemeinsamen Bemühen versuche die Pflegegruppe unter Miteinbeziehen des Patienten jenen Ausgleich von Ruhe und Aktivität zu finden, der ihm entspricht und der zugleich heilungs- und gesundheitsfördernd ist.

Der Arzt wird evtl. zusätzlich Sedativa oder Psychopharmaka (Librium, Valium) verordnen.

3. Medikamentöse Behandlung

- *Antazida*
  Antazida üben keinen ulkusheilenden Einfluß aus, sind aber sehr wirksam gegen die Beschwerden. Sie werden zur Neutralisierung des Magensaftes zwischen den Mahlzeiten verabreicht. Meistens handelt es sich um Magnesium-Kalzium-Verbindungen (z.B. Mischung von Magnesium peroxydatum und Calcium carbonatum 1:1 als Magenpulver, 2:1-Mischung bei Obstipation).
- *Anticholinergika*
  Sie hemmen die Motorik und die Sekretion. Solche Medikamente sind z.B. Pro-Banthine, Daricon und Bellafolin.
- *Hemmer der Histamin-Rezeptoren*
  z.B. Tagomet. Sie hemmen sowohl die basale als auch die stimulierte Sekretion von Magensäure und vermindert die Pepsinmenge.

Entlassung des Patienten

Bei komplikationslosem Verlauf kann der Patient nach drei bis vier Wochen das Krankenhaus verlassen. Ein Erholungsaufenthalt (Milieuwechsel) ist evtl. angezeigt. Bevor der Kranke seine Arbeit wieder aufnimmt, muß das Ulkus ganz ausgeheilt sein. Röntgenkontrolle ist nur nach Behandlung eines Magenulkus notwendig (nicht bei Duodenalulkus).

Der Kranke muß wissen, daß ein Ulkus wieder auftreten kann. Er wird darum angehalten, alle auslösenden Faktoren zu vermeiden.

4. Chirurgische Behandlung

Ist die konservative Behandlung erfolglos, treten immer wieder neue Ulcera auf oder besteht die Gefahr von Komplikationen, ist eine *Magenoperation* angezeigt. Das meistangewandte Operationsverfahren ist die ⅔-Resektion nach Billroth II oder die Vagotomie (s. S. 594).

Komplikationen bei Magen- und Duodenalulkus

Ulkusblutung

Sie entsteht infolge Arrosion eines Blutgefäßes. Je nach Ausmaß der Blutung kommt es zu plötzlichem Bluterbrechen und zu Pech- oder Teerstühlen. Die schwere Blutung führt meistens zum Kreislaufversagen, zum Blutungsschock (s. auch »Akute Blutungsanämie« S. 563).

Maßnahmen

Der Patient wird flach gelagert und beruhigt. Intensive Überwachung der Vitalzeichen (Puls, Blutdruck, Atmung) und des Aussehens.

Der Arzt wird zum Auffüllen des Kreislaufs Blut- und Blutersatzinfusionen verordnen.

Eine Dauertropfinfusion wird angelegt (Venenkatheter) zum Offenhalten der Vene und zur Messung des zentralen Venendruckes.

Wir raten ihm,
- regelmäßig und mäßig zu essen, große Mahlzeiten zu vermeiden (langsam essen und gut kauen)
- nach dem Essen etwas zu ruhen
- bei einer milden Schonkost zu bleiben. Der Patient darf dabei alles essen, außer denjenigen Speisen, die nach seiner Erfahrung zu Beschwerden führen.
- ausgesprochene Säurelockerer zu vermeiden: Kaffee, Alkohol, starke Gewürze, Röstprodukte
- das Rauchen zu unterlassen. Bringt er es nicht fertig, soll er wenigstens nie mit leerem Magen, also nur nach dem Essen rauchen.
- ein möglichst ruhiges Leben zu führen, genügend zu schlafen, die Freizeit richtig zu verbringen.

Einlegen einer Magensonde zur lokalen Anwendung von blutstillenden Mitteln, z.B. Topostasin. Zudem kann mit 10 bis 15 ml Eiswasser gespült werden, bis die Spülflüssigkeit klar zurückfließt.
Der Kranke hat absolute Nahrungskarenz, darf aber Eisstückchen lutschen. Später bekommt er eisgekühlte Milch.
Kann die Blutung nicht unter Kontrolle gebracht werden, muß notfallmäßig operiert werden.

Perforation
Bei der Perforation bricht das Ulkus in die Bauchhöhle durch. Der Schmerz und die Schmerzäußerung sind charakteristisch. Der Patient spürt plötzlich einen rasenden, brennenden Schmerz im Oberbauch, der sich auf das ganze Abdomen ausdehnt. Dieser Schmerz ist so heftig, daß die Patienten gelegentlich stöhnen und schreien. Seitenlage mit angezogenen Beinen ist typisch. Nach einigen Stunden entwickelt sich eine Peritonitis. Zur Erhärtung der Diagnose hilft die Abdomenleeraufnahme im Stehen, bei der sich meist eine Luftsichel zwischen Leber und Zwerchfell zeigt. (Die Luft aus dem perforierten Magen entweicht in den oberen Abdominalraum.)
Sofortige chirurgische Behandlung ist in der Regel unbedingt erforderlich. Je eher diese vorgenommen wird, um so besser ist die Prognose. Der Chirurg wird eine Magenresektion nach Billroth I oder II oder eine Vagotomie mit Pyloroplastik und Exzision des Ulkus vornehmen, oder die Perforationsstelle wird übernäht. Nach der Operation stellen sich zusätzlich die Probleme zur Bekämpfung und Behandlung einer zu erwartenden Peritonitis (s. S. 615).

Pylorusstenose
Beim rezidivierenden Ulkusleiden, d.h. wenn das Ulkus im Bereich des Pylorus immer wieder auftritt, heilt und vernarbt, kommt es als Spätfolge zur narbigen Verengung des Magenausganges. Es resultiert eine Passagebehinderung, die Speisen bleiben im Magen liegen. Dadurch erweitert sich der Magen, der Restmageninhalt nimmt zu, und schließlich werden größere Speisemengen erbrochen = Überlauferbrechen älterer Speisen. Der Kranke klagt über Völlegefühl, Inappetenz und Schmerzen. Bei chronischem Verlauf kommt es zu Abmagerung, zu Exsikkose und Elektrolytverlust (Hyponatriämie, Hypochlorämie und Alkalose).

Maßnahmen
Im Stadium der Entkräftigung:
Laufendes Absaugen des Mageninhaltes, Ausgleich des Wasser- und Elektrolythaushaltes.
Medikamentös kommen Anticholinergika zur Anwendung.
Nach Überbrückung des akuten Stadiums wird der Patient operiert.

Maligne Entartung
Bei einem chronischen Magenulkus besteht die Gefahr, daß es zur malignen Degeneration kommt. In diesem Fall nehmen die Magenbeschwerden zu, und es kommt zur Mitbeteiligung des Allgemeinzustandes.

5.7.5 Pflege des Patienten mit Magenkarzinom

Das Magenkarzinom ist ein häufiges Karzinom und befällt vor allem Menschen im mittleren und höheren Lebensalter (Männer häufiger als Frauen).

Krankheitszeichen
- Ein erstes Symptom ist der Appetitverlust und die Abneigung gegen bestimmte Nahrungsmittel.
- Es kommt zu zunehmendem Gewichtsverlust.
- Der Kranke hat dauernd Schmerzen in der Magengegend, u.U. leidet er unter Retentionserscheinungen mit Völlegefühl, Magenkrämpfen, Erbrechen.
- Es kommt zur Anämie, der Kranke ist blaß, müde und schwach.

Diagnosestellung
Je früher ein Karzinom erkannt wird, um so besser ist die Aussicht auf Heilung.
Die wichtigste Untersuchung ist die der Magen-Darm-Passage, wo eine Starre der Wand und Füllungsdefekte erkannt werden. Auch die Gastroskopie kann frühzeitige Hinweise geben.

Behandlung und Pflege
Heilungsaussichten bestehen nur bei frühzeitiger Operation. Prä- und postoperative Maßnahmen s. unten. Pflege- und konservative Behandlungsmöglichkeiten sind im Kapitel »Pflege des Patienten mit bösartigem Tumor« (S. 784ff.) nachzulesen. Wir achten besonders auf die psychische Betreuung dieser Kranken, sie sind in besonderem Maße von unserem Verständnis und unserem Mitgehen abhängig.

5.7.6 Pflege des Patienten mit Magenoperation

Wir haben gesehen, daß die Magenoperation in Frage kommt
- bei Magenulkus und Ulcus duodeni, wenn konservative Maßnahmen nicht zum Ziel führen
- wenn Komplikationen eintreten: Blutungen, Perforation, Pylorusstenose, Penetration (→ Pankreatitis)
- bei einem Magenkarzinom.

Operationsmethoden
Je nach Art und Ausmaß der Krankheit wird eine der folgenden Operationsmethoden in Frage kommen.
- *Magenresektion*
  totale Gastrektomie bei Karzinom und bei Ulkus als
  Billroth I: Der verbleibende Magenstumpf wird mit dem Duodenalstumpf verbunden (Abb. 7a).
  Billroth II: Der Duodenalstumpf wird blind verschlossen, ebenso der Magenstumpf.
  Die vordere Magenstumpfwand wird mit einer Darmschlinge verbunden (Abb. 7b).
  Durch die Resektionsmethoden werden nicht nur der Defekt (Ulkus) oder der Tumor (Karzinom) ausgeschaltet, sondern auch die salzsäurebildenden Anteile entfernt.
- *Vagotomie mit Pyloroplastik* (Abb. 7c)
  Durch die *Vagotomie* (= Durchtrennung der Vagusäste an der Kardia) wird die Magensaft- und -säuresekretion reduziert.
  Die Pyloroplastik (= Erweiterung des Pylorus) wird damit verbunden, weil der N. vagus für die Öffnung des Magenausganges verantwortlich ist.
- *Gastroenterostomie* (GE) (Abb. 7d)
  Darunter versteht man das Anlegen einer Verbindung (Anastomose) zwischen dem Magen und einer oberen Dünndarmschlinge, ohne daß der Magen reseziert wird. Sie dient als notfallmäßige Lösung bei schlechtem Allgemeinzustand oder als letzte Maßnahme bei inoperablem Karzinom in der unteren Magenhälfte. Das Hindernis wird umgangen.
- *Gastrostomie* – Anlegen einer Witzelfistel (Abb. 7e)
  Das Anlegen einer Magenfistel kommt bei stenosierendem inoperablem Karzinom

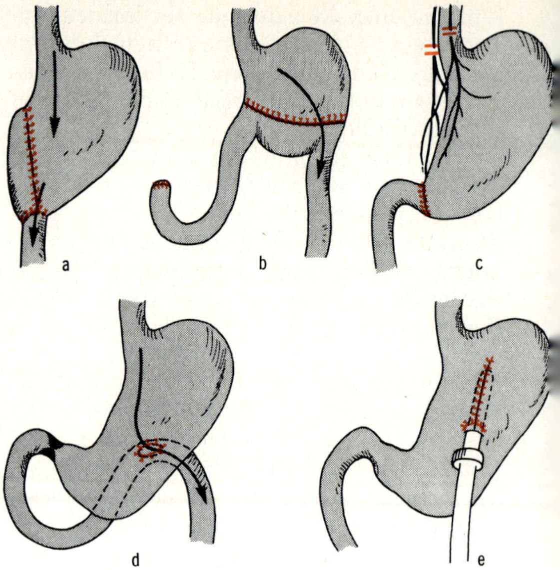

Abb. 7 Magenoperationen (s. Text)

  des oberen Magenanteils und der Kardia zur Anwendung.
  Diese Fistel ermöglicht die Ernährung des Kranken. Im Prinzip gilt alles, was bei der Sondenernährung gesagt wurde (s. S. 145ff.). Die Ernährung durch den Gastrostomiedrain darf erst ab zweitem postoperativem Tag erfolgen. Die Flüssigkeits- und Kalorienzufuhr wird langsam gesteigert.
  Der Drain ist gut zu fixieren und der Verband an der Drainstelle täglich zu erneuern.

Im folgenden besprechen wir die prä- und postoperativen Maßnahmen, die für die Operation a, b und c Gültigkeit haben. Bei den Patienten mit Gastroenterostomie (d) und Gastrostomie (e) sind zusätzlich die pflegerischen, psychischen und sozialen Bedürfnisse des schwerkranken, nicht mehr operierbaren Patienten mit bösartigem Tumor zu beachten. Es gilt alles, was bei der Pflege dieser Kranken (s. S. 784ff.) gesagt wird.

Operationsvorbereitungen
Es gelten die üblichen Operationsvorbereitungen, die im Kapitel »Prä- und postoperative Maßnahmen« besprochen wurden (s. S. 446ff.).
Als spezielle Vorbereitungen kommen in Frage:

- eine Magenspülung, z.B. bei Pylorusstenose
- medikamentöse Vorbereitung bei schlechtem Allgemeinzustand
- Auffüllen des Blutvolumens bei bestehender Anämie (Karzinom).

Postoperative Maßnahmen
Es ist wichtig für die Schwester, über die Art und den Verlauf der Operation orientiert zu sein. Auftretende Komplikationen können besser erkannt und behoben werden.
Die sorgfältige Überwachung von Kreislauf und Atmung, die Sauerstoffverabreichung und die Schmerzbekämpfung richten sich nach dem Verlauf der Operation und dem Zustand des Patienten.
Im Vordergrund stehen Ernährung und Darmtätigkeit.
- *Drainage des Magens:* Dem Kranken wird präoperativ eine Magensonde eingelegt. Je nach Verordnung kann der Magensaft intermittierend mittels Spritze oder mittels Heberprinzip abgesaugt werden. Die Menge wird genau gemessen und auf dem Protokollblatt vermerkt. *Zweck* der Magensonde: Das sich bildende Sekret kann kontrolliert werden (Blutung), bei übermäßiger Sekretion ermöglicht das Absaugen eine Entlastung des Magens und der Operationswunde.
- *Flüssigkeits- und Nahrungszufuhr:* In den ersten vier bis fünf Tagen bekommt der Patient Infusionen, je nach Zustand und Art der ausgeführten Operation am Abend des dritten oder vierten Tages (evtl. schon früher) Tee. Ab fünftem Tag darf, wenn die Darmtätigkeit eingesetzt hat, die Ernährung über Milchkaffee, Zwieback, Schleimsuppe allmählich aufgebaut werden.
- *Die Darmtätigkeit* wird ab zweitem postoperativem Tag angeregt, zuerst medikamentös (z.B. Mestinon in Infusion), dann mittels Darmrohr. Am dritten oder vierten Tag wird ein Klistier verabreicht.
- *Das Wundgebiet* wird aseptisch behandelt. Eingelegte Drains werden am zweiten oder dritten Tag mobilisiert (gekürzt) und am vierten oder fünften Tag entfernt. Die Entfernung der Nähte erfolgt am 7. oder 8. Tag.

Die allgemeinen Maßnahmen: Körperpflege, Mundpflege, Prophylaxen (besonders *Pneumonieprophylaxe:* Atemtherapie, Inhalation, Unterstützen beim Aushusten), Mobilisation u.a. sind von außerordentlicher Wichtigkeit.

Postoperative Komplikationen und Spätstörungen
- *Singultus*
  oder Aufstoßen über längere Zeit weist auf eine Atonie des Magens oder Reizzustände im Zwerchfellbereich hin.
- *Magenatonie*
  Sie tritt meist schon in den ersten postoperativen Tagen auf. Durch Einlegen einer Magenverweilsonde und Elektrolytausgleich kann ihr vorgebeugt werden.
- *Postoperative Blutung*
  Es handelt sich dabei um eine Nahtrandblutung, die etwa am dritten Tag auftreten kann.
- *Darmparalyse*
  Ihr kann durch gute Überwachung und Anregen der Darmtätigkeit vorgebeugt werden.
  Sie kann aber im seltenen Fall als schweres Krankheitsbild mit Begleitperitonitis infolge Nahtinsuffizienz auftreten.

Bei den meisten Magenoperationen kann mit komplikationslosem Verlauf gerechnet werden. Bei etwa 10 bis 20% tritt nach einigen Wochen das sogenannte Dumping-Syndrom auf.

Dumping-Syndrom (dump – englisch = hineinplumpsen)
Krankheitszeichen
Unmittelbar nach dem Essen (meist nach 10–30 Minuten) eintretende Oberbauchbeschwerden
Schweißausbruch, Blässe, Schwindel, Herzklopfen
Kollapsneigung
Brechreiz, Durchfälle (→ Gewichtsabnahme).
Ursache
Eine plötzliche Überdehnung des Dünndarms, vor allem nach kohlenhydratreichen Mahlzeiten, mit anschließendem Sekreteinstrom in die Schlinge führt zu einer plötzlichen Reduzierung der zirkulierenden Plasmamenge. Dies erklärt die Herz-Kreislaufsymptome. Die Intensität der Beschwerden ist auf den kleinen Magenrest oder die Anastome zurückzuführen. (Je kleiner der Magenrest und je breiter die Anastomose, um so intensiver und häufiger sind die Beschwerden.)

Die Beschwerden können durch Einhalten folgender Regeln weitgehend verhütet oder behoben werden:

Verhaltensregeln für den Magenoperierten
- nur kleine Mahlzeiten zu sich nehmen
- keine Getränke während des Essens
- eiweißreiche Kost
- vermeiden von Süßspeisen, Milch und Zucker
- hinlegen nach dem Essen
- sind Beschwerden aufgetreten, soll der Patient zusätzlich eine straffe Leibbinde tragen.

Bei Beschwerden wird der Arzt evtl. Spasmolytika verordnen.

Nach einer totalen Gastrektomie ist u.U. in einem späteren Zeitpunkt eine Substitutionstherapie (Ersatz der Magenfermente) angezeigt. Vordergründig ist eine angemessene Information, die dem Kranken zur Einsicht verhilft, daß er bei vernünftiger Lebensweise *auch ohne Magen* als gesunder Mensch leben kann.

II. Darm – Bauchfell (Peritoneum)

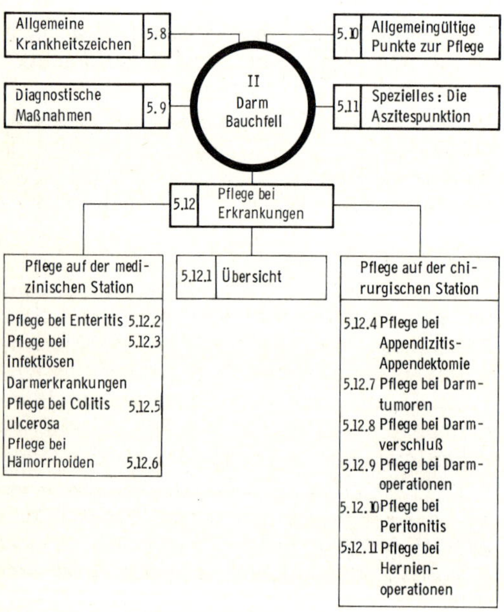

Prinzip

Erkrankungen im Bereich des Darmes und des Bauchfelles sind auf Entzündungen oder auf irgendeine Form von Verengung oder Verschluß zurückzuführen.
- Entzündliche Erkrankungen können als Primärerkrankung auftreten (z.B. infektiöse Darmerkrankung) oder die Folge einer anderen Erkrankung sein (z.B. Peritonitis nach Perforation eines Geschwürs).
- Verschlußkrankheiten bzw. Passagebehinderungen können harmloser Natur sein (Obstipation) oder lebensbedrohliches Ausmaß annehmen (z.B. Ileus bei Tumorkrankheit).
- Komplikationen der oben erwähnten Erkrankungen können zu Blutungen führen.

▼

- Durch diagnostische Maßnahmen versucht der Arzt die Ursache zu erfassen und die Krankheit zu lokalisieren. Er ist dabei auf die zuverlässige Mithilfe des Pflegepersonals angewiesen.
- Obwohl es sich z.B. bei Operationen immer um abdominelle Eingriffe handelt, braucht der Patient eine ihm und seinem Zustand angemessene Pflege und Therapie, die sehr unterschiedlich sein kann.
- Die Pflegeverrichtungen werden um so mehr patientengerecht und sinnvoll sein, je mehr neben der Erfüllung der ärztlichen Vorschriften die Prinzipien berücksichtigt und die Bedürfnisse des einzelnen Patienten erfaßt werden.
- Bei der Wiedereingliederung stellen sich Forderungen der Unterstützung im Sinne der Information über gesunde Lebensweise und Ernährung oder Hilfe zur optimalen Anpassung (Hilfe zur Selbsthilfe, z.B. beim Anus-praeter-Träger).

5.8 Allgemeine Krankheitszeichen

Hauptsymptome bei Erkrankungen des Darmes sind:

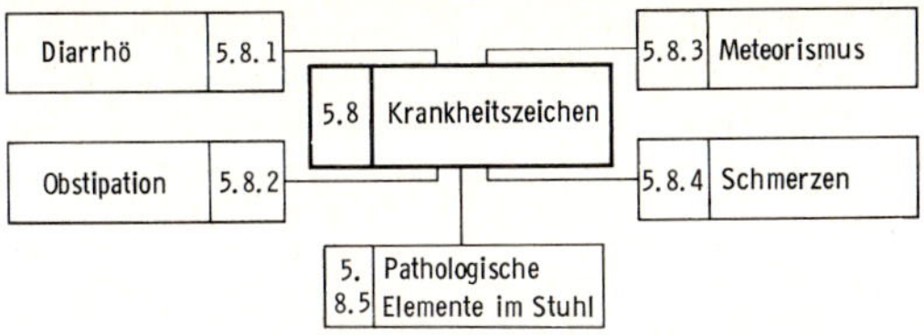

5.8.1 Diarrhö – Durchfälle

Gehäufte breiig-flüssige Stühle sind meist Ausdruck einer zu raschen Darmpassage.
Akute Durchfälle treten auf bei
- bakteriellen Infektionen: Salmonellenerkrankungen (Typhus, Paratyphus), Staphylokokkenenteritis
- viralen Infektionen, verursacht durch Enteroviren, z.B. Echoviren
- Besiedlung des Darmes mit Parasiten (Amöben, Lamblien, Würmer)
- Intoxikationen, z.B. durch Medikamente.

Chronische Durchfälle treten auf bei
- funktionellen Störungen, z.B. beim Reizkolon
- organischen Erkrankungen des Darmes (Entzündungen, Tumoren)
- ungenügender oder fehlerhafter Verdauung = Maldigestion sowie bei Malabsorption (= Störungen der Nahrungsaufnahme aus dem Darm) u.a.

Anhaltende Durchfälle führen zu Wasser- und Elektrolytverlusten.

5.8.2 Obstipation – Verstopfung

Die verzögerte Entleerung von hartem Darminhalt, die ohne Grundleiden über Jahre besteht, nennt man *habituelle Obstipation* oder chronische Verstopfung.
Obstipation tritt aber auch als Folge und Begleiterscheinung anderer Erkrankungen auf, z.B. bei Fieber, Darmtumoren u.a.
Häufige Ursache ist die ungenügende Bewegung, z.B. bei Patienten mit Bettruhe.

5.8.3 Meteorismus (Darmflatulenz)

Man versteht darunter einen vermehrten Gasgehalt im Magen-Darm-Trakt. Er entsteht durch vermehrte intestinale Fäulnis- und Gärungsprozesse, durch Behinderung der Darmpassage bei Ileus sowie bei anderen organischen und funktionellen Darmerkrankungen. Der Patient klagt über Völle- und Blähungsgefühl, in schweren Fällen über Angina-pectoris-ähnliche Beschwerden infolge Zwerchfellhochstand.

5.8.4 Schmerzen

Darmschmerzen äußern sich fast immer in Form von *Koliken,* d.h. als zunehmender, heftiger Schmerz, der plötzlich wieder verebbt. Der Schmerz kommt und geht in häufigen, krampfhaften Anfällen.

5.8.5 Pathologische Elemente im Stuhl

Bei schweren Durchfällen enthalten die Stühle oft Blut, Schleim und Eiter. Man spricht dann von *Dysenterie.*
Blutbeimengung im Stuhl kann verschiedene Ursachen haben.
- *Frisches, rotes Blut* stammt aus dem Sigma, Rektum oder After. Der Blutungsherd kann ebenso harmlos (Hämorrhoiden) wie gefährlich (Tumor) sein.
- *Meläna* ist der Fachausdruck für Teer- oder Pechstühle. Hier liegt der Blutungsherd im oberen Teil des Verdauungstraktes (Speiseröhre, Magen, Duodenum, Dünndarm).

5.9 Diagnostische Maßnahmen

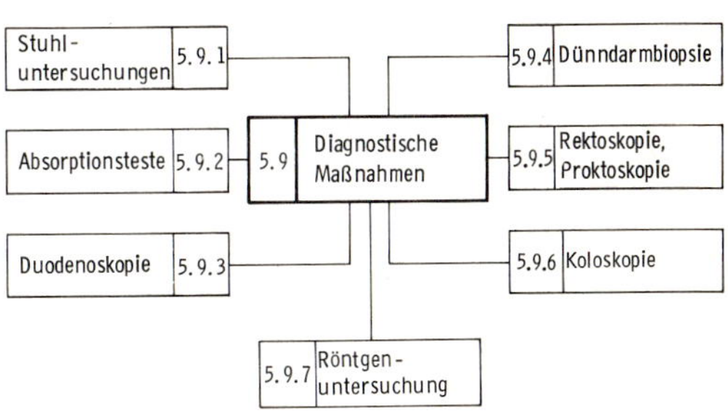

5.9.1 Stuhluntersuchungen

Nachweis von okkultem Blut

Die Benzidinprobe ist heute weitgehend verdrängt durch die einfachen Schnelltests.

Schnelltests mittels Reagenztabletten
Okkultes (= verborgenes) Blut bzw. Blutspuren aus dem Verdauungstrakt können nachgewiesen werden.
Häufig gebrauchte Reagenzien sind z.B.: Hemattest, Okkulttest.
Ausführung
Hände, Geräte und Arbeitsplatz müssen sauber und frei von Blutspuren sein.
- Eine dünne Stuhlschicht wird auf die Mitte des Filterpapieres aufgetragen.
- Eine Hemattest- bzw. Occulttesttablette auf den Aufstrich legen.
- Zwei Tropfen Wasser auf die Tablette geben.
- *Ablesen*
  Negativ: Nach zwei Minuten ist keine Blaufärbung rings um die Tablette auf dem Filterpapier entstanden.
  Positiv: Innerhalb zwei Minuten ensteht eine Blaufärbung rund um die Tablette. Die Intensität der Farbe und die Geschwindigkeit, mit der sie auftritt, stehen im ungefähren Verhältnis zur Blutkonzentration im Stuhl.

Falsche Resultate treten auf, wenn der Patient zu Zahnfleischblutungen (Zähneputzen) neigt oder bei Nasenbluten. Der Patient wird beobachtet und evtl. entsprechend befragt. U.U. bekommt er auch fleischlose Kost.

Nachweis von Wurmeiern und Parasiten
Eine bis drei kleine Stuhlportionen ins Labor geben. Werden *Amöben* gesucht, muß die Untersuchung an körperwarmem und frischem Stuhl vorgenommen werden. Evtl. erfolgt die Stuhlentnahme rektoskopisch (Untersuchungsmaterial sofort ins Labor schikken).

Quantitative Fettbestimmung (meistens kombiniert mit Stickstoffbestimmung)
Der Patient erhält während sechs Tagen Fettbilanzdiät (= total 80 g Fett).
- 3 Tage Diät ohne Stuhlsammlung
- 3 Tage Stuhl für die Fett- und Stickstoffbestimmung sammeln.
  Je nach Labor werden spezielle Kartongefäße zur Verfügung gestellt. Alle drei Tagesportionen (evtl. Erweiterung auf fünf Tagesportionen) kommen in dasselbe Gefäß, das am Schluß der Sammelperiode ins Labor geschickt wird.
- Während dieser Zeit dürfen keine Suppositorien verabreicht werden.

Bakteriologische Untersuchungen
Der Stuhl wird in Spezialgläschen oder -töpfchen in das zuständige Labor gesandt. Die wichtigsten bakteriologischen Untersuchungen sind
- Stuhl auf Salmonellen (Typhus, Paratyphus)
- Stuhl auf Shigellen (Bakterienruhr).

5.9.2 Absorptionstests – Resorptionstests

Prinzip
Störungen der Nahrungsmittelabsorption können auf einer mangelhaften Verdauung *(Maldigestion)* oder auf einer Transportstörung (Malabsorption) beruhen. Digestions- und Absorptionsvorgänge sind eng miteinander verknüpft. Durch Zufuhr von bestimmten, genau dosierten Stoffen kann eine Resorptionsstörung erfaßt und evtl. lokalisiert werden.

Xyloseabsorptionstest
Xylose ist ein Holzzucker, in die Gruppe der Monosaccharide gehörend, welcher im oberen Dünndarmabschnitt resorbiert und teilweise im Urin ausgeschieden wird. Eine Malabsorption besteht, wenn nach 25 g oraler Zufuhr weniger als 4 g/5 Stunden im Urin ausgeschieden werden.

Ausführung
Nach 22.00 Uhr des Vortages keine Flüssigkeit, keine Speisen und keine Medikamente verabreichen.

Untersuchungstag:
- 7.00 Uhr urinieren lassen, Urin wegschütten, dann Verabreichung von 25 g D-Xylose in 250 ml Wasser.
- Unmittelbar nachher und zwei Stunden später nochmals je 250 ml Wasser trinken lassen (die Zeiten können von Krankenhaus zu Krankenhaus etwas variieren). Die Zeit des Trinkens muß notiert werden.
- Während fünf Stunden (7.00 bis 12.00 Uhr) *allen* Urin sammeln (Minimum 150 ml, sonst muß der Test unter vermehrter Flüssigkeitszufuhr wiederholt werden).
- Die gesamte Urinmenge wird ins chemische Labor geschickt zur Bestimmung der Xylose (Urin kühl aufbewahren).
- Während der Untersuchung soll der Patient absolute Ruhe einhalten. Umhergehen, lesen oder rauchen ist verboten.

- Unbehagen und leichter Durchfall sind normale Begleiterscheinungen. Der Patient soll darüber aufgeklärt werden.

Laktosebelastung
Laktose = Milchzucker. Eine Laktoseunverträglichkeit (Unverträglichkeit auf Milch und Milchprodukte) beruht meistens auf einer Malabsorption. Es kommt zu mehr oder weniger starkem Durchfall. Bis 5 % der Bevölkerung leidet an Durchfällen nach Milchgenuß.
- Nach oraler Belastung mit 50 g des *Disaccharids* (Laktose) kommt es bei Malabsorption zu geringem Blutzuckeranstieg und zu Durchfällen.
  Die Untersuchung kann erweitert werden:
- Nach zusätzlicher Belastung (am folgenden Tag) mit 25 g eines *Monosaccharids* bleibt der Blutzuckeranstieg im Bereich der Norm, die Durchfälle bleiben aus.

Ausführung
- Patient ab 22.00 Uhr des Vortages nüchtern lassen
- 50 g Laktose am Vorabend in 500 ml heißem (etwa 50 bis 60 °C), nicht kochendem Wasser lösen und über Nacht stehen lassen
- morgens nüchtern Blutentnahme für Blutzucker
- anschließend die aufgelöste Laktose zu trinken geben (innerhalb fünf bis zehn Minuten)
- Blutentnahme nach 30, 60 und 120 Minuten für Blutzuckerbestimmung
- Kontrolle des Stuhles während vier Stunden.

Schilling-Test
Er dient dem Nachweis einer Vitamin-B_{12}-Malabsorption. Ausführung und Auswertung wurden im Rahmen des Blutsystems besprochen (s. S. 561 f.).

5.9.3 Duodenoskopie

Sie entspricht im Prinzip der auf S. 586 f. besprochenen Gastroskopie.
Das Duodenoskop ist länger und wird bis in das Duodenum vorgeschoben. Auch hier ist eine anschließende Biopsie möglich.

5.9.4 Dünndarmbiopsie

Saugbiopsie der Dünndarmschleimhaut.
Sie beruht auf dem gleichen Prinzip wie die Magenbiopsie (s. S. 585 f.).

Instrumentarium
- Die Spezialsonde ist länger und flexibler als die Magenbiopsiesonde
- Spritze (30 ml) zum Aspirieren
- Häkchen zum Lösen des Biopsiematerials
- alles für das Biopsiematerial (Schälchen, NaCl-Lösung, Filterpapier u.a.)

dazu:
- Medikamente (z.B. bewirkt Primeran, intravenös verabreicht, die Öffnung des Pylorus)
- ein Glas Wasser.

Ausführung
- der nüchterne Patient schluckt die Biopsiesonde (50 bis 55 cm)
- Injektion des Medikamentes zur Öffnung des Pylorus
- Patient anschließend sofort auf die rechte Seite lagern. In dieser Lage schluckt er die Sonde weiter (innerhalb einer halben Stunde) bis etwa 105 cm
- Durchleuchtung zur Prüfung der richtigen Lage der Sonde
- bei richtiger Lage der Sonde wird die Biopsie ausgeführt.

Vorbereitung und Nachbehandlung
Gleich wie bei der Magenbiopsie (s. S. 585 f.).

5.9.5 Rektosigmoidoskopie (kurz Rektoskopie)

Spiegelung des Rektums mittels Rektoskop (= starres Rohr mit eingebauter Lichtquelle und Austritt des Lichtes [Kaltlicht] an der Innenwand, wenige Zentimeter vor dem distalen Ende des Instrumentes).
Neu ist die Entwicklung von *Fibersigmoidoskopen*, die flexibler sind und dem Arzt bessere Möglichkeiten zur Spiegelung des Rektums (evtl. sogar des Kolons = *Fiberkoloskopie*) erschließen.
Proktoskopie nennt man die mit kürzeren Rohren (Proktoskopen) ausgeführte Spiegelung des unteren Teiles des Rektums oder des Anus = *Anoskopie*.

Instrumentarium
- Schale mit allen Gegenständen zur Rektaluntersuchung
- Proktoskop und Rektoskop mit Zubehör oder Fibersigmoidoskop
- lange und kurze Watteträger
- Biopsiezange
- Bläser

- evtl. Polypenschlinge, Kautersonde und Diathermiemesser

dazu:
- Gleitmittel zum Einfetten des Rohres (z.B. Cellogel)
- anästhesierende Salbe (z.B. Nupercainal oder Bepanthen)
- Lochtuch, Handschuhe, Abfallsack
- Spritzentablett mit Adrenalin

Für das Biopsiematerial
- Pinzette
- Schälchen, NaCl-Lösung, Filterpapier, Röhrchen

Bei zusätzlicher Stuhlentnahme zur Untersuchung auf Amöben
- Holzspatel
- Objektträger
- Kochsalzlösung in Tropffläschchen
- Stuhlröhrchen (mit Löffel)

Vorbereitung
Gute Entleerung des Dickdarmes.
Meist genügt ein Mikroklysma ½ Stunde vor der Untersuchung. Dadurch entleeren sich Rektum und Sigma normalerweise genügend. Weitere Vorbereitung nur nach spezieller ärztlicher Verordnung (z.B. schlackenarme Kost und orale Abführmittel am Vortag). Ein Einlauf ist eher kontraindiziert, da dadurch die Darmschleimhaut unnötig gereizt wird.
Bei bestehender *Colitis ulcerosa* wird u.U. *keine* Vorbereitung des Darmes vorgenommen, um diesen möglichst zu schonen.

Ausführung
- Die Rektoskopie ist für den Patienten eine *unangenehme* Untersuchung, vor allem dann, wenn das starre, gerade Rohr des Rektoskops eingeführt werden muß.
- *Lagerung:* Knie-Ellenbogen-Lage, Seiten- oder Steinschnittlage.

Nachbehandlung
Bei einer gewöhnlichen Rektoskopie erübrigt sich eine spezielle Überwachung.
Wurde eine Probeexzision vorgenommen, muß der Patient kontrolliert werden, um eine eventuell auftretende Schleimhautblutung sofort zu erkennen.

5.9.6 Die Koloskopie (Kolonoskopie)

Das Prinzip entspricht allen anderen Endoskopien des Magen-Darm-Traktes (s. S. 582).
Mit Hilfe des *Koloskops* (Fiberkoloskop) kann das ganze Kolon, bis hinauf zum Zökum oder zum terminalen Ileum betrachtet werden.
Durch das Koloskop können auch *Polypen abgetragen werden.* Dadurch wird eine abdominelle Operation vermeidbar, was für den Patienten eine große Entlastung bedeutet.

Vorbereitung
Am Wichtigsten ist, daß der Darm gut entleert ist. Die Methoden sind hausspezifisch, z.B.:
- *Am Vortag*: abführen (per os), nur noch leichte Mahlzeiten.
- *Am Untersuchungstag:* Einlauf (ca. 1 Liter) 2 Stunden vor dem Eingriff. Der Arzt wird evt. Valium verordnen (Sedierung).

Nachbehandlung
Wenn keine Polypenentfernung vorgenommen wurde, sind keine besonderen Maßnahmen nötig. *Nach Polypenentfernung* ist mit einer Nachblutung zu rechnen. Der Patient muß gut überwacht und die Vitalzeichen müssen kontrolliert werden (s. dazu Kontrollmaßnahmen bei der Laparoskopie S. 629f.).

5.9.7 Röntgenuntersuchungen

Magen-Darm-Passage (Magen-Duodenum-Passage)
Prinzip s. Teilkapitel »Diagnostische Maßnahmen« bei Erkrankungen des Ösophagus und Magens, S. 586.
Sie wurde bei den Röntgenuntersuchungen des Magens (s. S. 587) besprochen.

Selektive Dünndarmpassage
Sie entspricht der Magen-Darm-Passage. Bei den Röntgenaufnahmen wird aber das Hauptgewicht auf die Darstellung der Dünndarmabschnitte gelegt.

Dickdarmuntersuchung – Holzknecht-Untersuchung
mittels *Kontrastmitteleinlauf.*
Bei Verdacht auf eine Erkrankung des Dickdarmes wird ein Einlauf mit Kontrastmittel veranlaßt. Das Aufsteigen des Rektaleinlaufes (ein Teil Bariumsulfat auf zwei Teile Wasser) kann röntgenologisch kontrolliert werden. Verdächtige Stellen werden mit einer gezielten Aufnahme festgehalten.

Vorbereitung
Gute Entleerung des Darmes ist Voraussetz-

zung für das Gelingen der Untersuchung. Die Vorschriften der einzelnen Röntgenabteilungen können variieren, das Ziel ist das gleiche: *die bestmögliche Vorbereitung des Patienten bzw. Reinigung des Darmes.* Wir erreichen dieses Ziel z.B. durch das Einhalten folgender Vorschriften:

- *Zwei Tage vor der Untersuchung*
  Nur noch leichte, nicht blähende Kost (verboten sind also alle Kohlarten, Zwiebeln, Knoblauch, Schwarzbrot, Wurstwaren, gebratenes und fettes Fleisch, Eier, Obst).
- *Vortag*
  Als letzte Mahlzeit um 16.00 Uhr nur noch Tee, Weißbrot oder Zwieback. Anschließend ein Abführmittel (z.B. zwei Dulcolax-Dragées).
  Abends: Reinigungseinlauf mit 1–1,5 l Wasser. Einlauf langsam, zuerst in Bauchlage, anschließend in Rechtslage einlaufen lassen (sich 10 bis 20 Minuten Zeit nehmen!). Nach dem Einlauf soll der Patient sofort und bei jedem Stuhldrang erneut zur Darmentleerung angehalten werden.
- *Untersuchungstag*
  Morgens (7.00 Uhr) Reinigungseinlauf. Je nach Verordnung kann diesem Einlauf ein Zusatzmittel beigemischt werden (z.B. Steroclysm, Veripaque).
  Der Patient bleibt nüchtern. Evtl. darf er eine Tasse Tee und Zwieback oder eine Scheibe Weißbrot zu sich nehmen.

5.10 Allgemeingültige Punkte zur Pflege

Im wesentlichen gilt, was bei der Pflege von Magenpatienten schon gesagt wurde (s. S. 587f.). Im Rahmen der prophylaktischen Maßnahmen ist der *Obstipationsprophylaxe* besondere Bedeutung beizumessen.

5.10.1 Ratschläge zur Vermeidung einer Obstipation

- Man lasse sich genügend Zeit.
  Zeit für die regelmäßige, tägliche Darmentleerung festlegen.
  Diese Zeit nicht verschieben. Sobald der natürliche Drang zur Darmentleerung unterdrückt wird, kann dieser allmählich ausbleiben. Der Stuhl verhärtet sich und die Entleerung wird schmerzhaft.
- Man halte sich an eine ausgeglichene Ernährung.
  Übermaß vermeiden
  Einseitige, schlackenarme Kost bringt die Darmtätigkeit zum Erliegen.
- Man trinke reichlich Wasser.
  Flüssigkeit hält den Stuhl weich, Wassermangel fördert die Verstopfung.
  Bei längerem Gebrauch von Laxantien bildet sich die normale Darmtätigkeit zurück, es resultiert die Darmträgheit.
  Keine Laxantien ohne Arztverordnung.
- Tägliche Körperübungen
  Mangel an Bewegung unterstützt die Darmträgheit.
  Bettruhe führt zu Verstopfung. Es soll auch für diese Patienten im Rahmen der Möglichkeiten für Bewegung gesorgt werden.
- Ruhe und Gelassenheit
  Einen gesunden Rhythmus in Arbeit, Erholung und Schlaf einhalten.
  Nervosität, Ruhelosigkeit und Erregung führen zu Obstipation und sind möglichst zu vermeiden.

5.10.2 Ratschläge zur Ernährung bei Störungen

Bei Durchfällen
Meist liegt eine Störung vor, die behoben werden muß.
Stopfende Wirkung haben Heidelbeersaft, geriebene Äpfel, Reis, Bisquits.

Bei Verstopfung
Schlackenarme Ernährung, die bei der Bevölkerung zunehmend bevorzugt wird, fördert die Verstopfung. Mit *ballaststoffreicher Kost* kann bei vielen Menschen ein therapeutischer Effekt erzielt werden.
Laxierende Wirkung haben Nüsse, Erdnüsse, Blattgemüse, Zwiebeln, Lauch, Früchte, besonders Pflaumen, Aprikosen, Datteln, Feigen; dann Zucker, Mais und Kartoffeln, Weizenschrotkleie.

Medikamente sollten nur nach Arztverordnung eingenommen werden.

5.10.3 Spezielle Darmschondiät

Dünndarmerkrankungen
Bei Resorptionsstörungen und nach Dünndarmresektion ist eine diätetische Behandlung notwendig und sinnvoll.
Grundsätzlich gilt:
- bei Spruesyndrom
  gluteinfrei, zu Beginn fettarm
- bei Disaccharidasemangel
  frei von unverträglichen Disaccharid
- nach Dünndarmresektion
  kleine häufige Mahlzeiten, schlackenarm, Spezialfett (MCT = ein aus mittellangkettigen Fettsäuren bestehendes Fett (leicht spaltbar)
- bei Eiweißverlustsyndrom
  MCT, fettarm, eiweißreich.

Dickdarmerkrankungen
Je nach Ursache wird eine Selbstreinigung des Darmes durch Ballaststoffe oder das Ausschalten von krankheitsunterstützenden Faktoren angestrebt.
- Bei Diverticulose ballaststoffreich
- Bei Colitis ulcerosa milcheiweißfrei, schlackenarm, leicht verdaulich.

Astronautendiät
Mit dieser Diät will man dem Patienten eine möglichst vollständige Nahrung zuführen, die im oberen Abschnitt des Dünndarms praktisch vollständig resorbiert wird. Dadurch erreicht man eine Entlastung des Darmes, indem ihm möglichst keine Schlackenstoffe angeboten werden.
Diese Diät ist im Handel erhältlich (in Büchsen oder Packungen, wie z.B. die Sondenkost).

5.11 Spezielles: Aszitespunktion

5.11.1 Aszites = Bauchwassersucht

Prinzip s. S. 382.

Als Aszites bezeichnet man eine Ansammlung von Flüssigkeit in der freien Bauchhöhle (Peritonealhöhle). Sie kann durch verschiedene Krankheiten verursacht werden. Wir unterscheiden:
- *Aszites bei Stauungsinsuffizienz.* Gleichzeitig sind Ödeme in den Beinen und in der Sakralgegend nachweisbar.
- *Aszites bei Krankheiten des Peritoneums,* z.B. bei Peritonitis oder Tumormetastasen des Peritoneums. Die Aszites ist in diesem Fall von den allgemeinen Krankheitszeichen der Peritonitis oder des Karzinoms begleitet.
- *Aszites bei Leberkrankheiten,* z.B. bei Leberzirrhose oder Lebermetastasen eines Magen-, Darm- oder Lungenkarzinoms. Es handelt sich dabei um die häufigste Ursache der Aszites. Sie ist Ausdruck einer allgemeinen Stauung des Pfortadersystems.
- *Aszites bei Nierenkrankheiten* als Teil der allgemeinen Nierenödeme, besonders bei chronischen Nierenkrankheiten.

5.11.2 Aszitespunktion

Die Aszitespunktion kann zur Diagnostik durchgeführt werden, ist aber im Normalfall eine *therapeutische Maßnahme* zur Entleerung des sich im Bauchraum angesammelten Aszites.
Die Punktion ist heute seltener geworden, da Ödeme und Aszites durch Diuretika weitgehend ausgeschwemmt werden können.
Sie wird noch vorgenommen bei schwerem oder schlecht beeinflußbarem Aszites.

Instrumentarium
- alles zur Desinfektion
- zur Punktion wird heute meistens eine dicke Kanüle mit angesetztem Aszitesschlauch verwendet
- Auffanggefäß, Meßzylinder, Urometer
- sterile Reagenzgläser
- Verbandmaterial, Laparotomiebinde
- Abfallsack, Nierenschale.

Vorbereitung
- Blase entleeren lassen
- Messen des Bauchumfanges
- Rückenlagerung mit leicht seitlicher Drehung zum Bettrand (Bett schützen), mit dem Ziel, dem Arzt den Zugang zur Punktionsstelle und das Ablaufen des Punktates zu erleichtern.

Ausführung
- Desinfektion, Anästhesie, Desinfektion
- Punktion mittels Kanüle mit angesetztem Schlauch, der ins Auffanggefäß geleitet wird. Die Flüssigkeit fließt spontan ab.
- Je nach Zustand des Patienten wird der Aszites *ganz oder nur teilweise* abpunktiert (Arztverordnung!).
- Nach Entfernen der Kanüle wird die Einstichstelle verbunden und evtl. eine Leibbinde (Laparotomiebinde) umgelegt. (*Notwendig ist diese immer dann,* wenn eine größere Menge Flüssigkeit abpunktiert

wurde. Der Druck von außen kann einem eventuellen Schocksyndrom entgegenwirken.)
- Das Punktat wird gemessen und das spezifische Gewicht bestimmt. Evtl. verordnet der Arzt eine mikroskopische oder bakteriologische Untersuchung.

Nachkontrolle
- Kontrolle der Einstichstelle, um ein Nachsickern oder eine Nachblutung sofort zu erfassen.
- Kontrolle des Allgemeinbefindens, evtl. auch der Vitalzeichen. Infolge Druckentlastung im Abdomen können Schocksymptome auftreten.
- Messung des Bauchumfanges.
- Man denke daran, daß mit dem Abpunktieren des Aszites immer auch ein Eiweiß- und Elektrolytverlust verbunden ist. Der Arzt wird evtl. entsprechende Kontrollen (blutchemische Untersuchungen) verordnen.

5.12 Erkrankungen des Darmes und des Peritoneums (Bauchfell)

5.12.1 Übersicht über die wichtigsten Erkrankungen

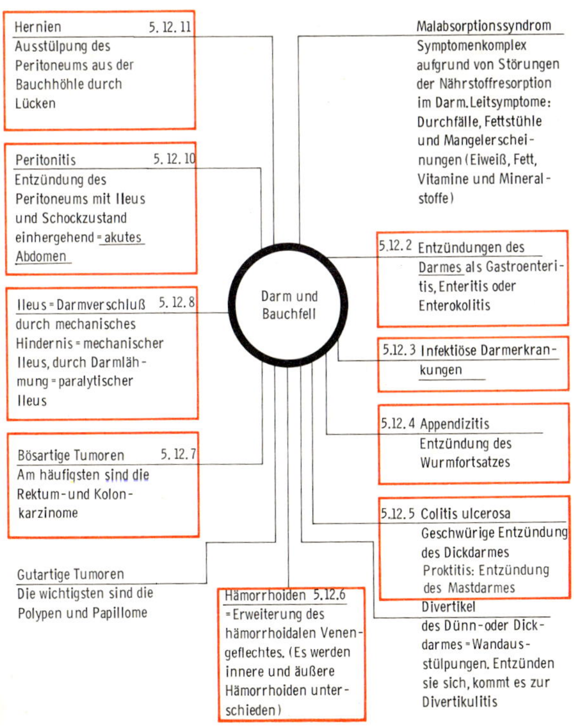

5.12.2 Plege des Patienten mit Enteritis (Gastroenteritis und Enterokolitis)

Die Entzündung der Darmschleimhaut kann akut (= akute Enteritis) oder chronisch (= chronische Enteritis) sein.
Je nach Ausdehnung spricht man von einer
- Gastroenteritis
- Enterokolitis oder
- Gastroenterokolitis = diffuse Entzündung der Magen- und Darmschleimhäute.

Die häufigste Form ist die *akute Enteritis und Gastroenteritis*. Die Ursachen können die gleichen sein wie bei der Entzündung der Magenschleimhaut. Dazu kommt die häufig im Sommer auftretende »Darmgrippe«, die durch Viren hervorgerufen wird.

Krankheitszeichen
Meist plötzlicher Krankheitsbeginn mit
- Unpäßlichkeit, Übelkeit, Erbrechen, belegter Zunge
- Bauchkoliken, Druckschmerzhaftigkeit
- Durchfällen (evtl. mit Blut- und Schleimbeimengung)
  ist der Flüssigkeitsverlust durch das Erbrechen und die Durchfälle groß, und wird er nicht behoben, kommt es rasch zu einem schweren Krankheitsbild mit
- Oligurie
- Exsikkose
- Elektrolytverschiebung und Störungen im Säure-Basen-Haushalt.

Behandlung und Pflege
Es gelten ähnliche Prinzipien wie bei der

Pflege des Kranken mit Gastritis (S. 590). Ausschlaggebend ist der Schweregrad der Erkrankung.
- Der Patient soll Bettruhe einhalten
- zu Beginn Nahrungskarenz, dann aufbauend flüssige bis leichte Kost
- bei andauerndem Erbrechen und Durchfällen wird der Arzt Infusionen verordnen (Aufrechterhaltung des Wasser-, Elektrolyt- und Säure-Basen-Haushaltes)
- Medikamentös:
  Antiemetika oder Sedativa zur Behebung des Erbrechens
  Spasmolytika bei Bauchkrämpfen.

5.12.3 Pflege des Patienten mit infektiösen Darmkrankheiten

Es handelt sich dabei um Infektionskrankheiten, die mit einer akuten, meist schweren Enteritis einhergehen. Dazu gehören z.B.:
- *Typhus* (Typhus abdominalis)
  Eine durch Typhusbakterien (Salmonella typhi) hervorgerufene Erkrankung.
  Die Erreger gelangen durch Nahrungsmittel, Wasser oder Milch in den Organismus, wo sie nach einer mehr oder weniger langen Inkubationszeit ein charakteristisches Krankheitsbild hervorrufen.
- *Paratyphus*
  Eine typhusähnliche Infektionskrankheit, hervorgerufen durch verschiedene Salmonellakeime (besonders der Gruppe A und B).
  Die Inkubationszeit ist kürzer, der Verlauf ähnlich wie beim Typhus.
- *Bakterielle Lebensmittelvergiftung*
  Eine akute Gastroenteritis nach Genuß von Speisen, die durch Bakterien, vor allem der Salmonellagruppe, verdorben sind.
- *Staphylokokkengastroenteritis*
  Die Krankheit kann verursacht sein durch verseuchte Nahrungsmittel (Staphylokokkentoxine) oder ist die Folge einer intestinalen Infektion (z.B. postoperative Krankenhausinfektion) durch die Staphylokokken selbst.

Krankheitszeichen
- Zeichen einer akuten Gastroenteritis mit schwerer Beeinträchtigung des Allgemeinzustandes
- Zeichen der Infektion mit je nach Erreger verschiedenem Krankheitsbild.

Näheres darüber ist unter »Infektionskrankheiten«, z.B. bei Beske (Bd. II) nachzulesen.

Behandlung und Pflege
- Bekämpfung der Infektion durch Antibiotika oder Sulfonamide (je nach Erreger).
- Im übrigen ist die Behandlung die gleiche wie diejenige der akuten Gastroenteritis. Ein gezielter Ersatz der verlorenen Flüssigkeit und Elektrolyte steht im Vordergrund.
- Zusätzlich haben alle Maßnahmen Gültigkeit, die im Kapitel »Krankenhaushygiene« im Rahmen der laufenden und Schlußdesinfektion besprochen worden sind (s. S. 230ff.). Der Patient wird isoliert

Von besonderer Wichtigkeit ist
- Selbstschutz durch Tragen von Schutzkitteln und Handschuhen
- absolute Reinlichkeit (Bettwäsche, Patientenwäsche)
- möglichst nur Einwegmaterialien verwenden (Waschlappen, Moltex-Unterlagen, Handschuhe u.a.)
- für sorgfältige und gründliche Intimtoilette sorgen
- Desinfektion der Stühle, wenn keine genügende Abwasserkanalisation gewährleistet ist.

Pflegerisch gilt, vor allem im akuten Stadium, alles was für die Pflege und Betreuung des Schwerkranken zutrifft:
- Für gute Körperpflege und die notwendigen Prophylaxen sorgen
- Überwachung und Kontrolle des Allgemeinzustandes, der Vitalzeichen, der Infusion sowie der Ausscheidungen
- angepaßte Ernährung (Nahrungskarenz – flüssige Kost – Aufbaudiät)
- dem Kranken Sicherheit und bestmögliches Wohlbefinden ermöglichen (Takt, Einfühlungsvermögen, angepaßte Information, Hilfe zur Selbsthilfe).

Die Salmonelleninfektionen gehören in die Gruppe der Erkrankungen, die der *Meldepflicht* unterliegen. Die Schwester erinnere u. U. den Arzt, damit die Meldung an die Gesundheitsbehörde, entsprechend dem geltenden Gesetz gemacht wird.

5.12.4 Pflege des Patienten mit Appendizitis

Der 6 bis 10 cm lange Wurmfortsatz geht vom Zökum ab. Er wird durch den Reichtum an lymphatischem Gewebe als Bakterienfilter angesehen. Die Entzündung des Wurmfortsatzes ist die häufigste Erkrankung. Sie kann chronisch oder akut auftreten.

Chronische Appendizitis
Sie beruht auf periodisch rezidivierenden Entzündungen. Diese werden durch narbige Wandveränderungen, Verwachsungsstränge, Abknickungen und Kotsteine begünstigt.
Die Beschwerden sind uncharakteristisch wie bei Magen-Darm-Störungen: unklare Schmerzen im rechten Unterbauch, Wechsel zwischen Obstipation und Diarrhö.

Akute Appendizitis
Sie beginnt mitten aus vollstem Wohlbefinden mit
- Schmerzen in der Magengegend oder um den Nabel herum. Später lokalisieren sie sich am Entstehungsort, d.h. im rechten Unterbauch. Der Bauch ist druckempfindlich (Druck- und Entlastungsschmerz), besonders am sogenannten McBurney-Punkt (in der Mitte zwischen Nabel und der Spina iliaca anterior superior).
- Es stellen sich Brechreiz und Erbrechen ein
- Darmstörungen wie bei der chronischen Form
- Temperaturerhöhung mit Differenz axillär-rektal über 0,5 °C
- die Leukozytenzahl ist meist erhöht (mit Linksverschiebung).

Eine frühzeitige Operation ist angezeigt. Wartet man zu, kann es zu einer Gangrän, einem Durchbruch und zu einer Peritonitis kommen.
Appendektomie = chirurgische Entfernung des Wurmfortsatzes
Wird rechtzeitig operiert, handelt es sich dabei um einen kleinen, gefahrlosen Eingriff.
- *Präoperative Maßnahmen*
  Wird bei einer chronischen Appendizitis operiert, sind die Operationsvorbereitungen allgemeiner Natur.
  Bei der akuten Appendizitis wird meistens notfallmäßig operiert. Der Patient gelangt von der Aufnahmestation, wo die notwendigsten Maßnahmen getroffen werden, direkt in den Operationssaal.
- *Postoperative Pflege*
  Sie ist davon abhängig, in welchem Stadium der Patient operiert wurde und von den Maßnahmen, die im Operationssaal getroffen worden sind.
  Bei frühzeitiger Appendektomie ist der postoperative Verlauf komplikationslos. Der Patient wird mobilisiert. Bis zum Einsetzen der Darmtätigkeit bekommt er Tee, dann flüssige, später leichte Kost. Nach 6 bis 8 Tagen kann er das Krankenhaus verlassen.

Hat sich bereits eine Gangrän oder Peritonitis entwickelt, steht die Verabreichung von hohen Dosen Antibiotika sowie die Aufrechterhaltung des Wasser- und Elektrolythaushaltes im Vordergrund. Die Pflege dieser Patienten stellt an die Pflegegruppe große Anforderungen. Sie entspricht dem, was bei der Pflege des Patienten mit Peritonitis Gültigkeit hat (s. S. 615f.). Bei drainierten und septischen Wunden stellen sich außerdem die Probleme des häufigen Verbandwechsels und der Anwendung einer lokalen, antiseptischen Therapie.

5.12.5 Pflege des Patienten mit Colitis ulcerosa

Die Proktitis ist eine akute oder chronische Entzündung des Mastdarmes. Es besteht Ulzerations- und Blutungsneigung, auch können schleimige oder eitrige Diarrhöen auftreten.
Eine besondere Form ist die *Proktocolitis ulcerosa*. Sie ist oft das erste Stadium einer aufsteigenden ulzerösen Kolitis.
Bei der *Colitis ulcerosa* handelt es sich um eine chronische, unspezifische, mit Ulzeration einhergehende Entzündung des Dickdarmes. Die Ursache ist unbekannt. Man nimmt an, daß es sich um eine Autoimmunerkrankung handelt. Auch können psychische Momente einer Infektion durch Bakterien oder Viren Vorschub leisten.
Am häufigsten ist das Rektum und das absteigende, oft das ganze Kolon (= Kolitis) betroffen. Im fortgeschrittenen Stadium bestehen ausgedehnte Geschwürflächen mit Zerstörung der Darmschleimhaut (nachweisbar durch die Rektoskopie).

Krankheitszeichen
- Chronische Durchfälle, die schleimig-blutig sind, eitrige Beimengungen sind nicht selten.
- Kolikartige Schmerzen.

Allgemeinerscheinungen sind vor allem *bei ausgedehnter Colitis ulcerosa* sehr ausgeprägt:

- allgemeines Krankheitsgefühl
- Appetitlosigkeit, Übelkeit, Erbrechen
- Unverträglichkeit gegen bestimmte Nahrungsmittel (Milch, Eier)
- Temperaturanstieg
- Gewichtsverlust mit zunehmender Entkräftigung
- bei zunehmenden wäßrig-schleimig-blutigen Diarrhöen kommt es zu Anämie, Dehydration und Hypokaliämie.

Gefahren und Komplikationen

Die Colitis ulcerosa ist ein meist rezidivierendes Leiden. Mit Komplikationen ist zu rechnen.

- Das Krankheitsbild kann sich akut verschlechtern. Es tritt septisches Fieber mit starker Beeinträchtigung des Allgemeinzustandes auf.
- Auftreten von Abszessen, Fistelbildungen mit Perforation, schwerer Anämie und
- paralytischem Ileus.
- Maligne Entartung. Auf dem Boden einer Colitis ulcerosa kann ein Karzinom entstehen.

Behandlung und Pflege

- *Allgemeine konservative Maßnahmen*
  Man versucht, den Darm zu entlasten und den Ernährungs- und Kräftehaushalt des Patienten zu unterstützen.
  strikte Bettruhe
  Flüssigkeitszufuhr (evtl. parenteral)
- schlackenarme, kalorienreiche, milcheiweißfreie, leicht verdauliche Kost, evtl. Astronautendiät (s. S. 602).
- *Medikamentöse Behandlung*
  Salazopyrinpräparate (3–5 g täglich), bei distaler Lokalisation werden lokale Kortisonapplikationen (z.B. Corticlyss) angewendet. In schweren oder resistenten Fällen stehen der Wasser- und Elektrolytausgleich, Bluttransfusionen und eine Behandlung mit Kortikosteroiden im Vordergrund.
- *Psychische Betreuung*
  Die psychische Stimmungslage des Patienten beeinflußt den Verlauf der Krankheit. Unsere Aufgabe ist es daher, in Zusammenarbeit mit dem Arzt und der gesamten Pflegegruppe, diese Patienten aufzumuntern. Im gemeinsamen Gespräch suchen wir Mittel und Wege, ihnen nicht nur physische, sondern auch psychische Hilfe zukommen zu lassen. Aussprachen mit der Krankenhausfürsorgerin oder dem Seelsorger können mit zur Heilung beitragen.
  Der Arzt wird evtl. Psychopharmaka (Valium, Librium u.a.) verordnen.
  Die Pflege dieser Patienten fordert vom Pflegeteam viel Geduld und Einfühlungsvermögen.
- *Chirurgische Behandlung*
  Sie ist immer dann angezeigt, wenn die konservative Behandlung nicht zum Ziele führt oder Komplikationen auftreten (Stenosen, Blutungen, Perforation).
  Bei der Operation wird meistens das ganze Kolon entfernt und eine Ileostomie angelegt (= Einnähen des Ileumstumpfes in die Bauchwand).
  Bei diesen Patienten ist die psychische Vorbereitung auf das Tragen eines Ileumafters oder Anus praeternaturalis von besonderer Wichtigkeit. Meistens erholen sich die Kranken nach der Operation recht gut, da durch die Entfernung des Dickdarmes eine ausgedehnte, eitrige Wundfläche ausgeschaltet werden kann. Näheres über die postoperative Pflege im allgemeinen und die Anus-praeter-Pflege im besonderen s. S. 612 ff.

5.12.6 Pflege des Patienten mit Hämorrhoiden

Es handelt sich um eine häufige Erkrankung, die auf einer familiären oder individuellen Disposition beruht.
Wir unterscheiden *innere Hämorrhoiden* und *äußere Hämorrhoiden.*
Die äußeren Hämorrhoiden thrombosieren meist spontan und sind eigentlich nur im akuten Entzündungsstadium von Bedeutung.
Die inneren Hämorrhoiden werden in 3 Stadien unterschieden.

1. *Stadium:* Blutung ohne Schmerz (im Rektoskop ist zusätzlich eine Schwellung sichtbar).
2. *Stadium:* Die Knoten wölben sich beim Pressen vor, die Defäkation ist schmerzhaft.
3. *Stadium:* Die Knoten vergrößern sich, es kommt zum Vorfall (Prolaps) beim Stehen und Gehen (also defäkationsunabhängig). Die Analschleimhaut ist entzündet, Schleimabgang und Blutung sind sehr auffällig. Der Patient klagt über heftige Schmerzen.

Behandlung

Im 1. Stadium ist eine Verödungsbehandlung

möglich. *Konservativ* kommen Suppositorien (Anusol, Scheriproct u.a.) sowie Salbenbehandlung (z.B. Posterisan) in Frage. Wichtig ist die Sorge für weichen Stuhl und eine allgemeine lokale Pflege.
Im 2. und 3. Stadium muß *operativ* vorgegangen werden.

Postoperative Maßnahmen
Speziell zu beachten ist
- *die Lagerung*
  Der Patient wird Seiten- oder Bauchlage einnehmen. Bei der Rückenlagerung ist Hohllage zu ermöglichen (Gummiring einbetten).
- *die Wundpflege*
  Prinzipiell geht es dabei um *bestmögliche Ruhigstellung* und *Sauberhaltung*: Für weichen Stuhl sorgen (erwünscht ab 4.–5. Tag), Kamillosan-Kohlensäuresitzbäder, Wundversorgung mit Auflagen von Vaseline-Tüll-Verbänden (Jelonet-Carbonet-Gaze).

5.12.7 Pflege des Patienten mit Darmtumoren

Während im Dünndarm die gutartigen Tumoren überwiegen, dominiert im Dickdarm das Karzinom.

Gutartige Darmtumoren
Neben verschiedenen gutartigen Tumoren, wie Lipomen, Fibromen, Hämangiomen, stehen die Schleimhautpolypen an erster Stelle. Adenomatöse Polypen haben die Tendenz zur bösartigen Degeneration. Ein Drittel aller Dickdarmkarzinome entsteht auf dem Boden der Polypen.

Bösartige Darmtumoren
Das Rektum-Kolon-Karzinom steht an der Spitze der bösartigen Tumoren. Dabei entfallen etwa 50% auf das Rektum und die Analregion.
Die Metastasierung erfolgt auf verschiedenen Wegen.
- Lokales, infiltratives Wachstum in alle Schichten der Darmwand und in die benachbarten Organe, wie Duodenum, Magen, Peritoneum, Harnblase und Uterus.
- Der wichtigste Weg ist die Lymphbahn. An erster Stelle stehen die Lymphknoten des Gekröses.
- Die Ausbreitung über die Blutbahn geht fast immer über die Pfortader in die Leber. In zweiter Linie erfolgt die Streuung in die Lunge, und schließlich können im Endstadium Fernmetastasen in allen Organen auftreten.

Krankheitszeichen
Die Erkennung des Darmkrebses im Frühstadium ist durch fehlende Frühsymptome oder deren unklare und vielschichtige Deutung erschwert. Ferner variieren die Beschwerden je nach Sitz des Tumors.
Uncharakteristische Allgemeinsymptome sind:
- Plätschern und Gurren im Leib
- unklare Magenbeschwerden
- sporadisch auftretende, kolikartige Schmerzen
- unregelmäßige Darmentleerungen mit Wechsel von Obstipation und Diarrhö.

Als Spätsymptome und Alarmzeichen treten folgende Störungen auf:
- Mattigkeit, Leistungsschwäche
- Appetitlosigkeit, Gewichtsabnahme
- chronischer, inkompletter Ileus
- Beimengung von Schleim, Blut und Eiter im Stuhl
- häufiger Stuhldrang mit jeweils nur geringen oder ausbleibenden Entleerungen (typisch bei Rektumkarzinom), wenn mit Schmerzen verbunden = Tenesmen
- Bleistiftstühle
- bei Übergreifen des Tumors auf die Nachbarorgane sind Schmerzen in Kreuz- und Blasengegend häufig
- extreme Abmagerung, Tumorkachexie, hochgradige Anämie.

Untersuchungsmethoden
Wichtig ist die Früherkennung. Neben der Rektoskopie, der Darmbiopsie und der Kontrastmitteldarstellung haben die rektale Untersuchung und die Palpation durch den Arzt große Bedeutung.

Behandlung und Pflege
Das Mittel der Wahl ist die *chirurgische Entfernung* des tumortragenden Darmteiles.
Die Operationsvorbereitungen richten sich nach dem Zustand des Patienten. Liegt kein akuter Ileus vor, wird der Patient über Tage auf die Operation vorbereitet.
Allgemeine Maßnahmen:
- Eine Tumoranämie wird durch Bluttransfusionen behoben.
- Plasma, Eiweißfraktionen und eiweißhaltige Kost normalisieren den niederen Eiweißgehalt des Blutes.

- Der Elektrolythaushalt wird mit entsprechenden Infusionslösungen korrigiert.
- Dazu kommen nach Bedarf Herz- und Kreislaufmittel, Vitamine u.a.

Die spezifischen präoperativen Maßnahmen sowie alles über die Pflege nach der Operation sind S. 611 ff. nachzulesen.

5.12.8 Passagebehinderungen – Darmverschluß

Die harmloseste Form einer Passagebehinderung ist die chronische (habituelle) *Obstipation.* Schwerwiegender sind *Stenosen* (= Enge des Darmlumens, z.B. durch Narben oder Tumoren hervorgerufen) und der *Ileus.*

Der Ileus (= Darmverschluß) wird je nach Ursache eingeteilt in:

Mechanischer Ileus

- *Okklusionsileus* = Darmverschluß ohne Beteiligung der Mesenterialgefäße. Er entsteht durch Verwachsungen (Bridenileus), Hernien, Tumoren, Strikturen, Fremdkörper u.a.
- *Strangulationsileus* = Darmverschluß mit gleichzeitiger Abschnürung der Mesenterialgefäße, wodurch die Blutversorgung gestört wird. Es besteht somit neben der Passagebehinderung eine Gewebsernährungsstörung.

Funktioneller Ileus

- *Paralytischer Ileus* – Es handelt sich dabei um eine motorische Darmlähmung, wobei der Darm selbst keine krankhaften Veränderungen aufweist. Die Ursache kann *toxischer* Natur (Peritonitis, Morphinvergiftung u.a.) oder *reflektorisch* bedingt sein (Pankreatitis, Bauchtraumen, Gallen-Nieren-Kolik u.a.). Als weitere Ursache ist das *Mangelsymptom* bekannt. (Hypokaliämie, Hypoproteinämie). *Vaskuläre Ernährungsstörungen* des Darmes (z.B. Mesenterialinfarkt) können ebenfalls zur Ileuskrankheit führen.

Pflege des Patienten mit mechanischem Ileus

Durch den Darmverschluß kommt es zur *Verschlußkrankheit.*

Krankheitszeichen

Sie sind sehr unterschiedlich und mannigfach je nach Intensität, Lokalisation und Dauer des Darmverschlusses. Allgemein gilt, daß die *Strangulation* früh, die *Okklusion* dagegen spät zu Ileuserscheinungen führt.

- Die Stuhl- und Windverhaltung steht beim tief liegenden Darmverschluß im Vordergrund und setzt frühzeitig ein. Bei hohem Ileus ist Stuhl- und Windabgang noch möglich, darf aber über den vorliegenden Verschluß nicht hinwegtäuschen.
- Aufstoßen und Erbrechen. Bei hohem Ileus setzen sie frühzeitig und mit großer Intensität ein. Beim Dickdarmverschluß treten sie als ausgesprochene Spätsymptome auf (Koterbrechen). Das Erbrechen beim Dünndarmverschluß ist primär reflektorisch ausgelöst, erst später steht das Überlauferbrechen aufgrund der atonischen Darmerweiterung im Vordergrund. Infolge häufigen Erbrechens resultieren große Wasser- und Salzverluste.
- Der Meteorismus ist besonders ausgeprägt beim tiefsitzenden Dickdarmverschluß infolge Sigma- oder Rektumkarzinom und beim paralytischen, postoperativen Ileus.
- Der Schmerz ist von der Ileusursache abhängig und je nach Art und Intensität sehr verschieden. Der Kolikschmerz ist sehr heftig, tritt an-, abschwellend und intermittierend auf.
- Die Darmbewegungen und Darmgeräusche sind je nach Art, Stadium und Dauer des Darmverschlusses vorhanden, vermehrt vorhanden oder fehlen. Bei Überdehnung der Darmwandmuskulatur geht die Peristaltik vollständig verloren.
- Das Röntgenbild (Abdomenübersichtsaufnahme) ist charakteristisch: Darm-Flüssigkeits-Gasspiegel.
- Beim Strangulationsileus stehen nebst dem reflektorischen Erbrechen und heftigen Anfangsschmerz die *Schockzeichen* im Vordergrund: Tachykardie, Blutdruckabfall, kalter Schweiß, Oligurie.

Behandlung und Pflege

Das Schicksal des Ileuskranken wird vor allem von der Dauer des Darmverschlusses bestimmt. Deshalb sind Frühdiagnose und Frühoperation die erstrebenswertesten Ziele.

Bei Strangulationsileus mit primären Zirkulationsstörungen ist die Operation besonders dringlich.

Bei Darmverschluß durch Tumoren hängt der Zeitpunkt des operativen Eingriffs vom Allgemeinzustand des Patienten ab.

Nach Erkennung des Verschlusses wird sofort mit der *konservativen Behandlung* begonnen. Sie dient gleichzeitig als *Vorbereitung des Kranken für die Operation.*
- Intravenöse Dauertropfinfusion zum Ersatz des Wasser- und Elektrolytverlustes (Nahrungskarenz)
- Absaugen des gestauten Magen-Darm-Inhalts mittels Dünndarmsonde
- eventuelle Schockbekämpfung, Kreislaufunterstützung
- Schmerzbekämpfung nach Arztverordnung
- im weiteren gelten die üblichen präoperativen Maßnahmen. Bei Patienten mit akutem, schwerem Ileus erfolgt die Vorbereitung kurzfristig.

Operative Behandlung
Sie besteht in der Beseitigung des Hindernisses und des gestauten Darminhalts. Die Gefahr der Intoxikation ist damit aufgehoben. Besteht eine Inkarzeration und ist der Darm vital geschädigt, wird eine Darmresektion mit End-zu-End-Vereinigung vorgenommen. Erlaubt der Zustand des Patienten keinen Radikaleingriff, ist der Ileuszustand durch eine einfachere Maßnahme zu beheben (Ileostomie, Kolostomie). In diesem Fall bleibt die Beseitigung der Ileusursache einem Zweiteingriff vorbehalten.

Postoperative Pflege
Die postoperativen Maßnahmen sind S. 611f. nachzulesen.

Pflege des Patienten mit paralytischem Ileus
Der paralytische Ileus ist in der Mehrzahl der Fälle die Folge einer *lokalen oder allgemeinen Peritonitis*. Charakteristisch ist dabei die »Totenstille« des Abdomens, die mit peritonitischen Zeichen einhergeht.

Krankheitszeichen
- Komplette, nicht überwindbare Darmlahmung
- starker Meteorismus
- Stille über dem Abdomen (= keine Darmgeräusche)
- gespannte Bauchdecke
- typisches Aussehen: Facies abdominalis (spitzes Gesicht mit Rändern unter den Augen und eingefallenen Wangen)
- bei Peritonitis auch *harte* Bauchdecken, trockene Zunge, Überlauferbrechen, anhaltender Singultus.

Behandlung und Pflege
Bei der Behandlung des paralytischen Ileus steht die Behebung der Ursache im Vordergrund.
Bei Peritonitis: Operative Ausschaltung der Peritonitisursache
- Laparotomie mit Anlegen einer Darmfistel
- Bauchdrainage am tiefsten Punkt (Douglas-Drainage)
- Spülung der Bauchhöhle
- hohe Dosen Antibiotika

Bei den toxischen Ursachen: Hier wird man zuerst konservativ vorgehen.
- Ausschaltung der Ursache durch Angehen der primären Erkrankung
- Anregung der Peristaltik (z.B. mit Dihydroergotamin, Prostigmin, Kaliumersatz, hypertonische Kochsalzlösungen)
- Dauerabsaugung mittels Dünndarmsonde
- Wärmeapplikation auf das Abdomen
- operatives Anlegen einer Darmfistel, wenn die konservativen Maßnahmen nicht zum Ziele führen.

Der Ileuspatient stellt große Anforderungen an das Pflegepersonal.

Konservative Therapie
- Solange der Patient konservativ behandelt wird, steht die *Überwachung* im Vordergrund. Eine Verschlechterung des Allgemeinzustandes muß rasch erkannt und dem Arzt gemeldet werden.
- Kontrolle der eingelegten Dünndarmsonde und des abgesaugten Darminhaltes. Art und Häufigkeit des Absaugens verordnet der Arzt. Evtl. sind Spülungen vorzunehmen.
- Überwachung der Infusionen und genaue Verabreichung der verordneten Flüssigkeitsmenge, Elektrolyte und Medikamente.
- Die Flüssigkeitsbilanz muß genau errechnet werden. Bei der Errechnung der Ausfuhr sind neben Urin das abgesaugte Magen-Darm-Sekret, die Durchfälle und ggf. Erbrochenes mitzuberechnen.

Operative Therapie
Intensive *Überwachung* und angemessene Unterstützung im Sinne der *Prophylaxe* sind notwendig, damit Komplikationen vermieden werden können.

Die *drei Hauptgefahren* sind:
- *Atemstörungen* und Ateminsuffizienz infolge oberflächlicher Atmung, die zu Atelektase und Pneumonie führen. Sie können

durch systematische Pneumonieprophylaxe, vorwiegend durch Atemtherapie, verringert werden.
- *Der Flüssigkeits- und Salzverlust* kann sehr groß sein und zum hypovolämischen Schock führen. Kontrolle von Nierenleistung und Venendruck helfen dem Arzt, eine angemessene Ersatztherapie in die Wege zu leiten.
- *Sepsis und septischer Schock* sind vor allem bei Vorhandensein von gramnegativen Krankheitskeimen zu erwarten. Der Arzt wird Chemotherapeutika, Elektrolyte und Volumenersatz und zur Unterstützung der Herz- und Kreislauftätigkeit Digitalis und Adrenolytika verordnen.

Im übrigen bleiben sich die Aufgaben in der postoperativen Pflege und Betreuung die gleichen wie sie im nächsten Kapitel besprochen werden.

5.12.9 Pflege des Patienten bei Darmoperationen

Bei den zuletzt besprochenen Krankheitsbildern (Colitis ulcerosa, Kolon- oder Rektumkarzinom und Ileus) kommt unter Umständen die Darmoperation als wichtigste therapeutische Maßnahme in Frage. Operationsvorbereitung, -methode und -nachbehandlung richten sich nach dem Grundleiden.

Als *Operationsmethoden* kommen in Betracht:
- *Die Kolektomie* als Teil- oder Totalresektion des Dickdarmes bei Darmtumoren oder ausgedehnter Colitis ulcerosa. Die Art der Resektionsmethode ist abhängig vom Sitz und Ausmaß der Krankheit.
- *Totalresektion* des Dickdarmes mit Anlegen einer Ileumfistel = *Ileostomie*. Sie liegt meist im rechten Mittel- oder Unterbauch.
- *Teilresektionen:* 1. Coecumresektion, 2. Transversumresektion, 3. Resektion der Flexuren, 4. Sigmaresektion (Abb. 8a).
- *Hemikolektomie rechts* (Entfernen einer Kolonhälfte) mit End-zu-End-Anastomose, bzw. Seit-Seit-Anastomose (= Herstellen einer Verbindung zwischen Ileum und Transversum als *Ileo-Transversostomie* (Abb. 8b).
- *Hemikolektomie links* als Verbindung zwischen Transversum und Sigma = *Transversosigmoidostomie* (Abb. 8c).
- *Kolostomie* (= Anlegen eines Anus prae-

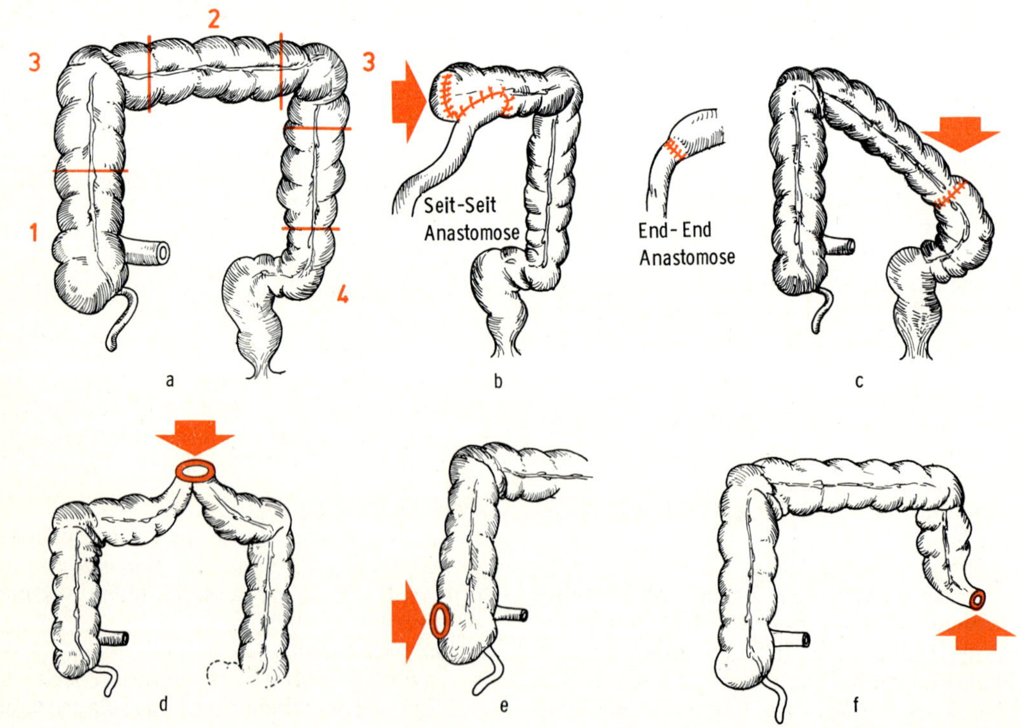

Abb. 8 Teilresektionen (s. Text)

ternaturalis) als vorübergehender (temporärer) Anus praeter oder als endültiger (definitiver) Anus praeter. Ein temporärer Anus praeter kommt z.B. bei Ileus in Frage. Nach Beseitigung des Ileuszustandes wird der Patient zur Hemikolektomie vorbereitet. In einer dritten Operation kann der Anus praeter wieder verschlossen werden.

Doppelläufiger Anus praeter am Transversum; er liegt meist im mittleren Oberbauch, rechts (Abb. 8d).

Einläufiger Anus praeter nach Zökostomie (= Blinddarmfistel, Abb. 8e).

Endständiger Anus praeter nach abdominoperinealer Rektumamputation am Colon descendens (Abb. 8f).

- *Kontinente Ileostomie*
  Wenn die Kolostomie nicht den gewünschten Erfolg zeigt, kann in einer zweiten Sitzung eine kontinente Ileostomie angelegt werden. Man versteht darunter ein intraabdominelles Reservoir aus Dünndarm, das gegen außen durch einen Verschlußmechanismus verschlossen ist.
  Mit Hilfe des Verschlußmechanismus bleibt der wäßrige Darminhalt im Dünndarmreservoir zurück. Durch ein spezielles Darmrohr kann der Stuhl 3–5mal täglich entleert werden. Die Haut wird dadurch weniger stark angegriffen, und der Patient braucht keinen Ileostomiebeutel zu tragen.
- *Exstirpation* = Amputation des Rektums ist nur dann als kontinenzerhaltende Resektion (Erhalten des Schließmuskels) möglich, wenn der Tumor mindestens 10 cm hoch liegt. Andernfalls kommt die abdomino-perineale Rektumamputation zur Ausführung.

Operationsvorbereitungen

- Ein vorgesehener Anus praeter sollte an idealer, für den Patienten gut zugänglicher Stelle sein. Aus diesem Grund wird die Stelle des vorgesehenen Anus praeters vor der Operation bezeichnet.
- Die allgemeinen Maßnahmen richten sich nach dem Zustand des Kranken, nach der Art der Erkrankung und nach der Zeit, die bis zur Operation zur Verfügung steht.
- Eine spezifische Maßnahme ist die Reinigung und Sterilisation (= Keimfreimachung) des Darmes.
  Die Darmentleerung und Darmreinigung erfolgt mittels Laxantien, Einläufen und Darmspülungen, z.B. am dritten und zweiten präoperativen Tag je zwei Eßlöffel Rizinusöl und morgens und abends einen Einlauf mit physiologischer Kochsalzlösung. Nach Möglichkeit soll der Patient den Einlauf 15 Minuten behalten und in rechter Seitenlage verbleiben.
  Am Vorabend des Operationstages Darmspülung mit physiologischer Kochsalzlösung, bis die Spülflüssigkeit farb- und geruchlos zurückfließt.
  Eine weitere Möglichkeit ist die *Darmspülung durch die Magensonde*. Dieses Verfahren ist für den Patienten weniger belastend und die Methode bietet den Vorteil, daß Dünn- und Dickdarm für die Operation völlig sauber sind. So wird die Anastomose in den ersten wichtigen postoperativen Tagen nicht durch Stuhlreste belastet und die Gefahr einer Fistelbildung wird vermindert.
  Die Ausführung dieser Spülung ist S. 197ff. nachzulesen.
  Zur Darmsterilisation dienen Medikamente wie Neomycin oder Intest-Steril, z.B. am dritten, zweiten und ersten präoperativen Tag je dreimal zwei Tabletten Intest-Steril oder je 6 g Neomycin per os.
- Die *Ernährung* bzw. Flüssigkeitszufuhr geschieht je nach Zustand parenteral mittels Infusionen oder durch schlackenarme, leichte Kost (auch hier kommt die Astronautendiät in Frage). Ab zweitem, evtl. erstem präoperativem Tag Beschränkung auf flüssige Kost.
- Das *seelische Befinden* des Patienten kann ob des bevorstehenden Eingriffes und der unangenehmen Vorbereitungen reduziert sein. Die Notwendigkeit einer Kolostomie bzw. Ileostomie (Anlegen eines Anus praeternaturalis) ist nicht immer vorauszusehen. Wieweit der Kranke darüber orientiert wird, entscheidet der Arzt. Das Pflegepersonal unterstützt ihn in seinen Bemühungen. Der Patient soll möglichst dazu geführt werden, daß er sich positiv zur bevorstehenden Operation sowie zu den evtl. daraus erwachsenden Konsequenzen, wie dem Tragen eines Anus praeternaturalis, einstellt.

Postoperative Pflege

Neben den allgemeinen postoperativen Maßnahmen ist auf die Wund- und Anus-praeter-Pflege besonderes Gewicht zu legen. Es gelten die im Kapitel »Verbandwechsel« (s. S. 324ff.) besprochenen Richtlinien. Speziell zu beachtende Punkte:

Nach Darmoperationen ohne Anus praeternaturalis
Die Pflege eines Patienten ohne Anus praeternaturalis ist nicht sehr schwierig. Im Vordergrund steht die über drei bis vier Tage andauernde parenterale Ernährung zur Entlastung der Darmnähte, welche der Darmatonie gleichfalls Rechnung trägt.
Die Darmsekrete werden mittels Dünndarmsonde abgesaugt.
Die Kontrolle des Wasser- und Elektrolythaushaltes ist von ausschlaggebender Bedeutung.
Eine Hauptaufgabe der Schwester besteht in der Überwachung und Anregung der Darmperistaltik. Letztere muß schonend und ausdauernd erfolgen.

Nach Darmoperationen mit Anus praeternaturalis (Ileostomie oder Kolostomie)
Die Pflege von Patienten mit Anus praeternaturalis stellt einige zusätzliche Anforderungen.

Pflege des Patienten mit Anus praeter
Der Patient wird, wenn möglich, in einem Einzelzimmer betreut. Später kann es unter Umständen von Vorteil sein, wenn er die Fortschritte eines Patienten, der sich selbst versorgen kann, sieht.

- *Die sorgfältige Reinlichkeitspflege* ist die Grundlage und Voraussetzung aller aseptischen und antiseptischen Bemühungen. Sie umfaßt eine eingehende Körperpflege und die Sauberhaltung der Bettwäsche. Trotz bester Pflege ist es oft nicht möglich, den unangenehmen Geruch auszuschalten. Daher ist für genügend frische Luft zu sorgen. Es sind alle Vorkehrungen zur Verhütung der Keimverschleppung zu treffen durch das *Tragen von Schutzkitteln und Plastikhandschuhen.*
- *Die sakrale Wunde*
  Zur Druckentlastung im Wundgebiet ist ein Gummiring einzubetten.
  Es ist darauf zu achten, daß die Drainage nicht geknickt ist und das Sekret frei abfließen kann. Gestautes Sekret infiziert sich leicht. Nach Entfernung des Wunddrains (evtl. schon früher) kann eine Wundspülung in Frage kommen (Arztverordnung). Verwendete Medikamente: physiologische Kochsalzlösung, antibiotische Lösungen, u.U. sind Sitzbäder nötig (Arztverordnung).
- *Darmtätigkeit*
  Tritt die Darmtätigkeit nicht spontan in Funktion, wird evtl. das Anspülen des Anus praeter mit Glyzerin und Wasser notwendig (Arzt). Ein kurzes Darmrohr muß sehr vorsichtig eingeführt werden. Bei der kontinenten Ileostomie bleibt das Darmrohr während einer Trainingsphase liegen, wird dann zeitweise entfernt, bis es zu 3–5 kurzen Entleerungsphasen kommt.
- *Ernährung*
  Während vier bis fünf Tagen parenteral. Beginn der oralen Flüssigkeitszufuhr nach Windabgang. Am dritten postoperativen Tag bekommt der Patient Fencheltee oder schwarzen Tee. Bei guter Verträglichkeit und Darmtätigkeit darf die Menge langsam gesteigert werden. Später verabreichen wir leichte Kost im Sinne einer auf-

Prinzip der Wundbehandlung bei Anus praeter

- Die Laparotomiewunde bildet eine Verbindung ins Körperinnere. Das Eindringen von Keimen ist vor allem deshalb erleichtert, weil der künstliche Darmausgang dicht daneben liegt.
- Der ausfließende Darminhalt ist – besonders bei der Ileostomie – enzymhaltig. Verdauungsenzyme greifen auch körpereigene Zellen an, in diesem Fall die Haut.
- Der künstliche Darmausgang hat keinen Schließmuskel. Der Darminhalt fließt deshalb unkontrolliert aus – zu Beginn häufiger, später in größeren Abständen.

▼

Für Patient und Pflegende bedeutet dies:

- Zu Beginn aseptisches, später absolut sauberes Versorgen des Anus praeter (= Kolostomie, Ileostomie)
- Darmtätigkeit kontrollieren und bestmöglich regulieren
- Stuhlauffangbeutel regelmäßig entleeren bzw. auswechseln.

bauenden Ernährung. Die Steigerung ist nicht nur von der Darmtätigkeit abhängig, sondern auch von der Beschaffenheit des Stuhles und davon, ob eine Ileostomie oder eine Kolostomie ausgeführt wurde. Der Patient merkt bald, welche Kost ihm zuträglich ist und welche nicht.

Funktion der Ileostomie
Bei der Ileostomie ist der Dünndarm in die Haut eingepflanzt. Aus der relativ engen Öffnung, die das Hautniveau um einige Zentimeter überragt, entleert sich zu Beginn laufend wäßriger (enzymhaltiger) Darminhalt. Später werden die Entleerungen seltener, und der Stuhl wird fester. Meist bleibt er aber ungeformt und reizt die Haut. *Die Pflege der Haut* und der *Schutz der Wundränder* sind deshalb sehr wichtig. Da die aufgenommene Nahrung und Flüssigkeit unterschiedlich auf die Darmtätigkeit wirken, ist auf die Verträglichkeit zu achten.

Funktion der Kolostomie
Die Form des Stuhls, der sich aus der Kolostomie entleert, hängt in erster Linie von der Lage des Anus praeter ab. Bei *rechtsseitiger* Kolostomie ist der Stuhl flüssiger, bei der *linksseitigen* ist die Konsistenz normal. Nach der Operation ist der Stuhl zunächst ganz allgemein noch flüssiger und die Entleerung häufiger. Bei regelmäßiger Lebensweise und Mahlzeiteneinnahme reguliert sich die Darmfunktion.

- *Wundpflege und Hautschutz*
  Beim *Verbandwechsel* wird die Laparotomiewunde zuerst versorgt. Die Pflege des Anus praeternaturalis hat, bis die Abdominalnähte entfernt werden können, unter streng aseptischen bzw. antiseptischen Maßnahmen zu erfolgen (s. auch »Verbandwechsel« S. 329, besonders Abb. 7b). Es ist von Vorteil, während der ersten drei bis vier Tage das Wundgebiet mit sterilen Handschuhen und mit saugfähigem Verbandmaterial zu verbinden. Wichtig ist, daß der Darm nicht austrocknet (Auflegen von Kompressen mit Kochsalzlösung oder Jelonet-Gaze). Nach erfolgter Darmentleerung besteht die erste Maßnahme im sorgfältigen Reinigen des Anus praeter und der angrenzenden Haut. Dazu eignet sich Kochsalzlösung, Kamillosan oder ein Öl. Mercurochrom gerbt die Wundränder, Decksalben schützen die umliegende Haut vor Reizen und Defekten. Anstelle der Decksalben wird heute der Adhäsivverband oder Stomahesiveverband gebraucht. Er schützt die Haut und ermöglicht eine bequeme und sichere Abdichtung zwischen Stomabeutel und Haut (Gebrauchsanweisung beachten). Stundenweises Trocknen an Luft und Sonne beugt ebenfalls Hautrötungen und Wundrandschädigungen vor.
- *Medikamente und Lösungen zur Pflege des Anus praeternaturalis*
  Physiologische Kochsalzlösung
  Kamillosanlösung
  Jelonet- oder Carbonet-Salbenkompressen
  Desinfektionslösung: Mercurochrom oder Merbromin 2 %
  Decksalben oder Spezialpuder (z. B. Karaja-Puder) bei geröteter Haut
  geruchbindendes Mittel, z. B. Noroma (vier bis fünf Tropfen), in Kolostomiebeutel oder Coloplast
- *Kolostomie- bzw. Ileostomieversorgung*
  Zu gegebener Zeit kann ein Kolostomiebeutel angelegt werden. Die Wahl der Art hat sich nach der besonderen Situation des Anus praeternaturalis zu richten.

  Der Klebebeutel
  Den Kolostemiebeutel (Ileostomiebeutel, Coloplast u. a.) (Abb. 9) zum einmaligen Gebrauch gibt es in verschiedenen Folien- und Befestigungsqualitäten. Große Fortschritte sind im Hinblick auf die Geruchsfestigkeit erzielt worden.
  Vorteile: absolut dichte Anpassung, keine Behinderung, liegt ganz flach der Haut an, saubere Handhabung.

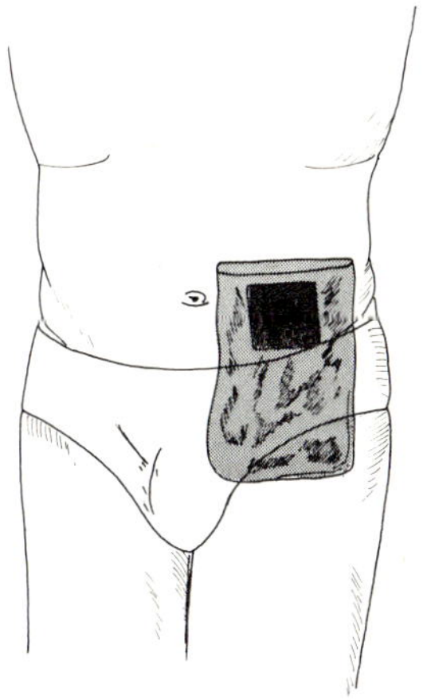

Abb. 9 Angeklebter Kolostomiebeutel

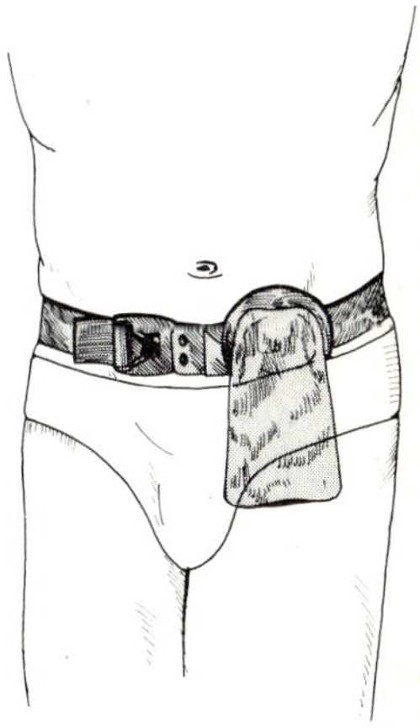

Abb. 10 Angelegte Pelotte mit eingehängtem Plastiksack

Nachteile: Bei häufigem Wechsel ist Hautreizung möglich, Pflastertestung ist vor dem ersten Gebrauch ratsam.

Eine Kombination
Sie besteht aus festaufgeklebter Basisklebefläche; manchmal mit leichtem Unterstützungsgurt und aufklemm- oder aufklebbarem Beutel.
Vorteile: absolut dichte Anpassung, Klebefläche bleibt bis zu einer Woche haften, und die Haut wird geschont.
Nachteile: Das Anbringen der Versorgung muß erläutert und gelernt werden.

Die Pelotte
Es handelt sich dabei um eine ringförmige Vorrichtung aus Gummi oder Kunststoff, die durch den Druck eines elastischen Gurtes auf der Haut aufsitzt, welche die Kolostomie umgibt. Ein daran befestigter Plastikbeutel fängt die Entleerungen auf (Abb. 10).
Vorteile: Bei guter Anpassung, optimaler Plazierung der Kolostomie an der Bauchdecke und einem mäßig vorgewölbten Bauch ist sie ohne Hautreizung verwendbar.
Nachteile: Die Abdichtung wird nur durch den Druck des Gurtes gewährleistet und ist in der Nacht wegen Verrutschen unbrauchbar; deutliche Vorwölbung bei eng anliegender Kleidung.

Beachte

- Zur Entweichung von Darmgasen kann an der Ecke des Beutels ein kleines Luftloch angelegt werden (bei neueren Modellen Ventilspitze abschneiden).
- Vor dem Anlegen des Beutels muß die Haut unbedingt vollkommen trocken und sauber sein (ohne Fettrückstände).
- Es empfiehlt sich, den Beutel leicht aufzublasen. Durch die Luft im Beutel wird die Darmentleerung erleichtert.
- Während des Reinigens der Haut um die Öffnung kommt es evtl. zu Entleerungen, die aber verhindert werden können, wenn man vorsichtig ein Stückchen Gaze in die Öffnung einführt.

– *Die Spülung*
Eine besondere Form der Anus-praeter-Versorgung besteht in der Spülung der Kolostomie. Durch diese Spülung (Einlauf) versucht man eine Entleerung des Darmes zu einem selbst bestimmten Zeitpunkt zu erreichen. Bei vielen Kolostomieträgern ist es dann für den Rest des Tages möglich, ohne Gefahr einer erneuten Entleerung nur eine leichte Abdeckung des künstlichen Darmausganges (ohne Beutel) zu tragen. Dadurch fühlen sie sich freier, und das Gefühl der Invalidität wird stark herabgesetzt.
Ein weiterer *Vorteil der Spülung* liegt darin, daß man dadurch den Darm erziehen kann, auf ein Signal zu antworten. Das Signal ist das Wasser, das in den Darm eindringt. Der Sinn der Spülung besteht also darin, den Darm zu stimulieren, sich zu entleeren, und nicht, ihn auszuspülen. Wichtig ist, daß für die Spülung immer der gleiche Zeitpunkt gewählt wird.
Der Patient braucht für diese Art von Anus-praeter-Versorgung eine besondere und sehr gründliche Instruktion und eine regelmäßige Kontrolle durch eine Fachperson (Arzt oder speziell ausgebildete Anus-praeter-Berater).

Auch ohne Spülung spielt sich die Darmtätigkeit – richtige Lebens- und Ernährungsweise vorausgesetzt – bei vielen Menschen so ein, daß sie täglich ein- bis zweimal den Darm entleeren können. In der Zwischenzeit werden sie nicht belästigt.

– *Psychische Betreuung*
Die Umstellung und Anpassung an die neue Situation bereitet vielen Patienten Mühe. Es ist für die Schwester wichtig, für diese Kranken immer wieder Verständnis aufzubringen, ohne sie allzu sehr zu verwöhnen. Wenn wir uns um sie auch ganz besonders bemühen, dürfen wir ihnen doch nicht die völlige Fürsorge um ihre eigene Person abnehmen. Es ist ihnen mehr gedient, wenn sie bald zur Selbständigkeit geführt werden. Ist diese erreicht, wird der Kranke das seelische Trauma größtenteils überwunden haben und sich gesellschaftlich vollwertig fühlen.

– *Entlassung und Rehabilitation*
Vor der Entlassung soll der Patient (Angehörige) die Besorgung des Anus praeternaturalis unter Anleitung lernen und ausführen.

Zum Instruktionsprogramm unter Miteinbeziehung der Angehörigen gehört eine eingehende Information über
Hautpflege und Hautpflegemittel
Ernährung
Darmtätigkeit (darmperistaltikhemmende und -fördernde Mittel)
Umgang mit Kolostomiebeutel bzw. Pelotte
Besorgen des Anus praeter
Beschaffungsmöglichkeit von Klebebeuteln, Pelotten, Hautpflege- und geruchshemmenden Mitteln.

Der Patient muß wissen, daß er nach einer gewissen Anpassungszeit wieder *voll arbeitsfähig* sein kann. In vielen Fällen ist evtl. ein Aufklärungsgespräch zwischen Arzt bzw. Berater und dem Arbeitgeber von Vorteil.

In bezug auf *Sport, Freizeit* und *Reisen* hat der Anus-praeter-Träger kaum Einschränkungen auf sich zu nehmen, wichtig ist nur, daß er die notwendigen Utensilien immer mit sich führt.

Kolostomieklubs
England und die USA unterhalten schon seit vielen Jahren Klubs, wo sich Anus-praeter-Träger treffen und gegenseitige Erfahrungen austauschen. Eine eigene Zeitschrift informiert sie über Neuerungen auf dem Gebiet der Anus-praeter-Versorgung.

In Deutschland gibt es die ILCO (=Ileostomie und Kolostomie), deren Zentrale in 8050 Freising, Kammergasse 9, ist.

In der Schweiz gibt es verschiedene ILCO-Gruppen, dies in den Städten Bern, Basel, St. Gallen, Zürich. Im folgenden eine Kontaktstelle: ILCO-Basel, Winkelriedplatz 2, 4053 Basel.

5.12.10 Pflege des Patienten mit Peritonitis

Die Peritonitis (= Bauchfellentzündung) entsteht auf dem Boden eines *Infektes = bakterielle Peritonitis*. Die Krankheitserreger gelangen durch *Perforation* oder *Penetration* in den Bauchraum bei

- Magen- und Duodenal- oder Darmgeschwüren
- Gallenblasenentzündungen
- Harnwegs- oder Genitalerkrankungen.

Die Haupterreger sind Staphylokokken, Streptokokken, Kolibakterien.

Die chemisch-toxische Peritonitis ist auf das Ausfließen von Gallen- oder Pankreassekret zurückzuführen.

Je nach Einwirkungsintensität resultiert
- die *lokale* Peritonitis, bei einmaliger und begrenzter Einwirkung
- die *diffuse* Peritonitis, bei massiver Einwirkung.

Krankheitszeichen
- Schmerzen; diese sind bei der Perforationsperitonitis plötzlich und heftig, bei der Penetration eher als langsam zunehmender Dauerschmerz des gesamten Bauches zu bezeichnen.
- Bauchdeckenspannung: Der Leib ist aufgetrieben und hart
- Fieberanstieg, besonders rektal, Leukozytose
- Übelkeit, Singultus, Erbrechen
- flache Atmung infolge Zwerchfellhochstands
- allgemeiner Kräfteverfall und Exsikkose (stark ausgetrocknete Zunge)
- Schockzeichen: Tachykardie, Blutdruckabfall, kalter Schweiß
- Zeichen des paralytischen Ileus mit Lähmung der Darmperistaltik, völliger Darmatonie, Fehlen der Darmgeräusche, Facies abdominalis
- Unruhe, Delirien.

Behandlung und Pflege
Die Behandlung der Peritonitis erfolgt chirurgisch und konservativ.
- Ausschließen der Infektionsquelle durch Naht oder Resektion
- Absaugen und Austupfen der Bauchhöhle sowie Drainage am tiefsten Punkt derselben, im sogenannten Douglas-Raum, mit anschließender Douglas-Lagerung (s. S. 70)
- Einlegen einer Dünndarmsonde zum Absaugen der Darmsekrete. Ggf. werden Spülungen verordnet
- Infektbekämpfung mit hohen Dosen Antibiotika oder Sulfonamiden
- Schockbekämpfung. In diesem Zusammenhang ist die Kontrolle der Urinausscheidung und der Vitalzeichen (besonders zentraler Venendruck) von großer Bedeutung
- Nahrungskarenz
- Anregung der Darmtätigkeit: medikamen-

tös (Prostigmin, Kaliumlaktat u. a.) und durch Einlegen eines Darmrohres
- der Patient braucht eine intensive Überwachung. Meistens liegt er in den ersten Tagen auf der Intensivpflegestation. Es gelten die allgemein intensivpflegerischen Maßnahmen (S. 803ff.)
- gute Körperpflege, spezielle Mundpflege, sorgfältige Prophylaxen und psychische Betreuung sind bei diesen Patienten von großer Bedeutung.

Komplikationen der diffusen Peritonitis sind
- Abszeßbildung im Douglas-Raum
- paralytischer Ileus.

Die Prognose bei Peritonitis ist immer ernst. Die Anforderungen an die pflegende Schwester, bzw. an die Pflegegruppe, sind groß.

5.12.11 Pflege bei Patienten mit Hernie und Hernienoperation

Die Hernie

Unter einer Hernie versteht man eine Ausstülpung von Peritoneum durch eine schwache Stelle im Bauchraum. Diese Lücke kann angeboren oder erworben sein, z.B. entlang physiologischer Durchtrittsstellen der A. femoralis, des M. iliopsoas oder der Speiseröhre. Außer der angeborenen Disposition wird die Bruchentstehung durch mehrere Faktoren gefördert: Bindegewebs- und Muskelschwäche, Adipositas, häufige Schwangerschaften, schwere Berufsarbeit, häufiges Husten, starke Abmagerung, starkes Pressen bei der Defäkation nach Operationen u.a.

Auf 100 Menschen kommen etwa drei bis vier Bruchträger. Der Häufigkeit nach teilen sich die Brüche wie folgt ein:
- Leistenbrüche ca. 85%
- Schenkelbrüche ca. 8%
- Nabelbrüche ca. 3%.

Der Rest verteilt sich auf die übrigen Formen.

Wir unterscheiden
nach Schweregrad
- *Einfache, reponible Hernie*
  Dazu gehören jene Hernien, die sich durch vorsichtigen Fingerdruck durch die Bruchpforte zurückschieben lassen. Bei der Entstehung eines Bruches verspüren die Patienten oftmals ziehende oder bohrende Schmerzen an der Bruchpforte. Beim Husten, Pressen, Niesen usw. verstärken sich diese Schmerzen. Andere Bruchträger werden erst bei einer ärztlichen Untersuchung oder bei Komplikationen (Einklemmung der Hernie) auf ihr Leiden aufmerksam.
- *Irreponible Hernie*
  Bei dieser Hernie gelingt es nicht mehr, die Baucheingeweide in die Bauchhöhle zurückzuverlagern. Die Bruchpforte ist eng, der Bruchsack groß. Durch das Wachsen des Bruches verspüren die Patienten ein schmerzhaftes Spannungsgefühl, Unbehagen beim Gehen und Stehen, ziehende Schmerzen bei der Arbeit, zunehmende Obstipation. Durch die extraabdominelle Lage des Bruchinhaltes ist dieser ständig mechanischen Einflüssen ausgesetzt. Es kommt zu chronischen Entzündungen von Bruchinhalt und Bruchsack, und es resultieren Verwachsungen. Diese Veränderungen verhindern eine Reposition. Bei länger bestehenden irreponiblen Hernien kommt es durch Passageverzögerung zu Kotstauungen, zu Verlegung des Lumens, und es treten Zeichen eines mechanischen Darmverschlusses auf.
- *Inkarzerierte Hernie* (= Brucheinklemmung)
  Sie ist die wichtigste und akuteste Komplikation, die unter stürmischen Zeichen verläuft:
  heftige Schmerzen in der Bruchgegend
  kolikartige Schmerzen im ganzen Abdomen
  allgemeine Schockzeichen
  Erbrechen
  Stuhl- und Windverhaltung.
  Durch eine intraperitoneale Druckerhöhung (Husten usw.) werden Baucheingeweide in den Bruchsack gepreßt. Die überdehnte Bruchpforte kontrahiert sich alsbald wieder, und der Bruchring umschnürt die ausgetretenen Darmschlingen. Der venöse Rückfluß ist gedrosselt, so daß sich der Darm bei Fortbestehen der Einklemmung blaurot färbt. Die Peristaltik erlahmt, und es setzt eine vitale Schädigung der Darmwand ein. Es besteht die Gefahr der Perforation und der diffusen Peritonitis. Kommt es zu einer totalen Umschnürung und dadurch zu mangelnder Blutzufuhr, wird die Darmschlinge innerhalb kurzer Zeit nekrotisch. Der Kranke befindet sich in akuter Lebensgefahr und bedarf sofortiger operativer Hilfe.

nach Lokalisation (= Austrittsstelle)

- *Indirekter Leistenbruch*
  Er liegt oberhalb des Leistenbandes. Die Bruchgeschwulst hat enge Verbindung zum Samenstrang und kann in das Skrotum eintreten. Er tritt in jedem Lebensalter auf, kann angeboren und erworben sein.
- *Direkter Leistenbruch*
  Dieser liegt oberhalb des Leistenbandes, direkt neben der Symphyse (Leistenring). Er hat keine Verbindung zum Samenstrang. Er kommt häufig vor bei älteren, mageren, männlichen Personen. Er ist stets erworben.
- *Femoralhernie*
  Sie befindet sich unterhalb des Leistenbandes (Durchtritt der A. femoralis), wobei mehr auf die Bruchpforte als auf die Bruchsackgeschwulst zu achten ist.
  Der Schenkelbruch ist beim weiblichen Geschlecht häufiger als beim männlichen.
- *Nabelhernie*
  Die Nabelhernie kann angeboren oder erworben sein. Die Bruchpforte ist fast immer weit. Es handelt sich um ältere, oft sehr adipöse Patienten, die sich seit Jahren an den Nabelbruch und die dadurch verursachten Beschwerden gewöhnt haben. Nicht selten kommen die Patienten erst bei Einklemmungserscheinungen in chirurgische Behandlung.
- *Hernien an der Linea alba*
  Sie werden im Epigastrium, oberhalb und seitlich des Nabels angetroffen. Diese Hernien sind sehr klein und verursachen besonders bei der Rumpfbeugung nach vorn ziehende Schmerzen.
- *Narbenbrüche*
  Narbenbrüche entstehen meistens nach Operationen. Postoperative Wundinfektionen und -eiterungen begünstigen die Entstehung eines Narbenbruches. Meistens sind in allen Schichten der Bauchwand größere oder kleinere Bruchpforten vorhanden.
  Die Operation besteht in der Wiederherstellung der Bauchwand und der Naht der Einzelschichten.
- *Hiatushernie*
  s. S. 589f.

Behandlungsmöglichkeiten

- *Die Bruchreposition* kommt in Frage, wenn die Hernie erst kurze Zeit eingeklemmt ist, bei großen Hernien mit weiten Bruchpforten oder wenn sich die Operation aus anderen, ärztlich festgestellten, Gründen verbietet.
  Zur Reposition befindet sich der Patient in Rückenlage mit hochgestelltem Becken. Ohne große Gewaltanwendung wird versucht, den Bruchsack in Richtung Bruchpforte vorsichtig zurückzuschieben. Es kann ein Versuch im warmen Vollbad gemacht werden.
- *Das Tragen eines Bruchbandes* oder einer Leibbinde ist auf die Dauer nicht ratsam.
- *Die Herniotomie* ist eine einfache operative Maßnahme, die beim unkomplizierten Bruch angewendet wird. Sie besteht im Abtragen des Bruchsackes und im Verschluß der Bruchlücke.
- *Die Darmresektion* kommt bei inkarzerierten Hernien mit irreversibler Schädigung des Darmes in Frage.

Operationsvorbereitungen

Sie sind von der Dringlichkeit der Operation abhängig. Liegt eine Inkarzeration vor, ist ein rascher Eingriff notwendig. Bei der gewöhnlichen Herniotomie gelten die allgemeinen präoperativen Maßnahmen.

Postoperative Pflege

Außer den allgemeinen postoperativen Richtlinien sind folgende zu beachten:

- Entlastung der Bauchdecke durch Kniestütze (während der ersten Tage und nach Gutheißen des Arztes)
- Vermeiden ruckartiger Kontraktion der Bauchmuskulatur: im Bett beim Hinaufrutschen, beim Aufstehen, beim Husten, beim Niesen (Hände auf die Wunde drükken!)
- für beschwerdefreie Darmentleerung sorgen (Bauchpresse → Emboliegefahr)
- bei Leistenhernie Komprimierung der Wunde mit Sandsack
- Männer bedürfen eines Skrotalkissens oder Suspensoriums zur Vermeidung von Hodenstauungen
- die Ernährung nach Herniotomie gestaltet sich wie nach Appendektomie, bei Hiatushernie wie nach Magenoperationen
- bei allen Hernien im Bereich des Abdomens leisten die Tubigripbinden als ideale Leibbinden gute Dienste
- Kontrolle des Urins (Eine auftretende Hämaturie weist auf eine etwaige Blasenverletzung hin.)
- Patienten, die im kleinen Becken operiert werden, sind thrombose- und emboliegefährdet. Die Maßnahmen zur Thrombose-

prophylaxe sind deshalb besonders wichtig
- vor der Entlassung wird dem Patienten nahegelegt, die bruchfördernden Faktoren möglichst auszuschalten. Auf alle Fälle ist das Heben von schweren Lasten zu unterlassen.

Weiterführende Literatur

Abbott: Leben mit der Colostomie. Abbott AG, Zug o.J.
Beske, F.: Lehrbuch für Krankenschwestern und Krankenpfleger, 3. Aufl. Thieme, Stuttgart 1974
Engelhardt, K.: Der Patient in seiner Krankheit. Thieme, Stuttgart 1971
Fuchs, F., G. Böttger: Chirurgie für Krankenpflegeberufe (Speiseröhre-Bauchwand-Bauchoperation-Bauchhöhle), 13. Aufl. Thieme, Stuttgart 1978
Hausmann: Ratgeber für Patienten mit einer Colostomie. Hausmann AG, St. Gallen o.J.
Junghanns, K., K. Arnold: Anus praeter Fibel. Fischer, Stuttgart 1974
Keidel, W.D.: Kurzgefaßtes Lehrbuch der Physiologie, 5. Aufl. Thieme, Stuttgart 1978
Kretschmer, K.P.: Der künstliche Darmausgang; Ostomien des Darmes. Thieme, Stuttgart 1975
Mitscherlich, A.: Krankheit als Konflikt, Anmerkungen zum Ulkusleiden. Suhrkamp, Frankfurt 1967
Reifferscheid, M.: Chirurgie (Abdomen), 3. Aufl. Thieme, Stuttgart 1974
Schettler, G.: Innere Medizin, Bd. 2 (Erkrankungen der Speiseröhre, des Magens, des Darmes), 7. Aufl. Thieme, Stuttgart 1977
Schütz, E., K.S. Rothschuh: Bau und Funktion des menschlichen Körpers, 14. Aufl. Urban & Schwarzenberg, München 1973
Wiethoff, E. O. (Hrsg.): Die Anus-Praeter Sprechstunde. Deutsche Abbott GmbH, Ingelheim a. Rhein 1978

Testfragen

Kreuzen Sie die richtige Antwort an:

- Unter Dysphagie verstehen wir (S. 580 f.)
  - ☐ eine Verdauungsstörung
  - ☐ Sodbrennen und Aufstoßen
  - ☐ Schluckbeschwerden
- Der Komplex der Verdauungsstörungen ist zusammengefaßt im Begriff (S. 581)
  - ☐ Flatulenz
  - ☐ Reflux
  - ☐ Pyrosis
  - ☐ keiner der Begriffe ist richtig
- Das bei der Magensaftuntersuchung verabreichte Reizmittel bewirkt (S. 583)
  - ☐ eine Hemmung der Sekretion
  - ☐ eine Förderung der Sekretion
  - ☐ keine Antwort ist richtig
- Achylie bedeutet (S. 585)
  - ☐ vermehrte Säurebildung
  - ☐ verminderte Säurebildung
  - ☐ fehlende Säurebildung
- Schonkost (Diät) ist bei folgenden Erkrankungen notwendig (S. 587 ff.)
  - ☐ Sippykur bei Magenulkus
  - ☐ strenge Magenschonkost bei Gastritis
  - ☐ schlackenarme, häufige kleine Mahlzeiten nach Dünndarmresektion
  - ☐ schlackenarme Kost bei Diverticulose
- Wichtigste pflegerische Maßnahmen bei Magenkranken sind (S. 587 f.)
  - ☐ strenge Diät, Abwechslung, Bettruhe
  - ☐ Ruhe, angemessene Ernährung, psychische Betreuung
  - ☐ Psychotherapie und Milieuwechsel
- Zeichen einer Refluxösophagitis sind typisch bei (S. 589)
  - ☐ Hiatushernie
  - ☐ Oesophagusdivertikel
  - ☐ Gastritis
- Schmerzen bei Magenulkus äußern sich u.a. als (S. 591)
  - ☐ Schmerz im Epigastrium, verbunden mit Hungergefühl
  - ☐ Schmerz retrosternal als Nüchternschmerz
  - ☐ Nachtschmerz infolge Säuremangel

– Komplikationen bei Magenulkus können sein (S. 592 f.)
 - ☐ Penetration, maligne Entartung, Metastasierung
 - ☐ Perforation, Pylorusstenose, Blutung
 - ☐ Blutung, Pylorusstenose, Kardiaspasmus

– Die richtige Bezeichnung für die ⅔ Magenresektion ist (S. 594)
 - ☐ Gastroenterostomie
 - ☐ Vagotomie mit Pylorusplastik
 - ☐ Billroth I
 - ☐ keine der Antworten ist richtig

– Bei der Gastrostomie handelt es sich um (S. 594)
 - ☐ eine Eröffnung des Magens
 - ☐ eine Resektion des Magens
 - ☐ eine Untersuchungsmethode

– Ein Resorptionstest ist (S. 598 f.) – erklären Sie das Prinzip
 - ☐ quantitave Fettbestimmung
 - ☐ Xylosetest
 - ☐ Hemattest

– Vor der Rektoskopie haben Sie dafür zu sorgen, daß der Patient (S. 600)
 - ☐ ein Micro-Clyss erhält
 - ☐ einen Einlauf erhält
 - ☐ nüchtern bleibt

– Aszites kann sein (S. 602)
 - ☐ ein Exsudat bei Stauungsinsuffizienz
 - ☐ ein Transsudat bei Peritonitis
 - ☐ ein Transsudat bei Lebermetastasen

– Die heute propagierte Diät bei Colitis ulcerosa ist (S. 606)
 - ☐ eiweißreich (fördert die Heilung des Ulcera)
 - ☐ kalorienreich (unterstützt die Besserung des Allgemeinzustandes)
 - ☐ milcheiweißfrei (unterstützt die Heilung)

– Als Ursache für einen paralytischen Ileus kommt u.a. in Frage (S. 609)
 - ☐ toxisch bei Mesenterialinfarkt
 - ☐ Mangelsymptom bei Pankreatitis
 - ☐ reflektorisch bei Morphinvergiftung
 - ☐ mechanisch bei Strikturen
 - ☐ vaskulär bei Mesenterialinfarkt

– Beim mechanischen Ileus wird (S. 608 f.)
 - ☐ konservativ behandelt
 - ☐ operativ behandelt
 - ☐ mit der Behandlung zugewartet bis Komplikationen auftreten

– Kolektomie bedeutet (S. 610)
 - ☐ Anlegen einer Fistel nach Totalresektion des Dickdarmes
 - ☐ Teil- oder Totalresektion des Dickdarmes
 - ☐ Anlegen eines Anus praeternaturalis

– Die Beschaffenheit des Stuhls ist (S. 613 f.)
 - ☐ bei der Ileostomie – normale Konsistenz
 - ☐ bei der Kolostomie rechts – flüssig
 - ☐ bei der Kolostomie links – normale Konsistenz

– Ein Hauptsymptom bei der Peritonitis ist (S. 615)
 - ☐ hartes Abdomen
 - ☐ aufgetriebenes Abdomen
 - ☐ abdominelle Geräusche

Erklären Sie die Pflege eines Patienten, der für eine Kolostomie ins Krankenhaus kommt. Stellen Sie einen Pflegeplan auf: a) für die präoperative Phase, b) für die postoperative Phase, c) für die eigentliche Anus praeter Pflege, d) für die Rehabilitation (S. 610 ff.)

6 Krankheiten der Leber, der Gallenblase und Gallenwege

Sequenzziel (Intention)
Ziel dieses Kapitels ist es, daß Sie die wichtigsten Leber- und Gallenblasenuntersuchungen kennen und, ausgehend von den Prinzipien, Ihre Aufgaben in der Vorbereitung, Mitarbeit und Nachbehandlung ableiten können.
Sie kennen die allgemeinen Krankheitszeichen, die bei Leber- bzw. Gallensystemerkrankungen auftreten können und wissen, worauf diese zurückzuführen sind. Sie sind fähig, bei der Pflege von Patienten mit Leber-Gallenkrankheiten mitzuhelfen, oder, wenn Sie schon ein längeres Praktikum hinter sich haben, die Pflege selber zu planen, auszuführen und die Wirkung der gegebenen Pflege auszuwerten. Bei der Ausführung der Pflege sind Sie bestrebt, nicht nur für das physische, sondern auch für das psychische Wohlbefinden des Kranken zu sorgen, bei der Lösung seiner sozialen Probleme und bei einer bestmöglichen Wiedereingliederung im Sinne einer angepaßten Lebensweise aktiv mitzuhelfen.

Lernziel
Das Studium dieses Kapitels hilft Ihnen dazu, daß Sie
- die verschiedenen Teilfunktionen der Leber aufzählen und Untersuchungsmethoden sinnvoll zuordnen können;
- die Prinzipien der diagnostischen Maßnahmen nennen und die Aufgaben der Schwester ableiten können;
- die allgemeinen Krankheitszeichen bei Leberkrankheiten erklären und Pflegemaßnahmen zuordnen können;
- präzise Angaben machen können über die Krankheitszeichen, die Behandlung und Pflege bei Patienten mit Hepatitis, Leberzirrhose, Ösophagusvarizenblutung und Leberkoma und Ihre Angaben begründen können;
- die Erkrankungen der Gallenblase aufzählen und über die Krankheitszeichen sowie den Behandlungs- und Pflegeplan Auskunft geben können;
- prinzipielle Angaben machen können über die prä- und postoperative Pflege bei Gallenblasenoperationen.

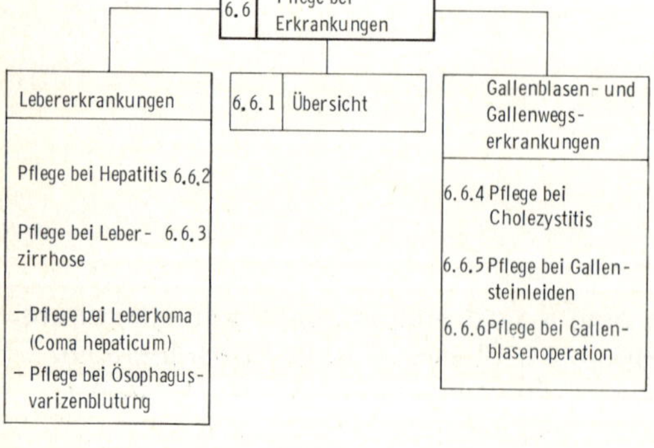

Prinzip

Die Leber ist das wichtigste Stoffwechselorgan und steht in engster Beziehung zu Blut und Kreislauf.
Erkrankungen der Leber beeinträchtigen demnach den Gesamtorganismus. Auftretende Krankheitszeichen können den Stoffwechselstörungen zugeordnet werden, z.B. Störungen von
- Bilirubinstoffwechsel → Ikterus und Juckreiz
- Eiweißstoffwechsel → Kräftezerfall und Ödeme
- Fettstoffwechsel → Unverträglichkeit für Fette
- Entgiftungs- und Ausscheidungsfunktion → Beeinträchtigung des Bewußtseins

▼

Für die Pflegenden bedeutet dies
- den Patienten möglichst genau auf Veränderungen zu beobachten und den Arzt in seinen Bemühungen bei der Diagnosenstellung zuverlässig zu helfen
- die Beobachtungen richtig einzuordnen und die Pflegeprobleme davon abzuleiten
- dem Patienten jene Pflege zukommen zu lassen, die ihm Erleichterung und Unterstützung in der Auseinandersetzung mit seiner Krankheit ermöglicht
- ihm zu helfen, gesundheitshindernde und krankheitsfördernde Faktoren, die den Stoffwechsel beeinträchtigen, nach Möglichkeit auszuschließen.

6.1 Anatomie (Abb. 1)

6.2 Physiologie, Pathologie

Sowohl anatomisch als auch physiologisch sind Leber und Gallengangsystem eng miteinander verbunden. Die Leber stellt eine funktionelle Einheit dar, bestehend aus
- Leberepithelzellen (Leberparenchym)
- Blut- und Lymphbahnsystem
- Gallenwegsystem
- RES (Kupfersche Sternzellen).

Die Funktionen der Leber sind vielgestaltig, es finden Auf-, Ab- und Umbauvorgänge statt.

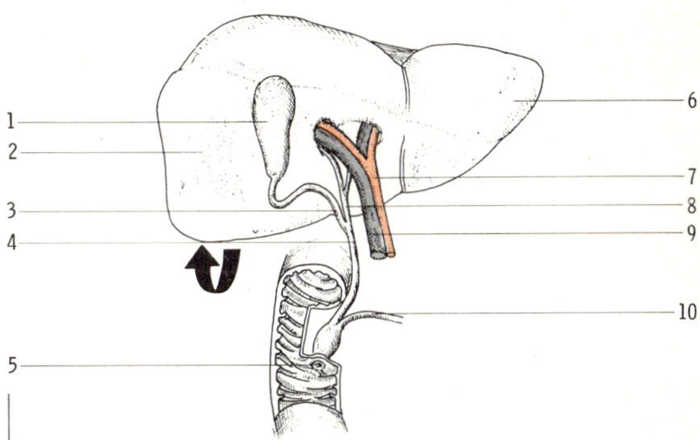

Abb. 1 Leber von vorn / unten und Duodenum (aufgeschnitten)
Bezeichnen Sie die Strukturen 1–10 (s. S. 848)

Die erfaßbaren Teilfunktionen der Leber sind

6.2.1 Bildung und Ausscheidung der Galle – Pigmentstoffwechsel (Abb. 2)

Gallenfarbstoff entsteht beim Abbau des Hämoglobins: Die roten Blutzellen werden nach einer normalen Lebensdauer von 100–120 Tagen im retikuloendothelialen System (RES) abgebaut. Aus dem Hämoglobin werden Gallenfarbstoffe gebildet, von denen das *Bilirubin* der wichtigste ist. Im Blutsystem wird das wasserunlösliche Bilirubin an die Serumalbumine gebunden (= gebundenes oder indirektes Bilirubin). Das direkte Bilirubin entsteht in der Leber durch Koppelung des Bilirubins an Glucuronsäure. Nur dieses Glucuronid-Bilirubin ist durch die Nieren ausscheidungsfähig. Der größte Teil des im Serum nachweisbaren Bilirubins ist indirektes Bilirubin, der Anteil des direkten ist normalerweise sehr klein.

6.2.2 Kohlenhydratstoffwechsel

Die Leber speichert Glykogen und spielt eine wichtige Rolle bei Bildung und Verwertung von Galaktose, Fruktose, Glukose und Glykogen. Störungen der Leberzellfunktion

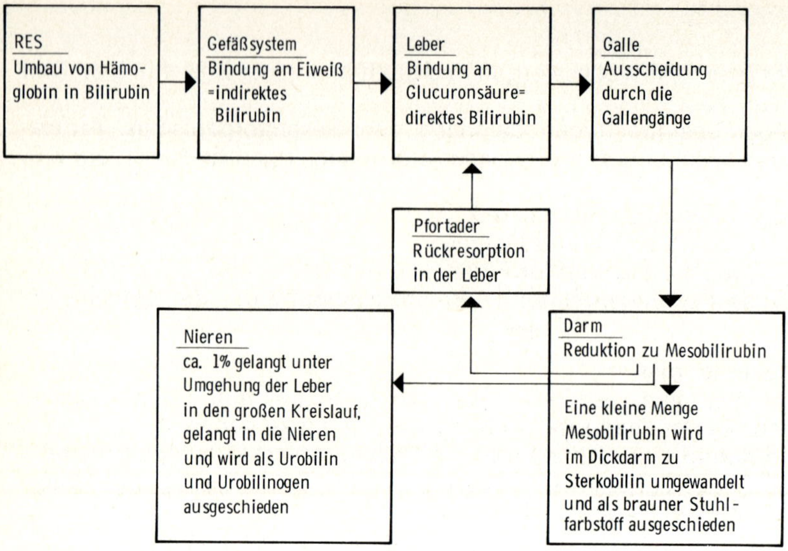

Abb. 2 Kreislauf der Gallenstoffe

führen zu verminderter Glukose- und Galaktosetoleranz. Die Störungen treten aber erst im späteren Verlauf einer Leberschädigung auf. Die diagnostischen Maßnahmen (z.B. Galaktoseprobe), mit denen eine Störung im Kohlenhydratstoffwechsel erfaßt wird, haben daher wenig Bedeutung.

6.2.3 Eiweißstoffwechsel

Die Leber bildet Albumin, Prothrombin und Fibrinogen. Es fällt ihr somit eine wichtige Aufgabe zu im Zellaufbau sowie in der Aufrechterhaltung des Gerinnungsmechanismus. Schwere Schädigung der Leberzellen führt zu ungenügender Eiweißsynthese und somit zu gestörtem Zellaufbau (= allgemeiner Kräftezerfall), zu Mangel an Plasmaeiweiß (= Ödeme und Aszites) und zu Störungen in der Blutgerinnung (= hämorrhagische Diathesen).

6.2.4 Fettstoffwechsel

Die von der Leber gebildeten Gallensalze sind Voraussetzung für die Emulgierung, Verdauung und Resorption der Fette und somit auch der fettlöslichen Vitamine (z.B. Vitamin K, das für die Prothrombinbildung Voraussetzung ist). Die Leberparenchymzellen haben auch Anteil am Lipoidstoffwechsel und sind daher mitbeteiligt an der Regulation der Plasmalipide (Cholesterin, Triglyzeride). Bei Leberschädigung wird deshalb auch der Plasmalipidspiegel und bei Fehlen der Galle auch die Prothrombinbildung (durch das Fehlen von Vitamin K) gestört.

6.2.5 Inaktivierungs- und Entgiftungsfunktion

Die entgiftende Funktion der Leber erfolgt mittels spezieller Enzymsysteme in Form von Umbau, Abbau, Bindung an andere Stoffe und Ausscheidung.
Farbstoffe z.B. scheidet sie aus (eine Störung kann somit durch die Farbstoffausscheidung mittels Bromthaleintest erfaßt werden).
Das giftige Ammoniak, das bei der Aminosäurensynthese anfällt, baut sie in Harnstoff um, der dann durch die Nieren ausgeschieden werden kann.

6.2.6 Speicherfunktion

Die Leber dient für das aus dem Hämoglobinabbau freiwerdende Eisen als Depotorgan. Das in der Leber gespeicherte Eisen (2–3 g) kann bei größeren Blutverlusten sofort mobilisiert werden. Sind die Leberzellen geschädigt, tritt das Speichereisen ins Blut aus, was zu einem Anstieg des Serumeisens führt.
Auch für andere Stoffe gilt die Leber als Speicherorgan; vor allem für das Glykogen, für Vitamine, besonders Vitamin B_{12}.

6.2.7 Enzymatische Funktion

Da die Leber rege an den Stoffwechselfunktionen teilnimmt, ist sie reich an Enzymen. Bei Schädigung der Zellen treten diese vermehrt aus, und es kommt zum Anstieg der leberspezifischen Enzymaktivität im Serum. Oft wird die Leber wegen der Vielzahl der Stoffwechselvorgänge, die in ihr ablaufen, mit einer »chemischen Fabrik« verglichen (= zentrales Stoffwechselorgan). Man versucht die einzelnen Leberfunktionen durch spezifische Labormethoden (= biochemische Testung) zu erfassen (Abb. 3). Trotzdem ist es nicht möglich, aus dem Ausfall eines Tests ein hinreichendes Urteil über die Funktionsweise der Leber zu erhalten. Der Arzt wird daher mehrere Proben vornehmen lassen. Er will die Leber als Ganzes beurteilen können, da Angaben über eine einzelne Teilfunktion wenig diagnostischen Wert haben. Aus diesem Grund werden die Untersuchungsmethoden im Teilkapitel »Diagnostische Maßnahmen« auch nicht nach den einzelnen Teilfunktionen der Leber geordnet angeführt.

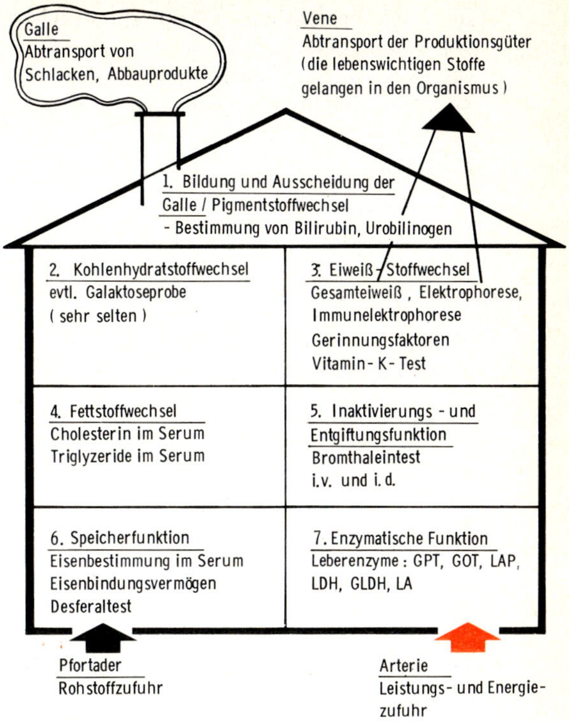

Abb. 3 Die Leber als »chemische Fabrik«

6.3 Allgemeine Krankheitszeichen

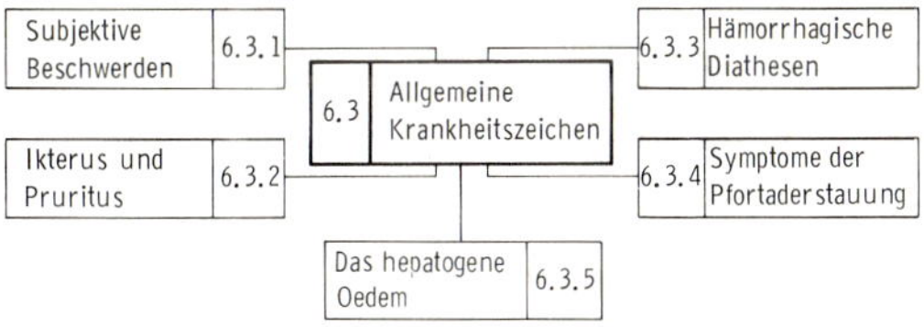

6.3.1 Subjektive Beschwerden

Die Beschwerden des Leberkranken sind vielfältig und daher uncharakteristisch. Am häufigsten klagen die Patienten über:
- Appetitlosigkeit, Übelkeit, Völlegefühl
- Juckreiz und Gelenkbeschwerden
- Leistungsabfall, Müdigkeit
- Fettunverträglichkeit
- Oberbauchbeschwerden
- Oft haben die Patienten Durchfälle oder leiden an Verstopfung.

6.3.2 Ikterus (= Gelbsucht)

Die Gelbfärbung, verursacht durch Bilirubinablagerung, entsteht an der Haut, den Schleimhäuten und Skleren.
Der Ikterus kann in drei Formen unterteilt werden, je nachdem, auf welche krankhaften Zustände die Zunahme der Gallenfarbstoffe (Bilirubin) im Blut zurückzuführen ist.
Wir unterscheiden
- den hämolytischen Ikterus (prähepatischer Ikterus)
- den Parenchymikterus (intrahepatischer Ikterus)
- den Stauungsikterus (posthepatischer Ikterus).

Hämolytischer Ikterus
Die Ursache liegt nicht primär in der Leber. Durch vermehrten Abbau der Erythrozyten (Hämolyse) wird vermehrt Bilirubin frei. Ein gewisses Übermaß an Gallenfarbstoffen vermag die Leber aufzunehmen und auszuscheiden. Erst bei schwerer Hämolyse bleibt das Bilirubin im Blut, steigt an und verursacht den Ikterus.
- Da weder in der Leber noch in den Gallengängen ein Verschluß besteht, ist Sterkobilin im Stuhl enthalten. Die normale Braunfärbung wird nicht beeinträchtigt.
- Es besteht kein Juckreiz, da die in der Leber gebildeten Gallensalze ausgeschieden werden.

- Im Urin besteht ein Übermaß an Urobilirubinausscheidung.
- Im Blut ist das Bilirubin, vor allem das indirekte Bilirubin erhöht.

Parenchymikterus
Bei Leberkrankheiten sind die Leberläppchen und Leberzellen geschädigt. Das Bilirubin kann wegen Blockierung in der Leber nicht aufgenommen und ausgeschieden werden. Es resultiert eine Rückstauung ins Blut.
Es kommt zu ähnlichen Erscheinungen wie beim Stauungsikterus (s.u.).

Stauungsikterus
Das Hindernis, bzw. die Blockierung liegt in diesem Fall hinter der Leber. Durch Verschluß der Gallenwege (z.B. Gallensteine) ist der Galle der Abfluß ins Duodenum verwehrt. Sie wird in das Blut zurückgestaut.

- Es kommt zu Gelbfärbung der Haut, der Schleimhäute und der Skleren.
- Die Gelbfärbung ist bei Stauungsikterus meist stärker als beim Parenchymikterus.
- Da keine Gallenfarbstoffe mehr in den Darm gelangen, ist der Stuhl entfärbt. Man spricht von acholischem oder lehmfarbenem Stuhl.
- Die Bilirubinausscheidung im Urin ist vermehrt. Er wird dunkelbraun und schäumt (wie dunkles Bier).
- Durch die Ausscheidung der Gallensalze aus dem Blut kommt es zu Juckreiz (= Pruritus) und bei Hepatitis auch zu Gelenkschmerzen (Einlagerung von Gallensalzen).
- Im Blut ist das Bilirubin erhöht, vorwiegend das direkte, teilweise auch das indirekte Bilirubin.

Ein Ikterus ist erst deutlich sichtbar, wenn der Schwellenwert von 2 mg% im Blut überschritten wird (Norm: unter 1 mg%). Bei mittelschwerem Ikterus liegen die Bilirubinwerte zwischen 10–20 mg%.

6.3.3 Hämorrhagische Diathese

Bei stark eingeschränkter Leberfunktion werden die Gerinnungsfaktoren (vor allem Prothrombin und Fibrinogen) nicht mehr gebildet. Es kommt zu gesteigerter Blutungsbereitschaft, vor allem zu Petechien und kleinen, flächenhaften Blutungen (s. auch S. 575).

6.3.4 Symptome der Pfortaderstauung

Die Pfortaderstauung, verursacht durch portale Hypertonie (= Druckanstieg in der Pfortader), tritt vor allem bei der Leberzirrhose auf. Die geschädigte Leber blockiert die Strombahn, das Blut kann nicht oder nur erschwert durchfließen, und es entstehen sog. Kollaterale (= Umgehungskreisläufe). Diese sind Ursache der vermehrten Venenzeichnung auf der Bauchhaut. Sind diese auch deutlich erweitert und geschlängelt, spricht man von *Caput medusae*.
Ein Teil des Pfortaderblutes fließt über die Ösophagusvenen zur oberen Hohlvene, sie erweitern sich, es entstehen die *Ösophagusvarizen*. Die portale Hypertonie ist auch – doch nicht allein – verantwortlich am Auftreten von *Aszites*. (Mitverantwortlich ist die mangelnde Eiweißbildung und die Elektrolytverschiebung, die bei schwerer Leberkrankheit immer anzutreffen sind.)

6.3.5 Das hepatogene Ödem

Die Leber ist das wichtigste Bildungsorgan der Plasmaproteine. Viele Erkrankungen (z.B. die Leberzirrhose) gehen mit einer Verminderung des Plasmaalbumingehaltes einher. Dazu kommt meistens noch ein sekundärer Hyperaldosteronismus infolge des verminderten Aldosteronabbaus durch die erkrankte Leber. Der Eiweißmangel im Blut führt durch Abfall des kolloid-osmotischen Druckes (die flüssigkeitsanziehende Kraft ist geschwächt) zu Ödemen.

6.4 Diagnostische Maßnahmen

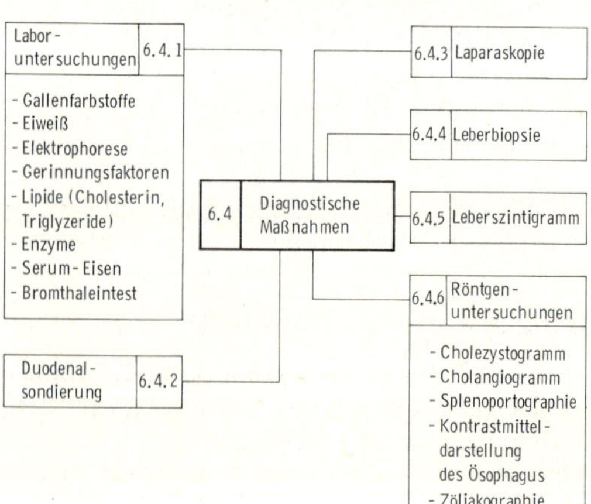

6.4.1 Laboruntersuchungen

Prinzip
Die wichtigsten Stoffe, die über die Leber als Stoffwechselorgan Auskunft geben, sind mittels Laborverfahren nachweisbar. Eine einzelne Untersuchung gibt nur über eine Teilfunktion der Leber Auskunft. Erst die Höhe der Abweichung von der Norm *und* die Kombination der Untersuchungsresultate, die pathologisch verändert sind, geben Aufschluß über die Leberfunktion.

Nachweis der Gallenfarbstoffe

– *Bilirubin im Serum* Norm bis 1 mg%, davon:
  direktes Bilirubin bis 0,25 mg% – es ist harngängig
  indirektes Bilirubin bis 0,75 mg% – es ist nicht harngängig.
  Bei Leber- und Gallensystemerkrankungen ist das Bilirubin erhöht. Bei hämolytischen Anämien vor allem das indirekte Bilirubin (s. auch Pigmentstoffwechsel und Ikterus).
– *Gallenfarbstoffe im Harn*
  Bilirubin im Harn: bei Leberparenchymschädigung und Verschlußikterus. Der Harn ist braun, enthält gelben Schüttelschaum.
  Urobilinogen Norm 0,5–4,0 mg.
  Anstieg des Urobilinogens deutet darauf hin, daß in den Darm Urobilinogen ausgeschieden wird, dieses aber nicht oder nur teilweise in das Gallensystem rückresorbiert werden kann. Dadurch steigt die Ausscheidung durch die Nieren an: vorwiegend bei Hämolyse, dann auch bei Parenchymikterus, nie bei vollständigem Verschluß der Gallenwege.
– *Gallenfarbstoffe im Stuhl* (Urobilinogen oder Sterkobilinogen)
  Norm 100–250 mg. Die Menge bestimmt die Farbe des Stuhles. Vermehrte Bilirubinbildung, z.B. bei Hämolyse, vergrößert die Sterkobilinogenmenge (= dunkle Farbe des Stuhles). Verringerung der Bilirubinmenge im Darm, infolge Stauungs- oder Parenchymikterus, verringert den Sterkobilinogengehalt, der Stuhl wird acholisch.

Eiweißproben

– *Gesamteiweiß* Norm 6–7 g%
  Ein bei Lebererkrankungen typischer Albuminabfall zugunsten der Globuline

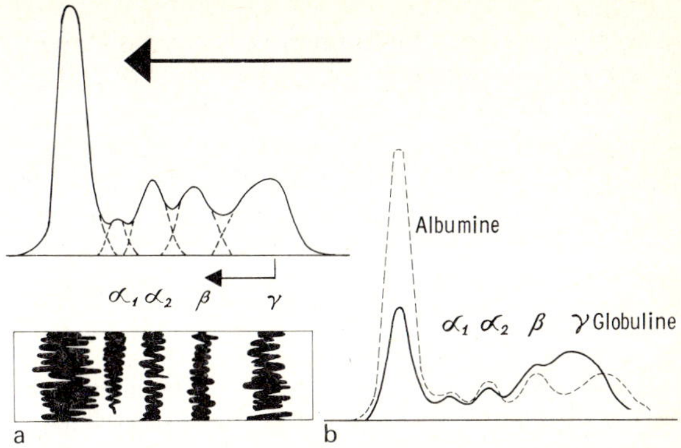

Abb. 4 a) Papierelektropherogramm mit eingezeichneten Gaußschen Kurven; b) Elektrophorese bei Leberzirrhose. Vermehrung der γ-Globuline, β-Globuline nicht abgrenzbar; Verminderung der Albumine. (Gestrichelt: Normalkurve)

kann mit der Bestimmung des Gesamteiweißes nicht nachgewiesen werden. Der Nachweis einer quantitativen Zusammensetzung der Eiweißkörper ist aber bei Lebererkrankungen unerläßlich. Er wird erbracht durch:

– *Elektrophorese*
  Man versteht darunter die Fortbewegung kolloider Teilchen (Proteine) in einem elektrischen Feld. Die Wanderungsrichtung der Proteinteilchen wird von dem sie umgebenden Milieu bestimmt.
  In dem zur elektrophoretischen Trennung gewählten alkalischen Milieu sind fast alle Proteine negativ geladen, so daß sie alle in gleicher Richtung zur Anode wandern. Die Aufteilung der Proteine erfolgt nun gemäß der unterschiedlichen Wanderungsgeschwindigkeit der einzelnen Anteile, die von deren elektrischer Ladung abhängig ist.
  Die Albumine besitzen im gewählten Milieu die stärkste negative Kraft und legen in Richtung der Anode die größte Wegstrecke zurück. Die übrigen Fraktionen folgen in abgestufter Entfernung.
  Am meisten verbreitet ist die *Papierelektrophorese*, bei der das zu trennende Proteingemisch in einem mit Pufferlösung gleichmäßig befeuchteten Filterpapier unter dem Einfluß von Gleichstrom in seine Anteile zerlegt wird. Das Papierelektropherogramm wird dann auf einer Kurve schematisch festgehalten.
  Norm: s. Abb. 4a
  Bei Leberparenchymerkrankungen ist die Elektrophorese verändert. Es resultiert fast

immer eine Gammaglobulinvermehrung bei einer Albuminverminderung (Abb. 4b).
- *Immunelektrophorese*
  Sie ist eine noch aufwendigere Methode, die Globuline noch differenzierter aufzuteilen. Die Auftrennung erfolgt nach einem immunologischen Verfahren. Erfaßt werden Erkrankungen mit Paraproteinämie (= pathologische Vermehrung eines bestimmten Anteils).
  Sie dient zur Feststellung pathologischer Immuneiweiße bzw. einer Verteilungsstörung der verschiedenen Fraktionen, z.B. bei Plasmozytom, Lebererkrankungen, Kollagenosen.

Gerinnungsfaktoren
- *Prothrombin, Fibrinogen*
  Die Gerinnungsfaktoren, die in der Leber gebildet werden, reagieren unterschiedlich rasch auf eine Leberparenchymschädigung. *Prothrombin* ist einer der Faktoren, der schon sehr frühzeitig vermindert ist. Mit zunehmender Dauer der Leberparenchymschädigung kommt es schließlich auch zur *Fibrinogen*-Verminderung, zur gesteigerten Fibrinolyse und zum Abfall der *Thrombozyten*. Auch die Gerinnungszeit ist leicht verlängert.
- *Vitamin-K-Test* (Koller-Test)
  Die Synthese des Prothrombins erfolgt in der Leberzelle. Dazu ist die Anwesenheit des Vitamin K notwendig. Zum Prothrombinmangel kann es daher als Folge einer Leberzellschädigung kommen (Prothrombinbildung eingeschränkt), oder er kann die Folge einer Resorptionsstörung des Vitamin K sein. (Das fettlösliche Vitamin K bedarf zu seiner Resorption im Darm des Einflusses der Galle.) Daher kommt es bei der parenteralen Zufuhr von Vitamin K beim *Verschlußikterus* zu einer Normalisierung einer pathologischen Prothrombinzeit (Quick). Bei einer *Leberparenchymschädigung* hingegen wird der Quick nicht (oder nur langsam) ansteigen (Abb. 5). Auf diesem *Prinzip* beruht der Vitamin-K-Test. Er gibt bei einem bestehenden tiefen Spontan-Quick Auskunft, ob dessen Ursache in der Leberzellschädigung oder in der Resorptionsstörung liegt.

  Ausführung
  Bestimmen der Prothrombinzeit (niederer Spontan-Quick)

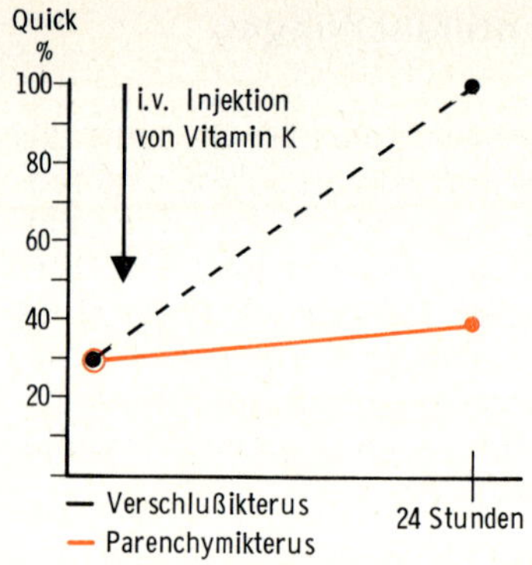

Abb. 5 Möglicher Kurvenverlauf bei Vitamin-K-Test

  Injektion von 10 mg Synkavit oder Konakion (= Vitamin K) intravenös
  (Dosis und Art des Medikamentes können von Klinik zu Klinik verschieden sein.)
  Bestimmung der Prothombinzeit nach 12 (oder 24) Stunden.

Bestimmung der Plasmalipide
Die Leber nimmt im Fettstoffwechsel, insbesondere in der Regulation der Plasmalipide eine zentrale Stelle ein. Die aus der Fettverdauung anfallenden Fettsäuren werden in der Leber zur Veresterung von Cholesterin gebraucht.
Auch das Blutplasmacholesterin wird nahezu vollständig im Leberparenchym gebildet, weshalb die Regulierung des Plasmacholesterins an eine intakte Leberfunktion gebunden ist. Die wichtigsten Plasmalipide sind
- Cholesterin im Serum – Norm bis 250 mg%
- Triglyzeride im Serum – Norm bis 180 mg%.

Bei Lebererkrankungen sind erhebliche Abweichungen von der Norm feststellbar.

Enzyme in der Leberdiagnostik
Allgemeines über Enzyme s. S. 506.
Die wichtigsten Leberenzyme sind:

– GPT	– Glutamat-Pyruvat-Transaminase Norm: bis 12 mU/ml
– GOT	– Glutamat-Oxalazetat-Transaminase Norm: bis 12 mU/ml
– GLDH	– Glutamat-Dehydrogenase Norm: bis 9 mU/ml

- AP – Alkalische Phosphatase Norm: 20–48 mU/ml
- LDH – Laktat-Dehydrogenase Norm: bis 195 mU/ml
- Cholinesterase Norm: bis 3700 mU/ml

Die Verteilung der Enzyme in der Leberzelle ist nicht gleichmäßig. Die Hauptmenge der Glukose-beeinflussenden Enzyme, wie LDH und die GPT, sind im zytoplasmischen Raum. Andere Enzyme, wie z.B. die GLDH, sind nur in den Mitochondrien, wieder andere sowohl in den Mitochondrien als auch im Zytoplasma (Abb. 6).

Wenn nun bei einer Leberschädigung die Leberzelle porös wird oder zugrunde geht, können die Enzyme austreten. Zuerst werden diejenigen frei, die sich im Zytoplasma befinden, nämlich die GPT und nur teilweise auch die GOT. So kommt es, daß die GPT rascher ansteigt.

Enzymbild bei der akuten Hepatitis (Abb. 7)
- Die durchschnittliche Höhe des Transaminanstieges in der ersten Woche des Ikterus: GPT bis 600 mU/ml, GOT bis 400 mU/ml.
- Die GPT ist höher als die GOT.
- Häufig beobachtet man einen Enzymanstieg vor dem Auftreten des Ikterus.
- AP und GLDH steigen nur wenig an.

Enzymbild bei chronischen Leberekrankungen (z.B. Leberzirrhose) (Abb. 8)
- Der Anstieg der Enzymwerte im Serum ist deutlich geringer.
- Wichtig sind hier die Verlaufskontrollen, damit akute Schübe im Verlauf der Lebererkrankung sofort erfaßt werden können. Jeder Schub reagiert mit einer Enzymspitze.

Enzymbild bei Verschlußikterus (Abb. 9)
- Die Transaminasen steigen an, jedoch nie so stark wie bei der Hepatitis, auch fallen sie rasch wieder ab.
- Auffallend ist *der Anstieg der AP* (= alkalische Phosphatase). Die alkalische Phosphatase (AP) entsteht im Skelettsystem, wo sie von den Osteoblasten abgesondert wird.

Ein großer Anteil der alkalischen Phosphatase gelangt in die *Leber* und greift so in den Stoffwechsel ein.

Die alkalische Phosphatase wird durch die Galle ausgeschieden und also immer dann im Blut erhöht sein, wenn aus irgendeinem Grunde eine Gallenrückstauung vorliegt.

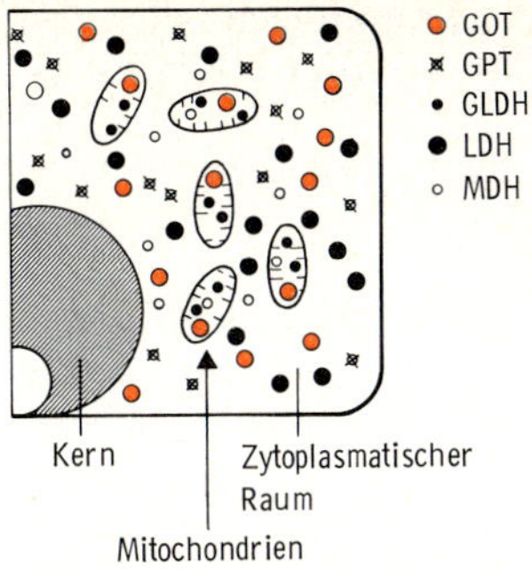

Abb. 6 Leberzelle schematisch: Verteilung der Enzyme

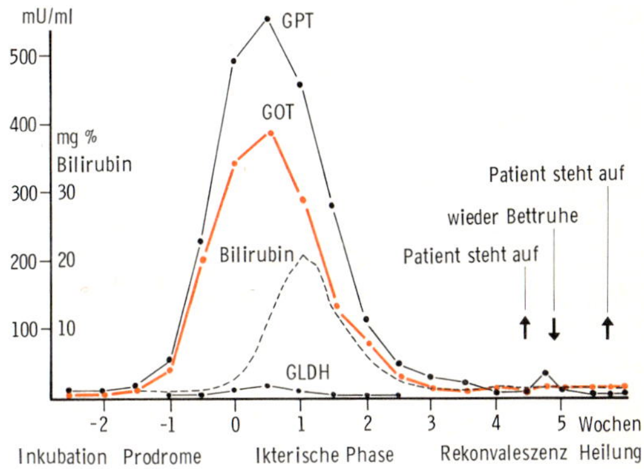

Abb. 7 Akute Hepatitis

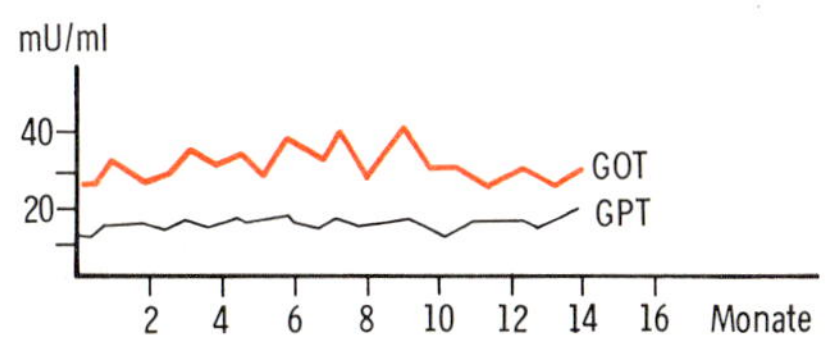

Abb. 8 Mäßig aktive chronische Hepatitis oder Zirrhose mit nur geringem Zellschaden

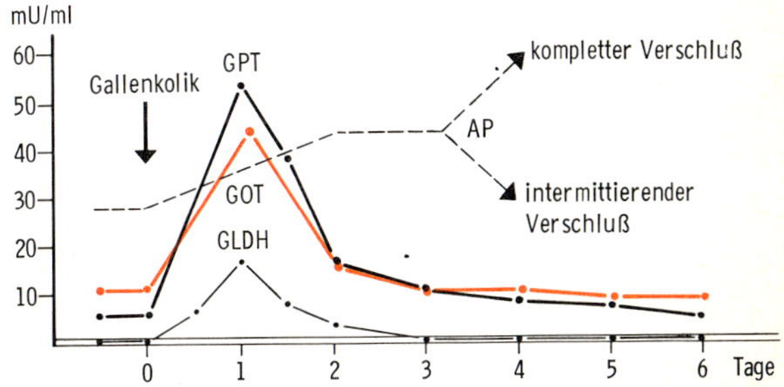

Abb. 9 Verschlußikterus

Auch bei Knochenerkrankungen aller Art kann sie ungehindert ins Blut austreten (s. auch S. 729).
Die alkalische Phosphatase ist daher *nicht leberspezifisch.*

Serumeisen

Bei allen Lebererkrankungen mit größerem Zelluntergang kommt es zu einem *Anstieg des Serumeisenspiegels,* weil das gespeicherte Eisen aus den Zellen austritt. Der Serumeisenspiegel ist bei der Differentialdiagnose Parenchymikterus – Stauungsikterus von Bedeutung.
Beim Stauungsikterus bleibt das Serumeisen im Bereich der Norm: 80–100 μg%.
Beim Parenchymikterus steigen die Werte bis 300 μg% und mehr (μg% und γ% = gleichwertig).
Von Bedeutung ist auch die *pathologische Eisenspeicherung der Leber.*
Erhöhte Speicherungsbereitschaft ist typisch bei *Äthylabusus* und bei der *Hämochromatose* (= besondere Form der Leberzirrhose als Folge einer angeborenen Stoffwechselstörung mit vermehrter Eisenresorption und Einlagerung in die Leber. Später werden auch andere Organe wie Pankreas, Nebennierenrinde, Herzmuskel u.a. befallen.).
Zur Beurteilung des Eisenstoffwechsels kann die Bestimmung des *Serumeisenspiegels* (s. S. 557f.) sowie die sog. *Eisenbindungskapazität* genügen. Zum Nachweis einer pathologischen Eisenspeicherung werden auch die Leberbiopsie und der Desferaltest herangezogen.

Der Desferaltest

Die Injektion einer eisenbindenden Substanz (Desferrioxamin B als Desferal) führt zu einer vermehrten Ausscheidung von Eisen über die Nieren.

Ausführung

- Patient nüchtern lassen
- intravenöse Injektion von 500 mg Desferal
- anschließend Frühstück mit reichlich Flüssigkeitszufuhr (400 ml)
- Urin sammeln (in je 2 Sammelperioden von je 6 Std., z.B. 8.00–14.00 Uhr und 14.00–20.00 Uhr; spezielle eisenfreie Behälter)
- im Labor wird die Eisenausscheidung im Urin gemessen:
  physiologische Eisenausscheidung: bis 250 mg
  bei pathologischer Eisenspeicherung: Anstieg der Werte.

Bromthaleintest (Bromsulphalein) = Farbstoffprobe

Prinzip

Bromthalein ist ein Farbstoff, der fast ausschließlich durch die Leber aus dem Blut eliminiert und über die Gallenwege ausgeschieden wird. Der in einem bestimmten Zeitintervall nach der intravenösen Injektion gemessene Farbstoff im Blutserum ist daher ein gutes Maß für die Ausscheidungsleistung der Leber.

Intravenöser Bromthaleintest

Die Ausscheidungsgeschwindigkeit des intravenös zugeführten Bromthaleins gibt Auskunft über die Funktionstüchtigkeit der Leber, d.h. es kann die Entgiftungsfunktion bzw. Ausscheidungsfunktion geprüft werden.

Ausführung

- Dem nüchternen Patienten wird der Farbstoff langsam injiziert (0,1 ml/kg Körpergewicht). Hände waschen nach Aufziehen und Injektion des Bromsulphalein!
- 45 Minuten nach Beginn der Injektion Blutentnahme am anderen Arm.
  Norm: 45 Minuten nach der Injektion findet sich im Serum kein Bromsulphalein mehr. Nach vorangegangenen Lebererkrankungen sind Werte von unter 5% unbedeutend.
  Unsichere Werte: 3–5%
  Mäßige Schädigung: 6–25%
  Schwere Schädigung: über 25% (bei ikterischen Patienten entstehen falsche Werte).
  Der Zeitpunkt der Blutentnahmen kann von Klinik zu Klinik verschieden sein.
  Wichtig ist, daß man den gebräuchlichen kennt und sich genau daran hält.

- *Intraduodenaler Bromthaleintest*
  Der intraduodenale Test ermittelt die Erscheinungszeit des intravenös injizierten Bromsulphaleins im Duodenalsaft. Er kann zur Unterscheidung von *Parenchym-* oder *Stauungsikterus* gebraucht werden, kommt aber selten zur Anwendung.

6.4.2 Duodenalsondierung

Prinzip

Mittels eingeführter Sonde in das Duodenum kann man durch einen Reiz (Magnesiumsulfat, Hypophysin u.a.) die Funktionstüchtigkeit der Gallenblase und der Gallengänge prüfen, nämlich

- den Gallenblasenreflex
- die Zusammensetzung der Galle (Cholesterin, Lezithin, Bilirubin, Elektrolyte, Gallensäuren, Wasser).

Ausführung (Abb. 10)
Zu den Gegenständen zum Einlegen der Sonde (s. S. 431) brauchen wir:
- Reagenzgläser zum Auffangen der Galle in Gefäß mit warmem Wasser
- Reizmittel: 20–30 ml Magnesiumsulfat 30% als Reiztrunk oder z.B. Hypophysin als Injektion.

Das Einführen der Duodenalsonde geschieht wie bei der Magenausheberung (S. 584): Wenn die Sonde den Magen erreicht hat (evtl. Aspiration von Magensaft), läßt man den Patienten sich auf die rechte Seite legen und die Sonde langsam weiterschlucken bis zu ca. 75 cm; dann Fußende des Bettes erhöhen. Wenn die Sonde im Duodenum liegt, fließt alkalische Flüssigkeit und dann gelbgrüner Gallensaft ab. Ist dies nicht der Fall, wird die Lage der Sonde röntgenologisch geprüft, und der Patient muß diese unter Durchleuchtungskontrolle weiterschlucken. Oft braucht man viel Zeit und Geduld, die Sonde an den richtigen Platz zu bringen. In diesem Fall läßt man den Patienten ruhig liegen und wartet ab. Nach dem spontanen Abfluß des Duodenalsaftes wird je nach Krankenhaus die A- und B-Galle separat aufgefangen.
Die *A-Galle* ist gelblich hellgrün. Die *B-Galle* erscheint erst nach Auslösung des Gallenblasenreflexes durch das Reizmittel. Sie ist dickflüssiger, bräunlichgrün.

6.4.3 Laparoskopie

Prinzip
Entspricht dem jeder Punktion bzw. Spiegelung, S. 382 bzw. S. 582. Dazu kommt, daß dieser Eingriff für den Patienten in ganz besonderem Maße unangenehm ist und Komplikationen auftreten können.

Durch die Laparoskopie (= Spiegelung der Bauchhöhle) können Oberfläche, Farbe und Größe der Leber, der Milz und des Peritoneums beurteilt werden. Gleichzeitig kann eine Biopsie vorgenommen werden (= Leber- oder Milzbiopsie unter Sicht).

Instrumentarium
Es entspricht im Prinzip dem der schon besprochenen Spiegelungen. Dazu kommen

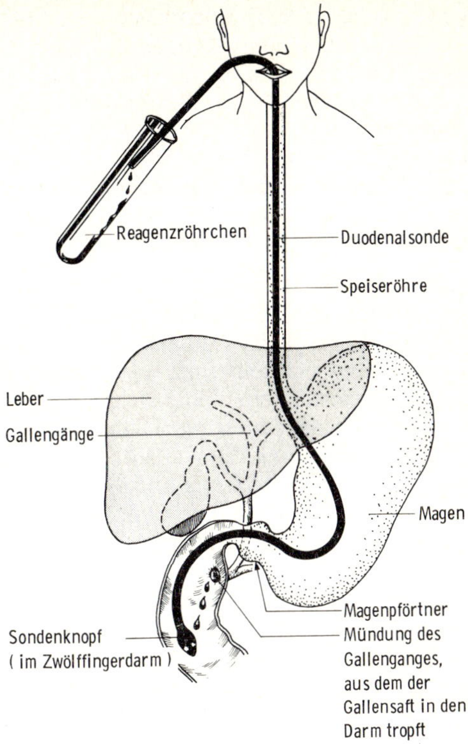

Abb. 10 Duodenalsondierung

Spezialinstrumente und -apparate, wie z.B. der Pneumoapparat zum Füllen des Bauchraumes mit Luft. Die Spezialkanüle heißt Pneumoperitonealkanüle.

Vorbereitung des Patienten
Eine hämorrhagische Diathese muß durch die Bestimmung der Gerinnungsfaktoren ausgeschlossen werden. Blutgruppe und Rhesusfaktor sollen bestimmt sein.

Vortag
- Rasieren der Bauchdecke
  leichtes Essen, ab 18.00 Nahrungskarenz
- u.U. verordnet der Arzt eine Ampulle Vitamin K (Konakion).

Bei tiefem Quick-Wert wird die Laparoskopie nicht ausgeführt.

Untersuchungstag
- Patient nüchtern lassen (nicht rauchen, eventuelle Prothesen entfernen)
- Darmentleerung durch Reinigungseinlauf
- Blasenentleerung durch Urinieren vor Verlassen der Abteilung
- Puls- und Blutdruckkontrolle

- Verabreichen der Prämedikation ½ Std. vor Beginn der Laparoskopie
- Röntgenbilder, Kurve und Krankengeschichte werden in den Endoskopieraum gegeben
- psychische Vorbereitung, d.h. wir versuchen, dem Patienten die bevorstehende Untersuchung zu erklären und helfen ihm, daß er seine Angst abbauen kann.

Nachbehandlung

Kontrollen und Überwachung sind von Krankenhaus zu Krankenhaus etwas verschieden. Da es sich um einen relativ großen und für den Patienten unangenehmen Eingriff handelt, ist anschließende Überwachung von großer Bedeutung. Durch Kontrolle der Vitalzeichen, durch Bettruhe und Nahrungskarenz nach der Untersuchung könnenKomplikationen vermieden oder frühzeitig erfaßt werden.

Liegen keine speziellen Verordnungen vor, kann folgendes Schema Gültigkeit haben:

- *Lagerung*
  Rückenlage während 24 Stunden
  Fußende des Bettes hochstellen während 3 Stunden
- *Ernährung*
  Während 6 Stunden Nahrungskarenz
  bei sehr starkem Durst dürfen etwas Flüssigkeit oder Eiswürfel gegeben werden.
- *Kontrolle* von Puls, Blutdruck und Atmung
  ½stündlich während der ersten 6 Stunden, später seltener
  wichtig ist, daß jedes Abweichen von der Norm sofort dem Arzt gemeldet wird
  eine Nachblutung kann auftreten
- *Wundklammern*
  sie werden am 3. Tag entfernt.

6.4.4 Leberbiopsie

Prinzip

Punktion des Lebergewebes mittels spezieller Kanüle zur Gewinnung eines Lebergewebszylinders (s. auch S. 382).

Die Leberbiopsie kann *blind von außen* oder *gezielt mit der Laparoskopie verbunden* vorgenommen werden. Die Gefahren bei der zweiten Methode sind kleiner.

Der so gewonnene Lebergewebszylinder wird in Lamellen geschnitten und kann histologisch auf die Beschaffenheit des Leberparenchyms untersucht werden.

Instrumentarium

- Schälchen, Tupfer, Watteträger (Desinfektion)
- Péan-Klemme und Pinzette
- 20-ml-Spritze mit Zentralansatz
- 5- oder 10-ml-Spritze und feine Kanülen (Anästhesie)
- Triangel
- Menghini-Nadel mit Mandrin
- Uhrglasschälchen (und Filterpapier, Gläschen mit Fixierlösung) für das Biopsiestückchen.

Vorbereitung

- Der Patient bleibt nüchtern
- Bestimmung von Quick, Thrombozyten, Blutungs- und Gerinnungszeit oder der Rekalzifizierungszeit (s. S. 557)
- evtl. Blutgruppe und Rhesusfaktor bestimmen
- Blasen- und Darmentleerung.

Ausführung

Der Patient liegt auf dem Rücken oder auf der linken Seite, die Flanke mittels Unterlage oder kleinem Kissen erhöht.

In die 20-ml-Spritze gibt man ca. 5–7 ml physiologische Kochsalzlösung. Der Arzt bohrt nach Desinfektion und Anästhesie mit dem Triangel vor (auch Hautschnitt möglich), dann führt er die Menghini-Nadel, an der Spritze befestigt, bis zur Leberkapsel. Durch geringen Druck auf den Spritzenkolben wird die Kanüle durchgängig gemacht. Der Patient wird aufgefordert, einzuatmen und den Atem anzuhalten. Jetzt sticht der Arzt ins Lebergewebe, nachdem er in der Spritze ein Vakuum erzeugt hat, und aspiriert einen Lebergewebszylinder. Dieser wird sorgfältig aus der Kanüle in das Uhrglasschälchen gespritzt.

Nachbehandlung und Kontrolle

Nach Leberpunktionen können folgende *Komplikationen* auftreten:

- Nachblutung aus dem Stichkanal
- peritoneale Reizung durch Gallenaustritt
- Pneumothorax.

Der Patient muß deshalb von der Schwester genau überwacht werden.

Lagerung: Der Patient ist während 2 Stunden auf die rechte Seite (Kompressionskissen) zu legen. Bei Punktion unter Sicht (nach Laparoskopie) ist zudem das Fußende des Bettes hochzustellen. Die Stichwunde wird komprimiert.

Bettruhe während 24 Stunden.

Ernährung: Nahrungskarenz während 6 Stunden. Eisstückchen oder löffelweise Flüssigkeit sind erlaubt.
Vitalzeichen: Puls, Blutdruck und *Atmung* sind während 6 Stunden regelmäßig zu kontrollieren. Alle Werte sind auf einem Protokollblatt festzuhalten. Bei pathologischen Resultaten sofort den Arzt rufen.

6.4.5 Leberszintigramm

Prinzip
S. unter Lungenszintigramm, S. 472.

Das normale Szintigramm der Leber zeigt eine regelmäßige Strich- und Punktzeichnung in einem dem Organ entsprechenden Bezirk mit den größten Intensitäten im Zentrum und allmählicher Abnahme gegen die Peripherie. Als Testsubstanz wird radioaktives Bengalrosa (131 I) oder Goldkolloid (192 AU) benützt. Primäre oder sekundäre maligne Tumoren und andere raumfordernde Prozesse in der Leber wie Echinokokken, Leberabszesse und anderes mehr lassen sich erkennen und lokalisieren. Unregelmäßige oder fehlende Speicherung weisen immer auf funktionsgeschädigte Leberbezirke hin.

6.4.6 Röntgenuntersuchungen

Röntgenologische Darstellung der Gallenblase und der Gallengänge
Prinzip
Eine orale oder intravenöse Verabreichung eines jodhaltigen Kontrastmittels, das von der Leber aufgenommen und durch die Gallenwege wieder ausgeschieden wird, ermöglicht eine Kontrastdarstellung.

Bei der röntgenologischen Darstellung der Gallenblase spricht man von *Cholezystogramm.* Darstellung der Gallenwege = *Cholangiogramm.*
Die Vorbereitung des Patienten geschieht nach hausinternen Methoden. Im folgenden ein Beispiel:

Orale Cholezystographie
Darstellung der Gallenblase
Vorbereitung
2 Tage vor der Untersuchung
Orales Abführmittel, z.B. Dulcolax
nur noch leichte, nicht blähende Kost
Vortag
Nahrungskarenz ab 16.00 Uhr
18.00 Einnahme des Kontrastmittels (Biloptin, Solubiloptin). Die Kapseln müssen einzeln, in Abständen von 5 Minuten mit Tee eingenommen werden.

Beachte
Sollte der Patient nach Einnahme der Kapseln erbrechen, kann die Untersuchung nicht durchgeführt werden.

Untersuchungstag
Nüchtern lassen bis zum Abschluß der Röntgenuntersuchung (1–2 Stunden).

Intravenöse Cholangiographie
Darstellung der Gallenblase und der Gallengänge
Vorbereitung
2 Tage vor der Untersuchung
nur noch leichte, nicht blähende Kost
Vortag
reduziertes Abendessen (Tee, Weißbrot, Butter, Konfitüre)
Anstreben einer kräftigen Darmentleerung (je nach Krankenhaus mittels Einlauf, Micro-Clyss oder Dulcolax-Suppositorium)
Untersuchungstag
Patient bis zum Abschluß der Röntgenaufnahmen ($2\frac{1}{2}$–$3\frac{1}{2}$ Stunden) nüchtern lassen. Wird das Kontrastmittel mittels Infusion verabreicht, muß diese evtl. auf der Station vorbereitet und gesteckt werden *(Infusionscholezystoangiogramm).*

Röntgenologische Darstellung des Ösophagus
Diagnostische Maßnahmen des Ösophagus und des Magens, S. 582ff.

Splenoportographie
Prinzip
Prähepatische (Verlegung der Pfortaderstrombahn) oder intrahepatische (zirrhotische Veränderungen) Blockbildungen führen zu einem Pfortaderhochdruck. Bei Punktion der Milz und anschließender Injektion eines Kontrastmittels können Druck- und Gefäßverhältnisse festgestellt werden.

Die Punktion der Milz kann perkutan oder im Anschluß an eine Laparoskopie vorgenommen werden. Nach der Druckmessung

werden 20–30 ml Kontrastmittel injiziert und Serienaufnahmen von der Milz und dem Pfortadersystem inkl. Leberverzweigungen vorgenommen.
Für die Schwester wichtig sind:
Vorbereitung und Nachbehandlung
Sie entsprechen im wesentlichen derjenigen bei der Laparoskopie (s. S. 629 f.).

Besonderes
- Linke Seitenlage auf einem Spreusack während 2–3 Stunden nach der Untersuchung, um einer Nachblutung aus dem Stichkanal vorzubeugen.
- Der Beobachtung des Patienten ist große Bedeutung beizumessen, da die Untersuchung mit Gefahren verbunden ist (Verletzung von Nachbarorganen, Milzvenen- und Pfortaderthrombose).

Zöliakographie und Angiographie der Mesenterialgefäße
Prinzip
Das injizierte Kontrastmittel ermöglicht die Darstellung der Abdominalgefäße; gleichzeitig gibt die Anhäufung von Kontrastmittel in den parenchymatösen Organen und in der Darmwand dem Arzt diagnostische Hinweise.

In die A. femoralis wird ein Katheter eingeführt, der durch die Aorta in die Nierenarterien vorgeschoben wird. Dadurch erhält man die ungefähre Lage der A. coeliaca und A. mesenterica, die nun mittels Kontrastmittel dargestellt werden können. Mit Hilfe der Zöliakographie können vor allem Metastasen in der Leber, primäre Tumoren und Zysten der Leber und des Pankreas erfaßt werden.

Vorbereitung
- Rasur der Leisten
- Prämedikation nach Arztverordnung
- notwendige Dokumente und Sandsack (zur Kompression) bereitlegen
- Patient bleibt am Untersuchungstag nüchtern.

Nachkontrolle
- Regelmäßige Puls- und Blutdruckkontrolle (z.B. ½stündlich während 3–4 Stunden)
- Kontrolle des Fußpulses und der Punktionsstelle
- Kompression mittels Sand- oder Bleisack während ca. 4 Stunden (Blutungsgefahr)
- Bettruhe während 8 Stunden.

Beachte

Die Vorbereitungs- und Überwachungsmaßnahmen bei den Untersuchungen werden in jedem Krankenhaus etwas unterschiedlich gehandhabt. Darum gilt
- daß genaue Information (evtl. von der Röntgenabteilung) eingeholt werden muß,
- daß u.U. ein Kontrastmittelallergietest vorgenommen werden muß (s. S. 503).

6.5 Allgemeingültige Punkte zur Pflege

6.5.1 Beobachtung und Überwachung

Patienten mit Erkrankungen der Leber bedürfen einer sorgfältigen Überwachung, da bei akuten und chronischen Krankheiten Komplikationen eintreten können. Je früher diese erkannt werden, um so besser ist die Möglichkeit einer gezielten Behandlung.
Die Überwachung betrifft: Allgemeinzustand, Bewußtseinslage, Flüssigkeitsbilanz, Vitalzeichen, Aussehen.

6.5.2 Ernährung

Im allgemeinen besteht eine Fettunverträglichkeit. Im Prinzip dürfen die Patienten alles essen, außer denjenigen Speisen, die regelmäßig zu Beschwerden führen. Reichliche und üppige Mahlzeiten sind immer schädlich. Fast alle Patienten leiden unter Appetitlosigkeit, die Mahlzeiten sollen deshalb abwechslungsreich und möglichst vollwertig sein.
Die Sorge für eine ausgewogene Flüssigkeitsbilanz ist vor allem bei chronischen Erkrankungen oder bei Begleitaszites wichtig.
Der Patient hat absolutes Alkoholverbot. Auch Alkohol in kleinen Mengen z.B. in Süßspeisen, ist unbedingt zu vermeiden.
Eine eigentliche *Diät* ist nur in wenigen Fällen notwendig.
Leberzirrhose
Die Eiweißzufuhr muß dann reduziert werden, wenn es zu einer deutlichen Einschränkung der Entgiftungsfunktion der Leber gekommen ist. Da beim Eiweißabbau entstehende toxisch wirkende Substanzen, insbesondere Amoniak, in der Leber entgiftet wer-

den, kann es bei fortgeschrittener Leberzirrhose unter hoher Eiweißzufuhr zu einer Anhäufung dieser toxischen Eiweißabbauprodukte im Körper kommen. Diese nicht mehr in vollem Umfang von der Leber entgifteten, sich im Blut anreichernden Stoffe schädigen die Hirnfunktion und führen letztlich zum Leberkoma. *Die Eiweißzufuhr muß daher der verbleibenden Entgiftungsfunktion der Leber angepaßt werden.* (Am besten werden Milch- und Eiereiweiße toleriert.)

Fettleber

Die Nahrung soll kohlenhydratarm sein. Unter einer Kohlenhydratreduktion (etwa 50–100 g Kohlenhydrate pro Tag) kommt es bei normaler oder gesteigerter Eiweißzufuhr und im Normbereich liegender Fettzufuhr zu einer ausreichenden Mobilisierung des Fettes in der Leber. Da die Fettleber in der Mehrzahl der Fälle mit einer Adipositas kombiniert vorkommt, ist eine Reduktion des Körpergewichtes anzustreben

Von noch größerer Wichtigkeit als die eigentliche Schonkost ist absolutes *Alkoholverbot*. Nur unter Alkoholabstinenz kann eine nicht zu weit fortgeschrittene Fettleber sich erholen.

6.5.3 Darmtätigkeit

Gallenabfluß und Darmperistaltik müssen angeregt werden. Wenn möglich, ist für genügend Bewegung zu sorgen. Karlsbader Salz (1 Kaffeelöffel aufgelöst in ½ Glas warmem Wasser) morgens nüchtern eingenommen, hat meist eine sehr gute Wirkung.

6.5.4 Körperpflege und Prophylaxen

Diese richten sich nach dem Zustand des Kranken. Bei Patienten mit Parenchymikterus, der von Juckreiz begleitet ist, soll für genügend Erfrischung (Abwaschungen, Abreibungen mit Spiritus, z.B. Mentholspiritus) gesorgt werden.

Der Patient mit chronischen Leiden neigt wegen Eiweißmangel (mangelnde Eiweißzufuhr infolge Appetitlosigkeit, gestörte Eiweißsynthese in der Leber selbst, vermehrter Verlust bei Aszitis) zu Dekubiti. Eine gezielte Prophylaxe ist angezeigt. Um Zahnfleischblutungen zu vermeiden (hämorrhagische Diathese) sorgen wir für eine weiche Zahnbürste. Bei reichlichen Petechien und flächenhaften Blutungen kann u.U. eine Salbe aufgetragen werden (z.B. Hemeransalbe). Der Effekt ist mehr psychogener Natur.

6.5.5 Psychische Betreuung

Alle Patienten, vor allem aber solche mit chronischen Erkrankungen (was bei Leberkrankheiten oft der Fall ist), sind in ganz besonderem Ausmaß auf das Eingehen auf ihre psychischen und sozialen Bedürfnisse angewiesen. Wir müssen ihnen helfen, damit sie zu einer neuen, angepaßten Lebensweise hinfinden. Mit Hilfe gezielter und gekonnter Beratung und Unterstützung kann der Patient die Probleme, die ihm seine Krankheit stellt, eher bewältigen. In diesem Sinn wird unsere Pflege für den erkrankten Menschen zur eigentlichen Lebenshilfe.

Andere im Gesundheitsdienst tätige Personen, z.B. die Sozialarbeiterin, werden uns dabei helfen, vor allem dann, wenn der Patient eine Nachkur, z.B. in einem von Leberspezialisten geleiteten Sanatorium braucht.

Bei Patienten im schweren, vielleicht unheilbaren Stadium sind auffallende psychische Veränderungen zu erwarten. Die Pflege dieser Patienten erfordert viel Geduld, Einfühlungsvermögen und Verständnis.

6.6 Pflege bei Erkrankungen der Leber, Gallenblase und Gallengänge

6.6.1 Übersicht über die wichtigsten Erkrankungen

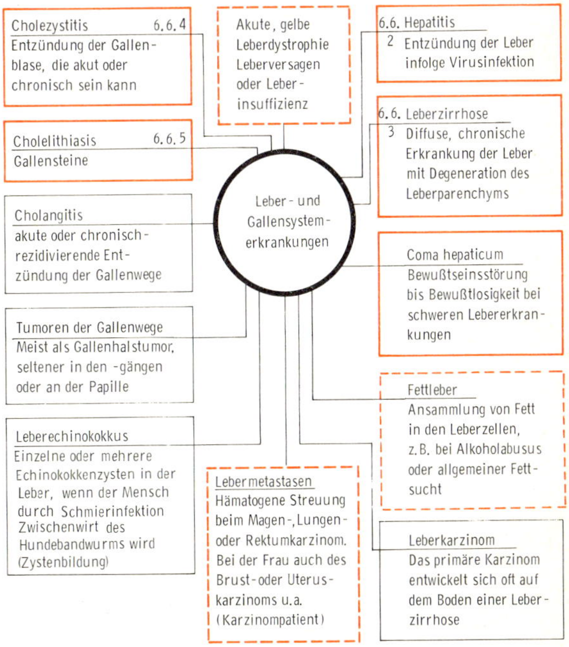

6.6.2 Pflege des Patienten mit Hepatitis

Die Hepatitis ist eine Entzündung des Lebergewebes, die meist mit einem Ikterus einhergeht. Fehlt der Ikterus, spricht man von anikterischer Hepatitis. Man spricht von *Hepatitis epidemica,* infektiöser Hepatitis, Gelbsucht oder *Serum- bzw. Spritzenhepatitis.*

Übertragung und Ansteckung
Erreger sowohl der Hepatitis epidemica als auch der Serumhepatitis sind zwei sehr ähnliche Viren (A + B). Die beiden Erkrankungen unterscheiden sich durch die Inkubationszeit, die bei der Hepatitis epidemica (A) 2–4 Wochen beträgt, bei der Serumhepatitis (B) 1–4 Monate.
Die Übertragung geschieht
- durch den Kontakt mit Hepatitiskranken
- durch Übertragung von Blut, das mit Hepatitisviren infiziert ist.

Heute kann man im Blut von Hepatitiskranken Eiweißpartikel nachweisen, von denen man annimmt, daß sie Teile von Hepatitisviren sind. Diese Eiweißpartikel wurden in den USA erstmals bei einem Australneger entdeckt, weshalb man sie *Australia-Antigene* benannte. Bei einem hohen Prozentsatz von Erkrankten kann dieses Antigen schon in der Inkubationszeit nachgewiesen werden; es sind dies fast immer Fälle, die sporadisch oder als Folge z.B. einer Bluttransfusion auftreten, d.h. es handelt sich um eine Hepatitis, die *Australia-Antigen-positiv* ist. Hepatitiskranke im Rahmen einer Epidemie sind meist *Australia-Antigen-negativ.*
Das Antigen ist in den verschiedenen *Ausscheidungssekreten* des Organismus (Urin, Stuhl, Speichel) und im *Blut* nachweisbar.

Krankheitszeichen
Außer kleinen Abweichungen sind es bei beiden Hepatitisformen die gleichen:
- Frühsymptome: Appetitlosigkeit, Müdigkeit, Abgeschlagenheit, Widerwillen gegen bestimmte Speisen (Fett), uncharakteristische Gelenkschmerzen
- Ikterus (ikterische Phase: während 2–6 Wochen)
- Juckreiz (= Allergie auf Gallensalze)
- Übelkeit, Brechreiz
- Magen-Darm-Beschwerden, evtl. Meteorismus
- Schmerzen im rechten Oberbauch, oft nach rechts ausstrahlend, Druckschmerz
- mäßiges Fieber (meist nur bis zum Auftreten des Ikterus)
- der Urin ist dunkelbraun mit gelbem Schaum
- der Stuhl kann vorübergehend acholisch sein
- der Arzt wird eine Leber- und Milzvergrößerung feststellen.

Behandlung und Pflege
Eine spezifische Behandlung bei Virusinfektionen gibt es noch nicht.
Aus diesem Grund gilt:

> *Die beste Therapie ist die Prophylaxe*
> - absolute Hygiene
> - Vorsicht auf Reisen, vor allem in südlichen Ländern, oft sind Wasser und Nahrungsmittel verseucht.
> - Absonderung und laufende Desinfektion bei schon Erkrankten (Exkremente, Blut!)
> - absolute Asepsis im Umgang mit Spritzen und Kanülen.

Die Behandlung der Hepatitis wechselt von Krankenhaus zu Krankenhaus. Es kann folgender Behandlungs- und Pflegeplan zur Anwendung kommen:
- Bettruhe, möglichst in flacher Lage, da dadurch die Leber besser durchblutet wird
- örtliche Wärmeapplikationen (Leberwickel bzw. -umschläge)
- Ernährung je nach Zustand des Kranken: fettarm, nicht blähend, leicht verdaulich. Im akuten Stadium ist evtl. Nahrungskarenz angezeigt: Flüssigkeits-, Vitamin- und Kalorienzufuhr erfolgt mittels Infusionen oder flüssiger Kost (Tee, Fruchtsäfte, Gemüsesäfte)
- Alkoholverbot
- für eine gute und regelmäßige Darmentleerung sorgen. Günstig sind salinische Abführmittel (Karlsbader Salz)
- gründliche Körperpflege und Prophylaxen, je nach Zustand des Kranken. Einreibungen mit Mentholspiritus werden als angenehm empfunden
- die psychische Betreuung ist eine wichtige Aufgabe; der Patient stellt sich oft negativ zur absoluten Bettruhe ein, die bis zur Normalisierung der Bilirubin- und Enzymwerte eingehalten werden muß
- medikamentöse Behandlung: In Frage kommen je nach Zustand:

Glukokortikoide
Antibiotika als Schutz bei zusätzlichen Infektionen
Gammaglobuline bei außerordentlich schwerem Verlauf
Antihistaminika zur Beeinflussung des Juckreizes.

Serumhepatitis bei Süchtigen
Die Hepatitis bei Drogenabhängigen ist im Zunehmen begriffen. Sie ist auf unsteriles Spritzenmaterial zurückzuführen. Durch den Gebrauch »gemeinsamer« Injektionskanülen wird das Virus bzw. Antigen von einem »Fixer« auf den andern übertragen. Bei der Pflege gelten die allgemeinen Maßnahmen; dazu:

- Besondere Aufmerksamkeit in der Pflege und Betreuung
- psychische Unterstützung und Gesundheitserziehung im Sinne einer Rehabilitation soweit als möglich
- auf Rückfälligkeit gefaßt sein, das bedeutet:
  - Absonderung dieses Kranken, damit keine Drogen durch Mitpatienten oder Besucher eingeschmuggelt werden
  - alle Medikamentenschränke, die für den Patienten zur Gefahr werden können, abschließen
  - keine Spritzen und Kanülen herumliegen lassen
  - Patienten gut überwachen, dem Süchtigen sind alle Wege recht, wenn er zu seinem Mittel oder zu Spritzenmaterial kommen will.
- Miteinbeziehung der Fürsorgerin oder anderer Hilfsstellen. Der Patient soll entweder einer Entwöhnungskur zugeführt oder in ein anderes, für ihn weniger gefährliches Milieu versetzt werden.
- Sich selber Zeit nehmen für die Probleme, Nöte und Schwierigkeiten dieser Patienten.
- Auf evtl. auftretende Entziehungssymptome achten. Sie können sich als Schmerz, Unruhe oder sogar als Kreislaufversagen äußern. Der Arzt wird Medikamente verordnen, die die Symptome dämpfen (Psychopharmaka, z.B. Nozinan).

Verlauf und Prognose
Mit dem Abklingen des Ikterus ist die Krankheit nicht geheilt. Man rechnet mit 3–6 Monaten je nach Intensität der Erkrankung. Wichtig ist, daß die Krankheit richtig ausgeheilt wird. Im Normalfall bedeutet dies, daß nach Abklingen des Ikterus eine 4- bis 6wöchige Schonung angebracht ist. Ideal ist ein Erholungsaufenthalt nach der Entlassung aus dem Krankenhaus.

- Normalerweise heilt die Krankheit komplikationslos ab.
- In rund 5 % kommt es zur chronischen Hepatitis, die später ausheilt oder aber in eine Leberzirrhose übergehen kann.
- Je nach Virulenz der Erreger kann es kurz nach Krankheitsbeginn zum Versagen der Leber kommen = akute gelbe Leberatrophie oder Leberdystrophie. Der Tod erfolgt innerhalb Stunden oder Tagen im Leberkoma.

6.6.3 Pflege des Patienten mit Leberzirrhose

Bei der Leberzirrhose handelt es sich um eine Veränderung des Leberparenchyms im Sinne einer Degeneration der Leberläppchenstruktur und bindegewebige Schrumpfung. Die Leber wird hart und höckerig. Die Ursachen können ganz verschiedener Natur sein. Die wichtigsten sind:

- posthepatische Zirrhose
- chronische Gallenstauung = biliäre Zirrhose
- alkoholische Zirrhose
- Hämochromatose

und andere, teilweise unbekannte Faktoren.

Krankheitszeichen
Sie sind je nach Aktivität der Erkrankung verschieden.

Frühbeschwerden
- Müdigkeit, Abgeschlagenheit
- Appetitlosigkeit, leichte Magendarmstörungen
- dumpfer Schmerz in der Lebergegend
- möglicherweise leichter Ikterus oder bräunlich-gelbes Kolorit

Zeichen der dekompensierten Zirrhose
- Die gastrointestinalen Störungen nehmen zu
- infolge Pfortaderstauung (portale Hypertonie) kommt es zu

Aszites
Ösophagusvarizen
Gefäßschlängelung in der Nabelgegend (= Caput medusae) und an den Wangen (Teleangiektasien)
Auftreten von Eppinger-Sternchen (= Spider naevus) im Einflußbereich der oberen Hohlvene (Brust und Gesicht). Es sind dies sichtbare Arteriolen mit spinnartig abgehenden kleinen Gefäßchen.

- Milzvergrößerung
- Palmarerythem = Vermehrung der rotfleckigen Sprenkelung an den Handinnenflächen und Innenseiten der Fingerkuppen (seltener an den Fußsohlen)
- die Zunge wird glatt und glänzend (Lackzunge)
- weiße Fingernägel
- Störungen im Hormonhaushalt (indem *beim Mann* die weiblichen Sexualhormone nicht mehr ausgeschieden werden können):
  Abdominalglatze
  Gynäkomastie
  Hodenatrophie
  bei der Frau werden die männlichen Sexualhormone (nicht mehr ausgeschieden):
  Menstruationsstörungen
  Hirsutismus = verstärkte Behaarung
- der Melaningehalt der Haut ist vermehrt und die Gesichtsfarbe schmutziggrau
- hämorrhagische Diathese (durch Verminderung der Gerinnungsfaktoren und Thrombopenie): Hämorrhagien in Form von Petechien oder flächenhaften Blutungen.

Behandlung und Pflege
Sie richtet sich nach dem Ausmaß der Erkrankung und nach der Ursache. Immer sind es symptomatische Maßnahmen.

- Ausscheiden des Aszites und der Ödeme. Wenn möglich wird die Aszitespunktion durch Diuretikaverabreichung umgangen, da bei der Punktion immer ein zusätzlicher großer Eiweißverlust entsteht. (Dieser müßte evtl. durch Eiweißzufuhr ausgeglichen werden.)
- Zur Hebung des Allgemeinzustandes verordnet der Arzt u.U. Kortikosteroide.
- Antibiotika kommen als Prophylaxe (zusätzliche Infektionen) in Frage.

Ernährung s. S. 632f.

- Absolutes Alkoholverbot
- Überwachung und Regulierung der Darmtätigkeit und der Flüssigkeitsbilanz
- für Ruhe sorgen. Der Patient soll viel Bettruhe einhalten
- gründliche Körperpflege und Mundpflege
- Prophylaxen, besonders Dekubitusprophylaxe, da der Patient wegen Eiweißmangel und reduziertem Allgemeinzustand zu Druckstellen neigt
- allgemeine Überwachung, Kontrolle der Vitalzeichen und der Bewußtseinslage ist im schweren Stadium notwendig.

Wenn es sich um eine *Fettleber* (= gestörte Leberfunktion infolge Alkoholabus und *Fehlernährung*) handelt, die noch nicht in eine Leberzirrhose übergegangen ist, genügt absolute Alkoholabstinenz und richtige Ernährung (S. 633), um eine Heilung herbeizuführen.

Verlauf und Prognose
Eine Leberzirrhose kann nicht geheilt werden. Sie kann bei geeigneter Behandlung über längere Zeit im Stadium der Kompensation gehalten werden.
Früher oder später kommt es zu *Komplikationen.*

Ösophagusvarizenblutung

Zeichen

- Erbrechen von kaffeesatzartigem Blut oder
- schwallweises Ausstoßen von rotem Blut
- Teerstühle
- bei schwerer Blutung: Schockzeichen.

Maßnahmen
Der Patient wird auf die Intensivpflegestation verlegt, da es sich um einen lebensbedrohlichen Zustand handelt.

- Intensive Dauerüberwachung: Vitalzeichen, Blutverlust, Ausscheidungen, Allgemeinzustand (s. auch allgemein intensivpflegerische Maßnahmen S. 807ff.)
- Schockbekämpfung mit Frischblut und Blutersatzmitteln
- Kompression der blutenden Gefäße durch Einlegen einer Sengstaken-Sonde (Näheres darüber sowie über die Überwachungs- und Pflegemaßnahmen bei eingelegter Sonde s. S. 427ff.).
- Hohe Dosen Antibiotika, z.B. Neomycin zur Sterilisation des Darmes, um einer Ammoniakvergiftung vorzubeugen (Kolibazillen bauen das Blut ab, dadurch wird zusätzlich zum Abbau des Nahrungseiweißes Ammoniak frei: Vergiftungserscheinungen → Leberkoma).

- Aus dem gleichen Grund wird der Patient abgeführt, z.B. mittels Magnesiumsulfat durch die Magensonde.
- Wenn die akute Blutung steht und der Allgemeinzustand des Kranken es erlaubt, kommt evtl. eine *Operation* in Frage: *portokavaler Shunt* = Verbindung der Pfortader mit der Hohlvene unter Umgehung der Leber; man erreicht dadurch eine Druckentlastung des Pfortaderkreislaufes.
Nebenwirkungen (postoperativ)
Weiterer Anstieg des Blutammoniaks mit Dämmerzuständen und Koma, weil größere Mengen des Pfortaderblutes an der Leber vorbeigeleitet und nicht mehr entgiftet werden.

Leberkoma (Coma hapaticum)
Bei zunehmender Leberinsuffizienz und Leberzerfall resultiert eine Intoxikation durch mangelnde Entgiftungsfunktion. Es besteht eine Erhöhung des Ammoniakgehaltes im Blut (Ammoniak stammt aus dem Eiweißstoffwechsel), was zu schweren Schädigungen am Zentralnervensystem mit Bewußtseinsstörungen führt.

1. Stadium (= Präkoma)
   Leichte Veränderungen der psychischen Funktionen, Unruhe, Apathie im Wechsel mit Launenhaftigkeit und Reizbarkeit, leichte Störung der Bewußtseinslage
2. Stadium
   Schwere Störung der psychischen Funktion, Erregungszustände, Desorientierung
3. Stadium
   Bewußtseinsverlust, tiefes Koma

> Beachte:
> Bei Zeichen von Unruhe, Desorientiertheit oder beim Auftreten von Halluzinationen, ist auch an ein *Delirium tremens* (= Entzugserscheinung bei Alkoholikern) zu denken.

Allgemeinsymptome
- Muskelzittern (= flapping tremor) als grobschlägiger Tremor der oberen und unteren Extremitäten, besonders der Hände
- der Mundgeruch (Foetor hepaticus) wird faulig-süßlich oder erdig beschrieben
- Ikterus
- Bewußtseinstrübung bis Bewußtlosigkeit.

Behandlung und Pflege
Wichtig ist auch hier die Verhinderung der Ammoniakbildung durch völligen Entzug des Nahrungseiweißes und Sterilisieren des Darmes, um dem Eiweißabbau im Darm zu begegnen.
- Hohe Dosen Antibiotika (Neomycin)
- Infusionstherapie (z.B. Laevuloseinfusionen mit Zusatz von Vitaminen)
- Laktulose (gegen die Ammoniakvergiftung); Laktulose säuert den Darminhalt an, dadurch kommt es zu einem Austausch von Ammoniak aus dem Blut in den Darm; Ammoniak wird hier gebunden und ausgeschieden
- Kortikoide (Unterstützung des Allgemeinzustandes)
- Elektrolytausgleich (Kaliumzufuhr).

Pflegerisch sind große Probleme zu lösen:
- Der Patient leidet unter Bewußtseinsstörungen und ist u.U. sehr verwirrt: intensive Beobachtung und Überwachung ist angezeigt.
- Durch tägliche Schriftproben (Schreiben des Namens oder Zeichnen von Sternchen) kann der Verlauf des Komas verfolgt werden.
- Gute Körperpflege, Mundpflege und gezielte Prophylaxen sind beim Patienten in allen Stadien, besonders aber beim komatösen Patienten von großer Bedeutung.
- Durch psychische Unterstützung und Beruhigung helfen wir dem Patienten im Stadium der Erregung und der Delirien.

Infektionen
Der Patient ist infolge von Mangel an Eiweiß und Antikörpern sehr infektanfällig. Besonders groß ist die *Pneumoniegefahr*. Durch Anwendung aller Möglichkeiten der Prophylaxen versuchen wir vorzubeugen. Der Arzt wird zusätzlich Antibiotika zum Abschirmen verordnen.

Aszites
Zunehmende Ödeme und Aszites überdecken oft eine schwere Kachexie infolge Eiweißmangels. Durch natriumarme Kost und Saluretika wird man versuchen, die Ödeme und den Aszites auszuschwemmen. Punktionen sind möglichst zu vermeiden, da sie zu vermehrtem Eiweißverlust führen (man rechnet pro Liter Aszitesflüssigkeit ca. 10 g Eiweiß).

6.6.4 Pflege des Patienten mit Cholezystitis

Die Entzündung der Gallenblase kann akut oder chronisch verlaufen. Entzündungsursachen können sein:
Steinbildungen in der Gallenblase oder den Gallengängen, Bakterien, die in die Galle gelangt sind (z.B. Salmonellen).

Krankheitszeichen
- Mäßiges Fieber, das aber akut ansteigen kann (Schüttelfrost)
- Schmerzen im Bereich der Gallenblase, Bauchdeckenspannung
- Übelkeit, Brechreiz

Bei der akuten Cholezystitis können die Krankheitszeichen sehr stürmisch auftreten. Es entsteht rasch eine Leukozytose mit Linksverschiebung. Die chronische Entzündung verläuft schleichend, oft schubweise. Die Cholezystitis ist insofern ein schweres Krankheitsbild, weil *Komplikationen* auftreten:
- Gedeckte oder freie Perforation in die Bauchhöhle (s. auch Peritonitis S. 615)
- Fistelbildungen
- Pankreatitis (s. S. 646f.)
- Gallenblasenempyem mit spetischem Fieber.

Behandlung und Pflege
- strenge Bettruhe
- Nahrungskarenz (man läßt den Patienten über Tage hungern), evtl. darf Pfefferminztee gegeben werden
- lokal kommen Eisblasen in Frage (Arztverordnung)
- wichtig ist die regelmäßige Darmentleerung. Salinische Abführmittel (Karlsbader Salz) sind angezeigt
- Infusionstherapie im Stadium der akuten Entzündung
- Antibiotika
- Schmerzmittel (Spasmolytika)
- nach Abklingen der Entzündung ist eine Cholezystektomie indiziert.

6.6.5 Pflege bei Gallensteinleiden – Cholelithiasis

Gallensteine bilden sich durch Niederschlag von Gallenbestandteilen, wenn die Galle zu stark eingedickt ist, z.B. bei Abflußstörungen. Je nach Art des Niederschlages unterscheiden wir
- einheitlich zusammengesetzte Steine:
  Bilirubinsteine: schwarz, weich und unregelmäßig,
  Cholesterinsteine: gelblich, grau, feinkörnig, rund oder oval,
- gemischte Steine:
  Steine mit glatter, facettierter Oberfläche, die pyramidenförmig und pigmentiert sind, sind am häufigsten.
  Pigmentkalksteine sind dunkelbraun, hart und haben eine rauhe Oberfläche.

Die Gallensteinbildung wird begünstigt durch familiäre Veranlagung. Meist sind es adipöse, pyknische Patienten, mehr Frauen als Männer. Eine durch wiederholte Entzündung veränderte Gallenblasenwand fördert ebenfalls Steinbildung.

Zeichen der Gallensteinkolik
- Sehr heftige, zum Rücken oder zur rechten Schulter ausstrahlende, kolikartige Schmerzen im rechten Oberbauch
- Übelkeit, Erbrechen
- Temperaturanstieg
- Ikterus im Sinne eines Verschlußikterus, wenn ein Stein in den Gallenwegen den Abfluß behindert

Bei leichten Gallensteinanfällen sind die Zeichen uncharakteristisch:
- Unbehagen, Übelkeit,
- Druckschmerzen im Bereich der Gallenblase.

Unbehandelt kann eine Gallensteinkolik über Stunden und Tage (bis 3 Tage) anhalten.

Auslösende Faktoren
- Fette und üppige Mahlzeiten
- Ärger und psychische Streßsituationen

Komplikationen
- Verschluß des Ductus cysticus mit Flüssigkeitsansammlung in der Gallenblase = *Gallenblasenhydrops*
- Verschluß des Ductus choledochus mit *Verschlußikterus*
- Entzündung der Gallenblase und -gänge = *Cholezystitis* und *Cholangitis*
- *Perforation* mit Peritonitis
- Entwicklung eines *Gallenblasenkarzinoms*.

Behandlung und Pflege
Maßnahmen bei einer Kolik
- Bettruhe
- feuchte Wärme
- Spasmolytika nach Arztverordnung (Baralgin, Spasmalgin)

Der Arzt muß unbedingt benachrichtigt werden, damit ein anderes Leiden ausgeschlossen werden kann.

Prophylaxen

Gallensteinträger sollen alle Momente, die zu einem Anfall führen können, ausschließen:
- keine fettreichen Mahlzeiten
- häufige kleine Mahlzeiten
- keine eisgekühlten und blähenden Speisen
- Anregung des Gallenabflusses (durch Choleretika) und der Gallenblasenentleerung (durch Cholagoga)
- eine Auflösung oder Abtreibung der Steine ist aber unmöglich. Steine bis etwa Erbsengröße können evtl. spontan abgehen.

Wenn die Koliken sich wiederholen, wird der Arzt eine Operation veranlassen. Wenn nötig, überzeugen wir den Patienten von deren Notwendigkeit. Bis zur Operation bekommt der Patient Gallenschondiät, auch sollen Aufregungen und psychische Belastungen von ihm ferngehalten werden, da diese die Gallensteinanfälle fördern können.

6.6.6 Pflege des Patienten mit Cholezystektomie

Indiziert ist die Cholezystektomie (operative Gallenblasenentfernung) bei Verschluß der Gallengänge, nach akuter Cholezystitis und bei Verdacht auf Gallenblasenkarzinom sowie nach Koliken.

Präoperative Maßnahmen

Zur sicheren Diagnosestellung wird der Patient frühzeitig ins Krankenhaus eingewiesen. Es werden die üblichen Blut- und Urinuntersuchungen sowie die notwendigen Funktionsproben und Röntgenkontrollen vorgenommen.

Die weiteren Vorbereitungen sind allgemeiner Natur (s. S. 447ff.).

Die Operation
- *Cholezystektomie:* Entfernung der gallensteingefüllten Gallenblase,
- *Gallengangrevision:* Eröffnung der Gallengänge zur Entfernung von Steinen.

  In diesem Fall muß evtl. ein sog. T-Drain oder T-Katheter eingelegt werden (Abb. 11).

  Ein Schenkel des Querbalkens liegt z.B. im Ductus hepaticus, der andere im Ductus choledochus. Der Hauptteil führt nach außen.

Postoperative Maßnahmen

Neben den allgemeinen Maßnahmen gilt folgendes:

Bei gewöhnlicher Cholezystektomie liegt meist ein *Wunddrain,* der lediglich abgeleitet werden muß, bis zur Entfernung am 2. oder 3. Tag.

Eine eingelegte Magensonde wird am 1. oder 2. Tag entfernt.

Bei Revision der Gallenwege wird ein *T-Drain* eingelegt zur Drainage der Gallenwege. Die abfließende Galle wird genau gemessen und mit den anderen Ausscheidungen auf dem Flüssigkeitsbilanzblatt eingetragen. Je nach Arztverordnung wird es ab 5. postoperativem Tag 2mal ½ Stunde abgeklemmt. Das Abklemmen wird gesteigert, bis der Drain entfernt werden kann (die gleiche Wirkung wie durch Abklemmen kann durch Niveauveränderung der Sekretflasche erreicht werden).

Drain-Entfernung: Der Arzt entscheidet, wann der Drain entfernt werden kann (ist abhängig von der Sekretion). Meist wird voraus eine sog. *T-Drain-Füllung* vorgenommen (Darstellung der Gallengänge nach Instillation des Kontrastmittels durch den Drain). Zeigt das Röntgenbild normale Verhältnisse, wird der Arzt ein Schmerzmittel verordnen und während der Zeit der Schmerzunempfindlichkeit den Drain entfernen. Die Drain-Entfernung ohne vorherige Verabreichung von Schmerzmittel ist *sehr* schmerzhaft!

Nach der Drain-Entfernung hat der Patient 24 Stunden Bettruhe einzuhalten. Eine öftere Kontrolle des Verbandes ist notwendig, da Galle nachfließen kann.

Morgens soll der Patient nüchtern (ab 2. postoperativem Tag) 1 Messerspitze *Karlsba-*

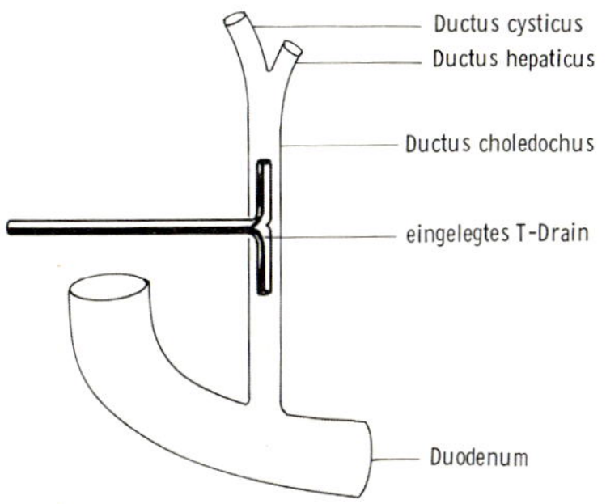

Abb. 11 Eingelegter T-Drain

der Salz erhalten. Es wirkt als leichtes Abführmittel und fördert den Gallenabfluß.

Infusionen sind in den ersten 2–3 Tagen angezeigt.

Sobald der Darm richtig arbeitet, dürfen die Infusionen nach Arztverordnung durch flüssige, breiige und schließlich durch leichte Kost ersetzt werden.

Die Entfernung der Gallenblase hat für den Patienten keinen Nachteil. Die Lebergalle wird direkt ins Duodenum abgegeben, die Verdauung geht ungestört weiter.

Weiterführende Literatur

Engelhardt, K.: Der Patient in seiner Krankheit. Thieme, Stuttgart 1971

Fuchs, F., G. Böttger: Chirurgie für Krankenpflegeberufe (Erkrankungen der Bauchhöhle), 13. Aufl. Thieme, Stuttgart 1979

Keidel, W. D.: Kurzgefaßtes Lehrbuch der Physiologie, 5. Aufl. Thieme, Stuttgart 1979

Liehr, H.: Ärztlicher Rat für Leber- und Gallenkranke, 9. Aufl. Thieme, Stuttgart 1973

Müller-Seifert: Taschenbuch der medizinischen Diagnostik, 69. Aufl. Bergmann, München

Schettler, G.: Innere Medizin (Lebererkrankungen und Erkrankungen der Gallenblase und Gallenwege), 4. Aufl. Thieme, Stuttgart 1977

Toohey, M.: Innere Medizin für Krankenschwestern und Krankenpfleger (Krankheiten der Leber und Gallengänge), 4. Aufl. Thieme, Stuttgart 1974

Testfragen

Kreuzen Sie die richtige Antwort an:

– Der Gallengang, der direkt von der Gallenblase wegführt, heißt (S. 621)
  - ☐ Ductus hepaticus
  - ☐ Ductus cysticus
  - ☐ Ductus choledochus

– Streichen Sie die falsche Behauptung an (S. 625 ff.).
  - ☐ Störungen im Gallenstoffwechsel diagnostiziert man mit der Duodenalsondierung
  - ☐ den Eiweißstoffwechsel prüft man mit der Elektrophorese und der Galaktosebelastungsprobe
  - ☐ die Prothrombinbestimmung kann der Diagnostik des Eiweißstoffwechsels zugeordnet werden

– Bei einem drogensüchtigen Hepatitispatienten achten Sie vor allem auf (S. 635)
  - ☐ absolute Isolierung, um Keimverschleppung zu vermeiden
  - ☐ eine gezielte Beschäftigung
  - ☐ Erfassen seiner Situation und Besprechung derselben mit Arzt und Fürsorgerin

– Um einen Parenchymikterus von einem Verschlußikterus zu unterscheiden, verordnet der Arzt (S. 626)
  - ☐ den Kollertest (mit Vitamin K)
  - ☐ die Fibrinogenbestimmung
  - ☐ Bestimmung der spezifischen Leberenzyme

– Eine Störung des Albumin-Globulinverhältnisses ersieht man am deutlichsten (S. 625)
  - ☐ am Quickwert
  - ☐ in der Papierelektrophorese
  - ☐ in der Gesamt-Eiweißbestimmung

– Ein atypisches Zeichen einer eindeutigen Lebererkrankung ist (S. 626 f.)
  - ☐ massiv erhöhte GPT-Werte
  - ☐ mäßig erhöhte GOT-Werte
  - ☐ stark erhöhte alkalische Phosphatase-Werte

– Was ist nicht typisch bei der Gallensteinkolik (S. 638)
  - ☐ sie ist bei Frauen häufiger als bei Männern
  - ☐ heftige Schmerzen im rechten Oberbauch mit Ausstrahlung in die rechte Schulter
  - ☐ Brechreiz, Erbrechen
  - ☐ die rezidivierenden Koliken des Gallensteinträgers werden klassischerweise durch alkoholische Diätfehler ausgelöst

– Um eher die Galle zu erhalten, lagern wir den Patienten für die Duodenalsondierung (S. 629).
  - ☐ halbsitzende Rückenlage
  - ☐ rechte Seite / Fußende leicht erhöhen
  - ☐ linke Seite / Fußende leicht erhöhen
– Den Juckreiz bei einer Hepatitis erklären Sie durch (S. 624)
  - ☐ verminderte Abwehr-Reaktionen
  - ☐ erhöhter Gallensäure-Spiegel
  - ☐ erhöhtes Bilirubin
  - ☐ keines der Genannten
– Ein ganz atypisches Zeichen einer Leberzirrhose ist (S. 635 f.)
  - ☐ Spider naevi
  - ☐ Palmarerythem
  - ☐ Weißnagelbildung
  - ☐ Aszites
  - ☐ Caput medusae
  - ☐ keines der Genannten
– Bei einer Ösophagusvarizenblutung legt der Arzt dem Patienten eine der folgenden Sonden ein (S. 636).
  - ☐ Miller-Abbot-Sonde
  - ☐ Kantor-Sonde
  - ☐ Sengstaken-Sonde
  - ☐ gewöhnliche Magensonde
– Als wichtigste pflegerische Maßnahme (in Ihrem eigenständigen Bereich) bei einem beginnenden Leberkoma erachten Sie (S. 637)
  - ☐ exakteste Kontrolle von Temperatur und Puls
  - ☐ gründliche Körperpflege
  - ☐ Drängen auf neue ärztliche Verordnungen
  - ☐ keines der Genannten

7 Krankheiten der Bauchspeicheldrüse (Pankreas)

Sequenzziel

Das Kapitel »Krankheiten der Bauchspeicheldrüse« stellt Sie vor eine vielfältige Problematik. Einerseits werden Sie mit Erkrankungen des exkretorischen Anteils, anderseits mit dem Diabetes mellitus, der eine endokrine Erkrankung ist, konfrontiert.
Das Studium dieses Kapitels vermittelt Ihnen die Grundlagen, um Pankreaserkrankungen zu verstehen und richtig einzuordnen. Sie wissen, welche diagnostischen Maßnahmen für die endokrine bzw. für die exokrine Funktionsuntersuchung typisch sind.
Sie sind fähig, die anspruchsvolle Pflege eines Patienten mit akuter Pankreatitis (evtl. unter Anleitung) zu übernehmen, die ärztlichen Verordnungen überlegt auszuüben und dem Patienten echte Hilfe und Unterstützung zu bieten. Sie kennen das Prinzip, das dem Diabetes mellitus zugrunde liegt und können die möglichen Komplikationen und Spätfolgen ableiten bzw. unterstützend mithelfen, damit letztere möglichst vermieden werden können. Sie sind sich Ihrer Aufgabe in der Gesundheitserziehung und der Wiedereingliederung bei Diabetikern bewußt und gestalten die Pflege so, daß der Patient den Sinn der Behandlung einsieht, damit einverstanden ist, und diese in Eigenverantwortung später selbst weiterführen kann und will.

Lernziel

Sie sind fähig
- die diagnostischen Maßnahmen bei Erkrankungen des Pankreas zu erklären;
- die Krankheitszeichen, Behandlungs- und Pflegemaßnahmen bei der akuten und chronischen Pankreatitis aufzuzählen;
- Angaben zu machen über Blut- und Urinzuckerbestimmung sowie über die Suchtests bei Diabetes mellitus;
- die Diabetesformen und auslösenden Faktoren zu benennen;
- die Krankheitszeichen, Komplikationen, Gefahren und Spätfolgen bei Diabetes mellitus zu erklären und die Maßnahmen der Pflege und der Behandlung abzuleiten;
- ein Instruktionsmerkblatt für den Patienten mit Diabetes aufzustellen.

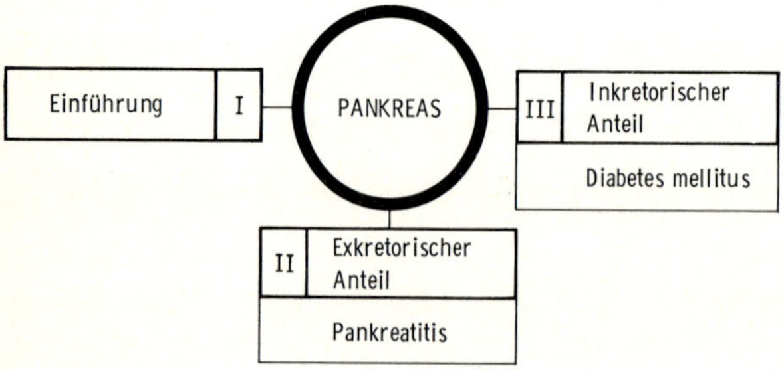

I Einführung

7.1 Anatomie (Abb. 1)

7.2 Physiologie – Pathologie

Die Bauchspeicheldrüse besteht aus dem exokrinen Gewebe und den Langerhans-Inseln (= endokrines Gewebe). Schädigungen des Organs können deshalb die *exokrine* wie die *endokrine* Funktion beeinträchtigen.
Exokrine Funktion: Bildung des Verdauungssaftes:
- Eiweißspaltende Fermente (Trypsin, Chymotrypsin u.a.)
- kohlenhydratspaltende Fermente (Amylase u.a.)
- fettspaltende Fermente (Pankreaslipase u.a.).

Das fermentreiche Sekret wird ans Duodenum abgegeben und dient der Verdauung. *Störungen* der exokrinen Funktion führen deshalb vorwiegend zu Verdauungsstörungen.
Endokrine Funktion (= hormonelle Funktion). In den Langerhans-Drüsen (= Inselzellen) werden zwei Hormone gebildet:
- In den B-Zellen Insulin – bewirkt eine Blutzuckersenkung
- In den A-Zellen Glucagon – bewirkt einen Blutzuckeranstieg.

Störungen der endokrinen Funktion führen zu Störungen im Kohlenhydratstoffwechsel, z.B. zu Diabetes mellitus.

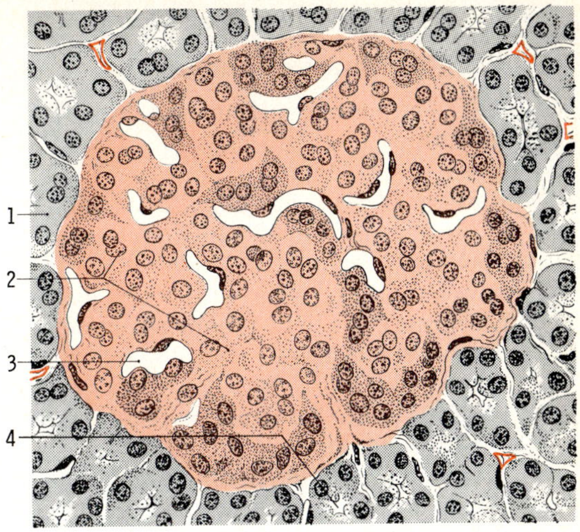

Abb. 1 Pankreasgewebe (aus Kahle, W., H. Leonhardt, W. Platzer: Taschenatlas der Anatomie, Bd. II. Thieme, Stuttgart 1973).
Bezeichnen Sie die Strukturen 1–4 (s. S. 848)

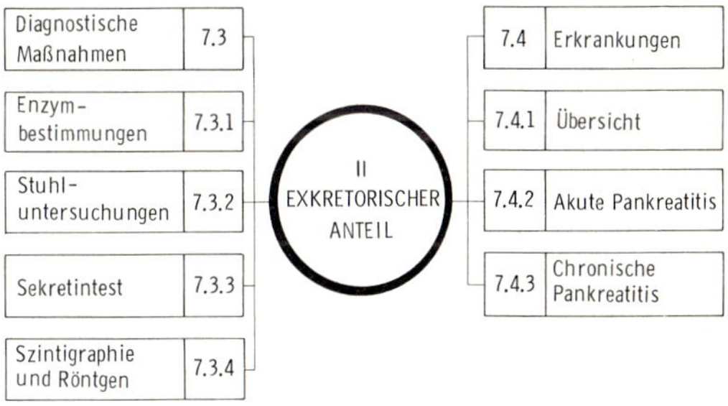

II. Exkretorischer Anteil

Prinzip

Die exkretorische (exokrine) Funktion des Pankreas liegt in der Bildung und Abgabe von Verdauungssäften *(Fermenten).*
Störungen der exokrinen Funktion führen zu Fermententgleisungen und dadurch zu
- Verdauungsstörungen, meist schwerer Art
- Selbstandauung des Organs durch die eigenen Sekrete
- metabolisch bedingtem Blutdruckabfall und Mangeldurchblutung anderer Organe (Schocksyndrom).

Das bedeutet für uns, daß
- Patienten mit einer Pankreaserkrankung (bes. mit Pankreatitis) in ganz besonderem Ausmaß eine intensive Überwachung und eine äußerst sorgfältige Pflege brauchen
- die meist recht differenzierten Behandlungsmaßnahmen exakt und zuverlässig ausgeführt werden müssen
- die Pflegegruppe weitgehend mithelfen kann und muß, die Komplikationen zu vermeiden und daß der Patient lernt, jene Faktoren zu meiden, die einer erneuten Erkrankung Vorschub leisten.

7.3 Diagnostische Maßnahmen

7.3.1 Enzymbestimmungen

Amylasebestimmung in Blut und Urin
- Im Blut:
  Norm 20–30 U/ml
  Erhöhte Werte bei Pankreaserkrankungen (Anstieg innerhalb 12 Stunden)
- Im Urin:
  Je nach Krankenhaus wird frisch gelöster Morgenurin oder 12-Stunden-Sammelurin ins Labor gebracht.
  Norm: 120–130 U/ml
  Erhöhte Werte bei Pankreaserkrankungen (Anstieg innerhalb 24 Stunden).
  Man denke daran, auch das spezifische Gewicht des Urins zu bestimmen, da eine Erhöhung der Harnamylase von der Urinkonzentration abhängig ist (bei erhöhter Konzentration z.B. 1025 sind Werte bis 256 U/ml noch im Bereich der Norm).

Pankreaslipase
Norm: 20–136 U/ml
Erhöhte Werte bei Pankreaserkrankungen.

7.3.2 Stuhluntersuchungen

- *Stuhlmenge:* Norm 125–300 g/Tag (abhängig von der Nahrungsaufnahme)
- *Quantitative Fettbestimmung:* Norm bei gemischter Kost 3–5 g, Mengen über 7 g/24 Stunden = Fettstühle. Die typischen Fettstühle sind salbenartig, fettig, glänzend = *Steatorrhö.*
- *Trypsin und Chymotrypsin:* Der Ausfall dieser Fermente führt durch Maldigestion zu den oben erwähnten Fettstühlen.

7.3.3 Sekretintest

Prinzip
Das Einlegen einer Spezialsonde ermöglicht eine direkte Prüfung der exkretorischen Leistung des Pankreas.

Nach Einlegen einer doppelläufigen Pankreassonde (s. S. 431) wird fraktioniert Duodenalsaft vor und nach Stimulierung des Pankreas mit Sekretin (1 E Sekretin/kg Körpergewicht i.v.) gewonnen und untersucht. Evtl. kann der Test erweitert werden, indem anschließend an das Auffangen von Duodenalsaft nach Sekretingabe zusätzlich Pankreozymin (1 E/kg) verabreicht wird und erneut Pankreassaft (meist 2 Fraktionen) gewonnen wird = *Sekretin-Pankreozymin-Test.*

Der Provokationstest mit Pankreozymin bewirkt u.U. einen Anstieg der Lipase- und Amylaseaktivität im Serum und im Urin.

7.3.4 Szintigraphie und Röntgenuntersuchungen

Prinzip
S. S. 472 und S. 586. Eine aussagekräftige Darstellung des Pankreas ist wegen seiner Lage sehr schwierig.

- *Szintigraphie*
  Aussagen über Form, Lage, Größe und Funktion der Drüse. Bei Pankreaskarzinom ist z.B. ein stummer Bezirk sichtbar.
  Vorbereitungen: Meist spezielle Weisungen in bezug auf die Ernährung. Der Patient bekommt am Vortag fettarme Kost und bleibt am Untersuchungstag nüchtern.
- *Röntgenuntersuchungen*
  Verkalkungen im Pankreasbereich sprechen für eine chronische bzw. abgelaufene Pankreatitis. Sog. *Eigenschattendarstellungen* gelingen bei der retrograden Pankreatographie.
  Ganz generell gesehen kommen folgende Röntgenuntersuchungen in Frage:
- Pankreasübersichtaufnahme
- Magen-Darm-Passage (s. S. 587)
- Cholezysto- und Cholangiographie (s. S. 631)
- Splenoportographie (s. S. 631 f.)
- Arteriographie der Pankreasgefäße (im Anschluß an Zöliakographie s. S. 632)
- Retroperitoneale Luftfüllung (= Schattendarstellung des Pankreas)
- Retroperitoneale Pankreatographie (der Pankreasgang wird unter Sicht mit Hilfe des Duodenoskopes retrograd mit Kontrastmittel gefüllt).

7.4 Erkrankungen des Pankreas (exkretorischer Anteil)

7.4.1 Übersicht über die wichtigsten Erkrankungen

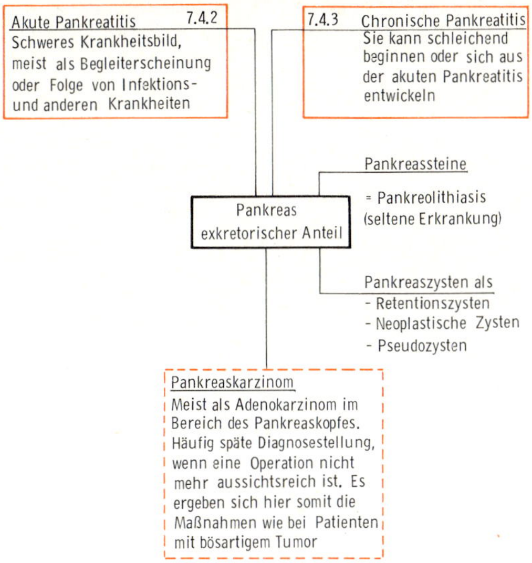

7.4.2 Pflege bei akuter Pankreatitis

Bei der akuten Pankreatitis handelt es sich immer um eine schwere Erkrankung infolge einer Selbstverdauung der Drüse durch ihre eigenen aktiven Fermente (Trypsin, Lipase). Die Entzündung kann diffus oder lokalisiert sein, der Schweregrad reicht vom *Ödem* (durch Gallereflux verursacht) bis zur *Totalnekrose*. Die Ursachen können unterschiedlicher Natur sein (s. Abb. 2).

- *Chologen:* Erkrankungen der Gallenblase und Gallenwege, vorwiegend Gallensteinträger
- *Alkoholismus*
- *übermäßige Fettzufuhr*
- *Infektionskrankheiten und Stoffwechselstörungen* (Mumps, Hepatitis, Scharlach, diabetisches Koma, Urämie u.a.)
- *Endokrine Erkrankungen* (Hyperparathyreoidismus).

Krankheitszeichen

Die Krankheitszeichen variieren je nach Schweregrad der Erkrankung. Typische Symptome bei der akuten nekrotisierenden Pankreatitis sind:

- Beginn mit starken Schmerzen im Oberbauch, stechend, bohrend, nach links und in den Rücken ausstrahlend, häufig nach üppigen Mahlzeiten

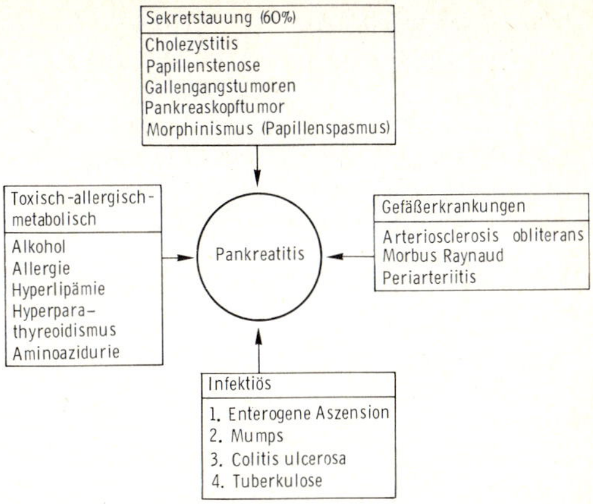

Abb. 2 Pankreatitis. Entstehungsursachen (aus Reifferscheid, M.: Chirurgie. Thieme, Stuttgart 1972)

- gespannte Bauchdecken-Abwehrspannung
- einsetzende Darmparalyse führt zu Meteorismus
- Brechreiz, Erbrechen
- hypovolämischer Schock mit Schockzeichen: kühle Extremitäten, kalter klebriger Schweiß, frequenter, kleiner Puls, aber ohne Blässe;
  dafür:
- hochrotes Gesicht
- evtl. fleckige Marmorierung der Haut
- zuerst Stuhlverhaltung, später Durchfälle
- Oligurie bei Schock
- Verschlußikterus, wenn die Pankreatitis durch einen Gallenstein bedingt ist, der in der Papille steckt
- evtl. Tetanie infolge Abfall des Plasmakalziums (in den Fettgewebsnekrosen kommt es zu Kalziumeinlagerung, wodurch eine Hypokalzämie entsteht)
- *Laborbefunde*
  Fermententgleisung (erhöhte Amylase und Lipase im Serum)
  Störungen im Kohlenhydratstoffwechsel mit Anstieg von Blut- und Urinzucker
  Allgemeine Entzündungszeichen: hohe Senkung, Leukozytose mit Linksverschiebung.

Nicht immer verläuft die Pankreatitis so stürmisch und bedrohlich. Bei der leichteren Form sind die Symptome kurzfristig und oft uncharakteristisch.

Der Verlauf der Krankheit ist abhängig von der Schwere des Krankheitsbildes. Bei der nekrotisierenden Pankreatitis ist die Prognose ernst.

Behandlung und Pflege
Sie richten sich nach dem Zustand des Kranken. Bei der schweren Pankreatitis wird der Patient bis zum Abklingen der Schockzeichen auf die *Intensivpflegestation* verlegt.
Im akuten, schweren Stadium sind folgende Maßnahmen im Vordergrund:

- *Schockbekämpfung* (Blut, Plasma und Albuminersatz)
- *absolute orale Flüssigkeits- und Nahrungskarenz;* dadurch soll die Säureproduktion des Magens stillgelegt werden. (Die Magensäure gibt ja bekanntlich einen Reiz auf das Pankreas ab und regt so die Pankreassaftproduktion an, was im Falle der akuten Pankreatitis zur genannten Selbstverdauung des Organs führt.)
- parenterale Flüssigkeits- und Elekrolytzufuhr durch Dauertropfinfusion
- *Absaugung des Magensaftes,* dadurch Entzug der Salzsäure → Ruhigstellung des Pankreas
- Schockbehandlung, d.h. Plasmaersatz bei Hypovolämie
- medikamentöse Therapie:
  Antazida (hemmen die Sekretin- und Pankreozyminsekretion)
  Anticholinergika
  Antibiotika
  evtl. Trasylol (= Trypsin-Hemmkörper) mittels Dauertropfinfusion
- Schmerzbekämpfung (z.B. Novalgin, Buscopan, kontraindiziert sind Morphinpräparate [Papillenspasmus])
- die Ernährung geschehe nach Abklingen der akuten Phase vorsichtig im Sinne einer Aufbaudiät. Günstig sind: Reis, Hafer, Zwieback, Tee (von Kohlenhydraten übergehen zu Eiweiß und zuletzt zu Fett)
- strenge Bettruhe gilt in der akuten Phase als therapeutische Maßnahme. Den Zeitpunkt der Mobilisation bestimmt der Arzt; sie hat äußerst vorsichtig zu geschehen (Kollapsgefahr)
- der Patient ist als Schwerkranker zu betrachten. Die Körperpflege, Mundpflege und die Prophylaxen fallen bis zur Besserung des Zustandes in den Aufgabenbereich der Pflegegruppe
- die Überwachung ist zu Beginn vordergründig: Vitalzeichen, Ausscheidungen, Allgemeinzustand, Aussehen
- wir bemühen uns um psychische Unterstützung und sorgen dafür, daß nach der Entlassung eine genügend lange Erholungszeit gewährleistet ist (Fürsorgerin).

Komplikationen
Die am häufigsten auftretenden Komplikationen sind u.a. Nekrosebildung, Blutung, Abszeßbildung, Peritonitis. Später können Steinbildungen und Rezidiventzündungen auftreten.

7.4.3 Pflege bei chronischer Pankreatitis

Die chronische Pankreatitis entsteht als Folge einer Vernarbung nach akuter Pankreatitis. Häufig tritt sie aber bereits als *primär chronische* Erkrankung auf. Die häufigsten Ursachen sind dann chronische Gallensteinleiden und chronischer Alkoholismus (⅔ aller Pankreatitiden sind chronisch).
Die Diagnosestellung ist sehr schwierig, da Krankheitszeichen und Laborbefund oft uncharakteristisch sind.

Krankheitszeichen
- Oberbauchbeschwerden, die vorwiegend nach fettigen Mahlzeiten oder Alkoholgenuß auftreten
- Durchfälle bei Diätfehlern (bei schweren Fällen auch spontan)
- Übelkeit, Brechreiz, Erbrechen
- Fettstühle
- u.U. symptomatischer Diabetes
- im schweren Fall: zunehmende Kachexie
- *Laborbefunde*
  Amylase ist nur in akuten Schüben erhöht.
  Hypoproteinämie, Hypocholesterinämie u.a. als Folge der ungenügenden Verdauung.
  Wichtige Hinweise geben:
  Nachweis der Stuhlfermente (Trypsin und Chymotrypsin)
  Stuhl auf quantitative Fettbestimmung
  Glukosebelastung
  Sekretin- und Pankreozymintest;
  röntgenologisch können Kalkherde erkannt werden.

Behandlung und Pflege
- Ausschalten der Ursache: Alkoholverbot, Cholezystektomie bei Gallensteinen
- Ernährung: fettarm (höchstens 50 g/Tag), leicht verdaulich, verteilt auf öftere kleine Mahlzeiten
- Substitution der Verdauungsfermente (z.B. durch Pankreon, Combizym, Panzynorm)

- Behebung des Meteorismus (z.B. durch Euflat)
- Substitution von Vitaminen und Eiweiß, um einem Mangelsyndrom vorzubeugen
- Antazida bei Hyperazidität
- Schmerzbekämpfung
- evtl. Behandlung eines symptomatischen Diabetes
- Kontrolle der Ausscheidungen, Gewicht und Allgemeinzustand
- die allgemeinen pflegerischen Maßnahmen richten sich nach dem Zustand des Kranken und dem Verlauf der Krankheit.

Eine Heilung ist nicht möglich. Mit der Behandlung können lediglich die Symptome beeinflußt und dem Patienten das Leben erleichtert werden. Wird die Krankheit unerträglich, d.h. helfen die konservativen Maßnahmen nicht, wird der Arzt eine Duodeno-Pankreatektomie in Erwägung ziehen.

III. Inkretorischer Anteil

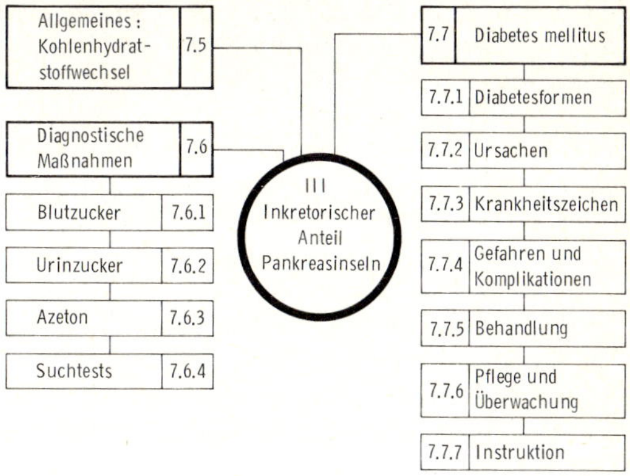

Prinzip

Die inkretorische (endokrine) Funktion des Pankreas liegt in der Bildung und Abgabe von *Hormonen,* die den Blutzuckerspiegel regulieren (Insulin und Glucagon). Die wichtigere Aufgabe fällt dem Insulin zu.

Störungen der endokrinen Funktion betreffen meistens den *Insulinstoffwechsel* (ungenügende Insulinbildung).

- Dadurch kann die vom Körper aufgenommene Glukose (Zucker) nicht mehr verwertet werden. Diese bleibt im Blut liegen; es gehen dem Körper wichtige Energiespender verloren.
- Als Komplikation kann eine akute Stoffwechselentgleisung auftreten, die zur Azidose und zum Koma führt.
- Spätfolgen treten als Gefäß- und Nervenveränderungen (Mangeldurchblutung) auf. Siehe dazu S. 652f.)!

Es ergibt sich, daß die Pflege von Patienten mit Diabetes mellitus sehr unterschiedliche Forderungen stellen kann:

- Mithilfe bei der Einstellung oder Wiedereinstellung eines entgleisten Zuckerhaushaltes und Unterstützung des Patienten in seinen Bemühungen, die Krankheit zu verstehen und akzeptieren zu können.
- Hilfe zur Selbsthilfe und Instruktion all jener Handlungen, die der Patient zur Selbstkontrolle und Gesunderhaltung beherrschen muß.
- Intensive Überwachung und Pflege sowie exakte Ausführung von Verordnungen bei Patienten im diabetischen Koma.
- Pflegerische Betreuung von Patienten mit Spätfolgen und Komplikationen je nach Beschwerdebild.

7.5 Allgemeines

Die A-Zellen oder α-Zellen bilden das Glucagon. Es hat die Aufgabe, aus dem Leberglykogen bei Bedarf rasch Zucker zu mobilisieren, d.h. es handelt sich um einen hyperglykämisierenden Faktor (ähnlich wirken auch die Nebennierenrindenhormone s. S.674).

Die B-Zellen oder β-Zellen bilden das Insulin. Es reguliert den Kohlenhydratstoffwechsel. Die wichtigsten Funktionen sind:

- Glukosetransport in die Zellen
- Steigerung der Glykogenbildung
- Wirkung auf den Fettstoffwechsel, indem es die Fettsäuresynthese fördert und den Fettabbau hemmt.

Das gesunde Pankreas produziert ca. 35 E Insulin pro Tag. Beim *Diabetiker* liegt hier die Störung, indem das Pankreas *ungenügend oder minderwertiges Insulin* bildet = *Hypoinsulinismus*.
Durch diesen Insulinmangel kann überschüssige Glukose nicht mehr verwertet werden, sie bleibt im Blut liegen (erhöhter Blutzucker oder Hyperglykämie). Wird der Schwellenwert überschritten, scheiden die Nieren einen Teil des überschüssigen Zuckers aus (Glukosurie), dadurch gehen dem Körper wichtige Energiespender verloren.
Im schweren Fall (Coma diabeticum) werden die Fettdepots des Organimus angegriffen. Die Fettverbrennung findet wegen des Glykogenmangels nur unvollständig statt, und es entstehen übermäßig saure Stoffwechselprodukte – Ketonkörper –, die zu einer Übersäuerung im Blut, zur Ketose oder Azidose, führen. Diese ihrerseits verursacht das diabetische Koma.
Der Hyperinsulinismus, d.h. die übermäßige Bildung von Insulin bei Inselzelladenom ist ein seltenes Krankheitsbild. Es kommt zu massiver Hygoglykämie mit Schockzeichen (entsprechend den Symptomen beim hypoglykämischen Koma, s. S. 652 f.). Die Behandlung besteht in der Behebung des Komas durch intravenöse Glukose- und Glucagonzufuhr; später Operation: Entfernung des Adenoms.

7.6 Diagnostische Maßnahmen

7.6.1 Blutzuckerbestimmung

- *Als Reduktionsmethode* z.B. nach Hagedorn-Jensen,
  Norm: 80–120 mg%
- *Haemo-Glukotest* (BM-Test) mittels Teststreifen (Gebrauchsanweisung beachten);
- *Dextrostix-Glukosetest* mittels Teststreifen.
  Genaue Resultate bei den Schnelltests können zusätzlich mit einem Spezialgerät Reflomat, Reflektometer) bestimmt werden.
  Norm: 80–120 mg%
- *Tagesprofil:* Dreifache Blutzuckerkontrolle unter normalen Bedingungen (gewohnte Lebensweise und Diät) zur Ermittlung der Schwankungen und Gipfel.

7.6.2 Urinzuckerbestimmung

- *Durch Teststreifen* (Clinistix, Glukotest u.a.);
  sie beruhen auf enzymatischen Grundlagen, indem sie bei Vorhandensein von Glukose eine grünblaue bzw. violette Farbreaktion ergeben (s. S. 420f.).
- *Durch Testtabletten,* z.B. Clinitest, s. S. 421.
- *Durch Reagenzien,* z.B. Benedict-Probe, s. S. 418f.

7.6.3 Azetonbestimmung im Urin

mittels Testtabletten (Acetest) oder Teststreifen (Ketostix, Diastix, Keto-Diastix); zuverlässige Werte über Azetongehalt im Urin sind nur bei genauer Einhaltung der Gebrauchsanweisung möglich.

7.6.4 Diabetessuchtests

Prinzip
Bei Verdacht auf das Vorliegen einer Zuckerkrankheit können sog. *Belastungs-* oder *Toleranzproben* vorgenommen werden, wobei der Gesunde und der Kranke unterschiedlich reagieren.

- *Glukosebelastung beim Gesunden*
  Führt man ihm nach Bestimmung des Nüchternblutzuckers Kohlenhydrate zu, sei es im Sinne eines Belastungsfrühstücks oder von Traubenzucker oral oder intravenös, und werden die Blutzuckerwerte der folgenden Stunden bestimmt, so findet man kurz nach der Zuckerzufuhr einen deutlichen Anstieg, der in der ersten Stunde seinen Höchstwert erreicht.
  Nach zwei Stunden sinkt der Blutzucker auf den Ausgangswert zurück.
- *Glukosebelastung beim Diabetiker*
  Hier ist je nach Schwere der Erkrankung schon der Nüchternblutzucker erhöht. Die Blutzuckerkurve steigt nach Traubenzukkerzufuhr infolge unzureichender Abgabe von Insulin durch das Pankreas auf sehr hohe Werte an, die auch nach drei Stunden und mehr noch nicht absinken.
  Nach Überschreiten der Nierenschwelle, die bei aufgetretener Nierenschädigung erhöht sein kann, wird in jeder Harnportion Zucker ausgeschieden. Beim Gesunden hingegen finden wir während der ganzen Untersuchung keinen Zucker im Urin.

7.6.4.1 Belastungsfrühstück

- Bestimmung des Nüchternblut- und Urinzuckers
- Frühstück, bestehend aus mindestens 200 ml Milch mit Ovomaltine und Zucker, 2 Semmeln mit Butter und Konfitüre
- nach 2 Stunden wird wieder der Blutzukker bestimmt und der Urin mittels Benedict- oder Clinitestprobe untersucht.

7.6.4.2 Orale Glukosebelastung (Glukosetoleranztest = GTT) (Abb. 3)

- Nüchtern: Blutzuckerbestimmung
- Verabreichung von 50, 75 oder 100 g Glukose in 300 ml Flüssigkeit
- Blutzuckerbestimmung nach ½, 1, 2 und evtl. 3 Stunden; gleichzeitig soll der Patient urinieren, damit der Urinzucker bestimmt werden kann.

Beachte

Zuckermenge und Zeiten der Blutzukkerbestimmung können von Krankenhaus zu Krankenhaus variieren.

7.6.4.3 Intravenöse Glukosebelastung

Beim intravenösen Glukosetoleranztest können Resorptionsstörungen im Magen-Darm-Kanal ausgeschaltet werden.
- Bestimmung des Nüchternblutzuckers
- anschließend Infusion von 0,5 g Glukose pro kg Körpergewicht, gelöst in 250 ml Aqua destillata steril innerhalb 30 Minuten
- Blutzuckerbestimmung nach 30 und 60 Minuten, evtl. auch später (wie oben).

Nach der intravenösen Belastung sind die erreichten Blutzuckerwerte wesentlich höher als bei der oralen Prüfung.

7.6.4.4 Intravenöser Tolbutamidtest (Rastinontest)

Der intravenöse Tolbutamidtest stellt ebenfalls einen Suchtest für Diabetes dar. Beim Diabetiker fällt der Blutzucker weniger stark ab als beim Gesunden. Er kann daher bei unsicheren Fällen (latenter Diabetes) helfen, die Diagnose zu stellen.
- Blutzucker nüchtern bestimmen
- dann sofort Injektion von 1,0 g Rastinon intravenös innerhalb 2 Minuten

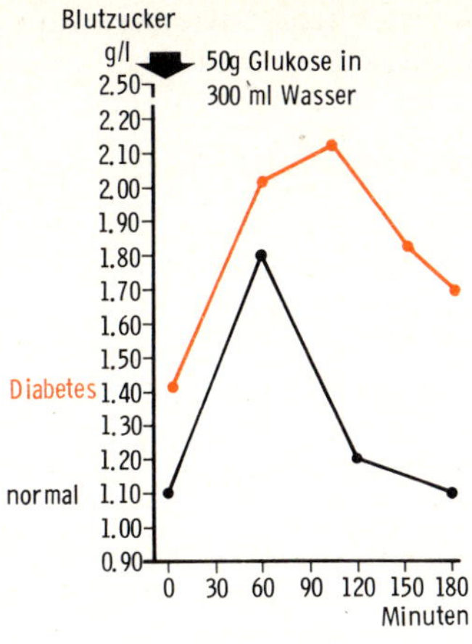

Abb. 3 Oraler Glukosetoleranztest (GTT)

- Blutzuckerbestimmung 20, 30 und 60 Minuten nach der Injektion (evtl. auch nach 90 und 120 Minuten).
- Nach Beendigung des Tests muß dem Patienten sofort ein Orangensaft und anschließend ein gutes Frühstück serviert werden. Bei guter Ansprechbarkeit des Patienten auf das Medikament besteht die Gefahr der *Hypoglykämie*. Absinken um 40% des Ausgangswertes ist im Bereich der Norm.

7.7 Diabetes mellitus – Zuckerkrankheit

Das Wesen der Zuckerkrankheit liegt in einem relativen oder absoluten *Insulinmangel.*
Der Name stammt vom Griechischen diabetes = hindurchgehen, mellitus = Honig und bedeutet Zuckerausscheidung im Urin (Zukkerharnruhr).

7.7.1 Diabetesformen

- *Manifester* Diabetes: Diabetes als Krankheit gesichert.
- *Latenter* Diabetes: versteckter, noch nicht in Erscheinung getretener Diabetes. Er kann durch begünstigende Faktoren in einen manifesten Diabetes übergehen.
- *Prädiabetes:* Stadium, in dem mit den üblichen Methoden ein Diabetes noch nicht festgestellt werden kann. Es bestehen noch keine Kohlenhydratstoffwechselstörungen. Wir vermuten z.B. einen Prädiabetes bei Müttern, die übergewichtige Kinder zur Welt bringen.

- *Potentieller Diabetes* heißt soviel wie wahrscheinliche diabetische Erbanlage.

7.7.2 Ursachen des Diabetes

- *Insulär:* Es besteht eine ererbte Verminderung der B-Zellen oder eine verminderte Insulinwirkung.
- *Extrainsulär:* Schädigung der Inselzellen, z.B. bei Pankreatitis und anderen Pankreaserkrankungen oder bei Störungen der endokrinen Drüsen im Sinne einer Überfunktion.
- *Auslösende Faktoren:* Das Erscheinen (= Manifestwerden), d.h. den Ausbruch eines Diabetes begünstigen z.B.:
  - Zivilisationseinflüsse (Wohlstandskrankheit), Überernährung und verminderte Muskeltätigkeit, falsche Ernährung (übermäßige Glukosezufuhr).
  - Schwere Krankheiten (Infekte, Unfälle) führen via Hypophyse und Nebennieren zu vermehrtem Insulinbedarf und können beim Prädestinierten einen Diabetes mellitus auslösen.
  - Psychogene Momente: Ängste, Sorgen, psychische Streßsituationen.

Diese begünstigenden Faktoren können nicht nur einen Diabetes auslösen, sondern auch bei sonst gut eingestelltem Diabetes zur Entgleisung führen.

7.7.3 Krankheitszeichen

Wesentlich ist die Unterscheidung des *Jugenddiabetes* vom *Altersdiabetes*, indem bei Kindern und Jugendlichen die Krankheitszeichen plötzlich und stürmisch einsetzen, bei älteren Patienten hingegen meist unmerklich, d.h. der Diabetes wird z.B. anläßlich einer Routineuntersuchung entdeckt. Oft wird die Krankheit auch erst dann bemerkt, wenn schon Komplikationen aufgetreten sind oder anläßlich einer Streßsituation (Unfall, Infekt, Operation).

Subjektive Zeichen	*Objektive Zeichen*
– Durst und Polydipsie (= viel trinken)	– *Urin:* hell, mit hohem spezifischem Gewicht
– Polyurie	– Glukosurie
– Müdigkeit	– Hyperglykämie
– Abmagerung	
– Neigung zu Infekten	
– Juckreiz, trockene Haut	

- Der jugendliche Diabetiker ist häufig schlank bis mager und hoch aufgeschossen, seine Blutzuckerwerte sind labil, er neigt zur *Azidose* und unter Insulinbehandlung zu *hypoglykämischen Reaktionen.*
- *Der Altersdiabetiker* ist gern übergewichtig, von gedrungenem Körperbau. Seine Blutzuckerwerte sind relativ stabil.

7.7.4 Gefahren, Komplikationen und Spätfolgen

Die Azidose

Bei Dekompensation des Diabetes treten die für den Insulinmangel typischen Erscheinungen auf:

- Der Zucker im Blut kann nicht mehr verwertet werden, wodurch dem Körper die wichtigste Energiequelle verloren geht.
- Als neue Energiequelle werden nun die Fette abgebaut. Der Abbau geschieht unvollständig, und es bilden sich die sog. Ketonkörper (Acetessigsäure, Beta-Oxybuttersäure).
- Die Aminosäuren können nicht mehr in die Muskeln transportiert werden und steigen im Serum sowie im Urin an.
- Eiweiß wird vermehrt abgebaut, ebenfalls zur Bereitstellung von Energie.
- Der unvollständige Fettabbau führt zum Azetongeruch, zur Azetonurie, zur Azidose.
- Der Eiweißabbau zu Gewichtsverlust und Schwäche.

Coma diabeticum

Ursachen

- fehlende Insulinzufuhr durch Unterlassen der Insulininjektion
- ungenügende Insulinzufuhr bei falscher Dosierung
- erhöhter Insulinbedarf bei Infekten, Diätfehler, Operation, Unfall, Schwangerschaft (physische und psychische Streßsituationen)

Hypoglykämisches Koma

- Diätfehler, z.B. Auslassen von Mahlzeiten, zu geringe Kohlenhydratzufuhr
- Medikamente- und Injektionsfehler im Sinne einer Überdosierung
- ungewöhnliche körperliche Anstrengung
- unregelmäßige Resorption von der Injektionsstelle her

Coma diabeticum (Fortsetzung)	**Hypoglykämisches Koma** (Fortsetzung)
Vorboten – vermehrter Durst, trockene Haut – schnelle Ermüdbarkeit – Konzentrationsschwäche – Schläfrigkeit – Appetitlosigkeit, Übelkeit, Brechreiz und Erbrechen	– Heißhunger – Haut feucht – Unruhe, Zittern, Erregbarkeit – Gähnen, Angst, Herzklopfen – Sehstörungen
In der Bewußtlosigkeit – Exsikkose: Trockene Zunge und Haut – große Kußmaulsche Atmung – Azetongeruch in der Ausatmungsluft – schlaffer Tonus der Extremitäten – Reflexe abgeschwächt oder normal – Tachykardie mit schlecht gefülltem Puls – Blutzucker, Urinzucker, Azeton: positiv	– feuchte, blasse Haut, Schweißausbruch – Atmung normal oder schnarchend – Mundgeruch unauffällig – Tonus gespannt, Zittern – Reflexe gesteigert – Puls gut gefüllt – Blutzucker, Urinzucker, Azeton meist negativ
Sofortmaßnahmen – Insulinzufuhr i.v. und s.c. – Kontrolle der Vitalzeichen, Bewußtseinslage, Urin- und Blutzucker, Azeton – Flüssigkeitszufuhr – Elektrolyt- und Säure-Basen-Ausgleich	– bei nicht-bewußtlosen Patienten: gesüßten Tee, Zuckerwasser, Orangensaft, Brot – bei komatösen Patienten: Injektion von Glukose 40% i.v. oder Injektion von 1 mg Glucagon – bei Patienten »auf der Straße«: 2–3 Würfelzucker zwischen Wangen und Zahnreihe legen (Patient in Seitenlage und Kopftieflage wegen Aspirationsgefahr)

Zu Coma diabeticum

Um die Symptome und die Behandlung zu verstehen, müssen wir Ursache und Auswirkung kennen.

Der Insulinmangel führt

a) zu einer *Glykogenverarmung* der Leber und

b) zu einem Anstieg des Blutzuckerspiegels = *Hyperglykämie*.

Zu a)

Da die Glukose nicht verwertet werden kann, versucht der Organismus die fehlenden Energiestoffe durch vermehrte Mobilisation der Fettdepots auszugleichen (s. auch Azidose). Der Körper setzt den Puffermechanismus, das Bikarbonat, in Bewegung (= *Alkalireserve*). Die Alkalireserve im Plasma fällt ab und bindet die Säuren. Durch vermehrte CO_2-Ausatmung (Kußmaulsche Atmung) gelingt eine Korrektur, solange die Alkalireserve nicht erschöpft ist. Bei Erschöpfung der Alkalireserve verschiebt sich das *pH des Blutes*, es fällt ab, bis bei einem pH von 6,8 (Norm 7,4) der Tod durch Übersäuerung eintritt.

Zu b)

Auch die *Hyperglykämie* sucht der Körper zu korrigieren. Der überschüssige Zucker wird ausgeschieden. Dazu braucht er Flüssigkeit. Aus dem intrazellulären Flüssigkeitsraum verschieben sich Wasser und Elektrolyte in den extrazellulären Raum (trockene Haut). Zur Hyperglykämie kommt ein Anstieg der stickstoffhaltigen Stoffwechselprodukte und Elektrolyte, was zu einer hochgradigen osmotischen Konzentration in den Gefäßen und dadurch zu einer osmotischen Diurese führt *(Polyurie)*.

Vermag der Kranke infolge Bewußtseinsstörung diesen Wasserverlust nicht zu ersetzen (durch vermehrtes Trinken), so tritt eine *zunehmende Exsikkose* auf. Es entsteht durch das reduzierte Plasmavolumen ein *Schock (Blutdruckabfall, schwacher frequenter Puls)*.

Therapie

Sie ist eigentlich eine symptomatische.

- *Insulinzufuhr:* subkutan, intramuskulär oder intravenös, meist mittels Infusionen. Dadurch wird die Glukoseverwertung wieder ermöglicht (Wiederherstellung des Energiehaushaltes).
- *Flüssigkeitszufuhr:* im akuten Koma als hypotonische Komalösungen, die *Natriumbikarbonat* (Alkalien) enthält, wodurch gleichzeitig mit dem Flüssigkeitsersatz die Azidose angegangen wird.
- *Kohlenhydratzufuhr:* im akuten Koma keine Kohlenhydrate. Später, wenn der Blutzuckerspiegel mindestens auf 300 mg% abgefallen ist, wird Glukose verab-

reicht zur Behebung der Glykogenverarmung in der Leber. Die Azidose kann erst behoben werden, wenn das Glykogendepot wieder hergestellt ist.
- *Elektrolytzufuhr:* besonders Kaliumersatz.
- *Schockbekämpfung:* Der Arzt wird u.U. Isuprel oder Plasma und Plasmaersatzlösungen verordnen.
- *Orale Flüssigkeitszufuhr:* Sobald die Bewußtlosigkeit behoben ist, bekommt der Patient pro Stunde 100 ml Flüssigkeit (Bouillon, Orangensaft) per os, später kann auch Schleimsuppe gegeben werden.

Kontrollen
Der Kranke wird gut beobachtet auf Aussehen, Bewußtseinszustand, Atmung, Puls und Blutdruck.
Laboruntersuchungen: stündlich, später weniger oft
- Urinzucker (Clinitest oder Benedict-Probe)
- Azetonprobe im Urin
- Blutzuckerbestimmung.

Der Arzt wird die Ursache des Coma diabeticum suchen und diese, wenn möglich, zu beheben trachten (z.B. Infektbekämpfung).

Zu Hypoglykämisches Koma
Ursache und Auswirkung:

Der Insulinüberschuß führt
a) zu einer vermehrten *Glykogenspeicherung*,
b) zu einer Zuckerverarmung im Blut = *Hypoglykämie.*

Zu a)
Der zugeführte Zucker wird dem Organismus entzogen und als Glykogen gespeichert. Der Organismus reagiert auf den Zucker- und dadurch Energiemangel mit einem Hungergefühl, d.h. mit dem Signal: Nahrungszufuhr (Heißhunger).

Zu b)
Zuckerverarmung im Blut ist gleichzusetzen mit Energieverarmung in den Geweben. Kohlenhydratmangel im Gehirn führt zu einer gestörten Hirnfunktion: Zittern, Unruhe, Erregbarkeit, gesteigerte Reflexe, Angstzustände, Schwindel, Sehstörungen, schließlich Benommenheit und Bewußtlosigkeit.

Therapie
Sofortige Kohlenhydratzufuhr in Form von Glukose, je nach Zustand per os oder intravenös. Innerhalb weniger Minuten erlangt der Patient das Bewußtsein, und die Symptome verschwinden.

Anhand der klinischen Symptome kann das Coma diabeticum gewöhnlich vom Coma hypoglycämicum unterschieden werden.
Als Zusammenfassung seien die wichtigsten Zeichen nochmals erwähnt:

Beobachtung an	bei Coma diabeticum	bei hypoglykämischem Koma
Haut	trocken (Exsikkose)	feucht, schweißig
Zunge	trocken	feucht
Geruch	Azeton	unauffällig
Atmung	tief = Kußmaulsche Atmung	unauffällig
Puls	klein, frequent	gut gefüllt

Gefäßerkrankungen – Zirkulationsstörungen
Beim sog. Langzeitdiabetes treten 10–15 Jahre nach Beginn der Erkrankung Veränderungen der Kapillaren und der Venolen auf, typisch ist dabei die Verdickung der Basalmembran. Zu Erkrankungen kommt es erst, wenn in den Endorganen die Blutzufuhr vermindert wird. Je nach Lokalisation kommt es zu folgenden Veränderungen:

- *Diabetische Nephropathie* als *diabetische Glomerulosklerose* mit charakteristischen Veränderungen an den Glomeruluskapillaren = Kimmelstiel-Wilson-Syndrom: Charakteristische Krankheitszeichen sind Proteinurie und Hypertonie. Es besteht immer auch eine Retinopathie.
- *Diabetische Retinopathie* = Netzhautveränderungen infolge eines diabetischen Ka-

pillarschadens. Das Sehvermögen ist beeinträchtigt. Im schweren Fall kommt es zu Erblindung.
- *Gangrän* und *Nekrosen* in der Peripherie als arterielle Verschlußkrankheit der unteren Extremitäten.

Beim Diabetiker treten viel häufiger generelle Gefäßveränderungen auf als beim Stoffwechselgesunden. Er ist *arterioskleroseanfälliger*. Je nach Lokalisation der auftretenden Durchblutungsstörung neigt der Patient zu
- *Herzinfarkt* (koronare Gefäßverengung)
- *Apoplexie* (zerebrale Gefäßverengung) usw.

Meist ist die *Angiopathie* kombiniert mit der *Neuropathie*.

Neuropathien – Nervenveränderungen
Neuropathien treten meist im späteren Lebensalter, seltener bei Jugendlichen auf. Es handelt sich dabei um eine Mitbeteiligung des Nervensystems bei vorhandenem Diabetes mellitus. Die Ursache liegt in einer ungenügenden Blutversorgung des Nervensystems und im fehlerhaften Stoffwechsel.
Hauptsymptome sind
Sensible Reizerscheinungen, die sich als Schmerzen (z.B. Wadenschmerz) äußern
Schwächegefühl in den Extremitäten
Reflexabschwächung
Aufhebung der Vibrationsempfindung
Empfindungsstörungen.
Später treten schlaffe motorische Paresen, Ataxien und Hirnausfallserscheinungen auf.

Infektionen
Eine typische Begleiterscheinung bei Diabetes ist die herabgesetzte Resistenz gegenüber Infektionen. So kommen beim Zuckerkranken vermehrt Hautinfektionen vor (Furunkulosen, Panaritien, Phlegmonen), Harnwegsinfekte und Tuberkulose.
Vorbeugende Maßnahmen sind: Hygiene, Abhärtung, Vermeidung von Verletzungen der Haut und eine gute Einstellung der Zuckerkrankheit.

7.7.5 Behandlung des Patienten mit Diabetes mellitus

Die Therapie hat zum Ziel, die Stoffwechselsituation zu verbessern und belastende Momente auszuschließen. Sie ist nicht möglich ohne Einsicht und Mitarbeit des Patienten. Er muß daher genau darüber orientiert werden, daß seine *bedingte Gesundheit* auf drei

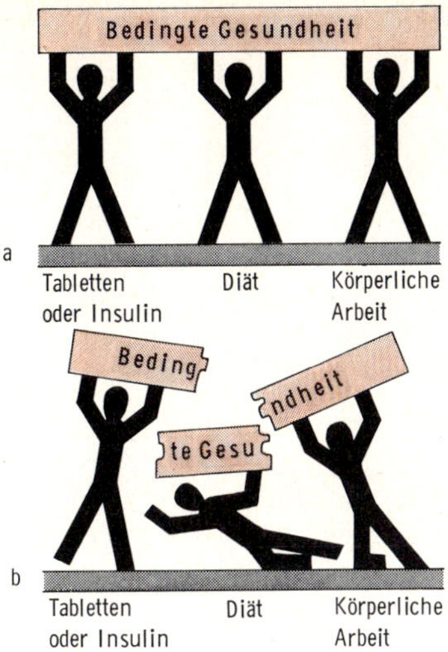

Abb. 4 s. Text

wichtigen Pfeilern, die einander entsprechen müssen, aufgebaut ist (Abb. 4a).
Fällt einer aus oder ist er zu schwach, kommt die ganze Gesundheit des Diabetikers ins Wanken (Abb. 4b).
Ob der Patient zur Untersuchung, zur Kontrolle oder Behandlung eines entgleisten Diabetes ins Krankenhaus kommt, immer ist es die erste Aufgabe des Arztes, den Kranken »einzustellen«.

Die Schwester richte sich gewissenhaft nach den ärztlichen Verordnungen. Nicht nur die genaue Dosierung des Medikamentes, sondern auch die Zeit der Verabreichung spielen eine wesentliche Rolle. Auch das Einhalten der Diätvorschriften liegt zu einem großen Teil in der Hand der Schwester. Sie wird dem Kranken nicht nur Pflegerin, sondern ebensosehr Erzieherin und Beraterin sein müssen.

7.7.5.1 Medikamente

Insulin = Ersatztherapie
Insulin wird seit 1921 aus Tierpankreas hergestellt = Altinsulin. Seither ist es möglich geworden, viele Arten von Insulin zu schaffen. Durch die Verschiedenheit in ihrem *Wirkungsbeginn*, ihrer *Wirkungsbreite* (Wirkungsoptimum) und ihrer *Wirkungsdauer* kann für die einzelnen Patienten die Behandlung bestmöglich angepaßt werden.
Im Prinzip unterscheiden wir drei Gruppen von Insulin (Abb. 5):

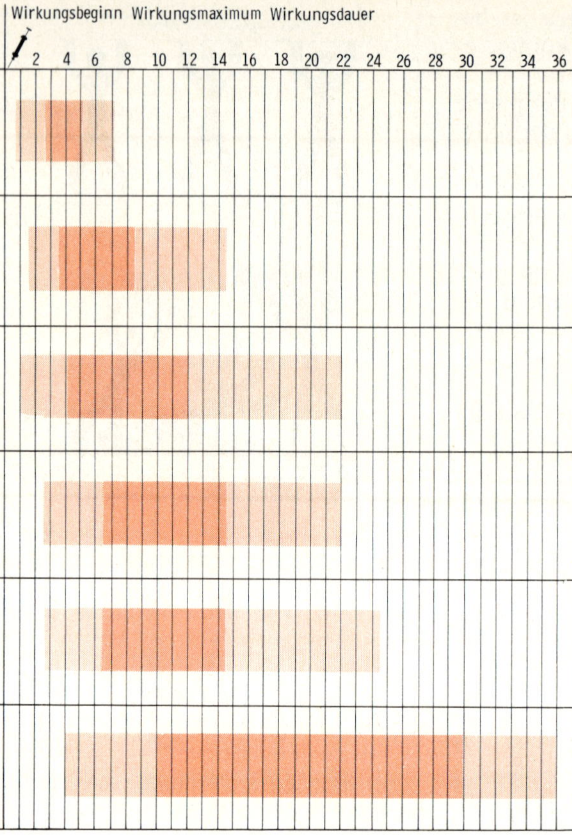

Präparat	pH	Verzögerungsprinzip	Charakteristika	Injektionsrhythmus
MC-Actrapid	7	keines	moderne Form von Alt-Insulin, beschleunigte Resorption infolge neutraler Reaktion (pH 7)	mehrmals täglich
MC-Semilente	7	komplexe Bindung von Zink und Insulin, keine Depothilfsstoffe	Intermediär-Insulin	2-1 mal täglich
MC-Rapitard	7	spezielles Kristallisationsverfahren des Insulins, keine Depothilfsstoffe	mehrphasisch wirkendes Intermediär-Insulin mit ausgeprägtem Initialeffekt	1-2 mal täglich
MC-Monotard	7	komplexe Bindung von Zink und Insulin, keine Depothilfsstoffe	mehrphasisch wirksames Depot-Insulin	1-2 mal täglich
MC-Lente	7	komplexe Bindung von Zink und Insulin, keine Depothilfsstoffe	mehrphasisch wirksames Depot-Insulin, abgestimmt auf den 24Std. Tag/Nacht-Rhythmus	vorzugsweise 1 mal täglich
MC-Ultralente	7	komplexe Bindung von Zink und Insulin, keine Depothilfsstoffe	langwirkendes Depot-Insulin	1 mal täglich

Abb. 5 Insulintherapie

Insulin	*Wirkungsbeginn*	*max. Wirkung*	*Wirkungsdauer*
1. *Das raschwirkende Insulin*			
MC-Actrapid	sofort	1–2 Std.	6–8 Std.
2. *Das intermediäre Insulin*			
MC-Semilente	1–2 Std.	6–7 Std.	12–14 Std.
MC-Rapitard	1–2 Std.	6–7 Std.	14–16 Std.
3. *Das Depot- oder Dauerinsulin*			
MC-Lente	2–4 Std.	8–10 Std	24 Std.
MC-Ultralente	4 Std.	20 Std.	36 Std.

MC-Insuline
sind seit 1973 eingeführte hochgereinigte Insuline aus Rinder- und Schweinepankreas. Man erreicht damit eine Insulinwirkung ohne nennenswerte antigene Nebenwirkungen.

Insulininjektion
Insulin wird in Einheiten verordnet und muß äußerst genau dosiert injiziert werden.
Die Vorbereitungen für die Injektion sind die gleichen wie bei der subkutanen Injektion (s. S. 342f.). Als spezielle Merkpunkte gelten:

- *Spezialspritze* mit Graduierung nach Einheiten verwenden (s. S. 337).
- *Spezialkanüle:* kurz (ca. 1 cm).
- Das *Insulin* wird im Kühlschrank aufbewahrt (Verfalldatum beachten). Vor Gebrauch muß das Insulin, wenn es sich um eine Suspension handelt, gut gemischt werden. Am besten hat sich das Rollen der Insulinampulle zwischen den flachen Händen bewährt (Schütteln ist wegen Schaumbildung zu vermeiden).
- Die *Insulininjektion* unterscheidet sich nicht von der gewöhnlichen subkutanen Injektion.
- Die Lernschwester lasse die aufgezogene Insulinmenge, die Stechampulle und die

verordnete Insulinart und -menge durch eine diplomierte Schwester kontrollieren.
- Nach der Injektion wird das Insulin sofort auf dem Patientenprotokollblatt oder der Kurve vermerkt, evtl. mit Rotstift unterstrichen = verabreicht!
- Die Einstichstelle muß immer wieder gewechselt werden. Es lohnt sich, die Injektionsorte (Oberschenkel, Oberarm, Bauchdecken) nach einem bestimmten System aufzuteilen (Abb. 6).
  Wenn der Kranke die Injektion später selber übernehmen kann, spritze die Schwester in den Oberarm. Wir können so den Oberschenkel als die für ihn günstige Injektionsstelle reservieren.
- Nach verabreichter Injektion muß der Kranke sein Frühstück bekommen.

Orale Antidiabetika
Insulinanregende Therapie (seit 1956)
Die Antidiabetika haben den Vorteil, daß sie per os verabreicht werden können. Sie wirken nur, wenn noch körpereigenes Insulin vorhanden ist, z.B. beim Altersdiabetes.
Sie aktivieren das Pankreas und mobilisieren das vorhandene Insulin.

Sulfonylharnstoffverbindungen
- Tolbutamid (Rastinon, Artosin)
- Carbutamid (Nadisan, Invenol)
- Chlorpropamid (Diabetoral)

Ein Diabetiker gilt als *gut eingestellt,* wenn seine Nüchternblutzuckerwerte unter 120 mg% liegen, 1 Stunde nach den Mahlzeiten unter 190 mg%, vor den Hauptmahlzeiten oder 3 Stunden nach einer Mahlzeit unter 125–130 mg%. Die tägliche Zuckerausscheidung im Harn darf 5 g nicht überschreiten. Bei der 3mal täglichen Urinzuckerkontrolle sollen die Werte unter ¼% liegen (z.B. Benedict grün oder blau).

7.7.5.2 Diätbehandlung

Allgemeine Regeln
- Erstes und wichtigstes Gebot: Bekämpfung der Übergewichtigkeit
- Beschränkung der Kohlenhydrate
- Verteilen derselben über den ganzen Tag (also 6 Mahlzeiten je Tag)

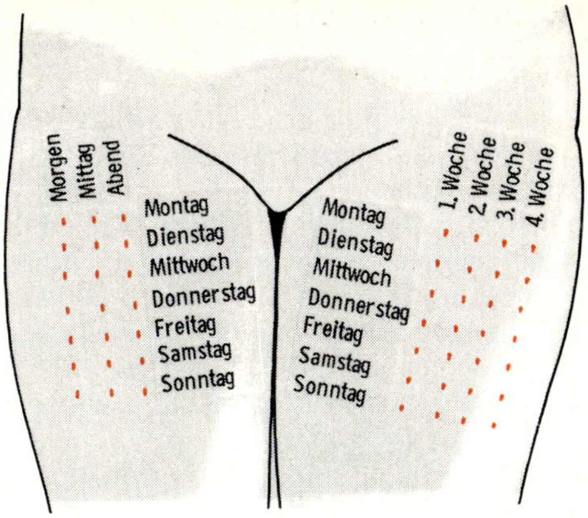

Abb. 6 Verteilung der Injektionsstellen auf beide Beine im Fall von 3 Einspritzungen pro Tag (Bein links) und von 1 Einspritzung pro Tag (Bein rechts)

- Überwachung, ob Menge und Nahrung, Appetit und Wohlbefinden des Patienten übereinstimmen.

Ein wichtiger Grundsatz bei der Diät (der bei der Instruktion in ganz besonderer Weise berücksichtigt werden muß) ist, daß der Patient in erster Linie erfährt, *was er alles essen darf* (positiver Aspekt), denn eine Motivation zum Einhalten einer Diät erreichen wir sicher nicht mit Verbieten (negativer Aspekt).
Je nach Schweregrad der Krankheit unterscheiden wir folgende Diätarten:

1. *Reduktionsdiät*
   Hauptziel ist, Normalgewichtigkeit anzustreben. Der Kranke soll zu einer gesunden, kohlenhydratarmen Diät erzogen werden.
   Man könnte dem Kranken folgende Merkpunkte mitgeben:

- Vermeiden Sie Zucker und mit Zucker hergestellte Speisen.
- Trinken Sie keine zuckerhaltigen Getränke (Süßmost, Traubensaft u.a.).
- Sorgen Sie für ein normales Gewicht. Bei Übergewicht ist Abmagerung angezeigt, bis das Idealgewicht erreicht ist.
- Die für Sie idealsten Nahrungsmittel sind: Fleisch, Gemüse, Früchte.
- Essen Sie wenig Teigwaren und Kartoffeln (höchstens 1mal pro Tag).

2. *Qualitative Diabetesdiät*
auch einfache Diät für Zuckerkranke genannt.
Sie kommt überall dort zur Anwendung, wo eine abgewogene Diät nicht durchführbar ist:
- bei (krankheitsbedingt) nicht mehr bildungsfähigen Patienten oder auch deren Angehörigen
- bei betagten Patienten
- bei leichter Erkrankten, wo eine abgewogene Diät noch nicht unbedingt erforderlich ist.

Regeln
- 6 Mahlzeiten pro Tag
- Eiweiß, Fett und Kohlenhydrate auf die drei Hauptmahlzeiten verteilen
- Die Auswahl der Nahrungsmittel ist etwas beschränkt. (Der Patient bekommt ein einfaches Diätschema.)

3. *Quantitative Diabetesdiät* = abgewogene Diät
Sie bildet die Grundlage bei allen manifesten Diabetikern, seien sie nur mit Diät allein, mit Tabletten oder mit Insulin behandelt.
Wir brauchen dazu
- den vom Arzt ausgefüllten Diätplan
- eine Austauschtabelle
- eine Küchenwaage (besser: spezielle Diabeteswaage).

Zum Diätplan
Die Kalorienzahl wird je nach Bedarf verordnet, die Verteilung von Kohlenhydraten, Eiweiß und Fett bleibt sich verhältnismäßig immer gleich, nämlich 45% Kohlenhydrate, 35% Fett, 20% Eiweiß.
Die Diabetesstandardkost von 2000 Kalorien enthält z.B. 190 g Kohlenhydrate, 80 g Eiweiß und 100 g Fett.
Es geht infolgedessen bei dieser Diät darum, daß die Nahrungsmittel nach ihrem Gehalt an Kohlenhydraten, Eiweiß und Fett zusammengestellt werden. Wir unterscheiden:
- Kohlenhydratträger:
  Obst, Gemüse, Kartoffeln, Getreide – z.B. Brot, Teigwaren, Haferflocken
- Eiweißträger:
  Fleisch, Fisch, Milchprodukte und pflanzliche Eiweißträger
- Fetträger:
  Butter, Margarine, Schmalz, Speck, Öl, Wurstwaren

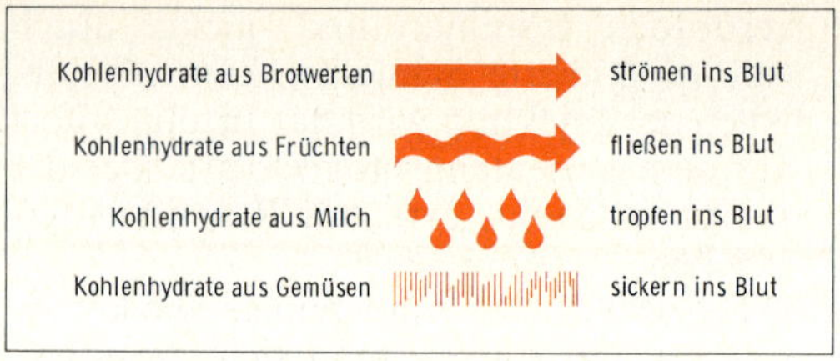

Abb. 7 Kohlenhydrate wirken unterschiedlich und werden deshalb unterteilt in Brot-, Früchte-, Milch- und Gemüsewerte bzw. -einheiten

- Nahrungsmittel mit belanglosem Inhalt = freie Gemüse.

Der Diabetiker muß die Zufuhr der Nahrungsmittel einschränken und berechnen bzw. wiegen.
Durch die Diätvorschrift (Diätplan) wird nicht nur geregelt, was der Diabetiker zu sich nehmen darf, sondern auch, wieviel er pro Mahlzeit von den erlaubten Speisen essen darf (d.h. nicht mehr essen, aber auch nicht weniger essen).
Je nach Land werden die Nahrungsmittel in *Werten* oder in *Einheiten und Gramm* errechnet.

Berechnung in Werten (z.B. in der Schweiz)
Einteilung der Kohlenhydratträger:
Brotwerte = alle stärkehaltigen Nahrungsmittel wie Kartoffeln, Mehl, Hafer, Gerste, Reis, Mais und Brot
Obstwerte = alle Früchte
Milchwerte = Milch und Joghurt (sie enthalten Kohlenhydrate und Eiweiß)
Gemüsewerte = Gemüse und Salate

1 Brotwert	=	10 g Kohlenhydrate (Kh)
1 Obstwert	=	10 g Kohlenhydrate
1 Milchwert	=	10 g Kh und 7 g Eiweiß
1 Gemüsewert	=	10 g Kohlenhydrate
1 Eiweißwert	=	10 g Eiweiß
1 Fettwert	=	10 g Fett

Berechnung in Einheiten und Gramm (z.B. in Deutschland)
Kohlenhydrate werden nach *Broteinheiten* berechnet:
1 Broteinheit = 12 g Kohlenhydrate
Fett wird in Gramm berechnet; eingeschlossen in die Tagesration von z.B. 60 g ist Streichfett, Kochfett und versteckte Fette (z.B. in Wurstwaren).
Eiweiß wird ebenfalls in Gramm berechnet, z.B. 80–100 g/Tag.

Beispiel eines Diätplanes (Berechnung in Werten)

1200 Kalorien	Brotwerte	Obstwerte	Gemüsewerte	Freie Gemüse	Milchwerte	Eiweißwerte	Fettwerte
Frühstück	4				1	1	1
10.00 Uhr		2					
Mittagessen		2	1	1 Port.		2	2
16.00 Uhr	3				1		1
Nachtessen	2	2	1	1 Port.		2	2
Vor dem Schlafen		2					

Beispiel eines Diätplanes (Einheiten u. Gramm)

2000 Kalorien	240 g Kh Broteinheiten	70 g Fett Fett	80 g Eiweiß Eiweiß
Frühstück	6	15 g	15 g
10.00 Uhr	2		
Mittagessen	3	25 g	30 g
16.00 Uhr	2	10 g	15 g
Nachtessen	6	20 g	20 g
Vor dem Schlafen	1		

Zur Austauschtabelle

Sämtliche Speisen sind je nach ihrem vorwiegenden Gehalt an Fetten, Eiweißen oder Kohlenhydraten in verschiedene Gruppen aufgeteilt. Innerhalb der Kohlenhydrate muß man entsprechend ihrer verschiedenen biologischen Wertigkeit unterscheiden zwischen *Brot u.ä., Gemüsen und Früchten.*

Berechnung von Werten

1 Brotwert = diejenige Menge irgendeiner Brotart, welche *10 g Kohlenhydrate* enthält, z.B. 20 g Schwarzbrot, 15 g Semmeln, 35 g Kartoffeln, 15 g Mais u.a.

Das gleiche gilt bei den anderen Kohlenhydratträgern: Obst, Gemüse.

1 Eiweißwert = diejenige Menge von eiweißhaltigen, kohlenhydratfreien Nahrungsmitteln, die *10 g Eiweiß* enthält, z.B. 50 g Kalbfleisch, 60 g Fisch, 90 g Ei mit Schale, 60 g Rahmkäse u.a.

1 Fettwert = diejenige Menge von fetthaltigen, kohlenhydratfreien Nahrungsmitteln, die 10 g Fett enthält, z.B. 12 g Butter, 10 g Olivenöl, 1 dl Kaffeerahm.

Weitere Möglichkeiten siehe Austauschtabellen, davon ein kleiner Ausschnitt (Tab. 1).

Tabelle 1 Nahrungsmitteltabelle (aus Constam, G. R.: Nahrungsmitteltabellen für Zuckerkranke, 7. Aufl. Schwabe, Basel 1969)

Brotwerte

15 g Gipfel
20 g Grahambrot
15 g Haferflocken
15 g Hirse
50 g Kartoffeln (roh oder gekocht)
35 g Kartoffeln gebacken
15 g Knäckebrot D
15 g Mais (Körner Grütze)
12 g Mehl (weiß)
12 g Reis
12 g Rye Flakes
20 g Schwarzbrot
12 g Teigwaren
15 g Weißbrot
12 g Zwieback (ungezuckert)

Eiweißwerte

50 g Fleisch roh
40 g Fleisch gekocht
40 g Leber (gekocht)
60 g Bratwurst oder Cervelat
50 g Fisch (gekocht)
90 g = etwa 1½ Stück Hühnerei
40 g vollfetter oder halbfetter Käse
60 g Quark

Gemüsewerte

300/400 g Blumenkohl roh/gekocht
170/300 g Bohnen roh/gekocht
300 g Bohnen aus Büchsen
70/100 g Erbsen grüne roh/gekocht
200/400 g Fenchel roh/gekocht
200/400 g Kabis roh/gekocht
80/125 g Karotten (= Rüebli) roh/gekocht
60/70 g Kefen roh/gekocht
200/400 g Kohl roh/gekocht
175/300 g Kohlrabi roh/gekocht
175/200 g Lauch roh/gekocht
80 g Meerrettich
100/150 g Randen roh/gekocht
120 g Rettich
150/300 g Rosenkohl roh/gekocht
200/300 g Sellerie-Knollen roh/gekocht
200 g Tomaten
200 g Zucchetti

Die Gewichte für gekochtes Gemüse gelten nur, wenn alles Kochwasser weggegossen wird!

Obstwerte

80 g Ananas (frisch oder aus ungezuckerter Konserve)
80 g Äpfel (frisch)
100 g Aprikosen (frisch)
70 g Bananen (mit Schale gewogen)
80 g Birnen (späte Sorten)
125 g Brombeeren
125 g Erdbeeren (Garten-)
200 g Erdbeeren (Wald-)
250 g Grapefruit (mit Schale gewogen)
125 g Himbeeren
200 g Johannisbeeren (rote)
60 g Kirschen (süße)
150 g Mandarinen (mit Schale)
170 g Melonen (mit Schale)
100 g Orangen (mit Schale)
100 g Pfirsiche (frische)
70 g Pflaumen (frische)
70 g Zwetschgen (frische)

Milchwerte

2 dl Vollmilch
2 dl Mager- oder Buttermilch
2 dl Joghurt

Rahm siehe Fettwerte

Tabelle 1 (Fortsetzung)

Fettwerte	* **freie Gemüse** müssen nicht abgewogen werden
20 g Baumnüsse oder Haselnüsse ohne Schale	**Freies Gemüse**
12 g Butter (Tafel-)	* Artischocken, * Lattich
10 g Butter(Koch-, eingesotten)	* Aubergine, * Nüßlisalat
12 g Margarine	* Blaukraut, Pilze
10 g Öl (= 1 Dessertlöffel)	* Broccoli, * Rhabarber
50 g Rahm (= ½ dl)	* Chicorée, * Rotkraut
30 g Schlagrahm (= 2 Eßlöffel)	* Endivien, * Sauerkraut
15 g Speck	* Gurken, * Spargel
	* Kopfsalat, * Spinat
	* Kresse, * Salat (grüner)

Berechnung von Einheiten und Gramm
1 Broteinheit (BE) = 12 g Kohlenhydrate, das entspricht z.B. 25 g Schwarzbrot, 60 g Kartoffeln, 15 g Reis, 100 g Äpfel, 60 g Bananen, 130 g Orangen, 240 g Vollmilch oder Joghurt (bei der *Milch* muß auch der *Fettgehalt* mitberechnet werden; auf eine BE rechnet man 10 g Fett).

Fett und *Eiweiß* werden in Gramm angegeben. Die Menge ist reduziert und muß sich auf den ganzen Tag verteilen.
Die Berechnung ist oft schwierig, da viele Nahrungsmittel Fett *und* Eiweiß enthalten. Die Austauschtabelle ist für die Berechnung notwendig.
Im folgenden ein Ausschnitt (Tab. 2).

Tabelle 2 Berechnung von Kohlenhydraten. Es entsprechen 1 BE (1 Broteinheit = 12 g Kohlenhydrate):

Mehle, Nährmittel, Teigwaren	
Weizenmehl, Type 405, Type 550 (etwa 1 gestrichener Eßlöffel)	16 g = 1 BE
Roggenmehl, Weizengrieß (etwa 1 gestrichener Eßlöffel)	16 g = 1 BE
Stärkemehle (Mais-, Reis-, »Mondamin«, Sago,	14 g = 1 BE
Haferflocken (etwa 2 gestrichene Eßlöffel)	18 g = 1 BE
Cornflakes (Mais)	14 g = 1 BE
Kakaopulver, schwach entölt,	32 g = 1 BE
Reis, roh (etwa 1 gestrichener Eßlöffel)	15 g = 1 BE
Reis, gekocht	ca. 50 g = 1 BE
Kartoffelknödelmehl	16 g = 1 BE
Kartoffelknödel	50 g = 1 BE
Eierteigwaren (Spaghetti, Makkaroni, Spätzle) roh	17 g = 1 BE
Eierteigwaren, gekocht	ca. 65 g = 1 BE
Brot	
Roggenschrotbrot (Roggenvollkorn) (ca. 1 dünne Scheibe)	26 g = 1 BE
Mischbrot, Grahambrot (ca. 1 dünne Scheibe)	25 g = 1 BE
Weißbrot, Pumpernickel, Steinmetzbrot, Simonsbrot	24 g = 1 BE
Semmel, ca. ½ Stück	21 g = 1 BE
Zwieback, eifrei	17 g = 1 BE
Knäckebrot (2 Scheiben)	16 g = 1 BE
Milch und Milchprodukte	
Trinkmilch Magermilch, ca. ¼ Liter	240 g = 1 BE
Buttermilch, Saure Milch	300 g = 1 BE
Kartoffeln, Hülsenfrüchte und Gemüse	
Kartoffeln, geschält (1 hühnereigroße Kartoffel)	60 g = 1 BE
Erbsen, getrocknet, gelbe, geschälte, reif	20 g = 1 BE
Bohnen, getrocknet, weiß, Linsen, getrocknet	21 g = 1 BE
Schwarzwurzeln	75 g = 1 BE
Meerrettich	80 g = 1 BE
Erbsen, frisch, grün	90 g = 1 BE
Erbsen, Konserve, grün	120 g = 1 BE
Zwiebeln, frisch	120 g = 1 BE
Fenchel	130 g = 1 BE
Rote Beete (Randen)	150 g = 1 BE
Karotten, Kohlrüben, Rosenkohl, Sellerie, Steckrüben	170 g = 1 BE
Übersicht der Gemüse, von denen bis zu 200 g unberechnet gegessen werden können:	
Lauch, Porree	200 g = 1 BE
Auberginen, Grünkohl, Kürbis, Paprikaschoten	240 g = 1 BE
Rotkohl, grüne Bohnen, Steinpilze, Wassermelone	240 g = 1 BE

Übersicht der Gemüse und Salatpflanzen, deren geringer Kohlenhydratgehalt nicht berechnet werden muß:
Broccoli, Blumenkohl, Butterpilze, Champignons, Chicorée, Chinakohl, Endiviensalat, Feldsalat, Gurken, Kohlrabi, Kopfsalat, Pfifferlinge, Radieschen, Rettich, Rhabarber, Sauerkraut, Spargel, Spinat, Tomaten, Weißkohl, Wirsing.

Tabelle 3 Menü-Vorschläge – als Beispiel
Berechnung nach Werten

Frühstück			
60 g Grahambrot	= 3 B		
2 dl Milch und Kaffee oder Tee	= 1 M		
40 g halbfetter Käse	= 1 E		
12 g Butter	= 1 F		
Vormittag			
500 g Grapefruit (mit Schale gewogen)	= 2 O		
Mittagessen			
50 g Petersilien-Kartoffeln	= 1 B		
200 g Blumenkohl	= ½ G		
100 g Tomatensalat	= ½ G		
Portion Grüner Salat	= * G		
fettlose Bouillon mit Ei	= ½ E	} 2 E	
60 g Kalbsbraten	= 1½ E		
Dessert			
Fruchtsalat	= 2 O		
80 g Orangen (ohne Schale gewogen)	= 1 O	} 2 O	
40 g Äpfel	= ½ O		
25 g Bananen (ohne Schale gewogen)	= ½ O		
Nachmittag			
60 g Schwarzbrot	= 3 B		
2 dl Milch und Kaffee oder Tee	= 1 M		
12 g Butter	= 1 F		
Abendessen			
50 g geschwellte Kartoffeln (Pellkartoffeln)	= 1 B		
150 g gekochter Randensalat (Rote Beete)	= 1 G		
Portion Grüner Salat	= * G		
120 g Bratwurst	= 2 E		
200 g Orangen (mit Schale gewogen)	= 2 O		

Zur Technik des Wiegens (Tab. 3 u. 4)
Im Krankenhaus bekommt der Kranke die Kost abgewogen. Die Schwester achte darauf, daß er *alles ißt,* aber nichts zwischendurch zu sich nimmt.

Wichtig ist, daß er bereits im Krankenhaus das »Wiegen« lernt. Es braucht dazu eine Waage, die das Gewicht auf 1 g genau angibt. Es gibt solche Küchenwaagen, dann eignet sich dafür auch eine Briefwaage oder als idealste die *Diabetikerwaage* (z.B. Syro-Kleinwaage).

Anfänglich erscheint das Abwiegen mühevoll, nach kurzer Zeit kann man sich aber darin eine solche Übung aneignen, daß die Zubereitung der Speisen dadurch nicht mehr wesentlich verzögert wird. Aufmerksame Diabetiker entwickeln in einigen Wochen ein Augenmaß, das ihnen erlaubt, die gebräuchlichen Mengen von Gemüse, Obst und

Tabelle 4 Menü-Vorschläge – als Beispiel
Berechnung nach Einheiten und Gramm

Frühstück	
125 g	Vollkornbrot
15 g	Butter
1	Ei, Käse, ¼ l Milch
Vormittag	
250 g	Äpfel oder anderes Obst
Mittagessen	
Fleischbrühe	
mageres Fleisch oder Fisch	
15 g	Fett
Gemüse, Salate	
125 g	Kartoffeln
125 g	Obst
Nachmittag	
50 g	Vollkornbrot
10 g	Butter
Kaffee oder Tee	
Abendessen	
150 g	Vollkornbrot
15 g	Butter
magerer Aufschnitt oder Fisch oder Käse	
Salate	
¼ l	Milch
22.00	
125 g	Obst

Fleisch richtig abzuschätzen. Die kohlenhydratreichen Nahrungsmittel müssen aber immer abgewogen werden. Um sich nicht ein falsches Augenmaß anzugewöhnen, soll man hie und da die sonst nur abgeschätzten Speisenmengen mit der Waage kontrollieren.

7.7.5.3 Muskeltätigkeit – Bewegung

Ein ausgeglichenes Maß körperlicher Betätigung ist sowohl im Sinne einer Diabetes*prophylaxe* als auch im Rahmen der *Behandlung* notwendig.

Die körperliche Tätigkeit steigert die Verbrennung von Blutzucker und hilft daher mit, diesen mit Hilfe der Diät und der Medikamente in der Norm zu halten. Längere körperliche Ruheperioden können, ebenso wie ungewohnte Anstrengung, zur Verschlechterung der Stoffwechsellage führen. Es ist daher wichtig, daß der Diabetiker sich gleichmäßig körperlich betätigt.

7.7.6 Pflege und Überwachung des Diabetikers

Im Normalfall ist der Diabetiker nicht als Schwerkranker im Spital, es sei denn, er leide schon an Komplikationen. Oft kommt er zur Einstellung oder Wiedereinstellung seines Diabetes, oder wir pflegen ihn auf der chirurgischen Abteilung, wo er selbstverständlich eine intensivere Überwachung braucht als ein Nicht-Diabetiker.

- *Sorgfältige Körperpflege* ist dringendes Gebot, da die Haut des Diabetikers sehr empfindlich ist. Besondere Sorgfalt ist auf die Fußpflege zu verwenden; die Füße sollen häufig gewaschen (aber nicht aufgeweicht) und gut getrocknet werden. Beim Schneiden der Nägel muß auch die kleinste Hautwunde vermieden werden, da die Heilungstendenz sehr gering ist (nicht zu kurz und nicht gegen den Nagelfalz schneiden).
- *Mund- und Zahnpflege* helfen Schleimhaut- und Zahnfleischblutungen vorzubeugen sowie Infektionen zu verhüten.
- *Veränderungen im Befinden,* wie Appetitlosigkeit, Auftreten von Schweiß, Zittern und Veränderung der Hautfarbe, sollen möglichst früh erkannt werden. Sie sind zusammen mit Veränderungen des psychischen Zustandes meist Alarmzeichen für Komplikationen.
- *Das Protokollblatt* (Kontrollheft oder Kontrollbüchlein) für Zuckerkranke dient zur regelmäßigen Eintragung von folgenden Fakten:
  - Urinzuckerwerte für die 3malige Urinzuckeruntersuchung (Benedict- oder Clinitestprobe); evtl. wird auch die quantitative Urinzuckerbestimmung im 24-Stunden-Urin vorgenommen.
  - Blutzuckerwerte: einmalig und das Tagesprofil
  - Insulin: Grunddosis und die dem Urinzucker entsprechende Anpassungsdosis sind eingetragen und werden nach dem Verabreichen sofort unterstrichen.
  - Diät und Diätänderungen werden vermerkt.
  - Bemerkungen: In diese Rubrik notiert man Beobachtungen wie Schwitzen, Unruhe, Heißhunger u.a.
- *Urin:* Für die 3malige Benedict- oder Clinitestprobe muß der Urin frisch sein. Der Patient soll immer ½ Stunde vor der Probeentleerung die Blase entleeren.
  Ausführung und Auswertung s. S. 418 bzw. S. 421.
- *Blut:* Die Blutentnahme wird je nach Klinik von der Schwester oder der Laborantin vorgenommen.
  Der Patient muß nüchtern sein und darf zuvor kein Insulin erhalten haben. Eine besondere Art der Blutzuckerbestimmung ist das *Tagesprofil.* Der Nüchternblutzucker wird bestimmt, anschließend bekommt der Patient seine Diät und sein Insulin oder Antidiabetikum wie gewohnt. Eine Blutzuckerbestimmung, z.B. je um 11 Uhr und 17 Uhr zeigt, wie weit der Patient »eingestellt« ist.

7.7.7 Instruktion des Diabetikers

Der Diabetiker bedarf der Erziehung zur Selbständigkeit. Er muß von der Schwester angeleitet werden, den Urin selbst zu untersuchen und die Resultate genau zu unterscheiden. Die Grundregeln der Asepsis muß er sich aneignen, da er lernen soll, sich sein Insulin selbst zu spritzen. Auch die Diät muß er genau kennenlernen.
Das Instruktionsprogramm umfaßt die allgemeine und individuelle Instruktion.

Allgemeine Instruktion

- Vorlesungen, Diabetikerstunden
- Filme, Gruppeninstruktionen
- Lager für Jugendliche und Kinder
- Literatur (s. S. 661f.)

} vom Arzt oder einer speziell ausgebildeten Schwester

Die Diabetesgesellschaft
Wenn solche Gesellschaften oder deren Sektionen in der Nähe des Wohnortes des Patienten existieren, soll er zum Beitritt ermuntert werden. Die Gesellschaften führen Vorträge, Schulungs- und Kochkurse durch und organisieren Ferienlager für zuckerkranke Kinder. Die Diabetesgesellschaften unterhalten eigene Zeitschriften, die Orientierung über Neuerungen bringen, Probleme besprechen, abwechslungsreiche Menüvorschläge anbieten usw.
Die Zeitschrift der Schweizerischen Diabetesgesellschaft heißt *D-Journal* und wird in Zürich herausgegeben.

Individuelle Instruktion
Sie kann nach folgendem Merkblatt zusammengestellt werden:

Merkblatt zur individuellen Instruktion des Diabetikers
Arzt, Pflegepersonal und Diätassistentin haben diese Aufgabe gemeinsam zu übernehmen. Je nach Krankenhaus wird der Schwester ein mehr oder weniger großer Teil der Instruktion zufallen.

Minimalprogramm
Der Diabetiker muß wissen:
- Ursache und Symptome des Diabetes mellitus
- Zeichen einer drohenden Entgleisung und Vorgehen bei Hyper- und Hypoglykämie
- Wichtigkeit einer guten Körperpflege
- Gefahrenmomente (Erkältungen, Krankheit, Unfall u.a.)
- Diät, je nachdem:
  einfache Richtlinien für sehr leichten Diabetes
  qualitative Diät (nicht abgewogen)
  quantitative Diät (abgewogen) mit Diätplan und Austauschtabelle.
- bei Behandlung mit oralen Antidiabetika: Name und Wirkungsweise der Tabletten
- bei Behandlung mit Insulin: Name und Wirkung des Insulins

Der Diabetiker muß können:
- Untersuchung des Urins auf Zucker. Er soll über *seine* Urinuntersuchungsmethode genau Bescheid wissen (Benedict-Probe, Clinitest usw.)
- Untersuchung auf Azeton (Schnelltest)
- Führung des Diabetes-Kontrollbüchleins (hat große Vorteile). Es soll im Krankenhaus damit begonnen werden. Einige Tage vor der Entlassung macht der Patient seine Eintragungen selber.
- Bei Behandlung mit Insulin:
  Injektionstechnik und Aufbewahrung der Injektionsspritze in Spezialbehälter (z. B. wie Abb. 8)
  Sterilisieren der Utensilien beim Arzt, in Apotheke oder Krankenhaus. (Häufigkeit nach Möglichkeit z.B. monatlich, zwischendurch mindestens wöchentlich auskochen)

Der Diabetiker muß sich anschaffen:
- Für die Injektionen: Spritze, Spritzenbehälter, Kanülen, sterilisierte Watte, Desinfektionsmittel (wenn möglich alles in einem Etui, damit die Gegenstände auch für die Reise vollständig beisammen sind)
- Medikamente: Insulin oder Antidiabetikum nach Verordnung
- für die Urinzuckerkontrolle je nach Methode: Benedict-Garnitur, Clinitestpackung oder Teststreifen
- Diabetikerwaage (z. B. die Syro-Diätwaage)

Der Diabetiker muß bei sich tragen:
- Diabetikerausweis (richtig und vollständig ausgefüllt!)
- 3 Würfelzucker (für insulinbehandelte Diabetiker)

Einen Diabetiker
- richtig und gut einzustellen,
- ihm zu einer positiven Haltung seiner Krankheit gegenüber, im Sinne des Akzeptierens, zu helfen,
- ihm alle notwendigen Instruktionen zukommen zu lassen,

bedarf eines großen Einsatzes von seiten des Arztes und des Pflegepersonals.
Der Aufwand lohnt sich, weil dadurch dem Patienten früh auftretende Komplikationen erspart bleiben.
Von großer Wichtigkeit ist auch die *Beratung* in bezug auf Sport, Freizeit und soziale Probleme (Ehe, Beruf). Der Patient sollte frühzeitig mit einer Diabetesberatungsstelle Kontakt aufnehmen können, damit er auch später jederzeit weiß, wohin er sich mit seinen Fragen und Problemen wenden kann. Auch finanzielle Fragen sollen mit dem Kranken besprochen werden; so muß er z.B. wissen, daß er als Diabetiker Anrecht auf Steuererleichterung hat (teure Diät u.a.).

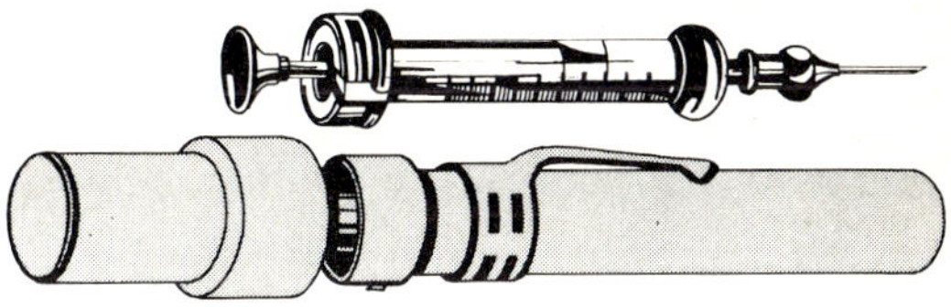
Abb. 8 Insulinbesteck (Hoesel) mit Wegwerfkanüle

Weiterführende Literatur

Die Literatur ist vielfältig; im folgenden einige Angaben:

Belser, F.G.: Diabetesdiät (nach Werten). Schering AG, Berlin
Constam, G.R.: Leitfaden für Zuckerkranke, 8. Aufl. Schwabe, Basel 1970
Frehner, U.: Diabetes Fibel, 3.Aufl. Thieme, Stuttgart 1972
Holtmeier, H.J.: Abmagerungsdiät für übergewichtige Zuckerkranke, 2.Aufl. Thieme, Stuttgart 1976
Kohlenhydrat- und Fett-Austauschtabelle für Diabetiker. Hrsg. vom Ausschuß »Ernährung der Deutschen Diabetes-Gesellschaft, 2.Aufl. Thieme, Stuttgart 1978

Mehnert, H.: Leistungsfähiger und länger leben trotz Diabetes (Programmierte Beratung für Diabetiker, Diät nach Einheiten, für Patienten, reich bebildert zum Selbststudium). Boehringer, Mannheim

Otto, H.: abc für Zuckerkranke, 14. Aufl. Thieme, Stuttgart 1970

Robbers, H., K.J. Traumann: Diätbuch für Zuckerkranke, 5. Aufl. Thieme, Stuttgart 1974

Schertenleib, G., F.G. Belser: Der gesunde Zuckerkranke (Diät nach Werten, für Patienten, reich bebildert zum Selbststudium). Schweizerische Diabetesgesellschaft

Teuscher, A., H. Jenni: Die Diätinstruktion des Diabetikers. Fa. NOVO

Daneben sind die verschiedenen Kontrollbüchlein und Ausweiskarten zu erwähnen, z.B.:

- Das Kontrollheft
- das Kontrollbüchlein für Jugendliche
- Diabetiker-Ausweiskarte

Herausgeber: Schweizerische Diabetesgesellschaft

Testfragen

– Der Pankreas besteht aus ______________ Gewebe und den ______________ demzufolge unterscheiden wir eine ______________ und eine ______________ Funktion (S. 643)

– Zur Diagnostik von Pankreaserkrankungen werden im Blut die ______________ und die ______________ bestimmt. Im Stuhl ______________ und ______________ (S. 644)

– Bei der Untersuchung mittels doppelläufiger Pankreassonde wird mit ______________ stimuliert (S. 644)

– Der Schweregrad der akuten Pankreatitis reicht vom ______________ bis zur ______________ (S. 645)

– Drei Hauptsymptomen-Komplexe bei akuter Pankreatitis sind (S. 645)
  a) ______________
  b) ______________
  c) ______________

– Die Behandlung besteht in: (Nennen Sie zusätzlich die Maßnahmen, mit denen das Ziel erreicht wird) (S. 646)
  a) ______________
  b) ______________
  c) ______________

– Häufige Ursachen für die chronische Pankreatitis sind ______________ und ______________ (S. 646)

– Wichtigste Untersuchungen beim Diabetiker sind ______________, ______________, ______________, ______________ (S. 648)

– Subjektive Krankheitszeichen beim Diabetes mellitus sind ______________, ______________, ______________, ______________, ______________ (S. 650)

– Ordnen Sie zu (S. 651)

Beobachtungen an	bei Coma diabeticum,	bei hypoglykomischem Koma
Haut	______	______
Zunge	______	______
Geruch	______	______
Reflexe	______	______
Atmung	______	______
Puls	______	______
Muskeltonus	______	______

– Die drei Pfeiler einer bedingten Gesundheit beim Diabetiker sind ______, ______, ______ (S. 653)

– Die Dauer der Insulinwirkung beträgt beim Actrapid ______, beim Rapitard ______, beim Lente ______ (S. 654)

– Je nach Schweregrad unterscheiden wir 3 Diätformen (S. 655 f.)

a) ______, Regeln: ______

b) ______, Regeln: ______

c) ______, Regeln: ______

– Eine gute Fußpflege ist beim Diabetiker wichtig, weil ______ (S. 660)

– Bei der Instruktion des Diabetikers unterscheiden wir die ______ und die ______ Instruktion (S. 660)

– Stellen Sie ein eigenes Merkblatt auf, das Sie bei der Entlassung eines Diabetikers mit Insulinbehandlung abgeben können (S. 661).

8 Krankheiten der innersekretorischen Drüsen

Sequenzziel (Intention)

Sie wissen um die besonderen Probleme von Patienten mit endokrinen Erkrankungen, und Sie können eine Überfunktion von einer Unterfunktion unterscheiden. Da Entgleisungen im Hormonhaushalt immer den ganzen Organismus betreffen (besonders seine Anpassungsfähigkeit), schenken Sie dem psychischen Verhalten des Patienten besondere Beachtung. Sie sind fähig, neben den organischen Störungen, die durch eine Über- oder Unterfunktion einer endokrinen Drüse verursacht sind, auch die psychischen Belastungsfaktoren zu erkennen, und dem Kranken im Rahmen Ihrer Möglichkeiten wirkungsvolle Hilfe zu leisten. Es ist Ihnen ein Anliegen, den Patienten (und seine Angehörigen) schon früh in die Pflege miteinzubeziehen, damit dieser seine Krankheit und die Behandlung (Substitution) versteht und letztere zu Hause korrekt und mit Überzeugung weiterführt.

Lernziel

Das Studium dieses Kapitels führt Sie dazu, daß Sie

– die Hormone der Hypophyse und der anderen endokrinen Drüsen aufzählen und deren Funktion erklären können;
– prinzipielle Angaben machen können über die diagnostischen Maßnahmen, die in der Endokrinologie zur Anwendung kommen, insbesondere über die Aufgaben der Schwester;
– die Krankheitszeichen, Behandlungs- und Pflegemaßnahmen bei der Hyper- und Hypothyreose benennen und erklären können;
– die Komplikationen, die nach Strumektomie auftreten, kennen, die besonderen Beobachtungen ableiten und die Hilfemaßnahmen zuordnen können;
– die wichtigsten Erkrankungen der Nebennieren geordnet aufzählen und die in Frage kommenden therapeutischen und pflegerischen Maßnahmen zuordnen können.

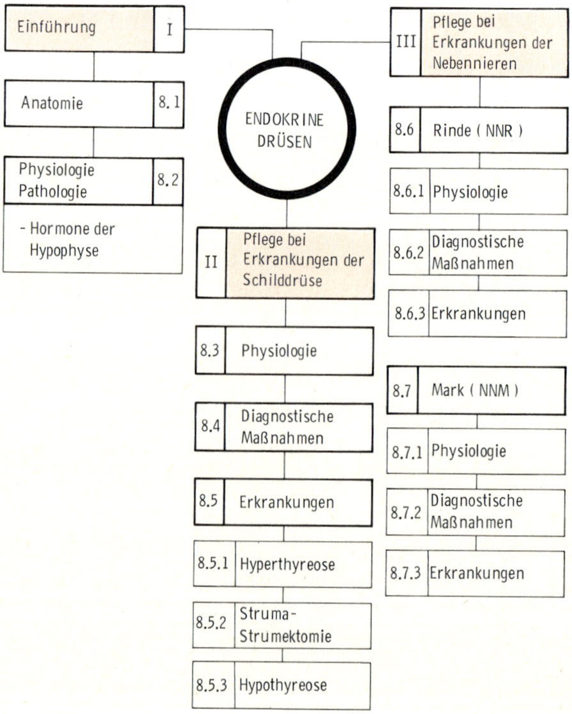

Prinzip

Alle Organe und Systeme unseres Organismus müssen in ausgeglichenem Zusammenspiel funktionieren, um das notwendige Gleichgewicht der Körperfunktion aufrechtzuerhalten. Der Organismus verfügt über zwei Steuerungssysteme: *das endokrine System* (Hormone) und das *Nervensystem.* Die beiden Systeme arbeiten in Abhängigkeit voneinander und beeinflussen sich gegenseitig.
Die hormonale Steuerung geschieht durch *Bildung* und *Abgabe* ihrer Wirkstoffe an das Blutsystem; der Transport im Blut erfolgt durch Bindung an Eiweiß, die *Abbauprodukte* werden durch die Nieren ausgeschieden. Durch Unterfunktion (Hyposekretion = mangelnde Hormonbildung und Abgabe ans Blut) oder durch eine Überfunktion (Hypersekretion = übermäßige Bildung und Abgabe ans Blut) der endokrinen Drüsen kommt es zu hormonalen Störungen.

▼

- Therapeutisch ist die Behebung der Ursache im Vordergrund (konservativ oder chirurgisch).
- Bei der Pflege sind die Symptome und Probleme des Patienten (physisch und psychisch) Ausgangspunkt unserer Bemühungen.

I Einführung

8.1 Anatomie (Abb. 1)

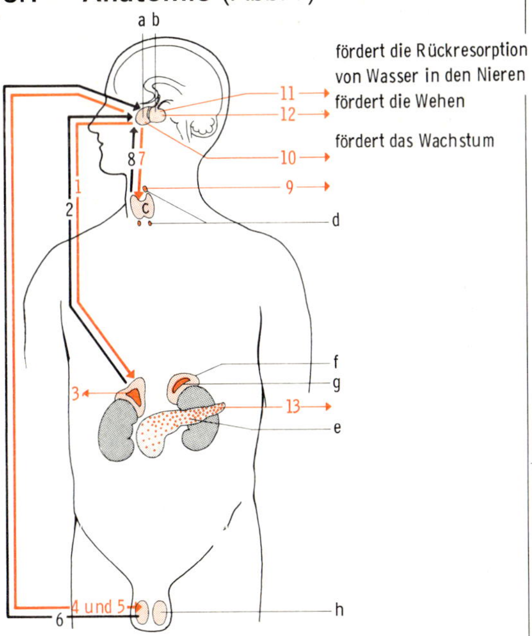

wirkt fördernd auf die Bildung des zugehörigen schwarzen Hormons

wirkt hemmend auf die Bildung des zugehörigen roten Hormons

hat keinen Einfluß auf andere Hormone

Abb. 1 Endokrine Drüsen und ihre Hormone. Bezeichnen Sie die Namen der endokrinen Drüsen a–h und ihrer Hormone 1–13 (s. S. 848)

8.2 Physiologie, Pathologie

Endokrine Drüsen sind kleine Drüsen, die ihr Sekret, Hormon genannt, direkt an die Blutbahn abgeben. Störungen beruhen in der Regel auf einer Über- oder Unterproduktion der jeweiligen Organe.
Die übergeordnete Drüse, die Hypophyse, ist in direkter Beziehung zu anderen endokrinen Drüsen (Abb. 2). Daneben stehen folgende Organe mit ihr in Beziehung:

- die Haut ← MSH = melanozytenstimulierendes Hormon
- die Nieren ← ADH = adiuretisches Hormon
- die Knochen ← STH = somatotropes Hormon (stimuliert auch andere Organe)
- das Auge ← EPF = Exophthalmus produzierendes Hormon (unter bestimmten pathologischen Bedingungen)
- der Uterus ← Oxytocin

Die Hypophyse und ihre Hormone

Die Hypophyse hat drei Lappen, da aber der Zwischenlappen funktionell weniger von Bedeutung ist, spricht man meist nur von den beiden Hauptteilen, dem Hypophysenhinter-

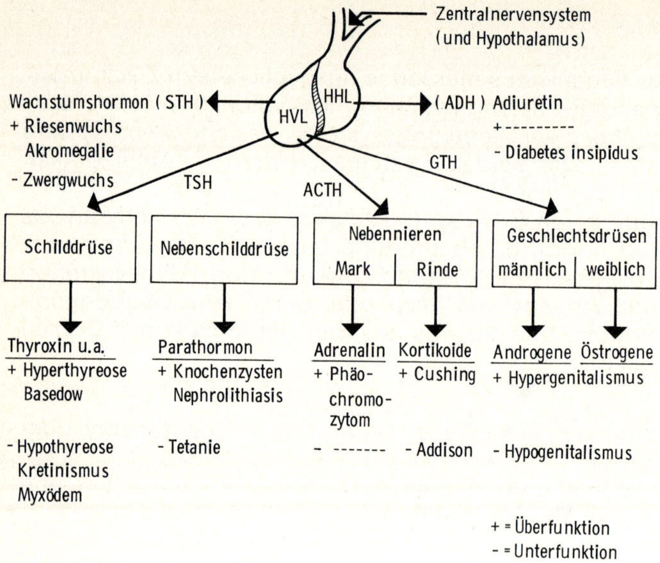

Abb. 2 Die Hypophyse als übergeordnete Drüse

lappen (HHL) und dem Hypophysenvorderlappen (HVL).

- *Adiuretin* (ADH, synthetisch als Vasopressin). Es wird eigentlich im Hypothalamus gebildet und im HHL gespeichert. Durch Förderung der Rückresorption von Wasser im distalen Tubulusapparat der Nieren wirkt es diuresehemmend. Bei Störungen im Sinne einer Mangelsekretion kommt es zur Ausscheidung von übergroßen Mengen stark verdünnten Urins mit gleichzeitigem übermäßigem Durst = *Diabetes insipidus*. Therapie: Substitution mit Vasopressin.
- *Oxytocin:* Bildung und Speicherung wie das ADH. Es spielt eine bedeutende Rolle bei der Einleitung der Geburt, indem es die Kontraktion der Gebärmutter steigert.
- *STH* (= somatotropes Hormon). Das Wachstumshormon wird in den eosinophilen Zellen des HVL gebildet. Es hat im Wachstumsalter große Bedeutung. Bei ungenügender Produktion kommt es zum Stillstand des Längenwachstums = *Zwergwuchs*.
  Eine Überproduktion führt beim Jugendlichen zum *Riesenwuchs*, beim Erwachsenen zu *Akromegalie* = übermäßiges Wachstum der Akren (Finger, Füße, Nase).
- *MSH* (= melanozytenstimulierendes Hormon). Es wird im Hypophysenzwischenlappen gebildet und steigert die *Hautpigmentierung*.
- *ACTH* (= adrenokortikotropes Hormon). Es wird im basophilen Anteil des HVL gebildet und stimuliert die Hormonproduktion der Nebennierenrinde, die *Kortikoide*. Durch den sog. Rückkoppelungsmechanismus oder Gegenregulationsmechanismus wird die Produktion und Ausschüttung geregelt, d.h. die ACTH-Bildung und Ausschüttung wird von der Menge der im Blut zirkulierenden NNR-Hormone bestimmt. Ein Absinken des NNR-Hormonspiegels führt zu vermehrter ACTH-Ausschüttung und umgekehrt. Bei Überfunktion des basophilen Hypophysenanteils kommt es zum *Cushing-Syndrom* (Fettleibigkeit, Muskelschwund, Hautatrophie, Hypertonie und Störungen im Wasser- und Salzhaushalt).
- *TSH* (= thyreoideastimulierendes Hormon). Die Bildung geschieht im basophilen Anteil des HVL. Es beeinflußt die Funktion der Schilddrüse, indem es die Bildung, Aktivierung und Ausschüttung von Schilddrüsenhormonen und die Jodaufnahme in die Schilddrüse bewirkt. Auch hier wirkt der obengenannte Gegenregulationsmechanismus.
- *EPF* (= Exophthalmus produzierende Substanz). Typische Überfunktion bei Morbus Basedow.
- *GTH* (= gonadotrope Hormone). Dazu gehören das *FSH* (follikelstimulierendes Hormon), das bei der Frau die Eireifung

und beim Mann die Spermienbildung anregt, dann das *LH* (Luteinisierungshormon) und das *LTH* (luteotropes Hormon), beide auf die hormonbildenden Zellen der Keimdrüsen wirkend.

Daß es bei einer *Insuffizienz des HVL*, der durch seine Hormone so viele Funktionen beeinflußt, zu einem schweren, fortschreitenden Zerfall der Körperfunktionen kommt, liegt auf der Hand. Das Krankheitsbild wird auch *Simmondsche Kachexie* oder *Sheehan-Syndrom* genannt und ist sehr selten. Zum Ausfall der HVL-Funktion kann es z.B. durch einen Tumor oder infolge einer schweren Blutung nach Geburten kommen.

Die häufigsten endokrinen Erkrankungen, die die Schwester neben dem schon besprochenen Diabetes mellitus erlebt, sind Erkrankungen der Schilddrüse und der Nebennieren. Die Pflege dieser Patienten stellt dann auch besondere pflegerische und technische Ansprüche an sie.

Im folgenden werden wir uns beschränken auf

- Mithilfe der Schwester bei den diagnostischen Maßnahmen
- Möglichkeiten der pflegerischen Hilfeleistung

bei Patienten mit Erkrankungen der *Schilddrüse* und der *Nebennieren*.

II Pflege bei Erkrankungen der Schilddrüse

8.3 Physiologie

Die Schilddrüse bildet drei wichtige Hormone: das *Trijodthyronin* (T 3), das *Thyroxin* (T 4), die den Stoffwechsel beeinflussen. Das dritte Hormon, das *Calcitonin*, beeinflußt, wie auch das Parathormon der Nebenschilddrüse, den Kalziumspiegel. Calcitonin senkt den Blutkalziumspiegel.

Eine normale Produktion, Aktivierung und Ausschüttung der Schilddrüsenhormone ist für die Aktivierung des Stoffwechsels aller Körperzellen (Aufrechterhaltung des Wärme- und Energiehaushaltes) unerläßlich.

Die Hormonbildung in der Schilddrüse wird vom Hypophysenhormon TSH stimuliert und reguliert. Zum Aufbau des Thyroxins und Trijodthyronins wird Jod benötigt. Die Schilddrüse vermag als einziges Organ Jod aus dem Blut aufzunehmen und zu speichern.

Zu Schilddrüsenerkrankungen kommt es daher nicht nur durch eine Unterfunktion in der Hormonbildung (Hypothyreose) oder durch eine Überfunktion (Hyperthyreose), sondern auch durch Jodmangel.

8.4 Diagnostische Maßnahmen

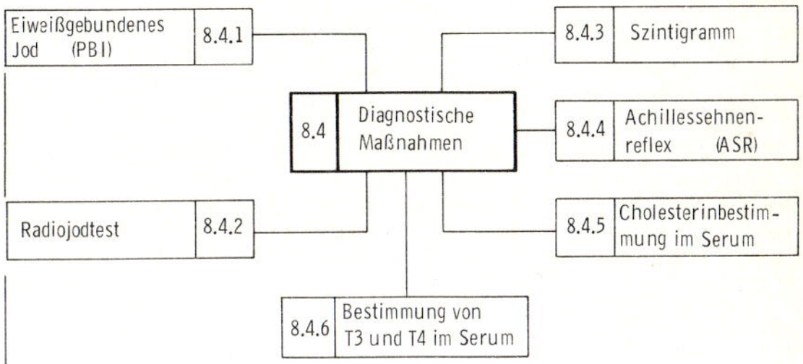

8.4.1 Eiweißgebundenes Jod = PBI (= Protein bound iodine)

Prinzip

Das zirkulierende Jod besteht aus einer anorganischen (freies Jod) und aus einer organischen, an die Plasmaeiweiße gebundenen Fraktion, die als PBI (= Protein-bound-iodine) bezeichnet und als solches nachgewiesen werden kann.

Da die Schilddrüsenhormone die einzigen jodhaltigen Eiweißverbindungen im Organismus darstellen, erlaubt die PBI-Bestimmung eine Schätzung der im Blut zirkulierenden Schilddrüsenhormone, d.h. von $T_3 + T_4$, und ermöglicht somit eine ziemlich genaue Aussage über die hormonelle Aktivität der Schilddrüse.

Auswertung

Normalwert: 4–8 μg% (benötigt werden ca. 10 ml Vollblut in Spezialröhrchen); das PBI ist erhöht bei Hyperthyreose und erniedrigt bei Hypothyreose.

Falsche Resultate entstehen

- bei Einnahme von Thyreoideapräparaten
- bei Einnahme von organischen Jodverbindungen (Enterovioform u.a.)
- nach Kontrastmittelaufnahmen (Kontrastmittel sind jodhaltig).

Die Schwester überlege sich vor der Ausführung dieser diagnostischen Maßnahme, ob und wann sie durchgeführt werden kann. Das gleiche gilt auch bei den folgenden Untersuchungen (Radiojodtest, $T_3 + T_4$-Test).

8.4.2 Radiojodtest

Prinzip

Das Radiojodstudium beruht auf dem Wissen, daß die Schilddrüse das ihr zugeführte Jod zum großen Teil speichert, es in die Schilddrüsenhormone einbaut und dann ans Blut abgibt. Gibt man dem Patienten radioaktivmarkiertes Jod (Radiojod, Jod 131) per os, so kann man mit einem Meßgerät über der Schilddrüse verfolgen, wieviel Jod dort gespeichert wurde (1). Zusätzlich kann man im Blut den Gehalt an radioaktivem Jod feststellen (2).

Es können somit 2 wichtige Phasen erfaßt werden:

- die Jodaufnahme oder Jodspeicherung = *Jodaufnahmetest* (1)
- die Abgabe ins Blut = *Hormonjodphase* (2), indem im Blut nach 24 Stunden der prozentuale Anteil des eiweißgebundenen Jod 131 bestimmt wird. Bis dahin sind normalerweise 10–50 % in Hormon umgewandelt worden (= *Umwandlungsrate*).

Bei Vorliegen einer Hyperthyreose sind die Werte höher, bei der Hypothyreose tiefer (Abb. 3).

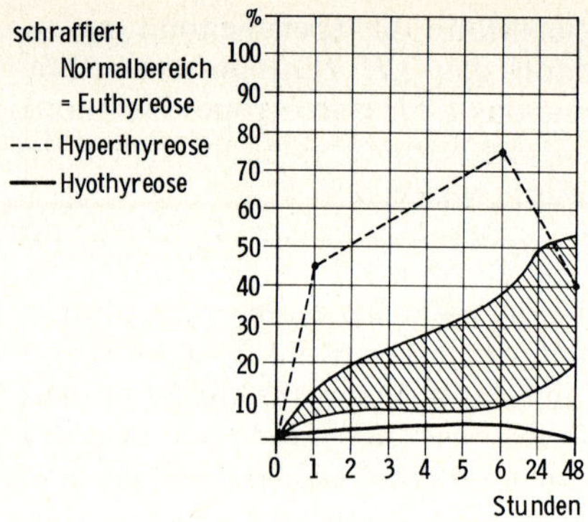

Abb. 3 Jodaufnahmephase

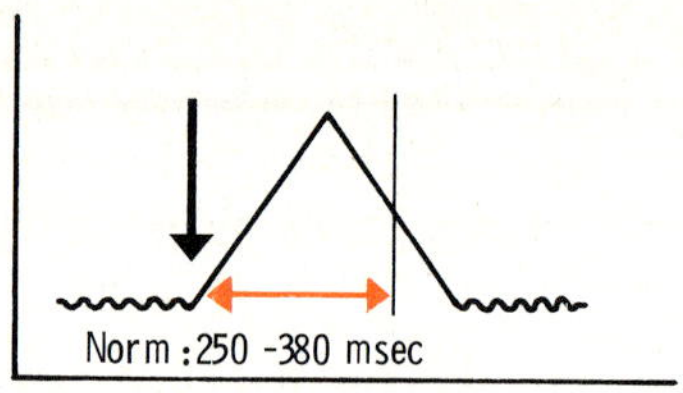

Abb. 4 Achillessehnenreflex

8.4.3 T_3 + T_4-Test

Es handelt sich dabei um eine indirekte Bestimmung der Schilddrüsenhormone, indem man das Patientenserum mit radioaktivem T_3 (bzw. T_4) versetzt und bestimmt, wieviel davon aufgenommen wurde. Die Aufnahme hängt davon ab, wieviel Schilddrüsenhormone bereits im Patientenblut vorhanden waren.

Erhöhte Werte weisen auf eine Hyperthyreose,

erniedrigte Werte auf eine Hypothyreose hin.

Aufgabe der Schwester ist die Blutentnahme. Benötigt werden ca. 10 ml Vollblut.

Der T_3- oder der T_4-Test kann einzeln verordnet werden. Werden beide Untersuchungen vorgenommen, spricht man vom *T_3–T_4-Index:* Das Verhältnis der Werte des T_3- und T_4-Tests sagt mehr aus, als der einzelne Test allein.

8.4.4 Schilddrüsenszintigramm

Prinzip des Szintigramms s. S. 472.

Das Schilddrüsenszintigramm erlaubt uns, die Verteilung des verabreichten radioaktiven Jods im Schilddrüsenparenchym zu erfassen, gibt also Auskunft über die Form, das Volumen und die Funktion der Schilddrüse.

Die normale Schilddrüse stellt sich als schmetterlingsförmiges Gebilde mit homogener (gleichmäßiger) Verteilung der Jodanreicherung dar.

- *Eine Verminderung* der Jodaufnahme in umschriebenen Bezirken spricht für Destruktion in diesem Bereich (Zystenbildung, Schilddrüsentumor, Metastasen).
- *Eine Vermehrung* der Jodaufnahme ist beim toxischen Adenom typisch. Im Szintigramm ist eine intensive Speicherung des Radiojods im Adenomknoten sichtbar.

8.4.5 Achillessehnenreflex (ASR)

Prinzip

Reflexe reagieren bei Überfunktion der Schilddrüse im Sinne einer Hyperreflexie. Bei einer Unterfunktion ist eine Verlangsamung registrierbar. Zur Reflexprüfung eignet sich die *Achillessehne.*

Ausführung und Bewertung

Es ist dies eine sehr einfache Untersuchung. Der Fuß des Patienten wird in eine Schlinge gelegt, die mit einem Apparat verbunden ist. Durch einen Schlag auf die Achillessehne wird ein Reflex ausgelöst, die Reflexzeit gemessen und registriert. Gemessen wird die Zeit vom Schlag auf die Achillessehne bis zur Halbzeit des Abfalls (= Millisekunden, Abb. 4). Sie ist verlangsamt bei Hypothyreose, verkürzt bei Hyperthyreose.

8.4.6 Serumcholesterin

Das Cholesterin gibt uns Auskunft über die Stoffwechsellage und dadurch indirekt auch über die Schilddrüsenfunktion. Da bei der Hyperthyreose eine unökonomische Intensität der Verbrennungsvorgänge besteht, *fällt* der Cholesterinspiegel im Blut. (Hohes Cholesterin schließt eine Hyperthyreose aber nicht unbedingt aus.)
Bei verlangsamtem Stoffwechsel (Hypothyreose) sind die Werte dagegen immer hoch.

Eine weitere Untersuchungsmethode ist der Grundumsatz, der aber nur noch selten durchgeführt wird. Erfaßt wird eine Stoffwechselsteigerung.

8.5 Erkrankungen der Schilddrüse

8.5.1 Pflege bei Hyperthyreose

Die Hyperthyreose kann mit vergrößerter Schilddrüse (Struma) oder mit normaler Schilddrüsengröße einhergehen. Andererseits gibt es vergrößerte Schilddrüsen mit normaler Thyroxinproduktion = *euthyreote Struma.*
Bei einer Hyperthyreose im eigentlichen Sinn handelt es sich um eine Hyperaktivität der Schilddrüse, die eine übermäßige Menge von Hormon bildet und ans Blut abgibt. (Die Schilddrüse arbeitet autonom und wird nicht mehr durch die Hypophyse gesteuert.) Es kann sich dabei um eine diffuse Hyperplasie der Schilddrüse = *Basedowsche Krankheit,* eine Überfunktion eines *Knotenkropfes* oder um ein *toxisches Adenom* handeln.

Krankheitszeichen des gesteigerten Jod-Hormonstoffwechsels
- Abmagerung bei gutem Appetit, ja Heißhunger
- Muskelschwäche und Energieverlust (Signe du tabouret), d.h. der Patient kann von einem Schemel oder Stuhl nur durch Abstützen der Hände aufstehen
- beschleunigte Darmperistaltik, die mit Durchfällen einhergeht
- Tachykardie und Herzklopfen, evtl. Rhythmusstörungen und leichter Blutdruckanstieg
- feuchte und gut durchblutete Haut, typisch sind die feuchten Hände
- Schweißausbrüche (Wärmeuntoleranz)
- feinschlägiger Tremor der Finger, allgemeine rastlose und lebhafte Motorik
- Schlaflosigkeit, Nervosität, Unruhe, Gereiztheit, Erregbarkeit
- Exophthalmus mit feuchten, glänzenden Augen, vor allem beim Basedow;
  beim toxischen Adenom fehlt er, weil die Überfunktion von der Hypophyse unabhängig ist.
- das Oberlid ist retrahiert = positiver Graefe (Ausdruck eines erhöhten Sympathikustonus).

Von einem eigentlichen Morbus Basedow spricht man erst, wenn die folgenden vier Symptome vorhanden sind:
- Hormonelle Überfunktion der Schilddrüse
- Struma, d.h. diffuse Vergrößerung der Schilddrüse }
- Exophthalmus } Mersenburger Trias
- Tachykardie }

Psychischer Zustand
Viele der oben erwähnten Symptome wirken auf die Psyche des Patienten sehr negativ und belastend. K. Engelhardt beschreibt dies in »Der Patient in seiner Krankheit« unter dem Titel: *Selbstentfremdung* folgendermaßen: »Veränderung des Erlebens, der Stimmung und Affektivität bei Patienten mit Schilddrüsenfunktion: Die Kranken werden nervös, die Erregbarkeit erscheint ihnen fremd, sie erkennen sich häufig selbst nicht wieder und verlieren in einem gewissen Sinn ihre Wesensidentität. Jede kleine Aufgabe kann dem Kranken zu schaffen machen, sie fühlen sich abgearbeitet (...). Die Wahrnehmung der Umwelt wird verändert, wirkt laut, eindringlich, belastend (...). Während die Kranken ihre Innenwelt als fremd und störend empfinden, wirkt gleichzeitig die Welt hektisch und aufdringlich.«

Pflege
Bei der Pflege muß vor allem der psychische Zustand berücksichtigt werden. Die Maßnahmen könnten vom oben Gesagten abgeleitet werden.
- Kleines, ruhiges Zimmer
- Ausschalten von Belastungsfaktoren und

Hektik (auch der Krankenhausalltag, das Kommen und Gehen des Pflegepersonals wirkt nur allzu oft eher hektisch als beruhigend)
- Verständnis für den Patienten, das sich in einer echten Patient-Schwester-Beziehung äußert
- Sich Zeit nehmen, zuhören (s. auch Kommunikation, S. 250ff.) ist ein wesentlicher Teil der Therapie, vor allem dann, wenn beim Patienten persönliche und soziale Faktoren am Beschwerdebild beteiligt sind.
- Die weiteren Maßnahmen der Unterstützung und Hilfeleistung richten sich nach dem Zustand und den individuellen Bedürfnissen des Patienten.

Behandlung

- *Radiojodbehandlung*
  Bei der Behandlung mit radioaktivem Jod geht man davon aus, daß dieses, wenn es zugeführt wird, überwiegend in der Schilddrüse gespeichert wird. Die lokale, radioaktive Strahlung führt zum Untergang von Schilddrüsengewebe. Man spricht auch von *Radiojodresektion* (Resektion = Teilentfernung) der Schilddrüse. Diese Therapie wird meist bei Patienten über 40 Jahre ohne, bzw. mit kleiner Struma, oder bei inoperablen Karzinomen angewendet. *Gefahren:* Strahlenbelastung, Hypothyreose.
- *Thyreostatika*
  Diese Medikamente setzen die Aktivität der Schilddrüse herab und eignen sich daher besonders bei der Basedowschen Krankheit. Die am häufigsten verwendeten Medikamente sind Thiomidil, Favistan und Tapazole. Die Dosierung ist sehr gering, die Schwester halte die Arztverordnung gewissenhaft ein.
  Nebenwirkungen: Das Schilddrüsenwachstum wird angeregt. Als toxische Begleiterscheinung ist eine *Agranulozytose* möglich. (Regelmäßige Leukozytenbestimmung! Auch eine Angina kann Frühsymptom einer Agranulozytose sein.)
- *Chirurgische Therapie*
  Sie ist immer dann angezeigt, wenn eine bestehende Struma Drucksymptome verursacht; ebenso beim toxischen Adenom bei der Struma maligna und immer dann, wenn die Basedow-Struma nicht auf die medizinische Behandlung anspricht (s. dazu 8.5.2: Pflege bei Strumektomie).
  Basedow- bzw. Hyperthyreose-Patienten müssen längere Zeit auf die Operation vorbereitet werden. Von besonderer Wichtigkeit sind alle oben unter *Pflege* besprochenen Maßnahmen. Zusätzlich wird der Arzt folgende *Therapie* verordnen:
  - Verabreichung von Thyreostatika, bis sich die Stoffwechsellage normalisiert hat, der Puls muß bis unter 100 Schläge/Minute absinken.
  - Jodvorbehandlung nach Plummer mit Lugolscher Lösung, beginnend mit 3 × 5 Tropfen, steigernd bis 3 × 15 Tropfen täglich oder *Endojodin* als intravenöse Injektionen.
  - Kardiale Vorbereitung ist fast immer notwendig.

Die Operation wird durchgeführt, sobald die maximale Wirkung dieser Medikamente eingetreten ist.
Alles weitere bleibt sich gleich wie bei der Strumektomie bei euthyreotem Kropf.

8.5.2 Pflege des Patienten bei Strumektomie

Struma oder euthyreoter Kropf

Man versteht darunter eine Vergrößerung der Schilddrüse. Ist das Organ gleichmäßig vergrößert, spricht man von einer diffusen Struma, liegt eine knotige Vergrößerung vor, von einer Struma nodosa. Adenombildungen können einzeln im Organ vorkommen, sie sind dann die Ursache einer einseitigen Kropfbildung. Die Größe des Kropfes und die endokrine Funktion gehen, wie wir schon gesehen haben, nicht parallel. Bei älteren Leuten ist eine maligne Entartung (= Struma maligna) möglich. Der Kropf ist dann hart, derb und schmerzhaft.

Ursachen der Schilddrüsenvergrößerung

- *Jodmangel* infolge vermindertem Angebot in Wasser oder Nahrung (meist endemisch, z.B. in Gebirgsgegenden vorkommend). Die Hypophyse reagiert mit vermehrter TSH-Ausschüttung, was ein gesteigertes Wachstum der Schilddrüse zur besseren Ausnutzung des geringen Jodangebots zur Folge hat.
- *Gesteigerter Hormonbedarf bei gleichbleibendem Angebot,* häufig in der Pubertät, in der Schwangerschaft und in der Menopause.
- *Störung der Jodverwertung* in der Schilddrüse selbst und dadurch Störung der Hormonsynthese (kann z.B. durch bestimmte Medikamente verursacht sein).

Diese enthyreoten Kropfformen können neben einem kosmetischen ein *mechanisches Problem* darstellen. Sie führen dann zu
- Kompression der Luftröhre (Stridor, Atemnot)
- Kompression der Halsvenen mit venöser Einflußstauung
- Ösophagusverengung mit Schluckbeschwerden
- Nervenschädigung (Rekurrenslähmung mit Heiserkeit).

Die *Operation* besteht in der Entfernung der Schilddrüse mit der Kropfgeschwulst bis auf einen walnußgroßen Rest.

Präoperative Maßnahmen
- Neben den allgemeinen präoperativen Maßnahmen werden die im ersten Teil des Kapitels besprochenen spezifischen Untersuchungen vorgenommen. Als lokale Untersuchung kommt die Laryngoskopie zur Kontrolle der Stimmbänder in Frage.
- Die speziellen Maßnahmen bei der Hyperthyreose wurden S. 669 besprochen.
- Die näheren Vorbereitungen bestehen in der Rasur des Halses, in der lokalen Hautvorbereitung mit Alkoholumschlägen. Die Haare werden am Operationsmorgen mit Hilfe eine Mütze eingebunden.
- *Operationsbett:* Als Lagerungsmaterial richten wir eine Nackenrolle und eine Fußstütze.
- *Im Zimmer* wird ein Luftbefeuchter (Vernebler) bereitgestellt.

Postoperative Pflege
- Sobald der Kranke zeitlich und örtlich orientiert ist, wird das Kopfende des Bettes erhöht. Die Nackenrolle ermöglicht eine *bequeme und günstige Haltung für den Kopf.* Alle ruckartigen Bewegungen sind zu vermeiden, dies gilt vor allem beim Aus- und Einsteigen ins Bett: man stelle das Kopfende so steil als möglich. Der Patient fixiert seinen Kopf und dreht dabei an den Bettrand. Der Kopf soll auch beim Hinaufrutschen im Bett durch die Schwester und später durch den Patienten selber ruhiggehalten werden (Halten des Kopfes mit beiden Händen; wenn nur eine Hand zur Verfügung steht: Halten am Haarschopf).
- Substitution mit Schilddrüsenhormonen (z. B. Eltroxin).
- *Die Atemwege* bedürfen einer besonders sorgfältigen Pflege. Feuchte Einatmungsluft verhindert das Austrocknen der Schleimhäute der Atemwege und vermindert den Hustenreiz. (Luftbefeuchter!)
- *Wundgebiet*
  Eingelegte Redon-Drains werden am ersten postoperativen Tag entfernt.
  Die Operationswunde wird oft mit Klammern verschlossen. Diese können am 1.–2. Tag gelockert und am 3. Tag entfernt werden. Je nachdem wird die Wunde nun mit einem sterilen Verband versehen oder mit Nobecutanspray abgedeckt.
- *Ernährung*
  In der Regel darf der Kranke am Abend des Operationstages trinken. Die Schwester mache ihn darauf aufmerksam, daß er nur kleine Flüssigkeitsmengen auf einmal zu sich nehmen soll. Beim ersten Trinkversuch soll die Schwester unbedingt dabeibleiben, damit sie den Schluckreflex beobachten und dem Patienten bei evtl. Schwierigkeiten Hilfe leisten kann. (Durch die allgemeine Schwellung im Bereich von Kehlkopf und Speiseröhre ist der Schluckakt vorübergehend gestört.)
  Breiige Nahrung ab 2. postoperativem Tag bereitet keine großen Schwierigkeiten mehr.
- *Beobachtungen*
  Die Vitalzeichen werden nach Zustand des Patienten und nach speziellen Anweisungen des Narkosearztes kontrolliert.
  Sehr wichtig ist die Kontrolle der *Atmung.* Durch ein evtl. entstehendes Hämatom könnten die Trachea komprimiert und die Atmung erschwert sein. Atembeschwerden sind auch möglich infolge Luftröhrenknikkung; in diesem Fall wäre eine Erweichung der Trachealringe infolge Druck der Struma auf die empfindlichen Knorpel eingetreten.
  Eine Nachblutung ist sofort zu erkennen und zu melden. Bei der Kontrolle lassen wir den Patienten aufsitzen, das Blut könnte nach hinten über den Rücken fließen. Tetaniezeichen beachten!

Beachte

Gezielte Beobachtungen helfen mit, Komplikationen zu verhüten. Die möglichen Gefahren sind je nach Beschwerdebild, das einer Strumektomie vorausging, unterschiedlich.

Komplikationen nach Strumektomie

Komplikationen, die nach Strumektomie einer euthyreoten und hyperthyreoten Struma auftreten können:

- *Blutungsschock* infolge Blutung aus der Operationswunde nach innen oder nach außen (die Struma ist ein sehr gut durchblutetes Organ); äußerst gewissenhafte Kontrolle des Wundgebietes!
- *Tetanische Krämpfe,* die Hände, Finger, Zehen (Pfötchenstellung) und evtl. sogar die Kehlkopfmuskulatur befallen können (= Laryngospasmus), sind Ausdruck eines Kalziummangels. Frühzeichen sind Parästhesien um den Mund und in den Fingern (sofort dem Arzt melden). Diese Komplikation tritt dann auf, wenn die Epithelkörperchen (= Nebenschilddrüsen) mitentfernt worden sind.
  Sofortmaßnahme: Kalziumzufuhr intravenös.
- *Heiserkeit* tritt auf, wenn der *N. laryngeus recurrens,* der die Kehlkopfmuskulatur innerviert, beeinträchtigt ist. Diese Komplikation ist glücklicherweise meist nur vorübergehend und tritt infolge Schwellung des Wundgebietes oder der Intubationsnarkose auf. Klingt die Heiserkeit nicht ab und beachten wir zusätzlich Sprechschwierigkeiten, ist an eine Verletzung des N. recurrens zu denken. Der Arzt wird eine Laryngoskopie vornehmen.
- *Pneumonie* kann Folge einer Aspiration oder einer ungenügenden Durchlüftung der Lunge sein (oberflächliche Atmung, liegenbleibendes Sekret). Die Überwachung von Atmung, Auswurf, Husten sollte mit gezielten Prophylaxen verbunden werden.

Komplikationen, die nach Entfernung einer großen Struma auftreten können:

- *Atemstörungen/Atemstillstand* vor allem bei Struma, die für eine Trachealkompression verantwortlich war. Durch ein evtl. entstehendes Hämatom könnte die Trachea komprimiert und die Atmung erschwert sein. Atembeschwerden sind auch möglich infolge Luftröhrenknickung; in diesem Fall wäre eine Erweichung der Trachealringe infolge Druck der Struma auf die empfindlichen Knorpel eingetreten.
  Durch Beobachtung der Atmung (Atemnot, Stridor) kann eine schwere Störung vermieden werden. Evtl. muß eine frühzeitige Intubation vorgenommen werden (Intubationsmaterial im Patientenzimmer bereithalten!).

Komplikationen nach Operation einer hyperthyreoten Struma:

- *Thyreotoxische Krise* (Basedow-Krise, Thyreotoxikose).
  Sie ist die Folge einer Überschwemmung des Blutes mit Schilddrüsenhormon. Es kommt zu sofortiger bedrohlicher Stoffwechselsteigerung. Der Patient leidet unter quälender Unruhe, ist hochgradig erregt und desorientiert. Die Pulsfrequenz steigt über 150 Schläge/Minute, es kommt zu Tachyarrhythmie mit Gefahr des Herzversagens. Die Temperatur steigt bis über 40 °C. Durchfälle und Erbrechen können zu Exsikkose führen. Schließlich fällt der Patient in ein tiefes Koma.
  Beobachtung von Temperatur, Puls und einer evtl. Unruhe sind unerläßlich, um die Frühsymptome einer Basedow-Krise zu erfassen.
  Sofortmaßnahmen: Injektion von Endojodin oder β-Blocker intravenös. Evtl. wird Endojodin bereits prophylaktisch verabreicht, d.h. der Patient bekommt direkt vor und nach der Operation je eine Ampulle Endojodin intravenös, dann in regelmäßigen Abständen (z.B. 8stündlich) während der Krisenzeit (ca. 5 Tage). Heute kommen vorwiegend β-Blocker (z.B. Inderal) zur Anwendung (evtl. ist Digitalisierung notwendig). Neben der medikamentösen Behandlung wird der Arzt Sauerstoffzufuhr, Hibernation und Substitution des Wasser- und Elektrolythaushaltes verordnen.

Als Spätkomplikation kann ein Myxödem auftreten (s. 8.5.3).

Entlassung

Vor der Entlassung wird der Arzt eine Laryngoskopie vornehmen (Kontrolle der Stimmbänder).

Die Schwester sorge dafür, daß der Patient weiß und versteht, daß er

- regelmäßig zur Arztkontrolle gehen muß
- sich selber auf Zeichen einer Hypothyreose kontrolliert: Müdigkeit, Verlangsamung u.a.
- für eine angepaßte, ruhige Lebensweise sorgt (auch die Angehörigen informieren!).

Nach operierten Basedow-Strumen oder toxischem Adenom ist ein längerer Erholungsaufenthalt zu empfehlen. Für diese Patienten ist es in ganz besonderer Weise wichtig zu verstehen, daß Hektik und Streß möglichst zu vermeiden sind und nur eine gesunde Lebensweise sie vor Rückfällen schützen kann.

8.5.3 Pflege des Patienten mit Hypothyreose

Die Unterfunktion der Schilddrüse tritt auf als

- Myxödem beim Erwachsenen
- Hypothyreose oder angeborene Athyreose beim Kind (Kretinismus ist eine Dysthyreose, die auf Substitutionstherapie sehr schlecht anspricht).

Die Hypothyreose ist bedingt durch einen Mangel an Schilddrüsenhormon, verursacht durch eine Atrophie der Drüse.

Krankheitszeichen

Das klinische Bild der Hypothyreose hängt in seinen Einzelheiten eng mit der Dauer des Hormonausfalles zusammen.

Folgen der verlangsamten Stoffwechselfunktion sind

beim Erwachsenen (typische Zeichen)

- allgemeine Verlangsamung mit Müdigkeit, Heiserkeit
- Antriebsarmut, Interesselosigkeit, Gedächtnis- und Merkschwäche
- depressive Störungen
- die Haut wird rauh, trocken und schuppig (Abnahme der Schweiß- und Talgsekretion) und ist aufgedunsen (= myxödematöse Schwellung)
- Puls- und Temperaturwerte sind tief
- Appetitlosigkeit, träge Darmtätigkeit mit Verstopfung
- im schweren Fall: generalisierte Ödeme, auch am Herzmuskel (Myxödemherz), Aszites und Ergüsse (Pleura-Perikarderguß)
- Anämie (der Patient ist blaß)

beim Kind (typische Zeichen)

- Das bei der Geburt normale Kind bleibt ab dem 6. Monat in der Entwicklung zurück, sowohl in Wachstum und Knochenreifung wie auch in bezug auf die geistige Entwicklung.
- Das Kind zeigt einen unschönen Ausdruck: platte, breite Nase, trockene, spröde Haut, spärlichen Haarwuchs.
- Mangelnde Eß- und Trinklust werden neben allgemeiner Trägheit und Somnolenz häufig beobachtet.

Behandlung

- *Substitution* mit Schilddrüsenhormon (Thyroxin); die Dosierung wird nur langsam gesteigert.
- Vorsichtige und schrittweise *Aktivierung* des Patienten (er darf nicht überfordert werden).
- *Präzise Beobachtung:* Eine Überdosierung der Medikamente kann sich durch Zeichen der Hyperthyreose äußern.
  Pektangiöse Beschwerden oder eine Herzinsuffizienz können ebenfalls als Folge einer Behandlung auftreten (Stoffwechselveränderung, Veränderung am Herzmuskel durch Schwund der Ödeme). In diesem Fall ist die Dosissteigerung zu verlangsamen.

Beim Kind muß die Behandlung möglichst früh einsetzen, da die Chancen für eine Heilung dann größer sind. Sind schon Entwicklungsschäden aufgetreten, kommt die Behandlung zu spät.

Pflege

Pflegerisch stellen diese Kranken einige Anforderungen an die Schwester. Die Patienten sind antriebslos und verlangsamt in allem, was sie tun und brauchen deshalb ein großes Maß an *Geduld, Einfühlungsvermögen, Aufmunterung* und *Verständnis.* Es ist wichtig, zu wissen, daß eine vorhandene depressive Stimmung die Antriebslosigkeit noch verstärkt.

Die Schwester überwache ihre Körperpflege und leite sie zu einer angemessenen Aktivierung an. Es sollte nicht vorkommen, daß diese Kranken den ganzen Tag in ihrem Bett oder Lehnstuhl tatenlos herumsitzen. Wenn möglich, wähle man Beschäftigungen, die dem Kranken für eine spätere Rehabilitation behilflich sein können, denke aber daran, daß jede Forcierung oder gar Überforderung ihm mehr schadet als nützt.

III Pflege bei Erkrankungen der Nebennieren

Die Nebennieren bestehen aus zwei deutlich unterscheidbaren Anteilen: der Rinde und dem Mark.

8.6 Nebennierenrinde (NNR)

8.6.1 Physiologie

Die Nebennierenrinde bildet drei wichtige Gruppen von Hormonen:
Glukokortikoide: *Kortisol* (Cortisol)
- steuert den Kohlenhydratstoffwechsel
- fördert die Umwandlung von Eiweiß in Glykogen
- hemmt Entzündungsprozesse = antiphlogistische Wirkung
- wirkt antiallergisch
- hat Einfluß auf die Blutbildung und Blutgerinnung
- spielt im streßbedingten Anpassungssyndrom eine wichtige Rolle.

Die Wirkung der Glukokortikoide ist sehr vielfältig. Dies läßt uns seine therapeutische Verwendung bei vielen Krankheiten verstehen.
Mineralkortikoide: wichtigster Vertreter: *Aldosteron*
- steuert den Mineral- und Wasserhaushalt
- fördert die Natriumrückresorption in den Tubuli
- scheidet Kalium aus und führt dadurch zu Natriumretention im Gewebe (zugleich wird Chlor und Wasser retiniert).

Geschlechtshormone: Dazu gehören die *Androgene* und *Östrogene*
- die Androgene haben einen Vermännlichungseffekt und fördern das Körperwachstum.

Die Stimulation der Nebennierenrinde durch das ACTH der Hypophyse betrifft vor allem die Bildung der Glukokortikoide. Eine Verminderung des Kortisolspiegels verursacht eine Ausschüttung von ACTH und umgekehrt.

8.6.2 Diagnostische Maßnahmen

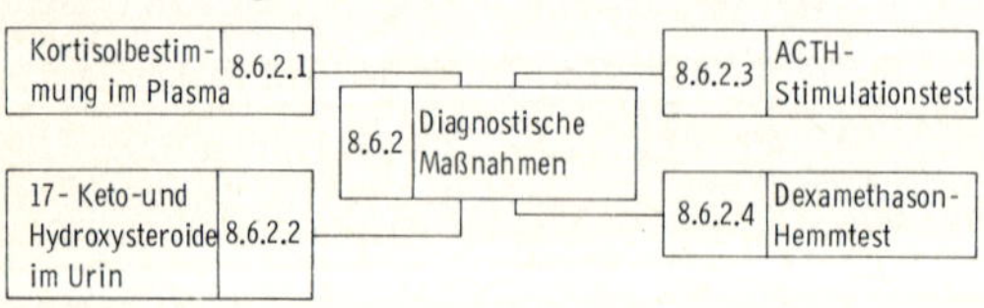

8.6.2.1 Bestimmung des Plasmakortisols

Sie gibt uns Auskunft über den Kortisolspiegel im Plasma.
Blutentnahme: Ins Röhrchen wird ein Tropfen Liquemin gegeben; Blut gut mischen und sofort ins Labor schicken.
Norm: 10–18μg %
Erhöhte Werte bei Überfunktion der NNR, z.B. beim Cushing-Syndrom.

8.6.2.2 Messung der 17-Keto- und der 17-Hydroxysteroide im 24-Stunden-Urin

Prinzip
Beim Hormonmetabolismus entstehen Abbauprodukte. Die wichtigsten NNR-Hormonabbauprodukte sind die 17-Ketosteroide und die 17-Hydroxysteroide. Sie werden im Urin ausgeschieden. Die Messung ermöglicht eine Beurteilung der täglichen Steroidproduktion.
- *Die 17-Ketosteroide* stammen zu ⅓ aus den Gonaden und zu ⅔ von den Androgenen, teilweise von den Glukokortikoiden. *Normalwerte:* Sie variieren nach Alter und Geschlecht. Streubreite beim Erwachsenen: beim Mann 10–20 mg%/24 Stunden, bei der Frau 7–15 mg%/24 Stunden.
- *Die 17-Hydroxysteroide* sind das Abbauprodukt der Glukokortikoide. *Normalwerte:* 3–13 mg % / 24 Stunden (für Mann und Frau).

Ausführung
Aldactone und Tranquilizers können die Bestimmungen verfälschen und müssen 3 Tage vorher abgesetzt werden
- Als Konservierungsmittel 10 ml Salzsäure ins Sammelgefäß geben,
- 24 Stunden-Urin gut mischen und eine Probe davon (100 ml) ins Labor geben.

8.6.2.3 ACTH-Test = Stimulationstest

Prinzip
Die NNR wird durch die Hypophyse gesteuert (ACTH). Wird von außen ACTH verabreicht, wird die NNR *stimuliert* und *zusätzlich* zur Ausschüttung von Kortisol angeregt. Die Abbauprodukte des Kortisols steigen an und können im Urin nachgewiesen werden.

Die Ausführung kann ganz unterschiedlich gehandhabt werden. Man erkundige sich daher genau nach den vorgegebenen Richtlinien. Im folgenden drei Beispiele:

– *ACTH-Test i.m.*
  1. Blutentnahme für Plasmakortisol (nüchtern)
  2. Injektion von 0,25 mg Synacthen, i.m.
  3. Blutentnahme für Plasmakortisol 30 Minuten nach Injektion

  Norm: Anstieg von mindestens 7 μg% oder ein Übersteigen des Plasmakortisols von 18 μg%.
– *ACTH-Test i.v.*
  1. Blutentnahme für Plasmakortisol
  2. Infusion von 0,25 mg Synacthen in 500 ml isotonischer Kochsalzlösung. Die Infusion muß genau über 8 Stunden einlaufen
  3. Blutentnahme für Plasmakortisol nach der Infusion
  4. Sammlung des 24-Stunden-Urins für die Bestimmung der 17-Hydroxysteroide

  Norm: Verdoppelung der Plasmakortisolwerte und der Hydroxysteroidausscheidung im Urin
– *Mehrtägiger ACTH-Test*
  Er entspricht dem oben erwähnten i.v.-Test. Die Infusion von Synacthen soll aber an zwei aufeinanderfolgenden Tagen durchgeführt werden. Die Plasmakortisolbestimmung steht am Anfang des Testes und am Ende jeder Synactheninfusion.

Diese Tests helfen dem Arzt, eine Nebenniereninsuffizienz zu diagnostizieren, auch kann er, je nach Test, auf eine eventuelle Ursache schließen.

8.6.2.4 Dexamethason-Test = Hemmtest

Prinzip
Wird die ACTH-Ausschüttung künstlich blockiert, erfolgt eine *Hemmung* der Produktion der NNR-Hormone. Dexamethasone sind Mittel, die der Arzt zur Sekretionshemmung einsetzen kann.

Die Durchführung kann unterschiedlich sein:
– *Dexamethason-Schnelltest*
  1. Verabreichung von 2 mg Dexamethason (Millicorten) per os um 24.00 Uhr
  2. Blutentnahme für Plasmakortisol um 8.00 Uhr des folgenden Tages (Patient ist nüchtern, die Zeiten müssen genau eingehalten werden)

  Norm: Suppression (= Unterdrückung) des Plasmakortisols unter 7 μg%
– *Dexamethasontest nach Liddle*
  1. Sammlung des 24-Stunden-Urins für 17-Hydroxysteroide und 17-Ketosteroide während 7 Tagen (kein Aldactone, keine Tranquillizers)
  2. Verabreichung von 0,5 mg Millicorten 6stündlich per os/Tag, am 2., 3. und 4. Tag
  3. Verabreichung von 2 mg Millicorten 6stündlich per os/Tag, am 5., 6. und 7. Tag

  Norm: Abfall der 17-Hydroxysteroide und 17-Ketosteroide auf weniger als 2,5 mg/Tag nach 2 mg Dexamethason pro Tag.
  Bei Nebennierenüberfunktion findet eine Suppresion nach 8 mg (nicht schon nach 2 mg) statt.
  Eine fehlende Suppression nach 8 mg ist typisch für einen Nebennierentumor (ein hormonproduzierender Tumor ist unabhängig von der Stimulation durch die Hypophyse).

8.6.3 Pflege bei Nebennierenrindenerkrankungen

Die Aufgaben der Schwester in der Betreuung dieser Patienten liegt vor allem in einer *guten Beobachtung* und in der *psychischen Betreuung.*
Die Patienten kommen zur Untersuchung ins Krankenhaus, werden auf eine medikamentöse Therapie eingestellt oder müssen operiert werden. Andererseits werden wir Kranke im schwer entgleisten Zustand, im sog. endokrinen Koma, zur Pflege bekommen. In diesem Fall kommen Intensivpflege- und Behandlungsmaßnahmen in Frage, die von Fall zu Fall etwas andere Formen annehmen können.

Die wichtigsten Krankheitsbilder sind:

Unterfunktion
Addison-Krankheit
Die verminderte Funktion der Nebennierenrinde, z.B. als Folge einer Enzündung, führt

zu Abmagerung, Antriebslosigkeit, Appetitlosigkeit und Schwäche. Lippen, Schleimhäute, Brustwarzen und die Faltenlinien der Hände werden bräunlich verfärbt. Schließlich wird auch die übrige Haut pigmentiert (vermehrte Bildung des MSH).
Behandlung: Zufuhr von Kortison (mit 25–50 mg/Tag sind die Patienten gut eingestellt und beschwerdefrei).

Addison-Krise
Es handelt sich dabei um ein akutes und bedrohliches Kreislauf- und Stoffwechselversagen durch starken Mangel an Nebennierenrindenhormon.
Die Krise kann in einer plötzlichen Belastung (Trauma, Operation, Streß) bei bestehender Nebennierenrindeninsuffizienz auftreten. Die Patienten klagen über extreme Müdigkeit, Muskelschwäche, Kopf- und Leibschmerzen. Es tritt Diarrhö auf. Die Patienten gleiten in einen komaähnlichen Zustand mit Blutdruckabfall und Dehydration.
Sofortmaßnahme: I.v. Injektion von Hydrokortison (Solu-Cortef). Aldactone, Infusionen mit Kochsalzzusatz, evtl. Noradrenalin. Art und Dosierung der Infusionszusätze ist abhängig von Blutdruck, Blutzucker, Elektrolytwerten und Hämatokrit.
Aufgabe der Schwester ist in erster Linie die Beobachtung des Patienten, die Kontrolle der Vitalzeichen und der Ausscheidungen. Die Pflege ist abhängig vom Zustand und von der Bewußtseinslage des Patienten. Er soll all jene Hilfe, die ihm ein therapeutisches Milieu schaffen kann, bekommen.

Überfunktion

Cushing-Syndrom
Diese Krankheit, deren häufigste Ursache das Nebennierenrindenkarzinom ist, beruht zum Teil auf der übermäßigen eiweißabbauenden Wirkung der Glukokortikoide. Die Hauptzeichen sind: Atrophie der Muskulatur, Dehnungsstreifen (Striae) an Bauch und Hüften infolge reduzierten elastischen Gewebes. Auftreten einer Fettsucht mit typischer Verteilung: Stammfettsucht, Vollmondgesicht, Büffelnacken. Oft sind gleichzeitig auch der Mineralstoffwechsel und die Sexualfunktion gestört (Mitbeteiligung der Mineralkortikoide und der Androgene). Hypertonie und psychische Störungen sind fast immer anzutreffen.

Behandlung: operative Entfernung eines Nebennierenrinden- oder Hypophysentumors.

Conn-Syndrom-Aldosteronismus
Das Conn-Syndrom ist eine seltene Krankheit, meist durch einen Nebennierenrindentumor hervorgerufen, wobei vermehrt Aldosteron gebildet und ans Blut abgegeben wird. Durch die Elektrolytstörung (Kaliumverlust) kommt es zur Alkalose mit Muskelschwäche, Lähmungserscheinungen, Hypertonie und Polyurie.
Behandlung: operative Entfernung des Tumors.

Adrenogenitales Syndrom
Die Ursache kann in einer angeborenen Störung der Kortisonsynthese (Folge eines Enzymdefektes) liegen. Die dadurch vermehrte ACTH-Produktion führt zu einer NNR-Hyperplasie und zu vermehrter Androgenausschüttung. Ist das Krankheitsbild erworben, liegt meist ein androgenproduzierender Tumor vor.
Bei Überproduktion von Androgenen kommt es zu Vermännlichung (Mädchen und Frauen), bei Knaben zu frühzeitiger geschlechtlicher Entwicklung. Bei beiden Geschlechtern entsteht eine zunehmende Virilisierung sowie frühzeitiger Wachstumsstillstand.
Behandlung: je nach Ursache, *Substitution* des durch die Synthesestörung bedingten Kortisonmangels oder *operative Entfernung* eines eventuellen Tumors.

8.7 Nebennierenmark (NNM)

8.7.1 Physiologie

Das Nebennierenmark bildet die beiden Hormone *Adrenalin* und *Noradrenalin.*
Sie erhöhen den Blutdruck, steigern die Herzfrequenz und beeinflussen somit in erster Linie die Kreislauffunktion.

8.7.2 Diagnostische Maßnahmen

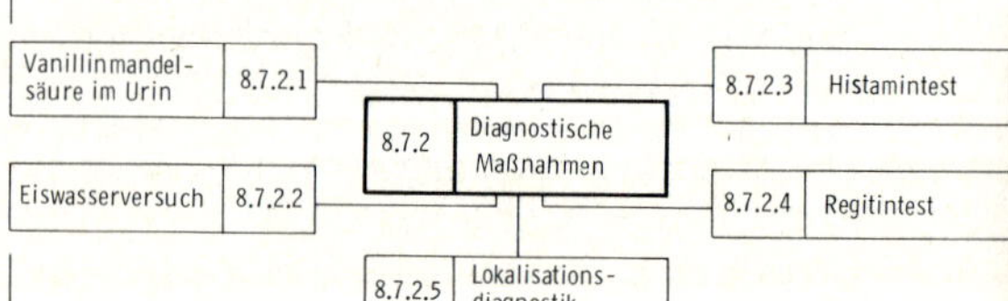

8.7.2.1 Katecholamine im 24-Stunden-Urin

Prinzip
Katecholamine (oft auch Vanillinmandelsäure genannt) sind Metaboliten von Adrenalin und Noradrenalin. Bei Phaöchromozytom werden sie vermehrt gebildet und im Urin ausgeschieden und können dort gemessen werden.

Die Patienten, bei denen diese Hormonabbauprodukte im Urin nachgewiesen werden sollen, dürfen drei Tage vor dem Sammeln keine vanillinhaltigen Nahrungsmittel zu sich nehmen (Bananen und rohe Früchte). Starker Kaffee, schwarzer Tee und blutdrucksteigernde Medikamente sind ebenfalls zu vermeiden.
Der Urin muß in einer dunklen Flasche, unter Säurezusatz (z.B. Perchlorsäure), gesammelt werden.
Norm: 80 μg/24 Std.
Erhöhte Werte bei Phäochromozytom.

Die folgenden Funktionstests sind nicht ganz harmlos. Sie verlangen ausgeglichene Kreislaufverhältnisse und *vorhergehende Bettruhe.* Verabreichung von Sedativa oder blutdruckbeeinflussenden Medikamenten beeinträchtigen die Exaktheit der Resultate. Sie sind daher während 1–2 Tagen vor der Untersuchung wegzulassen.
Die Tests werden immer vom *Arzt* ausgeführt. Aufgabe der Schwester ist die Vorbereitung und Mithilfe während der Untersuchung.

8.7.2.2 Eiswasserversuch (Cold-pressure-Test)

Er dient als Vorversuch und gibt Aufschluß über die Ansprechbarkeit des Blutdruckes: Während des Eintauchens einer oder beider Hände in Eiswasser während 1 Minute steigt der dabei kontrollierte Blutdruck normalerweise um 10–20 mm Hg. Auch bei Hypertonikern steigt er an. Bei Phäochromozytom bleibt er praktisch unverändert. Nur ganz selten wird eine Blutdruckkrise ausgelöst.

8.7.2.3 Histamintest – Provokationstest

Prinzip
Ein intravenös injizierter Histaminstoß führt zu einem 5–6 Minuten anhaltenden Blutdruckanstieg.

Der Histamintest soll nicht ausgeführt werden bei Blutdruckwerten über 150/110 mm Hg bei älteren Patienten, bzw. 170/110 mm Hg bei jüngeren Patienten.

Vorbereitung
- 0,05 mg Histamin vorbereiten (Histamin ist normalerweise als 1‰ige Lösung im Handel. Um die notwendige Testkonzentration von 0,05 mg zu erhalten, müssen wir mit physiologischer NaCl-Lösung verdünnen. 1,0 ml 1‰ Histamin ad 10,0 ml physiologischer NaCl-Lösung, gut mischen, davon 0,5 ml in 1-ml-Spritze oder besser in Mantoux-Spritze aufziehen)
- Infusion, 500 ml physiologische NaCl-Lösung
- Regitin und Arterenol
- Stoppuhr bereitlegen.

Ausführung
- Venenpunktion und Anlegen der Infusion (Dreiweghahn)
- rasche Injektion von 0,05 mg Histamin in 0,5 ml NaCl-Lösung intravenös im Zeitpunkt »0« (in Dreiweghahn)
- Blutdruck- und Pulsmessungen nach 30 Sekunden, 1 Minute, dann alle Minuten fortlaufend über 15 Minuten.

Kriterien für einen positiven Ausfall
- Stärkerer Blutdruckanstieg innerhalb von 1–5 Minuten, wobei zu Beginn gewöhnlich ein Blutdruckabfall auftritt. Das Maximum des Anstiegs ist meistens nach 2 Minuten erreicht
- Auftreten der klinischen Hochdruckkrisensymptome
- Überschreiten des Blutdruckanstiegs bei Cold-pressure-Test.

Vorsichtsmaßnahmen
- Laufende Infusion (5 Tropfen/Minute)
- Regitin injektionsbereit, es ist nach Überschreiten des kritischen Blutdruckanstiegs (2–4 Minuten) zu verabreichen, d.h. nach positivem Ausfall des Histamintests mit unerträglichen Symptomen (besonders bei Kopfschmerzen)

- eine genügend lange Beobachtung des Patienten ist erforderlich, da ein nochmaliger Blutdruckanstieg trotz Regitin möglich ist
- bei übermäßigem BD-Abfall nach Regitin: Arterenol zur Gegenregulation bereithalten.

8.7.2.4 Regitintest – Lysistest

Prinzip
Der Test beruht darauf, daß eine Hochdruckkrise durch 5 mg Regitin (= Alpha-Rezeptorenblocker) intravenös aufgehoben werden kann.

Vorbereitung
- Regitin 5 mg (genau dosiert!)
- Infusion 500 ml physiologische NaCl-Lösung
- Noradrenalinpräparat (Arterenol oder Hypertensin) zur Kollapsverhütung
- Stoppuhr.

Durchführung
- Venenpunktion und Anlegen der Infusion (Dreiweghahn)
- rasche Injektion von 5 mg Regitin im Zeitpunkt 0 (in Dreiweghahn)
- minütliche Messung von Blutdruck und Puls, bei negativem Ausfall ab 5 Minuten noch in Abständen von 3–5 Minuten, längstens über 15 Minuten.

Kriterien für positiven Ausfall
- BD-Abfall von systolisch 35–45 und diastolisch 20–30 mm Hg innerhalb der ersten 5 Minuten, wobei die Ausgangswerte nicht vor 15 Minuten wieder erreicht werden.

Vorsichtsmaßnahmen
- Laufende Infusion
- Arterenol injektionsbereit. Dieses ist bei übermäßigem Blutdruckabfall, bei klinischen Zeichen der Hypotonie bzw. des Kollapses unter ständiger Blutdruckkontrolle vorsichtig zu injizieren.

8.7.2.5 Lokalisationsdiagnostik

Ein Phäochromozytom kann mittels *Angiographie* und selektiver Darstellung der Nebennierenarterie lokalisiert werden.

8.7.3 Pflege bei Nebennierenmarkerkrankungen

Unterfunktion
Da auch nach völliger Zerstörung des Nebennierenmarks (z.B. durch Tuberkulose) das chromaffine Gewebe im Bereich des sympathischen Nervensystems die Bildung der Hormone übernimmt, gibt es *kein Krankheitsbild, das als Folge von Unterfunktion auftritt* (chromaffines Gewebe = Gewebe, das sich mit Chromsalzen anfärben läßt, vorhanden im NNM und in den Paraganglien des Truncus sympathicus).

Überfunktion
Das Phäochromozytom
Phäochromozytome sind meist gutartige Tumore des chromaffinen Systems, die mit einer vermehrten Hormonausschüttung einhergehen. Meist sind sie im NNM anzutreffen, vereinzelt auch in Ganglien des Brust- und Bauchraumes.
Wir unterscheiden zwei Formen:
Die krisenhafte Verlaufsform
Durch plötzliche Ausschüttung von Noradrenalin kommt es zu Blutdruckkrisen bei sonst normalem oder nur geringem Hochdruck.
Beschwerden und Symptome
- Unruhe, Angstgefühl, Verwirrungszustände, Schwindel
- diffuse Schmerzen (Kopf, Brust, Bauch), Übelkeit, Erbrechen
- Blässe, Temperaturanstieg, Schweißausbruch
- Tachypnoe, Tachykardie, die in Bradykardie übergeht
- starre Pupillen
- der Blutdruck kann extrem hoch werden (bis 300 mm Hg).

Die Krise dauert einige Minuten und ist von einer Periode von Hypotonie und völliger Erschöpfung gefolgt.
Die Verlaufsform mit Dauerhypertonie
Das klinische Bild entspricht dem der essentiellen Hypertonie. Schweißausbrüche, starke Kopfschmerzen und Gewichtsabnahme sind die wichtigsten Zeichen, die auf ein Phäochromozytom hinweisen.
Behandlung
Operative Entfernung der tumortragenden Nebenniere und Ersatz (Substitutionstherapie) der Nebennierenrindenhormone.

Weiterführende Literatur

Engelhardt, K.: Der Patient in seiner Krankheit. Thieme, Stuttgart 1971
Hoffmann-La Roche: Streß und Anpassungsreaktion. Hoffmann-La Roche AG, Basel o. J.
Jores, A., H. Nowakowski: Praktische Endokrinologie, 4. Aufl. Thieme, Stuttgart 1976
Keidel, W. D.: Kurzgefaßtes Lehrbuch der Phsyiologie, 5. Aufl. Thieme, Stuttgart 1979
Reifferscheid, M.: Chirurgie (Endokrinologie), 3. Aufl. Thieme, Stuttgart 1974
Schettler, G.: Innere Medizin, Bd. 2 (Endokrinologie), 4. Aufl. Thieme, Stuttgart 1977

Testfragen

- Das wichtigste Hormon des Hypophysenhinterlappens ist ________ (S. 666)
- TSH = ________ und beeinflußt die ________ (S. 666)
- ACTH = ________ und beeinflußt die ________ (S. 666)
- GTH = ________ und beeinflußt die ________ (S. 666)
- PBJ = ________ und ist eine Untersuchung der ________, die Normalwerte sind ________ (S. 667)
- Die zwei Phasen beim Radiojodtest sind die ________ und die ________ (S. 668)
- T_3 = ________, T_4 = ________ (S. 668)
- Bei der Struma unterscheiden wir die ________ und die ________ Struma (S. 669)
- Behandlungsmöglichkeit bei der Hyperthyreose sind ________, ________ und ________ (S. 670)
- Ursachen der Schilddrüsenvergrösserung sind ________, ________, ________ (S. 670)
- Komplikationen, die nach Strumektomie einer euthyreoten oder hyperthyreoten Struma auftreten können, sind ________, ________, ________, ________ (S. 672 f.)
- Typische Zeichen einer Basedow-Krise sind ________, ________, ________, ________ (S. 672)
- Die Hypothyreose beim Erwachsenen nennt man ________, beim Kind ________ oder ________ (S. 673)
- Die drei Hauptpunkte bei der Behandlung von Patienten mit Hypothyreose sind ________, ________, ________ (S. 673)
- Die Nebennierenrinde produziert ________, ________, ________. Die Abbauprodukte dieser Hormone heißen ________ und ________ (S. 674 f.)

- Der Stimulationstest der NNR heißt ____________________, der Hemmtest ____________________ (S. 674 f.)
- Die Unterfunktion der NNR äußert sich als ____________________-Krankheit, die Überfunktion als ____________________, ____________________, ____________________ (S. 675 f.)
- Die Hormone des Nebennierenmarks (NNM) sind ____________________ und ____________________, ihre Metaboliten sind die ____________________ (S. 676 f.)
- Der Provokationstest zur NNM-Untersuchung geschieht mit ____________________ der Lysistest mit ____________________ (S. 677 f.)
- Die Überfunktion des NNM ist das ____________________, ein meist gutartiger Tumor des __________-Systems (S. 678).

9 Krankheiten der Nieren, ableitenden Harnwege und der Prostata

Sequenzziel (Intention)

Um die diagnostischen und therapeutischen Maßnahmen bei Nierenpatienten zu verstehen, sind gründliche physiologische Kenntnisse Voraussetzung.
Es ist das Ziel dieses Kapitels, daß Sie Patienten mit Erkrankungen der Nieren und Harnwege (inkl. Prostata) ganzheitlich pflegen können. Sie sind fähig, bei den diagnostischen Maßnahmen so mitzuhelfen, daß Fehlerquellen möglichst ausgeschlossen werden. Sie kennen die allgemein gültigen Punkte zur Pflege und können Veränderungen in bezug auf Aussehen, Bewußtsein und Urinausscheidung erkennen. Sie wissen um die Notwendigkeit der Gesundheitserziehung und der Rehabilitation des einzelnen Patienten und sind bereit, ihn aktivierend zu pflegen. Es ist Ihnen ein Anliegen, daß der Patient Sinn und Zweck der Behandlung einsieht. Nur dann wird er damit einverstanden sein und (was vor allem den Dialysepatienten betrifft) diese daheim selber weiterführen. Sie helfen ihm, daß er seine Lebens- und Ernährungsweise der neuen Situation anpassen kann und will. Um dieses Ziel zu erreichen, bemühen Sie sich schon früh, den Patienten (und evtl. seine Familie) und andere im Gesundheitsdienst tätigen Personen, z. B. Sozialarbeiter, Diätassistentin, in die Pflege miteinzubeziehen.

Lernziel

Nach dem Studium dieses Kapitels können Sie
- exakte Angaben machen über die allgemeinen Krankheitszeichen bei Erkrankungen des Urogenitalsystems (= Nieren, Harnwege, Prostata) und diese begründen;
- die diagnostischen Maßnahmen erklären und präzise Angaben machen über die Aufgaben der Schwester bei den verschiedenen Nierenfunktionsprüfungen, den Röntgenuntersuchungen sowie über die Nachbehandlung bei Nierenbiopsie;
- grundsätzliche Aussagen machen über die allgemein gültigen Punkte zur Pflege des Nierenkranken;
- die Dialyseverfahren prinzipiell erklären;
- einen Pflegeplan aufstellen für die Pflege von Patienten mit Nierenkrankheiten (z. B. Glomerulonephritis, Pyelonephritis, Urämie);
- allgemein gültige Angaben machen über die prä- und postoperativen Maßnahmen bei urologischen Operationen.

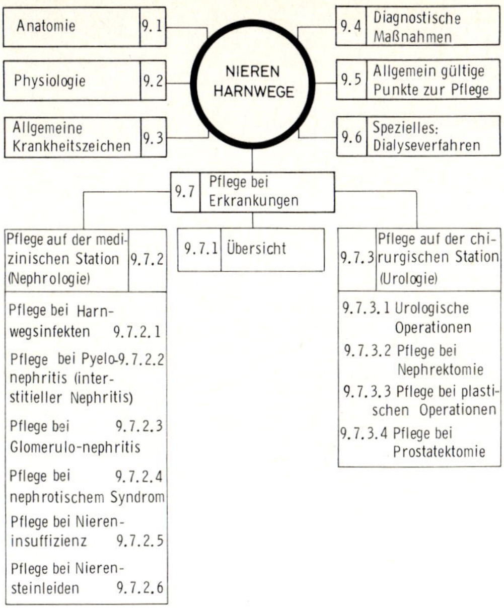

Prinzip

Mit der Bildung von Harn aus Blutplasma erfüllen die Nieren lebenswichtige Aufgaben: Ausscheidung von Schlackenstoffen, Regulierung des Wasser- und Salzhaushaltes und Aufrechterhaltung des Säure-Basen-Gleichgewichtes im Blut. Eine solch differenzierte Bearbeitung des Blutes ist nur möglich,

- wenn das Blut ständig in ausreichender Menge und unter einem bestimmten Druck durch die Nieren getrieben wird
- wenn die Nierenkörperchen eine normale Filtration des Blutes gewährleisten und die Harnkanälchen aktive Stoffwechselarbeit (Rückresorption und Sekretion) leisten können.

Bei Erkrankungen der Harnorgane, vor allem im Bereich der Nierendurchblutung und/oder des Nephrons, können die Nieren die obgenannten Aufgaben nicht mehr erfüllen (Schlackenstoffe bleiben im Blut liegen, der Wasser- und Salzhaushalt wird gestört, das Säure-Basen-Gleichgewicht entgleist).

▼

Für die Pflegegruppe bedeutet dies,

- die Vielfalt der möglichen Krankheitszeichen, die auf die Funktionsstörungen zurückzuführen sind, zu kennen und den Patienten gezielt zu beobachten
- dem Kranken jene therapeutische oder/und unterstützende Pflege zukommen zu lassen, deren er in seiner Situation (je nach Ursache und Stadium der Krankheit) bedarf
- dem Arzt in seinen Bemühungen um eine exakte Diagnosestellung und wirksame Behandlung adäquate Hilfe zu leisten.

9.1 Anatomie (Abb. 1)

9.2 Physiologie

Mit der Bildung von Harn aus Blutplasma erfüllen die Nieren mehrere *lebenswichtige Aufgaben*, und zwar:

1. *Ausscheidung* der beim Eiweißabbau anfallenden *stickstoffhaltigen Stoffwechselschlacken* wie Harnstoff, Harnsäure usw. und von körperfremden Substanzen aus dem Blut
2. *Regelung des Wasser- und Salzhaushalts* zur Sicherung eines gleichmäßigen osmotischen Drucks und Ionenbestandes im Organismus (Isotonie, Isoionie) durch Verdünnung und Konzentrierung des Primärharns
3. *Aufrechterhaltung des Säurebasengleichgewichts* im Blut (Isohydrie) durch Neutralisierung oder Ausscheidung überschüssiger saurer bzw. alkalischer Substanz.

Daneben bilden die Nieren einige *Hormone* (Erythropoetin, Renin, Prostaglandine) und sind am Vitamin-D-Metabolismus beteiligt.

Im Zusammenhang mit den Nierenfunktionsproben interessiert uns (neben der Höhe des *Bludruckes*) vor allem das *harnbereitende System*, wo der Urin gebildet wird durch *Filtration, Rückresorption* und *Sekretion* (Abb. 2).

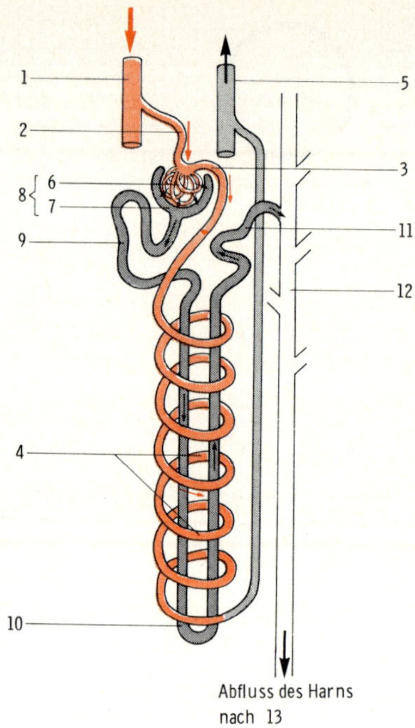

Abb. 1 Wie heißt die dargestellte Arbeitseinheit der Niere? Bezeichnen Sie die Strukturen 1–13 (s. S. 848)

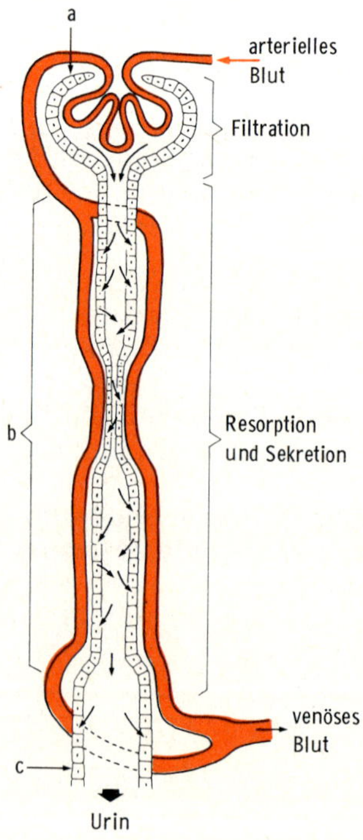

Abb. 2 Schematische Darstellung des Nephrons als Funktionseinheit mit seinen Teilfunktionen

– *Filtration.* In der Minute passieren 600 ml Plasma die Glomerula. Nur ein Fünftel davon wird filtriert, d.h. ca. 120 ml/Min., der Rest verläßt die Glomerula unverändert. Das Filtrat nennen wir *Primärharn.* Es besteht aus Wasser, enthält Zucker, Salze, Harnstoff und andere Ausscheidungsprodukte, ist aber zell- und eiweißfrei.

– *Rückresorption.* Sie geschieht im Tubulusapparat. 99% des Wassers gelangt wieder in die Kapillaren zurück. Im oberen Abschnitt erfolgt die völlige Rückresorption von Zucker und eine teilweise Rückresorption von Harnstoff, Sulfaten, Phosphaten und *Elektrolyten.*

– *Sekretion.* Säurereste, Ammoniak und andere überschüssige Stoffe, die nach der Filtration noch im Blut verblieben sind, den Körper aber verlassen müssen, gelangen durch Sekretion erneut in die Tubuli und können ausgeschieden werden.

a) Glomerulus = Nierenkörperchen, b) Tubuli = Harnkanälchen (proximaler Tubulus, Henlesche Schleife, distaler Tubulus), c) Sammelrohr

9.3 Allgemeine Krankheitszeichen

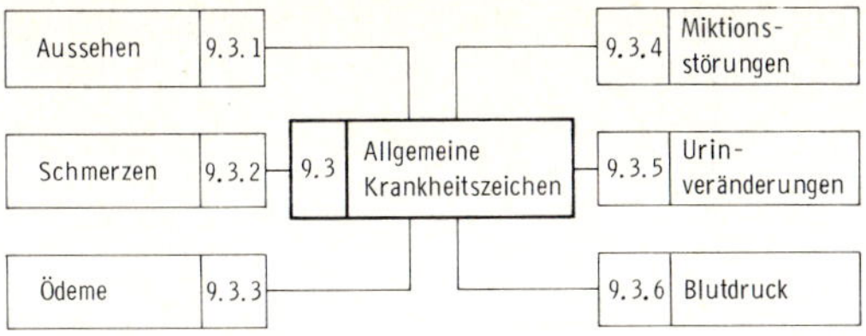

9.3.1 Aussehen

Nierenkranke sind blaß und haben ein aufgedunsenes Gesicht (s. 9.3.3). Im fortgeschrittenen Stadium wird das Hautkolorit *gräulichblaß.*

Die Blässe ist das Zeichen einer *renalen Anämie.* Diese ist auf zwei Faktoren zurückzuführen: *Der Anstieg der Schlackenstoffe* führt zu einer toxischen Schädigung des Knochenmarks und zu einer gesteigerten Hämolyse. *Der Mangel an Erythropoetin* verhindert eine normale Blutbildung, da die Stimulierung des Knochenmarks von diesem Hormon abhängig ist.

Für die *gräuliche Farbe* ist das Chromogen verantwortlich. Chromogen ist ein Farbstoff, der bei normaler Nierenfunktion durch diese ausgeschieden wird. Bei Insuffizienz bleibt er im Organismus zurück und lagert sich in die Haut ein.

9.3.2 Schmerzen

Nierenschmerzen sind uncharakteristisch, sie äußern sich z.B. als Druckgefühl in der Lendengegend (in den sog. Nierenlogen). Einzig die Nierensteine verursachen, wie die Gallensteine, heftige, kolikartige Schmerzen. Eine Nierenkolik wird ausgelöst, wenn Steine oder Blutgerinnsel die engen Stellen des Harnleiters nicht ohne weiteres passieren können. Die Schmerzen sind anfallartig, heftig, intermittierend und meist einseitig. Sie werden, je nach Art der Steineinklemmung, am Rücken oder im Unterbauch dem Ureter entlang mit Ausstrahlung bis in die Blase und die Genitalien empfunden. Meist sind die Schmerzen verbunden mit Erbrechen, Störungen der Darmtätigkeit (Meteorismus) und Miktionsbeschwerden (evtl. Harnverhaltung). Große Steine verursachen oft nur ein Ziehen oder Druckgefühl in der Lendengegend, während kleinste Steine heftigste Schmerzen auslösen können.

9.3.3 Ödeme

Das renale Ödem

Unmittelbare Ursache: Die abnorme Durchlässigkeit der Glomerusschlingen führt zu Proteinurie und Hypoproteinämie. Dadurch schwindet das Wasserbindungsvermögen im Gefäßsystem. Eine Mangeldurchblutung der Nieren hat zudem einen gestörten Regulationsmechanismus der Elektrolyte zur Folge, was die Ödembildung begünstigt.

Renale Ödeme treten zuerst an den Augenlidern und im Gesicht auf, d.h. im lockeren Bindegewebe.

Beim nephrotischen Syndrom treten generalisierte Ödeme auf, die sehr schwere Formen annehmen können.

9.3.4 Änderungen der Urinausscheidung – Miktionsstörungen

- *Polyurie* = vermehrte Urinmenge. Eine Polyurie ist nicht immer renal bedingt. Wir kennen sie z.B. beim Diabetes mellitus und beim Diabetes insipidus oder ganz einfach, wenn große Flüssigkeitsmengen zugeführt werden oder der Patient Diuretika zu sich nehmen muß. Bei Niereninsuffizienz ist sie Ausdruck eines ungenügenden Konzentrationsvermögens.
- *Oligurie* = verminderte Harnausscheidung (weniger als 500 ml Urin pro 24 Stunden). Sie ist anzutreffen z.B. bei Nierensteinen und bei Entzündungen der Nieren. Extrarenale Ursachen sind: großer Wasserverlust auf anderem Wege, durch Erbrechen, Durchfälle, Schwitzen usw.
- *Anurie* = totales Harnversiegen (weniger als 50–100 ml Urin pro 24 Stunden). Sie tritt auf, wenn die ableitenden Harnwege beidseits vollständig blockiert sind (Steine, Tumoren usw.), bei totalem Versagen der Urinproduktion in den Nieren (akute Niereninsuffizienz) und bei ungenügender Nierendurchblutung (z.B. bei Patienten im Schockzustand).
- *Pollakisurie* = häufiges Wasserlösen in kleinen Mengen. Sie tritt auf bei Zystitis, Schrumpfblase und bei Überlaufblase infolge Prostatahypertrophie.
- *Dysurie* = Leitsymptom der Blasenentleerungsstörungen. Besonders erschwertes Harnlassen infolge Widerstand oder bei geringem Druck (tropfenweise).

- *Nykturie* = nächtliches Wasserlösen, d.h. die in der Nacht gelöste Urinmenge ist größer als die Tagesportion.
  Die Nykturie kann renal oder kardial verursacht sein.
  Renal: Eine insuffiziente Niere vermag nur noch ungenügend zu verdünnen, zu konzentrieren und auszuscheiden. Es besteht eine eingeschränkte und verlangsamte Nierenfunktion, d.h. die tagsüber aufgenommene Flüssigkeit wird erst nachts ausgeschieden.
  Kardial: In diesem Fall sind die Nieren nachts besser durchblutet, so daß die Nierentätigkeit und Ausscheidung erst dann richtig in Gang kommen kann.

9.3.5 Urinveränderungen

Aussehen, Geruch, spezifisches Gewicht und Reaktion des Urins können bei Nierenkranken verändert sein. Bei der Urinuntersuchung werden festgestellt: Eiweiß (= Albuminurie bzw. Proteinurie), Erythrozyten (= Hämaturie), Zylinder (Zylindrurie), Leukozyten und Epithelien. Ist die Konzentrationsfähigkeit aufgehoben, spricht man von Isosthenurie (= spezifisches Gewicht um 1010) oder von Hyposthenurie (= unter 1010).
Zu 9.3.4 und 9.3.5 s. auch Kapitel *Ausscheidungen,* Urin, S. 186 ff.

9.3.6 Blutdruck

Blutdruckanstieg (arterielle Hypertension), mit den damit verbundenen Konsequenzen am Herzen und an den Gefäßen, gehört relativ oft zu den klinisch vorherrschenden Symptomen einer Nierenkrankheit. Es handelt sich dabei um einen sog. Widerstandshochdruck, der als Folge einer Mitbeteiligung der Nierengefäße, vor allem bei glomerulären Erkrankungen (Glomerulonephritis, Nephrosklerose u.a.), auftritt.
Blutdruckabfall: Die Nierentätigkeit ist nur gewährleistet, wenn die Nierendurchblutung genügend ist. Die Kraft für den Antrieb dieses Blutstroms liefert das Herz. Bei starkem Blutdruckabfall kommt die Nierentätigkeit zum Erliegen.

9.4 Diagnostische Maßnahmen

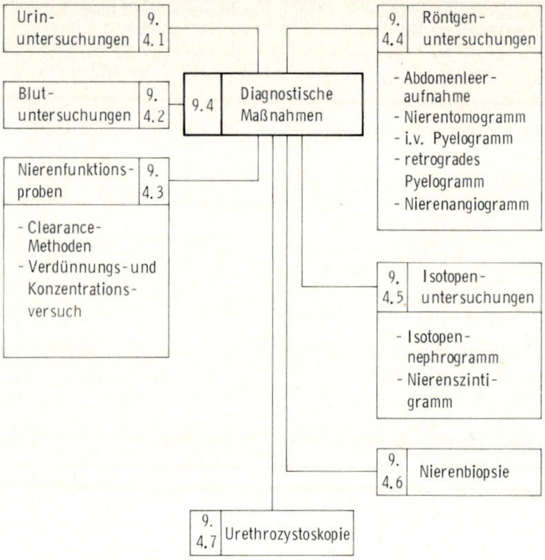

9.4.1 Urinuntersuchungen

Die Harnanalyse nimmt einen wichtigen Platz in der Diagnostik der Nierenkrankheiten ein. Wir unterscheiden:

Die Urinuntersuchung auf der Station
Sie ist der Gewissenhaftigkeit der Schwester ganz überlassen (s. auch S. 416 ff.).
- Inspektion = Erkennen von Abweichungen der Farbe und Durchsicht mit bloßem Auge
- Bestimmung des spezifischen Gewichtes
- Feststellung der Reaktion
- Schnelluntersuchung des Harns auf Eiweiß, Zucker, Azeton u.a.
- Quantitative Eiweißbestimmung nach Esbach
- Messung der 24-Stunden-Urinmenge.

Die Urinuntersuchung im Labor
Sie ist vielfältiger und differenzierter. Die wichtigsten Proben sind:
- Chemische Untersuchungen: Nachweis von Eiweiß, Zucker, Gallenfarbstoffen u.a.
- Mikroskopische Untersuchungen: Nachweis von Zellen, Bakterien, Epithelien, Zylindern und Kristallen.

9.4.2 Blutuntersuchungen

Prinzip
Eine ungenügende Nierenfunktion zeigt sich u.a. darin, daß Schlackenstoffe im Blut zu-

rückbleiben, die Elektrolyte sich verschieben und/oder Eiweiß vermehrt ausgeschieden wird. Bestimmte Labormethoden ermöglichen es, diese Stoffe zur Diagnosestellung und zur Verlaufskontrolle heranzuziehen.

9.4.2.1 Nachweis von Schlackenstoffen

- *Harnstoff*
  Das aus dem Eiweißstoffwechsel entstehende giftige Abbauprodukt, das Ammoniak, wird in der Leber mit Hilfe von CO_2 in Harnstoff umgewandelt. Harnstoff ist wasserlöslich und kann durch die Nieren ausgeschieden werden.
  Der dauernd im Blut kreisende Anteil beträgt ca. 20 mg%.
- *Harnstoff-N* = BUN
  Er beträgt rund 50% des Rest-N, d.h. 15 bis 20 mg%.
- *Rest-N*
  Darunter versteht man den im Serum nach Ausfällung der Eiweißkörper verbleibenden Stickstoff. Er setzt sich im wesentlichen zusammen aus dem oben genannten Harnstoff-N, dann aus dem Harnsäure-N, dem Kreatinin- und Kreatin-N sowie aus Aminosäuren-N.
  Norm: 30 bis 35 mg%.
- *Harnsäure*
  Endprodukt des Nukleinsäure- oder Kernstoffwechsels. Die ausgeschiedene Harnsäure entstammt zwei Quellen:
  der Nahrung = exogen,
  dem Abbau der körpereigenen Zellen = endogen.
  Norm: unter 6 mg%.
- *Kreatin / Kreatinin*
  Kreatin ist ein Zwischenprodukt, vorwiegend des endogenen Eiweißstoffwechsels. Es wird als *Kreatinin* ausgeschieden.
  Norm: 0,8 bis 1,3 mg%.

Bei Nierenschädigungen, besonders bei Niereninsuffizienz, steigen alle Fraktionen im Blut an, der Harnstoff prozentual am stärksten. Man bezeichnet diesen Zustand, je nach Schweregrad, als *Azotämie* (azote = Stickstoff) oder *Urämie* (urea = Harnstoff im Blut).

9.4.2.2 Bestimmung der Elektrolyte

Die Bestimmung der Elektrolytkonzentration im Serum ist bei Nierenkranken von großer Bedeutung. Die betreffenden Werte werden in Milliäquivalenten pro Liter (mval/l) angegeben (s. auch »Elektrolythaushalt«, S. 352ff.).
Die wichtigsten Elektrolyte, die bei Nierenkranken bestimmt werden, sind: Natrium, Kalium, Chlorid, Kalzium, evtl. auch anorganischer Phosphor und Bikarbonat.
Bei Niereninsuffizienz kommt es zur Retention von sauren Stoffwechselprodukten. In diesem Fall verschiebt sich die Stoffwechsellage zur sauren Seite (pH erniedrigt), es kommt zu einer sog. metabolischen (d.h. stoffwechselbedingten) Azidose.

Eiweißbestimmungen
Die Bestimmung des *Gesamteiweißes* (Norm: 6 bis 8 g%) im Serum sowie einer einzelnen Eiweißfraktion, erfaßbar durch die *Elektrophorese* (s. S. 625f.), ist bei Nierenkrankheiten, die mit einer Albuminurie einhergehen, von Bedeutung.
Das Serumeiweiß sowie der Albumingipfel der Elektrophorese sinken z.B. beim nephrotischen Syndrom.

> Aufgabe der Schwester bei den Blutuntersuchungen ist die korrekt ausgeführte *Blutentnahme*.

9.4.3 Nierenfunktionsproben

Prinzip
In Verbindung mit dem Gefäßsystem ist das *Nephron* (Nierenkörperchen und Harnkanälchen) der Ort, wo die oben besprochenen Aufgaben der Nieren (9.2) als *Teil- oder Partialfunktionen* ablaufen.
Mittels bestimmter Tests können diese Teilfunktionen erfaßt werden:
- *Funktion des glomerulären Systems* durch Prüfung des Glomerulusfiltrates, des Nierenplasmadurchstroms und der Filtrationsfraktion durch die Clearance-Methoden.
- *Funktion des tubulären Systems* mit der Phenolrotprobe, dem Konzentrationsversuch, der Elektrolyt- und der Aminosäurenausscheidung. Am häufigsten geprüft wird die Ausscheidungs- und Konzentrationsleistung.

9.4.3.1 Clearance-Methoden

Die Clearance-Methoden beruhen auf der uns bekannten Filtrations-, Rückresorptions- und Sekretionstheorie.
Unter Clearance versteht man diejenige Plasmamenge, die beim Durchfluß durch die Nieren in einer Minute vollständig von der betreffenden, harnpflichtigen Testsubstanz befreit (gereinigt, geklärt) wird. Durch die Wahl der Testsubstanz kann man sich ein Bild über die verschiedenen Teilfunktionen der Nieren verschaffen.
Es gibt Testsubstanzen, die nur durch den Glomerulus *filtriert* werden (Inulin, Kreatinin).
Andere werden glomerulär *filtriert* und tubulär *sezerniert* (PAH = Para-Amino-Hippurat).

Voraussetzungen
Wichtig für die Verwertung der erhaltenen Zahlenwerte ist die exakte Einhaltung der Clearance-Bedingungen:
- Genaue Urinmenge. Wird kein Dauerkatheter eingelegt, muß eine äußerst gute Mitarbeit durch den Patienten vorausgesetzt werden können. Es darf kein Urin verlorengehen, auch muß die Zeit, besonders bei verkürzten Clearance-Methoden (zwei Stunden Kreatinin-Clearance), auf die Minute genau eingehalten werden. Bei allen verkürzten Clearance-Untersuchungen ist eine vollständige (restharnfreie) Blasenentleerung von entscheidender Bedeutung.
- Der Urin wird in einem Gefäß gesammelt, das evtl. ein Konservierungsmittel enthält (z.B. 5 ml Thymol).
- Der Patient muß genügend Urin lösen (mindestens 1000 bis 1500 ml/24 Stunden).
- Der Zahlenwert, durch den die Clearance ausgedrückt wird, muß genau errechnet werden. Das Ausrechnen der Clearance ist Sache des Arztes oder des Laborpersonals.

Mittels Clearance-Methoden werden folgende Hauptfunktionen erfaßt:
1. *Die Glomerulusfiltrationsmenge,* normalerweise beträgt sie ein Fünftel des Gesamtplasmadurchflusses, also 120 ml/Minute. Dieses Resultat erwarten wir denn auch bei der Kreatinin- oder Inulin-Clearance.
2. *Der Plasmadurchstrom* oder die Ausscheidungsleistung der Nieren, die im Normalfall dem Gesamtplasmadurchfluß entspricht, nämlich 600 bis 650 ml/Minute. Dieses Resultat erwarten wir bei der PAH-Clearance.

Endogene Kreatinin-Clearance
Bei der endogenen Kreatinin-Clearance handelt es sich um einen Klärungsversuch mit einem körpereigenen Stoff (= endogen). Nach der Filtration in den Glomeruli passiert das Kreatinin unverändert die Tubuli, ohne Rückresorption oder Sekretion. Der Normalwert entspricht deshalb dem Glomerulusfiltrat = *120 ml/Minute.*

Ausführung
Wenn möglich, soll der Test während zweimal 24 Stunden durchgeführt werden.
Erster Tag:
- Blase entleeren, Urin wegschütten, *Zeit* notieren, anschließend
- allen Urin sammeln (24-Stunden-Menge)
- ein evtl. verordnetes Konservierungsmittel wird zu Beginn der Sammelperiode in das Sammelgefäß gegeben.

Zweiter Tag:
- Nach Beendigung der Sammelperiode wird der Urin ganz genau gemessen und ein Teil davon, mit Angabe der 24-Stunden-Menge, ins chemische Labor geschickt, zwecks Bestimmung des Kreatinins im Urin.
- Gleichzeitig wird das Blut zur Kreatininbestimmung im Serum entnommen.
- Ist eine *zweite* Sammelperiode vorgesehen, wird anschließend damit begonnen (alles wie bei der ersten).

Die Kreatinin-Clearance kann auch als Zweimal-zwei-Stunden-Clearance durchgeführt werden.

PAH-Clearance
Sie ist auch als *Infusions-Clearance* bekannt.
Die Testsubstanz (PAH = Para-Amino-Hippurat) wird mittels Infusion zugeführt (= exogen).
Wichtig ist die genaue Dosierung der Testsubstanz in physiologischer Kochsalzlösung sowie die exakte Infusionsgeschwindigkeit.
In bestimmten Abständen werden Blutproben und aus dem eingelegten Dauerkatheter Urinportionen entnommen.
Der Gehalt des Urins an Testsubstanz wird zum Blutmittelwert in Beziehung gesetzt und der Clearance-Wert errechnet.
Norm: 550 bis 650 ml/Minute.

Clearance-Methoden mit Isotopen
Anstelle des oben genannte PAH-Clearance

können Clearance mittels Isotopen gemacht werden. Die wichtigsten sind:
- Bestimmung des Glomerulusfiltrates mittels Chrom ^{51}EDTA
- Bestimmung des Plasmadurchstromes mittels Jod-131-Hippuran.

9.4.3.2 Verdünnungs- und Konzentrationsversuch nach Volhard

Der Wasser- und Durstversuch (auch Verdünnungs- und Konzentrationsversuch) prüft die Reaktionsfähigkeit des distalen Tubulusabschnittes auf Wasserzufuhr bzw. Wasserentzug.
Da man weiß, daß eine Niere, die konzentrieren kann, auch zu verdünnen vermag, wird heute nur noch der vereinfachte Versuch zur Bestimmung der *maximalen Konzentrationsleistung* durchgeführt.

Der Konzentrationsversuch
Er beruht darauf, daß das unter Durstbedingungen aus dem Hypophysenhinterlappen *vermehrt* abgegebene antidiuretische Hormon (ADH) die Rückresorption für Wasser im Tubulusapparat erhöht. Dadurch wird die Urinmenge kleiner und das spezifische Gewicht hoch.

> *Beim Wasserversuch* reagiert die Hypophyse durch *Retention* von ADH, wodurch die Rückresorption für Wasser im Tubulussystem vermindert wird. Die Urinmenge ist groß und das spezifische Gewicht wegen der großen Wassermenge klein = Verdünnungsversuch (wird selten ausgeführt).

Beim Konzentrationsversuch wird demzufolge der Tubulusapparat auf seine Fähigkeit, mehr oder weniger Flüssigkeit durchzulassen, d.h. *zu konzentrieren* geprüft.
Zur Prüfung dieser Partialfunktion haben wir *zwei* Möglichkeiten:

Durstversuch
Man läßt den Patienten dursten und mißt nachher in Abständen von ein bis zwei Stunden die Urinmenge und das spezifische Gewicht.
Ausführung (als Beispiel)
7.00 Uhr
- Morgenessen, wenn möglich ohne oder mit wenig Flüssigkeit

7.30 Uhr
- Blutentnahme für Hämoglobin, Hämatokrit, Elektrolyte, Osmolarität, Eiweiß
- Blase entleeren, spezifisches Gewicht, Osmolarität und Menge messen
- totales Trinkverbot (Patient überwachen!)
- stündliche Gewichtskontrolle (eventuell)
- halbstündlich urinieren lassen, spezifisches Gewicht, Osmolarität und Menge des Urins messen

10.30 Uhr
- nur noch stündliche Urinkontrollen
- Blutentnahme wie zu Beginn des Testes.

Der Durstversuch wird während sechs oder nach spezieller Arztverordnung während 24 Stunden durchgeführt. Beim verlängerten Durstversuch muß der Patient gut beobachtet werden.

> Der Test kann auch ohne die Blutentnahmen vorgenommen werden. Anstelle der Osmolarität im Urin wird evtl. nur das spezifische Gewicht bestimmt.

Auswertung
Bei intakter Nierenfunktion steigt das spezifische Gewicht des Nierengesunden bis mindestens 1026 oder 1028.

Pitressin-Test – ADH-Test
Bei unveränderter Flüssigkeitszufuhr (d.h. den Patienten nicht dursten lassen) werden fünf Einheiten eines ADH-Präparates (Vasopressin, Pitressin) subkutan oder 1 E intravenös injiziert. Die Stimulation der Hypophyse durch Durst wird umgangen. Das Endresultat ist dasselbe wie beim Durstversuch: Die Urinmenge wird klein, das spezifische Gewicht steigt (Norm: bis 1026).

9.4.4 Röntgenuntersuchungen

Prinzip
Die Harnorgane bilden gemeinsam ein Funktionssystem. Eine röntgenologische Darstellung ist deshalb vor allem dann von großem Aussagewert, wenn sie als *Funktionsprobe* (Ausscheidung, Konzentration, Durchblutung) gebraucht werden kann.

> Die Vorbereitungs- bzw. Nachkontrollmaßnahmen (gilt besonders für die drei folgenden Punkte) werden unterschiedlich gehandhabt. Die Schwester erkundige sich genau nach der hausinternen Vorschrift. Muß das Kontrastmittel getestet werden, gilt was auf S. 503 gesagt wurde.

9.4.4.1 Abdomenleeraufnahme – Nierenleeraufnahme

Bei guter Entleerung des Darmes lassen sich oft schon durch eine Leeraufnahme die Konturen der Nieren erkennen, so daß Aussagen über Lage, Form und Größe möglich sind. Die Leeraufnahme eignet sich vor allem zum Nachweis schattengebender Nieren-, Ureter- oder Blasensteine.

9.4.4.2 Nierentomogramm – Nierenschichtaufnahme

Dieses kommt vor allem bei Verdacht auf eine Schrumpfniere, Tumore oder Zysten in Frage. Es läßt sich die Nierengröße und das Ausmaß der Schädigung nachweisen.

9.4.4.3 Intravenöses Pyelogramm = Ausscheidungsurogramm

Diese Kontrastmitteldarstellung erfaßt vor allem das Nierenbecken-Kelchsystem und die ableitenden Harnwege.
Nach Injektion eines jodhaltigen Kontrastmittels (z.B. Urografin), werden in vorgeschriebenen zeitlichen Abständen mehrere Röntgenaufnahmen angefertigt. Die Untersuchung dauert eineinhalb bis zwei Stunden.
Grundsätzlich gilt: Der Darm muß möglichst gut entleert sein, damit die Sicht auf die Nieren nicht gehindert wird. Dies kann u.a. durch folgende Maßnahmen erreicht werden:

- *Zwei Tage vor der Untersuchung*
  leichte, nicht blähende Kost
  bei Verstopfung abends Abführmittel per os (zwei Dulcolax-Dragées)
- *Vortag*
  Morgens nüchtern zwei Dulcolax-Dragées. Hat der Patient Stuhl gehabt, bekommt er zweimal zwei Kohletabletten, z.B. um 11.00 und 16.00 Uhr.
  Nur noch leichtes Abendessen (Tee, Zwieback, Butter, Konfitüre), dann nichts mehr trinken bis zur Untersuchung am folgenden Tag (leichtes Dursten über zwölf Stunden vor der Untersuchung ist erwünscht).
- *Untersuchungstag*
  Zum Frühstück nur Weißbrot oder Zwieback mit wenig Butter, oder Patient nüchtern lassen (wenn Untersuchung am frühen Vormittag!).

Retrogrades Pyelogramm
In Verbindung mit einer Zystoskopie (s.u.) werden Ureterenkatheter bis ins Nierenbekken eingeführt und durch diese das Röntgenkontrastmittel instilliert.
Das retrograde Pyelogramm kommt nur dann zur Ausführung, wenn die intravenöse Darstellung keine sicheren Anhaltspunkte ergeben hat.

Vorbereitung des Patienten
wie beim intravenösen Pyelogramm

Nierenangiogramm – Renovasogramm
Dieses dient der Darstellung der Nierengefäße.
Im Röntgenraum wird die A. femoralis punktiert und ein Katheter, der sog. Seldinger-Katheter, eingeführt. Das Kontrastmittel wird durch diesen Katheter verabreicht und anschließend sogleich mit den Serienaufnahmen begonnen. Bei den Aufnahmen unterscheidet man die arterielle, die parenchymatöse und die venöse Phase. Diese Art von Röntgenuntersuchung dient der Lokalisierung von Gefäßveränderungen (Stenosen, Aneurysmen), Parechymveränderungen (Tumoren, Zysten) und Mißbildungen.

Vorbereitung des Patienten
Sie bleibt sich gleich wie beim intravenösen Pyelogramm. Dazu kommt die Rasur der Leiste *rechts*, wo die Arterienpunktion ausgeführt wird. Prämedikation nach Arztverordnung.

Nachbehandlung
- Der Patient hat je nach Krankenhaus 8 bis 24 Stunden Bettruhe
- die Punktionsstelle auf eventuelle Nachblutung kontrollieren
- in den ersten zwei Stunden halbstündlich Blutdruck, Puls und Fußpuls kontrollieren, in den folgenden zwei Stunden noch stündlich

- Kontrolle der Urinausscheidung (Hämaturie, Anurie!)
- Kompression der Punktionsstelle mit Sand- oder Bleisack während vier Stunden, bei Patienten mit Hypertonie während sechs bis acht Stunden (Blutungsgefahr!).

9.4.5 Isotopenuntersuchungen

Isotopennephrogramm

Prinzip

In den Nieren reichern sich spezifische radioaktive Substanzen an. Die Isotopennephrographie basiert auf dieser Kenntnis und ermöglicht die Registrierung intravenös verabreichter radioaktiver Substanzen über beiden Nieren. Die Untersuchung gibt Auskunft über die Funktionstüchtigkeit der Harnorgane.

Beim Isotopennephrogramm wird dem Patienten eine kleine Menge eines mit 131J markierten Stoffes (o-Jodhippursäure, z.B. Hippuran) intravenös verabreicht. Die Radioaktivität der beiden Nieren wird von außen mit Hilfe zweier Szintillationszählern gemessen und mittels angeschloßenem Linienschreiber kontinuierlich (als Kurvenverlauf) aufgezeichnet.
Die Belastung (inkl. Strahlenbelastung) dieser Untersuchung ist wesentlich geringer als beim Pyelogramm. Da das Isotopennephrogramm großen Aussagewert hat, wird es oft andern aufwendigeren Untersuchungen (z.B. Angiogramm) vorgezogen. Von Bedeutung für den Arzt ist vor allem die Möglichkeit, die *Seitendifferenz der Nierenfunktion* beurteilen zu können.

Nierenszintigramm

Prinzip s. S.472.

Beim Nierenszintigramm wird nach Injektion einer radioaktiven Jodverbindung, z.B. Jod-131-Hippuran, die Speicherung über dem Nierenparenchym mittels Scannertechnik registriert. Parenchymbezirke mit hoher Aktivität ergeben eine schnell aufeinanderfolgende Zahl von Punkten oder Strichen, während Anteile mit geringer Aktivität eine langsame Folge von Markierungspunkten oder -strichen aufweisen.
Die Untersuchung muß in Bauchlage des Patienten ausgeführt werden.

Auswertung

Funktionstüchtiges oder funktionsuntüchtiges Nierenparenchym kann lokalisiert werden. Günstig ist diese Untersuchung bei Verdacht auf Tumoren, Zysten oder Lage- und Formveränderungen.

9.4.6 Nierenbiopsie

Prinzip s. S.382.

Am Patienten, der auf dem Bauch liegt, wird, nach vorheriger röntgenologischer Lagebestimmung und Markierung der Niere, eine Punktion des Nierengewebes durchgeführt. Mittels spezieller Punktionskanüle nach Silverman kann ein Gewebszylinder aspiriert werden, der einige Glomeruli enthalten soll.

Instrumentarium

Es entspricht im wesentlichen demjenigen der schon besprochenen Biopsien. Man benötigt drei Kanülen: die sog. *Lokalisationsnadel* (sie ist lang und dünn und hat eine Arretierungsvorrichtung), dann die *äußere Hohlnadel* mit Mandrin und eine *Punktionsnadel nach Silverman.*

Vorbereitung des Patienten

Wie für eine Leberbiopsie (s. S. 630). Der Arzt wird eine Prämedikation verordnen.

Nachkontrolle

Eine evtl. Nachblutung muß verhindert oder möglichst früh erfaßt werden. Dazu dienen folgende Maßnahmen:

- *Lagerung:* Der Patient wird nach der Biopsie für 1 Stunde in Bauchlage (Sandsack auf Punktionsstelle) gelagert.
- *Bettruhe:* 24 Stunden
- *Kontrolle* von Puls und Blutdruck, viertelstündlich während 2 Stunden, dann halbstündlich (3 Stunden), dann stündlich (3 Stunden). Der Patient wird gut *beobachtet:* Aussehen, Befinden, Punktionsstelle. *Der Urin* wird auf Blutbeimengungen kontrolliert (den ersten Urin nach der Biopsie sowie den nächsten Morgenurin für Urinsedimentbestimmung ins Labor geben).
- *Bei pathologischen Werten* der Vitalzeichen, bei Veränderung im Befinden des Patienten oder bei Blutspuren im Urin ist sofort der Arzt zu benachrichtigen.

9.4.7 Zystoskopie, Urethrozystoskopie

Prinzip: Es gilt das im Kapitel *Uringewinnung* mittels Blasenkatheter Gesagte (s. S. 407ff.).

Das Zystoskop (auch Kystoskop) ist ein katheterähnliches Instrument mit Kaltlichtquelle und Optik. Es entspricht grundsätzlich allen anderen schon besprochenen Endoskopen. Auch für die Zystoskopie und Urethrozystoskopie werden neuerdings *Fiberendoskope* gebraucht. Sie sind flexibler und dadurch für den Arzt nützlicher und für den Patienten weniger unangenehm. Man unterscheidet einfache *Sichtinstrumente* mit und ohne *Spülvorrichtung* und sog. *Resektoskope*. Letztere erlauben zugleich die Entnahme von Gewebsproben oder therapeutische Eingriffe wie Steinzertrümmerung, Prostataresektion (s. S. 705), Verschorfung von Papillomen u.a.

Instrumentarium
- Kathetertablett mit allem Zubehör, Katheterpurin
- Zystoskop mit Zubehör, einschließlich Spülvorrichtung
- Uringlas und sterile Röhrchen zum Auffangen des Urins
- Gefäß mit steriler Spülflüssigkeit (Anschlußschlauch an Zystoskop)
- sterile Handschuhe für den Arzt.

Vorbereitung des Patienten
- Vor der Zystoskopie soll der Patient mindestens 300 ml Tee trinken.
- Ggf. verordnet der Arzt ein Analgetikum (besonders bei Männern, da das Einführen des Zystoskopes viel schmerzhafter ist als bei Frauen).
- Kommt anschließend eine retrograde Pyelographie in Betracht, muß der Patient auch abgeführt werden (s. S. 690).

Übersichtszystoskopie
Der *Besichtigung* geht eine Blasenspülung voraus. Erstere geschieht dann bei gefüllter Blase.
Es können krankhafte Veränderungen der Blasenschleimhaut festgestellt werden. Der Arzt sieht auch die Ureterostien und deren normales Öffnen und Schließen sowie den Urinstrahl, den sie ausstoßen.

Chromzystoskopie – Zystoskopie mit Blauausscheidung
Es wird ein blauer Farbstoff (5 ml 2%ige Indigokarminlösung) intravenös injiziert, und man beobachtet, wie rasch der Farbstoff von der rechten und der linken Niere ausgeschieden wird. Dieser Test erlaubt die *Beobachtung der Funktion* jeder einzelnen Niere.

Ureterenkatheterisus
Von der Blase aus können feine Harnleiterkatheter in die Nierenbecken eingeführt werden. Der Harn kann nun *von der rechten und linken Niere gesondert* zur Untersuchung aufgefangen werden (= Howard-Test) (sterile Röhrchen, angeschrieben *rechts* und *links*).
Die *retrograde Röntgendarstellung* der Nieren geschieht via *Zystoskop* und wird deshalb oft einer Zystoskopie angeschlossen (s. S. 690).

9.5 Allgemeingültige Punkte zur Pflege

9.5.1 Bettruhe

Sie ist vor allem wichtig und über Wochen einzuhalten bei akuten glomerulären Erkrankungen, z.B. bei Glomerulonephritis. Die Bettruhe dient einerseits der Entlastung von Herz- und Kreislauf, anderseits der Verbesserung der Nierendurchblutung (= therapeutischer Wert, den der Patient einsehen und begreifen lernen muß). Bei chronischen Nierenleiden soll der Patient soweit als möglich mobilisiert werden, um Komplikationen vorzubeugen.

9.5.2 Ernährung

Sie richtet sich nach dem Ausmaß und der Art der Krankheit. Besondere Beachtung ist der *Eiweiß-*, *Kochsalz-* und *Flüssigkeitszufuhr* zu schenken.
Eiweiß: Je nach Funktionseinschränkung im akuten Stadium bekommt der Kranke eiweißarme Kost (20 bis 40 Gramm pro Tag). Trotz Eiweißeinschränkung ist es aber wichtig, dem Organismus die essentiellen Aminosäuren zuzuführen. Diese kommen vor allem im pflanzlichen Eiweiß gehäuft vor. Die Diät nach *Kluthe* (Kartoffel-Ei-Diät) berücksichtigt diese Erkenntnis.
Bei großem Eiweißverlust kann u.U. auch eine Eiweißzulage verordnet werden.
Kochsalz: Die Kost ist natriumarm oder seltener natriumfrei. Die verordnete Kochsalzmenge bewegt sich zwischen 0 bis 20 Gramm pro Tag.

Flüssigkeit: In der akuten Phase (akute Urämie, akute Glomerulonephritis) richtet sie sich immer nach der Flüssigkeitsausscheidung. In diesem Stadium besteht eine Oligurie. Die Flüssigkeitszufuhr beschränkt sich auf den Ersatz der Verluste, d.h. Urinmenge plus 400 bis 600 ml. Bei guter Diurese werden die Flüssigkeitsmengen unter Kontrolle des Gewichtes forciert.

9.5.3 Kontrollen

Im Vordergrund steht die tägliche *Flüssigkeitsbilanz.* Dazu kommen *Gewichts-* und *Urinkontrollen:* Aussehen, Reaktion, Eiweißgehalt (z.B. durch die Esbach-Probe) und Sediment. Im akuten Stadium, vor allem bei glomerulären Erkrankungen, werden häufige Kontrollen der *Vitalzeichen* notwendig. Besondere Bedeutung hat die tägliche *Blutdruckmessung.*
Die Schwester beobachte den Patienten auch auf sein *Aussehen* (z.B. zunehmende Blässe, Ödeme oder andere Veränderungen). Dazu kommen regelmäßige Blutentnahmen zur Bestimmung der Elektrolyte und der Schlackenstoffe.
Evtl. muß der Flüssigkeits-, Elektrolyt- und Säure-Basen-Haushalt mittels Infusionen aufrechterhalten werden. Dies erfordert zusätzlich die Überwachung der Dauerinfusion.

9.5.4 Körperpflege und Prophylaxen

Ob der Patient selber für seine Körperpflege sorgen kann oder ob diese teilweise oder ganz von der Schwester übernommen werden muß, hängt vom Zustand des Kranken ab. Bei urämischen Patienten handelt es sich meistens um Schwerkranke, bei denen eine sorgfältige und gründliche Körperpflege absolute Notwendigkeit ist. Wichtig ist die Dekubitusprophylaxe, da wegen der Ödeme und des Eiweißmangels große Dekubitusgefahr besteht. Mundpflege wegen der Gefahr der Parotitis!

9.5.5 Psychische Betreuung

Nierenpatienten leiden unter allgemeinen subjektiven Krankheitszeichen. Oft handelt es sich dabei um langwierige, d.h. chronische Leiden, die von Patient und Pflegepersonal große Geduld erfordern. Besonders groß sind die psychischen Probleme bei Patienten, bei deren Nierenerkrankung der Phenazetinabusus mitverantwortlich ist. Hier steht die menschliche Betreuung im Vordergrund. Wir versuchen, den Kranken (oft handelt es sich dabei um Frauen im mittleren Lebensalter) durch Takt, Einfühlungsvermögen und Geduld zu helfen, damit sie ihre Leiden, Probleme und Schwierigkeiten besser bewältigen können. Wir versuchen, sie von der Gefahr und Sinnlosigkeit des Medikamentenabusus zu überzeugen und bemühen uns, ihnen mehr als nur Hilfe für die momentane Situation zu bieten. Ziel und Inhalt unserer Bemühungen soll für diese Menschen letztlich *Lebenshilfe* sein. Um dieses Ziel zu erreichen, ist es wichtig, daß wir den Patienten selber, die Angehörigen, den Sozialarbeiter und evtl. den Krankenhausseelsorger in den Pflege- und Behandlungsplan miteinbeziehen. Oft stellen sich für diese Kranken bei Besserung ihres Zustandes und bei der Krankenhausentlassung große soziale oder finanzielle Probleme (Dialysebehandlung, Milieuwechsel, Entwöhnungskur, längerer Erholungsaufenthalt u.a.).

9.6 Spezielles: Dialyseverfahren – Nierentransplantation

9.6.1 Dialyse

Wird das Blut eines urämischen Patienten unter Dazwischenschaltung einer semipermeablen Membran mit einer Dialyselösung in Kontakt gebracht, wandern die giftigen Abbauprodukte in die Dialyselösung.
Bei der semipermeablen Membran kann es sich um eine körpereigene handeln = *Peritonealdialyse* oder um eine körperfremde, die sog. künstliche Niere = *Hämodialyse.*

9.6.1.1 Peritonealdialyse

Bei der Peritonealdialyse wirkt das *Peritoneum* (Bauchfell) als Membran und Kontaktfläche zwischen Blutbahn und Dialyseflüssigkeit. Das Bauchfell ist gut durchblutet und hat Poren, über die ein Austausch von Molekülen erfolgen kann.
Heute wird die *intermittierende Durchströmungsmethode* angewandt. Sie besteht in der Zufuhr einer bestimmten Menge von Dialyseflüssigkeit durch eine einzige abdominale Inzision, durch welche – nach einer bestimm-

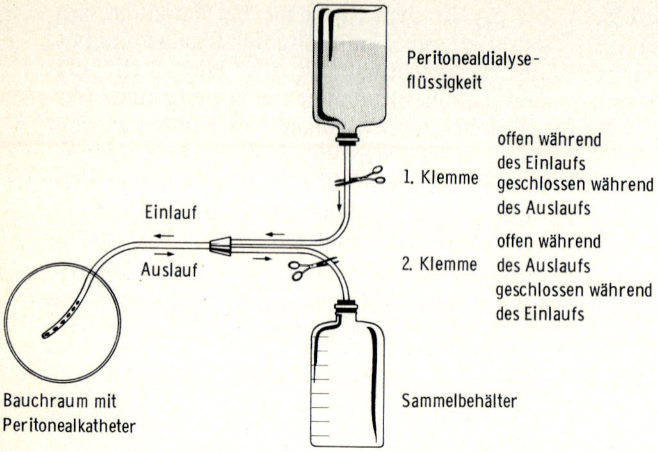

Abb. 3a Schema der Peritonealdialyse (nach Franz)

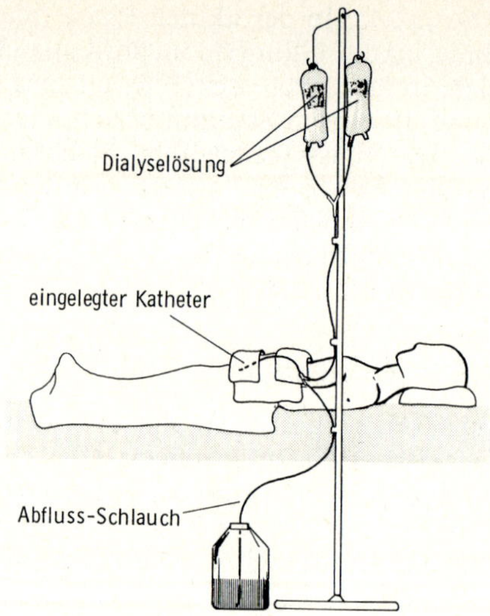

Abb. 3b Peritonealdialyse in Betrieb

ten Verweildauer – auch der Abfluß stattfindet (Abb. 3).
Die Zusammensetzung der Dialyseflüssigkeit kann verschieden sein. Es sind Dialyse-Stammlösungen erhältlich, z.B. die Hausmann-Lösungen. Sie setzen sich wie folgt zusammen:
Dialyselösung I (für die Erhaltung des bestehenden Flüssigkeitsgewichtes): Na^+ 143, Ca^{++} 4, Mg^{++} 0,5, Cl^- 113, Lactat 34 mval/l, Glukose 15 g/l.
Dialyselösung II (für Flüssigkeitsentzug): Elektrolytgehalt wie oben, aber 45 g Glukose statt 15 g.

Vorgehen
- Nach Bauchdeckenpunktion wird ein Spezialkatheter in die Bauchhöhle eingeführt und fixiert (steriles Abdecken der Punktionsstelle!). Die Verbindung Katheter – Dialyselösung wird hergestellt.
- Einfließenlassen der Dialyselösung in den Peritonealraum in 5–15 Minuten
- nach einer Verweildauer von 30 bis 35 Minuten läßt man die Dialyselösung wieder ausfließen. Die Menge wird gemessen oder auf der Waage abgelesen
- nach vollständigem Rückfluß wird der nächste Dialysebehälter angeschlossen
- die Dauer der Dialyse beträgt im Mittel ca. 48 Stunden mit 24 Wechseln, so daß ein einzelner Wechsel ca. zwei Stunden beansprucht.
- Die Dialyselösungen erhalten meistens noch folgende Zusätze:
  Breitband-Antibiotikum (z.B. Reverin) prophylaktisch wegen der Infektionsgefahr
  Heparin (höchstens 500 IE)
  Kalium (je nach Kaliumspiegel im Blut).

Absolute Asepsis im Umgang mit den Dialyselösungen, dem Schlauchsystem und bei Manipulationen an der Einstichstelle des Katheters ist dringend notwendig, da sonst eine Peritonitis auftreten könnte.

9.6.1.2 Hämodialyse

(auch extrakorporale Dialyse oder künstliche Niere genannt)
Als Membran und Kontaktfläche zwischen Blutbahn und Dialyseflüssigkeit wird hier eine Cellophanfolie gebraucht. Die Dialyse erfolgt außerhalb des Organismus.
Das Arterienblut des Patienten wird mittels Heparin ungerinnbar gemacht. Durch einen angeschlossenen Schlauch wird das Blut zur Maschine (= Dialysator) geleitet. Dort erfolgt der Austausch der Stoffwechselprodukte, worauf das Blut in die Vene des Patienten zurückfließt (Abb. 4).
Im Dialysator fließt das Blut entweder in einem Cellophanschlauch, zwischen zwei Platten oder durch feine Kapillaren. Man

spricht deshalb auch von *Spulenniere, Plattenniere* oder *Kapillarniere.*
Bei der *Plattenniere* ist die Cellophanmembran zur Trennung zwischen Blut und Dialysat in mehreren Lagen übereinander angeordnet. Bezeichnenderweise wird sie darum auch Sandwich-Niere genannt (Abb. 5).
Bei der sog. *Spulenniere* ist ein Cellophanschlauch rund um ein Stützgerüst aufgewikkelt (Abb. 6).
Die Cellophanmembran bzw. der -schlauch enthält viele, mit dem bloßen Auge nicht sichtbare Poren. Diese sind nur so groß, daß kleine Moleküle wie Harnstoff und Elektrolyte durchtreten können, große Moleküle wie Eiweiß oder Blutzellen aber zurückgehalten werden. Gleichzeitig ist die Membran ein Schutz; Krankheitskeime können ihrer Größe wegen die Membranporen nicht passieren.
Auf der Dialysenseite der Membran ist das sog. *Badewasser* oder *Dialysat.* Auf der anderen Seite ist das Patientenblut.
Zur Dialyse werden benötigt:
- Spülflüssigkeit pro Behandlung mit Plattendialysator 300 bis 400 Liter, pro Spulendialysator 120 bis 240 Liter. (Das Wasser muß enthärtet sein.)
- Blutpumpe
- Überwachungsgeräte für Dialysefluß und -temperatur u.a.

Die Zusammensetzung der Dialyseflüssigkeit ist ähnlich der Zusammensetzung im Extrazellulärraum.

Zugang zum Gefäßsystem
- *Quinton-Scribner-Shunt*
  Es handelt sich dabei um eine Kanüle, die über Monate offen bleibt. Sie besteht aus Kunststoff (Teflon) mit einem speziellen Silikonschlauch. Er wird in Form eines arteriovenösen Kurzschlusses am Vorderarm angelegt (Abb. 7).
  Nachteil: Thrombose- und Infektionsgefahr. Es muß immer ein Verband getragen werden, damit dem Shunt nichts passiert.

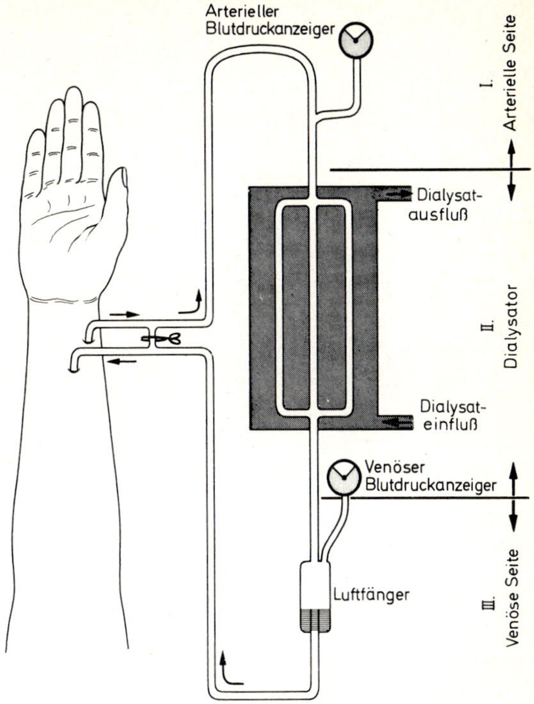

Abb. 4 Schema der Hämodialyse (Abb. 4–6, 8 aus Franz, H. E.: Dialysebehandlung. Thieme, Stuttgart 1971)

- *Arteriovenöse Fistel nach Cimino*
  Während beim Scribner-Shunt die Verbindung zwischen Arterie und Vene über eine Kunststoffbrücke erfolgt, geschieht dies bei der Cimino-Fistel durch direkte operative Verbindung zwischen einer Arterie und Vene (Abb. 8). Das Blutangebot in der betreffenden Vene nimmt zu, sie erweitert sich. Die Vene wird arterialisiert. Die durch den höheren Blutdruck und den größeren Blutdurchfluß erweiterte Vene läßt sich nun leicht punktieren.
  Wie auch beim Scribner-Shunt hört man mit dem Stethoskop über diesem Gebiet ein lautes Strömungsgeräusch.

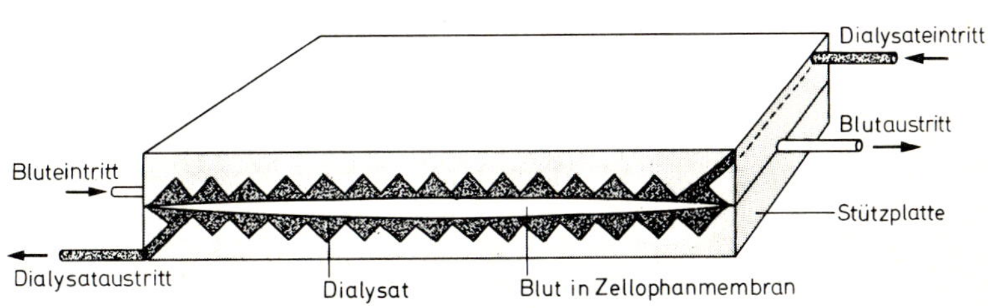

Abb. 5 Schema einer Plattenniere

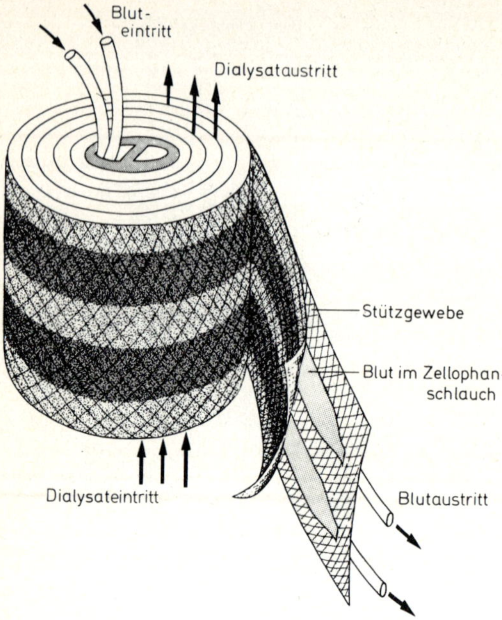

Abb. 6 Schema einer Spulenniere (Zwillingsspule)

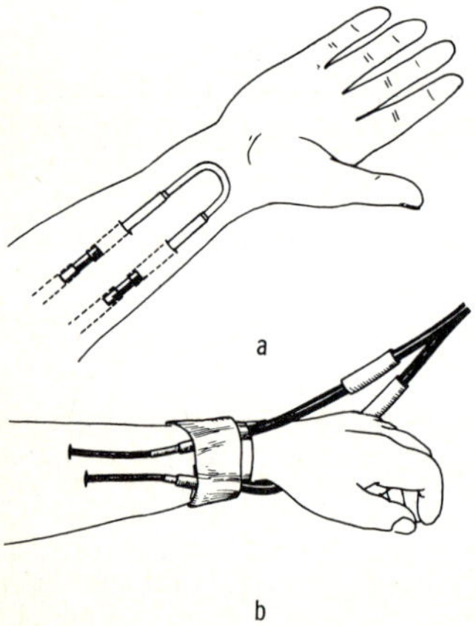

Abb. 7 a) Scribner-Shunt, b) Scribner-Shunt in Funktion

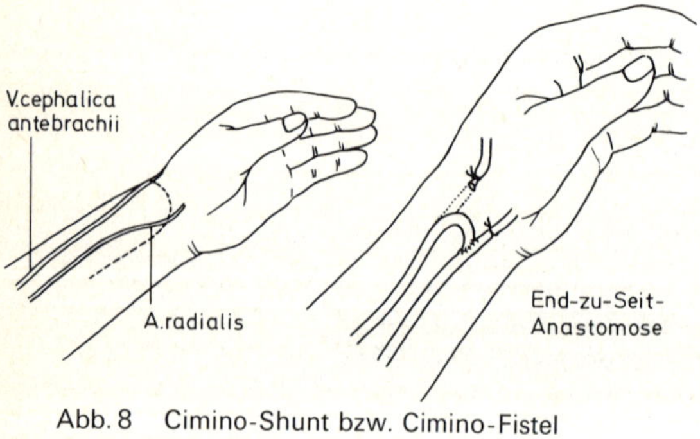

Abb. 8 Cimino-Shunt bzw. Cimino-Fistel

Komplikationen kommen bei der Cimino-Fistel kaum vor, weshalb diese Art heute häufiger zur Anwendung gelangt. Sie ist für den Patienten auch angenehmer. Er braucht keinen Verband und kann den Arm normal gebrauchen.

Ein Nachteil liegt darin, daß bei jeder Dialysebehandlung mit dicken Kanülen punktiert werden muß. Dies schadet den Gefäßen und kann sie schließlich zerstören, so daß der Cimino-Shunt an einer anderen Stelle neu gelegt werden muß. Einer Thrombophlebitis kann mit sorgfältiger Prophylaxe, einer evtl. Nachblutung mit zweckmäßiger Kompression der Punktionsstelle nach der Dialyse vorgebeugt werden.

Anschluß an den Dialysator: Venenpunktion und Verbindung herstellen zwischen Fistel (bzw. Shunt) und Schlauchsystem des Dialysators.

Pflege des Patienten während der Dialyse
Ist der Patient an die Maschine angeschlossen, liegt die Hauptaufgabe der Pflegenden in der *Überwachung*. Zeichen von *Blutdruckabfall* (Gähnen, Schwitzen, zunehmende Müdigkeit) müssen von Patient und Schwester frühzeitig beachtet werden. Auch die *Maschine* und das *Schlauchsystem* müssen einer regelmässigen Kontrolle unterzogen werden. Während der 5–8 Stunden, da der Patient am Dialysator ist, soll er spüren, daß jemand für ihn *Zeit hat*, denn oft kommt er mit Diätschwierigkeiten oder anderen Problemen, über die er sprechen möchte. Bei der Arbeit auf einer Dialysestation ist es deshalb von großer Bedeutung, daß sich die Pflege nicht nur auf eine sichere Handhabung der Apparaturen beschränkt. Im Zentrum der Bemühungen muß der Patient stehen, ein Mensch, der in ganz besonderem Maß mit der Angst und der Unsicherheit leben muß. Gespräche mit dem Patienten, Zuhören und Eingehen auf ihn, nehmen viel Zeit in Anspruch. Dem Patienten diese Zeit zur Verfügung zu stellen, ist aber nicht nur gerechtfertigt, sondern überhaupt Voraussetzung für das Gelingen der Dialyse und für eine bestmögliche Rehabilitation.

9.6.1.3 Heimdialyse

Seit 1960 wurden an vielen großen Kliniken Dialysezentren zur Behandlung der chronisch urämischen Patienten errichtet. Die

Zentren reichen aber nicht für alle Patienten, die behandelt werden sollten. Aus diesem Grund wurde die *Heimdialyse* ins Leben gerufen, d.h. die Patienten haben ihre künstliche Niere daheim und versorgen sich selber. Voraus geht ein gründliches *Heimdialyse-Trainingsprogramm,* in welchem die Kranken und ihre Angehörigen angelernt werden. Wenn der Patient gut eingestellt ist und ein Familienangehöriger die Technik der Dialyse beherrscht, kann der Patient in seinem Heim dialysiert werden.

9.6.1.4 Feriendialysezentren

Patienten, die auf die Dialyse angewiesen sind, haben, ebenso wie der gesunde Mensch, das Bedürfnis nach Austausch und Klimaveränderung. Um diesem Bedürfnis Rechnung zu tragen, wurden Feriendialysezentren geschaffen. Eine weitere Möglichkeit ist auch der Austausch der Patienten von einer Dialysestation zur anderen.

9.6.2 Nierentransplantation

Seit einigen Jahren besteht nebst der Dialyse noch eine andere Möglichkeit, den urämischen Patienten zu helfen. Es ist die Transplantation einer Niere.
Entscheidend für die Prognose einer Nierentransplantation ist die Verhinderung der immunbedingten Transplantatverwerfung. Die Maßnahmen zur Unterdrückung der immunologischen Reaktion bestehen in der Verabreichung von Imurel und Prednison (oder Antilymphozytenserum).

Vorbereitung des Patienten

- Hämodialyse zur Schaffung einer möglichst günstigen Ausgangslage
- symptomatische Behandlung: Hebung des Ernährungs- und Allgemeinzustandes, Hypertoniebehandlung usw.
- bei gewissen Patienten wird eine doppelseitige Nephrektomie vorgenommen (eine nichtkontrollierbare Hypertonie oder persistierende[anhaltend, dauernd] Harnwegsinfekte können dadurch ausgeschlossen werden)
- zur Vorbereitung gehört auch die Appendektomie und bei Ulkusbereitschaft eine Vagotomie; mögliche Komplikationen werden damit von vornherein eliminiert
- anschließend wird der Patient regelmäßig dialysiert, bis eine passende, d.h. gruppengleiche Leichenniere gefunden ist. (Es bestehen heute europäische Nieren-Zentralstellen und ein gut ausgebautes Transportsystem.)

Postoperative Maßnahmen

Der Patient wird nach der Operation auf eine spezielle Station, die z.B. in eine Intensivstation integriert ist, gebracht.

- Eine absolut aseptische Isolierung des Patienten ist in den ersten zwei Wochen unbedingt notwendig.
- Das ganze Zimmer und die sich darin befindenden Gegenstände müssen steril oder keimarm sein; das gleiche gilt für die Luft. Das Pflegepersonal betritt das Krankenzimmer nur durch eine Schleuse (s. auch S. 243).
- Daneben gelten ähnliche therapeutische und pflegerische Maßnahmen, wie sie bei der Pflege des Patienten nach Nephrektomie Gültigkeit haben (s. S. 706f.).
- Wichtig ist die psychische Betreuung und das Schaffen einer guten Atmosphäre, denn postoperativ kommt viel Unbekanntes (z.B. steriles Milieu) auf den Patienten zu, das ihn unsicher macht. Durch Telefon und Radio kann der Kontakt mit der Außenwelt aufrechterhalten werden. Für Besucher, die das Krankenzimmer in den ersten zwei Wochen nicht betreten dürfen, sollte eine Gegensprechanlage zur Verfügung stehen.
- Die Überwachung, besonders der Diurese, ist sehr wichtig. Eine einsetzende Oligurie kann erstes Zeichen der schwersten postoperativen Komplikation sein: *die akute Abstoßung der Niere.* Diese muß möglichst rasch erkannt und behandelt werden.

Die Prognose hängt davon ab, ob es zu einer Abstoßung des Transplantates kommt oder nicht. Die einjährige Überlebenszeit liegt heute bei ca. 60–70%.

9.6.3 Organisationen für Nierenpatienten

- *In Deutschland:* Interessenverband der Dialysepatienten Deutschlands, Heimchenweg 5 , 2000 Hamburg 54
- *In Österreich:* Gesellschaft Nierentransplantierter und Dialysepatienten Österreichs, Höffingergasse, 1120 Wien

– *In der Schweiz:* Verein der Nierenpatienten, Wilenstraße 3, 9240 Uzwil SG

Offizielles Organ dieser Verbände:
»Der Dialysepatient«, Zeitschrift für Nierenkranke, deren Angehörige, Ärzte und Pflegepersonal.

9.7 Erkrankungen der Nieren und ableitenden Harnwege

9.7.1 Übersicht über die wichtigsten Erkrankungen

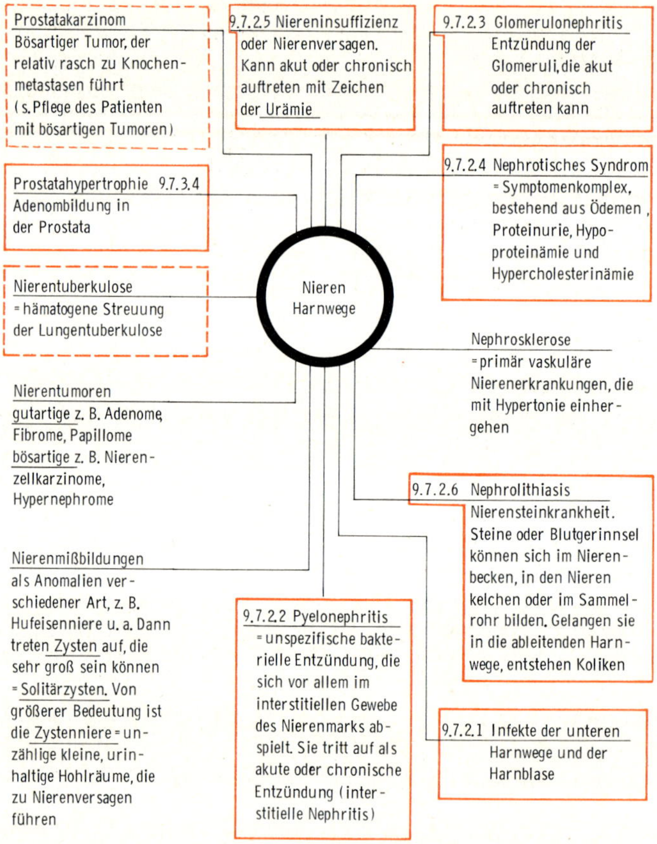

9.7.2 Pflege des Patienten mit Nierenerkrankungen

Bei Nierenerkrankungen können einzelne Teilabschnitte der Nieren befallen werden, z. B. die Glomeruli (Glomerulonephritis), die Tubuli (tubuläre Insuffizienz), das Nierenparenchym als solches (Nephritis). Ist das Nierenbecken erkrankt, spricht man von einer Pyelitis, die aber selten lokal bleibt, sondern ebenfalls auf das Nierengewebe übergreift (Pyelonephritis). Ein totales Versagen der Nieren wird als Urämie bezeichnet.
Bei den chirurgischen Erkrankungen steht das Nierensteinleiden im Vordergrund.
Wir beschränken uns in den folgenden Ausführungen auf die wichtigsten und häufigsten Nierenerkrankungen, denen die Schwester begegnet.

9.7.2.1 Pflege bei Infektionen der unteren Harnwege

Bakterielle Infektionen der unteren Harnwege betreffen selten die Harnblase allein (= *Zystitis*), meistens sind die Harnwege (Harnleiter) mitbetroffen (= *Ureteritis*). Bald kommt es zur Mitbeteiligung des Nierenbekkens = *Zystopyelitis*. Hier handelt es sich eigentlich um das häufigste Krankheitsbild. Wird das Nierenbecken allein betroffen, spricht man von *Pyelitis*. Sie greift rasch auf die Nieren über = *Pyelonephritis*.
Zu Harnwegsinfekten (im Krankenhausalltag sprechen wir der Einfachheit halber von Zystitis) kommt es als Folge von
- Manipulationen im Bereich des Urogenitalsystems (Blasenkatheter, insbesondere Dauerkatheter und Zystoskopie)
- mangelnder Hygiene
- allgemeinen Dispositionsfaktoren, wie z.B. Diabetes mellitus oder Schwangerschaft.

Krankheitszeichen
- Hauptsymptom ist die Pollakisurie und die Dysurie (= häufige, schmerzhafte [Brennen] Blasenentleerung)
- ständiger Harndrang
- Druckgefühl hinter der Symphyse
- *Urin:*
  Er enthält Leukozyten, Epithelien und Bakterien. Die Keimzahl ist erhöht.
  Er ist trübe und hat einen unangenehmen Geruch.

Behandlung und Pflege

- Lokale Wärmeanwendung. Wir halten die Patienten an, sich richtig zu bekleiden (warme Schlüpfer). Auch kalte Füße können das Auftreten eines Harnwegsinfektes begünstigen.
- Manipulationen an evtl. eingelegtem Dauerkatheter sind zu vermeiden.
- Regelmäßige Keimzahlbestimmung zur Kontrolle des Therapieerfolges.
- Im Sinne der Gesundheitserziehung leiten wir die Patienten zu Hygiene und angepaßter Kleidung an.
- Die Patienten sollen genügend trinken, damit eine gute Diurese gewährleistet ist. Wir sorgen vor allem bei Katheterträgern für eine ausreichende Flüssigkeitszufuhr.
- Therapeutisch kommen nach Arztverordnung in Frage:

Beachte

Die beste Therapie ist die Prophylaxe.
- Langzeitpatienten, Katheterträger usw. sollen, wenn sie mobilisiert werden können, nicht nur mit dem Morgenrock bekleidet werden. Wir nehmen uns die Zeit, ihnen Hosen bzw. Schlüpfer und Strümpfe anzuziehen.
- Diese Kleidungsstücke sollen häufig, wenn möglich täglich, gewechselt werden.
  Meistens bringen die Angehörigen bereitwillig genügend Wäschestücke zum Wechseln.
- Bei der Intimtoilette gehen wir korrekt und sauber vor:
  Waschung von vorne nach hinten, immer sauberes Wasser benutzen (nicht das für die ganze Körperpflege gebrauchte!). Wenn möglich Einwegwaschlappen benutzen. Statt Seife kann eine leicht desinfizierende Lösung ins Waschwasser gegeben werden (siehe auch Körperpflege S.115 f.).

Lokale Unterkühlung und mangelnde Sauberkeit sind vor allem bei Frauen mitverantwortlich für rezidivierende Harnwegsinfekte (kurze Harnröhre)!

  Chemotherapeutika (Urindesinfizientien)
  Antibiotika
  Analgetika oder Spasmolytika.

9.7.2.2 Pflege bei Pyelonephritis = Interstitielle Nephritis

Die Pyelonephritis wird durch unspezifische Krankheitserreger verursacht. Betroffen ist vor allem das *Interstitium* (= interstitielles Gewebe des Nierenmarkes). Sie kann ein- oder doppelseitig auftreten. Gleichzeitig kommt es zu Störungen am Glomerulus- und Tubulusapparat. Je nach Ausmaß dieser Mitbeteiligung ist die Erkrankung früher oder erst im späteren Verlauf klinisch erfaßbar. Die häufigsten Erreger der Pyelonephritis sind die Kolibakterien, Enterokokken, Staphylokokken u.a.
Faktoren, die eine Infektion begünstigen
- Diabetes mellitus

- Schwangerschaft
- phenazetinhaltige Medikamente (Phenazetinabusus!).

Akute Pyelonephritis
Wir unterscheiden:
- *Die aszendierende Form*
  Die Pyelonephritis steigt von der Blase auf ins Nierenbecken und von dort ins Parenchym. Im Interstitium entstehen *leukozytäre Infiltrate,* die sich ausbreiten und auf das Nephron übergreifen.
- *Die hämatogene Form*
  Die Entzündung beginnt primär im Rinden- und Markbereich.

Krankheitszeichen
- plötzlicher Beginn mit hohem Fieber
- heftige, kolikartige Schmerzen im Bereich des Rückens
- Zeichen der Entzündung der ableitenden Harnwege (Pollakisurie, Dysurie)
- *der Urin* enthält Leukozyten, Epithelien und Bakterien
- die Nierenfunktionsproben liegen im Bereich der Norm
- allgemeine Entzündungszeichen sind: hohe Senkung, Leukozytose mit Linksverschiebung.

Wird die Krankheit frühzeitig erkannt und sachgerecht behandelt, kann die Prognose gut sein. Immer besteht die Gefahr, daß sie in die chronische Verlaufsform übergeht.

Behandlung und Pflege
- Im allgemeinen gilt alles, was unter »Allgemeingültige Punkte zur Pflege« (s. S. 692f.) gesagt worden ist.
- Der Arzt wird eine medikamentöse Behandlung einleiten:
  Chemotherapeutika, je nach Erreger (es wird eine Bakterienkultur und Resistenzprüfung vorgenommen).
- Die Ursache (z.B. ein Abflußhindernis) muß behoben, disponierende Faktoren müssen ausgeschaltet werden (z.B. Behandlung des Diabetes mellitus).

Chronische Pyelonephritis
Hier ist der Beginn der Krankheit, wenn sie sich nicht aus einer akuten Pyelonephritis entwickelt, schleichend und uncharakteristisch. Die Krankheit ist deshalb schwer zu erkennen. Die Patienten suchen oft erst dann den Arzt auf, wenn bereits präurämische Krankheitszeichen vorhanden sind.

Die Krankheit führt bei vielen Patienten nach Jahren oder Jahrzehnten zu einer chronischen Niereninsuffizienz (= Urämie).

> *Der Phenazetinabusus* prädisponiert zum Infekt, d.h. es kommt bei der »Phenazetinniere« leichter zum Infekt und damit zur chronischen Pyelonephritis als ohne Phenazetin.

Krankheitszeichen
- schleichender, uncharakteristischer Beginn, u.U. mit leichter Temperaturerhöhung
- dumpfer Druck in der Nierengegend (Lendenregion)
- als allgemine Krankheitszeichen sind typisch:
  Müdigkeit, Abgeschlagenheit, Energielosigkeit, hartnäckige Kopfschmerzen, psychische Störungen
- zunehmende Zeichen einer Anämie, wobei die Blässe bald in eine schmutziggraue Hautfarbe übergeht
- Blutdruckerhöhung ist Zeichen der Mitbeteiligung der Glomeruli
- *Urin:* Zuerst tritt eine Nykturie und Polyurie auf. Der Urin ist isosthenurisch (d.h. hell mit einem spezifischen Gewicht von 1010 und tiefer). Später kommt es zur Oligurie. Der Urin enthält Bakterien und Leukozyten.
- Die Konzentrationsfähigkeit der Nieren nimmt ab (erfaßbar durch den Konzentrationsversuch).
- Übelkeit und Erbrechen sind bereits Zeichen einer schweren Nierenschädigung mit Elektrolytverschiebung und Übersäuerung des Blutes (= Azotämie). Der Übergang zu einer Urämie ist nun fließend.

Behandlung und Pflege
- Der Behandlungs- und Pflegeplan muß dem Zustand des Patienten angepaßt werden. In mehr oder weniger großem Ausmaß sind die allgemein gültigen Maßnahmen zu beachten (s. S. 692).
- Medikamentöse Behandlung, evtl. als intermittierende Langzeitbehandlung mit Chemotherapeutika.
- Flüssigkeitszufuhr, d.h. die Patienten sollen mehr trinken als ihrem Durstgefühl entspricht. Je reichlicher die Flüssigkeits-

zufuhr, desto größer die Nierendurchschwemmung (= schlechte Voraussetzung für das Bakterienwachstum und die Bakterienverbreitung).
- Rezidivierende Harnwegsinfekte sind zu vermeiden (beachten Sie die prophylaktischen Maßnahmen S. 699).
- *Ist Phenazetinabusus für die interstitielle Nephritis mitverantwortlich,* stellen sich zusätzlich die unter »Psychische Betreuung« (s. S. 693f.) besprochenen Probleme.
  Die beste und einzige Therapie ist in diesem Fall aber immer die Prophylaxe:
  Kampf dem Phenazetinabusus,
  Maßhalten mit Schmerzmitteln.
  Ist die Nierenschädigung noch nicht zu weit fortgeschritten, kann eine Entwöhnung im Krankenhaus während der Behandlung des Nierenleidens Erfolg haben. Es wäre jedoch wirkungslos, nur den Phenazetinabusus stoppen zu wollen, ebenso wichtig ist es, dessen Ursache zu ergründen und im Gespräch mit dem Patienten und dessen Ehepartner eine Lösung zu suchen: Milieuwechsel, Entlastung bei körperlicher und psychischer Überbelastung (z.B. bei Berufstätigkeit einer Mutter) u.a.

9.7.2.3 Pflege bei Glomerulonephritis

Wir unterscheiden die akute und die chronische Glomerulonephritis.

Akute Glomerulonephritis
Es handelt sich dabei um eine entzündliche, immunologische Erkrankung, die u.a. nach einem durchgemachten Streptokokkeninfekt auftritt (Streptokokken der Gruppe A: Scharlach, Angina). Auch nach einer unbemerkt verlaufenen Erkrankung kann es zur hämatogenen Streuung kommen. Die Toxine der Streptokokken wirken als Antikörper gegen das Kapillarnetz der Glomeruli (= immunologisch-entzündliche Reaktion der Kapillaren). Es entsteht eine Kapillaritis mit Schwellung der Glomerulusschlingen, wodurch es zu eingeschränkter Nierenfunktion, zu ungenügender Filtration und zu vermehrter Durchlässigkeit für Eiweiß kommt.
Die akute Glomerulonephritis tritt, wie ihr Name sagt, *akut* auf und befällt vorwiegend Kinder und junge Menschen unter 30 Jahren.

Krankheitszeichen
Kardinalsymptome
- Blutdruckanstieg (Widerstandshochdruck bei engen Arteriolen des Kapillarnetzes)
- Proteinurie (vermehrte Durchlässigkeit bei bestehender Kapillaritis)
- Hämaturie (vermehrte Durchlässigkeit für Erythrozyten)
- Ödeme (als Folge des Kapillarschadens).

Allgemeine Krankheitszeichen
Sie treten eine bis drei Wochen nach überstandener Angina u.a. auf.
- Kopfschmerzen (als Folge der Hypertonie)
- Gliederschmerzen
- Kreuzschmerzen (Nierenschwellung mit Kapselspannung)
- Blässe der Haut
- Ödeme, zu Beginn um die Augen im lockeren Bindgewebe = Lidödeme (erhöhte Kapillardurchlässigkeit)
- Übelkeit, Erbrechen (Störungen im Elektrolythaushalt)
- *Urin:* Oligurie, und zwar als Ausdruck deutlicher Abnahme der Urinproduktion bis auf Werte von 100 bis 200 ml/24 Stunden. Der Urin ist dunkel (schmutzigbraun) und konzentriert. Er enthält Erythrozyten (= Hämaturie) und Eiweiß in großen Mengen (= Proteinurie). Im Sediment sind auch Zylinder nachweisbar (Erythrozytenzylinder, granulierte Zylinder = Zylindrurie).

Bei den Nierenfunktionsproben zeigt vor allem die Kreatinin-Clearance eine deutliche Einschränkung der Nierenfunktion. Die harnpflichtigen Substanzen im Blut steigen an.

Weitere Laborbefunde
- renale Anämie (s. auch S. 564)
- Hypoproteinämie infolge Eiweißverlust durch die Nieren
- Der Antistreptolysin-Titer ist dann erhöht, wenn ein Streptokokkeninfekt der Erkrankung vorausgegangen ist, das gleiche gilt für einen positiven Rachenabstrich. (Es können aber auch andere Erreger eine Glomerulonephritis verursachen!)
- Die Nierenbiopsie gibt Aufschluß über die vorliegende Schädigung. Aufgrund des Resultates können in der Regel gewisse prognostische Aussagen erfolgen.

Im schweren Fall kommt es zu Herzmitbeteiligung (Herzinsuffizienz, Perikarditis) und zu Bewußtseinsstörungen bis Bewußtlosigkeit sowie zu epileptiformen Krämpfen infolge von auftretendem Hirnödem.

Behandlung und Pflege
Je früher diese einsetzt, um so besser ist die Prognose.
- *Antibiotika* (das Mittel der Wahl ist Penizillin in hohen Dosen)
- *Bettruhe* | s. »Allgemein gültige Punkte
- *Diät* | zur Pflege« (S. 692 f.)
- Kontrolle der Vitalzeichen (besonders Blutdruck und Puls) und der Flüssigkeitsbilanz (die Zufuhr richtet sich nach der Ausscheidung)
- regelmäßige Untersuchung von Urin und Blut
- symptomatische Behandlung je nach Ausmaß und Verlauf der Krankheit (z.B. Herzunterstützung durch Digitalistherapie usw.).

Die akute Glomerulonephritis verläuft unterschiedlich schwer. Wird die Krankheit frühzeitig erkannt und behandelt, ist die Prognose heute gut. Die Glomerulonephritis heilt u.U. in drei bis vier Wochen ab. Von einer sog. *Restproteinurie* spricht man, wenn noch über längere Zeit eine leichte Proteinurie besteht (ein bis zwei Jahre). Bei einem kleinen Prozentsatz heilt die Glomerulonephritis nicht, und es kommt zu lebensbedrohlichen *Komplikationen:*
- Lungen- oder Hirnödem
- akutes Nierenversagen (Urämie)
- Übergang in eine chronische Glomerulonephritis.

Chronische Glomerulonephritis
Sie ist immer doppelseitig. Charakteristisch sind chronisch-entzündliche bzw. vernarbende Veränderungen an den Glomeruli. Meistens entwickelt sie sich aus der akuten Form (= *sekundär chronische* Glomerulonephritis). Ist keine akute Phase nachweisbar, spricht man von *primär chronischer* Glomerulonephritis.

Krankheitszeichen
Sie sind weniger typisch und unauffälliger als bei der akuten Form
- mäßiger Blutdruckanstieg
- Proteinurie und Zylindrurie
- meist keine, oder nur geringe Ödeme, selten Hämaturie.

Die Glomeruli werden zunehmend geschädigt und in ihrer Funktion eingeschränkt. Schließlich fallen sie funktionell aus, und es resultiert die entzündliche Schrumpfniere.

Entzündliche Schrumpfniere
Durch die mehr oder weniger rasch fortschreitende Vernarbung der Glomeruli schrumpft auch das Nierenparenchym (= sekundäre Schrumpfniere). Die Krankheitszeichen nehmen zu, und es kommt bald zur Urämie.
- *Krankheitszeichen* s. S. 704
- *Behandlung und Pflege.*
  Sie sind abhängig vom Stadium und vom Verlauf der Krankheit. Als wichtigste Maßnahme gilt angepaßte körperliche Schonung und die Prophylaxe zusätzlicher Harnwegsentzündungen. Alles weitere ist auf den S. 692 u. 704 nachzulesen.

9.7.2.4 Das nephrotische Syndrom

Das nephrotische Syndrom ist ein Symptomenkomplex, gekennzeichnet durch folgende Symptome:
- *Proteinurie:* Es werden sehr große Mengen Eiweiß durch die Nieren ausgeschieden. Dadurch kommt es zu einem Eiweißverlust im Blut, zur
- *Hypoproteinämie:* Wenn das Bluteiweiß abfällt, schwindet auch das Wasserbindungsvermögen, der onkotische Druck nimmt ab. Die Flüssigkeit verschiebt sich vom intravasalen in den extravasalen Raum, in das Interstitium. Es treten
- *Ödeme* auf. Die typische Lokalisation dieser Ödeme ist im lockeren Bindegewebe, vor allem des Gesichtes und der Augenlider. Mit zunehmender Erkrankung treten generalisierte Ödeme auf, die zu Beginn vor allem in den Beinen ausgeprägt sind. Später kommt auch eine Aszites oder ein Pleuraerguß hinzu.

Gleichzeitig treten *Hyperlipidämie* und *Hypercholesterinämie* auf. Das nephrotische Syndrom ist häufig Begleitsyndrom einer anderen, ernsteren Nierenerkrankung. In »reiner« Form kommt es nur bei der sog. Lipoidnephrose des Kindes vor.

Die wichtigsten Krankheiten, bei denen ein nephrotisches Syndrom anzutreffen ist, sind:
- die akute Glomerulonephritis
- die Lipoidnephrose
- die diabetische Nephropathie (Morbus Kimmelstiel-Wilson)
- das multiple Myelom u.a.

Behandlung und Pflege
Sie richten sich nach der Ursache des nephro-

tischen Syndroms und dem Ausmaß der Krankheit.
- Grundkrankheit heilen oder beeinflussen
- *Ödembehandlung* mittels Diuretika, wenn die Niereninsuffizienz nicht zu weit fortgeschritten ist
- Behebung der *Hypoproteinämie:* Man führt dem Patienten, wenn der Harnstoff nicht zu hoch ist, eiweißreiche Kost zu (z.B. 1 bis 1,5 g/kg Körpergewicht).
- *Proteinurie:* Diese versucht man durch Verbesserung des Plasmadurchstromes und Erhöhung des Glomerulusfiltrates zu beeinflussen. Gleichzeitig soll die Diurese angeregt werden. Man versucht, diese Wirkung mit Hilfe einer Steroidtherapie (Prednison u.a.) zu erreichen.
- Daneben sind die »Allgemeingültigen Punkte zur Pflege« (s. S. 692f.) zu beachten.

9.7.2.5 Pflege bei Niereninsuffizienz

Die Niereninsuffizienz (Nierenversagen) kann je nach Ursache akut oder chronisch sein.

Akute Niereninsuffizienz
Unter akuter Niereninsuffizienz versteht man ein plötzliches Versagen der Nierenfunktion. Setzt eine sofortige und gezielte Therapie ein, kann das Nierenversagen behoben werden.

Ursachen
Der akuten Niereninsuffizienz liegt immer eine *Verminderung der glomerulären Filtration* und eine *vermehrte Rückdiffusion des Primärfiltrates* zugrunde. *Häufigste Ursache ist der Schock,* der zu einer Minderdurchblutung und zu einer (meist) vorübergehenden Funktionseinschränkung führt. Im folgenden die *wichtigsten Ursachen:*

1. *Schock, Blutdruckabfall, Hypovolämie*
   z.B. infolge von Hämorrhagien, Traumen, Flüssigkeits- und Elektrolytverlust durch Erbrechen, Durchfälle und Verbrennungen
   Hämolyse, z.B. bei Fehltransfusion
   Myolyse nach Unfällen, mit ausgedehnten Muskelquetschungen (Crush-Syndrom). Durch die große Menge von Abbauprodukten (insbesondere Myoglobin) kommt es zu einer Verstopfung der Tubuli (Myoglobin fällt in den Nierentubuli aus).
2. *Intoxikationen*
   Schwermetalle (z.B. Quecksilber), Pilztoxin oder nephrotoxische Antibiotika (z.B. Kanamycin)
3. *Allergie*
   Röntgenkontrastmittel u.a.

Krankheitszeichen
- *Oligurie* ist das Leitsymptom im akuten Stadium, später tritt eine *Polyurie* auf (oder bei totalem Versagen der Nierenfunktion eine *Anurie*).
- Die Schlackenstoffe im Blut steigen an.
- Der Elektrolythaushalt ist gestört.

Hält die akute Phase an und können die Nieren nicht genügend Urinmengen ausscheiden, treten Zeichen des *Nierenversagens* auf:
- Die Nieren vermögen Wasser und Natrium nicht mehr auszuscheiden; es kommt zu *Ödemen.*
- Das Unvermögen der Nieren, Kalium zu eliminieren, führt zu *Hyperkaliämie.* Es kann zu Komplikationen am Herzen (z.B. Kammerflimmern) kommen.
- Können die harnpflichtigen Substanzen nicht mehr ausgeschieden werden, *steigen die Schlackenstoffe im Blut an,* und es resultieren die Zeichen der *Urämie:* Übelkeit, Erbrechen, Somnolenz, Neigung zu Muskelkrämpfen.

Behandlung in der oligurischen Phase
- Die Flüssigkeitszufuhr beschränkt sich auf den Ersatz der Verluste (Urin, Erbrechen) plus 400 bis 500 ml
- Elektrolyt- und Säure-Basen-Haushalt-Korrektur, Behandlung der Hyperkaliämie
- Ernährung: kalium- und natriumarm; evtl. auch eiweißarm
- am besten wird die oligurisch-anurische Phase überwunden durch die *Dialysebehandlung* (Peritoneal- oder Hämodialyse) (s. S. 693ff.).

Das Einsetzen der *polyurischen* Phase gilt als Zeichen der Erholung der Nieren im Sinne einer Regeneration der Tubulusepithelien.

Behandlung in der polyurischen Phase
- Die Urinmenge nimmt rasch zu, die Konzentrationsleistung ist aber noch nicht vorhanden, weshalb große Mengen Natrium, Kalium und Chlorid ausgeschieden werden, die *ersetzt* werden müssen.

Die Einschränkung der Nierenleistung bleibt noch einige Zeit bestehen. Die akute Niereninsuffizienz kann aber voll rückbildungsfä-

hig sein, dies vor allem seit der Einführung der Dialysetherapie. Sie sollte, wenn immer möglich, schon vor dem Einsetzen der klinischen Zeichen der Urämie und anderer lebensbedrohlicher Störungen des Elektrolyt-, Säure-, Basen- und Wasserhaushaltes durchgeführt werden. Die Prognose ist weitgehend vom auslösenden Grundleiden abhängig.
Für die Schwester stellt sich bei diesen Patienten vor allem die Aufgabe der *Überwachung* (Vitalzeichen, Flüssigkeitsbilanz, Bewußtseinszustand usw.). Der Patient liegt meist auf der Dialyse- oder Intensivpflegestation.
Die Pflege ist abhängig vom Zustand des Patienten und von der Art der Behandlung.

Chronische Niereninsuffizienz

Von einer *Urämie* sprechen wir, wenn die klinischen Symptome einer Niereninsuffizienz vorliegen. Die Niereninsuffizienz bezeichnet eine ungenügende Nierenfunktion. Urämie hingegen ist der Name für die bei Niereninsuffizienz auftretenden Krankheitszeichen.

Ursachen

- Jedes chronische Nierenleiden kann zur Urämie führen. Meistens handelt es sich dabei um das Endstadium der oben besprochenen Glomerulo- oder Pyelonephritis.
- Eine akute Niereninsuffizienz kann in eine chronische Urämie übergehen.

Krankheitszeichen

Es besteht eine Vielzahl von Symptomen. Der Einfachheit halber ordnen wir sie nach Organsymptomen (in Anlehnung an: *Innere Medizin,* 3. Aufl., hrsg. von G. Schettler, siehe weiterführende Literatur):

1. *Allgemeine und neuromuskuläre Symptome*
   - Körperliche Schwäche, leichte Ermüdbarkeit
   - Muskelzuckungen, manchmal tetanische Anfälle (Blutkalzium erniedrigt)
   - Reizbarkeit, akute Psychosen
   - Kopfschmerzen (zum Teil bedingt durch die Hypertonie)
   - Krampfanfälle (Hirnödem u.a.)
   - schlaffe Paresen (Kaliumdefizit)
   - Singultus
   - Bewußtseinsstörungen: von der Somnolenz zunehmend bis zum terminalen, tiefen Koma
2. *Herz und Kreislauf*
   - Hypertonie
   - Linksinsuffizienz des Herzens
   - perikardiales Reiben infolge fibrinöser urämischer Perikarditis
3. *Atmung und Atmungsorgane*
   - Kußmaulsche Atmung (metabolische Azidose), im terminalen Stadium übergehend in Cheyne-Stokessche Atmung
   - Atemnot (infolge Herzinsuffizienz)
   - Lungenödem, Bronchitis und Tracheitis
4. *Verdauungstrakt*
   - Übelkeit und Erbrechen (urämische Gastritis)
   - Foetor uraemicus (= harnähnlicher Mundgeruch)
   - Diarrhö (urämische Kolitis)
5. *Blut und blutbildende Organe*
   - Anämie (normochrom)
   - Blutungsneigung: Thrombozytopenie, Purpura, Nasenbluten, Bluterbrechen, Hämaturie u.a.
6. *Haut*
   - Schmutzig-braune Pigmentation (Einlagerung des Harnfarbstoffes)
   - Hautjucken
   - Austritt von Harnstoffkristallen an Stirn und Wangen
   - Trockenheit der subkutanen Gewebe
7. *Skelettsystem*
   (Störungen im Phosphor- und Kalziumhaushalt und in der Vitamin-D-Resorption)
   - Osteomalazie } Der Patient klagt über
   - Ostitis fibrosa } Knochenschmerzen
8. *Urin*
   - Die Urinmenge kann sich längere Zeit im Bereich der Norm bewegen, geht aber im Spätstadium in eine Oligurie und Anurie über.
   - Der Urin ist hell (Urinfarbstoff fehlt), das spezifische Gewicht ist um 1010 (Isosthenurie).
   - Proteinurie, Hämaturie.

Behandlung und Pflege

- *Die Behandlung* ist symptomatisch (Flüssigkeitszufuhr, Azidosebekämpfung wie beim akuten Nierenversagen. Digitalisieren bei Herzinsuffizienz. Anämiebekämpfung durch Erythrozytenkonserven und Vitamin-B_{12}-Gabe. Anwendung der künstlichen Niere usw.).
- *Die Pflege* stellt große Ansprüche. Der Patient ist unruhig und muß überwacht werden. Besondere Sorgfalt gilt der Mund- und allgemeinen Körperpflege sowie den Prophylaxen.

Je schwerer das Krankheitsbild ist, um so vielfältiger sind die Bedürfnisse des Patienten, denen er nicht mehr selber entsprechen kann. Er braucht Hilfe und Unterstützung, um alle noch vorhandenen Kräfte zu erhalten und sich gegen schädigende Einflüsse zu schützen. Oft ist bei diesen Patienten der Tod unvermeidlich, die Schwester versucht auch, in dieser Phase ihn zu begleiten (siehe dazu: Betreuung des Sterbenden S. 297ff.).

Pflege des Patienten mit Nierensteinbildungen

Urolithiasis oder *Nephrolithiasis* ist der Name für Steinbildungen, die wir als Nieren-, Ureter- oder Blasensteine (= Konkremente) kennen. Ein Stein enthält 95% kristalline Substanz und 5% Gerüstanteil. Je nach den vorgegebenen Kristalloiden unterscheidet man *anorganische* (Oxalat, Phosphat), *organische* (Harnsäure, Zystin) und *Mischsteine*. Meistens steht am Anfang der Steinbildung eine *Auskristallisation* von Harnsalzen, z.B. wenn diese im Überschuß vorhanden sind (Harnsäure bei Gicht u.a.).

Symptome

Der »ruhende« Stein macht meist keine Beschwerden. Bewegt er sich oder wird er eingeklemmt, führt der lokale Spasmus zur typischen Kolik.

Die Nierensteinkolik ist oft verbunden mit Übelkeit, Erbrechen und Hämaturie (Fieber nur bei gleichzeitigem Infekt).

Der Nachweis von Steinen geschieht röntgenologisch. Im Urin sind neben Erythrozyten, Leukozyten, Bakterien u.a. meistens auch die Kristalloide vermehrt. Mittels Sulkowitsch-Probe kann die Kalziumausscheidung ermittelt werden (positiv bei Hyperkalziurie).

Konservative Behandlung

- kontinuierlich Spasmolytika (z.B. 3 × 2 Baralgin) bei Steinkolik;
- mindestens 3 Liter trinken/24 Stunden;
- keine übermäßigen Anstrengungen;
- bei Schmerzen: Bettruhe;
- Urin sieben, um einen eventuellen Stein sofort zu erfassen:
- Urin-pH kontrollieren, alkalischer Urin soll angesäuert werden;
- Einlegen einer sog. Zeiß-Schlinge unter Sicht (Zystoskopie).
  Die Schlinge (es handelt sich dabei um einen Harnwegskatheter mit Perlonschlinge) wird bis zur Höhe des Steines vorgeschoben und läßt sich durch Zug um den Stein schließen. Gleichzeitig werden alle oben (Austreiben der Konkremente) erwähnten Maßnahmen angewendet.
- Steinzertrümmerung mittels Resektoskop (z.B. bei Blasensteinen).
- *Nach Abgang des Steines* wird er chemisch nach der Zusammensetzung untersucht, damit die steinverursachenden Stoffe nachgewiesen werden können und eine wirkungsvolle *Steinrezidivprophylaxe* in die Wege geleitet werden kann. Ausschalten der Ursache (z.B. Milch- und Milchprodukte-Einschränkung bei Kalzium-Steinen), viel trinken lassen, Harnwegsinfektverhütung. Gleichzeitig wird nach einem evtl. in Frage kommenden Grundleiden gesucht (Hyperparathyreoidismus, Gicht).

Chirurgische Behandlung

Sie kommt nur dann in Frage, wenn die konservativen Maßnahmen nicht zum Ziele führen oder die Gefahr von Komplikationen besteht. Der Stein wird operativ entfernt. Die prä- und postoperativen Maßnahmen sind ähnlich wie bei der Nephrektomie.

9.7.3 Pflege des Patienten bei urologischen Operationen

9.7.3.1 Häufig vorkommende urologische Operationen

Nephrektomie
Entfernung einer Niere

Polresektion
Entfernung eines Nierenteils (Nierenpol) unter Erhaltung des restlichen Organs

Nephrostomie
Anlegen einer Nierenfistel mit Drainage des Nierenbeckens durch das Parenchym und künstliche Ableitung des Urins nach außen

Pyelolithotomie
Operative Entfernung von Nierensteinen durch Eröffnung des Nierenbeckens

Ureterolithotomie
Operative Entfernung eines Steines aus dem Harnleiter

Nephroureterektomie
Entfernung einer Niere samt Harnleiter, einschließlich dessen Einmündung in die Blase

Nierenbeckenplastik
Operative Verkleinerung eines erweiterten Nierenbeckens und Beseitigung der Abfluß-Störung am Übergang Nierenbecken–Ureter

Refluxplastik
Operative Korrektur im Bereich der Einmündung des Harnleiters in die Blase, um einen Harnrückfluß von der Blase in die Nieren zu verhüten

Zystektomie
Resektion der ganzen Blase. Sie macht stets eine neue Urinableitung notwendig, sei es durch Einpflanzen der Harnleiter in den kotführenden (Abb. 9) oder ausgeschalteten Dickdarm; sei es durch Anlegen einer Ileumblase (Abb. 10), durch Bildung einer Rektumblase oder Ureterhautfistel.

Prostatektomie
Operative Ausschälung der Adenomknoten aus der Prostata. Bei radikaler Entfernung der Prostata (beim Karzinom) werden Kapsel und Samenblasen mitentfernt.

Elektroresektion
Transurethrale Resektion eines Prostataadenoms mit der elektrischen Schneidenschlinge.

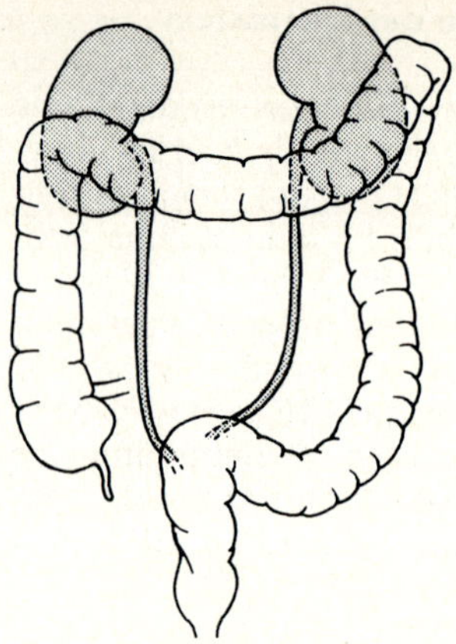

Abb. 9 Ureterosigmoideostomie (ohne Ausschaltung der Kotpassage) nach Coffey

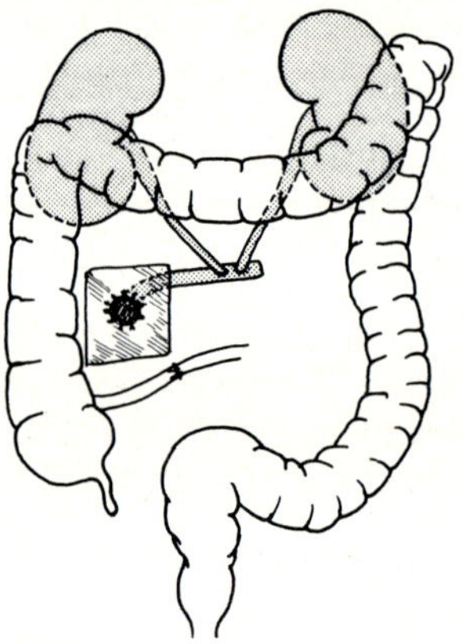

Abb. 10 Ileal conduit nach Bricker-Ileozystoplastik (Ileumblase)

9.7.3.2 Pflege bei Nephrektomie

Die Nephrektomie kommt in Frage bei einseitigen Nierenerkrankungen, z.B. bei Hypernephrom, Hydro- und Pyonephrose.
Zur Freilegung und Entfernung der Niere wird je nachdem ein Schnitt im Bereich der Flanke oder durch Brustkorb und Flanke geführt.

Operationsvorbereitungen
Nach vorausgehender, gründlicher Untersuchung der gesunden Niere in bezug auf ihre Funktion wird der Kranke auf die Operation vorbereitet. Es gelten alle Maßnahmen, die im Kapitel »Allgemeine prä- und postoperative Pflege« (s. S. 446ff.) besprochen worden sind. In den Tagen vor der Operation ist reichliche Flüssigkeitszufuhr angezeigt, soweit kardial keine Gegenindikation besteht.
Wird bei der Nephrektomie der Thorax miteröffnet, z.B. bei Hypernephrom, gilt prä- und postoperativ zusätzlich alles, was für die Pflege bei Thorakotomie Gültigkeit hat. Es müßte also an die Atemgymnastik gedacht werden.

Postoperative Pflege und Überwachung
Speziell zu beachten sind folgende Maßnahmen:
Mobilisation: Diese wird sehr unterschiedlich gehandhabt und hängt von der Art des Eingriffes ab. Meistens wird der Arzt Frühmobilisation verordnen, dies vor allem deshalb, weil Patienten nach Nierenoperation nur ungern antikoaguliert werden (Blutungsgefahr!). Der Kranke soll deshalb auch angehalten werden, seine Beine häufig zu bewegen. Wir helfen durch Streichmassage und Bewegungsübungen mit, einer Thrombose vorzubeugen.
Flüssigkeitsbilanz: Sie ist beim Nierenpatienten besonders wichtig, gibt sie doch Auskunft über die Tätigkeit der verbleibenden Niere. Der Arzt wird die Infusionen so verordnen, daß eine Plusbilanz erreicht wird.
Flüssigkeitszufuhr: Während der ersten drei bis vier Tage wird die Flüssigkeit mittels Infusionen verabreicht. Gleichzeitig werden die notwendigen Elektrolyte zugeführt.
Am zweiten postoperativen Tag kann der Kranke, wenn keine Komplikationen eingetreten sind, löffelweise Tee zu sich nehmen.

Die orale Flüssigkeitszufuhr wird ab drittem Tag gesteigert. Die Infusionen werden erst dann abgestellt, wenn der Kranke gut zwei Liter pro Tag trinken kann.
Ernährung: Sie entspricht ungefähr derjenigen bei mittelschwerer Bauchoperation. Die Schwester sei vorsichtig und zurückhaltend, da bei der Operation das Peritoneum gereizt wird und Ileusgefahr besteht.
Die *Darmtätigkeit* wird daher gut überwacht und angeregt.
Wundgebiet: Da Blutungsgefahr besteht, muß das Wundgebiet gut kontrolliert werden.
Die eingelegten Drains dürfen nicht abgeklemmt oder abgeknickt sein. Die Schwester vergewissert sich immer wieder, ob sie durchgängig sind und fördert den Sekretabfluß durch Kneten der Schläuche.
Der Wunddrain wird am dritten Tag gekürzt und am fünften oder siebten Tag entfernt (Arzt!). Der erste Verbandwechsel fällt mit der Drainkürzung zusammen und wird vom Arzt ausgeführt.
Die Entlassung wird im Normalfall ca. zwei Wochen nach der Operation erfolgen. Ein Erholungsaufenthalt ist angezeigt.

9.7.3.3 Pflege von Patienten mit plastischen Operationen an den oberen Harnwegen

(= Operationen, welche Nierenbecken und/oder Harnleiter eine neue Form geben)

Präoperativ
Es haben die gleichen Maßnahmen Gültigkeit wie bei der Nephrektomie.

Intraoperativ
Bei der Neuformung von Nierenbecken und Harnleiter wird oft eine vorübergehende Harnableitung (= Nephrostomie) angelegt und/oder durch Einlegen eines Schienungskatheters (Splint) in die operativ veränderten Harnwege für die gewünschte Harnwegsdurchgängigkeit gesorgt.

Postoperativ
Die verschiedenen *Drainagen* (Abb. 11) verlangen sorgfältigste Überwachung. Sie müssen unbedingt durchgängig sein und sollen deshalb frei und ohne Knickung liegen.

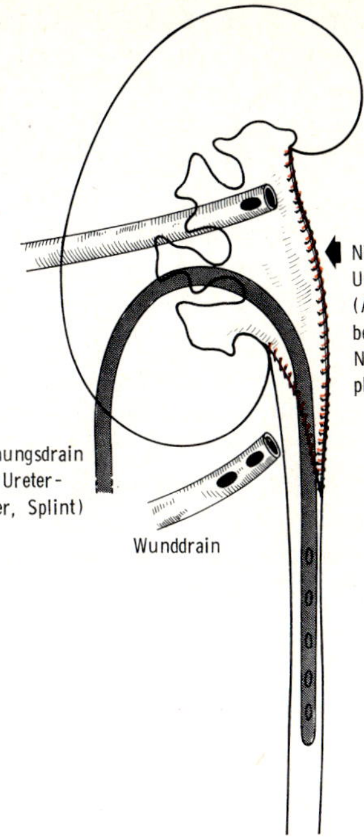

Abb. 11 Drainagen

- Der übliche *Wunddrain* kann nach Eröffnung und Naht der Harnwege manchmal neben dem gewöhnlichen Wundsekret beträchtliche Urinmengen ableiten (welche natürlich der Ausscheidungsmenge zugerechnet werden müssen), weil die Harnwegsnaht selten ganz wasserdicht und der normale Harnabfluß vorübergehend gestört ist.
- *Der Nephrostomiedrain* ist meist ein relativ dicker Schlauch (oder ein Katheter), der durch das Nierengewebe hindurch in das Nierenhohlsystem eingeführt wird; er hat die Aufgabe, den Harn der betreffenden Niere vorübergehend direkt nach außen abzuleiten, um den plastisch operierten Harnwegen die Aufgabe der Harnableitung bis zur Wundheilung abzunehmen. Dauernde und exakte Überwachung des Urinabflusses aus einer Nephrostomie ist entscheidend, da bei Verstopfung des Drains infolge Überdruck im Nierenbekken der Erfolg der Operation in Frage gestellt wird. Spülungen (z.B. mit physiologischer Kochsalzlösung) sollten, wenn möglich, unterlassen oder höchstens vom Arzt vorsichtig durchgeführt werden. *Ein reichlicher Urinfluß* (gute Diurese) gewährleistet die Draindurchgängigkeit am besten. Er wird gefördert durch:
Steigerung der Flüssigkeitszufuhr (Infusion oder reichlich trinken),

forcierte Diurese mittels Diuretika (Mannitol oder Lasix).

- *Der Schienungsdrain* (Splint) ist meist aus gewebsfreundlichem Kunststoffmaterial (PVC, Silikongummi). Er liegt in den ableitenden Harnwegen und hält diese durchgängig während der Zeit der Wundheilung. Ist der Nierenurin durch eine separate Nephrostomie abgeleitet, führt er meist keine wesentlichen Urinmengen. Bei Harnleiterneueinpflanzungen (= UCN-Ureterocystoneostomie) und bei Antirefluxoperationen dient der Schienungsdrain meist gleichzeitig als Urinableitung (Abb. 12) aus der betreffenden Niere.
- *Ein Blasenkatheter* hat bei Operationen am blasennahen Harnleiter, bei Harnleiterneueinpflanzungen (UCN) und bei plastischen Operationen an der Blase (z.B. auch bei Korrektur von vesikoureteralem Reflux) die Aufgabe, die Blase bis zur Wundheilung ruhigzustellen, von Druck zu entlasten und das Zurückfließen von Harn aus der Blase in den Ureter zu verhindern.

Die Schwester sorgt durch sorgfältiges Durchkneten der Drainagen und Urinableitungen für deren Durchgängigkeit, falls der Arzt nichts anderes verordnet.

Mobilisation

Obwohl die Nähte an neu geformten Harnwegen gerade in den ersten Tagen nach der Operation am sichersten halten, haben gewisse Urologen Bedenken in bezug auf die *Frühmobilisation,* deren Hauptgefahr allerdings darin besteht, daß die verschiedenen ableitenden Schläuche in Unordnung gebracht oder herausgerissen werden könnten. Werden die Patienten bis zur Wundheilung, also zwei bis drei Wochen, im Bett behalten, ist die Thromboseprophylaxe durch Antikoagulation kaum zu umgehen. Jedenfalls sind entsprechende physikalische Maßnahmen von großer Bedeutung (Massage, Einwickeln und Bewegen der Beine). *Bei Frühmobilisation ist größte Sorgfalt im Umgang mit den Ableitungen und Drainagen notwendig.*

Entlassung: ca. drei bis vier Wochen nach der Operation.

9.7.3.4 Pflege bei Prostatektomie

Die Prostata umschließt ringförmig den oberen Teil der Harnröhre. Sie hat im normalen Zustand die Größe einer Kastanie. Ihre Aus-

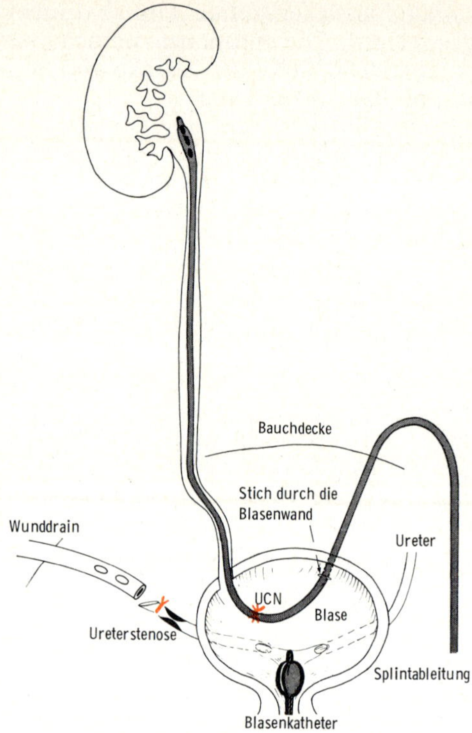

Abb. 12 Schienungsdrain als Urinableitung

führungsgänge führen in die Harnröhre. Die Prostata ist eine männliche Geschlechtsdrüse und produziert ein milchiges, alkalisches Sekret, welches den Spermien als Transportmedium dient.

Die sog. Prostatahypertrophie ist die häufigste Erkrankung der Drüse. Wir verstehen darunter eine im höheren Alter innerhalb der Prostata auftretende gutartige Knotenbildung. Die periurethralen Drüsen bilden einen *Adenomknoten* innerhalb des Drüsenparenchyms. Die Folge davon ist eine Einengung der Harnröhre in Blasennähe, es kommt zu Miktionsbeschwerden. In der Blase bleibt Restharn zurück. Durch die Stauung kann es später zur Nierenschädigung kommen. Durch den in der Blase verbleibenden Restharn wird das Auftreten eines Harninfektes und damit einer Zystitis begünstigt. Dabei kann es jederzeit zur akuten Harnverhaltung kommen. Das Endstadium ist eine chronische überdehnte Überlaufblase und die Urämie.

Die Behandlung der Prostatahypertrophie ist nur durch *Operation* erfolgreich, abgesehen von der intermittierenden oder dauernden Katheterisierung.

Die Prostatektomie, d.h. die Entfernung der Adenomknoten kann auf verschiedenen Wegen vorgenommen werden (Abb. 13):

1. *Suprapubische* (transvesikale) Prostatektomie,
2. *Retropubische* (extravesikale) Prostatektomie,
3. *Transurethrale* Prostatektomie oder Elektroresektion (TUR).

Operationsvorbereitungen
Es gelten die allgemeingültigen präoperativen Maßnahmen. Dazu kommen spezielle Vorbereitungen wie Unterstützung der Herztätigkeit, Untersuchung der Nierenfunktion usw.

Postoperative Pflege
Die postoperative Pflege des Patienten nach Prostatektomie ist von Klinik zu Klinik etwas verschieden, auch richtet sie sich nach der vom Arzt ausgeführten Operationsmethode.

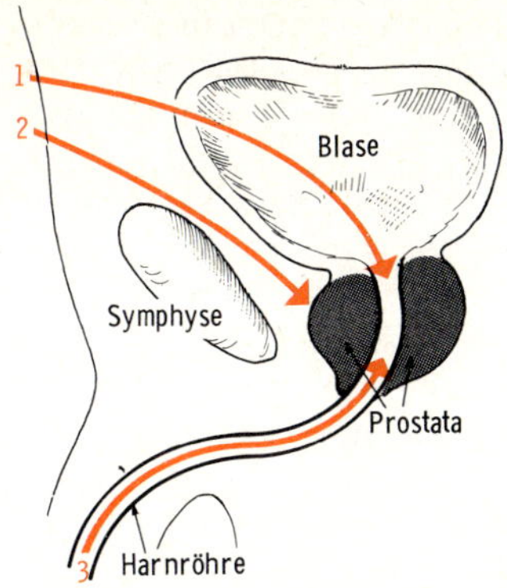

Abb. 13 Prostatektomie
1. suprapubisch } = operativ
2. retropubisch
3. transurethral = Elektroresektion

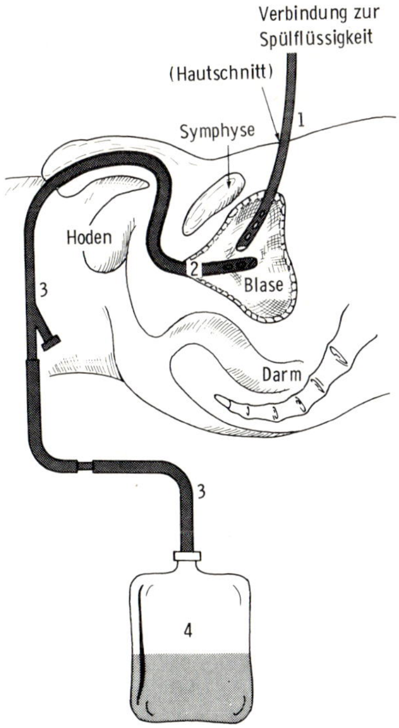

Abb. 14a Spülsystem bei operativer Prostatektomie. 1 = feiner Katheter, der durch die Haut nach außen führt → Einlaufenlassen der Spülflüssigkeit, 2 = Katheter (mit oder ohne Ballon) mit (3) Ableitungssystem und (4) Urinbeutel

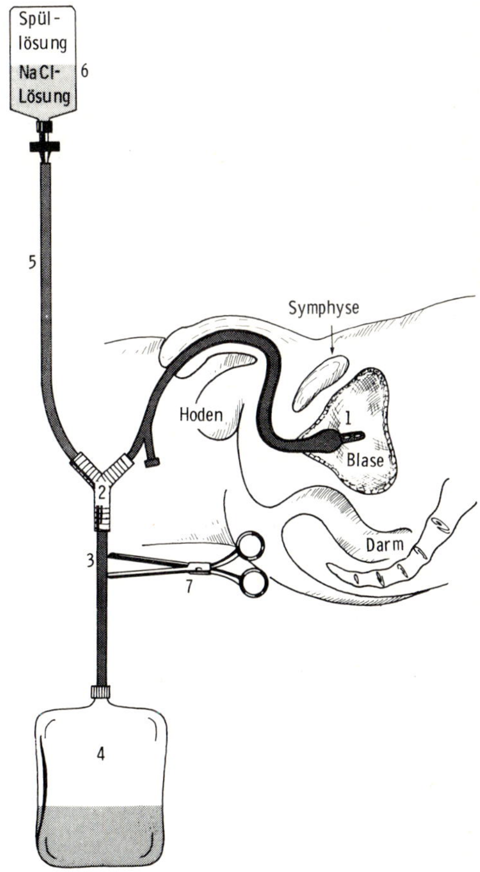

Abb. 14b Spülsystem bei TUR (kein Hautschnitt). 1 = eingelegter Ballonkatheter, 2 = Zwischenstück, 3 = Ablaufsystem mit (4) Urinbeutel, 5 = System zur Spüllösung, 6 = Spüllösung, 7 = Péan oder Klemme, die, je nachdem, das System 3 oder 5 abklemmt. (Es werden jeweils 25–30 ml Spülflüssigkeit in die Blase eingelassen, dann läßt man ausfließen.)

Oft wird eine *Dauerspülung* angeschlossen, die ein bis zwei Tage angelegt bleibt (Abb. 14a und b). Der Blasenkatheter soll nur auf ärztliche Verordnung regelmäßig gespült werden. Am besten werden Blase und Katheter durch eine reichliche Diurese durchgespült.
Wurde die Prostataloge während der Operation mit Sorbacel-Gaze tamponiert, muß diese über längere Zeit ausgespült werden.
Die *Flüssigkeitsbilanz* muß genau geführt werden. Während der Dauerspülung darf nur der Bilanzbetrag zwischen ein- und auslaufender Flüssigkeit als Urin gerechnet werden.
Der Blasenkatheter bleibt je nach Zugangsoperation acht bis vierzehn Tage liegen, bei retropubischer Operation meistens acht bis zehn Tage. Nach TUR wird der Katheter oft schon am dritten bis fünften Tag entfernt. Bei operativer Prostatektomie muß nach Entfernung des Dauerkatheters noch einige Tage darauf geachtet werden, daß in der Blase kein größerer Druck entsteht. Der Patient ist in den ersten Tagen (auch nachts) zum häufigen Blasenentleeren anzuhalten.

Wunddrain: Dieser wird nach Arztverordnung am dritten und fünften Tag gekürzt und etwa am siebten Tag entfernt.

Mobilisation: Sie soll so früh als möglich, am besten noch am Operationstag beginnen. Der Katheter muß auch während der Mobilisation offen bleiben (d.h. die Ableitung bleibt mit dem Urinbeutel verbunden). Je nach Zustand des Patienten und ausgeführter Operation wird der Arzt die Mobilisation evtl. etwas später ansetzen. In diesem Fall kommt der aktiven Bewegungstherapie zur Thromboseprophylaxe besondere Bedeutung zu.

Ernährung und Flüssigkeitszufuhr: Sie entspricht derjenigen nach Nierenoperation (s. S. 706f.). Reichliche Ausscheidung und eine saure Harnreaktion sind wichtig, besonders solange der Dauerkatheter in der Blase liegt (→ Infektionsprophylaxe!).
Die Pflege des Patienten nach Prostatektomie kann für die Schwester recht anspruchsvoll sein. Sie hat die Spülung, den Katheter, die Drainage und die Infusion zu überwachen. Die Kranken sind meist betagt und unbeholfen, weshalb die Mobilisation nicht immer ohne Anstrengung von seiten des Kranken und der Pflegenden vor sich geht. Geduld, Einfühlungsvermögen und Verständnis für den Patienten erleichtern ihm die oft unangenehmen und mühevollen postoperativen Maßnahmen. Je gezielter der Patient schon ab Eintrittstag im Sinne einer *aktivierenden Pflege* betreut wird, um so leichter gelingt es, ihn auch nach der Operation zur Kooperation zu gewinnen. Die Vorbereitung auf die Entlassung und eine bestmögliche Rehabilitation sind schon früh in die Pflegeplanung miteinzubeziehen.
Die Entlassung erfolgt etwa 10 bis 14 Tage nach transurethraler Elektroresektion der Prostata und etwa zwei bis drei Wochen nach operativer Prostatektomie.
Wichtig ist, daß dem Patienten bei der Entlassung ein harndesinfizierende Medikament (Sulfonamid, Antibiotikum) weiter verordnet wird, da es etwa zwei Monate dauert, bis das Prostatawundbett vollständig geheilt ist. Außerdem muß der Urin ggf. angesäuert und für eine reichliche Ausscheidung gesorgt werden.
Arztkontrolle nach 3 Wochen um Urinsediment und Keimzahl zu bestimmen.

> Die Schwester vergewissert sich, ob der Patient den Urin willkürlich zurückhalten kann und orientiert den Arzt diesbezüglich.

Weiterführende Literatur

Alken, C.-E., J. Säkeland: Urologie, 8. Aufl. Thieme, Stuttgart 1979
Bock, H.E.: Pathophysiologie. Thieme, Stuttgart 1972
Brandis, H.J.: Anatomie und Physiologie, 3. Aufl. Fischer, Stuttgart 1974
Colombi, A.: Hämodialyse-Kurs. Enke, Stuttgart 1973
Franz, H.E.: Dialysebehandlung. Thieme, Stuttgart 1971
Fuchs, F., G. Böttger: Chirurgie für Krankenpflegeberufe, 13. Aufl. Thieme, Stuttgart 1979
Hertel, A.E.: Die postoperative Pflege in der Urologie. In: Themen der Krankenpflege, Jg. 2, Bd. 1. Urban & Schwarzenberg, München 1974
Keidel, W. D.: Kurzgefaßtes Lehrbuch der Physiologie, 5. Aufl. Thieme, Stuttgart 1979
Kluthe, R., O. Oechslen: Aktuelle Diagnostik von Nierenerkrankungen. Thieme, Stuttgart 1974
Kluthe, R.: Fortschritte in der Diätetik bei Nierenkrankheiten. Thieme, Stuttgart 1968
Moeller, J.: Ärztlicher Rat für Nierenkranke, 2. Aufl. Thieme, Stuttgart 1974
Reuter, J.: abc für Prostatakranke, 3. Aufl. Thieme, Stuttgart 1971
Schettler, G.: Innere Medizin, Bd. 1 (Nierenkrankheiten), 4. Aufl. Thieme, Stuttgart 1977
Sökeland, J.: Urologie für Krankenpflegeberufe, 3. Aufl. Thieme, Stuttgart 1979

Testfragen

Bearbeiten Sie die folgenden zwei Fälle:

1. Frl. X., 26jährig, machte vor kurzer Zeit eine schwere Angina durch. Nach einiger Zeit verspürte sie Kopfschmerzen und mußte häufig erbrechen. Sie suchte deshalb ihren Hausarzt auf, welcher zusätzlich eine Hypertonie und eine Proteinurie feststellte. Mit der Diagnose *Glomerulonephritis* wies er sie ins Krankenhaus ein.
   - Welche diagnostischen Maßnahmen wurden bei dieser Patientin vorgenommen, welche kommen kaum in Frage?
     Begründen Sie Ihre Ansicht (S. 686 ff.).
   - Beschreiben Sie das Krankheitsbild (S. 701 f.).
   - Stellen Sie einen Pflegeplan für diese Patientin auf (Ziele und konkrete, begründete Maßnahmen) (S.702
   - Nennen Sie die möglichen Komplikationen (S. 702); beschreiben Sie das Beschwerdebild der chronischen Urämie (S. 704).

2. Herr K. wird nach einer Pilzintoxikation mit *akutem Nierenversagen* an die *Dialyse* angeschlossen.
   - Erklären Sie die Zusammenhänge (S. 703).
   - Was wird durch die Dialyse bezweckt? (Beschreiben Sie die Möglichkeiten und Ihre spezifisch pflegerischen Aufgaben.) (S. 693 ff.)
   - Herr K. erholt sich relativ rasch und gut. Bei den Kontrolluntersuchungen wird ein *Prostataadenom* festgestellt. (Herr K. hatte die Beschwerden nie ernst genommen.) Der Arzt bespricht mit dem Patienten einen Wiedereintritt zur *Prostatektomie.*
     Beschreiben und begründen Sie die prä- und postoperativen Maßnahmen (S. 708 ff.).

10 Gynäkologische Erkrankungen

Sequenzziel (Intention)

Mit diesem Kapitel erhalten Sie einen Einblick in das große Gebiet der Frauenheilkunde. Es geht dabei nicht in erster Linie darum, daß Sie die ganze Vielfalt der gynäkologischen Erkrankungen kennenlernen. Es wird an dieser Stelle nur eine kleine Auswahl von spezifischen Krankheitszeichen, diagnostischen Maßnahmen und typischen Operationen besprochen, die Ihnen Anregung geben sollen über die Probleme der Frau, die mit Erkrankungen des Genitalsystems ins Krankenhaus kommt, nachzudenken. Sie wissen, daß der Hormonhaushalt und die Psyche in einer engen Wechselbeziehung stehen und können davon die Notwendigkeit einer unterstützenden psychischen Betreuung ableiten: Sie sind bestrebt, auf Ihrer Station ein Klima zu schaffen (oder zu fördern), in dem Vertrauen wachsen kann, die Intimsphäre der Frau geachtet wird und eine gesunde Offenheit für Fragen, Probleme und Schwierigkeiten der einzelnen Frau bzw. deren Familie möglich ist.

Lernziel

Nach dem Studium dieses Kapitels können Sie
- die allgemeinen Krankheitszeichen bei gynäkologischen Erkrankungen und Störungen aufzählen und erklären;
- die diagnostischen Maßnahmen nennen und Angaben machen über die Vorbereitung und Nachbehandlung dazu, die in den Aufgabenkreis der Schwester fallen;
- einige besondere Probleme von Patientinnen mit gynäkologischen Erkrankungen erläutern;
- die speziellen prä- und postoperativen Maßnahmen
  a) bei der abdominellen Operation
  b) bei der vaginalen Operation
  beschreiben und begründen.

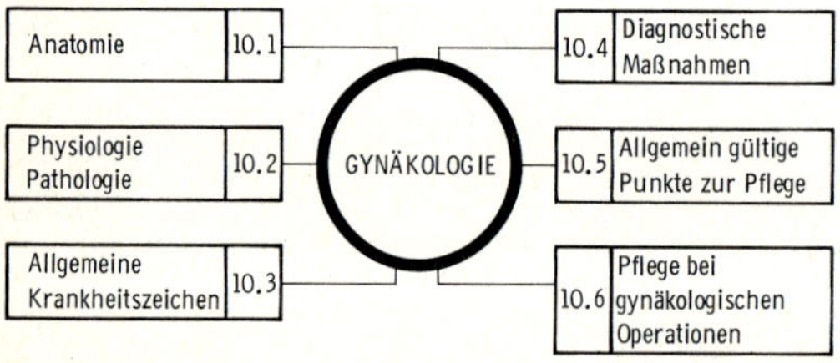

Prinzip

Auf einer gynäkologischen Station werden Frauen hospitalisiert, die
- zu Erst- oder Kontrolluntersuchungen kommen
- für einen chirurgischen Eingriff vorbereitet werden oder nach einem solchen der Pflege bedürfen
- eine gefährdete Schwangerschaft austragen möchten
- infolge eines unerwünschten oder erwünschten Schwangerschaftsabbruches Hilfe brauchen.

Jeder Eingriff in die Geschlechtsorgane der Frau, ob dieser nun klein ist (Untersuchung) oder als Folge einer Erkrankung (Operation) oder eines Schwangerschaftsabbruchs nötig wird, bedeutet
- *für die Frau als Organismus* einen Eingriff ins Körperinnere (Infektions- und Blutungsgefahr), u.U. eine Störung bzw. Umstellung des Hormonhaushaltes, die mit Gleichgewichts- bzw. Adaptationsschwierigkeiten verbunden ist
- *für die Frau als Person* eine Antastung ihrer fraulichen Würde, die immer als Bedrohung empfunden wird, Ängste und Nöte auslöst oder bestehende verstärkt.

▼

Für die Schwester bedeutet dies, daß sie
- die Patientin vor Gefahren schützt durch absolut sauberes bzw. aseptisches Arbeiten und durch eine adäquate Überwachung nach Eingriffen jeder Art
- der Patientin hilft, sich an die neue Situation (Verlust des Fötus oder der Geschlechtsorgane; Schutzmaßnahmen, die ihr helfen, einen gefährdeten Fötus auszutragen u.a.) anzupassen, d.h. daß sie ihr während dieses Anpassungsprozesses psychische und physische Unterstützung leistet (und wenn nötig soziale Hilfe in die Wege leitet)
- die frauliche Integrität der Patientin schützt und für sie eine Atmosphäre schafft, in der sie ihre Gefühle (Angst, Unsicherheit, Scham-, Schuld-, Verlustgefühl u.a.) äußern kann
- durch einfühlende Beobachtung und verständliche Information der Patientin hilft, die Vorgänge am und im Organismus zu verstehen, zu verarbeiten und wenn nötig darin einen Sinn zu finden.

10.1 Anatomie (Abb. 1, S. 714)

10.2 Physiologie, Pathologie

Die Eierstöcke (Ovarien) bilden die weiblichen Fortpflanzungszellen und die weiblichen Sexualhormone. Die reife Eizelle wird beim Eisprung durch den Eitrichter (Fimbrien) aufgefangen und gelangt von dort über den Eileiter (Tube) in die Gebärmutter (Uterus). Diese dient als Fruchthalter. Die Scheide (Vagina) dient einerseits als Kopulationsorgan, andererseits als Geburtsweg. Erkrankungen dieser Organe nennt man *gynäkologische Erkrankungen.*

10.3 Allgemeine Krankheitszeichen

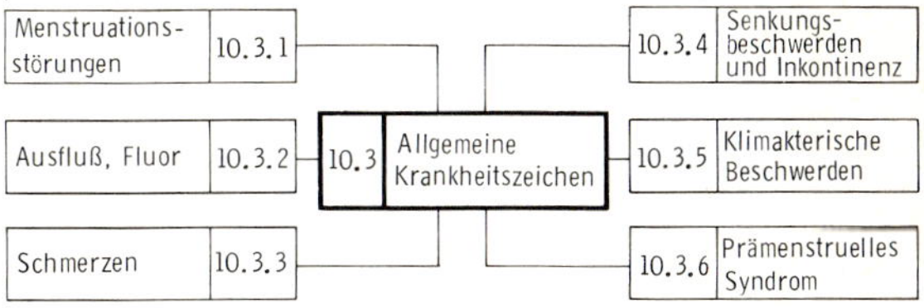

10.3.1 Menstruationsstörungen

Die Menstruation wird beurteilt nach ihrer Häufigkeit, Dauer und Intensität:
- In bezug auf die *Häufigkeit:* Schwankungen innerhalb von 21–40 Tagen sind noch im Bereich der Norm. Längere Abstände deuten auf eine Regulationsstörung, z.B. auf beginnende Menopause (Abänderung), hin.

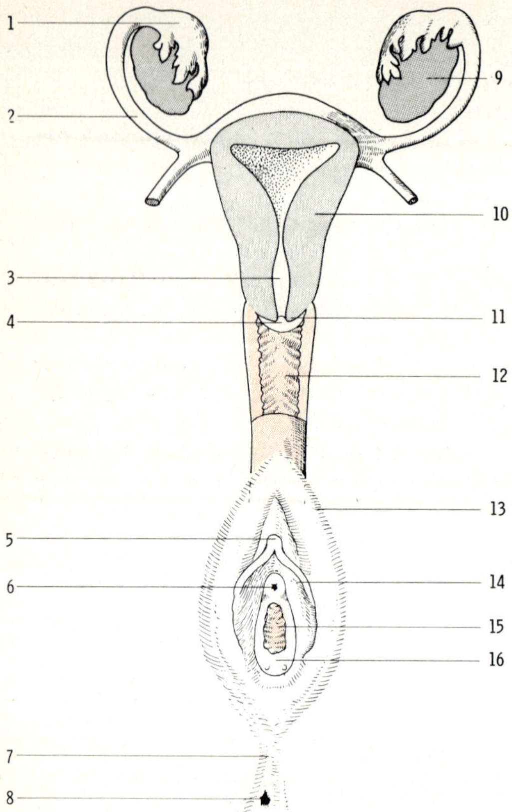

Abb. 1 Innere und äußere Geschlechtsorgane der Frau. Bezeichnen Sie die Strukturen 1–16 (s. S. 348)

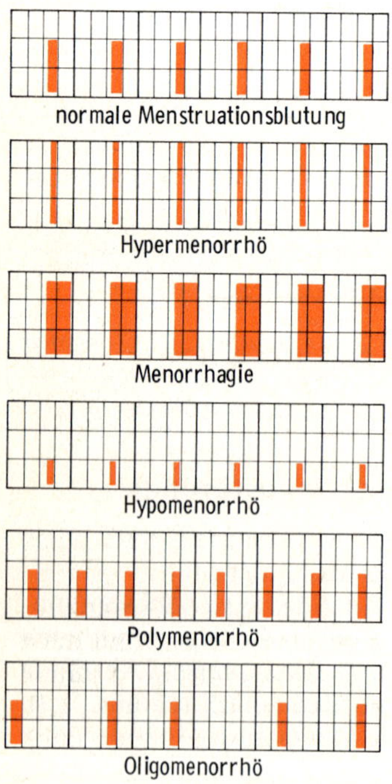

Abb. 2 Darstellung von Blutungstypen im Kaltenbach-Schema

- Gelegentliche leichte Blutungen (Spotting) oder Schmerzen zur Zeit des Eisprungs sind ohne Bedeutung (Mittelschmerz, Mittelblutung). Bei allen Blutungen zwischen den Menstruationen (Zwischenblutungen = Metrorrhagie) ist der Arzt unverzüglich aufzusuchen. Dies gilt vor allem auch bei Blutungen nach der Menopause.
- In bezug auf die *Dauer* der Menstruation: wiederholt längerdauernde Blutungen (Norm 1–7 Tage) verlangen eine ärztliche Untersuchung. Diese Störungen weisen auf eine krankhafte Veränderung im Bereich des Uterus oder eine hormonelle Störung hin.
- In bezug auf die *Intensität* der Menstruation: für praktische Zwecke genügt die orientierende Angabe über die Anzahl verwendeter Binden pro Tag (Norm 5–10 pro Tag). Auch eine ganz schwache Blutung kann durchaus normal sein und benötigt als Einzelsymptom keine Untersuchung.
  Durch proteolytische Fermente aus der Schleimhaut ist das Menstruationsblut ungerinnbar. Auftretende Blutkoagula weisen auf eine verstärkte Menstruation hin.

Die wichtigsten Varianten der Zyklusblutungen sind (Abb. 2):

- *Hypermenorrhoe* = zu starke Regelblutung. Die Hypermenorrhoe ist eine Regelblutung, bei der die einzige Anomalie der zu hohe Blutverlust ist, bei der aber die Dauer und die Abstände völlig normal sind.
- *Menorrhagie* = verstärkte und verlängerte Blutung. Sie tritt , wie auch die Hypermenorrhoe – bei Erkrankungen der Genitalorgane, z. B. bei Myom, malignen Tumoren, sowie bei Gerinnungsstörungen auf. Von einer Menorrhagie spricht man bei einer Blutungsdauer, die länger als 7 Tage besteht.
- *Hypomenorrhoe* = zu schwache Blutung. Es handelt sich um eine Regelblutung mit (abnorm) geringem Blutverlust, die oft nur Stunden dauert und innerhalb eines Tages zum Stehen kommt, oder nur als »Schmierblutung« in Form eines leichten blutigen Ausflusses auftritt. Eine Hypomenorrhoe kann nach Geburten und zu Beginn des Klimakteriums auftreten und ist harmlos.

- *Polymenorrhoe* = zu häufige Regelblutung. Der Zyklus dauert weniger als 21 Tage, so daß eine Frau mit Polymenorrhoe innerhalb eines Jahres nicht die normale Zahl von 13, sondern mehr Regelblutungen hat. Die Ursache kann z. B. in einer verkürzten Follikelreifungsphase liegen. Falls mit der Zyklusstörung nicht auch eine Sterilität verbunden ist, erübrigt sich in den meisten Fällen eine Therapie.
- *Oligomenorrhoe* = zu seltene Regelblutung. Der Zyklus dauert länger als 35 Tage, d.h. die Regel tritt statt alle 4 Wochen nur alle 5 oder 6 Wochen oder noch seltener auf. Die Ursache liegt in der Verlängerung der Follikelreifungsphase oder fehlender Ovulation (Eisprung) oder anderweitige hormonelle Störungen. Diese Zyklusanomalie ist sehr häufig Ursache einer bestehenden Kinderlosigkeit.
- *Amenorrhoe* = Ausbleiben der Regelblutung. Man unterscheidet zwischen der physiologischen und der pathologischen Amenorrhoe.

  Physiologisch ist die Amenorrhoe während der Schwangerschaft, während der Laktation und nach der Menopause.

  Pathologisch ist die Amenorrhoe immer, wenn keine dieser physiologischen Ursachen vorliegt. Die Ursache kann organisch sein (Tumoren, Entzündungen, Verletzungen) oder funktionell (hormonelle Dysregulation, psychische Konfliktsituationen, schwere Allgemeinerkrankungen).

Neben diesen Zyklusstörungen können *Zusatzblutungen* auftreten:

- *Vorblutung* vor der eigentlichen Regelblutung = prämenstruelle Blutung. Es handelt sich um eine einige Tage vor der Menstruation einsetzende, meist leichte Blutung (= Schmierblutung). Die Ursache kann hormonell oder organisch sein.
- *Nachblutung* nach der eigentlichen Regelblutung = postmenstruelle Blutung. Darunter versteht man leichte Blutungen im Anschluß an die Regelblutung. Auch hier kann die Ursache hormonell oder organisch sein.
- *Zwischenblutung* = Metrorrhagie. Sie ist häufig Zeichen eines Karzinoms des Uterus oder des Zervix, ursächlich können aber auch ein Myom sowie hormonelle Störungen vorliegen.

Die Angaben der Patientin sind für den Arzt nur dann zuverlässig, wenn sie schriftliche Aufzeichnungen vorweisen kann. Es ist daher ratsam, daß jede Frau die Tage der Periodenblutung in einem Kalender festhält.

10.3.2 Auftreten von Ausfluß (Fluor, Weißfluß)

Unter *Fluor genitalis* versteht man den Ausfluß aus dem weiblichen Genitale als Folge gesteigerter Sekretion.

Eine geringe Sekretion ist immer vorhanden, da die Vagina durch Transsudation im Bereich der Vagina selbst sowie durch Sekretion der Zervixdrüsen feucht gehalten wird.

Fluor kann aus den höher oder tiefer gelegenen Genitalabschnitten stammen. So spricht der Arzt zum Beispiel von zervikalem Fluor, vaginalem Fluor oder Fluor von der Vulva.

Die Ursache kann vielseitig sein:

- Funktionelle Störungen
- Infektionen
- chemische Milieuveränderung in der Scheide
- Fremdkörper
- Karzinome u.a.

Funktioneller Fluor: Er findet sich bei jungen Mädchen häufig zusammen mit vegetativer Dystonie. Therapeutisch kommen eine Umstellung der Lebensweise (Schlaf, Ernährung) und physikalische Maßnahmen wie Saunabäder oder Solebäder, Gymnastik und Schwimmen in Frage.

Psychische Probleme aus der Persönlichkeitsentwicklung, die mitunter eine Rolle spielen, sollen, wenn möglich, ausgeschaltet werden.

Funktioneller Fluor tritt auch auf bei reduziertem Allgemeinzustand oder als Begleiterscheinung z.B. bei Infektionskrankheiten. Mit der Heilung der Grundkrankheit verschwindet auch der Ausfluß.

Entzündlicher Fluor: Fluor ist ein obligates Symptom aller entzündlichen Veränderungen im Bereich der Vagina. Als Erreger kommen Trichomonaden, Strepto- und Staphylokokken, Kolibakterien, Gonokokken, Candida albicans (Soor) und andere in Frage.

Fluor bei Karzinom (Scheidenkarzinom, Zervixkarzinom oder Korpuskarzinom) ist meist bräunlich bis eitrig-blutig.

Vermehrter Fluor bei Gravidität ist normal und braucht keine besondere Behandlung, wenn nicht gleichzeitig eine Kolpitis (= Scheidenentzündung) vorliegt.

10.3.3 Schmerzen

Organische und funktionelle Störungen führen zu Schmerzen. Bei den gynäkologischen Schmerzen unterscheidet man:

- *Zyklische Schmerzen* = in Perioden auftretende Beschwerden. Ein Beispiel dafür ist die Dysmenorrhoe (= Menstruation mit deutlich stärkeren Schmerzen als die üblichen Menstruationsbeschwerden). Auch Myome können zuweilen zu verstärkten Schmerzen während der Menstruation führen.
- *Azyklische Schmerzen* = nicht an Perioden gebundene Schmerzzustände. Zu azyklischen Schmerzen führen vor allem Entzündungen im Bereich des Genitaltraktes (Adnexitis = Eileiterentzündung), sowie die Endometritis (Gebärmutterschleimhautentzündung).

Prinzipiell können alle Entzündungen, gut- und bösartige Tumoren sowie Erkrankungen des Beckens zu gynäkologischen Schmerzen führen.

10.3.4 Senkungsbeschwerden und Inkontinenz

Sie weisen auf Lageveränderungen der Blase und/oder des Uterus hin. Die Patientinnen leiden unter unwillkürlichem Harnabgang (sog. Streßinkontinenz),besonders bei Anstrengungen, beim Husten, beim Niesen oder beim Treppensteigen.

10.3.5 Klimakterische Beschwerden

Unter dem Klimakterium der Frau versteht man jene Jahre, in denen die Fortpflanzungsfähigkeit erlischt und die Hormonbildung im Ovar nachläßt und versiegt. Die letzte Blutung (Menopause) bedeutet für die Frau (die ungefähr im 50. Lebensjahr steht) den Beginn einer neuen Anpassung. Sie erlebt das Klimakterium und die ersten postmenopausalen Jahre meistens im Zusammenhang mit vegetativen Störungen, die neben körperlichem Unbehagen (Wallungen) auch eine starke Labilität in psychischer Hinsicht hervorrufen. Die Beschwerden sind aber nicht krankhafter Natur und bei den einzelnen Frauen unterschiedlich stark. Einen großen Einfluß hat die Lebenseinstellung der Frau. Die Erfahrungen zeigen, daß bei positiver Lebenshaltung und Lebensgestaltung die Beschwerden gering sind und bald verschwinden.

10.3.6 Prämenstruelles Syndrom

Das prämenstruelle Syndrom ist keine eigentliche Krankheit, sondern äußert sich in Zeichen von Unwohlsein vor der Menstruation, die bei jeder Frau in mehr oder weniger starkem Ausmaß auftreten können. Neben der psychischen Gespanntheit und Gereiztheit kommt es zu Wasserretention (Ödeme), zu Brustschmerzen und/oder Leibschmerzen, Müdigkeit, Abgeschlagenheit und einem Gefühl von allgemeinem Unbehagen.
Eine Behandlung ist nur in schwereren Fällen angezeigt. Sie ist symptomisch: flüssigkeitsarme Ernährung, Diuretika, Sedativa evtl. Hormonpräparate.

10.4 Diagnostische Maßnahmen

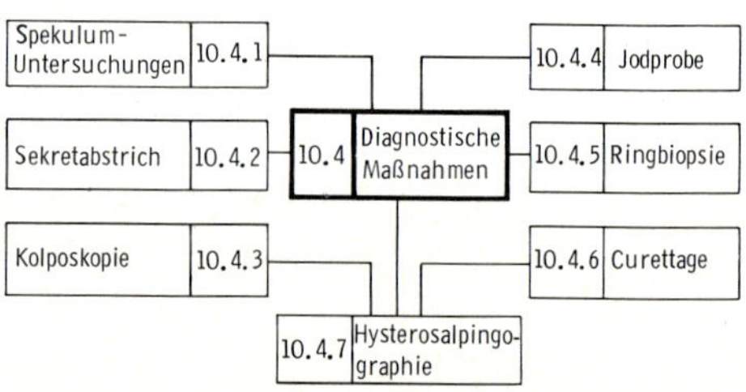

10.4.1 Spekulumuntersuchung

Sie umfaßt nach Inspektion des äußeren Genitale die Besichtigung der Vagina und der Portio mittels Spekulum (Abb. 3). An Stelle der in der Abbildung dargestellten beiden Spekula wird in der gynäkologischen Praxis meistens ein aufklappbares Spekulum verwendet. Bei Betrachtung mit bloßem Auge kann der Arzt die Portiooberfläche, die Tiefe des Scheidengewölbes und das aus dem Zervikalkanal ausfließende Sekret, die Kontur des äußeren Muttermundes und die Scheidenschleimhaut betrachten. Vor Beendigung der Spekulumuntersuchung können weitere Untersuchungen (10.4.2–10.4.4) durchgeführt werden – *gynäkologische Untersuchung*.

In den Aufgabenkreis der Schwester fällt die *Vorbereitung*
- Die gynäkologische Untersuchung ist bei größtmöglicher Entspannung der Patientin am einfachsten und am schmerzlosesten.
- Je besser die Patientin orientiert ist, um so leichter wird die Untersuchung durchgeführt werden können.
- Die Patientin soll kurz vor der Untersuchung die Blase entleeren.
- Untersuchungstisch mit Beinstützen richten.
- Die Patientin auf dem Tisch lagern (Steinschnittlage).
- Instrumententisch vorbereiten mit
  Vaginalspekulum
  Kornzange, Tupfer
  keimarme oder sterile Gummihandschuhe
  Spatel oder Wattestab für Entnahme des Krebsabstriches (Papanicolaou)
  Behälter mit Fixationslösung für den Krebsabstrich.

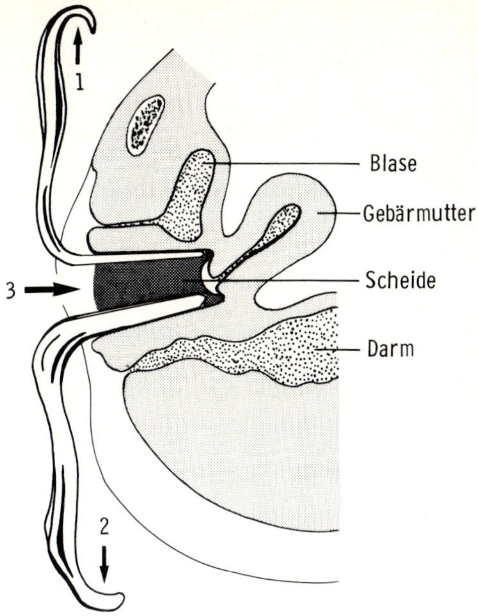

Abb. 3 In die Vagina eingeführtes Spekulumpaar. 1 = vorderes Blatt, 2 = hinteres Blatt, 3 = Blick auf die Portiooberfläche

10.4.2 Sekretabstrich

Zusätzliches Material bereitstellen:
- *für die Nativuntersuchung* des Sekrets: Glas-Pipette, Spatel, Objektträger mit Deckglas, physiologische Kochsalzlösung
- *für die bakteriologische Untersuchung*: spezielles, von den bakteriologischen Instituten geliefertes Glasröhrchen mit Verschluß, der einen Watteträger enthält.
- *für den Abstrich nach Papanicolaou*: Fixationslösung, Watteträger oder Spatel, Objektträger (mit Name der Patientin).

Abstrich
Abstriche können an der Urethra, Vagina und am Zervix vorgenommen werden. Das Sekret wird sorgfältig mit Platinose bzw. Watteträger entnommen. Für die Nativbetrachtung wird es auf den Objektträger gebracht und mit einem Tropfen physiologischer Kochsalzlösung versetzt, anschließend mit einem Deckglas bedeckt.
Für die bakteriologische Untersuchung muß das Glasröhrchen möglichst rasch verschlossen werden, steriler Umgang zur Vermeidung von Kontaminationen ist unerläßlich.
Mikroskopische Untersuchung
- *Nativbetrachtung des Sekrets*
  Döderlein-Flora. Sie enthält Vaginalepithelien, Leukozyten, Döderleinsche Vaginalstäbchen (Milchsäure-Bakterien). Die Milchsäurebakterien sind für das physiologischerweise saure Scheidenmilieu verantwortlich.
  Trichomonaden. Es sind amöboide Einzeller (birnenförmige Gestalt), die sich in den Körperhöhlen des Menschen, vor allem aber in der Vagina ansiedeln. Bei mikroskopischer Betrachtung zeigen diese Trichomonaden eine auffällige ruckartige Bewegung.
  Unspezifische Bakterien. Meist handelt es sich um Kokken, seltener um Stäbchenbakterien.
  Pilze. Als Hefepilz kommt besonders oft Candida albicans in der Scheide vor. Im Nativpräparat finden sich typische Pilzfäden.
- *Bakteriologische Untersuchung des Sekrets*
  Die Präparate werden mit Methylenblau gefärbt, sind Diplokokken nachweisbar, wird eine Gramfärbung angeschlossen (Nachweis von Gonokokken).
- *Zellabstriche zur Krebsfährtensuche = Abstrich nach Papanicolaou*

Das Sekret wird mittels Watteträger oder Spatel entnommen und auf den Objektträger ausgestrichen. Eine sofortige Fixation in Ätheralkohol ist notwendig. Die Präparate werden in einem Speziallabor (zytologisches Labor) nach Papanicolaou gefärbt und mikroskopisch auf krebsverdächtige Zellen untersucht.

10.4.3 Kolposkopie

Das Kolposkop ist ein Instrument, mit dem die Portiooberfläche bei intensiver Beleuchtung in 10- bis 20facher Vergrößerung betrachtet wird.
Das Ziel ist die Verbesserung der Frühdiagnostik vor allem des Zervixkarzinoms. Wird an der Portiooberfläche atypisches (= karzinomverdächtiges) Epithel festgestellt, wird mittels *Biopsiezange* oder *Schillerlöffel* Material zur histologischen Untersuchung entnommen. Meist wird im Anschluß an die Kolposkopie die Schillersche Jodprobe vorgenommen.

10.4.4 Schillersche Jodprobe

Der Arzt betupft die Portio mit Jodlösung, die nun mit bloßem Auge oder mit dem Kolposkop betrachtet werden kann.
Gesundes Plattenepithel färbt sich gleichmäßig tiefbraun an = *jodpositiv*.
Verändertes Plattenepithel (atypisches Epithel bei Karzinom) bleibt als jodhelle oder *jodnegative* Flecken sichtbar.

Beachte

Wird die Patientin für die *gynäkologische Untersuchung* in den Untersuchungsraum gebracht, kann der Arzt an die Spekulumuntersuchung eine oder alle der oben besprochenen Untersuchungen anschließen: Zur umfassenden gynäkologischen Untersuchung gehören infolgedessen:
- Inspektion des äußeren Genitale
- Palpation der Genitalorgane
- Spekulumuntersuchung von Vagina und Portio
- Sekretabstrich für Nativbetrachtung, bakteriologische und zytologische Untersuchung, Kolposkopie und die Schillersche Jodprobe.

(Normales Plattenepithel enthält reichlich Glykogen, welches durch Jod dunkelbraun gefärbt wird. Epithelien, die wenig oder kein Glykogen enthalten, färben sich nicht und sind als hellbraune oder ockerfarbene Flekken sichtbar.)

10.4.5 Ringbiopsie der Portio

Bei Karzinomverdacht (positiver Ausfall der zytologischen Untersuchung nach Papanicolaou) wird die erfahrungsgemäß am häufigsten betroffene Stelle im Bereich des äußeren Muttermundes und des unteren Zervikalkanals durch eine konusförmige Biopsie entfernt und histologisch untersucht.
Die Vorbereitung und Nachbehandlung entspricht im wesentlichen derjenigen der Curettage (s.u.).

10.4.6 Curettage – Abrasio

= Auskratzung (Ausschabung) mit der Kürette (= scharfer Löffel) des Uterus zu *diagnostischen* (oder *therapeutischen Zwecken* (beispielsweise bei Verdacht auf Karzinom oder bei unvollständigem Abort).

Vorbereitung
- Rasur der Schamhaare (u.U. nur der Labien)
- Blasen- und Darmentleerung (Practoclyss am Vortag)
- Patientin nüchtern lassen, da die Curettage in Kurznarkose ausgeführt wird.

Nachbehandlung
- Blutdruck-, Pulskontrolle
- Kontrolle bezüglich Nachblutung
- Abspülen der Genitalien (z.B. mit Kamillosanlösung)
  2mal täglich bis und mit 1. postoperativem Tag durch die Schwester, damit sie die Blutung kontrollieren kann.
- Ab 2. Tag kann die Patientin die Intimtoilette selber besorgen. Am idealsten ist es, wenn ein *Closomat* (= WC mit eingebauter Dusche für den Intimbereich) zur Verfügung steht.
- Mobilisation am Untersuchungs- bzw. Operationstag so früh als möglich.

10.4.7 Hysterosalpingographie (HSG)

Bei der HSG wird ein flüssiges Kontrastmittel mit Hilfe eines einfachen Gerätes mit Überdruck in das Uteruskavum und die Tuben eingespritzt. Bei der Röntgendurchleuchtung kann man verfolgen, ob die Flüssigkeit die Uterushöhle und die Tuben ausfüllt und dann in die freie Bauchhöhle abfließt oder ob an einer Stelle ein Passagehindernis vorliegt. Der Eingriff kann mit oder ohne Narkose ausgeführt werden.

Vorbereitung
- Rasur der Schamhaare (wie bei der Curettage)
- für Blasen- und Darmentleerung sorgen
- Patientin nüchtern lassen
- Prämedikation nach Arztverordnung verabreichen.

Nachbehandlung
Bei normalem Verlauf sind keine besonderen Maßnahmen notwendig.

10.5 Allgemeingültige Punkte zur Pflege

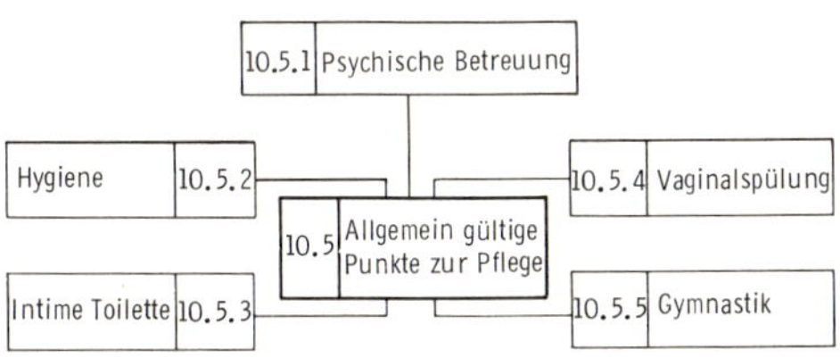

10.5.1 Psychische Betreuung

Im Vordergrund steht die Hilfe der Schwester an die Patientin als *Frau*. Fragen um Geschlechtlichkeit und Fortpflanzung stehen oft in unmittelbarem Zusammenhang mit den therapeutischen und pflegerischen Bemühungen und können nicht gesondert betrachtet werden. Es ist daher von ganz besonderer Wichtigkeit, daß es der Schwester gelingt, eine Atmosphäre zu schaffen, in der sich die Patientin verstanden, sicher und akzeptiert fühlt. Dem Gespräch, im Sinne einer helfenden oder patientbezogenen Interaktion, kommt zentrale Bedeutung zu. Oft gelingt es der Schwester, eine Beziehung herzustellen, in der ein Vertrauen möglich wird, das im wahrsten Sinne des Wortes therapeutisch wirkt. Es wird ein Informationsaustausch möglich, der einerseits der Patientin hilft, das, was mit ihr geschieht, zu verstehen und anzunehmen, anderseits den Arzt in seinen Bemühungen um eine umfassende Anamnese, möglichst klare Diagnosestellung und wirksame Behandlung unterstützt.

10.5.2 Hygiene

Die pflegerischen Verrichtungen geschehen nach den allgemein gültigen Prinzipien. Hygiene und Sauberkeit sind dabei von zentraler Bedeutung (Infektionsprophylaxe!). Der Patientin wird eine sorgfältige *Körperpflege* ermöglicht. Wo angezeigt und erlaubt, soll tägliches Duschen angestrebt werden.
Die Bettwäsche wird möglichst oft gewechselt. Der Sauberkeit der Unterlage (Quertuch) ist besondere Aufmerksamkeit zu schenken. *Die Bettschüssel* (Steckbecken) muß außen und innen peinlich sauber gehalten und regelmäßig desinfiziert werden. Regelmäßiges und häufiges Wechseln der *Vorlagen* ist notwendig. Gebrauchte Vorlagen (Binden) müssen als septisches Material betrachtet und behandelt werden (Einweghandschuhe tragen).

10.5.3 Intime Toilette

Vor und nach bestimmten Operationen oder bei Entzündungen im Bereich der Genitalien oder der Vagina ist meist eine besondere Pflege der Genitalgegend notwendig. Sie kann in *Waschung* oder *Abspülung* bestehen. Selbständige Patientinnen werden zu einer sorgfältigen und gründlichen Intimtoilette angeleitet und können diese selber ausführen. Von Vorteil ist es, wenn die Station über ein Closomat verfügt.
Abspülen der Genitalien durch die Schwester wird nach Bedarf oder nach bestimmten Operationen vorgenommen. Als Spüllösung eignet sich z.B. Kamillosanlösung. Anschließendes Abtrocknen mit sauberer, evtl. steriler Gaze (oder anderem sterilisiertem Material) soll sorgfältig geschehen.
Bei allen Verrichtungen ist daran zu denken, daß die *Intimsphäre* und das *Schamgefühl* der Frau respektiert werden muß. Die Pflege – besonders die Intimpflege – soll mit Takt und Einfühlungsvermögen vorgenommen werden. Kommentare, auch gut gemeinte, sind

während intimer Verrichtungen zu unterlassen. Die Frau ist in diesen Situationen oft sehr verletzlich.

10.5.4 Vaginalspülung

Scheidenspülungen können vor oder nach gynäkologischen Operationen sowie bei hartnäckigen Entzündungen der Vagina verordnet werden. Die gesunde Scheide besitzt eine normale Flora (saures pH des Scheidensekretes), die pathogene Keime bekämpft. Vaginalspülungen kommen deshalb bei Entzündungen nur selten in Frage, weil durch das Spülen auch die für die Scheide wichtigen Bakterien ausgeschwemmt werden.

Gegenstände
- steriler Irrigator
- steriles Vaginalrohr
- Spülflüssigkeit (Temperatur 38–39 °C):
  physiologische Kochsalzlösung
  Milchsäurelösung ½ %
  Merfenlösung ½ %
- 1 Klemme
- Plastikhandschuhe
- Bettschüssel
- Schale
- Tuch zum Trocknen.

Ausführung
Die Patientin soll vorher urinieren.
Sie wird für die Spülung auf die Bettschüssel gesetzt, und zwar so, daß die Spülflüssigkeit dort aufgefangen werden kann.
Das Vaginalrohr wird am Schlauch angeschlossen und die Klemme gelöst. Mit den Fingern klemmt die Schwester den Schlauch ab und spreizt mit der anderen Hand die Schamlippen. Zuerst läßt man etwas Flüssigkeit über die äußeren Genitalien fließen und führt dann das Rohr in die Scheide ein (ca. 5 cm).
Der Irrigator darf nicht zu hoch gehalten werden, da die Spülflüssigkeit bis in die Gebärmutter gelangen würde und Komplikationen verursachen könnte. Beimischungen in der ausfließenden Spülflüssigkeit sind zu beachten.
Nach Beendigung der Spülung wird das Vaginalrohr vom Schlauch gelöst und in die Schale gelegt und die Genitalien der Patientin abgetrocknet.
Die Patientin darauf aufmerksam machen, daß normalerweise bei anschließendem Gehen noch Spülflüssigkeit aus der Vagina ausfließt (Binde vorlegen).

10.5.5 Gymnastik

Sie ist für die gynäkologische Patientin von großer Bedeutung.
- *Stoffwechselgymnastik* (s. S. 87) dient dem Zweck der Thromboseprophylaxe. Dieser ist nach gynäkologischen Operationen (d.h. Operationen im Bereich des Beckens) besondere Aufmerksamkeit zu schenken.
- *Beckenbodengymnastik*
  Die postoperative (möglichst schon präoperative) Beckenbodengymnastik ist zur Erzielung eines guten Therapieerfolges nach vaginalen Operationen, besonders nach Prolapskorrekturen, notwendig.
  Die postoperative (schmerzbedingte) Schonhaltung des Beckenbodens kann durch gezielte Übungen behoben werden (sie ist die Hauptursache eines Rezidivs nach Prolapsoperationen).
  Eine regelmäßige Gymnastik ist zusätzlich ein ausgezeichnetes Mittel, dem Erschlaffungszustand der Beckenbodenmuskulatur vorzubeugen und eine eventuelle Sphinkterinkontinenz zu korrigieren.
  Im Krankenhaus wird die Physiotherapeutin diese Übungen vorzeigen und überwachen, bis sie von der Patientin selbständig und korrekt ausgeführt werden können.
  Nach Prolapsoperationen müssen die Übungen auch nach der Entlassung über 2–3 Monate weitergeführt werden.
  Besonders zu empfehlen ist die Beckenbodengymnastik nach Semm und Penning (Abb. 4).

10.6 Pflege bei gynäkologischen Operationen

10.6.1 Pflege bei Operationen im abdominalen Bereich

Abdominelle Operation = Eröffnung der Bauchdecken durch unteren Medianschnitt (= Längsschnitt) oder durch Pfannenstiel-Schnitt (= Querschnitt).

Operationen am Uterus
- *Abdominelle totale Hysterektomie* = Entfernung des Uterus, wobei die Adnexe (Ovar und Tuben) verbleiben. Sie kommt

Abb. 4 Beckenbodengymnastik nach Semm und Penning (aus Pschyrembel, W.: Praktische Gynäkologie, 4. Aufl. de Gruyter, Berlin 1968)

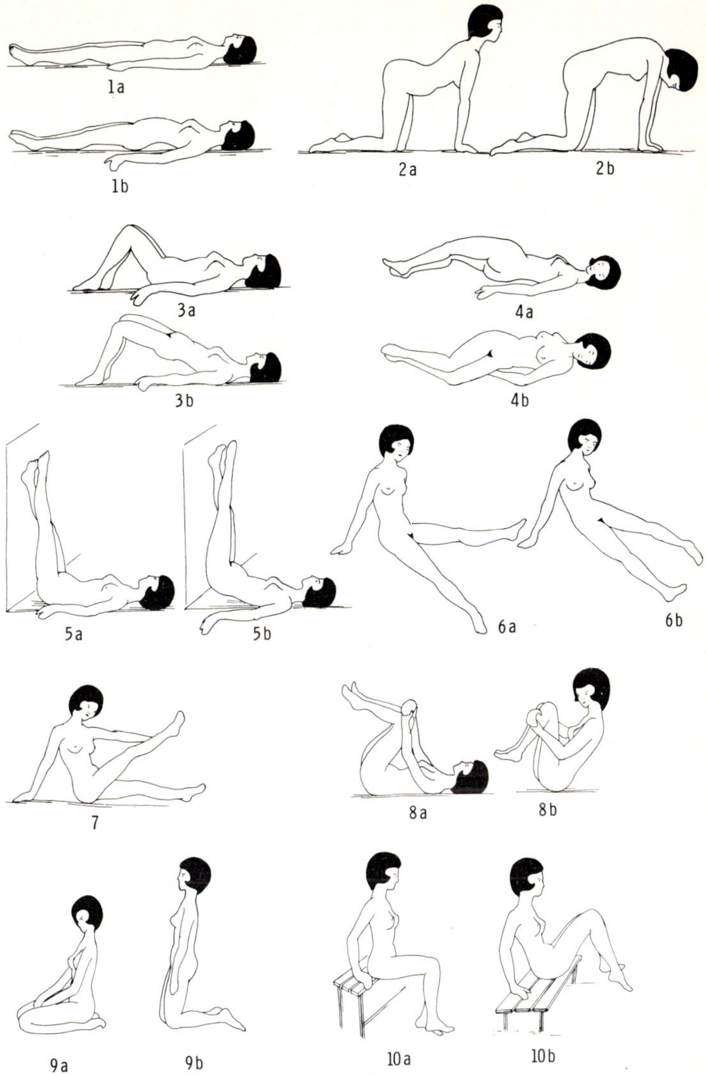

1. Übung: Ausgangsstellung Rückenlage (1a). Während der Einatmung Anspannen und Einziehen der BB-Muskulatur (wie bei Stuhl- und Harnverhaltung), dabei leichtes Anheben des Gesäßes (1b). (BB = Beckenboden). Ausatmung: Entspannen.

2. Übung: Ausgangsstellung Vierfüßlerstand (2a). Während der Einatmung Lendenwirbelsäule runden (Becken aufrichten). BB-Muskulatur anspannen (2b). Ausatmung: Rücken durchhängen lassen (Becken kippen), entspannen.

3. Übung: Ausgangsstellung Rückenlage mit angebeugten Knien (3a). Während der Einatmung Kreuz auf die Unterlage drücken. Gesäß- und BB-Muskulatur anspannen, Steißbein abheben (3b). Ausatmung: Steißbein wieder auflegen, entspannen.

4. Übung: Ausgangsstellung wie 3. Übung, dann die gebeugten Knie zur Seite fallen lassen; Kopf, Schultern und Fersen auf der Unterlage liegen lassen (4a). Während der Einatmung Gesäß- und BB-Muskulatur anspannen, mit leicht abgehobenem Gesäß die Knie zur anderen Seite legen (4b). Ausatmung: Entspannen. Anschließend Wiederholung der Übung nach der anderen Seite.

5. Übung: Ausgangsstellung Rückenlage, Beine gekreuzt und gestreckt gegen die Wand (5a). Während der Einatmung BB-Muskulatur anspannen, Kreuz auf die Unterlage drücken, (Kopf und) Gesäß etwas anheben (5b). Ausatmung: Entspannen, dann die Beine wechseln.

6. Übung: Ausgangsstellung Langsitz (6a). Während der Einatmung Gesäß- und BB-Muskulatur anspannen. Beine nach innen drehen und Gesäß anheben (6b). Ausatmung: Beine zurückdrehen, entspannen.

7. Übung: Ausgangsstellung Rückenlage (1a 1. Übung). Während der Einatmung BB-Muskulatur anspannen, dann gleichzeitig Kopf, linke Schulter mit linkem Arm sowie das gestreckte rechte Bein anheben (Betätigung der schrägen Bauchmuskulatur) (7). Während der Ausatmung zunächst Kopf, Schulter, Arm und Bein entspannt ablegen, dann BB-Muskulatur entspannen. Anschließend Wiederholung der Übung mit rechtem Arm und linkem Bein.

8. Übung: Ausgangsstellung Rückenlage, Hände umfassen die hochgezogenen Knie (8a). Während der Einatmung Gesäß- und BB-Muskulatur anspannen, zum Sitz hochrollen. Dabei BB-Spannung halten! (8b). Füße sollen den Boden möglichst nicht berühren! Ausatmung: Entspannt in die Ausgangsstellung zurückrollen.

9. Übung: Ausgangsstellung Fersensitz (9a). Während der Einatmung Gesäß- und BB-Muskulatur anspannen, zum Kniestand hochkommen (9b). Ausatmung: Entspannt in den Fersensitz zurücksetzen.

10. Übung: Ausgangsstellung Hockersitz (10a). Während der Einatmung BB-Muskulatur anspannen, Beine hochziehen (10b). Ausatmung: Beine abstellen, BB entspannen.

bei gut- und bösartigen Tumoren zur Anwendung.
- *Subtotale Hysterektomie* (= supravaginale Uterusamputation) = Entfernung des Corpus uteri unter Belassen der Zervix.
  Es handelt sich um einen kleineren Eingriff, der nur dann ausgeführt werden kann, wenn der Zervix nicht erkrankt ist (z. B. bei Myom des Korpus). Diese Operationstechnik ist heute weitgehend zugunsten der totalen Hysterektomie verlassen worden.
- *Myomektomie* = Entfernung einzelner Myomknoten ohne Entfernung des Uterus.

Operationen an den Adnexen des Uterus
- *Entfernung von Ovarialtumoren und Zysten* = Ausschälen des Tumors oder der Zyste unter Belassen des Ovars
- *Adnexektomie* = Entfernung von Tube und Ovar (einseitig oder doppelseitig)
- *Salpingektomie* = Entfernung der Tube
- *Plastische Operationen an den Tuben,* z.B. bei Unfruchtbarkeit aufgrund von Tubenanomalien.

Präoperative Maßnahmen
Es gelten alle Vorbereitungen wie bei einer chirurgischen Operation leichteren bis mittleren Grades:
- Routineuntersuchungen
- Rasur, Vollbad, Haut- und Nabelpflege
- Entleerung des Darmes am Vorabend. Nach ärztlicher Anweisung evtl. am Operationsmorgen ein Practoclyss verabreichen
- Vaginalspülung am Vorabend; Desinfektion der Vagina mit anschließender steriler Tamponade am Operationstagmorgen, wenn totale Hysterektomie vorgesehen ist
- Allgemeingültige Regeln der Ernährung am Vortag.

Postoperative Pflege
Für die postoperative Überwachung und Pflege der Patientinnen gelten die allgemeinen Maßnahmen. Besonders zu beachten ist:
- *Thromboseprophylaxe:* Frühmobilisation (Aufstehen am Operationstag)
  Fußende des Bettes hochstellen
  Atem- und Stoffwechselgymnastik mindestens 2mal täglich
  Antikoagulation nach Arztverordnung
- *Blasentätigkeit:* Die Miktion soll bis am Abend des Operationstages stattgefunden haben, sonst wird nach Arztverordnung katheterisiert
- *Darmtätigkeit* überwachen und anregen wie bei jeder Operation im Bereich des Abdomens. Die Darmfunktion sollte ab 2. postoperativem Tag in Gang kommen (Windabgang und weiches Abdomen!)
- *Abspülen* der Genitalien, z.B. mit Kamillosanlösung in den ersten 2–3 Tagen
- *Infusionstherapie* nach Verordnung, meist während 3 Tagen
- *Ernährung:* Am 1. postoperativen Tag Tee, dann steigern je nach Darmtätigkeit. Ab 4. Tag kann leichte Kost verabreicht werden
- *Wundgebiet:* Wurde ein Redon-Drain eingelegt, wird er am 1.–2. postoperativen Tag entfernt, am 5. Tag Verbandwechsel und Entfernen der Klammern. Die Fäden werden am 8. Tag entfernt.
- *Entlassung:* Bei normalem Verlauf nach 10–12 Tagen.

10.6.2 Pflege bei Operationen im vaginalen Bereich

Vaginale Operation (= Eingriff von der Vagina aus)
- *Prolapsoperation* = anatomische Wiederherstellung bei Senkungszuständen (Prolaps, Vorfall) des Genitale durch operative Korrektur.
  Der Prolaps kann partiell oder total sein, d.h. es kommt zum Austritt des Uterus – teilweise oder ganz – aus dem klaffenden Introitus unter Mitnahme bzw. Umstülpung der Scheide. Bei allen Senkungszuständen stehen das Druckgefühl nach unten und die Harninkontinenz im Vordergrund.
- *Vaginale Hysterektomie* = Entfernung des Uterus auf vaginalem Weg. Es handelt sich dabei um einen kleineren Eingriff als bei der abdominellen Hysterektomie, weil das Abdomen nicht eröffnet werden muß.
- *Cerclage der Zervix* = Verschluß des inneren Muttermundes durch zirkuläre Naht um die Zervix bei Insuffizienz des Muttermundes bei Gravidität.
- *Operationen an der Vulva.* Vulvektomie = Entfernung der kleinen und großen

Schamlippen und der Klitoris. Diese Operation wird bei möglicher Präkanzerose sowie bei Vulvakarzinom ausgeführt.
- *Fehl- und Frühgeburt – Abort.* Abort = Ausstoßung eines nicht mehr lebensfähigen Feten.

Präoperative Maßnahmen
Die Vorbereitungen auf die vaginalen Operationen unterscheiden sich von den abdominellen Eingriffen durch die spezielle Vorbereitung der Vagina:
- Nach der gynäkologischen Untersuchung beginnt man mit der Vaginalspülung (einschließlich Operationstagsmorgen).

Postoperative Pflege
Es gelten die bei der abdominellen Operation besprochenen Maßnahmen. Besondere Aufmerksamkeit ist dem Wundgebiet (Dammwunde) und der Blasentätigkeit zu schenken.
- *Wundgebiet*
  Über der Kompresse auf der Dammwunde wird eine sterile Vorlage mittels T-Binde befestigt.
  Abspülen der Genitalien, z.B. mit Kamillosanlösung 2mal täglich bis zum 4. postoperativen Tag (evtl. länger).
  Am 2. postoperativen Tag wird der Arzt einen evtl. eingelegten Tampon entfernen. Die Patientin soll vorher ein Schmerzmittel bekommen.
- *Blasentätigkeit*
  Bei allen größeren vaginalen Operationen ist ein *Dauerkatheter* oder eine *suprapubische Blasendrainage* eingelegt. Diese Tage liegen. Nach Entfernung des Katheters müssen die Miktion und die Flüssigkeitsbilanz gut überwacht werden. Die Patientin soll viel trinken (z.B. Hagebuttentee) und bekommt vor der 1. Miktion ein Spasmolytikum.
  Nach Prolapsoperationen wird der Dauerkatheter am 5. Tag abgeklemmt (Klemme öffnen, sobald die Patientin Harndrang angibt) und am 6. Tag entfernt.
  Vor Entfernung des Dauerkatheters wird Urin für eine Urinprobe entnommen.
  Blasenspülungen, -instillationen oder/und Verabreichung von Antibiotika variieren von Krankenhaus zu Krankenhaus; die Schwester erkundige sich nach den bestehenden Vorschriften.
  Bei erschwerter oder ausbleibender Miktion nach der Katheterentfernung sind die Weisungen des Arztes einzuholen. Evtl. muß der Katheter erneut eingelegt werden.
- *Darmtätigkeit nach Prolapsoperation*
  Diese muß ab 2. postoperativem Tag funktionieren. Es dürfen aber keine Abführmittel und keine Klistiere verabreicht werden. Die Patientin bekommt flüssige und ab 3.–5. Tag breiige Kost.
  Die Darmentleerung darf erst am 6. postoperativen Tag z.B. nach Verabreichung von Rizinusöl erfolgen. Die Patientin darf nicht pressen.
- *Kräftigung der Beckenbodenmuskulatur*
  Sie geschieht durch Gymnastikübungen, die auf S. 721f. besprochen worden sind.
- *Entlassung*
  Diese richtet sich nach der ausgeführten Operation. In der Norm dauert der Krankenhausaufenthalt 10 bis 14 Tage.
  Bei der Entlassung wird die Patientin durch den Arzt und die Schwester über das Verhalten während der ersten Wochen orientiert. Voll- und Sitzbäder sind der Patientin untersagt. Sie beschränke sich auf Waschungen und Duschen.

Nach Prolapsoperationen
ist das Tragen von Lasten während den ersten Monaten zu unterlassen. Die Patientin wird auf die weiterzuführende Beckenbodengymnastik aufmerksam gemacht.
Es kann ihr folgende Regel mitgegeben werden:
- während 3 Monaten nicht mehr als 3 Kilo heben,
- während 3 Monaten regelmäßig Beckenbodengymnastik betreiben.

Der Erfolg der Operation hängt weitgehend vom Befolgen dieser Regel ab.

10.6.3 Spezielles zur Pflege bei Abortus

Unter Abortus versteht man die Ausstoßung eines nicht mehr lebensfähigen Feten. Bis zur 28. Schwangerschaftswoche spricht man von Abortus oder Fehlgeburt, später von Frühgeburt.
Die Ursachen, die zu einem Abort führen, sind verschieden. Die Gründe können bei der

Mutter liegen, fetal bedingt sein, oder es kann sich um eine Provokation handeln.
Ein Abortus – ob dieser nun erwünscht oder unerwünscht ist – bedeutet für die Frau immer eine beträchtliche psychische und physische Belastung, die bei der Pflege berücksichtigt werden muß.

- *Beim pathologischen Abort* steht das *Verlustgefühl* im Vordergrund. Die Enttäuschung über das verlorene Kind kann sehr groß sein, vor allem dann, wenn sich die Eltern auf das Kind gefreut haben.
- *Beim provozierten Abort* soll die Schwester daran denken, daß auch diese Patientin stark unter dem *Verlustgefühl* leiden kann, da sie sich u.U. nur unter Fremdeinfluß zu einem Schwangerschaftsabbruch entschlossen hat. Mit dem Verlustgefühl können sich *Schuldgefühle* mischen, was für die Patientin zur schweren psychischen Belastung wird. Oft kommt sie aus schwierigen Familienverhältnissen und muß nach dem Krankenhausaufenthalt wieder dorthin zurückkehren. Sie braucht keine »Richter«, sondern Liebe, Verständnis und eine gute Pflege.

Pflege und Behandlung
Sie werden bestimmt vom Stadium des Abortes, nämlich ob der Fruchtabgang *bevorsteht, begonnen hat* oder bereits *stattgefunden hat.* Beim letzteren unterscheidet man den *vollständigen* und den *unvollständigen* Abort.
Pflegerisch gültige Richtlinien sind schwer zu finden.

- Im Vordergrund steht die Bemühung um eine echte *zwischenmenschliche Beziehung.* Nur wenn Arzt *und* Schwestern sich darum bemühen, wird die Patientin neben der physischen Hilfe auch die psychische Unterstützung und Lebenshilfe finden, deren sie in dieser Zeit oft sehr stark bedarf.
- *Beobachtung:* Sie umfaßt die Beobachtung von Allgemeinbefinden, Stimmungslage, Temperatur, Blutungsintensität, Wehen, Darmtätigkeit.
- *Die Arztverordnungen* sind je nach Zustand der Patientin unterschiedlich und beziehen sich auf:
  Bettruhe oder Mobilisation
  Blutstillung, z.B. durch Eisblasen oder Medikamente
  Wehenförderung (Methergin)
  Infektionsbehandlung (Antibiotika)
  Blutvolumenersatz (Bluttransfusion) u.a.

Weiterführende Literatur

Brehm, H.K.: Frauenheilkunde und Geburtshilfe für das Krankenpflegepersonal, 3. Aufl. Thieme, Stuttgart 1976

Hußlein, A.: abc für junge Mädchen. Thieme, Stuttgart 1969

Kern, G.: Gynäkologie, 2. Aufl. Thieme, Stuttgart 1973

Klaus, E.J., H. Noack: Frau und Sport. Thieme, Stuttgart 1961

Martius, G.: Geburtshilfe und Gynäkologie in Frage und Antwort. Thieme, Stuttgart 1974

Martius, H.: Das kleine Frauenbuch, 3. Aufl. Thieme, Stuttgart 1964

Mayer, A.: Reifungsprobleme im Leben der Frau, Taschenbuchreihe. Kindler, München 1974

Pschyrembel, W.: Praktische Gynäkologie, 4. Aufl. de Gruyter, Berlin 1968

Stingl, A.: Frauenheilkunde und Geburtshilfe, 3. Aufl. Urban & Schwarzenberg, München 1972

Testfragen

- Nennen und erklären Sie die allgemeinen Krankheitszeichen bei gynäkologischen Erkrankungen (S. 713 ff.)
- Zeichnen Sie die verschiedenen Menstruationsstörungen in einem Schema, und beschriften Sie diese (S. 714)
- Nennen Sie die allgemein gültigen Punkte zur Pflege (inkl. spezielle Pflegetechniken), und begründen Sie diese (S. 719 ff.)
- Erläutern Sie die Aufgaben der Schwester bei gynäkologischen Untersuchungen; zählen Sie mindestens 4 diagnostische Maßnahmen auf, und erklären Sie diese (S. 716 ff.)
- Unterscheiden Sie die abdominelle von der vaginalen Operation, und ordnen Sie die Aufgaben der Schwester in der prä- und postoperativen Pflege zu (S. 720 ff.)
- Erklären Sie den Begriff *Abort;* nennen und begründen Sie eventuell notwendige pflegerische und therapeutische Maßnahmen (S. 723 f.).

11 Krankheiten der Knochen und Gelenke (Skelettsystem)

Sequenzziel (Intention)

Sie kennen einige der häufig vorkommenden Knochen- und Gelenkkrankeiten und sind fähig, die Pflege eines Patienten mit Erkrankungen des Skelettsystems oder nach orthopädischen Operationen zu übernehmen. Sie verstehen die therapeutischen Maßnahmen und stellen einen individuell angepaßten Pflegeplan auf. Sie können die Pflege selber ausführen, die gegebene Pflege überwachen bzw. beurteilen. Dabei berücksichtigen Sie in ganz besonderem Ausmaß die Probleme und Fragen der Rehabilitation. In Zusammenarbeit mit dem Arzt, der Physio- und Ergotherapeutin, evtl. auch der Sozialarbeiterin u.a. setzen Sie alle zur Verfügung stehenden Mittel ein, damit der Patient lernt, seine Krankheit oder eine evtl. Invalidität anzunehmen und mit dieser auch nach der Entlassung, im Sinne einer optimalen Anpassung, zu leben.

Lernziel

Nach dem Studium dieses Kapitels können Sie
- die allgemeinen Krankheitszeichen bei Erkrankungen der Gelenke und Knochen aufzählen;
- über die diagnostischen Maßnahmen prinzipielle Angaben machen;
- präzise Aussagen über die allgemeingültigen Punkte zur Pflege machen und diese begründen;
- die wichtigsten Knochen- und Gelenkerkrankungen aufzählen;
- Wesen und Aufgaben der Orthopädie beschreiben und Angaben machen über die konservativen und operativen Behandlungsmaßnahmen, insbesondere auch über die Frakturbehandlung (Gips, Extension, Osteosynthese);
- die allgemeinen Richtlinien für die prä- und postoperative Pflege der orthopädischen Patienten nennen und erklären;
- über die Amputation eines Gliedes und die daraus sich ergebenden pflegerischen Aufgaben exakte Aussagen machen.

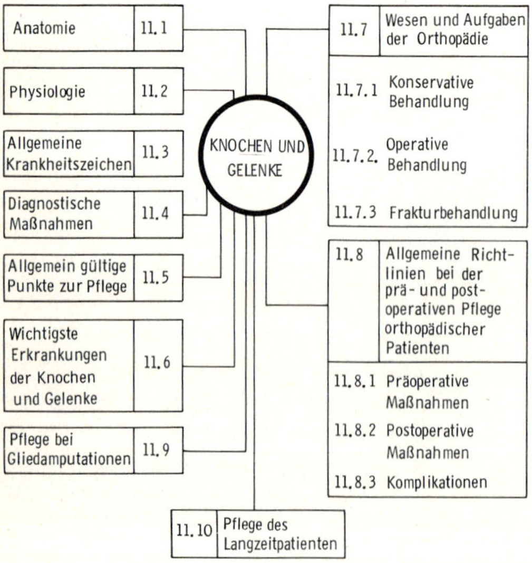

Prinzip

Der Mensch als Organismus ist auf die physiologische Funktion der Knochen und Gelenke angewiesen. Fällt diese aus oder wird sie eingeschränkt, ist der Mensch in seiner Haltungs- und Bewegungsfähigkeit gehindert und gestört. Er ist dann vorübergehend oder für immer auf Hilfe von außen angewiesen.

Der Mensch als Person ist ein Individuum, das sich in seiner Umgebung bewegen und auf die ihn umgebende Umwelt einwirken will. Wird ihm diese Möglichkeit genommen oder ist sie eingeschränkt, fühlt er sich hilflos, unsicher und gefährdet. Während der Zeit der Anpassung an eine neue Situation ist die Unsicherheit besonders groß, und persönliche Ängste und Nöte sind oft überbetont.

▼

Für die Behandlungs- und Pflegegruppe bedeutet dies

Dem Menschen als Organismus
- in seiner Regenerationsfähigkeit (Heilung von Knochenbrüchen) unterstützende Therapie zukommen zu lassen
- in seiner eingeschränkten Haltungs- oder Bewegungsfähigkeit jene Hilfe zu bieten, die Gesunderhaltung des noch Gesunden ermöglicht und Mobilisation des Erkrankten fördert und unterstützt
- in einer evtl. aufgehobenen (irreversiblen) Haltungs- bzw. Bewegungsfähigkeit jene Behelfe (Stützen, Prothesen, künstliche Gelenke u.a. anzubieten, die eine optimal mögliche Wiedereingliederung in die Gesellschafts- und Berufswelt ermöglichen.

Dem Menschen als Person
- ein Milieu zu schaffen, in dem Anpassung möglich wird und Ängste und Nöte ausgesprochen werden können
- Unterstützung und Beratung zukommen zu lassen
- zur Einsicht zu verhelfen, daß er auch mit einer evtl. Behinderung ein vollwertiges Glied der Gesellschaft ist und sein kann
- mit Respekt und akzeptierend zu begegnen, damit sein Selbstwertgefühl gefördert bzw. neu aufgebaut werden kann.

11.1 Anatomie (Abb. 1)

11.2 Physiologie

Das knöcherne Skelett hat mechanische und metabolische Funktion. Von Bedeutung ist der *Aufbau*, die *Mineralisation* und der *Abbau* des Knochens.

Für den *Aufbau* sind spezielle Zellen verantwortlich, die *Osteoblasten;* diese bilden u.a. die alkalische Phosphatase, deren Aktivität im Blut parallel zur Osteoblastentätigkeit steigt.

Härte und Festigkeit gewinnt der Knochen durch die Mineralisation. Die wichtigsten Mineralstoffe, die der Knochen enthält, sind Kalziumphosphatkristalle, Magnesium-, Natrium-, Kalium- und Fluorionen.

Der Knochen hat die Fähigkeit, Kalzium und Phosphat in großen Mengen einzulagern, zu speichern und bei Bedarf wieder ab-

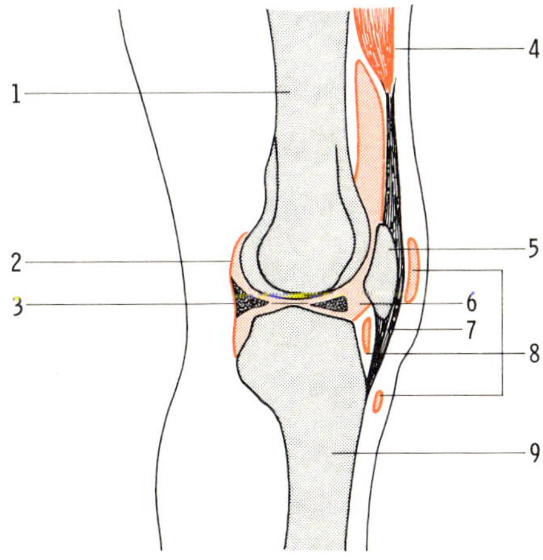

Abb. 1 Seitlicher Längsschnitt durch ein Gelenk. Um welches Gelenk handelt es sich? Bezeichnen Sie die Strukturen 1–9 (s. S. 849)

zugeben. Diese Pufferkapazität dient der Aufrechterhaltung einer normalen Kalzium- und Phosphatkonzentration im Plasma. Der *Abbau* des Knochens obliegt den *Osteoklasten*. Ihre Aktivität wird durch das Parathormon gesteigert. Die Osteoklasten sezernieren die saure Phosphatase.

Das Knochengerüst (Skelett) besteht aus einzelnen *Knochen*, die untereinander in mehr oder minder beweglicher Verbindung sind (*= Gelenke*). Der gesunde Bewegungsapparat ist sehr anpassungsfähig und gestattet dem Menschen (mit Hilfe der Muskulatur) auf die ihn umgebende Umwelt einzuwirken und sich in ihr zu bewegen.

Pathophysiologie

Knochen können bei starker Beanspruchung bzw. durch Einwirken von Gewalt brechen (Frakturen). Knochenkrankheiten können angeboren oder erworben sein. Die *Stützfunktion* fällt dadurch aus oder ist vermindert.

Gelenke sind trotz der Verstärkung durch Bänder bei ungewöhnlicher Beanspruchung gefährdet. Es kann eine Verstauchung oder Verrenkung auftreten. Gelenkerkrankungen können angeboren oder erworben sein. Die *Bewegungsfähigkeit* ist teilweise oder ganz eingeschränkt.

11.3 Allgemeine Krankheitszeichen

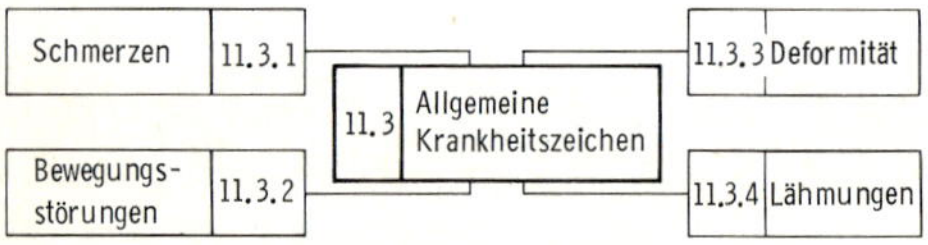

11.3.1 Schmerzen

Erkrankungen oder traumatische Schädigungen an Knochen und Gelenken sind meist sehr schmerzhaft. Knochenerkrankungen verbergen sich oft auch hinter rheumatischen Beschwerden. Neben spontanen Schmerzen, Schmerzen bei Belastung oder Bewegung wird vom Arzt auch die Klopf- und Druckempfindlichkeit geprüft.

11.3.2 Bewegungsstörungen

Je nach Lokalisation der Schädigung tritt Bewegungseinschränkung oder falsche Beweglichkeit auf. Besonders betrifft dies die Wirbelsäule und die Gelenke.

Auffallend sind Bewegungsstörungen an den Extremitäten:

- falsche Beweglichkeit
- eingeschränkte Beweglichkeit der Gelenke
- schmerzhafte Beweglichkeit
- Kontrakturen = fehlerhafte Gelenkstellung, sog. Zwangsstellung oder Versteifung.

Bewegungsstörungen äußern sich vor allem im Gang und in der Haltung.

11.3.3 Deformität

Die wichtigsten Formveränderungen am Skelett sind Stellungsanomalien der Gliedmaßen, Asymmetrien oder pathologische Knochenformen. Diese können *angeboren* (z.B. kongenitale Hüftluxation) oder *erworben* sein (z.B. durch Knochen- oder Gelenkerkrankungen bzw. Unfälle).

Zu Formveränderungen führen auch Schwellungen und Gelenkergüsse (z.B. bei Entzündungen, Luxationen, Frakturen). In diesem Falle sind auch Rötung, Bewegungsbehinderung und Schmerzen anzutreffen.

11.3.4 Lähmungen

Lähmungen der Extremitäten können angeboren sein, oder es bestehen zentrale Lähmungen infolge Hirnverletzung oder Blutung (s. S. 748). Auch periphere Nervenverletzungen führen zu Ausfallserscheinungen. Typisch ist z.B. der sog. Fallfuß bei traumatischer Ischiasverletzung.

11.4 Diagnostische Maßnahmen

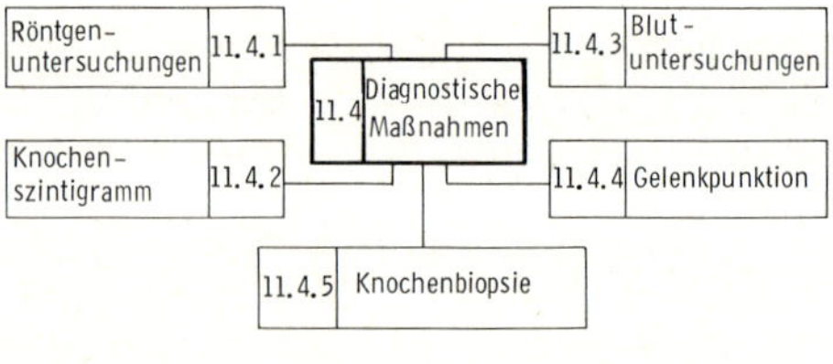

11.4.1 Röntgenuntersuchungen

Neben der klinischen Untersuchung sind die Röntgenuntersuchungen am Skelettsystem die wichtigsten diagnostischen Hilfsmittel. Sie lassen Ausmaß und Verlauf von Knochen- und Gelenkschädigungen erkennen. Das Röntgenbild des Skeletts gibt Auskunft über Form, Stellung, Struktur, Mineralgehalt und Entwicklungszustand seiner knöchernen Be-

standteile. Das Röntgenbild an sich beruht auf der unterschiedlichen Strahlenabsorption der Körpergewebe und der dadurch bedingten unterschiedlichen Schwärzung des photographischen Films. Die stärkste Strahlenabsorption besitzt der mineralisierte Knochen, weshalb es sehr gut sichtbar ist.
Als *Standardaufnahmen* der Wirbelsäule und der Gliedmaßen gelten Aufnahmen in zwei zueinander senkrecht stehenden Ebenen, und zwar in sagittalem (a.p. = anterior – posterior) und in frontalem (= seitlichem) Strahlengang. Daneben gibt es *Spezialaufnahmen* (z.B. Schrägaufnahmen der Wirbelgelenke), *Funktionsaufnahmen* (= Röntgenaufnahmen in verschiedenen Bewegungsphasen) und *Schichtaufnahmen* (= Skelett-Tomographie).

> Es sind keine besonderen Vorbereitungen bei Röntgenaufnahmen der Gliedmaßen notwendig. Bei Becken- und Wirbelsäule-Röntgenuntersuchungen gelten die gleichen Vorbereitungen wie beim i.v. Pyelogramm (s. S. 690 f.).

11.4.2 Knochenszintigramm

Prinzip s. S.472.

Die Knochenszintigraphie wird mittels Technetium vorgenommen, das 3–5 Stunden vor der Aufnahme intravenös injiziert wird. Technetium hat eine sehr kurze Halbwertzeit, weshalb die Strahlenbelastung sehr gering ist. (Bei einer Ganzkörperaufnahme ist die Strahleneinwirkung nicht größer als bei einer Thorax-Röntgenaufnahme.) Das Szintigramm dient vor allem der *Funktionsprüfung des Knochenmetabolismus*. Von Bedeutung ist dieses Resultat, wenn es darum geht, festzustellen, ob eine Fraktur frisch oder älteren Datums ist. Bei einer frischen Fraktur ist eine hohe Aktivität, bei einer alten keine erhöhte Aktivität feststellbar.

11.4.3 Blutuntersuchungen

Von Bedeutung sind:
- *Bestimmung der Rheumafaktoren,* z.B.
  Antistreptolysintiter (AST), Norm: 166 TE. Aussagewert hat dabei vor allem der Verlauf der Titerkurve (ansteigend, abfallend oder beides)
  Latex-Fixationstest, Normaltiter 1:20
- *Senkungsreaktion*
- *Bestimmung der Mineralien* im Serum
  Kalzium, Norm 4,7–5,2 mval/l (Sulkowitsch-Probe = Kalziumbestimmung im Urin)
  Phosphor als anorganischer Phosphor, Norm 1,0–1,45 mval/l (3–4,5 mg%)
- *Bestimmung der Knochenenzyme*
  Alkalische Phosphatase, Norm 15–60 mU
  Saure Phosphatase, Norm 5–15 mU
- *Gesamteiweiß,* Norm 6,5–8 g%
- *Blutbild.*

> Aufgabe der Schwester ist die korrekt ausgeführte Blutentnahme.

11.4.4 Gelenkpunktion

Prinzip s. S.382.

Die Gelenkflüssigkeit (= Synovialflüssigkeit) ist eine klare, fadenziehende Flüssigkeit. Sie kann nach Einstich mittels Hohlnadel in die Gelenkhöhle (Gelenkspalt) abpunktiert werden. Das Punktat wird untersucht auf:
- Keimnachweis bei Tuberkulose und infektiösen Arthritiden
- Granulozytennachweis bei Infektarthritis
- Lymphozyten bei rheumatischen Affektionen.

Die Gelenkpunktion muß unter streng aseptischen Kautelen durchgeführt werden (Mundschutz, sterile Handschuhe, steriles Abdekken nach vorangegangener Hautdesinfektion).
Instrumentarium
- Schälchen für Desinfektionslösung und Anästhetikum
- Tupfer, Kompressen, Lochtuch
- Spritzen und Kanülen für Anästhesie und Punktion
- Skalpell für Hautschnitt
- Kocher

dazu:
- Röhrchen für Punktat (Labor)
- Verbandmaterial.

Vorbereitung und Nachbehandlung: nichts Besonderes.

11.4.5 Knochenbiopsie

Prinzip s. S.382.

Bei der Knochenbiopsie wird mittels Spezialinstrument (Knochenmeißel) ein kleines Stückchen Knochengewebe zwecks histologischer Untersuchung entnommen. Es können generalisierte Knochenerkrankungen, die röntgenologisch noch nicht nachweisbar sind, erkannt werden (Osteoporose, Morbus Paget u.a.).

Instrumentarium

- notwendiges Material zum sterilen Abdekken der Biopsiestelle, zur Desinfektion und zur Anästhesie. Röhrchen für den Gewebszylinder, Verband- und Fixationsmaterial,

dazu:

- Knochenmeißel und Knochenhammer
  oder
  Myelotomieinstrumentarium
  nach Straumann mit elektrischem Bohrer
- Klammern, Klammersetzer, Pinzette.

Vorbereitung des Patienten

Da die Knochenbiopsie für den Patienten unangenehm und schmerzhaft ist, ist eine verständliche und angemessene Information von ganz besonderer Bedeutung.

Meistens verordnet der Arzt eine Prämedikation zur Schmerzprophylaxe. Die Biopsie wird in Lokalanästhesie, seltener in Kurznarkose vorgenommen.

Die idealste Biopsiestelle ist der Darmbeinstachel (s. auch Christapunktion, S. 558f.).

Nachbehandlung

2–3 Stunden Bettruhe

die Punktionsstelle wird während dieser Zeit mit einem aufgelegten Sandsack komprimiert

Kontrolle der Punktionsstelle (Nachblutung, Hämatombildung).

11.5 Allgemeingültige Punkte zur Pflege

11.5.1 Lagerung

Die Lagerung ist die wichtigste pflegerische Maßnahme, gleichgültig, ob der Patient konservativ oder operativ behandelt wird. Mit der richtigen Lagerung können Schmerzen verhindert, kann *Kontrakturen* vorgebeugt und die Heilung gefördert werden. Im Prinzip gilt das S. 70 (Kapitel Lagerung) Gesagte. Zur Fixation in der richtigen Stellung dienen Sandsäcke, Spreukissen, Schienen u.a. (s. auch S. 71ff.

Falsche Lagerung führt zu Fehlstellung der Knochen und Gelenke und dadurch zu Bewegungsstörungen oder Gangstörungen.

Die Lagerung in der sog. *Funktionsstellung* ist z.B. beim Patienten mit primär chronischer Polyarthritis (PCP) angezeigt, d.h. die Knie sind gestreckt, die Ellbogen gebeugt und das Handgelenk leicht dorsalflektiert.

11.5.2 Mobilisation

Bei Erkrankungen oder traumatischen Schädigungen, vor allem der Gliedmaßen, ist die Mobilisation erschwert. Oft sind Bettruhe und Ruhigstellung über kürzere oder längere Zeit verordnet. Die Mobilisation richtet sich nach Arztverordnung. Sie wird sorgfältig und fachgerecht vorgenommen. Wenn möglich, geschieht die erste Mobilisation z.B. postoperativ unter Anleitung einer speziell geschulten Physiotherapeutin. Meist ist schrittweises Vorgehen angezeigt.

- Sitzen auf dem Bettrand
- Stehen neben dem Bett
- Gehen mit Hilfe von 2 Pflegepersonen
- Gehen am Eulenburg (Gehwagen)
- Gehen an Stöcken.

Gute Instruktion und Überwachung ist notwendig (s. auch Mobilisation, S. 88ff.).

11.5.3 Körperpflege und Prophylaxen

Diese richten sich nach dem Zustand des Kranken und nach der Art der Behandlung. Je nach Intensität der Bewegungseinschränkung muß die *Körperpflege* ganz oder teilweise von der Pflegegruppe übernommen werden. Die *Dekubitusprophylaxe* ist besonders wichtig bei Langzeitbettruhe, bei angelegtem Gips oder Extensionen und bei Lähmungen.

Die gefährdeten Stellen (z.B. Ulnaris) sind regelmäßig zu kontrollieren. Es gibt Patienten, die rasch Druckstellen haben. Die Lagerung muß deshalb neben der obgenannten Kontrakturen- auch der Dekubitusprophylaxe dienen. Besondere Aufmerksamkeit bedürfen Patienten mit Gipsverbänden.

11.5.4 Beschäftigungstherapie und Rehabilitation

Patienten mit Knochen- und Gelenkerkrankungen sind oft Langzeitpatienten, ob sie nun auf einer medizinischen oder orthopädischen Station liegen.

Verfügt das Krankenhaus nicht über eine eigene Ergotherapeutin, über spezielle Bastel- und Werkräume oder eine Kindergärtnerin

bzw. Lehrer(in) für Kinder, fällt die Beschäftigungstherapie in den Aufgabenkreis der Pflegegruppe.
Auf keinen Fall dürfen diese Patienten während Wochen tatenlos daliegen oder sitzen. Da wir selber oft unter Zeitnot leiden, versuchen wir die Angehörigen, Freunde, Mitschüler und Lehrer unserer Patienten zur Mitarbeit zu gewinnen. Muß eine Umschulung erwogen werden, benachrichtigen wir frühzeitig die Krankenhausfürsorgerin, die dann die weiteren Schritte unternehmen wird. Große Bedeutung hat auch die Krankenhausbibliothek. Eine speziell ausgebildete Bibliothekarin wird die Patienten beraten und zu einer sinnvollen Lektüre anregen.
Sobald die Patienten mobilisiert werden können, nehmen wir uns die Zeit, ihnen einen Aufenthalt außerhalb des Patientenzimmers zu ermöglichen (Aufenthaltsraum, Spazieren im Korridor, Aufenthalt im Park usw.).
Es gilt alles, was S. 268ff. in den Kapiteln *erholsame* und *produktive Beschäftigung* gesagt wurde.

11.6 Erkrankungen der Knochen und Gelenke

11.6.1 Die wichtigsten Gelenkerkrankungen

11.6.1.1 Arthritiden durch Infektionserreger

Dies sind Gelenkentzündungen, z.B. durch Tuberkelbakterien, Eitererreger (Staphylokokken, Streptokokken u.a.) oder Viren, die mit lokalen und allgemeinen Entzündungszeichen einhergehen.
Die Lokalsymptome sind typisch: Rötung, Überwärmung, Schmerz und Schwellung.
Pflege und Behandlung
- Behebung der Entzündung
- Entlastungslagerung und Ruhigstellung
- Schmerzbekämpfung
- bei Gelenkprozessen: entlastende Punktion
- führen die konservativen Maßnahmen nicht zum Ziel (Heilung), wird der Arzt operativ vorgehen.

11.6.1.2 Rheumatisches Fieber

Es handelt sich dabei um eine nach Infektion mit hämolysierenden Streptokokken der Gruppe A, bzw. deren Toxinen, hervorgerufene Allgemeinerkrankung, die am Herzen (s. S. 518ff.) oder an den Gelenken zu entzündlichen Krankheitsherden führt.
Man unterscheidet grundsätzlich den *entzündlichen* und den *degenerativen* Rheumatismus.
Der chronisch entzündliche Rheumatismus führt als sog. *rheumatoide Arthritis* oder als *primär chronische Polyarthritis* in meist schubhaftem Verlauf zur Invalidität (Frauen werden 3mal häufiger befallen).
Pflege und Behandlung
- medikamentös: Penizillintherapie als Langzeitbehandlung, Salizylate
- Schonstellung im akuten Stadium, evtl. warme Packungen
- Verhüten von Kontrakturen
- Auch hier gilt: Die beste Therapie ist die *Prophylaxe* (dazu gibt z.B. die Schweizer Rheumaliga *Merkblätter zur Rheumaprophylaxe* heraus. Es sind bis heute über 30 Merkblätter erhältlich, die Auskunft geben über physikalische Heilmittel, Gymnastik und Sport, Bekleidung und Ernährung, Arbeit und Wohnung usw.).

11.6.1.3 Die chronisch progressive Polyarthritis (CPP)

früher als *primär chronische Polyarthritis (PCP)* bekannt, ist, wie oben erwähnt, eine rheumatische Erkrankung, die sich als chronisch-entzündliche, schubweise verlaufende Gelenkzerstörung manifestiert. Betroffen werden die Gelenke und die benachbarten Teile des Stütz- und Bindegewebsapparates. Die Erkrankung beginnt mit Schwellungen der kleinen Gelenke von Händen und Füßen (besonders Mittel- und Grundgelenke der Finger). Später greift der Prozeß auch auf die großen Gelenke (Ellbogen, Schulter, Hüfte und Knie) über. Es kommt zu Gelenkzerstörungen, Teilversteifungen und zu lokalen Entzündungszeichen.
Im fortgeschrittenen Stadium stellt die Erkrankung ein schweres *pflegerisches Problem* dar, das nur durch den Einsatz des ganzen medizinischen Teams angegangen werden kann.
- Konservative Maßnahmen wie oben (zusätzliche Goldkuren)
- gezielter Einsatz von Physiotherapeuten, Ergotherapeuten u.a. und deren Anstrengungen unterstützen

- Lagerung in physiologischer Mittelstellung; Schmerzgrenze beachten
- evtl. kommt chirurgische Behandlung in Frage: *Resektionsarthroplastik* (Skeletteile entfernen, Fehlstellungen beheben), *künstlicher Gelenkersatz* (Einsatz von Silicon-Prothesen), *Arthrodese* (Gelenkversteifung).

11.6.1.4 Erkrankungen der Wirbelgelenke

Bei den Wirbelerkrankungen kommt es zu *Kyphosen* (Rundrücken), *Skoliosen* (Verbiegung in mehreren Ebenen als Dreh-Seit-Verbiegung), *Lordosen* (Kippung des Beckens nach vorn).

Zwei wichtige Erkrankungen sind u.a.

Scheuermannsche Erkrankung
Es handelt sich dabei um eine erworbene Kyphose, als Adoleszentenkyphose oder als Alterskyphose infolge einer Osteoporose.
Die Scheuermannsche Erkrankung in der Pubertät besteht in einer Knorpelverknöcherungsstörung im Bereich der mittleren und oberen Brustwirbelsäule mit – in schweren Fällen – schmerzhafter Fixierung der Kyphose.
Behandlung
- Entlastung der Wirbelsäule bei Kontraktur und Schmerzen (Gipsbett, Gipskorsett = passive Korrektur)
- Stärkung der Muskulatur (Gymnastik, orthopädische Übungen = aktive Korrektur).

Morbus Bechterew
Hier handelt es sich um eine chronische entzündliche Bindegewebsaffektion (auf rheumatischer Basis beruhend) mit vorwiegendem Befall der Wirbelgelenke. Die Erkrankung beginnt schleichend mit uncharakteristischen Muskel- und Sehnenschmerzen. Es kommt zu Einschränkung der Beweglichkeit der Wirbelsäule. Schließlich resultiert eine knöcherne Versteifung der Wirbelsäule und der stammnahen Gelenke (= Bambuswirbelsäule).
Behandlung
- Therapie des rheumatischen Grundleidens: medikamentös, Anwendung von Wärme, Bewegungsübungen.

11.6.1.5 Degenerative Gelenkerkrankungen

Sie manifestieren sich am Gelenkknorpel (die entzündlichen zuerst an der Synovialis). Hauptursachen der Knorpelschädigungen sind mechanische Belastung (Übergewichtigkeit, falsche Bewegung, Schwerarbeit), Alterungsvorgänge (Abnutzung des Knorpelgewebes) sowie metabolische Faktoren (z.B. Gicht). Es kommt zu Knorpeldegenerationen mit Beeinträchtigung des Halteapparates (Sehnen, Muskel, Bänder):
- *Osteoarthronosen* (Arthritis deformans) = Degeneration der peripheren Knochen und Gelenke, je nach Lokalisation als
  Coxarthrose – am Hüftgelenk
  Gonarthrose – am Kniegelenk
  Omarthrose – an der Schulter
- *Osteochondrose* z.B. als Spondylose = degenerative Veränderung an der Wirbelsäule.

11.6.2 Die wichtigsten Knochenerkrankungen

11.6.2.1 Osteoporose

Es handelt sich dabei um eine lokalisierte oder generalisierte Atrophie des knöchernen Skeletts. Es gibt eine *primäre* Osteoporose (Ursache unbekannt) und eine *sekundäre*, z.B. bei Störungen im Hormonhaushalt (Cushing-Syndrom, Hyperthyreose u.a.) bei langdauernder Immobilisierung (z.B. Paraplegie) und bei Mangelernährung. Die Osteoporose tritt meist erst nach dem 50. Lebensjahr auf und betrifft vorwiegend Frauen. Die Patienten klagen über diffuse oder umschriebene Rückenschmerzen, dazu kommt eine erhöhte Knochenbrüchigkeit (röntgenologisch sind typische Knochenveränderungen sichtbar).

11.6.2.2 Rachitis und Osteomalazie

Unter beiden Begriffen versteht man eine generalisierte Skeletterkrankung mit erniedrigtem Kalkgehalt der Knochen, verursacht durch Vitamin-D-Mangel infolge Mangelernährung oder Malabsorption (= Resorptionsstörung, z.B. Sprue).
Beim Kind kommt es zu *Rachitis*. Der Vitamin-D-Mangel führt zu Fehlwachstum,

Minderwachstum und Deformität, da der neugebildete Knochen nicht verkalkt wird. *Beim Erwachsenen* resultiert die *Osteomalazie*. Neben dem Vitamin-D-Mangel handelt es sich oft um einen Folgezustand bei endokrinen Erkrankungen. Die Knochen werden weich, es kommt zu Verbiegungen und Spontanfrakturen. Die Patienten klagen über Glieder- und Rückenschmerzen, rasche Ermüdbarkeit infolge Muskelschwäche und über Gangstörungen. Schließlich kommt es zu Gehunfähigkeit und zu Deformationen an Wirbelsäule und Gliedmaßen.

11.6.2.3 Entzündliche Knochenkrankheiten

Urheber sind die gleichen Erreger wie bei den Gelenkentzündungen. Ein gefürchtetes Krankheitsbild ist die *Osteomyelitis*. Die Erreger gelangen neben der *direkten Einschleppung* (Unfälle, Operationen) auf hämatogenem Weg in die Knochen (häufig bei Kindern und Jugendlichen).
Die Entzündung führt zu Knochennekrose, eitriger Einschmelzung und Abszeßbildung mit Neigung zum Durchbruch nach außen (Fistelung). Nekrotische Knochenteile werden als *Sequester* bezeichnet.
Die Osteomyelitis kann *akut* oder *chronisch* verlaufen, die Entzündungszeichen (Schwellung, Rötung, Überwärmung, Fieber) treten demnach mehr oder weniger ausgeprägt und stürmisch auf. Das gleiche gilt für die Schmerzen.

Behandlung und Pflege
- Operativ: Abszeßausräumung, Sequestrotomie in Verbindung mit
- Chemotherapie (lokal und allgemein)
- *Dauerdrainage* zur lokalen Chemotherapie: In die Spülflüssigkeit werden Antibiotika beigegeben, Zweck der Spülung ist die Reinigung und Desinfektion des Wundgebietes und die Bekämpfung der Infektion. Die Spülflüssigkeit wird an den Infektionsherd herangeleitet, eine eingelegte Redondrainage dient der Ableitung (Abb. 2).

Pflegerische Aspekte
Kontrolle der Spülung: Die Ableitungen müssen durchgängig, das Vakuum vorhanden sein. Ein- und Ausfuhr werden genau ge-

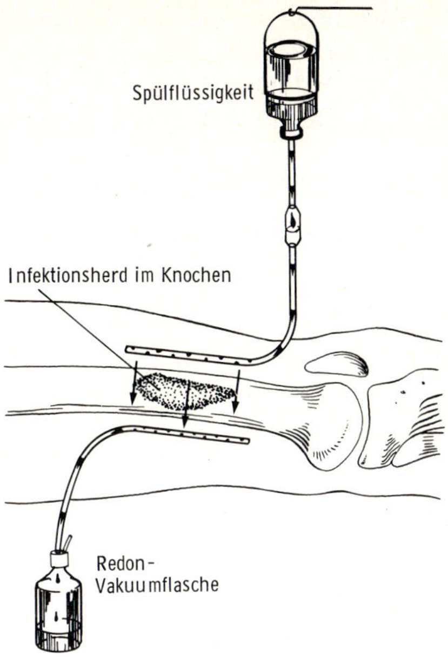

Abb. 2 Dauerdrainage bei Osteomyelitis

messen. Der Patient hat Bettruhe, da der Entzündungsherd bis zur Abheilung absolut ruhiggestellt werden muß. Es stellen sich somit zusätzlich die Probleme des Langzeitpatienten: Beschäftigung, Umschulung usw. (s. dazu die entsprechenden Kapitel S. 268ff., S. 273ff. und S. 741).

11.6.3 Geschwülste

Gut- und bösartige Geschwülste kommen an Gelenken und Knochen vor.
- *Gutartige Geschwülste:* Dazu zählt z.B. das Knochenfibrom, die cartilaginäre Exostose (vorwiegend beim Jugendlichen) = höckerige, spornartige Knochenvorsprünge, welche von der Epiphyse oder von der Knochenhaut ihren Ausgang nehmen.
- *Bösartige Geschwülste:* Es sind meist sekundäre Tumoren (z.B. Metastasen aus Lunge und Lymphknoten). Primär maligne Tumoren sind das Osteosarkom und das Ewingsarkom, vor allem beim Jugendlichen. Es gilt das im Kapitel Onkologie, S. 784ff. Gesagte.

11.6.4 Traumatische Schädigungen

- *Distorsionen* – Verstauchung = Zerrung der Gelenkbänder. Sie entsteht durch starke Bewegung in unphysiologischer Richtung. Der Patient hat Schmerzen, und es tritt eine Schwellung auf. Häufig betroffen sind Sprunggelenk und Handgelenk.

- *Luxationen* – Ausrenkung. Die Luxation kann *kongenital* (häufig im Hüftgelenk), *traumatisch* oder *habituell* sein. Unter der habituellen Luxation versteht man das sog. «Schlottergelenk». Es treten wiederholte Luxationen auf, weil die Gelenkkapsel und -bänder schlaff sind, oder die -pfanne zu flach ist.
- *Frakturen* – Knochenbrüche. Knochenbrüche aller Art haben als gemeinsame Zeichen:
  starken Schmerz
  gestörte und aufgehobene Gebrauchsfähigkeit und falsche Beweglichkeit
  Schwellung durch Bluterguß
  Fehlstellung (Formveränderung).

Behandlung und Pflege
Je nach Schädigung kommt konservative oder operative Behandlung in Frage. Die Pflege richtet sich nach dem Zustand des Patienten und nach der Behandlungsart. Außer den unten erwähnten Maßnahmen kommen z.B. bei Distorsionen Wickel (siehe S. 181) in Frage.

11.7 Wesen und Aufgabe der Orthopädie

Das Wort Orthopädie stammt aus dem Griechischen und bedeutet: orthos = gerade, päis = Kind; frei übersetzt heißt es soviel wie »Erziehung zu aufrechter Haltung«.
Definition: Orthopädie = Lehre von der Entstehung, Verhütung und Behandlung der angeborenen oder erworbenen Fehler in Form oder Funktion des Bewegungsapparates. Damit diese Aufgabe wirksam erfüllt werden kann, ist die Zusammenarbeit verschiedener Berufsgruppen notwendig. Der Arzt braucht die Mithilfe der *Pflegegruppe,* der Physiotherapeuten (Krankengymnastik), des *Orthopädiemechanikers,* des *Bandagisten,* des orthopädischen *Schuhmachers* und der Ergotherapeutin (Prothesenschulung).
Die *Invalidenfürsorge* bzw. *Invalidenversicherungsgesellschaft* (IV) übernimmt die Verantwortung für die finanziellen Probleme.
Alle Knochen- und Gelenkerkrankungen werden heute gezielt behandelt, wobei je nachdem die *konservativen* oder *operativen* Methoden im Vordergrund stehen.
Der Arzt wird z.B. bei Entzündungen immer zuerst die Ursache zu beheben suchen, anschließend oder gleichzeitig werden die lokal entstandenen Schädigungen durch konservative oder operative Maßnahmen behoben oder doch gebessert.

11.7.1 Konservative Methoden

Medikamentöse Therapie
Diese hat vor allem bei den Entzündungen der Gelenke und Knochen große Bedeutung. In Frage kommen:

- *Salizylate* in hohen Dosen bei rheumatischem Fieber und bei der CPP (PCP)
- *Prednisonpräparate* bei rheumatischem Fieber, CPP und Morbus Bechterew
- *Antibiotika:* Penizillin in hohen Dosen bei Streptokokkeninfektionen. Bei Osteomyelitis oder Gelenkeiterungen sind Abszeßausräumung mit anschließender lokaler Instillation von Antibiotika als Dauerperfusion mit Doppeldrainage angezeigt (s. (S. 733).
- *Goldpräparate* kommen bei der CPP zur Anwendung
- *Vitamin D* in hohen Dosen als Substitutionstherapie bei Rachitis und Osteomalazie.

Gelenkmobilisation
Darunter versteht man die Lösung von Bewegungssperren, wodurch eine Korrektur von Fehlhaltungen und Fehlstellungen erreicht werden kann. Die Ausführung geschieht in Narkose, wodurch für den Patienten Schmerzfreiheit und völlige Muskelentspannung erreicht wird. Die notwendige Muskelerschlaffung kann durch Muskelrelaxantien erreicht werden.

Verbände und orthopädische Behelfe
Sie finden Anwendung als:

- *Stützverbände,* z.B. Zinkleimverband bei Distorsionen.
- *Fixationsverbände,* z.B. Gipsverbände. Sie haben die Aufgabe, erreichte Korrekturergebnisse oder Reposition festzuhalten.
- *Streckverbände* oder Extensionen, s. auch Frakturbehandlung, S.736.
- *Gipsbett und Lagerungsschienen* zur Ruhigstellung, zur Haltungskorrektur oder zur schmerzfreien Lagerung.

- *Orthopädische Apparate und Prothesen* als vorübergehende oder dauernde mechanische Hilfen. Sie kommen zur Anwendung als Stütze gelähmter Gliedmaßen, zur Korrektur von Fehlstellungen oder als Gliedersatz nach Amputationen.
- *Orthopädische Schuhe* sind angezeigt bei Fußdeformitäten, um die Auftrittfläche zu normalisieren, Beinlängendifferenzen auszugleichen oder schmerzhafte Belastungspunkte zu entlasten.
- *Einlagen* dienen der Stützung des Fußgewölbes und spielen bei verschiedenen Haltungsschäden eine große Rolle. Sie müssen aber individuell dem Fuß angepaßt sein, ein Serienartikel kann diese Aufgabe nicht erfüllen.

Physikalische Therapie – Krankengymnastik
Das Ziel der Orthopädie – die Wiederherstellung und Erhaltung der Leistungsfähigkeit des Haltungs- und Bewegungsapparates – kann nur erreicht werden, wenn nach entsprechender operativer oder konservativer vorbereitender Behandlung der Kranke zum Gebrauch seiner Glieder wieder angeregt und angelernt wird, d.h. wenn *Bewegungsbehandlung* in der den Verhältnissen angemessenen Weise durchgeführt wird. Diese Aufgabe fällt in den Aufgabenbereich der geschulten Physiotherapeuten. Die Schwester wird sie in ihren Bemühungen bestmöglich unterstützen.

1. Der Gipsverband soll fest sitzen, aber nicht drücken.
2. Die im Gipsverband ruhiggestellten Gelenke sollen nicht bewegt werden können.
3. Schmerzen,
   Klopfen in der Wunde,
   Anschwellen des Fußes oder der Zehen, der Hand oder der Finger,
   Kälte- oder Hitzegefühl im Bereich der betroffenen Gliedmaßen,
   Steifheit der Finger- oder Zehengelenke,
   blaurote Verfärbung oder fahle Blässe der Haut,
   Gefühllosigkeit im Bereich der betroffenen Gliedmaßen weisen auf eine Störung des Heilungsverlaufs hin.

Pflegerische Aufgaben bei der konservativen Behandlung

- *Kontrolle und Prophylaxen*
  Die Hauptaufgaben erstrecken sich vor allem auf die *Kontrolle* bzw. Überwachung des Patienten und auf die *Prophylaxen.* Von besonderer Wichtigkeit sind die *Dekubitusprophylaxen bei allen Verbänden, insbesondere beim Gipsverband.* Nicht nur die Pflegegruppe, sondern auch der Patient muß untenstehende Richtlinien kennen.
- *Lagerung, Umlagerung, Mobilisation*
  Bei Erkrankungen des Skelettsystems ist der Schmerz meist abhängig von der Lage und Bewegung.
  Eine möglichst physiologische Lagerung ist deshalb angezeigt, d.h. es sind die normalen und eventuellen pathologischen Bewegungsmöglichkeiten der Gelenke zu berücksichtigen. Dazu kommt die oben erwähnte Krankengymnastik zur Stärkung des Gesunden und zur Kontrakturenprophylaxe.
  Bewegungen und Mobilisation des Patienten sind mit größter Vorsicht durchzuführen. Er braucht Unterstützung beim Lagewechsel, beim Umbetten usw. Der Patient ist dabei zur *völligen Entspannung* und zur *aktiven Mitarbeit* zu gewinnen. Nur so können abrupte und unkontrollierte Bewegungen vermieden werden.
  Eine Positionsänderung sollte erst nach einer Vorbesprechung unter den Pflegepersonen und dem Patienten vorgenommen werden. Nur so kann eine solche möglichst schnell, sicher und angenehm durchgeführt werden.

11.7.2 Operative Methoden

- *Osteotomie* = Durchtrennung des Knochens mit Meißel und Säge zum Zweck einer Stellungsänderung
  Korrekturosteotomie = Korrektur einer Fehlstellung, kommt an den oberen und unteren Extremitäten (Humerus, Vorderarm, Femur, Knieachse, Sprunggelenk) zur Anwendung. Anschließend wird ein Gips angelegt oder eine Osteosynthese vorgenommen
- *Arthrodesen* = künstliche Versteifung eines Gelenks, z.B. bei schwerer Zerstörung eines Gelenks infolge von Krankheiten oder Unfällen (Coxarthrose bei jungen Menschen).

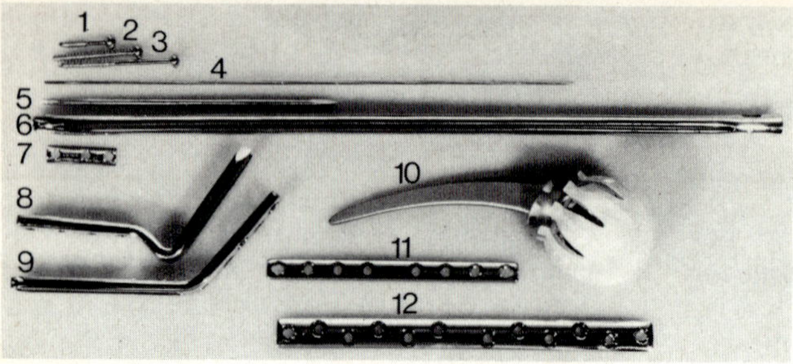

Abb. 3 Material zur Osteosynthese
1 = Spongiosaschraube, 2 = Kortikalisschraube, 3 = Malleolarschraube, 4 = Kirschner-Draht, 5 = Steinmann-Nagel, 6 = Oberschenkelmarknagel, 7 = Halbrohrplatte, 3 Loch, 8 = Pertrochantere Platte, 9 = Standardhüftplatte, 10 = Schenkelkopfprothese, 11 = schmale Platte, 8 Loch, 12 = breite Platte, 12 Loch

Häufigste Operationen dieser Art sind die
Schulterarthrodese
Hüftarthrodese
Kniearthrodese
Sprunggelenkarthrodese.

- *Arthrotomien* = Operative Eröffnung eines Gelenks, z.B. bei Erkrankungen der Patella, bei Meniskusentfernung oder bei Operationen an den Bändern des Kniegelenks.
- *Spanungen.* Knochenspanungen können mit körpereigenen (Autoplastik) oder mit körperfremden Knochen aus der Knochenbank vorgenommen werden. Gespant wird fast immer die Wirbelsäule, wobei beim Anlegen des Spans dorsal (vom Rükken her) oder transabdominal (vom Abdomen her) vorgegangen werden kann. Die letztere Art stellt postoperativ größere Probleme, da es zu einem vorübergehenden Ileus kommen kann.
- *Kleine Eingriffe.* Dazu zählt man die Entfernung eines Ganglion, Hammerzehen- und Halluxoperationen.

11.7.3 Frakturbehandlung

Diese setzt schon am Unfallort ein durch
- Ruhigstellung und Fixation in der Fehlstellung als Notmaßnahme für den Transport
- Reposition und Fixation durch den Arzt.

Die eigentliche Frakturbehandlung richtet sich nach der Lage und der Art der Fraktur. Immer geht es um eine Reposition und Fixation der Frakturenden:
- durch einen Gipsverband
- durch eine Extension
- operativ (= Osteosynthese).

11.7.3.1 Behandlung mit Gipsverband

Gipsverbände werden als Gipskorsetts (Wirbelsäule) oder als Bandage (Extremitäten) angelegt. Bei Patienten mit Gipsverband ist eine besonders sorgfältige Kontrolle von Hauttemperatur, Hautfarbe, Motorik und Sensibilität notwendig. Der Gips soll möglichst sauber gehalten werden. Schmerzäußerungen können Hinweise auf entstehende Druckgeschwüre sein. Ein Gips bleibt über 4–6 Wochen liegen (s. auch S. 735: Richtlinien beim Gipsverband).

11.7.3.2 Behandlung mit Extension

Die Drahtextension wird nach vorheriger Hautstichinzision angelegt, z.B. am Ellbogen bei Humerusfraktur, am distalen Femur speziell bei Beckenfrakturen, am Kalkaneus bei Unterschenkelfraktur.
Die Ein- und Austrittsstelle des Drahtes kommt einer aseptischen Wunde gleich und muß wie eine solche gepflegt werden. Der Draht darf nicht einschneiden und nicht hin und her geschoben werden.
Bei Patienten mit Extensionen ist besonders auf reibungslose Auswirkung von Zug und Gegenzug zu achten durch
- glatte Unterlage
- ruhig- und feststehende Schiene
- Freischweben des Extensionsbügels und der Gewichte.

11.7.3.3 Operative Behandlung

Osteosynthese = operative Vereinigung von Knochenfragmenten mittels Schrauben, Platten, Drähten, Marknagel, Fixateur externe (= äußere Fixation mit Spannern) (Abb. 3).

11.8 Allgemeine Richtlinien für die prä- und postoperative Pflege der orthopädischen Patienten

11.8.1 Präoperative Maßnahmen

Grundsätzlich soll ein nicht bettlägeriger Patient viel umhergehen und sich bewegen. Er soll schon vor der Operation z.B. das Gehen an Stöcken oder die Blasenentleerung in flacher Rückenlage einüben.

Hautpflege: Am Vortag einer orthopädischen Operation wird das Operationsgebiet im Anschluß an ein Reinigungsbad vorsichtig rasiert. Dann wird die Haut gewaschen, mit einem Desinfektionsmittel eingerieben und evtl. mit einem sterilen Tuch eingebunden.

Das Operationsfeld bleibt steril abgedeckt, bis der Kranke sich im Vorbereitungsraum des Operationssaales befindet.

Beachte

Eingriffe an den Extremitäten bedürfen außer der oben erwähnten Hautpflege keiner besonderen Vorbereitung.

Eingriffe an Wirbelsäule und Hüfte verlangen zusätzliche Vorbereitungsmaßnahmen, wie sie bei abdominellen Operationen notwendig sind (Abführen, leichte Kost usw.).

11.8.2 Postoperative Maßnahmen

Mobilisationsprobleme

Der wesentliche Unterschied zu anderen chirurgischen Operationen besteht darin, daß Eingriffe an den unteren Extremitäten zu vorübergehender Nichtbelastbarkeit des Beines bzw. der Beine führt, was die Mobilisation schwieriger gestaltet. Das Mobilisationsproblem wird um so größer, je betagter ein Patient ist.

Eingriffe an den oberen Extremitäten erlauben sofortige Mobilisation am 1. postoperativen Tag. Das Gleiche gilt für Eingriffe an *einem Unterschenkel oder Fuß.*

Eingriffe am Knie, Oberschenkel, Hüfte, Becken und Wirbelsäule erfordern eine kurz- oder längerdauernde Bettlägerigkeit.

Lagerung

Sie entspricht der ausgeführten Operation. Im Operationssaal werden die notwendigen Schienen, Verbände und eventuellen Extensionen angelegt. Die Schwester sorge für genügend und sachgerechtes Lagerungsmaterial (Schaumgummi- und Spreukissen, Sandsäcke, Fußstützen u.a.). Die vom Arzt verordnete Lagerung darf vom Pflegepersonal nicht abgeändert werden.

Bei richtiger Lagerung haben die Patienten wenig oder gar keine Schmerzen. Auftretende Schmerzen sind immer ein Alarmzeichen, die nicht einfach durch Analgetika behoben werden dürfen. Die Schwester überprüfe die Lagerung und rufe, wenn nötig, den Arzt.

Schmerzmittel

Sie sind in den ersten 2–3 Tagen notwendig. Sie dürfen aber immer nur dann verabreicht werden, wenn eine ungünstige Lagerung oder Druckstellen als Schmerzursache ausgeschlossen werden können.

Wundgebiet

– *Verbände:* Alle Verbände müssen überwacht werden. Es ist besonders zu achten auf:

  Weichteilschwellung (ganz leichte Ödembildung ist normal).

  Druckstellen: Ein Verband darf nicht zu eng sein, vor allem dann nicht, wenn er um Gelenke angelegt ist. Bei starker Blutung ist der Verband zu wechseln, da blutdurchtränkte Verbände drücken und eine Infektionsquelle bilden können.

  An Zehen und Fingern muß regelmäßig die *Temperatur* und die *Farbe* (Durchblutung) sowie die *Beweglichkeit* (Lähmung) geprüft werden. Auch auf *Gefühlsstörungen* ist zu achten.

  In besonderem Maße gelten diese Punkte bei Gipsverbänden. In der Regel können die Verbände (außer Gips) am 4. postoperativen Tag entfernt werden. Meist wird der Arzt anschließend die Wunde offen lassen, es sei denn, es liegt noch eine Sekretion von Wundsekret oder eine leichte Blutung vor. In diesem Fall wird ein leichter Verband angelegt. Drainstellen werden immer mit einer sterilen Kompresse bedeckt. Im weiteren Verlauf ist auf Rötung, Schwellung usw. zu achten. Die Fäden werden in der Regel nach 14 Tagen entfernt.

- *Drainagen:* Meist sind ein bis mehrere Redon-Drains eingelegt.
  Die Vakuumflaschen sind regelmäßig zu kontrollieren und zu erneuern. Im Normalfall können die Drains nach 48 Stunden entfernt werden.

Prophylaxen und Physiotherapie
Im Vordergrund steht die *Thrombose- und Embolieprophylaxe.*
Allgemeine und örtliche Maßnahmen
- Einwickeln beider Beine nach der Operation
- ausgiebiges Bewegen der nicht operierten Extremität, im besonderen auch der oberen Extremitäten
- Bewegen der operierten Extremität, soweit der Verband dies zuläßt. Die Physiotherapeutin wird entsprechende Übungen zeigen und trainieren lassen.
- Mobilisation so bald als möglich.

Diese Maßnahmen helfen zugleich mit, Druckstellen zu vermeiden *(= Dekubitusprophylaxe).*
Spezifische Maßnahmen
- Es kommt Antikoagulation in Frage, vor allem bei Patienten über 20 Jahren.

Zur *Pneumonieprophylaxe* dienen die Bewegungsübungen, die Mobilisation und zusätzlich Atemübungen.

Ernährung und Flüssigkeitszufuhr
Nach Operationen an den Extremitäten ist Trinken schon nach 6–8 Stunden erlaubt, sofern der Patient keinen Brechreiz hat. Feste Nahrung soll im allgemeinen erst am folgenden Tag gegeben werden, wenn die Darmtätigkeit in Gang gekommen ist. Bei transperitonealen Operationen an Becken und Wirbelsäule haben alle Regeln der mittleren Bauchoperation Gültigkeit.

Operationen an der Wirbelsäule
Spezielles
Große Sorgfalt in der Pflege erfordern *Operationen an der Wirbelsäule* (WS). Der Patient befindet sich in Rückenlage und hat 8–10 Tage Bettruhe. *Das Betten* geschehe sorgfältig. Günstig ist, wenn dem Patienten dabei seine Beine übereinandergelegt werden (Knie kreuzen) und er mit steifem Rücken gedreht wird. Bei der *Mobilisation* werden nicht nur die Beine, sondern auch der Stamm (Rücken) gut eingewickelt. Die breiten Schaumgummibinden eignen sich dazu besonders gut (z.B. Dymo-Schaumgummibinde). Der Patient darf nicht auf dem Bettrand sitzen, sondern muß vom Liegen her sofort stehen. Das idealste Bett ist das Drehbett (s. S. 55). Die ersten Gehversuche macht der Patient am besten im Gehwagen. Die Gehübungen werden fortgesetzt, bis ein eventuelles Gipskorsett angelegt ist, d.h. ungefähr am 15. postoperativen Tag. Nun darf der Patient das Gehen an den Stöcken erlernen und wird dann entlassen.
Physikalische Therapie ist bei WS-Operationen sehr wichtig. Man beginnt am 1. postoperativen Tag mit Bewegungsübungen, später mit der Gehschule. Nach der Krankenhausentlassung muß die Therapie ambulant weitergeführt werden, bis der Patient die wichtigsten Übungen erlernt hat und diese nun selber ausführen kann.
Ist nur *eine* Bandscheibe erkrankt, genügt meistens ein Stützkorsett, was für den Patienten angenehmer ist als das Gipskorsett.

11.8.3 Komplikationen nach orthopädischen Operationen oder nach Frakturbehandlung

- *Resorptionsfieber:* Es kann vorübergehend auftreten und ist meist ohne nachteilige Folgen für den Patienten.
- *Pseudarthrose:* Sie entsteht infolge ungenügender Fixation, oder es führt ein zu starker und zu lange anhaltender Zug zu mangelnder Kallusbildung. Es bildet sich ein Fehlgelenk. Die Frakturenden müssen angefrischt und evtl. operativ vereinigt werden.
- *Osteomyelitis:* Diese infektiöse Erkrankung des Knochens, meist durch Staphylokokken hervorgerufen, ist die gefürchtetste Komplikation. Die Osteomyelitis tritt besonders nach offenen Frakturen (Straßenunfällen) auf.
  Kann die Infektion *konservativ* (hohe Dosen Antibiotika intravenös) nicht behoben werden, wird der Arzt *operativ* eingreifen müssen:
  Eröffnung und Ausräumung des Infektionsherdes und Einlegen einer Dauerwundspülung (während Tagen) zur lokalen Antibiotikatherapie,
  Entfernen des Fixationsmaterials, sofern der Knochenbruch geheilt ist.

11.9 Pflege des Patienten mit Amputationen von Gliedmaßen

Die Amputation von Gliedmaßen ist so alt wie die Menschheit selbst. Es mußte aber ein langer Weg beschritten werden, bis zur heutigen modernen Amputationstechnik einerseits und zur Entwicklung der einwandfrei funktionierenden Prothesen andererseits.

Amputationen können notwendig werden bei
- schwerer Zertrümmerung von Weichteilen und Knochen (Unfälle)
- lebensbedrohlichen Wundinfektionen (Gasbrand),
- bösartigen Tumoren (Knochensarkom)
- arteriellen Durchblutungsstörungen, aufsteigender Gangrän oder Nekrose.

Das Ziel der Operation ist ein schmerzfreier, gut durchbluteter, aktiv frei beweglicher und prothesenfähiger Amputationsstumpf.

Wir unterscheiden
- Amputationen an den *oberen Extremitäten,* sie sind selten.
  Amputationen an den *unteren Extremitäten* (Abb. 4).
- Exartikulation = Absetzen eines Gliedabschnittes durch Auslösung im Gelenk.

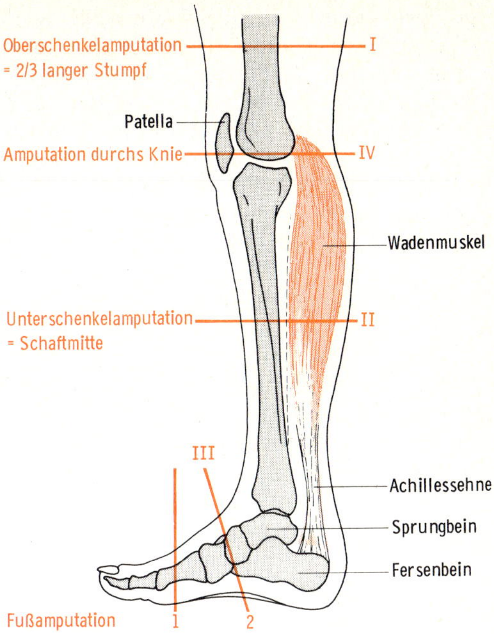

Abb. 4 Amputationen an Bein und Fuß
Zu Fußamputation: 1) Mittelfußamputation, 2) Amputation nach Lisfranc

Präoperative Maßnahmen

Unsere Hauptaufgabe besteht darin, daß wir den Patienten zu einer möglichst positiven Einstellung zur Amputation beeinflussen können. Wir ermuntern ihn und versuchen, ihn zu überzeugen, daß er auch mit einer Prothese ein vollwertiger Mensch bleibt, und daß er, dank den modernen Wiedereingliederungsmaßnahmen, den Umschulungsmöglichkeiten und der Hilfe der Invalidenversicherung auch als Bein- oder Armamputierter im Berufs- und Gesellschaftsleben seinen Platz einnehmen und behaupten kann.

Die weiteren präoperativen Maßnahmen sind die gleichen wie bei anderen orthopädischen Operationen.

Postoperative Maßnahmen

Bett und Lagerung

Matratze und Lagerungskissen werden geschützt, da immer mit einer eventuellen Nachblutung gerechnet werden muß. Aus dem gleichen Grund wird am Bett eine dicke Staubinde mit Péan aufgehängt, damit ein blutendes Gefäß sofort unterbunden werden kann.

Zur Ruhigstellung des Stumpfes können zwei Sandsäcke dienen. Der eingebettete Bettbogen verhütet Druck durch die Bettücher.

Durch richtige Lagerung verhindern wir das Auftreten von Gelenkkontrakturen an der Extremität, insbesondere einer Beugefehlstellung (Beugekontraktur) an Hüfte und Knie.

Der Amputationsstumpf wird in *normaler Streckstellung* gelagert. Auf keinen Fall dürfen Kissen u.ä. unter den Stumpf bzw. unter das Knie gelegt werden, da dadurch eine Beugestellung gefördert würde.

Zur Streckung im Kniegelenk kommen folgende Maßnahmen in Frage:
- Anlegen einer Gipsschiene oder Rinnschiene
- Knie herunterdrücken durch Auflegen von Sandsäcken
- zeitweise Bauchlagerung, mindestens 3mal täglich.

Mobilisation

so rasch als möglich. Der Patient lernt vorerst mit Krücken gehen; später können die Prothesen angepaßt werden.

Pflege des Stumpfes

Wundgebiet: Es sind Redon-Drains eingelegt. Das Vakuum der Flaschen muß regelmäßig erneuert werden. In den ersten Tagen soll der Verband locker sein, später wird der Stumpf mit elastischen Binden eingewickelt. *Die Stumpfhaut* ist sehr empfindlich, darum ist der Gebrauch von Heftpflaster zu vermeiden. Nach Heilung der Wunde und Entfernung der Fäden muß die Haut regelmäßig und sorgfältig gereinigt und mit einer Schutzsalbe massiert werden. Evtl. auftretende Hautveränderungen müssen sofort dem Arzt gemeldet werden. *Nach der Heilung der Wunde* ist die Stumpfhaut täglich mit milder Seife zu waschen; robuste Haut kann leicht gebürstet werden. Der Stumpf soll so oft als möglich der Luft und der Sonne ausgesetzt werden. Treten Druckstellen auf, sind diese sofort zu desinfizieren oder mit einem speziellen Stumpfpflegemittel (z.B. PC 30 V) zu behandeln.

Der elastische Verband soll dicht, aber nicht zu straff angelegt sein. Er bezweckt die Förderung des venösen Rückflusses und die Verhütung von Schwellungen und Ödemen. Ein postoperatives Ödem kann nie ganz vermieden werden, da sich nach der Operation (Gefäßnetzdurchtrennung) neue Kapillaren und Lymphbahnen bilden. Durch den Verband soll die Atrophie der Muskulatur gefördert werden, damit der Stumpf eine konische Form erhält (ist für das Tragen der Prothese wichtig). Die elastischen Binden werden vom Stumpf her in Achtertouren angelegt. Am Stumpfende soll der Verband etwa 3mal straffer sein als am Ansatz des Gliedes. Der elastische Verband muß 2mal täglich entfernt und nach 10–20 Minuten wieder angelegt werden. Er darf die Beweglichkeit der Gelenke nicht einschränken, d.h. der Stumpf muß aktiv bewegt werden können.

Physiotherapie

Die Therapeutin kommt 1- bis 2mal täglich für

- *aktive Bewegungstherapie* zur Vermeidung von Kontrakturen.
- *Muskeltraining*. Sie trainiert mit dem Patienten nicht nur die Stumpfmuskulatur, sondern (als Vorbereitung für die Gehübungen) auch die Armmuskeln und die Muskeln des gesunden Beines.
- *Durchblutungsförderndes Gefäßtraining* durch Umlagerungsübungen sowie durch wechselnde Hoch- und Tieflage.
- *Gehübungen* mit Hilfsmitteln: Krücken, Gehwagen, Barren u.a.
- *Prothesenschulung:* Sie umfaßt das Bedienen und Anlegen der Prothese, das Einüben der einzelnen Bewegungsfunktionen, Übungen mit angelegter Prothese u.a. Heute gibt es bereits *Gehschulen* für Beinamputierte. Interessierten empfehlen wir als Lektüre:
  Kersten, H.: Gehschule für Beinamputierte, 2. Aufl. Thieme, Stuttgart 1975.

Prothesen und Kunstglieder (= orthopädische Behelfe)

Eine gute Prothese ist immer ein individuelles Kunstwerk. Vor allem der Beinamputierte ist auf eine gute Prothese angewiesen, um wieder gehen zu können. Bei Amputation im Bereich des Fußes genügt meist ein *orthopädischer Schuh,* der mit sog. Ersatzstücken versehen ist, die das Abrollen oder Abfedern erleichtern sollen.

- *Die Unterschenkelprothese* besteht aus einem Schaft und einer Aufhängevorrichtung am Oberschenkel mit oder ohne Gelenk.
- *Die Oberschenkelprothese* besteht aus Schaft für den Stumpf mit Beckengürtel oder Fixation am Becken sowie einem künstlichen Kniegelenk und Unterschenkel-Fuß-Teil.

Allgemeine Regeln zum Umgang mit orthopädischen Behelfen

Anziehen der Prothese

1. *Einlagen* auf rechts und links achten, Längswölbung liegt stets medial.
2. *Bein-Orthesen* (Stütz- und Führungsapparate) nicht locker anziehen, Patient soll guten Kontakt mit seinem Behelf haben. Fersenloch in der Sandale erlaubt Kontrolle, ob der Fuß richtig sitzt.
3. *Rumpf-Orthesen* (Korsette) liegend anziehen, bei vollständiger Entlastung der Wirbelsäule. Falten in der Unterwäsche vermeiden.
4. *Bein-Prothesen*
   a) *Unterschenkel-Amputierte* tragen meistens Stumpfstrümpfe: Nylonstrumpf direkt auf der Haut, darüber Wollstrumpf. Diese müssen täglich gewechselt und gewaschen werden. Stumpfstrümpfe straff anziehen und über den Prothesenrand umlegen.
   b) *Oberschenkelstumpf:* Prothese wird ohne Strumpf getragen. Stumpf mit Trikotschlauch in den Schaft einziehen, wenn nötig pudern. Trikotschlauch durch das Ventilloch führen und unter Pumpbewegungen ganz herausziehen. Dabei Patient auffordern, die Stumpfmuskulatur nicht zu kontrahieren (Patient evtl. durch Gespräch ablenken). Auf Fußstellung achten! Ventil schließen. Schaft luftleer machen durch Druck auf Ventilmitte. Dabei muß der Patient die Prothese voll belasten.
5. *Arm-Prothesen*
   Stumpf ebenfalls mit Trikotschlauch einziehen. Trägergurten dürfen nicht verdreht sein.

Ausziehen der Prothese
Ventildeckel abheben. Wenn sich die Prothese nicht ohne weiteres ausziehen läßt (bei Anschwellung des Stumpfes), Extremität hochlagern.

Prothesenpflege
Ventil über Nacht offen lassen. Schaft austrocknen, Gelenke mit Maschinenfett oder -öl einmal pro Woche schmieren. Defekte an den Behelfen sofort durch den Hersteller beheben lassen. Schadhafte Lackierung des Holzschaftes kann zu schweren Hautschäden am Stumpf führen. Eine Neulackierung des Schaftes beansprucht weniger Zeit und Kosten als die Heilung von Druckstellen.

Bezugsquellen
Stumpfstrümpfe, PC30V-Stumpfpflegemittel beim Orthopäden bzw. Bandagisten, selten in Sanitätsgeschäften.
Rena-Zweizug-Binde: Sanitätsgeschäfte und Apotheken.
Mit Fragen und bei Unklarheiten an den Hersteller des Behelfes gelangen! (Auszug aus dem Merkblatt der Orthopädischen Werkstatt, Klinik Balgrist Zürich)

Spezielle Probleme des Amputierten

- *Stumpfschmerzen, Phantomschmerzen*
  In den ersten Tagen nach der Amputation gehören Stumpfschmerzen zum normalen Heilungsverlauf. Gleichzeitig hat der Amputierte das Gefühl, als ob der abgesetzte Gliedabschnitt noch vorhanden, ja beweglich und empfindlich sei. Bei ungestörtem Verlauf verliert der Stumpf diese Schmerzhaftigkeit, auch gehen die unangenehmen Beschwerden im *Phantom* (= dem in der Vorstellungswelt des Patienten noch vorhandene Gliedabschnitt) zurück.
  Es kann vorkommen, daß Patienten im späteren Verlauf noch (oder wieder) unter unangenehmen Phantomschmerzen leiden. Evtl. wird dann eine zusätzliche Operation notwendig.
- *Stumpffrakturen*
  Sie entstehen durch Sturz mit (seltener ohne) Prothese.
- *Hauterkrankungen am Amputationsstumpf*
  Die Haut wird durch die Prothese in ihrer Funktion erheblich beeinträchtigt. Dazu kommt die mechanische Beanspruchung durch Reibung. Es können Ulzera und Dekubiti auftreten.

11.10 Pflege des Langzeitpatienten

Patienten mit chronischen Leiden (z.B. CPP) oder mit Invalidität (Status nach Amputation u.a.) kommen oft wiederholt ins Krankenhaus. *Es handelt sich dabei aber nicht nur um Patienten mit Erkrankungen des Skelettsystems.* Chronische Leiden oder Invalidität können ganz verschiedenen Ursprungs sein. Es gibt dabei einige allgemein gültige Überlegungen, die für *alle diese Patienten* Gültigkeit haben:
Ursache für eine Hospitalisierung kann sein:

- Kontrolluntersuchungen
- akute Verschlechterung des Zustandes
- andere Erkrankung
- soziale Probleme (z.B. Erkrankung der pflegenden Angehörigen).

Spezielle Pflegeprobleme bei diesen Patienten
Der Patient mit chronischen Leiden oder Invalidität kommt meistens nur sehr ungern ins Krankenhaus. Er hat *Angst,* daß er seine Gewohnheiten aufgeben muß, daß man ihm die im Krankenhaus üblichen Pflegemethoden aufdrängt und man auf seine Behinderung zu wenig Rücksicht nimmt usw. Er ist *verunsichert,* weil er aus seinem gewohnten Milieu herausgerissen wird. Dabei geht es vielfach um kleine Dinge, die aber für den Patienten von großer Bedeutung sind. Dazu kommt ein *Gefühl der Bedrohung,* da der Patient vor allem dann, wenn wenig Gewicht auf eine aktivierende Pflege gelegt wird, befürchtet, seine Selbständigkeit zu verlieren und abhängig zu werden. Umgekehrt ist der Patient oft auch *froh,* eine qualifizierte Pflege zu bekommen.
Von den spezifischen Pflegeproblemen leiten wir ab, daß wir

- dem Patienten eine adäquate, aktivierende Pflege zukommen lassen
- ihm ein Klima schaffen, in dem er seine Gewohnheiten, Wünsche usw. anmelden kann, sich akzeptiert fühlt und seine Ängste abbauen kann
- die Angehörigen, die den Patienten daheim pflegen bzw. ihn unterstützen, aktiv in die Pflege miteinbeziehen
- den Patienten so pflegen, daß das Gesunde unterstützt und gefördert wird, zusätzliche Schäden vermieden und mit dem Patienten (wenn möglich) neue Ziele der psychischen, physischen und sozialen Wiedereingliederung angestrebt werden.

Weiterführende Literatur

Brandis, H.J.: Anatomie und Physiologie für Schwestern, 3. Aufl. Fischer, Stuttgart 1974

Exner, G.: Kleine Orthopädie, 9. Aufl. Thieme, Stuttgart 1977

Golding, D.N.: Rheumatische Erkrankungen, 2. Aufl. Thieme, Stuttgart 1971

Haike, H.J.: Orthopädische Krankheiten, Kompendium de Gruyter, Berlin 1975

Hettinger, Th.: Fit sein – fit bleiben, 6. Aufl. Thieme, Stuttgart 1977

Hettinger, Th.: Isometrisches Muskeltraining, 4. Aufl. Thieme, Stuttgart 1972

Hettinger, Th.: Kurzturnstunde, Thieme, Stuttgart 1970

Idelberger, K.: Lehrbuch der Orthopädie. Springer, Berlin 1970

Kaganas, F.: Ärztlicher Rat bei rheumatischen Erkrankungen der Gelenke und der Wirbelsäule. Thieme, Stuttgart 1973

Kersten, H.: Gehschule für Beinamputierte, 2. Aufl. Thieme, Stuttgart 1975

Merkblätter zur Rheumaprophylaxe. Schweiz. Rheumaliga, Seestraße, Zürich

Parsch, K.: Orthopädie, Studienbuch für Krankenschwestern und -pfleger. Kohlhammer, Stuttgart 1972

Scharll, M.: Orthopädische Krankengymnastik, 4. Aufl. Thieme, Stuttgart 1973

Schlegel, K.F.: Orthopädie für das Krankenpflegepersonal. Thieme, Stuttgart 1975

Testfragen

Kreuzen Sie die richtige Antwort an:

– Für den Aufbau der Knochenzellen veantwortlich sind (S. 727)
  - ☐ die Osteoklasten
  - ☐ die Osteoblasten
  - ☐ das Parathormon

– Die Röntgenaufnahme in verschiedenen Bewegungsphasen nennt man (S. 729)
  - ☐ Tomogramm
  - ☐ Szintigramm
  - ☐ Funktionsaufnahme
  - ☐ Standardaufnahme

– Das rheumatische Fieber wird hervorgerufen durch (S. 731)
  - ☐ hämolysierende Streptokokken
  - ☐ Staphylokokken
  - ☐ Toxinwirkung der Streptokokken

– Die rheumatoide Arthritis nennt man auch (S. 731)
  - ☐ Morbus Bechterew
  - ☐ Scheuermannsche Krankheit
  - ☐ chronisch progressive Polyarthritis

– Bezeichnen Sie die richtige Antwort (S. 732)
  - ☐ Coxarthrose = Degeneration am Kniegelenk
  - ☐ Omarthrose = Degeneration am Hüftgelenk
  - ☐ Gonarthrose = Degeneration am Kniegelenk
  - ☐ Coxarthrose = Degeneration an der Schulter

– Die harmloseste traumatische Schädigung am Skelettsystem ist (S. 733f.)
  - ☐ die einfache Fraktur
  - ☐ die Distorsion
  - ☐ die Luxation

– Typisch bei der Osteomyelitis ist (S. 733)
  - ☐ die Knochennekrose
  - ☐ die Osteoporose
  - ☐ die Metastasenbildung

– Unter Gelenkmobilisation versteht man (S. 734)
 ☐ Sorgfältiges Bewegen der Gelenke
 ☐ Lösen von Bewegungssperren in Narkose
 ☐ Einsetzen von künstlichen Gelenken

– Bei der Lagerung und Umlagerung von orthopädischen Patienten ist es wichtig, daß (S. 735)
 ☐ das kranke Glied auf Kissen gebettet wird
 ☐ die normalen Bewegungsmöglichkeiten berücksichtigt werden
 ☐ sich der Patient dabei möglichst passiv verhalten kann

– Arthrodese = (S. 735)
 ☐ Durchtrennung des Knochens
 ☐ Einsetzen eines Knochenspans
 ☐ künstliche Gelenkversteifung
 ☐ Gelenkeröffnung

– Spezifische Komplikationen nach Knochenoperationen sind (S. 738)
 ☐ Osteomyelitis, Kontrakturen, Thrombosen
 ☐ Embolie, Osteomyelitis, Druckstellen
 ☐ Osteomyelitis, Pseudarthrose

– Die korrekte Lagerung nach Unterschenkelamputation dient (S. 739)
 ☐ der Prophylaxe von Dekubiti und Kontrakturen
 ☐ der Förderung der Beweglichkeit in Hüfte und Knie
 ☐ der Verhütung einer Kontraktur in Hüfte und Knie

– Zweck des elastischen Verbandes am Stumpf ist (S. 740)
 ☐ die Atrophie der Muskeln zu fördern
 ☐ die Asepsis zu gewährleisten
 ☐ das postoperative Lymphödem zu beseitigen

12 Krankheiten des Nervensystems

Sequenzziel (Intention)

Erkrankungen des Nervensystems sind vielfältig. Bei der Pflege dieser Patienten gilt in ganz besonderem Maß das Gesetz, daß sich keine zwei Menschen gleich sind und daher die typischen »Fälle« kaum anzutreffen sind. Trotzdem muß auch bei diesem Kapitel Ihr Wissen über Anatomie, Physiologie und Pathophysiologie die wissenschaftliche Grundlage für Ihre praktische Arbeit bzw. für die Pflege von Patienten mit neurologischen Erkrankungen sein. Ihre Fähigkeit, grundsätzlich zu denken, Folgerungen und Forderungen abzuleiten, ermöglicht Ihnen, die ärztlichen Verordnungen zu verstehen und sinnvolle Hilfe zu leisten. Sie können dann dem Patienten jene Pflege zukommen lassen, die seine individuellen Pflegebedürfnisse berücksichtigt. Sie erkennen, ob das Schwergewicht auf therapeutische und / oder unterstützende Pflege gelegt werden muß (je nach Zustand und Prognose des Patienten).

Lernziel

Durch das Studium können Sie
- Angaben machen über die allgemeinen Krankheitszeichen bei Erkrankungen des Gehirns und Nervensystems;
- die diagnostischen Maßnahmen aufzählen und auf Prinzipien zurückführen;
- präzise berichten, welche Aufgaben Ihnen bei der Lumbalpunktion, bei der Luftenzephalographie, bei der zerebralen Angiographie und bei der Myelographie zufallen;
- die allgemeingültigen Punkte zur Pflege dieser Patienten aufzählen und begründen;
- Angaben machen über die Punkte, die Sie bei der Verabreichung von Psychopharmaka zu beachten haben;
- ausführlich berichten über das Krankheitsbild der Apoplexie, die Krankheitszeichen bei Hirntumor und die pflegerischen Maßnahmen, die zu treffen sind;
- die wichtigsten Angaben machen über die Krankheitsbilder der Paraplegie und der Diskushernie und die pflegerischen Maßnahmen, die zu treffen sind, ableiten;
- über die prä- und postoperative Pflege bei Diskushernie berichten.

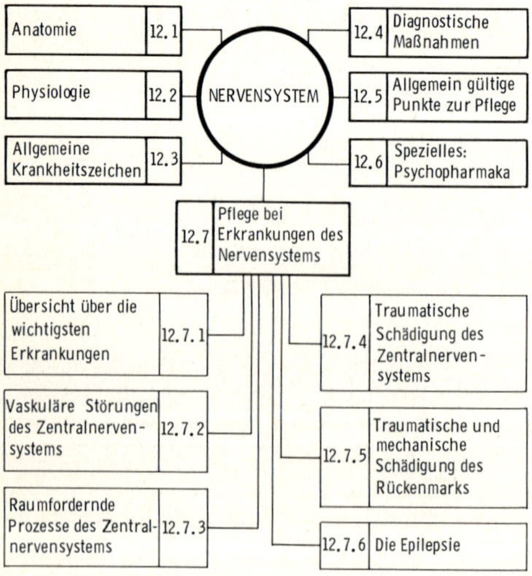

Prinzip

Das Nervensystem ist die übergeordnete Zentrale zur Steuerung und *Koordination* aller Lebensvorgänge. Es ist Sitz des Bewußtseins und aller geistigen Regungen wie Verstand und Gedächtnis. Es lenkt unbewußte und willkürliche Lebensäußerungen und verarbeitet Wahrnehmungen der Sinnesorgane zu bewußten Empfindungen. Kurz: Es *steuert* und *dirigiert* die Leistungen aller Körperteile und Organsysteme so, daß die Teilleistungen aufeinander abgestimmt sind und diese sich den Bedürfnissen des Menschen in einer wechselnden Umwelt anpassen können. Fällt die Funktion des Nervensystems ganz oder teilweise aus, können die Tätigkeiten der Organsysteme und der Gliedmaßen nicht mehr koordiniert und weder zeitlich noch örtlich sinnvoll dirigiert werden.
Für den Menschen als Organismus bedeutet das Verlust der Funktionssteuerung und Auftreten von nervösen Störungen, die *sensorisch* (mit Ausfall der Empfindungsfähigkeit) und/oder *motorisch* (mit Bewegungsstörungen oder Lähmungserscheinungen) sein können.
Für den Menschen als Person kann es Einschränkung oder Verlust des Bewußtseins und der geistigen Regsamkeit (Verstehen, Denken u.a.) bedeuten. Bei Bewußtseinserhaltung kann es zu einer mehr oder weniger starken Wahrnehmung einer evtl. auftretenden Entpersönlichung und eines Integritätsverlustes kommen, auf die der Patient mit Angst, Unsicherheit, Depression oder Aggression reagiert.

▼

Für die Pflegegruppe bedeutet das in Zusammenarbeit mit dem medizinischen Team
- die Ausfallserscheinungen zu vermindern oder ausgefallene Funktionen zu ersetzen, wobei je nach Schweregrad die therapeutische oder die unterstützende Pflege im Vordergrund steht
- den Patienten zu schützen, da er seine eigenen Schutzmechanismen ganz oder teilweise verloren hat
- den Menschen trotz einer eventuellen geistigen Beschränkung als Person und Persönlichkeit ernst zu nehmen und ihn in seinem So-sein anzunehmen, nach Möglichkeit zu fördern und ihm Geborgenheit zu geben.

12.1 Anatomie (Abb. 1)

12.2 Physiologie

12.2.1 Die Funktion des Nervensystems

Die Nervenzelle: Die 10–15 Milliarden Nervenzellen im menschlichen Gehirn und Rükkenmark bilden ein außerordentlich komplexes System (anatomisch als die weiße und graue Substanz beschrieben). Jede einzelne Nervenzelle ist eine strukturelle und funktionelle Einheit (Neuron). *Die Tätigkeit der Nervenzellen* führt zu einer außerordentlich großen Mannigfaltigkeit funktioneller Möglichkeiten, zu willkürlichen und unwillkürlichen Muskelbewegungen, zu zentralen Vorgängen der Informationsverarbeitung (mit und ohne Überschreiten der Schwelle des Bewußtseins); dennoch sind die Elementarpro-

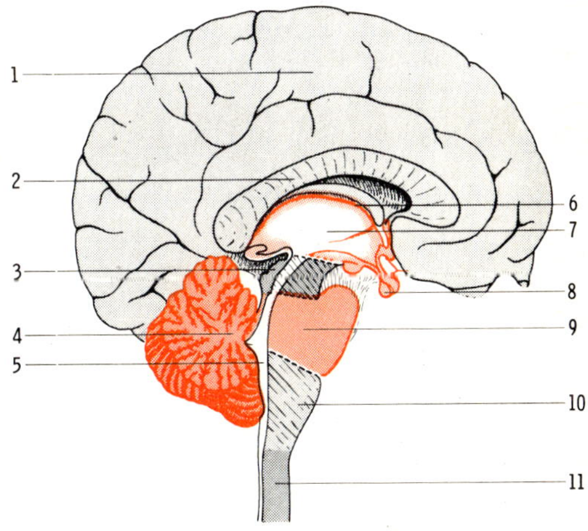

Abb. 1 Mittelschnitt durch das Gehirn; linke Hirnhälfte von der Mitte her gesehen
Bezeichnen Sie die Strukturen 1–11 (s. S. 849)

zesse der Erregungsübertragung im Nervensystem von recht einheitlicher und relativ einfacher Art. Es gibt im Prinzip nur zwei Signalformen, die Aktionspotentiale der Nervenfasern und die synaptischen Potentiale (an der Stelle der Erregungsübertragung von Zelle zu Zelle). So werden im Laufe eines jeden Tages Millionen von Signalen *aufgenommen* und *verarbeitet* bzw. *weitergeleitet* und *beantwortet*. Die Informationsmengen, die jeden Tag in unser Nervensystem gelangen, müssen einer kritischen Auswahl (»Filterung«) unterworfen, zugeordnet und – zum Teil – gespeichert werden. Diese Arbeit wird von sog. Schaltkreisen oder Schaltmechanismen geleistet. *Die entscheidende Rolle bei der Übertragung von Erregungs- und Hemmungseffekten spielen die Überträgerstoffe, die Neurotransmitter.* In den letzten Jahren haben sich, besonders durch die Erkenntnis ihrer Wirkungsmechanismen zahlreiche Berührungspunkte mit der Arbeit der klinischen Medizin ergeben. Viele Psychopharmaka konnten in ihrer Wirkung besser erkannt und zielgerichteter eingesetzt werden.

Zusammengefaßt lassen sich die Leistungen des Nervensystems auf drei Funktionen zurückführen:

- *Aufnahme von Reizen* (z.B. durch Hören, Sehen, Fühlen, Riechen usw.)
- *Weiterleitung* der auftretenden Erregungen von der Aufnahmestelle via Nervenbahnen ins Gehirn und Rückenmark, wo die Reize geordnet und koordiniert werden
- *Beantwortung* der Reize über die Nervenbahnen zu den Erfolgsorganen, die mit entsprechenden Reaktionen antworten.

12.2.2 Das Zentralnervensystem (ZNS)

Das Großhirn bildet die Hauptmasse des Gehirns. Es ist in zwei Hemisphären aufgeteilt und weist viele Windungen und Furchen auf. Die wichtigste Furche ist die Zentralfurche mit den anliegenden Zentralwindungen, der vorderen und hinteren Zentralwindung. Sie ziehen von der Oberfläche des Gehirns zum Schläfenlappen.

In der vorderen Zentralwindung liegen die motorischen Zentren für die gesamte Körpermuskulatur (Beine, Rumpf, Arme, Hände, Kopf, Zunge usw.). Man spricht von Bewegungsfeldern.

In der hinteren Zentralwindung liegen die sensorischen Zentren = Endigungsstätten, die *Wahrnehmungsfelder* (Riechen, Hören, Sehen) und die *Erinnerungsfelder* (Geruchserkennen, Hörverständnis, Sehverständnis, Farberkennen, Lesen und Schreiben).

Die *Pyramidenbahn,* die von der vorderen Zentralwindung ausgeht und sich in der inneren Kapsel sammelt, endigt an den motorischen Vorderhornzellen des Rückenmarks. Ihre Fasern innervieren die oberen Extremitäten, den Rumpf und die unteren Extremitäten.

Sie ist die wichtigste willkürliche motorische Nervenbahn. Die Fasern der linken und rechten Pyramidenbahn kreuzen sich im verlängerten Mark. Somit werden die Bewegungsimpulse für die rechte Körperhälfte durch die linke motorische Gehirnregion ausgelöst und umgekehrt.

Die Pyramidenbahn leitet infolgedessen die willkürlichen, motorischen Reize zur Musku-

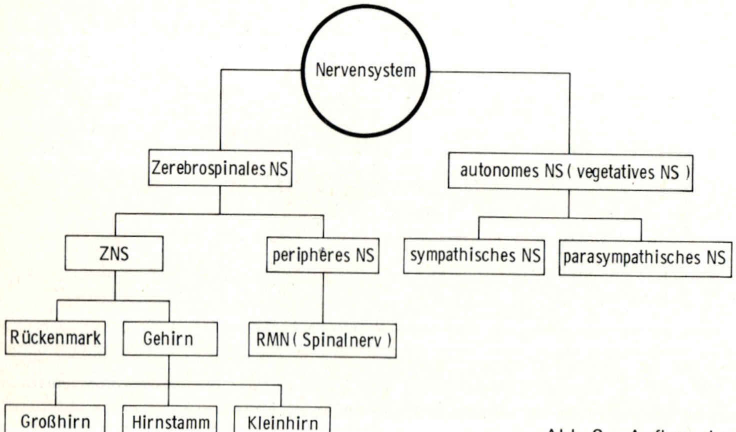

Abb. 2 Aufbau des Zentralnervensystems

latur, sie hemmt auch den Muskeltonus und die Muskelkontraktion.
Der Hirnstamm gliedert sich in vier Abschnitte: in das verlängerte Mark, in das Hinterhirn mit der Brücke und dem Kleinhirn, in das Mittelhirn und das Zwischenhirn. Der Hirnstamm kann als Zentrale des *vegetativen Nervensystems* angesehen werden.
Die Hirnnerven (des Kopfes), es sind deren zwölf, vermitteln die Wahrnehmung der Sinnesorgane (Sehen, Hören, Riechen usw.) und steuern die willkürliche Betätigung der Gesichts- und Augenmuskulatur. Das Ursprungsgebiet der Hirnnerven liegt im Hirnstamm.
Das Rückenmark (RM) schließt sich an das verlängerte Mark an und durchzieht als Strang von weißlichgrauer Farbe den Wirbelkanal bis zur Lendengegend. Im Zentrum des Wirbelkanals befindet sich ein enger, mit Liquor gefüllter Hohlraum, der mit den Ventrikelräumen des Gehirns in Verbindung steht.

12.2.3 Das periphere Nervensystem

Es umfaßt die Nerven, die je zwischen zwei Wirbeln austreten. Es gibt deren insgesamt 31 Paare. Sie verteilen sich im Bereich des Rumpfes und der Gliedmaßen und sind für die Motorik und Sensorik in den Gliedmaßen und im Rumpf verantwortlich.

12.3 Allgemeine Krankheitszeichen

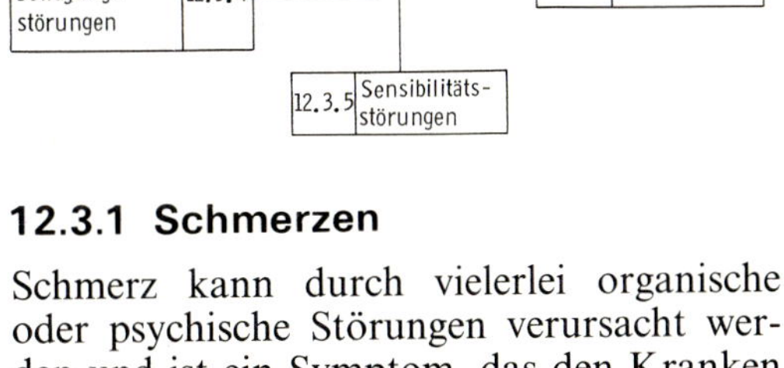

12.3.1 Schmerzen

Schmerz kann durch vielerlei organische oder psychische Störungen verursacht werden und ist ein Symptom, das den Kranken am häufigsten veranlaßt, den Arzt aufzusuchen.
Schmerz kann an Ort und Stelle einer Schädigung auftreten, oder er kann ausstrahlen. Die häufigste Form ist der *Kopfschmerz*. Er kann sich einstellen, ohne daß eine Organveränderung vorliegt (z.B. Migräne) oder aber als Manifestation einer ernsten Erkrankung.

12.3.2 Augensymptome

Von Bedeutung ist die Augenmotorik, die Pupillenmotorik und der Nystagmus.

Augenmotorik
Wir unterscheiden drei Lähmungstypen:
- *Komplette Okulomotoriuslähmung* (Lähmung des dritten Hirnnerven) (oculomotorius = augenbewegend). Der Patient sieht schräg stehende Doppelbilder.
- *Die äußere Okulomotoriuslähmung* ist eine seltene Lähmung, wobei die äußeren Augenmuskeln betroffen werden.
- *Die innere Augenmuskellähmung*. Hier sind die autonomen Fasern gelähmt. Die Beweglichkeit des Bulbus ist erhalten. Die Pupille ist weit und lichtstarr und reagiert nicht auf Miotika. Meistens wird sie durch eine Druckschädigung des Nervs verursacht, z.B. bei Hirndruck (s. Intensivpflege S.834f.). Eine einseitige Pupillenerweiterung (= Mydriasis) ist ein wichtiges Frühsymptom, z.B. bei epiduralem Hämatom.

Pupillenmotorik
Die wichtigste Störung ist die Pupillenstarre.
- *Reflektorische Pupillenstarre* = fehlende Lichtreaktion bei erhaltener Konvergenzfähigkeit, d.h. die Pupille ist unfähig, auf wechselnde Belichtung mit Verengung und Erweiterung zu reagieren, während die Fähigkeit der Pupille, sich beim Nahsehen zu verengen, erhalten bleibt.
- *Absolute Pupillenstarre* = fehlende Lichtreaktion und Konvergenzfähigkeit. Die Pupillenstarre ist meistens auf eine traumatische Schädigung des Auges oder auf eine Mittelhirnläsion (z.B. bei Tumor) zurückzuführen.

Nystagmus (= Zitterbewegung der Augäpfel)
Als Nystagmus bezeichnet man unwillkürliche, rhythmische Hin- und Herbewegungen der Bulbi, besonders auffallend, wenn der Patient von einer Seite auf die andere blickt. Nystagmus tritt auf bei multipler Sklerose, bei Erkrankungen des Kleinhirns sowie bei angeborenen und erworbenen Schädigungen des N. vestibularis.

12.3.3 Lähmungen

Generell unterscheiden wir zwischen einer *peripheren* und einer *zentralen Lähmung*.

Periphere Lähmung
Die periphere oder schlaffe Lähmung beruht auf einer Läsion im peripheren motorischen Neuron, das seine Nervenzellen im Vorderhorn des *Rückenmarks* hat.
Unterbrechung dieses Neurons an irgendeiner Stelle zwischen der Vorderhornzelle und den Endaufzweigungen der Neuriten führt immer zu *schlaffer Lähmung*.
- Der Muskeltonus ist herabgesetzt *(Hypotonie)*.
- Die Muskelfasern werden *atrophisch*.
- Die grobe Kraft ist vermindert *(Parese)* oder aufgehoben *(Paralyse)*.
- Die Reflexe sind abgeschwächt bis erloschen (keine pathologischen Reflexe).

Zentrale Lähmung
Die Schädigung liegt im Bereich der *Pyramidenbahn*, z.B. durch Traumen, Tumoren, Gehirnblutung, Degenerationserscheinungen.
Sie ist charakterisiert durch
- spastische Tonuserhöhung
- keine Muskelatrophie, da das periphere Neuron intakt bleibt
- Herabsetzung der groben Kraft.

Hauptsymptom der zentralen Lähmung ist die *spastische Bewegungsstörung*. Die Eigenreflexe sind gesteigert, die Fremdreflexe abgeschwächt, auch sind pathologische Reflexe auslösbar (s. dazu S. 750f.).
Je nach Lokalisation der Läsion entstehen verschiedene Lähmungstypen:
- *Monoparese – Monoplegie*
  Spastische Bewegungsstörung im distalen Abschnitt nur *eines* Körpergliedes, z.B. Bein, Arm, Hand oder Gesichts- und Sprechmuskulatur.
- *Hemiplegie* (= Halbseitenlähmung)
  Läsionen der Pyramidenbahnen führen zu spastischer Hemiplegie. Dabei haben die Gliedmaßen meistens eine charakteristische Haltung: Der Arm ist adduziert, der Ellbogen gebeugt, Hand und Unterarm sind einwärts gedreht, die Finger gebeugt und fest eingeschlagen. Im Bein herrscht Streckspastik vor, es entsteht Spitzfußstellung (darauf beruht die Gangstörung).
- *Tetraplegie* (= Lähmung aller vier Extremitäten)
  Herde im oberen Halsmark (über dem Segment 4) führen zu spastischer Lähmung aller vier Extremitäten.
- *Paraplegie* (= Lähmung der unteren Extremitäten)
  Ist das Rückenmark unterhalb der zervikalen Segmente geschädigt, kommt es zu einer spastischen Parese oder Paralyse beider Beine, die meistens von einer querschnittartigen Sensibilitätsstörung und oft auch von Blasen- und Mastdarmstörungen begleitet ist (= Querschnittslähmung).

12.3.4 Extrapyramidale Bewegungsstörungen

Extrapyramidales System = im Zwischen- und Mittelhirn gelegene Ansammlung von Zellmassen, sog. Stammganglien. Es handelt sich dabei um ein wichtiges Zentralorgan, das die unwillkürliche Körperhaltung, die Mitbewegungen der Gliedmaßen bei Körperbewegung und vor allem den Muskeltonus beeinflußt und reguliert.
Läsionen in den Stammganglien führen zu verschiedenen Formen von Bewegungsstörungen, z.B. zum *choreatischen Syndrom*, zur *Athetose* u.a. Das wichtigste ist das

Parkinson-Syndrom
Die drei Kardinalsymptome sind die Akinese, der Rigor und der Tremor.
Akinese = Bewegungsarmut und Bewegungshemmung. Die Patienten haben Schwierigkeiten, eine Bewegung in Gang zu bringen oder zu Ende zu führen.
Verarmung an mimischen und gestischen Ausdrucks- und Mitbewegungen.
- Die Bewegungen werden hölzern und automatenhaft, das Gesicht ist maskenartig.
- Die Sprache wird monoton und leise.
- Jede Bewegung wird gerade so weit ausgeführt, als sie zum Erreichen des Zieles notwendig ist. Später bleiben die Bewegungen auf halbem Wege stehen.
- Die Körperhaltung wird vornübergebeugt und hängend.
- Der Gang wird kleinschrittig und schlurfend.
- In schweren Fällen sind die Kranken nicht mehr in der Lage, eine Bewegung, in der sie sich befinden, abzubremsen. So laufen sie, wenn sie beim Gehen anhalten sollten, noch einige Schritte weiter.

Rigor = wachsender Widerstand, der in jeder Stellung der Gliedmaßen und in jedem Augenblick des Bewegungsablaufes gleich ist. Eine Entspannung der vom Rigor betroffenen Muskeln ist nicht möglich.
Bei passiven Bewegungen tritt das sog. *Zahnradphänomen* auf. Die Muskeln geben unter passiver Bewegung nicht gleichmäßig, sondern ruckartig nach.
Tremor, als Ruhetremor, als Ja- oder Nein-Tremor des Kopfes oder als sog. Pillendrehen an den Händen. Der Tremor ist an den Extremitätenenden ausgeprägter als an den proximalen Gliedmaßenabschnitten.
Psychisch sind die Patienten verlangsamt, Aufmerksamkeit und Interesse engen sich immer mehr ein. Die Stimmung des Kranken ist meist depressiv.

12.3.5 Sensibilitätsstörungen

Sensible »Meldungen« dienen nicht nur der Wahrnehmung von Sinnesreizen, sondern auch der Regulierung der Motorik. Alle sensiblen Leistungen sind in weit stärkerem Maße als motorische von subjektiven Faktoren, wie Einstellung, Aufmerksamkeit oder Stimmung, abhängig.

- *Reizsymptome* sind Schmerzen oder Mißempfindungen (Parästhesien).
- *Ausfallsymptome* treten auf als
  Anästhesie: Jede sensible Wahrnehmung ist erloschen
  Hypästhesie: Verminderung der Berührungsempfindung
  Thermhypästhesie: Verminderung der Temperaturempfindung
  Hypalgesie, Analgesie: Verminderung oder Aufhebung der Schmerzempfindung.

Es handelt sich hier um Störungen der von außen auf die Haut treffenden Reize = Störungen der *Oberflächensensibilität.* Daneben gibt es Störungen der *Tiefensensibilität* (z.B. kann der Kranke die Richtung der ausgeführten Bewegungen nicht mehr angeben).

12.3.6 Aphasie

Aphasie ist eine Störung der »inneren Sprache«, die in verschiedenen Formen auftreten kann.

- *Motorische Aphasie:* Die Kranken sprechen spontan fast nichts. Nach Aufforderung bringen sie zögernd, mühsam nach Worten ringend, in abgehackter Betonung ganz kurze Sätze hervor. Die Vermittlung der Gedanken und Wünsche erfolgt im sog. Telegrammstil, wobei einzelne Laute ausgelassen, umgestellt und entstellt werden (z.B. Meskel statt Messer, Beilstift statt Bleistift). Charakteristisch sind auch stereotype Wiederholungen von kurzen Sätzen. *Schreib-, Lese- und Sprachverständnis* sind bei der motorischen Aphasie *intakt* oder nur wenig beeinträchtigt. Gestört ist das richtige Sprechenkönnen. Im schweren Fall fehlt das Sprechvermögen überhaupt.
- *Sensorische Aphasie:* Das spontane Sprechen ist meist flüssig, aber durch Wortverwechslungen entstellt. Der Kranke sagt z.B. Baum statt Bauer, Gabel statt Löffel usw. *Das Sprachverständnis ist beeinträchtigt* oder fehlt. Die Patienten erfassen das, was gesagt wird, nur ungefähr und sind nicht fähig, sinnvolle Antworten zu geben.
- *Amnestische Aphasie:* Es handelt sich um eine *Wortfindungsstörung.* Die Worte, die der Patient aussprechen möchte, fehlen in seiner Erinnerung, er versucht sie durch Umschreibungen oder Füllworte wie »das Dings da« zu ersetzen. Das Sprachverständnis ist erhalten.

12.3.7 Bewußtseinsstörungen

Bewußtsein ist ein Zustand, in welchem uns Erlebnisse gegenwärtig sind, und Erlebnisse wiederum können wir als Inhalt unseres Bewußtseins betrachten.
Bewußtseinsstörungen äußern sich in einer Verzögerung im Ablauf der seelischen Einzelfunktionen, wobei das Ausmaß der Verzögerung dem Grad der Bewußtseinsstörung weitgehend entspricht. Zu den seelischen Einzelfunktionen gehören die folgenden *normalen Fähigkeiten des Wachseins:*

- Merkfähigkeit
- Reaktionsfähigkeit
- Denkfähigkeit
- Vorstellungskraft
- Reproduktionsfähigkeit
- Orientierungsvermögen
- Durchhaltevermögen
- Handlungsvermögen

Leichte Störungen des Wachseins

- *Aufmerksamkeitsstörungen* sind Folgen von Ermüdung und Schwäche. Dabei sind alle Fähigkeiten in geringem Maße herabgesetzt.
- *Apathie* ist eine Teilnahmslosigkeit gegen

äußere Einflüsse. Die Fähigkeiten sind verlangsamt und unklar.

Gesteigerte Störungen des Wachseins

- *Benommenheit oder Bewußtseinstrübung* mit auffallendem Schlafbedürfnis

Merkfähigkeit	– verlangsamt
Assoziationsvermögen	– mühsam
Aufmerksamkeit	– herabgesetzt
Reaktionsvermögen	– verlangsamt
Reproduktionsfähigkeit	– gering
Gedankenablauf	– verlangsamt
Orientierungsfähigkeit	– schlecht (persönlich und örtlich) oder gar nicht vorhanden.

- *Somnolenz oder Schläfrigkeit,* aus welcher der Kranke durch starke Reize weckbar ist, aber bald wieder in schlafähnlichen Zustand verfällt

Merkfähigkeit	– sehr verlangsamt
Reaktionsfähigkeit	– langsam, auf einfache Fragen; döst aber wieder ein
Orientierungsvermögen	– schlecht oder nicht vorhanden

- *Sopor* ist ein Zustand, aus dem der Patient bei Anwendung starker Reize noch weckbar ist. Er öffnet die Augen, gibt aber keine Antwort.
- *Koma,* es sind zwei Formen möglich: Der Patient kann auf Schmerz reagieren (Hautklemmen) und führt gezielte Abwehrbewegungen aus, oder
  der Patient reagiert auf Schmerz ohne gezielte Abwehrbewegungen.
- *Vollständige Bewußtlosigkeit* mit Erlöschen aller Reflexe (Eigen- und Fremdreflexe) sowie aller Schmerzreaktionen. Unwillkürlicher Stuhl- und Urinabgang.
  Charakteristisch: Der Patient ist *nicht weckbar,* er *reagiert nicht auf Schmerz.*

Ursachen, die zu Bewußtseins- bzw. Wachseinsstörungen führen, beruhen auf mangelhafter Durchblutung des Gehirns, Erkrankungen des Gehirns, Gehirntraumen, Erkrankungen des Kreislaufsystems und der Atmungsorgane, auf Stoffwechselstörungen sowie auf Intoxikationen.

12.3.8 Krämpfe

Es handelt sich dabei um motorische Reizerscheinungen. Wir unterscheiden:

Tonische Krämpfe

unwillkürliche Muskelkontraktionen starker Intensität von minuten- bis tagelanger Dauer

– Tetanus	=	Krampf der gesamten Körpermuskulatur
– Trismus	=	Krampf der Kaumuskulatur
– Opisthotonus	=	Krampf der Streckmuskulatur, des Nackens und des Rückens
– Crampus	=	Krampf einzelner Muskeln

Klonische Krämpfe

kurzdauernde, schnell aufeinanderfolgende Muskelkontraktionen

– Konvulsionen	=	klonische Krämpfe mit schüttelnder Bewegung des ganzen Körpers oder einer Extremität
– Choreatische Bewegungen	=	ungewollte, zappelnde Aktionen, abwechselnd aus verschiedenen Körpergegenden kommend
– Fibrilläre Muskelzuckungen	=	Zuckungen einzelner Muskelbündel
– Tremor	=	schnell aufeinanderfolgende, grob- und feinschlägige rhythmische Zuckungen

Hirnkrämpfe, z.B. bei toxischer Schädigung des Gehirns (Urämie u.a.), äußern sich meistens als klonische Krämpfe.

Tonisch-klonische Krämpfe treten auf bei Epilepsieanfall, d.h. der Körper des Kranken streckt sich zuerst im tonischen Krampfstadium, und nach wenigen Sekunden setzen rhythmische klonische Zuckungen ein (s. S. 771 ff.).

12.3.9 Reflexe

Die Reflexe werden am möglichst entspannt liegenden Kranken geprüft. Durch einen Schlag mit dem Reflexhammer auf die *Sehne* wird *der Muskel kurz gedehnt und antwortet reflektorisch* mit einer Kontraktion. Bleibt die Kontraktion aus, fehlen die Reflexe (= negativer Reflex). Wir unterscheiden Eigen- und Fremdreflexe.

Eigenreflexe: Der Reiz auf den Muskel wird mit der Kontraktion des Muskels beantwortet (Reizort und Erfolgsorgan sind also gleich).

Fremdreflexe: Der auslösende Reiz erfolgt als Stimulation der Rezeptoren in der Haut, Erfolgsorgan ist der darunterligende Muskel (die Muskelkontraktion folgt einem Hautreiz).

Wichtigste Eigenreflexe
- Bizepssehnenreflex (BSR) Arm
- Radiusperiostreflex (RPR) Arm
- Patellarsehnenreflex (PSR) Knie
- Achillessehnenreflex (ASR) Ferse

Wichtigster Fremdreflex
- Bauchdeckenreflex (BDR)

Gestörte Reflexe

In jedem Fall pathologisch und Zeichen für Pyramidenbahnschädigung sind u.a. folgende Reflexe:
- Babinski:
  langsame Dorsalflexion der Großzehe bei Bestreichen der lateralen Fußsohle
- Oppenheim:
  langsame Dorsalflexion der Großzehe bei kräftigem Bestreichen des Schienbeins
- Bauchdeckenreflex:
  reflektorische Kontraktion der Bauchmuskeln bei Bestreichen der Haut (fehlt bei multipler Sklerose).

12.4 Diagnostische Maßnahmen

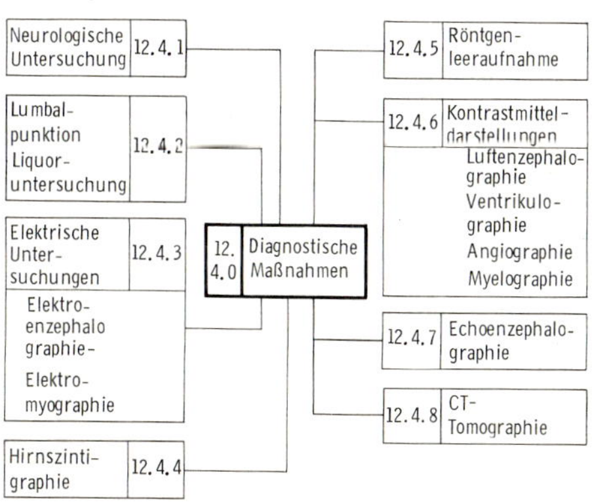

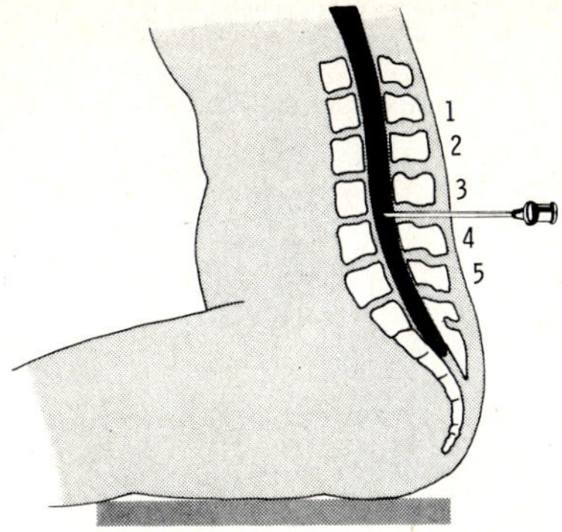

Abb. 3 Lumbalpunktion. Lage der Punktionskanüle

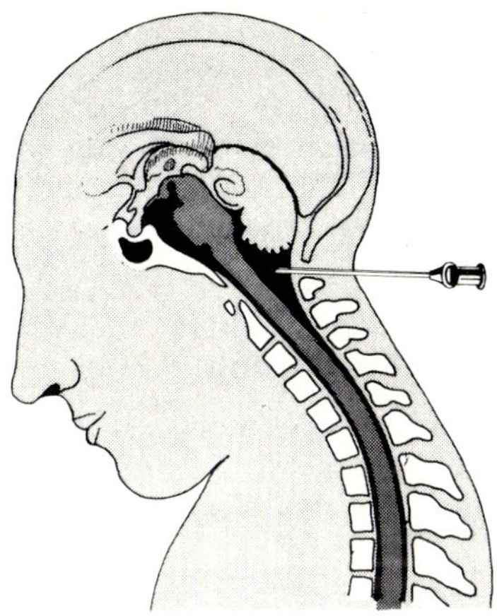

Abb. 4 Subokzipitalpunktion. Lage der Punktionskanüle

12.4.1 Neurologische Untersuchung

Die neurologische Untersuchung richtet sich nach einem festen Plan. Der Anamnese folgen:
- Inspektion im Sinne einer internistischen Untersuchung
- Beweglichkeit des Kopfes (Feststellen einer Nackensteifigkeit)
- Untersuchung der Hirnnerven
- Prüfung der Reflexe, der Motorik und der Sensibilität
- Untersuchung der Koordination und der Sprache
- Prüfung der vegetativen Funktionen
- psychischer Befund.

Der Arzt benötigt das Untersuchungsmaterial wie im Kapitel »Aufnahme des Patienten« beschrieben (s. S. 310f.), ferner einen *Augenspiegel, Geruchs- und Geschmackspro-*

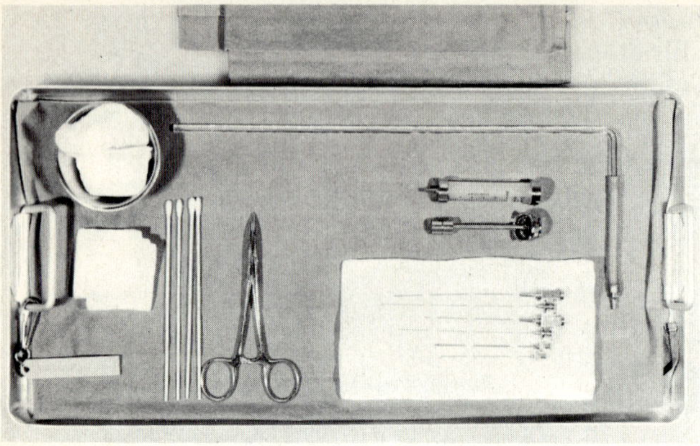

Abb. 5 Gegenstände zur Lumbalpunktion

ben, je ein Glasröhrchen mit *Eis und heißem Wasser* zur Prüfung des Temperaturempfindens. Die Untersuchungsergebnisse werden auf einem speziellen Formular eingetragen, das in die Krankengeschichte des Patienten gelegt wird.

12.4.2 Liquoruntersuchung

Der Liquor wird lumbal entnommen (zwischen dem dritten und vierten, vierten und fünften Lendenwirbel) = *Lumbalpunktion* (Abb. 3).
Die zisternale Liquorentnahme erfolgt zwischen der Hinterhauptsschuppe und dem Dornfortsatz des Epistropheus = *Subokzipital-* oder *Zisternalpunktion* (Abb. 4).

Die Lumbalpunktion
wird häufiger ausgeführt. Wir beschränken uns daher im folgenden auf diese.

Prinzip s. S. 382.

Instrumentarium, Abb. 5, von links nach rechts:
- Alles zur Desinfektion: Schälchen, Tupfer, Watteträger, Desinfektionslösung gefärbt
- Péan
- Spritze und Kanülen zur Anästhesie
- Lumbalkanülen
- graduiertes Glasrohr (= Steigrohr)

dazu: Schnellverband, Schere, Röhrchen für Untersuchungsmaterial.

Vorbereitung und Lagerung
Die Punktion kann am liegenden oder sitzenden Patienten vorgenommen werden. Die Wirbelsäule muß möglichst stark gebeugt sein (Katzenbuckel), damit die Dornfortsätze auseinandertreten. Wird die Punktion *liegend* vorgenommen, faßt die Pflegeperson den Kranken um den Nacken und um die Knie, der Kopf ist gebeugt, die Knie sind angewinkelt.

Ausführung
- gründliche Desinfektion und Anästhesie
- Einstich der Lumbalnadel durch den Arzt
- Mandrin wird herausgezogen (die Schwester hält ihn mittels Péan steril)
- sobald der Liquor tropft: Steigrohr ansetzen und den Liquordruck messen
- nun läßt man Liquor zur Untersuchung oder Entlastung ausfließen
- zuletzt wird der sterile Mandrin (-Führungsstab) wieder in die Nadel gesteckt, diese herausgezogen und die Einstichstelle mit einem Schnellverband bedeckt.

Queckenstedtscher Versuch
Er dient zur Prüfung der freien Liquorpassage. Er wird ausgeführt, nachdem der Arzt den Liquor für die Laboruntersuchung entnommen und das Steigrohr angeschlossen hat. Die Schwester komprimiert auf seine Aufforderung hin die Jugularisvene am Hals. *Die Behinderung des Blutabflusses aus dem Schädelinnern führt nun zu einer Drucksteigerung, die sich über den Liquor in den Spinalraum fortsetzt.* Die Liquorsäule steigt an und fällt nach Aufhebung des Druckes wieder ab (= positiver Versuch). Ist die Liquorpassage nicht frei, beispielsweise durch einen Tumor verlegt oder durch eine Entzündung der Arachnoidea verklebt, bleibt der Queckenstedt-Versuch negativ.

Nachbehandlung
Vorzugsweise soll der Patient 1–2 Stunden auf dem Bauch liegen. Wenn mit dicker Nadel punktiert wurde, könnte sonst ziemlich viel Liquor ins Gewebe nachfließen, was zu post-

punktuellen Beschwerden führen kann. Anschließend soll der Patient, wenn der Arzt nichts anderes verordnet, 24 Stunden flach liegen. Durch die Druckverminderung im Gehirn können Kopfschmerzen, Schwindel und Erbrechen auftreten.

Der Liquor muß sofort ins Labor geschickt werden.

Untersuchung des Liquors
- Bestimmung der Zellzahl
- Differenzierung der Zellen: Erythrozyten, Granulozyten, Lymphozyten
- Untersuchung des Liquorsediments: Wenn Hinweise auf eine Entzündung bestehen, sucht man nach den Erregern.
- Bestimmung des Eiweißgehaltes: Normalerweise enthält der Liquor 18 bis 30 mg% Gesamteiweiß. Mit Hilfe der Elektrophorese können Albumine und Globuline getrennt gemessen werden.
- Kolloidreaktionen mit abgestuften Liquorverdünnungen geben Aufschluß über die verschiedenen Eiweißbestandteile.
- Weitere Untersuchungen: Messung von Zuckergehalt, Natrium sowie anderer Mineralien usw.

12.4.3 Elektrische Untersuchungen

Prinzip

Jede Funktion der Nervenzelle geht mit elektrischer Aktivität einher. Diese Aktivität kann mittels Spezialuntersuchung gemessen werden und gestattet die Feststellung, ob eine normale Funktion vorliegt oder ob Hinweise für eine Störung gegeben sind. Je nach gewünschter Aussage wird der Arzt die Elektroenzephalographie oder die Elektromyographie vornehmen lassen.

12.4.3.1 Elektroenzephalographie (EEG)

Mit Hilfe der Elektroenzephalographie können die Aktionsströme der Hirnrinde registriert werden. Ein EEG ist somit ein *Hirnstrombild* (Abb. 6).

Dazu setzt man 8 bis 20 Elektroden auf die Kopfhaut. Die Ableitungspunkte sind international vereinheitlicht.

Der Patient befindet sich in halbsitzender oder liegender Stellung. Er soll möglichst entspannt und vor äußeren Reizen abgeschirmt sein (dunkle Brille).

Das Kurvenbild ist abhängig vom Alter des Patienten (Reifungsgrad des Gehirns). Der Kurvenverlauf ändert sich bei Ermüdung, im Schlaf sowie bei starken Reizeinflüssen (Licht, Lärm).

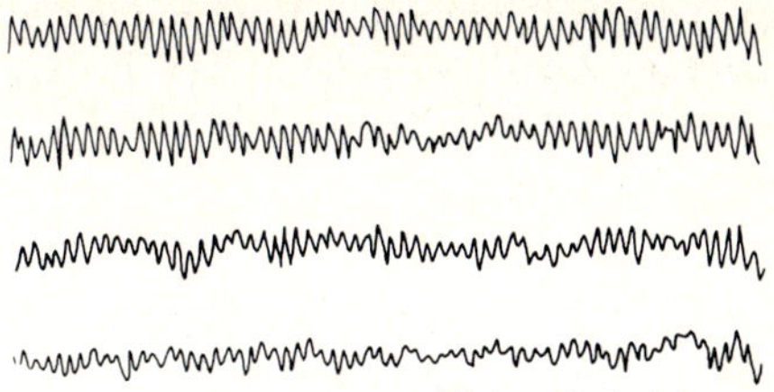

Abb. 6 Normales menschliches Ruhelektroenzephalogramm. Alpharhythmus von 9/Sek. (Ableitung okzipital und parietal)

Mittels EEG können Störungen der hirnelektrischen Aktivität erfaßt werden. Charakteristische Veränderungen treten z.B. bei Epilepsie auf. Die verschiedenen Epilepsieformen können durch die Art der EEG-Veränderungen gegeneinander abgegrenzt werden. Eine wichtige Rolle spielt das EEG als Verlaufskontrolle bei medikamentöser Behandlung einer Epilepsie.

12.4.3.2 Elektromyographie (EMG)

Bei der Elektromyographie werden die Aktionsströme der Muskulatur abgeleitet.

Die Elektroden werden auf dem zu untersuchenden Muskelgebiet aufgesetzt. Die Ableitung erfolgt in Ruhe und unter Muskeltätigkeit.

Abweichungen vom normalen Kurvenverlauf treten auf bei Muskellähmungen oder bei veränderter Tonuslage des Muskels. Das EMG erlaubt dem Arzt, festzustellen, ob eine Lähmung die Folge einer Muskelerkrankung oder einer Störung der peripheren Nervenleitung ist, d.h. ob es sich um eine *myogene* oder *neurogene* Parese handelt. Mit Hilfe des EMG kann auch eine *psychogene* Lähmung von einer organischen abgegrenzt werden.

12.4.4 Hirnszintigraphie

Prinzip s. S.472.

Bei der Hirnszintigraphie wird dem Patienten eine radioaktive Substanz in die Vene gespritzt. Man geht dabei vom Wissen aus, daß eine intravenös injizierte Testsubstanz sich in gefäßreichen Organen ansammelt. Da gewisse Tumorarten mit einer vermehrten Blutzufuhr einhergehen, kann die Registrierung der Radioaktivität über das Vorhandensein eines Tumors Auskunft geben. Gleichzeitig sind Aussagen über Form, Größe und Lage möglich.

12.4.5 Röntgenleeraufnahme

Übersichtsaufnahmen des Schädels geben Hinweise auf Veränderungen an den Schädelknochen, auch sind Zeichen eines gesteigerten Schädelinnendruckes zu erkennen. Im weiteren sind Schichtaufnahmen (Tomogramme) möglich. Diese geben kleine Veränderungen wie Fissuren nach Schädelverletzung an. Evtl. werden Spezialaufnahmen des Schädels verordnet, vor allem bei bestimmten Tumoren (z.B. beim Akustikusneurinom).

Die Untersuchungen 12.4.3 bis 12.4.5 sind für den Patienten nicht unangenehm. Besondere Vorbereitungen oder Nachkontrollen sind nicht notwendig.

12.4.6 Kontrastmitteldarstellungen

Prinzip
Hohlräume jeder Art können durch Kontrastmittel (Luft, jodhaltige Mittel) dargestellt und beurteilt werden.

12.4.6.1 Pneumoenzephalographie/-Luftenzephalographie (LEG)

Sie gestattet die Darstellung der innern und äußern Liquorräume, insbesondere der Ventrikel und des Subarachnoidalraumes. Abweichungen der Liquorräume von der normalen Form und Lage geben Hinweise, z.B. auf raumverdrängende Prozesse (Tumoren, Hämatome) oder auf atrophische Geschehen.
Durch Umlagerung des Kopfes kann die Luft in die verschiedenen Liquorräume bewegt werden, so daß auf einer Serie von Bildern die einzelnen Ventrikelabschnitte erkennbar sind (Abb. 7).

Vorbereitung
Die Untersuchung ist für den Patienten nicht nur unangenehm, sondern auch sehr schmerzhaft. Die Luft verursacht Drucksymptome im Gehirn. Evtl. ist vor der Untersuchung ein Kreislaufmittel zu verabreichen. Auf jeden Fall ist ein solches während der Untersuchung bereitzuhalten, da Kollapsgefahr besteht.
In vielen Kliniken wird diese Untersuchung nur in *Narkose* ausgeführt. Dadurch können die obengenannten unangenehmen Erscheinungen ausgeschaltet und die Untersuchung kann unter besseren Voraussetzungen durchgeführt werden.

- Der Patient ist nüchtern.
- Er bekommt eine Prämedikation (Sedativum und Antiemetikum).

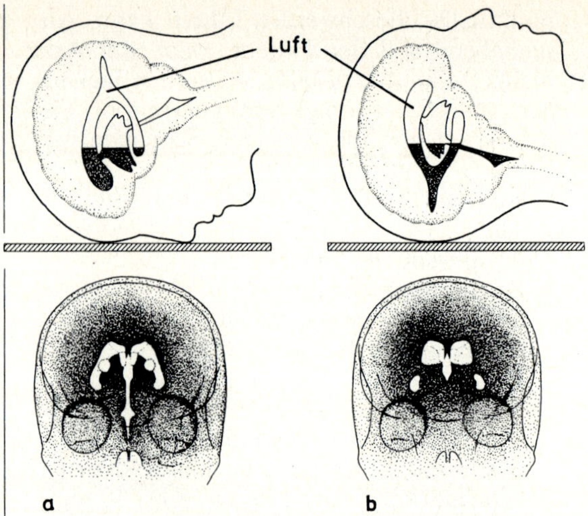

Abb. 7 Luftenzephalogramm. a) oben: Lagerung des Kopfes; unten: Darstellung der hinteren Ventrikelabschnitte. b) oben: Lagerung des Kopfes; unten: Darstellung der vorderen Ventrikelabschnitte. (Aus Mumenthaler, M.: Neurologie, 4. Aufl. Thieme, Stuttgart 1973)

Nachbehandlung
- Der Patient soll bis zum Abklingen der Beschwerden Bettruhe einhalten.
- Wir sorgen für Ruhe im Krankenzimmer.
- Grelles Licht ist für den Patienten unangenehm (verdunkeln).
- Schmerzmittel nach Arztverordnung.
- Überwachung und Blutdruckkontrollen nach Verordnung. Sicher sind sie immer dann angezeigt, wenn ein Kollaps eingetreten ist oder der Patient über starke Beschwerden klagt.
- Meist ist die Luft nach wenigen Tagen resorbiert, und der Patient ist beschwerdefrei.

12.4.6.2 Ventrikulographie

Diese Untersuchung ist eher selten und kommt nur bei einer Stauungspapille in Frage. Durch okzipital angebrachte Bohrlöcher wird die Kanüle direkt in die Ventrikel eingeführt und die Luftfüllung vorgenommen. Anschließend wird ein Luft-Liquor-Austausch vorgenommen und Röntgenbilder werden angefertigt.

Die Vorbereitung, Überwachung bzw. Nachbehandlung
entspricht derjenigen eines LEG.

12.4.6.3 Zerebrale Angiographie – Karotisangiographie

Ein jodhaltiges Kontrastmittel wird in die Arterie gespritzt, und anschließend werden Serienaufnahmen in verschiedenen Phasen gemacht. Da die Untersuchung für den Patienten unangenehm ist und lange dauern kann, wird sie meistens in Narkose durchgeführt.
Die Angiographie ist nicht gefahrlos. Der Patient braucht deshalb eine intensive Überwachung durch das Pflegepersonal.

Vorbereitung
- Der Patient bleibt nüchtern (eventuelle Zahnprothesen entfernen)
- Prämedikation nach Arztverordnung
- Kontrastmittelallergietest (je nach Klinik).

Nachkontrollen
- Dem Patienten wird eine Eiskrawatte umgelegt.
- Der Patient hat während 24 Stunden Bettruhe einzuhalten.
- Der Halsumfang und die Punktionsstelle werden beobachtet. Eine Nachblutung ist nicht ausgeschlossen.
- Kontrolle der Vitalzeichen, des Aussehens und der Bewußtseinslage nach Verordnung
- Beobachtung der Extremitäten, ob Lähmungserscheinungen auftreten. Im Gesicht wäre eine Fazialislähmung zu erkennen. Auch kleinste Anzeichen sind sofort dem Arzt zu melden.
- Eine regelmäßige Überwachung ist in den ersten sechs bis acht Stunden unerläßlich (zu Beginn viertelstündlich, dann, entsprechend dem Zustand des Patienten, weniger oft).

12.4.6.4 Vertrebralisangiogramm (Vertebralisangiographie)

Die Vertebralisarteriographie kann durch perkutane Punktion oder mittels Katheter in die Arteria femoralis durchgeführt werden. Sie erlaubt die Darstellung der Arteria vertebralis, Arteria basilaris sowie derer Äste.

Vorbereitung
- Patient nüchtern lassen, evtl. Prämedikation.
- Leiste rasieren.

Nachbehandlung
- Kompression der Einstichstelle durch Auflegen eines Sandsackes.
- Kontrolle, um eine eventuelle Nachblutung sofort zu erfassen.

12.4.6.5 Myelographie

Mit Hilfe der Myelographie (Kontrastmitteldarstellung des Spinalkanals) können raumverdrängende Prozesse erkannt werden. Durch zisternale oder lumbale Punktion wird ein jodhaltiges Kontrastmittel (oder Luft) in den Spinalkanal injiziert. Röntgenaufnahmen werden in verschiedenen Positionen gemacht. Auf den Röntgenbildern läßt eine *Einengung* des Kontrastmitteldurchlaufs oder ein *kompleter Stop* den Ort und die Ausdehnung des raumfordernden Prozesses erkennen.
Als Kontrastmittel eignen sich
- Luft = Luftmyelogramm
- Pantopaque = öliges Kontrastmittel (Duroliopaque)
- Dimer-X = wasserlösliche Kontrastmittel
- Amipaque

Vorbereitung
- Der Patient darf an den beiden vorausgehenden Tagen keine Lumbalpunktion gehabt haben.
- Er wird gut orientiert, und es wird ihm der Sinn der Lagerung nach der Untersuchung erklärt.

Nachbehandlung
- Bettruhe während drei bis fünf Stunden
- Die Lagerung ist je nach verabreichtem Kontrastmittel verschieden:
  Luftmyelogramm: Die Luft darf nicht ins Schädelinnere aufsteigen. Deshalb Kopf tief, Becken hoch.

Amipaque bzw. *Dimer-X-Myelogramm:* halbsitzende Position, da sonst das Anästhetikum bis zum Rückenmark aufsteigen und Lähmungserscheinungen verursachen kann. Zur schnelleren Resorption der wasserlöslichen Kontrastmittel Amipaque und Dimer-X, soll der Patient nach der Untersuchung viel trinken. Eine Nahrungskarenz ist nicht notwendig.
Pantopaque-Myelogramm: Das Kontrastmittel wird normalerweise nach der Untersuchung abpunktiert.
Die Schwester erkundige sich genau, in welcher Position der Patient gelagert werden muß (es wird oft Flachlagerung verordnet).

Die Schwester *orientiere* sich genau, welche Art von Myelographie vorgenommen wurde, damit sie den Patienten richtig lagert. Auch der Patient soll wissen, welche Lage er in den kritischen Stunden einhalten muß, damit er nicht (aus Versehen, z.B. durch eine nicht orientierte Hilfskraft) falsch gelagert wird. Orientierung der ganzen Pflegegruppe!

- Kontrolle der Vitalzeichen nach Arztverordnung.

12.4.7 Echoenzephalographie

Mit dieser Untersuchung können mittels Spezialgerät, das Ultraschallwellen aussendet, Veränderungen im Schädelinnern, z.B. raumverdrängende Prozesse, erkannt werden.
Die Ultraschallwellen werden je nach Beschaffenheit des Stoffes, auf den sie treffen (Knochen, Gehirn, Liquor), in verschiedener Geschwindigkeit fortgeleitet und an der Grenzfläche zweier verschiedener Stoffe zurückgeworfen (= Echo). Diese zurückgeworfenen Wellen werden in elektrische Schwingungen umgewandelt und auf einem Oszillographen sichtbar gemacht. Die Untersuchung ist für den Patienten weder unangenehm noch gefährlich. Eine besondere Vorbereitung oder Nachbehandlung ist nicht notwendig.

12.4.8 CT = Computer-Tomographie des Gehirns

Schichtaufnahmeverfahren. Die Untersuchung wird meist ohne Narkose durchgeführt. Sie ist schmerzfrei für den Patienten. Eine gute Information über das Vorgehen ist notwendig.

12.5 Allgemeingültige Punkte zur Pflege

Es gibt wenige pflegerische Maßnahmen, die für alle Patienten mit Erkrankungen des Nervensystems Gültigkeit haben. Ausschlaggebend sind die Art und das Ausmaß der Krankheitszeichen. Je nach Beeinträchtigung der Körperfunktionen muß die Grundpflege von der Pflegegruppe übernommen oder müssen dem Patienten Hilfeleistungen gewährt werden. Von großer Bedeutung ist, daß die Schwester den *Wesensveränderungen* der Patienten besondere Beachtung schenkt. Sie brauchen viel Verständnis, Einfühlungsvermögen und Geduld. Man vergesse nie, daß auch der Patient mit Wesensveränderungen Anrecht auf Achtung und Respektierung seiner Persönlichkeit hat. Im Prinzip handelt es sich um eine *aktivierende Pflege*, d.h. die vorhandenen psychischen und physischen Funktionen müssen unterstützt, gefördert und zu einer möglichst normalen Betätigung geführt werden. Von Bedeutung ist die richtige, sachgemäße Lagerung und Mobilisation sowie gezielte physio- und ergotherapeutische Behandlung. Meistens kommen Maßnahmen der Rehabilitation dazu, oder es ergeben sich soziale Probleme, die die Mitarbeit der Spitalfürsorgerin verlangen.
Eine angemessene Pflege kann nur durch das gemeinsame Aufstellen eines Pflegeplanes, der immer neu den Bedürfnissen angepaßt wird, erreicht werden. Das Ziel, das angestrebt werden muß, hängt vom Zustand des Kranken ab. Besteht die Chance, daß der Patient rehabilitiert werden kann, ist die *therapeutisch-aktivierende Pflege* im Vordergrund, anderseits wird sich die Pflegegruppe um eine möglichst *angemessene unterstützende Pflege* bemühen.

12.6 Spezielles: Psychopharmaka

Heute gehören die Psychopharmaka im Krankenhausalltag zu den am häufigsten verabreichten Medikamenten. Alles was täglich in die Hand genommen wird, erliegt der Gefahr der Routine.

Nicht nur Patienten mit Erkrankungen des Nervensystems werden mit Psychopharmaka behandelt. Fast in allen Kapiteln »Pflege und Behandlung bei...« sind wir ihnen begegnet. Oft verabreicht die Schwester diese Medikamente, ohne daß sie sich über Wirkung und Nebenwirkung Rechenschaft gibt. Der Arzt erwartet aber von ihr, daß sie die Patienten beobachtet und ihm Mitteilung macht über die Ansprechbarkeit auf das verordnete Medikament und evtl. auftretende Nebenwirkungen.

Abb. 8 zeigt uns, daß viele Psychopharmaka in ihrer Wirkung uneinheitlich sind. So wirken z.B. Thymeretika antidepressiv und zugleich aktivierend-hemmungslösend. Wird ein Patient mit solchen Medikamenten behandelt, soll er vom Pflegepersonal beobachtet werden, ob die erwartete Reaktion eintritt, ob sie genügend oder übermäßig ist. Der Arzt, der den Patienten nur bei der Visite sieht, muß sich auf die Aussagen der Schwester verlassen können.

Einen kurzen Überblick über Wirkung, Nebenwirkung und Benennung der wichtigsten Psychopharmaka geben die folgenden Tabellen 1 u. 2.

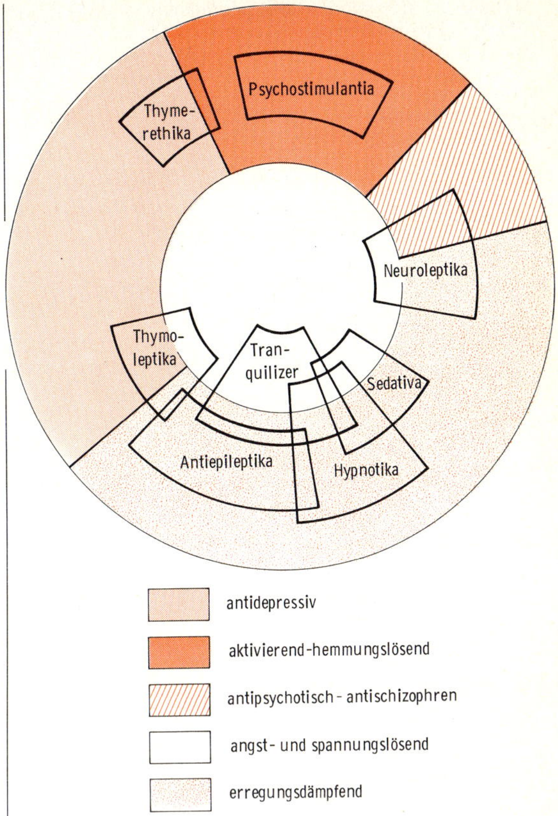

Abb. 8 Wirkung von Psychopharmaka (nach Pöldinger)

Wichtige Punkte für die Schwester bei der Verabreichung von Psychopharmaka:

- Sie muß die Psychopharmaka kennen, damit sie deren Wirkung beobachten kann.
- Sie muß eventuelle Nebenerscheinungen oder unerwünschte Reaktionen erkennen und melden können.
- Patienten, die unter Psychopharmaka stehen, brauchen eine besonders intensive psychische Betreuung.
- Die Schwester erkundige sich beim Arzt genau über die Dosierung und die Dauer der Psychopharmakaverabreichung.
- Sie denke daran, daß die Gefahr der Angewöhnung und Sucht besteht.
- Sie nimmt für sich selber keine Psychopharmaka ohne Einholen einer ärztlichen Verordnung.
- Alkohol und Psychopharmaka dürfen nicht miteinander oder nacheinander eingenommen werden – Unverträglichkeit!

Tabelle 1 Gruppierung der gebräuchlichsten Medikamente (modifiziert nach Pöldinger, W.: Kompendium der Psychopharmakatherapie. Wissenschaftlicher Dienst Roche)

Gruppe	Wirkung	Nebenwirkung
1. *Neuroleptika*		
Phenothiazinderivate		
Prazine Largactil Megaphen Nozinan Phenergan	mit ausgeprägt dämpfendem und schlafanstoßendem Effekt	Hypotonie Tachykardie
Entumin	psychomotorisch dämpfender Effekt	Müdigkeit Hypotonie
Melleril Melleretten	mit mittlerer dämpfender und schlafanstoßender Wirkung	Müdigkeit
Leponex	mittlere dämpfende Wirkung	Müdigkeit Hypotomie
Taxilan Trilafon	ausgeprägt antipsychotische Wirkung	Parkinsonismus
Rauwolfiaalkaloide		
Reserpin	wird besonders bei Schizophrenie angewandt	Parkinsonismus
2. *Tranquilizer*		
Miltown Pertranquil Atarax Librium Valium Temesta Seresta	angst- und spannungslösend	ataktische Störungen
3. *Antidepressiva*		
Thymoleptika		
Tofranil Pertofran Insidon Noveril	hemmen Depressionszustände aller Art sowie Melancholien mit vitaler Hemmung	Mundtrockenheit Tremor Tachykardie Herzklopfen
Thymeretika		
Marplan Niamid Nardil	vorwiegend hemmungslösende Antidepressiva	Hypotonie
4. *Psychostimulantia*		
Weckamine		
Benzidrin Isophen Stimul Ritalin Luxidin Reactivan	bei körperlichen Erschöpfungszuständen (Rekonvaleszenz)	Tachykardie Hypertonie innere Unruhe Schlaflosigkeit

Tabelle 2 Synonyma für Psychopharmaka (aus Pöldinger, W.: Kompendium der Psychopharmakatherapie. Wissenschaftlicher Dienst Roche)

Tranquilizer	Minor Tranquilizer Ataraktika	Hypnotikafreie Beruhigungsmittel ohne »antipsychotische« Wirkung
Neuroleptika	Neuroplegika Psychoplegika Psycholeptika Major Tranquilizer	Hypnotikafreie Beruhigungsmittel mit »antipsychotischer« Wirkung
Thymoleptika	Thymoanaleptika Psychoanaleptika Antidepressiva Trizyklische Antidepressiva	Vorwiegend stimmungsaufhellende Antidepressiva
Thymeretika	Monoaminoxydasehemmer MAO-Hemmer MAOI Thymoanaleptika Psychoanaleptika Psychic Energizer	Vorwiegend hemmungslösende Antidepressiva
Stimulantia	Psychotonika Weckamine	Antriebssteigernde Pharmaka, welche Schlaf und Hunger unterdrücken
Psycholytika	Psychodysleptika Halluzinogene Phantastika Psychotomimetika Psychotoxika Eidetika	Pharmaka zur Erzeugung experimenteller Psychosen

Aufgrund der verschiedenen Einteilungsprinzipien und Gruppenbezeichnungen gibt es verschiedene Synonyma = Namen für gleiche oder ähnliche Gruppen. In dieser Tabelle wurde versucht, die wichtigsten Synonyma darzustellen.

12.7 Pflege bei Erkrankungen des Nervensystems

Die Erkrankungen des zentralen und peripheren Nervensystems sind vielfältig, ihre Darstellung würde den Rahmen dieses Buches sprengen. Wir geben in Tabelle 3 eine Übersicht und beschränken uns dann auf einige Erkrankungen, die die Schwester häufig antrifft oder bei denen die Pflege der betreffenden Patienten besondere Probleme stellt. Angaben über andere Krankheiten wie z.B.

- die entzündlichen Erkrankungen des Gehirns und seiner Häute, z.B. die Enzephalitis, die Meningitis
- die degenerativen Erkrankungen, z.B. die multiple Sklerose (MS) oder ein frühzeitig eintretendes psycho-organisches Syndrom (POS)
- Stoffwechselbedingte Neuropathien, z.B. bei Alkoholabusus, Diabetes mellitus, Intoxikationen u.a.

finden Sie in der weiterführenden Literatur am Schluß des Kapitels.

Die Pflegemaßnahmen richten sich nach Art und Ausmaß der Erkrankung bzw. der auftretenden Symptome. Im Vordergrund steht eine exakt ausgeführte Behandlungspflege und eine angepaßte Grundpflege, bei der das aktivierende Moment ganz besonders berücksichtigt werden muß. Ist das akute Stadium bzw. ein akuter Schub überwunden, sind ergo- und physiotherapeutische Maßnahmen von großer Wichtigkeit. Ziel der Behandlung und Pflege ist

- das Grundleiden therapeutisch zu beeinflussen
- die Symptome zu vermindern oder auf ein erträgliches Maß zu reduzieren
- das Gesunde zu fördern und zu unterstützen
- zusätzliche Schäden zu vermeiden
- eine bestmögliche Wiedereingliederung anzustreben.

12.7.1 Übersicht über die wichtigsten Erkrankungen

Tabelle 3 Erkrankungen des Nervensystems

	peripheres Nervensystem	zentrales Nervensystem
1. *Reizsymptome*	Neuralgien Dysästhesien	Epilepsie generalisiert fokal
2. *Ausfallsymptome*	Paresen einzelner oder mehrerer Nerven (motische und/oder sensible Lähmungen)	Halbseiten- oder Querschnitts-lähmungen (Hemiplegie/Paraplegie) zentrale Sinnesstörungen
Ursachen	Beispiele	
a) Druckschädigungen	Karpaltunnelsyndrom Radialis/Fibularisparese Meralgia paraesthetica Ischalgie	raumfordernde intrakranielle oder spinale Hämatome, Tumoren, Ödeme zervikale Diskushernie
b) Gefäßprozesse	entzündliche, thrombotische oder embolische Arterien-verschlüsse (M. Bürger, Diabetes mellitus, Periarteriitis nodosa)	Enzephalomalazie durch Thrombose oder Embolie Aneurysmablutung
c) Stoffwechselstörungen	diabetische Neuropathie urämische Neuropathie Porphyrie, Amyloidose Resorptionsstörungen (B_{12})	Coma diabeticum urämisches Hirnödem Thyreotoxikose funikuläre Myelose (B_{12})
d) exogene Intoxikation	Äthyl-, Blei-, Arsen-, medikamen-töse Polyneuropathie (z. B. durch Rimifon)	Barbituratvergiftung CO, CO_2 Medikamente mit Krampfwirkung
e) Infektionen	Neuritis, Polyneuritis Polyradikulitis (Guillain-Barré) diphtheritische Lähmungen Botulismus	Meningitis/Enzephalitis Myelitis transversa Poliomyelitis Herpes zoster Lues cerebrospinalis
f) Tumoren	Neurinom Neurofibrosarkom	Meningeom Gliom Gefäßgeschwülste Hypophysentumoren Metastasen (Bronchus-, Mamma-karzinom, Struma, Hypernephrom Chorionepitheliom usw.)
g) Degenerationen	neutrale Muskelatrophie posttraumatische Degeneration	hirnatrophische Prozesse (POS) Parkinson als lokale Atrophie Multiple Sklerose (MS) amyotrophische Lateralsklerose

12.7.2 Vaskuläre Störungen im Zentralnervensystem

Das wichtigste Geschehen akuter oder chronischer Zirkulationsstörung kennen wir unter dem Namen *Hemiplegie* oder *Apoplexie*.

Hemiplegie
Sie wird durch verschiedene Veränderungen der Hirngefäße hervorgerufen, die alle ein ähnliches Krankheitsbild verursachen.

- *Hirnblutung* (Enzephalorrhagie).
  Sie kann auftreten als Folge einer Hypertonie und Sklerose der Hirngefäße durch Zerreißen einer Hirnarterie. Seltener ist es ein Aneurysma, das zur Gefäßruptur und zur Blutung führt. Die Blutung erfolgt in die Gehirnsubstanz oder subarachnoidal und führt zu Gewebsveränderungen mit akuter Beeinträchtigung der Gehirnfunktion.
- *Verlegung eines Hirngefäßes* mit Mangeldurchblutung des dahinterliegenden Gewebsteils (Enzephalomalazie),
- durch *Thrombosebildung* in einem Hirngefäß, am häufigsten bei Arteriosklerose,
- durch *Embolie* in Hirngefäßen, ausgelöst durch ein Blutgerinnsel, das sich z. B. im

linken Herzen gebildet hat und mit dem Blutstrom ins Gehirn verschleppt wird.
Die häufigsten Krankheiten, die zur Bildung eines Thrombus im linken Herzen führen, sind: Herzklappenfehler, Endokarditis, Koronarthrombosen. Seltener ist es ein venöser Thrombus, der bei offenem Foramen ovale oder Septumdefekt in die Hirngefäße gelangen kann.
- durch *Spasmen* der Hirngefäße.

Krankheitszeichen
Die Krankheitszeichen treten je nach Ursache und Intensität des Geschehens verschieden rasch und eindrücklich auf.
- Lähmungserscheinungen (zu Beginn sind die Lähmungen schlaff = reduzierter Tonus, dann spastisch),
- Halbseitenlähmung (= Hemiplegie) links oder rechts,
- Fazialisparese (Speichelfluß und Tabakblasen),
- Augenlidlähmung,
- Hemianopsie (= Fehlen einer Hälfte des Gesichtsfeldes),
- Sprachstörungen (Aphasie),
- Stuhl- und Urininkontinenz,
- erschwerte Atmung,
- Bewußtseinsstörungen (Somnolenz, Koma, Benommenheit),
- verändertes Aussehen: hochroter Kopf, schwitzende Haut,
- psychische Veränderungen: Affektlabilität, Antriebslosigkeit, Konfusion,
- Wahrnehmungsstörungen mit Verlust der Sensibilität oder Verminderung derselben.

Behandlung und Pflege beim Hemiplegiepatienten
Durch den Hirnschaden fällt die zentrale Steuerung aus, es entsteht die spastische Lähmung. Der Hirnschaden wirkt sich aber nicht nur in einer Behinderung der Bewegung aus. Auch die Orientierung im Raum, das Korperschema, die Sensibilität sind stark beeinträchtigt. Darüber hinaus sind Gleichgewichts- und Sprachstörungen häufig. Angst und Unsicherheit dominieren. Ein Persönlichkeitsverlust besteht nicht, nur ist die Persönlichkeit gestört und die daraus resultierenden Wesensveränderungen müssen von Anfang an berücksichtigt werden. Dies ist möglich, wenn von Beginn an vom Patienten Aktivität gefordert wird. Je eher der Patient die Möglichkeit hat und auch erhält mitzuhelfen, um so eher steigt sein Selbstwertgefühl. Eine solche Pflege ermöglicht es dem Patienten, die Selbständigkeit und Unabhängigkeit zu erreichen. Die Pflegegruppe vermag diesem Patienten wirksam zu helfen durch kontinuierliche Anwendung der *Bobath-Lagerungen*, dadurch kann das Potential der vorhandenen Fähigkeiten erhalten und verbessert werden. Eine Zusammenarbeit zwischen Arzt, Physio-, Ergo- und Sprachtherapie ist hierbei unerläßlich.
Sind die Ausfallserscheinungen so schwer, daß eine Erholung unmöglich ist, wird sich die Pflege darauf beschränken, die Bedürfnisse des Patienten zu erkennen. Ziel dieser Pflege ist es, eventuell noch vorhandene Möglichkeiten zu fördern und Schäden (Dekubiti, Kontrakturen u.a.) zu verhüten = unterstützende und therapeutische Pflege.
Lagerungen nach Bobath
Die wichtigsten Lagerungsarten, die für den Patienten mit Halbseitenlähmung in Frage kommen, sind die linke und rechte Seitenlage (vor allem auf der betroffenen Seite) und die Rückenlagerung.
Wir verstehen allgemein unter Lagerungen:
- richtiges Liegen, stets in spastizitätshemmender Stellung, (Abb. 9–11);

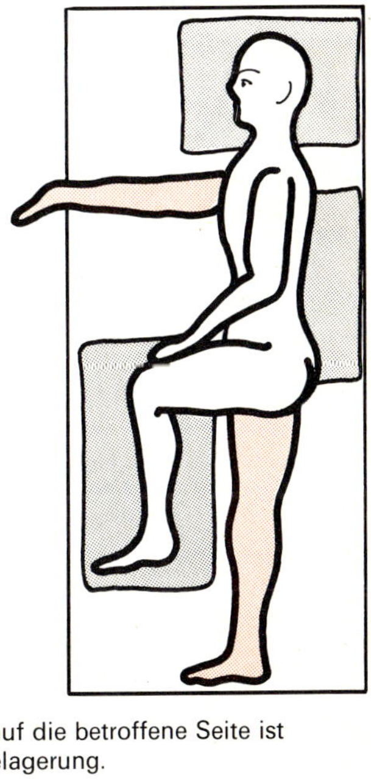

Abb. 9 Lagerung auf die betroffene Seite ist therapeutische Ruhelagerung.

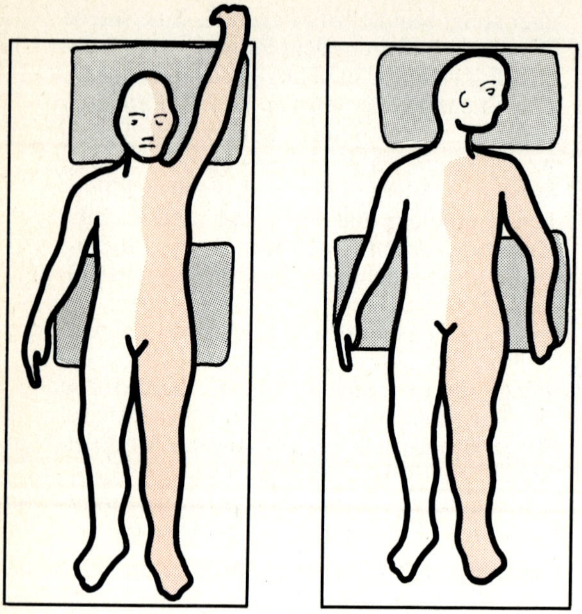

a b

Abb. 10 a) Rückenlagerung ist therapeutische Lagerung für Schulter, b) Rückenlagerung ist therapeutische Ruhelagerung

- richtigen Transfer, vom Bett in den Stuhl oder umgekehrt (Abb. 12);
- richtiges Sitzen im Bett, Rollstuhl oder Stuhl (Abb. 13 u. 14);
- richtiges Aufstehen und Stehen (der Patient muß gut auf beiden Beinen stehen);
- richtiges Gehen durch Unterstützung einer Person (Abb. 15);
- richtige Bewegungen im Liegen oder Sitzen in symmetrischer Stellung (Abb. 16a–d).

Das Lagerungsmaterial für das Bett: es sind eine harte Matratze und 3–4 normale Federkissen notwendig (sind Schaumstoffkeile vorhanden, können diese gebraucht werden). Das Bett selbst muß flach gestellt sein. Der Bettbügel ist entfernt, da durch die Anstrengungen beim Gebrauch desselben die Spastizität erhöht würde. Für eine gute Sitzposition außerhalb des Bettes ist ein harter Stuhl mit einem feststehenden Tisch wichtig.

Die Zimmergestaltung sollte wenn möglich so sein, daß der Nachttisch oder Tisch an der betroffenen Seite zu stehen kommt, damit der Patient vom Bett aus über seine betroffene Seite greifen oder schauen muß, um die Dinge, die er haben möchte, zu erreichen (= Aktivität). Auch die Besucher sollen sich auf dieser Seite aufhalten.

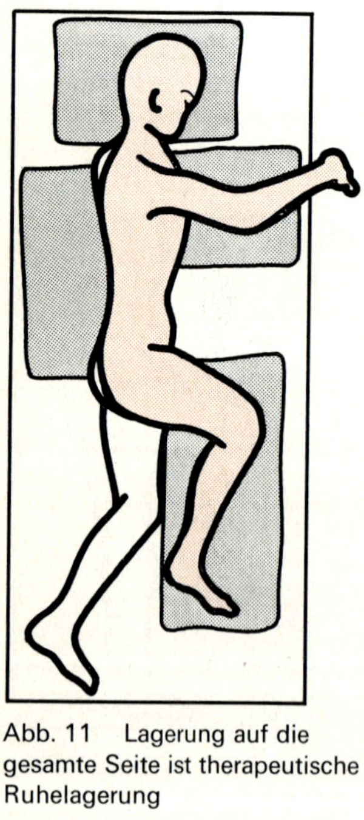

Abb. 11 Lagerung auf die gesamte Seite ist therapeutische Ruhelagerung

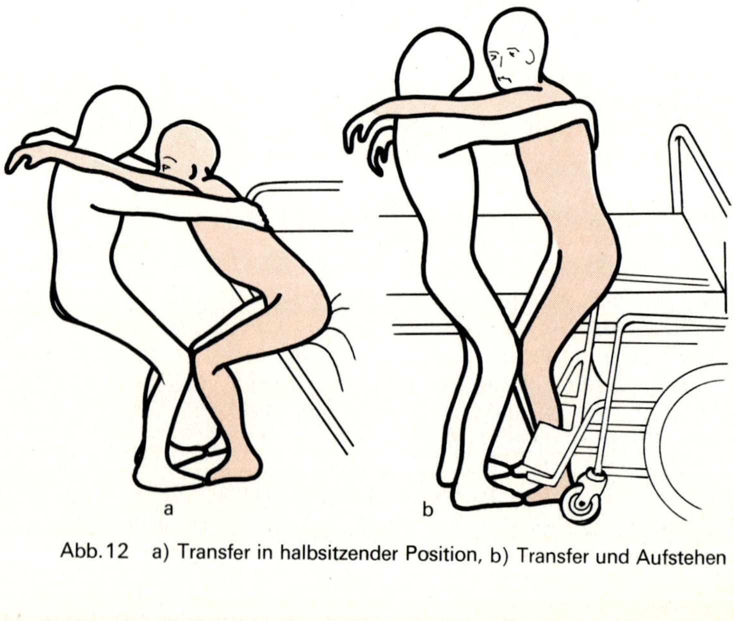

a b

Abb. 12 a) Transfer in halbsitzender Position, b) Transfer und Aufstehen

Abb. 13 Sitzende Lagerung im Bett zum Essen und Trinken

Abb. 14a Sitzen auf dem Stuhl am Tisch zum Essen und Trinken
Abb. 14b Sitzen für bilaterale Tätigkeiten (z. B. Spiele)

Abb. 15 Gehen mit dem Patienten. Die Begleitperson hat beide Hände auf der Hüfte des Patienten

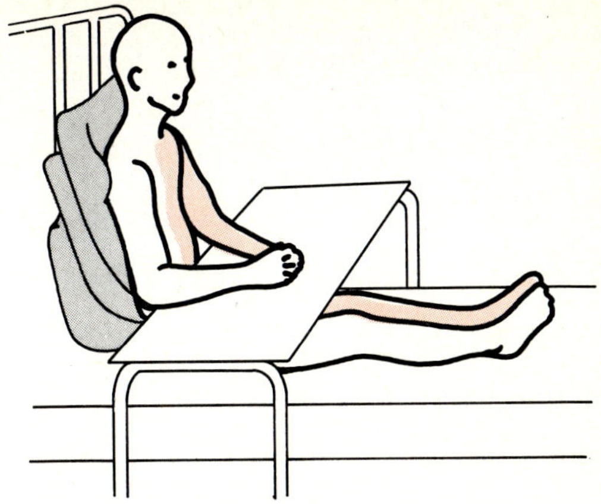

Abb. 13

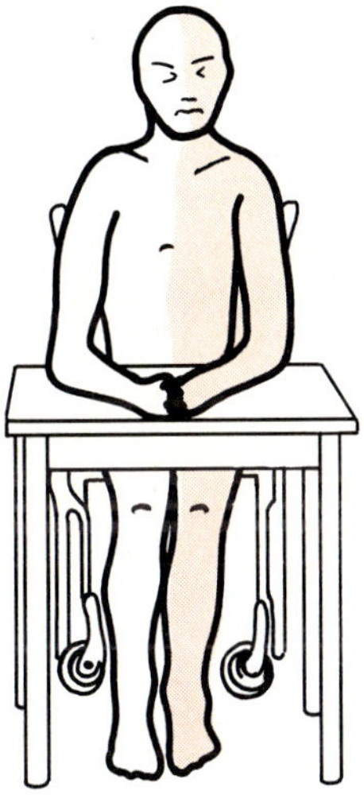

Abb. 14 a

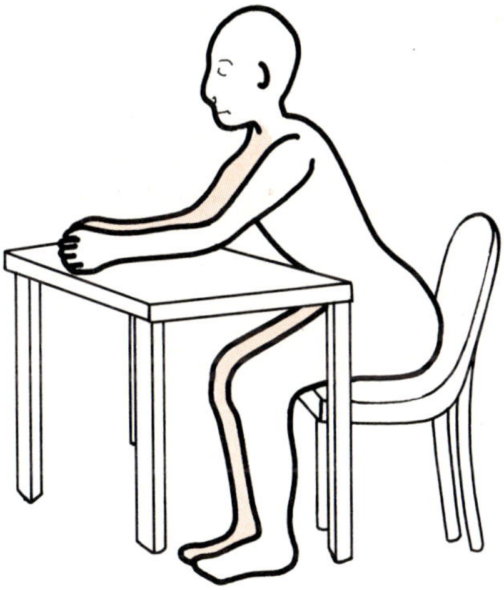

b

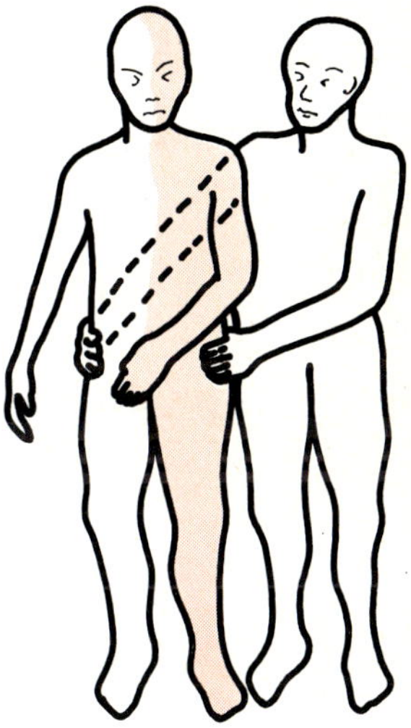

Abb. 15

Die Lagerungen im Bett sollten in regelmäßigen Abständen (2- bis 3stündlich über 24 Stunden) durchgeführt werden. Wenn es der Zustand erlaubt, sollte der Patient oft und so lange als möglich am Tag das Bett verlassen und auf einem guten Stuhl am Tisch sitzen (= Gleichgewichtstraining; verhindert werden Kontrakturen, Schulterschmerzen, Retraktion der Schulter und des Becken, Dekubitus und Spitzfuß). *Alle auszuführenden Tätigkeiten am Patienten sollten von dessen betroffener Seite aus verrichtet werden;* dadurch machen wir ihm die betroffene Seite bewußt und schulen ihn im Gebrauch seines gesamten Körpers. Denn das spezielle Problem des Patienten mit Halbseitenlähmungen ist die Teilung seines Körpers in zwei Hälften; dadurch weiß er nicht wie sich bewegen und die gesunde Seite weiß nicht wie zu kompensieren. Das zeigt, wie wichtig es ist zu wissen, daß der Patient jede Bewegung, die er ausführen möchte, wieder neu erlernen muß. Die Pflegegruppe hat hier die Aufgabe, dem Patienten beim Erlernen der Bewegungen zu helfen, indem sie ihm die Möglichkeit gibt und die Geduld aufbringt, ihn aktiv mithelfen zu lassen.

Für jede Veränderung einer Bewegung, die von ihm gefordert wird, muß ihm Zeit gelassen werden, damit er die Veränderungen spürt und erfährt.

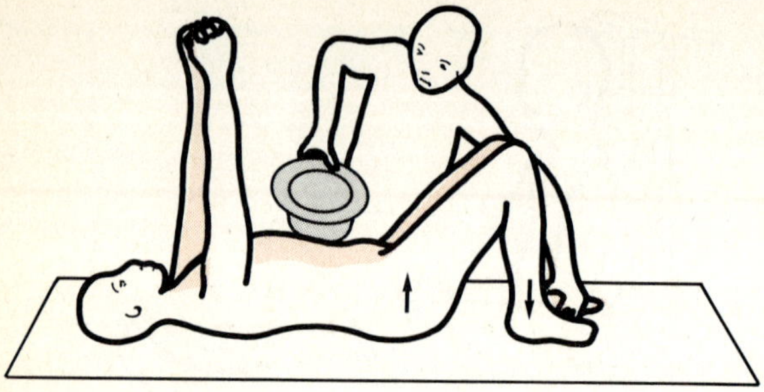

a

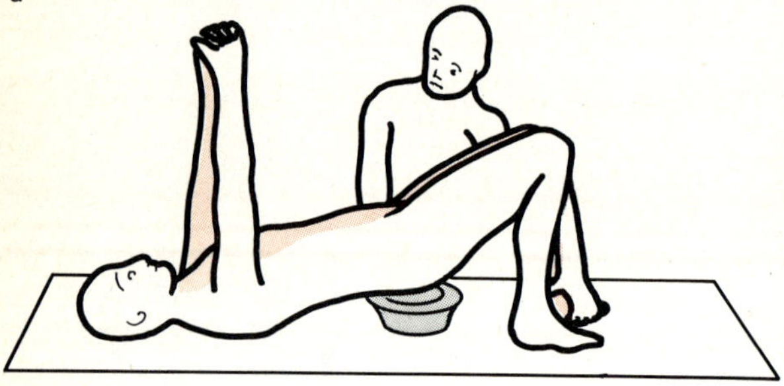

b

Alle Handlungen am Patienten durch die Krankenschwester sollten nicht anders sein als die Behandlung (nach Bobath) durch die Physiotherapeutin. Wenn da ein großer Unterschied besteht, gibt es für den Patienten keine Wiederholung der gelernten Bewegungen, keine Festigung des Gelernten und keine Übertragung ins tägliche Leben.

Es darf nie geschehen, daß ein Patient fällt. Dadurch würde seine Unsicherheit und Angst verstärkt, und die Mitarbeit von seiten des Patienten würde erschwert.

Selbsthilfetraining
Mit der Selbsthilfe sollte sofort begonnen werden, wenn der Patient in der Lage ist mitzuhelfen. Die Krankenschwester muß dem Patienten die richtige Anleitung dazu geben.

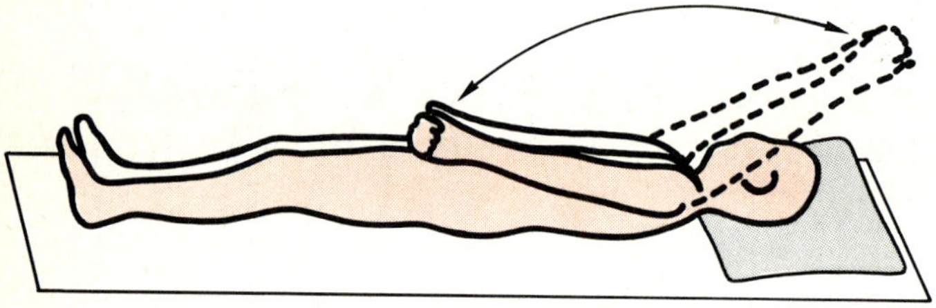

c

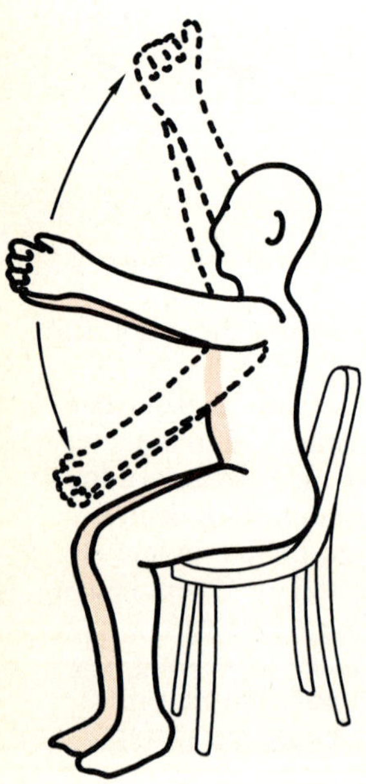

Abb. 16 a) Aktivitäten im Bett für den Patienten, b) Tätigkeit am Patienten, kann durch eine Person ausgeführt werden, c u. d) Diese Bewegungen fördern! = Eigenaktivität. Sie sind spastizitätshemmend.

Zuvor sollte sie die vorhandenen Fähigkeiten und Möglichkeiten des Patienten analysieren und beobachten, um dann schrittweise mit der Selbsthilfe zu beginnen.

Die aktivierende Pflege ermöglicht, daß die Aufgaben der Selbsthilfe wieder an den Patienten übergeben werden können.

Die Selbsthilfe beinhaltet außer der Körperpflege das An- und Ausziehen, das Schuhebinden, die Mundpflege und das Essen und Trinken. Der Patient sollte so schnell wie möglich normale und bequeme Kleidung tragen, die ihm das An- und Ausziehen erleichtern. Wichtig sind gute und sichere Schuhe. Zum Essen einnehmen ist es besser, wenn der Patient an einem Tisch sitzt und normales Eßgeschirr zur Verfügung hat, außer vielleicht einem Einhändermesser. Damit das Eßgeschirr fest auf dem Tisch steht und nicht durch die einhändigen Bewegungen hin und her rutscht, lege man eine Non-Slip-Matte unter. Die Mundpflege sollte zusätzlich zur regelmäßigen Zahnpflege auch nach dem Essen durchgeführt werden, da die Speisereste in den Backentaschen auf der betroffenen Seite oft nicht mit der Zunge entfernt werden können. Auch können Schmerzen entstehen und abnormale Reaktionen produziert werden (Spastizität).

Mund- und Schluckprobleme
Die Kau- und Schluckfunktion kann stark gestört sein und dem Patienten in der Nahrungsaufnahme große Schwierigkeiten bereiten. Die Krankenschwester muß diesen Aspekt der Behinderung berücksichtigen und dementsprechend die Behandlung einleiten in Zusammenarbeit mit der Physio- und/oder Ergotherapeutin. Durch richtiges Behandeln (Spastizität hemmen oder den verminderten Tonus stimulieren) erfährt der Patient eine Erleichterung bis hin zur normalen Funktion. Mit der Nahrungsaufnahme, Essen und Trinken, sollte wenn möglich bald begonnen werden. Zum Kauen ist Nahrung mit fester Konsistenz (z. B. püriertes Fleisch ohne Soße, *keine Breikost*, wo der Patient nur schlucken muß) zu empfehlen. Die Flüssigkeit darf nicht zu dünn sein, eventuell Mixgetränke ohne Brokken. Es ist darauf zu achten, wenn der Patient eine Zahnprothese trägt, daß sie gut sitzt.

Psychische Betreuung
Sie verlangt große Aufmerksamkeit seitens der Schwester. Sie muß stimulieren und motivieren, weil die Patienten durch ihre Krankheit oft psychisch labil und antriebslos sind, und um sie zu einer möglichst aktiven Mitarbeit zu gewinnen. Dies geschieht durch das Schaffen eines Milieus, in dem der Kranke sich geborgen und sicher fühlt. Wir bieten ihm Hilfe zur
- Hebung des Selbstvertrauens und Selbstwertgefühls,
- Aktivierung der geistigen Interessen,
- bestmöglichen Wiedereingliederung bzw. Anpassung an die Umwelt.

Sprachprobleme (Aphasie)
Die Aphasie trifft den Patienten wie ein Schock. Plötzlich ist er von der sprechenden Umwelt isoliert. Er möchte seinen Besuch begrüßen, aber er kann die Namen nicht sagen. Er versucht eine Karte zu lesen, die er bekommt. Er versteht es nicht. Er begreift kaum, was die Schwester ihn frägt.
Diese neue, ihm fremde Situation kann ihn niedergeschlagen stimmen. Er kann auch aggressiv werden. Seine Leistungen schwanken. Er wird mutlos, gibt schnell auf.

Dies erfordert vom Pflegepersonal:
- dem Patienten Mut machen, ihn auf kleine tägliche Fortschritte aufmerksam machen;
- seine Mutlosigkeit nicht als »schlechte Laune« interpretieren, sondern als Reaktion auf die Krankheit, auf das Nicht-Sprechen-Können;
- ihn als Erwachsenen nehmen, auch wenn er nicht sprechen kann; Aphasie ist keine geistige Behinderung;
- Zeit haben und sich Zeit nehmen.

Erwachsene mit einer Aphasie spüren, ob wir Geduld haben oder nicht.

Neben diesen allgemeinen Problemen ergeben sich aus der Sprachstörung spezifische Probleme:

a) Der Patient versteht kaum oder nicht was man sagt:
   - nicht ungeduldig werden,
   - langsam sprechen,
   - kurze Sätze sagen, wenn der Patient etwas tun muß, z. B. »Strecken sie den Arm« (Arm strecken lassen), »Machen sie eine Faust« (Faust machen lassen) usw.,
   - nie in Gegenwart des Patienten über ihn sprechen,
   - nicht einfach stumm pflegen und denken: er versteht ja doch nicht, sondern ganz natürlich sprechen, z. B. »Hier ist der Kaffee« oder »Ich öffne das Fenster« usw.

b) Der Patient möchte etwas sagen, aber es gelingt ihm nicht:
   - kurze Fragen stellen, die der Patient mit »Ja« oder »Nein« beantworten kann, z. B. »Haben sie Schmerzen?« (Antwort abwarten), »Tut der Arm weh?«, »Tut das Bein weh?« usw.,
   - nicht belächeln, wenn der Patient etwas Falsches sagt,
   - das Fluchen ist bei schwer gestörten Patienten oft die einzige Möglichkeit, Emo-

tionen auszudrücken; deshalb soll es nicht als Unhöflichkeit interpretiert werden,
- dem Patienten helfen, wenn er etwas benennen will, z.B. der Patient zeigt auf Kaffee und versucht es zu sagen. Fragen Sie: »Herr X, ist das Brot? ist es Milch? ist es eine Tasse Kaffee?«

c) Der Patient möchte lesen, aber er versteht die Zeitung oder das Buch nicht:
   - Bildbände aus dem Interessengebiet des Patienten geben (auf keinen Fall Kinderbücher!),

d) Der Patient versucht zu schreiben, aber es gelingt kaum:
   - Schreibmaschine oder Setzkasten sind keine Hilfe, im Gegenteil, sie hemmen den Patienten.

Wichtig ist die Anmeldung des Patienten bei der Sprachtherapie. Die Therapeutin (oder der Therapeut) kann weitere Probleme exakter und eingehender beurteilen und angehen. Der Aphasiepatient findet nur mit Mühe den Zugang zur sprechenden Welt. Das Pflegepersonal ist besonders beim Beginn der Krankheit ein wichtiger Teil dieser sprechenden Umwelt. Es liegt an ihnen, dem Patienten den Zugang zur Umwelt zu erleichtern.

Blasen- und Darmtraining
Mit dem Training für die Blase soll nach Möglichkeit ohne Katheter begonnen werden. Man beginnt mit den kürzeren Zeitabständen (2stündlich), diese Zeitabstände können dann erhöht werden, bis der Patient seine Selbständigkeit erreicht hat. Wichtig ist, daß der Rhythmus über Tag und Nacht eingehalten wird und daß man dem Patienten Zeit läßt, seine Sache zu verrichten.
Das Darmtraining ist immer zur gleichen Tageszeit durchzuführen. Die früheren Gewohnheiten sollten berücksichtigt werden. Auch hier ist es angezeigt, daß man dem Patienten Zeit für seine Verrichtung läßt. Bei Problemen sind sog. Weichmacher zu empfehlen oder Klistiere zur Anregung der vielleicht fehlenden Peristaltik. Eine entsprechende Ernährung ist von Bedeutung.

Herr Dr. K. Bobath und *Frau B. Bobath* gebührt Dank für ihre Arbeit und deren Entwicklung mit dem Hemiplegiepatienten. Das obige Kapitel stützt sich auf deren Arbeit ab. Die Unterlagen zu diesem Kapitel wurden uns freundlicherweise von Sr. Käthe Günster, Klinik Valens, Rheuma- und Rehabilitationszentrum und Hr. Sonderegger, Sprachtherapeut, St. Gallen, zur Verfügung gestellt.

Über Pflegen, Lagern, Bewegen, Mobilisieren, Erziehung zur Selbsthilfe, Sprache, Mithilfe der Angehörigen finden Sie wertvolle Ergänzungen mit reicher Illustration im Hemiplegikerblatt: *Vom Umgang mit Halbseitengelähmten,* hrsg. von der Schweiz. Kommission für Rehabilitation, Huber, Bern (in der Schweiz zu beziehen bei Dr. E. Le Grand, Talstraße 17, CH-4900 Langenthal). – Ebenfalls mit reicher Illustration: Steinmann, B., P. Imhoff: Die Behandlung der Hemiplegie. Huber, Bern 1973.

12.7.3 Raumfordernde Prozesse im Zentralnervensystem

Die wichtigsten raumfordernden Prozesse des Gehirns sind die Tumoren.

Wir unterscheiden
- *Gutartige Tumoren:* z.B. das Meningeom und die Neurome.
- *Bösartige Tumoren:* Diese gehen von den Gliazellen des Hirngewebes aus. Einer der gefürchtetsten Tumoren (rasches, infiltrierendes Wachstum) ist das Glioblastom.
- Häufig sind die *Metastasen.* Unter den auslösenden Karzinomen steht das Bronchialkarzinom an der Spitze, gefolgt vom Mammakarzinom und den Genitalkarzinomen der Frau, den Karzinomen des Magen-Darm-Traktes, der Prostata u.a.

Krankheitszeichen
Oft sind fokale und/oder generalisierte Anfälle das erste und einzige Krankheitszeichen.
Zeichen des zunehmenden *Hirndruckes* sind:
- Kopfschmerzen, dumpf, drückend oder bohrend, meist mit typischer Verstärkung beim Bücken, Aufrichten oder Pressen
- Erbrechen, Schwindel
- Psychische Veränderungen
- Bewußtseinstrübung
- Auftreten einer Stauungspapille.

Hirndruckzeichen bei Leuten über 40 Jahren: Verdacht auf Metastasen; unter 40 Jahren: Gliablastom.

Behandlung und Pflege
Chirurgische Therapie, wenn Art und Sitz der Geschwulst eine solche zulassen (Pflege des neurochirurgischen Patienten s. »Intensivpflege« S. 837)

Shuntoperationen werden als Palliativ-Eingriffe gemacht.

Symptomatische Therapie, wenn eine Operation nicht möglich ist

- Röntgenbestrahlung (s. Pflege des Bestrahlungspatienten S. 790ff.)
- Entwässerung, d.h. Entquellung des den Hirntumor begleitenden Ödems: Verabreichung von Diuretika (z.B. Saluretika, osmotische Diuretika wie Urea 30%)
  Die Flüssigkeitsbilanz ist sehr wichtig. Bei großem, nicht ersetztem Wasserverlust durch Diuretika kann es zu allgemeiner Exsikkose mit Retention der harnpflichtigen Substanzen kommen, was sekundär die Gehirnfunktion vermehrt schädigt.
- Bei hartnäckigem Erbrechen: Antiemetika und Ersatz der verlorenen Elektrolyte
- Bei Unruhe und Krampfanfällen wird der Arzt Sedativa verordnen.
- Prednisonpräparate werden bei Hirnmetastasen oft mit sehr gutem Erfolg angewendet.
- Decadron wird verabreicht bei Hirndruck. Es wird auch bei der *prä- und postoperativen Behandlung* verordnet. Postoperativ wird gleichzeitig ein Antiepileptikum verabreicht.

Im weiteren gilt, was bei der Pflege des Patienten mit Apoplexie gesagt wurde. Verselbständigungs- und Rehabilitationsmaßnahmen kommen z.B. bei erfolgreicher Bestrahlung oder postoperativ zur Anwendung.

12.7.4 Traumatische Schädigungen des Gehirns

s. Intensivpflege S. 834f.

12.7.5 Traumatische und mechanische Schädigungen des Rückenmarks

Die zwei wichtigsten Krankheitsbilder, die die Schwester antrifft, sind die *Paraplegie* und die *Diskushernie.*

12.7.5.1 Pflege des Patienten mit Paraplegie

Paraplegie – Querschnittslähmung
Als Querschnittslähmung bezeichnen wir ein Syndrom, bei dem alle Bestandteile des Rükkenmarks durch einen Krankheitsprozeß (Luxation, Fraktur, Tumor u.a.) geschädigt sind. Im Vordergrund steht die doppelseitige zentrale (und darum spastische) Lähmung mit Sensibilitätsstörung und vegetativen Störungen (Harn- und Stuhlverhaltung, Entwicklung einer Überlaufblase u.a.).
Setzt eine Querschnittslähmung plötzlich ein, z.B. durch Zusammenbruch eines Wirbels bei Unfall, kommt es zum *spinalen Schock.* Dabei ist die motorische Lähmung komplett, der Muskeltonus schlaff, die Reflexe sind erloschen.
Bei kompletter Querschnittsläsion ist die zentrale Steuerung aller Funktionen des Rükkenmarks unterhalb der Läsion aufgehoben, bei inkompletter Läsion ist sie teilweise erhalten. Je nach Höhe der Schädigung (Lokalisation) unterscheiden wir:

- *Halsmarkläsion* – Querschnittslähmung mit Tetraparese der Arme und Beine = Tetraplegie
- *Brustmarkläsion* – Parese oder Paralyse der Beine, evtl. auch der Thorax-, Rücken- und Bauchmuskulatur
- *Lumbalmarkläsion* – Lähmung der Beine (meistens als schlaffe Lähmung)
- *Störungen der Blasenentleerung:* Nach akuten Querschnittsläsionen kommt es neben der Paralyse der Muskeln auch zur Wandlähmung der Blase und damit zu einer Verlegung der inneren Öffnung. Da der Reflexbogen für die Reaktion der Harnblasenwand auf Dehnungsreize unterbrochen ist, tritt eine Überdehnung der Wandmuskulatur ein. Mit zunehmender Füllung wird dann der Blasenausgang überdehnt und passiv geöffnet, so daß die Blase überläuft (= schlaffe, atone, sog. Überlaufblase). Daraus entwickelt sich je nach Sitz der Läsion die hypertone oder die hypotone Blase.
  - *Hypertone Blase* (= Reflexblase), d.h. reflektorisch können durch sensible Reize unwillkürliche Miktionen ausgelöst werden. Der Patient hat weder Harndrang noch das Gefühl für Harnabgang.
  - *Hypotone Blase* (= autonome Blase), d.h. sie zieht sich bei einem gewissen Füllungszustand wieder teilweise zusammen und entleert sich (es bleibt Restharn zurück).

Zusammenfassend ergeben sich folgende Krankheitszeichen:
- Querschnittsläsion
- Sensibilitätsstörungen
- Störungen der Blasenfunktion.

Pflegerische und therapeutische Konsequenzen
Dabei ist zu bedenken, daß ein Paraplegiker, der sofort behandelt und sachgemäß gepflegt wird, rehabilitiert werden kann. Die Betreuung dieser Patienten erfordert viel Geschick, großen Aufwand an Pflegepersonal und Zeit. Aus diesem Grund werden sie heute in Spezialzentren, sog. *Paraplegikerzentren,* wenn möglich am ersten Tag des Krankheitsgeschehens eingewiesen und unter großem Aufwand an medizinischen, technischen und menschlichen Hilfeleistungen rehabilitiert. Das erste dieser Zentren ist in der Nähe von London nach dem Zweiten Weltkrieg eröffnet worden (Stocke-Mandelville-Hospital). Unterdessen besitzt jedes Land seine eigenen Rehabilitationszentren. Das Pflegepersonal, das dort arbeitet, kann sich in Spezialkursen das Wissen und Können für die Pflege dieser Patienten aneignen. Sollten Sie in Ihrem Krankenhaus in die Lage kommen, einen Paraplegiker pflegen zu müssen, empfehlen wir Ihnen das Studium von *Spezialliteratur* (s. weiterführende Literatur, S. 776).

12.7.5.2 Pflege des Patienten mit Diskushernie

Die Bandscheibenkrankheit als Berufskrankheit
Rückenschäden treten häufig zwischem dem 20. und 30. Jahr auf. Dieses Lebensalter entspricht dem der größten körperlichen Aktivität. Zu diesem Zeitpunkt beginnen auch bereits die ersten Degenerationsvorgänge.
Die mehr körperlich Arbeitenden, wie Handwerker, Hausfrauen, Haus- und *Pflegepersonal,* machen den größten Prozentsatz der Beteiligten aus.
Die Schwester kommt nicht um das Heben und Tragen von Patienten und Lasten herum. Es ist aber von ausschlaggebender Bedeutung, daß sie dies auf ein Minimum reduziert. Sie nütze die Möglichkeiten des Gebrauchs verschiedener Hilfsmittel aus (Patientenheber usw.) und kenne die Gesetze des Hebens und Tragens (Ausführliches darüber unter Rückenprophylaxe S. 96ff.).

Die Bandscheibe (Discus intervertebralis) besteht aus einem strukturlosen Gallertkern (Nucleus pulposus), der von einem derben Faserring umgeben ist. Das ganze Gebilde ist einem Wasserkissen vergleichbar, das gute Beweglichkeit gestattet. Nimmt der Quelldruck des Diskus ab, wird die Bandscheibe platt- und über die Wirbelkörperränder hinausgedrückt =
Bandscheibenvorfall oder *Diskusprolaps,* auch *Diskushernie* genannt.
Je nach Lokalisation unterscheiden wir
- *Lumbale Diskushernie,* meistens an der vierten und fünften Lendenbandscheibe, selten an der zweiten und dritten. Es kann zwischen einer lateralen und einer medianen (dorsalen) Diskushernie unterschieden werden (Abb. 17). Es ist aber immer die laterale Diskushernie, die ein Ischiassyndrom verursacht (= Schmerz entlang dem Ischiasnerv) infolge Drucks auf entsprechende Nerven (Zwischenwirbelloch)
  Ein weiteres wichtiges Krankheitszeichen ist der *Lasègue* = Schmerzen im ganzen Nervenverlauf bei Hebung des gestreckten Beines, die bei Beugung im Kniegelenk nachlassen. Dieser Schmerz ist auf die Dehnung des Nerven zurückzuführen.
- *Zervikale Diskushernie.* Sie ist wesentlich seltener. Schmerzen treten auf im Nacken, in den Armen und/oder im Rücken. Der Schulter-Arm-Schmerz ist das Leitsymptom einer zervikalen Diskopathie, er wird auch als »Ischias des Armes« bezeichnet. Die Schmerzen haben typisch neuralgischen Charakter und treten häufig bei Drehung und bei Seitvorwärtsbeugen des Kopfes auf.

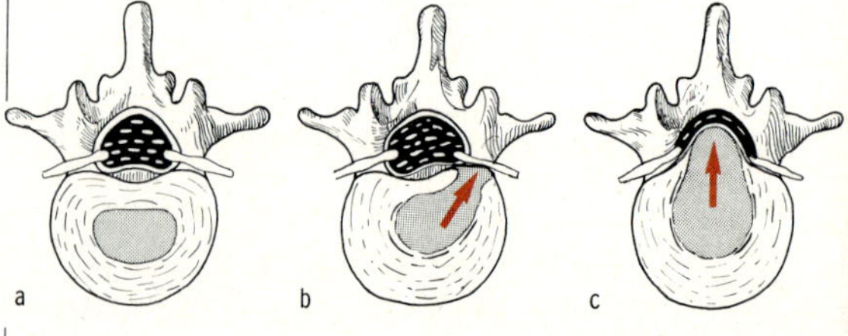

Abb. 17 Bandscheibenschäden. a) normale Lendenbandscheibe, b) lateral gelegener Pulposusprolaps mit Wurzelkompression, c) median gelegener Pulposusprolaps mit Kompression des Duralsackes und der Cauda equina (nach Ulrich)

Die Behandlung besteht in Extension durch Dauerzug mittels angelegter *Glisson-Schlinge*. Der Zug geschieht durch Anbringen von Gewichten an einer Zugschnur. Sie läuft am Kopfende des Patientenbettes über eine Rolle.

Da die lumbale Diskushernie die häufiger auftretende Form ist und die Schwester eher mit dieser Art in Berührung kommt, wollen wir uns bei den weiteren Ausführungen auf diese beschränken.

Pflege bei lumbaler Diskushernie

Krankheitszeichen

- Spontanschmerzen, Ischiasschmerzen, ausstrahlend in das Bein, evtl. sogar bis in die Zehen, Kreuzschmerzen. Die Art des Schmerzes und die Intensität sind vom Sitz der Diskushernie und von der Haltung der Wirbelsäule abhängig.
- Die Schmerzen werden durch Niesen, Husten, Betätigung der Bauchpresse usw. verstärkt.
- Bei Palpation und Perkussion der Lendenwirbelsäule treten Schmerzen auf.
- Versteifte Lendenwirbelsäule ist besonders im Vorwärtsbeugen bemerkbar.
- Entlastungshaltung: leichte Vorwärtsbeugung und Neigung zur Seite sind typisch.
- Neurologische Ausfallserscheinungen mit herabgesetzten bis fehlenden Reflexen, Parästhesien, Sensibilitätsstörungen (Kribbeln, Ameisenlaufen, Kältegefühl). Die Ausfallserscheinungen variieren je nach Höhe der Läsion. (Bei Miktions- und Defäkationsstörungen ist sofortige Operation angezeigt.)

Ursachen

Es sind immer *mechanische Belastungsgründe* beteiligt, wenn es zum Austreten des Nucleus pulposus kommt, z.B. durch:

- momentane Krafteinwirkung bei stark gespannten kollagenen Fasern
- andauernde, schlechte Arbeitshaltung
- Lastentragen im Kindesalter (Beschwerden treten meistens erst spät auf)
- Erschütterungen beim langen Autofahren, Traktorfahren usw.

Diese mechanischen Einwirkungen sind um so gefährlicher, je mehr die Bandscheiben und die Wirbelkörper *vorgeschädigt* sind.

- Physiologische Abnützungserscheinungen beginnen schon im dritten Lebensjahrzehnt. Es kommt zu abnehmender Elastizität und Widerstandskraft durch Flüssigkeitsverlust.
- Mangelnde Widerstandskraft der Bandscheibe führt schon bei sehr geringer Belastung zu einem Diskusprolaps.
- Haltungsanomalien, wie lumbale Hyperlordose, Kyphose, Skoliose, begünstigen infolge Fehlbelastung den Abnützungsprozeß der Bandscheibe.

Pflegerische Maßnahmen

Die psychische Betreuung steht im akuten Stadium, wie auch im langwierigen, späteren Verlauf der Krankheit, im Vordergrund. Die Besserung oder gar Heilung des Zustandes läßt oft lange auf sich warten. Die Kranken brauchen große Geduld; die Schwester setze alles daran, sie darin zu unterstützen.

- Die Lagerung ist flach und hart, mit einem Brett unter der Matratze. Kopfkissen dürfen nicht erlaubt werden, höchstens ein kleines, hartes Ohrenkissen (Roßhaar).

Bei schweren Fällen:

- Absolute Bettruhe. Alle Verrichtungen müssen im Bett ausgeführt werden. Seitenlagerung ist nur dann erlaubt, wenn der Kranke diese besser erträgt.
- Das Aufsitzen im Bett ist zu unterlassen. Das Essen geschehe, wenn möglich, in flacher Rückenlage oder in Seitenlage.
- Die Bettdecke darf nicht aufliegen (Bettbogen). Schon der kleinste mechanische Reiz kann einen Schmerzanfall auslösen.
- *Entlastungslagerung,* d.h. stundenweises Lagern der Beine auf speziellen »Klötzen«. Man läßt den Kranken diese Lagerung so lange einnehmen, wie er sie als angenehm empfindet (Abb. 18).

Konservative Therapie

Wichtig bei der Therapie ist zu wissen, daß immer zuerst die konservativen Maßnahmen durchgeführt werden sollen und erst dann, oder bei besonderen Ausfällen, die operative Behandlung in Frage kommt.

Therapie im akuten Stadium

Schmerzlinderung steht im Vordergrund, am besten kurz dauernde Kälteanwendungen im

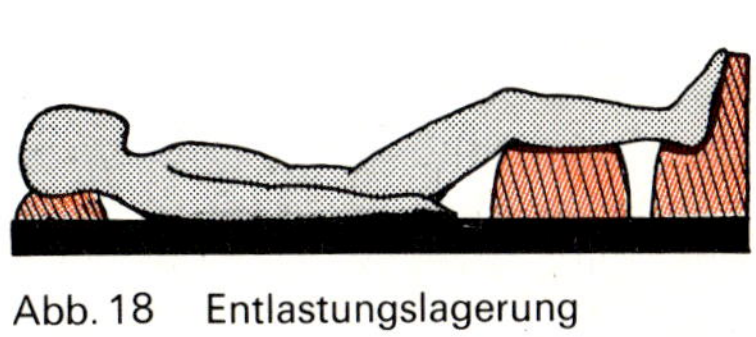

Abb. 18 Entlastungslagerung

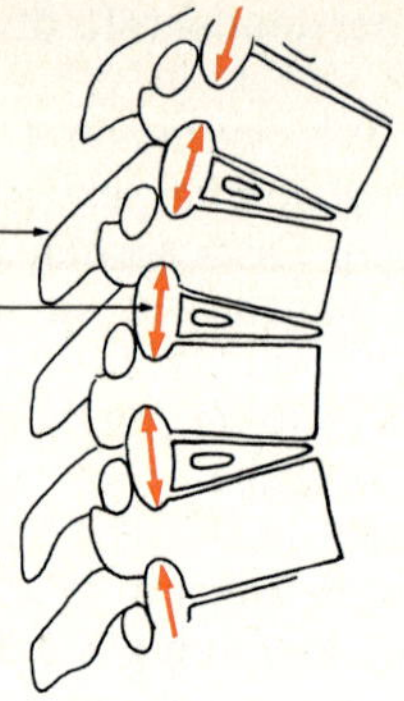

Abb. 19 Kyphosierung der Wirbelsäule

Sinn von Prießnitz-Wickel. Intensives Erwärmen des Beines verstärkt die ischialgiformen Schmerzen (d.h. keine heißen Wickel, kein Fango, kein Heizkissen).

Therapie im spätern Verlauf

Physikalische Therapie
Sie dient der Heilung, Rehabilitation und Erziehung des Kranken zur rückenschonenden Haltung und Arbeitsweise. Viele Maßnahmen werden auf der Spezialabteilung für Physiotherapie vorgenommen, andere auf der Station selbst durch geschultes Personal und die Pflegegruppe.
- Rotlichtbestrahlung (nie direkt auf die Stelle des Schadens)
- Extension (Längsextension) auf dem Streckbett hat die Wirkung einer bestmöglichen Ruhigstellung. Ein zusätzlicher Effekt wird durch eine relativ starke Steigerung des Gewichtes erreicht (Arztverordnung genau einhalten)
- Gezielte Kyphosierung = Beugung der Wirbelsäule nach vorn (Abb. 19)
  Beim dorsalen Prolaps kann eine alleinige Kyphosierung zur Reposition führen.
  Beim lateralen Prolaps mit Kompression im Foramen intervertebrale kann man die Kyphosierung mit einer seitlichen Beugung nach der gesunden Seite kombinieren.
  Zweck der Kyphosierung: Bei der Kyphosierung der lumbalen Wirbelsäule tritt eine Erweiterung der Zwischenwirbellöcher und eine Vergrößerung der dorsalen Abstände der Wirbelkörper auf (Abb. 19). Bei einer Lordosierung wäre das Gegenteil der Fall.
- Gymnastische Übungen, die zuerst passiver, dann aktiver Natur sind
- Unterwassermassage, Stangerbäder
- Wärmeanwendungen in Form von Fango
- Training der rückenschonenden Haltung, z.B.:
  Der Patient darf von der Rückenlage nie direkt aufsitzen, sondern immer nur über die Seitenlage (Halt geben durch Anlegen einer Schaumgummibinde)
  in die Hocke gehen beim Schnüren der Schuhe usw.
  Training der Bauch- und Rückenmuskulatur.
- Bei teilweiser Heilung wird dem Patienten ein Rückenstützkorsett angepaßt.

Alle physiotherapeutischen Maßnahmen werden, vor allem während der ersten Zeit, mit Medikamenten kombiniert:
- Analgetika bei entzündlich-schmerzhafter Reaktion der Nerven
- Salizylate wirken entzündungshemmend
- Myotonolytika wirken lockernd auf die Muskulatur; der Muskeltonus wird herabgesetzt und die Durchblutung verbessert.

Operative Therapie
Indikation zur Operation
- Es muß operiert werden, wenn eine ausgeprägte Schädigung der Cauda equina vorliegt, d.h. bei Blasen-, Mastdarm- und Sexualstörungen (= Reithosenanästhesie).
- Es muß operiert werden, wenn eine massive motorische Wurzelkompression mit schweren Paresen mehrerer Muskelgruppen vorliegt.
- Es soll operiert werden, wenn eine konsequent durchgeführte konservative Therapie erfolglos war.
- Es soll operiert werden, wenn eine Diskushernie auf derselben Bandscheibenhöhe mehrfach rezidiviert, auch wenn die konservative Behandlung im jeweiligen Schub erfolgreich war. Präoperativ muß die Diagnose immer durch das Myelogramm gestellt werden. (Dabei muß man wissen, daß der Befund im Myelogramm nicht immer übereinstimmt mit dem bei der Operation gefundenen Befund.) Es wird heute normalerweise nicht operiert, wenn nicht vorher eine konservative Therapie stationär durchgeführt wurde.

Operationsmethoden
Der Nucleus pulposus wird entfernt, der Faserring wird belassen. Der Eingriff geschieht vom Rücken her, indem die untere Hälfte des Bogens des entsprechenden Wirbelkörpers entfernt und die Bandscheibe herausgeholt wird (Bogen = Lamina). Die Operation nennt man demzufolge *Hemilaminektomie*. Eine *Laminektomie* wird selten durchgeführt. In Frage kommt sie bei Tumor der Wirbelsäule (= der ganze Wirbelbogen wird entfernt).

Präoperative Maßnahmen
Es gelten die allgemeingültigen Maßnahmen (s. S. 446ff.). Evtl. Verabreichung von Schmerzmitteln, wenn sehr starke Ischiasschmerzen vorhanden sind.

Postoperative Maßnahmen
- *Lagerung*
  Sobald der Patient wach ist, ist *Seitenlage* angezeigt. In den ersten 48 Stunden soll er zweistündlich umgelagert werden (rechte Seite, linke Seite).
  Die Drehung muß sorgältig geschehen. Wir leiten den Patienten an, seine Hände über der Brust zu kreuzen und den Körper steif zu halten. Nun fassen wir ihn an Schulter und Knien und drehen rasch (ohne ruckartige Bewegungen).
  Der Patient wird von sich aus Seitenlage vorziehen, da Rückenlage mit großen Schmerzen verbunden wäre. Später ist auch Bauchlage erlaubt.
- *Anlegen von heißen Wickeln* um postoperativ auftretenden Muskelkrämpfen entgegenzuwirken.
- *Mobilisation*
  Sie muß sorgfältig geschehen.
  Operationstag: Bettrand
  Erster postoperativer Tag: Der Patient darf aufstehen (wir setzen ihn zuerst an den Bettrand). Mit unserer Hilfe darf er dann einige Schritte gehen. Je nach Operationstechnik und Operateur wird auch *längere* Bettruhe verordnet.

- *Physikalische Therapie*
  Ab erstem postoperativem Tag werden Bewegungsübungen im Bett vorgenommen. Wenn die Fäden entfernt sind (d.h. nach Wundheilung) soll der Patient ins Gehbad. Die Bewegungsübungen werden erweitert (Übungen am Boden). Die physikalische Therapie ist auch nach Krankenhausentlassung über ca. vier Wochen angezeigt.
- *Wundgebiet*
  Es wird ein Redon-Drain eingelegt, der am zweiten postoperativen Tag entfernt werden kann.
  Entfernung der Fäden am sechsten Tag.
- *Ernährung und Darmtätigkeit*
  Sie stellen keine besonderen Probleme. Der Patient darf essen und trinken, sobald die Nachwirkungen der Narkose überwunden sind.
  Wir sorgen für eine mühelose Darmentleerung. Der Patient darf nicht pressen.

Entlassung
Sie geschieht meistens am 10. Tag. Der Patient soll weiterhin ambulant zur physikalischen Therapie gehen. Ein Erholungsurlaub von vier bis sechs Wochen ist notwendig. Kann dieser mit einer Badekur verbunden werden, ist es von Vorteil. Das Tragen von Lasten ist möglichst zu vermeiden. Wichtig ist die Angewöhnung einer korrekten und schonenden Körperhaltung.

12.7.6 Epilepsien

Definition
Die Definition nach *Jackson* lautet: Es handelt sich um ein Symptom von gelegentlichen und unvermittelt auftretenden exzessiven und lokalen Entladungen der Hirnzellen, die sich klinisch als kurzdauernde Trübungen des Wachbewußtseins, als tiefe, brüsk einsetzende Bewußtlosigkeit mit tonisch-klonischen Krämpfen, als länger dauernde Dämmerzustände oder als Klonismen einzelner Muskelgruppen bei erhaltenem Sensorium äußern. Jedes menschliche Hirn ist grundsätzlich krampffähig und kann bei entsprechender Reizeinwirkung mit epileptischen Anfällen antworten. Etwa 10 % aller Menschen besitzen eine erhöhte Krampfbereitschaft. An Anfällen leiden 0,5 % der Bevölkerung.

Epilepsieformen
1. *Primäre Epilepsie, bedingt durch genetische Faktoren*
2. *Sekundäre Epilepsien, bedingt durch*

   Ursachen innerhalb des Gehirns:
   - Traumen
   - Infektionen

- Degenerationsherde
- Gefäßstörungen
- Tumoren.

Ursachen außerhalb des Gehirns:
- Sauerstoffmangel – Anoxie
- endokrine Störungen
- toxische Einwirkung (Alkohol)
- psychogene Faktoren (Hysterie).

Bei den sekundären Epilepsien finden wir häufig den sogenannten *fokalen Anfall* oder auch Herdanfall (Jackson-Anfall). Dieser Anfall kann entweder lokalisiert bleiben (z.B. nur Daumen), sich lokal ausbreiten (z.B. nur linker Arm), sich generalisieren über das ganze Gehirn (Beginn beim Daumen, Übergreifen auf den Arm, schließlich ist der ganze Körper betroffen, wie bei einem großen Anfall).

Klinische Erscheinungen der Epilepsie

Grand-mal-Anfall

Der große Anfall ist die bekannteste Form der Epilepsie. Wir unterscheiden ein Vorstadium mit subjektiven Empfindungen, die dem Anfall vorausgehen. Man nennt dieses Stadium die *Aura*. In der Aura verspürt der Kranke vermehrte Reizbarkeit, Angst und Gespanntheit. Dieses Stadium kann über Stunden und Tage dauern. Relativ selten sieht der Patient Farben oder hört Töne, die nicht existieren.

Der Anfall setzt blitzartig ein, der Kranke stürzt mit einem Schrei zu Boden. Es beginnt das

- *tonische Stadium*
  Der Kranke fällt in einem Streckkrampf nieder, wobei es zu ernsthaften Verletzungen kommen kann. Das Gesicht ist verzerrt, die Pupillen sind weit und lichtstarr, die Haut ist blaß, die tonische Verkrampfung der Atemmuskulatur führt zu Sauerstoffmangel und dadurch zu einer Zyanose. Dieser Zustand dauert nur einige Sekunden und geht über in das
- *klonische Stadium*
  Es treten rhythmische Zuckungen auf, die über den ganzen Körper ablaufen. Schaum tritt vor den Mund, und es kommt zum Zungenbiß (durch die Bewegung der Zunge werden Blut und Speichel, verursacht durch den Zungenbiß, durcheinandergewirbelt und zu einem Schaum geschlagen). In diesem Stadium sind Urin- und Stuhlabgang häufig. Die Zuckungen dauern meist einige Minuten, dann setzt eine keuchende Atmung ein. Nun folgt das
- *Erschöpfungsstadium*
  Der Patient fällt in einen Tiefschlaf, der über Stunden dauern kann. Beim Erwachen ist er oft müde, mißgestimmt und klagt über Kopfschmerzen.
  Es wird unterschieden in
  - *Wach-Grand-mal* (Aufwach-Grand-mal)
  - *Schlaf-Grand-mal* (tritt bevorzugt entweder nach dem Einschlafen oder vor dem Aufwachen auf)
  - *Diffuser Grand-mal* (tritt ohne feste Beziehung zum Wach-Schlaf-Rhythmus auf).

Petit-mal-Anfälle oder kleine Anfälle

Wir unterscheiden
- *Blitz-Nick-Salaam-Krämpfe oder Propulsiv-Petit-mal*
  Diese Krämpfe kommen vom 2. Lebensmonat bis zum 4. Jahr vor. Sie zeichnen sich durch kurze Zuckungen aus, bei der die Arme zur Seite geworfen und über der Brust gekreuzt, der Kopf auf das Brustbein gepreßt und die Beine angezogen werden. Das Bewußtsein ist getrübt. Es kommt zu Lautäußerungen. Automatismen sind möglich.
- *Myoklonische, asthatische oder akinetische Anfälle*
  Diese Anfallsformen kommen vom 8. Lebensmonat bis zum 9. Lebensjahr vor. Kinder stürzen, wie vom Blitz getroffen, plötzlich zusammen und stehen im nächsten Moment wieder auf.
- *Retropulsiv-Anfälle oder die eigentliche Absence*
  Diese Anfallsform zeigt sich zwischen dem 4. und 12. Lebensjahr und verläuft in 4 Stufen. Der Patient hört plötzlich auf mit dem, was er tut. Er starrt gerade aus oder rollt die Augen. Für einige Sekunden ist er nicht ansprechbar. Dann beginnt er wieder das zu tun, was er vorher gemacht hat, ohne sich an diese Episode zu erinnern.
- *Impulsiv-Petit-mal*
  Diese Form tritt im Alter von 10–22 Jahren auf und ist gekennzeichnet durch plötzliches Auftreten von rollenden oder salvenförmigen Bewegungen der Arme und des Schultergürtels, wobei zufällig gehaltene Gegenstände wie Zahnbürste, Löffel oder Tasse wegfliegen.

Alle diese Anfallsformen des Petit-mal können bis zu 100mal im Tag vorkommen. Man

nennt diesen Zustand *Pyknolepsie*. Es ist möglich, daß die Petit-mal-Anfälle in einen Grand-mal-Anfall übergehen.
Die Prognose zeigt, daß ein Drittel der Kinder mit Petit-mal-Anfällen nach der Pubertät vollkommen anfallsfrei sind.

Fokale Anfälle (Jackson-Anfälle)

- *Motorischer Jackson-Anfall*
  Durch Störungen in einer bestimmten Hirnregion kommt es zur örtlichen Entladung der Hirnzellen. Bei erhaltenem Bewußtsein treten einseitige klonische Zukkungen (z.B. der Finger, des Fußes oder des Gesichtes) auf. Diese Anfälle beginnen meistens lokal, z.B. nur am Daumen oder an den Zehen und können sich dann auf die ganze Extremität oder auf den ganzen Körper zu einem Grand-mal-Anfall ausbreiten.
- *Sensibler Jackson-Anfall*
  Meistens zeigen sich kurzzeitige Anfälle von Taubheitsgefühl, Schmerzempfindungen und Parästhesien. Auch Bewegungsgefühle können vorkommen.
- *Adversiv-Krämpfe*
  Typisch sind tonische Blick- und Kopfbewegungen zur Gegenseite des Hirnherdes mit Übergang in zuckende Drehungen von Auge, Kopf und Rumpf, wobei die Arme häufig Fechterstellung einnehmen. Das Bewußtsein ist erhalten.
- *Psychomotorische Anfälle = Temporal-Lappen-Epilepsie*
  Die psychomotorischen Anfälle machen ca. 20% aller Epilepsieformen aus. Sie werden auch *Dämmerattacken* genannt. Der Ablauf des Anfalles geht folgendermaßen vor sich: Der Patient erlebt ein plötzliches, unmotiviertes Gefühl der Unwirklichkeit, Fremdheit oder der Angst, nur ausnahmsweise ein Glücksempfinden. Selten fehlen epigastrische Empfindungen. Häufig werden ein eigenartiges Wärme- und Beklemmungsgefühl und halluzinatorische Geruchs-, Geschmacks- und Gehörempfindungen wahrgenommen. Die Gegenstände scheinen vergrößert, verkleinert oder in Farbe und Form verändert. Gefühle der Wirklichkeitsnähe (Déjà-vu) oder der Entfremdung (Jamais-vu) tauchen auf. Drehschwindel mit Nystagmus und Übelkeit können vorkommen. Dieser psychosensorischen Phase folgt das zweite Stadium: Unter fortschreitender Bewußtseinseinengung bis zum Bewußtseinsverlust treten motorische Automatismen und vegetative Symptome auf. Mydriasis oder Myose, Erblassen oder Erröten, Schweißausbruch, Speichelfluß, Mundtrockenheit, Erbrechen, Tachykardie oder Bradykardie, häufiger Hypertonie als Hypotonie. Harn- und Stuhldrang vervollständigen die vegetative Symptomatik. Weitere Symptome sind Schmatzen, Kauen, Schlucken, Schnüffeln, Husten, Schnupfen und automatische Bewegungsabläufe (die Patienten nesteln und zupfen an den Kleidern herum, sie klatschen, klopfen, winken oder setzen einmal begonnene Handlungen oft fehlerhaft fort). Nach insgesamt 30 Sekunden bis 2 Minuten endet dieser Anfall allmählich.
  In diesem bewußtseinveränderten Zustand können Delikte wie Trickdiebstähle und Schlägereien begangen werden.

Zusammenfassung der Symptome

- Epigastrische Empfindungen
- Halluzinationen des Geruches, Gehörs und des Sehens
- Störungen des Gedächtnisses, Déjà-vu, Jamais-vu
- Traumzustände
- Störung des Affektes.

Status epilepticus

Jede Form epileptischer Anfälle kann in Serien auftreten. Folgen sie so dicht aufeinander, daß dazwischen keine Erholung möglich ist, liegt ein Status vor. Am wichtigsten ist der Grand-mal-Status, der ohne Behandlung zur Herz- und Kreislauferschöpfung und zum Tode führt. Die Mortalität ist auch heute noch zwischen 5 und 10%.
Beim Petit-mal-Status besteht das klinische Bild im Sinn eines Stupors mit erschwerter Auffassung, Schwerbesinnlichkeit, Perseverationsneigung (= Haftenbleiben an Vorstellungen), Apathie und mangelnder Initiative. Zusätzlich besteht ein Status der psychomotorischen Anfälle. Die Aneinanderreihung von Dämmerattacken ist eher selten. Der Kranke ist verwirrt, unruhig und vollführt sinnlose Handlungen.

Psychopathologie

Die psychischen Störungen entsprechen grundsätzlich dem organischen *Psychosyndrom,* welches auf strukturelle Hirnveränderungen, bedingt durch den Sauerstoffmangel während des Anfalles, zurückzuführen ist. Es kann grob gesagt werden, daß dieses Auftreten in Abhängigkeit von der Anfallzahl und Anfallschwere bestimmt ist. Krankheitsfälle mit einer hohen Anfallfrequenz zeigen einen viel schnelleren *geistigen Abbau.* Das zeigt sich in einem Intelligenzabbau mit Verlangsamung, Verlust an Kritikfähigkeit und Wendigkeit, verminderter Anpassungs-, Konzentrations-, Gedächtnis- und Merkfähigkeit. Diese Veränderungen sind durch Frühdiagnose und optimale Frühbehandlung zum größten Teil verhütbar. Die besondere *Störung der Affektivität,* die man herkömmlich als spezifisch epileptisch bezeichnet, äußert sich durch Egozentrizität, Viskosität des Denkens und Handelns, Umständlichkeit und Pedanterie sowie Verstimmbarkeit mit überschießenden und übertriebenen langanhaltenden Emotionen. Man muß daran denken, daß die psychischen Veränderungen oft nur durch die Medikamente bedingt oder als psychologische Reaktion auf die chronische Krankheit sowie auf das Verhalten der Umwelt zurückzuführen sind.

Anfallauslösende Faktoren

Anfallauslösend oder -fördernd wirken: Alkoholgenuß, Schlafmangel, Vergessen der Medikamenteneinnahme, Störungen des Wasserhaushaltes oder des Stoffwechsels, fieberhafte Erkrankungen, Aufregungen und Ärger. (Auch freudige Emotionen können gelegentlich anfallsfördernd wirken.) In seltenen Fällen kann die Epilepsie durch Musik (bestimmte Melodien) ausgelöst werden. Anfallauslösend kann auch die sogenannte fotogene Stimulation sein: durch Flimmern von Lampen oder von Fernsehgeräten. (Dieses Wissen wird zur Diagnosestellung ausgenutzt.)

Diagnosestellung

- Genaue Beschreibung oder Sehen eines Anfalles mit familiärer Vorgeschichte, frühkindlichen Schädigungen, Fieberkrämpfen usw.
- Neurologische Untersuchung
- EEG-Untersuchung, evtl. mit Fotostimulation und Schlaf-EEG, Hirnszintigraphie, Angiographie, Pneumoenzephalographie, Lumbalpunktion
- Blutuntersuchungen: Blutzucker, Kalzium, Harnstoff, Wassermann-Reaktion u.a.

Pflegeverhalten und Behandlung

Verhalten während des Anfalls

Während des Anfalls ist die Sorge für die *Sicherheit* des Patienten der wichtigste Faktor. Verletzungen und Unfällen kann man durch das Schaffen einer unfallrisikoarmen Umgebung vorbeugen. Während des Anfalles wird der Patient an einem sicheren Ort gelagert und mit Kissen und Decken seitlich gestützt. Evtl. kann man durch ein zwischen die Zähne geschobenes Taschentuch den Zungenbiß verhüten. Sobald die Krampfbewegungen aufhören, lagert man den Kopf des Patienten seitlich, um das Aspirieren von Blut und Erbrochenem zu verhüten. Gute Überwachung bis zum vollständigen Abklingen des Anfalles ist notwendig.

Allgemeine Verhaltensmaßnahmen

Am wichtigsten ist die *Aufklärung des Patienten* sowie dessen *Angehörigen* über die Natur des Leidens. Dabei ist das Verschweigen wichtiger Tatbestände ebenso falsch wie eine Dramatisierung. Das Pflegepersonal, die Angehörigen und der Patient selbst müssen folgende Regeln kennen:

- *Die Lebensführung* des Epileptikers soll so normal und stabil wie möglich sein. Starke Schwankungen im körperlichen oder psychologischen Bereich ziehen eine Unruhe im Krankheitsbild nach sich. Schlafmangel, Alkoholgenuß usw. sollen vermieden werden.
- *Das Milieu,* in dem der Epileptiker lebt, muß ihm Sicherheit und angemessene Geborgenheit gewährleisten. Er soll weder verwöhnt noch überfordert werden. In diesem Sinn die rechte Mitte zu finden, kann u.U. recht schwer sein. Sportliche Betätigung ist gesund, Leistungssport muß unterlassen werden. Schwimmen ist nur unter Aufsicht erlaubt.
- *Die medikamentöse Behandlung* stellt die wichtigste Maßnahme dar. Evtl. auftretende Nebenwirkungen der Medikamente sollen vom Patienten selbst und seinen Betreuern beachtet werden. Sie müssen wissen, daß die Medikamente nie abrupt abgesetzt oder gewechselt werden dürfen.
- *Fahrzeuglenken* ist erst nach 2–3 Jahren, die anfallsfrei erlebt wurden, zu gestatten.
- *Impfpflicht:* Grundsätzlich sollte ein krampfkrankes Kind bis zum 6. Lebensjahr *nicht* geimpft werden, Ausnahmen sind unter besonderen Schutzvorkehrungen möglich.

- *Ehefähigkeit:* Die Wahrscheinlichkeit, daß die Epilepsie direkt an die Kinder weiter gegeben wird, ist nicht groß und rechtfertigt den strikten Rat, auf Kinder oder auf die Ehe zu verzichten, nur in besondern Fällen.
- *Bei Gravidität* muß mit erhöhten Krampfanfällen gerechnet werden. Geburtenkomplikationen gibt es nicht mehr als bei der Durchschnittsbevölkerung.

Medikamentöse Therapie

Sie dient der Unterdrückung von Anfällen und richtet sich nach dem Anfallstyp.

Die wichtigsten Medikamente sind: Barbiturate, Hydantoine, Sukzinimide und Pyrimidine. (Die medikamentöse Therapie versagt je nach Autor in 5–30% der Fälle.) Die Nebenwirkungen sind verschieden und bestehen vor allem in allergischen Erscheinungen, neurotoxischen Symptomen, Blutveränderungen, Nierenstörungen. Eine einmal begonnene medikamentöse Therapie darf nicht ohne weiteres abgebrochen werden, da es zu einem Provokationseffekt und zu erneutem Ausbrechen der Epilepsie kommen kann. Die Medikamente sind konsequent und in regelmäßigen Abständen einzunehmen. Änderungen dürfen nur stufenweise vollzogen werden.

Bei medikamentöser Therapie ist eine regelmäßige Blut-, Urin- und EEG-Kontrolle notwendig.

Die Angehörigen sind darauf aufmerksam zu machen, daß sie für die regelmäßige Einnahme der Medikamente und für die vom Arzt verordneten Kontrollmaßnahmen Mitverantwortung tragen.

Der Epilepsiekranke soll unauffällig auf sein psychisches Befinden beobachtet werden.

Über die gebräuchlichsten Medikamente: Chemie (= Medikamentengruppe), Indikation, Komplikationen bzw. Nebenwirkungen unterrichtet Sie folgende Tabelle, die dem *Kompendium der Psychiatrie* von Th. Spoerri entnommen ist (s. weiterführende Literatur).

Medikament (Handelsname)	Chemie	Indikation	Komplikation	Dosierung (g-Tagesdosis für Erwachsene)
Luminal	Barbiturat	Grand-Mal (spez. Aufwachtyp)	Sedierung evtl. Reizbarkeit	1–3×0,1
Mylepsin	Pyrimidin	Grand-Mal, Impulsiv-Petit-Mal, Fokale, psychomotor. Anfälle	neurotoxisch (meist kurz bei Therapiebeginn) evtl. Verstimmung	3–6×0,25
Mesantoin	Hydantoin	Grand-Mal, Fokale psychomotor. Anfälle	neurotoxisch (Überdosierung) Blutstörung, Zahnfleischwucherung, Hypertrichose, Pigmentierung	3–8×0,1
Zentropil	Hydantoin	"	"	2–4×0,1
Suxinutin	Sukzinimid	Pyknoleptisches Petit-Mal, myoklonisches Petit-Mal	gering, evtl. Blut- und Magenstörung	3–8×0,25
Valium	Benzodiazepin	Status bei Grand- oder Petit-Mal, Propulsiv-Petit-Mal		2–6×0,005
ACTH	Hormon	Propulsiv-Petit-Mal	Cushing-Syndrom, Infektgefahr, Grand-Mal-Schutz mit Luminal	Einstellg. bis 80 E., Schaukeltherapie mit Dexamethason
Tegetrol	Iminostilben	Verstimmung, Reizbarkeit	Überdosierung evtl. toxisch	3–9×0,2
Antisacer comp.	Hydantoin + Phenobarbital et al.	Grand-Mal, Fokale psychomotor. Petit-Mal	wie Luminal, Mesantoin	2–4×1 Drag.

Weiterführende Literatur

Arns, W., K.-A. Jochheim, H. Remschmidt: Neurologie und Psychiatrie für Krankenschwestern und Krankenpfleger, 4. Aufl. Thieme, Stuttgart 1978
Barz, H.: Praktische Psychiatrie. Huber, Bern 1972
Berg, J.H.: Grundriß der Psychiatrie. Fischer, Stuttgart 1970
Bleuler, M., J. Willi, R.H. Bühler: Akute psychische Begleiterscheinungen körperlicher Krankheiten. Thieme, Stuttgart 1966
Bobath, B.: Die Hemiplegie Erwachsener. Huber, Bern–Stuttgart 1973
Dondorf, W.: Schlaganfälle. Thieme, Stuttgart 1975
Grote, W.: Neurochirurgie. Thieme, Stuttgart 1975
Harbauer, H.: Geistig Behinderte, 2. Aufl. Thieme, Stuttgart 1976
Heyck, H.: Der Kopfschmerz, 4. Aufl. Thieme, Stuttgart 1975
Jay, P.E., I.E. Walker, A. Ellison: Hilf Dir selbst, Ratschläge für Hemiplegiker. Huber, Bern–Stuttgart 1969
Knupfer, H., F.W. Rathke.: Spastisch gelähmte Kinder im Alltag, 2. Aufl. Thieme, Stuttgart 1979
Matthes, A.; Ärztlicher Rat für Anfallkranke, 2. Aufl. Thieme, Stuttgart 1976
Matthes, A.: Epilepsie, 2. Aufl. Thieme, Stuttgart 1975
Mumenthaler, M.: Klinische Neurologie. Thieme, Stuttgart 1973
Paeslack, V.: Internistische Störungen beim Paraplegiker. Thieme, Stuttgart 1965
Poek, K.: Einführung in die klinische Neurologie. Springer, Berlin 1968
Pöldinger, W.: Kompendium der Psychopharmakatherapie. Hoffmann-La Roche, Basel 1967
Remschmidt, H.: Psychologie für Krankenpflegeberufe, 2. Aufl. Thieme, Stuttgart 1977
Schadé, J.P.: Die Funktion des Nervensystems, 2. Aufl. Fischer, Stuttgart 1971
Schenk, E.: Neurologische Untersuchungsmethoden, 2. Aufl. Thieme, Stuttgart 1975
Schütz, E., E.K. Rothschuh: Bau und Funktion des menschlichen Körpers, 14. Aufl. Urban & Schwarzenberg, München 1973
Scott, F. u.a.: Neurological and Neurosurgical Nursing. Pergamon-Press, Oxford 1966
Spörri, Th.: Kompendium der Psychiatrie, 7. Aufl. Karger, München 1973
Steinmann, B., P. Imhof: Die Behandlung der Hemiplegie. Huber, Bern 1965
Umbach, W., H. Teirich-Leube: abc für Parkinson-Kranke. Thieme, Stuttgart 1972
Wagner-Fischer, A.M.: Ärztlicher Rat für Halbseitengelähmte. Thieme, Stuttgart 1973
Wyß, Th., S.P. Ulrich: Die gezielte Extensionsbehandlung der Wirbelsäule bei Arm-, Kreuz- und Ischiasschmerzen. Fretz AG, Zürich o.J.

Testfragen

Bearbeiten Sie die drei folgenden Fälle:

1. Frau X., Mutter von 4 schulpflichtigen Kindern wurde infolge eines gutartigen *Hirntumors* operiert. Sie übernehmen die Pflege der Patientin. Heute, eine Woche nach der Operation treffen Sie die Patientin in einem *epileptischen Anfall* an.
- Erläutern Sie die Krankheitsbilder. Sehen Sie Zusammenhänge? (S. 766 und S. 771 ff.)
- Welche diagnostischen Maßnahmen sind präoperativ in Frage gekommen? (Erklären Sie diese.) (S. 751 ff.)
- Stellen Sie einen Pflegeplan für diese Patientin auf (Fernziel, Nahziele, Pflege- und evtl. zu erwartende Therapiemaßnahmen), begründen Sie Ihre Angaben (S. 766 und S. 774)

2. Auf der medizinischen Station pflegen Sie einen 74jährigen Mann mit einer *Apoplexie.* Der Patient leidet seit einigen Jahren an einem hohen Blutdruck.
   - Sehen Sie Zusammenhänge? (S. 760)
   - Erklären Sie das Krankheitsbild der Apoplexie (S. 761)
   - Erläutern Sie ausführlich die Möglichkeiten der therapeutischen und unterstützenden Pflege (S. 761 ff.)

3. Frau M. wurde vor 3 Wochen notfallmäßig auf die medizinische Klinik eingewiesen. Im Eintrittszeugnis lesen Sie die Diagnose: *lumbale Diskushernie.*
   - Erläutern Sie das Krankheitsbild und die in Frage kommenden Ursachen (S. 768 f.)
   - Welche Sofortmaßnahmen wurden getroffen? (S. 769)
   - Nennen Sie die konservativen Therapiemöglichkeiten im weitern Verlauf (S. 770)
   - Da die konservativen Maßnahmen nicht zum Ziele führten, wird die Patientin auf die Chirurgie verlegt. Sie übernehmen die prä- und postoperative Pflege (S. 770 f.).

13 Onkologie – Tumorkrankheiten

Sequenzziel (Intention)

Dieses Kapitel befaßt sich mit einigen wichtigen Aspekten der Tumorkrankheiten. Die theoretischen Grundlagen wollen Ihnen helfen, unterstützend bei der Früherfassung, bei der Diagnostik und bei der Behandlung von Tumorkrankheiten mitzuwirken.
Sie wissen um die Problematik von tumorkranken Patienten und sind bemüht, ihnen eine ihrem Zustand entsprechende Pflege zukommen zu lassen. Bei der Betreuung von Patienten im Frühstadium liegt Ihre Aufgabe in erster Linie darin, diese an der Therapie selbst aktiv teilnehmen zu lassen und ihnen zur bestmöglichen Rehabilitation zu verhelfen. Die Pflege von Patienten im Spätstadium umfaßt all jene Hilfeleistungen, die sie nicht mehr selber ausführen können. Sie sind bestrebt, in Zusammenarbeit mit dem Arzt und dem Spitalseelsorger den Patienten zu helfen, daß sie ihr Schicksal annehmen können und sie die psychische und physische Hilfe bekommen, die ihnen die Leidenszeit erträglich macht und ihnen das letzte Stadium des Lebens, das der Ergebung in das Schicksal des Sterbenmüssens, erleichtert.

Lernziel

Sie können
- die Grundbegriffe der Onkologie erklären;
- gutartige und bösartige Tumore unterscheiden;
- über die Entstehung von Tumorkrankheiten sowie über deren Häufigkeit grundsätzliche Angaben machen;
- die Bestrebungen in der Früherfassung bösartiger Neubildungen nennen und begründen;
- die Möglichkeiten der chirurgischen Tumorbehandlung erläutern;
- Angaben machen über die Strahlentherapie und die Strahlenschutzmaßnahmen;
- die medikamentöse Tumortherapie (Zytostatika-, Hormon- und Immuntherapie sowie die Chemo-Immunprophylaxe) erklären;
- die Behandlung und Pflege der Patientin mit Mammakarzinom erläutern und davon für die Betreuung von Patienten mit anderen Tumorkrankheiten Schlüsse ziehen.

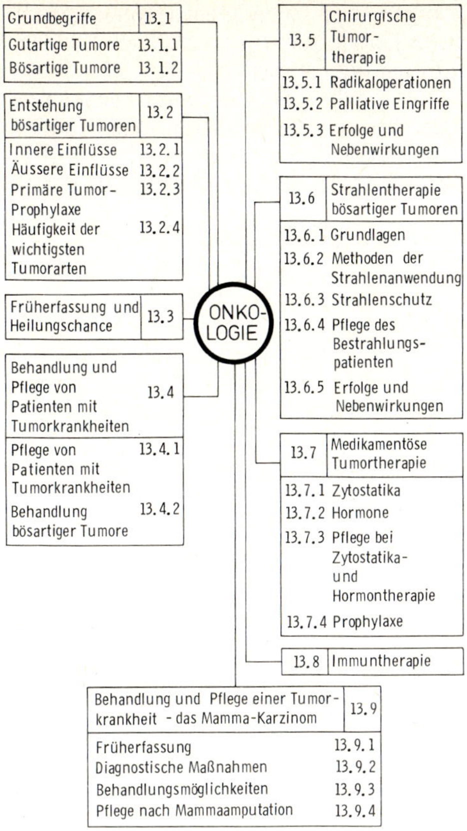

Prinzip

Maligne, d.h. bösartige Tumorzellen sind in ihrem Aussehen und in ihrer Funktion im Vergleich zu einer Normalzelle entartet. Sie haben die Fähigkeit, am gesunden Aufbau des Organismus teilzunehmen, verloren, und vermehren sich nach eigenen Gesetzmäßigkeiten. Sie schädigen die umliegenden, gesunden Zellen (= destruktives Wachstum) und metastasieren auf dem Blut- oder Lymphweg in andere Organe, wo sie den Kern für neue Wucherungen bilden. Ohne frühzeitige Behandlung führen bösartige Tumorkrankheiten immer zum Tode.

▼

Für das medizinische Team bedeutet das
- alle prophylaktischen Maßnahmen anzuwenden und diese (mit dem Ziel der Früherfassung eines Tumors) einer möglichst breiten Bevölkerungsschicht bekannt zu machen
- dem Patienten, der im Frühstadium zur Behandlung kommt, die therapeutische und pflegerische Hilfe zukommen zu lassen, die seinem Organismus im Kampf gegen die Wucherungen unterstützt
- dem Patienten im Spätstadium seiner Krankheit Linderung und Unterstützung zu ermöglichen und ihm, seinem physischen und psychischen Zustand entsprechend, echte Lebens- und Sterbehilfe zu geben.

13.1 Grundbegriffe

Onkologie
Lehre von den Geschwulst- oder Tumorkrankheiten

Tumor
Geschwulst, Schwellung, Gewebsneubildung (= Neoplasma) durch Wachstumsentgleisung der Zellen. Wir verwenden den Begriff Tumor in diesem Kapitel nur in diesem Sinn (daneben gibt es entzündliche Tumoren).

> *Vorsicht:* Eine Geschwulst ist nicht ein Geschwür! (Ulkus = Defekt in Haut oder Schleimhaut)

Krebs
Bösartiger Tumor epithelialer Natur, ausgehend von Haut- oder Schleimhautzellen = *Karzinom.* Mit Krebs werden fälschlicherweise oft alle Tumorkrankheiten bezeichnet. Dieser Begriff ist unzutreffend und oft mit falschen Assoziationen belastet. Wenn wir im folgenden von *Tumorkrankheiten* sprechen, meinen wir immer *bösartige* bzw. *maligne Tumoren.*
Weitere gleichbedeutende Ausdrücke für bösartige Tumoren: Malignom, Neoplasie, Neoplasma
Primärtumor: Ausgangsherd einer Tumorkrankheit (Muttergeschwulst)
Metastase: auf dem Blut- und/oder Lymphweg abgesiedelte Tochtergeschwulst (Ableger)
Präkanzerose: Vorstadium einer bösartigen Geschwulst
Remission: Rückbildung (durch Strahlen- oder Chemotherapie) einer nicht durch Operation entfernbaren Geschwulst bzw. ihrer Metastasen
Rezidiv: Rückfall einer Tumorkrankheit, erneutes Wachstum einer durch Behandlung entfernten bzw. in Remission gebrachten Geschwulst
Wir unterscheiden *gutartige* und *bösartige* Tumoren.

13.1.1 Gutartige Tumoren

Sie wachsen meistens langsam und sind in der Regel durch eine Kapsel von ihrer Umgebung scharf abgegrenzt. Sie können aber durch ihre Größe das umgebende Gewebe verdrängen und schädigen (Hohlorgane!), wachsen jedoch nie *invasiv* und setzen *keine Metastasen* (vgl. unten).
Sie können daher, falls sie durch Größe und Lage stören, durch Operation meist radikal entfernt werden. Einzelne seltene, gutartige Tumoren können maligne (d.h. bösartig) entarten.

Beispiele gutartiger Tumoren

Kropf	=	Struma = gutartige Schilddrüsenwucherung
Adenom	=	drüsiger gutartiger Tumor, z.B. Prostata-Adenomatose
Myom	=	Muskelgeschwulst, z.B. Uterus myomatosus (Gebärmutter-Myom)
Lipom	=	Fettgeschwulst, meist (multipel) unter der Haut
Papillom	=	gutartiger Epitheltumor, z.B. im Darm, Eierstock usw.

13.1.2 Bösartige (maligne) Tumoren

Sie entstehen durch ungehemmte, der Kontrolle des Gesamtorganismus zum größten Teil entzogene Vermehrung und Anhäufung von Tumorzellen. Im Gegensatz zu den Zellen gutartiger Tumoren, die sich nicht von normalen Körperzellen unterscheiden, sind maligne Tumorzellen in Aussehen und Funktion entartet. Sie haben die Fähigkeit zu geregeltem Wachstum und zur Ausreifung zu funktionsfähigen Organzellen in unterschiedlicher Ausprägung verloren. Ein bösartiger Tumor kann theoretisch (zumindest im Tierversuch) durch die krebsige Umwandlung einer einzigen Zelle entstehen! Bösartige Tumoren können ihre begrenzenden Hüllschichten durchbrechen und invasiv in Nachbargewebe eindringen (infiltratives Wachstum) und dieses zerstören (destruktives Wachstum). Sie können auf 3 Wegen metastasieren:

- *Auf dem Lymphweg* (lymphogen). Anatomischen Gesetzmäßigkeiten folgend, werden also zuerst regionäre, später entferntere Lymphknoten entlang der Lymphdrainage befallen.
  Beispiel: Mammakarzinom, zuerst Befall regionaler Lymphknoten in der Achselhöhle, später u.U. Lymphknoten des Halsgebietes und des Mediastinums.
- *Auf dem Blutweg* (hämatogen). Auch diese (Fern)-Metastasierung folgt meist gewissen Gesetzen (venöser Abfluß!).

Beispiele: Tumoren des Magens und des Dickdarms metastasieren über den Pfortaderkreislauf zuerst in die Leber, Tumoren im Bereich der Hohlvenen in der Regel zuerst in die Lunge, dann ins Skelett und ins Gehirn.
- *Durch Ausbreitung auf serösen Häuten. Beispiele:* gleichseitiger Pleuraerguß bei Brustkrebs, maligner Aszites (Peritonealkarzinose) bei Ovarialkarzinom.

Beispiele bösartiger Tumoren
- *Karzinome* = Krebs im eigentlichen Sinn, Tumoren von Epithelgewebe (Haut, Schleimhäute), z.B. in Haut, Magen, Lungen / Bronchien, Brustdrüse, Gebärmutter, Eierstock, Hoden, Prostata, Dickdarm usw.
- *Sarkome* = bösartige Tumoren des Stütz- und Bindegewebes, z.B. Osteosarkom (Knochen), Liposarkom (Fettgewebe), Chondrosarkom (Knorpelgewebe) usw.
- *Hämatologische Neoplasien* = Tumorkrankheiten des blutbildenden (Knochenmark) und des lympho-retikulären Systems (s. S. 573ff.)
- *Leukämien, multiples Myelom.* Sie beginnen nicht mit einem einzelnen umschriebenen lokalen Tumor, sondern wachsen meist von Anfang an generalisiert, d.h. im ganzen Körper, bzw. im blutbildenden Apparat verstreut.
- *Maligne Lymphome:* z.B. Lymphogranuloma Hodgkin, retikuläre Sarkome.

Spezielle Tumoren
- *Hirntumoren* entstehen meist aus dem Bindegewebe des Zentralnervensystems (Gliazellen) und verursachen selten Fernmetastasen. Bei gewissen Formen kommt es zu Tumorzellaussaat im Hohlraum des Zentralnervensystems (Gehirn, Rückenmarksflüssigkeit).
- *Melanom:* bösartiger Tumor der melaninpigmententhaltenden Hautzellen und der Netzhautzellen des Auges
- *Mischtumoren:* bösartige Tumoren mit epithelialen (karzinomatösen) und anderen Gewebsanteilen (Bindegewebe, sarkomatös), z.B. in Gebärmutter, Schilddrüse, Speicheldrüsen.

Jeder bösartige Tumor kann im Laufe seiner Entwicklung *Allgemeinerscheinungen* bewirken. Er sprengt damit den Rahmen eines *lokalen* Problems. Wir sprechen daher besser von einer *Tumorkrankheit.*

13.2 Entstehung bösartiger Tumoren (Onkogenese)

Bei der großen Vielfalt bösartiger Tumoren ist es nicht verwunderlich, daß es keine gemeinsame, einzelne *Krebsursache* gibt und wahrscheinlich nie geben wird. Kein menschlicher Tumor ließ sich bisher mit Sicherheit auf eine einzige Ursache zurückführen. Dies erklärt auch, weshalb die Grundlagenforschung, trotz größter Anstrengungen, die Tumorentstehung bisher nicht endgültig klären konnte.

13.2.1 Innere Einflüsse

- *Vererbung*
  Bösartige Tumoren werden mit seltenen Ausnahmen (z.B. kindlicher Netzhaut-Tumor = Retinoblastom) nicht eigentlich vererbt. Dagegen kann eine Veranlagung (Disposition) zur Entwicklung von Tumorkrankheiten in bestimmten Rassen oder Familien beobachtet werden. Eigentliche »Krebsfamilien« sind selten.
- *Immunität*
  Damit bezeichnen wir die *Gesamtheit der natürlichen, vererbten und nach der Geburt erworbenen körpereigenen Abwehrkräfte.* Die körpereigene Immunabwehr beruht auf *humoralen* (Antikörper) und *zellulären* Faktoren (Lymphozyten, Makrophagen). Angeborene oder erworbene Störungen der Immunabwehr (Immundepression) können gehäuft zur Entstehung bösartiger Geschwülste führen.
  Beispiele: angeborene Immundefekte (z.B. Agammaglobulinämie)
  - Durch äußere Einflüsse bewirkte Immunabwehrschwächung (s. unten)
  - Abschwächung der Immunabwehrlage mit zunehmendem Alter, was zumindest teilweise die vermehrte Krebshäufigkeit im höheren Alter erklärt.

13.2.2 Äußere Einflüsse

- *Physikalisch*
  Alle Strahlen mit kürzerer Wellenlänge als sichtbares Licht können *karzinogen,* d.h. tumorerzeugend wirken.
  Beispiele: intensive, langdauernde Ultraviolettbestrahlung der Haut, radioaktive Strahlen (Isotope, Kernspaltung), Röntgenstrahlen

- *Chemisch*
  Zahlreiche Substanzen aus unserer natürlichen sowie künstlichen Umwelt können als Karzinogene die Entstehung bösartiger Tumoren fördern.
  Beispiele: Lungenkrebs und andere Tumoren bei starken Rauchern (Teerprodukte), Berufskrebse bei Anilinfarben-, Arsen-, Asbest-, Nickel-Arbeitern, chemische Immundepression, z.B. durch Medikamente.
- *Infektiös*
  Während beim Tier mehrere durch Viren bewirkte Tumoren bekannt sind, konnte dieser Zusammenhang beim Menschen bisher nicht schlüssig bewiesen werden. Dennoch bestehen gute Gründe zur Annahme, daß auch beim Menschen sogenannte *onkogene Viren* als Karzinogene wirken.
  Als wahrscheinliche Beispiele sind anzuführen: das afrikanische Lymphom (Burkitt-Tumor), die Lymphogranulomatose (Morbus Hodgkin), gewisse Leukämieformen und (umstritten) das Mamma- und Portiokarzinom.
- *Mechanisch*
  Dauernde mechanische Reibung kann zu lokalen Zellveränderungen im normalen Gewebe oder in sonst gutartigen Tumoren mit nachfolgender maligner Entartung führen.
  Beispiele: Lippenkrebs beim Pfeifenraucher, Entartung eines gutartigen Muttermals der Haut (Naevus) zum malignen Melanom an der Fußsohle oder unter der Wirkung scheuernder Träger.

In vielen Fällen muß man wohl eine *kombinierte Wirkung* unterschiedlicher karzinogener Ursachen annehmen.

13.2.3 Primäre Tumorprophylaxe (Tumorverhütung)

Aus der Kenntnis äußerer krebsfördernder Ursachen ergeben sich die Möglichkeiten zur »primären Krebsprophylaxe« (Verhütung der Tumorentstehung).

- Eindämmung des Nikotinkonsums durch frühzeitige objektive Aufklärung in den Schulen: Verhindern, daß zu rauchen begonnen wird. Regelmäßige Raucher (mehr als 10 Zigaretten täglich) haben im Vergleich zu Nichtrauchern ein 15–20% mal höheres Lungenkrebsrisiko neben der zusätzlichen Lebensverkürzung durch gehäufte Herz-, Gefäß- und anderweitige Lungenkrankheiten!
- Elimination bekannter chemischer Karzinogene aus unserer Umwelt, speziell aus Fabrikationsbetrieben, durch entsprechende Schutzmaßnahmen (»Berufskrebse«).
- Verantwortungsvoller, gezielter Einsatz ionisierender Strahlen und immundepressiver Medikamente.
- Frühzeitige Operation bekannter möglicher Präkanzerosen vor erfolgter krebsiger Umwandlung (z.B. Dickdarmentfernung bei familiärer Kolonpolypose usw.).

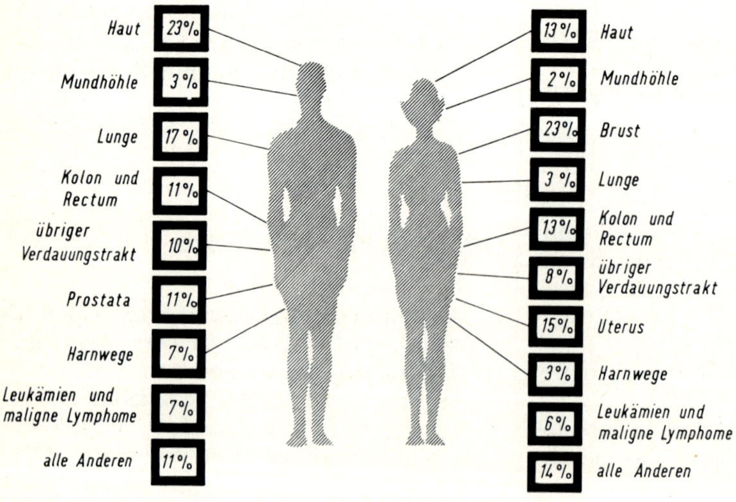

Abb. 1 Häufigkeit des Auftretens bösartiger Tumore bei Mann und Frau (aus Kühn H.A., L. Heilmeyer: Lehrbuch der Inneren Medizin, 3. Aufl. Springer, Berlin 1971)

13.2.4 Häufigkeit der wichtigsten malignen Tumoren

Maligne Tumoren sind heute nach den Herz-Kreislauf-Krankheiten in den industrialisierten Ländern Europas und den USA die zweithäufigste Todesursache geworden (20–25% der Todesfälle, je nach Land). Während die *Krebssterblichkeit* ziemlich genau erfaßt werden kann, ist die *Erkrankungshäufigkeit* (Inzidenz) an bösartigen Tumoren für die Schweiz und die BRD mangels einer umfassenden Erkrankungsstatistik nur zu schätzen:
In der Schweiz entwickelt jeder 3.–4. Einwohner im Laufe seines Lebens ein bis mehrmals eine Tumorkrankheit. Rund ein Drittel davon kann geheilt werden. Die Heilungsaussichten schwanken stark je nach Art und Ausbreitungsgrad der Geschwulst (Heilungschance: über 90% z.B. bei Basalzellkarzinomen der Haut, jedoch unter 10% bei Adenokarzinom der Magenschleimhaut). Die am *häufigsten auftretenden* Tumoren (Inzidenz) bei Mann und Frau in Mitteleuropa gehen aus Abb. 1 hervor. Die *Sterblichkeit* (Mortalität) bei den einzelnen Tumorkrankheiten geht damit *nicht* parallel.

13.3 Früherfassung bösartiger Tumoren und Heilungschance

Neben der *primären Prophylaxe* (Verhütung der Entstehung), welche in vielen Fällen heute noch nicht möglich ist, kann man die Krebsfrüherkennung als *sekundäre Prophylaxe* bezeichnen. Es geht darum, alle sinnreichen Möglichkeiten zur frühzeitigen Erkennung von Tumoren auszuschöpfen, welche in Anfangsstadien noch mit hoher Wahrscheinlichkeit geheilt, in Spätstadien aber nicht mehr langfristig unter Kontrolle gebracht werden können. Während einzelne Geschwülste (z.B. der Gebärmutterhalskrebs) bereits im Vorstadium als sog. *Präkanzerosen* zytologisch erfaßt werden können, ist dieses erfolgreiche Vorgehen bei anderen Tumoren aus unterschiedlichen Gründen nicht möglich. Das Haupthindernis bildet die Tatsache, daß eine Geschwulst erst dann, z.B. im Röntgenbild, bei Spiegelungen (z.B. Bronchoskopie, Gastroskopie) oder mit nuklearmedizinischen Methoden, sichtbar wird, wenn sie eine bestimmte kritische Größe erreicht hat. Dann ist es aber oft zu spät, da der Tumor inoperabel geworden ist oder eine lymphogene und / oder hämatogene Absiedelung von Metastasen erfolgt sein kann.

Tumoren, bei denen eine Früherfassung und damit eine erfolgreichere Heilungschance möglich ist:
- *Gebärmutterhalskrebs* (Portiokarzinom)
  von 100 im Stadium I operierten Frauen leben nach 5 J. noch 94!
  von 100 im Stadium II operierten Frauen leben nach 5 J. noch 70
  von 100 im Stadium III operierten Frauen leben nach 5 J. noch 40
  von 100 im Stadium IV operierten Frauen leben nach 5 J. noch 20!
- viele Hautkrebse (Basalzellkarzinom)
- Mastdarmkrebs (Rektumkarzinom)
- Brustkrebs (Mammakarzinom)
- Krebs der Vorsteherdrüse (Prostatakarzinom)
- Tumoren des einsehbaren Nasen-, Rachenraumes und des Auges.

Nur bei bestimmten Tumorarten (z.B. Portio-, Rektum-, Mammakarzinom sind gezielte Reihenuntersuchungen von besonderen Risikogruppen der Bevölkerung sinnvoll und zahlenmäßig überhaupt durchführbar.

Organe, bei denen eine Tumorfrüherkennung meist nicht möglich ist:
- Magen
- Lunge
- Pankreas
- Gallenblase und Leber
- Nieren
- blutbildendes System (Knochenmark).

Die *Methoden der Krebsfrüherfassung* sind meist dieselben, wie sie auch sonst zur Tumordiagnostik Verwendung finden. *Aufklärung* und *Mitarbeit der Bevölkerung* können die Situation nicht entscheidend verbessern, da viele bösartige Tumoren anfänglich überhaupt keine für den Laien (und oft auch für den Arzt) erkennbare Leitsymptome oder dann nur uncharakteristische Beschwerden (wie z.B. Müdigkeit, Leistungsverminderung, schleichende Gewichtsabnahme usw.) zeigen. Den sog. »Krebswarnzeichen« (vgl. Tab. 1) kommt in der Frühdiagnostik meist wenig Bedeutung zu, da sie oft schon Zeichen einer *fortgeschrittenen* Tumorkrankheit sind.

Tabelle 1 Die sieben Krebswarnzeichen

1. Änderung der Stuhl- oder Uringewohnheiten
2. Auffallend schlecht heilende Wunden
3. Ungewöhnliche Blutungen oder Ausfluß
4. Verhärtung bzw. Knoten in der Brust oder anderswo
5. Schluckstörungen
6. Veränderung einer Warze oder eines Muttermals
7. Andauernder, hartnäckiger Husten oder Heiserkeit

13.4 Behandlung und Pflege von Patienten mit bösartigen Tumorkrankheiten

Eine Tumorkrankheit ist eine Krankheit wie viele andere ernsthafte Gesundheitsstörungen und kann heute in vielen Fällen erfolgreich behandelt und öfters auch geheilt werden. Viele Tumorkrankheiten haben heute u.U. eine günstigere Prognose als andere Krankheiten (wie z.B. Herzinfarkt, Leberzirrhose, Schrumpfnieren usw.), die oft nicht geheilt werden können.

13.4.1 Pflege von Tumorpatienten

Die Betreuung von Tumorpatienten stellt uns behandlungstechnisch, pflegerisch und menschlich vor große Probleme. Wenn es nicht gelingt, durch Einsatz der jeweils optimalen Mittel (vgl. unten) eine echte Heilung zu erzielen, lassen sich doch durch das Tumorwachstum verursachte Schmerzen und andere Beschwerden durch *palliative* (lindernde) Maßnahmen während kürzerer oder längerer Zeit zum Verschwinden bringen (Schmerzbestrahlungen von Knochenmetastasen, palliative orthopädische Operationen, um die Gehfähigkeit zu bessern, Anlegen eines künstlichen Darmausgangs bei tumorbedingtem Dickdarmverschluß usw.). Auf die Dauer wird der Kranke unter den schwerwiegenden Dauerfolgen der Tumorkrankheit zu leiden haben. In diesen *Spätstadien* soll der Patient von uns jede mögliche, sinnvolle pflegerische Hilfe bekommen, sei es in Belangen der Schmerzbekämpfung, der Körperpflege, der Ernährung oder der Mobilisation.

Im Vordergrund steht die psychisch-menschliche Unterstützung.

Der tumorkranke Patient weiß heute durch die entsprechende Publikumsaufklärung (Fernsehen, Radio, Illustrierte usw.) oft ganz (oder doch bruchstückhaft) über sein Leiden und dessen ungefähre Prognose Bescheid. Um unnötige Angst, verunsichernde Spannungen und evtl. die Behandlung erschwerende Mißverständnisse zu mildern, wird der fragende Patient heute in der Regel durch seine vertrauten Ärzte in Spital oder Praxis mit Vorteil taktvoll und entsprechend seinem Bedürfnis und Verständnis über seine Krankheit und deren Behandlungsmöglichkeiten aufgeklärt. Die Verantwortung für Art und Grad der *Information* trägt der zuständige *Arzt*. Der Schwester kommt jedoch durch ihren viel engeren Pflegekontakt mit dem Patienten (vor allem auch nachts!) eine ganz entscheidende Rolle bei der *Abschätzung des Informationsbedürfnisses* einerseits und bei der *Verarbeitung* der durch den Arzt erfolgten Aufklärung andererseits zu.

Bei erkrankten Kindern sind es meist viel mehr die *Eltern* als die Kinder selber, die an das Pflegepersonal große Ansprüche stellen. Mit Geduld, Einfühlungsvermögen und einer vertrauenserweckenden Haltung können wir beiden helfen, die entstandene ungewisse Lage zu tragen. Die Kinder nehmen auch wiederholte Krankenhausaufenthalte oft gelassen hin. Das beweist der Ausspruch eines Fünfjährigen, der von seiner Mutter schon das 3. Mal auf die Kinderstation gebracht wird: »Nicht wahr, Mammi, das ist bei mir einfach so: Peter muß dafür zum Zahnarzt.« Fühlen sich die Kinder beim ersten Klinikaufenthalt geborgen, werden sie ein 2. und 3. Mal leichter in das Krankenhaus zurückkehren. Viele Kinder mit z.B. akuter lymphatischer Leukämie sind auffallend reife Kinder. Sie befassen sich in ihrer kindlichen Art schon mit Lebensfragen, die uns Gesunde oft in Erstaunen setzen. Es ist wichtig, daß wir für diese Kinder Zeit haben, mit ihnen sprechen, spielen und lernen.

Junge Menschen mit bösartigen Tumoren tragen oft schwer an ihrem Schicksal. Sie sollen ein normales Leben führen und möglichst lange ambulant behandelt werden. In zunehmendem Maße sind auch in sog. hoffnungslosen Situationen (akute Leukämien, generalisierte maligne Lymphome usw.) langfristige Tumorrückbildungen und auch echte Heilungen möglich. Der verständige, meist kritisch denkende junge Patient soll wissen, daß nach immer neuen und besseren Therapieformen gesucht und alles getan wird, um ihm zu helfen. Wir animieren diese jungen Kranken, ihre berufliche Ausbildung fortzusetzen, nötige Krankenhausaufenthalte wenn möglich für Weiterbildung oder Umschulungszwecke auszunutzen. Eine enge Zusammenarbeit mit dem Sozial- und Fürsorgedienst des Spitals oder z.B. der Krebsligen ist unumgänglich.

Vätern und Müttern als Patienten ermöglichen wir einen guten Kontakt mit ihrem Ehepartner und den Kindern, um die Familien möglichst lange zusammenzuhalten.

Patienten in fortgeschrittenen Tumorstadien stellen große Anforderungen an Schwestern und Ärzte. Es sind pflegerische, psychische, seelsorgliche und soziale Probleme zu bewältigen. Es ist wichtig, daß das Pflegepersonal in Zusammenarbeit mit den zuständigen Ärzten den *Pflegeplan* aufstellt und diesen im Gruppengespräch immer wieder neu den Bedürfnissen des Kranken und der u.U. rasch wechselnden Situation anpaßt. Je nach Zustand und Bedürfnis des Patienten werden der Seelsorger, die Krankenhausfürsorgerin, die Beschäftigungstherapeutin sowie – mit einiger Vorsicht – Angehörige und Freunde des Patienten in die Pflege miteinbezogen.

Eine *optimale Behandlung und Pflege von Tumorkranken* wird durch eine individuell angepaßte Aufklärung des Patienten und seiner engsten Angehörigen in der Regel erleichtert. Bei der Information der Angehörigen ist zu berücksichtigen, daß deren psychische Tragfähigkeit und die Fähigkeit zur Verarbeitung oft geringer ist als diejenige des Kranken selbst.

13.4.2 Behandlung bösartiger Tumoren

Grundsätzlich wird die Wahl der Behandlungsart eines bösartigen Tumors durch folgende Faktoren bestimmt:

- Art (histologischer Zelltyp) und Lokalisation des Primärtumors
- Ausbreitungsstadium (s. 13.3)
- Allgemeinzustand, Alter und Einstellung des Patienten.

Prinzipiell stehen folgende, konzeptmäßig verschiedene Behandlungsmaßnahmen zur Verfügung:

1. Chirurgische Tumorentfernung 2. Strahlentherapie	lokale Maßnahmen
3. Medikamentöse Tumorbehandlung 4. Immun-Therapie	systemische (d.h. im ganzen Organismus wirkende) Maßnahmen

Ziel jeder auf Heilung ausgehenden Tumorbehandlung ist die möglichst vollständige Entfernung (Operation) bzw. möglichst weitgehende Zerstörung der vorhandenen Tumorzellmasse (Strahlentherapie, Chemotherapie). Erst wenn dieser Schritt nicht gelingt oder von Anfang an wegen weit fortgeschrittenem Tumorstadium nicht mehr möglich ist, konzentrieren sich unsere Maßnahmen auf die Verhinderung oder zumindest Bremsung des weiteren Tumorwachstums.

Oft werden mehrere Behandlungsarten nacheinander oder auch gleichzeitig eingesetzt (postoperative Nachbestrahlung oder Bestrahlung kombiniert mit zytostatischer Chemotherapie usw.). Der Arzt wird die Behandlung(en) wählen, die die beste Heilungsaussicht bzw. Wirkung verspricht. Über das optimale Vorgehen stehen ihm neben seiner persönlichen Erfahrung statistische Auskünfte größerer Tumorbehandlungsgruppen über die zu erwartenden Erfolge einer bestimmten Behandlungsart zur Verfügung. Die gute Zusammenarbeit der verschiedenen medizinischen Fachdisziplinen ist entscheidend für die planmäßige Durchführung einer optimalen Tumortherapie.

Die Mehrzahl der Tumorpatienten wird nicht durch einen einzigen, z.B. chirurgischen, Eingriff von ihrem Leiden geheilt, sondern muß regelmäßig nachkontrolliert und u.U. sogar prophylaktisch mit zusätzlichen Maßnahmen (zytostatische Medikamente, Immuntherapie) behandelt werden, um ein Wiederaufflackern der Tumorkrankheit an der selben oder an anderen Körperstellen (Metastasen) zu verhindern bzw. rechtzeitig erfassen zu können. Diese Patienten bedürfen besonders verständiger Beratung und Pflege wegen möglicher vorübergehender Nebenwirkungen erfolgreicher Tumornachbehandlungen.

Der Erfolg einer *Tumorbehandlung* kann oft erst nach jahrelanger *Beobachtungszeit* endgültig beurteilt werden. Damit bezeichnen wir die Zeitspanne, die ein Patient nach Diagnosestellung bzw. Behandlungsbeginn überlebt. Er kann diese Periode frei von Beschwerden seitens eines nicht mehr nachweisbaren Tumors verbringen oder mit bestimmten, tragbaren Beschwerden mit seinem »Resttumor« leben.

Die Erfahrung größerer Behandlungsstatistiken lehrt uns, nach welcher rückfallfreien Überlebenszeit bei einem bestimmten Tumor eine *Heilung* mit sehr hoher Wahrscheinlichkeit angenommen werden kann. Diese Zeitspanne ist für die meisten Tumorkrankheiten verschieden.

Beispiele

Die häufig zitierte »5-Jahres-Überlebenszeit« ist bei Kindern mit erfolgreich behandelter akuter lymphatischer Leukämie oder bei Patienten mit erfolgreich operierten Knochen- und Weichteil-Sarkomen praktisch gleichbedeutend mit einer Heilung. Bei Frauen mit scheinbar »radikal« operiertem Brustkrebs können jedoch Tumorrezidive und Fernmetastasen auch nach 6, 10 und 15 Jahren immer noch auftreten: Die »5-Jahres-Überlebenszeit« ist *nicht* gleichbedeutend mit der Heilungsrate. Im übrigen ist der Begriff »Heilung« zeitlich schwer zu fassen: Für einen 68jährigen Patienten mit erfolgreich behandeltem Prostatakarzinom bedeuten 5 Jahre Überlebensgewinn sehr viel (er erreicht damit die allgemeine mittlere Lebenserwartung); für eine 40jährige Mutter mit Brustkrebs bedeuten 5 Jahre Überleben bis zum Krankheitsrückfall mit 45 Jahren »weniger Heilung«.

Der Begriff »Heilung« läßt sich angesichts der unterschiedlichen Ausgangslage und Bewertung durch den Patienten nicht starr zeitlich fassen. Es ist auch zu berücksichtigen, daß viele (vor allem ältere) Tumorpatienten letztlich nicht an ihrem Tumor, sondern an anderen Krankheiten wie Herz-Kreislaufleiden, Infektkrankheiten, Stoffwechselstörungen usw. sterben.

13.5 Chirurgische Tumortherapie

Durch einen operativen Eingriff soll der ganze oder zumindest der größte Teil eines technisch operablen Tumors entfernt werden. Die Tumormasse wird im Körper im Idealfall radikal entfernt oder derart dezimiert, daß u.U. die an anderer Stelle (s. 13.3.1) erwähnten körpereigenen Abwehrmechanismen wieder aktiv werden können.

Vorteile

- Rasche Tumorverkleinerung ohne toxische Nebenwirkungen auf dem Blutweg (Abbauprodukte), oft vollständige Tumorentfernung
- Möglichkeit einer gleichzeitigen Diagnosesicherung durch Biopsie und Tumorentfernung.

Nachteile

- Tumorentfernungen sind lokale Maßnahmen: Sie erfassen versteckte Mikroabsiedelungen in der Umgebung und in weiteren Organen nicht.
- Aus Sicherheitsgründen, und weil der Tumor von bloßem Auge oft nicht sicher abgegrenzt werden kann, muß meist auch viel gesundes Gewebe der Umgebung geopfert werden, was zu Organverlust, körperlicher Entstellung und Funktionseinbuße führen kann.
- Postoperative Sterblichkeit an Komplikationen ist, je nach Allgemeinzustand, Art des Tumors und der Operation, ein unterschiedliches Risiko.

13.5.1 Radikaloperationen

Das tumorbefallene Organ kann als Ganzes radikal entfernt werden. Beispiele oft erfolgreicher Radikaloperationen:

- Mammaamputation (Mastektomie) mit Achseldrüsenausräumung bei Brustkrebs
- En-Bloc-Entfernung von Mastdarm- oder Dickdarmanteilen bei Rektum- bzw. Kolonkarzinom
- Tumorentfernungen im Hals-Nasen-Ohren-Bereich
- En-Bloc-Entfernung der Gebärmutter und evtl. der Eierstöcke bei gynäkologischen Tumoren
- Prostatektomie bei Prostatakrebs
- Semikastration (einseitige Hodenentfernung) bei Hoden-Tumoren.

Für Einzelheiten bezüglich chirurgischer Tumorentfernung sei auf die Kapitel der Organkrankheiten sowie auf das Teilkapitel Mammakarzinom, S. 796ff. verwiesen.

13.5.2 Palliative chirurgische Eingriffe

Der Tumor läßt sich aus technischen Gründen oder wegen verminderter Operabilität des Patienten (begleitende Herz-Kreislaufkrankheiten) nur zum Teil entfernen. Tumorbedingte Passagestörungen (Hohlorgane) oder andere Komplikationen können behoben werden (Beispiel: Anastomosen zwischen Darmabschnitten, künstlicher Darmausgang [Anus praeter], Osteosynthese pathologischer Knochenbrüche bei osteolytischen Metastasen usw.).

Auch »Solitärmetastasen« können in bestimmten Organen (z.B. in Weichteilen,

Lunge oder Leber) mit Erfolg chirurgisch entfernt werden. Dazu kommt als wichtiger Beitrag der Tumorchirurgie die Durchführung zahlreicher *diagnostischer Eingriffe* mit Entnahme von Biopsiematerial, wie z.B. die Mediastinoskopie (aus Lymphknoten des Mediastinums), explorative Laparotomie (z.B. bei Lymphogranuloma Hodgkin), Biopsien aus tumorverdächtigen Organen (Brust, Knochen usw.).

13.5.3 Erfolge und Nebenwirkungen der chirurgischen Tumortherapie

Tab. 2 gibt über die zu erwartenden 5-Jahres- bzw. 10-Jahres-Überlebenswahrscheinlichkeiten primär operierter Tumorpatienten mit bestimmten Karzinomen und Sarkomen gewisse Richtzahlen. Die Erfolge der chirurgischen Tumorbehandlung sind stark abhängig vom anfänglichen Tumor-Ausbreitungsstadium und lassen sich nur bei genauer Diagnosestellung und Stadienangabe (nach spez. Klassierungssystemen) zwischen einzelnen Ländern und Spitälern vergleichen.

Tabelle 2 Chirurgische Heilungsziffern einiger häufiger Tumoren (lokalisierte Stadien)*

	»Heilungsziffern« 5 Jahre	10 Jahre
Mamma-Ca	50–60%	30–40%
Rektum-Ca	50–60%	40–50%
Uterus-Ca	50–60%	40–50%
Kolon-Ca	40–50%	30–40%
Ovarial-Ca	30–40%	20–30%
Lungen/Bronchus-Ca	20–30%	10–20%
Magen-Ca	10–20%	0–15%

* Mittlere Schätzung aus: Literatur + Daten Krebsregister Basel und St. Gallen (H. J. Senn)

Nebenwirkungen bzw. Auswirkungen der chirurgischen Tumor-Therapie

1. Funktionseinschränkung und psychologische Störungen durch Organverlust (z.B. nach Brustamputation, Ovarektomie, Kehlkopfentfernung, Magenresektion, Amputationen von Gliedmaßen usw.)
2. Häufige, oft schwer zu umgehende Komplikationen:
   – Lymphödeme (Lymphstauung) nach ausgedehnten Operationen in Lymphknoten-Sammelgebieten (z.B. Lymphödem des Armes nach Ausräumung der Achsel-Lymphdrüsen bei Mammakarzinom; Lymphödem des Beines bei Ausräumung der Leisten-Lymphknoten beim malignen Melanom usw.)
   – Impotenz nach retroperitonealer Lymphknoten-Ausräumung (z.B. bei Hoden-Tumorpatienten)
   – Neurologische Ausfälle und Sehstörungen nach Hirntumor-Operationen.

13.6 Strahlentherapie bösartiger Tumoren

13.6.1 Grundlagen

Die Tumorbehandlung mit *ionisierenden Strahlen* beruht auf der Ausnutzung einer unterschiedlichen *Strahlenempfindlichkeit* zwischen den Tumorzellen und den Zellen des umgebenden normalen Gewebes.

Am *strahlenempfindlichsten* ist das lymphatische Gewebe. Ihm folgen das vegetative Nervensystem, das Knochenmark, die Haarbauzellen, die Keimdrüsen und die Schleimhäute des Magen-Darm-Kanals. Am *strahlenunempfindlichsten* sind Muskulatur, periphere Nerven und die Knochen des Erwachsenen.

Die Strahlenwirkung ist aber auch abhängig vom Prozentsatz der sich in Teilung befindlichen Zellen in einem Tumor, der Teilungsgeschwindigkeit und von der Sauerstoffversorgung der Tumorzellen. Das Ausmaß der Strahlenwirkung ist von der applizierten *Strahlendosis* (am Tumor wirksamer »Herddosis«) abhängig. Die Gesamtdosis wird auf eine Reihe kleinere, täglich eingestrahlte Dosen *verteilt.* Die *Art der Strahlung,* die von der *Strahlenquelle* (Röntgenstrahlen, Tele-Cobalt, Betatron usw.) abhängt, ist für die tumorvernichtende Wirkung von untergeordneter Bedeutung, spielt dagegen eine große Rolle für die Eindringtiefe der Strahlen und bestimmt damit auch das Ausmaß der Nebenwirkungen. Je kurzwelliger, d.h. energiereicher, bestimmte Strahlen sind, desto tiefer können sie eindringen und desto geringer ist die auf dem Weg bis zum Tumor ans gesunde Gewebe abgegebene Energiemenge.

Vorteile der Tumorbestrahlung

– Sie kann als tumorvernichtende Lokalmaßnahme bei bestimmten Tumoren oder z.B. bei älteren, nur mit größerem Risiko operablen Patienten eine chirurgische Tumorentfernung ersetzen.
– Die Wirkung ist rasch eintretend und dosierbar.

Nachteile
- lediglich Lokalmaßnahme, wie operative Tumorentfernung
- wenig selektiv wirksam, d.h. wirkt nicht nur auf den Tumor, sondern schädigt meistens auch das umgebende Normalgewebe in den Einstrahlungsschneisen
- Nebenwirkungen, je nach Ort und Art der Bestrahlungen
- geographische Abhängigkeit von energiereichen Strahlenquellen (geographische Probleme der Patientenzuweisungen).

Anwendung der Strahlentherapie
Bestrahlung kann allein, kombiniert mit chirurgischen Eingriffen (Vor- oder Nachbestrahlung) oder auch kombiniert mit medikamentöser Tumorbehandlung eingesetzt werden.
Vorbestrahlung: Ihr Ziel ist die Verkleinerung, bzw. »Inaktivierung« der Tumormasse, um eine spätere Operation zu erleichtern oder überhaupt zu ermöglichen.
Nachbestrahlung: Damit sollen lokale, bzw. regionale Tumorrückfälle (durch bei der Operation zurückgebliebene, unsichtbare Tumorzellnester) verhindert oder zumindest verzögert werden. Eine Fernmetastasierung (Tumorzellabsiedlung auf dem Blutweg) kann dagegen durch eine lokale Nachbestrahlung meistens nicht verhindert werden: Sie erfolgt bei vielen scheinbar noch lokalen Tumoren oft schon vor der Diagnosestellung.

Wir unterscheiden
- *Kurative Radiotherapie:* Der noch lokale Tumor soll durch die Bestrahlung möglichst vollständig vernichtet werden;
  Beispiele: Hautkrebse, Frühstadien I und II des Lymphogranuloma Hodgkin, Tumoren im gynäkologischen Bereich usw.
- *Palliative Radiotherapie:* Sie dient (wie die palliativen operativen Eingriffe und auch die palliative zytostatische Chemotherapie) der Linderung von Krankheitsauswirkungen bei Patienten mit fortgeschrittenen Tumorleiden, bei denen eine vollständige Tumorentfernung, bzw. Heilung, mit anderen, z.B. operativen Maßnahmen, nicht mehr zu erwarten ist.
  Beispiele: Schmerzbestrahlung, Stabilisierungsbestrahlung von Wirbeln bei Knochenmetastasen, Beseitigung von tumorbedingten Kompressionserscheinungen von Gefäßen und Hohlorganen (Mediastinalbestrahlungen bei metastasenbedingter oberer Einflußstauung).

13.6.2 Methoden der Strahlenanwendung bei bösartigen Tumoren

13.6.2.1 Perkutane Bestrahlung (von außen durch die Haut)

- *Konventionelle oder Röntgenbestrahlung* (Gammastrahlen, 250 kV): kurzwellige, elektromagnetische Schwingungen
- *Hochvolt- oder Megavoltbestrahlung:* ebenfalls Gammastrahlen, sehr energiereich mit großer Tiefenwirkung im Gewebe
  Beispiele: Tele-Kobalt-Bombe (^{60}Co) oder Caesiumgerät (^{137}Cs). In diesen Geräten ist die Strahlenquelle in einem Abschirmgehäuse aus Blei untergebracht. Der Verschluß des Strahlenkopfes wird für die Dauer der Bestrahlung geöffnet und schließt sich – je nach Einstellung am Gerät – nach Ablauf der Bestrahlungszeit automatisch wieder.
- *Korpuskularstrahlen:* Elementarbausteine der Atome (Elektronen, Neutronen, Protonen) werden beschleunigt und in das Tu-

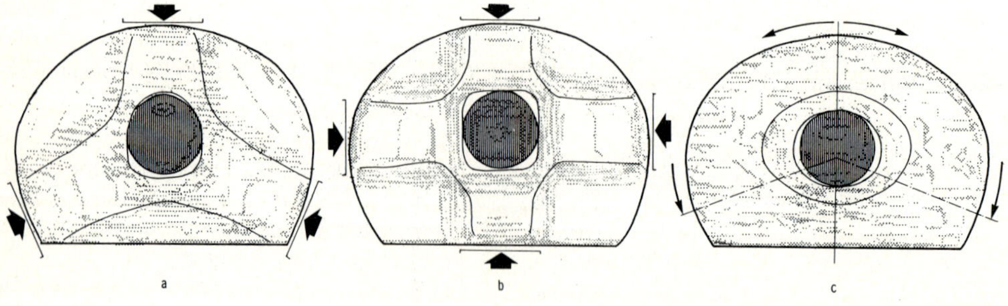

Abb. 2 s. Text

morgebiet »geschleudert«. Es handelt sich dabei um Alpha- oder Betastrahlen.
Beispiele: Betatron, Linearbeschleuniger, Zyklotron. Diese sehr aufwendigen und technisch komplizierten Geräte finden sich nur in großen, strahlentherapeutischen Spezialinstituten.

Neben der *Wahl der Strahlenart* ist deshalb auch die *Wahl der Bestrahlungstechnik* von Bedeutung (Ein- oder Mehrfeldtechnik oder Pendelbestrahlung). Bestrahlt man mit mehreren Feldern, überkreuzen sich die Strahlen im Bereich des Tumors. Die Wirkung ist demzufolge dort am größten. Der Verlust an Strahlen im umliegenden Gewebe ist hingegen gering, d.h. es wird geschont. Abb. 2 zeigt z.B.

a) einen Dreifelderplan, d.h. der Tumor wird von 3 Seiten her bestrahlt;
b) einen Vierfelderplan: Die Bestrahlung des Tumors erfolgt aus 4 Richtungen;
c) eine Pendel-(Bewegungs)Bestrahlung: Die Strahlenquelle rotiert, wobei die Einstrahlungsschneise sehr breit und die Strahlenabsorption für die einzelne gesunde Zelle sehr gering ist.

13.6.2.2 Therapie mit Radionukliden

Radionuklide sind natürliche oder künstlich hergestellte radioaktive Elemente.

- *Natürliche Strahler:* Radium ist das in der Therapie am meisten verwendete Element. Die Gammastrahlung stellt den therapeutisch verwendeten Anteil dar. Die Alpha- und Betastrahler werden durch Metallfilter aus Gold oder Platin absorbiert.
- *Künstliche Strahler:* Diese werden mit Hilfe von Kernreaktoren oder Teilchenbeschleunigern durch Beschuß mit schnellen Teilchen hergestellt. Dadurch kommt es zu einer Änderung der Kern-Neutronenzahl, zum radioaktiv wirksamen Isotop.
  Beispiele: Jod 131, Radiogold (Au 198), Iridium (Ir 192), Yttrium, Radiophosphor (P 32).

Die Radionuklide können entweder *offen* oder in *geschlossenen Strahlern* eingesetzt werden.

1. *Offene Anwendung:* Die Radionuklide werden direkt in oder an den zu bestrahlenden Herd herangebracht.
   Beispiele
   - *Intrakavitäre Anwendung:* Instillation (z.B. Einbringen von radioaktivem Gold in Körperhöhlen wie Pleura, Peritonealhöhle).
   - *Systematische Anwendung:* Verabreichung von Radionukliden oral oder auf dem Blutweg. Ein häufig gebrauchtes offenes Radionuklid ist das Jod 131 bei Schilddrüsenerkrankungen (s. S. 670). Diese Behandlung ist möglich, weil die Jodspeicherung der Schilddrüse die Speicherfähigkeit aller anderen Organe für dieses Element um das 10000fache übersteigt. Jod wird deshalb praktisch nur in der Schilddrüse und in den Metastasen bösartiger Schilddrüsentumoren angereichert und kommt dort als strahlendes Isotop zur Wirkung. Ein weiteres ähnliches Beispiel ist der Einsatz von Radiophosphor (P 32) bei bestimmten bösartigen Blutkrankheiten, wie z.B. der Polyzythämia vera (s. S. 566).
2. *Geschlossene Anwendung:* Die Strahler sind nicht unmittelbar zugängig, sondern fest verpackt (z.B. im Edelmetallgehäuse).
   Beispiele: Radiumeinlagen in die Gebärmutterhöhle bei Korpuskarzinom; Spikkung mit Isotopen-gefüllten Nadeln in Zungen- oder Vaginaltumoren (die Nadeln werden nach der Bestrahlung wieder entfernt); Spickung mit sog. »seeds« (Isotopen-gefüllten Kapseln), z.B. in der Hypophyse.

13.6.3 Strahlenschutz

Der Strahlenschutz hat die Aufgabe, alle mit ionisierenden Strahlen in Berührung kommenden Personen vor einer bleibenden, schädlichen Wirkung zu bewahren. Es handelt sich dabei speziell um den

- Schutz des Personals
- Schutz des Patienten
- Schutz Dritter (insbesondere auch von später Geborenen).

Die Bedeutung des Strahlenschutzes ergibt sich aus den Erkenntnissen der Strahlenbiologie und -pathologie. Die Strahlenwirkung kann irreversible Änderungen der Erbsubstanz jeder Zelle zur Folge haben.

Die einfachste und sicherste Schutzmaßnahme besteht darin, die Strahlung dort zu verhindern, wo sie nicht gewünscht wird. Am sichersten geschieht dies durch die Anwendung der folgenden drei physikalischen Prinzipien:

- Abschirmung des Körpers (Bleiplatten, Bleischürzen)
- hinreichend große Entfernung von der Strahlenquelle
- möglichst kurzfristiges Verweilen im Strahlenfeld.

Beim Arbeiten mit radioaktivem Material oder bei der Pflege von Patienten, z.B. nach Spickungen, sollte man sich in erster Linie das sog. *Abstandsgesetz* vor Augen halten. Es besagt: Die Intensität einer radioaktiven Quelle nimmt proportional mit dem Quadrat des Abstandes ab.

Es gibt heute eine Vielzahl von Meßgeräten zur Überwachung des strahlenexponierten Personals (Röntgendiagnostik, Radiotherapiestationen).

Als weitere Schutzmaßnahme ist das internationale Zeichen (schwarz auf gelbem Grund, Abb. 3) von Bedeutung. Räume, Gefäße usw., die irgendwie radioaktiv sind, müssen damit bezeichnet werden.

Die natürliche Strahlenbelastung des Menschen, hervorgerufen z.B. durch die Höhenstrahlung, beträgt ca. 0,1 rem/Jahr. Für beruflich strahlenexponierte Personen sind international gesetzlich höchstzulässige Dosiswerte festgelegt (auch Toleranzdosis genannt). Diese sind so festgelegt, daß auch bei dauernder Erreichung dieser Höchstgrenze kein Risiko besteht.

Im folgenden ein Beispiel, betreffend Strahlenschutzmaßnahmen bei einem Patienten, der mit dem offenen Radionuklid Jod 131 behandelt worden ist.

Vorsicht bei radioaktiver Strahlung
Dieser Patient hat eine Dosis radioaktives Jod 131 zur Behandlung seiner Hyperthyreose erhalten.

Beachten Sie folgende Maßnahmen zum Schutz vor radioaktiver Strahlung:

1. Wenn der Patient innerhalb von sechs Stunden nach Einnahme der Dosis erbricht, ist dies dem Isotopenlabor zu melden.
2. Falls der Patient Bett- oder Leibwäsche mit Urin näßt, ist die Wäsche in einem Spezialsack dem Isotopenlabor zur Messung zu schicken.
3. Ist der Patient in einem Zweierzimmer, soll sein Bett während mindestens 48 Stunden soweit wie möglich von demjenigen seines Nachbarn entfernt stehen.
4. Keine schwangere Patientin und keine schwangere Angestellte soll sich während mindestens 96 Stunden nach Einnahme des Medikamentes in dem Raum aufhalten.
5. Der Patient kann Besuch empfangen, doch soll auch dieser den größtmöglichen Abstand wahren. Kinder dürfen in den ersten vier Tagen nicht zugelassen werden.

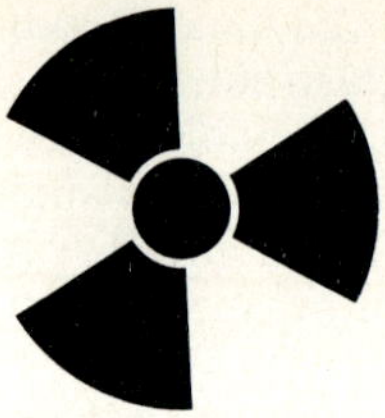

Abb. 3 Internationales Zeichen für Radioaktivität

6. Die Mahlzeiten können wie gewohnt serviert, Tablett und Geschirr in die Küche zurückgegeben werden. Eine Ausnahme bei hochdosierter ^{131}J-Therapie (Schilddrüsenkarzinom): In diesem Fall ist große Vorsicht im Umgang mit dem Eßgeschirr angezeigt.
7. Der Patient soll in den ersten zwei Tagen eine eigene Toilette benützen.
8. Falls der Urin untersucht werden muß, ist das Gefäß mit spezieller Etikette zu versehen.
9. Alle pflegerischen Verrichtungen können ohne Einschränkung ausgeführt werden, doch soll rasch und ohne Umständlichkeit gearbeitet werden.
10. Ihr überlegtes Handeln und Ihre gute Mitarbeit werden wir sehr schätzen.

(Übersetzt aus Amer. J. Nursing in: Z. Krankenpfl. 267 (1966)

13.6.4 Pflege und Überwachung des Bestrahlungspatienten

Der Patient soll vorher über Ziel und Durchführung der Bestrahlung orientiert werden. Die Therapie erstreckt sich meist über mehrere Wochen, während denen der Patient besonderer Aufmerksamkeit und (falls hospitalisiert) Pflege bedarf.

Allgemeine Pflege
Die Überwachung und Kontrolle des bestrahlten Patienten ist von großer Bedeutung. Jede Veränderung (Bewußtseinslage, Schmerzen, Hautreaktionen, fieberhafte Infektionen usw.) muß frühzeitig erfaßt und dem Arzt sofort gemeldet werden. Die Ernährung soll reichhaltig und ausgewogen sein und genügend Eiweiß und Vitamine enthalten. Eine spezielle, günstige »Krebsdiät« gibt es auf der Basis wissenschaftlich vertretbarer Grundlagen nicht. Der allgemeinen Körperpflege und besonders der Mundpflege ist während einer Strahlentherapie sorgfältige Beachtung zu schenken. Der Arzt verordnet die notwendigen regelmäßigen Laborkontrollen, um die Bestrahlung bei Abfall der Leukozyten oder Thrombozyten eventuell vorübergehend unterbrechen zu können.

Hautpflege
Die bestrahlte Hautpartie wird mit rotviolettem Hautstift bezeichnet. Sie muß während und bis 6 Wochen nach der Bestrahlung geschont werden. Sie darf in der Regel nicht gewaschen und nur gepudert werden. Jedes Kratzen, Bürsten, Reiben und Massieren sowie zusätzliche Sonnenexposition der bestrahlten Hautstellen ist in dieser Phase zu unterlassen, falls nicht monatelang langwierig heilende Strahlenulzera verursacht werden wollen.

Pflege des Patienten mit endogenen Strahlern
Der Patient wie auch alle an der Pflege Beteiligten müssen über die Art der Behandlung und die entsprechenden Strahlenschutzbestimmungen (vgl. S. 789f.) orientiert sein. Der Patient wird auf einer Spezialabteilung mit besonderen baulichen Vorrichtungen (isolierte Wände, Schleusen, Vorrichtung zur Lagerung und gesonderte Ableitung von Urin, Stuhl und Abfällen) untergebracht.
Bei Anwendung von Isotopen, die nicht ausgeschieden werden, muß der vorgeschriebene Abstand zum Patienten eingehalten und müssen die Kontakte vorübergehend auf ein Minimum beschränkt werden, bis die Strahlung abgeklungen ist. Nach Verabreichung von Isotopen, die rasch ausgeschieden werden (z.B. Jod 131) müssen alle Ausscheidungen des Patienten (Urin, Stuhl, evtl. Erbrochenes), seine Wäsche und alles, was mit ihm in Kontakt war, bezügl. Strahlung überwacht werden. Erst wenn nach einer bestimmten Zeit die Strahlung genügend abgeklungen ist, dürfen diese Ausscheidungen und Effekten der normalen Kanalisation, bzw. der Wäscherei, übergeben werden. Verantwortlich für die genaue Einhaltung dieser Bestimmungen ist in der Regel der Leiter der nuklearmedizinischen Abteilung des betreffenden Behandlungszentrums.

13.6.5 Erfolge und Nebenwirkungen der Strahlentherapie

Behandlungserfolge
Kurative Strahlentherapie ist möglich bei einer Reihe bösartiger Tumoren, sei es als alleinige Erstbehandlung oder in Verbindung mit operativen Eingriffen. Die folgende Zusammenstellung (Tab. 3) zeigt die Erfolgschancen einer kurativen Bestrahlung bei einigen noch auf das Primärorgan lokalisierten Tumoren in Abhängigkeit vom Tumorstadium bei Behandlungsbeginn auf.

Tabelle 3 »5-Jahres-Heilungen« in Prozent

Tumor	Frühstadium	fortgeschrittenes Stadium
Haut	90–100%	50–60%
Lippen	90%	40%
Hals-Nasen-Bereich	70– 80%	10–30%
Gebärmutterhals	70– 80%	30–40%
Uterus, Vagina	50– 60%	10–20%
Penis	70– 80%	30–40%
Blase	40– 50%	10%
Morbus Hodgkin	80– 90% (St. I)	60–70% (St. II)
Lymphosarkom	70– 80% (St. I)	40–50% (St. II)

Palliative (d.h. lindernde) Strahlentherapie kann in vielen, leider nicht mehr heilbaren Tumorsituationen für den Patienten segensreich wirken, z.B. als
- Schmerzbestrahlung bei Tumoren, die durch ihre Größe Beschwerden verursachen oder bei umschriebenen Skelettmetastasen
- Stabilisierungsbestrahlung bei drohenden pathologischen Frakturen
- Beseitigung einer tumorbedingten venösen oder lymphatischen Stauung (z.B. obere Einflußstauung)
- Wiedereröffnung eines tumorverschlossenen Darmabschnittes oder der Speiseröhre
- Bestrahlung inoperabler, primärer Hirntumoren oder Hirnmetastasen anderer Primärkarzinome.

Nebenwirkungen der Strahlentherapie
Durchgang und Absorption von Strahlen können unerwünschte Nebenreaktionen hervorrufen. Diese sind von der Größe des bestrahlten Gewebsabschnitts abhängig. Wir unterscheiden *allgemeine* und *lokale* Reaktionen.
Sofortreaktionen (d.h. während der Bestrahlung auftretend)
- Strahlenkater: Müdigkeit, allgemeine Unlustgefühle, Appetitlosigkeit, evtl. Übelkeit und Erbrechen
- Hautreaktion: Vorerst Rötung, später Pigmentierung und pergamentpapier-ähnliche Austrocknung der Haut, gelegentlich langwieriges, geschwüriges Aufbrechen (chronisches Strahlenulkus)
- Haarausfall bei Bestrahlungen am Schädel

- Schleimhautreaktionen: Je nach Ort der Bestrahlung kommt es zu Ösophagitis (schmerzhaftes Brennen, Schluckstörungen) Enterokolitis (länger dauernde Durchfälle wegen Darmentzündung), Zystitis (häufiger Harndrang, schmerzhaftes Brennen beim Wasserlösen).
- Knochenmarkschädigung; vorübergehender Abfall der Leuko- und Thrombozyten
- Strahlenpneumonie

Spätreaktionen (erst verzögert auftretend, oft bleibend)

- Knochenmarkfibrose: andauernde Leuko-Thrombopenie, evtl. Anämie
- Gewebsinduration (Verhärtung) an und unter der Haut: geschrumpfte, glänzende, leicht verletzliche Haut, evtl. mit Erweiterung der kleinen Blutgefäße (Teleangiektasien)
- Beweglichkeitseinschränkungen durch Kapselverhärtung bei Gelenkbestrahlungen
- Strahlenfibrose (Bindegewebeverhärtung) der Lungen bei Lungenbestrahlung
- Lymphödeme (aufgeschwollene Extremitäten) bei Bestrahlung der Lymphknotenfelder, z.B. in der Achselhöhle und in der Leiste (Speziell in Kombination mit chirurgischen Eingriffen im Bereiche der Lymphknoten)
- Schäden am Nervensystem: Strahlenmyelitis (Querschnittslähmungen bei Bestrahlung des Rückenmarks), Strahlenschäden des Plexus-Nervengeflechts mit peripheren Lähmungen, z.B. bei Bestrahlung im Bereich von Hals- und Supraclavikulargrube
- Langdauernde Immunosuppression (Verringerung der Zahl im Blut kreisender Lymphozyten sowie deren Funktion).

13.7 Medikamentöse Tumor-Therapie

Die medikamentöse Tumorbehandlung (Chemotherapie, Hormontherapie, neuerdings auch Immuntherapie) ist die jüngste der 3 grundsätzlichen Behandlungsmöglichkeiten bösartiger Tumoren. Im Vergleich zu den über 100 Jahre alten Erfahrungen der Tumorchirurgie und der über 60 Jahre alten Entwicklung der Tumorbestrahlung ist die moderne, auf wissenschaftlichen Grundlagen aufgebaute medikamentöse Tumorbehandlung nur knapp 30 Jahre alt. Die medikamentöse (internmedizinische) Tumortherapie ist deshalb noch in voller Entwicklung begriffen und von Jahr zu Jahr entsprechend dem neuesten Forschungsstand Änderungen unterworfen.

13.7.1 Zytostatika (Tumorhemmstoffe), Behandlungsgrundlagen

Zytostatika sind Substanzen, die an unterschiedlichen Stellen in den Zellteilungszyklus und/oder die Eiweißsynthese sich vermehrender Tumorzellen eingreifen. Analog den ionisierenden Strahlen hemmen sie vorwiegend die in Zellteilung befindlichen Zellen; die ruhenden Zellen weniger oder gar nicht. Sie wirken am stärksten bei Zellen, die sich rasch und häufig teilen. Da medikamentöse Tumorhemmstoffe (Zytostatika) wie andere Medikamente auf dem Blutweg verteilt werden, treffen sie vorübergehend stets auch gesunde Zellen mit relativ hoher Teilungsrate (wie z.B. die Schleimhäute des Magen-Darm-Kanals, das Knochenmark, die Haarbälge).

Vorteile der Zytostatika

- systemische (d.h. im ganzen Organismus gleichzeitig verteilte) Wirkung
- rascher Wirkungseintritt (vor allem bei hochdosierter Stoß-Therapie)
- unabhängig von technischen Einrichtungen einsetzbar

Nachteile der Zytostatika

- nicht alle Tumorarten sind damit beeinflußbar
- wenig selektive Wirkung auf die Tumorzellen
- oft ausgeprägte, jedoch vorübergehende Nebenwirkungen

Liste der heute klinisch verfügbaren Zytostatika

a) *Alkylierende Substanzen:* Sie verändern die Nukleinsäuren (Zellkernbausteine) durch Anhängen sog. Alkylgruppen;
Beispiele: Endoxan, Leukeran, Alkeran, Myleran.
b) *Antimetaboliten:* Sie greifen durch Enzymhemmung, bzw. -konkurrenzierung, in den Nukleinsäureaufbau ein;
Beispiele: Methotrexat, Puri-Nethol, 5-Fluorouracil, Alexan, Cytosar.
c) *Mitosehemmer:* Sie blockieren den eigentlichen Schritt der Zellkernteilung (Teilung der Chromosomenspindeln – Mitose);

Beispiele: Vincristin (Oncovin), Vinblastin (Velbe), Podophyllotoxin-Derivate.

d) *Zytotoxische Antibiotika:* Sie greifen an mehreren Stellen (ähnlich wie die Anti-Metaboliten) in den Nukleinsäureaufbau sowie teilweise auch in die Eiweiß-Synthese ein;
Beispiele: Adriblastin, Bleomycin, Cerubidin, Cosmegen.

e) *Diverse* weitere Zytostatika unterschiedlicher chemischer Natur und mit anderer, teilweise noch nicht vollständig gesicherter Wirkungsweise.
Beispiele: Natulan, Crasnitin (Enzym, L-Asparaginase), Nitrosoharnstoff-Derivate (z.B. BCNU, CCNU, Methyl-CCNU).

Insgesamt stehen heute (1975) ca. 30 klinisch erprobte, wirksame Zytostatika zur Verfügung, von denen vorderhand ein Teil in der Regel in Zusammenarbeit mit speziell auf Tumorkrankheiten ausgerichteten Abteilungen (Onkologische Stationen) größerer Spitäler zum Einsatz kommt.

Behandlungsgrundlagen

1. Zytostatika werden primär bei bereits von Anfang an generalisierten (im Körper verstreuten) Tumorkrankheiten, wie z.B. den Leukämien sowie bei fortgeschrittenen Stadien anfangs lokalisierter Tumoren, eingesetzt (Beispiele: Spätstadien III und IV der malignen Lymphknotentumoren, metastasierende Organkarzinome).
2. Ihre Wirkung ist um so besser, je früher sie zum Einsatz kommen, bzw. je kleiner die zu vernichtende Tumormasse ist (mangelhafte Blutversorgung im Zentrum größerer Tumormassen, Nekrosen).
3. Meistens werden heute 2 oder mehr Zytostatika unterschiedlicher Wirkungsweise und Toxizität kombiniert (Kombinations- oder Poly-Chemo-Therapie). Damit wird die zytostatische Wirkung gegen den Tumor in der Regel intensiviert. Die Nebenwirkungen werden dabei nicht unbedingt stärker, jedoch komplexer, da diese auf verschiedene Organsysteme verteilt sind.
4. Zytostatika müssen in genügend hoher Dosis gegeben werden (keine Homöopathie, Gefahr der frühen Resistenzentwicklung). Da ihre sog. »therapeutische Breite« oft gering ist, entspricht die wirksamste Dosis meist der vom Patienten subjektiv und objektiv gerade noch tolerierten Dosis. Dies unterstreicht die absolute Notwendigkeit geordneter Behandlungskontrollen (z.B. regelmäßige wöchentliche Blutbilder usw.).
5. Eine medikamentöse Tumor-Therapie kann und muß oft durch gezielte lokale Maßnahmen (Operationen, Bestrahlungen) im Behandlungsplan ergänzt werden.
6. Wegen der durch Zytostatika bedingten Störung der Immunabwehrlage und der Gefahr einer karzinogenen (tumorfördernden) Wirkung bei Langzeitgebrauch werden Zytostatika heute meist nicht mehr als Dauerbehandlung, sondern als »Stoßtherapie« oder mit Behandlungspausen (intermittierend) gegeben.

Beispiele erfolgreicher zytostatischer Tumorbehandlung

Im Laufe der letzten Jahre hat die zytostatische Behandlung bei einer Reihe von Tumoren große Fortschritte gemacht; bei gewissen Tumoren des blutbildenden Systems (s. S. 569ff.) sowie bei ausgewählten anderen Tumoren sind heute in zunehmendem Maße kurative Resultate (»5-Jahres-Heilungen«) zu erwarten, wie dies in Tab. 4 zusammengefaßt ist. Bei einer steigenden Anzahl anderer fortgeschrittener, inoperabler und teils auch mit Strahlentherapie nicht mehr umfassend zu behandelnder Tumoren, lassen sich in zunehmendem Maße länger dauernde, palliative (lindernde) Resultate auf Zeit erzielen (vgl. Tab. 5).

Tabelle 4 Primäre Indikationen der internistischen Tumortherapie

	Remissionsrate %	5-Jahre-Überlebende* %
1. *Kurative Resultate*		
– Akute lymphatische Leukämie	90	> 60
– Morbus Hodgkin (III_B + IV)	90	> 50
– Choriokarzinom	80	> 50
– Burkitt-Lymphom	80	> 50
– Nicht-Hodgkin-Lymphome (III + IV)	70	30?
– Hodenkarzinome	50	15?

* Restliche Patienten: oft langfristige Palliation

Tabelle 5 Primäre Indikationen der internistischen Tumortherapie

	Remissionsrate %	Mittlere Remissionsdauer
2. *Mittelfristige palliative Resultate*		
– Chronische Leukämien	90–100	3–4 Jahre
– Prostatakarzinom (dissem.)	70– 80	3–4 Jahre
– Multiples Myelom	60– 70	3–4 Jahre
– Mammakarzinom (dissem.)	60– 70	1½ Jahre
– Kleinzelliges Bronchus-Ca	60– 70	1 Jahr
– Ovarialkarzinome (III + IV)	50– 60	1 Jahr
– Akute myeloische Leukämie	40– 50	1 Jahr

(dissem. = disseminiertes Stadium der Krankheit = Fernmetastasen)

Nebenwirkungen der zytostatischen Tumorbehandlung

- *Knochenmark / Blut*
  Die meisten Zytostatika (außer Bleomycin und Oncovin) führen bei wirksamer Dosierung zu vorübergehendem Abfall der Leukozyten, evtl. auch der Thrombozyten und des Hämoglobins. Regelmäßige Laborkontrollen (je nach Intensität der Behandlung 1–2mal wöchentlich) sind nötig, um die optimale Dosis den neuen Blutwerten anzupassen. Die Nebenwirkungen auf die Blutbildung sind nach vorheriger, ausgedehnter Strahlentherapie des blutbildenden Knochenmarks (z.B. Wirbelsäule, Becken) meist verstärkt.
- *Haarausfall*
  Einige Zytostatika (wie z.B. Adriblastin, Endoxan, Oncovin, Bleomycin) führen zu mehr oder weniger starkem, lediglich vorübergehendem Haarausfall. Viele andere Tumorhemmstoffe (wie z.B. Leukeran, Alkeran, Myleran, 5-Fluorouracil, Velbe usw.) beeinträchtigen dagegen die Haarbildung nicht oder nur in geringem Maße.
- *Schleimhauttoxizität*
  Stomatitis, Übelkeit und evtl. Erbrechen treten bei gewissen Zytostatika in wechselndem Ausmaße auf, sind jedoch keineswegs obligat.
- *Störungen der Keimdrüsen*
  Unter länger dauernder Zytostatikabehandlung tritt eine oft vorübergehende Fertilitätsstörung auf (z.B. Amenorrhö, selten Potenzstörungen).
- *Immunosuppression*
  Die meisten Zytostatika vermindern die natürliche Immunabwehr, was sich klinisch in einer erhöhten Infektanfälligkeit äußern kann. Bei jahrelangem Einsatz von Zytostatika und Schwächung der Immunabwehr besteht auch die Gefahr der Induktion (Auslösung) von »Zweit-Tumoren«, was vor allem beim Einsatz von Zytostatika als »Immunsuppressiva« bei Nicht-Tumorkrankheiten berücksichtigt werden muß (chron. Polyarthritis, chron. Hepatitis, chron. Nephritis, Psoriasis u.a.).
- *Spezielle, nur bei einzelnen Zytostatika auftretende Toxizität*
  Z.B. hämorrhagische Zystitis durch Endoxan, Neurotoxizität (Gefühlsstörungen in den Händen und Füßen, Kraftverlust usw.) nach Oncovin, Hals- und Schleimhautveränderungen sowie Fieberschübe und Lungenfibrose nach Bleomycin.

Eine unbedingte Voraussetzung für die zytostatische Tumortherapie ist die *genaue Kenntnis* der verwendeten Substanzen und ihrer genauen Applikationsweise. Dies gilt sowohl für den Arzt (Therapieplanung) wie für die Krankenschwester (Therapieausführung).

13.7.2 Hormonale Tumortherapie

Die hormonale Behandlung maligner Tumoren beruht auf der Tatsache einer tumorhemmenden Wirkung von Hormonen bzw. eines Hormonentzuges auf gewisse Tumoren hormonabhängiger Organe (weibliche Brust, Uterus, Eierstöcke, Prostata).

Vorteile der Hormontherapie
- Ähnlich wie diejenigen der zytostatischen Chemotherapie

Nachteile der Hormontherapie
- Nur ein kleiner Teil (20–30 %) der entsprechenden hormonabhängigen Tumoren lassen sich günstig beeinflussen.
- Keine Heilungsaussichten (im Gegensatz zur zytostatischen Therapie)
- Nebenwirkungen!

Möglichkeiten der hormonellen Tumortherapie

Ablativ: Die Hormonproduktion wird z.B. durch Entfernung der Geschlechtsdrüsen (Ovarektomie beim Mammakarzinom, Orchidektomie beim Prostatakarzinom) oder durch Zerstörung übergeordneter endokriner Drüsen (z.B. Hypophysenspickung, Nebennierenentfernung) ausgeschaltet.

Additiv: Zugabe von natürlichen Hormonen, jedoch in pharmakologischen Dosen: Östrogene oder Gestagene beim Mammakarzinom der älteren Frau, Androgene beim Mammakarzinom (jüngere Frauen), Östrogene beim Prostatakarzinom (letzte beide Beispiele = gegengeschlechtliche Hormonbehandlung)

Unspezifisch: Kortikosteroide (Nebennierenrindenhormone) bei lymphatischen Leukämien, malignen Lymphomen beim Mammakarzinom, in der Regel kombiniert mit Zytostatika.

Eine begonnene Hormontherapie braucht mindestens 4–8 Wochen Zeit, bis eine Erfolgsbeurteilung möglich ist. Eine erfolgreiche Tumorbehandlung mit Hormonen soll bis zum Nachweis einer weiteren Tumorverschlechterung nicht abgebrochen werden.

Nebenwirkungen der Hormontherapie
- *Ausfallserscheinungen bei Hormonentzug:* Klimakterische Beschwerden nach Ovarektomie, Hormonmangel und entsprechende Zufuhr nach außen nach Hypophysen- oder Nebennierenausschaltung
- *Gegengeschlechtliche Hormonwirkung:* Androgene führen bei der Frau zu Virilisierung (Stimmbruch, Bartwuchs, Libidosteigerung); Östrogene führen beim Mann zu Feminisierung, Brustdrüsenschwellung.
- *Genitale Blutungen:* Unter der Behandlung mit Östrogenen
- *Flüssigkeitsansammlungen, Gewichtszunahme:* tritt vor allem bei Östrogenen, Gestagenen, aber auch gewissen Androgenderivaten auf und äußert sich in Beinödemen, Pleuraergüssen, oft auch in einer verstärkten Herzinsuffizienz bei älteren Patienten.
- *Störungen der Blutgerinnung:* Erhöhte Gefahr von Venenthrombosen und Lungenembolien besteht bei Östrogenen, Gestagenen und Nebennierenrindenhormonen.
- *Hyperkalzämie:* Vor allem bei Patientinnen mit Mammakarzinom und Knochenmetastasen kann es nach Einleitung einer Hormontherapie mit Östrogenen zum *raschen Ansteigen des Serumkalziums* mit den entsprechenden Symptomen kommen (Schläfrigkeit, Verwirrtheit, starker Durst, trockene Haut und Schleimhäute, Erbrechen, Abdominalschmerzen). Diese Stoffwechselkomplikation tritt meist in den ersten beiden Behandlungswochen einer Hormontherapie auf, vor allem bei Verwendung von Östrogenen. Das Hyperkalzämiesyndrom ist *lebensgefährlich,* kann jedoch – wenn erkannt – heute in der Klinik relativ einfach und *erfolgreich behandelt* werden.

13.7.3 Pflege von Patienten mit Zytostatika- oder Hormontherapie

Patienten, die mit Zytostatika oder Hormonen behandelt werden, bedürfen einer *besonders sorgfältigen Überwachung und guten Pflege.* Die Schwester ist in erster Linie für die absolute Zuverlässigkeit in der Verabreichung, bzw. Einnahme, der entsprechenden, bei Fehldosierung gefährlichen Medikamente verantwortlich. Von großer Bedeutung für das Allgemeinbefinden eines zytostatisch behandelten Patienten und für den Behandlungserfolg ist eine ausgewogene und ausreichende Ernährung. Schwester und Arzt müssen oft klärend und ordnend gegen die Verwirrung des Patienten durch gut gemeinte *»Krebsdiäten«,* welche ihm Angehörige und Freunde aus naturverbundenen, meist wenig wissenschaftlich begründeten Zeitschriften zutragen wollen, eingreifen. Der Arzt veranlaßt die hier besonders wichtigen, *regelmäßigen Laborkontrollen* und untersucht den Patienten häufig, um Nebenwirkungen frühzeitig erfassen und bekämpfen, bzw. vermeiden zu können. Das ganze Behandlungsteam bemüht sich, den Bedürfnissen und den Möglichkeiten entsprechend, um die *psychische Betreuung* dieser in fortgeschrittenen Tumorstadien oft schwer kranken Patienten (s. S. 784f.).

13.7.4 Tumor-Chemo-Prophylaxe

Aufgrund ihrer systemischen (= im ganzen Körper verteilten) Wirkung werden Zytostatika und seltener Hormone in den letzten Jahren in steigendem Maße zur Verhinderung der Fernmetastasierung nach operativer Tumorentfernung eingesetzt (sog. *tertiäre Prophylaxe*). Dies wird teils durch immunstimulierende Maßnahmen ergänzt.
Beispiele: postoperative Chemoimmunprophylaxe beim frisch operierten Mammakarzinom, Knochensarkomen, Melanom usw.

13.8 Immun-Therapie maligner Tumoren

Die Erkenntnis, daß die Tumorentstehung eng mit Störungen in der körpereigenen Immunabwehr zusammenhängt, hat in den letzten Jahren vermehrt zu Versuchen geführt, die natürliche Abwehrkraft des Tumorpatienten soweit als möglich zu verstärken. Dies kann durch *spezifische Maßnahmen* (Impfungen mit veränderten, z.B. bestrahlten Eigen-Tumorzellen) oder *unspezifischen Maßnahmen* (Impfungen mit bekannten wirksamen anderen Impfstoffen, z.B. dem Tuberkulose-Impfstoff BCG) erfolgen. Eine Wirkung von seiten immuntherapeutischer Maßnahmen ist in der Regel nur bei ganz kleiner Tumormasse, z.B. in Remission nach erfolgreicher Chemo- oder Strahlentherapie zu erwarten. Die Immuntherapie menschlicher Tumoren befindet sich noch in den Anfängen. Sie wird meist mit anderen Behandlungsarten, insbesondere zytostatischer Chemotherapie und chirurgischen Maßnahmen *kombiniert*. Aufgrund von eindrücklichen Erfolgen bei experimentellen Tiertumoren stellt die Immuntherapie jedoch eine große Hoffnung zur zukünftigen Bewältigung des Tumorproblems dar.

Beispiele erfolgreicher Chemo-Immun-Therapien
- Akute lymphatische Leukämie in Remission
- Metastasierendes Melanom
- Knochensarkome

13.9 Behandlung und Pflege einer Tumorkrankheit – das Mammakarzinom

13.9.1 Früherfassung

Das Mammakarzinom ist eine der Tumorkrankheiten, die zu Beginn meist ohne Allgemeinerscheinungen verlaufen. Anzeichen für einen Brustkrebs können sein:
- Schmerzloses, wachsendes Knötchen in der Brustdrüse, vorwiegend im äußern oberen Viertel
- Auftreten einer eingezogenen Brustwarze

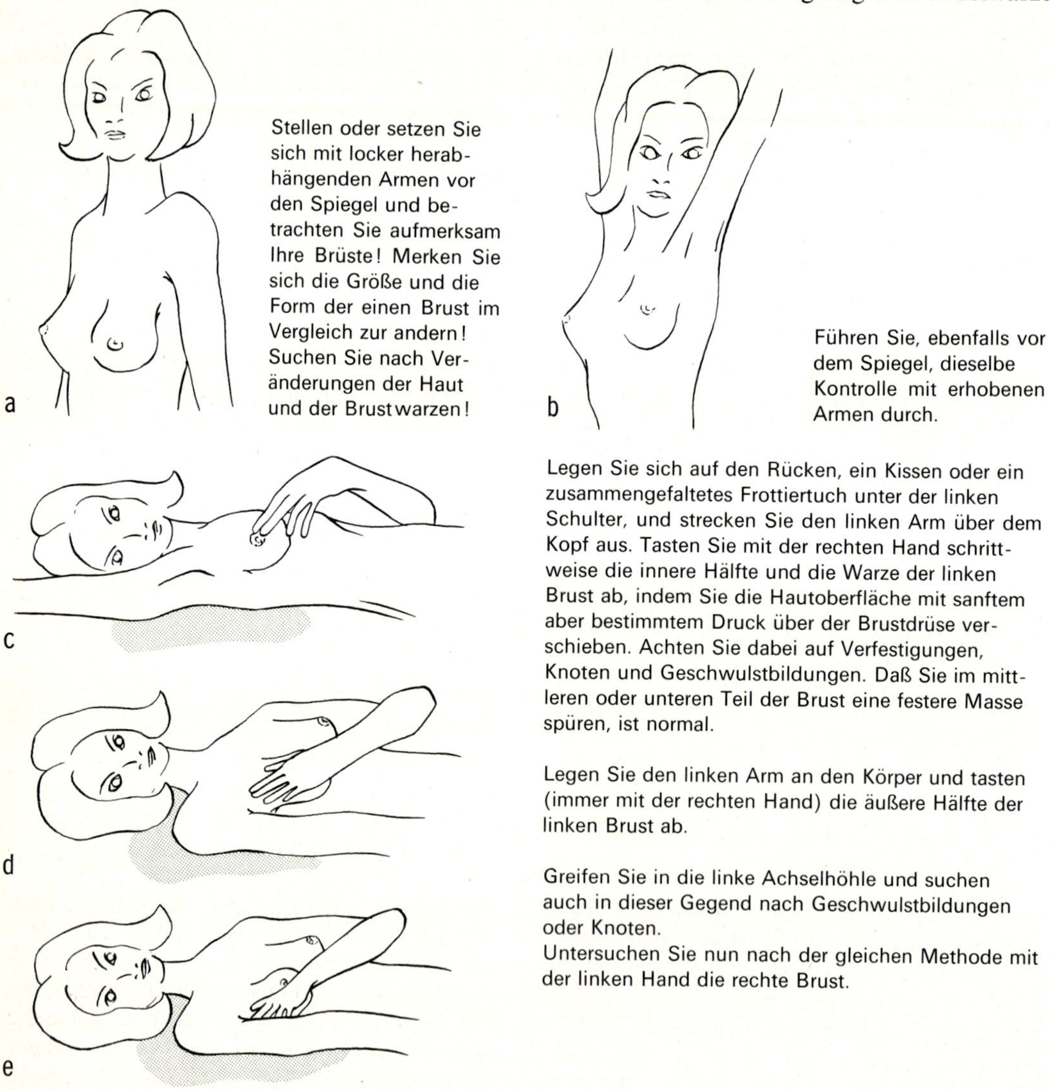

Abb. 4 Kontrolle zur Früherfassung eines Mammakarzinoms, modifiziert nach dem Merkblatt der Schweiz. Krebsliga

– Asymmetrie, bzw. ein Höhertreten der befallenen Brust
– Sekretion aus einer Brust ohne Zusammenhang mit einer Schwangerschaft
– Orangenschalenartige Hautveränderungen über einem Brusttumor (Spätzeichen!).

Da unmöglich alle Frauen in regelmäßigen kurzen Abständen ihre Brüste durch einen Arzt kontrollieren lassen können, ist die Selbstkontrolle die wichtigste prophylaktische Maßnahme (Abb. 4).

Gezielte Aufklärung kann die Frühsymptome bekannt machen. Beim kleinsten Verdacht soll die Frau den Arzt aufsuchen, welcher bei bestätigtem Tumorverdacht folgende Untersuchungen anordnen wird:
– Radiologische Untersuchung der Brust (Mammo- oder Xerographie, evtl. Thermographie)
– Biopsie des verdächtigen Knötchens
– Evtl. weitere klinische und Laborkontrollen.

13.9.2 Diagnostik

Bei gesicherter Diagnose eines Mammakarzinoms muß zur optimalen Therapieplanung das Tumorausbreitungsstadium bestimmt, bzw. müssen Fernmetastasen ausgeschlossen werden. Die Diagnostik umfaßt in der Regel eine vollständige körperliche Untersuchung, Thoraxröntgenbild, Skelettszintigramm (evtl. Skelett-Röntgenstatus), Knochenmarkuntersuchung, Leberfunktionsproben.

Der chirurgische Eingriff selbst (Brustamputation mit Axillaausräumung) liefert weitere wichtige Daten für die diagnostische Bilanz: günstigere Prognose bei tumorfreien Achsellymphknoten, wesentlich schlechtere Prognose bei Tumorbefall von mehr als 3–4 Achsellymphdrüsen.

13.9.3 Behandlungsmöglichkeiten (Tab. 6)

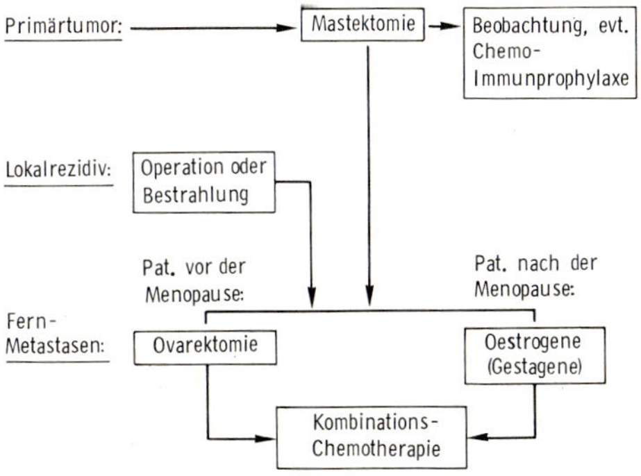

Zu Tabelle 6
– *Mastektomie* = Brustamputation: Es wird heute im allgemeinen eine *eingeschränkte radikale Mastektomie* (Ausräumung der Achsellymphknoten, Belassen des Brustmuskels) durchgeführt, in gewissen Fällen auch nur eine einfache Mastektomie (Ablatio simplex). Radikalere Operationen können die Fernmetastasierung nicht verhindern, die Überlebenszeit deshalb auch nicht verlängern, die Komplikationen jedoch wesentlich vermehren.
– *Nachbestrahlung:* Diese wird heute in der Regel nur bei lokal stark fortgeschrittenen, infiltrierenden und wahrscheinlich nicht radikal operierten Tumoren angewandt.
– *Hormonale Maßnahmen:* Spricht eine Patientin bei Metastasierung auf die erste hormonelle Behandlung gut an, so kommt u. U. (vor allem bei Vorliegen von Skelettmetastasen) ein hormoneller Zweiteingriff, wie z. B. die Ausschaltung der Hypophyse oder der Nebennieren in Frage.
– *Einfluß des Metastasierungstyps:* Wir unterscheiden Skelett-, Weichteil- und viszerale (Eingeweide)-Metastasen.
Skelettmetastasen sind mittels Chemo- und Hormontherapie schwieriger zu beeinflussen als andere Metastasierungsorte, sind aber oft mit jahrelangem Überleben vereinbar.
Weichteilmetastasen (Haut, Lymphknoten) lassen sich mit Strahlen, Zytostatika und Hormonen am erfolgreichsten behandeln.
Viszerale Metastasen sind Beweise eines weit fortgeschrittenen, oft terminalen Tumorleidens (vor allem in Leber und Gehirn).
– *Kombinations-Chemotherapie:* Es werden heute meist 3–5 Zytostatika zusammen mit Kortikosteroiden eingesetzt. Eine erfolgreiche Kombination ist z. B. Endoxan oder Leukeran / Methotrexat / 5-Fluorouracil / Prednison mit oder ohne Vincristin (Oncovin). Damit lassen sich bei 60–70 % der Patientinnen mit metastasierendem Mammakarzinom Tumorrückbildungen während 1–2 Jahren (Mittelwert) erzielen.
– *Primär inoperable Patientinnen* werden oft kombiniert mit Bestrahlung plus Hormonen oder Zytostatika behandelt.
– *Ovarektomie:* Sie geschieht meist in Form der chirurgischen Entfernung beider Eierstöcke (Vorteil: rascher Hormonentzug,

histologische Untersuchungsmöglichkeiten im Bauchraum), seltener durch Bestrahlung der Eierstöcke von außen.

– *Die Behandlung eines neoplastischen Pleuraergusses* (tumorbedingter Brustfellerguß) läßt sich heute durch Kombination lokaler Maßnahmen (Leerpunktion, Einbringen von Zytostatika direkt in die Pleurahöhle) sowie Einleitung einer Chemotherapie bzw. Chemo-Hormon-Therapie oft erfolgreich gestalten.

13.9.4 Pflege nach Mammaamputation

Nach einer Brustamputation wegen Karzinom sind neben den allgemeingültigen Maßnahmen folgende Punkte zu beachten:

– *Hochlagerung des Armes* der betroffenen Seite auf einem Kissen oder einer Armstütze. Tritt ein Lymphödem auf, so muß der Arm noch höher gelagert werden. Diese Komplikation kann vor allem nach Radikaloperation mit Ausräumung der Achselhöhle und nachfolgender Bestrahlung recht häufig auftreten.
– *Aktive, assistierte Bewegungstherapie* des Schultergürtels ab 1. postoperativem Tag. Die Funktionseinschränkung des Schultergelenks auf der operierten Seite ist bei einfacher oder eingeschränkt radikaler Operation relativ gering und kann durch zielstrebige Bewegungstherapie vollständig überwunden werden.
– *Evtl. Einbinden des Armes* von vorne nach hinten (Förderung des Lymphabflusses) oder apparativ-assistierte Ödemprophylaxe, keine Massage!
– *Bei Entlassung* soll die Patientin eine gute Arm-Schulterbeweglichkeit erreicht haben. Sie soll Bewegungsübungen zur weiteren Verbesserung der Beweglichkeit zu Hause regelmäßig weiterführen.
– *Psychisch-soziale Aspekte:* Die Brustamputation ist für viele, vor allem jüngere Frauen ein erhebliches psychisches Problem. Sie fühlen sich oft nur noch als »halbe Frauen«. Mit verständiger Führung und Hilfe seitens der Schwester, des Arztes, der Angehörigen und evtl. von gleicherweise betroffenen Mitpatientinnen gelingt es, daß die meisten Kranken ihre Verstümmelung mit der Zeit akzeptieren und überwinden. Eine mastektomierte Patientin kann weiterhin ein völlig normales Leben in Familie, Beruf, Gesellschaft, Sport usw. führen. Sie benötigt einen Spezial-Büstenthalter mit einer Brustprothese. Plastische Rekonstruktions-Operationen der entfernten Brust werden selten vorgenommen, jedenfalls erst nach einer bestimmten Beobachtungszeit.

Die *Schweizerische Krebsliga* und die *Deutsche Krebsgesellschaft e.V.* haben für brustamputierte Frauen eine sehr lesenswerte Broschüre »Zurück zum Alltag« geschaffen.

Pflege von Patientinnen mit metastasierendem Mammakarzinom

Die Pflege in fortgeschrittenen Krankheitsphasen stellt die Schwester vor die gleichen Aufgaben wie die Pflege anderer Patienten mit schweren, letztlich nicht mehr heilbaren Leiden (s. S. 784f.).

Weiterführende Literatur

Ahnsohn, E.: Die Wahrheit am Krankenbett. Grundfragen einer ärztlichen Sterbehilfe. Pustet, Salzburg 1969

Bernoulli, E., T. Gordonoff, H. Lehmann: Übersicht der gebräuchlichen und neuen Arzneimittel. Schwabe, Basel (neuster Jahrgang)

Chase, B.A., G.F. Robbins: Guidelines for Comprehensive Nursing Care in Cancer. Springer, New York 1973

Horst, W.: Moderne Nuklearmedizin. Universitätsklinik, Kantonsspital, Zürich

Krebsvorsorge und Krebsfrüherkennung. Urban & Schwarzenberg, München 1974

Kübler-Ross, E.: Interviews mit Sterbenden. Kreuz, Stuttgart 1971

Nagel, G.A.: Neuere Konzepte in der Behandlung des generalisierten Krebses. Münch. Med. Wschr. 112 (1970) 2339–2349

Ott, G., H. Kuttig, P. Drings: Standardisierte Krebstherapie. Springer, Berlin 1974

Quäck, J.: Tumorkrankheiten. In: Themen der Krankenpflege, Jg. 1, Bd. I (S. 1–36). Urban & Schwarzenberg, München 1973

Scherer, E.: Strahlentherapie, 2. Aufl. Thieme, Stuttgart 1973

Senn, H.J.: Möglichkeiten und Grenzen der medikamentösen Krebsbehandlung. Schweiz. Med. Wschr. 1975

Urban, H. u. Mitarb.: Der Umgang mit unheilbar Kranken. In: Themen der Krankenpflege, Jg. 1, Bd. I (S. 37–68). Urban & Schwarzenberg, München 1973

Schweiz. Krebsliga und Deutsche Krebsgesellschaft e.V.: Zurück zum Alltag: eine Lebenshilfe für brustamputierte Frauen, 1974

Testfragen

- Erklären Sie den Begriff Onkologie (S. 780)
- Stellen Sie bösartige und gutartige Tumore einander gegenüber (S. 780 f.)
- Erläutern Sie die 3 verschiedenen Wege der Metastasierung (S. 780 f.)
- Nennen Sie 6 Faktoren, die bei der Entstehung von Krebskrankheiten einen Einfluß haben können (S. 781 f.)
- Erstellen Sie eine Tabelle über die am häufigsten auftretenden Tumoren: a) bei der Frau, b) beim Mann (S. 782)
- Beschreiben Sie die Begriffe primäre und sekundäre Prophylaxe (S. 782 f.)
- Nennen Sie die 7 Krebswarnzeichen (S. 784)
- Nennen Sie die 4 verschiedenen Behandlungsmaßnahmen bei bösartigen Tumoren; wählen Sie zwei davon aus, und erklären Sie diese gründlich (S. 785 ff.)
- Stellen Sie die kurative und die palliative Therapie einander gegenüber (S. 786 ff.)
- Erläutern Sie die Pflege und Behandlung einer Patientin mit Mammakarzinom (S. 796 ff.)
- Zeichnen Sie ein Schema zur Früherfassung bei Brustkrebs (S. 796)

VI Intensivpflege

Intensivpflege

Sequenzziel (Intention)

Diplomierte Schwestern und Pfleger, die die Intensivpflegestation (IP) als Arbeitsort wählen, haben heute Gelegenheit, sich in *Spezialkursen* das notwendige Rüstzeug anzueignen und sich als *Intensivpflegeschwester bzw. -pfleger* ausbilden zu lassen.
Ziel dieses Kapitels kann es demnach nicht sein, einen solchen Kurs zu ersetzen oder einen Kurzlehrgang anzubieten. Es geht vielmehr darum, Lernenden (Schwesternschülerinnen, die z.B. im 3. Jahr ihrer Ausbildung ein Praktikum auf der IP absolvieren oder Diplomierten, die einen kurzen Einblick in dieses Spezialgebiet wünschen) einige Schwerpunkte in der Intensivpflege aufzuzeigen.
Durch die Konfrontation und Erfahrung im praktischen Einsatz *und* durch das Studium dieses Kapitels erhalten Sie einen Einblick in die wesentlichen Aspekte der Intensivpflege, wie

- die Intensivpflege als »Streßsituation« für Patient, Angehörige und Pflegepersonal
- die Situation des Patienten, der – trotz des vermehrten Einsatzes technischer Hilfsmittel – als Mensch, als Gesamtpersönlichkeit, gepflegt werden muß
- die Probleme einer auf dieser Station in vermehrtem Maße erforderlichen harmonischen Zusammenarbeit
- die Notwendigkeit der gewissenhaften Beobachtung des Kranken und der Sofortmaßnahmen, die bei akuter Lebensbedrohung oder bei alarmierenden Zeichen ergriffen werden müssen
- die Handhabung verschiedener technischer Hilfsmittel (z.B. Monitor, Beatmungsgeräte).

Lernziel

Um Ihnen die Übersicht zu erleichtern, ordnen wir die einzelnen Lernziele den 11 Teilkapiteln zu. Sie sind jeweils dort nachzulesen.

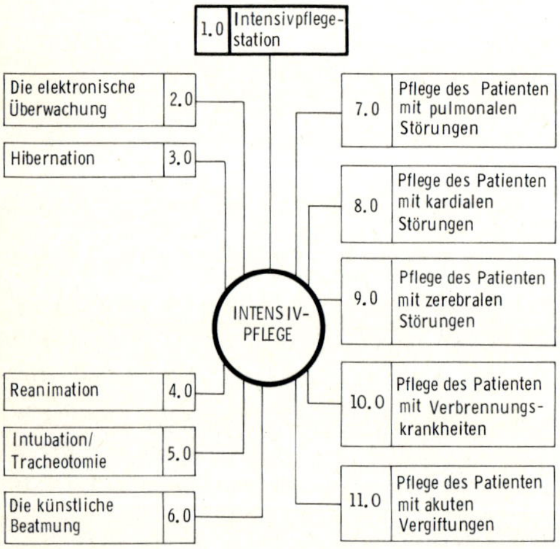

Prinzip

Bei schweren Erkrankungen und nach größeren Unfällen kann es zum totalen oder teilweisen Ausfall einer oder mehrerer *Vitalfunktionen* kommen.
Der Mensch als Organismus ist angewiesen auf die Funktion der vitalen Organe, die die physiologischen Abläufe ermöglichen und koordinieren. Fallen diese ganz oder teilweise aus, kommt es meist zu einer akuten Lebensbedrohung.
Der Mensch als Person hat ein feines Gefühl für Gefahren und reagiert auf Anzeichen von Lebensbedrohung mit Angst und Unruhe.

▼

Für das medizinische Team auf der IP bedeutet das
dem Menschen als Organismus
- Unterstützung zu geben oder das Wiedererlangen der vitalen Funktionen zu ermöglichen
- Überwachung der gestörten oder der wiederhergestellten vitalen Funktionen zu gewährleisten
- zusätzliche Komplikationen oder Schädigungen durch frühzeitige Hilfeleistung zu verhüten.

dem Menschen als Person
- eine Umgebung zu schaffen, in der er sich sicher fühlen kann
- eine zwischenmenschliche Beziehung zu ermöglichen, die ihm und den Angehörigen hilft, die Erfahrung der Angst und der Lebensbedrohung zu verarbeiten
- diejenigen Informationen zu geben, die ihm (und den Angehörigen) helfen, die oft unangenehmen und komplizierten Intensivpflege bzw. -behandlungsmaßnahmen zu verstehen und anzunehmen.

1.0 Die Intensivpflegestation

Lernziel

Sie können
- grundsätzliche Angaben über die Intensivpflege und -behandlung machen;
- die häufigsten Erkrankungen aufzählen, denen Sie auf der IP-Station begegnen;
- über die Intensivpflegestation (Stationstypen, Arbeitsteam, Arbeitsablauf) Auskunft geben.

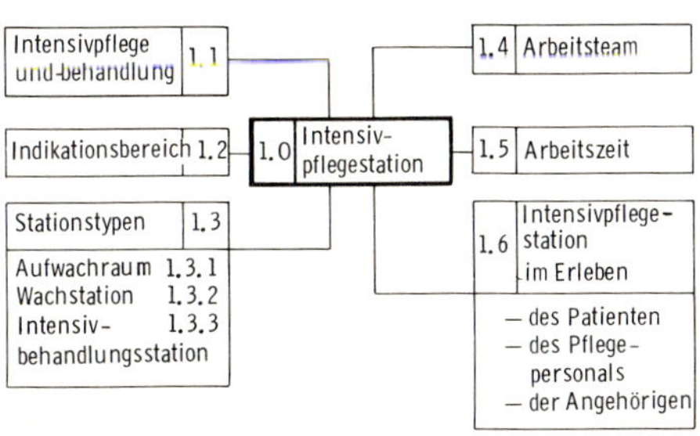

1.1 Intensivpflege und Intensivbehandlung

Unter *Intensivpflege* verstehen wir eine kontinuierliche, exakte und gewissenhafte Pflege und Überwachung des Patienten als Gesamtpersönlichkeit, der infolge schwerer krankmachender Einwirkungen in jeder sonst selbständigen Handlung beeinträchtigt ist.
Unter *Intensivbehandlung* verstehen wir das Wiederherstellen, Unterstützen und Aufrechterhalten der vitalen Funktionen eines Patienten, die vorübergehend lebensbedrohlich gestört sind.
Intensivpflege und -behandlung ist nur auf einer speziell eingerichteten Station optimal möglich: Der räumliche, materielle und personelle Aufwand, den eine solche Station erfordert, ist groß und kostspielig. Es werden daher nur Patienten in lebensbedrohlichem Zustand dort behandelt. Das Ziel besteht darin, diese Kranken zu zentralisieren, um ihnen durch speziell ausgebildetes Personal die Pflege, Überwachung und Behandlung zukommen zu lassen, die ihr momentaner Zustand erfordert. In erster Linie geht es dabei darum, eine Wiederherstellung und Auf-

rechterhaltung aller vitalen Funktionen, wie Atem-, Herz- und Kreislauffunktion anzustreben. Eigentlich umfaßt das Ziel eine aspezifische Therapie, nämlich die Erhaltung aller lebenswichtigen Elementarfunktionen, um Zeit für die Behandlung des Grundleidens zu gewinnen.
Dadurch führen wir gestörte, lebenswichtige Organsysteme eines Patienten in Grenzwerte zurück, die für das weitere Leben akzeptabel sind.

1.2 Indikationsbereich

Intensivpflege und -behandlung kann notwendig werden bei Patienten mit
- respiratorischer Insuffizienz
- tiefer Bewußtlosigkeit verschiedener Ätiologie
- schweren postoperativen Komplikationen
- schweren Störungen des Wasser-Elektrolyt- und Säure-Basen-Haushaltes
- Blutungen (Blutungszustände und Blutungskrankheiten)
- Schockzuständen verschiedener Genese
- komatösen Zuständen: Coma hepaticum, Coma diabeticum, hypoglycämisches Coma, Coma urämicum
- schweren Verletzungen (Thorax-, Herz-, Schädel-Hirn-Traumen, Mehrfachverletzungen = Polyblessé)
- Verbrennungen
- Tetanus
- akuten kardiovaskulären Erkrankungen (Myokardinfarkt, Rhythmusstörungen)
- akuter Peritonitis, Pankreatitis, Niereninsuffizienz
- Hyperthyreote Krise
- neurologischen Erkrankungen
- akuten Vergiftungen

sowie für Patienten
- nach Wiederbelebung
- nach Herzoperationen und anderen großen Eingriffen.

Die Veranlassung einer Verlegung eines Patienten auf die Intensivpflegestation ist immer Sache des Arztes. Wir versuchen den Sinn dieser Verordnung zu erfassen, um den Patienten, falls er bei Bewußtsein ist, positiv darauf vorzubereiten.

1.3 Stationstypen

Intensivpflegestationen, wie wir sie heute kennen, haben ihren Ursprung in den dreißiger Jahren. Die damals bedeutenden Chirurgen F. Sauerbruch und M. Kirschner verlangten Räume für die Überwachung Frischoperierter. Während der Polioepidemien 1947 bis 1952 schuf man die ersten Beatmungsstationen. Verschiedene Anästhesisten und Chirurgen übernahmen den Grundgedanken zentraler Überwachungsstationen und gründeten Intensivpflegestationen.
Wir unterscheiden heute:

1.3.1 Aufwachraum

Überwachungsraum für Frischoperierte ohne Stationscharakter und ohne eigene Betten. Der frischoperierte Patient wird hier solange überwacht, bis die Narkose und deren erste Nachwirkungen überwunden sind, d.h. bis der Patient wieder voll ansprechbar ist und die Herrschaft über seine Schutzreflexe zurückgewonnen hat. Dauer meist 1–2 Stunden. Wichtig ist, daß bei der Verlegung keine unmittelbaren Komplikationen von seiten der Atmung und des Kreislaufs zu erwarten sind. Der Aufwachraum ist normalerweise ab 8.00 Uhr morgens bis 1–2 Stunden nach Ende des Operationsprogrammes in Betrieb. Das Personal arbeitet durchgehend.

1.3.2 Wachstation

Bettenstation zur Überwachung Frischoperierter. Auch prä- und nichtoperative schwerkranke Patienten bleiben einige Tage zur Überwachung der kritischen Phase.
Spezial-Wachstationen sind u.a. solche für neurochirurgische Patienten, für herzchirurgische Patienten, Dialyse-Einheiten, Verbrennungszentren, Entgiftungszentren. Oft sind diese Wachstationen ein Teil der Intensivpflegestation. Die Abgrenzung von Spezial-Wachstation und Intensivpflegestation ist fließend und wird meist nicht auseinandergehalten. Die Aufenthaltsdauer der Patienten auf Spezial-Wachstationen ist länger als auf einer gewöhnlichen Wachstation.

1.3.3 Intensivüberwachungs- und -behandlungsstation (im weiteren als IP bezeichnet)

Es handelt sich um eine Betteneinheit für Schwerstkranke, deren vitale Funktionen in lebensbedrohlicher Weise gestört sind und wiederhergestellt oder durch besondere Maßnahmen aufrechterhalten werden müssen. Hier dominiert die Intensivbehandlung, die Intensivüberwachung und die Intensivpflege.

Je nach der Bettenzahl des Krankenhauses wird es sich als sinnvoll erweisen, eine kombinierte oder eine chirurgische *und* eine internistische Intensivbehandlungsstation zu planen. Die Bettenzahl soll im Durchschnitt 10–15 nicht überschreiten. In großen Kliniken ist die IP-Station in verschiedene Einheiten (nach Spezialgebieten, s. oben) unterteilt. Die Patienten bleiben je nach Zustand und Grundleiden über Tage und Wochen auf der IP.

Räumliche Gestaltung

In ihrer Grundkonzeption unterscheiden sich diese verschiedenen Stationen nicht wesentlich. Folgende Kriterien sollten berücksichtigt sein:

- direkte Sicht auf die zu überwachenden Patienten (vom Arbeitsplatz der Schwester aus)
- Möglichkeit, die Patienten voneinander zu isolieren (z.B. durch einen Vorhang, möglichst aus Einmalgebrauchmaterial)
- unmittelbare Nähe zur Operationsabteilung
- kurze Arbeitswege
- zentrale Alarmanlage
- Gegensprechanlage (wenn möglich auch mit dem Anästhesieteam).

1.4 Arbeitsteam

Das Arbeitsteam einer Intensivpflegestation setzt sich zusammen aus Ärzten, diplomierten Schwestern und Pflegern, Physiotherapeuten, Hilfspersonal und Raumpflegerinnen. Das gesamte Team ist besonderen Belastungen ausgesetzt, wie z.B.

- unsteuerbarer Arbeitsanfall
- ständige Konfrontation mit lebensbedrohlichen Situationen.

Diese und andere Belastungsfaktoren sind nur zu bewältigen, wenn das Arbeitsteam gut harmoniert. In regelmäßigen Gruppenrapporten und -gesprächen können die Pflegebedürfnisse des einzelnen Patienten erfaßt und kann gemeinsam die Pflegeplanung besprochen werden. Hier können sich die Pflegenden über auftauchende Probleme aussprechen und gemeinsam Mittel und Wege finden, dem Patienten in seiner lebensbedrohlichen Situation eine optimale Pflege zu sichern.

Vom einzelnen Teammitglied werden Eigenschaften erwartet, wie

- Bereitschaft zur Übernahme vermehrter Verantwortung
- Achtung und Respekt vor dem Menschen, auch vor dem bewußtlosen, als vollwertiges Glied der Gesellschaft
- Fähigkeit, ein Klima zu schaffen, in dem eine Vertrauensbasis möglich ist
- Bereitschaft, den Patienten und die Angehörigen nach Möglichkeit an der Pflegeplanung teilhaben zu lassen
- Den Krankenpflegeprozeß als zwischenmenschlichen Beziehungsprozeß zu sehen und an der Verwirklichung auch unter erschwerten Umständen zu arbeiten
- Sensibilisiert zu sein für eine patientbezogene Information und Kommunikation (auch Bewußtlose ansprechen!)
- Prinzipielles Denken und die Fähigkeit, die Pflegeverrichtungen davon abzuleiten
- Technisches Geschick, um mit Apparaturen u.a. umgehen zu können, ohne dabei den Patienten als Menschen zu vernachlässigen
- Fähigkeit, lückenlos, klar und sachlich zu rapportieren (schriftlich und mündlich)
- Verständnis für Kompetenzen und Kompetenzabgrenzung.

Um diesen Anforderungen gerecht zu werden, genügt die Grundausbildung und die Berufserfahrung nicht. Eine IP-Schwester benötigt dazu eine Spezialausbildung und laufende Weiterbildung. Der Lernschwester sollte die Teilnahme an dieser Weiterbildung ermöglicht werden, damit sie lernt, Symptome einzureihen, Zusammenhänge zu erkennen und therapeutische Maßnahmen zu verstehen. Nur in der geplanten Integration in das Arbeitsteam werden Lernende mit den Problemen der Intensivpflege bekannt.

1.5 Arbeitszeit auf einer IP-Station

Der 24-Stunden-Tag muß auf einer IP in 3 Schichten eingeteilt werden, denn weder die Ärzte noch das Pflegepersonal sind fähig, länger als 8 Stunden einen Patienten wirklich intensiv zu beobachten und minimalste Veränderungen sofort zu erkennen. Dieser häufige Wechsel sollte die Geborgenheit des Patienten nicht beeinträchtigen, wenn alle

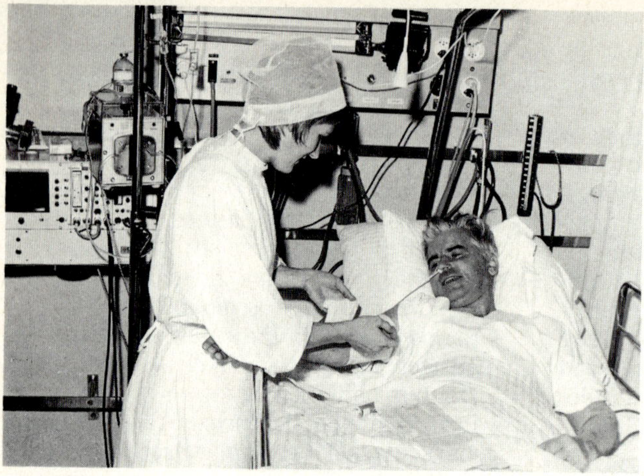

Abb. 1 Pflege des Patienten auf der Intensivpflegestation

Tabelle 1 IP-Station im Erleben von

	Pflegepersonal (als Beispiel: Lernschwester)	Patient	Angehörigen
Situation	– Sie geht *vorbereitet* dorthin, um Einblick zu erhalten	– Er *muß plötzlich* dorthin, da seine vitalen Funktionen zu versagen drohen, oder – er muß nach einer größeren Operation vorübergehend auf die IP. In diesem Fall soll die IP-Schwester *vorher* mit dem Patienten Kontakt aufnehmen	– *Plötzlich* befindet sich eines der Eigenen in Lebensgefahr – an einem ihnen nicht vertrauten Ort
Einwirkungen der neuen Umgebung	– Umgebung ist ihr noch fremd – Umgebung wirkt verwirrend – Lernschwester wird evtl. unsicher, fühlt sich den Anforderungen nicht gewachsen, wird ängstlich, erkennt ihre beruflichen Grenzen und u. U. Lücken – Sie hat Mühe, alle Eindrücke zu verarbeiten	– Umgebung ist ihm total fremd und wirkt evtl. beängstigend – Patient fühlt sich einsam, herausgerissen aus seiner vertrauten Umgebung – Er lehnt sich u. U. gegen diese neue Umgebung auf – Er kann ängstlich, unselbständig, aggressiv oder fordernd reagieren	– Umgebung ist ihnen total fremd – Umgebung wirkt geheimnisvoll, u. U. auch unpersönlich auf sie ein – Angehörige fühlen sich ausgestoßen – abrupt getrennt vom Patienten
Erwartungen	– Einblick zu erhalten in die Probleme der IP-Patienten – Eine systematische Einführung – Lernsituationen auswerten zu dürfen – Gruppenrapporte und klinische Visiten, um Fragen zu klären – Ein angepaßtes, selbständiges Arbeiten (mit Kontrollen) – Ort der Geborgenheit finden im Team, damit sie dem Schwerkranken Mitmensch sein kann	– Information über seine Situation – Atmosphäre der Geborgenheit und Sicherheit – Mitmenschliches Verhalten ihm gegenüber – Die Gesundheit bald wieder zu erlangen – Kontinuierliche Informationen über seinen Zustand – Absolutes Beherrschen aller Pflege- und Überwachungsmaßnahmen durch die Schwestern – Kontakt mit der Außenwelt, soweit möglich	– Verständnis für ihre Not – Möglichkeiten für Kontakte (Besuche, Telefon) – Information über den Patienten und über das, was mit ihm vorgenommen wird – Optimale Betreuung des Patienten

im vorhergehenden Abschnitt aufgezeigten Aspekte berücksichtigt werden.

1.6 Intensivpflegestation im Erleben des Patienten, des Pflegepersonals, der Angehörigen

Um einen Patienten auf einer IP umfassend zu pflegen, ist es unumgänglich, ihm alle körperlichen, seelischen und sozialen Bedürfnisse zu erfüllen. Es gilt demnach auch hier, daß die Punkte 1–14 von V. Henderson, S. 46, bei der Ausführung der Pflege überlegt und nach vordergründigen Pflegeproblemen des Patienten berücksichtigt werden (Abb. 1).

Wir wollen im nebenstehenden Schema (Tab. 1) versuchen, die wesentlichen, jedoch ob der technischen Apparaturen oft vergessenen oder vernachlässigten seelischen und sozialen Bedürfnisse kurz skizzieren.

2.0 Intensivüberwachung des Patienten

Lernziel

Nach dem Studium dieses Teilkapitels können Sie
- die wichtigsten Kontrollmaßnahmen und evtl. zu erwartende Gefahrenmomente aufzählen;
- über die elektronischen Überwachungsmöglichkeiten Auskunft geben.

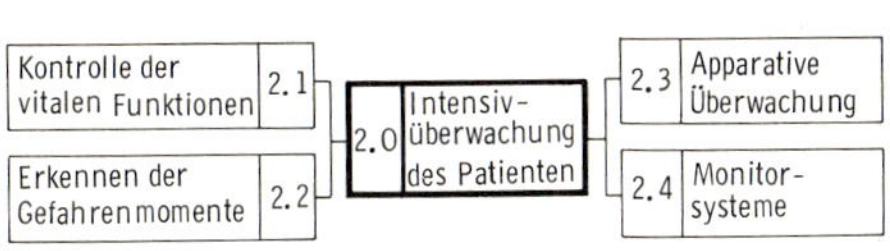

Prinzip

Patienten, bei denen eine Intensivbehandlung angezeigt ist, sind infolge ihrer Grundkrankheit oder einer eingetretenen Komplikation einer steten akuten Bedrohung der vitalen Funktionen ausgesetzt.

▼

- Durch intensive Überwachung können Gefahren frühzeitig erfaßt werden.
- Die Zeitspanne, in der eine wirksame Behebung der Lebensbedrohung möglich ist, ist kurz. Die Intensivüberwachung erlaubt eine sofortige Hilfeleistung.

2.1 Kontinuierliche Kontrolle der vitalen Funktionen

Ein Hauptziel, das bei der Verlegung eines Patienten auf die IP erreicht werden will, ist, dem Patienten eine kontinuierliche Beobachtung zukommen zu lassen.

Alle S. 36 aufgeführten Beobachtungsmomente sind mehr oder minder vordergründig. Von ganz besonderer Bedeutung sind die *Kontrollen der Vitalzeichen,* die oft $\frac{1}{4}$-, $\frac{1}{2}$- oder 1stündlich vorgenommen werden müssen.
- Kontrolle der Atmung (und des Respirators, falls der Patient beatmet wird)
- Kontrolle des Pulses
- Kontrolle des Blutdruckes
- Kontrolle des Zentralvenendruckes
- Kontrolle der Ausscheidungen
- Kontrolle der Pupillen
- Kontrolle des Gesamtzustandes des Patienten
- U.U. Kontrolle der Körpertemperatur *und* des Körpergewichts mittels Bettenwaage.

2.2 Erkennen der Gefahrenmomente

Die Schwester, die die Pflege und Überwachung eines Patienten übernimmt, ist die einzige Person, die Veränderungen *augenblicklich* erkennen kann. Als bedrohliche Veränderungen erachten wir u.a.:
- Pulsveränderungen: Brady-, Tachykardien, Arrhythmien

- Atemstörungen
- akut auftretende Hypo- und Hypertension
- Gesichtsfarbveränderung, Schweißausbruch, Pupillenveränderung
- Veränderung der Ansprechbarkeit und der Bewußtseinslage
- motorische und sensorische Veränderungen
- Oligurie, Anurie, Hämaturie.

Jede noch so geringfügige Veränderung ist sofort dem Arzt zu melden!

2.3 Apparative Überwachung

Die apparative Überwachung (mittels technischer Hilfsmittel) ist heute eine unentbehrliche Ergänzung zur unmittelbaren Krankenbeobachtung. Wie schon S. 35 gesagt wurde, kann aber kein noch so differenzierter Apparat die persönliche Beobachtungsfähigkeit einer guten Pflegeperson ersetzen. Viele, vielleicht scheinbar geringfügige Veränderungen an der Person und Persönlichkeit des Patienten können *nicht* mit Meßgeräten registriert werden. Dazu kommt, daß der persönliche Kontakt und damit die zwischenmenschliche Beziehung zum Patienten bei einer *nur* apparativen Überwachung ausfällt. Trotzdem kommt auch der apparativen Überwachung große Bedeutung zu:

- Viele lebensbedrohliche Situationen können nur mittels elektronisch gesteuerten Monitoren (= Überwachungsgeräte) rechtzeitig erfaßt werden.
- Monitoren vermögen die ermittelten Meßwerte kontinuierlich aufzuzeichnen.
- Pathologische Veränderungen sind auf dem Bildschirm ersichtlich.
- Akustische Alarmzeichen dienen der Soforterfassung.

Heute stehen eine große Anzahl Überwachungsgeräte zur Verfügung. Wir unterscheiden im wesentlichen die individuelle und die zentrale Monitoreinheit.

2.4 Monitorsysteme

Die individuelle Monitoreinheit
Grundsätzlich sollte für jedes Patientenbett eine Überwachungseinheit mit Grenzwertmelder eingeplant werden. Bei individuell einstellbarer Unter- oder Überschreitung kritischer Meßwertbereiche wird selbständig Alarm ausgelöst. (Die Geräte können so bestückt werden, daß zwei Patienten mit einem Gerät überwacht werden können.) Die Überwachungseinheit kann nach dem sog. Baustufenprinzip zusammengestellt werden.

Stufe 1: EKG-Monitor, Defibrillator, Schrittmacher und Blutgasanalysator
Stufe 2: + Puls-Monitor
Die Kombination von Stufe 1 + 2 ist häufig anzutreffen, seltener sind zusätzlich
Stufe 3: + Blutdruck-Monitor (Überwachung des arteriellen Druckes und des zentralen Venendruckes)
Stufe 4: + Atemfrequenz-Monitor
Stufe 5: + Temperatur-Monitor
Stufe 6: + automatische Kontrolle der Blut- und Atemgase
+ Herzminutenvolumen-Bestimmung, (Herzzeitvolumen-Bestimmung)
+ EEG.

Die zentrale Monitoreinheit
Sind in einem großen Raum mehrere Patienten zu überwachen und ist der Blick über alle Patienten frei, so kann man diese an eine zentrale Überwachungsanlage anschließen. In diesem Fall können von einem zentralen Überwachungspult aus die Vitalwerte verschiedener Patienten gleichzeitig registriert werden.

Kombination
der individuellen und zentralen Überwachung ist ebenfalls möglich. In diesem Fall sind in Bettnähe die Monitoren aufgestellt, die eine sofortige Beurteilung an Ort und Stelle gestatten. In der Meßzentrale werden die Meßwerte der einzelnen Patienten auf die Anzeigeinstrumente geschaltet.
Um einen Patienten, der an einem Monitor angeschlossen ist, optimal zu überwachen, muß das Pflegepersonal die einfachen EKG-Veränderungen auf dem Kardioskop erkennen können (über das normale EKG s. S. 504f.).
Einfache EKG-Veränderungen sind z.B. die in Abb. 2 ersichtlichen.
Veränderungen in bezug auf Rhythmus und Frequenz sind sofort weiterzumelden (zuständige Schwester, Arzt). Tritt das Bild des Kammerflatterns und -flimmerns auf, ist *sofortige* Reanimation notwendig (S. 811ff.).

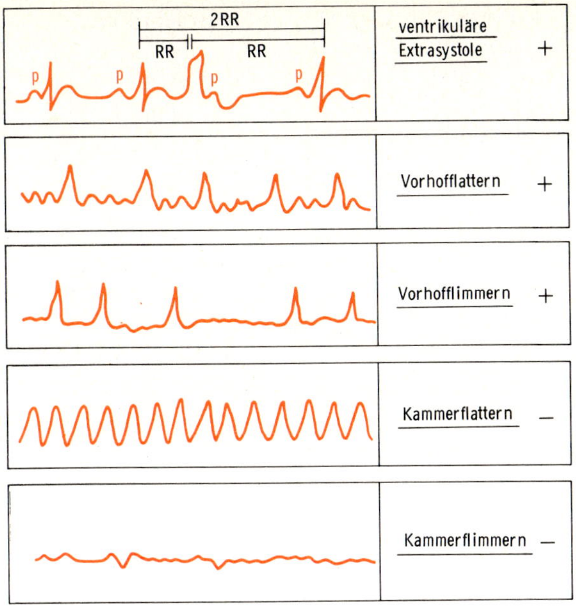

Abb. 2 Einfache EKG-Veränderungen:
+ Puls tastbar, Arrhythmie feststellbar
– kein Puls tastbar, Kreislaufstillstand

> *Richtlinien zur Handhabung von Überwachungsgeräten*
> - Keinen Apparat bedienen, ohne vorausgegangene gründliche Erklärung einzuholen
> - Evtl. vorhandene Betriebsanweisungen und Merkblätter gut studieren
> - Jeden Apparat zum erstenmal unter Kontrolle einschalten
> - Beim ersten Ablesen die Werte durch eine erfahrene Schwester kontrollieren lassen
> - Apparate u.U. während, in jedem Fall aber nach Gebrauch vorschriftsgemäß reinigen, desinfizieren (ggf. sterilisieren). Defekte Apparate sofort zur Reparatur geben
> - Sich orientieren über den prinzipiellen Mechanismus des Apparates.

3.0 Pflege des Patienten mit Hibernation

Lernziel

Sie sind fähig
- den Begriff der Hibernation zu erläutern;
- die Möglichkeiten zur Hibernation aufzuzählen;
- die Pflege des hibernierten Patienten zu erklären.

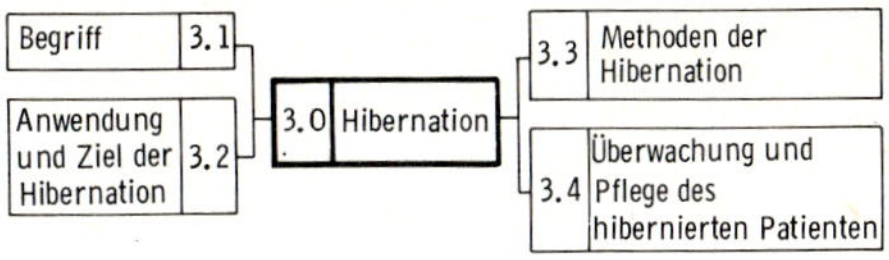

> **Prinzip**
>
> Die Wärmeregulation des Organismus geschieht auf chemischer und physikalischer Basis. Die Aufrechterhaltung dieser Vorgänge sind für den Organismus von größter Bedeutung. *Eine Steigerung* der Temperatur bewirkt eine Beschleunigung der chemischen und physikalischen Vorgänge und dadurch eine Erhöhung des Energieumsatzes, was für den Organismus eine große Belastung bedeuten kann.
>
> ▼
>
> Künstliche Hypothermie (Hibernation) als kontrollierte Senkung der Körpertemperatur (= Herabsetzen der Umgebungstemperatur und Ausschalten der einsetzenden Gegenmechanismen durch Sedierung) senkt den Energieumsatz, den Sauerstoffverbrauch und die Stoffwechselvorgänge. Die Belastung des Organismus kann reduziert werden.

3.1 Begriff

Künstliche Hypothermie (Unterkühlung) bedeutet: kontrollierte Senkung der Körpertemperatur, wobei unter mäßiger Hypothermie (Unterkühlung bis 35 °C) und tiefer Hypothermie (Unterkühlung 32°–29 °C) unterschieden wird.

Die Hypothermie wurde erst möglich, als es durch Narkose, tiefe Sedierung und vegetative Blockierung gelang, die während der Unterkühlung einsetzenden Gegenregulationsmechanismen des Organismus auszuschalten (Kältezittern und die Stoffwechselsteigerung, um den Wärmeverlust zu kompensieren).

3.2 Anwendung und Ziel der Hibernation

Anwendung

Die Hypothermie zu therapeutischen Zwecken ist bei Patienten angezeigt, bei denen eine starke Temperaturerhöhung eine zusätzliche Belastung bedeutet.

Die wichtigsten Indikationen

- schwere Infektionen (Poliomyelitis, Enzephalitis, Tetanus, Sepsis und septischer Schock)
- schwere Intoxikationen (Peritonitis, Pankreatitis)
- hyperthyreote Krise
- zentral bedingter Temperaturanstieg (Schädel-Hirn-Trauma, neurochirurgische Operationen)
- ausgedehnte Verbrennungen.

Ziel

Das Ziel der mäßigen Hypothermie ist immer das Ausschalten einer länger andauernden Hyperthermie. Durch die Unterkühlung werden folgende Vorteile erzielt:

- Senkung des Fiebers, evtl. bis zur Norm oder darunter
- Senkung des Sauerstoffverbrauches
- Reduzierung des Stoffwechsels, wodurch dem Organismus wertvolle Reserven erhalten werden können.

3.3 Methoden der Hibernation

Um für den Patienten schwerwiegende Komplikationen zu vermeiden, ist bei der Durchführung der Hibernation auf zwei wesentliche Aspekte zu achten, nämlich

- die medikamentöse Beeinflussung,
- die physikalische Beeinflussung.

Medikamentöse Beeinflussung

Wichtige Voraussetzung vor Beginn der Unterkühlung ist eine ausreichende *Sedierung* des Patienten. Als äußerst günstig hat sich die *lytische Mischung* bewährt. Sie wird als sog. »Cocktail« intravenös in einer Dosierung von 1–2 ml/Stunde verabreicht.

Lytische Mischung:

– Dolantin	– Analgetikum
– Prazine (Protactyl, Verophen)	– Neuroleptikum
– Phenergan (Atosil)	– Neuroleptikum

Für Kinder ist die Dosierung kleiner (Arztverordnung!).

Statt der lytischen Mischung wird u.U. auch Novalgin i.v. verordnet.

Physikalische Beeinflussung

Eine medikamentöse Unterkühlung allein genügt normalerweise nicht, den Stoffwechsel genügend zu reduzieren.

Erst im Zusammenhang mit einer Hautoberflächenkühlung (= physikalische Beeinflussung) erreichen wir einen wirksamen Effekt.

Die Möglichkeiten zur *Oberflächenkühlung* sind vielfältig. Anwendung von

- automatisch gesteuerten Unterkühlungsgeräten
- schlafsackähnlichen Kühlmatten
- Eismatratzen oder Kühlschlangen
- Kombination von Alkoholwickeln und Standventilatoren
- Ventilator-Defensor-Wirkung
- Eisblasen, Eiswasserkissen oder Frostoform (Auflegen auf die großen Gefäße)
- Alkoholspray (Besprühen des Körpers mit 90%igem Alkohol).

Mit diesen Methoden (es gibt noch andere) erreichen wir eine Hautoberflächenkühlung und dadurch einen Wärmeentzug. Die Körpertemperatur sinkt.

3.4 Überwachung und Pflege des hibernierten Patienten

Überwachung

Patienten, bei denen eine therapeutische Unterkühlung durchgeführt wird, sind streng zu überwachen.

- Die Temperatur muß regelmäßig und genau gemessen werden. Der Patient wird nach Einlegen einer Rektalsonde an den Temperatur-Monitor angeschlossen. (Muß die Temperatur ohne diese technischen Hilfsmittel gemessen werden, gilt: Messung zu Beginn viertelstündlich, später stündlich.) Bei Absinken der Temperatur unter die vom Arzt bestimmte Grenze (im Normalfall 35 °C) kann es zu schweren Komplikationen kommen. Dies, weil die Gegenregulation stillgelegt wird und jegliche Wärmeregulation aufhört. Der Patient bekommt weite Pupillen, seine Gefäße werden weit, es treten Herzrhythmusstörungen (Kammerflimmern bis Kreislaufstillstand) auf.

Soforthilfe durch die Schwester
- Arzt benachrichtigen
- Hibernation unterbrechen
- Patient zudecken und
- mittels Heizkissen und Bettflaschen Wärme zuführen

- Puls und Blutdruck (evtl. EKG) sind häufig zu kontrollieren (Schwankungen weisen auf ungenügende Sedierung hin).
- Ansprechbarkeit, Allgemeinbefinden, Atmung und Aussehen sind zu überwachen. Die Haut ist auf Kältezittern (= Gänsehaut) zu prüfen. Würde eine solche auftreten, wäre sie ein Zeichen dafür, daß der Kranke zu wenig sediert ist.
- Die Extremitäten sind auf eine evtl. zu starke Abkühlung zu beobachten. U.U. ist durch Einwickeln der Füße und Hände in ein Frotteetuch lokal auftretenden Kälteschäden vorzubeugen.
- Kontrolle der Ausscheidungen (Blasen- und Darmentleerung).

4.0 Reanimation

Lernziel

Das grundsätzliche Wissen (verbunden mit Übung in der Handhabung der Geräte) über Reanimation soll Ihnen helfen, in Notfallsituationen rasch und korrekt zu handeln, d.h. eine wirkungsvolle Reanimation in die Wege zu leiten oder dabei unterstützend mitzuhelfen.
Sie können
- über Ziel und Zweck der Reanimation referieren;
- die Reanimationsmaßnahmen nennen, erklären und begründen;
- die Symptome bei akutem Kreislaufstillstand in der richtigen Reihenfolge aufzählen und grundsätzliche Angaben über die Wiederbelebung machen.

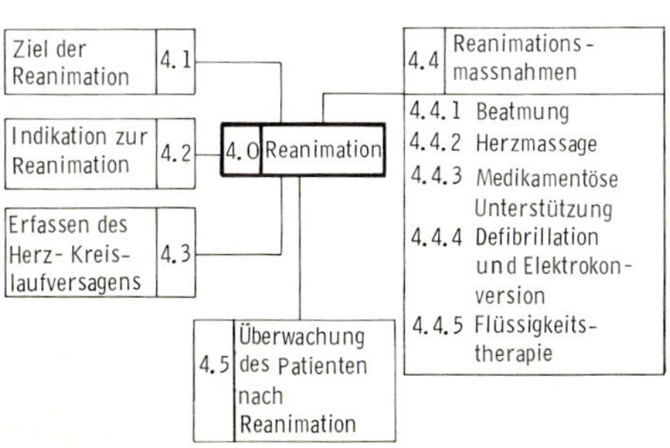

Prinzip

Eine abrupt aussetzende Atem- und Kreislauftätigkeit führt zum Erlöschen der Lebensfunktionen.

▼

- Sofortige *Beatmung* kann den Gasaustausch und damit die Versorgung des Gehirns künstlich erhalten. Entweder setzt die Spontanatmung wieder ein, oder der Patient muß über eine bestimmte Zeitspanne mit speziellen Apparaten beatmet werden.
- Sofortige *Herzmassage* (durch Druck und Gegendruck von Sternum und Wirbelsäule auf einer zusätzlichen harten Unterlage) ermöglicht künstlich erzeugte Pumpbewegungen des Herzens, die den Kreislauf in Gang bringen und eine Wiederherstellung der Blutzirkulation ermöglichen. Die Herzmassage muß so lange fortgesetzt werden, bis das Herz seine Funktion autonom weiterführt.

4.1 Ziel der Reanimation

Unter Reanimation (= Wiederbelebung) verstehen wir das möglichst rasche Wieder-in-Funktion-Bringen der abrupt ausgesetzten Atem- und Kreislauftätigkeit durch künstliche Beatmung, Herzmassage usw. Das Wort Reanimation wird abgeleitet aus dem Lateinischen und bedeutet re = wieder/animare = beleben, beseelen.

Eine sofortige Wiederbelebung hat zum Ziel
- das Gehirn vor Anoxie zu schützen
- die normale Herztätigkeit wiederherzustellen
- die spontan geregelte Herzaktion neu zu ermöglichen.

Voraussetzung für augenblickliches Handeln bei der Reanimation im Krankenhaus:
- Das Pflegepersonal des ganzen Krankenhauses muß die Reanimationsmaßnahmen beherrschen.
- Wiederbelebungsmaßnahmen werden im Rahmen der internen Schulung geübt.
- Als wichtigste Sofortmaßnahmen bei einem Herzstillstand gelten Beatmung und Herzmassage.
- Jede Pflegeperson muß wissen, wo das Reanimationsbesteck aufbewahrt ist.

- Das Reanimationsbesteck ist an einem allen bekannten, rasch erreichbaren Platz aufzubewahren und wöchentlich auf Vollständigkeit zu prüfen.

4.2 Indikationen zur Reanimation

Da eine erfolgreiche Reanimation später als 3–4 Minuten nach Unterbrechung der Zirkulation fraglich ist, sollte keine Zeit verschwendet werden mit Fragen über Ursachen und Diagnostik des Herzkreislaufversagens. Es hat sich als sehr nützlich erwiesen, bei Patienten mit Herzstillstandrisiken, beim Überwachungsblatt ein allgemein als solches **bekanntes Zeichen** anzubringen. Dadurch weiß jede Schwester, ob eine Reanimation vom Ärzteteam aus erwartet wird, z.B.

Indikationen ●
- wiederholter Herzinfarkt
- Kammerflimmern
- Schwere innere Verletzungen

↓

- bei plötzlich und unerwartetem Eintreten des Kreislaufstillstandes unklarer Ätiologie

Gegenindikationen ○
- inkurables Tumorleiden
- nicht zu beeinflussende Herzinsuffizienz
- schwerste Schädel-Hirnverletzungen und ausgedehnte Verbrennungen

↓

- bei Krankheiten mit infausten Prognosen und zu erwartendem Kreislaufversagen

4.3 Sofortiges Erfassen des Herz-Kreislaufversagens

Sinnvolle und wirkungsvolle Hilfeleistung bei Herz-Kreislauf-Versagen ist nur möglich, wenn dieses innerhalb weniger Sekunden erfaßt wird.

Beachte

Jede Pflegeperson muß die Symptome eines akuten Kreislaufstillstandes kennen.

– Bewußtlosigkeit	→	6–12 Sekunden nach Kreislaufunterbrechung
– Krämpfe und »Verdrehen« der Augen	→	sofort einsetzend
– Pulslosigkeit	→	nicht peripher, sondern an den großen Gefäßen, z.B. an der A. carotis feststellbar
– Zyanose	→	vor dem Atemstillstand
– graue Hautfarbe, kalter Schweiß	→	Schnappatmung und Eintreten des Atemstillstandes
– Atemstillstand	→	15–30 Sekunden nach Kreislaufunterbrechung
– weite Pupillen	→	bis 1 Minute nach Kreislaufunterbrechung

Weitere Symptome wie Blutdrucklosigkeit und Asystolie (oder »weak action«) helfen rasch, die Diagnose zu sichern.

Sofortmaßnahmen
Über die bei akutem Herz-Kreislauf-Stillstand zu ergreifenden Sofortmaßnahmen gibt uns das folgende Merkblatt (Abb. 3) einen klaren Überblick. Es wurde uns freundlicherweise von Prof. Dr. G. Hoßli, Chefanästhesist, Kantonsspital Zürich, zur Verfügung gestellt.

4.4 Wiederbelebungsmaßnahmen

Eine Wiederbelebung kann nur erfolgreich sein, wenn in der zur Verfügung stehenden kurzen Zeit nicht »kopflos« gehandelt wird, sondern sofort sinnvolle Maßnahmen ergriffen werden. Ein *vorgegebenes Schema* (Tab. 2) hilft, die dringlichsten Maßnahmen in der richtigen Reihenfolge und Koordination auszuführen. Eine weitere Hilfe bedeutet ein *gut funktionierendes Team,* d.h. es wird vorher abgesprochen, »wer was tut«.
Für eine erfolgreiche Reanimation spielen der *Zeitfaktor* und die *Reaktionsfähigkeit* des Pflegepersonals eine große Rolle.

4.4.1 Atemwege – Beatmung

Am Anfang jeder Wiederbelebung steht das *Freimachen und Freihalten der Atemwege.*

Kreislaufstillstand
Die ersten 13 Minuten der Herzwiederbelebung

innert max. 3 Minuten

Diagnose:

Kreislaufstillstand
- Kammerflimmern
- «weak action»
- Asystolie

wenn
- Coma, Kollaps, Apnoe
- Carotis-/Femoralis-Puls fehlt
- Pupillen weit, reaktionslos

Wiederbelebung:

1. Schutz vor Hirnanoxie:

Beatmung
- Mundbeatmung Mund zu Nase/Mund
- Frischluft-/Sauerstoff-Beutelbeatmung
- Intubation/Beatmung

\+ **Herzmassage**
- harte Unterlage
- kräftige Druckstösse
- auf untere Sternumhälfte
- 70- bis 100mal pro Minute

ca. 10 Minuten

2. Restitution der Herzaktion:

① **Adrenalin**
0,3 bis 0,5 mg (= 0,3–0,5 ml 1‰)
oder Orciprenalin 0,25-0,5 mg
(= Alupent® 0,5-1,0 ml)

\+ **Procain**
50–100 mg (= 5–10 ml (1%))
oder Lidocain 100 mg
(= Xylocain® 5 ml 2%)

intrakardial oder i. v.

\+

② **Natriumbicarbonat** 100 mäq (= 100 ml 8,4%)
alle 10 Minuten i. v. oder als Infusion

- Wenn kein Erfolg: EKG wertvoll für Differentialdiagnose

Kammerflimmern? ⟷ Brady-Arrhythmie/Asystolie?

- im Zweifelsfall behandeln als

Kammerflimmern:

Defibrillation mit 220–660 V oder 100–300 Ws
evtl. wiederholen; evtl. Doppelschläge
evtl. Procain/(Adrenalin) wiederholen (s. oben)
evtl. Procainamid 200–500 mg (= Pronestyl® 2–5 ml)

Asystolie:

Adrenalin/Isoprenalin
wiederholen (siehe oben)

\+ **Calciumgluconat**
10 ml 10% i. v.

Beatmung und Herzmassage ständig weiterführen

wenn innert ca. 10 Minuten kein Erfolg:

evtl. Indikation zur Thorakotomie gegeben

zur – direkten Herzmassage
zur – direkten, intrakardialen Medikamenteninjektion
zur – direkten, internen Defibrillation

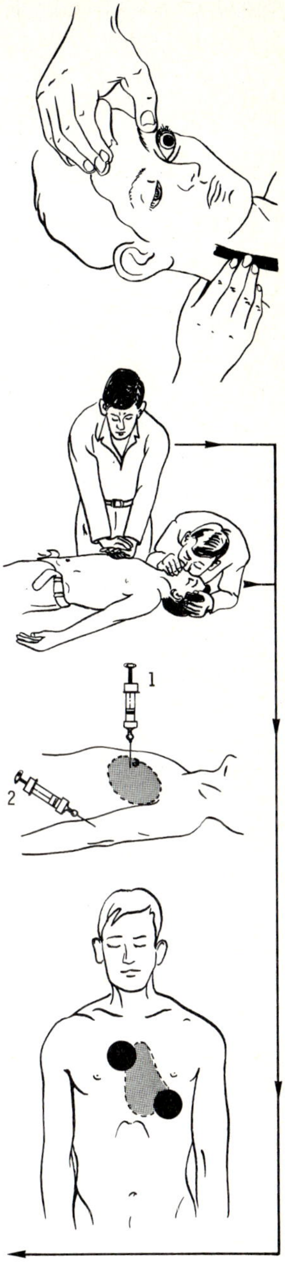

Abb. 3 Merkblatt: Sofortmaßnahmen zur Herzwiederbelebung

Tabelle 2 Reanimationsmaßnahmen (alphabetische Gliederung aus dem Englischen übernommen)

A – Atemwege (airway)	– freimachen freihalten	
B – Beatmung (breathing)	– Mund-zu-Nase Mund-zu-Mund Mund-zu-Tubus Ambubeutel	I Versorgung des Zentralnervensystems mit Sauerstoff
C – Zirkulation (circulation)	– Herzmassage	
D – Drogen (drugs)	– Kreislaufmittel Antiarrhythmika	
E – EKG	– Diagnostik Defibrillation Schrittmacher	III Wiederherstellung der spontanen Blutzirkulation
F – Flüssigkeiten (fluids)	– Elektrolytlösungen Plasmaexpander Blut	
G – Gespräch über Erfolgsaussichten (gauging)	– Ärzteteam	
H – Hypothermie (hypothermia)	– Erhaltung wertvoller Reserven	III Langzeitwiederbelebung
I – Intensivpflege (intensive care)	– Überwachung und Pflege	

Die Technik des Freimachens und Freihaltens der Atemwege muß geübt werden. Im Stoffplan der Krankenpflegeschulen ist dafür ein eigenes Unterrichtsfach *Erste Hilfe* vorgesehen. Grundsätzlich gilt:
- Reinigen von Mund und Rachen (wenn nötig)
- Überstrecken des Halses nach hinten und Vorwärtsziehen des Unterkiefers
- Erleichtert wird diese Maßnahme durch das *Einlegen eines Rachentubus* (z.B. Guedel- oder Wendl-Tubus).

Beatmung
Sie ist mit und ohne Hilfsmittel möglich.
- Mund-zu-Mund-Beatmung
- Mund-zu-Nase-Beatmung
- Mund-zu-Tubus-Beatmung
- Beatmung mit Beutel, Balg, Maske.

Angaben über die exakte Technik der Beatmung und Herzmassage finden Sie bei Beske Bd. II und bei Lawin, *Praxis der Intensivpflege* (s. weiterführende Literatur).

Beachte

Zu Beginn 5 rasch aufeinanderfolgende tiefe Atemzüge geben
Die weitere Frequenz der Beatmung liegt bei 15–20 Atemzügen pro Minute.

Die obengenannten Beatmungsarten weisen wichtige positive Momente auf wie:
- Sie sind gleichzeitig mit der Herzmassage durchführbar.
- Sie sind für den Helfer wenig ermüdend.
- Die Wirksamkeit ist an den Thoraxexpansionen erkennbar.
- Eine Verlegung der Luftwege ist sofort erfaßbar.
- Gurgelnde Geräusche weisen auf eine Sekretansammlung in den Atemwegen hin.

4.4.2 Zirkulation – Herzmassage

Neben dem
- Freihalten der Atemwege und der
- Beatmung

muß bei bestehendem Herz-Kreislauf-Stillstand (Kammerflattern, Kammerflimmern, Asystolie) sofort auch mit der *Wiederherstellung der Zirkulation* begonnen werden = *Herzmassage*.

Wir unterscheiden prinzipiell zwischen einer äußeren (indirekten) und einer inneren (direkten) Herzmassage. Da nur die *äußere Herzmassage* in den Kompetenzbereich der Schwester gehört, wird die innere hier nicht besprochen (s. Lawin: *Praxis der Intensivpflege*).

Der Sinn der sofort einsetzenden Herzmassage liegt darin, daß das in den Lungen oxy-

genisierte Blut so rasch wie möglich in die Gewebe, vor allem in das Gehirn transportiert wird.
Die modernen Krankenhausbetten bieten für eine wirksame Herzmassage den Vorteil, daß sie mit einer *harten Unterlage* (Metallplatte) versehen sind. Diese harte Unterlage ist für die Herzmassage Voraussetzung. Bei älteren Betten muß raschmöglichst ein Brett unter den Patienten geschoben werden. (Bei vielen Betten eignet sich dazu das Fußbrett des Bettes, es hat den Vorteil, daß es jederzeit griffbereit ist.)

Beachte

- Für die Reanimation werden *2 Helfer* benötigt, einer für die Beatmung, der zweite für die Herzmassage.
  Die Frequenz der Herzmassage liegt bei 60–80 Stößen / Minute.
  Die Frequenz bei der Atmung: 15–20 Atemstöße / Minute (s. vorn).
- Anfänglich ist u.U. nur *ein Helfer* beim Patienten, der dann vor der Alternative »Beatmung oder Herzmassage« steht. Aufgrund der physiologischen Gesetzmäßigkeiten muß sich der einzelne Helfer zuerst für die Beatmung entscheiden und diese dann durch die Herzmassage ergänzen. (Evtl. genügt ein *heftiger Schlag auf das Sternum,* um die Herztätigkeit wieder in Gang zu bringen.) Sonst gilt die *Regel:*
  Beatmung und Herzmassage abwechslungsweise durchführen, z.B. je 15 Herzmassage- und 4 Beatmungsstöße.

4.4.3 Medikamentöse Unterstützung

Zu einer erfolgreichen Reanimation gehört heute die Anwendung verschieden wirkender Medikamente. Das folgende Schema (Tab. 3) gibt einen Überblick über die heute gebräuchlichsten Medikamente dieses Indikationsbereiches.

Tabelle 3 Medikamente zur Reanimation

Medikament	Gruppe	Verabreichungsform	Wirkung
Adrenalin (Noradrenalin, Alupent) Isuprel	Neurovegetativum (Sympathicomimeticum)	Injektion i.v. oder intracardial	– Erhöhung der Frequenz und Kontraktionskraft = – Erhöhung des Herzminutenvolumens – Erhöhung der Reizbildungs- und Reizleitungsfähigkeit
Lidocain (Xylocain, Procain)	Lokalanästhetikum Antiarrhythmikum	Injektion i.v. oder in Infusionen	– Behebung von Kammerarrhythmien – Hemmung lokaler Reizherdebildung
Natriumbicarbonat (THAM)	Antazidum Puffersubstanz	Injektion i.v. oder als Infusion	– Korrektur der metabolischen und respiratorischen Azidose
Kalziumchlorid	anorganischer Stoff	Injektion i.v.	– Dämpfung der zellulären Erregbarkeit – Verantwortung für die Koppelung der Membranerregung mit der Kontraktion der Myofibrillen

Jede Schwester muß diese Medikamente kennen, muß wissen, wo sie aufbewahrt sind und sie innerhalb kürzester Zeit bereitstellen können.

4.4.4 Defibrillation, Elektrokonversion

Das Grundsätzliche über diese Therapien ist im Kapitel »Pflege bei Erkrankungen des Herzens«, S. 510f., nachzulesen.

Für die *Defibrillation* gilt:
- Die notwendigen Gegenstände sind in gebrauchsbereitem Zustand und gut zugänglich aufzubewahren.
- Die Ausführung geschieht durch den Arzt, in Notfallsituationen evtl. durch die speziell ausgebildete Intensivschwester.
- Während der Defibrillation ist streng darauf zu achten, daß keine der anwesenden Personen mit dem Patientenbett in Berührung kommt (elektrischer Schlag!).

– Nach der Defibrillation ist eine Intensivüberwachung notwendig.

Der Erfolg der Defibrillation und die Wiederaufnahme eines spontanen Herzrhythmus hängt wesentlich davon ab, ob sich das Myokard in einem guten Zustand befindet, ob durch die vorausgegangene Beatmung und Herzmassage eine ausreichende Oxygenisierung erreicht, die Azidose durch Puffersubstanzen behoben und die Kontraktionskraft des Herzmuskels durch Alupent erhöht wurde.

Im Gegensatz zur Defibrillation ist die *Elektrokonversion* keine Reanimationsmaßnahme, sondern eine gezielte therapeutische Maßnahme, die bei Rhythmusstörungen ohne Kreislaufstillstand zur Anwendung kommt.

Der Übersicht halber werden die beiden Maßnahmen in der folgenden Tabelle 4 einander gegenübergestellt.

Tabelle 4 Defibrillation und Kardiokonversion (Elektrokonversion)

	Defibrillation	Kardiokonversion
I *Definition*	Defibrillation = Entflimmerung des Herzens mittels Elektroschock	Kardiokonversion = Umkehr eines Rhythmus in einen andern mittels Elektroschock
II *Unterschiede* 1. Anwendung	– Kammerflimmern	– Vorhofflimmern – Vorhofflattern – paroxysmale Vorhoftachykardie – AV-Tachykardie – Kammertachykardie
2. Situation	Notfallmaßnahme (rasches Handeln notwendig, Defibrillation innerhalb 30–60 Sek. nach Auftreten des Kammerflimmerns)	– Geplante Maßnahme (evtl. medikamentöse Vorbereitung mit Digitalis, Chinidin, Antikoagulation)
3. Abstimmung auf das EKG	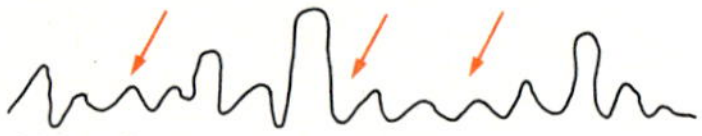 Ohne Synchronisation (da keine QRS-Komplexe vorhanden sind)	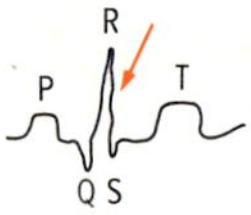 Mit Synchronisation
4. Stromstärke (Gleichstrom)	Mit maximaler Stromstärke 400 WS	Beginn mit 20–50 Watt/Sek., wenn Erfolglosigkeit Steigerung der Stromstärke, 100/200/300/400 WS
III *Vorbereitung*	– Keine Vorbereitung möglich	– Orientierung des Patienten (evtl. schriftl. Einwilligung verlangen) – Patient sollte nüchtern sein – Infusion vorbereiten und stecken – Medikamente zur Sedation, evtl. für Kurznarkose bereitstellen – Monitor, Defibrillator und Intubationsbesteck richten – Patient flach lagern
IV *Nachbehandlung*	– Überwachung des EKG-Rhythmus – Kontrolle von Blutdruck, Puls und Bewußtseinslage – Auf Protokollblatt entsprechenden Vermerk machen	– Überwachung des EKG-Rhythmus – Kontrolle von Blutdruck, Puls, Atmung, Bewußtseinslage, Pupillenreflex und Urinausscheidung – Blutgasanalyse – Auf Protokollblatt entsprechenden Vermerk machen

4.4.5 Flüssigkeitstherapie

Bei einem Herz-Kreislauf-Versagen liegt immer ein *Schock* vor. Das Einlegen eines Venenkatheters, bzw. das Stecken einer Infusion und die Flüssigkeitstherapie sind deshalb von großer Bedeutung.

– Wassersubstitution mit Glukoselösung und Elektrolytzusatz (z.B. Natriumbicarbonat)

- Volumenersatz (vor allem, wenn eine Hypovolämie Ursache des Kreislaufversagens ist) als Plasmaersatz, Vollblut oder Plasma
- Verbesserung der Mikrozirkulation mit Dextranlösungen (Rheomakrodex)
- Mannitollösung zur Anregung und Verbesserung der Nierentätigkeit.

Beachte

Die Bestimmung der *Blutgase* (Blutgasanalyse) muß in regelmäßigen Abständen *während* und *nach* der Reanimation vorgenommen werden.

4.5 Überwachung des Patienten nach der Reanimation

Den Reanimationserfolg erkennen wir an
- wieder tastbarem Puls (Karotis)
- meßbarem Blutdruck
- rosiger Hautfarbe
- engerwerdenden Pupillen
- Einsetzen der Spontanatmung
- zurückkehrendem Bewußtsein
- spontanen Bewegungen.

Treten diese Symptome auf, so spricht alles dafür, die Maßnahmen der Langzeit-Wiederbelebung zu treffen. *Die intensive Überwachung* des Patienten, der erfolgreich reanimiert wurde, ist von zentraler Bedeutung.

Zur Überwachung gehören:
- Kontrolle der Vitalzeichen (¼- bis ½stündlich): Der Patient wird am Monitor angeschlossen.
- Körpertemperatur und Urinausscheidung werden zu Beginn stündlich kontrolliert.
- Die Kontrolle der Hautfarbe und des Verhaltens des Patienten läuft parallel mit der Kontrolle der Vitalzeichen.
- Überwachung des Beatmungsapparates (wenn der Patient an einen solchen angeschlossen wurde).
- EKG-Überwachung am Kardioskop, um neueintretende Rhythmusstörungen sofort zu erkennen.
- Exakte Kontrolle der verordneten Infusionen, da Elektrolytstörungen und die metabolische Azidose rasch korrigiert werden müssen.

Der Patient benötigt eine sorgfältige Pflege und eine gewissenhafte Überwachung, da er in der Erholungsphase sehr gefährdet ist. Gedanken über Sinn und Abbruch der Reanimation finden Sie im 1. Kapitel (s. S. 8f.).

5.0 Pflege des Patienten mit Intubation und Tracheotomie

Lernziel

Wenn Sie dieses Kapitel erarbeitet haben, sollten Sie mit der Pflege des intubierten und tracheotomierten Patienten vertraut sein.

Sie sind fähig
- die Intubation und Tracheotomie auseinander zu halten und über Intubationsweg sowie über Lokalisation der Tracheotomie genaue Angaben zu machen;
- die gebräuchlichsten Tubus- und Kanülenarten aufzuzählen;
- die Pflege des intubierten, bzw. tracheotomierten Patienten genau zu beschreiben und zu begründen.

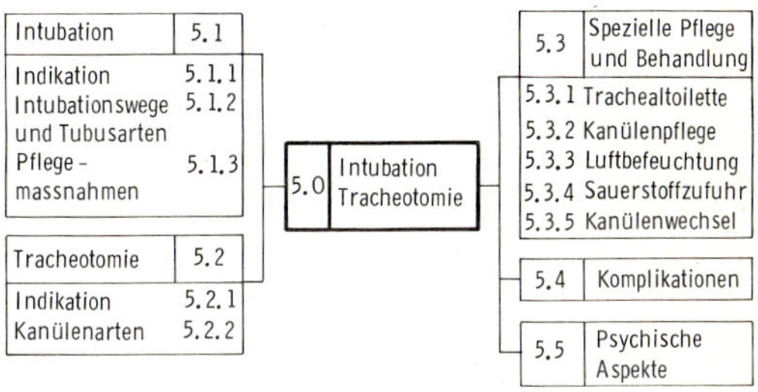

Prinzip

Freie Atemwege und intakte Atmung sind von lebenserhaltender Bedeutung (= vitale Funktion).

Plötzlich einsetzende Störung der Atmung (respiratorische Insuffizienz), die meist mit Verlegung der Atemwege (Sekretanschoppung) einhergeht, muß notfallmäßig durch künstliche Beatmung angegangen werden. Zur künstlichen Beatmung gehört immer auch das Absaugen von Sekret. Der direkte Zugang zum Atemsystem ist durch *Intubation* (Tubus) oder *Tracheotomie* (Kanüle) möglich.

Ein eingelegter Tubus oder eine Kanüle verlangen von den Pflegenden äußerste Sorgfalt.
- Verschiebung oder Verstopfung kann lebensbedrohlich sein.
- Unüberlegte oder unsaubere Manipulation kann zu Infektionen im Bronchialraum oder zu anderen Komplikationen führen.

5.1 Intubation (Endotracheale Intubation)

5.1.1 Indikation zur Intubation

Bei allen akut einsetzenden Störungen der Atmung wird die *endotracheale Intubation* durchgeführt (Abb. 4). Sie ist die schnellste und sicherste Technik zur Herstellung freier Atemwege und zur Verhütung von Aspiration. Durch die Intubation werden zudem die besten Bedingungen zu einer guten Bronchialtoilette und zu einer kontrollierten oder assistierten Beatmung geschaffen. Sie bietet ferner den Vorteil, daß später eine Tracheotomie durchgeführt werden kann (ohne Zeitdruck). Die Regel, daß ein Tubus nicht länger als 24–72 Stunden belassen werden soll, gilt heute nicht mehr.

Bei vielen Krankheitsbildern besteht die Tendenz, den endotrachealen Tubus über mehrere Tage, d.h. bis zum Abklingen der unmittelbaren Lebensgefahr zu belassen (z.B. bei Status asthmaticus, Vergiftungen, Pseudokrupp). Auch bei Schädel-Hirn-Verletzten wird die Intubation belassen, wenn a) eine Aufhellung des Bewußtseins in absehbarer Frist zu erwarten ist, b) die Schädigung so groß ist, daß eine Tracheotomie nicht mehr gerechtfertigt ist.

5.1.2 Intubationswege und Tubusarten, Intubationsbesteck

Intubationswege

- *Orotracheal* (Abb. 4)
  Vorteil:
  - Intubation einfach und schnell
  - Bronchialtoilette leichter
  Nachteil:
  - Larynxschäden treten häufiger auf
  - Mundtoilette schwierig
- *Nasotracheal*
  Vorteil:
  - Bessere Lage im Larynx und dadurch weniger Schädigungen
  - Mundtoilette leicht möglich
  Nachteil:
  - Intubation zeitraubender und schwieriger
  - Bronchialtoilette erschwert.

Tubusarten

- *Gummitubus* (heute selten im Gebrauch), soll nur kurzfristig liegen bleiben (48–96 Stunden)
- *Kunststofftubus* (Plastik, Rüschelit), kann bis 14 Tage liegen bleiben
- *Spiralfedertubus* als Spezialtubus, der nur bei Patienten mit Kieferfrakturen oder Nasenverletzungen in Frage kommt.

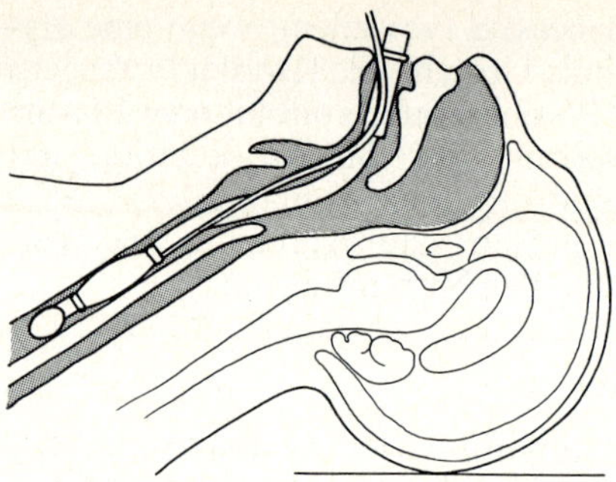

Abb. 4 Endotracheal eingelegter Tubus mit aufgeblasener abdichtender Manschette. Dadurch wird die Freihaltung der Atemwege in jeder Lage bedeutend erleichtert, ferner kann über den endotrachealen Tubus mit Leichtigkeit künstlich beatmet werden

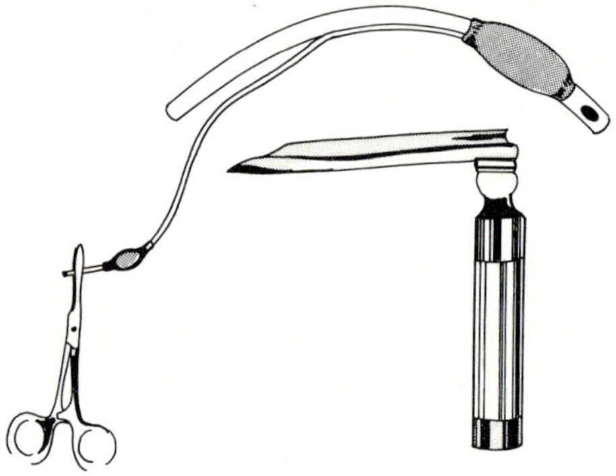

Abb. 5 Zum Intubationsbesteck gehören vor allem ein Laryngoskop mit verschiedenen Spateln und einige Endotrachealtuben

Intubationsbesteck

Grundsätzlich gehört dazu

- Ambubeutel
- Masken
- verschiedene Endotrachealtuben (Abb. 5)
- Laryngoskop mit verschiedenen Spateln (und Laryngoskopgriff) (Abb. 5)
- 10 ml Spritze (Luftspritze)
- Mundpfropf, Zahnschutz, Gummizapfen
- Gleitmittel, Schleimhautanästhetikum

- Führungssonde
- Heftpflaster

dazu Medikamente: z.B. Pentothal, Epontol (steriles Aquadest).

Beachte

Das Intubationsbesteck ist regelmäßig auf Vollständigkeit zu kontrollieren. Bei den Medikamenten ist das Verfalldatum zu beachten.

5.1.3 Pflegemaßnahmen beim liegenden Tubus

- Allgemeine Pflege: Siehe Pflege des Beatmungspatienten (S. 823ff.)
- Bronchialtoilette siehe Tracheotomie (S. 820ff.)
- *Kontrolle der Lage und Durchgängigkeit* des Tubus ist sehr wichtig und muß regelmäßig durchgeführt werden. Der Tubus wird nach dem Einlegen sofort markiert = Orientierungshilfe für die richtige Lage (er kann herausfallen, tiefer rutschen, abknikken, verstopfen durch Sekret). Besondere Beachtung ist in diesem Zusammenhang der Lagerung des Kopfes zu schenken.
- *Spezielle Mundpflege:* Diese ist besonders bei oral intubierten Patienten sehr schwierig und nur unter Assistenz einer zweiten Pflegeperson durchzuführen (mindestens 2–3stündlich!).
  Vorgehen: Heftpflaster entfernen, Tubus mit Benzin reinigen, Gummipfropf reinigen oder auswechseln, dann Mundpflege wie üblich durchführen (evtl. Carbatomspray verwenden, siehe S. 123f.), absaugen (Speichelfluß!), Gummizapfen und Tubus mit Heftpflaster fixieren.
- *Spezielle Nasenpflege* braucht vor allem der Nasalintubierte. Die lokale Dekubitusgefahr ist sehr groß (s. auch S. 827, Kapitel Beatmungspatient).
- Psychische Aspekte und weitere Angaben über die Pflege des intubierten Patienten, s. Tracheotomie, S. 820ff.

5.2 Tracheotomie

Unter Tracheotomie versteht man einen operativ angelegten Luftröhrenschnitt zum Einlegen einer Kanüle. Abb. 6 zeigt uns die möglichen Schnittführungen, wobei die Tracheo-

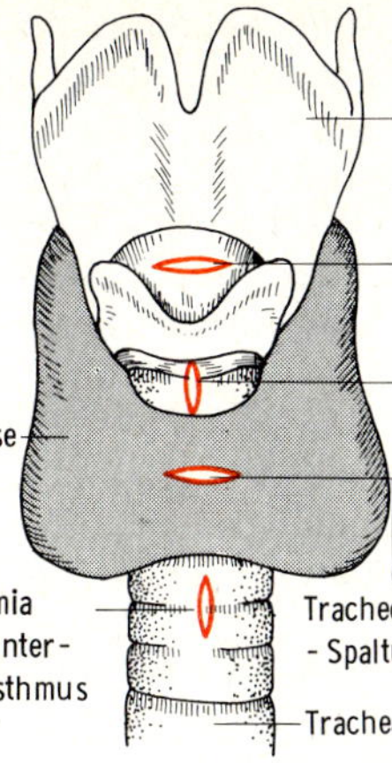

Abb. 6 Tracheotomie: Schnittführungen

tomia superior die am häufigsten ausgeführte ist.

5.2.1 Indikation zur Tracheotomie

Eine Tracheotomie wird vor allem dann ausgeführt, wenn mit tiefer Bewußtlosigkeit und fehlenden Schutzreflexen *über lange Zeit gerechnet* oder eine *langfristige Beatmung* durchgeführt werden muß, z.B. bei Tetanus, ausgedehnten Thoraxwandverletzungen, anhaltenden Atemstörungen infolge Läsion des Zentralnervensystems, bei hoher Querschnittsläsion (= neuromuskuläre Störung) u.a.

5.2.2 Kanülenarten

Es sind Trachealkanülen verschiedenartiger *Formen* und aus unterschiedlichen *Materialien* im Handel.

- Beatmungskanülen mit Cuff aus Silber, Gummi, Latex oder Polyäthylen
- Einfache Kanülen (für Patienten, die keine luftdichte Kanüle mehr benötigen) oder Doppelkanülen mit Innenrohr
- Kanülen mit unterschiedlicher Krümmung, Länge, Art der aufblasbaren Manschette und Art der Fixationsvorrichtung
- Besonders konstruierte Sprechkanülen aus Silber, die dem Langzeitkanülenträger die Verständigung mit der Außenwelt ermöglichen.

Die am häufigsten angewandte und am wenigsten Komplikationen erzeugende Kanüle ist die *Tracheoflexkanüle* (nach Rügheimer).

Vorteile der Tracheoflexkanüle (Abb. 7)
- Sie ist rechtwinklig gebogen, was der idealen Krümmungslinie entspricht.
- Der Luftzuführungsschlauch zu der Blokkermanschette liegt innerhalb der Kanülenwand (Läsion der Trachea und Einengung des Kanülenvolumens kann vermieden werden).
- Die Blockermanschette bildet im aufgeblasenen Zustand nicht eine Kugel mit erhöhter Druckzone, sondern eine Walze, die sich gleichmäßig an die Trachealwand anlegt.
- Die Kanüle ist verschiebbar, flexibel und paßt sich jeder Lageveränderung an.
- Sie ist formstabil durch das Drahtskelett.

Der Cuff (Blockermanschette) ist eine aufblasbare Manschette (sie ist bei der Plastikkanüle z. B. schon fixiert, bei der Silberkanüle aufstülpbar), die sich der Trachea anpaßt. Nach Notwendigkeit und Bedarf wird sie mit Luft aufgeblasen. Diese Abdichtung dient dazu, Gasverluste zu vermeiden, andererseits verhütet sie die Aspiration von evtl. zurückfließendem Magensaft oder Erbrochenem.

5.3 Spezielle Pflege und Behandlung

Zur Pflege des Tracheotomierten gehört immer
- Freihalten der Atemwege durch regelmäßiges, steriles und gezieltes Absaugen
- Befeuchten der Luftwege
- Absaugen von Mund und Nase
- Kanülenpflege
- Beachtung der richtigen Lagerung des Kopfes (vor allem bei Intubierten)
- 2- bis 3stündlicher Lagewechsel, wenn keine Kontraindikation besteht; wir verhindern dadurch Sekretstauungen und Atelektasenbildung.

5.3.1 Trachealtoilette

Beachte
- Vor jeder Trachealtoilette sind die Hände nicht nur zu *waschen,* sondern auch zu *desinfizieren* (evtl. sterile Handschuhe tragen).
- Das Absaugen geschieht unter absolut gewährleisteter *Asepsis.*

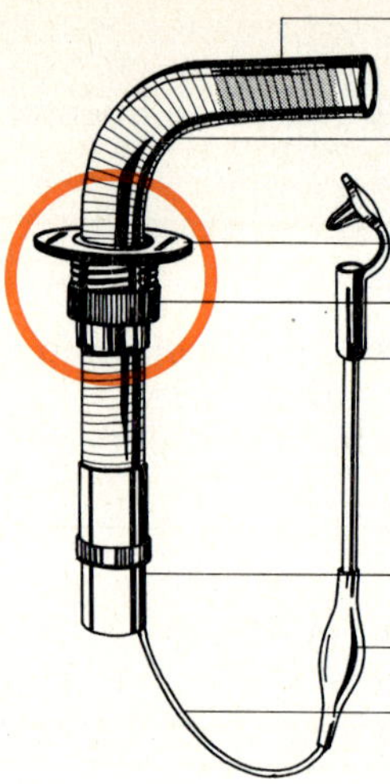

Abb. 7 Tracheoflexkanüle

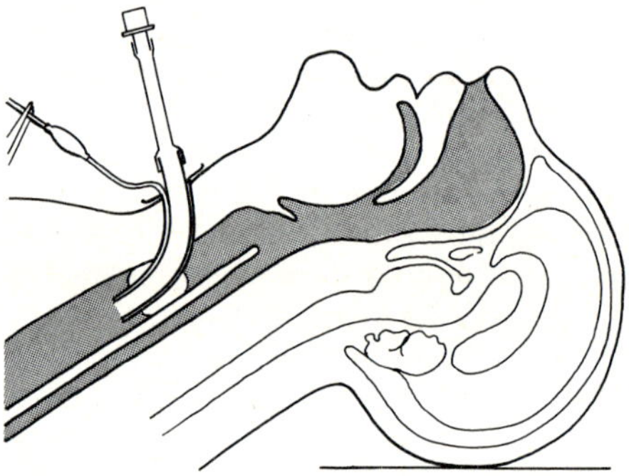

Abb. 8 Eingelegte Kanüle
Wegen der Gefahr der Drucknekrosen im Larynx wird in einem späteren Zeitpunkt eine Tracheotomie durchgeführt und der Endotrachealtubus durch eine Beatmungskanüle ersetzt

Material für die Trachealtoilette
- Ein vollständiges Absauggerät (je nach Krankenhaus verschieden)
- Becher für Spülflüssigkeit (evtl. als Desinfektionslösung) mit Haltevorrichtung am Saugsystem oder an der Wand
- weiche, silikonisierte, sterile und einzelverpackte Einmalgebrauchkatheter (evtl. mit end- und seitenständiger Öffnung)
- evtl. kleiner Behälter zum Einlegen des Saugschlauchansatzstückes
- Abfallsack bei jedem Absaugsystem
- sterile Handschuhe (Plastikhandschuhe)
- Maske (immer zu tragen bei Frischtracheotomierten).

Vorgang beim Absaugen der Trachea
- Absaugkatheter etwas aus der Verpackung ziehen
- Handschuhe anziehen
- mit der linken Hand Absaugvorrichtung einstellen (mittlerer Sog: 2 m Wassersäule)
- Katheter mit rechter, Schlauch mit linker Hand fassen
- den Absaugkatheter sorgfältig und ohne Sog in die Trachea einführen und beidseitig während je maximal 15–20 Sekunden absaugen; unnötiges Herumstochern vermeiden. Katheter langsam zurückziehen
- darauf achten, daß beim Absaugen Tubus oder Kanüle nicht verschoben wird
- gezieltes Absaugen rechts und links: mit gebogenem Katheter und endständiger Öffnung. Zum Absaugen der linken Seite des Bronchialsystems Kopf des Patienten nach rechts drehen, zum Absaugen auf der rechten Seite Kopf nach links drehen
- Plastikhandschuh über den Absaugkatheter ziehen und in den Abfallsack legen
- Sog abstellen.

Beachte
- Ansprechbare Patienten vor dem Absaugen zum Aushusten auffordern.
- Während des Absaugens muß der Patient beobachtet werden (Unruhe, Aussehen, evtl. Pulsfrequenz).
- Regelmäßig absaugen, d.h. stündlich, wenn der Patient nicht übermäßig Sekret absondert und nichts anderes verordnet wurde, sonst nach Bedarf.
- Grundsätzlich nicht länger als 15–20 Sekunden pro Mal.
- Bei der obengenannten Trachealtoilette ist u.U. auf spezielle hausinterne Vorschriften zu achten, wie z.B. das *Einschalten des Druckmonitors* auf 50 Sekunden bis zum Einsetzen des akustischen Alarms. Man erkundige sich genau über die jeweils zusätzlich zu beachtenden Einzelheiten.

Das Absaugen von Mund und Nase schließt sich der Trachealtoilette an. Das gewöhnliche Absaugen wurde im Kapitel »Pneumonieprophylaxe« auf S. 159 besprochen. Gründliche *Mundpflege* in regelmäßigen Abständen ist bei Tracheotomierten unumgänglich.

5.3.2 Kanülenpflege und Cuff-Kontrolle

Die Kanülenpflege wird je nach Bedarf 1- bis 2mal täglich vorgenommen. Die Einschleppung von Bakterien in das Bronchialsystem kann durch aseptisches Vorgehen und zusätzliche therapeutische Maßnahmen vermieden werden.

Material
Auf Tablett oder Mehrzweckwagen griffbereit:
- geeignetes Desinfektionsmittel, evtl. zusätzlich Wasserstoffsuperoxyd 3 %
- sterile Watteträger
- eingeschnittene Gazen, steril
- Kanülenbändchen
- 1 sterile anatomische Pinzette
- unsterile Spritze für Cuff-Kontrolle
- Klemme (Péan), Schere
- Einweghandschuhe, Abfallsack
- Mundschutz (Einwegmaske) bei Frischtracheotomierten.

Vorgehen
- Vor Beginn der Kanülenreinigung wird das Sekret aus Mund und Trachea abgesaugt.
- *Die Cuff-Entlastung* darf nur bei Patienten mit Spontanatmung vorgenommen werden. Für die *Cuff-Füllung* mit Luft sowie für eine evtl. regelmäßige *Entleerung des Cuff* zur Entlastung der Schleimhaut ist der Arzt verantwortlich. Wir halten uns genau an seine Anweisungen.
- Bei Tracheoflexkanülen muß der Cuff nicht entleert werden. Es genügt ein Verschieben der Kanüle um 1–3 cm, anschließend wird sie frisch fixiert.
- Entfernung der aufgelegten Gaze mittels Handschuhen
- Reinigung der Wundränder des Luftröhrenschnittes mit Watteträger und Desinfektionslösung
- Haut und Kanüle mit antiseptischer Lösung oder Spray behandeln
- Mit Hilfe der Pinzette wird die frische eingeschnittene Gaze um die Kanüle gelegt (Abdecken der Wundränder).
- Nun wird das neue Kanülenbändchen befestigt und erst dann das alte abgeschnit-

ten. Man achte darauf, daß das Bändchen straff sitzt (Kontrolle mit zwei Fingern, die sich noch knapp hineinschieben lassen müssen). Die gebrauchte Schere soll anschließend desinfiziert oder sterilisiert werden.
- Wurde die Luft des Cuff abgelassen, wird er nun neu mit der vorgeschriebenen Menge Luft gefüllt.

Die Luftmenge muß individuell angepaßt werden, d. h. so viel Luft einblasen, daß keine Einatmungsluft neben der Kanüle entweichen kann = Tracheomalazie-Prophylaxe.
Bei Trägern von Silberkanülen muß die Innenkanüle 2- bis 3mal täglich gereinigt werden. Man erkundige sich genau nach dem Vorgehen im jeweiligen Krankenhaus.

5.3.3 Luftbefeuchtung

Die Erwärmung und Befeuchtung der Einatemluft müssen beim tracheotomierten Patienten künstlich erzeugt werden, da diese physiologischen Funktionen ausfallen.

Möglichkeiten
- Kaltvernebler
- Großraumvernebler
- Verwendung von geheizten Verdampferkesseln
- Oxfordbefeuchter
- Anwendung von Ultraschallärosolen (z. B. DeVilbiß).

Um trockenes Sekret zu lösen und die Kanüle stets sauber zu halten, verordnet der Arzt oft die *Instillation mit sekretlösenden Medikamenten* (z. B. NaCl-, Natriumbikarbonat- oder Bisolvonlösung).
Nach der Instillation ist sofortiges Absaugen notwendig. Neben der Instillation dient auch die *Inhalation* mit geeigneten Medikamenten der Luftbefeuchtung.

5.3.4 Sauerstoffzufuhr

Wird vom Arzt Sauerstoff verordnet, kann ein dünner, sterilisierter Sauerstoffkatheter eingeführt werden (O_2-Menge: 2 Liter/Minute) oder ein Trichter (3–4 Liter/Minute) oder eine Maske (4–6 Liter/Minute) aufgesetzt werden.
Mit dem Oxfordbefeuchter kann nicht nur befeuchtet, sondern zugleich auch Sauerstoff zugeführt werden.

5.3.5 Kanülenwechsel (Decanulement)

Außer dem routinemäßigen Kanülenwechsel, der je nach Arzt in bestimmten Zeitabständen vorgenommen wird, sind für eine eventuelle Notsituation mit sofortigem Kanülenwechsel folgende Gegenstände in Griffnähe zu halten:
- Reservekanüle oder Tubus, am Patientenbett befestigt
- Intubationsbesteck
- Trachealspreizer
- Beatmungsgerät (Ambubeutel)
- Sauerstoffapplikationsmöglichkeit
- sterile Handschuhe für den Arzt
- Kurare (im nächsten Kühlschrank).

5.4 Komplikationen bei tracheotomierten Patienten

Die Fähigkeit, Zusammenhänge zu erkennen und mögliche Gefahren vorauszusehen, verbunden mit einer gewissenhaften Beobachtung des Patienten, ermöglicht es, Komplikationen frühzeitig zu erfassen und adäquate Soforthilfe in die Wege zu leiten.
Mögliche Komplikationen sind:
- Blutung < sofort nach der Operation / nach Tagen/Arrosion eines Gefäßes
- Verletzung des N. laryngeus recurrens
- Aspiration
- Infektion des Tracheostomas
- Verstopfung der Kanüle durch Blut oder Sekret
  Folge → Zyanose, Hyperkapnie, Hypoxie, Atemstillstand, Herzstillstand
- Ulzeration an der Trachealschleimhaut mit Gefahr einer Ösophagotrachealfistel
- Hautemphysem bei undichtem Verschluß der Trachea durch die Manschette.
- Als Spätschäden können Stenosen, Granulome und Narben entstehen.

5.5 Psychischer Aspekt

Ist der tracheotomierte bzw. intubierte Patient kontaktfähig, muß alles getan werden, um ihm Kontakte zu ermöglichen. Eine kleine Schreibtafel oder ein »Dauerblock« soll immer in seiner Reichweite liegen, damit er Bedürfnisse, Wünsche und Fragen aufschreiben kann. Die Notizen des Patienten, auch wenn wegen seiner unbequemen Lage eine deutliche Schreibweise erschwert sein sollte, müssen ernst genommen und zur Befriedigung des Patienten beantwortet werden. Wird dem Patienten der Kontakt erschwert oder läuft die Kommunikation einseitig, fühlt er sich unsicher. Angst und Isolation erschweren ihm den Krankenhausaufenthalt und die Annahme seiner Situation. Verständliche, patientbezogene Information bei allen Pflegeverrichtungen, besonders bei Manipulationen an Tubus oder Kanüle, schafft eine Vertrauensbasis, in der der Kranke sich trotz Apparaturen wohl fühlen kann.

6.0 Pflege des Patienten am Beatmungsapparat

Lernziel

Da viele Patienten auf einer IP einer künstlichen Beatmung bedürfen, muß jedes Mitglied der Pflegegruppe grundlegende Kenntnisse im Umgang mit diesen Patienten und den Beatmungsapparaten besitzen.
Nach dem Studium dieses Kapitels können Sie
- über die künstliche Beatmung und deren Anwendung Auskunft geben;
- den Unterschied zwischen volumengesteuerter und druckgesteuerter Atmung erklären und angeben, welche Beatmungsgeräte jeweils dazu eingesetzt werden können;
- die Pflege und Überwachung von Patienten, die an Beatmungsgeräte angeschlossen sind, erläutern und begründen.

Prinzip

Die Atmung ist ein lebensnotwendiger Vorgang; setzt sie aus oder ist sie ungenügend, fallen die ausreichende Ventilation, der Gasaustausch und dadurch die Ernährung lebenswichtiger Organe aus.

▼

Durch künstliche Beatmung wird die Atemarbeit vorübergehend ersetzt oder unterstützt. Die vitalen Funktionen können erhalten bzw. wiederhergestellt werden.

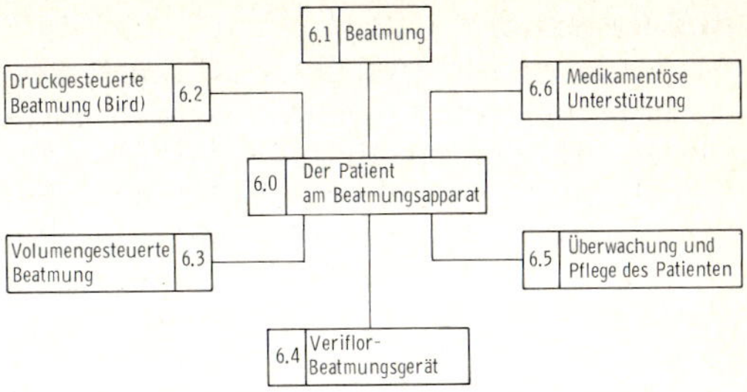

6.1 Beatmung

Begriff
Unter Beatmung, d.h. künstlicher Beatmung, verstehen wir den Ersatz der Spontanatmung durch Übernahme der Atemarbeit durch einen Apparat zur Ermöglichung einer ausreichenden alveolären Ventilation.

Anwendung
Das Ziel jeder künstlichen Beatmung besteht darin, die durch verschiedene Faktoren beeinträchtigte Spontanatmung optimal zu ersetzen.
Prinzipiell wird heute jeder Patient, dessen Spontanatmung keinen existenzbefriedigenden Gasaustausch gewährleistet, maschinell beatmet. Es wird deshalb nicht nur auf die Beatmung bei schweren Notfällen Wert gelegt, sondern auch auf rechtzeitige Beatmung bei Ateminsuffizienz und auf unterstützende Beatmung zur Erhaltung der lebensnotwendigen Funktionen.

Möglichkeiten der Beatmung
Wir unterscheiden grundsätzlich zwischen drei Beatmungstypen:

Assistierte Beatmung	*Kontrollierte Beatmung*
– druckgesteuert	– volumengesteuert
– Spontanatmung muß noch vorhanden sein	– Apparat ersetzt die vollständige Atemarbeit
– eher als Atemhilfe	– zur Langzeitbeatmung

Kombinierte Beatmung (assistierte und kontrollierte Beatmung)
– für alle Atemstörungen

6.2 Druckgesteuerte Beatmung

Die assistierte Beatmung
Bei der assistierten Beatmung steuert der Patient mit noch erhaltener Eigenatmung das Beatmungsgerät, welches seinerseits mittels positivem Druck das Atemzugvolumen des Patienten erhöht.

Bird-Respirator

Als heute meist verwendetes druckgesteuertes Beatmungsgerät kennen wir den Bird-Respirator (Golding Bird, 1815–1854, London; Respirator = elektrisch oder vom Patienten selbst gesteuertes Gerät zur Beatmung). Das Gerät wird durch komprimierten Sauerstoff (auch Druckluft) angetrieben. Durch einen eingebauten, sogenannten »Air-Mix« kann dem Patienten entweder 100% Sauerstoff oder ein Gemisch von Sauerstoff und Luft zugeführt werden.

Bereitstellung des Bird-Respirators

Der Bird-Respirator besitzt folgende, auf Abb. 9 ersichtlichen Einstellungsmöglichkeiten:

1. Inspirationsdruck

Mit dem Einstellhebel an der rechten Seite des Gerätes wird der gewünschte Endinspirationsdruck eingestellt. Er ist regulierbar von 0–60 cm H_2O. Der Inspirationsdruck kann auf der grünen Skalahälfte des Druckmessers abgelesen werden.

2. Gasmischung

Der »Air-Mix-Zugknopf« erlaubt eine Mischung von reinem Sauerstoff und Raumluft. Bei eingeschobenem Knopf liefert der Apparat 100% O_2 (wird selten gebraucht und immer nur nach spezieller Arztverordnung); bei herausgezogenem Knopf 40% O_2 und 60% Raumluft. Ein Sicherungsring verhütet das Zurückfallen des Knopfes.

3. Automatische Beatmung

Dazu wird Knopf 3 so weit nach links gedreht, bis die dem eingestellten Inspirationsdruck entsprechende Zahl unter der Markierung steht. Die Zahl gibt Auskunft über die Zeit zwischen den Inspirationsphasen. Bei der automatischen Beatmung ist darauf zu achten, daß der Patient genügend Zeit zur Exspiration hat. Bei beginnender Spontanatmung kann er die Automatik überwinden. Bei erneutem Atemstillstand wird die Automatik sofort wieder wirksam.

4. Empfindlichkeitseinstellung (Trigger-Mechanismus, to trig = auslösen)

Mit dieser Einstellung wird die Kraft bestimmt, die der Patient mit seiner Spontanatmung aufbringen muß, um den Respirator in die Inspirationsphase umzuschalten. Sie kann so eingestellt werden, daß auch nur eine sehr schwache Spontanatmung noch in der Lage ist, das Gerät zu steuern. Die Empfindlichkeit wird normalerweise auf dieselbe Zahl eingestellt wie der Inspirationsdruck.

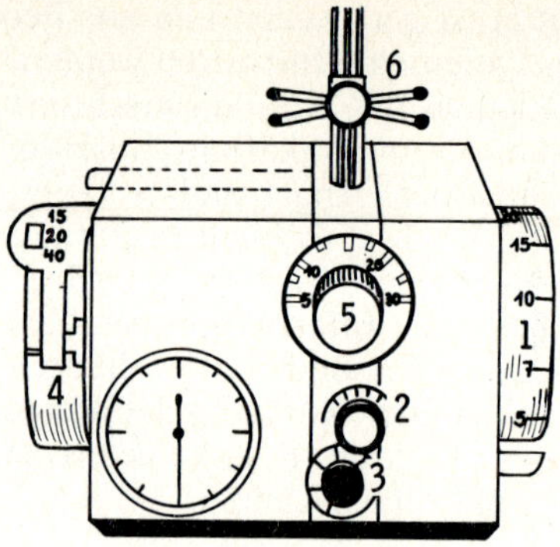

Abb. 9 Bird-Respirator. 1 = Inspirationsdruck, 2 = Gasmischung, 3 = automatische Beatmung, 4 = Empfindlichkeitseinstellung, 5 = Gasströmungsgeschwindigkeit, 6 = Handsteuerung

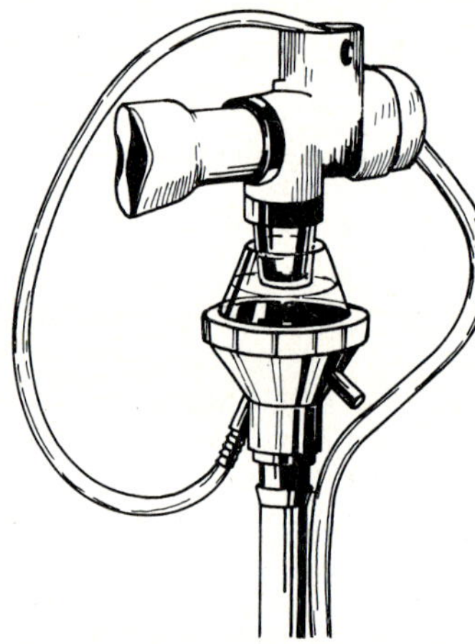

Abb. 10 Bird-Mikrovernebler

5. Gasströmungsgeschwindigkeit

Mit dem Knopf 5 wird der Respirator ein- und ausgeschaltet und die Inspirationszeit eingestellt. Je höher die eingestellte Zahl ist, um so höher ist die Strömungsgeschwindigkeit des Gasgemisches. Eine zu hohe Strömungsgeschwindigkeit verhindert ein tiefes Eindringen der Luft in die Atemwege.

6. Handsteuerung

Wenn bei ausgeschalteter Automatik die Spontanatmung zeitweise aussetzt, kann das Gerät auch von Hand geschaltet werden.

Zur Befeuchtung der Atemluft ist der Bird-Respirator mit einem Hauptstromvernebler, der 500 ml Wasser faßt, und einem Mikronebulisator ausgestattet.

Anwendung des Bird-Respirators
Der Bird-Respirator leistet eine nicht zu unterschätzende Hilfe bei:
- Patienten mit leichterer Ateminsuffizienz
- Patienten, die postoperativ ungenügend Sekret abhusten
- Patienten, bei denen sich infolge der Sekretanschoppung bereits kleine Atelektasen gebildet haben
- Patienten mit pathologischen Veränderungen an Lungen und Atemwegen.

Neben diesen Anwendungsmöglichkeiten ist mit dem Gerät eine automatische Beatmung bei einem Atemstillstand möglich, jedoch nur für kurze Zeit.
Sehr oft wird der *Bird-Mikrovernebler* (Abb. 10) angewandt, um eine optimale Inhalation zu erreichen. Der Mikrovernebler zerstäubt Aerosole in feinste Partikel, die bis in die Alveolen vordringen.

6.3 Volumengesteuerte Beatmung

Die kontrollierte Beatmung
Bei der kontrollierten (volumengesteuerten) Beatmung übernimmt das Beatmungsgerät vollständig die Ventilation. Das Gerät zwingt dem Patienten seinen Rhythmus auf. Ein volumengesteuertes und volumenkonstantes Gerät gibt dem Patienten auch bei wechselnden Beatmungswiderständen das eingestellte Atemvolumen, wobei allerdings die alveoläre Ventilation verändert wird.
Um das Funktionsprinzip eines volumengesteuerten Apparates zu verstehen, empfiehlt es sich, den Prospekt des Apparates zu studieren, der in Ihrem Krankenhaus zur Anwendung kommt (bekannte Respiratoren sind *Engström-*, *Dräger-* und *Tegimenta-Respiratoren*).

Anwendung
Der volumengesteuerte Respirator findet Verwendung vor allem in der Langzeitbeatmung und um die Beatmungsart den individuellen Respirationsbedürfnissen des Patienten anzupassen. Anhand der folgenden Schemata (Abb. 11a–d) zeigen wir die häufigsten Beatmungstypen und deren Anwendung.
Immer ist es Sache des Arztes oder des Anästhesisten, die Beatmungsart zu verordnen und den Respirator einzustellen.

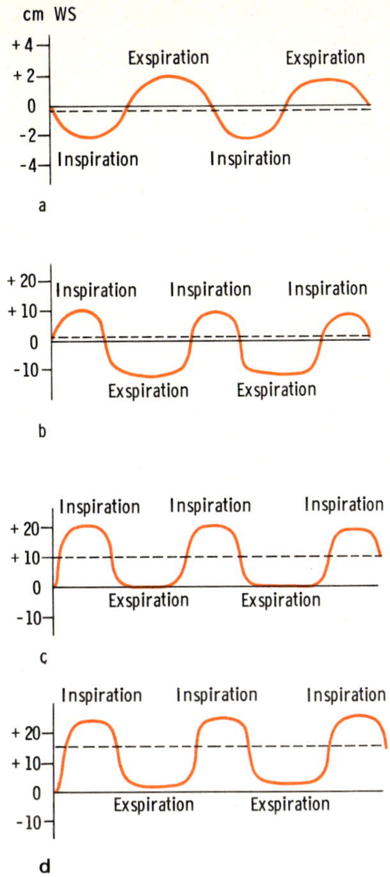

Abb. 11 Beatmungstypen
a) Spontanatmung. Mitteldruck = 0 cm WS (Wassersäule)
- der normale Druck in den Luftwegen

b) Wechseldruckbeatmung, Mitteldruck = 0 cm WS
- Rippenserienfraktur
- Langzeitbeatmung
- Hirnödem
- Kleinkinder

c) Intermittierende Überdruckbeatmung. Mitteldruck = +10 cm WS
- Rippenserienfraktur
- Langzeitbeatmung

d) Überdruckbeatmung. Mitteldruck = +15 cm WS
- Lungenödem

6.4 Veriflor-Beatmungsgerät

Der Veriflor ist ein universell einsetzbares Beatmungsgerät, das eine assistierte sowie eine kontrollierte Beatmung erlaubt. Dabei ist es möglich, von einer Beatmungsform zur anderen überzugehen ohne Schläuche zu wechseln, was eine wesentliche Erleichterung für den Arbeitsablauf während der Entwöhnungsphase darstellt.

Anwendung

Der Apparat ist anwendbar für alle Arten von Beatmungsstörungen.

> **Beachte**
>
> Prinzipiell bleibt sich die Kontrolle des jeweiligen Beatmungsgerätes gleich. Wichtig ist, daß die spezielle Gebrauchsanweisung, genau befolgt wird.

6.5 Überwachung und Pflege des Patienten an Beatmungsgeräten

Da die künstliche Beatmung dem Patienten lebenswichtige Regulationsmechanismen nimmt, sind Arzt und Schwestern verpflichtet, diese durch gezielte Kontrollen zu ersetzen. Die Kontrollen umfassen

- Kontrolle des Beatmungssystems
- klinische Überwachung des Patienten
- Überprüfung des Beatmungseffektes am Patienten.

Überwachung

Bei Patienten ohne Spontanatmung können sich Störungen am Respirator katastrophal auswirken.

Die Kontrolle muß sich deshalb auf den Patienten selbst *und* auf das Beatmungsgerät erstrecken. Nur wenn der Respirator einwandfrei funktioniert, kann das Verhalten des Patienten richtig beurteilt werden.

Kontrolle des Beatmungssystems

Normalerweise wird der Respirator stündlich kontrolliert. Die Werte werden in dafür bestimmte Protokollblätter eingetragen (Respirator-Kontrollblatt).

Kontrolliert werden

- Inspirationsgemisch (O_2 + Luft/Min.), d.h. Anteile Sauerstoff und Anteile Luft in Litern
- Inspirationsspitzendruck (Druck cm H_2O) = Beatmungsdruck im System, der Auskunft gibt über Widerstände und Dichtigkeit des Beatmungssystems
- negativer Druck in der Ausatmungsphase (Sog); muß meistens nicht kontrolliert werden
- Atemfrequenz pro Minute. Diese wird fest eingestellt und kann sich spontan nicht verändern.
- Ausatemvolumen (Spirometerwert) = wichtigste Angabe über das Atemminutenvolumen. Es zeigt die Gasmenge an, die die Atemwege des Patienten verläßt.

Überwachung des Patienten

Es soll auf folgende wichtige Punkte geachtet werden:

- *Synchronisation = Übereinstimmung der Patientenatmung mit dem Apparat*

  Bei den zeitgesteuerten Apparaten (z.B. Engström-Respirator), wird erwartet, daß der Patient im Verlaufe der Beatmung den Rhythmus der Maschine ohne wesentliche Sedierung übernimmt. Zu Beginn der Beatmungsphase benötigt der Patient aber hohe Dosen von Sedativa, um sich von der Maschine beatmen zu lassen. Evtl. muß eine vollständige Muskelerschlaffung mit Relaxantien (z.B. Pavulon) in Kombination mit einem Sedativum herbeigeführt werden. Es darf nicht vorkommen, daß er mit eigener Kraftanstrengung gegen den Apparat ankämpft. Als Sedierungsmittel gebraucht man z.B. Fentanyl oder Thalamonal.

  Bei Patienten, die an einem druckgesteuerten Apparat (Bird-Respirator) angeschlossen sind, besteht dieses Problem nicht. Sie bestimmen selber ihren Atemrhythmus, es sei denn, die Spontanatmung würde aussetzen.

  Im Verlauf der Beatmungsphase ist es möglich, daß verschiedene *Störungen* auftreten können:

  - Atmen des Patienten gegen den Rhythmus des Apparates
  - Schwitzen, Unruhe, Tachykardie, Blutdruckanstieg
  - Ansteigen und Absinken des Beatmungsdruckes
  - Zunahme des eigentlich fix eingestellten Atemminutenvolumens (= Spirometer) oder auch Abnahme desselben.
- *Bewußtseinslage*

  Es kann schwierig sein, die Bewußtseinslage des Patienten einwandfrei festzustellen, da verabreichte Schmerzmittel und Sedativa diese verschleiern. Bei nicht vorliegender Bewußtlosigkeit soll der Patient regelmäßig nach dem allgemeinen Befinden, nach Schmerzen oder etwaiger Atemnot befragt werden.

- *Allgemeinbefinden*
  Unruhe des beatmeten Patienten, suchende oder ausfahrende Bewegungen können Ausdruck eines ungenügenden Atemminutenvolumens oder einer zu geringen Sauerstoffsättigung sein.
  Schwitzen kann als Folge einer ungenügenden alveolären Ventilation oder einer ungenügenden Sedation auftreten.
- *Hautfarbe*
  Die Hautfarbe kann Aufschluß über die Durchblutung und die Sauerstoffsättigung des Blutes geben: Eine auftretende Zyanose ist besonders gut am Fingernagelbett und an den Ohrläppchen zu erkennen.

Weitere Kontrollen
Neben den obengenannten Beobachtungen ist die Kontrolle der Vitalzeichen (Puls, Blutdruck, Venendruck) und die Urinausscheidung stündlich vorzunehmen. Dazu kommen regelmäßige Kontrollen der Blutgase (Blutgasanalysen).
Um die Gesamtüberwachung des Patienten zu erleichtern, wurden *Druckmonitoren* in die Beatmungssysteme eingebaut. Die Begrenzung des Atemdruckes nach unten und nach oben kann eingestellt werden. Wird diese Begrenzung über- oder unterschritten, wird ein akustischer und optischer Alarm ausgelöst. Diese zusätzliche Hilfe bei der Kontrolle von Patienten an Beatmungsgeräten entbindet die Schwester aber keineswegs von der sorgfältigen Überwachung.
Die Methoden der Entwöhnung des Patienten vom Respirator sind unterschiedlich. Die jeweilige Arztverordnung ist genau einzuhalten.

Pflege des Beatmungspatienten
Der *Grundpflege* kommt große Bedeutung zu. Besonders zu beachten sind:
Dekubitusprophylaxe
Patienten, die sediert oder relaxiert sind, bewegen sich kaum, Das Einbetten einer Antidekubitusmatratze ist notwendig. Kann der Patient wegen seiner Grundkrankheit nicht 2stündlich umgelagert, soll mindestens die Lage des Kopfes geändert werden, um Dekubiti am Hinterkopf zu vermeiden.
Betten des Patienten
Die Pflegegruppe muß genau orientiert sein über die Diagnose des Patienten und wieweit er bewegt, gedreht und umgelagert werden darf. Gute Teamarbeit und, wenn möglich, Orientierung des Patienten über das Vorgehen ist unumgänglich. Der Patient ist nicht nur am Beatmungsgerät angeschlossen, sondern hat zusätzlich Infusionsleitungen, Drainagen usw., auf die die Pflegenden zu achten haben. Trotz der erschwerten Umstände muß es ihnen möglich sein, den Patienten als Menschen zu sehen und zu betreuen.

Spezielle Augenpflege
Ist der Patient relaxiert, bleiben seine Augen oft halb geöffnet. Es besteht die Gefahr einer Konjunktivitis. Prophylaktisch sollen die Augen mindestens 2- bis 3mal täglich mit sterilem Aqua destillata oder physiologischer Kochsalzlösung ausgewaschen und anschließend mit einer neutralen Augensalbe (oder Augentropfen) behandelt werden. Halboffene Augen werden mit in Kochsalzlösung getränkten Tupfern bedeckt, dadurch schließt sich das Oberlid.

Spezielle Nasenpflege
Ist der Patient nasal intubiert, muß der Tubus täglich 1–2mal neu fixiert werden. Die Nasenöffnung wird mit physiologischer Kochsalzlösung oder Wasserstoffsuperoxyd, 3%ig, gereinigt. Als Dekubitusprophylaxe eignet sich das Auftragen von Bepanthensalbe. (Der Tubus ist so dick, daß er die ganze Nasenöffnung ausfüllt, Druckstellen treten deshalb bei unsachgemäßer Behandlung rasch auf.) Bei Manipulation im Bereich der Nase ist darauf zu achten, daß sich der Tubus nicht verschiebt (Markierung beachten) (s. auch S. 819).

Spezielle Mundpflege
Sie ist vor allem bei oral intubierten Patienten ein Problem (s. dazu S. 819). Bei allen Beatmungspatienten sollte 2–3stündlich Mundpflege vorgenommen werden.

Absaugen
s. dazu das S. 821 Gesagte.

Ernährung
Der intubierte und relaxierte Patient wird mittels Nährsonde ernährt.
Dabei ist an den Ausgleich des Wasserhaushaltes zu denken (Kalorienbedarf bei Patienten mit Schädel-Hirn-Traumen S. 836).

Ausscheidungen
Es ist dafür zu sorgen, daß der Patient regel-

mäßigen und weichen Stuhl hat. Bei relaxierten Patienten ist das Rektum nach Bedarf manuell auszuräumen. Die Urinausscheidung geschieht durch den eingelegten Blasenkatheter.

6.6 Medikamentöse Unterstützung

Gründe für die Verabreichung von Medikamenten sind z.B.
- Beherrschung von Krampfanfällen
- Herabsetzung einer zu hohen Atemfrequenz
- Schmerzbekämpfung
- Erleichterung der Atmung (Der beatmete Patient darf nicht das Gefühl haben, daß ihm ein Atemrhythmus aufgezwungen wird.)

Nach Arztverordnung kommen folgende Medikamente in Frage:
Opiate: In Kombination mit Phenergan (Atosil) und Largactil (Megaphen) leistet das Dolantin gute Dienste. Man spricht dann von der sog. lytischen Mischung.
Als Dosierung kommen je nach Verordnung 1–2 ml/Stunde in Frage.
Sedativa: Außer dem oben genannten Phenergan haben sich das *Prazine* und das *Valium* sehr gut bewährt. Valium wirkt auch muskelerschlaffend. (Dosierung 5–10 mg/½–1stündlich).
Das *Fentanyl* bewirkt eine zentrale Atemdepression und Schmerzlinderung. In einer Dosierung von 0,05 mg/ml wird es stündlich verabreicht (1–2 ml, je nach Bedarf).
Muskelrelaxantien: Wenn sich die Patienten mit den obenerwähnten Sedativa nicht beruhigen lassen, kommen Medikamente dieser Gruppe in Frage:
Celocurin (Succinyl Vitrum), *Alloferin und Pavulon.* Muskelrelaxantien sind notwendig bei allen Patienten am volumengesteuerten Apparat. Eine optimale Beatmung ist nur möglich, wenn der Patient keine Gegenatmung leistet. Häufig wird kurzwirkenden Relaxantien der Vorzug gegeben. Pavulon wird z.B. innerhalb 30 Minuten ausgeschieden. Eine Nachwirkung bei Einsetzen der Spontanatmung ist deshalb ausgeschlossen.

7.0 Pflege von Patienten mit pulmonalen Störungen

Lernziel

Dieses Teilkapitel kann als Ergänzung des Kapitels »Krankheiten der Lungen- und Atemwege« betrachtet werden.
Sie können
- über die Pathophysiologie der Atmung Auskunft geben;
- die Patientengruppen, die mit pulmonalen Störungen auf der IP liegen, aufzählen;
- die wichtigsten Therapie- und Pflegemaßnahmen bei diesen Patienten nennen und begründen.

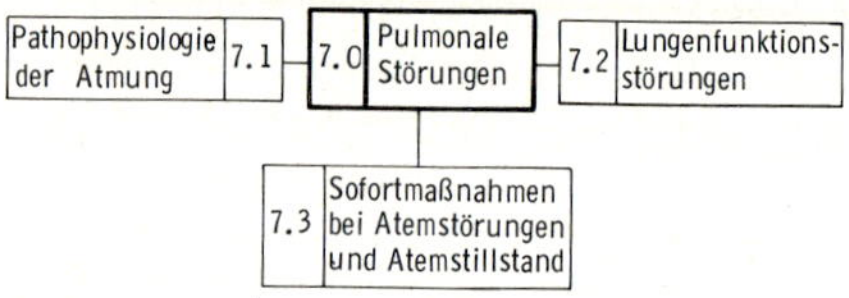

Prinzip

Die Lunge ist das Organ, das in den ersten Tagen nach Operationen, schweren Unfällen, großen Blutungen oder Intoxikationen am häufigsten von Komplikationen betroffen wird.

▼

Die meisten der von diesen Komplikationen betroffenen Patienten bedürfen einer oder mehrerer der in diesem Kapitel bereits besprochenen Pflegemaßnahmen.

7.1 Pathophysiologie der Atmung – Auswirkungen der Atemstörungen

7.1.1 Hypoxämie

Sauerstoffmangel im Blut, d.h. mangelhafte Sauerstoffbeladung des Hämoglobins = Hypoxämie.
Durch verschiedene Kompensationsmechanismen (vermehrte Sauerstoffausschöpfung im Gewebe, Erhöhung des Herzminutenvolumens durch Tachykardie) kann ein Sauerstoffmangel im Gewebe bis zu einem gewissen Grad vermieden werden.

Behandlung
- Sauerstoffzufuhr
- Totraumatmung mit Giebelrohr (s. auch S. 150) = Totraumvergrößerung
- Behandlung des Grundleidens (z.B. Beheben von Atelektasen).

7.1.2 Hypoxie

Hypoxie = relativer Sauerstoffmangel im Gewebe
Anoxie = völliger Sauerstoffmangel im Gewebe

Symptome der Hypoxie
- *Aussehen:* blaßgraue Haut, evtl. Zyanose, kalter Schweiß
- *Neurologische Zeichen:* Angst, Unruhe, Verwirrtheit (Delirien), Apathie, Somnolenz, Bewußtseinstrübungen (sinkt die Sauerstoffsättigung unter 60–65 %, tritt Bewußtlosigkeit auf), Zuckungen, Krämpfe, Tonus- und Reflexverlust, weite, nicht mehr reagierende Pupillen
- *Atmung:* evtl. oberflächlich und kurz (Schnappatmung), Tachypnoe und Dyspnoe möglich; schließlich kommt es zum Atemstillstand
- *Kreislauf:* Kreislaufversagen mit einem raschen oder langsamen, schwachen Puls, kleine Blutdruckamplitude, Blutdruckabfall. Es tritt Kreislaufstillstand ein.

Behandlung
Die Ursache, die zum Sauerstoffmangel geführt hat, muß sofort behoben werden.
- Verbesserung der Atemfunktion (Beatmen)
- Verbesserung der Kreislauffunktion, wenn die Zyanose nicht respiratorisch bedingt ist (z.B. bei verlangsamter Zirkulation)
- Sauerstoffzufuhr als Unterstützungsmaßnahme (s. S. 162ff.).

7.1.3 Hyperkapnie

= Kohlensäureüberladung, verursacht durch ungenügendes Abatmen von Kohlendioxyd (CO_2).

Vorkommen
- *Kombiniert mit Hypoxie* bei Erstickung (= Asphyxie), Hypoventilation (z.B. bei chronischem Asthma, Atemdämpfung durch Narkotika usw.)
- *Isoliert* bei Hypoventilation, wenn bei ungenügender Spontanatmung Sauerstoff verabreicht wird.

Symptome der Hyperkapnie
- *Aussehen:* gerötete Haut (durch vermehrte Hautdurchblutung), Schweißausbruch
- *Neurologische Zeichen:* Somnolenz, zunehmende Bewußtseintrübung bis Bewußtlosigkeit
- *Atmung:* vertieft
- *Kreislauf:* Puls rasch, kräftig, Blutdruckanstieg, später -abfall und Eintreten des Kreislaufstillstandes.

Beachte

Die besondere Gefahr der Hyperkapnie besteht darin, daß durch die rosige Hautfarbe, den kräftigen Puls sowie durch den guten Blutdruck normale Atem- und Kreislaufverhältnisse vorgetäuscht werden.

Behandlung
Ursache beheben, z.B. bei Muskelrelaxansnachwirkung den Antagonisten (Prostigmin, Mestinon) verabreichen. Wenn nötig zusätzlich beatmen.

7.1.4 Dyspnoe – Apnoe

Dyspnoe: Darunter versteht man das subjektive Gefühl von Lufthunger. Der Bewußtlose ist nicht dyspnoisch. Atemnot empfindet derjenige, der nahe an der maximalen Leistungsfähigkeit seiner Atemorgane atmet. Der Patient hat das Bedürfnis, seine Atmung zu steigern, ohne dies zu können (s. auch S. 155f.). Dyspnoe heißt also *nicht* Ateminsuffizienz, bedeutet aber *Gefahr* der Ateminsuffizienz, wenn die Ursache der Dyspnoe nicht behoben wird.

Behandlung
Die Behandlung der Dyspnoe besteht in der Beseitigung der Ursache oder durch Beatmung: Eine Sedation kommt nur mit Mitteln in Frage, die das Atemzentrum nicht hemmen.
Apnoe: Hier handelt es sich um ein totales Atemversagen = Atemstillstand. Man spricht auch von einer Atemlähmung, die *zentral* (Lähmung des Atemzentrums) oder

peripher (Lähmung der Atemmuskulatur, z.B. bei Poliomyelitis) verursacht sein kann.

7.2 Die wichtigsten Lungenfunktionsstörungen/Atemstörungen

Eine Atemstörung (Ateminsuffizienz) liegt dann vor, wenn die Atmung ihre Aufgaben, das Blut mit Sauerstoff zu versorgen und das Stoffwechselendprodukt Kohlensäure zu eliminieren, nicht mehr erfüllen kann.

7.2.1 Partialinsuffizienz

Man versteht darunter eine Verteilungsstörung, die zu ungleicher Belüftung der Lungen führt.

Ursachen
- Obstruktive Atemwegserkrankungen (bei Bronchitis, Asthma bronchiale)
- Überdruckbeatmung (z.B. bei druckgesteuertem Beatmungsgerät).

7.2.2 Globalinsuffizienz

Hier liegt eine alveoläre Hypoventilation vor. Die Alveolen werden in ihrer Ganzheit zuwenig belüftet.

Ursachen
- Lähmungen des Atemzentrums (Narkotika, Opiate usw.)
- Lähmungen der Atemmuskulatur (Muskelrelaxantien)
- Schädigung des Rückenmarks (Querschnittsläsion, Poliomyelitis u.a.)
- fortgeschrittenes Lungenemphysem
- Status asthmaticus (oder schwerster Asthma-bronchiale-Anfall).

7.2.3 Vaskulärer Kurzschluß

Man spricht auch von *intrapulmonalem Shunt*. Die vermehrte venöse Zumischung geschieht, indem Blut, das durch nicht ventilierte Lungenabschnitte strömt, in den großen Kreislauf gelangt, ohne am Gasaustausch teilgenommen zu haben.

Ursachen
- Respirations- und Kompressions-Atelektasen (Sekretanschoppung, Hämatothorax, Pneumothorax usw.)
- Lungenembolie (evtl. Pneumonie).

7.2.4 Insuffizienz durch hypoxisches Gasgemisch

Ursachen
- Paradoxe Atmung bei Rippenserienfraktur
- Höhenatmung

Durch die Pendelluft wird den Alveolen ein hypoxisches (= sauerstoffarmes) Atemgas angeboten.

7.3 Sofortmaßnahmen bei Atemstörungen und Atemstillstand

Die Aufgabe der Pflegegruppe liegt in erster Linie darin
- Atemstörungen sofort zu erkennen (Beobachtung der Atmung siehe S. 153ff.)
- den Arzt augenblicklich zu benachrichtigen
- Vorsicht in der Verabreichung von Sauerstoff (O_2). Bei der Globalinsuffizienz (mit Spontanatmung) ist Sauerstoffverabreichung gefährlich, da O_2 das Krankheitsbild verschleiert und eine Hyperkapnie erzeugt. Auch beim intrapulmonalen Shunt ist Sauerstoffzufuhr nicht angezeigt, da keine verbesserte O_2-Sättigung des Blutes erreicht wird.
- Wenn nötig, Atemwege freilegen und freihalten (absaugen, Lagerung: Seitenlage)
- Patient beatmen: Maskenbeatmung, bis der Arzt für die
- Intubation vorbereitet ist (S. 818)
- Beatmen mit Ambubeutel oder mit Beatmungsapparat, je nach Ursache, Zustand und Prognose.

Die Überlebenschance eines Patienten mit akuten Atemstörungen hängt wesentlich von der *Beobachtungs- und Reaktionsfähigkeit* der Pflegenden ab.

8.0 Pflege des Patienten mit kardialen Störungen

Lernziel

Weiterführend zum Kapitel »Krankheiten von Herz und Kreislauf« finden Sie einen Überblick über die Erkrankungen, bei denen die Patienten eine Intensivpflege und -behandlung bedürfen.
Sie können
- über die wichtigsten Herz-Kreislauf-Erkrankungen, die einer Intensivpflege und -behandlung bedürfen, Auskunft geben;
- die fünf wichtigsten, für einen Kreislaufstillstand verantwortlichen, Ursachen aufzählen;
- die Sofortmaßnahmen bei Herz-Kreislauf-Versagen nennen und begründen.

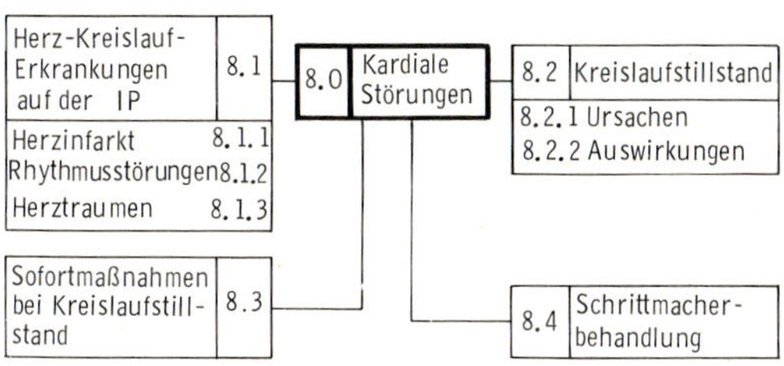

Prinzip

Die intakte Herz-Kreislauf-Tätigkeit ermöglicht die Durchblutung des gesamten Organismus und gewährleistet die Funktion der vitalen Organe. Schwere Störungen am Herzen selber (Myokardinfarkt, Rhythmusstörungen) oder andere auslösende Faktoren können zu Kammerflimmern (Kreislaufstillstand) führen.

▼

Für das medizinische Team bedeutet das:
- durch eine kontinuierliche Überwachung Veränderungen in der Herzleistung sofort zu erfassen
- durch gezielte Therapie die Herzleistung zu unterstützen oder ausgefallene Funktionen zu ersetzen
- durch sorgfältige Pflege den Patienten vor zusätzlichen Schäden oder unnötigen Belastungen zu schützen.

8.1 Die wichtigsten Herz-Kreislauf-Erkrankungen auf der IP

Alle Patienten, bei denen die Herz-Kreislauf-Tätigkeit in schwererem Ausmaß gestört ist, werden grundsätzlich auf die IP verlegt. Im folgenden die am häufigsten dort anzutreffenden Krankheitsbilder:

8.1.1 Herzinfarkt – Myokardinfarkt

Das Krankheitsbild wurde im Kapitel »Herz-Kreislauf« besprochen und ist dort nachzulesen (S. 515ff.).

8.1.2 Rhythmusstörungen

Wir unterscheiden zwischen *bradykarden* und *tachykarden* Rhythmusstörungen.

Bradykarde Rhythmusstörungen
Meist handelt es sich dabei um *atrioventrikuläre* (AV-Block) und *sinuatriale* (SA-Block) *Blockierungen* höheren Grades sowie um *rezidivierende Asystolien.* Sie treten am häufigsten im Rahmen degenerativer Herzerkrankungen auf, nach Myokarditis oder nach herzchirurgischen Eingriffen. Häufig ist eine AV-Blockierung bei frischem Myokardinfarkt anzutreffen.

Gemeinsame Zeichen
- erniedrigte Kammerfrequenz
- bei weiterem Frequenzabfall und dem Unvermögen, das Schlagvolumen adäquat zu steigern, fällt das Herzminutenvolumen ab. Die Folgen davon sind:
- Erniedrigung des arteriellen Druckes
- Erhöhung des zentralen Venendruckes
- Mangeldurchblutung wichtiger Organe
- evtl. Schockzeichen, die in ihrer schwersten Form als
- Adams – Stokes – Anfall bekannt sind.

Ziel der Behandlung
Steigerung der Kammerfrequenz und damit des Herzminutenvolumens
- *Medikamentös:* Sympathikomimetika mit Betarezeptoren-stimulierender Eigenschaft (Alupent, Aludrin, Isuprel u.a.)
- *Elektrische Stimulation:* Schrittmacherbehandlung. Die elektrische Stimulation des Herzens geschieht über einen intrakardial oder außerhalb liegenden Impulsgeber (s. S. 833f.).

Tachykarde Rhythmusstörungen
Sie sind auf der IP häufig anzutreffen. Sie treten auf bei Myokarderkrankungen, besonders beim Infarkt, bei fortgeschrittener Herzinsuffizienz sowie im Verlauf schwerer, primär nicht kardialer Erkrankungen (z.B. Störungen des Elektrolythaushaltes, des Säure-Basen-Gleichgewichtes, der Atmung).
Voraussetzung einer erfolgreichen Behandlung ist die rechtzeitige Erkennung (Monitorüberwachung). Die Behandlung ist unabhängig vom Grundleiden, sofern prädisponierende Faktoren, wie Hypokaliämie, entsprechend berücksichtigt werden. Der Behandlungserfolg steht hingegen eng im Zusammenhang mit der Prognose des Grundleidens.
Vorhofflimmern, Vorhofflattern
Bei Auftreten von hoher Kammerfrequenz und großem peripheren Pulsdefizit kann es bei vorgeschädigtem Herzen zum Absinken der Herzleistung mit Blutdruckabfall und Schocksymptomen kommen.
Behandlung: Digitalisglykoside; spricht der Patient ungenügend darauf an, kommt die Elektrokonversion (S.816) in Frage.
Supraventrikuläre Tachykardien
Sie treten vorwiegend beim sonst herzgesunden Patienten auf und sind in der Regel harmlos.
Behandlung: Versuch mit vagusstimulierenden Maßnahmen (z.B. Karotisdruck, Bulbusdruck). Tritt kein Erfolg ein, sind defibrillatorisch wirkende Medikamente (Ajmalin) oder Betarezeptorenblocker (Propanolol, Eraldin, Inderal, Visken) anzuwenden. Elektrokonversion ist nur im Ausnahmefall notwendig.
Ventrikuläre Extrasystolen (ES)
Es handelt sich dabei um die häufigsten Rhythmusstörungen. Typisch sind sie beim Herzinfarktpatienten, bei Digitalisintoxikation und bei Hypokaliämien.
Sind sie vereinzelt und ohne Zusammenhang mit kardialen Störungen, gelten sie als harmlos. Treten sie häufig auf, z.B. bei Herzinfarkt, können sie u.U. Kammertachykardien oder Kammerflimmern auslösen.
Behandlung: Medikamentös mit Antiarrhythmika (Chinidin, Ajmalin, Lidocain u.a.). Die Anwendung von Lidocain geschieht mittels Infusion (Maximaldosis 5 mg/Minute; Infusomat!), bei Überdosierung tritt Kammerflimmern auf. Evtl. müssen zusätzlich Betarezeptorenblocker (z.B. Eraldin) verabreicht werden.
Kammertachykardien
Sie treten vorwiegend bei Patienten mit schweren Herzmuskelerkrankungen auf.
Behandlung: Elektrokonversion, evtl. zusätzliche Therapie mit Antiarrhythmika (vor allem als Rezidivprophylaxe).
Kammerflimmern
Kammerflimmern ist die häufigste Ursache des unerwarteten, akuten Kreislaufstillstandes. Von entscheidender Bedeutung ist das rechtzeitige Erkennen.
Behandlung: Reanimation (Herzmassage, Beatmung, Defibrillation). Prophylaktisch z.B. bei Myokardinfarkt oder als Rezidivprophylaxe werden Antiarrhythmika verabreicht.

8.1.3 Herztraumen

Die Erkennung einer Herzverletzung ist nicht immer leicht, da Begleitverletzungen das Krankheitsbild überdecken können. Traumatische Herzverletzungen sind:
- Comotio cordis (keine pathologisch-anatomische Veränderungen wahrnehmbar)
- Strangulation des Herzens (das Herz tritt aus dem Herzbeutel aus)
- Rupturen der Herzwände
- Aortenrupturen
- Herzbeuteltamponade.

Oft führen Herzverletzungen zum raschen Tod durch den massiven Blutverlust. Bei Strangulation und Herzbeuteltamponade kann eine sofortige *Thorakotomie* u.U. Hilfe bringen.
Die Nachbehandlung dieser Patienten erfolgt nach den gleichen Grundsätzen, die auch für andere operative Eingriffe am Herzen Gültigkeit haben (siehe dazu z.B. Lawin, Intensivbehandlung nach Herzoperationen [s. weiterführende Literatur]).

8.2 Kreislaufstillstand

P. Safar (in Resuscitation, Controversial. Aspects, 1962) gibt folgende Definition für den akuten Herz-Kreislauf-Stillstand:
»Der Herzstillstand ist das klinische Bild des Kreislaufstillstandes bei einem Patienten, dessen Tod zu dieser Zeit nicht erwartet wurde.« Allgemein werden unter dem Begriff »akuter Herz-Kreislauf-Stillstand« die *Asystolie* und das *Kammerflimmern* zusammengefaßt. Die Folge des Herz-Kreislauf-Stillstandes ist die Unterbrechung der Blutzirku-

lation und damit der Sauerstoffversorgung der Gewebe, vor allem des Gehirns.

8.2.1 Ursachen, die zu Kreislaufstillstand führen

u.a.
- Hypoxie
  bei Herzinfarkt, akuter Atemstörung (z.B. bei Verlegung der Atemwege, Ertrinken), Blutungsanämie
- Herzrhythmusstörungen
  z.B. Adams-Stokes-Anfall
- Toxisch
  Medikamentenüberdosierung (z.B. Herzglykoside, Narkotika)
  Elektrolytstörung (vor allem Hypo- und Hyperkaliämie)
- Allergisch
  anaphylaktischer Schock (z.B. bei Kontrastmittel, Seren)
- Elektrounfall
  vor allem Niederspannung (50–500 Volt).

8.2.2 Auswirkungen am Herzen

- Kammerflimmern
  unkoordinierte Kontraktion einzelner Herzmuskelfasern
- »weak action«
  äußerst schwache, evtl. langsame, evtl. arrhythmische, aber noch weitgehend koordinierte Herztätigkeit
- Asystolie
  eigentlicher Herzstillstand.

8.3 Sofortmaßnahmen bei Herz-Kreislauf-Stillstand

Reanimation (= Wiederbelebungsversuch) wird immer vorgenommen, wenn irgendwelche Aussicht auf Erfolg besteht, d.h. wenn
- der Kreislaufstillstand sofort festgestellt wurde
- kein Endzustand eines forgeschrittenen Leidens vorliegt.

Vorgehen s. Kapitel 4 der IP, S. 811.

8.4 Schrittmacherbehandlung (Pace-maker)

Die Kontraktion des Herzens erfolgt auf Grund eines elektrischen Impulses, der im Sinusknoten entsteht, das AV-Gebiet passiert und ins Reizleitungssystem übergeht und schließlich die Kammern stimuliert.

8.4.1 Anwendung des Schrittmachers

Beim totalen AV-Block erreichen keine Impulse mehr die Kammer (nur die kammereigene Frequenz von cirka 30–40 Schlägen / Minute bleibt erhalten). Vermag die medikamentöse Therapie (wie Isoprenalin) die Herzfrequenz nicht zu erhöhen, muß ein elektrischer Schrittmacher eingelegt werden.

8.4.2 Funktionsweise und Arten

Der Schrittmacher ist ein Gerät, welches elektrische Impulse durch einen Katheter ins Herz sendet. (*Die Schrittmachereinheit* besteht aus einem elektronischen Steuergenerator, einer Energiequelle [Batterie] und einer Reizelektrode.)
Er kann bezüglich Herzfrequenz und Intensität der Impulse eingestellt werden.
Wir unterscheiden
- *Transvenöser temporärer Schrittmacher*
  Ein Katheter wird mit Hilfe eines Bildverstärkers (oder EKG) in die V. jugularis oder in die V. subclavia eingeführt. Liegt der Katheter an der gewünschten Stelle (rechte Kammer), werden die Elektroden mit dem Schrittmacher verbunden. Funktioniert das Schrittmachersystem richtig, übernimmt es die Leistung des elektrischen Systems des Herzens.
- *Transvenöser implantierter Schrittmacher*
  Ist die Störung irreversibel, braucht es eine Dauerstimulation durch den Schrittmacher. Es stehen heute verschiedene Modelle für die Implantation zur Verfügung:
  a) *Der starrfrequente Schrittmacher* (fixed rate)
  Er wird auf eine *bestimmte Frequenz* (z.B. 60 Impulse/Minute) eingestellt. Die Anwendung dieses Schrittmachers ist dann befriedigend, wenn die Frequenz regelmäßig ist.
  b) *Der On-Demand-Schrittmacher*
  Er sendet Impulse nach *Bedarf* und nicht nach einer festen Einstellung (daher sein Name: to demand = verlangen, erfordern [engl.]). Wenn über eine bestimmte Zeit kein QRS-Komplex erfolgt, übernimmt er spontan die Reizleitung. Er erkennt das Wiedereinsetzen des natürlichen Schlages und sendet dann keine Impulse mehr.

8.4.3 Überwachung und Kontrolle bei eingelegtem Schrittmacher

Beim temporären Schrittmacher:
Die Schwester muß Zwischenfälle, wie Kontaktverlust, AV-Block u.a. erkennen und sofort den Arzt benachrichtigen.
Beim implantierten Schrittmacher:
Der Patient muß lernen, seine Pulsfrequenz zu kontrollieren. Bei auftretenden Veränderungen hat er unverzüglich den Arzt zu benachrichtigen. *Die Batterie* wird nach ca. 3 Jahren ersetzt.

9.0 Pflege des Patienten mit zerebralen Störungen

Lernziel

Dieses Teilkapitel ergänzt den Themenkreis »Krankheiten des Nervensystems«. Im besondern gibt es Ihnen Informationen, damit Sie
- Auskunft geben können über die Pflege und Behandlung des Patienten mit Schädel-Hirn-Traumen;
- über die Pflege von Patienten mit apallischem Syndrom und nach neurochirurgischen Operationen wesentliche Angaben machen können.

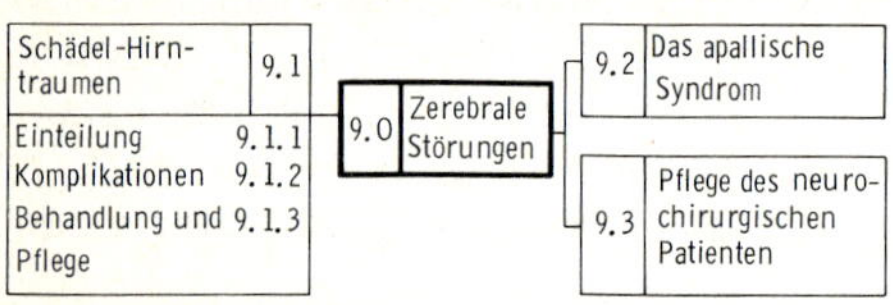

Prinzip

Die physiologischen Abläufe in Gehirn und Nervensystem sind für den Organismus von zentraler Bedeutung. Primäre oder sekundäre Schädigungen können zu schweren Ausfallserscheinungen führen, wie
Atemlähmung, allgemeinen Lähmungserscheinungen, Krampfzuständen und psychische Veränderungen.

▼

Die Pflege dieser Patienten erfordert viel Geduld, Aufmerksamkeit, Einfühlungsvermögen und technisches Geschick.
Von Bedeutung ist das Erkennen von Gefahren und eine sorgfältige physische und psychische Pflege.

9.1 Schädel-Hirn-Traumen

Patienten mit Schädel-Hirn-Traumen machen einen großen Prozentsatz der Patienten mit Verletzungen aus.

Schädel-Hirn-Verletzungen sind Folgen von
- Verkehrsunfällen
- Unfällen in Haushalt, Industriebetrieben, Schulen, bei Spiel und Sport
- Suizidversuchen, Kriminaldelikten.

9.1.1 Einteilung der Schädel-Hirn-Traumen

- *Kopfschwartenwunden* (ohne Fraktur und ohne Hirnmitbeteiligung) bluten stark und brauchen rasch eine Blutstillung.
- *Gehirnerschütterung – Commotio cerebri* entsteht bei fast allen Gewalteinwirkungen auf den Schädel, auch wenn keine eigentliche Verletzung sichtbar ist. Immer tritt, wenn auch nur kurzfristig, Bewußtlosigkeit auf.
- *Hirnquetschung – Contusio cerebri* ist die Folge von stärkerer Gewalteinwirkung. Die Bewußtlosigkeit hält länger an. Erbrechen ist oft das Zeichen einer sich aufhellenden Bewußtseinslage. Bei der Contusio cerebri können Dauerschädigungen des Gehirns entstehen (z.B. Kopfschmerzen).
- *Schädelfrakturen* sind mit oder ohne Beteiligung des Gehirns möglich. Gefürchtet ist die Schädelbasisfraktur mit Bluterguß in die Augen (Brillenhämatom), Blutungen aus Ohr und Nase, evtl. sogar mit Liquoraustritt =
- *Offene Schädelfraktur:* Die Dura ist eröffnet, wodurch eine Kommunikation zwischen der Außenwelt und dem intraduralen Raum gegeben ist. Es besteht große Gefahr der Infektion der Hirnhäute und des Gehirns. Häufig ist eine offene Verletzung am Liquorfluß aus der Nase und den Ohren oder an einer auftretenden Meningitis erkennbar.

9.1.2 Komplikationen bei Schädel-Hirn-Traumen

- *Das Hirnödem* (Enzephalödem)
  Bei Schädigung des Gehirns, z.B. bei Hirn-

tumoren, diffusen und lokalen Entzündungsvorgängen, bei Hirnverletzungen u.a. tritt vermehrt Flüssigkeit in die Gewebsspalten des Gehirns aus. Das Kardinalsymptom ist die *intrakranielle Drucksteigerung* mit Zeichen der diffusen zerebralen Schädigung. Die fortschreitende Bewußtseinsstörung tritt oft nach einem freien Intervall auf. Innerhalb kurzer Zeit entwickelt sich die Stauungspapille. Der Patient wird bewußtlos. Es treten spontane Streckmechanismen der Extremitäten auf (auch durch Hautreize auslösbar). Die Pupillen erweitern sich und werden lichtstarr. Folgen der Hirnstammschädigung sind: Hyperventilation, Hypoxämie, Hyperglykämie und Hyperthermie (40–41 °C). Letztere ist Zeichen der Störung des Wärmeregulationszentrums (evtl. kann ein zentral ausgelöstes Lungenödem folgen).

– *Intrakranielle Blutung*
  Wir unterscheiden:
  Epidurales Hämatom. Bei Schädelverletzungen mit oder ohne Fraktur kann die A. meningea media reißen. Da diese Arterie zwischen der Dura und dem Schädel verläuft, drückt die Blutung das Gehirn zusammen. Es tritt ein langandauernder Bewußtseinsverlust auf. Darauf folgt das sog. freie Intervall, d.h. der Patient ist wieder bei Bewußtsein. Dann treten plötzlich die Zeichen der Kompression mit erneutem Bewußtseinsverlust und Krämpfen auf.
  Subdurales Hämatom. Die Blutung erfolgt hier aus den Venen der Hirnoberfläche und der Arachnoidea und bewirkt ebenfalls eine Kompression des Gehirns.
  In diesem Fall ist die Bewußtseinslage anders als beim epiduralen Hämatom. Hier zeigt sich nicht eine Bewußtlosigkeit mit freiem Intervall, sondern die nach dem Unfall eintretende Bewußtlosigkeit nimmt langsam, aber stetig, zu.

In beiden Fällen hilft nur die sofortige Ausräumung des Hämatoms durch eine *Trepanation.*

– *Weitere Komplikationen*
  Meningeale Reaktionen: Im Vordergrund steht die Überwachung.
  Liquorrhoe (aus Nase und Ohr). Zu Beginn ist der Liquor mit Blut vermischt, später ist er klar. Pflegerisch von Bedeutung ist das absolut aseptische (lockere) Abdecken der Liquor-Ausflußstellen, Vorsicht bei Ohren- und Nasenpflege!

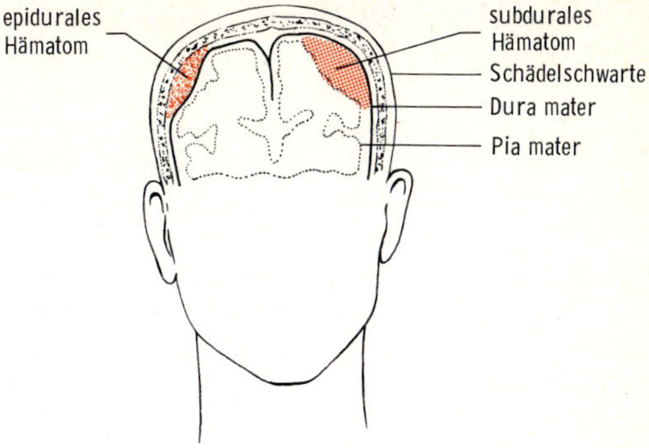

Abb. 13 Epidurales und subdurales Hämatom

Hirnabszeß: tritt nur nach offener Verletzung auf. Meist geht eine Meningitis voraus.
Hirnnervenlähmungen weisen normalerweise auf eine Schädelbasisfraktur hin. Die unteren Hirnnerven sind seltener betroffen als die oberen. Die Pflegemaßnahmen richten sich nach den Ausfallssymptomen der befallenen Nerven.
Hämatome in der Nasen-, Augen- und Ohrregion können Zeichen einer Basisfraktur oder nur die Folge lokaler Gewalteinwirkung sein.

9.1.3 Pflege und Behandlung von Schädel-Hirn-Verletzten

Behandlung
Erstes Ziel ist es, die vitalen Funktionen aufrecht zu erhalten (Atmung, Kreislauf). Sind die Vitalfunktionen gestört, wird der Patient intubiert (S. 818), später evtl. tracheotomiert (S. 819) und künstlich beatmet (S. 823).

Pflege
– *Lagerung:* Besteht infolge der Verletzung keine Gegenindikation, soll der Patient 2–3stündlich umgelagert werden. Die Umlagerung dient der Atelektaseprophylaxe (liegenbleibendes Sekret!) und der Pneumonieprophylaxe. Druckstellen können weitgehend vermieden werden.
– *Überwachung:* Sie ist bei bewußtlosen Patienten besonders wichtig. Zu den üblichen Kontrollen von Puls, Blutdruck, Atemfrequenz, Temperatur und Urinausscheidung sind weitere spezifische Beobachtungen notwendig: In festgesetzten Abständen müssen Bewußtseinslage, Pupillenbefund,

Beweglichkeit des Kopfes (Nackensteifigkeit) und der Gliedmaßen geprüft und registriert werden. Alle Veränderungen sind unverzüglich dem Arzt zu melden.
Zeichen eines Hirndrucksyndroms sind rasch zu erfassen: Die Bewußtseinslage verändert sich (Somnolenz bis Bewußtlosigkeit), die Pupillen werden weit und lichtstarr, die Atmung wird verlangsamt (Cheyne-Stokes-Atmung). Es treten Streckkrämpfe und Bewegungsstörungen auf. Der Blutdruck steigt an.
Der Arzt wird die Ursache zu beheben suchen (Entleerung eines Hämatoms durch Trepanation, Ausschwemmen des Hirnödems durch hypertonische Lösungen (osmotische Diurese).

- *Die allgemeine Pflege* erfordert großen Einsatz und volle Aufmerksamkeit (s. Pflege des Patienten am Beatmungsapparat, S. 823ff.).
- *Ernährung:* Der Kalorienbedarf bei Schädel-Hirn-Verletzten ist sehr hoch (3000–4000 Kalorien/Tag), dies, weil der Grundumsatz und der Sauerstoffverbrauch gesteigert sind. Hyperthermie und Unruhe des Patienten führen zu zusätzlichem Energieverbrauch.
  Die Infusionstherapie wird nach 4–5 Tagen meistens durch *Sondenernährung* ersetzt.
- *Psychisches Befinden:* Hier sind große Unterschiede zu berücksichtigen. Je nach Bewußtseinlage, psychischen und neurologischen Veränderungen sind die Ansprüche an die Pflegegruppe unterschiedlich. Wenn wir vom Prinzip ausgehen, daß der Mensch – auch in seiner Krankheit – als Person ein *Individuum und Glied der Gesellschaft ist mit Rechten und Privilegien, die respektiert werden müssen,* wird es uns möglich sein, dem Patienten jene Unterstützung zukommen zu lassen, deren er bedarf. Auch die Angehörigen brauchen oft unsere Unterstützung und Hilfe. Sie sollen all jene Informationen erhalten, die ihnen helfen, die Pflege und Behandlung zu verstehen und am Verlauf der Krankheit teilzunehmen.

9.2 Das apallische Syndrom

(Pallium = Hirnmantel, Cortex). Unter diesem Begriff faßt man die Ausfallserscheinungen des Großhirns, insbesondere der Großhirnrinde zusammen. Man spricht in diesem Zusammenhang auch von *Dezerebration.*
Die Ursache kann verschiedener Natur sein: Schädel-Hirn-Traumen, toxische Schäden, vaskuläre, entzündliche und degenerative Prozesse.

Krankheitszeichen

- Atmung, Kreislauf, Ausscheidung und andere vitale Funktionen sind vorhanden und laufen unwillkürlich ab.
- Der Bewußtseinszustand des Patienten ist schwer feststellbar, »er ist scheinbar wach, ist sich seiner aber nicht bewußt«.
- Der Patient zeigt meist keine Reaktionen, weder verbal noch averbal.
- Ein Schlaf-Wach-Rhythmus ist vorhanden, in bezug auf Tag-Nacht-Wechsel aber gestört.
- Schmerz und andere Reize können Bewegungen auslösen, spezialisierte und gezielte Einzelbewegungen sind nicht möglich.
- Die Gliedmaßen liegen in Beugestellungen, es zeigen sich stereotype motorische Mechanismen (z.B. orale Reflexe).
- Spastische Paresen sind je nach Ursache des Syndroms möglich.

Pflege von Patienten mit apallischem Syndrom

Die Pflege stellt große Anforderungen an die Pflegegruppe. Der Patient kann seine Bedürfnisse nicht mehr selbst äußern und vollziehen. Er ist vollständig abhängig (s. dazu: Grundbedürfnisse des Menschen S. 39ff. und S. 46). Von großer Bedeutung sind die *Prophylaxen,* da diese Patienten zu Infektionen der Harnwege, Kontrakturen der Gelenke und zu Dekubiti neigen.
Es kann sein, daß sich das apallische Syndrom im Verlauf von Wochen bis Monaten zurückbildet. Fast immer bleibt aber ein Rest emotioneller Störung, auch spastische Paresen oder extrapyramidale Symptome (S. 748) bilden sich nicht zurück. Öfters ist das apallische Syndrom *Endstadium* zerebral erkrankter Patienten. Sie bleiben über Wochen und Monate unserer Pflege anvertraut. Da wir nie wissen, wieweit diese Patienten wirklich bewußtlos sind, ist große Vorsicht in der Wahl der Worte in deren Nähe nötig. Je mehr wir bestrebt sind, auch zu diesen Patienten eine Beziehung herzustellen, mit ihnen – auch ohne Antwort zu bekommen – zu sprechen, ihnen Mitmenschlichkeit, Sicher-

heit und Geborgenheit im Rahmen des Möglichen zu bieten, um so weniger wird uns diese Pflege nur Last und Mühsal bedeuten. Es ist wichtig, daß beim Gruppengespräch über die Pflege und Pflegeprobleme dieser Patienten gesprochen wird. Das nicht nur um der Patienten willen, sondern auch als Hilfe für die einzelne Schwester (Pfleger), die für diese spezifische Pflege eingesetzt ist. Sie soll in ihrem recht großen Einsatz und einfordernden Engagement von der ganzen Pflegegruppe unterstützt und ermuntert werden. Für junge Schwestern und Lernschwestern ist es ganz besonders wichtig, daß sie sich über die anspruchsvolle, psychisch und physisch belastende Pflege aussprechen können.

9.3 Pflege des neurochirurgischen Patienten

Zu den eigentlich neurochirurgischen Erkrankungen zählen wir die recht häufige Operation gutartiger Hirntumore und die eher seltene Operation bösartiger Hirntumore, kurz alle *operativen Eingriffe am Zentralnervensystem.* Die Überwachung und Pflege dieser Patienten entspricht derjenigen des Schädel-Hirn-Verletzten (s. 9.1.3). Da die Patienten, besonders wenn gutartige Hirntumore operiert wurden, nicht bewußtlos sind oder das Bewußtsein bald wieder erlangen, ist es von Wichtigkeit, daß wir für sie Zeit haben. *Kommunikation* und *Information* sind für diese Patienten und deren Angehörigen von großer Bedeutung. Zur Respektierung der Persönlichkeit gehört auch, daß wir ihnen helfen, eine Lösung zu finden, die präoperativ wegrasierten Kopfhaare nicht als störend und entstellend zu empfinden.

10.0 Pflege des Patienten mit Verbrennungskrankheiten

Lernziel

Nach dem Studium dieses Teilkapitels können Sie

- die Verbrennungen nach Schweregrad einteilen;
- die Gefahren bei ausgedehnten Verbrennungen aufzählen und begründen;
- über die Therapie, insbesondere die Infusionstherapie, Auskunft geben;
- Vorschläge für die Wundbehandlung machen;
- begründete Angaben zur Überwachung, Pflege und Rehabilitation machen.

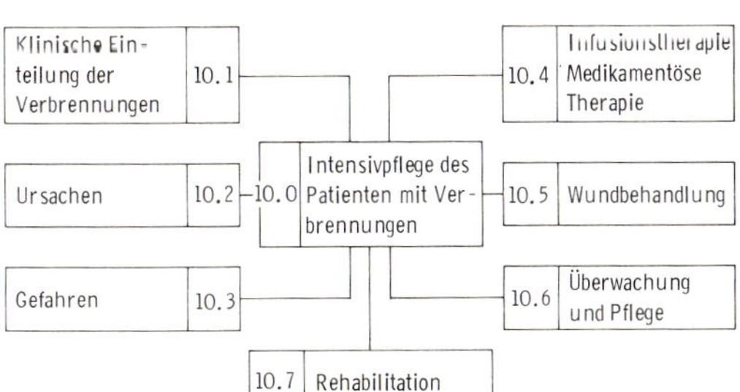

Prinzip

Lokale Einwirkung von Hitze auf die Körperoberfläche führt zu Schädigung der Haut und u.U. des darunterliegenden Gewebes. Wird eine große Fläche betroffen, treten neben der örtlichen Schädigung auch Allgemeinstörungen auf. Letztere sind durch Flüssigkeits-, Eiweiß- und Elektrolytverlust bedingt. Die Haut als Schutzorgan fällt aus.

- Krankheitserreger können in den Organismus eindringen.
- Körperflüssigkeiten und andere lebenswichtige Stoffe (Eiweiß und Elektrolyte) werden nicht mehr zurückgehalten und gehen verloren.
- Hautnerven sind noch erhalten und liegen teilweise frei, was zu intensiven Schmerzen führt.

▼

Folgende Hilfemaßnahmen sind deshalb wichtig:

- Infektionsprophylaxe und aseptische Wundversorgung
- Ersatz der verlorenen Körperflüssigkeiten
- Überwachung der vitalen Funktionen (Schockgefahr)
- Schmerzbekämpfung und Sedierung.

Grad	befallene Schicht	Pathologie	Heilungsaussichten
1. Grad	nur Oberhaut (Epidermis)	Rötung, Hyperämie evtl. Ödem	spontane Heilung durch trockenes Abschuppen
2. Grad	Lederhaut (Korium)	Brandblasen, Nekrose der Epidermis, Exsudat zwischen Epidermis und Korium	spontane Heilung möglichst durch Epithelisation
3. Grad	Subkutis (bis ins subkutane Fettgewebe)	trockener, evtl. schwarzer Schorf, Nekrose der Epidermis und des Koriums, Zerstörung der epithelialen Hautangebilde	spontane Heilung unmöglich, Abstoßen der Nekrose, künstliche Nekroseentfernung und plastische Deckung notwendig

10.1 Klinische Einteilung der Verbrennungen

Je nach der Tiefeneinwirkung unterscheiden wir drei Grade der Verbrennungen (s. oben). Das wirkliche Ausmaß und die Tiefe der Verbrennung ist erst nach Tagen sichtbar, wenn sich die Grenzen zwischen gesundem und krankem Gewebe abzeichnen (Abb. 13).
Heute ist es möglich, diese Grenzen durch einen injizierten Farbstoff genau festzustellen. Man spricht von einer »Vitalfärbung mit Disulphinblau«. Das durchblutete Gewebe färbt sich grünlichblau an, das nicht mehr durchblutete Gewebe bleibt unverändert.
Die grünblaue Verfärbung der Haut des Patienten hält einige Tage an und ist für ihn unschädlich.

10.2 Ursachen der Verbrennungen

Die Schädigung des Gewebes kann durch thermische, elektrische und chemische Einwirkung erfolgen. Dabei sind zwei Faktoren für das Ausmaß der Gewebsschädigung verantwortlich zu machen:
Die Temperatur und *die Dauer der Wärmeeinwirkung*. Nach Ahnefeld läßt sich das Ausmaß der Gewebsschädigung anhand der Wirkungsskala (Tab. 5), die die obgenannten zwei Faktoren berücksichtigt, ableiten:

Tabelle 5 Wirkungsskala der thermischen Schädigung (nach Ahnefeld)

1. Niedere Temperatur mit kurzer Einwirkungszeit (z.B. heißes Wasser)
2. Hohe Temperatur mit kurzer Einwirkungszeit (z.B. Stichflamme)
3. Niedere Temperatur mit langer Einwirkungszeit (z.B. heißes Wasser, Wasserdampf u.a.)
4. Hohe Temperatur mit langer Einwirkungszeit (z.B. Benzinbrand, flüssiges Metall)

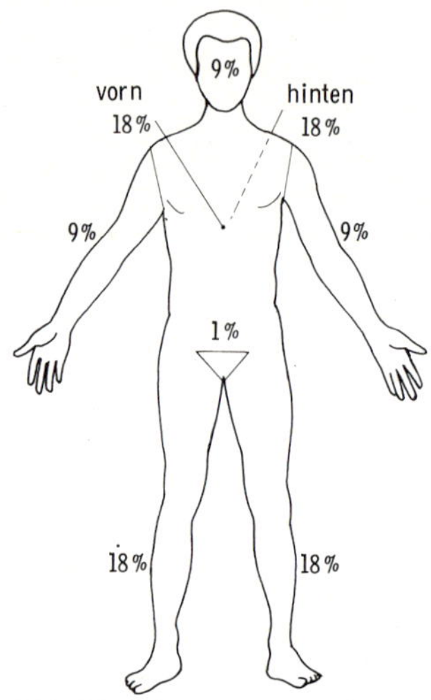

Abb. 13 Verbrennungsschaden. Die Ausdehnung des Verbrennungsschadens wird in Prozenten der Gesamtkörperoberfläche angegeben. Zu dessen Ermittlung bedient man sich der sog. Neuner-Regel (beim Erwachsenen):

– Kopf	9%
– je obere Extremität	9%
– Rumpf vorne	18%
– Rumpf hinten	18%
– je untere Extremität	18%
– Dammgegend	1%
Gesamtkörperoberfläche	100%

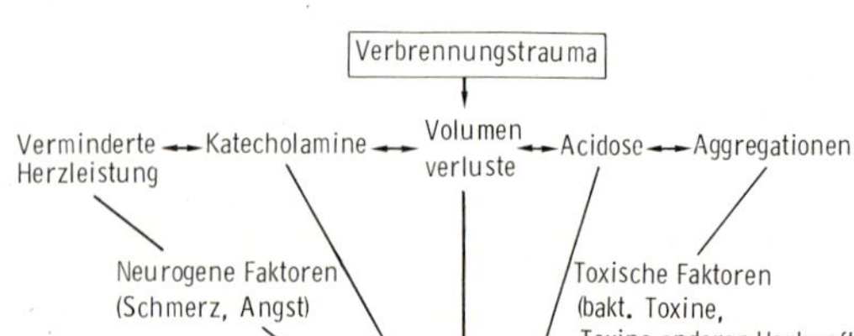

Abb. 14 Die wesentlichen Faktoren des Verbrennungsschocks in der ersten Phase. Aus Hartenbach, W., F.W. Ahnefeld: Verbrennungs-Fibel. Thieme, Stuttgart 1967

10.3 Gefahren bei schweren Verbrennungen

Jeder Patient mit schwerer Verbrennung sollte innerhalb kürzester Zeit fachkundiger Behandlung zugeführt werden (wenn möglich in ein Verbrennungszentrum), um vermeidbare, bedrohliche Komplikationen zu verhindern.
Wenn mehr als 50% der gesamten Körperoberfläche verbrannt sind, ist die Prognose sehr ernst. Wenn nicht sofort eine fachgerechte Behandlung und Pflege einsetzt, tritt der Tod innerhalb von 24 bis 48 Stunden infolge *hypovolämischen Schocks ein.*

Schock in der Frühphase (1.–3. Tag)
- Hypovolämie (großer Flüssigkeitsverlust)
- Plasma- und Eiweißverlust-Senkung des kolloidosmotischen Druckes
- metabolische Azidose (durch verminderte Zellatmung bei herabgesetztem Sauerstoffdruck)
- Anstieg der Katecholamine (auf das 20–30fache) als sympatikotone Reaktion, die auf die heftigen Schmerzen zurückzuführen ist
- die Herzleistung wird eingeschränkt.

Die zahlreichen Faktoren, die zum Verbrennungsschock führen, beeinflussen sich gegenseitig (Abb. 14).

Schock in der Spätphase (4.–21. Tag)
In der 2. Phase steht die *örtliche und allgemeine* Infektion im Vordergrund. Durch *Resorption von Bakterientoxinen* von der Oberfläche der Wunden oder durch eine Bakteriämie kann sich ein *septischer Schock* entwikkeln.
- Serumeiweißverlust hält an (Störung des Eiweißstoffwechsels)
- Verlust von Erythrozyten (petechiale Blutungen, toxische Hämolyse, verminderte Neubildung)
- Störungen des Wasser- und Elektrolythaushaltes
- Nierenversagen.

Die therapeutischen Maßnahmen haben deshalb das Ziel, die primären Störungen baldmöglichst zu beheben.

10.4 Infusions- und medikamentöse Therapie

Flüssigkeitsersatz
Durch die Verbrennung kommt es zu einer erhöhten Permeabilität der Zellmembranen, diese trägt wesentlich zur Ödembildung und zum hypovolämischen Verbrennungsschock bei. Dieser Zustand muß möglichst rasch durch eine gezielte Infusionstherapie behoben werden. Sie setzt sich zusammen aus:
- kolloidalen Lösungen (Blut, Plasma, Plasmafraktionen)
- kristalloiden Lösungen (Elektrolyte, Glukose, Aminosäurelösungen)
- freiem H_2O.

Die Flüssigkeitszufuhr geschieht intravenös durch einen Venenkatheter (Kavakatheter wegen der ZVD-Messung). Wenn immer möglich, soll dem Patienten zusätzlich oral Flüssigkeit zugeführt werden.
Die zu infundierende Flüssigkeitsmenge sowie die Art des Ersatzes wird aus dem Gewicht des Patienten und dem prozentualen Ausmaß der Verbrennung errechnet.

> *Beispiel:*
> Patient X ist 65 kg schwer, das Ausmaß seiner Verbrennung wurde auf 20% geschätzt.
> *In den ersten 24 Stunden* soll der Patient 1 ml Plasma oder Blut und 2 ml Ringerlaktatlösung pro kg Körpergewicht und prozentualer Verbrennung bekommen.
> Es gilt demnach folgende Grundregel:
> $65 \times 20 \times 3$, davon $\frac{1}{3}$ PPL (Plasma), evtl. Blut, $\frac{2}{3}$ Ringerlaktatlösung
> Für den obgenannten Patienten ergibt das:
> $1 \times 65 \times 20 = 1300$ ml PPL oder Blut
> $2 \times 65 \times 20 = 2600$ ml Ringerlaktat
> Total $= 3900$ ml Flüssigkeit/24 Std.
> Dazu: Nach Bedarf zusätzliche Glukoselösung (je nach Ausscheidung).

Am 2. Tag
benötigt der Patient noch ca. $\frac{1}{2}$ bis $\frac{3}{4}$ des Kolloid- und Elektrolytbedarfs der ersten 24 Stunden.
Soweit der Patient trinken kann, gibt man ihm einen Teil der Flüssigkeit per os. Eine spezielle orale Lösung für Patienten mit Verbrennungen ist die Haldane-Lösung (= hy-

potonische Kochsalzlösung), sie enthält 3 g NaCl und 1,5 g $NaHCO_3$/Liter).
Da der Geschmack dieser Lösung für den Patienten unangenehm ist, soll sie mit Sirup vermischt werden.

Medikamentöse Therapie

- *Schmerzbekämpfung*
  Sie ist in der Allgemeintherapie der Verbrennungskrankheit vordergründig, da der Schmerz eine Hauptursache des Schockes ist.
- *Regulierung des Säure-Basen-Haushaltes*
  Eine gute pH-Regulierung kann den Erfolg des Therapieplans wesentlich beeinflussen. Die metabolische Azidose muß mit Natriumbikarbonat- und Thamlösungen korrigiert werden.
- *Substitution von Elektrolytverlusten*
  Oft gelingt die Substitution mit der Infusionstherapie. Die häufige Kontrolle der Serumelektrolyte wird dem Arzt aussagen, ob zusätzlich Kalium i.v. verabreicht werden muß.
- *Kreislaufunterstützung*
  Sie variiert je nach Alter und Allgemeinzustand des Patienten. In Frage kommen Herzglykoside und kreislaufstimulierende Medikamente.
- *Infektionsprophylaxe*
  Antibiotika in hohen Dosen sind unerläßlich. Je größer die Wundfläche ist, umso größer ist auch die Gefahr der Infektion. Zudem besteht infolge Eiweißverlust (auch Verlust der Gammaglobuline) eine verminderte Infektabwehr.
- *Tetanusprophylaxe*
  Bei geimpften Patienten wird eine Weckspritze (Injection de rappel) verabreicht. Eine Seruminjektion (= passive Immunisierung bei Nichtgeimpften) ist nicht angezeigt, da die Gefahr des anaphylaktischen Schockes sehr groß ist (verminderte Abwehr!).
- *Diuretika*
  Diese kommen bei ungenügender Urinproduktion in Frage. Meist wird der Arzt von allem Anfang an die Diurese mittels Mannitolstoßes anregen und fördern (z.B. Mannitol 20%ig, 50 ml/Stunde).
- *Vitaminzufuhr*
  Durch die maximale Beanspruchung des Organismus ist auch die Zufuhr von Vitaminen von großer Bedeutung.

10.5 Wundbehandlung

Bei schweren Verbrennungen dominiert heute die Infektion als Todesursache. Jede größere Verbrennungswunde muß als bakteriell infiziert betrachtet werden (vorwiegend durch Pseudomonas aeruginosa). Da eine Pseudomonassepsis therapeutisch schwer anzugehen ist, besteht das Ziel jeder Lokaltherapie darin, die Verbrennungswunden möglichst keimarm zu halten und so schnell wie möglich die Wunden zur Abheilung zu bringen.
Dieses Ziel erreichen wir durch

- Isolierung des Patienten
- lokale und allgemeine Chemotherapie
- Immuntherapie (Impfungen, Gammaglobuline)
- aseptische Wundversorgung.

Zur Wundbehandlung kommen in Frage:

- Silbernitratverbände
- Garamycinauflagen (ohne Verband)
- Sulfonamidsalbenverbände, Betadinesalbeverbände
- Trypurespray (nur zum Auflösen von Nekrosen)
- Reinigung der Wunden mit NaCl-Lösung
- Ab 3. Tag Nekrose-Tangential-Abtragung (= Schicht-um-Schicht-Abtragung mit dem Handdermatom) und Bedecken mit Homograft oder Epigard (= synthetischer Hautersatz).

Als weitere Möglichkeiten kennen wir:

- *Open-air-treatment*
  gutgeheiztes Zimmer (bis 25 °C)
  Luftfeuchtigkeit 45 %
  spezielles Bett mit Warmluft von unten
- *Transplantate*
  Beginn mit Epigard als Vorbereitung für die Transplantation nach Thiersch oder Meshgraft (S. 543f.).

Alle diese Wundbehandlungen verlangen vom Pflegepersonal neben der allgemeinen Wahrung der Asepsis das Arbeiten mit sterilen Bettüchern und in steriler Bekleidung in aseptischen Isolierungszimmern.

10.6 Überwachung und Pflege

Zur Überwachung gehören

- Kontrolle der Vitalzeichen (Puls, Blutdruck, Venendruck, Temperatur), zuerst viertel-, später halbstündlich, dann stündlich
- regelmäßige Hämatokrit- und Hämoglobinbestimmungen
- Elektrolytbestimmungen, insbesondere Kalium
- Überwachung der Infusionsgeschwindigkeit und Einhalten des vom Arzt aufgestellten Infusionsplanes
- genaue Flüssigkeitsbilanz
- Messung der Urinausscheidung, halbstündlich, später stündlich. Dem Patienten wird ein Dauerkatheter eingelegt, woran ein Urimeter angeschlossen wird. Eine verminderte Urinausscheidung läßt meist schon vor dem Blutdruckabfall eine drohende Schockgefahr erkennen.
  Als Alarmzeichen gilt 30 ml Urin / Stunde und darunter.
- Bei eintretender Oligurie sind folgende Maßnahmen zu treffen:
  Zuerst Katheterlage prüfen,
  Infusion schneller laufen lassen, da der Verlust im Wundgebiet größer sein kann als der infundierte Nachschub,
  auf eventuelle Zeichen einer beginnenden Niereninsuffizienz achten,
  sofort den Arzt benachrichtigen.

Die Pflege von Patienten mit Verbrennungen stellt große Anforderungen an das Pflegepersonal. Meist sind die Kranken sediert, damit sie ruhiger und weniger schmerzempfindlich sind. Die Körperpflege, das Umlagern und die Wundbehandlung bleiben für sie aber trotzdem sehr unangenehm. Je mehr Einfühlungsvermögen und pflegerisches Geschick die Schwester besitzt, um so erträglicher wird sie die Behandlung und Pflege für den Kranken gestalten.

Um die Lagerung und Umlagerung zu erleichtern, können die Spezialbetten (Drehbett, Sandwich-Bett) gebraucht werden.

Von enorm großer Bedeutung ist die *psychische Betreuung* und die angemessene Beschäftigung dieser Patienten (z.B. Radio, Fernsehen). Es stellen sich ähnliche Probleme, wie wir sie schon beim isolierten Patienten, S. 244, besprochen haben.

Die Ernährung soll sehr kalorien-, vitamin- und mineralsalzreich sein. Man verabreiche die Nahrung so bald als möglich per os. Zu berücksichtigen ist immer die genügende Zufuhr von Eiweiß für den Zellaufbau.

10.7 Rehabilitation

Die Verbrennung ist ein Trauma, das den Organismus sehr stark beeinträchtigt. Bei bester Pflege und Therapie überleben auch heute nur jene Patienten, bei denen nicht mehr als 50–60% der Körperoberfläche verbrannt sind.

Immer ist eine *lange Hospitalisationszeit* erforderlich. Die plastische Deckung der Wunden (nach Thiersch, oder Meshgraft s. S. 543f.) muß schon früh, bald nach dem Abschwellen der Ödeme beginnen.

Oft ist ein späterer, nochmaliger Krankenhausaufenthalt notwendig, z.B. für eine Korrekturplastik (= funktionelle und kosmetische Korrekturen).

Die Wiedereingliederung setze so früh wie möglich ein. Auch bei diesen Patienten ist nicht nur an die medizinische Rehabilitation (Verhüten oder Verbessern von Verstümmelungen oder unansehnlichen Narben), sondern auch an die soziale zu denken. Evtl. muß eine langzeitige Erwerbsunfähigkeit überbrückt werden, oder es ist eine Umschulung notwendig.

Bei der Betreuung dieser Patienten ist die gute Zusammenarbeit mit der Physiotherapeutin, der Ergotherapeutin, der Sozialarbeiterin und dem Krankenhausseelsorger von großer Wichtigkeit.

Aussicht auf Erfolg besteht bei schweren Verbrennungen nur bei

- exakter Überwachung
  genauer Einhaltung des Therapieplanes
- sofortiger Korrektur von auftretenden Störungen
- streng aseptischem Arbeiten.

Um *allen* diesen Anforderungen gerecht zu werden, eignen sich nur die *Verbrennungszentren* mit speziell ausgebildetem Personal. Der Patient soll so früh als möglich in ein solches verlegt werden.

11.0 Pflege des Patienten mit akuten Vergiftungen

Lernziel

Dieses letzte Teilkapitel gibt Ihnen einen Einblick in den großen Problemkreis der akuten Vergiftungen.
Nach dem Studium können Sie
- die häufigsten Ursachen von Vergiftungen und die allgemeinen Krankheitszeichen aufzählen;
- über die Schlafmittel-, die Pilz- und Kohlenmonoxydvergiftung präzise Angaben machen, insbesondere über die Sofortmaßnahmen und die Pflege.

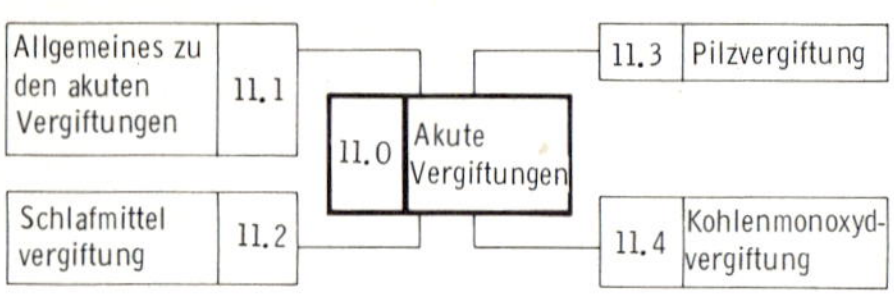

Prinzip

Der menschliche Organismus ist angewiesen auf den Unterhalt der physiologischen Abläufe. Einwirkungen (Giftstoffe) von außen, die diese Abläufe stören, beeinträchtigen die vitalen Funktionen. Durch angepaßte Vorkehrungen können toxische oder chemische Gifte, die beim Menschen Vergiftungen verursachen, vermindert oder ausgeschaltet werden. Sind Gifte eingedrungen oder eingenommen worden, kann sofortige Hilfeleistung den Patienten vor dem Sterben bewahren.

▼

- Durch Einhalten von Vorsichtsmaßnahmen können akzidentelle und gewerbliche Vergiftungen vermieden werden. Mit Psychohygiene versuchen wir suizidale Vergiftungen zu verhindern.
- Bei eingetretener Vergiftung sind jene Sofortmaßnahmen zu treffen, die den entsprechenden Giftstoff so schnell als möglich eliminieren oder neutralisieren, damit die vitalen Funktionen erhalten oder wiederhergestellt werden können.

11.1 Allgemeines zu den akuten Vergiftungen

Bei den akuten Vergiftungen unterscheiden wir
- *suizidale Vergiftung*. Es handelt sich dabei um die häufigste Vergiftungsursache, z.B. durch Schlafmittel, Gas oder andere Giftstoffe.
- *akzidentelle Vergiftung*. Es sind die zufälligen, versehentlichen Vergiftungen, von denen häufig Kinder betroffen werden, die Giftstoffe verschiedenster Art zu sich nehmen.
- *gewerbliche Vergiftung* (z.B. Einatmen von toxischen Gasen). Sie sind durch angemessene Vorsichtsmaßnahmen heute seltener geworden. Je rascher das eingenommene Gift erkannt wird, dieses eliminiert oder ein wirksames Antidot verabreicht werden kann, desto größer ist die Überlebenschance des betroffenen Menschen.

Allgemeine Symptome, die auf eine Intoxikation hinweisen
- Kreislauf- und Atemstörungen
- psychische Reaktionen wie Angst oder Euphorie
- Störungen des Zentralnervensystems, die sich als Somnolenz, Bewußtlosigkeit, Krämpfe, Lähmungen und Reflexlosigkeit äußern
- Störungen von seiten des Magen-Darm-Traktes, wie Übelkeit, Erbrechen, Durchfälle.

Die Symptome können einzeln oder gehäuft auftreten. Eine Diagnosestellung anhand der Symptome allein ist kaum möglich. Von großem Vorteil ist es, wenn Packungen, Flaschen usw. eines möglichen Giftstoffes aufgefunden werden.

Sofortmaßnahmen
- Arzt benachrichtigen
- Das Toxikologische Zentrum (Entgiftungszentrum) – in der Schweiz in Zürich, – gibt Auskunft über Sofortmaßnahmen, die evtl. bis zum Eintreffen des Arztes oder der Ambulanz unternommen werden können.

Im folgenden finden Sie eine kleine Auswahl der häufigsten Vergiftungen: die orale Giftaufnahme in Form von Medikamentenüberdosierung (Schlafmittelvergiftung) oder durch Nahrungsmittel (z.B. giftige Pilze) und die Giftaufnahme über die Lungen durch Gase oder Dämpfe (Kohlenmonoxyd).

11.2 Schlafmittelvergiftung

Die Schlafmittelintoxikationen betreffen zahlenmäßig den größten Anteil der Vergiftungen und machen 1,5–3% aller Krankenhauseinweisungen aus. Als Regel gilt, daß eine 5–10fach wirksame Schlafmitteldosis zu *Vergiftung* und eine 15–20fach wirksame Dosierung zum Tode führt. Die am häufigsten eingenommenen Mittel sind Barbitursäurepräparate (Luminal, Veronal).

11.2.1 Wirkung

Eine Überdosierung von Schlafmitteln erzeugt eine Vertiefung des Schlafes, der in eine unkontrollierte Narkose übergeht. Im schweren Fall resultiert eine Lähmung des Zentralnervensystems. Das Atemzentrum wird ausgeschaltet, was ohne Einsetzen von Reanimationsmaßnahmen den Tod zur Folge hat.

11.2.2 Krankheitszeichen

- Je nach Schlafmittel setzt eine kurz- oder langwirkende Bewußtlosigkeit ein.
- Atemstörungen (Hypoventilation, Cheyne-Stokes-Atmung und Atemstillstand) treten bei einer schweren Intoxikation auf.
- Die Reflexe fehlen (Tracheal-Hustenreflex) = Erlöschen der Schutzreflexe.
- Pupillenveränderung (weit oder eng).

Die lebensbedrohlichen Komplikationen sind von seiten des Kreislaufes (Schock) und der Atemwege (Verlegung durch Erbrochenes, Speichel u.a. und Atemstillstand) zu erwarten.

11.2.3 Sofortmaßnahmen und pflegerische Aspekte

- *Entfernen des Giftes aus dem Organismus* mittels Magenspülung (S. 588f.), forcierter Diurese oder Peritonealdialyse (S. 693f.)
- *Unterstützung der vitalen Organe* je nach Zustand: Intubation, Beatmung, Beheben des Schockzustandes (Infusion eines Plasmaexpanders), Aufrechterhaltung des Wasser- und Elektrolythaushaltes sowie des Säure-Basen-Gleichgewichts. Bei eintretender Hyperthermie: Hibernation
- *Zufuhr des Antidots,* sofern das Giftmittel genau bekannt ist
- *Die Pflege* richtet sich nach dem Zustand des Patienten, nach der Art der Behandlung und nach dem sozialen Hintergrund (Suizidpatient!). Zu den allgemeingültigen Maßnahmen der Grundpflege ist die exakte und kontinuierliche Kontrolle aller vitalen Funktionen von großer Bedeutung. Zusätzliche Schädigungen und drohende Komplikationen können bei einer guten Pflege auf ein Minimum reduziert werden. In psychischen Belangen brauchen Patient und Angehörige oft unserer Hilfe.

11.3 Pilzvergiftung

Unkenntnis und Unvorsichtigkeit führen immer wieder zu Vergiftungen nach Einnahme von Pilzgerichten aus selbst gesammelten Pilzen. Meist ist nicht eine Einzelperson, sondern die ganze Familie betroffen. Häufig eingenommene giftige Pilze sind die Fliegenpilze und die Knollenblätterpilze.

11.3.1 Wirkung

Im Vordergrund steht die toxische Wirkung auf den Magen-Darm-Trakt. Bei Einnahme einer größeren Giftmenge werden Herz und Kreislauf mitbetroffen.

11.3.2 Krankheitszeichen

- Übelkeit, Erbrechen, Durchfall, Magenbeschwerden, Krämpfe
- Später kommt es rasch zu Schockzeichen, zu hämolytischem Ikterus, Delirien, Bewußtseinstrübung bis Bewußtseinsverlust. Die Pupillen werden weit.

11.3.3 Sofortmaßnahmen und Pflege

- Magenspülung
- Verabreichung von Kohle (bindet gelöste Stoffe und Gase)
- Ersatz des Flüssigkeit- und Salzverlustes (Infusion)
- Im weiteren symptomatische Behandlung (s. oben: Schlafmittelvergiftung). Auch für die Pflege haben die gleichen Richtlinien Gültigkeit.

11.4 Kohlenmonoxydvergiftung

Als häufigste Giftaufnahme durch die Lunge tritt die Kohlenmonoxydvergiftung auf

(= CO-Vergiftung). Diese Vergiftung ist häufig, weil bei jeder Verbrennung von Kohlenstoff oder einer kohlenstoffhaltigen Verbindung bei gleichzeitiger ungenügender Sauerstoffzufuhr Kohlenmonoxyd entsteht. (Bei genügend Sauerstoffzufuhr entsteht das ungiftige Kohlendioxyd = CO_2.) Die CO-Vergiftung tritt auf

- bei ungenügendem Luftzutritt zu Feuerstellen
- bei ungenügendem Rauchabzug
- bei defekten Heizungsanlagen mit Gasaustritt
- durch Auspuffgase laufender Motoren in geschlossenen Garagen (= häufigste Ursache!).

Die Vergiftung wird oft zu spät bemerkt, weil das CO geruchlos ist.

11.4.1 Wirkung

Kohlenmonoxyd verbindet sich mit dem Hämoglobin zu COHb (= Karboxyhämoglobin). Die toxische Reaktion ist primär eine *Hypoxie,* da das Blut nicht mehr in der Lage ist, ausreichend Sauerstoff zu transportieren.

11.4.2 Krankheitszeichen

Sie sind durch die Hypoxie bestimmt

- Zyanose fehlt, da das Karboxyhämoglobin eine ähnliche hellrote Farbe hat wie das Oxyhämoglobin.
- Der Patient hat eine rosige Gesichtsfarbe.
- Erstes Zeichen ist ein Druck über der Stirn und leichte Kopfschmerzen, die zunehmen und sehr heftig werden können. Gleichzeitig bemerkt der Patient
- Schläfenklopfen, Ohrensausen, Schwäche, Schwindel, Übelkeit, Erbrechen.
- Der Patient kollabiert und wird schließlich bewußtlos.
- Die Puls- und Atemfrequenz steigt an (evtl. Cheyne-Stokes-Atmung).
- Übergang in tiefes Koma mit anfallartigen Krämpfen.
- Die Herzaktion nimmt ab, es kommt zum Kreislaufstillstand.

11.4.3 Sofortmaßnahmen und Pflege

- Zufuhr von Frischluft ist als erste Maßnahme zu treffen.
- Künstliche Beatmung bei flacher Atmung oder bereits eingetretenem Atemstillstand
- Zufuhr von reinem Sauerstoff so bald als möglich, zur Behebung der Hypoxie
- In größeren Krankenhäusern wird man sofort mit der sog. hyperbaren Oxygenation beginnen, d.h. mit der Zufuhr von Sauerstoff unter zwei bis drei Atmosphären Überdruck. Diese Therapie vermag die Hypoxie und damit die Vergiftungserscheinungen in wenigen Minuten zu beheben.
- Bluttransfusion und
- Hibernation können unterstützend wirken.
- Die weitere Behandlung, Überwachung und Pflege richtet sich nach dem Zustand des Kranken und dem Grad der Vergiftung.

Die besonderen, teilweise sehr aufwendigen Behandlungen von Vergifteten hat zur Bildung von *Entgiftungszentren* geführt. In diesen Zentren hat der Patient bessere Überlebenschancen, da Ärzte und Pflegepersonal große Erfahrung besitzen und eine umfangreiche Kartei dem Arzt hilft, auch seltenere Gifte bzw. deren Auswirkungen zu erkennen und in Zusammenarbeit mit einem gut geschulten Team adäquate Hilfe zu leisten.

Weiterführende Literatur

Ahnefeld, F.W., M. Hamalgly: Räumliche Gestaltung und apparative Ausrüstung von Intensivbehandlungsstationen. In: Planung, Organisation und Einrichtungen von IP-Behandlungseinheiten am Krankenhaus, hrsg. von A.W. Opderbecke. Springer, Berlin 1969

Aschoff, J.: Energiehaushalt und Temperaturregulation. In: Physiologie des Menschen, hrsg. von O.H. Grauer, K. Kramer, R. Jung. Urban & Schwarzenberg, München 1971

Beske, F.: Lehrbuch für Krankenschwestern und Krankenpfleger, 3. Aufl. Thieme, Stuttgart 1974

Braun, W., A. Dönhardt: Vergiftungsregister, 2. Aufl. Thieme, Stuttgart 1975

Engelhardt, K.: Der Patient in seiner Krankheit. Thieme, Stuttgart 1971

Gerstenbrand, F.: Das traumatische apallische Syndrom. Springer, Wien 1967

Grote, W.: Neurochirurgie. Thieme, Stuttgart 1975

Haid, B., G. Hoßli: Respiratorische und zirkulatorische Wiederbelebung. Hoffmann-La Roche, Basel 1965

Hartenbach, W., F.W. Ahnefeld: Verbrennungs-Fibel. Thieme, Stuttgart 1967

Horatz, K., R. Frey (Hrsg.): Probleme der Intensivbehandlung. Springer, Berlin 1966

Hoßli, G.: Theoriekurs I für Anästhesie- und Intensivpflegeschwestern und -pfleger. Julius, Zürich 1973

Klinger, M.: Das Schädelhirntrauma, 2. Aufl. Thieme, Stuttgart 1968

Lawin, P.: Praxis der Intensivbehandlung, 3. Aufl. Thieme, Stuttgart 1975

Nolte, H., J. Meyer, J. Wurster: Kenntnisse und Aufgaben für Krankenschwestern und -pfleger in der kardiopulmonalen Wiederbelebung. Thieme, Stuttgart 1973

Nusser, E., H. Donath: Herzrhythmusstörungen. Schattauer, Stuttgart 1972

Rocom: EKG-Programm. Hoffmann-La Roche, Basel 1975

Safar, P.: Resuscitation, Controversial Aspects, Int. Symposium, Wien. Springer, Berlin 1962

Stauch, M.: Kreislaufstillstand und Wiederbelebung, 4. Aufl. Thieme, Stuttgart 1977

Truniger, B.: Wasser- und Elektrolythaushalt, 4. Aufl. Thieme, Stuttgart 1975

Testfragen

Kreuzen Sie die richtige Antwort an:

– Die Stufe 2 des Monitor-Baustufenprinzips umfaßt (S. 808)
  - ☐ EKG-Monitor, Schrittmacher, Defibrillator, Blutgasanalysator
  - ☐ die obgenannten und Blutdruck-Monitor
  - ☐ die obgenannten und Puls-Monitor

– Der Puls ist nicht mehr tastbar (S. 809)
  - ☐ bei Kammerflimmern
  - ☐ bei Vorhofflimmern
  - ☐ bei Vorhofflattern

– Welches der folgenden Medikamente gehört nicht zur lytischen Mischung? (S. 810)
  - ☐ Dolantin
  - ☐ Phenergan
  - ☐ Morphin
  - ☐ Prazine

– Als Indikation für eine Reanimation gilt (S. 812)
  - ☐ Kammerflimmern
  - ☐ schwere Schädel-Hirn-Verletzungen
  - ☐ inkurables Tumorleiden

– Ist die O_2-Zufuhr zum Gehirn unterbrochen, so beachten Sie eine Bewußtlosigkeit nach (S. 812)
  - ☐ 6 Sekunden
  - ☐ 45 Sekunden
  - ☐ 6 Minuten
  - ☐ ca. 9 Minuten

– Ein atypisches Zeichen eines akuten Kreislaufstillstandes ist (S. 812)
  - ☐ Pulslosigkeit
  - ☐ BD-Abfall
  - ☐ unregelmäßige – bis stillstehende Atmung
  - ☐ lichtstarre weite Pupillen
  - ☐ weak action / Kammerflimmern

– Elektrokonversion kommt immer in Frage bei (S. 816)
  - ☐ AV-Block
  - ☐ Kammerflimmern
  - ☐ Vorhofflimmern
  - ☐ Asystolie

– Die Tracheotomie, die am häufigsten gemacht wird, ist die (S. 819)
  - ☐ Koniotomie
  - ☐ Tracheotomie superior
  - ☐ Tracheotomie media
  - ☐ Tracheotomie inferior

– Der Vorteil bei der nasotrachealen Intubation ist (S. 818)
  ☐ die Mundtoilette ist leicht möglich
  ☐ es entstehen keine Nasendekubiti
  ☐ Intubation leicht und rasch möglich
– Eine Endotracheale Intubation muß spätestens entfernt werden nach (S. 818)
  ☐ 24–72 Stunden
  ☐ 48–96 Stunden
  ☐ 72–96 Stunden
  ☐ keine Antwort ist richtig
– Als Apparat zur assistierten Atmung kennen Sie (S. 824)
  ☐ Bird-Respirator
  ☐ Dräger-Respirator
  ☐ Engström-Respirator
– Hypoxie = (S. 829)
  ☐ Sauerstoffmangel im Gewebe
  ☐ Sauerstoffmangel im Blut
  ☐ Kohlensäureüberschuß im Blut
– Supraventrikuläre Rhythmusstörungen werden in erster Linie behandelt mit (S. 832)
  ☐ Elektrokonversion
  ☐ Betarezeptorenstimulierenden Medikamenten
  ☐ Betarezeptorenblocker
  ☐ Schrittmacher
– Welches der folgenden Symptome ist atypisch für eine Hirndrucksteigerung? (S. 835)
  ☐ Kußmaulsche Atmung
  ☐ Bradykardie
  ☐ lichtstarre Pupillen
  ☐ zuerst steigender, dann sinkender Blutdruck
– Eine Gehirnquetschung kennen Sie unter dem Begriff (S. 834)
  ☐ Commotio cerebri
  ☐ Contusio cerebri
  ☐ Compressio cerebri
  ☐ keinem der Genannten
– Das Weiter- und Lichtstarrwerden einer oder beider Pupillen ist (S. 836)
  ☐ ein sehr ernstes Zeichen
  ☐ ein harmloses Zeichen
  ☐ ein Zeichen, bei dem man noch zuwarten kann
– Die Gefahr des Verbrennungsschockes besteht schon bei einer Verbrennung der Körperoberfläche von (S. 839)
  ☐ 10–20%
  ☐ 20–30%
  ☐ 50%
  ☐ 75%
– Die wichtigste pflegerische Maßnahme, um bedrohliche Veränderungen rasch zu erfassen ist (S. 807)
  ☐ Kontrolle der Urinausscheidung
  ☐ Kontrolle der Bewußtseinslage
  ☐ Kontrolle der Vitalzeichen, bes. der Atmung
  ☐ es sind alle genannten Antworten richtig

Anhang

Antworten zu S. 469 Abb. 1: Atemapparat

1 Schildknorpel
2 Ringknorpel
3 Luftröhre = Trachea
4 rechter Hauptbronchus
5 linker Hauptbronchus
6 Lungenbläschen = Alveolen
7 rechter Oberlappen
8 Mittellappen
9 rechter Unterlappen
10 linker Oberlappen
11 linker Unterlappen
12 Lungenfell = Pleura pulmonalis
13 Brustfell = Pleura parietalis
14 Pleuraspalt
15 Rippen
16 Interkostalmuskeln
17 Zwerchfell

Antworten zu S. 500 Abb. 1: Blutkreislauf

1 linker Vorhof
2 Mitralklappe
3 linker Kammer
4 Aortenklappe
5 rechter Vorhof
6 Trikuspidalklappe
7 rechte Kammer
8 Pulmonalklappe
9 Lungenarterie = Truncus pulmonalis
10 Lungenvenen
11 Aorta
12 Arm-Kopf-Arterie = Truncus brachiocephalicus
13 linke Kopfarterie = linke A. carotis
14 linke Armarterie = linke A. subclavia
15 rechte Kopfarterie = rechte A. carotis
16 rechte Armarterie = rechte A. subclavia
17 rechte Halsvene
18 rechte Armvene
19 linke Halsvene
20 linke Armvene
21 obere Hohlvene
22 Leberarterie
23 Pfortader
24 Lebervene
25 untere Hohlvene

Antworten zu S. 524 Abb. 1: Blutgefäße

1 A = Arterie, B = Vene
2 Innenschicht: einschichtiges Plattenepithel, wenig Bindegewebe
Mittelschicht: glatte Muskulatur, Bindegewebe
Außenschicht: Bindegewebe
3 Die Arterienwand ist dicker und kräftiger, weil sie dem Blutdruck standhalten muß.
In der Vene ist der Blutdruck nur noch gering.
4 Arterie: durch den Blutdruck
Vene: Die Venen werden zusammengedrückt durch die Kontraktion der Muskulatur in der Umgebung und durch die Pulswelle in der Arterie, die neben der Vene verläuft.
5 Arterie: durch den Blutdruck
Vene: durch die Venenklappen

Antworten zu S. 552 Abb. 1: Blutzellen

Bildungsort
3 Erythrozyt = rotes Knochenmark
5 neutrophiler Granulozyt = rotes Knochenmark
2 eosinophiler Granulozyt = rotes Knochenmark
4 basophiler Granulozyt = rotes Knochenmark
1 Lymphozyt = Lymphknoten, Milz
7 Monozyt = rotes Knochenmark
6 Blutplättchen = rotes Knochenmark
7 Phagozytose von größeren Bestandteilen (Zelltrümmer usw.)
2 nicht genau bekannt; die eosinophilen Granulozyten sind bei Allergien vermehrt
6 Beteiligung an der Blutgerinnung
3 Sauerstofftransport
1 Bildung von Antikörpern
4 unbekannt
5 Phagozytose von Bakterien

Antworten zu S. 579 Abb. 1: Verdauungsapparat

1 Leber

2 Gallengang = Ductus choledochus
3 Gallenblase
4 Zwölffingerdarm = Duodenum
5 querer Dickdarm = Colon transversum
6 aufsteigender Dickdarm = Colon ascendens
7 Blinddarm = Zökum
8 Wurmfortsatz = Appendix
9 Leistenband
10 After = Anus
11 Speicheldrüsen
12 Speiseröhre = Ösophagus
13 Zwerchfell
14 Milz
15 Magen
16 Bauchspeicheldrüse = Pankreas
17 obere Dünndarm = Jejunum
18 absteigender Dickdarm = Colon descendens
19 unterer Dünndarm = Ileum
20 oberer Darmbeinstachel
21 Sigmaschleife
22 Mastdarm = Rektum

Antworten zu S. 621 Abb. 1: Leber
1 Gallenblase
2 rechter Leberlappen
3 Blasengang = Ductus cysticus
4 Gallengang = Ductus choledochus
5 Vatersche Papille (Papilla duodeni major)
6 linker Leberlappen
7 Leberarterie
8 Lebergang
9 Pfortader
10 Pankreasgang

Antworten zu S. 643 Abb. 1: Pankreasgewebe
1 exokrine Drüsenzelle
2 endokrine Drüsenzelle einer Pankreasinsel
3 Kapillare
4 Ausführgang

Antworten zu S. 665 Abb. 1: Endokrine Drüsen und ihre Hormone
a Hypophysenvorderlappen
b Hypophysenhinterlappen
c Schilddrüse
d Nebenschilddrüsen
e Pankreasinseln
f Nebennierenrinde
g Nebennierenmark
h Hoden
1 ACTH = *a*drenO*c*ortico*t*ropes *H*ormon
2 Cortison
3 Adrenalin
4 FSH = *F*ollikel *s*timulierendes *H*ormon (regt beim Mann das Wachstum der Samenkanälchen an)
5 LH = *l*uteinisierendes *H*ormon oder ICSH = *i*nterstitielle *Z*ellen *s*timulierendes *H*ormon
6 Testosteron
7 TSH = *T*hyreoidea (Schilddrüse) *s*timulierendes *H*ormon
8 Thyroxin
9 Parathormon
10 STH = *s*omato*t*ropes *H*ormon = Wachstumshormon
11 antidiuretisches Hormon
12 Oxytocin
13 Insulin

Antworten zu S. 684 Abb. 1: Arbeitseinheit der Niere = Nephron
1 Nierenarterie
2 zuführende Arteriole
3 wegführende Arteriole
4 Kapillarnetz
5 Nierenvene
6 Glomerulus
7 Bowmansche Kapsel (Capsula glomeruli)
8 Nierenkörperchen
9 gewundene Harnkanälchen (Hauptstück)
10 Henlesche Schleife
11 gewundene Harnkanälchen (Zwischenstück)
12 Sammelrohr
13 Nierenbecken

Antworten zu S. 714 Abb. 1: Innere und äußere Geschlechtsorgane der Frau
1 rechter Eitrichter
2 rechter Eileiter
3 Zervikalkanal
4 Muttermund
5 Klitoris
6 Mündung der Harnröhre
7 Damm
8 After
9 linker Eierstock = linkes Ovar
10 Gebärmutter = Uterus
11 Portio
12 Scheide = Vagina
13 große Schamlippen
14 kleine Schamlippen

15 Mündung der Scheide
16 Jungfernhäutchen = Hymen

Antworten zu S. 727 Abb. 1: Seitlicher Längsschnitt durch das Kniegelenk
1 Oberschenkelknochen = Femur
2 Gelenkkapsel
3 Meniskus
4 Musculus quadriceps femoris
5 Kniescheibe = Patella
6 Gelenkspalte mit Gelenkschmiere
7 Patellarsehne
8 Schleimbeutel
9 Schienbein = Tibia

Antworten zu S. 745 Abb. 1: Mittelschnitt durch das Gehirn
1 linke Großhirnhemisphäre
2 Balken
3 Mittelhirn
4 Kleinhirn
5 IV. Ventrikel
6 Dach des III. Ventrikels mit Adergeflecht
7 III. Ventrikel
8 Hypophyse
9 Brücke
10 verlängertes Mark = Medulla oblongata
11 Rückenmark

Sachverzeichnis

H

M

O

Q

R

JUCHLI, **Allgemeine und spezielle Krankenpflege**
3. Auflage

ISBN 3 13 500003 6

Ihre Meinung über dieses Buch ist für uns von großem Interesse. Bitte beantworten Sie uns deshalb ein paar Fragen.

Bitte trennen Sie dieses Blatt heraus und senden Sie es unfrei – Porto zahlt Empfänger – im Kuvert an:

Besten Dank für Ihre Bemühungen!

Georg Thieme Verlag
D-7000 Stuttgart 1
Postfach 732

Qualität des Inhalts

1. Wie ist das Thema behandelt?

- ☐ zu ausführlich
- ☐ zu kurz
- ☐ angemessen
- ☐ ____________________

2. Wie ist der Stoff dargestellt?

- ☐ schwer verständlich
- ☐ gut verständlich
- ☐ weitschweifig
- ☐ ____________________
- ☐ unübersichtlich
- ☐ anschaulich
- ☐ didaktisch gut gegliedert
- ☐ ____________________

3. Welche zusätzlichen Forderungen sähen Sie gern erfüllt?

- ☐ Text ausführlicher
- ☐ mehr Tabellen und Grafiken
- ☐ mehr Abbildungen
- ☐ straffere Gliederung
- ☐ stichwortartige Zusammenfassungen
- ☐ ____________________

Sachregister
- ☐ nicht ausreichend
- ☐ ausreichend

Weiterführende Literatur
- ☐ zu lang
- ☐ ausreichend
- ☐ zu kurz

bitte wenden!

Qualität der Ausstattung

	sehr gut	gut	ge-nügend	unge-nügend
Druck				
Papier				
Abbildungen				
Tabellen, graf. Darstellungen				
Gliederung				
Einband				

Der Preis des Buches ist

☐ zu hoch ☐ angemessen ☐ günstig

Bemerkungen, Kritik (Hinweise auf Fehler), Anregungen:

Wir nehmen Sie gern in unsere Informationskartei auf.
Bitte machen Sie uns dazu ein paar Angaben:

Name, Vorname

Adresse

Beruf